AF464876

NOUVEAUX ÉLÉMENTS

DE

MATIÈRE MÉDICALE

ET DE

THÉRAPEUTIQUE

LYON. — IMPRIMERIE PITRAT AINÉ, RUE GENTIL, 4.

NOUVEAUX ÉLÉMENTS

DE

MATIÈRE MÉDICALE

ET DE

THÉRAPEUTIQUE

EXPOSÉ DE L'ACTION PHYSIOLOGIQUE ET THÉRAPEUTIQUE
DES MÉDICAMENTS

PAR

H. NOTHNAGEL
PROFESSEUR A L'UNIVERSITÉ DE VIENNE

M.-J. ROSSBACH
PROFESSEUR A L'UNIVERSITÉ D'IÉNA

Ouvrage traduit sur la sixième édition allemande et annoté par le docteur J. ALQUIER

PRÉCÉDÉ D'UNE INTRODUCTION

PAR

CH. BOUCHARD
Membre de l'Institut (Académie des Sciences)
Professeur de pathologie et de thérapeutique générales à la Faculté de médecine de Paris.

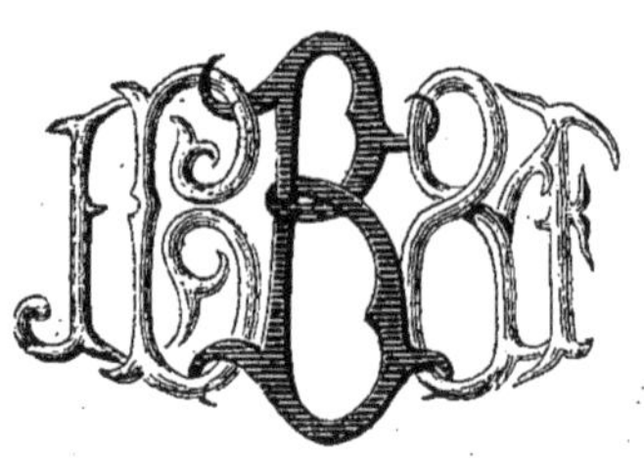

PARIS
LIBRAIRIE J.-B. BAILLIÈRE ET FILS
Rue Hautefeuille, 19, près du boulevard Saint-Germain

1889

INTRODUCTION

Notre littérature médicale s'enrichit d'un nouveau traité de thérapeutique et de matière médicale. Le succès de l'édition allemande, la notoriété scientifique des auteurs, présagent à cette traduction une fortune qui n'a besoin pour s'établir d'aucune recommandation. Ce livre poursuivra son chemin et sera chez nous, comme il l'a été ailleurs, profitable aux élèves et aux médecins. A ceux qui ont été élevés à l'École de Paris, il ne fera pas oublier les leçons de Gubler ; il n'affaiblira pas pour eux la trace lumineuse laissée par l'enseignement de Trousseau. Sa méthode n'a d'ailleurs rien de commun avec celle de ces maîtres; il s'écarte de leur œuvre par les tendances comme par les procédés. Sous ce rapport, il offre à la critique des points intéressants de comparaison. Dégagé de toute préoccupation doctrinale, il résume avec concision, mais avec des détails suffisants, ce qui concerne la multitude des agents thérapeutiques; il est avant tout l'inventaire de la matière médicale, mais ne saurait être considéré comme le compendium de la thérapeutique; car la matière médicale n'est pas plus la thérapeutique que les moyens d'exploration ne sont la pathologie. Ce n'est pas le livre des indications, c'est le recueil des remèdes. Il vise surtout l'application pratique immédiate. Nos compatriotes y apprendront avec intérêt ce qu'est la thérapeutique de nos voisins. Grâce à l'exposé détaillé des travaux étrangers, que nous connaissons moins, et à la mention plus discrète des travaux français, que nous ne pouvons pas ignorer, ils se remettront facilement en mémoire l'action physiologique des médicaments. Cette connaissance, qui date d'hier, s'impose de toute nécessité à quiconque veut pratiquer la médecine. Ce n'est pas la base de la thérapeutique ; mais c'est la première condition requise pour choisir parmi les agents thérapeutiques. Connaître les effets physiologiques que provoquent les médicaments, c'est savoir comme on intervient. Si le médecin sait ce qu'il fait, il aura sans doute le désir de savoir aussi pourquoi il le fait ; il recherchera les indications, se sentant capable de les remplir. Si le livre de MM. Nothnagel et Rossbach éveille cette curiosité chez le lecteur, il aura doublé les services qu'il peut rendre.

Je dois rendre hommage aux mérites de la traduction. Claire, concise, elle est en même temps d'une scrupuleuse exactitude. M. le Dr Alquier s'est acquitté avec un rare bonheur d'une tâche difficile. Grâce à lui, ce livre est devenu vraiment français, sans rien perdre de sa physionomie propre.

En m'invitant à exposer les réflexions que me suggère la publication de cette traduction, les éditeurs n'ont pas entendu me demander de faire l'analyse d'un traité qui sera entre les mains de quiconque me lira. Je n'entreprendrai donc pas de faire connaître ce qui est contenu dans cet ouvrage; je profiterai de l'hospitalité qui m'est gracieusement offerte pour soumettre au lecteur des idées que je ne juge pas indifférentes pour la pratique de notre art, et qu'il me semble bon d'évoquer chaque fois qu'on entreprend d'appliquer aux malades les agents de la matière médicale. Ce que je veux aborder, c'est la question de la méthode en thérapeutique, et je ne pense pas que nous soyons arrivés à ce point qu'il paraisse oiseux de s'occuper de méthode quand on veut faire passer une science des régions spéculatives sur le terrain de l'application.

Il est peut-être des médecins, il y a certainement des élèves, qui acceptent de confiance un traitement déterminé pour chaque maladie, et qui l'appliquent indifféremment à tous les cas particuliers. Ceux-là n'ont que faire de la méthode; une mémoire bien meublée ou un recueil de recettes disposées en regard du nom de chaque maladie suffit à guider leur conduite. Le médecin qui réfléchit a d'autres exigences; une intervention aveugle lui répugne; il ne lui convient pas d'entreprendre sur la vie de son semblable sans raisons suffisantes. Il a besoin d'une méthode. Or, les méthodes en thérapeutique sont multiples. Elles permettent d'arriver au but, tantôt par des voies directes, tantôt par des chemins détournés; le choix n'est pas indifférent; telle route convient mieux pour telle maladie ou pour tel malade, pour tel médecin ou pour telle époque médicale. Il en est en thérapeutique comme dans toutes les sciences d'observation : la variété des méthodes n'est ni une richesse ni une indigence, elle est une nécessité; les procédés varient suivant les moyens d'action et suivant le degré de connaissance qu'on a des maladies auxquelles on veut appliquer ces moyens. Beaucoup de praticiens ne se doutent pas qu'ils suivent une méthode et ne soupçonnent pas qu'il y a des méthodes. Ils suivent leur voie par routine et sans réflexion. Celui qui veut discerner et choisir est obligé de savoir qu'il y a des thérapeutiques.

Il y a d'abord une *thérapeutique pathogénique*, qui, connaissant ou croyant connaître la cause de la maladie, s'attaque à cette cause; elle distingue des causes à action passagère, mais à effets prolongés, et des causes qui s'attachent à l'organisme et exercent sur lui une action continue, permanente; elle trouve rarement l'occasion d'intervenir dans le premier cas, mais institue dans le second un siège régulier contre l'agent morbifique et s'efforce de le déloger, de le neutraliser, de l'annihiler. Cette thérapeutique s'attaque aussi aux conditions secondaires anormales qui, engendrées par l'agent pathogénique, pourraient à leur tour déterminer des perturbations nouvelles. Les écarts hygiéniques habituels, les intoxications, les corps étrangers, le parasitisme, les maladies infectieuses ou virulentes, les vices constitutionnels de la nutrition, héréditaires ou acquis, sont les éléments étiologiques que cette thérapeutique s'efforce d'atteindre. Si la cause prochaine lui échappe, elle ne désarme pas et dirige son action contre les causes de second ordre, contre ces désordres qui vont devenir causes et qui constituent l'enchaînement pathogénique des accidents successifs.

Il y a une *thérapeutique naturiste*, qui ignore la cause productrice de la maladie et les conditions de genèse des accidents morbides, mais qui sait que la maladie a une évolution naturelle, aboutissant généralement à la guérison. Cette thérapeutique observe sans parti pris la lutte de l'organisme et les manifestations de l'effort spontané qui tend à ramener l'équilibre. Elle constate que, pour les principaux groupes pathologiques, des phénomènes particuliers précèdent l'amendement et annoncent la guérison; elle s'attache à ces symptômes pronostiques favorables et cherche à imiter, ou à favoriser, ou à provoquer ces crises salutaires, soit qu'elles produisent des hémorragies, soit qu'elles suscitent des sécrétions sudorales ou urinaires, soit qu'elles déterminent des évacuations diarrhéiques. Quand elle cherche à amener un de ces mouvements naturels, elle pose l'indication d'une médication, sans se préoccuper outre mesure du médicament qui la réalisera. La thérapeutique naturiste ignore donc la pathogénie; mais elle connaît l'évolution naturelle des maladies curables, et c'est dans cette connaissance qu'elle puise ses inspirations. Si elle ne parvient pas à discerner quel mouvement organique spontané peut être utile, ou si elle ne réussit pas à le réaliser, elle se résout à attendre que la tempête s'apaise, et se borne à empêcher l'organisme de s'affaiblir, soit en lui fournissant les éléments réparateurs, soit en entretenant ou en stimulant son énergie, afin qu'il ait le temps et la force de soutenir jusqu'au bout un combat dont elle sait que la durée est limitée, mais dont elle ne comprend pas la tactique et dont elle ignore la stratégie. Elle agit comme une armée de secours qui, se sentant incapable de débloquer une ville assiégée, restreint son rôle à faire passer dans la place des vivres et des munitions. La thérapeutique naturiste part de ce principe que ce n'est pas le médecin qui guérit le malade, mais que c'est le malade qui se guérit lui-même, grâce à la révolte spontanée de son organisme contre les entreprises de la cause morbifique.

La *thérapeutique symptomatique* ne se préoccupe ni de la cause ni du mode de genèse des maladies. Elle néglige les enseignements que peut lui fournir l'évolution naturelle et ne consent pas à imiter la nature en favorisant ou provoquant ces mouvements organiques spontanés qui paraissent être la manifestation de l'effort curateur naturel, qui sont au moins le signe précurseur de la guérison. Elle feint d'ignorer tout de la maladie et ne considère que l'état de souffrance de l'organisme, satisfaite si elle parvient à pallier quelques-uns des éléments de cette souffrance. Il lui suffit de réduire la douleur, de modérer la fièvre, de dissiper les mouvements fluxionnaires, sans se préoccuper de savoir si la fièvre ne joue pas parfois un rôle utile, si les fluxions n'ont pas dans certains cas un effet avantageux. En présence d'un édifice branlant et vermoulu, elle se borne à réparer les dégâts apparents, à boucher les fissures, et pense avoir rempli son rôle si la façade garde bonne apparence. Pendant ce temps, la cause morbifique poursuit son œuvre de destruction; pendant ce temps aussi l'organisme travaille seul à la restauration.

Dangereuse quelquefois, la thérapeutique symptomatique rend souvent des services qu'il ne convient pas de dédaigner. Bien des éléments de la souffrance d'un organisme malade n'ont pas une action salutaire, et il convient de réprimer le malaise ou la douleur qui en peuvent résulter.

La *thérapeutique* dite *physiologique* ne diffère pas, au fond, de la thérapeutique symptomatique; elle s'engage dans la même ornière et poursuit le même but, mais avec plus de finesse et de pénétration. Elle considère les actes morbides en ce qu'ils sont, non dans ce qui les produit; mais elle ne s'attaque plus aux seuls désordres apparents ou superficiels; elle fouille plus profondément, dissèque la complexité de l'état pathologique, isole les troubles physiologiques qui le composent, et, sans s'inquiéter de leur genèse, leur oppose les agents thérapeutiques capables de provoquer des actes physiologiques inverses; aux paralysies vasculaires, elle oppose les vaso-constricteurs, aux convulsions les agents paralysants, à l'hyperthermie les réfrigérants. La notion de la maladie disparaît, l'idée de l'évolution naturelle est méconnue. Une intervention toujours active et tumultueuse vient souvent contrarier l'effort naturel, ou, d'aventure, le ramène aux proportions régulières. Le bien comme le mal peuvent, à l'occasion, résulter d'une telle pratique.

Il ne convient pas de pousser plus loin la critique, et il serait injuste de méconnaître les services immenses que la thérapeutique physiologique a rendus. Si elle néglige trop la maladie, si elle méconnaît les indications vraiment médicales, elle a dirigé toute son attention sur les agents thérapeutiques, elle a mis en valeur la matière médicale, elle a montré l'action physiologique de chaque remède, fixé sa place, déterminé le rôle qui lui appartient. A ce titre, toutes les autres méthodes de traitement sont ses tributaires, c'est à sa source qu'elles viennent s'alimenter.

La *thérapeutique empirique* n'est pas une méthode scientifique : c'est l'œuvre du hasard, c'est l'ensemble des préceptes, des maximes, des formules, des recettes que les vieux âges, comme le temps présent, ont accumulés; c'est le monceau de ces agents thérapeutiques dont les bons effets ont été révélés par l'observation fortuite ou par les caprices de l'expérimentation. Si la science ne procède pas de cette façon, elle profite des trouvailles de ces tentatives téméraires et désordonnées, entreprises sans idée directrice ou guidées par des théories imaginaires. C'est la thérapeutique empirique qui, puisant le plus souvent à des sources peu glorieuses ou peu avouables, a accumulé ces innombrables matériaux que la thérapeutique physiologique étudie, coordonne, illumine en révélant leur action sur l'organisme, de sorte que les autres méthodes thérapeutiques peuvent les employer enfin pour réaliser les indications. La thérapeutique empirique a été le premier essai de l'esprit humain dans le domaine de la médecine. Avant d'étudier les maladies, le premier sentiment, le premier besoin a été de venir au secours de l'homme qui souffrait; on pouvait tout tenter quand on ne connaissait rien. Sur le nombre, quelques moyens se montrèrent efficaces, on en garda le souvenir qui fut conservé par la tradition. Pour étudier les maladies, leurs manifestations, leurs causes, il fallait une culture intellectuelle et des loisirs que seul pouvait donner un état social plus avancé. Quand on entreprit d'instituer la pathologie, la thérapeutique était déjà ancienne : c'était la thérapeutique empirique. Elle n'a pas disparu avec le progrès de la science; mais elle ne s'est pas bornée à ce rôle infime. Elle a appelé à son aide l'observation. Elle a reconnu que tous les remèdes qui avaient apporté du soulagement à des souffrances humaines n'étaient pas applicables à toutes les maladies; que, dans une maladie où il s'était montré utile, tel médicament ne convenait pas à tous les cas; mais que son effet avantageux ne se manifestait que dans telle forme ou dans telle période, et qu'il était réclamé seulement par telle complication ou par tel symptôme. Ainsi a pu être établi sans idées préconçues, sans visées théoriques, sans conceptions systématiques, ce que l'on a appelé les indications empiriques des médicaments.

Ce jugement porté sur la valeur comparée de divers médicaments, dans des conditions déterminées, suppose la connaissance de la marche, de l'évolution, de la terminaison naturelles des maladies; cela suppose aussi que l'on peut comparer cette marche, cette évolution, cette terminaison dans les cas où la maladie est abandonnée à elle-même et dans ceux où elle est influencée par l'agent thérapeutique; or cette détermination est ce qu'il y a de plus délicat, sinon de plus difficile, dans les appréciations médicales. Si cette abstraction qu'on nomme une maladie constitue un type défini, l'entité concrète, le malade, varie à l'infini. On peut, presque avec certitude, pronostiquer qu'un pneumonique guérira, qu'un autre pneumonique succombera. En logique rigoureuse, il ne devrait être question de pronostic que pour les individus. Or, nous ne savons pas nous défendre de ce besoin fort légitime de nous renseigner sur le degré de gravité des maladies, admettant implicitement, par une sorte de sophisme, la variabilité d'un type. Pour faire cette estimation du degré de gravité d'une maladie, nous prenons des moyennes, nous additionnons arbitrairement des unités dissemblables. La logique a beau protester, il nous importe de savoir que, sur cent cas de pneumonie livrés à la méthode expectante, la mort survient onze fois. Nous cherchons à atténuer, autant qu'il est possible, l'erreur de cette donnée statistique, en ne faisant pas intervenir dans le calcul les pneumonies des enfants qui guérissent presque constamment, ni les pneumonies des vieillards dont la mortalité est si considérable; nous excluons également celles qui surviennent chez des sujets débilités par d'autres affections ou celles qui se développent sous l'influence de constitutions médicales particulièrement fâcheuses; nous cherchons enfin à corriger le vice inévitable de toute statistique médicale en réunissant le plus grand nombre possible d'observations; nous arrivons ainsi à une moyenne qui ne nous satisfait pas, mais qui nous est indispensable. Appliquant les mêmes procédés de numération aux pneumonies soumises aux divers modes de traitement, nous arrivons à de nouvelles moyennes, toujours fautives, mais qui seules cependant peuvent nous permettre de porter un jugement sur les méthodes thérapeutiques. Je ne sais rien de plus barbare qu'un tel procédé de recherche, mais je ne sais rien qu'on puisse lui substituer. Ainsi s'est constituée une nouvelle méthode, la *thérapeutique statistique*. Elle est vicieuse dans son principe, elle est vicieuse dans ses procédés, elle n'est qu'un empirisme effréné, et cependant je défie que l'on apprécie sans elle la valeur d'une méthode de traitement : car elle n'est autre chose que l'observation, l'observation qui gagne en généralité ce qu'elle perd en précision. Cette méthode empirique ne juge pas seulement la valeur des moyens empiriques, elle apprécie toutes les autres méthodes et prononce sur l'efficacité relative de tous les modes de traitement; elle pose donc à son tour des indications générales. Cette méthode tant exaltée et tant décriée n'invente rien, mais elle juge, et sa magistrature s'étend à tout ce qui a la prétention de guérir. Quelque réserve qu'il convienne de faire sur l'infaillibilité de ses jugements, quelque dédain qu'on puisse afficher pour cette méthode numérique, il n'est aucun médecin qui ne lui rende témoignage : car il n'est aucun médecin qui n'ait ou qui ne désire avoir une opinion sur la valeur relative des procédés de traitement. Nul ne les jugera d'après l'effet heureux ou malheureux observé dans un cas isolé; tous attendent pour se prononcer que l'expérience se soit multipliée. Le médecin qui invoque, à l'appui de ses préférences, l'impression qui résulte pour lui d'une pratique étendue, fait de la thérapeutique statistique; seulement il fait sa statistique de mémoire et par à peu près. Nous avons tous de ces impressions, et il se rencontre que, si nous avons gardé les observations qui ont fait naître ces impressions, si nous les compulsons, si nous les analysons, si nous les comptons, nous sommes souvent obligés de reconnaître que notre arithmétique mentale était erronée et que nos impressions étaient inexactes. Un médecin digne de ce nom saura choisir les éléments de son calcul : il n'ira pas, par exemple, appliquer à la thérapeutique des vieillards les données numériques qui semblent vraies pour la médecine des enfants; il se tiendra en défiance contre les statistiques en bloc basées sur des observations venues on ne sait d'où et placées hors de portée de la critique. Mais il maintiendra la prévalence des conclusions déduites de faits qu'il a observés, qu'il a pesés, qu'il a comptés. C'est à dire que les meilleures statistiques sont les statistiques individuelles. Quand de semblables statistiques, fournies par des médecins qui savent observer et qui savent critiquer, donnent des résultats concordants, il s'établit en thérapeutique une opinion moyenne qui reste sujette à revision, mais dont il serait téméraire de ne pas tenir compte.

J'ai passé en revue tous les procédés au moyen desquels l'esprit humain arrive à concevoir ou à appliquer les moyens de traitement par lesquels il se propose de venir en aide à l'homme malade. Ces thérapeutiques pathogénique, naturiste, symptomatique, physiologique, empirique, statistique, c'est toute la thérapeutique. C'est toute la thérapeutique dans le présent, comme dans le passé, comme dans l'avenir. Je ne vois pas de remède ou de médication qui ne ressortisse à l'une de ces méthodes; je n'en conçois pas qui ne puisse rentrer dans cette classification. Ce ne sont pas des thérapeutiques différentes qu'on doive opposer l'une à l'autre; ce sont des méthodes variées d'une même science et d'un même art, capables de se prêter appui, de se suppléer, de se contrôler, poursuivant un même but par des voies différentes, mais non divergentes, inégales, sans doute, dans leur dignité comme dans leurs destinées, les unes condamnées à s'amoindrir et à s'effacer devant d'autres que le progrès de la science appellera à la suprématie. Je doute que l'effacement soit jamais complet et qu'aucune d'elles disparaisse totalement.

L'avenir appartient à la thérapeutique pathogénique, dont les indications seront réalisées par la thérapeutique physiologique avec le contrôle de la thérapeutique statistique. Mais combien nous sommes éloignés de cette réalisation idéale! Combien de siècles encore la médecine ne devra-t-elle pas accepter l'assistance de la thérapeutique naturiste, de la thérapeutique symptomatique, même de la thérapeutique empirique!

La thérapeutique pathogénique suffirait à poser les indications du traitement, si une telle science était réalisée, c'est-à-dire si la pathologie était scientifiquement constituée. Pour que cette méthode devînt le guide exclusif ou prépondérant de la pratique médicale, il faudrait que les causes et surtout que la cause prochaine de toute maladie fût connue; que l'on saisît clairement le lieu et le mode d'application de cette cause, la nature de son conflit avec l'organisme, le processus réactionnel qu'elle provoque immédiatement, les conditions anormales secondaires qui en résultent et les troubles deutéropathiques qu'elles entraînent. Si j'excepte quelques maladies infectieuses qui sortent à peine du domaine expérimental, je puis dire que, de tout cela, on ignore à peu près tout pour presque toutes les maladies. Mais si l'un de ces points est connu, il serait insensé de ne pas en déduire l'indication qu'il révèle, et criminel de ne pas réaliser cette indication, sous prétexte que, d'autres points restant inconnus, les autres indications nous échappent. Si l'on sait qu'une maladie est produite par un corps étranger ou si l'on connaît sa nature parasitaire, on en déduit des indications qui, pour incomplètes qu'elles sont, ne doivent pas être négligées.

A défaut de cette connaissance positive de la cause et de la nature d'une maladie, on imagine cette cause et l'on se figure cette nature; on se fait une théorie plus ou moins vraisemblable, et de cette vue systématique on déduit avec aisance les indications thérapeutiques. On fait ainsi encore une thérapeutique pathogénique qu'on appellera rationnelle, ou même scientifique, qui vaudra, en fait, ce que vaut l'hypothèse. C'est ce qu'on fait chaque jour; c'est ce qu'on a toujours fait: jeu dangereux s'il en faut juger par l'inanité et l'incohérence de tant de méthodes de traitement qu'ont traînées à leur suite tous les systèmes médicaux, toutes les doctrines des temps passés. C'est là l'écueil et le danger de la thérapeutique pathogénique, non que je redoute absolument l'introduction de l'hypothèse en médecine, même en thérapeutique; mais parce qu'on oublie trop vite que c'est sur une hypothèse que l'on édifie, et parce que cet oubli empêche de faire, comme il convient, appel au contrôle de l'observation pure. La thérapeutique pathogénique est déduite de la conception théorique des maladies, et comme cette conception a varié suivant les âges, elle a été soumise aux mêmes variations. Elle deviendra la loi immuable de l'intervention médicale le jour seulement où la pathologie sera solidement assise et définitivement constituée. Sa réalisation est donc encore lointaine ; elle est le but idéal vers lequel s'achemine péniblement la médecine. Le travail du temps présent soulève quelques coins du voile et révèle, à de rares intervalles, quelques indications pathogéniques positives. En dehors de ces données précieuses, toute thérapeutique pathogénique rentre dans le domaine de l'hypothèse. Sur ce terrain, il convient de ne s'aventurer qu'avec circonspection ; mais il ne saurait être interdit de l'explorer. La médecine n'a pas le droit de se renfermer dans la contemplation pure, dans la méditation platonique ; le malade réclame impérieusement notre intervention, l'action s'impose à nous comme une nécessité inéluctable ; il faut agir, marcher, même dans les ténèbres, sans attendre l'avénement de la pleine lumière. Mais cette marche ténébreuse ne doit pas être une agitation incoordonnée. Si le phare n'est pas en vue, si l'indication pathogénique scientifique reste voilée, il est permis de choisir arbitrairement sa direction en s'inspirant des probabilités qui, chaque jour, serrent de plus près la vérité. Mais on ne doit avancer qu'avec précaution, en interrogeant l'horizon, en sondant les profondeurs, en faisant un appel incessant à l'observation pour rectifier la route et pour éviter les écueils. De la sorte on n'échappe pas toujours au naufrage, mais on arrive souvent au port. Une telle méthode ne saurait être proposée comme le dernier terme des aspirations scientifiques ; mais elle nous est imposée par l'état insuffisant de la science et par l'obligation professionnelle. A défaut de la notion pathogénique démontrée, nous prenons pour guide une théorie probable ; c'est l'hypothèse provisoire à la façon de Descartes ; c'est notre viatique à travers l'inconnu. Tel est le rôle des systèmes en médecine. Inutiles et encombrants pour la science, ils sont indispensables pour la pratique. Il faut savoir qu'ils sont défectueux et reconnaître qu'ils sont nécessaires. Ainsi chaque âge a eu sa doctrine, jamais parfaite, souvent mauvaise. Tâchons que notre doctrine ne soit pas pire. Si le thérapeute moderne veut faire le plus de bien possible et le moins de mal possible, il faut avant tout qu'il veille à son éducation pathologique, afin que sa doctrine ne soit pas en opposition avec les faits acquis : il faut également qu'il se rompe aux difficultés et aux délicatesses de l'observation clinique, afin de ne pas rester sourd aux indications que l'examen du malade peut lui fournir pour rectifier une direction qui n'est jamais certaine et qui ne doit pas rester invariable.

Ainsi la thérapeutique pathogénique s'impose quand elle est scientifiquement établie ; elle reste licite, utile, nécessaire, quand elle ne repose encore que sur l'hypothèse. Je dis que, même alors, elle est nécessaire, parce que nous ne pouvons pas nous soustraire à l'obligation d'intervenir, et parce que les autres méthodes thérapeutiques basées sur l'observation pure sont d'ordinaire insuffisantes ; parce que les indications naturistes sont rarement évidentes ; parce que la thérapeutique symptomatique, parfois dangereuse, est le plus souvent vaine ; parce que la thérapeutique statistique est encore dans l'enfance.

J'ai rangé la thérapeutique naturiste parmi ces méthodes de traitement qui se déduisent de l'observation pure. Je ne dois pas dissimuler que, si elle s'inspire des notions empiriques relatives à la marche naturelle des maladies et aux manifestations symptomatiques qui présagent une issue favorable, elle ne s'affranchit pas pour cela de l'hypothèse. J'ajoute qu'elle tend à s'élever à la hauteur d'une méthode vraiment scientifique, et qu'elle arrivera à se confondre avec la thérapeutique pathogénique. La thérapeutique naturiste, persuadée que la maladie aiguë tend vers la guérison, et ayant appris, par l'observation, qu'un certain ensemble symptomatique annonce le retour à la santé, suppose que ces symptômes sont l'expression d'un travail intime qui précède ou qui prépare, qui accompagne ou qui accomplit la crise. Elle cherche à saisir, chez le malade, les premiers indices de ce travail, et met tous ses soins à éloigner ce qui pourrait le troubler, à faire naître les circonstances qui pourraient le favoriser. Elle voit donc, derrière les signes critiques, l'acte curateur, l'effort de la *nature médicatrice*. Le jour où elle connaîtra la nature de l'acte curateur, la thérapeutique naturiste saura quelle modification fonctionnelle elle doit provoquer pour produire la guérison suivant les procédés naturels. Ce jour-là elle cessera d'être une méthode à part et rentrera dans la thérapeutique pathogénique. En attendant, elle garde son autonomie et se maintient distincte de toutes les autres méthodes. Elle ne s'ingénie pas à copier servilement un symptôme réputé critique : si la guérison de la pneumonie est marquée par la chute brusque de la température et par la réapparition des chlorures dans les urines, il ne lui vient pas à l'esprit d'administrer au septième jour le sel à l'intérieur ou de plonger le malade dans un bain froid. Elle a l'intuition qu'il se passe alors, dans les profondeurs de l'organisme, un travail qui se traduit à la surface par des symptômes accessoires. Elle respecte ces symptômes, de peur de compromettre le travail inconnu qui les produit; mais c'est pour ce travail qu'elle réserve toute sa sollicitude, c'est lui qu'elle protège contre toute cause de perturbation. Son rôle est surtout expectant, parce que la nature de ce travail lui échappe encore. Quand une crise s'accompagne d'une diaphorèse abondante, où est l'effet utile ? est-ce la spoliation aqueuse ? est-ce l'élimination d'un principe toxique par les sueurs ? est-ce la détente des vaisseaux de la peau, qui va amener un abaissement de la tension vasculaire et accélérer la circulation générale ? est-ce la réfrigération qui résulte de l'afflux sanguin plus abondant vers une surface où s'opère en même temps une rapide évaporation ? n'est-ce pas quelque acte plus profond dont cette activité circulatoire et sécrétoire du tégument n'est qu'un effet surajouté et peut-être indifférent ? Tout cela est ignoré; mais quand tout cela sera connu, la thérapeutique naturiste, ne craignant plus de s'égarer dans une intervention malencontreuse, ne se confinera plus dans un rôle effacé et apportera à la nature médicatrice une collaboration active.

Si la thérapeutique pathogénique et la thérapeutique naturiste considèrent la maladie dans son ensemble et envisagent l'être malade dans sa totalité, la thérapeutique symptomatique, comme la thérapeutique physiologique, fragmentent la maladie pour s'attaquer à ses éléments isolés, et ne tentent de porter leur action que sur les organes ou sur les systèmes, non sur l'organisme entier. Si, pour elles, la notion de la maladie disparaît et si l'idée de l'économie vivante et réagissante s'obscurcit, elles ne puisent pas moins leurs indications dans la pathologie et dans la clinique. Ce ne sont pas des méthodes curatives; elles se contentent d'un rôle palliatif et puisent leurs indications, non dans la nature et l'évolution de la maladie, mais dans les symptômes dominants, dans les lésions surajoutées, dans les troubles physiologiques inquiétants. Elles modèrent la douleur, calment les spasmes, dissipent les mouvements fluxionnaires, arrêtent les hémorragies, réduisent ou activent les sécrétions, évacuent les collections liquides ; elles modifient mécaniquement l'état anatomique ou changent l'activité fonctionnelle des parties. Elles suppriment certains éléments de la souffrance ; l'organisme fait le reste et procède à la curation. Ces méthodes, plus modestes dans leur but, sont généralement plus audacieuses dans leurs moyens d'action. En tout cas, elles poursuivent systématiquement un but ; et ce but, qui peut paraître trop étroit, leur est indiqué par la connaissance de la maladie et par l'examen du malade. Si les méthodes pathogénique et naturiste s'inspirent de l'étiologie, de la pathogénie et de la marche évolutive des maladies, les méthodes symptomatique et physiologique vont chercher leurs indications dans l'anatomie et dans la physiologie pathologiques comme aussi dans la constatation des symptômes.

Pour toutes ces méthodes thérapeutiques, le point de départ c'est la science des maladies. Au contraire, la thérapeutique empirique a pour fondement la connaissance des médicaments. La thérapeutique empirique ignore ou dédaigne les systèmes ; elle ne connaît de la maladie que le nom et du malade que les symptômes ; elle ne cherche ni le pourquoi ni le comment des accidents morbides, et ne se préoccupe même pas du mode d'action des médicaments. Ce qu'elle possède, c'est l'arsenal des agents thérapeutiques dont la longue et patiente expérience du passé a enrichi la matière médicale, des remèdes que l'expérimentation hâtive du temps présent a voulu y introduire ; ce sont tous ces médicaments sur chacun desquels l'observation empirique a inscrit cette rubrique : bon pour la pneumonie, bon pour le rhumatisme, à employer dans la fièvre, à conseiller contre la douleur. La médecine peut rougir d'une telle alliance ; la science peut protester contre cette intrusion de l'empirisme. C'est de cet empirisme que la science s'est dégagée, et cet empirisme garde sa raison d'être parce que la science est encore insuffisante. Le médecin continue à puiser à cette source empirique, parce qu'il est des circonstances où nulle indication scientifique n'apparaît, et parce que, obligé d'agir, il est encore heureux de savoir par l'expérience d'autrui que tel médicament s'est montré efficace dans des cas analogues à celui qu'il doit traiter. La thérapeutique empirique n'est pas une méthode de choix, c'est une méthode de nécessité. On la méprise, mais on l'utilise, et elle se venge de tous les dédains en jugeant toutes les méthodes. Rien ne se fait en médecine pratique qui n'ait à subir le contrôle de l'observation. Si la théorie conduit au choix rationnel d'un traitement qui sera démontré empiriquement mauvais, c'est que la théorie est inexacte ou les déductions fautives. En dépit de tous les arguments doctrinaux, la médication est jugée sans appel par l'expérience. En thérapeutique, l'empirisme tantôt supplée à l'indigence de la science, tantôt prononce sur la valeur des applications de la science. En tout cas, rien ne vaut, qui n'a pas obtenu sa sanction. Au point de vue de l'invention, l'empirisme doit reculer incessamment devant les progrès de la science : au point de vue du contrôle et de la consécration, il garde sa suprématie et, comme je disais tout à l'heure, sa magistrature.

J'ai analysé les diverses méthodes qui peuvent servir de guide au médecin dans ses efforts pour arriver à la curation des maladies ; j'ai déterminé le degré de compétence de chacune d'elles. De ces méthodes, les unes cherchent l'action thérapeutique qui doit être produite, elles posent les indications; les autres cherchent l'agent qui pourra produire cette action, elles réalisent les indications. Les indications en thérapeutique se déduisent de l'étiologie, de la pathogénie, de l'évolution morbide ; elles sont fournies également par la connaissance de l'acte curateur naturel, ou au moins par la constatation des signes qui révèlent cet acte curateur ; elles résultent aussi de l'apparition de certains symptômes, des particularités anatomiques ou physiologiques de certains accidents morbides. En d'autres termes, c'est la connaissance de la maladie et l'examen du malade, c'est la pathologie et la clinique qui posent les indications. On arrive à réaliser les indications par la connaissance des actes physiologiques que déterminent les médicaments. C'est la physiologie qui guide dans le choix des agents de la matière médicale. Si l'indication reste obscure, ou si l'on ignore quel remède pourrait provoquer l'acte physiologique utile, et si, quand même, on se décide à intervenir, on est réduit à faire de la thérapeutique empirique. En dehors de l'empirisme, il n'y a donc en thérapeutique que deux choses : la pathologie qui pose les indications, la physiologie qui les réalise. Ces deux éléments de l'action médicale sont indissolubles. La science des indications serait vaine, si elle ne possédait pas le moyen de les réaliser ; l'emploi des médicaments serait téméraire, s'il n'était guidé par aucune idée directrice. La subordination de ces deux termes de l'intervention thérapeutique est évidente. L'opération préalable, c'est la détermination des indications. Le langage médical a depuis longtemps établi la distinction : la connaissance des médicaments et de leur action physiologique est du domaine de la matière médicale ; la thérapeutique proprement dite est donc avant tout la science des indications, et, à ce titre, dérive tout entière de la pathologie. Il en résulte qu'on peut être un excellent physiologiste et un détestable thérapeute, mais qu'on ne sera un bon thérapeute qu'à la condition d'être, d'abord, un excellent pathologiste.

Ainsi, quand on arrive au terme suprême, au but définitif de la médecine, au traitement du malade, on est obligé de se reporter aux notions primordiales, à la pathologie. Or, cette base de la thérapeutique est incomplète, incertaine et mouvante. Ce qu'il y a de plus positif en pathologie, c'est la nosographie. On décrit assez bien les maladies, on ne les connaît pas dans leur intimité. A défaut de notions positives, on procède par hypothèses, on institue des systèmes, on se compose une doctrine. J'ai dit déjà ce que je pense de l'utilité, de la nécessité de ces conceptions arbitraires des maladies, et je ne doute pas que la multiplicité des systèmes en médecine ait eu pour cause le besoin de posséder une idée doctrinale qui servît de guide pour la pratique. Et si aucune époque ne s'est montrée autant que la nôtre indifférente aux questions de doctrine, ce n'est pas en raison d'un dédain stoïque pour tout ce qui n'est pas notion positive ; c'est parce que le grand mouvement scientifique de ce siècle a fourni des aliments suffisants à notre curiosité dans le domaine de l'anatomie pathologique, de l'exploration clinique, de la physiologie, de la chimie biologique, de la pathologie expérimentale. Sur tous ces terrains, la culture a été intense, la moisson merveilleuse. On s'est désintéressé du reste, on a négligé la thérapeutique. On a assisté à ce spectacle : les élèves apprenant les lésions et les signes des maladies, omettant de se renseigner sur le traitement ; des médecins passant un temps considérable à démêler les symptômes et à poser le diagnostic, puis oubliant de formuler un traitement, ou accomplissant cette obligation importune par bienséance, à la hâte et à la légère, comme un vain cérémonial. Assurer le diagnostic, constater les lésions cadavériques, c'était le but de l'activité médicale ; traiter n'était plus qu'une concession aux exigences et aux préjugés du public. Pour un pareil travail, la doctrine était superflue. Aussi le dernier essai doctrinal, malgré sa puissance, malgré la violence de son promoteur, n'a-t-il pas détourné longtemps l'attention fascinée par les merveilles de l'auscultation et par les révélations de l'anatomie pathologique. La chaire de Broussais resta déserte ; on se pressait aux leçons de Laennec et d'Andral. Il ne faut pas s'en plaindre : car la doctrine n'était pas assez large pour abriter les découvertes modernes. Mais ce qu'il faut constater, c'est que, à partir de ce moment, on se passa de doctrine. Sans doute, il surgit un nouveau théoricien de la maladie, dont l'œuvre immense a laissé sa marque sur la médecine contemporaine ; mais Virchow n'a fait qu'accentuer, en l'épurant, la réforme des organiciens. En substituant l'unité individuelle, la cellule, à l'unité sociale, l'organisme ; en montrant que toute maladie comme toute vie dépend des activités cellulaires, il a déplacé la pathologie, il ne l'a pas transformée. Si la doctrine étroite de Broussais eut pour corollaire une révolution en thérapeutique, la doctrine de Virchow n'a exercé qu'une médiocre influence sur le traitement des maladies.

On se ferait une idée bien fausse de la nature humaine, si l'on pensait que le médecin peut se désintéresser longtemps de la thérapeutique. Mais qu'est-il résulté de cette absence de doctrine ? C'est que, n'ayant plus de guide pour la conduite du traitement, on est revenu, sous le couvert de la physiologie, aux pratiques les plus grossières de la thérapeutique empirique. Les indications restant muettes, on a multiplié les agents de la matière médicale, et l'on a abouti à cette formule : Il n'y a pas de médications, il n'y a que des médicaments.

Il est temps, ce me semble, de sortir de cette impasse ; il importe de rendre à la thérapeutique sa dignité, de ne plus la confondre avec la matière médicale, de remettre en honneur la recherche des indications. C'est dire, et je pense ne plus avoir besoin de le démontrer, qu'il faut, de toute nécessité, se refaire une doctrine. La doctrine qui convient au temps présent ne doit pas, ne peut pas ressembler aux systèmes des autres époques. Il ne peut pas être question de formuler des dogmes immuables, embrassant la pathologie dans sa totalité et soumettant tous les faits au joug de quelques principes. Notre doctrine ne saurait avoir rien d'absolu, rien d'universel. Elle n'est pas la loi qui domine les faits : elle est l'expression générale des faits que l'observation révèle ; elle reste donc sujette à revision, comme tout ce qui est basé sur l'observation ; elle se perfectionne, s'étend et s'affermit à mesure que l'observation progresse, s'élargit et se consolide. La doctrine pour nous est un aboutissant, non un point de départ ; elle est l'expression synthétique des faits communs, elle n'est pas le principe absolu d'où l'on pourrait déduire les faits particuliers. Il n'en est pas de la médecine comme de la mathématique ; les faits médicaux, les notions pathologiques ne prennent rang dans la science que lorsqu'ils ont été constatés objectivement ; on ne les reconnaît pas par voie de déduction. Ce que l'on peut déduire des formules générales, c'est l'indication de la conduite à tenir, c'est la direction qu'on peut donner à l'action thérapeutique ; mais ce n'est qu'une indication, et cette direction ne sera jugée légitime que si elle obtient la consécration de l'expérience.

Si nous n'avons pas un système médical complet, si notre doctrine est fragmentaire, il y a des principes, les uns certains, les autres probables, à la lumière desquels nous pouvons marcher.

En aucun cas la cause ne peut être identifiée avec la maladie, la maladie n'est pas la cause. La maladie est l'ensemble des actes et des lésions provoqués par l'application de la cause, et des perturbations fonctionnelles ou organiques engendrées par les premiers désordres. La maladie est donc la manière d'être et d'agir de l'organisme à l'occasion de l'application de la cause morbifique. De ces deux termes : être et agir, l'un est contingent, l'autre nécessaire. Je puis concevoir une maladie sans lésion anatomique, je n'imagine pas une maladie sans trouble fonctionnel. Je comprends qu'une frayeur cause une convulsion sans modifier la forme, la structure, l'arrangement des éléments nerveux, sans produire d'autre modification matérielle que celle qui accompagne tout fonctionnement. Je ne consentirai pas à appeler maladie une altération d'organe, une cicatrice, par exemple, qui ne s'accompagnerait d'aucun trouble dynamique. Je ne me représente même pas une altération de structure qui n'ait pour condition préalable une perturbation fonctionnelle. Ce qui est essentiel dans la maladie, c'est donc un désordre vital.

Ce désordre vital occasionné par la cause morbifique peut entraver la libre exécution des fonctions et porter atteinte au sentiment de bien-être qui accompagne la santé; il peut même s'opposer aux actes essentiels de la vie et amener la mort. Mais cette conception pessimiste de la maladie ne contient qu'une part de la vérité. Il y a dans le désordre vital d'autres actes qui s'écartent du type fonctionnel normal, mais qui tendent à ramener l'équilibre, qui sont éléments constituants de la maladie, mais qui ont pour effet de la faire disparaître. Ce n'est là encore qu'une part de la vérité. Si la conception pessimiste était incomplète, considérer la maladie comme la réaction de l'organisme contre l'agent perturbateur, n'y voir que l'effort curateur naturel, serait également une conception optimiste trop exclusive. La maladie est l'état dynamique de l'organisme, à la fois subissant les atteintes de la cause morbifique et réagissant contre elle. Il appartient au médecin, au thérapeute, de distinguer ce qui dans le désordre vital est nuisible et de le corriger, de démêler ce qui est utile et de le favoriser.

Là ne se borne pas le rôle du médecin. Son action ne se porte pas toujours exclusivement sur l'organisme malade; il doit parfois combattre la cause. Il est un grand nombre de causes qui se dérobent aux entreprises thérapeutiques; ce sont celles dont l'application est passagère, bien que le trouble organique soit plus ou moins durable. La plupart des traumatismes sont dans ce cas. Quand la lumière solaire ou quelques-uns des rayons de cette lumière activent et vicient la nutrition des éléments superficiels du derme, excitent les nerfs, provoquent des dilatations vasculaires, amènent la multiplication des cellules épithéliales et l'accumulation du pigment, la cause a déjà cessé d'exister au moment où les premières manifestations de ses effets deviennent apparentes. Le médecin ne pourra donc rien contre cette cause; il assistera à l'évolution du trouble vital qu'elle a mis en jeu, et pourra tout au plus parer à quelques accidents et amoindrir certains symptômes. De même pour le chaud et pour le froid, pour le sec et pour l'humide. Si ces causes et bién d'autres sont hors des atteintes de la thérapeutique, elles n'échappent pas totalement à l'action médicale; la prophylaxie les poursuit, l'hygiène les empêche de produire la maladie. Mais il est d'autres causes qui, ainsi que je le disais tout à l'heure, s'attachent à l'organisme et continuent à exercer leur action pendant une période ou pendant toute la durée de la maladie. Sans parler des maladies toxiques et des maladies parasitaires, sans parler des maladies infectieuses et des maladies virulentes que tant d'analogies puissantes, que tant de raisons chaque jour plus convaincantes rapprochent des intoxications et du parasitisme, avec lesquels elles vont bientôt se confondre, toutes les maladies, soit aiguës, soit chroniques, qui dérivent d'un trouble de la nutrition, nous offrent des exemples de cette permanence de la cause que le médecin, s'il la connaît ou s'il la soupçonne, pourra atteindre avant l'éclosion de la maladie et pendant toute la durée de la maladie. Il y a là deux principes nouveaux en pathologie, deux indications dominantes en thérapeutique. Les époques antérieures en ont eu la prescience; c'est à notre siècle qu'appartient l'honneur d'en avoir donné la formule et d'en avoir fourni la démonstration.

Qu'il s'agisse de parasitisme ou de fermentation, les causes animées ont conquis leur place dans la pathogénie; elles ont forcé les retranchements que leur opposait l'ancienne médecine. Après les entozoaires, après les végétaux parasites de la peau et des muqueuses, on vit apparaître la légion de ces corpuscules si minimes que tous les naturalistes ne sont pas d'accord sur le règne organique auquel ils appartiennent. On les connaît objectivement, on a étudié leur forme, leur développement, leurs phases successives; on les connaît aussi par les effets spécifiques que chaque espèce peut déterminer dans l'organisme vivant qu'ils infestent et qu'ils pénètrent dans sa totalité. Chacun d'eux est la cause d'une maladie ; mais aucun d'eux n'est cette maladie. En dépit de controverses bien récentes, mais qui n'existent plus qu'à l'état de souvenirs, leur rôle pathogénique n'est plus sérieusement contesté par personne. Qu'il s'agisse des vers à soie ou du bœuf, on sait de science certaine qu'à une maladie déterminée correspond, comme élément causal, une espèce déterminée de microbes. La démonstration rigoureuse, irréfutable, est faite seulement pour quelques maladies. Mais à voir comment chaque jour l'expérimentation triomphe des résistances théoriques, on sent que tout le domaine des maladies infectieuses sera bientôt conquis par les nouvelles doctrines. On concède que les microbes n'épargnent pas l'homme, on veut au moins leur disputer le champ des maladies virulentes de l'homme. On fait déjà des sacrifices, on leur abandonne le charbon qui naguère était rangé sans conteste parmi les affections à virus. On fera, s'il le faut, d'autres concessions; mais on se réfugie, comme dans une citadelle, dans cette catégorie de maladies contagieuses qui créent l'immunité. Hier encore l'argument paraissait décisif. M. Pasteur, par l'exemple du choléra des poules, vient de démontrer que si l'on possède le secret d'atténuer la maladie, de la rendre curable, les mêmes microbes ne peuvent plus envahir l'organisme qui a subi une première fois leurs atteintes. Ces victoires partielles donnent à refléchir. La discussion abandonne le ton de la raillerie ; c'est aujourd'hui l'indignation, ce sera demain l'engouement, l'acquiescement aveugle, plus dangereux que l'opposition. La démonstration, je le répète, n'est donnée que pour un nombre de faits limités qui ne peuvent pas être scientifiquement érigés en doctrine. Mais, je l'ai dit à satiété, pour nous qui, par profession, sommes obligés de bâtir des systèmes hypothétiques quand la science est incomplète, nous nous sentons entraînés à faire une généralisation prématurée, à attribuer aux microbes l'infectiosité et la virulence. Ce n'est après tout qu'une hypothèse opposée à une autre. Or quelle était la conception des virus? La molécule virulente était capable d'engendrer, à l'aide de la matière vivante. des molécules semblables à elle, reconnaissables à une même activité physiologique, et capables de reproduire indéfiniment des molécules spécifiquement semblables. La matière virulente possédait donc un des attributs essentiels de la vie. La doctrine nouvelle en fait un être vivant en lui attribuant un caractère morphologique. L'ancienne doctrine concédait à une matière amorphe la faculté de génération; elle admettait un fait sans précédent et sans analogue ; elle introduisait un troisième règne dans le monde organique. La doctrine nouvelle, constatant la génération, la fait dépendre de générateurs et admet que ces générateurs, chez lesquels elle reconnaît un des attributs de la vie, rentrent dans l'un ou dans l'autre des deux règnes qui se partagent le monde vivant. L'hypothèse est assurément moins téméraire et se trouve vérifiée expérimentalement pour un certain nombre d'espèces. L'avenir dira dans quelles limites cette généralisation excède les limites du réel. Cette hypothèse, en tout cas, s'est montrée utile en hygiène; elle a ouvert en thérapeutique des voies nouvelles sur la valeur desquelles l'observation clinique prononcera. Nous supposons qu'il y a lieu de prendre à la lettre ce que nos devanciers appelaient les fermentations morbides, et nous essayons d'agir non plus seulement sur l'organisme où s'opère la fermentation, mais sur le ferment lui-même. Nous attaquons cet ennemi supposé dans les organes par où nous supposons qu'il peut pénétrer dans l'économie, nous le poursuivons dans le sang et dans les tissus, nous tâchons ou de le détruire ou d'entraver sa pullulation, nous essayons d'enlever aux liquides de l'organisme ce qui pourrait être nécessaire à sa vie ou d'y ajouter ce qui pourrait être nuisible à son existence ; nous tentons de modifier aussi l'état physique du milieu vivant, respectant la fièvre si, par hasard, il pouvait être tué par l'hyperthermie, abaissant la température si le refroidissement lui pouvait devenir mortel. Nous cherchons des spécifiques, et quand nous constatons les effets du mercure dans la syphilis, nous ne goûtons plus que médiocrement les explications insoutenables déduites de la prétendue propriété antiplastique de ce médicament; nous nous disons que peut-être le mercure va atteindre l'ennemi jusque dans la profondeur de nos organes, ou qu'il va modifier la nutrition au point de créer un milieu défavorable à son développement. Si nous nous égarons à la poursuite d'un agent parasiticide approprié à chaque espèce, nous ne négligeons donc pas de nous adresser à l'organisme du malade, de modifier sa nutrition, afin de réaliser artificiellement cet état particulier des humeurs qui crée l'immunité.

Ce sont tout autant d'hypothèses, j'en conviens ; mais ce sont des hypothèses fécondes, ce sont des idées directrices qui font chercher et qui font agir. L'ancienne notion des virus était stérile. Qu'on ne s'effraye pas des témérités d'une intervention guidée par ces conceptions systématiques ; en médecine les écarts de l'imagination ont pour frein et pour correctif l'observation clinique.

Nul ne saurait déterminer aujourd'hui les limites de cette pathologie animée. Les microbes sont la cause d'un grand nombre de maladies, ils sont certainement la complication d'un plus grand nombre. Sans eux les traumatismes ne seraient que de pures lésions mécaniques et n'engendreraient que de simples troubles physiologiques. Par eux les plaies se compliquent; ils sont la cause des accidents locaux ou généraux des blessures. Si les solutions de continuité traumatiques suppriment une des défenses de l'organisme contre l'invasion des microbes, beaucoup d'autres maladies non traumatiques facilitent, par un procédé analogue, leur pénétration. Bien plus, un assez grand nombre de maladies générales, par le trouble nutritif qui les accompagne, créent un milieu favorable au développement de certains germes qui seraient incapables de pulluler dans un organisme normal.

Quelle que soit l'importance qu'il convienne d'accorder aux causes animées dans la production des maladies; quelque intérêt que présente cette notion au point de vue thérapeutique, on comprend, d'après ce qui précède, que nous accordions une semblable importance et un égal intérêt à l'état de l'organisme qui permet aux agents infectieux de l'envahir et d'y pulluler. Si ces agents peuvent être considérés comme la cause prochaine de nombreuses maladies, beaucoup parmi eux n'arrivent à prospérer dans le milieu vivant qu'à la faveur d'une détérioration de ce milieu, beaucoup cessent d'y végéter quand ce milieu a subi certaines modifications. Ainsi au-dessus de l'agent infectieux il convient de reconnaître, d'empêcher ou de provoquer ces modifications générales du milieu vivant qui créent l'aptitude morbide ou qui confèrent l'immunité. On méconnaîtra cette idée dominante qui maintient à l'organisme son autonomie et sa spontanéité jusque dans la production et dans l'évolution des maladies infectieuses, qui empêche la thérapeutique de sortir des voies vraiment médicales, qui, dans cette période de transition, établirait l'enchaînement entre le passé de la science et son avenir ; mais on y reviendra. Si la fascination qu'exercent tant de découvertes brillantes obscurcit pour un temps cette notion de la participation active de l'organisme à la production et à la curation des maladies infectieuses, cette idée, qui est l'idée traditionnelle, reprendra son empire dès qu'on n'aura plus à lutter pour assurer aux causes animées leur place légitime.

Ce qui fait que les humeurs deviennent capables ou incapables de laisser pulluler les germes, c'est, ce ne peut être qu'un trouble nutritif, qu'un changement dans l'activité avec laquelle les cellules organiques ou certaines cellules élaborent la matière, changement d'où peut résulter un défaut dans la proportion des principes immédiats, ou la suppression de l'un de ces principes ou l'addition de quelque autre. C'est une étude qui n'est pas même ébauchée; mais la connaissance de ces modifications humorales n'est pas au-dessus des ressources de la chimie, et la pathologie arrivera sans doute quelque jour à dire comment elles se produisent. Ainsi la pathologie de la nutrition se dresse devant nous au commencement et à la fin des maladies infectieuses, c'est elle qui nous livrera le secret de l'aptitude morbide comme celui de l'immunité; c'est d'elle que pourront être déduites certaines données scientifiques relatives à la prophylaxie et à la thérapeutique de ces maladies. S'il est difficile de méconnaître aujourd'hui la nature infectieuse de la tuberculose, il serait insensé de répudier la tradition, de déchirer les témoignages répétés d'une observation séculaire, qui tous proclament l'importance des modifications de l'état général dans la production de cette maladie. Si la phtisie vient de germes, ces germes ne peuvent se multiplier que dans un organisme à nutrition mauvaise, que cette altération de la nutrition résulte de l'hérédité, de l'innéité, d'une éducation vicieuse, d'une hygiène défectueuse, d'une fonction physiologique débilitante, comme la lactation, de maladies antérieures. Si la phtisie vient de germes, on pourra rechercher les lieux où ces germes n'existent pas, interdire la cohabitation avec les phtisiques, proscrire l'alimentation par les viandes d'animaux tuberculeux, imaginer des spécifiques capables de détruire ces germes; on devra surtout relever le taux de la nutrition, s'adresser aux grands modificateurs hygiéniques, soit pour prévenir, soit pour guérir.

La pathologie de la nutrition a un domaine bien autrement étendu. Il est peu de maladies, générales ou même locales, qui n'amènent une perturbation dans la marche régulière de la matière à travers l'organisme, et qui ne modifient les métamorphoses que subit cette matière. Mais il est des maladies qui consistent essentiellement dans le trouble nutritif; il en est d'autres qui ne sont qu'un accident paroxystique auquel aboutit une altération habituelle de la nutrition. C'est dire que les troubles de la nutrition peuvent constituer des maladies chroniques et remplir un rôle pathogénique dans la production de maladies aiguës. En dehors du parasitisme et de l'infection, en dehors des maladies qui résultent de la mise en jeu des réactions nerveuses, il n'y a place en pathogénie que pour les altérations de la nutrition. Tout en pathologie peut rentrer dans ces trois grands groupes, et je n'excepte même pas les traumatismes, qui ne seraient pas des maladies sans l'infection qui engendre tant d'accidents locaux ou généraux, sans la participation du système nerveux qui généralise le choc traumatique et qui modifie la circulation et même la nutrition de la partie lésée, sans le trouble nutritif qui se produit nécessairement dans cette partie, avec ou sans le concours des réactions nerveuses, et qui est la condition indispensable de la réparation.

Les altérations de la nutrition modifient la composition du sang et des sucs, changent la constitution chimique des éléments anatomiques, y rendent possible l'accumulation ou le départ de tel ou tel principe immédiat, y déterminent la formation de substances anormales, altèrent l'état anatomique de ces éléments et vicient leur fonctionnement; le trouble trophique, indépendamment des atrophies et des hypertrophies, peut enfin aboutir aux formations anormales, aux proliférations suivant le type homologue ou suivant le type hétéromorphe.

Les modifications de la nutrition ne dépendent pas seulement de la qualité, de la quantité, de la proportion relative des divers *ingesta*, aliments, eau, air, elles sont influencées par le fonctionnement des grands appareils qui élaborent, distribuent, éliminent la matière; elles sont subordonnées surtout à l'activité vitale de chaque cellule et régies par tout ce qui peut impressionner ce grand régulateur des actes organiques, le système nerveux. Toutes ces conditions peuvent engendrer des altérations acquises à la nutrition, toutes peuvent être utilisées pour ramener la nutrition à son taux normal. Mais la rapidité et la qualité des métamorphoses que subit la matière en traversant les éléments anatomiques, l'activité des mutations nutritives n'est pas la même à tous les âges, dans chaque sexe, chez chaque individu. Il y a des limites dans lesquelles cette activité peut osciller sans que la santé en soit troublée, au delà desquelles la santé devient précaire.

Si l'activité nutritive reste en deçà ou va au delà d'une certaine moyenne physiologique, les influences qui restaient sans action sur un organisme normal deviendront causes de maladies; la maladie pourra même résulter de la seule prolongation de ce viee nutritif habituel, soit que l'économie subisse des déperditions excessives, soit qu'elle demeure encombrée par des matériaux insuffisamment élaborés ou trop lentement éliminés. Ce trouble nutritif habituel, constitutionnel, peut donc n'être pas la maladie, mais il dispose à la maladie; c'est lui qu'on sous entend quand on parle de *diathèse*. Cette conception permet, par l'emploi des grands modificateurs hygiéniques, de faire la prophylaxie de la maladie en faisant la thérapeutique de la diathèse. On n'a pas attendu l'heure présente pour appliquer ces principes; mais il est arrivé à plusieurs de faire comme M. Jourdain, et de les appliquer sans s'en douter.

Si les diathèses sont le plus souvent congénitales, c'est que les altérations permanentes de la nutrition ont leur principale origine dans l'hérédité et dans l'innéité. Chaque élément anatomique dérivant des cellules primordiales, l'ovule et le spermatozoïde, continue ou reproduit l'activité nutritive de ces éléments ou de leurs générateurs. Si les générateurs ont une vitalité mauvaise, une nutrition viciée, accélérée ou retardante, le même type nutritif se retrouvera dans les produits. Chaque trouble nutritif permanent peut aboutir à un groupe déterminé de maladies; si le même trouble nutritif existe chez les ascendants et chez les descendants, on ne s'étonnera plus de rencontrer chez les deux un certain nombre de maladies du même groupe. Si la même maladie existe chez le père et chez le fils, on dit que la maladie est héréditaire et l'on a tort; si les maladies du père ne sont pas les maladies du fils, on ne parle plus d'hérédité et l'on a encore tort. Ce qui, dans ces cas, est héréditaire, ce n'est pas la maladie, c'est le trouble nutritif qui aboutit à l'une ou à l'autre de ces maladies, différentes comme symptôme, comme siège, comme processus, mais identiques au point de vue de leurs origines lointaines et reconnaissant la même parenté.

Ces maladies de même ordre, dérivant d'un même type nutritif vicié, ne doivent pas seulement être connues du médecin par leur évolution, par leurs lésions et par leurs symptômes; mais, ce qui importe pour le traitement, c'est la connaissance du trouble de la nutrition qui les engendre. C'est en s'adressant à cette condition générale prédisposante qu'on pourra les prévenir, qu'on arrivera souvent à les guérir. C'est le secret de la thérapeutique d'un très grand nombre de maladies chroniques. Chaque fois que l'organisme est dévié du fonctionnement normal par une influence morbifique, il tend à revenir à la santé, et la maladie n'est souvent que l'ensemble des oscillations résultant de l'action antagoniste de l'effort perturbateur et de l'effort curateur, oscillations qui aboutissent enfin à l'équilibre. Pour qu'une maladie qui n'est pas nécessairement mortelle ne s'achemine pas vers la guérison, pour qu'elle reste chronique, il faut que l'effort perturbateur soit permanent et maintienne la déviation. Ces causes à action permanente sont tantôt un corps étranger, tantôt un parasite ou un agent infectieux à lente évolution, tantôt, et le plus souvent, un trouble durable de la nutrition ou, si l'on veut, une diathèse.

Mais il est des maladies aiguës qui résultent des altérations nutritives persistantes, qui éclatent quand les tissus ou les humeurs regorgent ou sont appauvris. Elles exigent du médecin la perspicacité et la délicatesse : car plusieurs de ces maladies ne sont que des accidents paroxystiques, des révoltes de l'organisme, des orages pendant lesquels la matière mal élaborée ou indûment accumulée va être brûlée ou expulsée. C'est l'effort curateur violent qui va rétablir la santé compromise depuis longtemps par un travail lent, graduel, latent. Ce sont les maladies utiles, les maladies qu'il faut savoir respecter. C'est en particulier l'histoire des maladies fluxionnaires; c'est le cas des accès de rhumatisme, des accès de goutte, des poussées hémorroïdaires, des flux séreux et sanguins; c'est souvent aussi le fait des attaques d'asthme et de migraine; qu'on les réprime, la nature renouvellera ses efforts ou procédera vers la maladie chronique.

Ce sont là des linéaments de doctrine médicale. Nul ne m'apprendra qu'ils sont incomplets et je ne laisserai à personne le soin de déclarer qu'ils sont en partie hypothétiques. Si l'on tient compte de cette réserve, ils ne nuiront au progrès scientifique de personne et pourront être utiles pour la conduite médicale. Je souhaite seulement qu'ils éveillent des idées et serai satisfait s'ils ont donné à penser et à réfléchir. Il faut que ceux qui se destinent ou qui se consacrent au traitement des malades possèdent la connaissance des remèdes et de leur mode d'action; il faut, plus encore, que les notions de la pathologie soient présentes à leur esprit et que les difficultés de la clinique ne les trouvent pas en défaut; il faut surtout qu'ils sachent penser et qu'ils prennent le temps de réfléchir, qu'ils ne s'arrêtent pas à l'expression phénoménale des maladies, mais qu'ils se représentent les conditions qui engendrent et qui entretiennent ces maladies, qu'ils se constituent une doctrine, qu'ils s'élèvent aux notions générales et qu'ils les jugent et les réforment en invoquant le contrôle d'une attentive observation. C'est par le concours de toutes ces conditions qu'ils se rendront utiles et qu'ils auront conscience des services rendus.

Je termine par cette réflexion qui sera mon salut au lecteur. Par le diagnostic, vous pouvez gagner l'estime de vos confrères; par le pronostic, vous pouvez conquérir la confiance des malades et parfois l'admiration du public; par la thérapeutique, vous arriverez à la satisfaction intérieure qui est souvent l'unique rémunération d'un rude labeur, qui reste toujours la meilleure récompense d'une vie de sacrifice. Tout médecin peut contrôler votre diagnostic; tout le monde peut juger votre pronostic; seuls vous saurez parfois quelle part vous revient dans la guérison ou dans la mort; nul ne sera dans la confidence de vos remords ou de votre légitime orgueil.

Ch. BOUCHARD.
Professeur à la Faculté de médecine.

1er juillet 1880.

PRÉFACE DES AUTEURS

La traduction de nos *Nouveaux éléments de matière médicale et de thérapeutique*, que publie aujourd'hui M. Alquier, a été faite d'après la sixième édition allemande[1]. Si on la compare à la précédente traduction française (1880), c'est une œuvre nouvelle. La science, en effet, s'est enrichie par l'acquisition d'un grand nombre de médicaments, en même temps que plusieurs médicaments anciens ont reçu des applications nouvelles. Toutes ces innovations, celles du moins qui ont trait à la médecine interne, ont été soumises à un examen attentif et ont, autant que possible, été traitées par nous d'après des vues et des observations personnelles. Nous nous sommes conformés en cela au principe qui nous a constamment inspirés dans la rédaction de ce livre, dans sa partie chimique et physiologique aussi bien que dans sa partie thérapeutique.

La partie physiologique, la classification, les considérations générales sur les divers groupes de médicaments, sont l'œuvre de Rossbach; la partie thérapeutique, le traitement des empoisonnements, l'étude des préparations pharmaceutiques, appartiennent à Nothnagel.

Voici, en quelques mots, quels sont les principes qui nous ont guidés dans la composition de cet ouvrage :

Lorsque la chimie nous a offert un produit parfaitement pur, extrait des anciennes substances médicamenteuses, ce produit a été placé en première ligne et a fait l'objet d'une étude spéciale; le mélange qui l'a fourni, toujours variable dans sa composition et, par conséquent, incertain dans ses effets, a été relégué dans un appendice.

Notre classification est principalement fondée sur la chimie; nous n'avons eu en vue, en l'adoptant, que de présenter sans artifice, et sans dissimuler en rien ses imperfections, l'état actuel de nos connaissances scientifiques. On reconnaîtra, nous l'espérons, que cette division des médicaments, basée sur leur constitution chimique, représente aussi la meilleure division phy-

[1] La première et la deuxième édition avaient pour auteur Nothnagel seul.

siologique qu'on puisse en donner jusqu'ici. Quand leur constitution chimique nous a fait défaut, les progrès accomplis dans l'étude de leurs effets physiologiques nous ont fourni des éléments suffisants pour notre classification ; nous avons d'ailleurs considéré, non l'action physiologique exercée sur un seul organe, mais celle produite sur l'ensemble de l'organisme.

Nous n'avons tenu compte que des faits physiologiques rigoureusement démontrés ; tout ce qui nous a paru obscur, douteux, a été laissé de côté. Loin de dissimuler les lacunes nombreuses qui existent encore dans la science, nous avons cherché, au contraire, à les mettre dans tout leur jour.

Dans la partie thérapeutique, nous nous sommes aussi efforcés de bien distinguer ce qui est certain de ce qui est douteux, ce que démontrent des milliers d'observations de ce qui n'est basé que sur des hypothèses ou sur une expérience superficielle.

Nous avons mis tous nos soins à bien préciser les indications thérapeutiques des médicaments, dont l'efficacité dans certains états morbides est incontestable, retranchant sans hésiter toutes les autres indications incertaines qu'on a voulu leur faire remplir.

Si les vues et les observations personnelles donnent parfois à notre travail une teinte spéciale, qui n'est d'ailleurs, dans les points importants, que le reflet de notre expérience clinique, le praticien y trouve du moins cet avantage, que les indications thérapeutiques ne lui sont pas présentées simplement rangées, sans critique, les unes à la suite des autres.

Nous remercions M. le Dr Alquier des soins apportés à cette traduction.

H. NOTHNAGEL, M.-J. ROSSBACH.

Iéna et Vienne, Avril 1889.

BIBLIOGRAPHIE

BERLIOZ, Manuel de thérapeutique, 1883. — BERNARD (Claude), Leçons sur les effets de substances toxiques et médicamenteuses, in-8. Paris, 1857. — BINZ, Abrégé de matière médicale et de thérapeutique, traduit de l'allemand par Alquier et Courbon, 1872 (la neuvième édition allemande a paru en 1886). — BLONDEL, Manuel de matière médicale, 1 vol. in-18. — BOUCHUT, Compendium annuel de thérapeutique pour 1880 à 1887, 8 années. — CAUVET (D.), Nouveaux éléments d'histoire naturelle médicale, 3e édition. Paris, 1885; Nouveaux éléments de matière médicale comprenant l'histoire des drogues simples d'origine animale et végétale. Paris, 1886. — CHAPUIS (A.), Précis de toxicologie, 2e édition. Paris, 1889. — ENGEL (R.), Nouveaux éléments de chimie médicale et de chimie biologique, 3e édition. Paris, 1888. — DUJARDIN-BEAUMETZ, Dictionnaire de thérapeutique, de matière médicale de pharmacologie, de toxicologie, 4 vol. in-4; Leçons de clinique thérapeutique, 5e édition, 3 vol.; Conférences thérapeutiques de l'hôpital Cochin : Les nouvelles médications. — FERRAND (Aug.), Traité de thérapeutique médicale ou Guide pour l'application des principaux modes de médication à l'indication thérapeutique et au traitement des maladies, 2e édition. Paris, 1886. — FONSSAGRIVES (J.-B.), Hygiène alimentaire des malades, des convalescents et des valétudinaires ou du régime envisagé comme moyen thérapeutique, 3e édit. Paris; Principes de thérapeutique générale. Paris, 1884; Traité de thérapeutique appliquée basée sur les applications, 2 vol. Paris, 1881; Traité de matière médicale ou de pharmacographie, physiologie et technique des agents médicamenteux, 1 vol. in-8, 1885. Nombreux articles dans le Dictionnaire encyclopédique des sciences médicales. — GARROD (A.-B.), The Essentials of Materia medica and Therapeutics. London. — GORUP-BESANEZ, Traité de chimie physiologique, traduit de l'allemand sur la 4e édit. et annoté par F. Schlagdenhauffen, 1880, 2 vol. in-8. — GRASSET, L'art de prescrire, études de thérapeutique générale, 3e édition, 1885. — GUBLER (Ad.), Cours de thérapeutique professé à la Faculté de médecine. — GUBLER et LABBÉE, Commentaires thérapeutiques du Codex médicamentarius ou Histoire de l'action physiologique et des effets thérapeutiques des médicaments inscrits dans la pharmacopée française, 3e édition. Paris. 1885. — HECKEL (E.), Histoire médicale et pharmaceutique des principaux agents médicamenteux introduits en thérapeutique depuis ces dix dernières annnées. Bruxelles, 1874. — HERMANN (L.), Lehrbuch der experimentellen Toxicologie. Berlin, 1874, Hirschwald. — HERAUD, Nouveau Dictionnaire des plantes médicinales. Paris, 1884; articles du Dictionnaire de médecine et de chirurgie pratiques. — HIRTZ, Nombreux articles du Dictionnaire de médecine et de chirurgie pratiques. — HOPPE-SEYLER, Traité d'analyse chimique appliquée à la physiologie et à la pathologie, traduit par F. Schlagdenhauffen. Paris, 1877. — HUGHES (Richard), Action des médicaments ou Eléments de pharmacodynamique, traduit de l'anglais par Guérin-Méneville. Paris, 1874. — HUSEMANN, Handbuch der Toxicologie. Berlin, 1862 u. 1867; Handbuch der gesammten Arzneimittellehre. Berlin, 1883, Springer's Verlag. — KŒHLER (H.), Handbuch der physiologischen Therapeutik und Materia medica. Göttingen, 1876, Vandenhœck u. Ruprecht's Verlag. — LUTON (A.), Etudes de thérapeutique générale et spéciale, avec applications aux maladies les plus usuelles. Paris, 1882. — OTTO, Instruction sur la recherche des poisons, traduit par E. Strohl. Paris, 1872. — PAULIER, Manuel de thérapeutique et de matière médicale, 3e édition, in-18. — RABUTEAU, Eléments de thérapeutique et de pharmacologie, 4e édition, 1848. — RINGER (Sidney), Handbook of Therapeutics, 6th edition. London, H. K. Lewis. — ROBIN et VERDEIL, Traité de chimie anatomique et physiologique, 3 vol. Paris, 1853. — SÉE (Germain), Définition et classification physiologique des médicaments (Bulletin général de thérapeutique, t. XCV, p. 337. Paris, 1878). — STILLÉ, Therapeutics and Materia medica, 1864. — TARDIEU et ROUSSIN, Etude medico-légale et clinique sur l'empoisonnement, 2e édition. Paris, 1875. — TAYLOR, On Poisons. London. — TROUSSEAU, Clinique médicale de l'Hôtel-Dieu, 3 vol. in-8. — TROUSSEAU et PIDOUX, Traité de thérapeutique et de matière médicale, 9e édition, 2 vol. in-8, 1875. — VULPIAN (A.), Leçons sur l'action physiologique des substances toxiques et médicamenteuses, 1 vol. in-8. — Ziemssen's Handbuch der speciellen Pathologie und Thérapie, Band XV; Intoxicationen, bearbeitet von Böhm, Naunyn, von Boeck, 2te Auflage. Leipzig, 1880, Leipzig, F. C. W. Vogel.

La thérapeutique jugée par les chiffres, par LASÈGUE et REGNAULD (Archives de médecine, 1877); par BOURGOIN et DE BEURMANN (Bulletin de thérapeutique, 1883).

TABLE DES MATIÈRES

FIN DE LA TABLE DES MATIÈRES

NOUVEAUX
ÉLÉMENTS DE MATIÈRE MÉDICALE
ET
DE THÉRAPEUTIQUE

PRÉLIMINAIRES

La pharmacologie ou matière médicale nous apprend à connaître ces agents naturels (médicaments), qui, par leurs effets sur l'organisme, nous permettent de guérir ou de soulager les états morbides. La plupart de ces agents exercent une action chimique, quelques-uns seulement agissent physiquement. On pourrait aussi, à un point de vue plus large, compter parmi eux les *aliments*, et faire entrer dans cette étude la diététique et la balnéologie.

Mais, en dehors des médicaments proprement dits, il existe encore des substances et des forces qui jouissent de propriétés curatives et qui, dans ces derniers temps surtout, ont été l'objet d'un emploi de plus en plus étendu ; telles sont : l'*électricité*, le *froid*, la *chaleur*, l'*eau*, le *climat*, l'*air condensé* ou *raréfié;* de plus quelques méthodes curatives physiologiques (*gymnastique*, *massage*, par exemple), dont l'action sur l'organisme est principalement physique, mais parfois aussi de nature chimique. Pour distinguer ces agents des médicaments proprement dits on leur a donné le nom d'*agents curatifs physiques*.

La pharmacologie se divise en plusieurs sections : la science des drogues, la *pharmacognosie*, étudie les propriétés extérieures des médicaments et leur histoire naturelle ; la *pharmacodynamique* s'occupe de leur action physiologique sur l'organisme ; leur emploi dans le traitement des maladies contitue la *thérapeutique* et l'*art de formuler*.

Les médicaments sont fournis par les règnes minéral, végétal et animal ; tantôt on les administre dans leur état naturel, en solution dans l'eau ou dans l'alcool, en poudre, en extrait ; tantôt on les donne sous forme de substances chimiquement pures, constituant les principes actifs de la matière première qui les renfermait ; ces principes actifs offrent tant d'avantages pour l'usage pratique, qu'ils tendent de plus en plus à se substituer aux matières premières d'où on les extrait. Le règne minéral fournit notamment les métaux chimiquement purs, les métalloïdes, les alcalins et leurs sels, les acides; les règnes végétal et animal fournissent les substances albumineuses, les carbo-hydrates (amidon, mucilage et sucre), les corps gras, et de plus les bases végétales (alcaloïdes), les glycosides, les amers, les acides végétaux et les substances aromatiques. Des composés chimiques préparés d'une manière purement artificielle, tels que le chloroforme, l'iodoforme, etc., sont également devenus de précieux médicaments.

Méthodes pharmacologiques. — La méthode la plus simple, la plus expéditive et la plus sûre pour arriver à connaître l'action physiologique des médicaments est la *méthode expérimentale*; elle étudie cette action d'abord sur l'organisme de l'animal sain, puis sur l'organisme de l'animal malade ou rendu artificiellement malade, et, quand elle a suffisamment éclairci le mode et l'intensité d'action du médicament, elle l'applique à l'homme sain et à l'homme malade. Il est aujourd'hui positivement établi que les observations faites sur les animaux sont applicables à l'homme et que, notamment au point du vue de la qualité d'action des médicaments, les carnivores et les omnivores réagissent de la même manière que l'homme. Il faut seulement remarquer que l'homme est beaucoup plus sensible que l'animal à l'action de la plupart des agents thérapeutiques; il n'a donc besoin, pour en être influencé, que de doses notablement moindres. Ces doses, qui conviennent à l'homme, ne peuvent donc être fixées que par des expériences cliniques.

Les expériences faites sur les animaux constituent un moyen très précieux pour l'étude de la pharmacologie; elles sont d'une utilité indispensable pour l'homme malade et naturellement aussi pour l'animal malade. Faut-il renoncer à rompre cette chaîne de souffrances qui enlace tous les êtres vivants dans le cours de leur vie, ou se résoudre à expérimenter sur l'homme même, plutôt que sur l'animal? Les attaques dont la vivisection scientifique est aujourd'hui l'objet sont une des erreurs les plus incompréhensibles de la pensée humaine.

La méthode à suivre dans ces recherches consiste, d'abord à établir les effets généraux produits sur plusieurs espèces animales et les doses nécessaires pour produire ces différents effets; puis à étudier physiologiquement l'action exercée sur chaque organe du corps. Le mieux est de commencer ces expériences sur des animaux à sang froid, dont la structure plus simple et, en quelque sorte, schématique, se prête mieux à l'observation, et chez lesquels d'ailleurs on peut exciser des organes même importants, tels que le cerveau, la moelle, le cœur, sans provoquer la mort de l'ensemble de l'organisme. Ensuite on continue les expériences en se servant de lapins et mieux encore de chiens et de chats.

L'observation de l'action chimique d'un médicament sur certaines substances organiques en dehors du corps, par exemple sur les substances en putréfaction ou en fermentation, peut aussi donner des indications précieuses sur l'action physiologique de ce médicament.

Les conditions d'expérimentation chez l'homme, étant beaucoup plus compliquées que chez l'animal, peuvent donner lieu à des sources nombreuses d'erreur, si l'on n'a eu soin auparavant de se faire une idée de l'action du médicament par des expériences sur les animaux.

Méthodes thérapeutiques. — La matière médicale n'est qu'une partie de la thérapeutique. Celle-ci étudie la nature et les causes des maladies ainsi que les moyens à leur opposer. Celle-là offre à la thérapeutique un choix de médicaments, après en avoir examiné avec soin les propriétés chimiques et physiologiques. La matière médicale peut être arrivée à bien connaître ces propriétés, sans pour cela avoir la moindre idée des états morbides contre lesquels on peut les utiliser. Cela est vrai du moins pour une partie des médicaments. Qui pourrait, par exemple, connaissant les effets physiologiques du mercure ou de l'iode, en déduire une action curative contre la syphilis ?

Pour trouver les remèdes à opposer aux maladies, la thérapeutique s'est servie, soit instinctivement, soit en se basant sur des données précises, d'une série de méthodes, qui ont contribué, chacune pour sa part, à en accroître la richesse; la pharmacologie n'est que l'une de ces nombreuses méthodes.

La méthode thérapeutique la plus ancienne est l'*empirisme*, qui, ne connaissant ni la nature de la maladie, ni l'action du médicament, essayait, pour venir en aide à l'homme souffrant, tantôt de tel remède, tantôt de tel autre, et qui a ainsi, dans le cours des siècles, accumulé une masse énorme de matériaux d'observation. Si la plus grande partie de ces matériaux n'ont aujourd'hui aucune valeur, il faut convenir pourtant qu'on trouve parfois au milieu d'eux quelques données précieuses, qui nous obligent à être reconnaissants envers cette méthode. Se trouvant en présence de maladies qu'elle ne connaissait pas, elle était réduite à agir à l'aventure; de là ses témérités, ses absurdités. Quelque étranges que fussent les idées des anciens empiriques relativement à la valeur des remèdes, chacun de ces remèdes n'en était pas moins une force nouvelle fournie à la thérapeutique. Aujourd'hui encore l'empirisme n'est pas une méthode à rejeter entièrement; il faut seulement soumettre ses découvertes à la pierre de touche d'une critique scientifique; car, ici surtout, on doit se mettre en garde contre le *post hoc, ergo propter hoc*. La règle à établir, c'est que un succès ou un petit nombre de succès donnés par un médicament n'autorisent nullement à tirer des conclusions; ce n'est qu'après avoir vu le remède agir favorablement dans des centaines et des milliers de cas de la même maladie, qu'on peut se considérer comme en droit de lui attribuer les résultats obtenus. — A côté de la méthode empirique se place la méthode *statistique;* on peut lui reprocher presque les mêmes défauts qu'à la méthode empirique; mais elle a l'avantage de combattre efficacement les tendances optimistes de cette dernière, en en jugeant rigoureusement les résultats au moyen des longues séries de chiffres qu'elle place brutalement en face d'elle.

Une troisième méthode, la *méthode symptomatique*, traite les maladies de manière à supprimer ou amoindrir tel ou tel symptôme particulièrement incommode, comme la douleur, la toux, la fièvre, la paralysie, la diarrhée, et cela sans se préoccuper beaucoup de la nature des maladies. Il lui arrive parfois d'atteindre la source même de la maladie, qu'elle fait disparaître en même temps que son symptôme principal; par exemple l'administration de l'opium peut guérir certaines coliques, de même que les purgatifs amènent parfois la suppression de la constipation. Dans bien des cas, tout en laissant persister la maladie, elle en modère les progrès; tel est, par exemple, le traitement de la toux chez les tuberculeux. Il peut arriver enfin qu'elle ait une action directement nuisible ; tel est, par exemple, le traitement de certaines formes de typhlite stercorale par les purgatifs.

Une quatrième méthode, la *méthode physiologique*, étudie les altérations des tissus et des fonctions d'où proviennent les symptômes morbides, elle cherche à connaître les effets physiologiques des agents naturels et les oppose aux altérations qu'ils peuvent physiologiquement combattre. Ainsi aux spasmes elle oppose les agents paralysants (morphine, chloroforme, hydrate de chloral), aux paralysies elle oppose les agents qui excitent les contractions (électricité, strychnine), etc. Elle se comporte en somme comme la méthode symptomatique, sauf qu'elle s'attaque, non aux symptômes, mais aux troubles organiques qui tiennent ces symptômes sous leur dépendance. Elle a dominé le mouvement scientifique thérapeutique de ces vingt dernières années et a répandu sur l'art de guérir de précieux bienfaits ; mais elle n'est pas en état de remplir l'idéal du médecin, parce qu'elle s'occupe trop peu des causes des maladies.

Une cinquième méthode, la *méthode expectante*, a pour principe de compter sur la puissance de l'organisme à vaincre par ses propres forces les troubles morbides qui l'ont envahi. Elle cherche donc à éloigner du malade les causes de troubles nouveaux, à placer le corps dans les meilleures conditions, en attendant que la guérison se fasse naturellement. Les médicaments qu'elle administre ont simplement pour but de tranquilliser moralement le malade, de maintenir ses forces, de le mettre à l'abri de diverses petites incommodités. Cette méthode a rendu de grands services dans les affections aiguës et nerveuses.

La dernière méthode enfin, la *méthode rationnelle* est celle qui embrasse en même temps toutes les circonstances, la cause, le développement des maladies, les altérations matérielles et fonctionnelles des organes, l'action physiologique des agents curatifs, le nombre et la rapidité des guérisons ; mais c'est la méthode de l'avenir, car actuellement les moyens nous manquent pour l'appliquer dans toute son étendue. Il nous faudrait pour cela de grands établissements annexés aux hôpitaux et pourvus de tous les agents nécessaires. Dans l'état actuel des établissements médicaux scientifiques, il n'est possible que de faire du rapiéçage. La méthode rationnelle seule peut rendre toutes les autres méthodes superflues, parce qu'elle se les assimile toutes et les utilise chacune suivant sa valeur.

Effets des médicaments. — Au milieu des variétés infinies que présentent les effets des médicaments sur l'organisme ~~animal~~ nous découvrons ce fait capital, que l'*action physiologique dépend de la constitution chimique et que tous les corps chimiquement analogues produisent des effets physiologiques analogues*. La classification des médicaments d'après leur constitution chimique est donc la seule qui soit réellement scientifique et en même temps naturelle et pratique. Toute autre classification, qu'elle soit basée sur les effets physiologiques ou thérapeutiques, doit être considérée comme artificielle et forcée ; on voit, en effet, un grand nombre de substances produire des effets physiologiques ou thérapeutiques tout opposés suivant les doses auxquelles on les administre. Il est vrai que la base chimique nous manque pour le plus grand nombre des médicaments; nous n'avons pour beaucoup d'entre eux aucune connaissance précise du rapport existant entre la modification chimique et le trouble fonctionnel physiologique des cellules; mais peu à peu la lumière pourra se faire sur ces questions. N'avons-nous pas déjà des données tout à fait précieuses pour les métaux, les métalloïdes, les alcaloïdes, les alcools?

Les médicaments agissent : 1° *directement* sur les tissus, soit en les influençant localement (emploi local), soit en influençant, après leur absorption, les parties du corps pour lesquelles ils ont une affinité particulière, soit enfin par une influence générale, en se mettant en rapport avec tous les organes ou le plus grand nombre des organes importants; 2° *indirectement*, en remettant, par exemple, un organe dans son état normal et produisant par là une série de conséquences avantageuses. C'est ainsi que les battements du cœur se ralentissent chez les fébricitants à la suite de l'administration des agents antifébriles : la température ayant baissé, les mouvements du cœur se sont consécutivement modérés; le remède n'a agi que sur la température, et c'est l'abaissement de la température, non le remède, qui a agi sur le cœur; le ralentissement du pouls est donc ici le résultat d'une action indirecte.

Nous donnons ci dessous, par lettre alphabétique, un résumé des principales propriétés physiologiques et thérapeutiques reconnues ou attribuées aux médicaments :

Abortifs. — Tels sont : l'ergot de seigle, divers végétaux térébenthinés.

Abstergents. — Savons.

Adoucissants. — Ils servent à recouvrir d'une couche protectrice les téguments lésés; tels sont, par exemple, l'albumine, l'ichthyocolle, les gommes, etc.

Agents d'épargne. — Ils ralentissent la consommation de l'albumine. Tels sont : les carbo-hydrates, les corps gras, la quinine.

Analeptiques. — Alcool, vin, camphre, éther.

Anaphrodisiaques. — Tels sont : l'hydrate de chloral, la morphine, le bromure de sodium.

Anesthésiques. — Tels sont : le chloroforme, l'éther, l'hydrate de chloral, la morphine, la cocaïne.

Anodins. — Ils calment les douleurs. Tels sont : la morphine, le chloroforme.

Anthelmintiques. — Tels sont : la santonine, la punicine, la cossine et leurs préparations.

Antiacides. — Tels sont : les carbonates de soude et de magnésie, la magnésie calcinée, les préparations de chaux.

Anticatarrhaux. — Tels sont : les carbonates alcalins, le nitrate d'argent, l'alun.

Anticholagogues. — A cette classe appartiennent certains irritants du canal intestinal, qui ont pour effet de provoquer une abondante sécrétion des glandes de l'intestin; tels sont : le sel de Sedlitz, l'huile de ricin, le calomel, le sel ammoniac. L'acétate de plomb fait diminuer l'activité du foie de même que la sécrétion des glandes intestinales (Rutherford).

Antidiarrhéiques. — Opium, morphine, paracotoïne, aromates, thés.

Antidotes. — 1° Dynamiques ou antagonistiques ; ce sont ceux qui suppriment les altérations fonctionnelles déterminées par un autre poison ; tels sont : l'atropine, l'hydrate de chloral, la morphine ; 2° antidotes chimiques ; ce sont ceux qui transforment en un composé inoffensif, dans l'estomac ou l'intestin, un poison qui n'a pas encore été absorbé. C'est ainsi que les acides sont un contre-poison des alcalins et réciproquement, de même que le tannin, l'iode, sont des contre-poisons dans les empoisonnements par les alcaloïdes, etc.

Antigoitreux. — Un grand nombre de préparations iodées.

Antigoutteux. — Sels de potassium et de lithium.

Antihydrotiques. — Ils suppriment les sueurs : telle est l'atropine.

Antiparasitaires. — Ils jouissent de la propriété de tuer les poux (pommade mercurielle) ou le sarcopte de la gale (baume du Pérou).

Antiphlogistiques. — Pommade mercurielle, calomel, huiles grasses.

Antipyrétiques. — Tels sont : la quinine, l'acide salicylique, l'acide benzoïque, la kaïrine, l'antipyrine, la thalline.

Antirhumatismaux. — Tels sont : les huiles éthérées, l'acide salicylique, l'acide benzoïque.

Antiseptiques (antiputrides, antizymotiques, désinfectants). — Ils peuvent prévenir ou faire disparaître les processus de décomposition provoqués par les micro-organismes. Tels sont : le bichlorure de mercure, le chlore, l'ozone, l'iodoforme, la naphthaline, les composés aromatiques, la quinine, le permanganate de potasse.

Antiscrofuleux. — Tels sont : l'huile de foie de morue, l'iodure de fer, les bains chloruro-sodiques.

Antisialogogues. — L'atropine, par exemple.

Antispasmodiques, antiténaniques, anticonvulsifs. — Tels sont : les huiles éthérées, le chloroforme, l'hydrate de chloral, la morphine, le bromure de sodium.

Antisyphilitiques. — Tels sont : l'iode et le mercure.

Apéritifs, stomachiques. — Produits aromatiques, amers, alcool à petites doses, condurango.

Aphrodisiaques. — Tels sont : une alimentation abondante, les cantharides.

Astringents. — Dénomination vague, désignant les agents qui réduisent le volume des cellules, qui font contracter les vaisseaux : tannin, nitrate d'argent, sels de plomb et de zinc, alun.

Carminatifs. — Huiles éthérées, aromates, etc.

Caustiques. — Ils coagulent ou dissolvent l'albumine, détruisent les tissus organiques ; tels sont : les alcalis, certains sels métalliques, les acides.

Cholagogues. — Les uns excitent seulement l'activité du foie, mais non celle de l'intestin ; tels sont : l'ipécacuanha, le benzoate et salicylate de soude, le phosphate d'ammoniaque. Les autres excitent en même temps l'activité du foie et celle de l'intestin ; tels sont : l'évonymine, la podophylline, la rhubarbe, l'aloès, la coloquinte, le jalap, le phosphate et le sulfate de soude, le tartrate de soude et le sublimé.

Coagulants et dissolvants de l'albumine. — Alcalins, sels métalliques, acides.

Cosmétiques. — Essences, baumes, acides.

Dépilatoires. — Ils ont pour but de ramollir et de faire tomber les poils.

Désodorisants. — Chlore, ozone.

Destructeurs des champignons. — Tel est l'iode.

Digestifs. — Ils favorisent la digestion. Tels sont : les aromates, l'acide chlorhydrique, la pepsine, le sel marin.

Dissolvants du mucus. — Les alcalins.

Diurétiques. — Alcalins, térébenthine, digitale.

Ecboliques. — Ils provoquent les douleurs de l'enfantement ; c'est notamment l'ergot de seigle.

Emétiques, vomitifs et *émétocathartiques.* — Tels sont : l'émétine, l'ipécacuanha, l'apomorphine, le tartrate antimonio-potassique.

Emménagogues. — Tels sont, par exemple, dans certaines circonstances, le fer ; dans d'autres, l'aloès.

Emollients. — Ils diminuent la tension de la peau et des muqueuses et mettent à l'abri de l'air les surfaces dépouillées de leur épiderme : huiles, gommes, mucilages, émulsions, etc.

Enivrants. — Alcools et leurs dérivés, cannabis.

Evacuants ou *purgatifs.* — Ils excitent les mouvements péristaltiques de l'intestin et provoquent les évacuations intestinales. On leur donne le nom de drastiques, de laxatifs, d'eccoprotiques, suivant que leurs doses actives se chiffrent par centigrammes, par décigrammes ou par grammes. A cette classe appartiennent : certains sels, notamment les sulfates de soude et de magnésie, le calomel et un grand nombre de produits végétaux, tels que le séné, le jalap, la rhubarbe, l'aloès, la coloquinte, l'huile de ricin et de croton.

Excitants. — Alcool, camphre, éther, ammoniaque.

Excitants musculaires. — Ammoniaque, guanidine, etc.

Excitants de la sécrétion muqueuse. — Tels sont : l'apomorphine, la pilocarpine, l'émétine.

Excitants et toniques cardiaques. — Vin, digitale, atropine, caféine, etc.

Excitants ou paralysants des vaisseaux sanguins. — Strychnine, digitale, nitrite d'amyle, ergot de seigle.

Expectorants. — Les uns calment la toux, comme la morphine ; les autres font diminuer la sécrétion des muqueuses, comme l'atropine, la morphine, les alcalins ; d'autres enfin excitent la sécrétion des muqueuses, comme l'émétine, l'apomorphine, la pilocarpine, l'ammoniaque, l'essence de térébenthine, etc.

Fortifiants (toniques, plastiques). — On comprend sous cette dénomination les médicaments qui fortifient le corps, ceux qui provoquent l'appétit, favorisent la digestion, aussi bien que ceux qui augmentent la richesse du sang.

Hématiques. — Ils agissent sur le sang en général (fer, albumine), ou simplement sur les globules blancs (huiles éthérées, quinine).

Hypnotiques. — Tels sont : la morphine, l'hydrate de chloral, le bromure de sodium, la paraldéhyde, l'uréthane, l'hypnon.

Litholytiques. — Dissolvants des calculs : essence de térébenthine, alcalins.

Nauséeux. — Ce sont les vomitifs administrés à petites doses.

Névrotiques. — Beaucoup d'huiles éthérées, d'alcaloïdes, de glycosides.

Nutritifs. — Albumine, peptone, carbo-hydrates, graisses.

Olfactifs. — Ils agissent soit sur le nerf olfactif, comme les huiles éthérées, soit sur les branches nasales sensibles du trijumeau, comme l'ammoniaque.

Opthalmiques. — Ils agisent sur la pupille et l'accommodation (mydriatiques et myotiques) : atropine, physostigmine, etc.

Paralysants. — Tels sont : la morphine, le chloroforme, le curare.

Rafraîchissants. — Acides dilués, nitrate de soude, etc.

Résolutifs. — Ils provoquent, dit-on, la résorption des produits pathologiques ; tels sont : le mercure, l'iode, les purgatifs, etc. Mais les recherches vraiment scientifiques font à peu près entièrement défaut à ce sujet.

Réducteurs des sécrétions muqueuses. — L'atropine, par exemple.

Rubéfiants. — Une partie de ces agents a été signalée à propos des vésicants ; je citerai encore : le mézéreum, les caustiques dilués, le chlorure de sodium.

Sédatifs de l'estomac, antiémétiques. — Ils jouissent de la propriété de calmer l'excitabilité gastrique ; tel est l'opium.

Sialagogues, ptyalagogues. — Ils agissent, soit par voie réflexe, comme les aromates, soit en influençant directement les nerfs sécréteurs, comme la pilocarpine, le mercure.

Sternutatoires. — Ellébore, tabac, etc.

Stimulants du développement osseux. — Phosphore, arsenic.

Stupéfiants (narcotiques, sédatifs). — Alcools, cannabis et beaucoup d'alcaloïdes, tels que la morphine, la quinine, l'atropine.

Styptiques. — Ils font coaguler le sang et arrêtent conséquemment les hémorragies : perchlorure de fer, tannin, alun, pierre infernale ; de plus, le penghawar Djambi et le boletus igniarius (amadou).

Substances d'agrément. — Vin, bière, eau-de-vie, café, thé, chocolat.

Sudorifiques. — Infusions aromatiques, pilocarpine, acide salicylique.

Vésicants. — Moutarde, cantharides, tartrate antimonio-potassique.

Absorption et migration des médicaments dans l'organisme. — La *peau* intacte est dépourvue de la propriété d'absorber les médicaments solides, pulvérisés ou dissous dans l'eau, les médicaments non volatils. Les substances volatiles seules, comme l'éther, le chloroforme, les huiles éthérées, peuvent pénétrer à travers la peau dans l'intérieur de l'organisme.

Toutes les *muqueuses*, au contraire, depuis la bouche jusqu'au rectum, ainsi que les muqueuses des voies respiratoires et urogénitales, possèdent un pouvoir d'absorption très actif pour les substances dissoutes ou solubles ; les substances solides et insolubles, finement divisées, le charbon, par exemple, peuvent même pénétrer à travers les muqueuses dans l'organisme et continuer à y cheminer.

Par voie de diffusion ces substances arrivent ensuite jusqu'aux cellules superficielles, dans les interstices cellulaires et dans les voies lymphatiques, puis dans l'intérieur des capillaires et des veines, d'où elles sont entraînées par le torrent lymphatique et sanguin dans toutes les régions du corps.

L'absorption commence immédiatement après la mise en contact avec la muqueuse ; c'est ce qui se trahit, par exemple, sur la langue, par la saveur perçue presque instantanément. Dans le canal gastro-intestinal cette absorption peut déjà être complète au bout de 5 à 15 minutes, même pour des quantités considérables de médicament, pourvu que l'estomac ne soit pas rempli par une abondance trop grande d'aliments. La rapidité de l'absorption varie d'ailleurs beaucoup suivant la diffusibilité du médicament ingéré et suivant les dispositions individuelles.

Les sucs du canal intestinal modifient un grand nombre de médicaments avant leur pénétration dans le sang, et ils leur font subir des modifications très variées. Les substances non dissoutes se dissolvent par l'action de l'eau, de la salive et du suc gastrique avec l'intervention des acides de l'estomac, les métaux se transforment en sels, les chlorures notamment passent dans l'intestin à l'état d'albuminates, l'amidon se change en sucre sous l'influence de la salive et du suc pancréatique, l'albumine se transforme en peptone par l'action des sucs gastrique et intestinal ; les graisses s'émulsionnent ; beaucoup d'anhydrides, comme la convolvuline, subissent simplement l'influence dissolvante de la bile. Dans l'intestin l'hydrogène sulfuré des gaz intestinaux donne naissance à des composés sulfureux. Ainsi se modifient les propriétés elles-mêmes des médicaments. Des substances qui, introduites dans le rectum, peuvent être entièrement inactives, deviennent, dans l'estomac, par suite de leur transformation en sels solubles, des poisons extrêmement violents; de même des substances qui, dans l'estomac, ont une action toxique, se transforment dans l'intestin en composés sulfureux insolubles et deviennent ainsi physiologiquement inactives. Il est même plusieurs substances qui, arrivées dans le sang, y éprouvent de nouvelles modifications, s'y décomposent par l'action de l'acide carbonique ou des ferments (des sels iodiques, par exemple, mettent en liberté de l'iode), ou bien se combinent avec les éléments du sang (le phénol, par exemple, se combinant avec l'acide sulfurique de l'organisme, se transforme en acide phénol-sulfurique et perd de cette manière ses propriétés antiseptiques énergiques), ou bien enfin éprouvent une réduction (sels de Sedlitz) ou une oxydation (sels végétaux, acide arsénieux).

Puis les substances absorbées, sortant du torrent circulatoire, se déposent dans les cellules et les tissus de l'organisme, où elles séjournent pendant un temps plus ou moins long, avant d'être éliminées avec l'urine, la bile, la salive, le mucus ou les larmes ; d'autres, au contraire, s'éliminent immédiatement après avoir pénétré dans le sang. Si on les a injectées dans le tissu cellulaire sous-cutané, on peut les retrouver au bout de quelque temps dans la salive, dans les sucs gastrique et intestinal, dans les matières fécales, naturellement aussi dans l'urine. Un grand nombre de substances, quelques minutes seulement après leur ingestion dans l'estomac, se retrouvent dans la salive et dans l'urine; l'iode, par exemple, s'y retrouve au bout de 5 à 9 minutes. Les substances le plus facilement diffusibles, étant aussi le plus rapidement absorbées, sont naturellement celles qui s'éliminent le plus rapidement. Il en est d'autres, au contraire, le plomb par exemple, qui peuvent séjourner pendant des années dans l'organisme sans être éliminées entièrement.

Mode d'action et énergie des médicaments. — L'action physiologique des médicaments ne doit pas être considérée comme absolument constante ; elle varie d'après leur richesse en principes actifs, d'après leurs doses, et, dans une certaine mesure, suivant l'espèce d'animal, suivant l'âge, le sexe, l'individualité, l'état de santé ou de maladie, ainsi que suivant l'époque où on les administre.

Des *doses* fortes agissent naturellement plus énergiquement que des doses faibles, de même qu'à l'état de concentration elles sont plus actives qu'à l'état de dilution ; mais ici il ne s'agit pas seulement d'une différence dans l'intensité des effets, on observe souvent, suivant les doses, des effets tout différents ou même entièrement opposés. La morphine, l'alcool, à petites doses, excitent les mêmes organes, le cerveau par exemple, qu'ils paralysent à doses plus élevées. Une petite quantité d'un caustique, de sublimé par exemple, administrée sous forme de poudre, provoquera de violentes douleurs d'estomac, etc., tandis que la même quantité, ingérée avec beaucoup d'eau ou avec de l'albumine, ne produira aucune action locale.

Il n'est nullement indifférent de faire prendre une dose de médicament en une fois ou de diviser cette dose en parties plus petites, qu'on administre dans le courant de la journée. Dans ce dernier cas, l'organisme, avant de recevoir la dernière dose, a eu le temps d'éliminer une grande partie de la substance précédemment ingérée. Mais pour produire certains effets il est souvent nécessaire de faire agir le médicament à une dose déterminée et dans un certain état de concentration, par exemple, pour combattre la fièvre ou pour calmer l'accélération des mouvements péristaltiques intestinaux ; des doses fragmentées ne produiraient plus alors le même effet qu'une forte dose administrée en une fois.

La *richesse des produits naturels en principes actifs* varie malheureusement dans de telles proportions qu'il arrive souvent que la même plante, suivant le lieu d'origine, suivant le sol, contient deux fois plus de principes actifs et par conséquent jouit de propriétés deux fois plus actives. Dans l'intérêt de l'exactitude on cherche donc aujourd'hui à remplacer les produits naturels par leurs principes actifs chimiquement purs. Là où la chose, à cause des frais par exemple, ne serait pas praticable, on doit exiger au moins que la richesse des médicaments en principes actifs soit parfaitement connue et qu'on ne mélange pas, dans un but frauduleux, des substances étrangères aux médicaments.

L'*individualité* a une influence essentielle sur les effets des médicaments, l'action physiologique d'un remède étant, en effet, la résultante de la réaction de l'organisme et de l'activité chimique et physique du remède ; c'est là un fait bien établi, mais non expliqué. Chez les mêmes espèces animales on voit les divers individus présenter, à ce point de vue, d'importantes différences.

Les *enfants* et les *vieillards* ne supportent que des doses beaucoup plus faibles que les adultes, de sorte qu'aux enfants au-dessous d'un an on doit administrer des doses de dix à vingt fois moindres ; aux enfants de 1 à 5 ans, des doses de cinq à huit fois moindres que celles qui conviennent aux adultes. Les *femmes* sont en général plus vivement sensibles que les hommes à l'action des médicaments ; les personnes mal nourries, anémiques, sont aussi plus fortement impressionnées que les personnes vigoureuses. Dans plusieurs *maladies*, il faut, pour produire un effet déterminé, des doses de deux à trois fois plus considérables que chez les hommes à l'état de santé, soit que l'absorption de l'agent thérapeutique se fasse alors dans l'intestin d'une manière plus lente et plus incomplète, soit encore à cause des altérations qu'a subies la réaction des tissus organiques; c'est ainsi que, dans le tétanos, 10 grammes d'hydrate de chloral peuvent être tolérés et sont nécessaires pour amener une sédation; c'est ainsi que, chez les fébricitants, on peut administrer jusqu'à 5 grammes de quinine sans danger et avec avantage, alors que ces mêmes doses, ingérées par une personne à l'état sain, donneraient lieu à des accidents toxiques. Remarquez encore que l'organisme peut, à la suite d'un usage prolongé de certains médicaments, s'habituer à des doses de plus en plus élevées, de sorte qu'il finit par supporter sans inconvénient des doses qui tueraient un organisme qui n'y serait pas accoutumé. D'après nos observations (Rossbach), l'*accoutumance* se produit toujours en peu de temps à la suite de l'administration d'un petit nombre de doses; mais tous les organes ne s'habituent pas d'une manière égale au poison; plusieurs restent toujours sensibles; d'autres réagissent à la fin autrement qu'au début de l'empoisonnement; d'autres finissent par n'éprouver aucune influence de la part du poison; ces derniers sont notamment des organes d'une importance prédominante, de sorte que l'organisme entier finit par manifester la même indifférence. Cependant chaque organisme présente, relativent aux doses toxiques qu'il peut supporter sans inconvénient appréciable par suite de l'accoutumance, une limite extrême, que l'on ne peut franchir impunément. Bien qu'on ait élevé la dose lentement et avec les plus grandes précautions, il arrive un moment où la dose administrée produit des effets toxiques. Ces effets d'une haute dose toxique sur un organisme habitué à des doses plus petites ressemblent à ceux produits par une petite dose toxique sur un organisme normal. Si, au contraire, la haute dose toxique est à peine plus élevée que celle qui venait d'être tolérée, alors les phénomènes aigus de l'empoisonnement ne ressemblent plus aux phénomènes qui se produisent primitivement, mais présentent un caractère tout à fait nouveau. Si de très hautes doses toxiques ont longtemps agi sur le corps, la suppression du poison auquel le corps était habitué provoque même des accidents morbides.

Il est des organismes qui possèdent, par suite d'une disposition congénitale, une force de résistance plus considérable à l'égard de certains poisons; tels sont les peuples septentrionaux à l'égard de l'alcool, les herbivores à l'égard des alcaloïdes. D'autres organismes, au contraire, résistent beaucoup plus faiblement; par exemple l'homme est, en général, beaucoup plus sensible que tous les animaux à l'action des alcaloïdes toxiques.

Modes d'introduction des médicaments. — Les médicaments peuvent être indroduits dans le corps, c'est-à-dire dans le sang, par des voies très diverses.

1° La *peau*, avons-nous dit, ne laisse pénétrer à travers son épiderme intact que les substances volatiles. Ce n'est donc que pour ces substances qu'est applicable la *méthode épidermique*, qui consiste à porter les médicaments sur la peau intacte au moyen de badigeonnages, de pommades ou d'emplâtres. La *méthode endermique* consiste à faire absorber les médicaments en les faisant agir sur des surfaces cutanées privées de leur tégument épidermique soit naturellement par suite d'une maladie cutanée, soit artificiellement consécutivement à l'application d'un vésicatoire. Lorsque, au moyen d'une lancette, on inocule sous l'épiderme un agent médicamenteux, cette opération porte le nom d'*inoculation*. Ces trois méthodes sont peu employées, étant peu rationnelles; on leur préfère avec raison la méthode *endohypodermique*, qui consiste à injecter, au moyen d'une seringue, dans le tissu cellulaire sous-cutané, les médicaments à l'état de solution, et qui produit des effets plus rapides, plus sûrs et plus nets que les autres méthodes. La méthode de l'*infusion*, par laquelle on injecte directement les médicaments dans les veines, n'a plus aucune raison d'être, parce que l'injection sous cutanée présente les mêmes avantages et n'a pas les mêmes inconvénients.

2° C'est par le *canal digestif* qu'on cherche le plus souvent à faire pénétrer les médicaments dans l'organisme, soit en les introduisant dans la bouche et l'estomac *(médication interne)*, soit en les injectant dans le rectum *(lavements)*.

3° On fait absorber certains médicaments par la *muqueuse des voies respiratoires* ; on les fait inhaler à l'état gazeux, ou dissous, ou finement pulvérisés, ou bien encore on les introduit dans le nez, le larynx, au moyen d'inhalations, d'injections ou de badigeonnages.

4° On introduit aussi les médicaments dans le *conduit auditif externe* et dans la *cavité du tympan*, dans le *sac conjonctival*, dans la *vessie*, dans le *vagin* et l'*utérus*; on les dépose aussi sur les *plaies* cutanées.

5° Enfin on commence maintenant à injecter directement, au moyen de la seringue de Pravaz, certains agents thérapeutiques dans les tissus malades, dans les tumeurs bénignes et malignes, dans les tumeurs scrofuleuses.

I

COMPOSÉS ALCALINS ET ALCALINO-TERREUX

Parmi les cinq métaux alcalins, *potassium, sodium, lithium, cœsium* et *rubidium*, on n'emploie en médecine que les *hydroxydes* et les *sels* des trois premiers; parmi les *métaux alcalino-terreux*, les oxydes fortement basiques (terres alcalines) et les sels de calcium et de magnésium sont les seuls dont la médecine fasse usage.

Importance physiologique. — Quelques sels alcalins constituent un élément normal et essentiel de l'organisme des animaux. La plupart des organes et des humeurs présentent une réaction alcaline. Un rôle particulièrement important dans les phénomènes de la vie organique appartient aux *chlorures de sodium et de potassium*, ainsi qu'aux *carbonates* et aux *phosphates de potasse et de soude;* c'est ce qui ressort des considérations suivantes :

1° *Quelques unes au moins des substances albumineuses du sang sont probablement maintenues en dissolution grâce à l'alcali contenu dans ce liquide.* Les substances albumineuses du sang présentent toujours, en effet, une réaction alcaline, et quelques-unes, la globuline par exemple, neutralisées avec précaution par l'acide acétique, et en même temps étendues d'eau, éprouvent une modification qui les rend insolubles. En outre, la température à laquelle se coagule l'albumine dissoute s'élève sous l'influence de l'addition d'un peu de carbonate de soude, tandis qu'elle s'abaisse par l'addition d'autres composés alcalins neutres; de plus, en saturant une solution albumineuse par certains sels alcalins ou alcalino-terreux, on peut donner lieu à des précipités, notamment de globuline. Le sulfate neutre d'ammoniaque provoque même une précipitation complète de tous les éléments albumineux du sérum sanguin et des solutions de blanc d'œuf (Heynsius).

2° Liebig a démontré que l'alcalinité du sang est une des conditions les plus importantes pour que les combustions organiques, la chaleur et les échanges nutritifs puissent se produire. *C'est grâce, en effet, à l'alcali libre qu'un grand nombre de substances organiques ont la faculté de se combiner avec l'oxygène*, de se brûler; et, à la température du corps, elles ne le pourraient pas sans la présence de l'alcali. C'est ainsi que l'alcool s'oxyde en présence d'un alcali, à la température ordinaire. Il en est de même du sucre de lait et du sucre de raisin qui, en contact avec un alcali, à une douce chaleur, enlèvent aux oxydes métalliques eux-mêmes leur oxygène.

La glycérine, qui résiste à l'action de l'ozone, s'oxyde rapidement aussi quand on ajoute un alcali.

Cette action des composés alcalins s'exerce aussi dans le sang vivant; c'est ce que démontrent plusieurs faits : les malates, citrates, acétates et autres sels végétaux, que nous absorbons avec nos aliments, sont brûlés dans le sang, comme dans un foyer, et apparaissent par conséquent dans l'urine à l'état de carbonates; mais si, au lieu des sels alcalins, on introduit dans l'estomac les acides isolés, *privés de leurs bases alcalines*, on constate alors qu'ils apparaissent dans l'urine incomplètement brûlés; il en est ainsi même pour les acides gallique et tartrique, qui pourtant se brûlent si facilement. Voici l'interprétation que Liebig donne de ce fait : Les sels végétaux neutres, dit-il, ne modifient pas l'alcalinité du sang, tandis que les acides libres diminuent cette alcalinité, en se combinant avec une partie de l'alcali du sang, et lui enlèvent ainsi le pouvoir de brûler toute la quantité d'acide qui a pénétré dans la circulation. Si le sang dans lequel a pénétré, par exemple, de l'acide gallique, était resté fortement alcalin, cet acide n'aurait pas manqué d'être détruit; il n'aurait pas pu se maintenir en présence de l'oxygène et d'un alcali libre.

3° Les alcalis du sang ont pour rôle, non seulement de fixer les acides venus de l'extérieur avec les aliments, mais encore de *s'unir aux acides qui se forment dans les tissus eux-mêmes à la suite des échanges nutritifs*, par exemple à l'acide carbonique, à l'acide phosphorique. Ainsi cette opposition chimique qui existe, dans le corps vivant, entre les alcalis et les acides, a pour double résultat de favoriser l'introduction dans l'organisme des matériaux nutritifs (pénétration de la bouillie alimentaire acide dans le sang alcalin) et de faire sortir de l'organisme les produits ultimes de la nutrition (acide carbonique, etc.). Sans cet antagonisme entre l'alcali du sang et l'acide des cellules vivantes, les échanges nutritifs ne seraient pas possibles.

4° Schulz a constaté que les chlorures alcalins et alcalino-terreux, soumis, sous l'influence d'une basse température, à l'action prolongée d'un courant d'acide carbonique, se décomposent en donnant naissance à de l'acide chlorhydrique et à des carbonates. Il admet que les substances alcalines du sang et des tissus subissent une semblable décomposition et il voit là une des sources de l'acide chlorhydrique libre du suc gastrique. Quant au reste de l'acide chlorhydrique qui devient libre dans l'organisme, une partie, d'après Schulz, entre immédiatement dans de nouvelles combinaisons, une autre se décompose en chlore libre et en eau. Ce chlore libre peut entrer directement dans des combinaisons organiques, ou bien se combiner, dans les liquides alcalins des tissus, avec l'oxygène, pour donner naissance à de l'acide hypochloreux, ou enfin, par suite de la décomposition de l'eau, reproduire de l'acide chlorhydrique, en même temps que de l'oxygène redevient libre. L'acide hypochloreux et l'hydrogène libre sont de puissants agents d'oxydation, et les chlorures alcalins seraient donc, en admettant la justesse des déductions de Schulz, des facteurs essentiels du passage continuel de l'oxygène de l'organisme à l'état actif.

5° Les corps gras ne peuvent être oxydés au moyen de l'ozone qu'en présence d'un alcali libre; aussi Gorup-Besanez a-t-il cru pouvoir attribuer *à l'alcali qui existe dans le sang vivant une influence sur l'oxydation des graisses.*

6° Les sels alcalins et alcalino-terreux jouent aussi un rôle considérable, quoique moins connu, sur la vie des *cellules organiques*. La molécule organique la plus importante, l'albumine, se trouve toujours, dans l'organisme, associée avec des sels, surtout avec le phosphate de chaux. On ne trouve point de cellules sans un élément minéral, et il en est, comme les cellules osseuses, qui ne doivent qu'à la forte proportion de sels qu'elles renferment leur pouvoir de servir de soutien solide au corps.

Plusieurs sels remplissent surtout un rôle physique (phosphates de chaux, de magnésie, carbonate de chaux), en assurant la solidité de certains tissus; d'autres, comme les chlorures de sodium, de potassium, les phosphates alcalins, ont surtout à remplir un rôle chimique.

Les considérations qui précèdent nous permettent de comprendre comment *un apport continuel de ces composés est absolument nécessaire à la vie, comment les substances albumineuses elles-mêmes ne peuvent pas, sans l'aide de ces sels, entretenir la vie, comment enfin la vie ne tarde pas à s'éteindre quand ces sels viennent à faire défaut dans l'alimentation.* Forster, par des études remarquables, nous a fait connaître les faits suivants sur l'importance des sels dans l'alimentation.

1° L'organisme animal, dans son état d'équilibre nutritif, a besoin, pour maintenir cet équilibre, de recevoir certains sels. S'il n'en reçoit qu'une quantité insuffisante, à plus forte raison s'il n'en reçoit pas du tout, il abandonne les sels qui entrent dans sa constitution et cesse de vivre, alors même qu'il reçoit en quantité suffisante tous les matériaux nutritifs, tels que l'albumine, la graisse, l'amidon.

2° Chez l'animal adulte, à l'alimentation duquel on soustrait, autant que possible, les principes minéraux, les échanges organiques, les processus de désassimilation, s'accomplissent jusqu'à la mort de la même manière que chez celui qui, en même temps que les autres principes alimentaires nécessaires, reçoit encore des principes salins. Mais on voit peu à peu se produire, chez le premier, des troubles fonctionnels qui ont pour résultat définitif, d'un côté, d'empêcher les matériaux alimentaires de subir les modifications qui les rendent absorbables (dégoût absolu pour les aliments, troubles digestifs, vomissements); d'un autre côté, de supprimer l'accomplissement des processus essentiels à la vie (affaiblissement des fonctions du cerveau, de la moelle épinière, hébétude intellectuelle, paralysie des membres, affaiblissement musculaire énorme), et de déterminer ainsi la mort de l'organisme.

Il est important de remarquer que ce sont les organes nerveux centraux qui souffrent le plus tôt et de la manière la plus intense de cette suppression des principes salins dans l'alimentation.

3° Quand on soustrait à l'alimentation les principes inorganiques, on constate que, pendant toute la durée de l'expérience, l'élimination des éléments salins est très notablement réduite. A l'état de jeûne absolu, l'organisme élimine du reste, par les urines, etc., plus d'éléments salins que lorsqu'il est soumis seulement à la privation des principes minéraux et qu'il reçoit seulement des graisses, des fécules et des viandes privées par le lavage des sels qu'elles contenaient.

4° Les sels qui servent à la nutrition n'ont pas besoin d'être fournis à l'organisme en aussi grande quantité qu'on l'a cru jusqu'ici; en effet, les sels qui résultent du travail de désassimilation organique peuvent être en partie retenus dans le sang et les humeurs par les matériaux nutritifs qui y arrivent, et être ainsi une seconde fois utilisés.

Forster explique ces résultats par les réflexions suivantes : La plus grande partie des sels qui existent dans le corps est intimement combinée avec les substances albumineuses. Quand ces dernières se décomposent, il arrive toujours que de petites quantités des sels qu'elles contenaient deviennent libres et s'éliminent aussitôt par les reins. L'urine renferme donc une quantité de sels qui est toujours en rapport avec la quantité d'azote éliminée. Si les aliments ingérés renferment trop peu de sels, il arrive que les substances albumineuses se combinent avec les sels qui existent dans le corps et qui proviennent de la désassimilation de la matière organique, et ces sels sont ainsi de nouveau utilisés. Mais toute combinaison chimique demandant un certain temps pour se faire, et le travail de désassimilation et d'élimination continuant à s'accomplir pendant ce temps, il arrive que l'organisme s'appauvrit peu à peu en sels; cet appauvrissement se produit plus rapidement chez l'animal soumis à un jeûne absolu, parce que l'organisme de cet animal ne reçoit point de substances albumineuses qui, s'emparant des sels devenus libres, puissent s'opposer à leur élimination.

L'absorption des alcalis et des terres alcalines se fait par les muqueuses digestives. Contrairement à l'opinion ancienne, la peau intacte ne peut pas même absorber l'eau, à plus forte raison les alcalis et les terres alcalines.

I. Composés alcalins

— PROPRIÉTÉS PHYSIOLOGIQUES —

On croyait autrefois que les sels correspondants de potasse et de soude avaient à peu près la même action physiologique et qu'il était indifférent, par exemple, d'administrer le chlorure de sodium ou le chorure de potassium, le carbonate de potasse ou le carbonate de soude.

On est aujourd'hui revenu de cette opinion et l'on sait qu'il existe des différences essentielles entre ces deux ordres de sels, au point de vue de leur action physiologique.

Leur distribution dans l'organisme. — Les composés de potassium et de sodium occupent dans l'organisme des places tout à fait différentes, ce qui fait déjà pressentir qu'ils ont un rôle tout différent à remplir. Les sels de soude se trouvent presque exclusivement dans les liquides de l'organisme (sérum du sang, de la lymphe, bile), tandis que les sels de potasse existent principalement dans les globules sanguins, dans les tissus et les cellules. La petite quantité de sels de potasse qu'on peut trouver dans les liquides des tissus ne fait qu'y passer; elle provient de l'alimentation et de la destruction des cellules. Quant aux sels de soude qu'on rencontre dans les cendres des tissus, ils ne proviennent point des cellules de ces tissus, mais bien du sérum sanguin qui était contenu dans ces cellules et qui a été brûlé avec elles. Les sels de potasse qui se trouvent dans le sérum sanguin n'y séjournent pas, ai-je dit; ils sont immédiatement absorbés par les cellules ou éliminés par les urines. Et si le sérum du sang ne se débarrassait pas rapidement de ces sels, il surviendrait des troubles généraux, de véritables symptômes d'empoisonnement. La cellule animale a une grande affinité pour les sels de potasse, aucune pour les sels de soude ; les premiers se diffusent beaucoup plus facilement que les seconds à travers les tissus, ce qui doit naturellement rendre leur action déjà bien différente.

Elimination. — Le rôle bien différent que jouent dans l'organisme les sels de potassium et de sodium a été encore mis en lumière par les expériences de Salkowski sur l'élimination de ces sels chez l'homme sain et chez l'homme malade : chez l'individu en bonne santé, les sels potassiques s'éliminent à peu près exclusivement par les urines ; tandis que, chez l'individu malade, on peut trouver ces sels en quantité notable dans la salive, dans le mucus bronchique, dans les sécrétions intestinales (typhus). De plus, chez l'individu sain, dans les conditions ordinaires d'alimentation, il y a toujours plus de sels de soude éliminés que de sels de potasse ; chez le fébricitant, au contraire, la quantité de potassium éliminée l'emporte notablement sur celle de sodium, qui devient souvent extrêmement minime ; la quantité de potassium éliminée devient alors trois, quatre fois, jusqu'à sept fois plus considérable que dans l'état apyrétique. Salkowski admet que ce fait est dû à ce que, dans l'état de fièvre, les tissus riches en sels potassiques (muscles, globules sanguins) se détruisent plus rapidement, et cette opinion paraît très juste.

Toxicité. — Le plus toxique est le *lithium*, qui possède le poids atomique le plus faible, tandis que le *rubidium*, dont le poids atomique est le plus élevé, est presque inoffensif. D'après Husemann, les sels métalliques ont une activité d'autant plus grande, à égalité de solubilité et de diffusion, qu'ils contiennent une plus grande quantité de métal ; par conséquent leur activité est en raison inverse du poids atomique de l'acide, en admettant que cet acide ne possède pas par lui-même d'action toxique. Le chlorure de potassium et le chlorure de lithium auraient, par exemple, une activité toxique à peu près égale chez les animaux à sang froid, aussi bien que chez les animaux à sang chaud. Mais le chlorure de lithium contient, pour 100 parties, 16,37 de lithium, tandis que, sur 100 parties de chlorure de potassium, il y a 52,34 de potassium. Par conséquent, la toxicité du lithium relativement à celle du potassium serait comme 3 1/4 est à 1.

Les *composés de sodium* sont entièrement inoffensifs à une dose où les sels de potasse provoquent des accidents mortels ; pour que ces sels de soude puissent être dangereux, il faut les employer à des doses tout à fait excessives. D'après les recherches de Falck-Hermanns, le chlorure de potassium injecté dans les veines, chez les chiens, a une action cinquante-trois fois plus intense que le chlorure de sodium employé de la même manière.

Les sels de sodium injectés directement dans le sang, même à doses élevées, n'exercent aucune action sur le cœur, ni sur la température, ni sur les centres nerveux, ni sur les muscles, ni sur les nerfs périphériques ; ce n'est que quand les solutions de ces sels sont très concentrées qu'on observe une diminution de l'excitabilité de ces tissus. Les sels de potassium, au contraire, exercent une action toxique sur le cœur, sur les nerfs et sur les muscles ; ils tuent l'animal en *paralysant son cœur*. Sous l'influence de doses énormes de chlorure de sodium, l'animal peut rester longtemps dans un état de mort apparente, mais son cœur continue à battre; au contraire, chez un animal empoisonné par le chlorure de potassium, il peut exister encore quelques mouvements d'inspiration, alors que les contractions du cœur ont complètement cessé. Chez les animaux à sang chaud empoisonnés par le chlorure de sodium, on observe fréquemment un *flux buccal* et *nasal*, de l'*œdème pulmonaire*, par conséquent des modifications de l'appareil respiratoire; on observe aussi une évacuation abondante d'urine; ces phénomènes ne se produisent jamais avec le chlorure de potassium. Le genre de mort est aussi bien différent suivant que l'empoisonnement a été provoqué par un sel de potasse ou par un sel de soude (Grandeau, Guttmann, Falck, et autres).

Si l'on touche avec un sel de sodium un point de l'intestin grêle ou du gros intestin mis à nu, il se produit une contraction qui ne reste pas limitée au point de contact, mais qui s'étend sur une largeur de plusieurs centimètres, et cette extension se fait constamment vers le haut, vers le pylore. Si, au contraire, le contact a lieu avec un sel de potassium, il se manifeste une forte contraction du tissu musculaire, laquelle reste limitée au point de contact ou s'étend comme un anneau qui étrangle l'intestin au niveau de l'endroit touché (Nothnagel).

Floel a constaté chez des animaux à sang chaud que la réaction spéciale au sodium ne se développe que dans la vie postembryonaire, quand l'intestin a acquis la faculté des mouvements péristaltiques *post mortem*.

Bardeleben a vu, chez un supplicié, à la suite d'une excitation de l'intestin par un sel de sodium, se produire une contraction locale lente, ainsi que de petits étranglements de 3 à 5 millimètres, qui s'étendaient à environ 5 centimètres vers le haut et vers le bas. Ces deux auteurs voient dans leurs observations une confirmation de l'opinion de Nothnagel, d'après laquelle l'action du sodium serait une action nerveuse.

Ainsi donc il y a entre la *toxicité des sels de potasse et celle des sels de soude*, non seulement de grandes *différences quantitatives*, mais encore de grandes *différences qualitatives*.

Les substances alimentaires contiennent des quantités très différentes de sels de soude et de potasse. Les carnivores ingèrent avec leurs aliments à peu près autant de sodium que de potassium; chez les herbivores, au contraire, la quantité de potassium ingérée est bien supérieure à la quantité de sodium; c'est ce qui ressort nettement du tableau suivant, qui indique, d'après Wolf, les quantités relatives de potassium et de sodium qui entrent dans la composition des principales substances alimentaires. En représentant par 1 la quantité de sodium, celle de potassium sera représentée :

Dans le sang de bœuf, par.	0,11
Dans le blanc d'œuf de poule, par.	0,65
Dans le jaune d'œuf de poule, par.	1,04
Dans le lait de vache, par.	1,67
Dans le blé sarrazin, par.	2,48
Dans la viande de bœuf, par.	3,38
Dans le foin, par..	3,79
Dans l'avoine, par.	4,81
Dans le froment, par.	9,36
Dans le trèfle, par.	10,42

Dans le seigle, par. 12,18
Dans la pomme de terre, par. 15,16
Dans les pois, par. 28,64

Kemmerich a fait, sur la valeur nutritive des sels de potassium et de sodium, des expériences très intéressantes. Il a nourri deux chiens avec de la viande qui avait été soumise à une double cuisson, qui avait par conséquent été privée en très grande partie de ses sels. Chacun de ces chiens recevait des quantités égales de cette viande; mais à la nourriture de l'un on ajoutait une certaine quantité de chlorure de sodium : à celle de l'autre, la même quantité de sel potassique. Or, au bout de vingt-six jours, ce dernier avait gagné en poids 2085 grammes; le premier n'en avait gagné que 810; ce qui fait 1275 grammes (le quart du poids du corps) en faveur du chien qui avait absorbé le sel potassique. De plus, ce même chien était, à la fin de l'expérience, un animal vigoureux, vif, intelligent, non pas gras, mais fortement musclé; au contraire, le chien à qui l'on avait donné du chlorure de sodium était dans un état pitoyable; il pouvait à peine se traîner, se tenait dans un coin, l'œil terne et languissant, et ne mangeant qu'à contre-cœur. La contre-épreuve fut faite, c'est-à-dire que le premier, le chien vigoureux, fut soumis au chlorure de sodium; le second, le chien faible, au sel potassique. Celui-ci, à son tour, avait augmenté, au bout de vingt-six jours, de 1850 grammes, tandis que l'autre n'avait gagné que 530 grammes.

Cette expérience semblerait démontrer que les sels de potassium servent au développement du tissu musculaire, tandis que les sels de sodium n'auraient pas cette propriété. De nouvelles expériences ont appris à Kemmerich que les sels potassiques ne peuvent arriver à ce résultat qu'à la condition qu'on donne en même temps aux animaux une petite quantité de chlorure de sodium; si le sel potassique est donné seul, à l'exclusion du chlorure de sodium, le développement musculaire reste au même point qu'avant l'expérience. Les premiers résultats obtenus par Kemmerich perdent donc par ce fait une grande partie de leur valeur.

Théorie du scorbut. — On a remarqué que très souvent le scorbut se développe chez des individus soumis à une longue privation de légumes frais (riches en potassium); de là Garrod a conclu que c'est l'insuffisance des sels de potasse dans l'alimentation qui donne lieu, en général, au scorbut; mais on peut faire à cette opinion plusieurs objections. D'abord on a observé des épidémies de scorbut dans des cas où les légumes frais, les pommes de terre, etc., ne manquaient nullement (par exemple, dans l'épidémie de scorbut qui éclata sur la frégate *Novara*, dans celle qui a été observée, en 1871, à Ingolstadt, etc.); en second lieu, il faut remarquer que la viande contient une quantité suffisante de sels de potasse, et que les animaux exclusivement carnivores, de même que les hommes qui ne se nourrissent pendant un certain temps qu'avec de la viande, n'ont pas pour cela le scorbut. De plus, on n'a jamais démontré expérimentalement que les globules sanguins, le tissu musculaire, etc., fussent plus pauvres en sels potassiques chez les scorbutiques que chez les individus sains, et aucune recherche positive n'a été faite non plus sur l'élimination des sels de potasse par les urines, chez les individus atteints de scorbut. On peut faire les mêmes objections à l'opinion de Chalvet, d'après laquelle les sels potassiques végétaux seraient plus facilement assimilables que le chlorure de potassium et le phosphate de potasse de la viande, de sorte que la privation de ces sels végétaux donnerait lieu au scorbut et que l'usage de ces mêmes sels dans l'alimentation guérirait cette maladie. L'insuffisance des sels potassiques dans l'alimentation ne doit donc pas être considérée comme la cause nécessaire du scorbut; d'ailleurs, dans toutes les épidémies de scorbut, on peut invoquer bien d'autres causes, telles que le séjour dans un endroit malsain, dans un air impur, les fatigues excessives, l'usage d'une eau ou de viandes corrompues, etc.; aussi le scorbut se présente-t-il sous des formes extrêmement variées. Il est vrai que, dans le scorbut, ce sont les tissus riches en sels potassiques (tissu musculaire, corpuscules sanguins) qui éprouvent le plus de pertes; mais ces pertes peuvent provenir de la maladie elle-même qui, de même que la fièvre, déterminerait une usure plus rapide de ces tissus.

Théorie de l'action purgative des sels alcalins.

Cette question a été vivement discutée. Poiseuille, Liebig et autres, croyaient que les solutions salines concentrées, portées dans l'intestin, devaient, d'après les lois de l'endosmose, enlever au liquide sanguin, pauvre en sels, une plus grande quantité d'eau qu'elles ne lui en donnaient; d'où il résultait naturellement que le contenu aqueux de l'intestin était augmenté et que les selles devenaient liquides.

A cela Aubert oppose ce fait, qui a été aussi confirmé par Buchheim, à savoir, que l'action purgative se produit avec des solutions énormément diluées de sulfate de soude ou de sulfate de magnésie, par exemple, et non pas seulement avec des solutions concentrées de ces mêmes sels. Aubert rejette donc la théorie de Poiseuille et Liebig, et fait provenir l'action purgative simplement d'une augmentation des mouvements péristaltiques déterminée par une irritation des nerfs de l'intestin.

Buchheim a injecté dans la veine jugulaire, chez des chiens, 50 grammes de sulfate de soude, et il a trouvé que, non seulement les selles ne devenaient pas liquides, mais étaient encore plus sèches qu'à l'état normal. L'action purgative des sels neutres introduits dans l'estomac ne peut donc pas être mise sur le compte d'une irritation des nerfs intestinaux; car, s'il en était ainsi, le sel purgatif devrait aussi, par l'intermédiaire du sang, aller provoquer une irritation sur ces nerfs et amener ainsi de la diarrhée. Or, une solution de sulfate de soude, même extrêmement diluée, n'est que très peu absorbée par l'intestin; c'est ce que Buchheim a démontré en comparant la quantité d'acide sulfurique contenue dans l'urine avec celle contenue dans les matières fécales, et il a même trouvé que de grandes quantités d'eau ingérées en même temps retardaient, plutôt qu'elles n'accéléraient, la pénétration du sel de Glauber dans le sang. Les selles liquides abondantes ne peuvent donc pas être attribuées à une élimination aqueuse se faisant dans l'intestin aux dépens du sang, puisqu'elles se produisent aussi avec des solutions très diluées de sel; elles doivent plutôt résulter de la rétention du liquide dans l'intestin, de sa difficile absorption, qui est la conséquence du faible pouvoir de diffusion du sulfate de soude. On peut encore invoquer, en faveur de cette manière de voir, le fait du chlorure de sodium, lequel, étant beaucoup plus diffusible que le sulfate de soude et le sulfate de magnésie, est loin aussi d'avoir une action purgative aussi intense. L'accélération des mouvements péristaltiques, que Buchheim ne nie pas, résulte simplement peut-être de la présence dans la partie inférieure du canal intestinal d'une grande quantité de substances étrangères, de sorte qu'il ne serait pas nécessaire d'admettre une action particulière de ces substances sur les nerfs intestinaux.

Contre cette manière de voir de Buchheim semblent parler les expériences évidemment exactes de Voit et Bauer, Moreau, Lauder, Brunton et Brieger, qui introduisaient dans des anses intestinales isolées du sulfate de soude ou du sulfate de magnésie, et qui voyaient se produire dans ces anses une exsudation abondante de liquide. (Si Thiry, dans ses expériences au moyen de solutions concentrées de sulfate de magnésie, ne parvenait à provoquer aucune transsudation dans l'intestin, c'est qu'il ne laissait la solution saline injectée qu'un quart d'heure en contact avec la muqueuse intestinale). Mais, comme Heubel le fait remarquer avec raison, les expériences de Brieger ne démontrent pas que les sels alcalins puissent agir de la même manière dans les conditions ordinaires, après leur introduction dans l'estomac. Ce sont deux choses bien différentes, qu'un sel soit introduit plus ou moins dilué dans l'estomac et parcoure le canal gastro-intestinal contenant le plus souvent beaucoup de liquide, ou que ce même sel soit emprisonné dans un morceau d'intestin de quelques pouces de long, entièrement vide et lié à ses deux extrémités. Dans ce dernier cas il devra, pour satisfaire son affinité pour l'eau, tirer cette eau d'une source difficilement accessible, c'est-à-dire du sang, tandis que, dans le premier cas, il utilisera beaucoup plus facilement dans le même but l'eau que lui offre le contenu du canal gastro-intestinal. La soustraction d'eau aux parois de l'intestin et au sang par les sels alcalins ne pourrait donc être admise que dans les cas où par hasard l'intestin se trouverait dans des conditions analogues à celles des expériences de Voit et de Brieger, c'est-à-dire, par exemple, dans le cas où la solution saline concentrée, se trouvant en présence d'une faible quantité de liquide, serait retenue, pendant un certain temps, à un endroit déterminé du canal intestinal, par un obstacle mécanique, par des masses fécales très dures, par exemple.

Nous croyons donc que l'opinion de Liebig peut être admise sans que pour cela les expériences de Buchheim perdent leur valeur. Ce que démontre Buchheim, c'est que les sels neutres exercent leur action purgative même lorsqu'ils sont assez dilués pour qu'il n'y ait aucune différence appréciable entre le contenu salin du sang et celui du liquide intestinal, c'est que par conséquent l'action purgative de ces sels ne se produit pas seulement de la manière que le veut Liebig.

D'après les récentes expériences faites par Hay sur des animaux et sur des hommes, les sels alcalins provoquent toujours une sécrétion plus vive des sucs intestinaux, sécrétion d'autant plus abondante que le sel est plus concentré, et déterminent en même temps une excitation des mouvements péristaltiques de l'intestin, d'où production de diarrhée. Lorsque, au contraire, les animaux avaient été soumis pendant plusieurs jours à une alimentation sèche, avec abstention de boisson, alors des doses même élevées ne donnaient lieu à aucune évacuation liquide. Pour que les sels alcalins exercent leur action purgative, il faut donc que l'organisme, que le sang contienne une suffisante quantité d'eau. Cette quantité d'eau étant normale, les solutions salines au-dessous de 7 pour cent ne produisaient aucun effet purgatif; au-dessus de 7 pour cent jusqu'à 20 pour cent, l'effet purgatif allait en croissant; au delà de 20 pour cent, il allait en diminuant. L'état de concentration du sel est donc à considérer en vue des effets purgatifs. Si, la richesse du sang en eau étant faible, ces sels sont introduits à l'état de concentration dans l'estomac, tout le sel est alors absorbé et éliminé par les urines, tandis que, si le sel est administré à l'état de dilution, on n'en retrouve alors que la moitié ou le tiers dans les urines.

Il a été constaté en outre que la sécrétion intestinale provoquée par ces sels fournissait un liquide doué à peu près de la même force digestive et des mêmes propriétés que le suc intestinal naturel; qu'il ne se manifestait ici ni irritation inflammatoire, ni transsudation, ni mouvements péristaltiques violents. La muqueuse intestinale a toujours été trouvée pâle et nullement congestionnée. La sécrétion intestinale était le plus abondante avec les solutions salines à 20 pour cent et diminuait progressivement à mesure que le degré de cencentration devenait moindre, pourvu que les solutions fussent portées directement dans l'intestin. Si elles étaient introduites dans l'estomac, il n'en serait plus de même à cause de l'état de dilution du contenu stomacal. Hay n'a pu confirmer l'observation de Luton, de Vulpian et de Carville, d'après laquelle 0,1 décigramme de sulfate de magnésie, introduit dans le tissu sous-cutané, produirait des effets purgatifs. Il a trouvé que l'injection sous-cutanée des sels alcalins restait sans résultat, quand la piqûre était faite aux membres; quand on les injecte dans la peau de l'abdomen, ils provoquent de la diarrhée, non seulement eux, mais encore le chlorure de sodium et le sulfate de zinc, pourvu que l'injection donne lieu à une inflammation; il doit donc exister une relation réflexe entre l'intestin et le tégument abdominal.

Hay a constaté, par la numération des corpuscules sanguins, que, à la suite de la diarrhée, le sang était constamment plus concentré. Quelques heures après l'ingestion il se produit aussi une augmentation de la diurèse et en même temps une nouvelle augmentation de la concentration du sang. Brouardel a trouvé, au moment de cette seconde concentration, le nombre des corpuscules blancs du sang constamment diminué relativement à celui des corpuscules rouges, de sorte que la présence des sels alcalins dans le sang paraît favoriser la transformation des globules blancs en globules rouges ou empêcher la formation des premiers.

Action diurétique des sels alcalins

Beaucoup de sels alcalins déterminent, après leur pénétration dans le sang, des effets diurétiques intenses, qui sont dus évidemment à une action directe sur l'épithélium rénal. Celui-ci, d'après l'opinion de Leyden et de Röhmann, exerce sur ces sels une certaine influence attractive. Pour les éliminer, il a besoin d'une certaine quantité d'eau, qu'il emprunte à l'organisme et qu'il élimine ensuite en même temps que les sels. D'après Hay, cette augmentation de la sécrétion urinaire ne se manifeste qu'à la suite d'une diminution de cette sécrétion, diminution d'une durée de douze heures environ; les chlorures dans l'urine sont en moins grande quantité, évidemment parce qu'une partie de ces chlorures s'élimine par l'intestin. Il est possible que les sels alcalins exercent, par l'intermédiaire des appareils nerveux, une excitation sur les éléments sécréteurs. Ustimowitsch a vu des reins excisés commencer à sécréter dès que l'on introduisait dans le système sanguin des substances diurétiques. Nussbaum, à la suite de la ligature de l'artère rénale, laquelle, chez la grenouille, fournit seulement aux glomérules, sans être en même temps le vaisseau nourricier des reins, a constaté que l'excrétion aqueuse cessait de se faire, mais recommençait dès qu'on introduisait dans la circulation une substance diurétique, telle qu'un sel alcalin.

Influence des sels alcalins sur les échanges organiques

On a cru jusqu'ici que tous les alcalins activaient ces échanges, parce que Voit semblait l'avoir démontré pour le chlorure de sodium (voyez l'étude de ce sel). Les nouvelles recherches de Meyer ont prouvé que le sulfate, le phosphate, et l'acétate de soude faisaient diminuer les échanges nutritifs, tandis que le carbonate de soude les faisait augmenter. Très fréquemment la diurèse a augmenté en même temps que ces échanges diminuaient, de sorte qu'il est permis de conclure qu'il n'existe entre ces deux actions aucun rapport de cause à effet. Hay, au contraire, prétend avoir vu, au moment de l'augmentation de la sécrétion urinaire, une légère augmentation de l'excrétion de l'urée. Cet expérimentateur a observé en même temps l'apparition du sucre dans l'urine soit que les sels eussent été introduits dans les veines, soit qu'ils l'eussent été dans le canal gastro-intestinal.

Composés sodiques. — Nous n'étudions ici que les composés sodiques dont l'action est due uniquement à l'élément sodium, renvoyant à d'autres parties de cet ouvrage l'étude des composés sodiques dans lesquels le rôle prédominant est joué par l'élément uni au sodium.

Empoisonnement aigu par le sodium. — Nous avons déjà dit que les sels de soude, injectés sous la peau ou dans les veines, ne produisaient à peu près aucune action sur l'organisme animal, alors que les sels de potasse, aux mêmes doses, provoquaient des accidents mortels; de faibles solutions de chlorure de sodium (0,75 pour 100) ou de phosphate de soude excerent même une action conservatrice sur l'excitabilité des nerfs et des muscles excisés, tandis que ces nerfs et ces muscles sont tués par des solutions semblables de chlorure de potassium. Les muscles striés qui ont été tués dans une solution potassique faible recouvrent leur excitabilité dans une faible solution sodique. Et même les muscles en état de raideur cadavérique, plongés dans une solution sodique à 10 pour 100, perdent leur réaction acide, leur état de coagulation, deviennent élastiques et colorés comme des muscles vivants, sans toutefois recouvrer leurs propriétés vitales (Kühne). Pourtant il y a, bien entendu, une limite au-delà de laquelle les composés sodiques exercent sur l'organisme une action perturbatrice ou destructive.

D'après quelques auteurs, les sels de sodium, administrés à doses élevées mais non mortelles, ne donnent lieu qu'à un *état de faiblesse* passager; le cœur, la respiration, la température, ne sont pas influencés ou ne le sont que d'une manière tout à fait insignifiante. Et même, si la dose est mortelle, l'animal ne périt que lentement. A la suite de l'injection de 5 grammes de nitrate de soude, les animaux à sang chaud deviennent tristes, languissants et meurent au bout d'une demi-heure à une heure, sans présenter de troubles respiratoires graves ; le cœur continue à battre avec sa force et sa fréquence normales presque jusqu'au moment de la mort. Et si les contractions cardiaques deviennent un peu plus faibles, ce ne serait pas, d'après Guttmann, à la suite d'une action directe du poison sur le cœur, mais bien par suite de la diminution de la partie aqueuse du sang. La température se maintient toujours au même degré. Point de convulsions ; aucune modification appréciable du système nerveux central, ni des muscles, ni des nerfs périphériques.

Quelle est, chez ces animaux empoisonnés par Guttmann, la cause déterminante de la mort? D'après Guttmann lui-même, cette question ne peut pas encore recevoir une solution satisfaisante. La mort est toujours le résultat de la paralysie fonctionnelle des organes indispensables à la vie ; et l'on comprendrait qu'ici cette paralysie fonctionnelle pourrait se produire petit à petit, par suite de la perte aqueuse considérable que subissent les tissus sous l'influence des sels sodiques. Mais cette perte aqueuse ne pourrait pas être considérée comme la seule cause de la mort ; car on a vu succomber des lapins dans l'estomac desquels on injectait continuellement de l'eau, pendant qu'ils étaient sous l'influence du poison, et l'on a vu mourir aussi des grenouilles qui, pendant l'empoisonnement, étaient maintenues dans l'eau ou recevaient de l'eau par injection sous-cutanée. Dans ces derniers temps, Aubert et Dehn ont prétendu que les sels sodiques, injectés dans les veines, même en petite quantité, exerçaient sur l'activité cardiaque une influence analogue à celle exercée par les sels potassiques.

L'opacité du cristallin, observée pour la première fois par Kunde à la suite de l'administration du chlorure de sodium, a été l'objet de recherches approfondies faites par Deutschmann et Heubel ; en voici les résultats : L'opacité cristalline peut être provoquée, chez les animaux à sang froid et à sang chaud, non seulement par le chlorure de sodium, mais encore par un grand nombre de sels avides d'eau et par d'autres substances (tous les sels de sodium, de potassium, d'ammonium, de magnésium, de baryum, de strontium, par le sucre, l'urée) ; cette action n'est donc nullement spéciale au sodium. La cause de cette opacité doit être attribuée, en partie, à une modification des éléments albumineux du cristallin (Michel), en partie, à une soustraction de l'eau du cristallin se produisant par osmose sous l'influence de ces substances ; ces substances, ayant de l'affinité pour l'eau, arrivent par voie de diffusion dans l'humeur aqueuse ou dans le corps vitré, pénètrent à travers la capsule cristalline et se mettent en rapport avec l'eau contenue dans le cristallin ; de petites quantités de ces substances, ayant ainsi pénétré dans la substance cristalline, s'échangent alors contre une plus grande quantité de liquide fournie par le cristallin.

Mais ces substances ci-dessus désignées ne peuvent provoquer l'opacité du cristallin, chez les animaux à sang froid et à sang chaud, que si on les fait agir directement du sac conjonctival sur l'œil ; si, au contraire, on les introduit sous la peau ou dans l'estomac, la plupart d'entre elles restent alors sans action appréciable sur la lentille cristalline; *il n'y a que les sels de sodium et le sucre qui puissent déterminer, à la suite de leur injection sous-cutanée, chez les grenouilles, une opacité du cristallin.*

Les différences que présentent dans leur action les divers composés sodiques dépendent, en partie, des différences qui existent dans leur pouvoir de diffusion, et en partie aussi peut-être de ce que, chez les divers composés sodiques, l'acide exerce également une certaine action, ainsi que Barth l'admet, par exemple, pour le nitrate de sodium, et Marchand, pour le chlorate de potassium.

Usage prolongé du sodium. — L'ingestion quotidienne de petites doses de bicarbonate de soude donne lieu, dit-on, chez les personnes à l'état de santé ainsi que chez les anémiques, à un accroissement du nombre des globules rouges du sang, à une augmentation de la quantité d'urine et de l'exsudation de l'urée, sans diminution d'excrétion de l'acide urique (Martin-Damourette). Quant aux effets produits par des doses plus élevées, toxiques, en dehors de la donnée vague d'après laquelle l'administration prolongée d'un sel de soude, du bicarbonate par exemple, peut produire des phénomènes scorbutiques, on ne sait que ce que nous ont appris les expériences faites sur des chiens par Lomikowsky. Ces animaux recevaient chaque jour, avec leur nourriture, de 15 à 60 grammes de bicarbonate de soude; le traitement était continué pendant plusieurs semaines, de sorte qu'ils absorbaient en tout de 150 à 600 grammes de sel sodique. Au bout de trois à cinq jours, on voyait se produire des vomissements, de la diarrhée, la diminution de l'appétit et l'excrétion d'une urine fortement alcaline. Les animaux maigrissaient tous les jours, à un tel point qu'il fallait de temps à autre interrompre le traitement, pour leur permettre de se remettre un peu. A l'autopsie, on trouvait : gonflement et ramollissement des gencives; atrophie graisseuse du cœur; anémie du foie, de la rate, des poumons; hyperplasie des glandes de Peyer et des glandes solitaires; dans la rate, les corps de Malpighi étaient augmentés de volume et infiltrés d'éléments lymphoïdes ; dans le foie, il n'y avait pas de sucre, ou il n'y en avait que très peu.

Dubélir a analysé les cendres du sang chez des chiens auxquels il avait fait prendre pendant longtemps des doses médicinales de soude, et il a trouvé que l'alcalinité du sang avait éprouvé une augmentation notable, qui était d'autant plus grande que les doses avaient été plus élevées; mais la potasse, dans ces cendres, n'avait nullement été remplacée par la soude, et la soude n'était nullement accumulée dans le sang. La richesse du sang en éléments solides, en fer et en azote, n'avait subi aucune modification appréciable. De nouvelles expériences plus précises et plus détaillées sont encore nécessaires.

Composés de potassium. — Il y a des composés potassiques qui ont, relativement à leur action sur l'organisme animal, des propriétés communes et semblables : tels sont les sels potassiques végétaux, les carbonates, les sulfates, les nitrates, les chlorates de potasse; nous allons étudier ces propriétés qui leur sont communes, et qu'ils doivent à leur élément potassium.

Dans ces sels que nous venons de citer, l'action particulière de l'élément potassium n'est modifiée que d'une manière tout à fait insignifiante par l'acide qui entre dans la composition du sel; mais il en est d'autres dans lesquels cette modification est beaucoup plus grande : tels sont le chlorure, le bromure, l'iodure, le sulfure de potassium; il en est enfin dans lesquels les effets du potassium disparaissent entièrement devant l'action beaucoup plus énergique de l'acide auquel il est combiné : tels sont le cyanure de potassium, l'arséniate de potasse, le tartrate antimonio-potassique.

Il ne sera question ici que des premiers composés potassiques, de ceux qui ne doivent leur action qu'à l'élément potassium.

Toxicité du potassium. — Depuis qu'on sait que les sels potassiques tuent les animaux à doses beaucoup plus petites que les sels correspondants de soude, on s'est en général trop exagéré les propriétés toxiques du potassium. Il s'agit d'abord de se faire là-dessus des idées justes. Bunge fait remarquer, à ce sujet, combien nous absorbons tous les jours de potassium avec nos aliments. D'après lui, nous ingérons, avec chaque livre de pain de froment, 1gr,3 à 2gr,7 de potassium ; avec chaque livre de viande de bœuf, 2gr,7 ; avec chaque litre de bière, 1 gramme du même métal. Un homme qui mange à un repas une livre de viande et deux livres de pommes de terre introduit dans son corps 11 grammes de potassium, par conséquent 20 grammes environ de sels potassiques (au maximum). D'après Buckle, un travailleur de terre mange en moyenne par jour 4309 grammes de pommes de terre, et, d'après Moleschott, cette quantité de pommes de terre contient 21 à 38 grammes de potassium, correspondant à 40–70 grammes de sels potassiques. On voit donc que la toxicité du potassium n'est pas aussi grande qu'on se le figure généralement.

Bunge, en groupant les données de tous les expérimentateurs, est arrivé aux chiffres suivants :

1. Doses qui, introduites dans l'estomac, ont déterminé la mort :

Chez le lapin, 3 grammes de KCl, en 30 minutes; 1gr–2gr,5 KO, sous forme de K^2HPO^8, correspondant à 1,6–4,0 de KCl, en 40 à 70 minutes.

Chez le chien, d'un poids de 6 kilogrammes, 16-20 grammes KCl, en 60 minutes.

2. Doses qui, injectées sous la peau, ont déterminé la mort :

Chez le lapin, 1gr,0–1gr,5 KCl, KCO^3 et KNO^6, en 15-20 minutes. Chez des lapins d'un poids de 1200–2000 grammes, 4 grammes KCl, KNO^6, en 47-350 minutes.

Chez les chats, 8 grammes, en 75 minutes.

3. Doses qui, injectées directement dans le sang, ont déterminé la mort :

Chez les lapins, 0gr, 23 KCl.

Chez les chiens, 0gr,3 KNO^6 ; 0gr,1–1gr,2 KCl.

Les sels de potasse ne sont donc de violents toxiques que lorsqu'ils sont injectés directement dans le sang; car ils vont alors agir rapidement sur le cœur, surtout si l'injection a été faite dans la veine jugulaire. Quand on les introduit sous la peau ou dans l'estomac, il faut, pour tuer de petits animaux, des doses de poison déjà assez fortes, et plus l'animal sera gros, plus la dose devra être considérable. Il faut, pour tuer 1 kilogramme de lapin, 3 grammes KCl introduits dans l'estomac; pour tuer un homme de 75 kilogrammes, il faudrait donc 225 grammes de sel potassique absorbés par la même voie. Mais ce chiffre est évidemment trop élevé, car l'homme réagit autrement que le lapin, et d'ailleurs toutes les observations démontrent que la dose toxique de la plupart des poisons n'est pas absolument en raison directe du poids du corps, mais qu'elle croît selon une progression plus faible. Réduisons ce chiffre à 50 grammes, et nous verrons encore que ces 50 grammes seront impuissants à tuer un tel homme, parce que, ainsi que l'expérience le démontre, l'estomac s'en débarrasse en général par le vomissement, et que d'ailleurs la quantité qui arrive dans le sang n'y arrive que peu à peu et est au fur et à mesure éliminée par les reins. Ce n'est donc pas facilement que les sels potassiques, introduits dans l'estomac de l'homme, pourront parvenir à lui paralyser le cœur; ce n'est que lorsque ces sels seront ingérés pendant longtemps d'une manière continue, et à doses relativement assez élevées, qu'ils finiront par donner lieu à des symptômes de paralysie cardiaque. Chez un homme ou un animal qui succombe à la suite de l'introduction dans l'estomac d'un sel de potasse, la mort est le plus souvent déterminée par l'action irritante sur l'estomac et l'intestin de la solution concentrée du sel potassique (gastro-entérite); elle est rarement, peut-être jamais, l'effet d'une paralysie cardiaque.

Effets du potassium sur les organes et les fonctions

Nous n'étudions pas ici les effets locaux produits par des solutions potassiques concentrées ; il ne s'agit que des effets généraux déterminés par ces solutions, après leur pénétration dans le sang.

Il est très difficile de faire absorber par l'estomac, chez l'homme, le chien et le chat, des quantités considérables de potassium, à cause des vomissements qu'elles provoquent très rapidement; aussi, dans la plupart des expériences, a-t-on dû avoir recours à l'injection des sels potassiques sous la peau ou dans les veines, plus rarement dans les artères.

Système nerveux central. — Les sels de potassium n'exercent une action directement paralysante que sur les centres nerveux des *animaux à sang froid* ; il se manifeste donc chez eux en même temps une paralysie du cœur et de la moelle épinière (suppression de la sensibilité et de la motilité, ainsi que de l'excitabilité réflexe). Les phénomènes d'excitation et de paralysie du cerveau et de la moelle, observés chez les *animaux à sang chaud*, dépendent, au contraire, comme nous le montrerons plus tard, uniquement de l'affaiblissement et de la paralysie du cœur.

Nerfs périphériques et muscles striés. — Au milieu des idées exagérées qu'on se fait encore aujourd'hui généralement au sujet de l'action toxique des composés de potasse sur les muscles, il est bon d'insister sur l'exactitude des résultats suivants obtenus par Guttmann : Il est vrai que les sels de potasse, même en solutions très étendues (1 pour 100), exercent une action très délétère sur les muscles et les nerfs périphériques séparés du corps et plongés dans ces solutions ; *mais quand ils circulent avec le sang dans l'organisme, ils n'agissent que très faiblement sur les muscles et n'agissent pas du tout sur les nerfs ; et même, chez les animaux à sang chaud, les effets produits sur les muscles sont tout à fait insignifiants.*

Un sel de potasse injecté, même à dose énorme, dans une veine, chez un animal à sang chaud, ne peut pas paralyser les muscles, car le cœur est tué si rapidement, que le poison n'a pas le temps d'arriver aux centres nerveux et aux muscles.

La mort rapide des nerfs ou des muscles plongés dans une solution potassique ne peut provenir que d'une action chimique et nullement de la soustraction de leur partie aqueuse, car une solution sodique d'une égale concentration est tout à fait indifférente à l'égard de ces nerfs et de ces muscles.

En s'appuyant sur les données actuelles de la science, on pourrait se représenter de la manière suivante le mode d'action des sels de potasse sur le tissu musculaire : le potassium étant un élément constant de la cellule musculaire, et ne pouvant être soustrait à cette cellule sans que celle-ci en souffre, on doit en conclure que sa présence dans une certaine proportion est indispensable pour que le muscle se trouve dans un état normal. Buchheim suppose même que la substance contractile du muscle est une combinaison moléculaire de certaines substances albumineuses avec les sels potassiques. Si elle reçoit une trop grande quantité de sels de potasse, cette substance contractile sera modifiée dans sa composition et perdra par suite ses propriétés normales. Mais l'organisme vivant est disposé de telle sorte que des quantités considérables de potassium ne peuvent pas pénétrer jusqu'à l'intimité de l'organisme par l'intermédiaire de l'estomac, et que, d'un autre côté, l'excès des sels potassiques qui peut avoir pénétré dans le sang, est rapidement éliminé par les reins, de sorte que le tissu musculaire peut être ainsi mis à l'abri de cette action directe des sels potassiques.

Muscles de l'estomac et de l'intestin. — L'ingestion d'une solution concentrée d'un sel potassique leur fait perdre en grande partie leur excitabilité. C'est évidemment ici la même action que celle qui se produit sur un muscle strié plongé dans une solution potassique. Le contact du sel de potasse se fait plus directement avec ces muscles qu'avec ceux auxquels il n'arrive que par l'intermédiaire du sang. C'est peut-être la cause des troubles digestifs qui s'observent à la suite de l'administration prolongée des sels de potassse; il suffit, en effet, de l'usage habituel d'une solution à 2-3 pour 100, pour déterminer cette diminution d'excitabilité du tissu musculaire du canal digestif.

Circulation du sang. — Chez les animaux à sang froid, l'action des préparations potassiques a pour résultat immédiat l'affaiblissement et le ralentissement des contractions du cœur; le ventricule se contracte souvent deux fois plus lentement que les oreillettes. Des doses très élevées déterminent rapidement l'arrêt définitif des contractions du cœur.

De hautes doses de nitrate de potasse, d'après Karewski, déterminent, aussi bien à la pointe du cœur que sur le cœur des grenouilles pourvu de ganglions, un arrêt subit en diastole. Des doses petites ou modérées diminuent la fréquence des battements, les rendent réguliers s'ils étaient irréguliers et relèvent le pouls. Sous l'influence d'une administration persistante du sel, le pouls se ralentit et devient irrégulier, jusqu'à ce qu'enfin le cœur s'arrête en diastole; une diminution des résistances à vaincre détermine de nouveaux battements. Les effets du potassium se suppriment sous l'influence de la vératrine, sans que le pouls manifeste le caractère spécial au pouls de la vératrine.

Kemmerich admet que, chez les lapins, les sels de potasse ont la propriété d'accélérer les contractions du cœur, en agissant sur les nerfs accélérateurs de cet organe. Mais Bunge croit avoir démontré que cette accélération des pulsations cardiaques, chez le lapin, se produit également quand on injecte de l'eau chaude ou froide, ou une solution de sucre ou un sel de soude, et doit par suite être considérée comme un effet de la douleur, de l'état d'excitation et d'inquiétude de l'animal; d'ailleurs, dit-il, chez les autres animaux (homme, chien, chat), les sels de potasse ne donnent pas lieu à l'accélération du pouls.

Mickwitz, en injectant des sels potassiques dans la veine jugulaire, chez des chats à l'état normal ou curarisés, a observé les effets suivants sur le cœur : 1° De petites doses de nitrate de potasse (0^{gr},05) déterminent constamment une légère diminution de la pression sanguine et un ralentissement du pouls: peu après, la pression sanguine se relève et le pouls s'accélère; mais aussitôt après, le pouls se ralentit de nouveau, et ce ralentissement persiste encore quand la pression est revenue à son état normal. 2° Des doses élevées (0^{gr},2 et au-dessus) font diminuer rapidement la pression sanguine et la fréquence du pouls; cette diminution se produit même quelquefois pendant que l'on fait l'injection. La paralysie du cœur entraîne rapidement la mort.

Les contradictions qu'on remarquait dans les résultats des observations antérieures ne sont donc qu'apparentes et sont dues à la différence des doses employées. En effet, Traube, en injectant, chez des chiens, 0^{gr},12 de nitrate de potasse, observait une élévation de la pression sanguine, avec ralentissement du pouls, tandis que Bunge, ne se servant en général que de doses toxiques, voyait l'activité cardiaque se paralyser et la pression sanguine s'abaisser.

Traube compare l'action du potassium à celle de la digitale. D'après Mickwitz, cette comparaison n'est juste qu'en ce qui concerne l'élévation de la pression sanguine, qui d'ailleurs dure bien plus longtemps avec la digitale qu'avec le potassium. Quant aux effets produits sur le cœur par ces deux agents, ils sont entièrement différents, surtout chez les grenouilles, chez lesquelles la digitale détermine l'arrêt du cœur en systole, tandis que le potassium fait arrêter cet organe en diastole.

La mort du cœur sous l'influence de hautes doses de potassium, chez les animaux à sang chaud, ne se produit pas du reste d'une manière subite; les battements du cœur deviennent de plus en plus faibles, finissent par être irréguliers, ondulatoires et si faibles que la force d'impulsion n'est plus suffisante pour remplir de sang les petites artères (Aubert, Köhler). C'est pour cela que les chats, huit minutes après leur mort par le potassium, peuvent encore être ranimés par la respiration artificielle et la compression rythmique de la région cardiaque (Böhm).

Les nerfs pneumogastriques paraissent échapper à l'action du potassium. Voyant les muscles périphériques du corps ne subir aucune modification au moment où le cœur était déjà paralysé, Guttmann crut que les sels de potasse exerçaient leur action paralysante, non pas sur le muscle cardiaque lui-même, mais sur les nerfs excito-moteurs du cœur; cette opinion tombe devant ce fait, à savoir que, après que le cœur a cessé de battre, aucune excitation portée directement sur cet organe ne peut plus le faire entrer en contraction; le tissu cardiaque du cœur est donc paralysé aussi bien que les nerfs cardiaques. Mickwitz, ayant constaté que de petites doses de nitrate de potasse faisaient monter la pression sanguine, même après la section de la moelle entre l'occipital et l'atlas, attribue cette élévation de la pression sanguine à une excitation des ganglions cardiaques et du tissu musculaire des vaisseaux; quand la dose est mortelle, cette excitation ferait place à une paralysie ayant pour résultat la dépression du pouls et de la tension sanguine.

Sang. — Le sang artériel devient plus clair quand on le mêle avec une solution étendue de chlorure de potassium, de même qu'avec une solution semblable de chlorure de sodium; avec la première solution, on a vu les globules sanguins devenir plus petits et comme dentelés; le même fait ne s'observe pas avec la solution sodique. Guttmann n'a pourtant observé assez souvent aucune modification du sang, pas plus avec une de ces solutions qu'avec l'autre. Dans le corps vivant, le sang n'éprouve aucune altération de la part des sels potassiques, donnés même à doses toxiques.

Température du corps. — Elle s'abaisse sous l'influence de doses toxiques, en même temps que diminue l'activité cardiaque. Quand la dose n'est pas toxique, elle n'éprouve aucune modification (Bunge).

Respiration. — Il se produit de la dyspnée; mais cette dyspnée n'est que secondaire, et est la conséquence des modifications qu'a subies la circulation.

Mouvement des cils vibratiles. — L'action des sels de potasse et de soude est ici la même. Des solutions étendues excitent ces mouvements, des solutions concentrées les arrêtent.

Elimination par les urines. — Nous avons déjà parlé (page 17) des résultats obtenus par Salkowski. D'après les récentes publications de Dehn, il faut admettre que tout le potassium des sels potassiques ingérés se retrouve dans l'urine à l'état de chlorure de potassium. Les sels qui existent dans l'organisme ne peuvent pas souffrir à côté d'eux le chlorure de sodium; ils attirent à eux le chlore avec une grande force; les sels de potassium, par exemple, abandonnent au sodium leur acide, soit sulfurique, soit carnique, etc. (Voyez, pour plus de détails, l'article *Chlorure de sodium).*

Contrairement à l'opinion d'un grand nombre d'observateurs anciens, l'élimination, par les urines, du potassium existant en excès dans le sang, se fait, d'après Dehn, sans qu'il y ait en même temps augmentation de la quantité d'urine; l'urine contient plus de potassium, mais ne contient pas plus d'eau. Mickwitz a trouvé du sucre dans les urines à la suite de l'administration du potassium.

Action sur les échanges organiques. — D'après Dehn, le chlorure de potassium active la production de l'urée.

Mort par le potassium. — Répétons encore ici *qu'on a beaucoup exagéré l'action toxique des préparations de potassium sur le cœur, que l'emploi thérapeutique ordinaire de ces préparations, chez l'homme, ne peut exercer que très difficilement une action dépressive sur le cœur, sur les muscles et la température; tout au plus si cette action se manifeste après un usage prolongé de ces préparations.*

Voici quelle est la marche de l'agonie chez les chiens, les chats et les lapins, qui ont été empoisonnés par le potassium. Aussitôt que la respiration devient insuffisante, le cœur cesse de battre. Immédiatement après, dyspnée; puis le cœur se remet à battre, et la respiration devient plus tranquille. Les contractions du cœur deviennent de plus en plus faibles et plus rares et finissent par s'arrêter; aussitôt, nouvelle dyspnée, et ainsi de suite, jusqu'à ce que la dyspnée devienne incessante. Le cœur est mort alors définitivement, et l'agonie se termine par quelques inspirations profondes, convulsives, qui ne se produisent qu'à de longs intervalles.

Chez les mammifères, la mort est donc déterminée par la rapide dépression de l'activité cardiaque. Les conséquences de cette paralysie cardiaque sont : la dyspnée (à cause de la diminution des échanges gazeux dans le sang) et les convulsions cloniques (à cause encore de la diminution des échanges gazeux dans le sang et, de plus, de la diminution de l'afflux du sang au cerveau).

Chez les animaux à sang froid, lesquels peuvent continuer à vivre pendant un certain temps, quoique privés de leur cœur, la mort rapide est déterminée par la paralysie des centres nerveux, qui s'ajoute à celle du cœur.

Différences qui existent dans l'action des divers composés potassiques

Les divers sels potassiques, tout en produisant les effets que je viens de décrire et qui leur sont communs à tous, présentent encore, dans leur action, certaines différences qui tiennent à la nature de l'acide qui entre dans leur composition.

Buchheim a cherché à démontrer que ces différences tenaient en partie au pouvoir de diffusion de chacun de ces sels. Les sels potassiques se diffusent, en effet, plus ou moins rapidement, suivant que tel ou tel acide entre dans leur composition. Ceux qui se diffusent le plus lentement sont le bicarbonate, le phosphate et le sulfate de potasse; puis viennent l'iodure, le bromure et le chlorure de potassium; et, enfin, ceux qui se diffusent le plus rapidement sont l'oxalate et l'azotate de potasse.

Les sels potassiques qui se diffusent le moins facilement ne pénètrent dans le sang qu'avec lenteur, de telle sorte qu'une grande quantité de ces sels a le temps de s'accumuler dans l'intestin grêle et produit là, comme par exemple les sels de soude, une action purgative. Les nerfs de l'intestin sont irrités par ces sels, d'où il résulte que les mouvements intestinaux s'accélèrent et que la solution saline est rapidement entraînée vers l'extrémité de l'intestin et évacuée, avant qu'elle ait eu le temps d'être absorbée. Aussi ne trouve-t-on dans l'urine qu'une petite partie des sels purgatifs ingérés; la plus grande partie sort du corps avec les selles. Supposons maintenant qu'un *sel potassique facilement diffusible* soit mis en contact avec une membrane animale très vasculaire : l'intensité du courant de diffusion l'emportera sur la tension sanguine dans les capillaires. Pendant que la partie liquide du sang sera échangée contre une quantité beaucoup moindre de la solution saline, les globules sanguins s'accumuleront dans les capillaires au point d'en amener la rupture; de là, à la suite de l'introduction de ces sels dans l'estomac, l'*inflammation gastrique*, les *ecchymoses de la muqueuse*, la *douleur*, les *vomissements*. Ces sels pénétrant rapidement dans le sang, il n'en arrivera qu'une petite quantité, ou même pas du tout, dans l'intestin ; il n'y aura point de diarrhée. Mais si l'estomac est plein d'aliments, si la solution saline est très étendue, la diffusion sera évidemment ralentie, et des doses plus ou moins grandes pourront alors être supportées. L'inflammation de l'estomac sera le plus souvent provoquée par l'azotate ou l'oxalate de potasse, plus rarement par le bromure, l'iodure ou le chlorure de potassium. Ce qui précède nous permet encore de comprendre comment, malgré les quantités considérables de sels potassiques contenues dans nos aliments, la pénétration de ces sels dans le sang ne dépasse pas certaines limites. En effet, nos aliments ne contiennent guère que des sels de potasse difficilement diffusibles ; on n'y trouve qu'une quantité très minime d'oxalate, d'azotate de potasse et de chlorure de potassium. La santé ne pourrait donc être altérée que si l'on introduisait dans l'estomac vide des doses élevées d'oxalate, d'azotate de potasse, de chlorure, de bromure et peut-être aussi d'iodure de potassium ; et ces composés peuvent seuls être employés en thérapeutique, dans le but d'agir sur l'activité cardiaque, les autres sels potassiques, même à doses très élevées, ne pouvant pas produire cette action.

Composés de lithium. — Th. Husemann a étudié l'action physiologique du chlorure de lithium et d'autres sels de lithine ; il n'a pu qu'étudier incidemment celle du carbonate de lithine officinal, parce que ce sel, à cause de son peu de solubilité, ne se prête guère aux injections sous-cutanées.

Husemann a trouvé que les sels de lithium (semblables en cela aux sels de potassium), introduits rapidement dans la masse sanguine, à doses élevées, chez les animaux à sang froid aussi bien que chez les animaux à sang chaud (grenouilles, lapins, pigeons), exercent une action toxique sur le cœur, produisent le ralentissement du pouls et l'arrêt définitif du cœur, à un moment où les centres nerveux et les nerfs périphériques, ainsi que les muscles striés des extrémités, ont encore conservé leur excitabilité, et où les mouvements réflexes sont encore possibles. L'excitabilité électrique du cœur ne tarde pas à s'éteindre après l'arrêt définitif de cet organe. Il arrive souvent que le cœur, avant d'être paralysé, s'arrête en diastole, d'une manière passagère, par suite d'une excitation du pneumogastrique ; cet arrêt du cœur ne se produit pas quand on a administré de l'atropine ou qu'on a sectionné les pneumogastriques. Le système nerveux central et périphérique, de même que le tissu musculaire, ne resteraient pas tout à fait intacts, surtout si les muscles ont été mis en contact direct avec le lithium. Chez les grenouilles, on pourrait supprimer, au moyen du lithium, les convulsions provoquées par la strychnine. Des doses toxiques, quoique non mortelles, de lithium, détermineraient un notable abaissement de la température. Enfin Husemann aurait assez souvent observé des effets diurétiques.

Dans les *empoisonnements* par les préparations caustiques de potassium et de sodium, il faut d'abord s'empresser de neutraliser la base caustique (cette règle s'applique également aux préparations d'ammonium et de calcium). Dans ce but on prescrit des acides inoffensifs, par exemple le vinaigre ou, à son défaut, le jus de citron. Si l'on n'avait pas d'acides sous la main, on chercherait à saponifier l'alcali caustique, en faisant ingérer au malade des substances graisseuses ou huileuses.

Les symptômes d'inflammation et de collapsus, qui surviennent plus tard, réclament le même traitement que toute gastrite toxique aiguë.

1. ALCALIS CAUSTIQUES

Soude caustique liquide

Solution de 15 parties d'hydroxyde de sodium (NaHO) dans 100 parties d'eau. Liquide clair, incolore ou légèrement coloré en jaune.

On l'emploie rarement ; on lui préfère la solution de potasse caustique, qui a la même action locale et dont il va être question.

Potasse caustique

La potasse caustique, hydroxyde de potassium (KHO), peut être employée sous deux formes :

1. *Solution de potasse caustique :* 15 parties d'hydroxyde de potassium dans 100 parties d'eau.

2. *Potasse caustique fondue*, pierre caustique des chirurgiens : c'est la préparation précédente, qu'on a fait fondre et couler sous forme de crayons.

Ces préparations absorbent très facilement l'eau et l'acide carbonique de l'atmosphère, et se transforment ainsi en carbonate de potasse. Voilà pourquoi on doit les conserver avec soin à l'abri de l'air.

Action physiologique. — La potasse, à l'état de concentration, cautérise énergiquement les tissus animaux en leur enlevant l'eau qu'ils contiennent, en faisant subir à l'albumine des modifications profondes et en saponifiant les graisses. L'albumine coagulée se dissout et finalement se décompose en formant de l'ammoniaque, de la leucine, du sulfure de potassium, etc.

Appliquée sur la *peau*, la potasse ramollit l'épiderme et détruit enfin, en produisant une vive douleur, la structure des tissus, bien au delà du point d'application ; elle donne lieu à la formation d'une eschare d'abord molle, puis dure, qui finit par se détacher. La cicatrisation se fait bien.

Indroduite *à l'intérieur*, elle détruit toutes les muqueuses qu'elle touche et les transforme en une boullie molle, en produisant tout autour une vive inflammation. Les symptômes qui se manifestent alors sont les suivants : vives douleurs dans la bouche, le pharynx et l'œsophage, douleurs excessives dans le ventre, vomissements intenses, diarrhée, et enfin la mort arrive, déterminée par la gastro-entérite ou par une rupture des parois gastro-intestinales et une péritonite consécutive. Si les malades ne succombent pas, on voit souvent persister un catarrhe gastrique extrêmement opiniâtre et, en outre, des rétrécissements qui siègent en différents points, principalement à l'œsophage, et qui amènent des accidents consécutifs, tels que mort par inanition, etc.

Si la potasse a été ingérée *dans un état de dilution considérable*, de manière qu'elle n'ait pas pu exercer son action caustique, elle produit alors les mêmes effets que le carbonate de potasse.

Emploi thérapeutique. — La potasse n'est pas employée à l'intérieur. Elle est très souvent employée à l'extérieur, car c'est un de nos meilleurs caustiques. On en fait usage dans les cas où il s'agit de cautériser énergiquement et profondément, sans qu'on tienne à limiter exactement l'action du caustique. On l'emploie de préférence pour cautériser les plaies résultant de la morsure des chiens enragés, les plaies par où a pénétré un virus animal (morve, pustule maligne), les plaies résultant de la morsure des serpents. On s'en sert encore pour détruire certains tissus morbides, tels que les bords calleux des ulcères, les tissus atteints de dégénérescence lupeuse. R. Volkmann regarde la potasse et le nitrate d'argent comme les meilleurs caustiques chimiques à employer contre le lupus; cependant lorsqu'il s'agit de l'appliquer sur la face, il faut le faire avec beaucoup de précaution, pour éviter les cicatrices difformes qui peuvent en résulter. Pour évacuer les abcès du foie, les échinocoques, les hydronéphroses, etc., sans avoir à craindre le développement d'une péritonite diffuse, on a souvent recours à la potasse caustique; on a en vue, en agissant ainsi, de provoquer une inflammation adhésive entre les lames du péritoine.

Dans les cas les plus tenaces d'eczéma invétéré, ayant résisté à tous les autres moyens curatifs, on peut, d'après Hébra, employer avec succès une forte solution potassique (50 0/0), avec laquelle on fait des lotions qu'on renouvelle environ une fois par semaine. L'emploi de la potasse comme caustique est très douloureux.

Une solution étendue de potasse caustique peut être employée en fomentations, lotions, bains locaux, pour provoquer une simple irritation cutanée.

Doses et préparations. — *Potasse caustique.* — On peut cautériser avec la potasse caustique fondue, tenue à l'aide d'un porte-crayon; ou bien, après avoir appliqué sur l'endroit qu'on veut cautériser un morceau de diachylon percé d'un trou, on place, au niveau de ce trou, un fragment de potasse qu'on recouvre d'un plumasseau de charpie et qu'on maintient à l'aide d'une bande. Pour lotions, on se servira de 10-20 de potasse caustique sur 500 d'eau.

Poudre de Vienne. — Mélange de 5 ou 6 parties de potasse avec 6 parties de chaux. On la délaye avec un peu d'alcool de manière à en faire une pâte. On la laisse appliquée de 5 à 30 minutes, suivant la région ou le but que l'on veut atteindre[1].

2. CARBONATES ALCALINS

Carbonate et bicarbonate de soude.

Le carbonate de soude ($Na^2CO^3 + 10H^2O$) se présente sous forme de cristaux incolores, transparents, ayant un goût alcalin, tombant facilement en efflorescence, se dissolvant facilement dans l'eau (dans 0,3 d'eau bouillante et 1,8 d'eau froide). Il contient 37 pour 100 de carbonate de soude anhydre ($Na_2CO^3 + H^2O$).

Le *bicarbonate de soude* ($NaHCO^3$) est une poudre blanche, cristalline, qui a un goût alcalin très faible, qui ne subit aucune altération à l'air sec et qui se dissout dans 13 parties d'eau froide.

Action physiologique. — Il est extrêmement probable que la plus grande partie de l'acide carbonique du sang et de la lymphe est combinée avec des alcalis (carbonate et bicarbonate de soude). On admettait autrefois que, dans le sérum sanguin, l'acide carbonique pouvait aussi se fixer sur le phosphate bisodique (Na^2HPO^4), que les phosphates pouvaient, exactement

[1] La poudre de Vienne présente sur la potasse caustique l'avantage d'agir plus rapidement et de produire une eschare plus limitée.

Le *caustique Filhos* est formé, de même que la poudre de Vienne, par un mélange de potasse (2) et de chaux (1). On fait fondre ce mélange, on le coule dans des tubes, et l'on obtient ainsi des crayons dont on se sert quand il s'agit de cautériser des parties profondes, telles que le col utérin.

comme les carbonates, être chargés d'acide carbonique ; mais cette opinion n'est plus soutenable, parce que le sérum sanguin, eu égard à la lécithine qu'il renferme, ne contient pas autant de phosphate alcalin qu'il en faudrait pour qu'on puisse admettre l'opinion ci-dessus (Sertoli).

Nous avons déjà parlé avec détail (pages 13-16) du rôle important que jouent les alcalins dansl'organisme ; nous avons signalé leur influence sur la solubilité des substances albumineuses, leur propriété d'activer les oxydations. Cette propriété a été invoquée pour expliquer le fait de la diminution, sous l'influence du cabonate de soude, de la quantité d'acide urique éliminée ; les oxydations étant activées, a-t-on dit, l'acide urique passe dans l'organisme à l'état d'urée. Il a été démontré, en effet, que l'usage du bicarbonate de soude donnait lieu à un accroissement de l'excrétion de l'urée, par conséquent à une activité plus grande des échanges nutritifs (Mayer).

Le traitement de l'obésité, du diabète, par les eaux alcalines, dans le but d'exciter les oxydations, de brûler la graisse, le sucre, est donc basé sur un fondement rationnel.

Peau. — Outre l'action détersive qu'elles exercent sur la peau, en saponifiant les substances graisseuses unies aux matières qui la salissent, les solutions concentrées des carbonates alcalins peuvent encore déterminer une forte hyperhémie cutanée, et même une légère cautérisation. On a prétendu que les urines pouvaient devenir alcalines à la suite d'un bain alcalin, et que, par suite, l'absorption des carbonates alcalins pouvait se faire par la peau ; mais certainement il n'en est rien (Röhrig).

Muqueuses et mucus. — Les muqueuses de la bouche, du pharynx, de l'estomac, peuvent être cautérisées par des solutions très concentrées de carbonates alcalins ; les conséquences pourront être : des ulcérations dans l'œsophage et dans l'estomac, de la gastrite, des rétrécissements œsophagiens, et même la mort.

S'il existe sur les muqueuses, par exemple sur celle de l'estomac, des masses libres de mucus, l'intervention des alcalis a pour résultat de les rendre plus fluides. On sait, en effet, que tous les alcalis possèdent la propriété de dissoudre cet élément du mucus (mucine) qui ne fait que se gonfler, sans se dissoudre, dans l'eau ordinaire. Le mucus ainsi fluidifié redevient visqueux quand on neutralise par l'acide acétique l'alcali qu'il contient, et la mucine finit par se précipiter en flocons épais.

Relativement à l'usage interne, on a cru jusqu'ici que le carbonate de soude, en s'éliminant avec les mucus, provoquait une sécrétion plus abondante d'un mucus plus fluide et pouvait par conséquent agir efficacement dans plusieurs catarrhes. Des recherches sur les animaux nous ont appris, au contraire, que, sous l'influence de 2 grammes de bicarbonate de soude injectés dans le sang, la muqueuse devenait plus pâle et la sécrétion du mucus tarissait peu à peu (Rossbach).

Estomac, intestin. — Le carbonate de soude, introduit en solution étendue dans l'estomac, est transformé en chlorure de sodium par l'acide chlorhydrique, en lactate de soude par l'acide lactique, et, si la quantité ingérée a été suffisante, il en reste une partie qui pénètre dans le sang sans avoir subi aucune modification chimique. Les acides libres de l'estomac sont donc neutralisés par le carbonate de soude, en même temps que se dégage une certaine quantité d'acide carbonique, quantité qui sera évidemment plus considérable si c'est le bicarbonate qui a été ingéré; de sorte qu'une partie des effets produits doit être mise sur le compte de cet acide carbonique. (Voyez l'étude de cet acide.) Les lactates qui viennent de prendre naissance pénètrent dans le sang, où ils se transforment en carbonates; quant au chlorure de sodium, il sera question plus tard du rôle important qu'il joue dans la nutrition.

Sous l'influence des carbonates alcalins il se produit toujours une sécrétion plus abondante de suc gastrique, de sorte que la neutralisation de ce suc gastrique par le carbonate alcalin n'est jamais entière; il en est toujours une partie qui échappe à cette neutralisation. Et même, la sécrétion de ce suc continuant à augmenter, son acidité finit par devenir plus considérable qu'avant l'administration du carbonate alcalin[1].

Aussi voit-on fréquemment, après l'administration de petites doses de carbonate de soude, l'appétit augmenter, la digestion se faire plus rapidement ; ce qui provient de la sécrétion plus abondante du suc gastrique et de l'action favorable du chlorure de sodium, qui prend alors naissance, sur la digestion des substances albumineuses.

Heidenhain a démontré que la fibrine coagulée est d'autant plus rapidement dissoute par la pancréatine qu'on a eu soin d'y ajouter une plusgrande quantité de carbonate de soude ; mais si cette quantité dépasse une certaine limite, on voit la rapidité de la dissolution devenir moindre, au lieu d'augmenter. Cette limite varie avec la quantité de pancréatine; elle s'élève à mesure que la quantité de pancréatine augmente. Pourquoi cette accélération de la dissolution de la fibrine par la pancréatine, sous l'influence du carbonate de soude? C'est sans doute en partie parce que d'abord, d'après Kühne, la pancréantine commence par transformer la fibrine en une substance albumineuse soluble dans les solutions salines, avant l'achèvement complet de la peptonisation.

Dans les maladies, les carbonates de soude révèlent encore d'autres propriétés précieuses : ainsi ils peuvent servir à neutraliser les produits de décomposition acides qui se forment parfois dans l'estomac aux dépens des aliments ingérés (acide lactique et autres acides gras), ou encore à dissoudre les couches plus ou moins épaisses de mucus qui tapissent la muqueuse stomacale.

Les carbonates de soude, et notamment le bicarbonate, n'ayant qu'un faible pouvoir de diffusion, pénètrent dans le sang avec beaucoup de lenteur; ils peuvent donc, s'ils ont été administrés à doses élevées, arriver dans le canal intestinal en assez grande abondance pour provoquer de la diarrhée.

Bile. — Quelques observations sur ce sujet méritent d'être signalées. D'après Lewaschen et Klikowitsch, le carbonate et le bicarbonate de soude, donnés à l'intérieur à des chiens à la dose de 4 grammes, déterminent, au bout de peu de temps, un accroissement considérable de la sécrétion biliaire ; en même temps que la quantité générale de la bile augmente, la richesse de ce liquide en éléments solides s'accroît aussi, mais non proportionnellement à l'aug-

[1] [Cependant, d'après les observations de Blondlot et Cl. Bernard, quand la solution de carbonate alcalin est très concentrée, la sécrétion du suc gastrique, au lieu d'être augmentée, est, au contraire, diminuée et même entièrement suspendue.]

mentation de l'eau, de sorte qu'il en résulte une dilution de la bile. Quelquefois cet accroissement de la quantité des éléments solides fait défaut, et ce n'est que dans des cas tout à fait isolés que la dilution de la bile n'a pas été observée. Des doses supérieures à 4 grammes ne produisent pas plus d'effet que des doses plus petites. Ce sont les solutions chaudes de 1/2-1 pour cent qui produisent les effets les plus forts et les plus persistants. Le sulfate et le phosphate de soude jouissent aussi des mêmes propriétés, qui doivent être attribuées à une influence directe des sels sur les cellules de la glande ou sur leurs nerfs. D'après Nasse, le carbonate de soude à haute dose diminue la sécrétion de la bile (observations sur des chiens portant une fistule biliaire).

Urine. — L'urine devient alcaline à la suite de l'administration du carbonate de soude. Cette alcalinité dure d'autant plus longtemps que la quantité de sel employée a été plus considérable, et elle se manifeste surtout rapidement quand le sel a été introduit dans l'estomac vide.

La plupart des observations (celles de Münch sont particulièrement exactes) signalent une augmentation de la sécrétion urinaire ; cette augmentation ne se produit d'ailleurs qu'autant que la présence du sel de soude dans l'intestin n'a pas donné lieu à une augmentation de la sécrétion intestinale. La cause de cette diurèse est jusqu'ici entièrement inconnue.

Système nerveux, appareil circulatoire, température. — Ils ne subissent aucune influence.

Emploi thérapeutique. — Les carbonates et les sels végétaux alcalins ayant à peu près la même valeur thérapeutique et étant toujours employés dans les mêmes maladies, nous jugeons à propos de ne pas séparer l'étude de leur emploi thérapeutique et de la faire à propos des sels végétaux alcalins (voy. page 42 et suiv.).

Doses et préparations. — 1. *Bicarbonate de soude.* — C'est à peu près le seul employé pour l'usage interne. D'ailleurs les doses du carbonate seraient les mêmes. 0,2-2,0 *pro dosi* (10,0 *pro die*), en poudre ou en solution, avec un oléosucre comme correctif. La forme pilulaire ne conviendrait point.

2. *Carbonate de soude du commerce.* — N'est employé qu'à l'extérieur, pour lotions ou pour bains : 500-1000 pour un bain général [1], 100-200 pour un bain de pieds. Pour fomentations : 10-30 sur un quart de kilogramme [2]. Pour pommades : 1 partie sur 8 parties d'axonge. Pour injections : 5-10 sur 1000.

3. *Carbonate de soude pur.* — Même emploi que le précédent.

4. *Carbonate de soude sec.* — Comme les précédents. Ces trois préparations pourraient être sans inconvénient exclues de l'usage pharmaceutique.

5. *Tablettes de bicarbonate de soude.* — Officinales : 0,1 de sel pour chaque tablette du poids de 1 gramme. On peut aussi employer d'une manière analogue les pastilles de Vichy, d'Ems, de Bilin [3].

6. *Poudre aérophore, poudre effervescente.* — 10 parties bicarbonate de soude, 9 parties acide tartrique, 19 parties de sucre. Par cuillerées à café. On la place sèche sur la langue et l'on boit de l'eau aussitôt après.

[1] [Le Codex français compose le bain alcalin avec 258 grammes de carbonate de soude pour 300 litres d'eau environ; ce qui fait 0,83 de sel de soude pour 1 litre d'eau. Cette dose est évidemment trop faible, et c'est celle indiquée ci-dessus qu'il faudra prendre.]

[2] Autrement dit, 1-3 pour 25 d'eau.

[3] [Chaque pastille de Vichy, du poids de 1 gramme, doit contenir 0,025 de bicarbonate de soude (Cod. franç.). La dose est donc bien moins forte que dans les tablettes allemandes ; pour correspondre à une de ces dernières, il faut 4 pastilles de Vichy.]

7. *Poudre effervescente anglaise, soda-powder.* — 2,0 bicarbonate de soude (ordinairement dans un papier coloré), 1,6 acide tartrique (dans un papier blanc); on fait dissoudre le premier dans de l'eau sucrée, puis on ajoute l'acide au moment de faire avaler le mélange au malade.

8. *Poudre effervescente laxative, poudre de Seidlitz.* — 7,5 tartrate de soude, 2,5 bicarbonate de soude, 2,0 acide tartrique. Employée comme laxative à cette dose ou à une dose double; à prendre comme la poudre effervescente ordinaire. Préparation superflue.

9. *Eau de soude, soda-water.* — Eau artificielle contenant du bicarbonate de soude et de l'acide carbonique[1].

10. *Saturations.* — Forme pharmaceutique, à notre avis, entièrement superflue. On désigne sous ce nom une solution aqueuse de carbonate alcalin (le plus souvent de potasse, rarement de soude), à laquelle on ajoute un acide ordinairement organique (acétique, citrique, tartrique), ayant plus d'énergie que l'acide carbonique. Les proportions normales sont :

1 gr. de carbon. de potasse pur sur	18,0 ac. acétique;	1,0 ac. citrique;	1,1 ac. tartrique
1 gr. de carbon. de soude —	9,0 —	0,5 —	0,5 —

PAR EXEMPLE

Carbonate de potasse pur	10,0
Acide tartrique	11,0
Oléosucre fenouil	30,0
Eau distillée	150,0

11. Supplément. — *Eaux minérales alcalines.*

On les divise d'ordinaire en deux groupes :

a. *Sources alcalines simples.* — Elles contiennent, comme principes actifs, outre le carbonate alcalin, de l'acide carbonique en plus ou moins grande quantité; on n'y trouve que des traces d'autres substances (chlorure de sodium, carbonate de magnésie, chaux, etc.).

b. *Sources alcalines chlorurées.* — Elles contiennent, comme substances actives, outre l'alcali et l'acide carbonique, une certaine quantité de chlorure de sodium. Les plus importantes du *premier groupe* sont :

1. *Vichy*, département de l'Allier, en France; série de sources ayant une température de 12-45° C.; les plus chaudes sont : Grande-Grille, puits Chomel, puits Carré. Jusqu'à 5 grammes bicarbonate de soude pour 1 litre d'eau, 2. *Neuenahr*, dans le Ahrthal; sources chaudes, de 34 à 40° C. Environ 1 gramme de bicarbonate de soude pour 1 litre d'eau. Les sources suivantes sont toutes froides : 3. *Salzbrunn*, Obersalzbrunn, près Fribourg, en Silésie; environ 2 grammes bicarbonate de soude pour 1 litre d'eau. 4. *Bilin*, à proximité de Tœplitz. 5. *Fachingen*, et 6. *Geilnau*, dans le Lahnthal, sont presque entièrement ensablées; il en est de même de 7. *Gieshübel*, dans le voisinage de Karlsbad. Bilin et Fachingen sont assez riches en bicarbonate de soude, environ 4 grammes pour 1 litre d'eau; Geilnau et Gieshübel, environ 1 gramme pour 1 litre.

Les plus importantes du *deuxième groupe* sont :

1. *Ems*, dans le Lahnthal, la plus célèbre, bien qu'elle ne soit pas la plus alcaline. Ses diverses sources se distinguent plutôt par leur température différente que par leur richesse en principes actifs; elles contiennent en moyenne 2 grammes bicarbonate de soude pour 1 litre d'eau, de l'acide carbonique, et environ 1 gramme de chlorure de sodium pour 1 litre d'eau. Les sources les plus anciennes sont :

[1] [Le soda-water (Cod. franç.) contient : bicarbonate de soude 1, eau 650; filtrez et chargez d'acide carbonique.]

Kesselbrunnen (46° C.); Krähnchen (35° C.); récemment Wilhelmsquelle (40° C.); Victoriaquelle (27° C.); Augustaquelle (39° C.). 2. *Luhatchowitz*, en Moravie, une des sources sodiques les plus fortes (jusqu'à 10 grammes de bicarbonate de soude pour 1 litre d'eau); riche aussi en chlorure de sodium; froide. 3. *Selters* ou *Seltz* (Nassau). Elles contiennent environ 2 grammes de bicarbonate de soude et 3 grammes de chlorure de sodium pour 1 litre d'eau. 4. *Gleichenberg*, dans la Styrie; à peu près la même composition que les eaux d'Ems, mais froides [1].

Carbonate et bicarbonate de potasse.

Le *carbonate neutre de potasse* (K^2CO^3) s'obtient en lavant avec de l'eau les cendres du bois; l'extrait aqueux est évaporé, le résidu calciné, et il reste la potasse du commerce *(carbonate de potasse impur)*, poudre d'un blanc grisâtre, en grande partie soluble, déliquescente, d'un goût fortement caustique; elle contient au moins 90 pour 100 de carbonate de potasse.

Par des purifications successives, on obtient le *carbonate de potasse purifié*, poudre blanche, facilement soluble, contenant 95 pour 100 de carbonate de potasse pur.

Le *bicarbonate de potasse*, hydro-carbonate de potasse ($KHCO^3$), qui prend naissance quand on fait passer de l'acide carbonique dans une solution du composé précédent, se présente sous la forme de cristaux incolores, inaltérables à l'air, se dissolvant lentement dans 4 parties d'eau, insolubles dans l'alcool et présentant une réaction alcaline.

Action physiologique. — Relativement aux effets physiologiques résultant de l'absorption des carbonates de potasse, il faudrait répéter presque mot pour mot ce qui a été dit à propos des carbonates sodiques ; car, ainsi que nous l'avons déjà vu, les effets toxiques particuliers au potassium ne se produisent pas quand les carbonates potassiques ont été absorbés, suivant la méthode ordinaire, par la voie stomacale.

Nous dirons seulement que les carbonates de potasse sont plus difficilement supportés par l'estomac que ceux de soude, qu'ils donnent plus facilement lieu à de la gastrite, surtout si l'usage en est prolongé; aussi préfère-t-on en général employer les carbonates de soude. Faisons remarquer cependant qu'on attribue aux carbonates de potasse une action diurétique plus intense qu'aux carbonates de soude, et, en second lieu, qu'on les emploie de préférence contre la goutte, parce que les urates de potasse sont plus facilement solubles que les sels de soude correspondants.

Usages thérapeutiques. — Ils seront étudiés avec ceux des carbonates de soude (voy. page 42.)

Doses et préparations. — A l'intérieur, les carbonates potassiques ne sont guère employés que sous forme de saturations (préparations superflues). Ils sont

[1] [La France possède, outre Vichy, un grand nombre de sources minérales alcalines. Je citerai les principales : *Vals* (Ardèche); 7 grammes de bicarbonate de soude pour 1 litre d'eau; un peu d'oxyde de fer (0,01 pour 1 litre). Froide. *Châteauneuf* (Puy-de-Dôme); 3 grammes de bicarbonate de soude par litre. *Saint-Nectaire* (Puy-de-Dôme); 3 grammes de bicarbonate de soude par litre; température 38° C. *La Bourboule* (Puy-de-Dôme); 1gr,9 de bicarbonate de soude par litre; température, 52° C. *Saint-Alban* (Loire); 1gr,85 de bicarbonate de soude par litre; température, 18° C. *Le Boulou* (Pyrénées-Orientales); 2gr,4 de bicarbonate de soude pour 1 litre. *Saint-Martin de Fenouilla* (Pyrénées-Orientales); 2gr,4 de bicarbonate de soude par litre, *Vic-sur-Cère* (Cantal); 2gr,1 de bicarbonate de soude par litre.]

plus usités à l'extérieur que ceux de soude. Mêmes doses que pour les carbonates sodiques [1].

1. *Carbonate de potasse de commerce.*
2. *Carbonate de potasse purifié.*
3. *Carbonate de potasse pur.*
4. *Liqueur de carbonate de potasse.* — Elle contient 33 1/3 de carbonate de potasse pour 100 d'eau. Doses : 0,5-2,0 (5-30 gouttes).
5. *Bicarbonate de potasse.*

Pour les autres préparations, voyez *Carbonate et Bicarbonate de soude.*

Carbonate de lithine.

Le carbonate de lithine, le seul sel de lithine qui ait été employé en thérapeutique, se présente sous la forme d'une poudre blanche inodore, d'un goût fortement alcalin. Il se dissout dans 150 parties d'eau froide ou bouillante en formant un liquide alcalin; mais il est insoluble dans l'alcool.

Action physiologique. — Introduit dans l'estomac de l'homme, à doses thérapeutiques, il ne donne pas plus à craindre d'accidents du côté du cœur que les sels de potasse. Il est facilement absorbé, et, d'après Bence Jones, on peut aisément, au moyen du spectre, en démontrer la présence dans tous les tissus. Il a, dit-on, des propriétés diurétiques plus intenses que les sels de potasse; sous son influence, l'excrétion de l'acide urique a été trouvée tantôt augmentée, tantôt diminuée.

Il paraît dissoudre l'acide urique mieux que les sels correspondants de potasse. D'après Lipowitz et Ure, 250 parties d'une solution de carbonate de lithine, à la température de 38 degrés, dissolvent presque 1000 parties d'acide urique. Si l'on place, d'après Garrod, des morceaux de cartilages et d'os, appartenant à des goutteux, et incrustés d'urate de soude, dans des solutions également concentrées de carbonate de lithine, de carbonate de potasse et de carbonate de soude, on constate qu'au bout d'un certain temps ceux plongés dans la solution lithique sont entièrement privés de leur urate, tandis que, dans la solution potassique, ils ne le sont qu'en partie, et, dans la solution de soude, ils ne le sont pas du tout.

Emploi thérapeutique. — Depuis Garrod, le lithium est souvent employé contre la goutte. Cet observateur dit avoir vu les concrétions goutteuses diminuer sous son influence et enfin disparaître entièrement. Dans plusieurs cas, les accès ont diminué de fréquence et l'état général du malade s'est amélioré. On lui donne donc en général la préférence sur les préparations de potassium et de sodium. Mais le lithium produit-il réellement des effets bien supérieurs? les observations pratiques ne sont pas encore concluantes, bien que la théorie parle en faveur du lithium. Du reste les indications et les contre-indications dans la goutte sont les mêmes pour les préparations de lithium que pour les sels de potassium et de sodium. Nous en dirons autant de son usage dans la gravelle urique. — L'emploi du lithium contre l'arthrite déformante et le rhumatisme a sans doute son origine dans une confusion de ces maladies avec la véritable goutte. Son utilité dans ces cas ne s'est pas jusqu'ici confirmée. — On a recommandé l'emploi du carbonate

[1] [On est dans l'usage, en France, de ne prescrire les carbonates de potasse, à l'intérieur, qu'à doses moindres que les carbonates de soude, à peu près dans le rapport de 4 à 5.]

de lithine, en inhalations, dans le croup et la diphthérie ; mais les résultats sont sans importance.

Doses : 0,005-0,3 *pro dosi* (1,5 *pro die*) [1], en poudre ou dans de l'eau chargée d'acide carbonique. — Plusieurs sources minérales naturelles contiennent un peu de lithine, notamment celles de *Dürkheim*, *Salzschlirf*, *Baden-Baden*, [*Vals*, source Magdeleine].

3. SELS VÉGÉTAUX ALCALINS

Action physiologique. — Les tartrates, les acétates, les citrates alcalins se transforment déjà partiellement dans l'intestin en *bicarbonates*, et apparaissent toujours dans l'urine sous forme de carbonates. Buchheim attribue la cause de cette transformation, partie à des processus de fermentation, et partie à l'action de l'acide carbonique qui se trouve dans le canal intestinal ; par suite de cette action, les acides organiques devenus libres passeraient dans le sang et les bases resteraient dans l'intestin sous formes de bicarbonates. (Voy. pages 13, 14.)

L'expérience ayant montré que les sels alcalins végétaux ont exactement la même action physiologique que les carbonates alcalins, nous renvoyons à ce qui a déjà été dit au sujet de l'action physiologique de ces derniers.

Il est loin d'être certain que les acétates soient plus diurétiques que les carbonates. Nous n'avons jamais pu constater, sous ce rapport, entre ces deux seuls, la moindre différence; d'ailleurs il est constant que les acétates alcalins introduits dans l'estomac se retrouvent, dans le sang des reins, à l'état de carbonates; on ne verrait donc pas pourquoi les uns seraient meilleurs diurétiques que les autres. L'action purgative de ces sels est très incertaine, comme d'ailleurs celle des carbonates alcalins.

Nous n'hésitons pas à considérer les sels alcalins végétaux comme entièrement superflus dans la pratique, les carbonates pouvant suffisamment en tenir lieu.

Acétate de potasse.

L'*acétate de potasse* ($C^2H^3KO^2$) est une masse saline très déliquescente, à peu près neutre ou très faiblement alcaline, très soluble dans l'eau ou dans l'alcool.

Emploi thérapeutique. — Voyez plus bas.

Doses : 0,5-3,0 *pro dosi* (10,0 *pro die*); en solution, le plus souvent sous forme de saturations, parfois aussi en pilules, associé avec d'autres substances actives (par exemple, la racine de rhubarbe).

1. *Solution d'acétate de potasse.* — Liquide clair, incolore, contenant 33 1/3 d'acétate de potasse sur 100 d'eau. Doses : 2,0-10,0 (50,0 *pro die*).

Acétate de soude.

L'acétate de soude ($C^2H^3NaO^2 + 3H^2O$) n'est pas déliquescent comme l'acétate de potasse ; il peut donc être employé sous forme de poudre. Ce sont des cristaux incolores, transparents, solubles dans 23 parties d'eau froide.

Superflu, de même que l'acétate de potasse. Mêmes doses.

Tartrate et bitartrate de potasse.

Le tartrate neutre de potasse, $\left.\begin{matrix}K\\K\end{matrix}\right\} C^4H^4O^6$, se présente sous forme de cristaux limpides, d'un goût salé et amer, très facilement solubles.

[1] [Charcot est allé, sans inconvénient, jusqu'à 3 grammes par jour.]

Le tartrate acide de potasse, $\left.\begin{matrix}H\\K\end{matrix}\right\} C^4H^4O^6$, a un goût acidulé, et il est difficilement soluble (1 : 180 d'eau froide, 1 : 20 d'eau bouillante).

Usages thérapeutiques. — Voyez plus bas.

Doses : 1. *Tartrate de potasse.* — 0,5-2,0 (8,0 *pro die*); comme laxatif, 15-30 *pro dosi.*

2. *Bitartrate de potasse, crême de tartre.* — 0,5-3,0 *pro dosi;* (10,0 *pro die);* comme laxatif, 2-8, en poudre (difficilement soluble).

Tartrate de potasse et de soude.

Le tartrate de potasse et de soude, ou sel de Seignette, $\left.\begin{matrix}Na\\K\end{matrix}\right\} C^4H^4O^6 + 4H^2O$, représente de gros prismes rhomboïdaux, transparents, très facilement solubles (dans leur moitié d'eau froide), ayant un goût salé et amer.

Doses : Les mêmes que celles du bitartrate de potasse. Entièrement superflu.

Emploi thérapeutique des carbonates et des sels végétaux alcalins. — Les carbonates et les sels végétaux, de potasse et de soude, se ressemblent beaucoup, tant au point de vue de leur action thérapeutique qu'au point de vue de leur action physiologique. Sans doute il est des cas où il faut administrer un de ces sels de préférence à l'autre; mais, au fond les indications sont les mêmes pour tous ces composés. Il nous paraît donc convenable, pour éviter les répétitions, d'étudier en même temps ces indications générales, tout en nous réservant de signaler, pour chaque cas particulier, le sel alcalin qui est prescrit de préférence.

Les sels en question sont principalement employés dans les catarrhes chroniques des diverses muqueues.

On les emploie dans le catharrhe de l'estomac, ainsi que dans quelques autres affections gastriques.

Ils sont prescrits le plus souvent, dans ces cas, sous la forme d'eaux minérales alcalines, et à leur action vient alors naturellement s'ajouter celle des autres sels qui font aussi partie de la composition de l'eau employée. Comme préparation pharmaceutique, on n'emploie guère que le bicarbonate de soude. On a aussi coutume de prescrire l'acétate de potasse sous forme de saturation, et ce sel vient d'être encore spécialement recommandé (Marotte) ; mais il ne faut lui attribuer aucune action particulière. — Les alcalins pourront être prescrits avec chance de succès dans les circonstances suivantes. D'abord, dans le *catarrhe gastrique chronique.* On sait qu'il n'est pas toujours facile de décider avec certitude, en présence d'une dyspepsie chronique ou d'autres phénomènes indiquant un trouble des fonctions gastriques, si ces phénomènes sont dus bien réellement à cette altération anatomique qui constitue le vrai catarrhe. Si c'est bien là le cas, l'emploi des alcalins, aidé d'un régime convenable, devra être considéré comme très utile. Le mode d'administration pourra être varié. Ou bien on prescrira le sel alcalin pharmaceutique, sous forme de poudre, ou de solution, ou de pastilles (de Vichy, d'Ems, de Bilin). Ou bien on pratiquera le lavage de l'estomac, à l'aide de la pompe gastrique, en se servant d'une solution de bicarbonate de soude; ce mode d'administration a été, dans ces derniers temps, assez souvent mis en usage, et nous pouvons le recommander. On bien enfin, et c'est ce qu'il y a de mieux, quand c'est possible, on prescrit une eau minérale alcaline simple ou, de préférence, chlorurée; souvent aussi on emploie une eau alcaline contenant du sulfate de soude (voy. l'étude de ce sel).— En second lieu, les alcalins exercent une influence souvent très favorable sur ce syndrome qu'on désigne sous le nom d'*état gastrique* (anorexie, perceptions gustatives anormales, nausées, parfois vomissements, éructations, sensation de pression et de plénitude dans la région épigastrique, enduit plus ou mois épais sur la langue); cet état gastrique accompagne souvent d'autres affections aiguës ou chroniques (par exemple, la phtisie), ou se présente d'une manière indépendante, particulièrement chez les personnes qui font peu d'exercice, tout en s'adonnant à la bonne chère. Il n'est nullement démontré qu'il soit dû réellement à un état catarrhal de la muqueuse gastrique (Traube). Il est bon de remarquer que, dans ce cas, l'emploi des sels alcalins échoue assez souvent, alors que celui de l'acide chlorhydrique donne un bon résultat, et il n'est pas toujours possible de décider d'avance à laquelle de ces deux médications il est le plus avantageux d'avoir recours. Le point de repère qu'il faut consulter de préférence, d'après les meilleurs observateurs, c'est l'état de la langue. Un enduit bien caractérisé existant sur cet organe indique l'emploi des alcalins. Leur efficacité dans le catarrhe de l'estomac et l'état gastrique se laisse facilement expliquer d'après ce que nous avons dit dans la partie physiologique. — Les alcalins trouvent encore une indication symptomatique dans cet état dyspeptique qui accompagne le *pyrosis*, et qui se manifeste par un goût acide dans la bouche, des éructations acides, l'acidité des matières vomies et des selles; cet état se présente souvent chez les adultes, mais plus souvent encore chez les enfants. Les alcalins neutralisent, dans ce cas, les acides en excès; mais ils ne peuvent pas s'opposer à leur développement, ils ne peuvent donc pas attaquer, d'une manière particulière, le processus morbide fondamental. — Nœgeli fait observer que, dans le cas où il s'agit d'un développement d'acide lactique dû à des champignons, l'administration des acides (acides chlorhydrique, citrique, serait plus rationnelle que celle des alcalins, parce que les premiers rendent les champignons inactifs et suppriment ainsi la fermentation acide anormale, tandis que dans les solutions alcalines les champignons trouvent un terrain favorable à leur activité. Cet emploi des alcalins comme antiacides réclame certaines mesures de prudence, que l'expérience a appris à connaître, et qui concordent, d'ailleurs, avec ce que nous connaissons de l'action physiologique de ces composés. Ainsi, cet emploi ne devra pas être trop longtemps continué, car il finirait par produire un effet tout contraire de celui du début, c'est-à-dire qu'il augmenterait la quantité d'acides, au lieu de la diminuer. En second lieu, les alcalins ne doivent pas être administrés à doses trop élevées. Enfin, il faut éviter de les faire prendre pendant le repas, ou immédiatement avant ou après, parce qu'ils pourraient alors neutraliser une trop grande quantité de suc gastrique. Le bicarbonate de soude mérite la préference sur les autres antiacides dans le cas où les selles sont normales, où, par conséquent, le processus morbide est limité à l'estomac (voy. *Carbonate de chaux et de magnésie)*. — Le bicarbonate de soude est encore employé symptomatiquement contre les *vomissements intenses*, qu'ils soient liés ou non à une altération anatomique de l'estomac.

Mais ici c'est l'acide carbonique qui agit, plutôt que l'alcalin, et c'est à l'acide carbonique administré sous une autre forme qu'on pourra donner la préférence dans ce cas. — Relativement à l'emploi des alcalins dans l'ulcère de l'estomac, nous renvoyons à l'article *Sulfate de soude*. — Enfin, nous ferons remarquer que, dans le catarrhe gastrique *aigu* et dans la gastrite proprement dite (par empoisonnement), les carbonates et les sels végétaux alcalins sont au moins superflus.

Dans les *catarrhes intestinaux chroniques*, on obtient quelquefois d'excellents effets des eaux minérales alcalines, car ce n'est que sous cette forme que les alcalins sont employés dans ce cas. On choisit de préférence les eaux d'Ems, de Karlsbad, de Tarasp, de Kissingen, de Wiesbaden (au sujet de cette dernière, voy. *Chlorure de sodium*); tout au plus met-on en usage, comme alcalin pharmaceutique, le sel artificiel de Karlsbad. Ces eaux alcalines produisent surtout des effets favorables, à la condition, bien entendu, que le malade suive en même temps un régime convenable, dans les cas de catarrhe intestinal accompagné de constipation ou d'évacuations alvines irrégulières; mais on commet souvent, dans ces cas, la faute de les administrer à doses trop élevées. D'après nos observations, il est rationnel de débuter par de petites doses (100 grammes); on finit par en faire prendre, le matin, 250 grammes, et, le soir du même jour, 100 grammes. Nous recommandons particulièrement de ne pas se contenter d'un seul traitement, mais de le renouveler, suivant nécessité, quatre à six fois dans l'année, c'est-à-dire tous les deux mois environ. *Cette règle doit s'appliquer aussi, suivant les circonstances, aux autres affections catarrhales chroniques.*

Dans le *catarrhe chronique des canaux biliaires* et dans la *cholélithiase*, les carbonates alcalins (ainsi que les sulfates alcalins et le chlorure de sodium), employés surtout sous forme d'eaux minérales, sont des médicaments très utiles. On a voulu expliquer leurs bons effets en disant que la formation des calculs biliaires était favorisée et, en quelque sorte, déterminée par le défaut d'alcalins dans la bile; on a dit encore que les alcalins, surtout les sels de soude, avaient la propriété d'activer la sécrétion de la bile. Bien que ces théories ne soient pas suffisamment démontrées, l'expérience n'en parle pas moins en faveur de l'emploi des alcalins dans la cholélithiase. F. Hoffmann les prescrivait dans le but de dissoudre les calculs biliaires. Souvent abandonné depuis, leur usage, surtout sous forme d'eaux minérales (Karlsbad, Marienbad, Vichy, etc.), a été de nouveau mis en vogue et approuvé par des observateurs très expérimentés (Frerichs). Sans doute, les alcalins ne peuvent pas attaquer les calculs qui ont une écorce de carbonate de chaux; cependant, dans ce cas encore, ils peuvent produire d'utiles effets.

Les carbonates alcalins, employés sous forme d'eaux minérales, jouissent encore d'une réputation méritée contre les *catarrhes chroniques de la muqueuse respiratoire*, de la muqueuse du larynx, de la trachée, des bronches, du pharynx. Nous avons dit, page 34, comment on pouvait se rendre compte de leur mode d'action dans ces circonstances. L'expérience apprend qu'ils sont le plus utiles dans les formes qui s'accompagnent d'une sécrétion faible ou modérée, moins utiles dans les bronchoblennorrhées. D'ailleurs, il faut tenir compte, dans leur action, quand ils sont pris à la source, de l'influence du changement d'air, etc. Nous ne les avons jamais vus guérir radicalement le catarrhe granuleux du pharynx; mais nous les avons vus seconder très favorablement l'action d'autres médications. Nous ferons remarquer expressément que, pour indiquer l'emploi des alcalins, les catarrhes respiratoires doivent être simples, idiopathiques; quand ils sont secondaires, la nature de l'affection fondamentale ne permet que rarement l'usage des eaux minérales en question, notamment de celles d'Ems et de Salzbrunn. De nombreuses expériences ont appris que l'usage de ces sources doit être évité dans les cas de phtisie, car il n'est pas rare de les voir produire alors des effets nuisibles, surtout quand il existe une tendance aux hémoptysies. L'inhalation des solutions de carbonates alcalins agit sur les catarrhes autrement que leur usage interne, et cette action est en somme moins prononcée.

Les eaux alcalines, particulièrement celles d'Ems, ont encore été beaucoup vantées, en applications locales, dans le traitement de la *métrite chronique* et du *catarrhe chronique du vagin;* mais on ne sait pas encore d'une manière bien certaine si, dans les faits favorables observés, la part principale, ou seulement une part essentielle, revient à ces eaux alcalines. Dans le *catarrhe chronique de la vessie*, quelle qu'en soit la cause, l'emploi de ces eaux minérales produit certainement les effets les plus favorables. Celles qu'on emploie de préférence dans ce cas sont celles d'Ems, de Vichy, de Wildungen, de Karlsbad; il est rare qu'on ait recours alors au bicarbonate de soude pharmaceutique.

Se fondant sur des théories physiologiques et sur des observations cliniques, on a employé les alcalins dans bien d'autres états morbides. On en a obtenu des avantages marqués dans la *gravelle*, ainsi que dans la *goutte.* Il va sans dire qu'ils ne doivent pas être employés quand les sédiments urinaires sont formés de phosphates terreux; quand ils sont constitués par des oxalates, il est difficile de fixer la conduite à tenir, car certains observateurs, partant surtout de déductions théoriques, déclarent que les carbonates alcalins sont alors nuisibles, tandis que d'autres affirment qu'ils peuvent agir efficacement. Dans la gravelle urique, l'emploi des carbonates et sels végétaux alcalins, associé avec un régime diététique convenable, a certainement de l'utilité. On voit, par un usage prolongé de ces sels, le degré d'acidité de l'urine diminuer, la disposition aux concrétions décroître. On a souvent constaté que les concrétions existantes devenaient plus petites et finissaient par être éliminées. Les alcalins n'exercent-ils simplement qu'une action symptomatique sur la gravelle urique, ou bien sont-ils capables de supprimer définitivement cette affection? C'est ce qu'on n'a pas encore pu décider. Ici encore on donnera la préférence aux eaux minérales; celles qui sont le plus souvent employées sont : Vichy, Karlsbad et Bilin. Si l'on veut employer une préparation pharmaceutique, on devra, comme dans tous les cas de ce genre, donner la préférence aux sels de soude, parce que l'usage prolongé de ces sels fatigue beaucoup moins la digestion que celui des sels potassiques. Il est vrai que plusieurs médecins, notamment les Anglais, préfèrent les sels de potasse, dans la diathèse urique, se fondant sur ce fait que l'urate acide de potasse est un peu plus soluble que le sel sodique correspondant; mais ce faible avantage est largement compensé par l'inconvénient qu'ont les sels de potasse de troubler la digestion plus que les sels de soude. L'utilité des sels en question contre la *goutte* ne peut pas être contestée, de l'avis des meilleurs observateurs. En général, on donne la préférence, dans ce cas, aux préparations de potasse, à cause de la solubilité un peu plus grande de l'urate de potasse, et, de plus, parce que les sels potassiques ont une action diurétique plus marquée que ceux de soude. L'expérience a démontré leur utilité dans le traitement des accès de goutte aiguë ainsi que pour calmer l'exacerbation des douleurs articulaires; mais leur usage prolongé est encore plus utile dans la goutte chronique, alors qu'il n'existe aucune inflammation articulaire. On voit quelquefois, à la suite de ce traitement, des malades qui, depuis des années, avaient de violents et nombreux accès de goutte, être débarrassés pour longtemps de ces accès, en même temps que leur état général s'améliore (Garrod). Ce traitement est contre-indiqué chez les individus très âgés, ou bien quand il existe une complication considérable du côté des reins, ou bien enfin dans les cas de troubles digestifs intenses. Dans la goutte chronique, on emploiera de préférence les eaux minérales (Vichy, Karlsbad, Neuenahr, Marienbad, Wiesbaden, Homburg, Baden-Baden). Si l'on se sert des préparations pharmaceutiques, on doit les prescrire à petites doses, plusieurs fois répétées, en solution étendue, et pendant que l'estomac est vide, peu de temps avant les repas. Quand il existe des troubles digestifs marqués, on a recours de préférence au bicarbonate de soude.

On administre souvent les carbonates et sels végétaux, alcalins comme *diurétiques;* on aime surtout à se servir, dans ce but, de l'acétate de potasse, qui mérite en effet la préférence, ainsi que nous avons pu souvent nous en convaincre. P. Frank, Bright et d'autres médecins, ont particulièrement préconisé le bitartrate de potasse; mais les propriétés diurétiques de ce sel ne sont certainement pas plus marquées que celles des autres sels alcalins.

Dans le *diabète sucré*, les alcalins ont été fréquemment prescrits, surtout depuis Mialhe, qui, admettant que la glycosurie était due à une alcalinité insuffisante du sang, était naturellement porté à fournir aux diabétiques l'alcali qui leur faisait défaut. La théorie de Mialhe est abandonnée, sans que son traitement le soit aussi complètement. Certes, les préparations alcalines pharmaceutiques n'ont eu aucun succès entre les mains de la plupart des observateurs. L'usage de certaines eaux minérales alcalines (Karlsbad, Vichy) a cependant produit des effets favorables; de nombreuses observations ont démontré que ces eaux pouvaient agir avantageusement sur le diabète; mais il est très contestable qu'elles aient jamais donné lieu à des guérisons définitives. Doit-on attribuer ces bons résultats aux carbonates alcalins eux-mêmes? C'est ce dont il est permis de douter, si l'on considère l'inefficacité des préparations alcalines pharmaceutiques ainsi que d'autres eaux minérales, riches pourtant en principes alcalins (Senator). Bien que les renseignements théoriques fassent défaut, on ne peut cependant pas nier l'efficacité des eaux de Karlsbad et de Neuenahr, efficacité qui a été encore récemment confirmée par les nombreuses observations de Frerichs. Actuellement, on convient assez généralement que les eaux minérales en question ne peuvent pas guérir le diabète sucré; mais, dans beaucoup de cas, elles améliorent les symptômes les plus pénibles, peuvent même faire disparaître pendant quelque temps l'élimination du sucre, disparition qui peut même persister malgré un usage modéré des carbo-hydrates, et ont ainsi pour résultat de prolonger la vie. La cause du diabète, si tant est qu'on puisse la découvrir, ne fournit aucune indication particulière pour l'emploi des sources minérales. Existe-t-il des contre-indications à l'usage de l'eau de Karlsbad? Les uns le prétendent, d'autres le contestent. J. Mayer trouve une contre-indication dans l'existence de complications générales graves (gangrène cutanée, phtisie, affections cérébrales, albuminurie avec anémie très marquée, affaiblissement considérable du cœur). Seegen a vu les symptômes du diabète s'améliorer même dans des cas de tuberculose avancée.

Dans les *empoisonnements aigus par les acides*, les carbonates alcalins représentent des antidotes rationnels, sans cependant offrir aucun avantage sur la craie et la magnésie.

Tels sont les états morbides qui peuvent être traités avec plus ou moins de succès par les carbonates et sels végétaux alcalins. Ce n'est que pour être complet que nous terminerons par les observations suivantes.

Dans l'*obésité*, les carbonates alcalins sont entièrement inutiles; personne ne les prescrit sous forme de préparations pharmaceutiques et les effets avantageux obtenus avec les eaux de Karlsbad, de Marienbad, etc., doivent bien plutôt être attribués aux sulfates alcalins et à leur action purgative. — Comme *purgatifs*, il est encore des médecins qui emploient avec prédilection les *tartrates de potasse;* mais il n'ont aucun avantage sur les autres purgatifs salins, et ces derniers sont d'ailleurs en quantité déjà bien suffisante; aussi, croyons-nous que, pour alléger le bagage pharmaceutique, on devrait rejeter entièrement l'emploi des tartrates potassiques, comme purgatifs, malgré l'auréole vénérable qui les entoure. L'action de la crème de tartre, comme agent « rafraîchissant », dans les maladies aiguës fébriles, ne peut pas être prise au sérieux. — Quant aux autres états morbides, dans lesquels on a conseillé les carbonates et sels végétaux alcalins, nous ne les mentionnerons même pas; leur efficacité si vantée dans le *rhumatisme articulaire aigu* nous paraît entièrement illusoire.

Pour l'*usage externe*, on n'utilise guère que le carbonate de potasse, et il va sans dire qu'on l'a recommandé dans une foule d'affections différentes. Il ne peut réellement avoir de l'utilité que dans le pityriasis simple, le pityriasis versicolor, l'ichtyose, et pour préparer des bains locaux irritants.

4. PHOSPHATES ALCALINS.

Leur importance physiologique. — Les phosphates alcalins jouent un rôle considérable dans le sang et dans les tissus; ce rôle n'est pas encore exactement connu. Les opinions qu'on avait sur ce rôle, de même que sur la forme dans laquelle les phosphates alcalins se trouvent dans l'organisme, ont été notablement modifiées par diverses expériences, particulièrement par celles de Maly.

On croyait autrefois que les tissus seuls contenaient des phosphates alcalins acides, tandis que le sérum sanguin, au contraire, ne contenait que des phosphates basiques ou neutres, qui, avec les carbonates alcalins à réaction basique, étaient cause de l'alcalinité du sang. Voici ce que Maly admet contrairement à cette manière de voir : 1° Le sérum sanguin, malgré sa réaction alcaline, contient des *sels dont la réaction est acide;* celui dont la présence dans le sérum se comprend le mieux est le phosphate acide de soude (phosphate monosodique, NaH^2PO^4). Ainsi que Berzelius et, après lui, Setschenow, notamment, l'ont démontré pour le sang, l'acide carbonique (CO^2), en présence du phosphate neutre de soude (phosphate bisodique, Na^2HPO^4), se transforme en phosphate acide de soude, phosphate monosodique (NaH^2PO^4) et en carbonate de soude ($NaHCO^3$). Or, le sang contient de l'acide carbonique libre, d'où il résulte qu'il doit s'y trouver aussi une certaine quantité de phosphate de soude acide (à réaction acide). Ce phosphate acide peut exister à côté de substances à réaction alcaline (phosphate bisodique et bicarbonate de soude), qui masquent sa réaction sur les matières colorantes. Ces deux phosphates offrent l'exemple, rare en chimie, de deux corps dont les réactions opposées ne se neutralisent pas mutuellement, un de ces corps ayant une réaction acide, l'autre une réaction alcaline.

2° Les substances à réaction alcaline existant dans le sang (phosphate bisodique et bicarbonate de soude) sont théoriquement des corps acides. On les compte, il est vrai, parmi les corps alcalins, parce qu'ils bleuissent la teinture de tournesol; mais, d'après leur constitution chimique, ce ne sont pas des sels basiques, mais bien des sels acides; ils contiennent, en effet, tous deux un atôme d'hydrogène pouvant être remplacé par un métal : $CO \left\{ \begin{array}{l} OH \\ ONa \end{array} \right.$; $PO \left\{ \begin{array}{l} OH \\ ONa \\ ONa \end{array} \right.$; et au moyen de cet hydroxyle (HO) ils exercent une action acide, c'est-à-dire qu'ils peuvent encore fixer des bases.

3° La distribution et la combinaison réciproque de ces acides (acides phosphorique et carbonique) et des bases dans le sang est extrêmement compliquée et ne peut actuellement être nettement établie. Les analyses des cendres ne peuvent pas nous servir à reconnaître ces relations. Tout ce qu'on peut savoir, c'est que, dans le sérum sanguin, acides et bases sont distribués en des combinaisons très nombreuses, qu'il doit s'y trouver simultanément et l'une à côté de l'autre les substances neutres et acides les plus diverses; enfin, que les substances alcalines n'y existent que dans un sens empirique (plusieurs d'entre elles bleuissant la teinture de tournesol).

4° Ainsi que Graham l'a montré, les acides et les substances acides se diffusent hors d'un mélange de liquides basiques, neutres et acides plus rapidement que les substances basiques et neutres. La différence en faveur de la partie (acide) dialysée eu égard au liquide mère est d'autant plus grande que le travail de diffusion a été plus complet. On s'explique ainsi aisément comment des liquides acides (suc gastrique, urine acide) peuvent sortir d'un sang en apparence alcalin. La production d'acide chlorhydrique libre dans les glandes gastriques, sa diffusion du sang dans l'estomac, s'explique par la présence des phosphates, acide et neutre, de soude dans le sang, ces deux sels étant en état de donner naissance, par leur action sur les chlorures du sang (chlorure de sodium, chlorure de calcium, par exemple), à de l'acide chlorhydrique libre, lequel, à cause de son grand pouvoir de diffusion, se diffuse facilement.

L'acidité de l'urine chez les carnivores et chez l'homme a au fond la même origine que l'acidité du suc gastrique; la présence du phosphate alcalin acide dans l'urine se comprend surtout facilement; l'acide carbonique, en effet, de même que les autres acides qui prennent naissance pendant les échanges nutritifs (acides urique, hippurique, etc.), transforment le phosphate neutre bisodique du sérum sanguin en phosphate acide, lequel peut naturellement se dégager d'une manière complète dans les fins canalicules du rein.

5° D'après ce qui précède, on s'explique facilement le pouvoir remarquable dont jouit le sang de conserver sa réaction et sa richesse en alcalis, en se débarrassant, surtout avec les urines, de ses acides et de ses sels acides; on s'explique aussi pourquoi l'urine de l'homme et des chiens devient alcaline pendant la digestion; c'est que, à ce moment, il se produit un autre travail de dialyse plus complet : l'appareil glandulaire de l'estomac prend alors au sang une grande quantité d'acide.

6° Le sang des herbivores est plus pauvre en acide phosphorique et plus riche en alcali que celui des carnivores; de là, l'état constamment alcalin de l'urine chez les herbivores.

Les phosphates jouent un rôle important non seulement dans le sang et pour la formation des excrétions acides, mais encore pour la formation des tissus; on les rencontre, en effet, en grande quantité dans tous les tissus, non seulement chez les carnivores, mais encore chez les herbivores, bien que les aliments et le sang de ces derniers n'en contiennent que de faibles quantités; les phosphates prédominent aussi au début dans les cellules de nouvelle formation, qui plus tard seront fortement chargées de carbonates alcalins.

Par des expériences comparatives, Gamgee a trouvé que l'orthophosphate, le métaphosphate et le pyrophosphate de soude avaient des propriétés différentes, que le premier était inoffensif, tandis que les deux derniers étaient toxiques; le pyrophosphate, injecté sous la peau ou dans le sang, produit les effets toxiques les plus intenses, et ces effets ressemblent à ceux du phosphore et du vanadium; comme ces derniers corps, il provoque, à la suite d'un usage prolongé, la dégénérescence graisseuse du foie, du cœur et des reins, et, à doses élevées, il amène la mort en paralysant le cœur. Introduit dans l'estomac, au contraire, il provoque tout au plus des vomissements, sans donner lieu à aucun autre accident toxique, et cela peut-être parce qu'il se transforme dans l'estomac en orthophosphate ou parce qu'il s'élimine rapidement.

Phosphate de soude

Le *phosphate de soude* (phosphate bi-sodique) ($Na^2HPO^4 + 12H^2O$) se présente, quand il est récemment préparé, sous la forme de gros cristaux rhomboïdaux, incolores, transparents, qui, à l'air sec, deviennent rapidement efflorescents, sans toutefois se désagréger. Par la calcination, il se transforme en pyrophosphate de soude. Réaction neutre; saveur salée, fraîche et point désagréable ; facile solubilité (dans 2 parties d'eau chaude et 6 parties d'eau froide).

Action physiologique. — D'après Ludwig, les solutions étendues de ce sel possèdent la propriété, de même que les solutions étendues de chlorure de sodium, de maintenir longtemps vivants les morceaux de nerfs qu'on y tient plongés.

Administré à l'intérieur, à hautes doses, il ralentirait toutes les pertes organiques, et, entre autres, l'élimination du chlorure de sodium (Böcker), Le seul fait qui soit nettement établi, c'est celui de son action purgative, dont la cause est la même que celle de l'action purgative du sulfate de soude. Mais, comme il renferme une grande quantité d'eau, on doit le prescrire, pour remplir cette indication, à plus haute dose que ce dernier sel.

D'après Rutherford, il excite avec une grande énergie la sécrétion de la bile (pour chaque heure et pour chaque kilogramme de chien cette sécrétion s'accroît de 2^{gr},1 à 3^{gr},7); la bile devient plus aqueuse, la muqueuse de l'intestin grêle s'injecte, mais sans sécréter davantage.

Une dose élevée (10 grammes), injectée dans le sang, donnerait lieu d'abord à des spasmes tétaniques, puis à des phénomènes de paralysie générale, au milieu desquels l'animal succomberait (Falck).

Emploi thérapeutique. — Ses usages thérapeutiques ne sont nullement en rapport avec son importance physiologique. Se fondant sur des considérations purement théoriques, on l'a essayé dans un grand nombre d'états morbides (ostéomalacie, rachitisme, scrofulose, etc.), mais sans en retirer aucun avantage marqué. Il a en outre été recommandé dans la diathèse urique; mais on ne lui a trouvé aucune supériorité sur les carbonates alcalins, employés surtout sous la forme d'eaux minérales. Dans ces derniers temps, Stephenson l'a prescrit, à petites doses, contre la diarrhée des enfants, particulièrement chez les enfants nourris au biberon ou sevrés ; des observations plus nombreuses sont nécessaires pour qu'on puisse se prononcer sur sa valeur, dans ce cas, Sa seule utilité qui soit bien établie, c'est celle qu'il doit à ses propriétés purgatives; mais il ne se distingue des autres purgatifs salins que par son goût plus agréable (et son prix plus élevé).

Préparations et doses. — *Phosphate de soude :* 0,5-2,0, en poudre, en solution; comme purgatif, 15,0-30,0[1]. Chez les enfants atteints de diarrhée, 0,1-0,5, au moment des repas.

5. SULFATES ALCALINS

Importance physiologique. — Les sulfates de potasse et de soude font partie normalement de l'organisme. Ils y pénètrent avec les aliments, mais ils y prennent aussi naissance par suite de l'oxydation du soufre contenu dans les substances albuminoïdes; cette oxydation produit de l'acide sulfurique, qui se combine avec les alcalis en présence desquels il se trouve. Les sulfates s'éliminent principalement par les reins; on les trouve en grande quantité dans l'urine, à la suite d'une alimentation animale abondante; en moindre quantité, après une alimentation végétale; ils représentent sans

[1] La dose habituellement prescrite en France est de 30 à 60 grammes, dans 1 litre de bouillon d'herbes.

doute un produit de métamorphose régressive, un produit excrémentitiel (Gorup, Lehmann) ; leur excrétion est donc en rapport avec celle de l'urée.

Dans l'intestin, une partie de ces sels se réduit en sulfures.

C'est sur l'intestin que les sulfates alcalins exercent leurs effets médicamenteux les plus importants.

Sulfate de soude, sel de Glauber

Le *sulfate neutre de soude* ($Na^2SO^4 + 10H^2O$) représente de gros cristaux transparents qui, exposés à l'air, perdent peu à peu leur eau de cristallisation et se désagrègent en une poudre blanche. Saveur salée et amère, solubilité facile (dans un tiers de son poids d'eau à 30°), dans 3 parties d'eau froide, dans 0,3 parties d'eau à 33°).

Le *sulfate de soude anhydre* se prépare en desséchant le précédent à la température de 40 à 50°, jusqu'à ce qu'il ait perdu la moitié de son poids.

Action physiologique. — *Canal digestif.* — Une petite dose (jusqu'à 0gr, 5) ne produit absolument aucun effet. Il en est de même si cette petite dose est répétée, mais à intervalles un peu longs, de cinq heures par exemple. Si, au contraire, les intervalles ne sont que d'une heure, des effets purgatifs finissent par se manifester, comme à la suite de l'ingestion d'une dose élevée.

A haute dose (15-30 grammes), le sulfate de soude provoque, au bout de quelques heures, des selles fortement aqueuses, qui s'accompagnent d'un développement abondant de gaz, de borborygmes et de flatuosités à odeur fétide; ces selles se répètent plusieurs fois. Vingt-quatre heures après, les matières fécales sont encore plus molles qu'à l'état normal. Le plus ou moins de concentration de la solution saline n'a qu'une faible influence sur la production de ces effets ; la dose ci-dessus indiquée purge également, qu'elle ait été dissoute dans 100 ou 1000 grammes d'eau.

L'appétit et la digestion n'éprouvent le plus souvent aucun trouble ; ce n'est qu'exceptionnellement qu'on voit se produire des nausées et des vomissements, et ces phénomènes sont dus sans doute à un acte réflexe ayant son point de départ dans l'organe du goût. Les coliques sont rares, et, quand elles se présentent, elles sont très légères. A la suite d'un usage prolongé, au contraire, on voit l'appétit diminuer peu à peu, la diarrhée persister, et le malade perdre de sa graisse et de son poids.

L'influence des alcalins sur les fonctions de l'estomac a été nettement établie par Jaworski à l'aide de l'eau thermale de Carlsbad. Le liquide extrait par aspiration de l'estomac à la suite de l'usage de cette eau a présenté assez souvent la coloration de la bile, ce qui serait dû, d'après Jaworski, à un accroissement de la sécrétion biliaire et des mouvements péristaltiques de l'estomac et du duodénum. Parmi les sels de l'eau, c'est d'abord le carbonate de soude qui est absorbé, puis le sulfate de soude et enfin les chlorures. Ce n'est qu'au bout d'un quart d'heure que l'acide libre reparaît, et, à la deuxième heure, la sécrétion acide atteint son maximum ; la formation de la pepsine s'accroît un peu plus lentement, de sorte que le maximum d'acidité et le summum de l'activité digestive ne coïncident pas. L'eau thermale excite la sécrétion du suc gastrique plus énergiquement que l'eau glacée. Si l'on introduit en même temps de l'albumine et cette eau thermale dans l'estomac, les sels disparaissent plus lentement, l'absorption se fait avec plus de lenteur, le degré d'acidité est plus faible que si l'on avait fait ingérer l'albumine seule, et la peptonisation est ralentie, mais cette peptonisation ainsi que le passage du mélange dans l'estomac ont lieu plus rapidement quand on fait prendre l'albumine une heure seulement après l'eau thermale.

Un usage prolongé de cette eau fait diminuer non seulement la quantité absolue du suc gastrique produit, mais encore la force digestive de ce suc, et cet effet s'est manifesté aussi bien dans l'intérieur de l'estomac que dans les expériences de peptonisation artificielle. Mais ceci n'est vrai que dans le cas où l'estomac fonctionne normalement; s'il y a un défaut d'acides, un usage prolongé pourra alors provoquer la sécrétion acide. Il a aussi pour effet de relever la fonction mécanique de l'organe; sous son influence les micro-organismes disparaissent, cette eau détruisant leur aliment, c'est-à-dire le mucus accumulé en excès. Les alcalins peuvent donc être employés : 1° pour détruire les acides en excès; 2° pour empêcher l'accumulation des peptones; 3° pour accélérer le passage du contenu stomacal dans l'intestin; 4° pour provoquer la sécrétion acide quand elle fait défaut.

La *sécrétion biliaire* s'accroît dans des proportions extraordinaires; les expériences confirment donc l'observation clinique, qui a été faite particulièrement à Carlsbad. Chose remarquable, le sulfate de magnésie est dépourvu de cette propriété cholagogue (Rutherford).

D'après Hay, à la suite de l'ingestion d'une grande quantité de sulfate de soude, il se manifeste un abaissement de la température, allant jusqu'à 0,5° C. Au bout d'une à deux heures, la température se relève jusqu'à la normale ou même un peu au-dessus. Il n'est pas rare d'observer, à la suite de l'administration de hautes doses de sels alcalins, des frissons, un refroidissement des mains et des pieds. Ces phénomènes sont dus, d'après Hay, à une contraction des artères périphériques.

Hay n'a constaté aucune modification notable dans la fréquence du pouls, tout au plus un ralentissement insignifiant; mais la tension des artères moyennes s'est accrue considérablement, sans doute par suite d'une excitation directe de leurs parois par le sel absorbé. Hay pense que la pression capillaire baisse en même temps, ce qui expliquerait l'utilité des sels alcalins dans les inflammations.

Excrétion urinaire et échanges organiques. — Des doses petites, point ou peu purgatives, n'exercent aucune modification appréciable sur la quantité d'urine excrétée. Les urines contiennent une plus forte proportion d'acide sulfurique, surtout si le sulfate de soude a été pris à doses petites, fréquemment répétées. Mais elles seraient moins acides, et elles deviendraient même alcalines, après un usage prolongé du sel en question (Wöhler, Mialhe).

Seegen prétend avoir observé, à la suite de l'ingestion de petites doses de sel de Glauber (2 grammes), une diminution très considérable dans l'élimination de l'urée (jusqu'à 24 pour 100). Des recherches plus exactes, faites sur des chiens, n'ont donné pour résultat, à Voit, qu'une augmentation de la quantité d'eau absorbée et une augmentation proportionnelle de l'excrétion urinaire; mais le rapport entre la quantité d'azote absorbée et la quantité d'azote éliminée est toujours resté le même. Le sulfate de soude n'exerce donc aucune influence sur les combustions des albuminoïdes. Les résultats obtenus par Seegen ont reçu une confirmation nouvelle des expériences de Meyer (v. p. 23) ; il est vrai que, dans ces expériences, la diminution des combustions a été beaucoup plus faible.

La théorie de l'action purgative a déjà été traitée ailleurs (v. p. 20).

Emploi thérapeutique. — Ce qui suit se rapporte d'une manière générale aux divers purgatifs salins, et non pas seulement aux sulfates alcalins. Nous avons déjà fait remarquer qu'on pourrait sans inconvénient se passer d'un grand nombre d'entre eux. Les sulfates de magnésie et de soude, avec les nombreuses eaux minérales dont ces sels constituent l'élément actif le plus important, seraient certainement bien suffisants pour les besoins de la pratique.

Nous n'avons pas l'intention d'analyser ici tous les divers cas dans lesquels les purgatifs sont indiqués ; nous nous bornerons à noter les circonstances particulières dans lesquelles les *purgatifs salins méritent d'être préférés aux autres purgatifs*, ou dans lesquelles au moins ils ne sont pas contre-indiqués.

Dans la *constipation chronique*, les purgatifs salins sont quelquefois utiles. On les emploie de préférence sous forme d'eaux minérales, qu'on fait prendre, quand c'est possible, à la source même, parce que de cette manière les malades observent mieux en général les prescriptions hygiéniques. Tous les cas de constipation chronique ne se prêtent pas à l'usage des purgatifs salins ; ceux qui s'y prêtent le mieux sont ceux qui se présentent chez les personnes sédentaires, usant d'une nourriture abondante et recherchée. Si l'on est en présence d'une paresse primitive des mouvements péristaltiques de l'intestin, qu'elle soit due à une atrophie des muscles, à un défaut d'innervation ou à d'autres circonstances, alors on ne peut attendre des sels alcalins que des effets symptomatiques passagers.

Dans l'*obésité*, on se trouve souvent très bien de l'emploi combiné d'une eau purgative choisie et d'un régime convenable. L'expérience apprend qu'il faut, dans le choix de cette eau, tenir compte de l'état de l'individu. A-t-on affaire à une personne vigoureuse, fortement musclée, ayant le teint de la santé, on fera bien de lui conseiller les eaux de Marienbad et de Carlsbad ; si, au contraire, les muscles sont relâchés et peu développés, le teint pâle, on choisira de préférence les eaux de Franzensbad, de Elster. Les diverses sources de Tarasp répondent à ces deux indications (voy. l'*Etude des sources chloruro-sodiques*).

Le sel de Glauber et, en général, les purgatifs salins, sont encore prescrits dans les cas où *l'on veut soustraire du liquide à l'organisme par la voie intestinale.* C'est ce qui arrive notamment dans les hydropisies, alors que l'élimination de l'eau par les reins est insuffisante et a besoin d'être suppléée ; tel est le cas des hydropisies qui succèdent aux affections cardiaques, à l'emphysème pulmonaire, à la néphrite chronique. Il est encore d'usage de les prescrire dans les *affections inflammatoires fébriles*, surtout dans celles des membranes séreuses, toutes les fois qu'on veut provoquer des évacuations alvines. On ne voit pas trop pourquoi on les préférerait, dans ces cas, à d'autres purgatifs, et l'observation clinique ne donne aucune raison de cette préférence. Il est douteux aussi que, dans les périodes ultérieures de ces inflammations exsudatives des séreuses, les évacuations alvines puissent exercer une influence essentielle sur la résorption de l'exsudat. Dans les inflammations des méninges, dans l'hyperhémie cérébrale, les purgatifs salins peuvent certainement exercer une action favorable, en soustrayant de l'eau à l'organisme ; mais offrent-ils un avantage réel sur le séné, par exemple? C'est ce que nous n'avons jamais pu constater. En un mot, ces agents peuvent être prescrits dans les affections inflammatoires, mais sans présenter aucun avantage réel sur les autres purgatifs, et sans mériter d'être employés d'une manière exclusive.

L'emploi des sels purgatifs suppose l'absence de tout état inflammatoire ou ulcéreux de l'estomac et de l'intestin. Si cet état existe, et qu'il y ait indication d'un purgatif, par exemple dans l'iléo-typhus, la dysenterie, etc., on aura recours de préférence aux lavements ou à d'autres purgatifs, tels que l'huile de ricin, le calomel. On a toujours cité, comme contre-indication à l'emploi des purgatifs salins, l'existence d'une affection inflammatoire de l'appareil urinaire; mais cette contre-indication n'a pas grande importance. Les recherches physiologiques nous montrent, en effet, que les purgatifs salins, quand ils sont pris à dose élevée et qu'ils provoquent rapidement des évacuations alvines, ne s'absorbent et ne passent dans les reins qu'en très petite quantité; d'ailleurs l'expérience prouve que les sulfates de soude ou de magnésie peuvent être administrés sans inconvénient aucun, même dans la néphrite aiguë. — *Un fait général, que démontre l'expérience dans l'emploi des sels purgatifs*, c'est que les personnes faibles, débilitées, les supportent moins bien que les individus vigoureux et bien musclés.

Ziemssen a recommandé spécialement le sulfate de soude dans le *traitement de l'ulcère de l'estomac*. Plusieurs faits sont venus à l'appui de son opinion, et nous ne pouvons qu'y souscrire. Le point important pour guérir l'ulcère de l'estomac est d'éloigner de cet organe le chyme (acide), qu'il n'est pas possible de maintenir neutralisé. Or, le sulfate de soude, en vertu de son action stimulante sur les mouvements péristaltiques, permet d'arriver le plus rationnellement à ce but. On emploie de préférence le *sel artificiel de Carlsbad;* on en fait prendre, le matin, à jeun, de 1 à 2 cuillerées à thé, dans un demi litre d'eau, qu'on fait bouillir et qu'on laisse refroidir jusqu'à 40° C. environ.

Doses et préparations. — 1. *Sulfate de soude purifié, sal mirabile Glauberi.* — Comme purgatif, à la dose de 15-50 grammes, en une fois ou en deux fois, à court intervalle (1 heure); en solution ou sous forme d'électuaire.

2. *Sulfate de soude sec*, sans eau de cristallisation. Comme purgatif, à la dose de 5-25 grammes.

3. *Sel de Carlsbad artificiel.* — 44 parties de sulfate de soude, 2 parties de sulfate de potasse, 14 de chlorure de sodium, 36 de bicarbonate de soude. Le sel naturel de Carlsbad varie dans sa composition; il contient environ 37 pour 100 de sulfate de soude, 0,4 pour 100 de chlorure de sodium, et 6 pour 100 de carbonate de soude. E. Ludwig a récemment proposé un moyen d'obtenir un produit qui contienne dans leurs proportions correspondantes tous ou presque tous les éléments de l'eau minérale.

Eaux minérales salines alcalines. — Elles contiennent, comme élément actif principal, du sulfate de soude; mais en même temps il s'y trouve des proportions notables de carbonate de soude, de chlorure de sodium et d'acide carbonique. On admet que la présence de ces composés permet un usage prolongé de ces eaux, sans qu'il en résulte aucun inconvénient marqué pour la digestion. Il est plusieurs de ces sources dans lesquelles le sel de Glauber existe à côté du sulfate de magnésie; nous ne parlerons de ces sources qu'à propos de ce dernier sel.

1. *Carlsbad*, en Bohême. Ses nombreuses sources se distinguent par leur différence de température plus que par leur différence de composition. Elles contiennent environ, par litre, 2 grammes de sulfate de soude, de l'acide carbonique et des quantités insignifiantes d'autres substances. Température : Sprudel, 74° C.; Schlossbrunnen, Mühlenbrunnen, Theresienbrunnen, Marktbrunnen, entre 51 et 56° C.; Bernhardsbrunnen, 69° C. 2. *Marienbad*, en Bohême. Sources froides (9°), contenant deux fois plus de sulfate de soude que celles de Carlsbad (environ 5 grammes par litre), un peu plus de chlorure de sodium, mais moins de carbonate de soude. Ses deux sources les plus importantes sont celles de Kreuz et de Ferdinand. 3. *Tarasp*, dans la Basse-Engadine, se fait remarquer par ses sources de Lucius et Emerita, toutes deux froides (environ 7° C.); elles contiennent une quantité de sulfate de soude à peu près égale à celle des eaux de Carlsbad, mais elles ont trois fois plus de carbonate de soude, de chlorure de sodium et d'acide carbonique. 4. *Franzensbad*, en Bohême. Ces eaux ont à peu près la même composition que celles de Carlsbad, mais elles sont froides (10°). Le carbonate de protoxyde de fer qui y est contenu est en quantité si minime qu'on ne doit pas en tenir compte. 5. *Elster*, dans le Voigtland en Saxe. Ces eaux ressemblent beaucoup à celles de Franzensbad; elles sont froides comme elles, mais contiennent une plus grande quantité de carbonate de protoxyde de fer. 6. *Rohitsch*, dans la Styrie; un peu de sulfate et de bicarbonate de soude, presque pas de chlorure de sodium. Parmi les sources qui contiennent du sel de Glauber, nous citerons encore, quoiqu'elles n'en contiennent que très peu : 7. *Fuered*, dans la Hongrie, et 8. *Bertrich*, dans le Eifel.

6. COMPOSÉS ALCALINS DU CHLORE

Chlorure de sodium

Le *chlorure de sodium*, NaCl, est très répandu dans la nature; on le trouve en dépôts considérables (sel gemme) dans certains terrains, en solution dans l'eau de la mer (2,5 pour 100) et dans certaines eaux minérales (jusqu'à 25 pour 100).

Il cristallise en cubes incolores, transparents. Il fond et se volatilise à la chaleur rouge. Il se dissout dans moins de trois fois son poids d'eau, et il n'est guère plus soluble dans l'eau chaude que dans l'eau froide; une solution complètement saturée contient 27 de sel pour 100. Sa réaction est neutre. Il est tout à fait insoluble dans l'alcool absolu.

Importance et effets physiologiques. — Le chlorure de sodium est un élément constant et essentiel du corps animal ; il se trouve dans tous les liquides et tous les tissus de l'organisme. Le sang des herbivores et des carnivores contient une quantité de ce sel plus grande que celle de tous les autres sels pris ensemble : sur 100 parties des sels du sang, le chlorure de sodium en représente, à lui seul, 57. Mais, tandis qu'il est l'élément salin capital de tous les liquides animaux, tandis qu'on le trouve en quantité considérable dans le sérum sanguin, dans la lymphe, le pus et les exsudats inflammatoires, il n'existe pas, ou du moins n'existe qu'en quantités tout à fait insignifiantes, dans la cellule organisée (corpuscules sanguins, cellule musculaire); dans le globule du sang, dans la cellule musculaire, le chlore, bien que provenant du chlorure de sodium, est combiné avec le potassium. Cette opposition remarquable entre les sels de sodium et de potassium, au point de vue de leur distribution dans l'organisme, a déjà été signalée (voy. page 16).

Effets du chlorure de sodium sur le mouvement des liquides (hydro-diffusion) dans l'organisme animal. Invariabilité de la quantité de chlorure de sodium contenue dans le sang. — Une des fonctions principales du chlorure de sodium contenu dans le sang est d'exercer, à la manière d'une pompe, une action aspiratrice sur les liquides existant en dehors du torrent circulatoire ; cette propriété, qui a été mise dans tout son jour, surtout par Liebig, est une propriété d'ordre purement physique. Dans un vase contenant de l'eau pure introduisez un tube fermé par une membrane animale et contenant une solution saline; vous verrez, bientôt après, le niveau du liquide s'élever dans le tube, contrairement aux lois de la pesanteur, et vous constaterez en même temps que l'eau du vase extérieur, d'abord entièrement pure, renferme maintenant du sel en dissolution ; pendant que l'eau du vase pénétrait dans le tube, une partie du sel du tube allait donc vers le vase extérieur. Le chlorure de sodium partage cette propriété avec tous les autres sels. Cette action aspiratrice des solutions salines s'exerce encore avec plus d'énergie quand ces solutions sont alcalines, le liquide extérieur étant un peu acide; or, telles sont les conditions qui existent dans l'organisme animal. « Tout est donc ici réuni pour qu'on puisse assimiler le système vasculaire à une sorte de pompe aspiratrice qui fonctionnerait sans robinets, sans soupapes, sans pression mécanique. » (Liebig.) C'est de cette action purement physique que dépend la facile pénétration du liquide digestif un peu acide dans le torrent sanguin; et cette pénétration est encore facilitée par la rapidité du mouvement circulatoire. C'est encore cette même action qui favorise le dégagement des produits de désassimilation des cellules vivantes ; dans ces cellules, en effet, (cellules nerveuses, musculaires), il se forme, pendant leur fonctionnement vital, certains produits acides; de sorte qu'il doit se développer, à travers la membrane cellulaire, un courant liquide vers la masse sanguine ambiante. Ce courant doit être d'autant plus fort que la richesse du sang en sels est plus considérable. A mesure que les produits de combustion formés dans la cellule sont ainsi éloignés, la cellule récupère son activité fonctionnelle. Par exemple, tandis qu'un muscle exsangue perd complètement son excitabilité après une série peu prolongée de contractions, un muscle parcouru par le courant sanguin, au contraire, peut exécuter jusqu'à 40.000 contractions de suite, sans avoir perdu pour cela son activité fonctionnelle.

C'est encore, en partie, de cette même action que dépend l'invariabilité, à peu près constante, de la quantité de chlorure de sodium contenue dans le sang; cette quantité ne varie, en effet, que dans des limites tout à fait restreintes, quelle que soit la quantité de chlorure de sodium introduite dans l'estomac. Supposons que les liquides de l'estomac et de l'intestin soient très riches en sels ; d'après ce que nous avons dit, la pénétration de la solution saline dans le sang se restreindra beaucoup, puis cessera tout à fait, et il se produira une diarrhée aqueuse. Mais le sang, recevant peu d'eau, deviendra plus concentré, la pression sanguine diminuera, l'excrétion urinaire diminuera consécutivement ; de sorte qu'il y aura une limite qui s'opposera à ce que le sang perde une quantité d'eau trop exagérée. Supposons, au contraire, qu'on introduise dans le tube digestif une grande quantité d'eau pure, privée de sels, cette eau pénétrera bien dans le sang ; mais cette augmentation de la proportion d'eau contenue dans le sang aura pour résultat de faire élever la tension des parois vasculaires, la pression sanguine, ce qui donnera lieu à une expulsion plus active de l'eau du sang par la voie des reins et des glandes sudoripares. Dans les deux cas, la proportion de chlorure de sodium dans le sang restera à peu près la même.

Rôle chimique du chlorure de sodium dans l'organisme. — Chez un animal à l'alimentation duquel on soustrait absolument les sels pendant plusieurs semaines, le sang n'en conserve pas moins, avec une ténacité remarquable, sa richesse primitive en chlorure de sodium, ce qui semble indiquer que, dans le sang, le chlorure de sodium existe à l'état de combinaison moléculaire avec les matières albuminoïdes. Cette invariabilité de la quantité de chlorure de sodium contenue dans le sang permet de penser que ce sel ne joue pas un rôle bien important dans les phénomènes chimiques des échanges nutritifs. Il paraîtrait pourtant qu'il est soumis à certaines transformations chimiques, si l'on admet que de lui proviennent l'acide chlorhydrique du suc gastrique et le sodium des sels biliaires. Quant à la possibilité d'autres réactions chimiques, notamment avec les phosphates de potasse, il en sera question plus loin.

Influence du chlorure de sodium sur la nutrition. — Il a déjà été question (p. 15) de l'importance qu'ont certains sels, et en particulier le chlorure de sodium, pour le fonctionnement normal de l'organisme; nous avons parlé des recherches de Forster, qui démontrent que la présence de ces sels dans le sang est indispensable au maintien de la nutrition et à l'entretien de la vie.

Bunge se demande si la quantité de chlorure de sodium que nous ingérons avec les aliments organiques suffit pour satisfaire le besoin que nous avons de ce sel, et s'il n'est pas nécessaire d'y ajouter du chlorure de sodium tiré du règne inorganique. Il fait remarquer, à ce sujet, que les herbivores éprouvent un besoin impérieux de sel marin ; on sait, en effet, que les chasseurs s'en servent depuis longtemps, comme d'un appât, pour attirer les animaux sauvages herbivores; on montre même, dans l'Altaï, des grottes entières dont la surface intérieure, formée d'argile schisteuse salée, a été enlevée presque complètement par les animaux qui venaient la lécher. Les carnivores, au contraire, ne semblent pas éprouver ce besoin impérieux de chlorure de sodium ; ils ont plutôt de la répugnance pour les aliments salés. D'où vient cette différence? L'analyse chimique démontre pourtant que la quantité de chlore et de sodium, contenue dans les aliments dont se nourrissent les herbivores, est à peu près la même que celle qui existe dans les aliments des carnivores; les dernières recherches de Bunge indiquent toutefois moins de sodium dans les aliments végétaux. Pourquoi les herbivores semblent-ils avoir plus besoin de chlorure de sodium que les carnivores?

C'est que, dit Bunge, la quantité de potassium entrant dans l'alimentation des herbivores est deux à quatre fois plus grande que celle qui entre dans l'alimentation des carnivores. Ses recherches et celles d'autres auteurs donnent, à ce sujet, les résultats suivants :

1 kilogramme d'herbivore,

	KO	NaO	Cl
alimenté avec du trèfle, absorbe	0,357	0,022	0,043
— dès raves et de la paille d'avoine	0,292	0,067	0,060
— des laîches	0,335	0,093	0,073
— des vesces	0,552	0,110	0,059

1 kilogramme de carnivore (chats),

nourri avec viande de bœuf, absorbe	0,182	0,035	0,031
— — de rat	0,143	0,074	0,065

Or, les sels de potassium, introduits dans l'organisme, lui enlèveraient une quantité considérable de chlore et de sodium. Bunge a fait, à ce sujet, une série de recherches sur l'homme, et il a trouvé que, sur 18^{gr},2 de potasse ingérés, 10^{gr},7 circulaient dans l'organisme et lui soustrayaient 5^{gr},1 de NaO et 3^{gr},4 de chlore; il a constaté, au cinquième jour de l'expérience, que la quantité de sodium soustraite à l'organisme était bien plus grande que celle équivalente du chlore; ainsi l'organisme perdrait du sodium en sus de la quantité qui s'élimine avec le chlorure (5^{gr},6 NaCl et 2^{gr},1 NaO). Il s'agit là sans doute d'une double décomposition chimique des composés de potasse et de soude. Quand on mêle, en effet, un sel de potassium, ayant un autre élément électro-négatif que le chlore, par exemple du phosphate de potasse, avec du chlorure de sodium, en solution, les deux sels échangent en partie leurs acides; il se forme du *chlorure de potassium* et du *phosphate de sodium*. Lors donc que du phosphate de potasse est introduit dans la circulation, il doit réagir sur le chlorure de sodium du plasma sanguin; il se forme ainsi du chlorure de potassium et du phosphate de soude, qui, étant en excès, s'éliminent par les reins, pour que le sang puisse conserver sa composition normale. L'introduction dans le sang du phosphate de potasse doit donc avoir pour résultat une élimination plus grande de chlore et de sodium, perte qui doit être neutralisée par l'ingestion d'une quantité supplémentaire de chlorure de sodium. Réciproquement, une absorption plus grande de sodium aurait pour résultat une plus grande élimination de potassium, ainsi qu'il résulterait des expériences de Reinson sur des chiens et de celles de Boecker sur des hommes et sur lui-même.

On comprend ainsi que le chlorure de sodium soit surtout un élément indispensable de l'alimentation de la classe ouvrière, qui se nourrit principalement de végétaux, de pommes de terre par exemple, qui contiennent une quantité prédominante de potassium[1].

Forster n'admet pas cette interprétation de Bunge. Il fait remarquer, en se basant sur ses recherches et celles de Kemmerich, combien l'organisme est puissant pour retenir en lui le chlorure de sodium. Quand on soustrait

[1] Voyez page 18.

le sodium et le chlore, pendant des semaines, à l'alimentation des animaux, et qu'on leur fait prendre en même temps beaucoup de potassium, le sang ne contient guère moins de Na et de Cl qu'à l'état normal, et l'élimination du chlore finit par être presque entièrement supprimée. Kemmerich, ayant, pendant dix-sept jours, privé, autant que possible, un chien de sels de sodium, constata, au bout de ce temps, que le sérum sanguin de cet animal ne contenait guère que des sels de sodium (96,39 pour 100 de NaCl et seulement 3,61 pour 100 de sels de potassium) ; l'urine renfermait, au contraire, beaucoup de sel potassique (94,94 pour 100) et seulement 5,06 pour 100 de sel de sodium. D'ailleurs, il faut remarquer que tous les herbivores n'éprouvent pas le même appétit pour NaCl ; la plupart n'en ingèrent pas de toute leur vie, en dehors de celui qui existe dans leurs aliments. Et à ce compte, si l'opinion de Bunge était juste, les organes et les humeurs de ces herbivores ne devraient presque plus contenir de sodium, ce qui n'est pourtant pas le cas.

Forster s'élève aussi contre l'opinion de Wundt et d'autres, qui font jouer au chlorure de sodium un rôle indispensable à l'entretien de la vie. Si, dit-il, l'addition de sel marin aux aliments est si indispensable qu'on le dit, comment se fait-il que les carnivores puissent vivre, eux qui n'absorbent, avec leurs aliments, que des quantités tout à fait petites de chlorure de sodium (0,11 pour 100) ? Comment pourrait-on se rendre compte de l'entretien et de l'accroissement de l'organisme des enfants, qui, d'après Wunderlich, n'ingèrent, avec le lait de leur mère, que 26 centigrammes de chlorure de sodium par litre ?

Dans le fait, Boussingault a trouvé, dans une expérience, qui dura treize mois, sur six vaches, dont trois recevaient du chlorure de sodium avec leurs aliments, et trois n'en recevaient point, que l'addition du chlorure de sodium n'exerçait aucune influence ni sur la quantité de viande, ni sur la quantité de graisse, ni sur la quantité de lait ; mais celles à qui l'on donnait NaCl présentaient un meilleur aspect : les poils étaient plus fournis, la peau plus nette, la vivacité plus grande, l'instinct sexuel plus actif ; les trois autres, au contraire, avaient un aspect beaucoup moins florissant. D'après Liebig, le sel aurait produit ce résultat favorable en excitant les échanges nutritifs et les sécrétions ; il aurait agi en neutralisant les conditions fâcheuses qui résultent de l'engraissement artificiel.

On a dit que l'usage du chlorure de sodium en quantités exagérées (aliments très salés) pouvait être une cause de scorbut. Mais cela est loin d'être démontré.

Appareil digestif et digestion. — Le chlorure de sodium détermine sur les muqueuses, notamment sur celle de la bouche, une sensation de sécheresse qui constitue la soif. Cette sensation ne résulte sans doute qu'en partie de l'irritation locale provoquée par les aliments et les boissons salés sur les nerfs sensibles de la muqueuse bucco-pharyngienne, irritation consécutive à une soustraction aqueuse. Cette action locale du sel marin n'est, en effet, en général, que de très courte durée ; d'ailleurs, la soif devrait se manifester immédiatement ou du moins beaucoup plus rapidement à la suite de l'ingestion du sel ; enfin, on a constaté que l'injection sous-cutanée du chlorure de sodium donnait aussi lieu à de la soif. D'après Heubel, la cause principale de la soif à la suite de l'ingestion du chlorure de sodium, est produite par ce sel circulant avec le sang et non encore combiné avec des substances albumineuses; il soustrait l'eau aux tissus en général, mais particulièrement aux muqueuses de la bouche, du pharynx, jusqu'à l'estomac, et détermine ainsi une sécheresse relative de ces muqueuses et une sensation de soif. L'eau soustraite aux tissus par le sel marin sort avec ce sel de l'organisme en grande partie par les reins. L'ingestion d'une quantité plus abondante d'eau, par suite de l'augmentation de la soif, a pour conséquence de rendre les matières alimentaires plus diluées, de favoriser leur absorption, d'activer la circulation à travers les organes et d'accélérer les échanges nutritifs.

L'irritation des terminaisons nerveuses de la bouche et de l'estomac a encore pour résultat de faire augmenter, par action réflexe, la sécrétion de la salive et du suc gastrique, et de hâter ainsi la digestion des aliments amylacés et albumineux. Même dans le liquide gastrique artificiel, par conséquent sans qu'il y ait augmentation de la quantité de suc gastrique, l'albumine coagulée et la fibrine coagulée se dissolvent plus facilement, si, au préalable, on a ajouté 1,5 pour 100 de chlorure de sodium (Lehmann); mais une quantité plus grande met obstacle à la peptonisation. Pfeifer et Klikowicz ont vu, au contraire, l'addition de sel marin mettre constamment obstacle à la digestion. D'autres sels (carbonate de soude, sulfates de magnésie et de soude) produiraient le même effet.

Dans l'intestin, la dissolution de la fibrine par la pancréatine est aussi accélérée par l'addition de chlorure de sodium (Heidenhain).

Une solution d'albumine, injectée dans le gros intestin, ne fait augmenter la quantité d'urée éliminée, qu'à la condition qu'on y a adjoint du chlorure de sodium (Voit et Bauer).

L'ingestion d'une quantité très considérable de NaCl donne lieu à une inflammation intense de l'estomac et de l'intestin (voy. l'explication p. 31) : il survient des douleurs violentes, des vomissements, de la diarrhée; dans certains cas même, la mort peut en être la conséquence (à la suite de l'ingestion de 500 à 1000 grammes de NaCl).

Des solutions concentrées de sel marin (10 pour 100), injectées dans le rectum, sont d'abord entraînées vers le haut par des contractions antipéristaltiques, puis elles cheminent vers le bas. Pendant que le mouvement d'ascension du lavement dure encore, le mouvement péristaltique régulier a déjà commencé dans les parties de l'intestin voisines du rectum (Nothnagel).

Action du chlorure de sodium sur les échanges nutritifs. — Le chlorure de sodium active ces échanges et donne lieu, par suite, à une augmentation de la quantité d'urée excrétée. Cette action est produite par le sel lui-même, en même temps que par l'eau, qui, par suite de la sensation de soif plus vive provoquée par le sel, est ingérée en plus grande quantité ; c'est ce qui résulte du tableau suivant, résumé des recherches de Voit :

a. Sans ingestion d'eau :

	gr.	gr.	gr.	gr.
Chlorure de sodium ingéré.	0	5	10	20
Quantité d'urine éliminée.	935	948	1042	1284
Urée.	108,2	109,1	109,6	112,6

b. Avec ingestion d'eau :

	gr.	gr.	gr.	gr.
Chlorure de sodium ingéré.	0	5	10	20
Urine éliminée.	828	898	987	1124
Urée.	106,6	110,0	112,2	113,0

On a prétendu, dans ces derniers temps, que l'ingestion d'une plus grande quantité d'eau et une irrigation plus abondante des organes n'avaient nullement pour effet de faire augmenter l'élimination de l'azote (Mayer).

Elimination. — On trouve des quantités considérables de chlorure de sodium dans tous les secreta et excreta : dans l'urine, la sueur, le mucus, les larmes, les matières fécales, surtout dans l'urine. Chez l'homme, la quantité moyenne de chlorure de sodium, qui se trouve dans l'urine rendue en vingt-quatre heures, est de 10 à 13 grammes, ce qui fait 0,41 à 0,54 par heure. Chez les femmes et les enfants, cette quantité est bien moindre (femme de 43 ans : 5gr,5 ; fille de 18 ans : 4gr,5 ; garçon de 16 ans : 5gr,3 ; garçon de 3 ans : 0gr,8), d'après Bischoff. C'est après le repas de midi que le chlorure de sodiun s'élimine en plus grande quantité ; cette élimination est moindre pendant la nuit. Naturellement elle augmente avec la quantité de NaCl ingérée. Elle diminue pendant le repos, pendant le sommeil, et elle augmente dans les grands efforts, sous l'influence du travail intellectuel, à la suite d'une ingestion d'eau plus considérable. L'excrétion de l'urine et celle de l'urée diminuent et augmentent parallèlement.

Pendant les maladies, l'élimination du chlorure de sodium subit des changements remarquables. Dans toutes les maladies fébriles (méningite, pneumonie, inflammation des diverses séreuses), la quantité de chlorure de sodium éliminée devient jusqu'à cent fois plus petite qu'à l'état normal. Cette diminution provient de ce que les malades ingèrent moins de nourriture et moins de sel que normalement ; de ce que les selles aqueuses, les exsudats séreux enlèvent au sang beaucoup de chlorure de sodium ; et enfin, de ce que, pendant la fièvre, les urines sont beaucoup plus rares. Les fièvres intermittentes font pourtant exception, parce que, dans les intervalles apyrétiques, les malades ont de l'appétit et ingèrent une certaine quantité d'aliments. Quand, dans une maladie aiguë, l'élimination de NaCl s'accroît, c'est un signe que la maladie s'amende.

Dans les affections chroniques, l'élimination de NaCl subit aussi, en général, une diminution, qui résulte de ce que le malade se nourrit moins, et de ce que les échanges nutritifs sont ralentis. Dans le diabète insipide, au contraire, ainsi que dans la période de résorption et de guérison des hydropisies, la quantité de chlorure de sodium contenue dans l'urine augmente ; dans des cas de ce genre on en a trouvé jusqu'à 30 grammes par jour (Vogel).

Nous allons examiner maintenant les effets produits par le chlorure de sodium sur les divers organes et les diverses fonctions.

Peau. — Dans un bain chloruro-sodique, la peau intacte n'absorbe aucune trace de NaCl ; ce fait est parfaitement établi. Tout le chlorure de sodium qui reste adhérent à l'épiderme peut être plus tard entièrement enlevé par des lotions (Beneke, Valentiner, Röhrig). On a cependant observé que, à la suite des bains de NaCl, il y avait accroissement de l'élimination de l'urée

(Clemens, Beneke). Röhrig a constaté aussi que, à la suite de bains salés, des bains de mer, les processus d'oxydation de l'organisme éprouvaient une stimulation tout à fait surprenante. Voici quelle interprétation, entièrement hypothétique, cet observateur donne de ce fait : Le chlorure de sodium, dit-il, qui se fixe dans l'épiderme soustrait l'eau aux couches superficielles de la peau ; il résulte de là que les terminaisons sensibles des nerfs subissent une sorte de ratatinement, qui a pour conséquence de donner lieu, par action réflexe, à une irritation des appareils vaso-moteurs, à un rétrécissement des vaisseaux sanguins et à une élévation de la pression sanguine; c'est à ces effets que seraient dues l'augmentation des échanges nutritifs, l'élimination plus considérable de l'urée et de l'acide carbonique, et l'élévation de la température.

Les effets légèrement caustiques des bains de chlorure de sodium sont dus à une destruction de l'épiderme, qui a quelquefois pour conséquence la production d'inflammations pustuleuses de la peau.

Reins. Excrétion de l'urine. — D'après Falck et Voit, qui ont expérimenté sur des chiens, le chlorure de sodium, quand il existe dans le sang en quantité plus grande que normalement, fait augmenter l'élimination de l'urine; mais cette assertion est contredite par un grand nombre d'observations faites sur l'homme. L'urine ne serait éliminée en plus grande proportion que dans le cas où la quantité d'eau ingérée serait en même temps plus considérable ; dans le cas contraire, il y aurait plutôt diminution de l'excrétion urinaire (Falck, Klein et Verson).

D'après Wundt, la suppression du chlorure de sodium dans l'alimentation aurait pour résultat de rendre les urines albumineuses; mais jusqu'ici personne n'est venu confirmer le fait. Plouviez, d'un autre côté, a prétendu guérir l'albuminurie par le chlorure de sodium, ce qui a encore besoin d'être démontré.

Les organes circulatoires, la respiration, la température, les nerfs et les muscles, ne subissent, de la part de doses médicamenteuses de NaCl, aucune modification appréciable, pas plus chez les animaux que chez l'homme. Mais des expériences faites sur les animaux, avec des doses toxiques de NaCl, nous ont fait connaître une série de faits très remarquables.

Effets toxiques de NaCl *sur les animaux.* — Il a déjà été question, à propos des alcalins et de l'action générale du sodium, de quelques effets produits par le sel marin. Nous allons traiter ici cette question d'une manière plus détaillée, parce que, entre l'action du chlorure de sodium et celle des autres sels neutres de sodium, il existe toujours des différences.

Animaux à sang froid. — D'après Kunde, quand on injecte du chlorure de sodium, en quantité considérable, sous la peau d'une grenouille ou qu'on le lui introduit dans l'estomac, l'animal ne tarde pas à être pris de convulsions, qui rappellent le tétanos ; un nerf, placé dans une solution concentrée de NaCl, développe aussi, dans le muscle qu'il anime, un état tétanique. Puis on voit la peau de l'animal se couvrir d'une sueur abondante telle que l'eau tombe quelquefois à gouttes. L'animal perd ensuite peu à peu ses forces; la sensibilité et la motilité disparaissent, et enfin le cœur cesse de battre. Les nerfs et les muscles sont entièrement privés de leur excitabilité.

Le poids du corps a subi une diminution notable, par suite de la déperdition considérable de liquide.

Si le sel a été introduit par injection sous-cutanée, on ne trouve dans le canal intestinal aucune altération ; il s'amasse alors sous la peau une grande quantité de liquide. Si le sel a été porté dans l'estomac, il détermine une hyperhémie considérable de la muqueuse gastro-intestinale, avec sécrétion d'un mucus sanguinolent et vomissements. La respiration ne tarde pas à se suspendre. Introduit dans le rectum, il provoque, dans le canal intestinal, une exsudation aqueuse abondante.

D'après Falck et Hermann, si l'on fait tomber goutte à goutte sur un cœur de grenouille, que l'on vient d'exciser, une solution de NaCl (1 à 2 pour 100), on voit d'abord les battements s'accélérer, puis s'arrêter, plus tôt qu'ils n'auraient fait normalement. Si la solution saline est, au contraire, concentrée, les battements s'arrêtent presque immédiatement, sans accélération préalable.

Dans des expériences sur des cœurs de grenouille, Ringer a trouvé que les chlorures alcalins exerçaient une action paralysante sur la substance musculaire des ventricules. L'affaiblissement de la contraction ventriculaire se manifeste dans la diminution de hauteur des courbes du pouls et dans l'augmentation de leur largeur. Dès que cet affaiblissement s'est produit, la faradisation du cœur, qui auparavant déterminait une contraction normale, provoque maintenant un tétanos de l'organe ; sur des cœurs fortement affaiblis une irritation répétée peut donner lieu à une obturation complète des ventricules. Sous l'influence de petites doses, le sommet des courbes présente encore nettement des enfoncements ; il est entièrement droit sous l'influence de doses élevées. La contraction du ventricule commence dès le début de l'irritation, mais persiste encore en moyenne un quart de seconde après qu'elle a cessé.

Si on laisse séjourner une grenouille pendant quelque temps dans une solution concentrée de NaCl, on observe des contractions fibrillaires des muscles, mais point de convulsions générales (Guttmann).

Stricker et Prussak ont vu chez des grenouilles, à la suite d'une injection de chlorure de sodium, les globules rouges de sang sortir à travers les capillaires intacts ; nous avons fait la même observation. Souvent cette émigration globulaire est si forte, que la peau tout entière présente un pointillé rouge. D'après Cohnheim, une telle diapédèse des globules rouges se produirait chez toutes les grenouilles, à certaines époques de l'année, sans intervention du chlorure de sodium.

Kunde a encore observé que si l'on introduit sous la peau ou dans le rectum, chez une grenouille, 0gr,2 à 0gr,4 de chlorure de sodium, on voit, peu de temps après, la cornée faire une saillie plus prononcée, la quantité d'humeur aqueuse augmenter et le cristallin se troubler ; ce trouble du cristallin commence, tantôt par la face antérieure, tantôt par la face postérieure. La lentille tout entière finit par présenter un aspect gris cendré clair. Tous ces phénomènes régressent quand on place l'animal dans l'eau.

La plus grande partie des phénomènes observés chez la grenouille peut très bien s'expliquer par la soustraction aqueuse résultant de l'action du sel.

Animaux à sang chaud. — Chez des lapins, auxquels il avait injecté dans le sang 5 grammes de NaCl, Guttmann a vu se produire des spasmes cloniques et toniques ; ces spasmes ne se produisaient pas lorsqu'on faisait en même temps boire de l'eau à l'animal. La mort arriva, dit-il, sans que la respiration et l'activité cardiaque eussent subi aucune atteinte. D'après Falck, l'injection du chlorure de sodium dans une veine donne lieu à des altérations caractéristiques des organes respiratoires : écoulement de liquide par la bouche et le nez, œdème pulmonaire constant.

Kunde a observé, chez des chats, sous l'influence de NaCl, un trouble du cristallin. Guttmann nie que le chlorure de sodium puisse donner lieu à cette opacité cristalline chez les animaux à sang chaud.

Emploi thérapeutique. — Des considérations physiologiques qui précèdent il ressort nettement que le chlorure de sodium est un des sels les plus importants pour la nutrition, et que l'organisme ne peut pas s'en passer.

Voici les cas dans lesquels il a été prescrit : Dans l'*hémoptysie*, son usage est tout à fait populaire, et il faut avouer qu'il n'est pas rare de le voir réussir. On a vu assez souvent des hémoptysies profuses disparaître rapidement sous l'influence d'une à trois cuillerées à café de sel marin sec ou mêlé avec une petite quantité d'eau, pourvu, bien entendu, qu'en même temps les règles diététiques convenables aient été observées. Fréquemment, mais pas toujours, cette ingestion de sel marin provoque des nausées. L'efficacité de ce remède provient sans doute de ce qu'il exerce sur les nerfs sensibles de l'estomac une excitation vive, qui a pour conséquence, par action réflexe, de faire rétrécir les artères des poumons.

Chez des *épileptiques*, chez lesquels l'attaque s'annonçait par une aura paraissant siéger dans la sphère du pneumogastrique, par une sensation qui semblait monter de l'estomac, nous avons vu plusieurs fois une ou quelques cuillerées à café de sel marin supprimer l'accès, quand l'aura se prolongeait assez pour donner le temps d'absorber le sel.

Le chlorure de sodium peut encore être employé utilement pour rendre inoffensif un morceau de nitrate d'argent, qu'on aurait laissé tomber dans l'estomac, en cautérisant la muqueuse pharyngienne. Il est vrai que le chlorure d'argent, qui se forme alors, n'est pas absolument insoluble ; mais, comme on a toujours sous la main du sel marin, on fera bien d'en user dans une circonstance de ce genre.

Une sangsue, qui aurait été avalée, pourrait être tuée au moyen de l'ingestion d'une solution de sel marin en quantité un peu abondante. — Le chlorure de sodium a encore été employé comme *anthelminthique*. S'il s'agit d'expulser un ténia ou des lombrics, il ne faut pas compter sur lui comme sur un agent certain ; mais l'expérience apprend qu'il est bon de s'en servir, surtout sous forme d'un hareng fortement salé, avant d'administrer le vermifuge spécial auquel on donne la préférence.

S'agit-il de faire un emploi prolongé du chlorure de sodium, on a recours aux *eaux minérales naturelles chloruro-sodiques*. Le chlorure de sodium se trouve, en effet, dans un grand nombre d'eaux minérales. Dans les unes, il constitue l'élément essentiel ; dans les autres, il ne représente qu'un élément secondaire, bien que très important. C'est ainsi qu'on le trouve associé aux alcalins, au sulfate de magnésie, au sulfate de soude, etc., et ses indications thérapeutiques se confondent alors avec celles de ces derniers sels. Ces indications sont les suivantes :

Dyspepsie chronique et catarrhe chronique de l'estomac — Voyez ce que nous avons dit à propos des carbonates alcalins. Nous ferons remarquer seulement que les eaux sulfato-sodiques, renfermant du chlorure de sodium, sont habituellement préférées dans les cas où il existe, en même temps, une constipation opiniâtre. Parmi ces eaux, les plus en usage sont, dans nos pays : Kissingen, Homburg, Soden, Cronthal, Canstatt. — Dans les catarrhes intestinaux chroniques, ces eaux sont moins bien indiquées; on devra en faire un choix judicieux ; on donnera surtout la préférence à celles de Carlsbad, Tarasp, etc.

Certaines formes d'*obésité* et de *pléthore abdominale*. — L'expérience a appris que, chez les personnes ayant le pannicule adipeux très développé, la musculature faible et le teint pâle, les eaux chlorurées sodiques sont à préférer aux eaux sulfato sodiques ; on aura surtout recours à celles de Kissingen, de Homburg.

Les catarrhes bronchiques chroniques sont souvent traités avec avantage par les eaux chlorurées sodiques. Évidemment ces eaux ne peuvent exercer aucune action spéciale sur la phtisie ; l'amélioration qui résulte de leur emploi dépend uniquement des conditions climatériques favorables dans lesquelles se trouve le malade, de l'influence avantageuse de ces eaux sur le catarrhe bronchique concomitant et sur l'état dyspeptique. Parmi les nombreuses sources chlorurées sodiques, celle de Soden, dans le Taunus, est le plus fréquemment employée.

Dans les *tuméfactions du foie et de la rate*, consécutives à l'intoxication par la malaria, les eaux chlorurées sodiques (Kissingen, Homburg) méritent-elles la préférence sur celles de Carlsbad? Il serait difficile de le décider.

Les eaux chlorurées sodiques sont aussi mises en usage contre la *goutte;* on donne, en général, la préférence aux eaux de Carlsbad et à celles de Vichy. L'opinion de Garrod est que ces eaux, par exemple celles de Wiesbaden, conviennent plutôt aux formes chroniques du rhumatisme qu'à la goutte vraie.

Affections scrofuleuses. — Ce sont surtout les bains salés qu'on emploie, dans ce cas, avec avantage. Quant à l'ingestion des eaux chlorurées sodiques, leur utilité n'est pas parfaitement démontrée ; d'ailleurs, il est difficile de les faire prendre aux enfants. Si l'on veut en essayer l'emploi, on donnera la préférence aux eaux faiblement chargées de NaCl, et contenant en même temps de l'acide carbonique, telles que celles de Homburg, de Kissingen, de Canstadt. — Les eaux chlorurées sodiques, prises en boisson, sont-elles utiles pour faire résoudre les exsudats inflammatoires chroniques, par exemple ceux de la pleurésie? La chose est fort douteuse. Si, dans ces circonstances, il se produit de l'amélioration, il faut la mettre surtout sur le compte des conditions hygiéniques meilleures, qui résultent du séjour du malade dans une station balnéaire bien choisie.

Nous passons à l'*emploi du chlorure de sodium à l'extérieur*. On le donne sous forme de lavements, et ce sont les lavements purgatifs les plus en usage ; ils agissent en excitant les mouvements péristaltiques de l'intestin, par suite de l'irritation produite sur la muqueuse rectale. — On se sert aussi de solutions de NaCl pour laver les plaies venimeuses ; mais on préférera toujours les cautérisations avec l'acide acétique ou d'autres caustiques plus énergiques; mais si l'on n'a sous la main que du chlorure de sodium, on devra aussitôt s'en servir. — On emploie fréquemment une solution saline faible pour laver la conjonctive qui vient d'être touchée par le crayon de nitrate d'argent, dans le but de neutraliser l'excès du nitrate.

L'eau salée est encore mise fréquemment en usage, dans le but de provoquer sur la peau une irritation légère (bains de pieds salés, lotions sur les parties congelées, frictions avec de l'eau salée et alcoolisée, dans les cas de rhumatisme musculaire). Mais c'est surtout sous forme de bains que les eaux chlorurées sodiques sont employées à l'extérieur.

Autrefois l'usage de ces bains était extrêmement répandu ; aujourd'hui il est plus restreint. Voici les cas dans lesquels on pourra y avoir recours avec chance de succès :

Dans le *rhumatisme chronique*, soit musculaire, soit articulaire. Il est certain qu'on peut retirer de ces bains quelques avantages; mais est-ce à dire qu'ils agissent mieux, en général, que les eaux thermales ? Nous ne le croyons pas.

Pour combattre l'*impressionnabilité anormale de la peau* aux influences de la température, ces bains peuvent avoir quelque utilité ; il faudra surtout choisir les stations où il existe de la verdure, telles que Nauheim, Rehme.

Les bains chloruro-sodiques sont très fréquemment conseillés contre les *affections scrofuleuses;* ils produisent souvent de bons effets; mais il faut remarquer que d'autres circonstances que la présence du chlorure de sodium concourent aussi à ces résultats avantageux. Ce sont les eaux de Kreuznach qui représentent, en vue de cette indication, le type de ces bains salés. Des recherches exactes démontrent que le brome et l'iode, qui existent dans ces eaux, ne jouent absolument aucun rôle appréciable.

Quelques affections nerveuses demandent aussi l'emploi des eaux chlorurées sodiques : telles sont plusieurs formes de névralgie chronique (« rhumatoïde »). Il faut reconnaître pourtant que les eaux thermales indifférentes peuvent agir aussi bien. On aura soin de ne prescrire ces bains qu'avec beaucoup de circonspection dans les affections spinales. Règle générale ; ils ne sont indiqués que dans les cas franchement chroniques, ou lorsque les symptômes aigus ont totalement disparu. La plupart des succès (et ils sont rares) ont été observés dans les états paralytiques qui succèdent à la méningite ou aux formes légères de la myélite, ainsi que dans les paralysies post-fébriles (typhus, diphthérie).

On prétend avoir vu ces bains réussir contre le tabes, au début. Mais, outre que cette affection est bien difficile à diagnostiquer sûrement à la première période, ces succès nous paraissent encore douteux. Ce sont les eaux de Rehme et de Nauheim qui ont été choisies dans ces cas. Nous donnerions plutôt la préférence à un traitement rationnel par l'eau froide, avec toutes les mesures circonspectes qu'il comporte.

Quant aux *éruptions cutanées*, elles ne peuvent bien se trouver des bains salés que si elles sont de nature scrofuleuse.

Enfin mentionnons encore l'emploi du chlorure de sodium *sous forme d'inhalations*. Ces inhalations ont donné quelques succès dans les catarrhes chroniques du pharynx, du larynx et des bronches (Waldenburg).

DOSES. — 1° *Chlorure de sodium*. — Dans les cas d'hémoptysie, pour tuer les sangsues avalées, etc., on donne en général une cuillerée à café de NaCl. Aux lavements, pour adultes, on ajoute une cuillerée à café ou une cuillerée à bouche de sel. Pour préparer lotions irritantes, on se sert de solutions concentrées. Pour bains de pied, 1/4 à 1/2 kilogramme. — Pour bain général, 1-2 kilogrammes. — Pour inhalations, solution à 1/5-2 pour 100.

2° EAUX CHLORURÉES SODIQUES. — Le chlorure de sodium, avons-nous dit, se trouve dans beaucoup d'eaux minérales. Dans les unes, il est associé à d'autres substances qui jouent le rôle principal; dans les autres, c'est à NaCl qu'est due l'action essentielle; ce sont ces dernières seules qui méritent le nom d'eaux chlorurées sodiques. Parmi ces eaux, les unes sont employées de préférence sous forme de bains; les autres en boisson. Ces dernières sont celles qui contiennent une certaine quantité d'acide carbonique.

Principales eaux chlorurées sodiques administrées en boisson. — 1. *Kissingen*, en Franconie; trois sources principales froides, riches en acide carbonique : Ragoczi (0,6 NaCl), Pandur (idem), Maxbrunnen (0,2 pour 100 NaCl); autres éléments salins insignifiants. 2. *Soden* (mont Taunus) : sources nombreuses; température variant entre 15-25° C.; NaCl 0,2-1,3 pour 100; assez grande quantité d'acide carbonique. Quantité insignifiante de fer. 3. *Homburg* (Taunus); eaux froides, assez riches en CO^2; légère quantité de fer. Source Élisabeth, 0,9 pour 100 NaCl; Kaiserbrunnen, 1,4 pour 100 NaCl. 4. *Nauheim* (Taunus); employées surtout sous forme de bains; quelques-unes servent aussi à la boisson; elles sont froides, contiennent peu d'acide carbonique, beaucoup de chlorure de sodium. 5. *Cronthal* (Taunus), environ 0,3 pour 100 NaCl, beaucoup de CO^2. 6. *Neuhaus*, en Franconie; eaux froides, riches en acide carbonique; environ 0,6-0,7 pour 100 de NaCl. 7. *Mergentheim*, dans le Würtemberg; eaux froides; peu de CO^2; environ 0,6 NaCl pour 100, et 0,2-0,25 pour 100 de sulfate de soude et de magnésie. 8. *Canstatt*, près de Stuttgart; peu d'acide carbonique; peu de NaCl, environ 0,2 pour 100. 9. *Adelheidsquelle, à Heilbronn*, dans la Bavière; 0,4 pour 100 NaCl; peu de CO^2; un peu de bicarbonate de soude. 10. *Wiesbaden*, province de Hessen-Nassau; ces eaux sont aussi beaucoup employées en bains. La source qui sert à la boisson est chaude (69° C.), contient très peu d'acide carbonique et 0,6 NaCl pour 100. Toutes les autres sources de Wiesbaden ont aussi une température élevée.

Telles sont les principales sources chlorurées sodiques servant à la boisson, qui existent en Allemagne. On peut d'ailleurs rendre propres à la boisson des eaux chlorurées sodiques employées en bains, en les étendant d'eau et les chargeant d'acide carbonique.

Sources chlorurées sodiques employées principalement sous forme de bains. — Ce sont, faisant suite aux précédentes : 11. *Baden-Baden* (Grand duché de Bade), 46-68° C. 12. *Soden*, près d'Aschaffenburg. 13. *Schmalkalden* (Thüringe). 14. *Sulzbrunn*, en Bavière. Toutes ces sources contiennent très peu de chlorure de sodium. Les suivantes en contiennent bien davantage : 15. *Kreuznach*, dans le Nahethal; c'est une des eaux les plus renommées pour la scrofulose. 16. *Arnstadt*, dans la Thüringe. 17. *Salzungen*, dans la Saxe-Meiningen. 18. *Frankenhausen*, dans la Plaine d'or. 19. *Sulza*, dans la Saxe-Weimar. 20. *Kösen*, près de Naumburg. 21. *Köstritz*, états de Reuss (Allemagne). 22. *Wittekind*, près de Halle (Saxe). 23. *Colberg*, en Poméranie. 24. *Pyrmont*, dans la principauté de Waldeck (voyez Sources ferrugineuses). 25 et 26. *Harzburg* et *Suderode* (Harz).

27 et 28. *Jaxtfeld* et *Rothweil* (Neckar). 29. *Hall*, dans le Würtemberg. 30 et 31. *Gozcalkowitz* et *Königsdorf-Jasrtzemb*, en Silésie. 32. *Hall*, près Linz, en Autriche. 33. *Aussee*, en Styrie. 34. *Hall*, près Innsbruck, dans le Tyrol. 35. *Ischl*, dans le Salzkammergut. 36. *Reichenhall*, en Bavière. Telles sont les principales sources chlorurées sodiques qui existent en Allemagne (Voyez, pour les détails, les ouvrages spéciaux).

On assigne en général une place particulière, parmi les sources salines, à *Rehme* (Oeynhausen) en Westphalie, et à *Nauheim*; on les désigne sous le nom de *thermo-salines, riches en acide carbonique*[1].

Relativement *au contenu iodé des sources chloruro-sodiques*, voyez l'étude de l'iode.

L'*eau de mer* doit encore être mentionnée ici. Remarquez que ce n'est pas seulement au chlorure de sodium qu'est due l'action des bains de mer ; d'autres circonstances doivent entrer en ligne de compte; les plus importantes sont : l'*air maritime* et la *température basse* du bain ; le choc des vagues n'est pas non plus une circonstance insignifiante.

Il est une contre-indication à l'emploi de ces bains, qui doit être placée en première ligne : il n'y a que les personnes exemptes de toute affection organique qui doivent en user. Les états morbides dans lesquels les bains de mer peuvent être employés avec succès sont les suivants :

Tous les *états de faiblesse générale*, impossibles à définir physiologiquement, tels que ceux qui résultent d'un travail intellectuel trop tendu avec vie sédentaire, d'un défaut d'assimilation, sans altération appréciable d'aucun organe.

Beaucoup de personnes présentant la disposition dite *névropathique*, *faiblesse nerveuse*, pourront aussi se trouver bien des bains de mer.

Ces bains sont encore indiqués contre la *faiblesse cutanée* avec tendance aux refroidissements et impressionnabilité anormale de la peau. On les prescrira encore, comme traitement complémentaire, dans le *rhumatisme* chronique musculaire et même articulaire.

Enfin, ils sont indiqués dans plusieurs formes de scrofulose, notamment lorsqu'il n'existe aucune localisation grave (tumeurs des ganglions lymphatiques, etc).

Règle générale : les individus très pâles, anémiques, déprimés, chez lesquels il existe un mauvais état de la nutrition, doivent s'abstenir des bains de mer ou n'en user qu'avec beaucoup de prudence.

L'océan Atlantique, la mer du Nord, la Méditerranée, renferment à peu près la même quantité de NaCl (2-3 pour 100); la mer Baltique en contient beaucoup moins (moins de 1 pour 100). Nos bains de mer du sud sont plus chauds que ceux du nord environ de 5° C. Il faut encore tenir grand compte de la force des vagues, qui varie suivant l'endroit où l'on prend le bain et suivant la direction des vents. Enfin, on doit encore considérer si le bain est pris dans une île ou non. Les bains pris dans une île présentent, en général, à un degré plus élevé, toutes les conditions particulières qui caractérisent les bains de mer.

Les stations les plus fréquentées pour bains de mer sont :

Océan Atlantique : Dunkerque, le Tréport, Boulogne, Dieppe, Saint-Valery, Fécamp, Etretat, Le Havre, Trouville, Villers, Houlgate, Royan, Biarritz, en France; Douvre, Wight, Brighton, etc., en Angleterre.

[1] [Principales sources chlorurées sodiques qui existent en France : *Balaruc* (Hérault), temp. 50° C.; 1 litre contient 6.80 NaCl, 1,07 MgCl. *Bourbonne-les-Bains* (Haute-Marne), temp. 55-65° C.; NaCl 5gr,8, NaBr 0,05. *Saint-Gervais* (Haute-Savoie), temp. 20-42° C.; elle contient, par litre : 1,60 chlorure sodium, 2 grammes sulfate de soude, 0,84 sulfate de chaux, 0,40 de bicarbonate de chaux. *Salins* (Jura); cette localité possède des salines dont les eaux mères sont utilisées; elles contiennent, par litre, 257 grammes de résidu salin, dans lequel se trouvent 158 grammes NaCl, 2gr,7 KBr. *Salins-Moutiers* (Haute-Savoie), temp. 30° C.; 10 grammes NaCl par litre.]

Mer Méditerranée : Marseille, Palavas, Nice, etc., en France; la Spezzia, Livourne, Castellamare, Naples, Venise, etc., en Italie.

Mer du Nord : Ostende, Blankenberghe, Scheveningue, Helgoland, Cuxhaven, Westerland auf Sylt, Wyk auf Föhr, Borkum, Norderney.

Chlorure de potassium

L'étude de son action physiologique a été faite suffisamment à propos du potassium et du chlorure de sodium[1]. Nous ferons seulement remarquer ici que l'action de ce sel est essentiellement due à l'élément potassium. Il s'est trouvé un observateur (Sander) qui a prétendu assimiler les effets du chlorure de potassium à ceux du bromure de potassium, dans l'épilepsie et autres affections de ce genre; mais cette opinion n'a trouvé que des contradicteurs.

Le chlorure de potassium n'est pas employé en thérapeutique.

Chlorate de potasse ($KClO^3$)

Il se présente sous la forme de cristaux lamelliformes, d'un blanc brillant, qui se dissolvent dans 16 parties d'eau froide, 3 parties d'eau bouillante et dans 130 parties d'alcool. Leur saveur est fraiche comme celle du salpêtre. Il forme, avec la plupart des substances combustibles (soufre, charbon, etc.), des mélanges qui peuvent faire explosion par la pression, la percussion, etc.

Action physiologique. — Administré à *doses thérapeutiques* (5 grammes par jour), il est très rapidement absorbé; il traverse le torrent circulatoire sans éprouver de modifications, et apparaît bientôt dans toutes les sécrétions (urine, salive, larmes, lait, sueur et bile). Tout ce qui a été ingéré est ainsi éliminé, probablement au bout de trente-six heures. Isambert et Hirne ont pu en retrouver 95 à 99 pour 100 dans ces divers produits de sécrétion

L'administration prolongée de *doses moyennes* (10 grammes, chez les adultes) donne lieu à une augmentation de la sécrétion salivaire, à une augmentation de l'appétit, à l'excrétion plus abondante d'une urine fortement acide, avec douleurs de reins, à une coloration verte des matières fécales. Il ne se produit pas de diarrhée, même après l'ingestion de doses très élevées.

On a admis jusqu'ici que, *à doses très élevées*, le chlorate de potasse tue en paralysant le cœur, de même que les autres sels de potassium; on a cependant, dit-on, administré à des adultes jusqu'à 30 grammes de ce sel sans qu'il en résultât aucun accident, aucune action sur le cœur.

Mais, tout récemment, Marchand, de Halle, et Jacobi, de New-York, ont vu ce médicament populaire occasionner des empoisonnements suivis de mort. Il faut distinguer deux formes d'intoxication : 1° une forme immédiatement mortelle, dans laquelle, sans altérations organiques appréciables, le sang prenant une coloration brune de sépia, les globules sanguins perdent leurs propriétés respiratoires; 2° une forme, non immédiatement, mais rapidement mortelle, dans laquelle tous les canalicules urinaires se remplissant de globules sanguins devenus inaptes à la vie, il se manifeste une rétention d'urine. — Dans des expériences sur des chiens (des chiens de moyenne grandeur ont été tués par 10 grammes de sel), Marchand a observé la même

[1] Voy. pages 16 et 27.

obstruction des canaux du rein et les mêmes altérations du sang (ce sang, devenant de plus en plus sombre dans le cours de l'empoisonnement, perdait la propriété de devenir rouge par l'agitation avec l'air, et la mort survenait à cette période sans autres phénomènes particuliers). Il a été constaté que la cause de la coloration brune du sang était due à une formation de méthémoglobine, qui est, comme l'on sait, un produit de la transformation de l'oxyhémoglobine sous l'influence de toutes les substances oxydantes.

Si l'on ajoute à du sang de bœuf défibriné une quantité égale d'une solution à 5 pour 100 de chlorate de potasse, on voit le sang devenir rouge clair, puis, au bout de deux heures environ, brun rougeâtre, et, quatre heures après, on peut y constater au spectroscope la présence de la méthémoglobine. Cette méthémoglobine peut être transformée en oxyhémoglobine au moyen du sulfure d'ammonium. Au bout de 24 heures, il se forme des masses solides, noires, très résistantes à la putréfaction et contenant de l'hématine. Cette altération du sang se fait plus rapidement sous l'influence de la chaleur; à la température du corps, $0^{gr},1$ de chlorate de potasse dans 100 centimètres cubes de sang suffisent pour provoquer la formation de la méthémoglobine; mais ces altérations régressent rapidement par la putréfaction. Parmi les chlorates alcalins, ce sont les chlorates de potasse et de soude qui agissent le plus faiblement. L'acide chlorique, employé en quantités considérables, décompose immédiatement le sang; en quantité moindre, il agit comme le chlorate de soude, sauf quelques légères différences.

Quand le sang contient beaucoup d'acide carbonique, le chlorate de potasse le décompose beaucoup plus énergiquement; le même effet se produit par l'addition de phosphate acide de soude et, en général, à la suite d'une diminution de l'alcalinité du sang. Le passage à travers le sang d'un courant d'oxygène ainsi qu'une addition de carbonate de soude empêchent cette décomposition. Bien qu'il ait retrouvé dans l'urine et la salive la presque totalité (91 pour 100) du sel ingéré et qu'il ait constaté la présence de l'acide chlorique dans les sécrétions et les excrétions à la suite d'une administration de 0,05, V. Mering admet cependant une décomposition partielle du sel dans l'intérieur de l'organisme, parce que le sang vivant réduit les chlorates. Dans deux cas d'empoisonnement sur quatre, Bischoff a pu constater dans les organes des cadavres la présence de l'acide chlorique. Le chlorate de potasse se réduit dans le sang en chlorure de potassium, et cette réduction dépend de la quantité absolue du sel existant. Elle se produit par l'influence de l'oxyhémoglobine et a aussi constamment lieu pendant la vie; la présence d'une petite quantité de méthémoglobine dans le sang est pourtant bien tolérée. D'après Kimmyser, la quantité des chlorures dans l'urine augmente le jour où les chlorates ont été ingérés. Mais cela ne prouve nullement qu'une réduction des chlorates ait lieu dans l'organisme, car l'élimination des chlorures s'accroît aussi à la suite de l'ingestion d'autres sels facilement diffusibles, du nitrate de soude, par exemple.

Le stroma d'un quart à un cinquième des globules rouges du sang est entièrement décoloré dans ces empoisonnements, ou bien on trouve dans l'intérieur de ces globules l'hémoglobine conglomérée en petites masses arrondies.

Marchand met donc en garde contre l'emploi du chlorate de potasse chez les tout jeunes enfants; le chlorate de soude pourrait produire les mêmes effets fâcheux et devrait donc aussi être évité.

Le pus, la levûre, la fibrine privent de son oxygène le chlorate de potasse dissous dans l'eau, mais le réduisent surtout rapidement dans l'état de putréfaction (Binz).

Ses effets antiputrides sont très faibles; même à l'état de concentration (1 sur 30), il ne peut pas empêcher le développement des bactéries de l'eau de viande (Jalan).

Emploi thérapeutique. — Il est surtout employé dans quelques *affections de la cavité buccale*. Ce médicament est réellement très utile dans la *stomatite mercurielle*, avec ou sans ulcérations : on voit, sous son influence, la gingivite rétrograder, les ulcérations guérir rapidement, sans que la salivation mercurielle en soit notablement influencée. Il peut encore, dans la plupart des cas, jouer le rôle d'un prophylactique précieux, capable de prévenir la production des accidents buccaux, dans le traitement par le mercure; pour obtenir ce résultat, il faut, en commençant ce traitement, donner du chlorate de potasse, et recommander en même temps au malade de se tenir la bouche toujours bien nettoyée. Il est douteux que le chlorate de potasse soit utile dans la stomatite aphtheuse; on peut toutefois l'essayer, pourvu qu'il ne donne pas lieu à de trop vives douleurs. Mais il est complètement inactif dans le muguet, contre lequel plusieurs médecins le prescrivent encore.

Ce médicament, aux doses ordinaires, est entièrement inactif contre la *diphthérie;* c'est là un fait qui n'est plus guère contesté. Quelques médecins (Seeligmueller, Sachse, entre autres) recommandent pourtant comme très efficace l'emploi d'une solution saturée (5 pour 100) : on doit la donner d'abord chaque heure, puis, toutes les deux ou trois heures, et, au début, sans interruption, nuit et jour; aucun correctif ne doit être ajouté à cette solution aqueuse; aux enfants au-dessus de trois ans, on le fait prendre par cuillerées à bouche; aux enfants au-dessous de trois ans, par petites cuillerées. Il ne faut s'attendre cependant à aucune efficacité positive de la part de ces hautes doses, et, d'après de nombreuses observations faites dans ces dernières années, elles peuvent même être considérées comme directement dangereuses.

L'abus que l'on fait du chlorate de potasse dans les affections de la cavité buccale est quelquefois poussé si loin, qu'on l'emploie même dans l'angine catarrhale; à petites doses il est inoffensif, mais sans utilité.

De la longue série des cas dans lesquels le chlorate de potasse a été recommandé, nous ne citerons que les suivants : Edlefsen a eu à s'en louer dans les *catarrhes vésicaux;* nos observations ne nous permettent pas de confirmer cette recommandation. Neumann l'a employé comme antiodontalgique, dans les cas où la pulpe, largement mise à nu par la carie, est le siège d'une inflammation. Des médecins anciens affirment que le chlorate de potasse leur a donné des succès quelquefois surprenants dans le traitement de la névralgie de la cinquième paire. Burow a recommandé de répandre du chlorate de potasse en poudre ou en cristaux sur les ulcères cancéreux (une fois par jour)[1]. Hapkin l'a préconisé récemment contre plusieurs états

1 [Cette question a été reprise dans ces derniers temps, et il résulte des observations publiées (Vidal, Bergeron et autres) que le chlorate de potasse, employé *intùs et extra*, dans le traite-

morbides; employé à l'intérieur, il agirait comme styptique dans la diathèse hémorragique, dans les hémorragies en général.

Nous basant sur les cas multiples de mort publiés dans ces dernières années, nous mettrons encore une fois en garde contre l'usage du chlorate de potasse à doses élevées.

DOSES. — A l'intérieur 0,1-0,3 *pro dosi*, seulement en solution. On évitera de le prescrire en poudre ou en pilules, à cause de ses propriétés explosibles. Extérieurement, comme collutoire (5,0-10,0 : 150-200), ou encore (5,0 : 30,0 de miel et 30,0 d'eau).

7. AZOTATES ALCALINS

Azotate de soude, salpêtre du Chili

L'azotate de soude $NaNO^3$, qu'on trouve en dépôts considérables au Pérou, se présente sous forme de cristaux rhomboïdaux, incolores, transparents, inaltérables à l'air sec. Il a une saveur fraîche, salée; il est soluble dans 1,5 d'eau et dans 50 d'alcool. Il colore la flamme en jaune; éclairée à travers un verre bleu, cette flamme apparaît rouge seulement d'une manière passagère.

Action physiologique. — De nombreux cas de mort observés chez des bœufs, des chevaux, des brebis et des porcs, qui par hasard avaient bu de l'eau contenant de l'azotate de soude, ont fourni récemment à Barth l'occasion d'étudier cette action chez les animaux.

S'appuyant sur les expériences de Gscheidlen, de Schönlein, il admet que le nitrate de soude ($NaNO^3$) se réduit en *nitrite de soude* ($NaNO^2$) dans le canal intestinal, et, d'après ses propres expériences, dans les tissus, par suite de l'activité musculaire; que le suc pancréatique semble accélérer cette réduction, et la bile l'empêcher; qu'on peut constater souvent, mais non toujours, la présence du nitrite dans l'urine. Or, le nitrite de soude serait beaucoup plus toxique que le nitrate, et, à doses relativement faibles (0,1 chez des lapins du poids de 500 grammes; 0,5 chez des chiens pesant 3000 grammes), il donnerait lieu à des vomissements, à une dépression générale, à des spasmes musculaires, à de la salivation, à une augmentation de l'excrétion urinaire, à des selles fluides, à une altération de la couleur du sang, à la mort. L'action du nitrate dépendrait donc en partie de la décomposition de l'acide azoteux dans les tissus, et les effets physiologiques du nitrate de soude ne sauraient être considérés comme appartenant en propre au sodium. Voyant l'azotate de soude, mêlé à l'alimentation, donner la mort même à des bœufs, Binz a eu l'idée de faire digérer, pendant 5 à 6 heures, à la température du corps, de l'azotate de soude chimiquement pur avec des céréales, et il a trouvé qu'il se formait alors constamment de l'hypoazotite de soude. Le nitrite de soude laisse dégager rapidement dans l'organisme l'acide, lequel se décompose au moment de sa formation, 3 molécules donnant naissance, en même temps qu'à de l'eau, à 1 molécule d'acide azotique et à 2 molécules de bioxyde d'azote. Ce dernier se transforme en acide hypoazotique, celui-ci à son tour en bioxyde d'azote, et ainsi de l'oxygène à l'état actif doit être mis en liberté. Ces réactions, d'après Binz, se produisent aussi dans l'organisme vivant, puisque, après

ment des cancroïdes superficiels, peut produire des effets très avantageux et même faire disparaître entièrement et définitivement les tumeurs. Celles qui éprouvent le mieux cette influence favorable sont les cancroïdes cutanés. La dose quotidienne doit être au moins de 4 grammes; on applique le sel localement sous forme de poudre ou en solution saturée. L'amélioration et la guérison ne peuvent se produire qu'à la longue. Ce traitement exige donc beaucoup de constance.]

l'injection sous-cutanée du nitrite de soude, l'estomac acide présente des altérations profondes et que le sang offre l'aspect d'une masse couleur chocolat.

En supposant que, dans l'organisme, le nitrate donne réellement toujours naissance à du nitrite, ce ne serait jamais, suivant nous, qu'en petites quantités; Barth démontre, en effet, contrairement à sa thèse, que le nitrite de soude est beaucoup plus toxique que le nitrate.

Du reste, ses données, relativement aux effets généraux, concordent assez bien avec celles de Guttmann, d'après lesquelles de petites doses ne donnent lieu à aucune action particulière, tandis que des doses élevées entraînent la mort au milieu de phénomènes d'affaiblissement, sans accidents essentiels du côté de la respiration, de la circulation et de la température, les battements du cœur ne cessant que quelques minutes après le dernier mouvement respiratoire. Quant aux effets narcotiques sur le système nerveux central (stupeur, diminution de l'activité réflexe), sur lesquels il insiste particulièrement, ils n'ont été observés jusqu'ici que par Lœffer. Cet observateur a donné à des hommes de vingt ans à l'état sain de 90 à 150 grammes de nitrate de soude dans l'espace de 8 à 14 jours (3 à 15 grammes par jour), et, à la suite de l'absorption d'environ 90 grammes en 8 jours, il n'a constaté l'apparition d'aucun accident morbide appréciable; mais à partir de ce moment, l'administration du sel ayant été continuée, il a vu se manifester un sentiment de lassitude générale qui augmentait par le mouvement et qui persistait quelques jours encore après l'interruption de l'expérience : inaptitude à l'activité physique et intellectuelle, altération du caractère, lassitude sous l'influence du moindre effort, douleurs contusives dans les muscles et les articulations, tendance continuelle au sommeil. Les forces s'affaiblissaient, le pouls se ralentissait. Vers la fin de l'expérience, le visage devenait plus pâle, plus maigre, les blessures guérissaient très lentement.

Mais la *digestion n'a subi en général aucun trouble;* l'appétit est resté bon. Deux fois seulement, à la suite d'un usage prolongé du sel, se sont manifestées des douleurs intestinales, ainsi que des borborygmes; les *selles sont restées normales*, peut-être un peu retardées.

L'excrétion de l'urine, activée au début, revient peu de jours après à l'état normal, puis tombe parfois au-dessous de la normale (Schirks).

Le sang, extrait par Lœffer des veines des hommes en expérience, présentait une coloration jus de cerise, les globules blancs étaient plus nombreux et agrandis, les globules rouges plus vivement colorés; la coagulation du sang se produisait plus rapidement, sa richesse en eau et en sels était plus considérable, les éléments solides et les corps gras y étaient en moindre quantité.

Les observations anciennes et les nouvelles, chez des animaux et chez des hommes, concordent donc et nous permettent d'admettre que des doses même relativement élevées (chez l'homme jusqu'à 10 grammes) peuvent être tolérées durant huit jours sans phénomènes morbides particuliers, et que plus tard seulement, consécutivement à une élévation des doses, se manifestent des effets toxiques, qui présentent le caractère particulier à l'action du sodium, caractère que nous avons décrit dans les généralités.

Emploi thérapeutique. — Nous considérons ce sel comme *entièrement superflu.* On l'a prescrit pendant longtemps dans le but de remplir les mêmes indications qu'avec le sel potassique correspondant. Si les effets de ce dernier sel sont incertains, ceux du sel de soude le sont encore davantage; c'est ce dont le public médical semble se convaincre de plus en plus. Nous avons nous-mêmes prescrit ce médicament un très grand nombre de fois, sans lui voir produire d'effets appréciables.

DOSES : 0,5-2,0 *pro dosi* (15,0 *pro die*), en solution.

Azotate de potasse, nitre

Le nitrate de potasse (KNO^3) se présente sous la forme de gros cristaux prismatiques, transparents, incolores, d'une saveur salée et fraîche; ils se dissolvent facilement dans l'eau (dans 4 parties d'eau froide et dans 1 partie d'eau bouillante). Ils sont presque insolubles dans l'alcool.

Action physiologique. — Il a déjà été question, dans les généralités sur les sels de potasse[1], des effets toxiques produits par ces sels, quand on les injecte, à doses élevées, dans le torrent circulatoire. Nous n'étudierons donc ici que les effets produits, *chez l'homme*, quand le nitrate de potasse est administré par l'estomac à doses thérapeutiques.

Une dose petite (0,5) ne produit aucune action appréciable. Si cette dose est renouvelée pendant un certain temps, elle paraît donner lieu à une diminution de l'appétit, à de la constipation, à de la diurèse; plusieurs auteurs prétendent même avoir observé un état scorbutique. Le nitrate de potasse passe entièrement dans le torrent circulatoire et s'élimine très rapidement par les urines.

Une *dose élevée* (jusqu'à 5 grammes), ingérée en substance ou en solution très concentrée, produit de la sécheresse sur les muqueuses de la bouche et du pharynx, une soif vive, un sentiment de brûlure à l'épigastre et des éructations; mais si la solution est très étendue, on ne remarque aucun effet local, on n'observe qu'une augmentation de l'excrétion urinaire et une élévation du poids spécifique de l'urine; chez plusieurs individus il se produit de la diarrhée; chez d'autres, au contraire, de la constipation.

Ces doses ne donnent lieu à aucune modification du pouls et de la température. Pour que le pouls et la température s'abaissent, il faut des doses tout à fait élevées, et encore n'y arrive-t-on pas chez l'homme, parce que, à la suite du courant rapide de diffusion qui s'établit (voyez les *Généralités*) il survient une *gastrite toxique*, avec douleurs intenses, vomissements et diarrhée. Les symptômes généraux qu'on observe alors (faiblesse excessive, défaillances, affaiblissement extrême de la circulation, mort) sont mis depuis quelque temps sur le compte de l'action spéciale de l'élément potassium, parce que le nitre fait partie des sels potassiques les plus diffusibles; mais il est vraisemblable, comme nous l'avons déjà dit, que ces phénomènes sont dus à la gastrite aussi bien qu'à l'action particulière du potassium.

Ainsi tombe l'opinion d'après laquelle le nitre serait un agent antifébrile, pouvant être utilisé dans les maladies. Tout récemment, il est vrai, on l'a de nouveau préconisé, particulièrement dans le rhumatisme articulaire (Leube, Gerhardt). Des doses très élevées (50 grammes par jour) auraient été bien supportées, à la condition d'être fortement étendues; il y aurait eu rarement des vomissements. Mais si l'on examine de près les effets observés à la clinique de Gerhardt, on voit qu'il y a toujours eu un intervalle de temps considérable entre le commencement du traitement par le nitre et la chute de la fièvre (pendant trois fois, trois jours; quatre fois, six à neuf jours; une fois, onze jours; une fois, dix-sept; une fois, dix-huit; une fois, vingt-deux; une fois, trente jours), de sorte qu'on a de la peine à être convaincu que la chute de la fièvre soit due bien réellement, dans ces observations, à l'intervention du nitrate de potasse. Et l'on ne nous convaincra pas davantage en nous disant que la fibrine du sang peut être dissoute par une solution à 10 pour 100 de nitrate de potasse, et que, dans les empoisonnements par ce sel, le sang se coagule plus difficilement; il est en effet une quantité d'autres sels potassiques et sodiques qui produisent la même action, et d'ailleurs on n'a nullement démontré que le nitre puisse empêcher la formation de la substance fibrinogène

[1] Voy. pages 26 et suivantes.

dans le sang vivant en circulation. Du reste, l'ancienne opinion émise par Swieten, d'après laquelle la mort, dans les cas d'hyperthermie, serait le résultat d'une coagulation de la fibrine dans le sang, cette opinion ne peut plus aujourd'hui se soutenir; car dans le plus grand nombre des cas de mort observés à la suite d'une élévation excessive de la température, on ne trouve dans le sang que très peu de fibrine et que des caillots mous.

D'après les recherches de Samuel, les phénomènes inflammatoires provoqués sur l'oreille du lapin par l'huile de croton, par exemple, seraient le mieux et le plus sûrement éloignés au moyen du nitrate de potasse; mais le fait demande confirmation.

Dans les essais faits pour expliquer l'action diurétique de l'azotate de potasse, on n'est pas encore sorti du domaine des hypothèses. On a dit que ce sel rendait les membranes plus perméables à l'eau, qu'il entraînait une plus grande quantité d'eau par son passage à travers les reins.

Quant à sa pénétration dans le sang et à son élimination, les expériences faites sur des lapins par Hermann-Forel ont démontré les faits suivants : toute la quantité de nitrate de potasse introduite dans l'estomac pénètre dans le sang, mais pas aussi rapidement qu'on le pensait; on n'en trouve plus aucune trace dans l'intestin et dans le fèces; les doses ingérées sont entièrement éliminées avec les urines au bout de deux jours.

Emploi thérapeutique. — L'azotate de potasse était autrefois très souvent prescrit; son emploi diminua lorsque Rademacher eut proposé à sa place le nitrate de soude; et enfin, dans ces dernières années, à la suite des recherches physiologiques dont il a été l'objet, son usage est devenu fréquent dans les *affections inflammatoires aiguës.*

Nous dirons d'abord que nos observations personnelles, qui concordent avec celles d'un grand nombre d'autres observateurs, nous présentent le nitrate de potasse comme *entièrement inutile* à ce point de vue. Administré par la bouche aux doses petites ou moyennes qu'on prescrit habituellement, ce sel n'est ni antipyrétique ni antiphlogistique; à doses très élevées, il peut donner lieu à des accidents fâcheux du côté de l'estomac, et dans tous les cas il peut être remplacé très avantageusement par d'autres antipyrétiques.

Les données théoriques sur lesquelles on a fondé l'emploi du nitre comme antiphlogistique et antipyrétique ont été jugées, dans la partie physiologique, insuffisantes et insoutenables. Aussi le nitre a-t-il été de plus en plus abandonné dans le traitement des affections inflammatoires et fébriles, de sorte qu'il nous semble superflu d'entrer à ce sujet dans de plus longs détails. Dans le cas où par hasard on voudrait le prescrire à très hautes doses, que ce soit toujours dans des solutions aqueuses très étendues, jamais en substance ou dans des solutions concentrées.

L'azotate de potasse est en général *contre-indiqué* dans les affections inflammatoires aiguës de l'estomac et de l'intestin. Il faut aussi éviter de le prescrire dans les maladies inflammatoires dont il a été question plus haut, lorsque ces maladies sont accompagnées d'une complication gastrique considérable; on agira de même lorsqu'il existe une prostration notable des forces. C'est peut-être à ce dernier point qu'il faut rapporter l'opinion de Tissot, Stoll et autres, qui conseillaient de s'en abstenir dans les affections fébriles « putrides et bilieuses ».

L'azotate de potasse est encore employé comme *diurétique ;* on voyait autrefois dans la néphrite, notamment dans les formes aiguës de la néphrite, une contre-indication très nette à l'emploi du nitre ainsi que des autres sels diurétiques de potasse. Dans ces derniers temps les craintes qu'on avait à ce sujet se sont bien calmées, et plusieurs observateurs, entre autres Leyden, considèrent ces sels comme indiqués même dans la néphrite aiguë, dans certaines circonstances, quand la cause de la diminution de la diurèse peut être attribuée à une obstruction des canalicules urinaires, que cette obstruction soit due à des cylindres ou à des masses sanguines épanchées.

Sa valeur est tout à fait secondaire dans les cas d'hydropisie dépendant d'une lésion valvulaire ou d'un catarrhe pulmonaire chronique avec emphysème ; dans ces cas en effet, c'est en augmentant la tension sanguine dans le système aortique qu'on parviendra le mieux à produire des effets diurétiques; on aura donc recours de préférence à d'autres agents, particulièrement à la digitale. On l'emploie encore fréquemment pour activer l'excrétion urinaire, dans le but de faire résorber des exsudats inflammatoires (pleurite, péricardite). On voit quelquefois, sous son influence, à la fin de la période fébrile, la quantité d'urine augmenter; mais nous ne voudrions pas décider avec certitude si cette augmentation est bien réellement le fait du médicament, ou n'est qu'une simple coïncidence. Si l'on considère que, dans cette période, l'exsudat pleurétique disparaît souvent sans aucune médication, en même temps que la diurèse augmente spontanément, la valeur du nitrate de potasse paraîtra alors bien incertaine.

Usage externe. — On employait autrefois fréquemment le nitre pour préparer des mélanges réfrigérants; on ne s'en sert guère plus aujourd'hui. Quand on veut obtenir une température inférieure à celle de la glace, on a dans les pulvérisations d'éther un moyen bien plus commode.

Doses et préparations. — 1. *Nitrate de potasse :* A l'intérieur, 0,3 jusqu'à 1 gramme *pro dosi*, en solution ou en poudre ; on en a donné des doses bien plus élevées, jusqu'à 50 grammes *pro die*. Les fomentations de Schmucker, très employées autrefois, étaient composées de 3 parties de nitre, 1 partie de chlorure d'ammonium ou de chlorure de sodium, 6 parties de vinaigre, 12 à 24 parties d'eau; les sels étaient d'abord mélangés, enveloppés dans un mouchoir, puis placés sur l'endroit où il s'agissait de faire la fomentation; on versait alors dessus le mélange liquide.

2. *Papier nitré :* papier imprégné de nitre. On en allume des morceaux et on en respire les vapeurs. Recommandé contre l'asthme.

8. SELS GRAS ALCALINS, SAVONS

Quand on fait chauffer un corps gras avec une solution de potasse ou de soude, la glycérine du corps gras cède sa place à la base alcaline, et il se produit un sel gras alcalin, un *savon;* on aura un savon de potasse mou, ou un savon de soude dur, suivant qu'on aura employé l'une ou l'autre de ces bases.

Effets des savons. — Peau. Traités par une grande quantité d'eau, les savons se décomposent en sels acides insolubles et sels basiques solubles. L'alcali en excès de ces derniers est en état de produire de nouvelles quantités de savon par l'addition d'une quantité nouvelle de graisse. D'où il suit que la graisse de la peau peut être saponifiée et entraînée par l'eau, en même temps que la crasse qui y adhère. L'alcali qui devient libre peut même ramollir l'épiderme et déterminer un peu d'inflammation de la peau. Les savons de potasse agissent à ce point de vue d'une manière plus intense que les savons de soude. Récemment Unna a obtenu une préparation de savon, qui se distingue par une composition très constante. Il ajoute à un savon de soude et de potasse 4 pour 100 d'huile d'olive, et obtient ainsi un savon qui jouit de la propriété d'absorber un grand nombre de médicaments (sublimé, acide salicylique, etc.) et de les conserver à l'abri de toute décomposition, ce qui, comme on sait, n'est nullement le cas pour les savons médicamenteux qui existent dans le commerce.

Donnés à l'*intérieur*, les savons peuvent se comporter de deux manières. Ou bien ils sont décomposés, de même que les carbonates alcalins : l'acide gras est mis en liberté et la base se combine avec les acides de l'estomac. Ou bien une partie de ces savons pénètre dans le torrent circulatoire, où elle est brûlée et tranformée en carbonate alcalin. On croyait autrefois que le sang contenait des sels gras alcalins. Cela ne peut pas être; car le sérum sanguin, contenant des sels de chaux, donne, avec une solution de sel gras alcalin, un précipité de savon calcaire. D'ailleurs les recherches directes ont donné des résultats négatifs (Röhrig). En tous cas, les effets des savons administrés à l'intérieur sont, en partie, ceux des alcalins, tels que nous les avons analysés à propos des carbonates, en partie, ceux des acides gras, qui, oxydés dans l'organisme ou transformés en glycérides, se déposent à l'état de graisse.

Les phénomènes qui se produisent après l'ingestion de doses élevées de sels gras alcalins sont les suivants : saveur alcaline désagréable, nausées, vomissements, diarrhée, diminution de la nutrition.

Emploi thérapeutique. — L'usage qu'on faisait autrefois des savons, dans divers états morbides, est aujourd'hui entièrement abandonné; on ne s'en sert guère plus que dans les empoisonnemets par les acides, parce qu'on les a toujours sous la main. — Les savons de soude sont encore employés comme excipients pilulaires; mêlés avec un peu d'alcool, ils servent très bien dans ce but.

Pour l'usage externe, tout le monde connait leur emploi comme moyen de nettoyage. En médecine on s'en sert pour produire une douce irritation sur la peau, dans plusieurs maladies cutanées chroniques, par exemple dans le chloasma, dans l'eczéma chronique; mais leur usage exclusif, dans ces cas, ne guérit presque jamais. Ils servent très utilement pour appliquer sur la peau, sous une forme convenable, certaines substances, telles que l'iode, la glycérine, etc. (savon iodé, glycériné). D'après plusieurs observations récentes (Kappesser et autres), des frictions avec du savon mou exerceraient une action extrêmement favorable sur les *tumeurs glandulaires scrofuleuses;* sous leur influence, les tumeurs des glandes du mésentère et du cou diminueraient peu à peu de volume et finiraient par disparaître, alors que d'autres traitements seraient restés sans résultat; d'autres phénomènes scrofuleux disparaîtraient aussi en même temps. Sénator confirme ces données et prétend que, dans des cas d'épanchement de longue durée dans les articulations, dans des exsudats pleurétiques et péricardiques anciens, et même dans deux cas de péritonite aiguë diffuse, il a vu manifestement ces frictions accélérer la résorption. Une ou deux fois par jour on frictionne la région malade avec un morceau de savon de la grosseur d'une amande à celle d'une noix. — Les savons de potasse sont encore employés dans le traitement de la gale. Ils ne peuvent pas tuer le sarcopte, ainsi qu'on le croyait, il n'y a pas longtemps; mais ils secondent très bien l'emploi des meilleures méthodes aujourd'hui en usage (baumes). Les bains et les frictions avec le savon vert ramollissent l'épiderme et rendent ainsi plus accessibles à l'action du baume les trajets des sarcoptes et les sarcoptes eux-mêmes. — Les lotions savonneuses ne peuvent pas suffire pour débarrasser la peau, les plaies, des matières infectieuses qui les souillent. Enfin les savons sont fréquemment employés comme *laxatifs*, soit sous forme de lavements (eau de savon), soit (chez les enfants) sous forme de suppositoires. Ils agissent alors probablement en excitant par action réflexe les mouvements péristaltiques de l'intestin.

Dans le but d'éloigner les oxyures qui habitent le gros intestin et qui remontent jusqu'à l'intestin grêle, le moyen le plus efficace, d'après Vix, consiste en des lavements avec une solution de savon médicinal à 0,2 - 0,5 pour 100; il faut avoir soin de nettoyer au moyen de ces lavements, par la méthode de Hégar, toute l'étendue du gros intestin.

PRÉPARATIONS. — 1. *Savon médicinal.* — Savon de soude blanc, sec, pulvérisable, n'ayant point d'odeur de rance. Excipient pilulaire. Comme médicament, 0,3 - 1,0 *pro dosi.*

2. *Savon oléagineux, savon d'Espagne ou de Venise.* — Savon de soude, contenant aussi un peu de potasse.

3. *Savon à la poix.* — 35 parties savon de Venise, 5 parties poix liquide.

4. *Savon vert ou savon noir.* — Savon de potasse préparé avec les graisses les plus communes; il est très onctueux. C'est celui qui irrite le plus fortement la peau.

5. *Alcoolé de savon.* — Solution de savon d'Espagne dans l'alcool avec un peu d'essence de lavande, suivant la pharmacopée d'Autriche; la pharmacopée allemande le prépare avec de l'huile d'olive, de la lessive de potasse, de l'alcool et de l'eau. Employé, comme léger irritant cutané, dans les congélations, les douleurs rhumatismales, etc.

Unna a récemment recommandé un savon qui contient 16 parties d'excellent suif de bœuf, 2 parties d'huile d'olive, 6 parties de lessive de soude, 3 parties de lessive de potasse.

SUPPLÉMENT AUX ALCALINS

Je ne fais que mentionner ici les alcalins suivants, qui sont superflus ou qui peuvent être avantageusement remplacés par les préparations dont il a été question jusqu'ici, ou dont les effets physiologiques et thérapeutiques sont encore trop peu connus : *Benzoate de soude* (employé autrefois contre la diathèse urique : voyez *Acide benzoïque*). — *Biborate de soude, borax* (recommandé autrefois dans le but de favoriser la menstruation et le travail de l'accouchement; employé encore aujourd'hui dans le muguet et les aphthes de la bouche; mais entièrement superflu). — *Sulfovinate de soude* (exerçant une action purgative comme les sels neutres). — *Chlorate de soude* (on peut l'employer comme le chlorate de potasse). — *Tartrate boro-potassique* (employé comme purgartif). — *Sulfate de potasse, sel polychreste de Glaser* (purgatif, comme le sel correspondant de soude).

Récemment Preyer a recommandé le *lactate de soude* comme hypnotique (doses allant jusqu'à 18 grammes). Injecté sous la peau, ou introduit dans l'estomac vide, il agit, dit-il, d'une manière assez sûre. Théoriquement le fait est déjà très difficile à comprendre. Les observations variées faites dans notre clinique (Nothnagel) par von Bötticher démontrent que le lactate de soude ne peut être considéré que comme un hypnotique très faible et tout à fait incertain.

Les combinaisons alcalines du chlore, de l'iode, du brome, du soufre, du manganèse, de l'arsenic, de l'antimoine, de l'acide cyanhydrique, des acides benzoïque et salicylique, seront étudiées à propos de ces dernières substances.

BOUSSINGAULT, Annales de chimie et de physique, t. XIX, XX, XXII. — Nouveau Dictionnaire de médecine et de chirurgie pratique, art. ALCALINS par HIRTZ. Paris, 1864. — BERNARD (Claude) et GRANDEAU, Journal de l'anatomie et de la physiologie, t. I. — HOFMEIER, Vers. mit chlors. Kali (Deutsche medicinische Wochenschrift, 1880, nos 38-40. — LEWUSCHEW und KLIKOWITSCH, Einfluss alkalischer Mittel auf die Zusammensetzung der Galle (Archiv für experimentelle Pathologie und Pharmakologie, Band XVII, S. 53. Leipzig, 1883). — MAYER (J.), Einfluss der N. salze auf den Eiweissumsatz (Frerichs und Leyden's Zeitschrift für klinische Medecin, Band III). — RABUTEAU, Recherches sur l'élimination de divers chlorates et de l'acide chlorique introduits dans l'organisme (Mémoires de la Société de Biologie, 1868, p. 31-44; Comptes rendus de la Soc. de Biologie, 1868 p 136; discussion et object. de Gubler; Gaz. hebdom, 1868, p. 709-712. — Dictionnaire encyclopédique des sciences médicales, art. CHLORATES par GOBLEY et ISAMBERT, t. XVI.

II. Composés alcalino-terreux

Les oxydes alcalino-terreux représentent des bases plus faibles et des caustiques bien moins puissants que les oxydes alcalins. Ils s'en distinguent encore principalement par la difficile solubilité ou l'insolubilité d'une partie de leurs sels. Les carbonates, les phosphates et les sulfates alcalino-terreux, à l'exception toutefois du sulfate de magnésie, se dissolvent difficilement ou pas du tout, tandis que les sels alcalins correspondants sont très solubles. Même différence pour les sels gras : les sels gras alcalins sont facilement solubles, ceux des terres alcalines sont insolubles.

Des quatre métaux alcalino-terreux (calcium, magnésium, strontium et baryum), les deux premiers seuls sont employés en thérapeutique ; ce seront donc les seuls dont nous étudierons spécialement les combinaisons.

Les carbonates et les phosphates de chaux et de magnésie font normalement partie de l'organisme animal. Ils jouent leur principal rôle dans la formation des os et des dents ; mais on les trouve aussi dissous dans les liquides organiques.

Introduits dans l'estomac, ils produisent, notamment les sels de magnésie, des effets semblables à ceux des sels alcalins ; les effets des sels de chaux en diffèrent bien davantage.

Les sels alcalino-terreux, injectés directement dans le sang, donnent lieu, chez les animaux à sang froid et à sang chaud, à des phénomènes toxiques divers. Les plus toxiques sont les sels de baryum ; puis viennent, dans l'ordre de leur toxicité décroissante, les sels de magnésium, de calcium et de strontium.

Voici quels sont, d'après Mickwitz, les efforts toxiques les plus importants que produisent ces sels, après leur injection dans le sang, chez les chats et les grenouilles.

Baryum (chlorure de baryum). 1° Élévation considérable de la pression sanguine, ne dépendant nullement d'une irritation du centre vaso-moteur dans la moelle allongée. Peu de temps avant la mort de l'animal, la pression sanguine descend à zéro, en même temps que le pouls s'accélère ; le cœur s'arrête à l'état de systole ; 2° effets excitants sur les fibres musculaires lisses de l'intestin et de la vessie, très probablement aussi sur celles des vaisseaux ; 3° altération des fonctions des centres nerveux ; chez les animaux à sang froid, extinction du mouvement et de la sensibilité ; chez les mammifères, mouvements spasmodiques ; les nerfs périphériques ne subissent une légère altération qu'après une longue durée de l'empoisonnement.

Calcium (chlorure de calcium). Accroissement de l'énergie du cœur, et, chez les mammifères, accélération du pouls ; des doses élevées paralysent le cœur. Affaiblissement ou suppression complète des fonctions des centres nerveux. Les chats tombent dans une sorte d'état narcotique (sommeil), pendant lequel la conscience est entièrement éteinte et les irritations les plus douloureuses ne provoquent aucun mouvement réflexe.

Magnésium (chlorure de magnésium). Accroissement momentané de l'énergie du cœur, plus marqué chez les grenouilles ; puis diminution de cette énergie, et enfin paralysie de l'organe. Chez les grenouilles, paralysie des centres nerveux, et, chez les animaux à sang chaud, diminution passagère de l'excitabilité réflexe.

Strontium. Absence d'effets toxiques.

Ces expériences mériteraient d'être reprises d'une manière plus étendue et sur un plus grand nombre des composés en question. Nous ferons ici la même remarque qu'à propos du potassium : c'est que tous ces effets observés après l'injection intraveineuse, tout en ayant un grand intérêt théorique, ne doivent pas être considérés comme devant se produire après l'introduction des mêmes composés dans l'estomac ; pour le calcium et le magnésium, l'expérience démontre que les composés de ces métaux, administrés par la voie stomacale, ne peuvent pas produire d'effets toxiques généraux.

1. CHAUX ET CARBONATE DE CHAUX

Chaux, oxyde de calcium

L'oxyde de calcium (CaO) prend naissance quand on calcine le carbonate de chaux pur ; c'est une masse blanche, amorphe, infusible, même au chalumeau à gaz oxygène et hydrogène. Traitée par l'eau, elle donne lieu à un dégagement de chaleur, en se transformant en hydroxyde de calcium.

Action physiologique. — L'oxyde de calcium cautérise la peau, à la manière de la potasse ou de la soude ; mais cette cautérisation n'est pas aussi profonde ni aussi étendue en surface, et cela parce qu'il ne se liquéfie pas avec l'eau des tissus, mais se transforme en un composé sec, l'hydroxyde de calcium.

Administré à l'intérieur, il développe une saveur âcre, brûlante ; il cautérise les muqueuses qu'il touche ; de sorte que ses effets locaux sont ceux des alcalis caustiques, moins l'intensité.

Les effets de la chaux, en solution étendue, seront étudiés dans le chapitre suivant, à propos de l'eau de chaux.

Emploi thérapeutique. — La chaux n'est employée qu'à l'extérieur, comme caustique, dans les mêmes cas que la potasse. Et encore ne l'emploie-t-on que mélangée avec la potasse caustique (poudre de Vienne) : ce mélange a l'avantage de faire une cautérisation plus limitée, car la potasse seule a l'inconvénient de fuser et de détruire une surface plus étendue qu'on ne voudrait. La chaux est encore employée pour préparer des mélanges épilatoires (avec le sulfure d'arsenic, le carbonate de potasse, le sulfure de sodium).

Eau de chaux

J'ai dit que, traitée par l'eau, la chaux se transformait en hydroxyde de calcium, $Ca(OH)^2$. C'est une masse blanche, friable, soluble dans 600 parties d'eau froide et dans 1200 parties d'eau chaude. Sa solution représente un liquide incolore, inodore, alcalin : c'est l'*eau de chaux*. Mise en contact avec l'air, elle en attire l'acide carbonique, d'où formation de carbonate de chaux, lequel trouble la liqueur et se précipite au fond du vase.

Action physiologique. — L'eau de chaux, administrée à l'intérieur, absorbe les acides de l'estomac ; il se produit ainsi des sels de chaux. Une petite partie de ces sels est absorbée, la plus grande partie s'élimine avec les matières fécales. L'eau de chaux diminue les sécrétions de l'estomac et de l'intestin, sans qu'on sache exactement comment elle produit cette action ; si son usage a été prolongé, on observe de l'anorexie et de la constipation, phénomènes qui sont dus à cette diminution des sucs gastro-intestinaux.

La chaux forme, avec les acides gras, des savons insolubles dans l'eau ; de sorte que si l'eau de chaux est mise en contact, par exemple, avec une surface ulcéreuse de la peau ou de la muqueuse intestinale, le savon insoluble, qui prend alors naissance, forme à la surface de l'ulcère une couche adhérente qui met l'ulcération à l'abri de l'air ou des liquides de l'intestin; sous cette couche de savon la cicatrisation marche comme sous un emplâtre.

Emploi thérapeutique. — L'eau de chaux est surtout employée comme *antiacide*, par exemple dans le *pyrosis*, dans les *diarrhées* qui résultent de fermentations acides excessives, et qui se présentent surtout chez les enfants. On la fait souvent prendre, dans ce cas, mêlée avec le lait. Elle est encore usitée comme antidote dans les empoisonnements par les acides; mais il faut alors l'administrer en très grande quantité. On l'a encore employée comme astringent dans les diarrhées chroniques, entretenues par la présence dans l'intestin d'une ulcération quelconque: son efficacité, dans ce cas, est incontestable et s'explique facilement. En effet, l'eau de chaux forme, avec le produit de sécrétion de l'ulcère, des combinaisons insolubles qui se déposent à la surface de l'ulcération et la mettent ainsi à l'abri des liquides intestinaux; mais il est d'autres médicaments qui sont plus efficaces, dans ces cas, que l'eau de chaux, et qui n'ont pas, comme elle, l'inconvénient de déterminer, à la suite d'un usage prolongé, des troubles digestifs. Quant à son emploi dans le rachitisme, voyez ce qui en est dit à propos du carbonate de chaux.

Les membranes croupales, ainsi que Küchenmeister l'a démontré le premier, se dissolvent facilement dans l'eau de chaux; d'après Bensen, elles se dissolvent encore plus facilement dans un mélange d'eau de chaux et de glycérine; l'acide lactique et le carbonate de lithine peuvent seuls sous ce rapport être comparés à l'eau de chaux. On a donc, dans la *diphthérie pharyngienne* et dans le *croup du larynx*, employé ce médicament en inhalations ou en applications directes au moyen d'un pinceau. Aujourd'hui cependant, d'assez nombreuses observations démontrent que ce traitement n'a nullement répondu aux espérances que beaucoup de médecins avaient fondées sur lui, et il n'est actuellement personne qui considère l'eau de chaux comme un remède sûrement efficace dans la diphthérie. — L'eau de chaux a encore été employée dans plusieurs autres affections (catarrhes bronchique, vaginal, diabète, lithiase urique), dans lesquelles son efficacité n'est nullement avérée.

A l'extérieur, l'eau de chaux est assez souvent mise en usage, et tout d'abord dans les brûlures du premier et du deuxième degré; on se sert alors du liniment de Stahl (mélange d'huile de lin et d'eau de chaux)[1]. On l'applique encore, comme médicament siccatif, sur les ulcères qui sécrètent abondamment et sur les éruptions cutanées exsudatives (eczéma, impétigo).

DOSES. — A l'intérieur, à doses élevées; on commence par 25,0-100,0, plusieurs fois par jour, et l'on peut s'élever, peu à peu, jusqu'à 1-2 litres *pro die*[2]. On la fait prendre soit pure, soit mêlée avec du lait, du petit-lait ou du bouillon; extérieurement, en gargarismes, etc., soit pure, soit étendue d'eau.

[1] [Le *liniment oléo-calcaire* du Codex français se prépare avec 9 parties d'eau de chaux pour 1 partie d'huile d'amandes.]

[2] [Ces doses extrêmes sont, en général, inutiles. Les médecins français ne dépassent guère 100 grammes par jour.]

Carbonate de chaux

Le carbonate de chaux (CO^3Ca) est un des minéraux les plus répandus dans la nature (marbre, craie). Il n'est pas soluble dans l'eau ordinaire, mais il se dissout dans l'eau chargée d'acide carbonique, et, à mesure que cet acide se dégage de la solution, le carbonate de chaux se précipite. On n'emploie plus aujourd'hui que le carbonate de chaux chimiquement pur (carbonate de chaux préparé); autrefois on mettait en usage une foule de composés impurs, tels que la craie (craie préparée), le marbre, le corail, les coquillages, les os de sèche, les yeux d'écrevisse.

Importance et effets physiologiques. — Le carbonate de chaux domine dans toutes les parties dures des animaux invertébrés, (coquillages, coquilles des limaçons) ; il n'existe, au contraire, qu'en faible proportion dans les os et les dents des vertébrés, chez lesquels il est remplacé par le phosphate de chaux; ce n'est que dans la coquille de l'œuf des oiseaux et de quelques amphibies qu'on trouve le carbonate en quantité prépondérante. Il existe dans un grand nombre de concrétions pathologiques, par exemple dans les calculs salivaires, urinaires, dans le tubercule crétacé.

Il se trouve en dissolution dans la salive parotidienne du cheval et du chien, dans l'urine des herbivores ; mais il n'existe pas dans l'urine de l'homme.

Administré à l'intérieur, il se décompose sous l'influence des acides de l'estomac, qui mettent son acide carbonique en liberté. Une partie pénètre dans la circulation, où elle passe, chez l'homme, à l'état de phosphate ; la plus grande partie échappe à l'absorption et arrive, probablement à l'état de carbonate, dans le segment inférieur du canal intestinal. Il doit en être autrement chez les herbivores, car on trouve dans leur urine des quantités assez considérables de carbonate de chaux.

Le carbonate de chaux ne joue qu'un rôle peu important dans l'organisme humain, où il peut être entièrement remplacé par le phosphate de chaux; aussi n'étudierons-nous particulièrement le rôle du calcium qu'à propos de ce dernier sel.

Son passage à travers le canal intestinal donne lieu, comme celui de l'eau de chaux, à une diminution des sécrétions.

Emploi thérapeutique. — Le carbonate de chaux est surtout employé comme *antiacide*. On s'en sert, comme agent symptomatique, dans le *pyrosis*, affection qui prend naissance, en général, par suite de processus anormaux de fermentation dans l'estomac.

L'observation nous apprend que le carbonate de chaux détermine, même chez l'individu sain, un certain degré de constipation, et qu'il exerce une action modératrice sur la diarrhée. On lui donnera donc la préférence sur les autres antiacides (préparations de potasse, de soude, de magnésie), toutes les fois qu'il existera en même temps de la diarrhée, et l'on s'en abstiendra au contraire, quand il y aura constipation. Il faudra avoir soin, ainsi que nous l'avons fait remarquer à propos du bicarbonate de soude, de ne pas prescrire le carbonate de chaux trop longtemps ou à doses excessives, parce qu'il pourrait neutraliser en trop grande proportion les acides de l'estomac et donner lieu ainsi à des troubles digestifs. C'est encore un médicament qu'on prescrit souvent contre les vomissements et diarrhées qui se présentent chez les enfants, surtout les enfants à la mamelle, vomissements et diarrhées provenant d'un développement exagéré d'acides dans le tube digestif (matières vomies fortement acides, évacuations alvines colorées en vert, etc.). L'eau de chaux est cependant, dans ces cas, ordinairement préférée. — Le carbonate de chaux, et notamment la craie, qu'il est si facile de se procurer, constituent encore un bon *contre-poison dans les empoisonnements par les acides*.

La chaux (à l'état de carbonate, de phosphate, de lacto-phosphate, d'eau de chaux) est encore fréquemment prescrite dans les *maladies du système osseux*, qui s'accompagnent d'une insuffisance réelle ou imaginaire de chaux, soit dans les os, soit dans d'autres tissus, et notamment contre le *rachitisme* et l'ostéomalacie. La curabilité de cette dernière maladie est, comme on sait, généralement considérée comme douteuse. Quant au rachitisme, il est certain qu'il guérit souvent, lors même qu'on n'a point administré de chaux sous forme médicamenteuse, et, d'un autre côté, on n'a peut-être jamais vu de cas où la guérison ait été obtenue par la seule prescription de la chaux. Probablement l'organisme reçoit avec les aliments toute la quantité de chaux qui lui est nécessaire, pourvu que l'affection intestinale qui trouble l'absorption ou d'autres anomalies des échanges nutritifs aient été éloignés. Il s'agirait donc de savoir si, dans le rachitisme, l'administration de la chaux est capable d'accélérer la guérison qui tend à se produire sous l'influence des mesures diététiques rationnelles, et cette question reçoit de la part des observateurs des réponses entièrement différentes.

On a encore employé ce médicament dans le traitement d'autres affections (tuberculose, goutte, lithiase urique), dans lesquelles son utilité est nulle ou très sujette à contestation.

Hufeland, Goelis, et d'autres médecins, prétendaient retirer des avantages marqués de l'emploi des yeux d'écrevisse, des écailles d'huître, dans les convulsions, l'épilepsie, surtout chez les enfants. Aussi ces substances entraient-elles autrefois dans la composition de la plupart des poudres « antiépileptiques et antispasmodiques. » L'examen de leurs observations nous porte à penser que les avantages qu'ils obtenaient, dans ces cas, tenaient à ce que les convulsions étaient sous la dépendance de catarrhes gastro-intestinaux que le remède en question faisait disparaître.

A l'*extérieur*, le carbonate de chaux est assez souvent employé. Il entre dans la composition d'un grand nombre de poudres dentifrices, dans lesquelles il agit plutôt mécaniquement que chimiquement. On s'en sert dans le traitement des ulcères, de l'intertrigo, des eczémas humides. En le mêlant avec l'huile, on en fait encore un liniment pour les brûlures.

Doses et préparations. — 1. *Carbonate de chaux précipité.* — 0,5-2,0 *pro dosi* (10,0 *pro die*), en poudre, ou délayé dans l'eau. Dans les empoisonnements par les acides, on fait ingérer la craie ordinaire, que l'on a sous la main, en aussi grande quantité qu'on le juge nécessaire.

Eaux minérales calcaires. — Il y a un grand nombre de sources qui contiennent de la chaux, soit à l'état de sulfate, soit à l'état de carbonate. Dans le plus grand nombre de ces sources se trouvent, à côté des sels de chaux, d'autres substances qui jouent un rôle prépondérant, par exemple le carbonate de soude, le sulfate de soude ou de magnésie, le chlorure de sodium, le fer, le soufre. Il n'y a qu'un très petit nombre de sources dans lesquelles dominent les sels de chaux; ce sont les seules qui portent le nom d'eaux calcaires.

Il est très douteux que les sels de chaux soient pour quelque chose dans l'efficacité de ces eaux. On est bien revenu, aujourd'hui, des illusions qu'on se faisait autrefois sur ce sujet. C'est plutôt dans l'influence du climat, dans les conditions hygiéniques, que l'on doit chercher la cause des avantages que l'on retire de ces eaux. Ce sont :

1. *Lippspringe* et *Inselbad*, près Paderborn. Quantités très faibles de carbonate de chaux, sulfate de soude, et quelques autres sels, un peu de gaz azote. Ces sources sont surtout en usage dans la phtisie.

2. *Weissenburg*, dans le canton de Berne. Altitude élevée. Même usage. Le sulfate de chaux y domine.

3. *Wildungen*, dans la principauté de Waldeck. La source Georges-Victor contient, avec de l'acide carbonique libre, une quantité appréciable de bicarbonate de chaux et de magnésie; la source Hélène renferme en outre du chlorure de sodium et du bicarbonate de soude. Cette source est presque exclusivement mise en usage dans les affections des voies urinaires, telles que celles dont il a été question à propos du bicarbonate de soude (lithurie, catarrhe du bassinet et de la vessie).

4. *Louèche*, dans le canton de Wallis. Le sulfate de chaux en forme l'élément dominant. Cette eau (50° C.) est surtout employée, sous forme de bains, dans diverses maladies cutanées chroniques; intérieurement, elle n'agit pas autrement que de l'eau chaude.

2. MAGNÉSIE, CARBONATES ET SELS VÉGÉTAUX DE MAGNÉSIE

Action physiologique. — Buchheim et Magawly admettent que la plupart des composés magnésiens (oxyde de magnésie, carbonate, citrate, lactate, tartrate, oxalate, benzoate de magnésie, chlorure de magnésium), introduits dans l'estomac ou dans une anse intestinale, se transforment en bicarbonate de magnésie; mais de quelle manière s'effectue cette transformation? C'est ce qu'ils ne peuvent pas préciser.

Cette formation de bicarbonate de magnésie dans le canal intestinal rend compte, d'après Buchheim, de l'action purgative des sels en question. Les sels de chaux, dit-il, ne se transforment, dans le canal intestinal, qu'en carbonates simples et restent, par suite, à peu près indifférents à l'égard de la muqueuse intestinale ; les sels de magnésie, au contraire, passent à l'état de bicarbonate de magnésie, lequel se comporte comme le sulfate de soude, sauf que, son absorption étant tout à fait insignifiante, ses effets sont beaucoup plus soutenus que ceux de ce dernier sel; aussi les sels de magnésie pourraient-ils être recommandés, comme purgatifs, de préférence à tous les sels alcalins.

Les composés magnésiens, administrés à petites doses, pénètrent dans la circulation sous forme de chlorure de magnésium et de lactate de magnésie; ils ne tardent pas, dit-on, à apparaître dans les urines, dont ils augmentent la quantité. Lorsque, au contraire, la dose administrée a été assez élevée pour provoquer des effets purgatifs, l'action diurétique est nulle.

Husemann pense que la transformation en bicarbonate n'est complète que dans les parties inférieures de l'intestin, et il explique ainsi pourquoi les effets purgatifs n'apparaissent que tardivement.

Emploi thérapeutique de la magnésie et des carbonates magnésiens

La magnésie et son carbonate sont employés, d'une manière générale, comme *antiacides*, au même titre que le bicarbonate de soude et l'eau de chaux, dont il a déjà été question. Ils présentent l'avantage de produire en même temps, pourvu qu'ils soient administrés à dose suffisante, des effets purgatifs bien marqués; aussi sont-ils particulièrement indiqués dans les cas où il existe de la constipation. Mais on peut aussi les prescrire, alors même qu'il existe de la diarrhée, surtout chez les enfants, lorsque cette diarrhée provient ou s'accompagne d'un développement exagéré d'acides dans le tube digestif. Les composés magnésiens ont encore sur les composés calciques l'avantage de ne pas tant troubler le digestion, à la suite d'un usage prolongé. Il paraît d'ailleurs indifférent de se servir de l'oxyde ou de son carbonate.

La magnésie est encore un bon *antidote* dans divers empoisonnements, surtout dans les empoisonnements par les acides (sulfurique, azotique, chlorhydrique, acétique, oxalique). Elle a encore été proposée dans les empoisonnements par le sublimé et les sels de cuivre. Son utilité est douteuse dans l'empoisonnement par le phosphore; elle est même nettement déconseillée dans ce cas. C'est, au contraire, un des meilleurs antidotes à opposer à l'empoisonnement par l'arsenic, bien que l'arséniate de magnésie ne soit pas tout à fait insoluble. *Il est de règle, dans tous ces empoisonnements, d'administrer la magnésie à très hautes doses.*

Elle a encore été recommandée dans d'autres affections (convulsions, lithiase urique, etc.), dans lesquelles elle est entièrement inutile.

Oxyde de magnésium

Magnésie calcinée. — L'oxyde de magnésium, MgO, est une poudre légère, blanche, amorphe, infusible, insoluble dans l'eau, mais se combinant avec ce liquide, avec développement d'une légère chaleur, pour donner naissance à de l'hydroxyde de magnésium $Mg(OH)^2$ (hydrate de magnésie).

Action physiologique. — Dans l'estomac, la magnésie, se trouvant en présence de l'acide chlorhydrique du suc gastrique, se transforme partiellement en chlorure de magnésium ; elle subit ensuite les modifications dont il a déjà été question dans les généralités. Elle neutralise donc les acides de l'estomac; elle exerce une action diurétique, à petites doses, et une action purgative, à doses élevées,

La magnésie calcinée, donnée en quantité suffisante, rendant alcalin le contenu de l'estomac, constitue, par cela même, un agent très propre à empêcher l'absorption d'une foule de poisons énergiques, tels que certains oxydes métalliques, les alcaloïdes, etc., de toutes les substances, en un mot, qui ne se dissolvent pas dans les liquides alcalins; avec l'acide arsénieux, elle forme aussi un sel insoluble dans les liquides alcalins.

La magnésie ayant un pouvoir d'absorption considérable pour l'acide carbonique (1 gramme de magnésie absorbe presque 1100 centimètres cubes d'acide carbonique), il s'ensuit que son emploi est très rationnel dans le but d'obtenir, dans le météorisme, une absorption, au moins partielle, des gaz intestinaux ; malheureusement, à cause de l'immobilité des parois intestinales énormément distendues dans ce cas, le transport de la magnésie à travers le tube intestinal se fait très difficilement et son action est, par suite, fort incertaine (Buchheim).

L'usage prolongé de la magnésie pourrait donner lieu à la formation de concrétions dans le gros intestin (ces concrétions sont peut-être formées par du phosphate ammoniaco-magnésien, comme chez les herbivores) ; une dame, traitée par Brande, pour de telles concrétions, avait ingéré, chaque jour, pendant deux ans et demi, une à deux cuillers à thé de magnésie.

L'*emploi thérapeutique* a été étudié dans le chapitre précédent.

Doses et préparations. — 1. *Magnésie calcinée.* — Comme antiacide, 0,2-1,0 (10,0 *pro die*). Comme purgatif, 2 à 12 grammes. On l'administrera en tablettes ou délayée dans une potion. S'il s'agit de l'employer comme antidote, dans les empoisonnements, on élèvera de beaucoup ces doses, suivant les cas.

2. *Tablettes de magnésie.* — Chacune contient 0,1 de magnésie.

Carbonate de magnésie

Quand on traite par le carbonate de potasse ou de soude une solution de sulfate de magnésie, il se forme un précipité qui, desséché à une basse température, représente une poudre blanche, très volumineuse, dont la composition correspond à la formule $3(CO^3Mg) + Mg(OH^2) + 4H^2O$; c'est le carbonate de magnésie de la pharmacopée allemande. Il est moins difficilement soluble que la magnésie calcinée (1 : 3000 d'eau froide, 1 : 10.000 d'eau chaude). Il se dissout complètement dans une eau fortement chargée d'acide carbonique, et, quelque temps après, il laisse déposer, sous forme de fines aiguilles, le sel neutre, $CO^3Mg + 3H^2O$. Par la calcination, il passe à l'état d'oxyde de magnésium, en laissant dégager son acide carbonique et son eau.

Importance et effets physiologiques. — Le carbonate de magnésie se trouve, en quantité très faible, dans les os des vertébrés, ainsi que dans l'urine des herbivores. D'après Lehmann, il se formerait dans l'organisme par transformation du phosphate de magnésie ; car, dit-il, ce n'est pas du carbonate ni des sels organiques magnésiens que l'on rencontre, en général, dans les céréales et les graminées, mais bien du phosphate de magnésie.

Indroduit dans l'estomac, il produit les mêmes effets que la magnésie calcinée ; il ne s'en distingue que par le dégagement d'acide carbonique auquel il donne lieu. Dans les parties inférieures de l'intestin, il passe, comme la magnésie calcinée, à l'état de bicarbonate.

Ses *usages thérapeutiques* ont été étudiés plus haut (voy. p. 85).

Les *doses* sont les mêmes que celles de l'oxyde de magnésium.

Les mêmes effets sont produits par le *lactate*, le *citrate effervescent*, le *tartrate* et l'*acétate de magnésie*. Ces préparations sont tout à fait superflues. On les prescrit comme purgatives, à doses élevées; leur goût n'est pas désagréable, mais elles ont l'inconvénient d'être chères.

3. SULFATE DE MAGNÉSIE

Le sulfate de magnésie, $SO^4Mg + 7H^2O$, cristallise en beaux prismes hexagonaux, incolores et transparents. 100 parties d'eau à 14° en dissolvent 32 parties 76 centièmes; à 100°, 72,6.

Action physiologique. — Le sulfate de magnésie a un goût amer particulier, semblable à celui du sulfate de soude, mais plus agréable.

Il produit des effets purgatifs comme le sulfate de soude, et par des causes exactement semblables; nous renvoyons donc à ce qui a déjà été dit plus haut. Mais il ne jouit pas, comme le sulfate de soude, de la propriété d'augmenter la sécrétion de la bile (Rutherford). On le retrouve en nature dans les selles. Introduit directement dans la circulation, le sulfate de magnésie est très toxique, puisque 1 gramme suffit pour tuer des chats de 2 kilogrammes. Immédiatement après l'injection le pouls devient plus accéléré, puis sa fréquence diminue de plus en plus, jusqu'à ce qu'enfin le cœur cesse de battre à la suite d'une interruption des mouvements respiratoires. Dès le début la respiration se ralentit; si, la paralysie étant complète, on entretient artificiellement la respiration jusqu'à ce qu'une partie du sel soit éliminée, les mouvements respiratoires spontanés reparaissent. L'excitabilité réflexe disparaît complètement vingt minutes après le commencement de l'injection et peut encore faire défaut une heure et demie après la disparition de la paralysie respiratoire. Les mouvements volontaires reviennent beaucoup plus tôt que les réflexes.

Le sulfate de magnésie, introduit dans l'intestin, n'occasionne pas la mort, parce qu'une partie du sel absorbé est immédiatement fixée par le foie et éliminée avec la bile.

L'eau de Friedrichshall, d'après v. Mering, augmente l'appétit, active les transformations de l'albumine et de l'acide phosphorique, produit de bons effets diurétiques et purgatifs, et doit, à cause de sa richesse en chlorures, être préférée aux autres eaux minérales amères.

Emploi thérapeutique. — On le prescrit dans les mêmes cas que le sulfate de soude. Il a, dit-on, sur ce dernier, l'avantage de moins troubler la digestion; aussi lui donne-t-on habituellement la préférence.

DOSES. — 1. *Sulfate de magnésie purifié.* — Aux mêmes doses que le sulfate de soude (15-50 grammes).

2. *Sulfate de magnésie sec.* — A doses moitié moindres.

3. *Eaux minérales amères.* — Leur principe le plus important est le sulfate de magnésie; mais, à côté de ce dernier sel, se trouvent encore, en général, du sulfate de soude (parfois en quantité aussi grande) et du chlorure de sodium. Elles ont au fond les mêmes indications que les sources salines alcalines, avec cette différence toutefois qu'elles sont plutôt expédiées que prises à la source même, et que, d'une manière générale, on leur préfère, pour un *usage prolongé*, les eaux salines alcalines, spécialement celle de Carlsbad, qui ont alors l'avantage de moins troubler la digestion; il est pourtant quelques eaux minérales amères que l'on peut faire boire pendant longtemps sans inconvénient.

1. *Friedrichshall* (Saxe-Meiningen). Eaux froides. Elles contiennent, par litre, 5gr,5 de sulfate de magnésie, 6 grammes de sulfate de soude, environ 9 grammes de chlorure de sodium. Très employées. — 2. *Püllna*, en Bohême. Elles contiennent, pour 1000 grammes d'eau, 12 grammes de sulfate de magnésie, 16 grammes de sulfate de soude, une petite quantité de chlorure de sodium. Cette eau n'est pas propre à un usage prolongé. — 3. *Saidschütz*, en Bohême. Par litre, 11 grammes de sulfate de magnésie, 6 grammes de sulfate de soude. — 4. *Sedlitz*, en Bohême. Ces eaux ne contiennent presque exclusivement que du sulfate de magnésie, près de 14 grammes pour 1000 grammes d'eau. — Il est une autre source qui a été

mise en vogue dans ces derniers temps et qui est encore plus riche en sels que celle de Püllna; c'est celle de 5. *Hunyady-Janos*, près de Ofen, en Hongrie; elle contient, pour 1000 grammes d'eau, 16 grammes de sulfate de magnésie et presque autant de sulfate de soude.

Il y a encore beaucoup d'autres sources d'eaux minérales amères (Kissingen, Rehme, Mergentheim); il y en a beaucoup d'autres dans la Hongrie, la Transylvanie, en Angleterre (Epsom), d'où le nom de sel d'Epsom, pour désigner le sulfate de magnésie.

4. PHOSPHATES DE CHAUX ET DE MAGNÉSIE

Importance physiologique. — Le phosphate de chaux et le phosphate de magnésie se ressemblent beaucoup au point de vue de leurs rapports avec la nutrition, sauf que le premier se trouve, dans les tissus de l'organisme, en quantité beaucoup plus considérable que le second; aussi le phosphate de chaux doit-il attirer plus particulièrement notre attention. Ces deux sels existent dans tous les liquides et tissus du corps animal; une partie s'y trouve en dissolution, très probablement combinée avec l'albumine (car par eux-mêmes ces sels ne sont pas solubles dans l'eau, et les cendres de toutes les substances albumineuses, même les plus pures, contiennent du phosphate neutre de chaux); mais la plus grande partie est déposée dans les os et les dents, à l'état de sel neutre $(PO^4)^2Ca^3$. 1000 grammes d'os humains renferment 570 grammes de phosphate de chaux et seulement 80 grammes de carbonate de chaux; dans l'émail des dents, on trouve 88 pour 100 de phosphate et seulement 8 pour 100 de carbonate. Le phosphate de chaux représente donc l'élément le plus important de la solidité des os. Il paraît aussi jouer un rôle essentiel dans le développement des jeunes cellules, dans tous les organes en voie d'accroissement. C. Schmidt a trouvé, chez un certain nombre d'animaux invertébrés, chez lesquels pourtant le carbonate constitue la substance minérale prédominante, que la quantité de phosphate de chaux, dans les parties qui s'accroissaient rapidement, augmentait avec l'intensité du processus d'accroissement; il pense qu'il existe une combinaison déterminée d'albumine et de phosphate de chaux, combinaison possédant par excellence la propriété de se condenser en une membrane relativement solide autour des substances hétérogènes avec lesquelles elle est en contact, et de former ainsi la paroi des cellules. « Dans le passage du sang à l'état de fibre musculaire, dit Liebig, la plus grande partie des phosphates alcalins rentre dans la circulation, tandis qu'une certaine quantité de phosphate de chaux reste en combinaison chimique dans la cellule.

Le phosphate de chaux et le phosphate de magnésie qui existent dans l'organisme proviennent principalement des aliments. Les substances alimentaires végétales et animales contiennent, en effet, des quantités à peu près égales de chaux, en moyenne 1 sur 1000 : c'est le fromage et les figues qui en renferment le plus. D'une manière générale, on trouve, dans les aliments, moins de magnésium que de calcium, surtout dans les matières alimentaires d'origine animale.

Voici les quantités relatives de chaux, de magnésie et d'acide phosphorique, contenues dans les principaux aliments (Moleschott) :

a. Aliments végétaux.

	Sur 1000 parties.		
	Ca	Mg	PO^4H^3
Pommes de terre	0,26	0,53	1,79
Riz	0,35	0,21	3,12
Froment	0,57	2,21	9,98
Orge	0,65	1,79	11,32
Seigle	0,77	1,61	6,56

	Sur 1000 parties.		
	Ca	Mg	PO^4H^3
Pois.	1,04	1,82	8,50
Lentilles.	1,04	0,41	5,97
Asperges.	1,27	0,14	1,13
Carottes.	2,33	0,64	2,17
Amandes.	4,2	8,42	20,79
Figues.	6,48	3.16	0,44

b. Aliments animaux.

	Ca	Mg	PO^4H^3
Albumine de l'œuf.	0,10	0,10	0,22
Viande de veau.	0,13	0,15	3,73
Viande de bœuf.	0,51	0,23	4,35
Viande de porc.	0,83	0,54	4,94
Jaune d'œuf.	1,63	0,26	6,57
Fromage.	5,23	0,20	9,06

On voit donc que l'alimentation ordinaire introduit dans l'organisme une quantité de phosphate terreux suffisante pour remplacer celle qui est éliminée journellement (1 gramme environ chez l'adulte). Il est d'ailleurs bien démontré que, dans l'organisme même, aussi bien dans l'intestin que dans le sang, il se forme des phosphates terreux, provenant d'une réaction réciproque des carbonates terreux et des phosphates alcalins; et, d'un autre côté, il serait bien possible (Diaconow) que le phosphate de chaux qui existe dans le fœtus dût en partie sa formation à la lécithine, laquelle, à l'air humide, met en liberté de l'acide phosphorique, ou tout au moins de l'acide phospho-glycérique, et se trouve toujours, dans le jaune d'œuf accompagnée d'un composé calcique soluble dans l'alcool et dans l'éther. Les œufs non couvés contiennent toujours moins de phosphate de chaux que ceux qui ont été longtemps couvés ou que les embryons qui viennent d'éclore ; les jeunes os sont aussi plus riches en carbonate de chaux qu'en phosphate de chaux, lequel ne domine que plus tard.

Les troubles digestifs qui ont été observés à la suite d'une alimentation exclusive par les pommes de terre, par exemple, ont pu être attribués, au moins en partie, à ce que cet aliment renferme une trop faible quantité de phosphate terreux (Beneke); cependant des expériences directes faites sur des porcs tendent à faire admettre que les éléments terreux contenus dans l'eau de la boisson peuvent suppléer complètement à cette insuffisance de phosphates terreux dans l'alimentation (Boussingault).

Les phosphates terreux introduits dans l'estomac sont décomposés, de même que les phosphates alcalins, par les acides du suc gastrique ; il se forme sans doute, en même temps que du chlorure de calcium, etc., de l'acide phosphorique libre et des phosphates acides, dont une partie pénètre dans le sang, tandis que l'autre partie repasse dans l'intestin, à l'état de sels basiques.

Il est certain, en tout cas, qu'il pénètre journellement dans la circulation de petites quantités de phosphates terreux. C'est la muqueuse intestinale des herbivores et des oiseaux qui est le mieux disposée pour l'absorption des sels de chaux et de magnésie : une poule peut, en un jour, absorber plus de calcium qu'un homme adulte. L'opinion contraire de Gorup, relativement aux herbivores, paraît reposer sur une erreur. Chez les carnivores et chez l'homme, la quantité de phosphate terreux absorbée est bien moindre : Körber a trouvé que, à égalité d'alimentation (lait et pain), 1 kilogramme de lapin éliminait avec les urines onze fois plus de phosphates (12 fois plus de Ca et 10 fois plus de Mg) que 1 kilogramme de chien, bien que la quantité d'urine, pour 1 kilogramme de ces deux animaux, fût à peu près exactement la même. Chez les carnivores, la plus grande partie des phosphates terreux ingérés reste intacte, ou se transforme en carbonate, puis s'élimine avec les selles ; mais les sels terreux, une fois reçus dans la circulation, ne reviennent plus dans l'intestin ; ils apparaissent tous dans l'urine, ainsi que Körber l'a démontré directement, au moins pour le sulfate de magnésie qu'il injectait dans le sang.

E. Wagner a constaté que, entre deux solutions salines dont l'une contient un sel de calcium dissous ou à l'état de suspension, et dont l'autre contient 1 à 2 pour 100 des sels du sérum sanguin (chlorure de sodium, phosphate de sodium, bicarbonate de sodium), il se produit de vifs processus de diffusion. Les deux solutions échangent leurs acides ; en même temps l'alcalinité de la solution des sels du sérum augmente, tandis que, dans la solution calcique, des molécules acides s'accumulent et de l'acide chlorhydrique ou de l'acide carbonique libres peuvent même prendre naissance. Il se produit en outre deux autres courants de diffusion, l'un transportant du sel alcalin dans la solution calcique, et l'autre faisant passer du calcium dans la solution alcaline. Ce calcium, par suite des échanges des acides qui viennent d'avoir lieu, est transporté à l'état de chlorure de calcium, de phosphate ou de carbonate de chaux. En présence des acides libres les sels de chaux même difficilement solubles passent en plus grande quantité.

D'après Wagner, l'absorption des sels de chaux dans l'estomac se fait de la même manière, à la suite de cet échange d'acides avec les sels du sang ; ici, de même que dans les expériences du laboratoire, il se forme aussi de l'acide chlorhydrique libre.

Se fondant sur ces observations, Wagner établit une théorie nouvelle du rachitisme : cette affection prendrait naissance par suite d'un excès persistant de potassium dans l'alimentation. Or le phosphate de potassium soustrait à l'organisme du sodium et du chlore, et, le sang s'appauvrissant constamment en ces substances, l'absorption des sels de chaux diminue de plus en plus.

D'après Tereg et Arnold, l'urine des carnivores, soumis à une alimentation plus végétale, contiendrait moins de chaux et moins d'acide phosphorique, provenant des phosphates calciques ingérés. En leur faisant prendre en outre du carbonate de chaux, la quantité d'acide phosphorique baisserait encore davantage, tandis que l'élimination de la chaux s'élèverait. La cause de ce fait devrait être attribuée à ce que, des phosphates calciques ingérés, il n'y a d'absorbée que cette partie qui est transformée en phosphate acide de chaux par les acides existant dans le canal intestinal.

Cette transformation serait empêchée par la présence du carbonate de chaux, parce qu'une plus grande quantité de phosphate est alors consommée pour la formation d'un phosphate secondaire de chaux, et qu'ainsi l'élimination de l'acide phosphorique devrait décroître. L'augmentation de l'élimination de la chaux dépendrait de ce que un chlorure de calcium absorbable est formé par l'acide libre du suc gastrique. Or, chez l'herbivore, il existerait assez d'acide pour que le chlorure de calcium puisse se former, mais pas assez pour la formation d'un phosphate acide de chaux. Voilà pourquoi l'urine serait pauvre en acide phosphorique.

Ce qui démontrerait que cette augmentation de l'acide phosphorique dans l'urine, à la suite d'une alimentation riche en phosphates alcalins, dépend de l'absorption d'un phosphate de chaux acide, c'est qu'on voit, après l'injection sous-cutanée de ce sel, une semblable augmentation se manifester.

Presque tous les observateurs s'accordent à dire qu'un homme adulte, à l'état de santé, élimine, tous les jours, avec les urines, en moyenne, 1 gramme de phosphate terreux ; la quantité moyenne de phosphate de chaux éliminée journellement est de 0gr,31 jusqu'à 0gr,37 ; celle de phosphate de magnésie, 0gr,64. Sur 100 parties, il y a donc 33 parties de phosphate de chaux et 67 parties de phosphate de magnésie (Neubauer et Vogel). C'est toujours à la présence des phosphates acides qu'est due l'acidité normale de l'urine humaine.

Hirschberg a trouvé que, chez les personnes âgées, la quantité de chaux éliminée dans les 24 heures était moindre que chez les jeunes gens; chez les enfants rachitiques, cette quantité était relativement considérable.

Quand les phosphates terreux sont ingérés en grande quantité, ce n'est, a-t-on dit, que chez les herbivores qu'il se produit une augmentation correspondante de la quantité de ces sels absorbée et de la quantité éliminée par les urines; il n'en serait plus de même pour les carnivores et pour l'homme, et nous relevons expressément cette donnée, à cause de l'importance qu'elle aurait, si elle était juste, au point de vue du traitement du rachitisme. Il nous semble cependant que la balance penche plutôt en faveur de ceux qui admettent que chez les carnivores et chez l'homme, aussi bien que chez les herbivores, la quantité de phosphates terreux absorbée augmente avec la quantité ingérée.

Buchheim et Körber fournissaient à des chiens et à des lapins une alimentation parfaitement égale, consistant en pain et en lait, et à laquelle ils ajoutaient un excès de phosphates terreux, des os aux chiens et les sels purs aux lapins. Ils constataient que, dans ces conditions, ces lapins absorbaient, et éliminaient par les urines, beaucoup plus de phosphates que lors de leur alimentation habituelle; mais le contraire se produisait chez les chiens : chez eux, les phosphates ingérés en excès étaient évacués avec les selles, et l'absorption physiologique des phosphates terreux des aliments était même entravée. On pourrait objecter que les phosphates donnés aux chiens, sous forme d'os, étaient peut-être dans un état moins favorable à l'absorption que les sels purs administrés aux lapins.

Neubauer, après avoir exactement déterminé, chez quatre hommes jeunes, la quantité de chaux contenue normalement dans leur urine, leur fit prendre, au moment où ils allaient au lit, 1 gramme de divers sels de chaux, et voici les résultats qu'il obtint :

1. Quantité normale de Ca dans les urines.	0,303
Après 1 gramme CaCl.	0,397
2. Quantité normale de Ca dans les urines.	0,267
Après 1 gramme CaO,CO^2.	0,310
3. Quantité normale Ca dans les urines.	0,282
Après 1 gramme CaO,A.	0,324
4. Quantité normale Ca dans les urines.	0,387
Après 1 gramme $3CaO,PO^5$.	0,489

L'administration des sels alcalins a donc donné lieu, dans les quatre cas, à une augmentation de la quantité du calcium dans l'urine.

Riesell a fait, sous la direction de Hoppe-Seyler, des expériences intéressantes sur la transformation, dans l'organisme, des carbonates en phosphates. Il pensait pouvoir faire disparaître entièrement l'acide phosphorique de l'urine en ingérant du carbonate de chaux; mais il est arrivé à un résultat tout contraire. Quand il ingérait une quantité considérable de carbonate de chaux (10 grammes à chaque repas), il voyait bien, au début, la quantité d'acide phosphorique diminuer dans l'urine; mais cette quantité s'élevait ensuite au dessus de la normale, après quoi elle s'en rapprochait peu à peu. Il observa aussi que, dans ces conditions, la proportion des phosphates alcalins et terreux, dans l'urine, devenait inverse de celle à l'état normal. Normalement, en effet, avant l'ingestion du carbonate de chaux, l'acide phosphorique de l'urine était principalement uni aux alcalis; à la suite de l'usage du carbonate de chaux, au contraire, la quantité d'alcali dans l'urine était devenue beaucoup moindre et tout l'acide phosphorique était combiné avec les oxydes terreux, principalement avec la chaux. Riesell conclut de ces expériences, corroborées par d'autres, que l'absorption du phosphate de chaux, par suite de sa difficile solubilité dans l'organisme, ne se fait que difficilement; que, quand il s'en forme en abondance, une petite partie seulement s'absorbe, la plus grande partie s'éliminant avec les selles; mais que la présence persistante de quantités considérables de ce sel, telles que celles qui proviennent, dans ses expériences, de la transformation du carbonate, finit par vaincre petit à petit les résistances qui s'opposent à l'absorption, et que le phosphate de chaux s'absorbe alors et passe dans les urines en quantités de plus en plus considérables.

Soborow a aussi trouvé, dans ses expériences sur des hommes jeunes et sur des chiens, qu'une augmentation de la quantité de carbonate de chaux absorbée était suivie d'une augmentation de la quantité de ce sel éliminée par les urines. Lehmann avait déjà auparavant observé que, avec l'alimentation ordinaire il y avait 1gr,09 de phosphates terreux éliminés avec les urines, tandis que, avec une alimentation exclusivement animale, la quantité de phosphates terreux s'élevait à 3gr,56.

Zalesky a fait, sous la direction de Hoppe-Seyler, les expériences suivantes, sur de jeunes pigeons. Il donnait aux uns un supplément de chaux, aux autres, de l'acide phosphorique sans chaux (phosphate de soude); il leur fournissait d'ailleurs une alimentation parfaitement égale, et il les tenait en observation pendant 103 jours. Pendant tout ce temps, ces animaux conservèrent leur santé et leur vivacité; leur poids et leur embonpoint augmentèrent. Enfin il les mit à mort, fit de la manière la plus exacte l'analyse de leurs os, et ne constata, dans leur composition, aucune différence. D'où il conclut que l'augmentation de la quantité de chaux ou d'acide phosphorique dans l'alimentation n'exerce aucune influence, ni sur les rapports des substances organiques avec les substances inorganiques des os, ni sur les proportions relatives de la chaux et de l'acide phosphorique.

Mais nous manquons encore de recherches comparatives exactes qui établissent, d'une manière parfaitement précise, quelle est la quantité de phosphate terreux éliminée avec les excréments et les urines, relativement à la quantité absorbée. Il faudrait aussi des recherches positives pour démontrer s'il est vrai, comme le prétendent plusieurs médecins, que les fractures guérissent plus rapidement, et avec un cal plus solide, chez les hommes ou les cochons d'Inde, auxquels on fait prendre un supplément de phosphate de chaux.

Il y a, dans les excréments des herbivores, plus de phosphate de magnésie que de phosphate de chaux, et la quantité de phosphate de magnésie est aussi plus grande dans les excréments des animaux exclusivement carnivores. D'où l'on avait cru pouvoir tirer cette conclusion, que la muqueuse intestinale avait un pouvoir d'absorption plus considérable pour le phosphate de chaux que pour le phosphate de magnésie. Mais, dans l'urine aussi, on trouve de grandes quantités de phosphate de magnésie. L'excès de ce phosphate dans les excréments peut donc être attribué beaucoup mieux à ce que le phosphate de magnésie est très propre à former, avec l'ammoniaque de l'intestin, un sel cristallisé difficilement soluble, le phosphate ammoniaco-magnésien ($PO^4MgNH^4 + 6H^2O$), et c'est ce phosphate qui constitue la masse principale des concrétions intestinales qu'on trouve fréquemment chez les herbivores (Lehmann).

Toutes les expériences s'accordent à démontrer l'importance des phosphates terreux dans la nutrition générale, et surtout dans le développement des os; mais la même concordance est loin d'exister dans les résultats obtenus au sujet des effets produits, chez l'homme et les animaux, par la soustraction des phosphates terreux de l'alimentation. Théoriquement, la chose paraît bien simple : dans quelques maladies osseuses, le rachitisme et l'ostéomalacie, on constate une diminution notable du phosphate de chaux dans les os; ainsi, d'après Valentin, tandis qu'un os sain, chez un homme, renfermait 84 pour 100 de phosphate de chaux, un os carié n'en contenait que 77 pour 100; d'après Davis, il existait, dans un os sain, 66 pour 100 d'éléments inorganiques, tandis que, dans un os pathologique, on ne trouvait que 16 pour 100 de phosphate de chaux, 4 pour 100 de phosphate de magnésie et de carbonate de chaux. Or, on a expliqué cette modification de la composition du tissu osseux dans ces cas, en disant que la quantité de phosphate de chaux ingérée était insuffisante (rachitisme), ou bien que la consommation de ce sel était exagérée (ostéomalacie), et l'on a fait remarquer, à l'appui de cette manière de voir, que le rachitisme s'observe le plus fréquemment chez les enfants, à l'époque de la dentition, alors qu'ils ont besoin, par conséquent, de plus grandes quantités de phosphate de chaux, et que l'ostéomalacie se développe chez les femmes enceintes, à l'organisation desquelles le phosphate de chaux est soustrait pour le développement des os du fœtus.

Mais on observait assez fréquemment que ces processus morbides persistaient malgré l'administration de quantités considérables de phosphate de chaux ; force fut donc de recourir à d'autres hypothèses, et l'on admit alors que, dans ces cas, ou bien le phosphate de chaux n'était absorbé que difficilement par l'intestin, ou bien que des acides organiques (acides lactique, oxalique), se développant en excès dans l'organisme, enlevaient aux os la chaux qui entre dans leur composition. Mais la démonstration directe fait ici entièrement défaut. On peut laisser de côté, comme non démontrée ou même directement réfutée, l'opinion d'après laquelle l'acide lactique ou d'autres acides donneraient lieu au rachitisme et à l'ostéomalacie, en dissolvant le phosphate calcaire. L'analyse anatomique des os malades nous apprend, en effet, qu'il ne s'agit nullement ici d'une simple soustraction des phosphates, mais bien d'une altération de la trame organisée de l'os. De plus, il n'a jamais été parfaitement prouvé que, dans ces affections osseuses, il y ait, dans l'urine et les matières fécales, plus de phosphates terreux qu'il n'en a été ingéré ou qu'il ne s'en trouve chez un individu sain, à alimentation égale. On peut aussi être certain que les acides, que les anciens observateurs trouvaient dans l'urine et prenaient pour de l'acide lactique, n'étaient pas autre chose que de l'acide phosphorique ; d'ailleurs, la matière gélatineuse qui s'écoule des os atteints d'ostéomalacie, loin d'être acide, est au contraire fortement alcaline. Enfin, la prétention de Heitzmann, de pouvoir faire naître le rachitisme chez les animaux, en leur injectant de l'acide lactique, a été victorieusement réfutée par Heiss.

Quant aux expériences qui consistent à soustraire les phosphates terreux de l'alimentation des animaux, elles sont tout à fait contradictoires. Dans l'impossibilité où nous sommes d'arriver à une conclusion certaine, nous nous contenterons de noter, en quelques mots, les divers résultats obtenus, en nous abstenant toutefois de parler de ceux qui ont été nettement réfutés, par exemple de ceux de Mouriès, qui prétend avoir vu une femme bien portante rendre, en vingt-quatre heures, la quantité étonnante de 5 grammes de phosphate de chaux par les urines, de 1 gramme par la desquamation épithéliale, et qui prétend aussi démontrer une certaine connexion entre la température du corps et la quantité de chaux contenue dans l'organisme.

Chossat, après avoir longtemps soustrait les sels de chaux à l'alimentation, chez des pigeons, a vu ces animaux être pris de diarrhée, dépérir, en même temps que leurs os devenaient fragiles ; mais il n'indique pas si la résorption portait seulement sur les sels de chaux ou sur la totalité du tissu osseux. — Dusart a observé, chez un pigeon auquel il ne fournissait qu'une quantité insuffisante de chaux, que la proportion de chaux, dans l'organisme, subissait une diminution : en lui en faisant prendre par jour seulement 0gr,039, il s'en éliminait journellement 0gr,098. — Roloff (de Halle) a publié des observations faites sur des vaches qu'il nourrissait avec du foin pauvre en chaux et en acide phosphorique, et chez lesquelles il vit se produire, consécutivement, des troubles nutritifs marqués, en même temps que les os devinrent fragiles. Après les avoir maintenues ainsi malades pendant toute une année, il leur fournit une nourriture qui contenait en abondance de la chaux et de l'acide phosphorique, et, au bout de quatre semaines, ces animaux étaient entièrement guéris; ils parcouraient vivement le pâturage, où ils ne pouvaient auparavant qu'avec peine mettre un pied devant l'autre. Du reste, dans la contrée en question, les vaches devenaient rachitiques, alors même qu'elles recevaient une nourriture riche en acide phosphorique, ce qui fait croire à Roloff que ce n'est pas le défaut d'acide phosphorique, mais bien l'insuffisance de chaux, qui donne lieu à la production du rachitisme. « Et cette manière de voir, dit-il, ne serait point renversée par le fait que les vaches paissant sur un sol calcaire peuvent aussi devenir rachitiques. » En effet, ayant analysé un foin qui avait pourtant poussé sur un sol calcaire, il aurait trouvé dans ce foin très peu de chaux (0,56 pour 100) et d'acide phosphorique (0,18 pour 100). — Milne Edwards donna une nourriture très pauvre en chaux à de jeunes pigeons n'ayant pas encore atteint tout leur accroissement. Ces pigeons, au bout de trois mois, furent pris de diarrhée et devinrent tout à fait chétifs. Les ayant sacrifiés, il trouva que leurs os avaient un volume beaucoup moindre que le volume ordinaire, et qu'ils étaient près d'un tiers plus petits que ceux d'autres pigeons sains servant de terme de comparaison. *La composition des os eux-mêmes n'avait subi aucune altération.* — Weiske et Wildt, dans une série de recherches très exactes, sont arrivés aux résultats suivants : 1. La soustraction de la chaux ou de l'acide phosphorique à l'alimentation des animaux *adultes* (chèvres) fait maigrir ces animaux et finit par les faire mourir, mais elle est sans influence sur la composition des os et ne les rend nullement fragiles. L'acide phosphorique ayant été éliminé en plus grande quantité qu'il n'avait été absorbé, cet excès d'acide phosphorique éliminé devait donc provenir simplement des tissus mous, celui qui était combiné avec les substances minérales, dans les os, y étant resté pour en assurer la solidité. — 2. L'insuffisance de la chaux et de l'acide phosphorique dans l'alimentation des animaux *jeunes, en voie d'accroissement*, ne donne lieu à aucune altération appréciable de la composition des os; cette composition est en général indépendante de la nourriture. Le développement des masses osseuses est, il est vrai, plus faible qu'avec une alimentation normale, mais il ne se produit aucune altération physique ou chimique du tissu osseux. — 3. Divers phosphates terreux, mêlés à l'alimentation d'animaux de différents âges, n'ont influé *en rien* sur la composition de leurs os.

Nous ferons remarquer que, parmi les recherches qui précèdent, celles qui sont le plus exemptes de reproches, c'est-à-dire celles de Milne Edwards et de Weiske, mentionnent, comme résultat du défaut de phosphates terreux dans l'alimentation, seulement des troubles de la nutrition générale, et conséquemment la mort, mais nullement des altérations morbides des os eux-mêmes.

Phosphate de chaux

Il existe trois composés résultant de la combinaison de l'acide phosphorique avec le calcium :

1° Phosphate neutre $(PO^4)^2Ca^3$; 2° phosphate acide simple, $PO^4HCa + 2H^2O$; 3° phosphate acide double $(PO^4H^2)^2Ca + H^2O$ [1]. Quel est celui de ces trois composés qui est admis par la pharmacopée allemande? On ne le sait pas trop; mais il est probable que c'est le sel neutre. On l'obtient en traitant une solution de 20 parties de carbonate de chaux sur 50 parties d'eau et 50 parties d'acide chlorhydrique par une solution de phosphate de soude (50 : 300). Le précipité qui se forme constitue une poudre blanche, légère, insoluble dans l'eau, un peu soluble dans une eau chargée d'acide carbonique.

[1] [Le premier est notre phosphate tribasique de chaux, celui qui est employé en médecine; en équivalents : $PhO^5,3CaO$. Le second est notre phosphate neutre ou dicalcique, $Pho^5 \left\{ \begin{matrix} 2CaO \\ HO \end{matrix} \right.$. Le troisième est notre phosphate acide ou monocalcique, $PhO^5 \left\{ \begin{matrix} CaO \\ 2HO \end{matrix} \right.$]

Action physiologique. — Le phosphate de chaux introduit dans l'estomac n'est absorbé qu'en petite partie; la plus grande partie est évacuée avec les selles. Le seul phénomène qui soit observé, après l'ingestion de doses élevées, est la sécheresse des matières fécales (excréments blancs des chiens nourris avec des os).

Emploi thérapeutique. — Dans ces derniers temps encore on a recommandé vivement l'administration du phosphate de chaux dans le rachitisme et l'ostéomalacie; voyez page 92, ce que nous avons dit à ce sujet.

D'après Caspari, le phosphate de chaux se serait montré utile, comme agent hémostatique, contre l'hématurie, la métrorragie, l'hémoptysie; mêlé avec le fer, il aurait produit des effets favorables contre la chlorose; administré seul, il aurait été utile contre l'expectoration purulente profuse des tuberculeux. — On a dit encore que la formation du cal, dans les fractures, chez les personnes d'ailleurs saines, pouvait être hâtée par l'usage du phosphate de chaux; mais cette assertion aurait besoin d'être vérifiée. — On a encore recommandé ce médicament dans les affections scrofuleuses, dans la carie, dans les ulcères à sécrétion abondante; mais, dans tous ces cas encore, il faudrait des expériences confirmatives. Clarus préconise l'usage, dans l'anémie, d'une combinaison de fer avec le phosphate de chaux.

Ce médicament a l'avantage de pouvoir être donné pendant longtemps, et à doses assez considérables, sans qu'il détermine des effets fâcheux, surtout si l'on a soin de l'associer à d'autres substances appropriées, telles que les amers, les aromates [1].

Doses. — 0,5-2,0 *pro dosi*, plusieurs fois par jour, sous forme de poudre. Chez les enfants, on en fait prendre une pincée dans une cuillerée de soupe.

SUPPLÉMENT AUX ALCALINO-TERREUX

Les *composés de baryum* ne sont plus employés en thérapeutique; il a déjà été question, dans les généralités, de leurs propriétés toxiques.

La pharmacopée allemande continue encore à considérer comme officinal le *sulfate de chaux*, qui n'est plus employé que pour la confection des bandages plâtrés.

Boussingault, Sur le développement de la substance minérale dans le système osseux du porc (Annales de chimie et de physique, t. XVI, 1846). — Chossat, Gazette médicale de Paris, 1842. — Nouveau Dictionnaire de médecine et de chirurgie pratiques, art. Ammoniaque par Roussin et Hirtz. Paris, 1865. — Hoppe-Seyler, Medecin.-chemische Untersuchungen. A. Hirschwald. Berlin, 1866-1868. — Beale (Lionel), De l'urine, des dépôts urinaires, trad. A. Ollivier et G. Bergeron. Paris. — Neubauer et Vogel, De l'urine et des sédiments urinaires, traduit par le Dr L. Gautier. — Yvon, Manuel clinique de l'analyse des urines. — Dusart, Recherches expérimentales sur les propriétés physiologiques et thérapeutiques du phosphate de chaux (Archives générales de médecine, 1869, 6e série, 1869 t. XIV et 1870 t. XV).

[1] [Pour que son usage prolongé et à hautes doses soit sans inconvénient, il faut, bien entendu que ce sel soit parfaitement pur; il ne faudrait pas qu'il contînt, comme le phosphate de chaux officinal analysé par Duquesnel, 0,66 pour 100 de plomb, c'est-à-dire à peu près 0,05 centigrammes de ce métal pour 10 grammes de phosphate.]

II

AMMONIACAUX

On admet ordinairement qu'il existe dans les sels ammoniacaux un groupe atomique (NH^4) non isolable, qui joue le rôle d'un radical composé et qui se comporte exactement comme un métal; ce groupe atomique a reçu le nom d'*ammonium*. On connaît une combinaison de cet ammonium avec le mercure, un amalgame d'ammonium; on n'est pas parvenu jusqu'ici à l'isoler, parce qu'il se décompose toujours immédiatement en ammoniaque (AzH^3) et en hydrogène.

Cette *ammoniaque*, qui prend aussi naissance dans la putréfaction des matières organiques azotées, se combine directement avec tous les acides, pour former des *sels ammoniacaux*. Ces sels présentent, au point de vue de leurs réactions, la plus grande ressemblance avec les sels potassiques; ils ne s'en distinguent que par leur volatilité et par leurs propriétés basiques un peu plus faibles.

Effets physiologiques communs à tous les sels ammoniacaux

L'ammoniaque se trouve dans l'organisme normal : dans l'intestin, par exemple, à l'état de phosphate ammoniaco-magnésien; on la trouve aussi dans le sang et le tissus; une partie y a pénétré par absorption, l'autre partie y est devenue libre par la décomposition de l'albumine (Walter). On peut, chez les carnivores au moins, lui attribuer deux rôles différents : un rôle *neutralisant*; elle sert à fixer les acides venus du dehors, par exemple avec l'alimentation animale (laquelle, d'après Hallervorden, doit être considérée comme acide) et par suite à conserver les alcalis fixes indispensables à l'organisme; en second lieu, un rôle *formateur d'urée*; il en sera question plus tard (voyez page 100)

L'ammoniaque et les composés ammoniacaux produisent des effets généraux qui se ressemblent beaucoup, ne différant entre eux que par leur degré d'intensité : c'est le sulfate qui a l'action la plus faible; puis viennent le carbonate, le chlorure d'ammonium et l'ammoniaque (Lange).

Les effets locaux sonts différents suivant le plus ou moins de volatilité du composé que l'on emploie. Les composés volatils ont tous l'odeur piquante de l'ammoniaque; ils pénètrent dans le sang à travers la peau aussi bien qu'à travers les muqueuses; ils exercent sur les muqueuses et la peau une action fortement irritante, qui dépend en partie de la soustraction de l'eau des tissus. Les composés ammoniacaux non volatils ne peuvent être absorbés que par les muqueuses.

Nous allons parler des effets physiologiques communs à toutes les préparations ammoniacales.

Centres nerveux. — Chez les grenouilles, on observe, quelle que soit la méthode d'application (introduction de l'ammoniaque ou de ses sels, soit dans l'estomac, soit sous la peau, soit immédiatement dans le sang, inhalation des vapeurs), une augmentation énorme de l'excitabilité réflexe, des spasmes tétaniques, qui se produisent même après la décapitation de l'animal (contrairement aux données de Rosenstein); enfin, une paralysie générale par épuisement.

Chez les lapins, on n'observe, après l'injection sous-cutanée, qu'une augmentation de l'excitabilité réflexe; après l'injection dans le sang, il survient du tétanos, de l'opisthotonos; il en est de même chez les chiens et chez les chats. Ainsi que le démontre Funke, ces phénomènes sont dus à l'exaltation énorme de l'excitabilité des ganglions médullaires, d'où partent les cordons moteurs des muscles volontaires. Si l'on a sectionné un des nerfs sciatiques, on constate, pendant l'empoisonnement général par l'ammoniaque, qu'il ne se produit, dans la jambe correspondante au sciatique coupé, aucun spasme tétanique, mais seulement quelques faibles mouvements fibrillaires. Ainsi, l'action produite par les composés ammoniacaux sur la moelle épinière ressemble beaucoup à celle produite par la strychnine, avec cette différence toutefois que, dans l'empoisonnement par les composés ammoniacaux, toute excitation nouvelle ne provoque pas un nouvel accès de tétanos, comme dans l'empoisonnement par la strychnine, mais seulement un spasme réflexe de courte durée; cette différence tient probablement à ce que l'excitabilité des nerfs périphériques est affaiblie par l'ammoniaque beaucoup plus rapidement que par la strychnine.

Chez l'homme, on a, dit-on, à la suite de l'administration de l'ammoniaque à doses thérapeutiques, observé de l'hyperesthésie (Rabuteau), des tremblements, de la faiblesse des membres; Wibmer a observé sur lui-même que « l'ammoniaque affectait la tête ». Pereira a remarqué que, sous l'influence de cet agent les efforts musculaires devenaient plus faciles; mais nous ne trouvons nulle part des preuves qui viennent à l'appui de ces assertions.

Les observations qui relatent des faits d'empoisonnement à terminaison mortelle ne nous signalent non plus aucun phénomène spasmodique qu'on puisse considérer comme une expression bien nette d'une excitation des centres nerveux. Au début, le tableau de l'empoisonnement est rendu très confus par les douleurs violentes que produit le caustique pendant son ingestion ou par les troubles intenses qui se manifestent du côté de la respiration; vers la fin, l'individu empoisonné est dans un état de collapsus profond : il est très pâle et sans connaissance. Ce n'est que dans le cas d'un enfant auquel de l'ammoniaque avait été injectée sous la peau, que je trouve signalés des spasmes intenses qui précédèrent la mort, laquelle survint d'ailleurs rapidement.

De ce qui précède, nous croyons pouvoir tirer les conclusions suivantes : les composés ammoniacaux, introduits dans l'estomac de l'*homme*, à petites doses, ne donnent lieu à aucune excitation des centres nerveux; s'il se produit une excitation de ces centres après l'inhalation des vapeurs ammoniacales ou l'ingestion d'une dose élevée et dangereuse d'ammoniaque, cette excitation n'est point due à l'ammoniaque elle-même, elle est plutôt le fait de la sensation douleureuse ou de l'accès de dyspnée qui se produisent alors.

Ce n'est que dans le cas où le composé ammoniacal est introduit rapidement dans le sang ou ingéré à doses tout à fait mortelles, qu'il peut exercer sur la moelle épinière une action d'abord fortement excitante, puis paralysante, telle que celle qui est observée chez les animaux. En tous cas, même dans les empoisonnements graves, l'individu continue pendant longtemps à avoir conscience des douleurs violentes qu'il éprouve, et il ne perd la conscience de ces douleurs que peu de temps avant la mort, par le fait de modifications secondaires, telles, par exemple, que l'intoxication par l'acide carbonique, succédant à l'asphyxie par les vapeurs ammoniacales.

Nerfs périphériques et muscles striés. — L'ammoniaque est un de ces irritants musculaires qui produisent dans le contenu du muscle une altération chimique rapide et déterminent sur le point d'application, en même temps qu'une secousse convulsive, un état de rigidité du tissu musculaire. Il suffit d'une très petite quantité d'ammoniaque, mêlée à l'air dans lequel se trouve un muscle excisé, pour que ce muscle devienne le siège de mouvements spasmodiques.

Mais il faut que l'ammoniaque soit dans un état de concentration beaucoup plus considérable, pour qu'elle puisse produire ces mouvements convulsifs par l'intermédiaire d'un nerf moteur (Kühne, Funke).

Chez l'animal à sang froid vivant, les muscles dont la connexion avec la moelle épinière a été supprimée et qui, par conséquent, ne peuvent pas présenter de spasmes tétaniques, deviennent le siège, consécutivement à une injection ammoniacale, de petites convulsions fibrillaires (Funke). Chez un chien qui était mort dans des convulsions, dix minutes après l'injection dans les veines jugulaires de 3,6 d'ammoniaque liquide, Orfila a observé que les muscles, immédiatement après la mort, avaient perdu leurs propriétés contractiles.

Il n'est pas probable que les doses thérapeutiques qu'on administre à l'*homme* puissent donner lieu à une modification appréciable des muscles et des nerfs périphériques.

Respiration. — Nous parlerons, à propos du gaz ammoniac, de l'action locale que les composés ammoniacaux volatils exercent sur la respiration; il ne sera question ici que des phénomènes toxiques généraux déterminés par les sels ammoniacaux introduits dans le sang.

Une solution étendue d'ammoniaque ou d'un sel ammoniacal est-elle injectée directement dans le sang, on voit aussitôt la respiration s'interrompre; cette interruption dure peu; elle est suivie d'une accélération extraordinaire des mouvements respiratoires, accélération qui est la conséquence d'une irritation du centre respiratoire dans la moelle allongée. Si l'on sectionne les deux nerfs pneumogastriques à un animal auquel on a déjà fait cette injection ammoniacale, on constate que cette section ne produit plus son effet ordinaire sur la respiration, c'est-à-dire qu'elle ne ralentit plus les mouvements respiratoires (Lange); ces mouvements restent accélérés presque jusqu'au moment de la mort. Quand la section des pneumogastriques est faite avant l'empoisonnement, on n'observe plus alors cet arrêt primitif de la respiration, que j'ai signalé ci-dessus. Toutefois ces deux derniers faits n'ont pas pu être constatés par Funke, à la suite de l'injection directe de solutions ammoniacales.

Naturellement la respiration s'interrompt pendant le tétanos ammoniacal.

Circulation sanguine. — L'ammoniaque, injectée sous la peau ou dans une veine, chez les grenouilles et les lapins, excite vivement le centre modérateur du cœur dans le cerveau, et détermine conséquemment un arrêt du cœur en diastole et un ralentissement des contractions cardiaques ; en second lieu, elle excite fortement les centres vaso-moteurs de la moelle épinière et provoque par suite un rétrécissement de toutes les artères périphériques (à l'exclusion toutefois des vaisseaux pulmonaires, chez la grenouille). Cet état spasmodique des artères, qui a pour effet d'élever la pression sanguine, ne tarde pas à compenser, et au delà, l'effet opposé résultant de l'excitation des pneumogastriques, de telle sorte que, après une diminution passagère de la tension sanguine, il se produit une forte augmentation de cette tension. L'énergie du cœur n'est pas accrue ; elle est plutôt affaiblie (Funke).

Si l'on injecte des solutions de sels ammoniacaux dans les veines, chez des chiens et des chats, on observe aussi cette augmentation de la pression sanguine ; mais on note en même temps une accélération des pulsations. Lange voudrait donc qu'on attribuât l'élévation de la pression sanguine surtout à une augmentation de l'activité cardiaque, sans pouvoir toutefois exclure l'influence des autres causes.

Des doses très élevées, mortelles, déterminent, au contraire, un abaissement rapide et profond de la tension sanguine.

On n'a pas étudié de près les modifications que subit la circulation sanguine de l'homme, à la suite de l'introduction dans l'estomac des composés ammoniacaux, à doses thérapeutiques ou toxiques.

Organes de secrétion et d'excrétion. — L'ammoniaque et les sels ammoniacaux augmentent la sécrétion d'un grand nombre de glandes, notamment des glandes bronchiques et des glandes sudoripares ; sous leur influence, le mucus bronchique devient plus fluide.

L'excrétion de l'urine est également augmentée. A la suite de l'ingestion de carbonates et de sels végétaux alcalins, l'urine des carnivores devient, ainsi que nous l'avons déjà expliqué, très rapidement alcaline ; à la suite de l'ingestion des mêmes sels ammoniacaux, elle reste au contraire acide et elle ne présente jamais une réaction alcaline même à la suite d'une ingestion abondante de ces sels.

Le chlorure d'ammonium (10 grammes) ferait diminuer notablement, d'après Adamkiewictz, l'élimination du sucre chez les diabétiques.

L'intestin grêle, mais non pas le gros intestin, présenterait des altérations spéciales à la suite de l'administration, même endermique, des préparations d'ammoniaque : les secrétions seraient augmentées, l'épithélium se détacherait et se dissoudrait au milieu d'un mucus abondant (Mitscherlich).

Hertwig a observé chez des chevaux et des vaches que, sous l'influence du pyro-oléocarbonate d'ammoniaque administré à l'intérieur, les matières fécales étaient mieux digérées et formaient des masses plus petites et plus dures.

Ce que deviennent les composés ammoniacaux dans le sang. Leur élimination. — On a cru longtemps qu'on pouvait constater la présence de l'ammoniaque dans l'air expiré, chez l'homme et les animaux entièrement sains ; mais on se trompait, ainsi que le démontrent les recherches irréprochables de Voit et de Bachl. Même à la suite de l'injection directe dans le sang de sels ammoniacaux, par exemple de carbonate d'ammoniaque, on n'a jamais pu déceler la présence de l'ammoniaque dans l'air de l'expiration. Il n'est pas probable non plus que l'ammoniaque s'élimine avec la sueur; les traces qu'on a pu en trouver (creux axillaire, pieds) ne venaient certainement pas de la sueur, mais bien de la décomposition putride de l'épithélium et de la crasse.

Il est donc probable que l'alcali volatil qui a été introduit dans le sang vivant s'y transforme en un composé non volatil, car il ne peut plus être expulsé par un courant d'hydrogène à la température du corps; le même fait ne peut pas se produire dans le sang mort. C'est une chose remarquable, que le sang extrait de la veine des animaux sains et exposé à une basse température, dégage plutôt des vapeurs ammoniacales que le sang des animaux tués par des quantités considérables d'un sel ammoniacal. La réaction ammoniacale du sang vivant ne se montre jamais qu'après un temps très long et à une température à laquelle la décomposition des éléments du sang pourrait bien avoir donné lieu à une formation d'ammoniaque. Le sang lui-même n'éprouve des modifications appréciables que sous l'influence de grandes quantités d'ammoniaque : il devient plus difficilement coagulable, le spectre de l'oxygène disparaît, les corpuscules rouges se dissolvent, l'hémoglobine se détruit. Si l'on fait respirer à un animal de grandes quantités d'ammoniaque, le sang de cet animal prend une couleur sombre; mais, sous l'influence de l'oxygène, il redevient rouge artériel et montre exactement les mêmes bandes d'absorption que le sang normal.

Neubauer, Buchheim et Lohrer croient pouvoir retrouver, dans l'urine de l'homme et des animaux, au moins une partie de l'ammoniaque ingérée; mais Schiffer (après Salkowski), ayant injecté du carbonate d'ammoniaque chez des chiens et des lapins, a vainement cherché à en retrouver dans l'urine. Il est aujourd'hui établi d'une manière indubitable que *l'ammoniaque et la plus grande partie de ses sels, par exemple le carbonate d'ammoniaque, se transforment par synthèse en urée dans l'organisme des herbivores, des carnivores et de l'homme, et réapparaissent dans l'urine à l'état d'urée;* c'est pour cela que les anciens observateurs ne pouvaient retrouver en nature l'ammoniaque ingérée ni dans l'air de l'expiration ni dans l'urine.

Il est probable qu'en général tous les composés azotés, dans lesquels l'azote se trouve sous le groupement NH^2-CH^2, se décomposent dans l'organisme en donnant naissance à de l'ammoniaque, et que le carbonate d'ammoniaque passe aussitôt par synthèse à l'état d'urée. Si cette proposition se vérifiait, sa conséquence immédiate serait que l'acide urique prend aussi naissance par synthèse dans l'organisme aux dépens de l'ammoniaque et de l'acide carbonique. L'ammoniaque semble aussi jouir de la propriété *d'activer la fonction glycogénique du foie*. Röhmann, ayant administré à deux lapins des aliments de même qualité et en quantités correspondantes au poids de ces animaux, a trouvé constamment deux à trois fois plus de glycogène dans le foie du lapin qui avait ingéré, en même temps que ses aliments, 2 à 4 grammes de carbonate d'ammoniaque. Ce qui prouve que l'ammoniaque a agi ici non pas comme alcali, mais en tant qu'ammoniaque, c'est que le carbonate de soude ne manifeste aucune action semblable.

1. AMMONIAQUE LIQUIDE

L'ammoniaque (NH^3) est un gaz incolore, d'une odeur piquante particulière, d'une réaction fortement alcaline; sous l'influence d'une forte pression et d'un froid considérable, ce gaz se condense en un liquide incolore.

Quand on fait passer du gaz ammoniaque dans de l'eau froide, l'eau absorbe vivement ce gaz, et cette absorption s'accompagne d'un dégagement considérable de chaleur; le poids spécifique de l'eau diminue alors d'autant plus qu'elle s'empare d'une plus grande quantité d'ammoniaque. Un litre d'eau peut absorber 600 litres d'ammoniaque. Si l'on se représente l'ammoniaque combinée, dans cette solution, avec un équivalent H^2O, de manière à former un hydroxyde d'ammonium, NH^4OH (lequel n'est pas connu), la ressemblance avec la solution de potasse et de soude devient alors très considérable; la solution ammoniacale est, après ces deux derniers composés, la base la plus énergique que l'on connaisse. L'ammoniaque liquide officinale a un poids spécifique de 0,960 ; elle est incolore, limpide, d'une réaction fortement alcaline et d'une odeur ammoniacale très prononcée; elle se combine directement avec les acides pour donner naissance à des sels ammoniacaux.

Action physiologique. — Les effets locaux que produit l'ammoniaque sur la peau et les muqueuses sont moins intenses que ceux de la potasse et de la soude, mais ils dépendent probablement des mêmes altérations de tissu : soustraction aqueuse, décomposition des substances albuminoïdes, gonflement et dissolution de la matière cornée et des tissus environnants (comp. p. 33).

L'ammoniaque étant volatile et pouvant être inspirée, ses effets s'étendent plus au loin dans l'organisme et peuvent notamment atteindre les organes respiratoires. Relativement à ces derniers, il faut remarquer que l'ammoniaque, de même que les alcalins, favorise la solubilité de la mucine dans le mucus, et rend par conséquent le mucus plus fluide.

Peau. — Sensation de chaleur, brûlure, douleur. Si la solution est concentrée, inflammation de la peau, exsudation et vésication, et même cautérisation des couches profondes, qui se transforment en une bouillie onctueuse.

Muqueuse des voies digestives. — Une solution très diluée et à petite dose ne provoque aucun trouble appréciable, même après un usage prolongé; il se produit une simple neutralisation du suc gastrique, comme celle que déterminent les alcalins.

Une solution très concentrée, au contraire, donne lieu à une inflammation violente de l'estomac et de l'intestin, avec dissolution de l'épithélium, formation de masses considérables de mucus, hémorragies, douleurs intenses, vomissements, diarrhée.

Muqueuse des organes respiratoires. — Les vapeurs qui se dégagent d'une solution ammoniacale étendue agissent sur le nerf olfactif, en faisant naître une odeur désagréable, et sur le trijumeau, en provoquant une assez vive douleur. Par suite d'une action réflexe ayant son point de départ dans ces parties, il se produit du larmoiement (qui peut d'ailleurs avoir aussi sa cause dans une irritation directe de la conjonctive) et des éternuements violents.

Quand un homme ou un animal aspire du gaz ammoniac concentré, l'irritation intense des muqueuses détermine, par action réflexe, une toux violente, des spasmes glottiques et de la suffocation. Si, d'après Knoll, on fait aspirer à un animal, au moyen d'une canule trachéale, du gaz ammoniac étendu, on voit les mouvements respiratoires devenir faibles et superficiels et du tétanos inspiratoire se produire, par l'intermédiaire des pneumogastriques. Ces phénomènes ne doivent pas être considérés comme le fait d'une action spéciale de l'ammoniaque, car ils peuvent aussi être provoqués par l'inhalation trachéale du chloroforme ou d'autres substances volatiles. Quand l'expérience est faite avec de l'ammoniaque fortement concentrée, on voit les mouvements respiratoires devenir profonds et se ralentir et un tétanos expiratoire se produire, par suite d'une excitation des fibres expiratoires des pneumogastriques ; à cet effet en succède immédiatement un tout contraire : la respiration devient plus superficielle et s'accélère, consécutivement à une irritation des fibres inspiratoires des mêmes nerfs.

Des hommes ont pu être asphyxiés par de fortes inhalations d'ammoniaque. Ces inhalations s'accompagnent d'une douleur très intense au cou et à la poitrine; la toux est très violente et persiste souvent pendant un temps très long. Par suite d'une bronchite intense la trachée et les bronches sont remplies d'une grande quantité de mucus; on a même vu se développer consécutivement une pneumonie et un œdème pulmonaire.

Appliquée en badigeonnages sur les muqueuses, l'ammoniaque à l'état de dilution provoque de l'inflammation et une sécrétion abondante d'un mucus fluide (Rossbach).

Appliquée directement et à l'état de concentration sur la muqueuse du larynx, l'ammoniaque liquide y provoque la production d'un exsudat inflammatoire, qui ressemble macroscopiquement à une membrane croupale (Oertel, H. Mayer).

Les *phénomènes généraux* dépendent, dans la plupart des cas, des altérations locales déterminées par l'ammoniaque (gastro-entérite, intoxication par acide carbonique, etc.). Ceux qui sont le fait de l'action même du poison ont été exposés dans les généralités sur les ammoniacaux.

Emploi thérapeutique.— L'ammoniaque était autrefois prescrite, comme agent curatif, dans un grand nombre d'états pathologiques contre lesquels elle n'a certainement pas la moindre efficacité; aussi les passerons-nous entièrement sous silence. Il ne sera question ici que de quelques circonstances dans lesquelles ce médicament s'est acquis une réputation toute particulière.

L'ammoniaque est actuellement, et depuis longtemps déjà, le médicament le plus en vogue contre les *morsures des serpents venimeux* (vipère, *crotalus horridus*, cobra di capello, naja, etc.) Les recherches expérimentales et les observations pratiques faites sur ce sujet sont loin de présenter une concordance parfaite. Cependant, en présence de plusieurs résultats favorables, mais surtout en l'absence de tout autre médicament meilleur, on fera bien, dans ces cas, d'essayer l'ammoniaque, sans oublier, bien entendu, les autres moyens que l'art nous fournit. On fait une injection sous-cutanée d'ammoniaque liquide (30 gouttes diluées avec partie égale d'eau ou bien 1 d'ammoniaque sur 4 d'eau), et en même temps on en administre au malade une solution aqueuse très étendue. On renouvelle l'injection si les symptômes nerveux graves se reproduisent. L'emploi de l'ammoniaque à l'intérieur, combiné avec son application extérieure, donne des résultats certainement favorables dans les cas de piqûres d'autres animaux venimeux (scolopendre, araignées, scorpions, hyménoptères, diptères). — Dans les empoisonnements par l'acide cyanhydrique et par le chlore, l'efficacité de l'ammoniaque est douteuse; les recherches expérimentales faites à ce sujet sont peu probantes et les observations pratiques sont à peu près nulles. Comme antidote dans les empoisonnements par les acides minéraux, l'ammoniaque est superflue; et même elle serait nuisible, si elle était donnée en trop grande quantité.

L'emploi extérieur de l'ammoniaque est beaucoup plus étendu que son usage interne, et, bien que dans la plupart des cas on puisse lui substituer d'autres moyens aussi avantageux, il n'en est pas moins vrai que son efficacité ne peut pas être révoquée en doute. L'ammoniaque est, en général, employée pour déterminer sur la peau une *légère irritation*, surtout quand cette irritation doit être continuée un certain temps, par exemple dans les cas légers de rhumatisme articulaire chronique, dans les engelures, dans les contusions articulaires, etc. C'est un des moyens, comme on sait, dont on abuse le plus dans le public. C'est avec raison qu'on n'emploie pas l'ammoniaque comme caustique proprement dit; pour produire la vésication, on se sert de préférence des préparations cantharidées. L'ammoniaque est encore employée en inhalations; l'irritation intense qu'elle provoque sur la muqueuse nasale (trijumeau) est mise à profit pour réveiller les mouvements respiratoires, par exemple dans la syncope, dans l'ivresse alcoolique profonde, dans les empoisonnements par les narcotiques, en un mot dans tous les cas de coma, alors que la respiration s'affaiblit et est sur le point de s'éteindre. Mais il faut être prudent dans l'emploi de ces inhalations; car leur trop de durée pourrait amener un spasme glottique réflexe, avec toutes ses conséquences graves. Dans les empoisonnements par l'oxyde de carbone ou par l'acide carbonique, un air pur vaut mieux, comme l'expérience le démontre, que les inhalations d'ammoniaque.

Doses et préparations. — I. *Ammoniaque liquide, alcali volatil.* — A l'intérieur, 0,1-0,5 (2 à 10 gouttes), dans une grande quantité d'eau ou dans un véhicule mucilagineux. Les doses à employer dans les cas de piqûres d'animaux venimeux ont été indiquées plus haut. Extérieurement, on l'applique à l'état de pureté sur la piqûre. Comme irritant cutané, elle est rarement employée pure ou diluée; on a recours de préférence, à certaines préparations dont elle fait partie. Pour inhalalations, on se sert de l'alcali volatil ordinaire.

2. *Liniment ammoniacal ou volatil.* — 4 parties d'huile d'olive de Provence

et 1 partie d'ammoniaque liquide. Masse blanchâtre, demi-liquide. Employé extérieurement, comme irritant cutané.

3. *Liniment volatil camphré.* — 3 parties d'huile camphrée, 1 partie d'huile d'œillet et 1 partie d'ammoniaque liquide. Employé comme le précédent.

4. *Liniment savonneux ammoniacal camphré, baume opodeldoch.* — 60 parties de savon médical, 20 parties de camphre, 810 parties alcool, 50 parties glycérine, 4 parties d'essence de thym et 6 parties essence de romarin, 50 parties d'ammoniaque liquide. D'après la pharmacopée autrichienne : 40 parties savon de Venise, 80 parties savon blanc commun, 500 parties alcool (70 pour 100), 5 parties essence de lavande et de romarin, 20 parties d'ammoniaque et 10 parties camphre. Vulgairement mis en usage, et très souvent à contre-sens.

5. *Liniment savonneux ammoniacal camphré liquide, baume opodeldoch liquide.* — 120 parties d'alcool camphré, 350 parties de liniment savonneux alcoolique, 2 parties essence de thym, 4 parties essence de romarin, 24 parties ammoniaque liquide. Mêmes usages.

6. *Alcoolé d'ammoniaque anisé.* — 1 partie d'essence d'anis, 24 parties d'alcool, 5 parties d'ammoniaque liquide. 0,25-0,5 *pro dosi* (3 à 10 gouttes). Employé, soit isolément, dans un liquide mucilagineux, soit associé avec d'autres substances médicamenteuses. On ne l'emploie guère que comme expectorant, dans les cas qui seront examinés en détail à propos du sénéga, dans les cas où la sécrétion bronchique est fluide, accumulée dans les bronches, et que le malade n'a pas assez de force pour l'expulser. On le prescrit souvent associé avec le sénéga. Comme il irrite encore plus que ce dernier, à plus forte raison faudra-t-il en éviter l'emploi dans les processus inflammatoires fébriles On l'a encore conseillé dans d'autres cas, par exemple dans le météorisme, etc.; mais il y a d'autres médicaments qui lui sont supérieurs.

2. CHLORURE D'AMMONIUM, CHLORHYDRATE D'AMMONIAQUE

Le chlorure d'ammonium, NH_4Cl, prend naissance quand on mélange, à volumes égaux, le gaz ammoniac avec le gaz chlorhydrique. C'est une poudre blanche cristalline, inaltérable à l'air. Sous l'influence de la chaleur, il se volatilise, en se décomposant en grande partie en ammoniaque et acide chlorhydrique. Il se dissout dans trois parties d'eau froide ; il est insoluble dans l'alcool absolu.

Action physiologique. — Le chlorure d'ammonium, appliqué localement, agit beaucoup plus doucement que l'ammoniaque et le carbonate d'ammoniaque; injecté dans le sang, il est, au contraire, beaucoup plus toxique que ces deux composés, mais il tue de la même manière; nous pouvons donc renvoyer à ce qui vient d'être dit dans les pages précédentes. Les phénomènes qui précèdent la mort sont : violente gastrite, élévation de la pression sanguine, convulsions, enfin perte de la connaissance.

Quant à ce qui est de l'usage de *petites doses médicamenteuses*, chez l'homme et l'animal, il faut d'abord mentionner le goût fortement salé, âcre, du chlorure d'ammonium. Le sens de l'odorat n'est pas impressionné, parce que la molécule ammoniaque est fortement fixée et ne devient pas libre à la température ordinaire.

Wibmer, en prenant 0,5-1,20 de chlorure d'ammonium en une fois, et répétant cette dose chaque heure, a observé les effets suivants ; sensation de chaleur et de malaise à l'estomac, céphalalgie passagère, fréquentes envies d'uriner ; l'excrétion de l'urine et de la sueur ne fut pas augmentée notablement. L'usage prolongé du chlorure d'ammonium déterminait peu à peu des troubles digestifs, mais presque jamais de la diarrhée ; l'amaigrissement devenait toujours considérable. Ce qu'il y avait de plus remarquable, même après l'usage de doses faibles, c'était l'effet qui se produisait sur les muqueuses, notamment sur la muqueuse des voies respiratoires, effet qui, après un usage prolongé du médicament, consistait en une véritable polyblennie.

Parmi ces effets, superficiellement observés, il en est un, celui produit sur la *sécrétion du mucus*, qui a été constaté par tous les autres observateurs; il paraît, par conséquent, certain et semble dépendre des mêmes causes que celui qui se manifeste après l'emploi du chlorure de sodium, bien qu'on n'ait pas démontré que le chlorure d'ammonium puisse, comme le chlorure de sodium, être directement éliminé avec le mucus. Mitscherlich, qui a étudié de plus près cette question de la sécrétion du mucus, chez des lapins auxquels il administrait du chlorure d'ammonium, a toujours observé une augmentation de cette sécrétion : l'épithélium était plus mou et les cellules épithéliales plus ou moins agrandies; les cellules cylindriques, gonflées, se séparaient l'une de l'autre au plus léger contact et passaient en masse dans le mucus, où elles se dissolvaient peu à peu.

L'augmentation de l'excrétion urinaire paraît être un effet constant du chlorure d'ammonium administré à l'intérieur. Böcker, dans ses nombreuses expériences faites sur lui-même, a toujours rendu sous l'influence de ce sel, une quantité d'urine qui dépassait de 250 à 600 grammes la quantité normale.

Pendant longtemps on a cru que l'ammoniaque du chlorure d'ammonium ne se transformait en urée que dans le corps du lapin; que, dans le corps du chien, cette transformation ne se produisait pas ou ne se produisait qu'en quantité tout à fait minime; les récentes expériences de Munk-Salkowski ont démontré que, chez le chien, plus de 50 pour 100 du chlorure d'ammonium ingéré subissent cette transformation ; que le chlorure d'ammonium se comporte donc sous ce rapport de la même façon que les autres composés ammoniacaux; mais cette transformation du chlorure d'ammonium chez le chien est très difficile à constater pour les raisons suivantes : « Chez les chiens, à la suite de l'ingestion d'acides minéraux, la quantité des sels ammoniacaux contenus dans l'urine éprouve en général un accroissement notable, alors même que ces sels n'ont pas été administrés ; or l'acide chlorhydrique qui devient libre dans l'organisme aux dépens du chlorure d'ammonium doit aussi donner lieu à un accroissement de l'élimination de l'ammoniaque ; il est donc difficile de se rendre compte de la quantité d'urée formée aux dépens du chlorure d'ammonium, car c'est justement la différence de la quantité de NH^3 absorbée avec le chlorure d'ammonium et de la quantité de NH^3 apparaissant dans l'urine qui permet de calculer la partie de chlorure d'ammonium qui s'est transformée en urée. » La quantité d'urée résultant de cette transformation peut encore être légèrement accrue par suite de la décomposition d'un peu d'albumine sous l'influence du chlorure d'ammonium.

Böcker a encore constaté que, au début, la quantité absolue d'acide carbonique expiré subissait une augmentation assez notable, mais que sa quantité relative diminuait légèrement; cette augmentation de la quantité absolue de l'acide carbonique dépendrait simplement de la plus grande activité de la respiration. Après un usage prolongé du chlorure d'ammonium, au contraire, la quantité absolue d'acide carbonique éliminé diminuerait considérablement, de même que sa quantité relative, de même que le nombre des mouvements respiratoires, tandis que le nombre de pulsations cardiaques s'élèverait très légèrement. Ces observations ont besoin d'être confirmées.

L'amaigrissement, à la suite d'un usage prolongé du chlorure d'ammonium, a été aussi noté par un grand nombre d'observateurs; il dépend peut-être simplement du trouble de la digestion et de la diminution consécutive de l'alimentation.

Le chlorure d'ammonium, à doses thérapeutiques, n'exerce aucune influence sur la température ni sur la fréquence du pouls.

Usages thérapeutiques. — Le chlorure d'ammonium était autrefois prescrit dans un grand nombre d'affections. Actuellement on ne le prescrit plus que dans deux affections catarrhales, dans lesquelles il peut certainement être utile, ainsi qu'une observation impartiale le démontre, pourvu qu'il soit administré dans des conditions convenables. La première de ces affections catarrhales est le *catarrhe gastrique*, et les circonstances spéciales dans lesquelles il agit favorablement sont à peu près les mêmes que celles que nous avons indiquées à propos du bicarbonate de soude; ainsi, de même que le bicarbonate de soude, on l'emploiera avec avantage dans ce groupe symptomatique qui porte le nom d'état gastrique, puis dans la deuxième période des catarrhes gastriques aigus, alors que les phénomènes inflammatoires sont passés et qu'il ne reste que quelques troubles digestifs analogues à ceux de l'état gastrique. Dans quels cas faudra-t-il employer le chlorure d'ammonium? Dans quels cas, au contraire, faudra-t-il donner la préférence au bicarbonate de soude? L'expérience répond : Il faut préférer le chlorure d'ammonium dans les cas où il existe, en même temps que le catarrhe gastrique, un catarrhe bronchique apyrétique ou un catarrhe bronchique aigu à sa seconde période; en emploie plutôt le bicarbonate de soude, lorsque les voies respiratoires sont très irritables, lorsqu'il y a une grande tendance à la toux et quand le malade est très déprimé.

La seconde affection catarrhale dans laquelle le chlorure d'ammonium est utile, c'est le *catarrhe bronchique*, soit le catarrhe bronchique apyrétique, soit le catarrhe bronchique aigu, fébrile, parvenu à sa deuxième période, alors que les accidents inflammatoires ont disparu et qu'il ne reste plus qu'une expectoration difficile; quelquefois même on l'emploie dans la première période du catarrhe aigu, concurremment avec le tartre stibié, chez les personnes très robustes. Il est encore avantageux dans la pneumonie, quand la fièvre est tombée, qu'on perçoit à l'auscultation moins de râles crépitants que de râles sibilants et ronflants, et que l'expectoration est difficile. Dans le catarrhe bronchique chronique, avec expectoration abondante et facile, le chlorure d'ammonium est superflu. L'expérience nous apprend qu'il faut éviter de le prescrire aux phtisiques, surtout quand ils ont une grande tendance à la toux.

Autrefois on faisait respirer, dans les catarrhes bronchiques, les vapeurs sèches de chlorure d'ammonium; cette méthode irrationnelle est aujourd'hui abandonnée. Mais les inhalations de solutions chloruro-ammoniacales sont encore aujourd'hui en usage, et l'on en retire de bons résultats. Waldenburg, notamment, les a employées avec succès dans le catarrhe aigu des voies aériennes; il met ces inhalations en usage dès la première période de catarrhe aigu ou dans les exacerbations des catarrhes chroniques, avec ou sans emphysème.

Extérieurement le chlorure d'ammonium n'est plus employé que pour préparer des mélanges réfrigérants, et cet emploi est d'ailleurs bien rare.

Doses et préparations. — 1. *Chlorure d'ammonium.* — A l'intérieur, 0,5 jusqu'à 1,0 *pro dosi* (10,0 *pro die*); presque toujours en solution; le meilleur correctif est le jus de réglisse, ou bien, si ce dernier est désagréable au malade, l'oléosucre de fenouil. En inhalations, 1,0-2,0-5, 0-10,,0 : 500,0

On en fait encore des préparations sèches, avec la réglisse, sous forme de bâtons, de tablettes.

3. CARBONATE D'AMMONIAQUE

Le carbonate d'ammoniaque officinal se prépare en sublimant 1 partie de chlorure d'ammonium avec 2 parties de craie. Sa composition est variable, mais peut être, en général, représentée par la formule $CO^3(NH^4)^2 + 2(CO^3HNH^4)$; c'est un sesquicarbonate, analogue au sesquicarbonate de soude. Il a une odeur fortement ammoniacale. Il perd peu à peu de son ammoniaque, et devient sel acide; c'est ce carbonate acide qui forme cette couche opaque qui recouvre ordinairement les masses compactes, translucides, du premier sel.

Il se dissout dans 4 parties d'eau froide. La chaleur le fait complètement volatiliser.

Action physiologique. — Le carbonate d'ammoniaque agit comme le gaz ammoniac, mais plus faiblement. Il faut donc des quantités plus considérables de ce sel pour produire les mêmes effets qu'avec l'ammoniac. Pour ce qui est de ses effets généraux et locaux, voyez généralités et gaz ammoniac.

Nous nous bornerons à mentionner ici la théorie de Frerichs d'après laquelle les phénomènes urémiques qui se développent dans le cours de certaines affections des reins et des voies urinaires, seraient dus à ce que l'urée accumulée dans le sang donnerait naissance, sous l'influence d'un ferment, à du carbonate d'ammoniaque. Les meilleurs observateurs n'ont jamais pu trouver du carbonate d'ammoniaque dans le sang des individus urémiques (Oppler, Kühne et Strauch, Rosenstein, Bartels); et l'injection du carbonate d'ammoniaque dans le torrent circulatoire ne donne nullement lieu aux phénomènes qui caractérisent l'urémie. Frerichs admettrait, dans l'état actuel de la science, non pas une régression de l'urée à l'état d'ammoniaque, mais plutôt un défaut de transformation de l'ammoniaque en urée (Hallervorden).

Emploi thérapeutique. — Nous considérons comme entièremment superflus, pour la pratique, le carbonate d'ammoniaque et ses préparations.

Il a été employé, à l'intérieur, dans les mêmes cas que l'ammoniaque liquide. On en a fait un sudorifique; mais s'agit-il d'obtenir une simple diaphorèse, il vaut mieux recourir aux infusions chaudes, et pour provoquer la diaphorèse, dans l'hydropisie, il est entièrement insuffisant. On lui attribue encore des propriétés excitantes, stimulantes, qu'on s'empresse de mettre à contribution pour combattre le collapsus, dans les affections les plus diverses (typhus, scarlatine, pneumonie asthénique, etc.). Nous avons souvent eu recours, dans les cas de ce genre, au vin, au café mêlé avec du rhum, aux injections sous-cutanées de camphre ou d'éther, et, quand ces moyens restaient insuffisants, le carbonate d'ammoniaque ne réussissait pas mieux. Nous ne pouvons donc pas lui attribuer des propriétés excitantes particulières.

Doses et préparations. — 1. *Carbonate d'ammoniaque*, sel de corne de cerf,

0,1-0,5 *pro dosi* (2,0 *pro die*), en solution. Pour l'usage externe, l'ammoniaque liquide est toujours préférable.

2. *Solution d'acétate d'ammoniaque, esprit de Mindererus.* — Solution à 15 pour 100. 2,0-5,0 *pro dosi* (10,0 *pro die*), en potion, ou ajoutée à une infusion diaphorétique. Prescrite, en général, comme diaphorétique.

SUPPLÉMENT AUX AMMONIACAUX

Il est encore d'autres composés dérivés des ammoniacaux et qui agissent, pour la plupart, de la même manière; je veux parler de ces ammoniaques dans lesquelles un ou plusieurs atomes d'hydrogène ont été remplacés par un radical alcool; par exemple, l'*éthylamine*, $C^2H^5NH^2$; la *méthylamine*, CH^3NH^2; la *triméthylamine* $(CH^3)^3N$; toutes ces substances ont une odeur ammoniacale.

La *triméthylamine*, $N(CH^3)^3$ (la propylamine, autrefois employée en médecine, n'est pas autre chose qu'une triméthylamine impure), se forme dans divers végétaux, dans l'huile de foie de morue, dans la saumure de hareng. C'est une ammoniaque dans laquelle les 3 atomes H sont remplacés par 1 molécule de méthyle, CH^3. Elle a une odeur et un goût très désagréables. Son action locale est assez irritante. A doses moyennes, elle détermine une diminution de la fréquence du pouls, un abaissement de la pression sanguine et de la température; à doses toxiques, elle donne lieu à des convulsions, comme les sels ammoniacaux. Elle est à peu près trois fois moins toxique que l'ammoniaque (Husemann). On l'a recommandée contre le *rhumatisme aigu;* elle fait baisser la fièvre, mais n'abrège nullement la durée de la maladie; on l'a conseillée encore contre la *chorée*, qu'elle pourrait, dit-on, faire disparaître en très peu de temps (3 jours), aux doses quotidiennes de 1 gramme (1,0 : 150,0 d'eau, chaque heure une cuillerée à bouche). — La triméthylamine du commerce, ou propylamine, ne renferme que des quantités très variables de triméthylamine (entre 16 et 20 pour 100).

Quelques bases ammoniacales des carbures d'hydrogène, par exemple l'iodure de tétraméthylammonium, paralyseraient, à la manière du curare, les terminaisons des nerfs moteurs (Brown et Fraser, Rabuteau).

La *guanidine*, $\begin{matrix} NH^2\text{-}C\text{-}NH^2 \\ \| \\ NH \end{matrix}$, c'est-à-dire le carbone diamide-imide, se décompose facilement, au contact des solutions alcalines, en ammoniaque et urée. D'après Gergens et Baumann, elle se transformerait aussi en grande partie dans l'organisme, et il n'y en aurait qu'une petite partie qui serait éliminée sans être décomposée. Chez les animaux à sang froid, elle provoque des contractions musculaires fibrillaires, consécutivement à une irritation exercée sur les terminaisons intramusculaires des nerfs. Ces contractions persistent encore sur un pied séparé du reste du corps et peuvent être empêchées par le curare. La respiration et le cœur ne sont influencés que par des doses toxiques. Chez les animaux à sang chaud, les phénomènes spasmodiques généraux tiennent le premier rang, et résultent d'une excitation intense de la moelle épinière, laquelle finit par être paralysée (Gergens). Toutefois il se produit aussi, notamment au début de l'empoisonnement, des contractions isolées de tous les muscles du corps, même après la section des nerfs moteurs correspondants. Elle agit donc, chez les animaux à sang chaud, en exaltant l'excitabilité des nerfs et des muscles, de sorte que, à excitation égale, les contractions sont deux et trois fois plus fortes qu'à l'état normal (Rossbach).

Les *empoisonnements* par les ammoniacaux doivent être traités comme ceux par les alcalins.

Dictionnaire encyclopédique des sciences médicales, art. AMMONIAQUE par DELIOUX DE SAVIGNAC et BEAUGRAND. Paris, 1865.

III

MÉTAUX

Parmi les nombreux corps désignés sous le nom de *métaux*, il n'y en a qu'un petit nombre dont l'action physiologique ait été bien étudiée ; ceux-là seuls sont employés en thérapeutique. On peut les diviser, relativement à leurs effets sur l'organisme animal, en trois groupes :

1er groupe : aluminium, plomb, cuivre, zinc, argent.

2e groupe : fer.

3e groupe : manganèse, mercure, or.

Les autres métaux, dont l'action physiologique n'a presque pas été étudiée, n'ont jamais pu entrer pleinement dans la matière médicale.

Tous les composés solubles de ces métaux offrent les caractères communs suivants : ils ont une grande tendance à se combiner chimiquement avec les substances albumineuses; c'est pourquoi ils exercent, quand ils sont concentrés, une action caustique sur tous les tissus. Quand ils ont pénétré dans l'organisme, ils y restent fixés avec plus ou moins de ténacité; ils s'éliminent lentement, difficilement ou même pas du tout.

L'étroite affinité de ces métaux pour les substances albumineuses donne à leurs effets sur l'organisme des caractères tout particuliers. Ainsi les sels métalliques ordinairement employés provoquent, quand ils sont administrés en une dose unique élevée, un *empoisonnement local aigu*, une cautérisation, qui présente les mêmes symptômes qu'un empoisonnement produit par tout autre caustique; quant à déterminer un *empoisonnement général aigu*, ils ne sont pas en état de le faire, parce que la plus grande partie de ces composés se fixe immédiatement, dans les premières voies, sur les substances albumineuses des muqueuses, puis est expulsée en grande partie avec le tissu détruit (empoisonnement local aigu), et il ne s'en absorbe qu'une quantité si faible, qu'il ne peut en résulter aucun effet bien manifeste. Si, au contraire, ces métaux sont fréquemment administrés, même à doses extrêmement petites, ils finissent, à cause de la ténacité de leurs combinaisons et de la lenteur de leur élimination, par s'accumuler en si grande quantité dans l'intérieur du corps, qu'il se produit à la fin une action générale, un *empoisonnement général chronique*.

Dans le but de donner lieu à des *intoxications générales aiguës*, on a, dans ces derniers temps, fait de nombreuses expériences avec de nouveaux composés métalliques, qui renferment le métal déjà combiné avec l'albumine et à l'état de dissolution, ou qui se comportent d'une manière indifférente à l'égard des solutions albumineuses neutres et alcalines, qui ne précipitent point ces solutions, ou qui enfin ne sont pas précipitables même dans des solutions alcalines et qui, par conséquent, peuvent, sans subir aucune modification, être injectés directement dans le sang. Les composés de ce genre ne pouvant plus, dans l'organisme, se fixer sur des points limités, ne pouvant plus par conséquent produire aucune cautérisation locale, pénètrent en totalité à l'état de dissolution dans le torrent circulatoire et donnent lieu à des effets généraux aigus, qui offrent la plus grande ressemblance avec les effets généraux chroniques. A cette catégorie de composés appartiennent beaucoup de sels doubles métalliques, d'albuminates et de peptonates doubles, tels que le chlorure double de sodium et de mercure, l'iodure double de mercure et de sodium, le chlorure double de sodium et de platine, l'hyposulfate de soude et d'argent, le tartrate de soude et de cuivre, l'albuminate et le peptonate de chlorure de mercure et de sodium, le peptonate d'argent, l'albuminate de fer, la solution d'albuminate de cuivre dans le carbonate de soude, etc. Grâce à ces composés on est parvenu à obtenir de très beaux résultats thérapeutiques (voyez mercure) et à se faire des idées nouvelles sur l'action physiologique de ces divers métaux.

Le fer se distingue des autres métaux en ce que son emploi, loin de produire des effets toxiques, est au contraire un des éléments de la santé.

Métalloscopie et métallothérapie. — Un emploi particulier des métaux, qui rappelle un peu le traitement magnétique de Mesmer, a été recommandé par les médecins français ; des paralysies unilatérales de la sensibilité, dépendant de maladies cérébrales, et notamment de l'hystérie, pourraient être guéries par certains métaux particuliers, choisis empiriquement ; ces métaux ont été appliqués sous forme de plaques (plaques d'or, par exemple) sur la peau ou les muqueuses, ou administrés sous forme de sels solubles (par exemple, chlorure d'or et de sodium 0,01 : 1,5 d'eau distillée, 10 gouttes plusieurs fois par jour) ; les aimants agiraient de la même façon que les métaux actifs.

Laissant de côté un grand nombre de particularités intéressantes au point de vue physiologique, nous nous bornerons à ceci : Le fait, que l'application d'une plaque métallique peut réveiller passagèrement la sensibilité, surtout dans les anesthésies hystériques, ce fait ne peut être révoqué en doute, bien que pourtant ces applications, de même que l'emploi des aimants, aient parfois, chez les hystériques même, donné lieu à des effets fâcheux. Pour expliquer ces phénomènes d'apparence mystérieuse, on a cru pouvoir admettre le développement de courants électriques tout à fait légers; mais cette explication ne tient pas devant les observations bien des fois confirmées, d'après lesquelles les mêmes effets thérapeutiques ont pu être produits par l'application de plaques de bois, d'os ou de pâte de moutarde ; Schiff a émis une autre hypothèse; d'après lui, les modifications dans les molécules nerveuses, d'où provient l'hémianesthésie, seraient peut être neutralisées par les chocs moléculaires produits par les plaques métalliques ; mais cette hypothèse ne nous semble pas mieux éclaircir le fait.

Rumpf fait remarquer qu'on peut provoquer, même chez les personnes à l'état sain, au moyen de la pâte de moutarde ou des plaques métalliques, des phénomènes tout à fait analogues, notamment ces échanges surprenants de la sensibilité qui se produisent entre les membres des deux côtés. D'après Rumpf, les effets des plaques métalliques pourraient être attribués à la différence de température entre ces plaques et la peau, en second lieu à une irritation très légère se développant peu à peu, irritation qui trouverait peut-être son explication dans la différence des pouvoirs conducteurs pour la chaleur. Les effets physiologiques qui en résultent seraient (d'après Westphal) des modifications du liquide sanguin, modifications qui seraient locales, périphériques, ou qui peut-être intéresseraient en même temps les parties correspondantes des organes centraux. Nous croyons du reste qu'une part tout à fait essentielle dans ces effets, notamment chez les hystériques, doit être attribuée à des influences morales.

I. Fer

Le fer mérite, relativement à son action sur l'organisme, une place tout à fait à part parmi les autres métaux graves. Il est le seul, en effet, qui ne soit pas nuisible à la santé, le seul qui, pendant toute la vie, soit absorbé journellement en petites quantités, sans donner lieu à un empoisonnement chronique, le seul qui fasse normalement partie du corps et qui joue, dans le processus de la vie, un rôle extrêmement important.

Importance et effets physiologiques. — Le fer est un élément essentiel de l'organisme vivant; le corps d'un homme de 70 kilogrammes en renferme en moyenne 3gr,07 (Gorup-Besanez). Tout ce fer pénètre dans l'organisme avec les aliments, à l'exception, bien entendu, de celui que le fœtus apporte dans son hémoglobine au moment de la naissance. Il est donc intéressant de connaître la *richesse en fer des principaux aliments* qui servent à la nutrition de l'homme et des animaux. Voici le résultat des analyses de Boussingault :

100 gr., à l'état frais, de	viande de bœuf,	contiennent. . . .	0,0048	de fer.
— —	viande de veau	—	0,0027	—
— —	viande de poisson	— .	0,0015-0,0042	—
— —	lait de vache	—	0,0018	—
— —	œufs de poule	—	0,0057	—
— —	pain blanc de froment	—	0,0048	—
— —	maïs	—	0,0036	—
— —	riz	—	0,0015	—
— —	fèves	—	0,0074	—
— —	lentilles	—	0,0083	—
— —	pommes de terre	—	0,0016	—
— —	avoine	—	0,0131	—
— —	épinards	—	0,0045	—
— —	feuilles v. de choux	—	0,0039	—
100 centim. cubes de	vin rouge (Beaujolais)	—	0,000109	—
—	vin blanc (Alsace)	—	0,000076	—
—	bière	—	0,000040	—

Boussingault a calculé, d'après ces chiffres et d'autres encore, que la quantité de fer contenue dans la portion quotidienne d'un soldat français est de 0,0661-0,078 ; qu'un travailleur de terre absorbe en moyenne 0,0912 de ce métal, et qu'un cheval en absorbe 1,0166-1,5612.

Il suffit, pour satisfaire le besoin qu'un homme sain a du fer, que les aliments dont il se nourrit en renferment en moyenne 5 centigrammes par jour.

Absorption et élimination du fer

Absorption du fer et ses effets locaux sur le canal digestif. — L'absorption du fer ne peut pas se faire à travers la *peau* intacte : si donc certaines maladies ont été améliorées à la suite des bains ferrugineux, cette amélioration n'est certainement pas le fait d'une absorption du fer. Mais cette absorption peut se faire par les plaies et les surfaces ulcéreuses. Quand on injecte dans le tissu cellulaire sous-cutané un sel de fer faible, facilement soluble, par exemple le citrate de fer, ce sel est rapidement absorbé, et sa présence peut être, une heure après, décelée dans les urines ; les sels fortement styptiques, au contraire, par exemple le perchlorure de fer, ne font que détruire les tissus et ne pénètrent pas dans la circulation.

Dans la *bouche*, tous les composés ferrugineux solubles provoquent une saveur métallique, styptique (goût d'encre), ce qui provient d'une combinaison du sel avec les substances albumineuses de la muqueuse buccale et des terminaisons superficielles des nerfs du goût. Les divers composés de fer provoquent ce goût d'une manière plus ou moins intense ; ils sont encore sapides à l'état de solution très étendue (1 : 2000 jusqu'à 1 : 9999). Les albuminates de fer n'ont aucune saveur, parce que, dans cet état, le fer a eu déjà ses affinités satisfaites, avant d'être mis en contact avec la langue (Buchheim et Meyer). Les dents se colorent en noir après un usage prolongé des sels de fer solubles ; cette coloration est attribuée par les uns à la formation d'un sulfure de fer, par les autres à celle d'un tannate de fer. Il se fait déjà dans la cavité buccale une absorption de très petites quantités de fer (Mitscherlich).

Dans l'*estomac*, les composés ferrugineux insolubles sont partiellement dissous par les acides du suc gastrique. Le fer métallique se transforme en protoxyde et en sesquioxyde qui se combinent avec les acides de l'estomac ; cette transformation s'accompagne d'une décomposition et d'un dégagement d'hydrogène (d'où éructations nidoreuses).

En général tous les ferrugineux, même ceux qui sont difficilement solubles, semblent se transformer finalement dans l'estomac en protochlorure de fer, d'où il résulte qu'il est assez indifférent d'employer en thérapeutique telle ou telle préparation. Ce protochlorure de fer se trouve alors, dans le liquide acide de l'estomac, à côté de l'albumine acide et de la peptone. Le fer en solution acide ne pouvant jamais entrer en combinaison avec les substances albumineuses ou avec les peptones, il en résulte que la muqueuse stomacale n'est pas particulièrement attaquée par le sel ferrugineux. La pénétration dans le sang se fait très rapidement ; là les molécules de protochlorure de fer se combinent avec l'albumine absorbée en même temps ou fournie par le sang et forment, par l'adjonction de l'alcali à l'état de liberté, l'albuminate alcalino-ferreux soluble ; c'est dans cet état qu'elles circulent dans le sang jusqu'à ce qu'à la fin l'hémoglobine les absorbe (Scherpf).

Le fer non absorbé dans l'estomac arrive dans les parties de l'intestin où la réaction est alcaline, et là il se présente à l'absorption à l'état d'albuminate ou de peptonate alcalino-ferreux (Scherpf).

Les troubles digestifs, qu'on observe souvent à la suite d'un long traitement par les ferrugineux, semblent donc se produire quand une quantité suffisante d'albumine n'est pas introduite dans l'estomac en même temps que le fer et quand le suc gastrique acide n'est pas sécrété en quantité suffisante. Une alimentation riche en albumine en même temps que l'administration de l'acide chlorhydrique seraient donc les meilleurs moyens pour prévenir l'apparition de ces troubles fâcheux. L'hydrate de peroxyde de fer et les sels de peroxyde de fer, employés à petites doses, ne mettent guère obstacle à la peptonisation de la fibrine; mais, employés à l'état de concentration, ils y mettent obstacle d'une manière manifeste (Bubnow). Düsterhoff dit avoir observé que les sels ferrugineux des acides organiques, employés même à petites doses, entravent fortement la digestion de la pepsine. La putréfaction d'un mélange de pancréas et de fibrine est entièrement supprimée par l'addition de 5 pour cent de sulfate de fer; elle n'est que légèrement entravée par l'addition d'une quantité moindre de sel. Les sels de peroxyde de fer passent dans l'intestin à l'état de sels de protoxyde par suite de l'action réductrice des processus de putréfaction (Bubnow)[1].

Les ferrugineux à doses très élevées et à l'état de concentration provoquent une inflammation gastro-intestinale (sensation de pression au creux épigastrique, douleurs abdominales, diarrhée), quand ils sont obligés de satisfaire leurs affinités uniquement sur les parois de l'estomac et de l'intestin.

De ce que la quantité de fer ingérée se retrouve presque tout entière dans les matières fécales, on a conclu qu'il ne s'en absorbait presque pas dans l'estomac et l'intestin; mais cette conclusion est fausse. En effet, il est démontré qu'il se fait continuellement, notamment par la bile, une élimination assez considérable de fer; cette perte qu'en fait l'organisme ne peut évidemment être compensée que par l'absorption d'une nouvelle quantité de fer. Les recherches de Wild sur l'absorption et l'élimination du fer, dans son passage à travers le canal intestinal, donnent, à ce sujet, des indications très intéressantes : il a nourri, pendant dix jours, des moutons, avec un foin qui contenait 0,236 pour 100 de peroxyde de fer; l'analyse du bol alimentaire et fécal, dans les différentes parties des voies digestives, lui a donné les résultats suivants :

Foin.	0,236 p. 100	Intestin grêle. . . .	0,138 p. 100
Estomac.	0,058 —	Cæcum.	0,197 —
Feuillet.	0,070 —	Côlon.	0,170 —
Caillette.	0,111 —	Rectum.	0,217 —

Il résulte de là qu'il s'absorbe, dans l'estomac, des quantités considérables de fer (presque la moitié de celui qui a été ingéré), mais qu'il s'en élimine ensuite très rapidement de nouvelles quantités par les sécrétions intestinales, et que, par conséquent, *le fer est soumis, dans l'organisme, à un mouvement d'assimilation et de désassimilation très actif.* Dans les parties inférieures de l'estomac, il se trouvait déjà des quantités plus considérables de fer que dans les parties supérieures, ce qui pourrait bien provenir de ce fait parfaitement constaté, à savoir que le suc gastrique pur contient aussi de ce métal, de telle sorte qu'il se fait dans l'estomac non seulement une absorption, mais encore une élimination de fer.

Les résultats obtenus par Hamburger ne concordent pas, il est vrai, avec ce que nous venons de dire. Hamburger a observé, chez des chiens, que l'addition à leurs aliments d'une quantité considérable de sulfate de fer n'augmentait pas, pendant les cinq premiers jours, l'élimination du fer par l'urine, et que, dans les jours suivants seulement, il se manifestait une augmentation tout à fait minime de cette élimination. Sur 441 milligrammes de fer ingérés, 12 milligrammes seulement furent trouvés dans l'urine et 2 milligrammes seulement disparurent dans l'organisme. Hamburger a encore nettement constaté, chez des chiens à fistule biliaire, qu'aucune partie du fer ingéré n'apparaissait dans la bile, et il conclut de là qu'il ne s'absorbe que des quantités tout à fait minimes des sels de fer introduits dans l'estomac.

Sous quelle forme le fer s'absorbe-t-il? s'est demandé Bunge, et il a cru pouvoir éclaircir cette question en faisant l'analyse des composés ferrugineux du lait et du jaune d'œuf, qui constituent un aliment complet, le premier pour le nouveau-né, le second pour le fœtus. Tout le fer contenu dans le jaune d'œuf s'y trouve à l'état d'une combinaison organique, qui, outre des traces de calcium, de magnésium et de chlore, contient beaucoup de phosphore, et qui peut être comprise dans le groupe des nucléines. Le composé organique en question, désigné par Bunge sous le nom d'hématogène, se rapproche beaucoup, d'après sa composition, de la nucléine et de l'hémoglobine. Le lait ainsi que nos céréales et nos légumineuses les plus importantes ne contiennent que quelques traces à peine appréciables de composés ferrugineux inorganiques. Bunge admet donc que le fer ne se trouve, dans nos aliments, qu'à l'état d'une combinaison excessivement compliquée, engendrée par les processus vitaux de la plante, qu'il est absorbé sous cette forme et employé ensuite à la formation de l'hémoglobine. L'efficacité bien constatée des sels ferrugineux inorganiques dans la chlorose pourrait s'expliquer, d'après Bunge, en admettant que ces sels préservent de la décomposition les composés ferrugineux inorganiques, décomposition à laquelle l'hématogène, facilement décomposable, serait exposée dans les troubles gastro-intestinaux qui ne font jamais défaut chez les chlorotiques. En faveur de la justesse de cette hypothèse on pourrait citer cette circonstance, que les sels ferrugineux inorganiques sont sans efficacité dans toutes les anémies, dont la cause réside par delà la paroi intestinale.

Avec la manière de voir ci-dessus exprimée concorde encore l'observation de Sander, d'après laquelle la chlorose pourrait être traitée efficacement par l'acide chlorhydrique aidé d'un régime diététique convenable; l'acide chlorhydrique, en vertu de ses propriétés antifermentescibles, préserverait aussi de la décomposition l'hématogène facilement décomposable.

Elimination du fer de l'organisme. — Il pénètre continuellement une grande quantité de fer dans la circulation; je n'en veux pour preuve que l'élimination abondante de ce métal par mille canaux divers. Or, cette élimination suppose nécessairement une absorption proportionnelle, sans quoi l'insuffisance du fer dans le sang se trahirait continuellement par des phénomènes morbides.

On trouve de très petites quantités de fer dans la sueur, dans la salive, dans les sucs gastrique et pancréatique, dans le mucus de toutes les muqueuses et dans le pus. Dans le lait de chèvre et de femme, Liebreich et Bistrow ont trouvé 0gr,01 pour cent de fer; cette quantité augmente du double sous l'influence de la médication ferrugineuse.

L'urine ne renferme aussi que de très faibles quantités de fer; dans le pigment urinaire de Scherer se trouve une matière soluble dans l'éther, l'urohématine de Harley, laquelle contient régulièrement du fer. Dans 1 litre d'urine, Magnier a trouvé 0gr,007 de fer. Dans 1500 centimètres cubes d'urine, quantité moyenne excrétée par jour, on trouve 0gr,01 de fer (Hamburger).

D'après Hamburger, l'usage des ferrugineux ne fait pas augmenter essentiellement la quantité de fer éliminée avec les urines; la présence du fer dans l'urine ne pouvant être décelée par les réactifs ordinaires (sulfure d'ammonium), Hamburger croit que le fer absorbé n'est pas éliminé en nature, mais à l'état d'une substance organique contenant du fer. Mayer doute que le fer de l'urine provienne des reins; il pourrait aussi bien provenir des muqueuses des organes urinaires.

D'après toutes les observations, la *bile* est le liquide qui entraîne avec lui hors du sang la plus grande quantité de fer. Dans 100 parties de bile fraîche, appartenant à des hommes ou à des animaux, on trouve 0gr,004 à 0gr,0068 de fer (Young, Hoppe-Seyler, Kunkel). Chez un chien de 4 kilogrammes, auquel il avait pratiqué une fistule biliaire, Kunkel a trouvé que la quantité de fer qui s'éliminait tous les jours avec la bile était de 0gr,004 à 0gr,006. La quantité de fer qui s'élimine par jour avec la bile, chez l'homme, n'a pas été déterminée. Si l'on admet, avec Ranke, que la sécrétion de la bile, chez l'adulte, est de 600 centimètres cubes par jour, on peut supposer que la quantité de fer que contiennent ces 600 centimètres cubes est de 0gr0408. D'après Hoppe-Seyler, Mahy, Jaffe, c'est la destruction de l'hématine qui est la source de ce fer, comme celle de la matière colorante biliaire (bilirubine). Or 100 parties de matière colorante biliaire contiennent 1,5 de fer, tandis que 100 parties d'hématine contiennent 9,79 de ce métal; de là Kunkel tire la conclusion que, après la destruction de l'hématine, il n'y qu'une petite partie du fer qui soit rejetée à l'extérieur, tandis que la plus grande partie est retenue dans le sang. Très probablement, dit Kunkel, le fer se trouve dans la bile à l'état de phosphate de protoxyde.

Le fer qui existe en grande quantité dans les matières fécales provient de celui ingéré avec les aliments et non absorbé, et de celui éliminé avec la bile, le suc pancréatique et le mucus intestinal. D'après Fleitmann, la quantité de fer qui s'élimine par jour avec les matières fécales est, en moyenne, de 0gr,038. Chez des animaux à jeun, Bidder et Schmidt ont trouvé dans les fèces six à dix fois plus de fer que dans l'urine; ils en concluent que l'élimination du fer se fait principalement par l'intestin.

Si nous faisons la somme de toutes les quantités de fer qui s'éliminent par les différentes voies que nous venons de passer en revue, nous trouvons que la quantité moyenne de fer que l'organisme rejette tous les jours est de

5 centigrammes ; c'est aussi la quantité moyenne qu'il absorbe avec les aliments.

Rôle du fer dans le sang

Il est parfaitement démontré que ce n'est pas dans les organes que le fer joue le principal rôle, mais bien dans le sang; le fer est un des éléments principaux de ce liquide ; sans lui le sang ne pourrait pas être formé.

Le fer ne se trouve pas dans le sérum sanguin, mais seulement *dans les globules, dans lesquels il est combiné chimiquement avec l'hémoglobine*. L'hémoglobine a, pour chaque espèce animale, une composition constante, de sorte que chaque molécule d'hémoglobine, appartenant à une même espèce animale, contient toujours la même quantité de fer. On peut donc, pour chaque animal, calculer la quantité d'hémoglobine du sang d'après la quantité de fer qui s'y trouve, et réciproquement, la quantité de fer d'après la quantité d'hémoglobine. La richesse du sang en fer est donc proportionnelle à sa richesse en hémoglobine. Aussi ne pouvons-nous pas faire l'étude de l'action physiologique du fer, sans faire en même temps celle de l'hémoglobine.

Les cristaux d'hémoglobine purs, chez divers animaux, ont, d'après Hoppe-Seyler, la composition suivante :

	EAU DE CRISTALLISATION	DANS LA SUBSTANCE DESSÉCHÉE AU-DESSUS DE 100°						
		C	H	N	O	S	Fe	P^2O^5
Chiens.	3-4 p. 100	53.85	7.32	16.17	21.84	0.39	0.43	»
Oies.	3-7 p. 100	54.26	7.10	16.21	20.69	0.54	0.43	0.77
Cochons d'Inde.	3-6 p. 100	54.12	7.36	16.78	20.68	0.58	0.48	»
Écureuils.	3-9 p. 100	54.09	7.39	16.09	21.44	0.40	0.59	»

Comme on le voit, la composition de l'hémoglobine, chez les différents animaux, présente de grandes ressemblances, lesquelles ressortent encore de ces faits, à savoir que l'hémoglobine, à quelque animal qu'elle appartienne, se comporte toujours de la même manière à l'analyse spectrale, et possède la même propriété d'absorber l'oxygène de l'air et de dégager cet oxygène dans un milieu qui en est privé ; mais d'un autre côté, il n'y a pas identité complète entre les diverses hémoglobines, ce que démontrent notamment les différences qui existent dans leur richesse en fer, en soufre et en phosphore, leur solubilité différente dans l'eau et leur forme cristalline différente.

D'après les analyses de Preyer, la composition de l'hémoglobine doit être représentée par la formule $C^{600}H^{960}N^{154}FeS^{3}O^{179}$. Il n'est pas étonnant qu'on ne connaisse pas encore la constitution de cette énorme molécule ; toutefois on n'est peut-être pas trop loin de la vérité en admettant qu'elle renferme diverses substances albumineuses unies aux pigments contenant le fer (hémochromogène et hématine) ; en effet, l'hémoglobine, peu stable par elle-même, donne, en se décomposant, des substances albumineuses, des acides gras volatils et les pigments ferrugineux ci-dessus mentionnés.

Sous quelle forme le fer est-il uni à la molécule hémoglobine? Nous ne le savons pas encore avec certitude; nous devons croire toutefois qu'il s'y trouve en combinaison organique, car aucune réaction directe ne peut en déceler la présence dans le sang. Les discussions anciennes, pour savoir si le fer est contenu dans l'hémoglobine à l'état de métal ou d'oxyde, n'ont plus aujourd'hui aucun sens, comme dit Hoppe-Seyler; mais on peut se demander s'il y existe à l'état de composé ferreux ou ferrique. Dans l'analyse de l'hématine on obtient le fer à l'état de sel ferreux, mais il ne s'ensuit pas qu'il y existe à l'état de protoxyde. Les divers processus réducteurs, qui ne peuvent que faire passer le fer de l'état de peroxyde à celui de protoxyde, dégageant immédiatement le fer de l'hématine, sans modifier beaucoup d'ailleurs l'édifice atomique, il est probable que le fer y existe à l'état de sel ferrique et que la place qu'il y occupe est très facilement accessible. Les produits de décomposition organique ne contenant point de fer sont plutôt entraînés hors des extravasats sanguins que ceux qui contiennent du fer; quand on introduit par voie hypodermique du lactate de fer chez des animaux, on constate encore une forte réaction de fer dans les morceaux de tissus excisés au bout d'une semaine, tandis que la présence de l'acide lactique ne peut plus y être démontrée; le fer qui reste consisterait, d'après B. Hecht, en hydrate de peroxyde de fer pur. Hindenlang a trouvé aussi, dans un cas de maladie de Werlhof, les plaques de pigment presque entièrement composées d'hydrate de peroxyde de fer. En cherchant le rapport de l'atome fer, dans l'hémoglobine ou l'hématine, avec l'oxygène dégagé de la matière colorante du sang, on trouve, dans l'oxyhémoglobine, pour 1 atome fer, 2 atomes ou 1 molécule oxygène, sous la pression de l'oxygène (Hoppe-Seyler).

Naturellement cela ne peut être admis que pour l'oxyhémoglobine saturée d'oxygène. Dans le sang vivant, au contraire, qui dégage de grandes quantités d'oxygène pendant qu'il circule dans les capillaires et qui en absorbe de grandes quantités pendant sa circulation dans les poumons, le degré d'oxydation du composé ferrugineux doit être soumis à un changement continuel, s'élever dans le sang artériel, s'abaisser dans le sang veineux.

L'oxygène du sang est très probablement combiné avec le fer de l'hémoglobine. En effet, le degré de saturation du sang par l'oxygène est exactement proportionnel à la quantité de fer et d'hémoglobine qu'il contient (c'est là-dessus qu'est fondée la méthode de Quinquaud pour la détermination de l'hémoglobine); suivant que la richesse du sang en hémoglobine et en fer augmente ou diminue, son pouvoir d'absorption pour l'oxygène augmente ou diminue dans les mêmes proportions (voy. *Oxygène*). Ce qui permet encore d'admettre cette combinaison de l'oxygène avec le fer de l'hémoglobine, c'est que les mêmes réactifs, qui jouent le rôle d'agents réducteurs dans le sang, se comportent de la même manière à l'égard du protoxyde, du peroxyde de fer et de leur sels, et que, de plus, les solutions de protoxyde de fer absorbent rapidement l'oxygène de l'air, pour se transformer en solutions de peroxyde, et s'oxydent encore plus rapidement quand elles sont unies à des substances albumineuses. Enfin, l'évaluation de la quantité d'oxygène qui doit s'unir au fer, dans le sang, s'accorde parfaitement avec la valeur trouvée :

1 gramme hémoglobine contient 0gr,0042 de fer.

Si maintenant dans l'hémoglobine 1 Fe peut s'unir à 2 O, 1 gramme hémoglobine avec 0,0042 Fe doit pouvoir s'unir à 0,0024 O.

Or, d'après Hoppe-Seyler, Preyer et autres, 1 gramme hémoglobine contient 1,25 centimètres cubes O, mesurés à zéro et 1 mètre de pression, c'est-à-dire 0gr,00235 O.

Variations de la richesse du sang en hémoglobine et en fer

La quantité d'hémoglobine et de fer que contient le sang, et son degré de saturation par l'oxygène, varient extrêmement chez le même individu, à plus forte raison chez les individus différents.

A. Si le sang s'écoule d'un organe dans lequel se fait un dégagement d'eau ou dans lequel il se forme de nouveaux corpuscules sanguins, par exemple des reins ou de la rate, ce sang contiendra une plus grande quantité d'éléments solides et de fer ; par contre, il sera plus pauvre en ces éléments, s'il provient d'organes dans lesquels il se fait une absorption d'eau ou une destruction de corpuscules sanguins, s'il provient, par exemple, des veines du foie.

Le sang artériel contient d'une manière constante moins de globules rouges et moins d'hémoglobine que le sang veineux, ce qui s'explique aisément par le courant de diffusion qui a lieu dans les capillaires et qui a pour résultat de soustraire de l'eau au sang ; cette observation concorde avec celle d'après laquelle le nombre des globules rouges est le même dans tous les points du système artériel, tandis qu'il est très différent dans les diverses régions du système veineux (Otto).

B. Le sang est plus ou moins dilué suivant que la quantité d'eau absorbée a été plus ou moins considérable ; cela est évident. Il n'en est pas de même de l'influence de l'alimentation. Voici ce que démontre l'expérience.

Une alimentation pauvre en albumine, peu azotée (ainsi que l'accumulation de la graisse dans le corps), a pour résultat une diminution de la quantité d'albumine et de fer (Subbotin, Panum) ; voilà pourquoi le sang des herbivores contient moins de fer que celui des carnivores. Chez un chien nourri, pendant dix-huit jours, seulement avec de la viande, on a trouvé, dans les cendres du sang, 12,75 pour 100 de fer ; on n'en a plus trouvé que 8,65 pour 100, après l'avoir nourri, pendant vingt jours, rien qu'avec du pain.

Forster a constaté, chez les animaux soumis à la privation de sels [1], que l'élimination du fer ne s'interrompait à aucun moment, et qu'il y avait plus de fer éliminé que de fer absorbé. Dans l'espace de trente-six jours, 0gr,93 de fer furent absorbés avec les aliments, et 3gr,59 de ce même métal furent rendus, de sorte que le corps perdit l'énorme quantité de 2gr,66 de fer.

Vierordt, dans des expériences sur lui-même, à l'aide de sa délicate méthode spectroscopique, a constaté que la quantité d'hémoglobine et de fer variait, dans le courant de la journée, dans les proportions suivantes :

[1] Voy. page 15.

		Proportions relatives d'hémoglobine.
31 décembre		1,125
—		1,157
1er janvier	7 h. 1/2.	1,3936
—	9 h. 3/4.	1,2879
—	11 h.	1,2396
—	12 h. 1/3.	1,3034
—	2 h. 1/4.	1,2918
—	6 h.	1,2658
—	10 h.	1,2322

Dietl a constaté également que, dans le cas où le fer est fourni par l'alimentation en quantité insuffisante, l'organisme élimine par jour 1gr,863 de fer de plus qu'il n'en absorbe. L'influence de la soustraction du fer sur l'organisme animal est la suivante : la quantité du fer contenu dans les excrétions diminue rapidement, et s'est même montrée nulle chez une chienne pleine. La richesse du sang en hémoglobine baisse considérablement, et peut même aller jusqu'à diminuer de moitié. Les animaux, pleins de vivacité au début de l'expérience, devenaient de plus en plus lents et paresseux, et, à la fin, il se manifestait une accélération considérable du pouls. L'autopsie permettait de constater une dégénérescence graisseuse considérable, notamment du foie et des muscles striés (v. Hoesslin).

C. *D'après les différences de constitution et l'espèce animale.* — Nous ne possédons pas, à ce sujet, de déterminations directes de la quantité de fer, mais seulement du nombre des globules sanguins ; nous savons d'ailleurs que l'augmentation ou la diminution de ce nombre s'accompagne d'un changement parallèle dans la quantité de fer contenue dans le sang. Or, ces déterminations démontrent que ce sont les animaux les plus vigoureux qui ont le plus de fer et de globules sanguins, et que ce sont les plus faibles qui en ont le moins. Andral, Gavarret et Delafond ont trouvé que la quantité moyenne de globules, dans le sang du mouton, était de 93 pour 1000; chez les moutons les plus vigoureux, elle était de 101-123 pour 1000. La quantité de globules, dans le sang du chien, est, en moyenne, de 136-165 pour 1000; chez un chien très vigoureux, elle est de 176 pour 1000.

Relativement aux diverses espèces animales, Otto a constaté que le sang des lapins, comparé avec celui des chiens, n'est pas seulement plus pauvre en globules sanguins, mais que les globules du sang des lapins sont aussi beaucoup plus pauvres en hémoglobine que les globules du sang des chiens.

D'après Lecanu, la quantité de globules est :

Dans le sang d'un homme vigoureux, de	136 p. 100
Dans le sang d'un homme faible	116 —
Dans le sang d'une femme vigoureuse	126 —
Dans le sang d'une femme faible	117 —

D'après Prévost et Dumas, c'est le sang des oiseaux qui contient le plus de corpuscules sanguins; ensuite vient celui des carnivores, puis celui des herbivores, et enfin celui des animaux à sang froid.

D. *Suivant l'âge.* — Voici les résultats obtenus par Denis et Poggiale,

Panum, Wiskemann. Le sang des chiens nouveau-nés contient plus d'éléments solides que celui de la mère. Dans le cours de la croissance, la quantité de ces éléments diminue, pour se relever, une fois la croissance achevée, mais sans atteindre la hauteur primitive, c'est-à-dire celle du moment de la naissance. La richesse du sang du fœtus en globules rouges est indépendante de l'état du sang maternel. Dans le sang des nouveau-nés il y a plus de fer que dans celui des adultes.

D'après Leichtenstern, la quantité absolue d'hémoglobine n'éprouverait aucune augmentation dans les premiers six mois de la vie, probablement à cause de la faible quantité de fer contenue dans le lait. Ayant pris deux petits chats du même âge, v. Hoesslin fit ingérer à l'un d'eux, chaque jour, 1gr,5 d'albuminate de fer, et il constata que ce dernier, au bout de cinquante-quatre jours, avait beaucoup plus augmenté de poids que l'autre et que la richesse de son sang en hémoglobine était d'un tiers plus élevée que chez l'autre animal.

D'après Denis, Lecanu, Stolzing, le nombre des globules sanguins, et avec lui la quantité de fer, augmente depuis un an jusqu'à quarante ans, puis diminue peu à peu.

E. *Suivant les sexes.* — Toutes les recherches, ainsi que les analyses spectroscopiques très exactes de Wiskemann, démontrent que le sang de l'homme contient plus d'hémoglobine et de fer que celui de la femme.

	D'après Becquerel et Rodier.	Denis.	Nasse.
Quantité moyenne de Fe dans le sang de l'homme.	0,565 p. 1000	0,63 p. 1000	0,5824 p. 1000
— — — de la femme.	0,511 —	0,40 —	0,5453 —

D'après C. Schmidt, il se trouve sur 1000 grammes de sang :

	Globules.	Hématine.	Fer.
Chez l'homme sain.	513gr,02	7gr,70	0gr,512
Chez une femme saine.	396gr,24	6gr,99	0gr,489

F. *Dans les maladies.* — Les observations anciennes étaient faites sur le sang de la saignée, ce qui fait qu'elles n'ont pas une grande valeur, parce que la saignée par elle-même porte fortement atteinte à la vitalité du sang ; d'ailleurs elles ne tenaient compte ni des individus, ni des sexes, ni des âges, etc. Les recherches de Quincke et Wiskemann sont, au contraire, très recommandables. Nous donnons ici quelques résultats obtenus par les meilleurs observateurs ; nous les avons calculés sur la même unité.

Sur 1000 grammes de sang, la quantité de fer était :

	gr.	
Chez 6 hommes pléthoriques bien portants . . .	0,547	Becquerel et Rodier.
Chez 1 femme pléthorique bien portante	0,544	—
Chez des hommes atteints de maladies inflamm. . .	0,490	—
Chez des femmes atteintes de maladies inflamm. . .	0,480	—
Dans la pleurésie.	0,461	—
Dans le rhumatisme aigu (chez 4 hommes) . . .	0,452	—
Chez 30 individus anémiques.	0,366	—
Dans la chlorose.	0,319	—
Dans la chlorose.	0,223	H. Quincke.
Dans la leucémie.	0,244	—
Chez des femmes à l'état de santé.	0,603	—

Dans ses recherches, Quincke faisait la détermination de la quantité d'hémoglobine contenue dans le sang; dans notre calcul, nous avons supposé que la quantité de fer contenue dans l'hémoglobine était toujours la même, et était représentée par le chiffre 0,42. On remarquera, dans ce tableau, combien est grande la différence entre les proportions de fer dans le sang normal et dans le sang chlorotique et leucémique.

H. Stahel a déterminé la quantité de fer contenue dans le foie et dans la rate chez douze individus morts de diverses maladies, et il a constaté que c'est le foie d'une personne morte d'anémie qui renfermait la plus grande quantité de fer (0,614 pour 100 grammes de substance sèche); les proportions du fer contenu dans la rate sont de beaucoup inférieures. Cette prédominance considérable de la quantité de fer dans le foie ne peut pas être attribuée à une médication martiale qui aurait été instituée, car on ne constate pas à la suite de cette médication, même prolongée, une accumulation de fer dans le foie, et ce n'est que dans trois cas que la quantité de fer dans la rate s'est montrée seulement un peu plus faible que dans le foie.

G. A la suite des soustractions sanguines, on voit les globules sanguins et la quantité de fer dans le sang diminuer dans de bien plus fortes proportions que la fibrine et les éléments solides du sérum. Otto a observé ce fait, difficilement explicable, que, après les saignées, la quantité d'hémoglobine du sang diminue dans des proportions un peu plus élevées que la quantité des globules sanguins; le nombre des globules sanguins atteint aussi plus rapidement la normale que la quantité d'hémoglobine. Si, aussitôt que le sang est revenu à l'état normal, on pratique une seconde saignée, on constate que la période de rétablissement dure beaucoup plus longtemps qu'après la première saignée. Une demi-heure après la saignée, la différence de richesse du sang en globules et en hémoglobine entre le sang veineux et le sang artériel est très faible ou entièrement nulle.

Théorie de l'action du fer

On ne peut plus douter aujourd'hui que *le fer ne soit absolument indispensable à la formation de l'hémoglobine et à celle des globules rouges du sang*. La vérité de cette proposition ressort déjà de ce fait, à savoir, qu'il n'y a point d'hémoglobine, point de globules rouges, sans fer; mais elle est appuyée aussi sur l'observation directe. Kölliker, Erb, Recklinghausen, Neuman, ont démontré que les globules rouges du sang proviennent des globules blancs de la rate, de la moelle osseuse, de la lymphe. Dans les cas d'insuffisance du fer, par exemple chez les chlorotiques, la quantité des globules blancs du sang est extrêmement augmentée, tandis que celle des globules rouges a subi une forte diminution. Or si, à ce moment, on administre le fer, à titre de médicament, les globules blancs s'emparent très rapidement du fer qui arrive dans la circulation, et l'on voit alors le nombre des globules rouges augmenter considérablement, tandis que celui des globules blancs diminue dans la même proportion. On ne connaît pas encore exactement le mode de transformation des globules blancs en globules rouges; mais on est bien obligé de convenir que cette transformation se fait avec le concours du fer. Chez une jeune fille à laquelle il fit prendre, tous les jours, pendant vingt jours, $0^{gr},05$ de fer, Rabuteau observa, à l'aide du compte-globules de Malassez, l'accroissement suivant dans le nombre des globules :

Le 4 décembre, avant de commencer le traitement, sur 1 millimètre cube de sang, il y avait.	2.919.000	globules rouges
Le 7 décembre, pendant le traitement. .	3.486.000	—
Le 12 — — . .	3.696.000	—
Le 24 — — . .	4.578.000	—

Il s'était donc produit, dans 1 centimètre cube de sang, une augmentation moyenne de 82.950 globules rouges par jour, et, à la fin du traitement, la jeune fille pouvait êre considérée comme guérie.

Duncan et Stricker, qui attribuent la chlorose moins à une diminution du nombre des globules qu'à une modification de leur état (moindre richesse en hémoglobine, diminution de leur poids spécifique, etc.), ont vu se produire, en dix semaines, chez un garçon anémique, sous l'influence d'une bonne alimentation et de l'usage du fer, une augmentation de la quantité d'hémoglobine de presque 25 pour 100.

Quincke a vu, dans la chlorose, l'usage du fer et une alimentation rationnelle faire presque augmenter du double, dans l'espace de dix semaines, la quantité de fer et d'hémoglobine contenue dans le sang.

Il est prouvé que la chlorose végétale, consistant dans une insuffisance de chlorophylle, provient également d'un défaut de fer, et se guérit quand on fournit aux racines de la plante une quantité même tout à fait petite d'un sel ferrugineux soluble. « On ne peut pas affirmer que le fer entre dans la formule chimique de la chlorophylle (Verdeil); mais ce qui est certain, c'est que les végétaux auxquels on supprime les sels de fer cessent de former de la chlorophylle; le fer est donc un élément indispensable au développement de la matière verte. Or, la présence de la chlorophylle est nécessaire pour que les végétaux puissent mettre en liberté de l'oxygène (et l'on ne pourrait comprendre, sans ce dégagement d'oxgène, la formation de la substance organique aux dépens de l'acide carbonique et de l'eau) ; le fer, en sa qualité d'agent formateur de la chlorophylle, joue donc un très grand rôle dans le processsus d'assimilation, chez les plantes. » (Jul. Sachs.) Cela ne démontre pas, il est vrai, que les matières colorantes du sang se comportent de la même manière à l'égard du fer; mais du moins la probabilité du fait en devient plus grande.

On a dit que l'administration du fer donnait lieu à une augmentation du nombre des globules, non seulement dans les cas de diminution morbide de ce nombre, mais encore dans les cas où le sang est tout à fait normal; cependant les observations sur ce sujet sont encore trop rares pour que nous puissions être certains du fait; nous ignorons d'ailleurs quel est le nombre de globules qui doit être considéré comme normal[1]. Nous avons vu plus haut que les hommes sains pléthoriques de Becquerel et Rodier avaient moins de fer dans leur sang que la femme bien portante de Quincke, laquelle n'est pourtant pas citée comme pléthorique. Nous laissons donc la question indécise, mais nous ne pouvons nous empêcher de dire que nous ne croyons pas que l'usage longtemps continué du fer puisse donner lieu par lui-même (sans

[1] [D'après Hayem, ce nombre est de 5.500.000 globules pour 1 millimètre cube de sang.]

augmentation simultanée de la quantité d'aliments azotés) au développement de la pléthore, considérée au moins dans le sens d'un accroissement excessif du nombre des globules rouges. Cet accroissement devrait, en effet, avoir pour résultat une augmentation des combustions, une destruction plus rapide des globules rouges, une élimination plus considérable de l'urée et du fer, de sorte qu'il ne tarderait pas à être annulé par le fait. Il arrive souvent que les tuberculeux, après l'usage du fer, sont pris d'hémoptysies; mais il n'est pas nécessaire de les attribuer au développement d'un état pléthorique; le retour à une pression sanguine normale suffit pour expliquer la rupture des vaisseaux pulmonaires d'une caverne; d'ailleurs on n'a jamais signalé dans aucune observation de ce genre, que l'hémoptysie ait été précédée d'une abondance plus grande de sang[1].

Influence du fer sur les fonctions organiques

Le rôle du fer dans le sang est intimement lié, comme nous l'avons vu, avec celui de l'hémoglobine; ces deux substances sont chargées de s'emparer de l'oxygène de l'air dans les poumons et de le laisser ensuite dégager dans l'intimité des tissus. La quantité d'oxygène absorbée dépend, et de la consommation de ce gaz dans les tissus, et de la quantité de fer et d'hémoglobine contenue dans le sang; le sérum n'absorbe qu'une proportion d'oxygène tout à fait insignifiante, à côté de celle que l'hémoglobine apporte aux tissus. L'hémoglobine et le fer sont donc les véritables agents vecteurs de l'oxygène; ils président à toutes les oxydations, à tous les processus vitaux de l'organisme.

Le fer, outre le rôle que nous venons d'indiquer, peut-il encore exercer une action particulière sur les tissus de l'organisme, donner lieu, comme les autres métaux (plomb, cuivre, mercure), à des altérations déterminées des organes? Nous n'en savons à peu près rien. Tout ce qu'on peut dire avec certitude, c'est qu'on trouve du fer dans presque tous les organes (os, dents, nerfs, muscles, foie, rate, etc.), que tous les pigments, même celui des cheveux, en renferment; mais le fer extrait des organes provient-t-il du sang ou des cellules mêmes du tissu? C'est ce qu'il n'est pas encore permis de décider. Il est cependant vraisemblable que les cellules mêmes du foie et de la rate contiennent du fer; le foie, d'après Oidtmann-Scherer, en renferme une

1 [Les recherches de Hayem tendent à démontrer que, chez les chlorotiques, ce n'est pas tant le nombre des globules rouges qui diminue, que leur richesse en hémoglobine, que le pouvoir colorant du sang; mais, si ces globules sont souvent en nombre presque aussi considérable que chez les individus sains, ils sont toujours altérés dans leurs dimensions et leur richesse en hémoglobine, de telle sorte que le pouvoir colorant du sang est alors très affaibli. Ainsi chez une chlorotique, Hayem compte, dans 1 millimètre cube de sang extrait par une piqûre au doigt, 5.352.000 globules rouges (le chiffre normal est en moyenne 5.500.000); mais ce sang n'était pas plus coloré que s'il n'avait contenu que 2.500.000 globules rouges par millimètre cube. Or le fer, introduit dans l'organisme, semble solliciter les globules rouges à se charger d'une plus grande quantité de matière colorante; mais il ne fait pas nécessairement augmenter le nombre de ces globules, parfois même il le fait diminuer. Ainsi Hayem, chez plusieurs chlorotiques, a trouvé un moins grand nombre de globules rouges sanguins, au moment de la guérison, qu'au début du traitement. Par exemple, chez une malade, le nombre des globules rouges avait diminué, sous l'influence du traitement, de 1.202.000 par millimètre cube, mais leur richesse en hémoglobine, leur pouvoir colorant, avaient considérablement augmenté. A ce point de vue, l'influence du fer sur l'organisme animal est tout à fait comparable à son influence sur l'organisme végétal. Dans les deux cas, il stimule le développement de la matière colorante.]

très grande quantité (2,7 pour 100), ce qui évidemment est très exagéré; d'après Scherer, la rate en serait aussi très chargée. H. Nasse a rencontré des granulations microscopiques qui consistaient essentiellement en peroxyde de fer; chez des chevaux très vieux et très maigres, la pulpe splénique desséchée a donné presque 5 pour 100 de fer, au moins quatre fois plus que chez des animaux jeunes. D'après Quincke, la rate, la substance médullaire des glandes lymphatiques, de même que la moelle des os, contiennent très souvent un albuminate de fer dont la présence peut être décelée au moyen du sulfure d'ammonium; cet albuminate de fer est renfermé sous forme de granulations dans les cellules spléniques; il provient probablement de la destruction des globules rouges du sang et sert à la formation de nouveaux globules (sidérose physiologique); la sidérose se rencontre chez la plupart des personnes âgées et chez presque tous les individus morts de maladies chroniques, notamment de diabète sucré et d'anémie pernicieuse; il n'est pas rare de l'observer aussi dans les maladies aiguës, notamment à la suite des catarrhes intestinaux aigus des enfants. La sidérose des vieillards et celle qui est consécutive aux maladies chroniques s'explique par une désagrégation considérable des cellules rouges du sang et par un défaut d'élimination du fer à travers le foie (Peters).

Jusqu'ici on ne possède qu'une seule observation à laquelle on puisse rattacher l'hypothèse d'une action directe du fer, indépendante de celle du fer contenu dans l'hémoglobine. Quelques heures après l'ingestion d'une préparation ferrugineuse, par conséquent à un moment où il était impossible que les globules rouges eussent déjà augmenté de nombre, Pokrowsky et Botkin observèrent une élévation de la température; ils crurent devoir attribuer cette élévation à une action directe du fer; cette action, disent-ils, aurait eu pour résultat une constriction des plus fines artérioles, puis une élévation de la pression sanguine, une augmentation des combustions et de la température; en même temps, rapide amélioration de la nutrition, disparition des transsudats œdémateux. Nous n'avons pas besoin de faire remarquer que cette manière de voir, déjà mise en avant par Sasse, aurait besoin d'une démonstration plus rigoureuse.

D'après H. Meyer et Williams, les doses toxiques de tartrate de fer et de soude, directement injectées dans les veines chez des mammifères, déterminent, à la manière du platine et de l'arsenic, une paralysie directe du système nerveux central ainsi qu'une paralysie des vaisseaux périphériques d'où résultent une hyperhémie et un gonflement inflammatoire de la muqueuse gastro-intestinale; le sang conserve sa richesse normale en oxygène, mais sa richesse en acide carbonique diminue toujours considérablement.

Le fer introduit dans l'organisme par la voie sous-cutanée sort très rapidement de la circulation, en majeure partie par les reins, en moindre partie par le foie; il ne passe pas dans les autres produits de sécrétion et d'excrétion. Le sérum sanguin et le liquide de l'ascite renferment souvent du fer à la suite d'une injection sous-cutanée de ce métal; la quantité de fer contenue dans la rate et la moelle des os ne subit aucun changement (Glaevecke). L'usage longtemps prolongé de ces injections sous-cutanées de sels ferrugineux finit par donner lieu à des vomissements et à de la diarrhée; ce n'est qu'à la suite de l'emploi de hautes doses que se manifestent des processus inflammatoires dans les reins et dans le foie; il n'en faut pas moins user de prudence chez l'homme à cause des altérations rénales et qui peuvent persister. Dans ces intoxications chroniques par le fer, les gaz du sang restent sans subir aucune modification; ce n'est que vers la fin de la vie qu'on voit l'acide carbonique diminuer tout à coup; en même temps que se produit cette diminution, une fièvre parfois intense s'allume, laquelle n'est peut-être que l'expression d'une désagrégation rapide de l'albumine de l'organisme (Kobert).

On ne peut donc jusqu'ici attribuer au fer qu'un rôle important sur la formation des globules rouges et sur le transport de l'oxygène du sang; tous ses effets sur les organes dérivent de ce rôle. Pour que les organes fonctionnent normalement, il faut que la quantité de fer contenue dans le sang soit normale. C'est à assurer ce fonctionnement régulier que se réduit toute l'action du fer. Quant à l'exaltation des fonctions normales, à l'augmentation de la température, de la fréquence du pouls, des combustions organiques normales, nous ne pouvons nous résoudre à les admettre; et c'est sans doute sur des idées préconçues qu'est fondée l'opinion, partout répandue, d'après laquelle l'usage du fer, chez les personnes dont le sang contient une quantité suffisante de métal, donnerait lieu à un sentiment de chaleur, à des palpitations cardiaques, à une tendance aux congestions et même aux hémorragies; du moins nous n'avons pu trouver nulle part une démonstration suffisante du fait; et des observations directes dans une région où se trouvent des eaux ferrugineuses, dont les habitants font leur boisson quotidienne, nous ont permis de constater que, non seulement on ne trouve point dans cette région d'individus pléthoriques, mais qu'on y rencontre même un nombre assez considérable d'anémiques. Quant aux observations de Pokrowski, je ferai remarquer qu'elles ont été faites sur des malades; et quand Pokrowski parle d'une élévation de la température normale, il s'agit de la température normale de malades, laquelle ne peut pas être assimilée à la température normale chez des individus sains.

Je puis en dire autant de l'augmentation de l'excrétion de l'urée; elle était observée chez des malades, et ne peut donc pas être étendue aux individus en bonne santé; d'ailleurs Pokrowski ne déterminait pas la quantité d'azote ingérée par jour, de sorte que l'augmentation de la quantité d'azote éliminée pouvait bien être le résultat d'une alimentation plus abondante, aussi bien que de l'action du fer; si réellement l'augmentation de l'excrétion de l'urée n'avait été déterminée que par le fer seul, le poids du corps aurait dû diminuer; or Pokrowsky signale une augmentation de ce poids. Les expériences de Munk, chez des chiens à l'état normal, ont prouvé d'une manière indubitable que le fer n'exerce absolument aucune influence sur la désagrégation de l'albumine.

L'importance du rôle que joue le fer dans le sang ressort, au contraire, de la manière la plus évidente, de ce qui se passe quand il diminue de quantité sous une influence quelconque, par exemple dans la chlorose. On observe alors des troubles fonctionnels de tous les organes : aversion pour le travail, pour le mouvement, tristesse, faiblesse musculaire, affaiblissemunt des contractions du cœur, anorexie, troubles de la digestion, de toutes les sécrétions, céphalalgie, vertiges, sommeil inquiet, insomnie. Et tous ces phénomènes proviennent bien réellement de l'insuffisance du fer dans le sang, car ils disparaissent sous l'influence de la médication ferrugineuse.

Chez les chlorotiques et les anémiques, le fer relève donc toutes les fonctions et *les ramène à l'état normal, mais non pas au-dessus de l'état normal*. Et à ce rapide retour à l'état normal contribuent d'abord l'augmentation de la quantité d'hémoglobine, puis la sécrétion plus abondante du suc gastrique, et l'amélioration consécutive des fonctions digestives.

Les injections intraveineuses, pratiquées d'abord par Blake, avec les sels de protoxyde et de peroxyde de fer, ne nous éclairent pas davantage sur l'action de ce métal ; car tous les phénomènes observés alors du côté du cœur et des vaisseaux, phénomènes se terminant par la paralysie cardiaque et la mort, provenaient, non pas du fer lui-même, mais des coagulations sanguines et des embolies auxquelles donnait lieu l'injection des composés ferrugineux.

Usages thérapeuthiques. — Le fer est un de ces rares médicaments sur la valeur thérapeutique desquels les médecins sont d'accord. Bien que, dans ces derniers temps, on ait élevé quelques doutes sur son efficacité, toutefois tant de milliers d'observations parlent en sa faveur, qu'on est bien forcé de le considérer comme très utile et indispensable dans plusieurs cas. Il ne sera question ici que des *indications du fer considéré en lui-même;* nous traiterons, dans un chapitre à part, des préparations ferrugineuses et des cas particuliers auxquels chacune d'elles peut s'adresser.

Le fer produit d'excellents effets dans tous les cas où le sang est pauvre en globules rouges *(oligocythémie);* c'est un fait que l'expérience avait déjà démontré, bien avant que l'on sût quel rôle physiologique important joue le fer à l'égard du sang et de l'organisme en général. Voici quels avantages on peut retirer de ce métal dans les diverses formes d'anémie :

Les ferrugineux constituent des médicaments excellents dans le traitement de la *chlorose*, telle qu'elle se manifeste assez souvent chez les femmes, pendant la période de leur développement. On les prescrit, dans ce cas, concurremment avec un bon régime fortifiant (viande et lait), l'exercice en plein air, etc. Dans ces derniers temps, on a attribué à ces mesures diététiques la meilleure part dans le succès ; on doit convenir qu'elles sont utiles, indispensables même, mais que, sans le fer, elles seraient insuffisantes à amener en si peu de temps la guérison ; c'est donc l'administration des ferrugineux qui joue le plus grand rôle dans le traitement de la chlorose.

On s'est demandé si réellement les ferrugineux s'attaquaient à la chlorose elle-même et pouvaient la guérir complètement, et l'on a prétendu que les symptômes seuls étaient supprimés, mais qu'aussitôt que l'usage du fer était suspendu, la maladie reparaissait. L'expérience démontre que le fer peut guérir complètement la chlorose, et, si les chloroses très anciennes et très accentuées lui résistent, les symptômes en sont du moins amendés, l'état général est amélioré, et c'est là, en somme, un résultat qui a bien son importance.

L'existence d'un catarrhe gastrique contre-indique l'emploi des ferrugineux; il faudra donc, avant d'administrer ces médicaments, avoir soin de faire disparaîre, par des moyens appropriés, les troubles digestifs ; mais si ces troubles sont directement sous la dépendance de l'état anémique, ce qui arrive assez souvent, les ferrugineux seront alors les meilleurs moyens à leur opposer. Il est souvent difficile de décider si les troubles digestifs, en présence desquels on se trouve, proviennent d'un catarrhe gastrique ou de l'anémie; voilà pourquoi on fera bien de prescrire d'abord de petites doses d'une préparation ferrugineuse légère, qu'on rendra encore plus digestible, en lui associant des substances amères et aromatiques. S'il y a de la diarrhée, on évitera de prescrire les ferrugineux avant de l'avoir fait disparaître. S'il y a constipation, on pourra administrer le fer, mais on fera bien de lui associer l'extrait de rhubarbe. Enfin, je ferai remarquer que l'usage des ferrugineux, dans la chlorose, doit être continué longtemps : à affection chronique, traitement chronique. On pourra pourtant interrompre de temps à autre le traitement, pour le reprendre ensuite. Je ne vois nullement la nécessité d'administrer les doses élevées que Trousseau, entre autres, recommande dans ses cliniques.

Les ferrugineux seront encore employés avec avantage dans d'autres états anémiques. Ainsi, ils seront utiles pendant les convalescences des maladies aiguës de longue durée; mais ici évidemment le régime jouera un rôle prépondérant. Le fer sera encore administré avec avantage aux personnes qu'ont affaiblies de fortes pertes sanguines, pourvu qu'il ne s'agisse pas d'hémoptysies ou d'hémorragies actives, car le fer serait alors plutôt nuisible qu'utile. Les personnes épuisées par les excès vénériens, par des pollutions persistantes, par des diarrhées de longue durée, ou une bronchorrhée chronique, se trouveront bien aussi de l'usage des ferrugineux; mais ici encore il faudra qu'il y ait absence d'inflammation et de fièvre. — Dans la *maladie de Basedow,* l'emploi des médicaments dits toniques et, en première ligne, du fer, aura de grands avantages; mais si la maladie se présente, comme cela arrive quelquefois, chez des individus robustes, à aspect cyanotique, il faudra évidemment s'abstenir des ferrugineux, et les réserver seulement pour les individus pâles et anémiques. Nous devons d'autant plus insister sur ce point que parfois, dans la pratique, on prescrit sans distinction le fer dans tous les cas de maladie de Basedow.

Dans l'*état cachectique* qui succède aux fièvres intermittentes de longue durée, l'usage du fer peut aussi rendre d'excellents services; bien entendu qu'on aura soin, en même temps, d'éloigner les malades de la région marécageuse. On fera bien, dans les cas de ce genre, d'associer le fer à la quinine. — Les *hydropisies cachectiques*, reconnaissant pour cause un état hydrémique du sang, et non une affection des poumons ou du cœur, se trouveront bien aussi de l'emploi des ferrugineux : telles sont les hydropisies consécutives à la malaria, aux maladies aiguës graves, aux suppurations de longue durée. Quant à celles qui accompagnent les néphrites chroniques, elles pourront indiquer l'emploi du fer, mais l'utilité de ce médicament n'est pas nettement établie dans ces cas. — Enfin les ferrugineux seront encore employés avec avantage dans les hydropisies qui succèdent à la *dégénérescence amyloïde* des reins ou d'autres organes. Le fer ne fera pas rétrograder la dégénérescence, bien entendu; mais, associé à l'iode et secondé par des prescriptions hygiéniques convenables, il pourra ralentir la marche du processus.

Dans la scrofulose et le rachitisme, les ferrugineux, associés à d'autres médicaments (iode, etc.), peuvent rendre d'excellents services, lorsque la maladie principale est compliquée d'anémie. Quant à leur utilité dans la syphilis, les opinions sont partagées : les uns en préconisent l'emploi contre l'état cachectique qui succède, soit au processus lui-même, soit aux agents curatifs employés pour le combattre; d'autres, Bärensprung par exemple, se prononcent absolument contre cette opinion, prétendant que l'administration du fer peut, dans ces cas, avoir pour résultat de faire apparaître des symptômes syphilitiques jusqu'alors à l'état latent. — On pourra prescrire les ferrugineux dans la cachexie carcinomateuse; il va sans dire que ce sera sans espoir d'influencer le processus lui-même.

Quant à l'usage des ferrugineux dans la *phtisie*, Morton pensait qu'il pouvait contribuer, dans certaines circonstances, à prolonger la vie des malades; mais il recommandait de s'en abstenir quand il existait de la fièvre ou de la tendance aux hémorragies. L'opinion des meilleurs observateurs d'aujourd'hui, c'est que le fer doit être banni du traitement de la phtisie; c'était la manière de voir de Louis et d'autres médecins. Nous reviendrons encore sur cette question.

Il est d'autres états morbides dans lesquels le fer pourra être employé avec avantage : telles sont les anomalies de la menstruation. Dans le cas de menstruation trop abondante, les ferrugineux seront utiles comme agents styptiques directs; dans l'aménorrhée on s'en trouvera bien aussi, pourvu que la cause de l'aménorrhée soit l'anémie. Dans certaines affections du système nerveux, le fer pourra aussi avoir de l'utilité; ce n'est pas qu'il s'adresse directement à la névrose; c'est en faisant disparaître l'état anémique, qui tient cette névrose sous sa dépendance, que le fer pourra être avantageux.

Il est des circonstances où *l'on devra s'abstenir des ferrugineux ou du moins ne les administrer qu'avec beaucoup de prudence.* Ainsi on doit les laisser de côté lorsqu'il existe de la fièvre; la fréquence du pouls ne les contre-indique évidemment que dans le cas où elle dépend de la fièvre; chez un sujet anémique, au contraire, en l'absence de la fièvre, elle n'empêchera nullement l'emploi du fer. L'usage de ce métal sera aussi évité avec le plus grand soin chez les personnes pléthoriques, menacées de congestions vers la tête. Celles à peau délicate, sujettes aux épistaxis, présentant l'habitus tuberculeux, ne devront pas non plus être soumises au traitement par le fer. Leur pâleur habituelle est souvent une cause d'erreur : on croit avoir affaire à la chlorose, surtout s'il s'agit d'une jeune fille; mais, en examinant attentivement les sommets des poumons, on découvre l'existence d'une infiltration commençante. Si l'on institue alors un traitement par les ferrugineux, on verra souvent le malade reprendre des forces, de l'appétit, ses joues se colorer; mais tout d'un coup une hémoptysie éclatera et la phtisie entrera dans une voie de progrès. Il est pourtant des observateurs qui recommandent les ferrugineux dans certains cas de tuberculose commençante; nous devons convenir que la question n'est pas encore jugée d'une manière définitive; mais, si nous nous en rapportons à notre pratique, nous devons donner le conseil de s'abstenir des ferrugineux dans les cas en question. — Les altérations valvulaires du cœur contre-indiquent, d'une manière générale, l'emploi des ferrugineux. Cette contre-indication est absolue, s'il s'agit d'une affection valvulaire qui s'accompagne de cyanose, de stase dans la petite circulation. Si la maladie cardiaque s'accompagne de pâleur de la peau, s'il s'agit, par exemple, d'un rétrécissement de l'orifice aortique, on pourra alors employer les ferrugineux, mais toujours avec une grande prudence; il en sera de même si l'on se trouve en présence d'un malade épuisé et anémié par un long rhumatisme, et atteint d'une affection valvulaire commençante, quelle qu'elle soit. Les ferrugineux pourront alors être employés, non seulement sans inconvénient, mais encore avec avantage. — Il a déjà été question de la contre-indication qui résulte de l'existence d'un trouble digestif n'étant pas sous la dépendance directe de l'anémie. — Enfin, je ferai remarquer que, chez les femmes dont la menstruation est très abondante, on fera bien d'interrompre l'emploi du fer au moment de l'époque menstruelle et même un peu auparavant.

Quant au *mode d'administration* des ferrugineux, l'expérience a appris depuis longtemps que les doses élevées ne présentent aucun avantage, parce qu'il n'y en a qu'une petite quantité qui puisse être absorbée, le reste cheminant à travers le tube digestif et pouvant donner lieu mécaniquement à une irritation de la muqueuse. La dose de 0,10 à 0,20, deux ou trois fois par jour, sera parfaitement suffisante. Le moment le plus favorable pour l'administration de ces médicaments est le moment où la sécrétion du suc gastrique est le plus abondante, c'est-à-dire pendant ou après le repas.

A l'extérieur le fer est souvent employé dans le but de produire une action locale, comme astringent par exemple; nous parlerons de cet emploi à propos des préparations ferrugineuses étudiées en particulier. Les *bains ferrugineux* sont encore fréquemment mis en usage, dans le but de donner lieu à des effets généraux; nous avons déjà dit qu'une absorption par la peau, dans ces cas, n'était rien moins que démontrée. Les résultats favorables qu'on observe réellement parfois par l'usage de ces bains dépendent sans doute uniquement de l'influence du bain par lui-même ou des autres substances, telles que l'acide carbonique, par exemple, qui y sont contenues; le fer n'y a sans doute aucune part; tout au plus peut-il s'en absorber des quantités tout à fait minimes, chez les femmes, par la muqueuse des organes génitaux. Il est des cas très rares où l'*injection sous-cutanée* du fer peut être utile ou nécessaire. La préparation qui conviendrait le mieux dans ces cas serait, d'après Neuss, le pyrophosphate de fer avec du citrate de soude; puis viendraient l'albuminate et enfin le pyrophosphate de fer avec du citrate d'ammoniaque; quant aux autres préparations, aucune n'a pu être utilisée dans ce sens. Glœvicke a trouvé que c'est le citrate de peroxyde de fer qui est le mieux toléré.

Préparations de fer

La matière médicale est très riche en préparations ferrugineuses. Mais cette richesse ne présente pas grande utilité; car, employées à petites doses, ou dans un état de dilution considérable, toutes ces préparations ont la même action générale. Aussi ne nous occuperons-nous que des plus importantes.

En somme, un très petit nombre de ces préparations pourraient être, à notre avis, parfaitement suffisantes pour les besoins de la pratique.

1. FERRUGINEUX PURS

Ce sont ceux qu'on emploie dans le but de produire les effets généraux dont il a été question jusqu'ici. On leur associe habituellement des substances aromatiques, telles que la cannelle, l'écorce d'orange, afin de rendre moins marquée leur action nuisible sur la digestion.

Fer pulvérisé

Poudre fine, d'un gris cendré. Il se dissout dans les acides du suc gastrique, en donnant lieu à un développement d'hydrogène. Ce dégagement d'hydrogène est souvent accompagné d'un dégagement d'acide sulfhydrique, à cause de la présence fréquente d'un peu de sulfure de fer dans le fer pulvérisé.

DOSES. — 0,10 à 0,50 *pro dosi* (2,0 *pro die*), en poudre ou en pilules[1].

Fer réduit par l'hydrogène

C'est une poudre plus fine que la précédente et qui ne renferme pas, comme cette dernière, du sulfure de fer. Elle mérite donc la préférence, d'autant plus qu'elle est complètement insipide.

DOSES. — 0,05-0,25 *pro dosi* (1,0 *pro die*), en poudre, en pastilles, en pilules.

Hydrate de peroxyde de fer

$Fe^2O^3 + 3H^2O$. — Poudre fine, d'un rouge brun, insoluble dans l'eau, par conséquent inodore et insipide.

DOSES. — 0,05-0,2 *pro dosi* (0,5-1,0 *pro die*), en poudre, en pilules.

Solution de peroxyde de fer dialysée

Liquide d'un rouge intense; 0,1-0,2, plusieurs fois par jour.

Saccharate de peroxyde de fer soluble

Poudre d'un rouge brun, d'une saveur styptique douceâtre, facilement soluble dans l'eau. Sa composition n'est pas bien connue. Comme elle ne contient que 3 pour 100 de fer, on doit l'administrer à dose élevée (0,5-2,0).

Sirop de peroxyde de fer soluble

Liquide brun, clair, d'un goût styptique, douceâtre. Il ne contient que 1 pour 100 de fer. On l'administre par cuillerées à café; jusqu'à 30 grammes *pro die*[2].

Carbonate de fer sucré

Poudre gris verdâtre, d'une saveur douce, styptique. Elle représente 20 pour 100 de carbonate de fer. Elle contient encore du bicarbonate de soude et de sucre. — 0,50-2,0 *pro dosi* (10,0 *pro die*); chez les enfants, 0,03-0,1, trois fois par jour.

Pilules de carbonate de fer de Vallet. — Chacune de ces pilules renferme 0,05 de carbonate de fer.

Lactate de protoxyde de fer

Poudre jaunâtre, assez difficilement soluble dans l'eau. Il n'est pas mieux assi-

[1] [Il est inutile d'arriver à la dose de 2 grammes *pro die;* car, d'après la remarque ci-dessus, une petite partie seulement de cette dose pourra être absorbée. 0,10-0,20, à chacun des deux principaux repas, représentent une dose bien suffisante. Cette remarque peut s'appliquer aussi aux préparations qui suivent.]

[2] [30 grammes de ce sirop ne contiennent que 0,30 de fer.]

milable que les autres ferrugineux. — 0,05-0,3 *pro dosi* (1,0 *pro die*), en pilules, en poudre ou en pastilles.

Les autres préparations ferrugineuses, telles que le *citrate de peroxyde de fer*, le *citrate de fer ammoniacal*, le *phosphate de protoxyde de fer*, le *pyrophosphate de fer citro-ammoniacal*, le *pyrophosphate de fer et de soude*, l'*extrait de pommes ferrugineux* (voyez Teinture pommes ferrug.), sont superflues; quelques-unes peuvent être employées en injections sous-cutanées (voyez page 129); on les administre aux doses de 0,1-0,5 (2,0 *pro die*). — *Pyrophosphate de fer*. — Il est la base de plusieurs préparations, dans lesquelles il est associé à d'autres sels, parce que par lui-même il est à peu près insoluble dans l'eau. Ces préparations, fort usitées en France, ne sont pas en usage chez nous. On emploie cependant beaucoup, depuis quelque temps, une eau phosphato-ferrugineuse qui renferme, pour 150 parties de liquide, 0,05 de pyrophosphate de fer. Cette eau ne fatigue pas l'estomac, ne trouble nullement la digestion, et convient surtout aux personnes dont il faut ménager le tube digestif.

Dans ces dernières années on a beaucoup employé les *albuminates* et *peptonates de fer*, et on leur a attribué l'avantage d'une assimilation plus facile. On peut les préparer de façons très diverses; ainsi on peut mélanger de la solution de perchlorure de fer (6 gouttes) avec 1 à 2 grammes d'albumine et d'eau; ou bien encore, en faisant agir du sesquichlorure de fer sur de la peptone, on obtient un chloropeptonate de fer. Ces préparations, administrées à l'intérieur, présentent-elles réellement l'avantage de mieux développer les effets particuliers aux ferrugineux? C'est ce qui n'est nullement démontré; quant à leur emploi en injections sous-cutanées, les uns l'ont préconisé, d'autres l'ont vivement combattu.

Eaux minérales ferrugineuses

Elles ne sont plus employées sous forme de bains, car on sait aujourd'hui que le fer qu'elles contiennent ne peut pas être absorbé par la peau.

Les eaux minérales ferrugineuses sont indiquées dans les mêmes cas que les autres ferrugineux. Prises à la source même, elles peuvent offrir certains avantages. Leur situation dans des régions montagneuses, l'exercice en plein air, auquel les malades sont soumis, l'augmentation de l'appétit, qui en est la conséquence, sont des circonstances favorables au rétablissement de la santé. Dans la prescription de ces eaux, il faudra tenir compte des autres éléments (acide carbonique, sulfate de soude, chlorure de sodium, carbonate de soude) qui entrent dans leur composition.

Dans la plupart de ces eaux minérales le fer se trouve à l'état de bicarbonate ou de sulfate de protoxyde. Il est un grand nombre d'eaux salines, alcalines, chlorurées, qui contiennent des proportions minimes de bicarbonate de fer; mais le fer joue ici un rôle à peu près insignifiant. Pour qu'une eau soit dite ferrugineuse, il faut qu'elle renferme une quantité bien appréciable de ce métal; cette quantité n'est d'ailleurs jamais considérable; en moyenne, elle est de 0,10 de carbonate de fer sur 1000 grammes d'eau. Toutes les eaux ferrugineuses sont froides; la température la plus élevée est 20° C. Il est important de tenir compte de l'élévation où elles se trouvent par rapport au niveau de la mer. La source la plus élevée est celle de Saint-Moritz (à peu près 5500 pieds); puis vient une série de sources entre 2000-1000 pieds (Reinerz, Rippoldsau, Antogast, Griesbach, Elster, Alexisbad, Lobenstein, Franzensbad, Altwasser, Cudowa, Petersthal, Liebenstein, Spa, etc,); parmi celles qui sont à moins de 1000 pieds, je citerai celles de Schwalbach, Pyrmont, Brückenau, Driburg, Boklet, etc.

Les sources les plus importantes sont :

a. *Sources ferrugineuses pures*, ou dont l'action est due exclusivement au fer : 1. *Schwalbach*, dans le Taunus ; 2. *Spa*, en Belgique ; 3. *Alexisbad*, dans le Harz ; 4. *Altwasser, Flinsberg*, en Silésie; 5. *Brückenau*, dans les monts Rhön (très faibles) ; 6. *Freinwalde*. province de Brandebourg, dans le voisinage de Berlin ; 7. *Lobenstein*, dans le Fürstenthum Reuss ; 8. *Liebenstein*, dans le Meiningen ; 9. *Muskau*, dans la haute Lusace ; quantité assez grande de carbonate et de sulfate de protoxyde de fer, quelques traces seulement d'acide carbonique. Peu usitées : 10. *Krynica*, en Galicie, eaux acidules ferrugineuses ; 11. *Szliàcs*, en Hongrie, sources ferrugineuses chargées d'acide carbonique ; 12. *Rodua*, dans le Liebenbürgen ; sources très riches en fer ; 13. *Pyrawarth*, près de Vienne.

b. *Sources alcalines salines contenant du fer :* Franzensbad, Elster, Marienbad, Tarasp.

c. *Eaux chlorurées sodiques contenant du fer :* Kissingen, Kreuznach, Rehme, Dürkheim.

d. *Sources ferrugineuses* contenant, en quantité modérée, du sulfate de soude, du carbonate de soude, du carbonate de magnésie et de chaux, du sulfate de chaux et de magnésie : 1. *Pyrmont;* on la considère comme le type des eaux ferrugineuses, c'est une des sources les plus fréquentées ; 2. *Driburg;* 3. *Boklet*, dans le voisinage de Kissingen ; 4. *Reinerz, Cudowa*, en Silésie; 5. *Antogast, Petersthal, Griesbach, Freiersbach, Rippoldsau*, dans la vallée de Kinzig et Rench, dans la Forêt Noire badique ; 6. *Saint-Moritz*, dans la haute Engadine[1].

e. *Sources ferrugineuses arsénicales :* 1. *Roncegno*, et 2. *Levico*, dans le sud du Tyrol. La première contient, pour 1 litre d'eau, 0,067 d'acide arsénieux, et 2,040 de peroxyde de fer. Nous avons, dans ces dernières années, très fréquemment prescrit l'eau de Roncegno ; la plupart des malades la tolèrent bien, quand la dose administrée est petite, c'est-à-dire de 4 à 6 cuillerées à café par jour, prises après le repas dans une assez grande quantité d'eau.

2. TEINTURES FERRUGINEUSES

Ce sont des composés ferrugineux dissous dans l'alcool, l'éther ou le vin. Il y a donc lieu de considérer, dans leur action, celle de l'agent dissolvant (sécrétion plus abondante de suc gastrique) et celle du fer.

Ces teintures ferrugineuses sont employées dans le même but que les préparations ferrugineuses proprement dites. On les prescrit de préférence aux personnes faibles, dont la digestion se trouble facilement. Elles ont l'avantage d'être mieux tolérées.

Teinture d'extrait de pommes ferrugineux

1 partie d'extrait de pommes ferrugineux sur 9 parties d'alcoolat de cannelle. L'extrait de pommes ferrugineux est une préparation très inconstante, qui contient en moyenne 7 pour 100 de fer ; son action ferrugineuse est donc très faible. — Doses : 0,5-2,5 *pro dosi* (10-50 gouttes).

Teinture éthérée d'acétate de fer

9 parties d'acétate de fer liquide, 2 parties alcool rectifié, 1 partie éther acétique. Elle contient 6 pour 100 de fer. Liquide d'une odeur éthérée, d'une couleur brune foncée. — 0,5-2,5 *pro dosi* (10-50 gouttes).

[1] [Les principales sources ferrugineuses françaises sont : *Bussang* (Vosges) : température 13° ; fer à l'état de bicarbonate. *Contrexeville* (Vosges) : 350 mètres d'altitude ; sources froides, contenant en moyenne, par litre : carbonate de fer, 0,007 ; sulfate de chaux, 1,22, carbonate de chaux et magnésie, 1,78. *Forges* (Seine-Inférieure) : sources froides ; 0,05 bicarbonate de fer par litre. *Rennes* (Aude) : température 40°-50° ; 0,11 bicarbonate de fer par litre. *Orezza* (Corse) : 0,12 de sel ferrugineux par litre.]

Teinture éthérée de perchlorure de fer.

Mélange de 1 partie perchlorure de fer liquide avec 4 parties d'éther. Elle ne contient que 1 pour 100 de fer. 0,5-1,5 (10-30 gouttes).

Je mentionnerai encore la *teinture de protochlorure de fer*, celle de *perchlorure et de tartrate de fer*. Ces préparations sont entièrement superflues. Le *vin ferrugineux* (solution d'un composé ferrugineux dans du vin) est une préparation qui doit être abandonnée. Au lieu de gâter le bon vin par l'addition du fer, il est bien préférable de prendre d'abord une teinture ferrugineuse, et de boire ensuite le vin pur.

[Si cette manière de voir se répandait en France, bien des industriels, fabricants de spécialités pharmaceutiques, seraient loin d'y trouver leur compte.]

3. FERRUGINEUX HÉMOSTATIQUES

Très diluées, ces préparations agissent comme les autres ferrugineux ; concentrées, elles ont une action caustique et coagulante. Leur représentant le plus important est le perchlorure de fer anhydre. Il faut distinguer un perchlorure de fer anhydre Fe^2Cl^3 ou Fe^2Cl^6 et un perchlorure de fer cristalisé, $FeCl^3+12H^2O$. Ce dernier se présente sous la forme d'une masse cristalline, jaune, déliquescente, facilement soluble, ayant une légère odeur d'acide chlorhydrique. Il sert à la préparation du perchlorure de fer liquide.

Perchlorure de fer liquide

Liquide clair, jaune brun ; il contient 15 pour 100 de fer, 43,5 pour 100 de perchlorure de fer anhydre [1].

Action physiologique. — Introduit dans l'estomac en solution extrêmement étendue, ce sel se transforme en protochlorure ; il agit donc alors comme les ferrugineux proprement dits.

Une solution un peu plus concentrée développe une saveur styptique très désagréable. Cette solution doit être assez concentrée (50 pour 100) pour qu'elle puisse provoquer une contraction vasculaire, laquelle, d'ailleurs, est loin d'être aussi considérable que celle qu'on obtient avec les solutions de nitrate d'argent ou d'un sel de plomb. Cette contraction ne se produit que sur les artères et les veines ; les capillaires restent dilatés. En même temps que les vaisseaux se contractent, le sang qu'ils contiennent se coagule et perd sa coloration rouge. Si cette coagulation ne se produit pas, la contraction vasculaire fait aussi défaut. Ainsi, les solutions de perchlorure de fer qui ne font pas coaguler le sang ne font pas non plus contracter les vaisseaux (expériences faites par Rosenstirn et Rossbach sur le mésentère de la grenouille). Le perchlorure de fer doit donc son action hémostatique à sa propriété de faire coaguler le sang ; il n'est aucun autre corps qui possède cette propriété à un si haut degré. Il suffit d'une goutte de perchlorure de fer liquide pour faire coaguler tout le sang que peut contenir un verre à expérience, et la coagulation est si complète, que, le verre étant renversé, le sang ne s'écoule pas. Cette propriété coagulante peut s'exercer à une certaine profondeur, quand le liquide est porté sur une plaie saignante. Husemann rapporte, en effet, que, ayant badigeonné avec du perchlorure de fer liquide une plaie qui intéressait la lèvre supérieure et la partie alvéolaire de la mâchoire supérieure, dans la nuit, le malade mourut d'une attaque d'apoplexie consécutive à une embolie cérébrale.

[1] [La solution de perchlorure de fer officinale en France est beaucoup moins concentrée. Elle ne contient que 9 pour 100 de fer et 26 pour 100 de perchlorure de fer anhydre. Elle marque 30° B.]

L'action coagulante du perchlorure de fer est due à la formation d'albuminates en parties insolubles. C'est à cette même cause qu'est due l'action caustique qu'exercent les solutions concentrées de perchlorure appliquées sur la peau et les muqueuses. L'introduction de ces solutions dans le tube digestif donne lieu à une gastro-entérite qui peut être suivie de mort.

On croyait autrefois que le perchlorure de fer, administré à l'intérieur, pouvait pénétrer dans la circulation, donner lieu à une contraction vasculaire et arrêter ainsi des hémorragies, par exemple, les hémorragies rénales, utérines, etc. Nous savons aujourd'hui qu'une solution étendue de perchlorure de fer ne produit point de contraction vasculaire, même en application directe ; et d'ailleurs, si ce composé pénétrait tel quel dans la circulation, il devrait donner lieu à des coagulations sanguines, thromboses et embolies.

Usages thérapeutiques. — Le perchlorure de fer ne doit être employé que comme *hémostatique*. Il ne convient que dans les cas où le siège de l'hémorragie est directement accessible à une application directe. Son administration à l'intérieur, dans le but de combattre des hémorragies venant d'organes internes, par exemple les hémoptysies, n'est nullement rationnelle. On pourra avoir recours à lui dans les hémorragies traumatiques, dans les métrorragies, les épistaxis, etc. ; mais on n'oubliera pas qu'il peut donner lieu, bien que dans des cas tout à fait exceptionnels, à des embolies mortelles. — On l'a encore injecté dans des cavités anévrysmatiques, dans des phlébectasies et des téléangiectasies ; on cite quelques heureux résultats de cette manière d'agir ; mais les dangers en sont si graves, que ce mode de traitement est aujourd'hui à peu près entièrement abandonné. Ces dangers consistent en ce que l'injection de perchlorure de fer peut donner lieu à des embolies mortelles, si l'on n'a pas le soin de comprimer le vaisseau au-dessus et au-dessous de la tumeur, et en ce que l'irritation produite par le liquide peut être assez violente pour provoquer une inflammation capable d'amener des accidents mortels. On fera donc bien, en présence des affections en question, d'avoir recours à d'autres méthodes de traitement, notamment à la compression et à l'électropuncture.

Il est absolument douteux que le perchlorure de fer possède la moindre efficacité contre les *hémorragies gastriques et intestinales*, dans lesquelles, il était considéré autrefois comme un des remèdes les plus actifs. Quand on réfléchit que, dans les hémorragies cutanées, le styptique, pour agir, doit atteindre exactement la surface saignante, on ne peut s'empêcher de considérer comme entièrement invraisemblable que 5 à 6 gouttes de ce styptique dans un mucilage d'avoine, arrivant dans la cavité stomacale souvent remplie de sang, puissent se mettre en contact avec le point qui est le siège de l'hémorragie. Il est encore plus illusoire de s'attendre à ce que les cinq gouttes puissent avoir de l'efficacité dans les hémorragies intestinales des typhiques. Quel chemin n'auraient-elles pas à parcourir pour parvenir de la bouche à l'ulcère saignant dans le cœcum ou l'iléum? Que des hémorragies graves de l'estomac ou de l'intestin se soient arrêtées spontanément, sans qu'on ait administré une seule goutte de perchlorure de fer, c'est là un fait que nous avons pu constater et que d'autres observateurs ont constaté un très grand nombre de fois. — Quant à l'administration de ce médicament dans les *hémorragies pulmonaires*, il serait absurde d'attendre de ce traitement la moindre efficacité.

Le perchlorure de fer a été encore employé en *inhalations* ; mais les inconvénients que peut présenter ce mode d'emploi (irritation de la bouche, troubles digestifs) font souvent hésiter à le mettre en usage. On peut cependant y avoir recours dans les hémoptysies rebelles (Waldenburg) ; l'expérience nous apprend que, dans ce cas, il n'excite pas à la toux. La solution styptique sera de 5,0-25,0 sur 500; la solution astringente, de 1-10 sur 500. Il a encore été employé dans le traitement des blennorragies, pour lotionner les ulcères à suppuration fétide ; mais nous avons d'autres médicaments auxquels on devra, dans ces cas, donner la préférence.

Doses. — A l'intérieur, 3-5 gouttes *pro dosi* ; le mieux dans un véhicule mucilagineux, mucilage d'avoine, de riz, etc. Pour l'employer à l'extérieur, comme hémostatique, on en imbibe des bourdonnets de charpie, qu'on exprime et qu'on applique sur la surface saignante. S'il s'agit de l'injecter dans une cavité vasculaire, on fait cette injection avec la seringue de Pravaz ; la quantité sera de 2 à 4 gouttes seulement. La solution à injecter contre la blennorragie sera de 1-5 : 150-200.

Sulfate de protoxyde de fer pur

SO^4Fe+7H^2O. — Cristaux verts, efflorescents, facilement solubles. Humides, ils absorbent l'oxygène de l'air, et prennent une coloration brune ; ce n'est plus alors du sulfate de protoxyde, mais bien du sulfate de peroxyde.

Action physiologique. — Une solution très étendue de ce sel, administrée pendant un certain temps, produit les effets ferrugineux proprement dits ; mais la digestion s'en ressent davantage, la constipation est plus marquée.

Une solution concentrée, par sa propriété de faire coaguler l'albumine, produit des effets caustiques, provoque une gastro-entérite ; c'est la même action, bien que moins prononcée, que celle du perchlorure de fer.

Ce sel a encore des propriétés antiputrides ; il détruit les bactéries ; mais ces proprietés sont si faibles, eu égard à celles d'autres substances, qu'elles ne méritent pas qu'on s'y arrête.

Emploi thérapeutique. — Nous commencerons par dire que le sulfate de fer est *superflu* en thérapeutique. Son efficacité comme désinfectant est douteuse, et d'ailleurs il est tant d'autres désinfectants auxquels il ne peut pas être comparé.

On ne l'administre plus à l'intérieur contre l'anémie, parce qu'il donne trop facilement lieu à des troubles digestifs. On l'a recommandé contre le diabète, la tuberculose, l'helminthiase, les fièvres intermittentes. Parfois encore on le prescrit comme astringent dans les *catarrhes chroniques*, particulièrement *dans celui de l'intestin*. Mais il est bien d'autres substances qui peuvent lui être préférées ; son usage est donc ici entièrement superflu.

On l'a encore prescrit comme *hémostatique;* mais on lui préférera toujours d'autres composés, surtout le perchlorure de fer.

A *l'extérieur*, il a été mis en usage dans les mêmes cas que le tannin (voyez l'étude de ce composé). Il a aussi été employé en inhalations ; mais on doit lui préférer le tannin et l'alun, et, si l'on voulait employer un sel de fer, il faudrait donner la préférence au perchlorure. — Le sulfate de fer a encore été beaucoup préconisé, dans ces derniers temps, comme *désinfectant*. Il est certain qu'il supprime l'odeur des matières fécales et autres substances en putréfaction, soit en provoquant la décomposition de l'hydrogène sulfuré et donnant lieu à la production d'un sulfure de fer, soit en détruisant les organismes inférieurs, animaux ou végétaux, qui produisent la putréfaction. Mais cette propriété antiputride est extrêmement faible et ne peut pas être comparée à celle des acides minéraux, de l'acide phénique, de l'acide salicylique et avant tout du sublimé. On a dit aussi que le sulfate de fer était capable de détruire les germes morbides, tels que celui du choléra ; cette question a été beaucoup agitée dans ces derniers temps, et l'expérience a prouvé que les matières des fosses d'aisances, bien que traitées énergiquement par le sulfate de fer, n'en continuaient pas moins à être des foyers pour la propagation du choléra.

Doses et préparations. — 1. *Sulfate de fer pur*, 0,01-0,10 *pro dosi* (0,5 *pro die*), en pilules ou en solution. — Extérieurement, pour bains, 100-150 grammes pour un bain. En injection, dans les catarrhes chroniques, 0,1-0,2 : 10;

comme styptique, 2 : 10. On le mêle avec du charbon, de la myrrhe, etc., dans la proportion de 1 : 2-3, pour en faire des poudres désinfectantes.

2. *Sulfate de fer impur.* — Seulement pour l'extérieur.

3. *Sulfate de fer sec.* — A doses moitié moindres.

4. *Pilules d'aloès et de fer, pilules italiennes noires.* — Parties égales de sulfate de fer et d'aloès. Chaque pilule pèse 0,1.—1-2 pilules *pro dosi.* Superflues.

5. *Sulfate de peroxyde de fer et d'ammoniaque.* — Il aurait, dit-on, des propriétés anthelminthiques. Superflu.

6. *Sulfate de peroxyde de fer liquide.* — Usité seulement pour la préparation de l'antidote de l'arsenic.

Acétate de fer liquide

Liquide rouge brun, d'une odeur de vinaigre, contenant 8 pour 100 de fer. Même action physiologique que celle du sulfate de fer.

Au point de vue thérapeutique, il est superflu.

4. FERRUGINEUX CONTREPOISONS

Antidote de l'arsenic

Hydrate de peroxyde de fer étendu. — Il faut qu'il ait été préparé peu de temps avant le moment de s'en servir, car il se décompose facilement et perd de son activité. Voici comment on le prépare :

On mêle 60 parties de sulfate de peroxyde de fer liquide avec 120 parties d'eau ; à ce mélange on ajoute 7 grammes de magnésie calcinée, préalablement délayés dans 120 parties d'eau. On agite fortement le mélange, jusqu'à ce qu'on ait obtenu une bouillie homogène, d'un brun rougeâtre, d'un goût un peu amer. Cette bouillie est un composé d'hydrate de peroxyde de fer, de sulfate de magnésie et de magnésie calcinée.

Action physiologique et emploi thérapeutique. — Ce mélange, proposé par Bunsen, constitue un des meilleurs contrepoisons de l'arsenic; il donne lieu à la formation d'un arsénite de peroxyde de fer et d'un arsénite de magnésie; il faut pour cela, bien entendu, que le poison ingéré soit encore dans le tube gastro-intestinal; car une fois absorbé, ses effets ne peuvent plus être neutralisés. Il s'agit donc ici d'un antidote chimique, et nullement d'un antidote physiologique. L'arsénite de fer et celui de magnésie sont insolubles dans l'eau ; mais ils peuvent se dissoudre dans les liquides intestinaux, et pourraient alors être absorbés. Il est donc indispensable de faire prendre, avant ou après l'administration du contrepoison, un purgatif salin (sulfate de soude ou de magnésie) ; l'action purgative débarrasse rapidement l'organisme de ces composés, dont la présence trop prolongée dans l'intestin pourrait devenir dangereuse.

L'*antidote de l'arsenic* doit être prescrit à des doses considérables. On en fera prendre une à deux cuillerées à bouche toutes les cinq minutes, pendant un temps assez long. La dose de sulfate de magnésie sera de 15 grammes.

Cyanure jaune de fer et de potassium

$K^4FeC^6N^6 + 3H^2O$. — Gros cristaux jaunes, d'une saveur amère douceâtre, ne se décomposant pas en présence de l'air.

Action physiologique et emploi thérapeutique. — Ce sel ne peut pas agir comme ferrugineux ; car, après son ingestion, il ne laisse pas dégager de fer ; il s'élimine avec l'urine à l'état de ferro ou ferricyanure potassique. Sa seule propriété qui ait été bien constatée, c'est celle d'augmenter les mouvements péristaltiques de l'intestin et de provoquer ainsi de la diarrhée.

C'est un bon antidote de plusieurs sels de métaux graves, avec lesquels il forme des ferrocyanures insolubles. Il a surtout été recommandé dans les empoisonnements par les sels caustiques de cuivre et de fer. On le donne, dans ces cas, aux doses de 1 à 2 grammes..

5. MÉLANGES ET COMBINAISONS DU FER AVEC D'AUTRES MÉDICAMENTS

Ces composés (iodure de fer, chlorure de fer et d'ammonium, tartrate de fer et de potasse) sont superflus. Il est, en effet, préférable d'employer isolément, par exemple, l'iodure de potassium et le fer que l'iodure de fer, etc.

Protoiodure de fer

FeI^2. — Masse lamelleuse grise. Une solution aqueuse de ce sel laisse précipiter par l'évaporation une masse d'un vert clair $FeI^2 + 4H^2O$. Il se décompose avec la plus grande facilité. La pharmacopée prescrit de préparer le protoidure de fer au moment même où l'on va s'en servir : on mêle ensemble, en les faisant chauffer, 3 parties de fer pulvérisé, 8 d'iode et 18 d'eau distillée, jusqu'à ce que le liquide ait pris une teinte verdâtre ; cette solution contient 40 pour 100 d'iode. Pour faire des pilules, on concentre cette solution.

Son action sur l'organisme est celle du fer et de l'iode (voyez l'étude de ces deux corps).

Emploi thérapeutique. — On l'a employé dans les cas qui demandent l'administration simultanée du fer et de l'iode : ainsi dans la scrofulose, la syphilis, chez des individus pâles, déprimés ; ainsi, dans la chlorose survenant chez des personnes scrofuleuses : dans plusieurs autres cas, notamment dans les cas de dégénérescence amyloïde, de gonflement du foie et de la rate, à la suite de fièvres intermittentes invétérées. La valeur de ce composé a été l'objet d'opinions bien diverses; autrefois il était beaucoup préconisé. On se demande aujourd'hui si réellement il est supérieur à toute autre préparation ferrugineuse ; il faudrait, pour résoudre la question, des observations comparatives. Dans tous les cas, il ne faut pas en faire un spécifique, car on a été jusque-là.

DOSES. — Ce sel se décompose très facilement ; aussi a-t-il fallu l'unir à certaines substances qui en retardent la décomposition. On l'a mêlé avec du sucre de lait (*saccharure d'iodure de fer*) : 100 parties de ce saccharure contiennent 20 parties d'iodure de fer ; 6 parties contiennent toujours 1 partie d'iode. — 0,1-0,3, plusieurs fois par jour, en poudre, en pilules, en pastilles ; en solution, il est irrationnel. On emploie encore le *sirop d'iodure de fer* : d'abord incolore, il devient plus tard verdâtre ; il contient 5 pour 100 d'iodure de fer. — 0,2-1,0 *pro dosi* (5,0 *pro die*) [1].

Chlorure d'ammonium et de fer

Il ne paraît pas constituer une combinaison chimique, mais simplement un mélange de beaucoup de chlorure d'ammonium avec peu de fer (2,6 pour 100). C'est une poudre d'un jaune orangé, déliquescente, facilement soluble. On admet qu'elle réunit en elle les propriétés du chlorure d'ammonium et du fer.

Complètement superflue en thérapeutique (0,3-0,5 *pro dosi*, en pilules).

Tartrate de fer et de potasse

Poudre d'un vert sale, devenant peu à peu brune. Elle se dissout en très grande partie dans 16 parties d'eau.

[1] [Le sirop d'iodure de fer du Codex français ne contient que 0,5 de protoiodure de fer pour 100. Sa richesse en iodure ferreux est donc dix fois moindre que celle du sirop allemand.

Elle n'est guère employée que pour préparer des bains ferrugineux artificiels (50-100 pour un bain). Il a déjà été question de l'inutilité de ces bains [1].

QUEVENNE, Archives de physiologie, de thérapeutique et d'hygiène de Bouchardat, Paris, 1854, article très important. — GILLE, Monographie thérapeutique et pharmacologique du fer, in-12. Paris, 1857. — BURIN DU BUISSON, Traité de l'action thérapeutique du perchlorure de fer. Paris, 1860. — DELEAU (M.-T.), Traité sur les applications du perchlorure de fer en médecine, in-8. Paris, 1860. — LORAIN (P.), Nouveau Dictionnaire de médecine et de chirurgie pratiques, art. CHLOROSE, t. VII. Paris, 1867. — POTAIN, Dictionnaire encyclopédique des sciences médicales, art. ANÉMIE. — MARTIN (Gust.-Prosp.). Préparations, usages thérapeutiques du fer, thèse de doctorat. Paris, 1868. — Nouveau Dictionnaire de médecine et de chirurgie pratiques, art. FER par H. BUIGNET et HIRTZ. t. XIV. Paris, 1871. — BOUSSINGAULT, Du fer contenu dans les aliments (Comptes rendus de l'Académie des sciences, 27 mai et 29 juillet 1872). — GELIS (A.), Le lactate de fer. Paris, 1877. — Dictionnaire encyclopédique des sciences médicales, art. FER par BORDIER et LAYET, 4e série, t. I. Paris, 1877. — ROSSBACH's pharmakologische Untersuchungen, 1877, Band II, indications bibliographiques, par SCHERPF. — HAMBURGER, Zeitschrift für physiologische Chemie von Hoppe-Seyler, Band II, p. 191. — R. MAIER, Virchow's Archiv für pathologische Anatomie, Band XC, p. 455. — H. MEYER u. F. WILLIAMS, Ueber acute Eisenwirkung (Archiv für experimentelle Pathologie und Pharmakologie, Band XIII. Leipzig). — BOURRU (de Rochefort), De la médecine ferrugineuse (Bull. gén. de thérapeut., 1878, t. XCV, p. 256). — MUNK (J.), Verhandlungen der Berliner physikal. Gesellschaft, 1878. — QUINCKE, Ueber Siderosis, Festschrift zu Haller's Jubelfeier, Bern. — SCHERPF, Resorption und Assimilation des Eisens, Wurzburg, 1878.

II. Aluminium

L'*aluminium*, qui constitue la base des matières argileuses, est un des éléments les plus répandus dans la nature. Ses composés oxygénés sont des bases beaucoup plus faibles que les oxydes alcalins et alcalino-terreux, à l'égard desquels ils peuvent même jouer le rôle d'acides faibles.

Parmi les nombreux composés de ce métal, il n'y a guère que l'*alun de potasse* qui soit employé en médecine; c'est d'ailleurs le composé aluminé dont les propriétés physiologiques paraissent être le plus actives, de sorte qu'il rend absolument superflus les autres aluns.

Sulfate d'alumine et de potasse

Alun de potasse. — Ce sel, $(SO^4)^2AlK + 12H^2O$, se présente sous la forme de volumineux octaèdres, incolores et transparents, d'un goût douceâtre et styptique Il se dissout facilement dans l'eau, surtout dans l'eau chaude. Il a une réaction faiblement acide. La calcination lui fait perdre toute son eau de cristallisation, et le transforme en une poudre blanche, volumineuse, qui se dissout très lentement dans l'eau, et qui est connue sous le nom d'*alun calciné*.

Action physiologique. — L'alun de potasse, ou l'alun ordinaire, coagule l'albumine; l'alun calciné jouit, en outre, de la faculté d'absorber fortement l'eau. C'est à ces deux propriétés que l'alun doit la plupart de ses effets physiologiques.

Sur la *peau intacte*, l'alun n'exerce aucune influence appréciable; il ne peut pénétrer à travers l'épiderme.

[1] [Ce sel n'est pas aussi dédaigné en France, où on le prescrit assez souvent à l'intérieur. On lui reconnaît l'avantage d'être peu sapide, peu astringent et peu irritant pour les voies digestives. — Doses moyennes : 0,20-0,50 en pilules, en sirop, en solution; le mieux dans de l'eau gazeuse. Il faut avoir soin de ne pas prescrire une quantité de solution pour plusieurs jours, car elle a l'inconvénient de se décomposer assez vite.]

Sur les *muqueuses,* il détermine, même en solution très étendue, une sensation de sécheresse ; dans la bouche, il développe une saveur styptique.

Sur les *ulcérations* de la peau et des muqueuses, il donne lieu, en coagulant l'albumine, à la formation d'une couche protectrice, et il fait diminuer la sécrétion.

Appliqué sur les muqueuses enflammées et sur les ulcérations, il fait, dit-on, contracter les vaisseaux. Des mensurations directes faites sur le mésentère de la grenouille, sur lequel nous faisions tomber une goutte d'une solution d'alun, nous ont donné, comme résultat général, l'absence de modifications dans le calibre des vaisseaux, assez souvent il s'est même produit de la dilatation ; dans deux cas seulement nous avons noté un léger rétrécissement ; les capillaires eux-mêmes se sont montrés en général dilatés, et malgré cela la circulation s'y interrompait fréquemment. Dans tous les cas, ce qui est bien certain, c'est que l'action constrictive vasculaire de l'alun ne peut être comparée à celle produite par le nitrate d'argent ou l'acétate de plomb.

En solutions très concentrées, il exerce, sur les muqueuses et les surfaces ulcérées, une action légèrement caustique.

Donné à l'intérieur, pendant un certain temps, en solution étendue et à petites doses (0,05-0,1), il diminue l'appétit, trouble la digestion et constipe. A doses plus élevées, il provoque des phénomènes inflammatoires, des vomissements et de la diarrhée. Administré en substance, il cautérise la muqueuse gastro-intestinale et donne lieu à une gastro-entérite. Il est absorbé dans le canal digestif, probablement à l'état d'albuminate, et l'on peut le retrouver dans divers organes, ainsi que dans l'urine (Orfila). On croyait autrefois qu'il exerçait dans le torrent circulatoire et dans l'intérieur des organes une action semblable à celle qui résulte de son application sur les muqueuses ; mais cela n'est pas possible ; car, au moment de sa pénétration dans le sang, ses affinités sont saturées, et l'on sait que son action locale sur les muqueuses repose précisément sur cet acte de saturation. Les albuminates d'alun, appliqués localement, ne peuvent plus exercer l'action astrictive et desséchante qui appartient à l'alun lui-même.

L'alun empêche la putréfaction de toutes les substances organiques et supprime l'odeur putride.

Usages thérapeutiques. — On lui attribue ordinairement les mêmes indications qu'à l'acide tannique et à l'acétate de plomb ; mais, dans le fait, son emploi est beaucoup plus limité que celui de ces composés. Il est très rare qu'on l'administre dans le but d'en obtenir des effets à la suite de sa pénétration dans le sang ; à ce point de vue il est d'ailleurs entièrement superflu et sans aucune utilité.

On l'emploie presque exclusivement pour en obtenir des effets locaux directs. On évite pourtant d'en faire usage dans les diarrhées, à cause des troubles digestifs qu'il provoque. Dans l'épistaxis, il est entièrement superflu, car si l'épistaxis ne s'arrête pas sous l'influence de simples tampons, on devra avoir recours tout d'abord à la solution de perchlorure de fer. Dans la blennorragie on lui préfère ordinairement le tannin. Dans l'hémoptysie son efficacité est illusoire. Ses indications réelles se bornent aux cas suivants : dans les flueurs blanches chroniques on l'emploie sous forme d'injections, ou bien encore on en imbibe des tampons qu'on introduit dans le vagin; dans l'angine simple chronique ou subaiguë, l'infusion de sauge aluminée, en gargarisme, est un remède populaire; contre les sueurs des pieds on le prescrit sous forme de pédiluves. Enfin il est encore employé en inhalation; mais ses indications ayant, à ce point de vue, des relations nombreuses avec celles de l'acide tannique, je renvoie à l'étude de ce dernier composé.

Magnus a récemment recommandé le crayon d'alun dans le traitement des catarrhes, des blennorrhées et des granulations modérées de la conjonctive; il a sur le cuivre et sur le zinc les deux avantages suivants : on peut plus facilement en graduer les effets, et la douleur à laquelle il donne lieu a une durée plus courte. Fränkel vante les bons effets qu'on obtient par l'emploi d'un crayon d'alun tout-à-fait mince dans le traitement de diverses formes de leucorrhée utérine (chez les scrofuleuses, les chlorotiques, à la suite de l'infection blennorragique, après les avortements) ; l'alun se dissout complètement dans l'utérus, de sorte que ses contre-indications, ses dangers, sont tout à fait insignifiants.

Doses et préparations. — 1. *Alun.* — 0,1-0,5 *pro dosi* (3,0 *pro die*), en poudre, pilules, ou potion. — Extérieurement, en poudre ou en solution (1,0 jusqu'à 10 : 150,0-200); en inhalations, 1,0-5,0 : 500,0,

2. *Alun calciné.* — Employé seulement à l'extérieur. Il agit plus énergiquement que l'alun ordinaire; il peut même produire facilement des effets caustiques sur les muqueuses et à la surface des plaies.

SUPPLÉMENT

De la même manière que l'alun agissent les substances suivantes :

1. *Oxyde d'aluminium, alumine hydratée.*

2. *Solution d'acétate d'alumine :* 300 parties de sulfate d'alumine, 360 parties d'acide acétique étendu, 130 parties de carbonate de chaux, 1000 parties d'eau. D'après Bruns, on obtient 1000 parties d'une solution aqueuse 3 pour 100, en mêlant 72 parties d'alun et 115 parties d'acétate de plomb avec une quantité d'eau correspondante, puis filtrant ce mélange. L'acétate d'alumine a été recommandé par Burow, en application sur les surfaces ulcéreuses à sécrétion putride, et contre les sueurs à odeur fétide. D'après P. Bruns et Maas, l'acétate d'alumine est un antiseptique extrêmement puissant, beaucoup plus énergique que le thymol et l'acide salicylique. Ces observateurs le recommandent donc, en solution 3 pour 100 et en irrigations continues, pour le pansement des plaies en voie de décomposition. D'après Fischer et Müller, les solutions de cette substance fortement antiseptique, ainsi que les objets de pansement qui en sont imbibés (gaze à l'acétate d'alumine), possèdent divers avantages sur les solutions du phénol et sur la gaze phéniquée. Leur efficacité ne diminue pas par l'évaporation, mais conserve toujours toute son énergie. Seulement elles se décomposent par la dessiccation et deviennent alors inactives (l'acéto-tartrate d'alumine, sel double cristallisé, possédant les mêmes propriétés antiseptiques, n'a pas cet inconvénient et peut donc être employé sous forme de pansements secs). Leur emploi ne donne lieu à aucune irritation ni à aucun phénomène général d'empoisonnement; la gaze aluminée est souple, moelleuse et facile à appliquer. Mais l'acétate d'alumine ne peut pas servir pour la désinfection des mains et des instruments; il rend les premières rudes, émousse et salit les seconds.

3. *Sulfate d'alumine.*

4. *Argile*, ou silicate d'alumine, insoluble dans l'eau et les acides, par conséquent non absorbable et inactive. On croyait autrefois qu'elle agissait comme l'alun et on l'employait comme ce médicament. Aujourd'hui on ne s'en sert plus que comme excipient pilulaire, quand on veut administrer, en pilules, un *sel métallique facilement décomposable*, comme le nitrate d'argent.

Dictionnaire encyclopédique des sciences médicales, art. ALUN. par REVEIL, DELIOUX DE SAVIGNAC et BEAUGRAND, t. III, Paris, 1865. — ROSENSTIRN in Rossbach's pharmakologische Untersuchungen, Band II. Berlin, 1874, — PINNER, Berliner klinische Wochenschrift, 1880, nº 12. — GUBLER et LABBÉE. Commentaires thérapeutiques du Codex medicamentarius, 3e édit. Paris, 1885, p. 504.

III. Plomb et ses composés

Le plomb et un grand nombre de ses composés étant insolubles dans l'eau, il faut, pour qu'ils puissent agir sur l'organisme, qu'ils s'y transforment en composés solubles. Par suite de cette transformation, l'usage prolongé des composés insolubles de plomb donne lieu aux mêmes effets généraux que l'usage das composés solubles, lesquels ne se distinguent que par les altérations aiguës qu'ils déterminent localement sur la peau et les muqueuses.

Effets physiologiques des sels de plomb

Aucune préparation plombique ne peut pénétrer dans le sang à travers la peau intacte ; l'opinion contraire qui a été émise, par exemple pour le fard de plomb, n'a pas été positivement prouvée. Mais les sels de plomb pénètrent facilement dans la circulation par les plaies, les ulcérations de la peau et par toutes les muqueuses.

Il faut distinguer les effets *locaux* des sels plombiques solubles et les effets *généraux* de tous les composés de plomb, bien que ces deux effets puissent en définitive être rapportés à une même cause, à savoir, l'affinité qu'a le plomb pour les substances albumineuses, avec lesquelles il forme des combinaisons très stables.

Effets locaux. — Appliquée sur la peau intacte, une solution, même concentrée, d'un sel de plomb, ne produit rien d'appréciable, sauf qu'après l'évaporation du liquide dissolvant le sel de plomb recouvre l'épiderme sous forme de couches blanches, fortement adhérentes.

Sur les muqueuses, les solutions plombiques déterminent les modifications suivantes : sur la langue, saveur métallique d'abord douceâtre, puis styptique ; sur toutes les muqueuses, précipitation d'albuminates de plomb, diminution des sécrétions, coagulation des principes albumineux des cellules superficielles, avec ratatinement de ces cellules. Par suite de ces altérations, sécheresse de la bouche et du pharynx, troubles digestifs, diminution de la sécrétion et des mouvements péristaltiques de l'intestin, constipation.

Une solution très concentrée détermine une mortification complète des couches superficielles de la muqueuse; il se forme une plaque blanche, ferme, qui se détache au bout de quelque temps, en laissant après elle une ulcération. Au-dessous de cette plaque la muqueuse est d'abord blanche, exsangue; plus tard elle s'enflamme (Mitscherlich). Les phénomènes consécutifs à cette cautérisation sont ceux de la gastro-entérite : douleurs brûlantes dans les régions de l'estomac et de l'intestin, vomissements, diarrhée, mort. Si ces altérations locales arrivent à guérison, il peut survenir au bout de quelques semaines une intoxication saturnine générale. Quand on touche avec de l'acétate de plomb un point de la paroi intestinale, on voit se produire à l'endroit touché une contraction longtemps persistante des muscles intestinaux, semblable à celle à laquelle donne lieu le nitrate d'argent (Nothnagel).

Appliquées sur une surface ulcéreuse, les solutions plombiques concentrées donnent lieu à la formation d'une couche très épaisse d'albuminate de plomb; les points qui auparavant étaient le siège d'une suppuration ou d'un suintement abondants deviennent secs et guérissent souvent avec rapidité sous cette couche protectrice.

Les vaisseaux superficiels des muqueuses et des surfaces ulcérées subissent un rétrécissement considérable, bien que moins marqué que celui déterminé par le nitrate d'argent. En faisant tomber par gouttes sur le mésentère de la grenouille une solution d'acétate de plomb à 50 pour 100, nous avons vu les artères et les veines se rétrécir, en moyenne, de la moitié de leur diamètre; mais le calibre des capillaires ne subissait aucun changement. Nous avons vu très souvent la circulation s'arrêter dans les points touchés par la solution. Les cellules circonvoisines se troublaient. Le plus souvent il se produisait dans les vaisseaux des caillots formés de globules blancs, qui adhéraient aux parois vasculaires et contribuaient encore à rétrécir le calibre des vaisseaux (Rosenstirn et Rossbach).

Les principaux effets locaux que produisent les solutions plombiques étendues sur les muqueuses et les surfaces ulcérées, sont donc la *diminution des sécrétions* et le *rétrécissement des vaisseaux*.

Effets généraux. — L'absorption se fait peu à peu par les surfaces ulcérées et par les muqueuses ; elle peut se faire par la muqueuse bronchique, quand le composé de plomb est inspiré. Les empoisonnements chroniques les plus intenses sont ceux qui se produisent, par exemple chez les ouvriers qui manient le plomb, lorsque des quantités minimes de ce métal pénètrent pendant longtemps et d'une manière continue dans l'organisme. On a vu aussi l'administration quotidienne et pas très prolongée d'un sel de plomb, à doses médicamenteuses (en tout 3 à 10 grammes), donner lieu à un empoisonnement général.

Ce que devient le plomb dans l'organisme

Les préparations plombiques, administrées en solution étendue et à doses modérées, se transforment très probablement, dans le chyme acide de l'estomac, en albuminate de plomb. Cet albuminate pénètre en partie dans la circulation, et là les globules sanguins, mais nullement le sérum (Millon), le transportent et le répandent rapidement dans la plupart des organes : aussi à l'autopsie ne trouve-t-on plus de plomb dans le sang ; on n'en trouve que dans les organes, dans les cellules desquels il est fixé à l'état d'albuminate. Il ne se dégage que très lentement de ces cellules, pour s'éliminer petit à petit avec la bile et avec l'urine ; s'il y a albuminurie, la quantité de plomb éliminée par les reins peut devenir plus considérable. Le plomb qui arrive dans l'intestin avec la bile est en partie réabsorbé et en partie transformé en un sulfure insoluble par l'hydrogène sulfuré de l'intestin ; dans cet état il est évacué avec les selles, auxquelles il communique une coloration noirâtre.

Un *empoisonnement général aigu* par le plomb ne peut pas, pour les motifs développés dans les généralités, être déterminé par les sels plombiques ordinaires. Mais il peut être provoqué, chez toutes les espèces animales, par l'acétate triéthylique de plomb, $Pb(C^2H^5)^3$, $C^2H^3O^2$; voici les principaux phénomènes dont il s'accompagne : 1° Le plomb affecte la substance de tous les muscles striés, et cette action est surtout manifeste chez les grenouilles et les lapins; il ne rend pas dès l'abord toute contraction impossible, mais il provoque un très rapide épuisement de l'activité du muscle; à la fin le muscle perd aussi son excitabilité, meurt et tombe dans une rigidité cadavérique légère. 2° Le plomb excite certains appareils moteurs centraux, notamment dans le cerveau et le cervelet, et provoque ainsi, surtout chez les chiens, les chats et les pigeons, des mouvements ataxiques particuliers, un tremblement et des secousses continues, enfin des spasmes avec conservation du sentiment et de la sensibilité. 3° Le plomb excite certains appareils nerveux qui, situés dans la paroi intestinale, régissent les mouvements de l'intestin, et il donne lieu conséquemment à une contraction générale et à des mouvements péristaltiques plus intenses de l'intestin, à des accès de coliques, à une augmentation de la sensibilité de toute la région abdominale, et le plus souvent aussi à de la diarrhée. On ne constate aucune action sur les muscles lisses de l'intestin et des vaisseaux. La respiration et la circulation ne subissent aucune influence directe, sauf qu'à la fin le cœur et les muscles respiratoires prennent part aussi à la paralysie musculaire générale.

Comme on le voit, ces effets généraux aigus provoqués par l'acétate triéthyl-plombique offrent une ressemblance remarquable avec l'empoisonnement chronique déjà depuis longtemps connu.

Symptômes de l'empoisonnement chronique par le plomb. — a. *Chez l'homme.* — Soit que l'empoisonnement se présente chez un individu auquel on a administré, dans un but thérapeutique, de petites doses de plomb, soit qu'il survienne chez un ouvrier qui manie journellement les composés plombiques, on observe les phénomènes suivants, qui ressemblent en partie à ceux de l'empoisonnement chronique par le mercure : saveur métallique désagréable, persistante ; gonflement des gencives et coloration bleuâtre de leurs bords, taches bleuâtres ou gris de fumée sur la muqueuse des lèvres et des joues ; on y découvre au microscope des granulations noires accumulées tout autour des vaisseaux ou disséminées dans le tissus (Renaut) ; salivation, haleine fétide ; anorexie ; constipation opiniâtre ; amaigrissement progressif; peau sèche, pâle, d'un aspect cachectique.

Bientôt on voit se manifester, et se répéter par accès fréquents, les coliques dites *coliques de plomb :* elles se caractérisent par des douleurs abdominales extrêmement violentes, qui s'étendent sur tout l'abdomen ou se limitent au niveau de certaines régions, par exemple à la région ombilicale ; les parois de l'abdomen sont en même temps tendues, dures, attirées en dedans ; parfois il survient des vomissements de matières verdâtres, à odeur fétide ; le plus souvent les selles font défaut pendant un grand nombre de jours ; il est rare de les voir normales ou même plus fréquentes que d'habitude. Le pouls est ordinairement ralenti et présente une dureté particulière.

Plus tard surviennent des névralgies spéciales, difficilement localisables ; elles paraissent avoir leur siège dans les articulations, les os, les muscles des régions les plus diverses du corps ; ces douleurs ressemblent souvent à des chocs électriques violents ; fréquemment encore elles sont déchirantes ; elles augmentent pendant la nuit et à la chaleur du lit, diminuent à la pression, et sont exaspérées par les mouvements ; on leur donne le nom d'*arthralgies saturnines*.

Peu à peu apparaissent des tremblements musculaires, plus ou moins étendus, qui peuvent devenir assez intenses pour ressembler à de véritables convulsions ; parfois, dit-on, les muscles deviennent semblables à des tumeurs dures, irrégulières.

Puis se manifeste la *paralysie saturnine*. Ce sont d'abord les extenseurs des membres qui sont atteints, en même temps que les fléchisseurs antagonistes sont contracturés, ce qui donne aux membres une attitude caractéristique. Plus tard, la paralysie peut envahir les muscles du tronc, même les muscles du larynx. Avec le temps, les muscles paralysés finissent par s'atrophier.

La température reste en général normale ; on a cependant observé, dans certaines intoxications chroniques par le plomb, soit des abaissements tout à fait anormaux de la température (29, 5, v. Monakow), soit encore des mouvements fébriles irréguliers.

Il n'est pas rare de voir la menstruation s'interrompre (Lublinski, Dowse), et, s'il faut en croire Stoke, des animaux domestiques, recevant leurs aliments du voisinage d'une usine à plomb, mettaient bas avec plus de difficulté, et les oiseaux cessent de pondre.

Les enfants de parents affectés d'un empoisonnement chronique par le plomb offrent parfois des anomalies dans le développement du crâne et sont prédisposés aux convulsions (Berger, Rennert).

On voit assez fréquemment des amblyopies plombiques se manifester sans prodromes, d'autres fois elles se développent lentement avec les autres symptômes. Le fond de l'œil est à l'état normal, ou bien on y découvre des opacités ou des états atrophiques, tantôt sur la papille seulement, tantôt sur toute la rétine (Hirschberg).

Enfin se manifestent des troubles graves dans le domaine du système nerveux central *(encéphalopathies saturnines)* : tantôt c'est le délire, ou des troubles intellectuels à caractère mélancolique ou maniaque ; tantôt ce sont des convulsions épileptiformes, avec perte de connaissance.

On n'a pas observé d'une manière positive des troubles du côté des poumons, du foie, de la rate ni des reins.

Le malade meurt dans un état d'amaigrissement extrême, succédant à la longue privation d'aliments ; il peut encore succomber au milieu de phénomènes d'hydropisie; leur cause, dans un certain nombre de cas, doit être cherchée dans des processus de ratatinement des reins. Un empoisonnement chronique par le plomb est une cause assez fréquente de néphrite chronique; sur 150 cas de ratatinement des reins, 15 fois Wagner a trouvé que l'intoxication suturnine devait être considérée comme la cause de la maladie. La mort n'est directement amenée ni par les coliques, ni par la paralysie musculaire, ni par les troubles fonctionnels du cerveau et de la moelle.

A l'autopsie d'un individu qui avait succombé à un empoisonnement saturnin de très longue durée, Kussmaul et Maier ont noté les altérations suivantes : catarrhe chronique de l'estomac, de l'intestin et du conduit cholédoque; atrophie très marquée de la muqueuse du jéjunum, de l'iléum et de la partie supérieure du côlon ; dégénérescence graisseuse des muscles, notamment de ceux de l'intestin grêle; hypertrophie et sclérose du tissu conjonctif de plusieurs ganglions du sympathique, particulièrement du ganglion cœliaque et du ganglion cervical supérieur, avec diminution des cellules ganglionnaires. Chez un peintre, chez lequel des symptômes cérébraux s'étaient associés avec une paralysie radiale de longue durée, Monakow a trouvé des altérations très accentuées dans le cerveau et dans la moelle; mais le nerf radial était intact. Il est certain d'ailleurs que, dans une série de cas, on ne trouve dans la moelle épinière aucune altération, tandis que les muscles et les extrémités périphériques des nerfs moteurs sont le siège d'altérations étendues (Friedländer, Leyden). Moritz fait remarquer en outre que, dans le cas qu'il a observé, les fibres intramusculaires étaient atteintes également, mais que des fibres musculaires saines et des fibres malades se trouvaient souvent tout à côté l'une de l'autre; d'où il conclut que les extrémités nerveuses avaient dû être atteintes en premier lieu.

b. *Chez les animaux.* — Les observations faites sur l'homme présentant plusieurs lacunes, nous croyons devoir reproduire ici celles que Heubel et R. Maier ont faites sur des chiens, des lapins et des cochons d'Inde en les soumettant pendant quatre semaines à l'action de l'acétate neutre de plomb.

Il n'y eut qu'un petit nombre de ces animaux qui conservèrent leur appétit normal jusqu'à la mort; chez le plus grand nombre, on observa la perte de l'appétit, des vomissements, de la soif et parfois de la diarrhée; fréquemment de la salivation. Ces phénomènes s'amoindrissaient ou même disparaissaient pendant un temps très court, pour reparaître ensuite.

Ceux qui conservèrent leur appétit jusqu'à la mort perdirent de leur poids, comme ceux qui avaient eu leur digestion extrêmement troublée; on observa notamment un dépérissement extrême des muscles du dos et des membres postérieurs. Le poids des animaux dont l'appétit s'était maintenu diminua de 20 à 40 pour 100; celui des autres, de la moitié; l'amaigrissement ne doit donc pas être attribué seulement aux troubles digestifs.

Les accès de coliques furent rares. Ils faisaient brusquement leur apparition au moment où l'animal paraissait dans un bon état : c'étaient des douleurs violentes qui disparaissaient au bout d'une demi-heure aussi rapidement qu'elles étaient venues. Puis le chien se trouvait aussi tranquille qu'avant l'accès; il mangeait avec appétit, et en général buvait beaucoup.

Jusqu'ici on n'a point observé de paralysies saturnines chez les animaux;

les muscles, il est vrai, dépérissent, les membres postérieurs deviennent très faibles; souvent même se manifestent des tremblements, mais jamais de paralysies musculaires complètes; sans doute à cause de la trop courte durée des expériences.

A peu près constamment, on voit survenir, dans la quatrième ou la cinquième semaine, les phénomènes de l'épilepsie (ou éclampsie) dite saturnine. Point de phénomènes précurseurs; on a seulement observé, quelque temps auparavant, une diminution de l'excrétion urinaire. L'animal tombe tout à coup en poussant un cri; il est pris de convulsions extrêmement violentes, qui peuvent durer une heure; la salive et le mucus buccal sont excrétés en plus grande abondance; les pupilles, dilatées, ne répondent pas aux excitations, pas plus que le reste du corps; l'urine et les matières fécales s'échappent involontairement. Dans l'intervalle qui sépare les accès, l'animal est dans un état soporeux ou comateux. La sécrétion de la bile est fortement diminuée (Rutherford).

Dans les trois premières semaines de l'empoisonnement, l'urine fut ordinairement abondante et ne présenta rien d'anormal; plus tard, il y eut alternativement diminution et augmentation de la quantité d'urine; on trouva en même temps, dans ce liquide, de la matière colorante biliaire; d'après Lewald, l'excrétion urinaire ne subit en général aucune modification; s'il existe de l'albuminurie, l'intervention du plomb a alors pour résultat de déterminer une augmentation de la quantité d'urine de près de la moitié, tandis que la quantité d'albumine éliminée baisse notablement; le plomb qui s'élimine avec l'urine est combiné avec l'albumine.

Les évacuations alvines furent, au début, plus rares et, dans les derniers temps, entièrement suspendues; les excréments étaient foncés, presque noirs, durs, sans être secs. Ce n'est que lorsque des troubles digestifs graves éclatèrent que les évacuations se montrèrent plus fréquentes et demi-fluides.

A l'autopsie, on trouva que la graisse, tant extérieure qu'intérieure, avait considérablement diminué. Les muscles étaient bien amoindris, mais ils avaient un aspect normal. Le cerveau et la moelle semblaient avoir une consistance plus molle, plus humide. Poumons, cœur, vaisseaux, à l'état normal; tissu musculaire du cœur non atrophié. Foie ordinairement très riche en sang; vésicule biliaire toujours gonflée et pleine d'une bile d'un vert sombre. La rate, les reins et le pancréas étaient plus petits et plus pauvres en sang qu'à l'état normal. Maier a trouvé des ecchymoses dans la muqueuse gastro-intestinale et dans la séreuse de l'intestin, dans le foie, ainsi que dans le cerveau et la moelle épinière.

Dans l'estomac et l'intestin, l'épithélium pavimenteux était le plus souvent détaché; les cellules des glandes, quand l'empoisonnement datait de peu de temps, étaient troubles et un peu plus grandes qu'à l'état normal; quand l'action du poison avait été plus prolongée, elles étaient pâles et traversées par d'abondantes granulations graisseuses.

Dans tout l'organisme (intestin, foie, reins, moelle épinière, cerveau), on rencontre une forte hypertrophie du tissu conjonctif, surtout dans les parois des vaisseaux; plus tard ce tissu conjonctif hypertrophié comprime les vaisseaux partout, notamment dans le tissu sous-muqueux de l'intestin;

par suite de cela les glandes s'atrophient et dégénèrent; plus tard aussi les villosités s'élargissent, s'épaississent, se raccourcissent et finalement disparaissent, de sorte que la surface intérieure de l'intestin parait alors tout à fait lisse. Cette hypertrophie exerce aussi une influence particulièrement intense sur les ganglions de l'intestin, lesquels s'atrophient également (Maier).

Théorie de l'intoxication saturnine

L'interprétation des phénomènes observés dans l'empoisonnement chronique par le plomb présente encore de grandes difficultés, bien que, depuis l'avant-dernière édition de ce livre, des travaux importants aient été faits en vue de résoudre cette question ; il nous est donc encore impossible d'établir une théorie satisfaisante et il faut nous contenter de rassembler les divers matériaux que nous devons aux travaux de Heubel, Harnack, Riegel et Remack. Heubel fonde sa théorie tout entière sur le plus ou moins de plomb et d'eau qu'on trouve dans les divers organes; il parvient ainsi à réduire à néant les opinions anciennes, sans établir les siennes sur des bases plus solides. Harnack tire ses conclusions des observations faites sur les animaux empoisonnés avec du plomb éthylique (v. page 143), et il part de cette idée, que, l'empoisonnement général aigu et l'empoisonnement chronique ayant entre eux de la ressemblance, les deux séries de phénomènes sont basées sur les mêmes altérations organiques. Riegel se fonde seulement sur l'observation du pouls, et Remak sur les paralysies saturnines.

Heubel s'élève principalement contre les théories de Henle, de Hitzig et de Gusserow. D'après Henle, le plomb, après avoir pénétré dans la circulation, irait exercer sur les organes la même action astringente qu'il exerce quand il est appliqué localement; de là, spasme des fibres musculaires, notamment de celles des vaisseaux; le rétrécissement du calibre des artères ferait que le sang s'accumulerait dans les veines, lesquelles, par leur dilatation, exerceraient une pression sur les troncs nerveux; d'où, d'abord arthralgie et spasmes, puis anesthésie et paralysie. Les coliques résulteraient de cette même contraction des muscles lisses de l'intestin, de la vessie, et les phénomènes encéphalopathiques seraient dus à l'hyperhémie veineuse de la cavité crânienne. Le rétrécissement général des artères donnerait lieu, d'après Henle, à une diminution de toutes les exsudations liquides et à une richesse plus grande du sang en plasma; d'après Hitzig, au contraire, les artères seraient remplies outre mesure, il y aurait stase dans le système capillaire, augmentation des sécrétions, diminution de la masse générale du sang, appauvrissement du sang en eau. Gusserow, ayant trouvé que les muscles renfermaient une grande quantité de plomb, en conclut que ces organes avaient subi de la part du poison une altération directe. Traube croit devoir considérer les accidents cérébraux comme d'origine urémique; ils résulteraient, dit-il, d'une altération saturnine des reins.

Heubel part de cette idée, juste en somme, que les organes et tissus, sur lesquels une substance agit de préférence, ont pour cette substance une affinité chimique toute particulière et par suite en empruntent au sang une quantité relativement plus considérable que d'autres tissus peu ou point influencés ; mais il ne faut pas oublier que, au début, c'est le sang qui doit contenir le plus de cette substance, non parce qu'il a pour elle une plus grande affinité, mais parce qu'il est l'intermédiaire obligé par lequel elle doit passer pour se répandre dans les tissus ; et il faut remarquer, en second lieu, que les organes d'excrétion doivent aussi contenir davantage de cette substance, parce que c'est par eux qu'elle passe pour sortir du corps. Heubel a donc trouvé chez ses chiens (voy. page 145), après des analyses quantitatives très exactes, que les organes contenaient toujours les mêmes proportions de plomb, dans l'ordre décroissant ci-dessous :

Os.	contiennent le plus de plomb.
Reins.	
Foie.	
Cerveau..	en contiennent beaucoup moins
Moelle épinière. . . .	
Muscles striés. . . .	encore moins.
Muscles lisses.	
Sang.	rien que des traces.

D'après V. Lehmann, qui a obtenu des résultats semblables, on trouve dans la bile de très grandes quantités de plomb, mais on n'en trouve que peu dans le foie.

Les muscles lisses et striés contenant beaucoup moins de plomb que la plupart des autres organes, la théorie de Henle et Gusserow, qui rapportent à l'altération musculaire toute l'action du plomb, devrait, d'après Heubel, être renversée par le fait. Les organes nerveux centraux contenant des quantités de plomb plus considérables que la plupart des autres organes, à l'exception des organes d'excrétion, Heubel se croit autorisé à admettre que c'est le tissu nerveux qui a le plus d'affinité chimique pour le plomb ; et, voyant le tissu nerveux être impressioné par de petites quantités de poison d'une manière plus vive que les autres organes par des quantités considérables, il attribue, avec Tanquerel des Planches, presque tous les phénomènes toxiques à des altérations de la substance des nerfs.

Les *coliques saturnines*, d'après lui, ne dépendraient nullement d'un spasme des muscles de l'intestin, car ces spasmes devraient hâter les évacuations alvines, plutôt que de les retarder, et d'ailleurs il serait impossible qu'ils pussent persister ainsi pendant des semaines. On devrait plutôt, dit-il, attribuer ces coliques à une diminution des mouvements péristaltiques de l'intestin, consécutive à un état paralytique des ganglions intestinaux ou à une irritation du nerf splanchnique ; ainsi s'expliquerait la constipation qui survient aux périodes ultérieures de l'empoisonnement. Les douleurs ne seraient donc pas le résultat d'un état spasmodique ; elles seraient simplement névralgiques. Harnack attribue les coliques de plomb à une excitation des ganglions intestinaux et aux altérations consécutives des fonctions intestinales ; par exemple, la constipation opiniâtre chez l'homme serait due à la contraction spasmodique persistante de l'intestin ; la diarrhée qui se produit chez les animaux, à une exagération des mouvements péristaltiques intestinaux ; les violentes douleurs, aux contractions violentes de l'intestin, d'où résulte un état douloureux sympathique de l'enveloppe péritonéale; le rétrécissement du ventre et la dureté des parois abdominales, à une contraction réflexe des muscles de l'abdomen.

C'est aussi à tort, continue-t-il, qu'on admettrait la *contraction générale du tissu musculaire artériel*, et la dureté que l'on trouve au pouls ne serait nullement une preuve à l'appui de cette opinion. Le pouls est dur, il est vrai, mais non petit; les artères ne sont pas contractées. mais pleines et tendues. Le pouls, dit Heubel, diminue de fréquence dans l'empoisonnement chronique par le plomb; cette fréquence devrait, au contraire, être accrue, s'il était vrai, que toutes les artères fussent rétrécies et la pression sanguine augmentée.

Ce serait à une distribution anormale du sang, plutôt qu'à une contraction des artères, qu'il faudrait attribuer cet état particulier du pouls; d'autant plus qu'il ne se manifestait bien nettement que pendant les accès de coliques. Le ralentissement des battements du cœur serait le résultat d'une action réflexe, déterminée par les fibres centripètes du splanchnique. L'opinion de Hitzig, d'après laquelle le plomb en circulation dans les artères ferait contracter ces vaisseaux, comme lorsqu'il est appliqué à l'extérieur sur les muqueuses et les surfaces ulcérées, cette opinion serait insoutenable, pour la raison que le sang ne contient que des traces de plomb, et que ce plomb y est combiné avec l'albumine; or, aucun albuminate métallique ne produit les effets locaux du composé métallique en liberté. Riegel admet que, pendant les accès de coliques, il se produit une énorme excitation des nerfs vasculaires, laquelle a pour résultat une tension plus considérable du tube artériel ainsi que l'apparition de douleurs intestinales; en même temps, sous la même influence, le pouls devient plus lent, fort, et a tout à fait le caractère qu'il présente dans les cas où la pression aortique est considérablement augmentée; à mesure que les douleurs diminuent, cet état du pouls se modifie; tension vasculaire, diminution de la quantité d'urine et intensité des coliques sont trois états qui sont toujours entre eux dans un rapport exact. Si, au moyen d'inhalations de nitrite d'amyle (Riegel) ou au moyen de la pilocarpine (Bardenhewer), on fait baisser cette haute pression anormale dans le système artériel, on voit alors, tant que dure cette diminution de la pression sanguine, les douleurs s'apaiser, puis reparaître quand l'action de ces médicaments cesse de se faire sentir. Par suite de la contraction générale de l'intestin une quantité considérable de sang est chassée de l'intestin dans les autres parties du système vasculaire, d'où réplétion, tension des artères, et ralentissement du pouls.

La *sécrétion* de la salive, de la bile, serait plutôt augmentée que diminuée; la diminution de l'excrétion urinaire, qui se manifeste de temps en temps devrait aussi être attribuée à une irritation des fibres du grand splanchnique, par suite de laquelle l'afflux du sang aux reins serait diminué.

La *paralysie musculaire* serait la conséquence de la paralysie des nerfs moteurs et non de la paralysie des cellules musculaires elles-mêmes; le dépérissement des muscles, plus rapide dans la paralysie saturnine que dans les autres paralysies, proviendrait des troubles généraux de la nutrition. Le fait de la disparition rapide de la contractilité faradique et de la contractilité galvanique n'indiquerait nullement une altération primitive du muscle; ce n'est que plusieurs années après le commencement de la paralysie saturnine que se seraient manifestées, d'après Duchenne, une altération de texture appréciable et une dégénérescence graisseuse des fibres musculaires.

Là-dessus, E. Remak fait observer que, dans la paralysie saturnine, les muscles atteints sont ceux qui agissent fonctionnellement dans le même sens, bien qu'ils soient innervés par des nerfs différents; d'où il croit pouvoir tirer cette conclusion, que la paralysie saturnine est d'origine centrale et provient d'une altération des groupes ganglionnaires qui se trouvent à côté l'un de l'autre dans la moelle épinière. — Renaut a vu, chez deux individus empoisonnés par le plomb, l'apparition des phénomènes de paralysie être précédée par un état fébrile, tel que celui qui accompagne fréquemment la paralysie spinale des enfants ou des adultes, et il voit en cela une nouvelle confirmation de l'hypothèse, d'après laquelle la paralysie saturnine serait la conséquence d'une poliomyélite antérieure subaiguë. — Popow a trouvé aussi, chez des cobayes, à la suite d'un empoisonnement aigu par le plomb, les nerfs périphériques à l'état normal, tandis que la moelle épinière était manifestement malade (myélite centrale aiguë).

Les *phénomènes cérébraux*, à marche chronique, devraient être considérés, toujours d'après Heubel, comme le résultat d'une altération directe par le plomb; mais il serait possible que les accès d'épilepsie saturnine eussent l'origine urémique que leur attribue Traube.

Récidives de l'intoxication saturnine. — La quantité relativement considérable de plomb qui a été trouvée dans les os expliquerait pourquoi des personnes, guéries déjà depuis des années, peuvent présenter de nouveau des symptômes d'une intoxication saturnine, bien qu'elles se soient tenues éloignées, avec le plus grand soin, d'une nouvelle occasion d'empoisonnement; à cause de la lenteur des échanges nutritifs dans les os, le plomb y séjournerait pendant longtemps, alors qu'il aurait déjà quitté les autres organes, et pourrait, beaucoup plus tard, à un moment donné, manifester de nouveau sa présence. Hermann a d'ailleurs fait remarquer qu'on trouve la quantité de plomb, dans les os, bien moindre, quand l'analyse porte, non sur ces organes à l'état frais, mais sur les éléments solides.

Échanges organiques. — Les échanges organiques éprouvent des altérations profondes; c'est ce que montrent le rapide amaigrissement, l'anémie très prononcée des malades; l'augmentation de l'acide urique dans le sang, avec les accès arthritiques qui en sont la conséquence; enfin la richesse des organes en eau.

Heubel a constaté une augmentation de 0,6-3 pour 100 du contenu aqueux de tous les organes (cerveau, moelle épinière, poumons, glandes salivaires, foie, rate, reins, muscles); dans le sang lui-même, il a vu se produire, sous l'influence de l'empoisonnement chronique par le plomb, une diminution de 24-50 pour 1000 du nombre des éléments solides et une augmentatisn correspondante du contenu liquide; les corpuscules sanguins avaient subi une diminution de 20-40 pour 1000; l'albumine, une diminution de 4,5 jusqu'à 7,5 pour 1000; enfin, les matières extractives et les sels solubles avaient éprouvé une légère augmentation.

Dans des expériences sur des brebis, Ellenberger et Hofmeister ont trouvé, à côté d'une diminution de la quantité d'urine, un amoindrissement considérable de l'élimination de l'urée et une disparition complète de l'acide hippurique. Ils n'ont pas constaté de diminution des chlorures et des phosphates; l'albuminurie n'est point un symptôme constant. L'élimination du plomb se ferait principalement par les reins et ne serait nullement liée à la présence de l'albumine.

1. ACÉTATE NEUTRE DE PLOMB

L'acétate neutre de plomb, sucre de Saturne $(CH^3CO.O)^2Pb + 3H^2O$, se prépare en faisant dissoudre la litharge dans l'acide acétique. Il se présente sous forme de prismes quadrilatères, qui deviennent efflorescents à l'air, se dissolvent dans 1 partie et demie d'eau et dans 8 parties d'alcool.

Emploi thérapeutique. — L'acétate de plomb est un médicament certainement actif ; mais son *utilité réelle* est moindre qu'on ne l'admet communément.

On l'emploie, comme *hémostatique*, dans les hémorragies des organes internes, notamment dans les hémorragies pulmonaires. Si l'hémorragie provient d'un anévrysme, d'un gros tronc artériel s'ouvrant dans une caverne, il va sans dire que le plomb sera alors sans utilité, de même que tout autre styptique. Il sera également superflu dans les hémoptysies tout à fait légères, consistant en quelques crachats sanguinolents et disparaissant à l'aide de soins diététiques, sans aucune médication. Dans les hémoptysies d'une intensité moyenne, ou encore dans ces hémoptysies qui, quoique faibles, persistent pendant longtemps, l'acétate de plomb peut avoir une certaine utilité. Il est d'autant mieux indiqué que la maladie est apyrétique. S'il existe une tendance considérable à la toux, qui provoque continuellement de nouvelles hémoptysies, il est rationnel de donner le styptique associé avec la morphine. Mais le résultat désiré ne peut se produire que si l'on administre des doses élevées d'acétate de plomb, 0,05 centigrammes toutes les deux heures, et, si l'hémorragie est abondande, on devrait même, au début, administrer cette dose toutes les heures. Comme l'apprend l'expérience, les accidents d'intoxication ne se produisent pas alors aussi facilement qu'on pourrait le craindre. Une contre-indication réside dans les troubles digestifs ; cependant si l'on avait affaire à une forte hémorragie, à un danger pressant, on se verrait obligé de passer outre.

Telles sont les conditions admises généralement pour l'emploi de l'acétate de plomb dans l'hémoptysie. Nous devons cependant reconnaître que, ayant vu des hémorragies assez intenses disparaître sous l'influence d'un régime diététique sévère et de la morphine, administrée dans le but de combattre la toux, sans qu'on ait eu recours à aucun styptique, etc., *l'efficacité de l'acétate de plomb, dans l'hémoptysie, nous paraît douteuse.* — L'acétate de plomb a été encore employé avec succès dans les hémorragies de l'estomac et de l'intestin. Mais, en raison des troubles digestifs qui existent alors le plus souvent, il est rationnel d'avoir plutôt recours à d'autres médicaments capables de produire le même résultat, sans troubler autant la digestion (fer, tannin; l'hémorragie étant considérable, solution perchlorure de fer). Dans les hémorragies utérines, l'acétate de plomb est superflu : si l'hémorragie se produit pendant l'accouchement, on aura plutôt recours à l'ergotine ou à d'autres moyens, suivant les cas; en dehors de l'état puerpéral, les moyens locaux seront plus avantageux.

Contre les *diarrhées*, l'acétate de plomb a été souvent administré, et avec avantage. Mais pouvant, dans la plupart des cas, arriver au même résultat à l'aide d'un autre traitement exempt de l'inconvénient de porter atteinte à la digestion, déjà généralement troublée, on bornera l'emploi de l'acétate de plomb aux formes de diarrhée particulièrement tenaces, à celles surtout qui ont pour cause un processus ulcératif chronique.

L'acétate de plomb a encore été employé, comme médicament astringent, dans les *bronchoblennorhées*, dans ce qu'on appelle le catarrhe pituiteux, avec ou sans bronchectasie. On parvient quelquefois, par un usage prolongé de ce remède, à faire diminuer l'excès de sécrétion. Nous savons aujourd'hui que, dans les cas de ce genre, on retire de réels avantages de l'emploi d'inhalations appropriées, de sorte que l'acétate de plomb, dont il ne faut pas d'ailleurs perdre de vue l'influence fâcheuse sur la digestion, ne devra être mis en usage que dans les cas où les inhalations seront impossibles, ou bien dans les cas où il sera encore indiqué par une tendance aux hémorragies bronchiques.

Contre les *sueurs* excessives, telles que celles qui se présentent dans le cours des maladies consomptives et fébriles, notamment dans la phtisie pulmonaire, l'acétate de plomb peut rendre parfois de bons services ; mais nous possédons aujourd'hui des agents plus efficaces. —Nous ferons encore remarquer, que dans quelques cas d'*œdème pulmonaire aigu,* nous avons eu à nous louer de l'emploi de l'acétate de plomb, à doses élevées (0,05 toutes les demi-heures), en même temps que nous faisions appliquer de grands vésicatoires ; cette méthode a été, croyons-nous, employée pour la première fois par Traube. Il s'agissait de cette forme d'œdème pulmonaire qui survient parfois dans le cours de la néphrite, avec hydropisie générale, ou encore dans la pneumonie développée chez les buveurs ou chez les personnes qui, en général, même au plus haut degré de la fièvre, sont prises de sueurs profuses. Il serait bien possible aussi que, dans ces cas, la part principale du succès revînt aux grands vésicatoires employés concurremment.

Autrefois on prescrivait l'acétate de plomb, comme antiphlogistique, dans *diverses affections inflammatoires aiguës*; l'expérience n'en a pas confirmé l'efficacité. Dans quelques processus de ce genre, nous employons encore l'acétate de plomb, mais uniquement pour remplir certaines indications particulières. Et d'abord dans la *pneumonie* : il est certain que l'acétate de plomb n'influence en rien le processus lui-même, qu'il ne fait nullement baisser la fièvre (peut-être même la fait-il augmenter), qu'il est en somme inutile dans les pneumonies qui suivent leur marche ordinaire. Mais lorsqu'il y a menace d'œdème pulmonaire, on peut y avoir recours, ainsi que nous l'avons dit plus haut ; il peut encore être indiqué, comme hémotastique, dans cette forme de pneumonie désignée sous le nom d'*hémorragique.*

L'acétate de plomb a été encore employé avec avantage, dit-on, dans la *néphrite hémorragique aiguë*, après qu'on avait préalablement mis en usage les moyens antiphlogistiques et la dérivation sur l'instestin. On doit, en tout cas, en éviter l'emploi aussitôt que se présentent des troubles digestifs un peu considérables.

Dans ces derniers temps, Munk a recommandé l'acétate de plomb, donné à doses énergiques, dans le *rhumatisme articulaire aigu*. L'expérience n'a jusqu'ici rien donné de concluant ; en tout cas, ce médicament paraît complètement superflu, aujourd'hui que nous possédons, contre le rhumatisme aigu, une substance bien autrement active, l'acide salicylique.

Enfin, l'acétate de plomb produirait d'excellents effets, d'après Traube, dans la *gangrène pulmonaire*, dans cette forme de gangrène où il ne s'agit que d'une ou tout au plus de deux cavités gangréneuses, le processus ne s'étendant pas sur de grandes parties des poumons.

Il va sans dire que le malade soumis à l'usage du plomb devra être surveillé avec soin, et qu'il faudra prêter la plus grande attention aux premiers signes d'une intoxication commençante. Outre la contre-indication dont il a déjà été question à plusieurs reprises, et qui réside dans la présence d'un trouble plus ou moins marqué de la digestion, il faut encore en signaler une seconde, à savoir, la *scélerose artérielle*, dont il faut surtout tenir compte quand il s'agit d'une administration prolongée du médicament.

L'expérience nous apprend que les dangers de l'intoxication peuvent être plus longtemps écartés quand on combine l'usage du sel plombique avec celui de petites doses d'opium.

Extérieurement, l'acétate de plomb est employé dans les mêmes cas que le sulfate de zinc; nous renvoyons donc cette étude à celle de ce dernier composé.

Doses et préparations. — *Acétate de plomb*. — A l'intérieur, 0,01-0,05 *pro dosi* (*jusqu'à* 0,1 *pro dosi* ! *jusqu'à* 0,5 *pro die* !) en poudre, en pilules, en solution. Extérieurement, pulvérisé en substance, ou dans une solution à 1-10 pour 100 ; ou encore, en pommade (1 : 10).

Acétate basique de plomb, extrait de Saturne

Il prend naissance quand on fait bouillir 3 parties d'acétate de plomb avec 1 partie d'oxyde de plomb dans 10 parties d'eau. C'est un liquide incolore, faiblement alcalin, qui attire très facilement l'acide carbonique de l'air, d'où formation d'un carbonate de plomb insoluble qui trouble la liqueur.

Action physiologique. — Ses effets locaux et généraux sont exactement ceux de l'acétate neutre; il paraît seulement avoir une plus grande affinité pour les matières albuminoïdes.

Emploi thérapeutique. — L'extrait de Saturne est exclusivement réservé pour l'usage externe. C'est un remède populaire contre les sécrétions anormales des muqueuses, les suppurations cutanées, les affections inflammatoires de la peau et des parties immédiatement sous-jacentes. Les prétendus effets antiphlogistiques de ce composé sont absolument douteux. Il ne peut pas pénétrer à travers l'épiderme intact. On admet aujourd'hui assez généralement que la plus grande partie des résultats obtenus, sinon la totalité, doit être mise sur le compte de l'eau, de la température, du taffetas ciré, plutôt que sur le compte du sel lui-même.

Parmi les cas dans lesquels l'extrait de Saturne est employé comme antiphlogistique nous citerons : les contusions, simples ou accompagnées d'extravasation sanguine; les tuméfactions œdémateuses de la peau, consécutives à un traumatisme; les congélations, les brûlures du premier et du deuxième degré; l'eczéma, l'érysipèle, etc.

Doses et préparations. — 1. *Extrait de Saturne*. — On l'emploie le plus souvent étendu d'eau. Pour collyres, lesquels d'ailleurs sont irrationnels, dans la proportion de 1-2 : 100. En pommade, 1 partie : 5-10 parties d'axonge.

2. *Eau de Saturne.* — 4 parties d'acétate basique de plomb sur 49 parties d'eau distillée. Employée en fomentations, pure ou étendue.

3. *Eau de Saturne alcoolisée, eau de Goulard.* — C'est la précédente, préparée avec de l'eau ordinaire et avec addition de 4 parties d'alcool rectifié. Employée en fomentations, sur les surfaces cutanées intactes [1].

4. *Cérat de Saturne.* — 8 parties extrait de Saturne, 92 parties d'axonge; d'après la pharmacopée autrichienne, 300 parties d'axonge, 100 parties de cire blanche, 6 parties d'acétate de plomb, 20 parties d'eau distillée. Pommade siccative [2].

Carbonate de plomb. — *Céruse*

C'est une poudre blanche, lourde, insoluble dans l'eau. Elle n'est employée que sous forme de pommades ou d'emplâtres, notamment dans les inflammations et ulcérations de la peau.

1. *Onguent de céruse simple.* — 3 parties de céruse, 7 parties pommade paraffinée; d'après la pharmacopée autrichienne, axonge 200, emplâtre diachylon simple 40, carbonate de plomb 120. Employé comme siccatif.

2. *Onguent de céruse camphré.* — 95 parties d'onguent de céruse simple et 5 parties de camphre.

3. *Emplâtre de céruse.* — 60 parties emplâtre de plomb, 10 parties huile d'olive, 35 parties céruse. Récemment préparé, il est blanc; plus tard il devient jaune. Peu adhésif.

Oxyde de plomb

L'*oxyde de plomb*, PbO, ou *litharge*, se présente sous la forme d'une poudre jaune rougeâtre, ou encore sous forme de cristaux lamelleux brillants. Il absorbe facilement l'acide carbonique de l'air, et se transforme ainsi en une poudre blanche (carbonate de plomb). Insoluble dans l'eau, soluble dans les acides.

L'oxyde de plomb sert à préparer des emplâtres; son mélange avec les corps gras donne naissance à un sel gras plombique. L'emplâtre simple de plomb, appliqué sur la peau, forme une couche protectrice qui la met à l'abri de l'air et qui entretient une chaleur humide favorable à la guérison. L'addition de résines accroît les propriétés adhésives de cet emplâtre, ou lui communique des propriétés irritantes.

Préparations. — *Emplâtre de plomb simple, diachylon simple.* — Huile d'olive, axonge, litharge, parties égales. Pharmacopée autrichienne : Axonge 1000. oxyde de plomb 500. Blanc, peu tenace, non graisseux, facile à étendre. Surtout employé comme moyen d'enveloppement et de compression.

2. *Emplâtre de plomb composé, diachylon composé, diachylon gommé.* — Emplâtre de plomb simple 120, cire jaune 15, gomme ammoniaque, galbanum et térébenthine ââ 10. Jaune brunâtre, tenace. La présence des résines lui donne des propriétés irritantes.

3. *Emplâtre agglutinatif.* — Emplâtre de plomb, 500, résine de Dammara, colophane et cire jaune ââ 50, térébenthine 5. Jaunâtre, fortement adhésif. Il irrite un peu la peau.

4. *Emplâtre de savon.* — Emplâtre de plomb simple 70, savon d'Espagne pulvérisé 5, cire jaune 10, camphre, 1. Blanchâtre, tenace, peu adhésif; on l'emploie comme l'emplâtre de plomb simple.

[1] [L'eau de Goulard du Codex français (eau blanche, eau végéto-minérale) se prépare avec acétate basique de plomb 1, eau commune 45, alcoolat vulnéraire 4.]

[2] [Le cérat saturné du Codex français est préparé avec extrait de Saturne 1, cérat de Galien 9.]

5. *Sparadrap.* — Emplâtre diachylon composé 250, térébenthine commune 100.

6. *Onguent diachylon d'Hebra.* — Emplâtre de litharge simple 100, huile d'olive 70, huile de lavande 4.

SUPPLÉMENT AU PLOMB

Les préparations suivantes sont entièrement superflues :

Hyperoxyde de plomb *(minium)*

Poudre rouge écarlate, insoluble dans l'eau.

PRÉPARATION. — *Emplâtre brun camphré, emplâtre universel de Nürnberg.* — Composé de minium, huile d'olive, cire jaune et camphre.

Tannate de plomb

Obtenu en traitant par l'acétate basique de plomb une décoction d'écorce de chêne.

PRÉPARATION. — *Onguent de tannate de plomb, unguentum ad decubitum.* Onguent de glycérine avec tannate de plomb. Appliqué sur les eschares du sacrum.

Traitement de l'empoisonnement par le plomb — Dans les cas d'intoxication *aiguë*, on prescrit d'abord, en attendant qu'on se soit procuré les antidotes convenables, des boissons mucilagineuses, de l'albumine, du lait. Si le composé saturnin ne provoque pas par lui-même de vomissements, on cherche à les provoquer en irritant mécaniquement le pharynx, en injectant de l'apomorphine sous la peau, ou bien encore on se sert de la pompe gastrique ou de l'appareil de Heber. Les antidotes les plus convenables sont les sulfates alcalins : sulfates de potasse, de soude, ou sulfate de magnésie; au moyen de ces sels, on donne lieu à la formation d'un sulfate de plomb insoluble. On cherchera aussi à faire évacuer le poison à l'aide de lavements ou par l'administration de l'huile de ricin, dans le cas où les sulfates alcalins n'auraient pas déjà produit ce résultat.

L'intoxication saturnine *chronique* sera traitée de la façon suivante : d'abord on devra chercher à expulser le poison hors de l'organisme; en second lieu, on combattra les accidents graves qui se produiront. Il n'existe aucun contre-poison spécial contre cette intoxication; l'efficacité de la limonade sulfurique est illusoire. L'iodure de potassium à l'intérteur et les bains sulfureux, qu'on a conseillés pour accélérer l'élimination du plomb, ne sont que d'une utilité douteuse. Les mesures les plus importantes à prendre, quand l'intoxication est développée, consistent à empêcher l'absorption de nouvelles quantités de plomb et à exciter les échanges organiques au moyen des bains chauds.

Voici le traitement des coliques de plomb qui semble le plus efficace : Bains chauds prolongés, cataplasmes chauds sur l'abdomen, opiacés à l'intérieur ou injectés sous la peau; s'il existe une constipation opiniâtre, lavements avec huile de ricin ou purgatifs à l'intérieur (huile de ricin, séné, sulfate de magnésie ou huile de croton); s'il se produit en même temps des vomissements intenses, morceaux de glace à l'intérieur, mélanges effervescents. On a recommandé dans ces derniers temps le nitrite d'amyle, la pilocarpine, l'atropine; mais l'expérience n'a pas encore suffisamment confirmé la valeur de ces moyens. — Les arthralgies, les anesthésies, les tremblements, les paralysies, de même que la cachexie saturnine, seront traités par les bains chauds, peut-être par l'iodure de potassium; contre l'arthralgie on emploiera; si c'est nécessaire, la morphine; et, contre les paralysies, l'application méthodique des courants galvaniques et faradiques. Les encéphalopathies n'ont pu jusqu'ici être combattues efficacement par aucun traitement thérapeutique.

Tanqueret des Planches, Traité des maladies de plomb ou saturnines. Paris, 1840. — Rosenstirn in Rossbach's pharmakologische Untersuchungen, Wurzburg, 1874. — Moreau (R.), Recherches cliniques et expérimentales sur l'empoisonnement aigu par le plomb, thèse de doctorat. Paris, 1875. — Tardieu, Dictionnaire d'hygiène publique, 2e édition, t. III, art. Plomb. Paris, 1862. — Etude médico-légale et clinique sur l'empoisonnement, 2e édition, Paris, 1875. — Annuschat (Alb.), Die Bleiausscheidung durch die Galle bei Bleivergiftung [de l'élimination du plomb par la bile dans l'empoisonnement par le plomb] (Archiv. für experimentelle Pathologie und Pharmakologie. Leipzig, mars 1877). — Renaut (de Lyon), Remarques anatomiques et cliniques sur deux points particuliers de l'intoxication saturnine (Gazette médicale de Paris, 1878. nos 32 et 33). — Harnack, Archiv für experimentelle Pathologie und Pharmakologie, Band IX, S. 152. Indications bibliogr. — Nouveau Dictionnaire de médecine et de chirurgie pratiques, art. Plomb par Prunier et Manouvriez, t. XXVIII. Paris, 1880. — Dictionnaire encyclopédique des sciences médicales, art. Plomb par Lutz et Ch. Blarez, 2e série, t. XXVI. Paris, 1888. — Annales d'hygiène publique et de médecine légale, *passim*.

IV. Argent

Parmi les composés de ce métal il n'y a guère que le nitrate qui soit employé en médecine.

Nitrate d'argent

Le *nitrate d'argent*, NO^3Ag, prend naissance quand on fait dissoudre l'argent métallique dans l'acide nitrique; en faisant évaporer le liquide, on obtient des cristaux blancs *(nitrate d'argent cristallisé)*. Ces cristaux, fondus et coulés en forme de crayon, constituent le *nitrate d'argent fondu*, la *pierre infernale*.

Ces deux préparations se dissolvent très facilement dans la moitié de leur poids d'eau, à la température ordinaire; la solution a une réaction neutre. Elle noircit par réduction, quand elle est exposée à la lumière ou mise en contact avec des substances organiques; elle doit donc être conservée dans des vases noirs.

On enlève facilement les taches de nitrate d'argent sur le linge en les traitant par le cyanure de potassium ou par de petits fragments d'iode, puis en les arrosant et les lavant avec de l'ammoniaque.

Action physiologique. — Par suite de la faible affinité de l'argent pour l'oxygène, le nitrate d'argent, de même qu'en général tous les sels d'argent, se réduit très facilement à l'état d'argent métallique.

De même que tous les sels métalliques solubles, le nitrate d'argent a une grande affinité pour les substances albumineuses; voilà pourquoi il donne lieu, dans une solution d'albumine, à un précipité blanc qui peu à peu devient noir. Son affinité pour les substances cornées, par exemple pour l'épiderme, est plus grande que celle des autres métaux. Mis en présence simultanément de l'albumine et du chlorure de sodium, l'argent n'entre en combinaison avec le chlore, pour former du chlorure d'argent, que lorsque toute l'albumine a été saturée.

Effets locaux. — Une solution étendue de nitrate d'argent, appliquée sur a peau dénudée ou sur une surface ulcéreuse, donne lieu à un rétrécissement des vaisseaux; elle produit le même effet quand elle est appliquée sur les muqueuses ou les ulcérations des muqueuses.

Des observations faites sur le mésentère de la grenouille ont permis de constater que le nitrate d'argent fait rétrécir les vaisseaux beaucoup plus fortement que l'acétate basique de plomb lui-même; que ce rétrécissement porte également sur les artères, les veines et les capillaires ; et que la région vasculaire qui a subi l'influence directe du sel devient le siège d'un ralentissement ou même d'un arrêt complet de la circulation. Ce rétrécissement des vaisseaux se produit très rapidement, de quinze à cinquante secondes après l'application de la solution, sans avoir été précédé et sans être suivi de dilatation. Il n'est pas le résultat d'une action réflexe, par exemple d'une irritation réflexe du centre vaso-moteur, mais bien d'une action locale sur les nerfs vasculaires. Ce rétrécissement peut aller jusqu'à faire diminuer de moitié le diamètre primitif des vaisseaux (Rosenstirn et Rossbach). Il s'observe chez les animaux à sang froid, chez ceux à sang chaud et chez l'homme, mais il apparaît surtout nettement sur les muqueuses enflammées, de sorte que les solutions étendues de nitrate d'argent peuvent être comptées parmi les meilleurs agents antiphlogistiques.

L'*épiderme* se colore très rapidement en noir sous l'influence du nitrate d'argent ; au bout de trois à huit jours, il se détache et est remplacé par un épiderme de nouvelle formation. Mais si l'action a été très intense (solutions très concentrées), il en résulte une cautérisation douloureuse de la *peau*, avec formation d'une eschare. Les surfaces cutanées enflammées et tuméfiées pâlissent et diminuent de volume sous l'influence du nitrate d'argent.

Sur les *muqueuses*, une solution étendue de nitrate d'argent produit un coagulum blanchâtre, résultant de la précipitation des substances albumineuses du mucus; la muqueuse, surtout celle qui présente de la rougeur inflammatoire, devient plus pâle, en même temps que diminuent les sensations désagréables qui peuvent exister, telles que la sécheresse, la douleur. L'application d'une solution concentrée, ou du nitrate d'argent en substance, donne lieu à une cautérisation de la muqueuse, s'accompagnant d'une sensation de brûlure intense et d'une ulcération qui tend à une cicatrisation rapide.

Le produit de sécrétion des *ulcérations* est immédiatement coagulé par le nitrate d'argent ; il se forme, à la surface de l'ulcère, une couche protectrice blanche, analogue à celle produite par les solutions plombiques. La guérison rapide qui en résulte est déterminée, en partie, par cette couche protectrice, en partie, par l'irritation périphérique.

L'*action cautérisante* du nitrate d'argent reste toujours limitée au point d'application; elle ne s'étend ni en largeur ni en profondeur.

Le *sang* subit, sous son influence, une coagulation très marquée, telle que des hémorragies capillaires peuvent être arrêtées rapidement par l'application locale du nitrate d'argent.

D'après ce que je viens de dire, on peut facilement se rendre compte des effets locaux produits par le nitrate d'argent administré à l'intérieur. Dans la *bouche*, goût métallique, styptique, désagréable ; en présence des matières albumineuses de la salive et du mucus, il se forme des albuminates, et en présence du chlorure de sodium de ces produits de sécrétion, il se forme du chlorure d'argent. Dans l'*estomac*, le nitrate d'argent rencontre le plus souvent une si grande quantité de matières albumineuses, qu'il peut en être saturé; de sorte qu'il est rare que, dans un estomac vide, il arrive à attaquer la muqueuse elle-même. C'est ce qui explique pourquoi des solutions concentrées de nitrate d'argent, pouvant attaquer la peau, n'ont pourtant provoqué, dans l'estomac, rien d'appréciable. A la suite de l'administration d'une dose de 0,05 centigrammes, on a observé quelquefois un sentiment de chaleur, ou même une douleur brûlante dans l'estomac; l'appétit ne diminue que si cette dose est continuée pendant quelque temps. Une quantité excessive de nitrate d'argent peut produire, dans l'estomac, de la cautérisation, provoquer une gastrite, avec douleurs intenses, vomissements, et même la mort.

Administré aux doses ordinaires, le nitrate d'argent n'arrive jamais dans l'intestin à l'état de nitrate d'argent ; il y arrive toujours sous forme d'albuminate ou de chlorure d'argent; ce dernier y est en partie dissous et absorbable, sans doute par l'action des chlorures métalliques (chlorure de sodium) du contenu de l'intestin. Ce qui n'a pas pénétré dans le sang apparaît dans les matières fécales à l'état de sulfure d'argent. Les selles ont alors le plus souvent une consistance de bouillie.

Effets généraux. — L'argent passe de l'estomac et de l'intestin dans la circulation, cela est certain; mais comment? Là-dessus diverses opinions ont été émises. Celle adoptée par le plus grand nombre, et d'après laquelle l'argent pénétrerait dans le sang à l'état d'albuminate ou dissous sous une autre forme, est considérée par Riemer comme insoutenable : « Ce n'est pas, dit-il, à l'état de sel dissous que l'argent se diffuse à travers la paroi intestinale, pour n'être réduit que plus tard, dans le sang, à l'état métallique et déposé dans les tissus comme une sorte de pigment; non, c'est dans l'intestin même que se fait la réduction, et c'est à l'état solide qu'il paraît traverser l'épithélium intestinal. Administré sous n'importe quelle forme, surtout en pilules, le nitrate d'argent est, au bout de quelques heures, en grande partie réduit. A l'appui de cette manière de voir, je ferai remarquer la grande analogie des voies d'absorption de l'argent avec celles des graisses (villosités des anses moyennes de l'intestin grêle). Je ferai observer, en outre, que, à la suite de l'injection directe d'une solution faible de nitrate d'argent dans les vaisseaux sanguins ou lymphatiques ou dans l'interstice des tissus, la solution argentique forme, avec la substance intercellulaire des endothéliums, une combinaison qui se réduit ensuite et rend foncés les contours de ces cellules; or, à la suite de l'absorption de la solution d'argent par la voie stomacale, jamais un fait de ce genre n'a été observé. Pour résoudre définitivement cette question, il faudrait expérimenter sur des animaux, en leur donnant, pour toute nourriture, de l'argent réduit. »

Les expériences de Jacobi ont conduit à des résultats qui diffèrent en partie de ceux dont il vient d'être question : Des lapins auxquels on avait fait prendre de l'argent métallique réduit ne montrèrent dans leurs tissus, après avoir absorbé en quatre mois des doses totales de 5 à 12 grammes d'argent, aucune trace d'absorption de ce métal; ni au microscope, ni par des réactions chimiques, on ne put y découvrir aucune trace d'argent, pas même dans le foie et dans les reins. Au contraire, à la suite de l'injection sous-cutanée ou de l'administration interne d'un sel d'argent soluble (de l'hyposulfite double d'argent et de soude), on trouva de l'argent dans l'organisme, mais jamais dans l'urine. L'épithélium gastrique et intestinal ne présentait absolument aucune altération de couleur: mais sous l'épithélium se rencontrait un fort dépôt de granulations d'argent noires. On doit donc admettre que le sel d'argent employé s'était diffusé à l'état de solution à travers la couche épithéliale du canal digestif, pour être aussitôt après décomposé et réduit au-delà de cette couche épithéliale. Jacobi démontre en outre que la perméabilité de la muqueuse gastrique intacte pour les substances inorganiques solides peut être en général considérée comme tout à fait invraisemblable, et il croit par conséquent que l'opinion de Riemer ne peut être admise d'une façon absolue; « mais Riemer aurait raison en admettant, pour expliquer la pénétration de l'argent dans l'organisme, que ce métal est entraîné en granulations insolubles après avoir été réduit (mais réduit seulement après son absorption); il s'agirait ici dans le fait d'une sorte de métastase. » (Virchow.) En faveur de cette manière de voir, Jacobi fait encore valoir ce fait, que, à la suite de l'usage interne du nitrate n'argent, on n'a jamais jusqu'ici constaté d'autre action qu'une action locale.

Quant à la donnée de Riemer, d'après laquelle dans les pilules de nitrate d'argent, tout le nitrate d'argent serait réduit en très peu de temps, Jacobi ne la considère comme vraie qu'en partie. Il est vrai que le nitrate d'argent disparaît bientôt comme tel dans ces pilules; mais il n'y en a qu'une partie de réduite, l'autre partie ést transformée en chlorure d'argent.

D'un autre côté les expériences de Bogolowsky semblent démontrer que les sels d'argent, rationnellement administrés, peuvent aussi pénétrer dans le sang et les tissus, à l'état de dissolution, en combinaison avec l'albumine, et y donner lieu, par action chimique, à des altérations considérables des organes. Il serait fort à désirer que de nouvelles recherches fussent faites sur ce sujet. Jacobi conteste l'exactitude de ces résultats et ne regarde nullement comme démontré qu'une préparation d'argent quelconque puisse, après son absorption par le canal intestinal, donner lieu à des effets toxiques généraux.

Si l'on place des reins frais de batraciens dans une solution ammoniacale d'argent, ou mieux dans une solution d'asparagine, qu'on a agitée à plusieurs reprises avec de l'oxyde d'argent pur, et qu'on les mette à l'abri de la lumière, on constate que la bande claire de la surface ventrale de ces organes a déjà pris, au bout de 15 minutes, une coloration noirâtre; cette réaction ne se produit que pendant que les cellules vivent encore; elle ne se manifeste plus si ces organes ont été préalablement soumis pendant deux heures aux vapeurs de chloroforme, d'éther ou d'alcool, etc. A l'examen microscopique on découvre de nombreux petits points noirs dans l'intérieur des cellules. Des reins frais dans une solution de nitrate d'argent à 1 pour 100 exposés à la lumière, se colorent également en brun. Il semble donc ici que c'est le protoplasma des cellules vivantes qui détermine cette réaction, d'autant plus qu'on ne peut extraire des reins avec l'éther aucune substance réductrice (Loew). Binz a d'ailleurs démontré pour l'acide arsénieux la possibilité d'une absorption par le protoplasma vivant.

Bogolowsky, pour éviter complètement les effets locaux produits sur les muqueuses, ne se servait que de composés d'argent, dont les affinités avaient été préalablement saturées; il employait le peptonate d'argent et le sel double d'argent et de soude, autrefois employé par Ball; ces deux composés ne pouvaient plus faire coaguler l'albumine, et s'absorbaient rapidement sans modifier l'état des muqueuses. C'est le sel double qui produisait les effets généraux les plus intenses : les lapins mouraient en quarante jours, après en avoir absorbé 2 à 3 grammes dans ce laps de temps, par doses de 0,01 à 0,10 centigrammes. Les peptonates d'argent, par doses de 0,05 à 0,50, amenaient la mort au bout de quarante-trois jours, quand l'animal en avait absorbé en tout 4 grammes. Les phénomènes qui se manifestaient étaient les suivants : Diminution du poids du corps, atrophie du tissu graisseux, état chlorotique du sang; dégénérescence des muscles, ainsi que du cœur, d'où stase du sang dans toute l'étendue du système veineux ; dégénérescence graisseuse du foie; hyperhémie des reins et albuminurie; catarrhe des conduits aériens et alimentaires; altération de la moelle épinière, avec phénomènes de paralysie du mouvement et de la sensibilité. Des effets entièrement semblables, et en outre de l'hyperhémie et de l'hépatisation dans les poumons, ont été observés par Rozsahegyi chez des lapins, dans l'estomac et sous la peau desquels il injectait des solutions faibles de nitrate d'argent.

Rouget conclut de ses recherches, faites soit avec le nitrate d'argent, soit avec un sel double (injection sous-cutanée), que le poison agit surtout en paralysant les centres du mouvement et de la respiration, et que c'est de cette paralysie que résultent la plupart des autres phénomènes.

Chez l'homme, aucun des effets, aucune des altérations organiques ci-dessus mentionnés, n'ont pu être observés, même après l'administration de doses relativement considérables de nitrate d'argent. Peut-être l'absence de ces effets provient-elle de ce que, aussitôt après l'absorption, la plus grande partie du sel d'argent est réduite à l'état d'argent insoluble et ne peut exercer, dans cet état, tout au plus qu'une action physique. Un grand nombre d'organes sont alors colorés en brun par des granulations argentiques extrêmement fines; c'est là l'*argyriasis* ou *empoisonnement chronique par l'argent*. Cette pigmentation, qui ne peut être vue pendant la vie que sur la peau de la face, est désormais ineffaçable. Une trentaine de grammes d'argent absorbés en tout, en un an, deux ans au plus, suffisent pour la faire paraître nettement. Les autopsies, assez concordantes d'ailleurs, faites par Fromann et Riemer sur les cadavres d'individus atteints d'argyriasis, ont montré que cette pigmentation n'existait pas seulement sur la peau de la face, mais encore sur presque tous les organes internes, ce qui prouve que la réduction n'est pas seulement le fait de la lumière du jour. On ne trouve jamais le métal fixé sur les éléments cellulaires ou dans la substance intercellulaire; on le rencontre le plus souvent dans la substance conjonctive fondamentale, et principalement dans les membranes homogènes appartenant au tissu conjonctif. Les organes que l'argyriasis atteint de préférence sont, en dehors de la peau, les glomérules des reins, les plexus chroroïdes, les ganglions mésentériques. C'est une chose remarquable que tous les vaisseaux capillaires soient toujours exempts de cette pigmentation, ce qui évidemment parle en faveur de l'opinion de Riemer. Fromann et Versmann ont cherché la quantité d'argent contenue dans quelques organes fortement atteints par l'argyriasis, et ils ont trouvé, dans le foie, seulement 0,047 d'argent métallique pour 100, et, dans les reins, seulement 0,061 pour 100.

Sur l'élimination de l'argent nous ne savons encore rien de bien certain. L'argent réduit, déposé dans les tissus, n'est jamais plus dissous, n'est jamais plus éliminé. Il existe des observations anciennes (Orfila, Mayençon et Bergeret, et autres) et des observations nouvelles (Rozsahegyi), d'après lesquelles on trouverait constamment de l'argent dans l'urine à la suite de l'usage interne du nitrate ou du chlorure d'argent. Jacobi et Gissmann contestent absolument l'exactitude de ces observations; malgré les recherches les plus minutieuses, ils n'ont jamais pu constater, ni chez les animaux, ni chez l'homme, à la suite de l'administration de n'importe quelle préparation d'argent (chlorure d'argent, nitrate d'argent, solution de chlorure d'argent dans l'hyposulfite de soude) la moindre réaction d'argent dans l'urine. A la suite de l'injection sous-cutanée de sels d'argent solubles, notamment de l'albuminate d'oxyde d'argent, Eulenburg a constamment trouvé une partie de l'argent en dissolution dans l'urine. Une partie des sels d'argent s'élimine sur la muqueuse intestinale.

Emploi thérapeutique. — Le nitrate d'argent est très fréquemment employé. A l'extérieur, il est d'une utilité incontestable dans un grand nombre de cas. A l'intérieur, il a été soumis au contrôle rigoureux de l'expérience, qui en limite de plus en plus l'emploi, et qui rend douteuse son efficacité dans un grand nombre de cas où il était autrefois considéré comme certainement utile.

Le nitrate d'argent est depuis longtemps en usage contre certaines névroses convulsives, et surtout contre l'*épilepsie*. Dès le commencement du XVIIe siècle, il a été recommandé dans cette maladie, et, au commencement de notre siècle, Portal et surtout Heim n'hésitaient pas à proclamer son efficacité. Depuis lors, la confiance n'a fait que diminuer; aujourd'hui encore on le prescrit bien de temps en temps, mais Radcliffe, Reynolds et d'autres ont cité des cas nombreux, et nous pourrions en citer aussi, dans lesquels le nitrate d'argent est bien parvenu à rendre la peau brune, mais nullement à guérir la maladie. Il est vrai que cette seule considération ne devrait pas suffire pour faire déclarer le nitrate d'argent absolument inutile dans l'épilepsie, car cette affection résiste aussi très souvent à d'autres médicaments qui pourtant peuvent avoir leur utilité. Quoi qu'il en soit, la plupart des observateurs le considèrent aujourd'hui comme plus incertain encore que l'oxyde de zinc; et, quant à nous, nous ne l'avons jamais vu produire le moindre bon effet. Nous passons donc sous silence toutes les distinctions, plutôt théoriques que pratiques, qu'on a faites sur ses indications dans l'épilepsie. On ne devrait l'essayer, à notre avis, que dans les cas où des médicaments plus appropriés seraient restés sans résultat. — L'efficacité du nitrate d'argent dans la chorée et dans l'asthme est aussi entièrement incertaine.

Le nitrate d'argent a été recommandé contre le *tabes* dorsalis (Wunderlich, Charcot et Vulpian, Moreau, Friedreich, A. Eulenburg, Seguin et autres), et on aurait parfois, grâce à lui, obtenu une amélioration sensible de l'état du malade et même des guérisons. Dans le plus grand nombre des cas cependant ces résultats favorables n'ont pu être nettement établis; il en a été de même dans nos observations. On ne connaît point les conditions particulières dans lesquelles le nitrate d'argent serait indiqué de préférence. Friedreich recommande, dans les cas où ce médicament est mis en usage pendant longtemps, d'avoir toujours présente à l'esprit la possibilité d'une néphrite. Tout récemment Eulenburg a recommandé les injections sous-cutanées des sels d'argent (pyrophosphate, hyposulfite, solution d'albuminate d'argent), dans le but d'obtenir plus facilement des effets généraux. Il reste à recueillir sur ce sujet un nombre suffisant d'observations. — Dans d'autres affections spinales chroniques (myélite chronique, sclérose disséminée) nous avons très souvent, dans un but d'expérimentation, prescrit ce médicament, sans en avoir jamais obtenu aucun résultat favorable.

Contre les *diarrhées* le nitrate d'argent a été souvent mis en usage ; mais on en est revenu dans ces derniers temps de plus en plus, et c'est avec raison. Dans les affections aiguës accompagnées de diarrhée, son efficacité est entièrement incertaine, et elle l'est surtout, ce dont nous nous sommes souvent convaincus nous-mêmes, dans les diarrhées des enfants. Il pourrait sembler plutôt indiqué dans les diarrhées chroniques, particulièrement dans celles qui s'accompagnent d'ulcérations. Cependant ici encore les résultats pratiques sont tout à fait incertains, et l'on pourrait se demander, quand ces résultats paraissent favorables, s'ils ne sont pas dus aux mesures diététiques prescrites en même temps. On sait d'ailleurs que le nitrate d'argent n'arrive jamais en nature dans l'intestin. Ce n'est que lorsqu'il peut être porté en contact direct avec la partie malade que ce médicament peut agir efficacement, c'est-à-dire dans les affections du rectum et peut-être du gros intestin. On doit naturellement, dans ces cas, l'introduire au moyen de lavements ou au moyen des injections de Hegar.

Contre les affections de l'estomac le nitrate d'argent jouait autrefois un grand rôle ; aujourd'hui son usage est beaucoup plus limité. On l'a surtout administré contre l'*ulcère simple de l'estomac*, dans le double but de hâter la cicatrisation de l'ulcère et d'influencer directement les accès cardialgiques. Le premier effet est très douteux et très peu vraisemblable ; en effet, le médicament n'étant ingéré qu'en très petite quantité et se transformant, aussitôt arrivé dans l'estomac, en un composé chimiquement inactif, on conçoit que ses effets sur la surface ulcéreuse doivent être bien insignifiants. Les succès qu'on lui attribuait autrefois étaient certainement dus en grande partie au régime diététique qu'on prescrivait en même temps. Quant à son action favorable sur les accès cardialgiques, elle est encore moins démontrée, et ne mérite pas, en tous cas, d'être mise en parallèle avec celle des narcotiques. — On a prescrit aussi le nitrate d'argent contre les *cardialgies* indépendantes de toute altération locale de l'estomac : telles sont les gastralgies qu'on observe chez les femmes enceintes et qui s'accompagnent souvent de vomissement, celles qui tourmentent les hystériques ou les personnes épuisées chez lesquelles l'ingestion des aliments, même de digestion très facile, provoque parfois de vives douleurs. Dans tous ces cas, l'efficacité du nitrate d'argent est entièrement incertaine.

L'emploi du nitrate d'argent *à l'extérieur* est beaucoup plus étendu. On l'applique dans diverses maladies des *muqueuses*, pour produire, soit des effets astringents, soit des effets caustiques. Et d'abord, dans les cas de catarrhes simples, quand ils sont passés à l'état chronique, ou au moins quand l'acuité des phénomènes inflammatoires a diminué, par exemple dans la tonsillite, la pharyngite, la laryngite, le coryza, la conjonctivite, la cystite, la vaginite, la blennorragie, etc., l'application d'une solution faible de nitrate d'argent exerce une action tout à fait analogue à celle des autres astringents métalliques. Dans quelques-uns de ces états on emploie aussi le nitrate d'argent en solutions concentrées, comme abortif, pour arrêter des inflammations aiguës d'origine récente, par exemple dans la pharyngite, l'angine, plus fréquemment encore dans la blennorragie. Ce mode de traitement réussit quelquefois, à la condition d'être appliqué tout à fait au début de la maladie ; mais il échoue fréquemment, et, s'il est employé trop tard, il peut avoir des conséquences fâcheuses ; par exemple, il peut donner lieu à un rétrécissement du canal de l'urètre : en somme, on y a aujourd'hui rarement recours. Cette méthode abortive est encore mise en usage lorsque le produit de sécrétion blennorragique, venant d'une muqueuse quelconque, notamment de la muqueuse urétrale, a été porté sur la conjonctive ; on fait alors immédiatement tomber quelques gouttes d'une solution de nitrate d'argent dans le sac conjonctival. On ne peut s'attendre à un bon résultat que si cette opération est faite très peu de temps après l'inoculation du pus blennorragique, et le bon effet du nitrate d'argent dépend peut-être alors plutôt de la destruction du produit de sécrétion contagieux, que d'une action directe sur l'inflammation. — Le nitrate d'argent est encore fréquemment employé, comme caustique, dans les affections croupales et diphthéritiques. Son efficacité, dans ces cas, a été beaucoup trop exagérée, et il est permis de se demander si la cautérisation n'est pas alors plutôt nuisible qu'utile. Il est vrai que, dans l'angine diphthéritique, le nitrate d'argent est, parmi les agents employés pour détruire les fausses membranes, un des plus efficaces, et que parfois, notamment dans les cas légers, la guérison a succédé à son emploi ; mais l'observation de tous les jours nous apprend que ces cas légers peuvent se terminer favorablement sans qu'on ait eu recours au sel argentique, et, d'ailleurs, il arrive souvent que, malgré les cautérisations les plus énergiques, ce processus n'en envahit pas moins le larynx, et les amygdales elles-mêmes ne s'en recouvrent pas moins de fausses membranes ; peut-être même ces cautérisations, en privant de leur épiderme les parties voisines intactes, ont-elles pour résultat de favoriser l'extension du processus. Condamnant, d'une manière générale, la cautérisation dans l'angine diphthéritique, nous devons aussi nous prononcer contre celle par le nitrate d'argent. — Ce sel est encore employé, comme caustique, pour guérir les ulcérations des muqueuses, par exemple les ulcérations du larynx, les érosions de l'orifice utérin, etc., pour détruire les processus hyperplastiques (granulations de la conjonctive, pannus).

L'usage du nitrate d'argent dans diverses maladies de la *peau* est extrêmement fréquent. Parmi les inflammations cutanées, celles qui peuvent être le plus avantageusement influencées par une application énergique de nitrate d'argent sont les panaris superficiels et les engelures ; si cette opération est faite à temps, les panaris superficiels peuvent même être arrêtés dans leur marche. — Dans les brûlures avec destruction de l'épiderme, on touche souvent avec le crayon argentique les parties dénudées, en vue de donner naissance à une eschare qui joue le rôle de couche protectrice ; mais l'expérience n'a pas démontré que cette manière d'agir fût préférable à l'application d'une couche d'ouate, etc. — La cautérisation avec la pierre infernale des pustules de la variole, dans le but de prévenir la formation de cicatrices difformes, s'est montrée insuffisante ; il en a été de même de la cautérisation prophylactique des papules qui représentent la période de début des pustules. Parmi les autres affections cutanées, il n'en est aucune dans laquelle le nitrate d'argent se soit montré préférable à d'autres médicaments. — Quant aux végétations, aux verrues, aux condylomes, et autres maladies de ce genre, il est bien inférieur à d'autres agents.

Contre les *ulcérations*, l'emploi du nitrate d'argent est, dans certaines circonstances déterminées, un des modes de traitement les plus rationnels. On y a recours d'abord pour détruire, dans ces ulcérations, un caractère spécifique quelconque; c'est ce qui a lieu, avant tout, pour le chancre. Peut-on en attendre un résultat pour le chancre dur ? C'est plus qu'invraisemblable; rien ne prouve, du moins, qu'il soit posible de prévenir au moyen des cautérisations l'apparition des accidents secondaires. Mais il en est autrement du chancre mou; il est, en effet, possible, quand l'ulcération est tout à fait récente, de lui faire perdre, par la cautérisation, son caractère contagieux et de transformer l'ulcère spécifique en un ulcère simple. Pour la cautérisation des plaies empoisonnées (morsures de serpents, morsures de chiens enragés), le nitrate d'argent est insuffisant, parce que son action est trop limitée; les alcalis caustiques sont alors plus efficaces. — Le nitrate d'argent est encore employé utilement dans le traitement des ulcères atoniques, n'ayant aucune tendance à la guérison; en provoquant un processus inflammatoire modéré, il favorise la cicatrisation. — Enfin, nous devons mentionner ses propriétés *hémostatiques*, lesquelles ne peuvent cependant être utilisées que s'il s'agit de petites surfaces saignantes, notamment de piqûres de sangsues. Après avoir essuyé la petite plaie, on y applique rapidement la pointe du crayon. — Dans ces derniers temps, Thiersch a fait servir le nitrate d'argent à la destruction des tumeurs malignes, même du *carcinome*. Il faisait, dans les tumeurs, des injections fréquemment répétées avec des solutions faibles de nitrate d'argent (1 : 2000-3000) et aussitôt après, il injectait une solution de sel marin (1 : 1000-1500) ; il ne se produisait ni inflammation ni gangrène, et le néoplasme se désagrégeait et disparaissait rapidement. Ces résultats favorables ont été en partie confirmés par d'autres observations; mais on a trouvé qu'ils étaient dus le plus souvent à une inflammation suppurative et à une désagrégation gangréneuse, provoquées par l'injection.

DOSES ET PRÉPARATIONS. — 1. *Nitrate d'argent cristallisé.* — Intérieurement 0,005-0,03 *pro dosi* (*jusqu'à* 0,05 *pro dosi* ! *jusqu'à* 0,2 *pro die !*) [1]. En solution (dans un flacon noir). Sous forme de pilules (avec argile), de pastilles, il se décompose facilement ; on évitera donc de le prescrire sous ces formes. Extérieurement, en substance ou en solution plus ou moins concentrée : si l'on veut qu'il agisse comme caustique, on emploiera une solution de 2-10 pour 100 ; pour collyres, on se servira toujours de la concentration la plus faible; pour solutions astringentes, 1/2-5 pour 100, suivant la région; les solutions les plus faibles seront réservées pour la conjonctive et le conduit auditif externe. Comme dissolvant, on ne pourra employer que l'eau distillée, ou tout au plus la glycérine parfaitement pure. — Les pommades au nitrate d'argent, quoique fréquemment mises en usage, sont peu rationnelles ; les proportions sont 0,2-0,5 sur 10 d'excipient.

En injections sous-cutanées, chez les individus atteint de tabes dorsalis, on se sert d'une solution (1/2 pour 100) d'hyposulfite ou d'une solution (1 pour 100) d'albuminate d'argent ; on en injecte 0,5-1,0 *pro dosi* chaque jour ou tous les deux jours (d'après Eulenburg).

2. *Nitrate d'argent fondu.* — Comme le précédent.

3. *Nitrate d'argent avec nitrate de potasse*, dans le rapport de 1 : 2. Ce nitrate d'argent mitigé a une consistance plus ferme et une action caustique moins énergique que le nitrate d'argent ordinaire.

Argent en feuilles. — Employé pour recouvrir les pilules à goût désagréable,

[1] [La dose moyenne indiquée par les auteurs français est de 0,01 à 0,08 par jour.]

pourvu, bien entendu, que la masse pilulaire n'ait aucune action chimique sur l'argent.

Traitement de l'empoisonnement par l'argent. — En présence d'un empoisonnement par le nitrate d'argent, on songe d'abord à prescrire, comme dans les autres empoisonnements métalliques, le lait et l'albumine ; si un fragment du sel en question a été introduit dans l'estomac ; par exemple, s'il s'en est coupé un morceau pendant la cautérisation du pharynx, on peut ainsi parvenir à le dissoudre et à l'empêcher d'agir comme caustique sur un certain point de la muqueuse. Puis, on administre une solution de chlorure de sodium, à dose considérable, dans le but de déterminer la formation d'un chlorure d'argent insoluble et par conséquent inoffensif. L'empoisonnement subaigu ou chronique ne peut être traité.

Ellis (Robert), A practical Inquiry on the Properties of Nitrate of Silver (Transact of the obstetrical Society of London, 1863, vol. IV, p. 117. — Dictionnaire encyclopédique des sciences médicales, art. Argent par Gobley, Charcot et Ball, Orfila, t. IV, Paris, 1867. — Mourier (Aug.), Des effets physiologiques et thérapeutiques des préparations d'argent, thèse de doctorat. Paris, 1873. — Rouget (Ch.), Recherches sur l'action physiologique de l'absorption des sels d'argent (Archives de physiologie, t. V, p. 333-363. Paris, 1873). — Rosenstirn in Rossbach's pharmakologische Untersuchungen, Band I, 1877. — Jacobi u. Gissmann, Ueber die Aufnahme der Silber (Archiv für experimentelle Pathologie und Pharmakologie, Band VIII, S. 198 u. 217. Leipzig, 1877). — Rozsahegzi, Die chronische Silbervergiftung Archiv für experimentelle Pathologie und Pharmakologie, Band IX, S. 289. Leipzig, 1878. — Weichselbaum (A.), Ueber Argyrie (Allg. Wiener medic. Zeitung, 1878 et Centralblatt für die medic. Wissenschaften, 1878, S. 954).

V. Cuivre et Zinc

Ces deux métaux se ressemblent tellement au point de vue de leur action physiologique et de leurs usages thérapeutiques, qu'on pourrait presque ne pas séparer leur étude; les propriétés du cuivre sont cependant un peu plus énergiques que celles du zinc. Le *cadmiun* se rapproche beaucoup du zinc par ses propriétés, tant chimiques que physiologiques; mais ses usages thérapeutiques étant à peu près nuls, nous le passerons sous silence.

Ces métaux peuvent être comparés au plomb en ce qu'un grand nombre de leurs composés ont, comme lui, la propriété de faire contracter les vaisseaux et de diminuer les sécrétions; mais le plomb ne peut pas, comme eux, provoquer facilement le vomissement.

CUIVRE

Tous les composés solubles du cuivre ayant la même action physiologique, nous commencerons par faire une étude générale de cette action.

Action physiologique. — Tous les composés cuivriques solubles forment, comme ceux des autres métaux graves, des combinaisons chimiques avec les substances albumineuses. Cette formation d'albuminates de cuivre rend compte d'un grand nombre de leurs effets physiologiques.

Effets locaux. — Ils n'exercent aucune action dissolvante sur l'épiderme; ils ne produisent donc aucun effet sur la *peau intacte*, à travers laquelle ils ne peuvent pas être absorbés.

Mais ils entrent en combinaison avec l'albumine des produits de sécrétion et avec celle des *muqueuses* elles-mêmes. A l'état de solution étendue, ils exercent une action constrictive sur les cellules et les parois des vaisseaux, et peuvent ainsi faire diminuer les sécrétions et réduire les phénomènes inflammatoires; en solution concentrée, ils cautérisent plus énergiquement que le plomb et le zinc.

Directement appliquées sur les *surfaces ulcéreuses*, les solutions cuivriques, de même que les solutions plombiques, font diminuer la sécrétion; les ulcérations deviennent plus sèches et guérissent plus facilement.

Introduits dans l'estomac en petite quantité (jusqu'à 0,03) et en solution étendue, les sels de cuivre donnent lieu, comme ceux de plomb, à une saveur styptique, à de l'anorexie et à de la constipation.

A doses plus élevées (en moyenne 0,2), ils provoquent des nausées, des vomissements et de la diarrhée. L'injection directe dans le sang, chez les chiens, ne produit point de vomissements, tandis que les vomissements apparaissent quand on introduit dans leur estomac même de petites doses d'un sel de cuivre (Daletzky, Harnack); on doit donc très vraisemblablement attribuer ce vomissement à une irritation périphérique des nerfs de la muqueuse stomacale, et le considérer comme un acte réflexe.

Des doses très élevées (1 gramme) donnent lieu à une inflammation violente de la muqueuse gastro-intestinale, avec coliques intenses, vomissements pénibles, diarrhée.

Absorption. — Les solutions cuivriques pénètrent de l'estomac et de l'intestin dans la circulation, le fait est certain; on a même souvent trouvé du cuivre dans l'organisme humain, ce qui a fait dire qu'il en faisait normalement partie. Lossen a pourtant démontré que le cuivre ne se trouvait que dans le corps d'individus ayant fait usage d'aliments qui en contenaient, par exemple d'aliments préparés dans des vases de cuivre; en dehors de ces cas, il ne s'en trouve jamais la moindre trace dans le corps.

Il est également indubitable que l'absorption de ce métal peut donner lieu à des phénomènes généraux d'empoisonnement; mais ces phénomènes ne se montrent, en général, qu'après l'injection de petites doses; car si la dose a été élevée, l'estomac s'en débarrasse immédiatement par le vomissement.

Les *effets généraux du cuivre* portent surtout, ainsi qu'Orfila, Blake, Neebe l'ont constaté, sur les muscles du tronc et du cœur. Harnack, en se servant d'un sel double, du tartrate de cuivre et de soude, qui n'avait pas l'inconvénient de donner lieu dans le sang à la formation d'un albuminate ni d'un coagulum, a observé les phénomènes suivants : chez les grenouilles, quelques heures après une injection sous-cutanée de ce sel (quantité correspondante à 0,0005-0,007 d'oxyde de cuivre), il se manifeste un tremblement, qui fait bientôt place à une paralysie musculaire complète; l'irritabilité disparaît entièrement, sans qu'il y ait rigidité cadavérique. Chez les animaux à sang chaud, il a observé de l'incertitude dans la marche, un grand affaiblissement, puis enfin une paralysie complète des jambes. Les battements du cœur et les mouvements respiratoires s'affaiblissent extrêmement, se ralentissent et finissent par s'éteindre; mais, ainsi que cela ressort de la manière dont se comporte le cœur de la grenouille non empoisonnée ou empoisonnée par l'atropine ou la physostigmine, de petites doses irritent très fortement le cœur; l'action modératrice du pneumogastrique peut aussi être encore conservée pendant la marche de la paralysie du cœur. Les pupilles sont dilatées. Mais, pendant que l'excitabilité directe des muscles est annulée, la sensibilité et les fonctions du système nerveux central paraissent persister jusqu'à la mort du cœur. On peut tuer des lapins en leur injectant sous la peau la valeur de 0,5 d'oxyde de cuivre; l'injection de 0,4 a pu faire mourir des chiens; par l'injection dans le sang, on peut faire mourir des lapins avec 0,01-0,015, et des chiens, avec 0,025. Dans les expériences faites avec le sel double ci-dessus indiqué de même qu'avec l'albuminate de cuivre, on a constamment observé que, même à la suite de l'injection de ces sels dans une veine (veine jugulaire), l'action physiologique se faisait toujours attendre pendant des heures, ce qui indique évidemment que le métal est retenu pendant longtemps dans le sang et qu'il n'arrive que lentement aux endroits sur lesquels il doit provoquer des effets spéciaux.

L'*empoisonnement chronique par le cuivre* chez l'homme, par exemple chez les ouvriers qui manient ce métal, est un fait dont la possibilité ne peut pas être contestée; mais jusqu'ici on n'a pu en tracer un tableau bien précis. Parmi les symptômes décrits, il en est plusieurs, par exemple le catarrhe de diverses muqueuses, qui doivent être plutôt attribués à la poussière inspirée par les ouvriers; d'autres, tels que les névralgies variées, les spasmes et tremblements musculaires, les accès de coliques, l'amaigrissement, n'ont été observés que chez des ouvriers qui étaient soumis à l'influence du plomb en même temps qu'à celle du cuivre, et doivent, par suite, être attribués au premier métal plutôt qu'au second. La coloration verte des cheveux et les sueurs vertes, phénomènes qu'on observe fréquemment chez les ouvriers qui manient le cuivre, doivent dépendre bien moins d'une cause venant de l'intérieur que d'un mélange mécanique du cuivre avec les corps gras des cheveux et de la peau.

La coloration rouge pourpre (Corrigan) ou verte (Clapton) des gencives pourrait bien aussi avoir cette même origine. Bucquoy blâme la dénomination de liseré cuivrique; il ne s'agit pas ici, en effet, comme dans le liseré plombique, d'un changement de couleur de la gencive, mais d'une coloration vert bleuâtre de la base des dents, tandis que la gencive est rougie par l'inflammation chronique.

Il ne reste, pour caractériser cet empoisonnement, que des symptômes vagues : diminution de l'appétit et du pouvoir digestif, selles diarrhéiques fréquentes, amaigrissement, symptômes qui peuvent être attribués à la vie pauvre des ouvriers aussi bien qu'à l'action du cuivre.

En considérant les effets caractéristiques des composés cuivriques facilemant absorbables (voyez plus haut), on peut admettre qu'un empoisonnement chronique par le cuivre, si un tel empoisonnement existait, donnerait lieu à des phénomènes morbides très accentués. Mais comme on n'a jusqu'ici observé rien de pareil, il semble que réellement il n'y a point d'empoisonnement chronique par le cuivre, parce que les sels cuivriques ordinaires, à l'influence desquels les ouvriers sont exposés particulièrement, ne peuvent peut-être pas être absorbés.

D'après Galippe, Burq et Ducom, les animaux peuvent tolérer longtemps sans inconvénient pour eux de grandes quantités de cuivre métallique ou d'oxyde cuivrique; les sels solubles de cuivre administrés aux doses progressivement croissantes de 0,1 à 1 gramme, peuvent même être supportés pendant des mois, s'ils pénètrent dans le canal intestinal enveloppés dans la bouillie alimentaire. Même si la dose du sel de cuivre est élevée jusqu'à 4 grammes par jour, les chiens vomissent, il est vrai, 1 à 2 heures après le repas et rejettent ainsi des quantités plus ou moins considérables du cuivre ingéré, mais ils n'éprouvent au début, dans leur santé, aucune altération bien marquée; ce n'est qu'au bout d'un temps très long qu'ils sont pris de diarrhée, maigrissent rapidement et meurent même en général.

Chez les ruminants, qui n'évacuent pas par le vomissement le cuivre ingéré, Ellenberger et Hoffmann ont vu se manifester un empoisonnement chronique, dont voici les symptômes : chez les animaux qui avaient reçu 50 à 182 grammes de sulfate de cuivre aux doses quotidiennes de 1 à 2 grammes, on vit bientôt le poids du corps diminuer, l'appétit baisser, la rumination devenir défectueuse; il se manifesta périodiquement de l'hémoglobinurie, de l'albuminerie et, vers la fin de la vie, de l'ictère, de la diarrhée et une forte élévation de la température. L'examen anatomique de la rate, du foie et du sang permit de constater l'existence des mêmes altérations qu'on trouve à la suite de l'empoisonnement par le chlorate de potasse; l'action de ces deux substances médicamenteuses sur le sang défibriné dans le verre à réaction se serait aussi montrée la même. Le cuivre n'abandonnerait que lentement les organes, notamment le foie; son élimination par l'urine cesserait plutôt que son élimination par les matières fécales. La réabsorption de la quantité de cuivre éliminée dans l'intestin pourrait donner lieu à un empoisonnement secondaire. Le cuivre se retrouve dans tous les organes, en assez grande quantité dans le système nerveux, bien que les accidents toxiques du côté de ce système fassent défaut.

L'élimination du cuivre paraît se faire principalement par la bile; en moins grande quantité, par l'urine.

Le *pouvoir désinfectant* des sels de cuivre ne paraît pas être considérable : ils n'empêchent du moins le développement des bactéries que lorsque la concentration de la solution est de 1/130.

Sulfate de cuivre

Le sulfate de cuivre, $SO^4Cu + 5H^2O$, se présente sous la forme de gros cristaux bleus, solubles dans 2 1/2 parties d'eau froide et dans 1/2 partie d'eau bouillante, tombant en efflorescence au contact de l'air.

Action physiologique. — Elle a été déjà étudiée dans les généralités.

Emploi thérapeutique. — Son emploi à l'intérieur est très limité ; on ne peut attendre une réelle utilité que de son action comme *vomitif*. Il a, comme tel, quelques avantages sur les émétiques usuels. D'abord son action est assez certaine, et elle s'est produite même parfois dans des cas où l'ipéca et l'émétique avaient échoué; l'énergie de son effet a été cependant souvent exagérée, car l'observation de tous les jours nous apprend que, dans un assez grand nombre de cas où les vomitifs ci-dessus nommés n'avaient point provoqué de vomissements, le sulfate de cuivre n'a pas mieux réussi.

Le sulfate de cuivre a encore sur l'émétique l'avantage de ne pas donner lieu à un collapsus aussi intense ni à des nausées aussi persistantes et aussi fatigantes ; il a encore ce dernier avantage sur l'ipéca. Mais on évitera d'en faire usage, ou du moins on ne l'emploiera qu'avec les plus grandes précautions, dans les cas où il y a tendance à la diarrhée. Il est encore employé comme vomitif, de préférence à tout autre, dans les empoisonnements par les narcotiques ; on le recommande aussi dans les cas de laryngite croupale ou diphthéritique ; mais il n'est nullement démontré qu'il puisse exercer une influence particulière sur le processus lui-même, ainsi que plusieurs médecins l'ont admis ; son administration prolongée, à doses réfractées, n'est pas seulement superflue, elle peut encore être nuisible à cause de son action sur la muqueuse gastrique et sur la digestion.

Le sulfate de cuivre a, en outre, été recommandé dans l'empoisonnement par le phosphore, non pas comme vomitif, mais comme antidote, à doses réfractées (Bamberger, Eulenburg et Landois). Son emploi dans ce cas repose sur ce fait, que le phosphore, même sous forme de vapeur, réduit le sulfate de cuivre ; le cuivre métallique, se précipitant alors sur le phosphore, en empêche les effets.

L'usage du sulfate de cuivre contre certaines névroses (épilepsie, chorée, etc.) est aujourd'hui entièrement abandonné. Dans ces derniers temps, on a voulu, se fondant sur des considérations physiologiques tout à fait vagues, en essayer l'emploi dans le diabète sucré ; mais les résultats de ce traitement ont été à peu près nuls.

Extérieurement, le sulfate de cuivre est fréquemment mis en usage, et dans les mêmes circonstances que le sulfate de zinc ; nous renvoyons donc à l'étude de ce dernier sel. Ces deux composés, appliqués à l'extérieur, ne présentent aucune différence essentielle dans leurs effets thérapeutiques ; dans la plupart des cas, c'est l'habitude qui fait choisir l'un plutôt que l'autre. Seulement dans le trachoma de la conjonctive on donne la préférence au sulfate de cuivre, dont les cristaux ont l'avantage de présenter des surfaces larges et lisses, bien disposées pour être appliquées sur les parties malades.

Doses. — 1. *Sulfate de cuivre pur*. — A l'intérieur, 0,01-0,1 *pro dosi* (*jusqu'à* 0,1 *pro dosi* ! *jusqu'à* 0,4 *pro die* !). Comme vomitif, 0,1-0,4 ; chez les enfants, 0,05-0,1. En solution, en poudre, en pilules. A l'extérieur, comme caustique, en substance ; on choisit, dans ce but, des cristaux volumineux qu'on taille en pointe ou qu'on laisse avec leurs surfaces larges, suivant le but qu'on veut atteindre. Quand il s'agit d'en toucher la conjonctive, il faut avoir soin d'user les arêtes rugueuses et de faire disparaître avec l'eau les endroits où le sel est tombé en efflorescence. En injections, 0,1-1,0 pour 100. Pour collyres, 0,1-1,0 pour 100.

2. *Sulfate de cuivre du commerce*. — Superflu.

Acétate de cuivre. $Cu(OCOCH^3)^2 + 5H^2O$

On le prépare en faisant dissoudre de l'oxyde de cuivre dans du vinaigre. On l'obtient sous forme de cristaux, tantôt bleus, tantôt d'un vert sombre. Ils ne se dissolvent pas très facilement dans l'eau.

Le vert-de-gris ordinaire, qui se forme souvent dans les vases de cuivre, est un mélange de divers sels basiques.

L'action physiologique de l'acétate de cuivre est celle du sulfate. Son emploi théréapeuthique est sans importance.

Sulfate de cuivre et d'ammoniaque. $SO^4Cu + NH^3 + H^2O$

Poudre cristalline bleue, d'un goût rebutant.

Sa propriété de se décomposer facilement en sulfate de cuivre et en ammoniaque fait que son action sur l'épiderme, etc., est celle de ces deux substances réunies.

C'est un des anti-épileptiques métalliques les plus anciens ; aujourd'hui il est à peu près complètement abandonné. Les observateurs les plus expérimentés de notre époque nient entièrement son efficacité dans l'épilepsie [1].

Alun de cuivre

Pierre divine ou ophtalmique. — On l'obtient en faisant fondre ensemble 16 parties de sulfate de cuivre, de nitrate de potasse et d'alumine avec 1 partie de camphre. C'est un masse d'un vert bleuâtre clair, qui peut être, comme le nitrate d'argent, coulée sous forme de crayon. — Son application sur les muqueuses et les surfaces granuleuses produit des effets caustiques et astringents, comme ceux du sulfate de cuivre, mais pourtant moins intenses. On l'emploie en substance ou en solution (0,01-1,0 : 10,0).

Oxyde, carbonate, nitrate, chlorure et iodure de cuivre

Ils agissent sans doute exactement comme les autres composés cuivriques. L'emploi du sulfate les rend superflus.

Traitement de l'empoisonnement aigu par le cuivre. — On n'a pas, en général, à se préoccuper de faire vomir le malade, parce que les vomissements ont déjà été provoqués par le sel de cuivre ingéré. Parmi les nombreux antidotes qui ont été recommandés, il en est très peu dont l'efficacité ait été confirmée par la pratique. En tous cas on ferait bien d'administrer de l'albumine ou du lait, et l'on pourra aussi avoir recours à la magnésie calcinée. Le sucre a été vivement recommandé, mais son efficacité n'a été nullement démontrée. On a encore conseillé les contre-poisons suivants : ferrocyanure de potassium, fer pulvérisé, limaille de fer réduite en bouillie, fleurs de soufre dans du sirop de sucre.

TARDIEU, Dictionnaire d'hygiène, art. CUIVRE, 2e édition, t. I. Paris, 1865. — Etude médico-légale et clinique sur l'empoisonnement, 2e édition. Paris, 1875. — BURQ (V.), Métallothérapie. Paris, 1867. — Nouveau Dictionnaire de médecine et de chirurgie pratiques, art. CUIVRE, par Z. ROUSSIN et BARRALLIER ; art. MÉTALLOTHÉRAPIE, t. X. Paris, 1872. — BERGERET (de Saint-Leger) et MAYENÇON, Recherches du cuivre dans les humeurs et les tissus par la méthode électrolytique (Journal de l'anatomie et de la physiologie, t. X, p. 89. Paris, 1874). — Dictionnaire encyclopédique des sciences médicales, art. CUIVRE par LUTZ, BURCKER, FONSSAGRIVES et LAYET, t. XXIV. Paris. — BERGERON (Georges) et LHOTE, Cuivre dans l'organisme (Comptes rendus des séances de l'Académie des sciences, 25 Janvier 1875; Archives générales de médecine, 6e série, t. XXV, p. 365, 1875). — RABUTEAU. Sur la localisation du cuivre dans l'organisme aprés l'injection d'un sel de ce métal (Comptes rendus de l'Académie des sciences, 19 février 1877). — FELTZ et RITTER (de Nancy), Expériences sur l'empoisonnement aigu par le sulfate de cuivre (Comptes rendus de l'Académie des sciences, 26 février 1877). — Empoisonnement aigu par l'acétate de cuivre (Comptes rendus de l'Académie des sciences, 12 mars 1877). — Expériences sur les préparations cuivriques introduites dans l'estomac et dans le sang (Comptes rendus de l'Académie des sciences, 9 juillet 1877). — PASTEUR, Rapport au Conseil de salubrité sur l'action des sels

[1] [Dans ces derniers temps, plusieurs observateurs ont recommandé le sulfate de cuivre ammoniacal dans le traitement des névralgies faciales, surtout de celles qui s'accompagnent de congestion intense de la face. Fereol rapporte plusieurs succès obtenus dans ces circonstances et dans des cas qui avaient opiniâtrement résisté à d'autres moyens de traitement. La dose moyenne est 0,10-0,15 par jour (avec 100 grammes d'eau et 30 grammes de sirop), à prendre par cuillerées, surtout au moment des repas. La dose quotidienne a pu être portée progressivement jusqu'à 0,30-0,50, sans qu'il en soit résulté aucun accident, sauf quelques troubles digestifs sans gravité.]

de cuivre. Paris, 1877). — Annales d'hygiène publique et de médecine légale, *passim*. — DUCOM et BURQ, Action des sels solubles de cuivre sur les animaux (Bulletin de l'Académie de médecine, août 1875). — Recherches sur l'action physiologique du cuivre et de ses composés (Archives de physiologie normale et pathologique, janvier 1877). — GALIPPE, Etude toxicologique sur le cuivre et ses composés, thèse de doctorat, n° 212. Paris, 1875. — Note sur les procédés employés dans l'étude de l'action toxique des sels de cuivre (Archives de physiologie normale et pathologique, janvier 1877). — Nouvelles expériences sur l'action toxique attribuée au cuivre et aux substances contenant du cuivre en combinaison (Comptes rendus de l'Académie des sciences, 8 avril 1877). — LAUDER BRUNTON and DE LANCY WEST, On the emetic Ation of Sulfate of Copper when injected into the veins (St Bartholomew's Hospital Reports, vol. XII, 1876).

ZINC

Les composés solubles de zinc agissant exactement comme ceux de cuivre, bien que leur action soit, en général, un peu plus faible, nous ne nous étendrons pas beaucoup sur cette étude.

Mais tandis qu'aucun composé cuivrique insoluble n'est employé en thérapeutique, nous avons un composé de zinc insoluble, l'oxyde de zinc, qui devra être étudié à cause de l'usage qu'on en fait en médecine. Ses effets sont exactement ceux des autres sels de zinc; on devra pourtant, à cause de son insolubilité, l'administrer à doses plus élevées. Le chlorure de zinc, au contraire, qui se diffuse très facilement et qui attaque fortement les tissus, devra être employé en solutions beaucoup plus diluées.

Action physiologique. — Les sels de zinc entrent en combinaison avec les albuminoïdes, de même que les sels de cuivre. A doses petites et en solutions étendues, ils exercent sur les tissus et sur les vaisseaux une action constrictive; à doses moyennes, ils provoquent des vomissements et de la diarrhée; à doses élevées, ils donnent lieu à de la gastro-entérite. Les doses nécessaires pour produire ces effets seront indiquées dans la partie thérapeutique.

D'après Meihuizen, l'acétate de zinc, administré à doses relativement petites, ferait diminuer l'excitabilité réflexe. D'après Michaelis, l'oxyde de zinc, même à doses modérées, donnerait lieu à des mouvements d'extension spasmodiques des membres et à des convulsions bien caractérisées. Letheby, Blake, Falck et Harnack ont trouvé, au contraire, que les sels de zinc, de même que ceux de cuivre, n'agissaient que sur les muscles et qu'ils tuaient en paralysant la respiration et le cœur; le système nerveux central ne subirait de leur part aucune modification directe, et, d'après Blake, la sensibilité resterait complètement indemne.

Empoisonnement chronique par le zinc. — Jusque dans ces derniers temps aucun cas nettement observé d'empoisonnement chronique par le zinc n'avait été signalé, de sorte qu'on était porté à mettre en doute l'existence de ce genre d'empoisonnement; enfin Schlockow a observé sur un très grand nombre d'ouvriers travaillant dans des fonderies de zinc des accidents particuliers, qui semblent devoir être attribués à une intoxication chronique par le zinc. Le tableau morbide nettement accentué chez tous ces ouvriers offrait les symptômes suivants : D'abord phénomènes d'excitation dans le domaine de la sensibilité cutanée; plus tard perte de la sensibilité tactile et de la sensibilité à la douleur, sensation de constriction autour du ventre; exaltation de l'excitabilité réflexe, contractions musculaires spasmodiques;

puis faiblesse des muscles, diminution de la sensibilité musculaire et troubles dans la coordination des mouvements. Ce caractère et la bilatéralité constante des phénomènes parlent, d'après Schlockow, en faveur d'une affection inflammatoire de la moelle épinière, d'une affection inflammatoire des cordons antérieurs et latéraux. L'aspect extérieur de ces malades, surtout de ceux qui sont le plus gravement atteints, leur démarche lourde et incertaine, rappellent à première vue le tabes dorsalis (dégénérescence grise des cordons postérieurs) ; mais il existe un grand nombre d'autres caractères différentiels tels que les réflexes tendineux constamment existants, l'absence de paralysie vésicale et rectale, de douleurs névralgiques intenses, d'inégalité des pupilles, l'absence d'affections des muscles de l'œil et de troubles sérieux de la vue; de plus, la démarche plutôt paralytique qu'ataxique. L'empoisonnement chronique par le zinc se distingue aussi de la sclérose des cordons latéraux en ce qu'il ne s'accompagne point, comme cette dernière affection, de raideur et de contracture des muscles. Il se distingue de l'empoisonnement par le plomb en ce qu'il se manifeste très tardivement (après dix ans de travail dans les fonderies de zinc), en ce qu'il ne s'accompagne ni de coliques ni de constipation ; en ce que la paralysie siège presque constamment aux membres inférieurs (dans l'empoisonnement par le plomb, ce n'est qu'aux membres supérieurs), et ce n'est que très tard que les membres supérieurs peuvent être envahis ; en ce que les paralysies musculaires saturnines ne sont jamais précédées d'augmentation de la sensibilité cutanée, de la sensibilité réflexe, etc. ; enfin en ce que, dans l'empoisonnement par le zinc, les muscles restent très longtemps bien nourris et facilement excitables, ce qui n'est pas le cas dans les intoxications saturnines.

Popoff a observé, chez des ouvriers qui travaillaient toute la journée au milieu des vapeurs de zinc, les phénomènes suivants : céphalalgie violente, frissons, crampes dans les membres, particulièrement dans les mollets, fortes nausées, vomissements, diarrhée cholériforme, s'accompagnant de violentes coliques. La présence du zinc aurait été constatée dans l'urine d'ouvriers qui, depuis de longs mois, étaient restés éloignés de l'atmosphère toxique.

Les sels de zinc n'exercent aucune action bien marquée sur les organismes inférieurs ; le sulfate de zinc, par exemple, ne peut s'opposer au développement des bactéries que lorsque la solution de ce sel est assez concentrée (1 : 50).

Oxyde de zinc pur

Il y a un *oxyde de zinc impur* qui n'est employé qu'à l'extérieur, et un oxyde de zinc *pur*, ZnO. C'est une poudre légère, blanche, se colorant en jaune par la chaleur, insoluble dans l'eau, soluble dans les acides.

Action physiologique. — Tout ce qu'il présente de particulier, c'est qu'il est insoluble dans l'eau. Il se dissout dans les acides de l'estomac, et il produit alors les mêmes effets que les composés solubles ; mais il faut pour cela que les doses soient plus élevées. Les effets narcotiques qu'on lui attribuait autrefois, et qui le faisaient comparer à l'opium, doivent être mis au rang des fables.

Emploi thérapeutique. — L'emploi de l'oxyde de zinc est purement empirique ; sa seule action découlant de ses propriétés physiologiques, son action vomitive, n'est pas mise à profit. Il est souvent employé dans les *névroses de la motilité,* particulièrement dans diverses affections spasmodiques ; avant tout, dans l'*épilepsie.* Gaub est le premier qui ait recommandé l'oxyde de zinc dans l'épilepsie. Son plus chaud partisan, à notre époque, est sans contredit Herpin, qui prétend avoir guéri, avec ce médicament, 28 épileptiques sur 42. Il est vrai qu'une analyse exacte réduit beaucoup, ainsi que Radcliffe l'a démontré, le nombre de ces succès ; Auguste Voisin a pourtant fait remarquer que, dans la plupart de ces cas, la guérison s'était maintenue jusqu'à l'époque où il écrivait, c'est-à-dire pendant une période de dix ans. Les opinions des observateurs sont loin de s'accorder à ce sujet : les uns n'ont obtenu aucun succès de l'oxyde de zinc employé d'après la méthode de Herpin : tels sont Moreau, Delasiauve, Radcliffe ; d'autres, Graves par exemple, lui reconnaissent une certaine efficacité qui se traduirait surtout par une étendue plus grande des intervalles des accès. On ne peut pas spécifier les cas dans lesquels l'oxyde de zinc devrait mériter la préférence sur d'autres médicaments. Reynolds, par exemple, a observé plusieurs fois une amélioration générale, mais non une guérison complète, dans des cas où il existait des vertiges, de l'inquiétude d'esprit et de l'insommie ; et cependant, dans le seul cas où il ait obtenu la guérison, ces phénomènes étaient absents. Ce qu'on peut dire avec le moins d'incertitude, c'est que l'emploi de l'oxyde de zinc semble particulièrement approprié à l'*épilepsie des enfants.* Herpin, dans ses dernières communications, reconnaît que l'oxyde de zinc échoue très fréquemment chez l'adulte, tandis qu'il réussit mieux chez les enfants ; le même fait a été observé par Loebenstein-Loebel, Brachet, Richter, Jos. Frank et autres. Quant à nous, nous avons souvent observé de l'amélioration, dans des cas d'épilepsies invétérées, sous l'influence de la poudre anti-épileptique, dont le zinc constitue l'élément principal, et cela alors que le bromure de potassium avait déjà été administré sans aucun avantage. — Dans la chorée, la coqueluche et autres névroses, la valeur de l'oxyde de zinc est encore moins bien établie que dans l'épilepsie. Tout récemment, Butlin a de nouveau préconisé le zinc (sulfate) dans la chorée, mais sans spécifier les cas dans lesquels ce médicament doit mériter la préférence sur d'autres. Herpin a élevé la dose jusqu'à 1 gramme par jour, et a fait prendre cette dose pendant des semaines. — Dans les névralgies, ce médicament a été surtout recommandé par Valleix, qui l'administrait concurremment avec la jusquiame, sous la forme de pilules (pilules de Méglin) ; voyez, sur sa valeur, l'article *Jusquiame.*

Dans ces dernières années, les auteurs français, à l'exemple de Gubler, ont vivement recommandé l'oxyde de zinc comme constipant dans les diarrhées chroniques ou au moins dans les diarrhées pas trop récentes ; on ne spécifie pas les cas particuliers où l'on doit en faire usage. On administre par jour 3gr,5 d'oxyde de zinc avec 0,gr5 de bicarbonate de soude, en quatre prises. — On le prescrivait autrefois, de même que l'acétate de plomb, contre les sueurs nocturnes des phtisiques ; mais cet emploi est aujourd'hui à peu près entièrement abandonné, du moins en Allemagne, tandis qu'en Angleterre il est encore assez répandu.

A *l'extérieur*, l'oxyde de zinc est très souvent employé dans le pansement des ulcères à sécrétion abondante; on l'applique aussi, sous forme de pommade, sur les pertes de substance superficielles de la peau (intertrigo, plaies des vésicatoires, etc.). Il fait un peu diminuer la sécrétion.

Doses et préparations. — Intérieurement, l'*oxyde de zinc pur* s'administre aux doses suivantes : 0,05-0,5 *pro dosi* (3,0 *pro die*), en poudre ou en pilules. — Extérieurement en pommade ou liniment (1 : 5-10).

Pommade d'oxyde de zinc. — 1 partie oxyde de zinc sur 9 parties pommade rosat.

Sulfate de zinc

Le sulfate de zinc, SO^4Zn, se présente sous forme de cristaux incolores, efflorescents, solubles dans l'eau. La solution aqueuse a une réaction acide et une saveur âcre, nauséeuse.

Action physiologique. — Il en a déjà été question dans les généralités.

Usages thérapeutiques. — Le sulfate de zinc a été employé, à l'*intérieur*, dans les mêmes névroses que l'oxyde de zinc, et quelques auteurs, tels que Schroff, Türk, lui donnent même la préférence. Mais l'expérience apprend qu'en somme ses effets ne sont pas plus positifs que ceux de l'oxyde; d'ailleurs, comme il est impossible de formuler les conditions dans lesquelles il peut être employé avec avantage, et comme, en outre, son emploi prolongé donne facilement lieu à des troubles digestifs, on fera bien de l'exclure entièrement du traitement de ces affections. — On l'a encore administré, comme « astringent », dans plusieurs maladies, notamment dans les anomalies de sécrétion de diverses muqueuses, dans le catarrhe pulmonaire, le catarrhe intestinal, etc. Certainement il peut produire des effets astringents dans le catarrhe intestinal; nous possédons cependant d'autres médicaments qui agissent plus énergiquement dans ce but, sans avoir les inconvénients du sulfate de zinc. Quant aux catarrhes des autres muqueuses, son efficacité n'est ici rien moins que démontrée. — Enfin le sulfate de zinc est encore employé comme émétique, particulièrement dans le croup et dans les empoisonnements par les substances narcotiques. Il a une grande puissance vomitive, cela est incontestable; on lui préfère pourtant le sulfate de cuivre, qui présente l'avantage de moins irriter la muqueuse gastrique. Un avantage du sulfate de zinc sur les vomitifs ordinaires, ipéca et tartre stibié, consiste dans une durée plus courte des nausées.

A l'*extérieur*, le sulfate de zinc est beaucoup plus souvent employé qu'à l'intérieur. De même que l'oxyde de zinc, il produit, par suite de sa combinaison avec les matières albumineuses des sécrétions et des tissus, des effets astringents et siccatifs ; son action astringente semble dépendre encore d'une influence directe sur les vaisseaux, qu'il fait contracter. On s'en sert avec prédilection dans les catarrhes. Et d'abord, dans la blennorragie, les solutions étendues de sulfate de zinc (auxquelles on ajoute encore un peu de teinture d'opium) constituent un des liquides d'injection les plus employés et les plus rationnels. On peut avoir recours à ces solutions dans toutes les périodes de la blennorragie, même dans la période aiguë; elles coupent quelquefois la maladie en deux ou trois jours. — Dans les catarrhes simples de la conjonctive, de même que dans la blennorragie, le sulfate de zinc est préférable aux autres astringents métalliques, non parce qu'il agit plus énergiquement, mais parce que ses inconvénients sont moins marqués. On instille dans l'œil une solution de sulfate de zinc pendant la seconde période de la conjonctivite ordinaire ; ici, beaucoup plus que dans blennorragie, il faut prendre garde que les phénomènes inflammatoires intenses aient disparu. Dans la blennorrhée proprement dite de la conjonctive, le sulfate de zinc est inférieur au nitrate d'argent. — Quant aux catarrhes des autres muqueuses, ce n'est guère que dans ceux des parties génitales de la femme, que les solutions de sulfate de zinc sont encore employées; dans tous les autres, on a recours de préférence à d'autres substances. — Mentionnons enfin l'usage que l'on fait de solutions fortement étendues de sulfate de zinc pour désinfecter le linge.

DOSES. — *Sulfate de zinc pur.* — A l'intérieur, pour un usage prolongé, 0,01 jusqu'à 0,05 (*jusqu'à* 0,05 *pro dosi* ! *jusqu'à* 0,3 *pro die* !). En pilules ou en solution. — Comme vomitif 0,3-0,6-1,2 (*jusqu'à* 1,2 *pro dosi* !). En solution. — Pour l'usage externe, on se sert habituellement d'une solution aqueuse de 1-5 pour 100 (avec teinture thébaïque); comme eau de pansement pour les plaies, solution de 1-3 pour 100. Pour pommades, 1 : 15; pour poudres ophtalmiques, 1 partie sur 5 de sucre [1].

Chlorure de zinc

Le chlorure de zinc, $ZnCl^2$, s'obtient, à l'état anhydre, en faisant chauffer du zinc dans du gaz chlore ; il se présente alors sous la forme d'une masse blanche, très déliquescente et très soluble ; de la solution concentrée se séparent des cristaux octaédriques $ZnCl^2 + H^2O$.

Action physiologique. — Employé en quantités très minimes et en solution très étendue, il agirait comme les autres composés de zinc.

Mais on ne l'emploie que comme caustique, parce que, à cause de sa facile diffusibilité et sa grande affinité pour les substances albumineuses, il détruit la plupart des tissus, limitant ses effets exactement au point d'application et pénétrant fortement en profondeur. Les douleurs qu'il occasionne sont très intenses. L'eschare se détache en moyenne au bout de huit jours, et laisse après elle une plaie d'un bon aspect qui se cicatrise rapidement.

Emploi thérapeutique. — Son emploi à l'intérieur doit être absolument rejeté.

Extérieurement, on l'a employé comme astringent ; mais on doit lui préférer d'autres astringents plus actifs. C'est un caustique précieux, dans les cas où il s'agit de détruire profondément les tissus. Les cas dans lesquels on l'emploie de préférence seront étudiés à propos de l'arsenic. Koebner l'a récemment recommandé sous la forme d'un crayon formé par le mélange de 5 parties de chlorure de zinc avec 1 partie de nitrate de potasse. Les propriétés caustiques de ce crayon tiennent le milieu entre celles de la potasse et celles du nitrate d'argent ; mais son action se limite mieux que celle de la potasse, et les cicatrices sont assez semblables à celles produites par le

[1] [Le collyre au sulfate de zinc, adopté par le Codex français, ne contient que 0,15 de sel sur 100 grammes d'eau distillée ou d'hydrolat de roses. Gubler fait remarquer que cette proportion est bien suffisante, et qu'il faut la laisser telle, ou même la diminuer, pour injections urétrales.]

nitrate d'argent. Le crayon de chlorure de zinc convient pour cautériser les ulcérations syphilitiques, de même que les ulcérations non spécifiques et les végétations légères. — Koenig fait remarquer les avantages que présente le chlorure de zinc sur les autres caustiques dans les cas de gangrène nosocomiale; une solution concentrée de ce sel, imbibant de la ouate, a l'avantage de pouvoir être portée dans toutes les anfractuosités des plaies gangréneuses, et là, après huit à dix minutes d'application, de cautériser énergiquement et dans une limite bien déterminée.

Le chlorure de zinc est aussi parfois employé dans le pansement des plaies par la méthode de Lister. On se sert d'une solution à 8 pour 100, pour rendre aseptiques les plaies, les ulcérations, les fistules et dans les cas où les manipulations ordinaires du pansement de Lister sont difficilement applicables, quand il s'agit, par exemple, de certaines régions, telles que les régions du périnée, de l'anus.

DOSES. — A l'extérieur, pour lotions, solution 2 à 3 pour 100. Pour cautérisation, on s'en sert sous forme de pâte ; celle de *Canquoin* est préparée avec 1 partie de chlorure de zinc pour 2, 3 ou 4 parties de farine de froment. En mélangeant le chlorure de zinc avec la gutta-percha (parties égales) on obtient une pâte ductile à laquelle on peut donner diverses formes, suivant l'usage qu'on veut en faire. La pâte caustique de Landolfi (extrêmement douloureuse) contient, comme principes actifs, outre le chlorure de zinc, du chlorure d'antimoine, du chlorure d'or et du chlorure de brome.

Le LACTATE, l'ACÉTATE, le VALÉRIANATE DE ZINC, sont des préparations tout à fait superflues.

Traitement de l'empoisonnement par le zinc. — Ce n'est guère qu'à un empoisonnement par le sulfate ou le chlorure de zinc qu'on peut avoir affaire. En général, on n'aura pas besoin d'administrer un vomitif; on aura recours immédiatement au lait et à l'albumine, et l'on emploiera, comme antidote spécial, un carbonate ou un phosphate inoffensifs. Pour le reste du traitement, on se basera sur les principes généraux.

MICHAELIS, Archiv für physiologische Heilkunde, 1851. — HARNACK, Archiv für experimentelle Pathologie und Pharmakologie, Band III, S. 53. Leipzig, 1875. — MEYHUYXEN, Einfluss einiger Substanzen auf die Reflexergebarkeit des Rückenmarks (Archiv für gesammte Physiologie, Band, VII. Bonn, 1873). — GUBLER, Sur le rôle toxique de l'araroba, de la quinine, de l'oxyde de zinc et de quelques autres substances dans la cure de certaines diarrhées d'origine parasitaire ou zymotique (Journal de thérapeutique, nº 24, 1878). — Nouveau Dictionnaire de médecine et de chirurgie pratiques, art. ZINC par MORIO et BUROT. Paris, 1886.

VI. Manganèse

Le maganèse se trouve toujours, dans la nature, associé au fer; on le trouve aussi, associé au fer, dans l'organisme animal ; mais il n'y est qu'en quantité tout à fait minime ; on en a constaté la présence dans le sang, le lait, la bile, les calculs urinaires, les cheveux. Rien ne prouve que sa présence dans l'organisme soit essentielle ; en tous cas, il est bien loin d'y jouer le rôle important qu'y joue le fer.

La plupart des sels manganiques (citrate, sulfate, chlorure), introduits dans l'estomac, donnent lieu, à alimentation égale, à une augmentation de la quantité de l'urine et de l'urée, sans modification aucune de la température

(Laschkewitsch); si la dose dépasse 0gr, 5, il se produit de la gastro-entérite, des vomissements, et l'animal meurt par paralysie cardiaque.

Si l'on injecte dans le sang de très petites quantités de ces sels, qu'on répète à plusieurs reprises ces injections, en élevant chaque fois un peu la dose, on remarque que l'animal devient de plus en plus faible, que la circulation se ralentit, que le foie devient le siège d'une dégénérescence graisseuse; enfin, quand la dose totale injectée a atteint 1 gramme, l'animal meurt. Si la quantité injectée en une fois est plus considérable, il se produit des spasmes tétaniques, et l'animal succombe à une paralysie du cœur, comme après l'administration par l'estomac.

Il n'est pas absorbé par l'intestin intact; mais il s'élimine en grande partie par la muqueuse intestinale, quand il a été introduit, sous forme de citrate de manganèse et de soude, sous la peau ou dans les veines des animaux. Quand on l'introduit directement dans la circulation, il n'est pas, dit-on, absorbé par les globules rouges (Cahn).

Chez les animaux à sang froid, on a observé la paralysie de la sensibilité, de l'excitabilité réflexe et des mouvements volontaires; les nerfs moteurs et les muscles n'étaient pas affectés (Harnack).

Ces observations ont été faites sur des lapins, des chiens et des grenouilles. Elles font voir que la manganèse a une action puissante sur le cœur et les centres nerveux, et que cette action n'a aucun rapport avec celle du fer. Ces résultats auraient pourtant besoin de confirmation.

Le seul composé manganique qu'utilise la médecine est le *permanganate de potasse.*

Permanganate de potasse

Prismes rhombiques, MnO^4K, presque noirs, d'un brillant métallique; par transparence, ils paraissent d'un rouge pourpre. Ils se dissolvent dans 16 parties d'eau, à laquelle ils donnent une belle couleur rouge violet. Beaucoup de substances facilement combustibles s'enflamment avec explosion quand on les frotte avec ce sel à l'état sec.

Action physiologique. — C'est un agent d'oxydation extrêmement puissant; l'oxygène qu'il laisse dégager, agissant à l'état naissant sur les substances organiques, en provoque rapidement la destruction; telle est la source de ses propriétés physiologiques.

Appliqué sur la peau, même en solution assez étendue, il fait naître une inflammation persistante, s'accompagnant d'une douleur brûlante; si la solution est concentrée, il donne lieu à une cautérisation. Même action sur les muqueuses; il ne faut donc l'introduire dans le tube digestif qu'à l'état de solution très diluée, sans quoi on provoquerait des inflammations graves.

Cette même propriété, s'exerçant sur les organismes inférieurs, a pour résultat de les détruire; d'où suppression des processus de putréfaction et de fermentation. Appliqué sur un ulcère à suppuration fétide, sur un ulcère gangréneux, le permanganate de potasse fait donc disparaître la mauvaise odeur, améliore l'aspect de l'ulcère et favorise la guérison.

Emploi thérapeutique. — Le permanganate de potasse n'est pas employé à l'intérieur. Il est très souvent mis en usage comme *désinfectant :* ainsi, dans la carie dentaire, les ulcères à suppuration fétide, etc. Non seulement il fait disparaître la mauvaise odeur, mais encore il améliore la surface malade et en favorise la guérison. Il n'est peut-être pas de moyens meilleurs pour supprimer l'odeur affreuse des cancers utérins et autres affections analogues. Une solution trop concentrée, appliquée sur une plaie, la rend douloureuse et la fait saigner. — Les récentes expériences de Lacerda et Richards semblent démontrer que le permanganate de potasse peut rendre inoffensif le venin des morsures de serpents; tandis que Lacerda prétend avoir vu cet effet se produire même après que les symptômes généraux résultant de la morsure avaient déjà fait leur apparition, Richards a constaté seulement qu'une injection de 8 à 12 grammes d'une solution à 5 pour 100, faite immédiatement après la morsure, pouvait supprimer les effets nuisibles du venin.

Les médecins font usage du permanganate de potasse pour se laver les mains après avoir examiné des malades atteints de maladies contagieuses, telles que la fièvre puerpérale, la syphilis, les ulcérations diphthéritiques, etc. Il se servent aussi de ces lotions après avoir fait une autopsie. Il est certain qu'on peut ainsi faire disparaître la mauvaise odeur qui peut s'être attachée aux mains, mais il n'est nullement prouvé qu'on détruise du même coup les germes des affections contagieuses.

Le permanganate de potasse a été beaucoup vanté comme désinfectant des lieux d'aisances; il en a surtout été beaucoup question à propos de l'épidémie de choléra de 1866. On a bien constaté qu'il supprimait la mauvaise odeur des matières fécales, mais on n'a pas démontré qu'il pût détruire le germe de la maladie. Un obstacle à la généralisation de son emploi, c'est qu'il est très cher; voilà pourquoi on a proposé de lui substituer le permanganate de soude brut, qui revient à meilleur compte.

Doses. — A l'intérieur, dans le cas on l'on voudrait l'essayer, 0,05-0,2, en solution très étendue, et sans autre addition, car presque toutes les substances le décomposent. Liquide pour pansements : 0,5 : 100. Liquide pour lotions : 15 : 500. Il faudra l'appliquer sans aucun intermédiaire, car la charpie elle-même le décomposerait. On pourrait se servir de bourdonnets d'amiante, qui ne le décomposent pas; mais le prix élevé de ces bourdonnets s'opposera à la généralisation de leur emploi.

Condy, Mémoire sur les propriétés désinfectantes et thérapeutiques des permanganates alcalins, présenté à l'Académie de médecine, le 17 septembre 1861. — Demarquay, Note sur les propriétés désinfectantes du permaganate de potasse (Comptes rendus de l'Académie des sciences, 1863). — Cosmao-Dumenez, Du permanganate de potasse, de ses applications thérapeutiques (Bulletin de thérapeutique, t. LXIX, p. 433, 1865). — Laschkewitz, Journal de méd. de Bruxelles, t. XLIV, 1867. — Dictionnaire encyclopédique des sciences médicales, art. Manganèse par Lutz et Delioux de Savignac, 2e série, t. IV. Paris, 1871.

VII. Mercure et ses composés

Il faut distinguer avec soin les composés mercuriels solubles et les composés mercuriels insolubles. Les premiers, appliqués sur les tissus, les cautérisent, ce que ne font pas les seconds, qui ne peuvent exercer une action locale qu'après s'être transformés en composés solubles. Mais l'*action géné-*

rale de tous les composés mercuriels est essentiellement la même, abstraction faite, bien entendu, de ceux dans lesquels le mercure est combiné avec un agent très actif, dont l'action domine celle du mercure; tel est, par exemple, le cyanure de mercure.

Les effets caustiques locaux produits sur la peau et les muqueuses par les composés mercuriels solubles, parmi lesquels le bichlorure de mercure est le plus actif, dépendent principalement de l'affinité de ces composés pour les substances albumineuses, avec lesquelles ils forment une combinaison solide, presque insoluble dans l'eau. De même que tous les caustiques, ils perdent leur activité cautérisante quand ils sont très dilués.

Ce que deviennent, dans l'organisme, les différents composés mercuriels. — Tous les composés mercuriels, ai-je dit, solubles ou insolubles, exercent sur l'organisme la même action générale. Administrés pendant assez longtemps, à petites doses, ils donnent naissance à des symptômes d'empoisonnement chronique. Pour que les sels mercuriels insolubles puissent produire ces symptômes, il faut évidemment qu'ils puissent être absorbés; il faut donc qu'ils se transforment, dans le canal gastro-intestinal, en composés solubles.

Or, les recherches de Voit nous permettent d'admettre que tous les composés mercuriels, introduits dans l'organisme, s'y transforment finalement en bichlorure de mercure; cette transformation se fait dans l'estomac et l'intestin, ou dans le sang, sous l'influence du chlorure de sodium, de l'albumine, etc. Il est évident que l'action du composé mercuriel sera d'autant plus rapide que cette transformation se fera avec plus de rapidité, et en plus grande abondance, dans le même temps. Et là-dessus Voit établit trois classes de mercuriaux : 1° Le *mercure métallique*. Son action est très lente, parce qu'il ne fournit que très lentement des quantités très petites de bichlorure. 2° Le second groupe est représenté par le *protochlorure;* à côté de lui viennent se ranger le protoxyde, les sels de protoxyde, le protobromure, le protoiodure, le protosulfure. 3° Enfin, le troisième groupe est naturellement représenté par le *bichlorure* lui-même, à côté duquel se rangent le bioxyde, les sels de bioxyde solubles dans l'eau, le bibromure et le biiodure.

Le bichlorure de mercure, produit final de la transformation des divers composés mercuriels, se trouvant en présence de matières albumineuses, doit se combiner avec l'albumine, pour former un albuminate insoluble; sous cette forme il ne pourrait donc pas être absorbé. Mais, en présence d'un excès d'albumine ou du chlorure de sodium, le composé albumino-mercuriel devient soluble : ainsi, quand on traite par le bichlorure de mercure une solution alcaline d'albumine, à laquelle on a ajouté préalablement du chlorure de sodium, il ne se produit point de précipité. Or, le bichlorure de mercure, se trouvant en présence du chlorure de sodium du suc gastrique, se combine avec ce chlorure de sodium, pour former un chlorure double de sodium et de mercure, $Cl^2Hg + ClNa$, et c'est sous cette forme qu'il est absorbé. Arrivé dans le sang, le mercure se combine avec l'albumine, et ce composé albumino-mercuriel reste dissous en présence du chlorure de sodium. On peut extraire, par des lavages, tout le chlore qui existe dans ce composé; aussi Mulder, Rose, Elsner, Voit, admettent-ils que le mercure existe, dans ce composé, en combinaison avec l'oxygène; de sorte que ce serait à l'état d'*albuminate de peroxyde de mercure* que le sel mercuriel ingéré existerait finalement en circulation dans le sang.

A la suite d'un traitement mercuriel prolongé, on peut constater la présence du mercure dans tous les tissus de l'organisme. Combien de temps y séjourne-t-il après l'interruption du traitement? D'après Schneider, on n'y en trouverait plus au bout de quelques semaines. Gorup-Besanez, au contraire, dit en avoir trouvé, dans le foie, un an après l'interruption du traitement. L'élimination du mercure par l'urine, à la suite de l'emploi des injections sous-cutanées, commence en général à se faire dès les premières vingt-quatre heures; à la suite d'onctions avec l'onguent gris, cette élimination ne commence qu'au bout de dix à douze jours (Nega). Cette élimination dure pendant plusieurs mois après l'interruption du traitement et ne se fait pas d'une manière continue; la réapparition du mercure dans l'urine, après qu'il avait déjà disparu, n'est nullement liée à un accroissement des échanges nutritifs. A la suite d'un traitement par les pommades mercurielles, la durée de l'élimination est beaucoup plus considérable qu'à la suite de l'emploi des injections sous-cutanées.

Le mercure s'élimine de l'organisme avec tous les produits de sécrétion. D'après Overbeck, cette élimination se fait principalement par le foie; c'est de la bile que proviendrait la grande quantité de mercure contenue dans l'intestin. Sous quelle forme se trouve-t-il au moment de cette élimination? On ne le sait pas bien. On a dit qu'il pouvait s'éliminer à l'état de mercure métallique; et l'on en donnait pour preuve que des anneaux d'or, portés par des personnes soumises à un traitement mercuriel, avaient été trouvés amalgamés; mais tous les composés mercuriels solubles, et même les albuminates, peuvent produire cette amalgamation. Il est possible que le mercure, au moment de son élimination, soit à l'état d'albuminate; remarquez, en tout cas, que l'urine est très souvent albumineuse chez les personnes qui prennent du mercure. A la suite d'un traitement par les pommades mercurielles, on trouve beaucoup moins de mercure dans l'urine qu'à la suite des injections sous-cutanées quotidiennes de $0^{gr},01$ de sublimé; par contre, l'usage longtemps prolongé de l'onguent gris donne lieu à une accumulation considérable de métal dans l'organisme. Dans le cours d'un traitement par le calomel, on ne constate la présence du mercure dans la salive qu'*après* l'apparition de la salivation. La stomatite est donc peut-être un signe de la saturation de l'organisme par le mercure (O. Schmidt).

Le mercure non absorbé s'élimine avec les matières fécales. Ces matières renferment aussi celui qui a été déversé dans l'intestin avec les divers produits de sécrétion. Le mercure éliminé avec les matières fécales se trouve le plus souvent à l'état de sulfure, par suite de l'action du sulfure d'hydrogène des gaz intestinaux.

Riederer fit prendre à un chien, dans l'espace de trente et un jours, $2^{gr},789$ de protochlorure de mercure; cette quantité lui fut administrée en 68 doses; l'animal ingérait tous les jours $0^{gr},09$ de protochlorure. Riederer constata que la plus grande quantité du mercure (77 pour 100) s'était éliminée avec les matières fécales; par conséquent la quantité absorbée fut relativement petite. Il ne s'en élimina par les urines qu'environ

1 pour 100. Dans le cerveau, le cœur, les poumons, la rate, le pancréas, les reins, les testicules, le pénis, il s'en trouva seulement 0,5 pour 100; dans les muscles, 0,4 pour 100 ; dans le foie, 0,5 pour 100. 100 grammes de la substance hépatique fraîche en renfermaient 0gr,0066; 100 grammes de cerveau en renfermaient 0gr,0027; 100 grammes de substance musculaire en contenaient 0gr,0004; c'est donc le foie qui en contenait le plus, et les muscles le moins.

Effets généraux produits par le mercure. — L'intensité de ces effets, la rapidité de leur apparition, varient beaucoup suivant les personnes, suivant la préparation employée, suivant le mode d'introduction dans l'organisme. Ainsi, ce sont les personnes jeunes, faibles, malpropres, qui présentent les accidents les plus marqués. Parmi les personnes qui manient journellement le mercure, dans les ateliers, il en est qui sont très rapidement atteintes par l'action du poison; d'autres, au contraire, ont pu travailler pendant quarante ans sur le mercure sans présenter d'accidents. C'est à la suite de l'inhalation prolongée des vapeurs mercurielles que se présentent, en général, les accidents les plus formidables. L'introduction des composés mercuriels dans l'estomac ne donne pas lieu à des phénomènes aussi intenses; dans ce mode d'introduction, en effet, une partie du poison est immédiatement absorbée par le foie et les glandes intestinales et éliminée rapidement avec la bile.

Un *composé mercuriel soluble, administré à doses élevées*, donne lieu à des accidents inflammatoires violents du côté du tube intestinal et à des troubles nerveux intenses.

Administré à doses modérées, il fait naître les symptômes du *mercurialisme aigu*. Les principaux de ces symptômes ont leur siège du côté du canal alimentaire : inflammation de la bouche, salivation, catarrhe intestinal, diarrhée. Les accidents nerveux n'occupent que le second rang; ils sont très peu marqués, et dépendent plutôt de la fièvre et des troubles nutritifs que d'une influence directe du poison. Si l'on suspend le traitement, la santé ne tarde pas à revenir.

L'*administration longtemps continuée de très petites doses* donne lieu aux accidents du *mercurialisme chronique*. Ici ce sont les accidents nerveux qui dominent la scène; les troubles du côté des voies digestives ne jouent qu'un rôle secondaire, et d'ailleurs ils n'existent pas toujours. Le système nerveux est fortement déprimé; cette dépression se manifeste par une grande excitabilité et très souvent par des tremblements plus ou moins intenses. Si l'usage de la préparation mercurielle n'est pas interrompu, le système nerveux se détraque complètement, et le malade, épuisé d'ailleurs par la diarrhée, ne tarde pas à succomber.

Le mercurialisme chronique peut laisser à sa suite des incommodités variées et très fâcheuses : telles sont la perte des dents, l'atrophie des gencives, des rétrécissements cicatriciels sur divers points du canal alimentaire, des inflammations chroniques de la bouche et du pharynx, l'induration des glandes salivaires et des ganglions cervicaux, le catarrhe gastrique, une excitabilité extrême du système nerveux, des douleurs dans les membres, l'insomnie, les vertiges, la tendance aux syncopes, de légers tremblements, l'affaiblissement de la mémoire et du jugement. Les sujets atteints sont extrêmements pâles et très amaigris; d'autres fois, ils prennent de l'embonpoint, tout en conservant une grande pâleur.

Effets des mercuriaux sur les divers organes. — Les mercuriaux ne produisent des altérations marquées et vraiment caractéristiques que sur la peau et les muqueuses. Les altérations qu'ils produisent sur les organes internes ne sont que légères et passagères; aussi voit-on les accidents mercuriels disparaître assez rapidement et d'une manière complète chez les personnes qui, ayant subi un empoisonnement violent par le mercure, se sont soustraites tout à coup à l'influence de ce poison. D'autres poisons, au contraire, tels que l'arsenic, le phosphore, l'antimoine, administrés pendant longtemps à de petites doses, donnent lieu à des altérations profondes et caractéristiques des organes internes (foie, rate, reins, muscles, os, etc.)

Peau. — La pommade mercurielle, appliquée sur la peau, y détermine l'apparition de phénomènes inflammatoires; c'est d'abord un simple érythème, qui peut rapidement passer à l'état d'eczéma impétigineux. Les composés mercuriels solubles, tels que le bichlorure, le biiodure, agissent, ai-je déjà dit, comme de violents caustiques.

La stomatite, résultant de l'administration intérieure du mercure, peut se propager à la peau des parties environnantes, à la peau des lèvres, des joues, du cou, et y provoquer même l'apparition d'un érysipèle, d'un phlegmon, d'une inflammation gangréneuse. Les diverses parties de la peau peuvent aussi présenter, chez les individus soumis à la mercurialisation, des inflammations à formes variées (roséole, urticaire, érythème, eczéma). Ces exanthèmes ne présentent aucun caractère spécial qui puisse faire reconnaître leur origine mercurielle.

Les *cheveux* tombent souvent, mais pour repousser ensuite.

La *sécrétion de la sueur* ne subit aucune influence de la part des mercuriaux. Les sueurs profuses observées au moment de la mort, chez les personnes empoisonnées par le mercure, se présentent également pendant l'agonie, dans beaucoup d'autres genres de mort; il ne faut pas les mettre spécialement sur le compte du mercure.

Les *organes de la digestion* sont les premiers et le plus violemment attaqués: saveur métallique de plus en plus désagréable, haleine fétide; langue sale, enflée; salivation; sentiment de pression à l'épigastre, éructations, nausées; puis vomissements de matières alimentaires, muqueuses, biliaires; coliques violentes, diarrhée alternant avec constipation. — Si l'on injecte rapidement des doses mortelles, ces altérations dans toute l'étendue du canal intestinal se manifestent avec encore plus d'intensité qu'à la suite de l'ingestion dans l'estomac; ces altérations sont surtout intenses dans le cæcum. Ces phénomènes du côté de l'intestin doivent être attribués à ce que le poison s'élimine en partie par la muqueuse intestinale (Prevost). Une partie des sels mercuriels s'élimine aussi dans l'estomac et par la salive, et là où l'élimination se fait avec le plus d'énergie on voit des ulcérations se développer.

L'*inflammation de la bouche* et la *salivation* atteignent souvent un degré excessif. Les gencives, la muqueuse buccale et pharyngienne, deviennent rouges et tuméfiées. Les gencives saignent facilement; elles se séparent des dents, et dans l'intervalle de séparation s'amassent des matières jaunâtres. Les dents deviennent douloureuses, mobiles.

La salivation est si abondante que la salive coule continuellement de la bouche; et quand le malade s'endort, cette salive, s'écoulant en arrière vers le larynx, donne lieu à des accès de suffocation. On a pu en recueillir, dans un jour, jusqu'à 5 kilogrammes. Cette salive a une mauvaise odeur ; elle est corrosive; son poids spécifique, augmenté au début, diminue dans la suite; sa réaction est le plus souvent fortement alcaline.

On voit apparaître ensuite, sur la muqueuse des joues, sur les bords de la langue, sur le voile du palais, sur les amygdales, des ulcérations à fond lardacé, jaunâtre, qui, d'abord superficielles, s'étendent ensuite en profondeur, arrivent souvent à dénuder les os et à donner lieu à de la périostite et à la nécrose. Mais remarquez qu'il n'existe pas de lésions osseuses produites directement par le mercure. Ces ulcérations, une fois guéries, laissent des cicatrices blanches, rayonnées.

Les lésions buccales que je viens de décrire sont dues à l'action directe du mercure, qui s'élimine continuellement, et en assez grande abondance, par la salive. Quant à la salivation, elle n'est pas entièrement produite, d'une manière réflexe, par l'inflammation de la bouche, car on a observé cette salivation en l'absence de tout état inflammatoire de la muqueuse buccale. La propriété qu'ont les mercuriaux d'agir sur presque tous les nerfs nous permet d'admettre qu'ils irritent les nerfs sécréteurs des glandes salivaires, et que de là résulte, en grande partie, cette énorme salivation.

Il est des circonstances qui favorisent la production de la salivation : ce sont la malpropreté de la bouche, la carie dentaire, la suppression de la sueur, la constipation, l'état de grossesse, le froid. Les petits enfants, n'ayant pas encore de dents, y seraient moins sujets.

Les phénomènes qui se produisent du côté de l'estomac et de l'intestin proviennent de l'état d'inflammation de ces organes.

La muqueuse de l'estomac et de l'intestin est fréquemment hyperhémiée et ecchymosée. Wunderlich a observé aussi de grandes ulcérations dans le jejunum; Heilborn, dans le gros intestin et dans le cœcum; Lazarevic a observé un fort gonflement des follicules solitaires et des plaques de Peyer, comme dans le typhus. Ces altérations de l'estomac et de l'intestin se manifestent aussi à la suite des injections mercurielles sous-cutanées (Heilborn).

Le gonflement de la région épigastrique et la constipation, qui s'observent souvent, paraissent devoir être attribués à la paralysie ou à l'affaiblissement des nerfs et des muscles gastro-intestinaux.

Dans les empoisonnements par les solutions de nitrate de mercure ou de sublimé, ingérées dans l'estomac ou injectées sous la peau, on trouve encore, outre les processus inflammatoires de l'intestin, un gonflement avec opacité de l'épithélium rénal dans les canalicules droits ainsi qu'un dépôt abondant de sels calcaires. La chaux déposée provient de la substance compacte des os, car chez les animaux empoisonnés on voit se produire un ramollissement des os crâniens et des vertèbres, et, dans les os longs, un relâchement entre la diaphyse et l'épiphyse. L'analyse des éléments minéraux des os a donné, chez les animaux empoisonnés, une diminution de ces éléments dans la proportion de 2 à 10 pour 100 (Prevost).

Le mercure ne donne lieu à aucune altération des *glandes*, du foie, de la rate, etc.; l'observation rigoureuse et impartiale n'est jamais parvenue à constater aucune altération de ce genre, comme appartenant en propre à l'action du mercure. On a bien signalé, chez des individus soumis au traitement mercuriel, l'hypertrophie du foie, de la rate, l'hypersécrétion du pancréas, etc.; mais ces faits n'ont jamais été parfaitement constatés, et remarquez d'ailleurs qu'on a souvent attribué à l'action mercurielle des altérations qui doivent évidemment être mises sur le compte de la syphilis. L'ictère, chez les individus soumis par leur profession à l'intoxication mercurielle, est un fait exceptionnel. Quant au gonflement des ganglions lymphatiques du cou, ils sont évidemment les résultats de la stomatite et non de l'action directe du mercure.

Dans les *os*, Heilborn a trouvé, à la suite d'injections sous-cutanées de sublimé, pourvu que ces injections n'eussent pas été trop faibles, une hypérhémie de la moelle, s'étendant également sur l'épiphyse et la diaphyse; dans le pourtour des vaisseaux on rencontrait des masses d'une coloration rouge et des cellules rendues rougeâtres par la présence d'un peu de matière colorante du sang diluée; les cellules graisseuses de la moelle ont été souvent trouvées atrophiées. C'est à cette hypérhémie de la moelle que Heilborn attribue les douleurs osseuses qui se manifestent chez les malades mercurialisés.

La *sécrétion de l'urine*, de même que celle de la sueur, ne subit de la part du mercure aucune modification particulière; on parle bien d'une augmentation de la sécrétion urinaire, mais le fait n'a pas été positivement constaté. L'urine est souvent trouvée albumineuse, mais cette albuminurie provient peut-être simplement d'un catarrhe des canalicules du rein. Kletzinsky, Saikowski, Rosenbach, ont trouvé du sucre dans l'urine, chez des hommes et des animaux soumis à la mercurialisation; Overbeck y a trouvé de la leucine et une substance sembable à la tyrosine, ainsi que de l'acide valérianique; Saikowski a constaté, dans les canalicules du rein, chez des lapins, la présence de dépôts de phosphate et de carbonate de chaux. Enfin, d'après Saikowski, le diabète mercuriel a une plus longue durée que les autres diabètes artificiels (18 jours).

Système nerveux. — D'après Kussmaul, le mercure est un poison cérébral; il est certain que la plus grande partie du système nerveux en subit l'influence, surtout dans les cas d'empoisonnement par de très petites doses longtemps continuées.

Parmi les phénomènes cérébraux observés, un des plus constants et des plus remarquables est l'*état de timidité et de perplexité* où se trouvent les individus soumis à l'influence du mercure. Cette timidité est exceseive, et ne s'observe, dans aucun autre empoisonnement, à un degré comparable. Kussmaul insiste sur ce fait, et le donne comme une preuve de l'influence considérable exercée sur nos dispositions morales par l'état de nos organes.

Le malade finit par perdre le sommeil; il est pris, surtout pendant la nuit, d'hallucinations très pénibles, qui peuvent donner lieu à de courts accès de frénésie. On observe aussi assez souvent des vertiges, accompagnés de perte de connaissance et pouvant simuler l'épilepsie. Mais le mercure par luimême ne donne jamais lieu à une véritable démence.

Il est extrêmement fréquent d'observer, plus tard, des *tremblements* dans les membres ainsi que dans la plupart des muscles du corps. Ces tremblements peuvent devenir très violents; ce sont alors de véritables mouvements convulsifs : le corps est jeté de côté et d'autre, sans que l'influence de la volonté puisse intervenir. En même temps il existe une faiblesse musculaire extrême, qui devient souvent de la parésie, de sorte qu'on se croirait alors en présence d'une paralysie agitante. Ces accidents, survenant du côté des organes de la parole, donnent lieu à du *bégaiement*.

On observe aussi des troubles du côté de la sensibilité : névralgies dentaire, faciale; céphalalgie, parfois très violente ; douleurs déchirantes dans les articulations ; douleur sourde dans la poitrine ; accès d'asthme; fourmillements, engourdissement des membres.

La plupart de ces phénomènes doivent être mis sur le compte d'une action directe du mercure sur le cerveau, la moelle épinière et les nerfs périphériques. Il est vrai que la seule altération matérielle qu'on ait jusqu'ici signalée sur ces organes, est une coloration plus sombre de la substance grise (Pleischl) et de la substance blanche (Koch). Chez des chiens empoisonnés par le bichlorure de mercure Popoff a trouvé les mêmes altérations de la moelle que dans le saturnisme : si l'empoisonnement suivait une marche aiguë, c'était une myélite diffuse, intéressant aussi la substance blanche, tandis que les nerfs périphériques restaient toujours à l'état normal. Rien ne prouve que la substance musculaire puisse être altérée par le mercure ; son excitabilité électrique a été trouvée parfaitement conservée; Kussmaul l'a même vue normale dans un cas où la paralysie datait de sept ans. L'excitabilité réflexe de la moelle n'a subi le plus souvent aucune modification; elle est pourtant quelquefois exagérée. Il est encore plusieurs circonstances qui parlent en faveur de l'origine cérébrale du tremblement; c'est d'abord l'existence simultanée d'autres symptômes cérébraux : céphalalgie, vertiges, insomnie, troubles psychiques; on remarquera ensuite que le tremblement est toujours ou provoqué, ou au moins fortement accru, par les excitations morales; et enfin, que les troubles nerveux envahissent d'abord les muscles de la face, puis ceux du bras et en dernier lieu ceux de la jambe.

Organes respiratoires. — Dyspnée, attribuée par Kussmaul à une insuffisance d'activité des muscles respiratoires. Les mercuriaux ne donnent naissance à aucune altération particulière des poumons; tout au plus peuvent-ils exciter la marche d'une tuberculose déjà existante; quant aux inflammations des bronches et du tissu pulmonaire observées chez les animaux, rien ne prouve sûrement qu'elles n'existassent pas déjà avant le traitement mercuriel ou qu'elles ne dussent pas leur origine à d'autres causes.

Organes circulatoires et sang. — L'usage prolongé des mercuriaux donne lieu, chez l'homme sain, à un affaiblissement considérable de la force d'impulsion du cœur ; le pouls devient petit, se ralentit ; mais la moindre émotion augmente sa fréquence et provoque des battements cardiaques. Chez des personnes dont le cœur était déjà affaibli par la dégénérescence graisseuse de son tissu, on a vu cet affaiblissement devenir tel, après l'usage du mercure, que le cœur cessait presque de battre pendant le sommeil. On a injecté des solutions étendues de bichlorure de mercure dans les veines, chez des grenouilles, et l'on a vu se produire rapidement une paralysie cardiaque ; le cœur s'arrêtait en diastole, alors qu'aucun des autres accidents propres au mercure n'avait encore apparu; chez les animaux à sang chaud on a souvent vu se produire une faible dégénéresce graisseuse du cœur.

L'état du sang, chez les individus mercurialisés, n'a jamais été l'objet d'aucune recherche approfondie. On a bien dit que le sang devenait plus pauvre en eau et en albumine, que le nombre des corpuscules blancs augmentait : on a même prétendu que les accidents mercuriels devaient être considérés comme résultant de l'anémie. Aucune de ces assertions n'a été confirmée. Il est certain que les malades, sous l'influence de la mercurialisation, deviennent très souvent anémiques; mais rien ne prouve que cette anémie résulte d'une action directe du mercure plutôt que des troubles nutritifs prolongés produits par la stomatite, etc. Si l'on mélange du sang, en dehors du corps, avec de l'albuminate de mercure, on constate que les globules rouges se détruisent peu à peu (Polodschnow).

Température. — Le mercure ne la modifie pas par lui-même. Si elle s'élève, ce n'est que sous l'influence des accidents inflammatoires qui ont envahi la bouche, le pharynx, l'estomac, etc.

Organes sexuels. — Les règles deviennent rares, irrugulières, disparaissent même complètement. Il est rare de les voir plus abondantes. Les femmes enceintes deviennent prédisposées à l'avortement, à l'accouchement prématuré.

Influence sur les échanges nutritifs. — Le mercure ne paraît pas influencer directement les échanges nutritifs. La nutrition souffre bien, dans l'empoisonnement chronique par le mercure; mais l'atteinte qu'elle subit n'est jamais très considérable, même à la suite d'un usage prolongé des mercuriaux; et d'ailleurs elle est plutôt la conséquence secondaire des altérations produites par le mercure sur le canal digestif et le système nerveux, que celle d'une action directe du mercure lui-même. Chez un syphilitique traité par le mercure, Boeck a constaté que l'élimination de l'urée n'avait subi aucune modification, qu'elle était la même qu'avant le traitement. Chez des lapins et surtout des chiens soumis pendant longtemps à l'usage de petites quantités de bichlorure de mercure chlorurosodique, administré à l'intérieur, Schlesinger a vu ces animaux augmenter notablement de poids (accroissement de la graisse et des globules rouges du sang) relativement à d'autres animaux semblables recevant la même alimentation sans addition de mercure; il n'a constaté chez eux aucun état morbide; sur des chiennes pleines, le même traitement n'a donné lieu non plus à aucune altération de la santé; les petits n'en ont pas souffert davantage.

Les anciens voyaient dans le mercure un médicament « antiplastique, fondant, consomptif » ; ils attribuaient au mercure ce qui n'était que l'effet du mode d'administration défectueux qu'ils employaient: on le prescrivait, dès le début, à des doses excessives, sans prendre aucune précaution pour prévenir les accidents; aussi qu'arrivait-il? Les muqueuses digestives s'enflammaient extrêmement, les troubles nutritifs étaient tels, que l'alimentation devenait impossible; le malade avait une fièvre continuelle, il maigrissait, devenait anémique. Or, il est aujourd'hui parfaitement avéré qu'on peut éviter tous ces accidents, tout en continuant pendant longtemps l'administration des mercuriaux, à la condition de tenir la bouche parfaitement nette, de faire un choix judicieux des préparations mercurielles, etc. Pour notre part, nous avons eu souvent l'occasion de nous convaincre que, grâce à toutes ces précautions, dans le traitement de la syphilis par le mercure, les individus, à la fin du traitement n'avaient rien perdu de leur poids, de leurs forces, de leur embompoint.

Quel est le mode d'action fondamental du mercure sur l'organisme ? — Nous devons convenir que nous l'ignorons, et qu'on ne peut, dans l'état actuel de la science, que faire des hypothèses sur ce sujet; telle est celle de Voit. Voici comment raisonne cet auteur : Le mercure, arrivé dans l'intimité des tissus, se combine avec l'albumine, pour former un albuminate d'oxyde de mercure, qui se décompose difficilement. Voilà pourquoi le mercure s'élimine si lentement ; car cette élimination ne peut avoir lieu qu'après que l'albuminate en question a été décomposé. Le poison syphilitique étant une substance albumineuse, le mercure, en se combinant avec cette substance, en détruit les propriétés, et voilà bien simplement l'explication de l'action antisyphilitique des mercuriaux. Mais, en même temps que l'albumine du poison syphilitique est détruite, l'albumine normale de l'organisme l'est également; seulement cette dernière est en si grande quantité relativement à la première, que l'organisme n'en souffre pas plus, en somme, qu'une toile qu'on blanchit ne se se ressent de la destruction de la matière colorante qui la salissait; la toile existe toujours, bien qu'elle ait perdu une partie de sa substance; mais elle a gagné en blancheur. Telle est l'hypothèse de Voit; elle est loin d'être acceptable, aussi bien que toutes celles qu'on a faites sur le même sujet. Rien ne prouve que l'albumine, soit celle qui circule avec le sang, soit celle des organes, subisse de la part du mercure des modifications essentielles; les néoplasmes syphilitiques disparaissent, voilà le fait, et il faut nous en contenter.

Quelles sont, parmi les nombreuses préparations mercurielles, celles à qui il convient de donner la préférence ? Voit voudrait qu'on s'en tint à celles qui représentent les trois groupes qu'il établit, et dont il a été question plus haut. Il faudrait placer en première ligne le *bichlorure de mercure*, qu'on administrerait, non pas sous la forme pilulaire, qui a le grave inconvénient de donner lieu à une vive irritation d'un point limité de la muqueuse stomacale par le sel à l'état de concentration, mais dans des solutions très étendues de (0,01 bichlorure sur 100 grammes d'eau). Il vaudrait encore mieux avoir recours aux injections sous-cutanées. Et ce dernier mode d'administration des mercuriaux dans la syphilis ne tardera pas sans doute à se généraliser et à obtenir la préférence. *Tous les malades* (Bamberger) *auxquels le mercure a été administré en injections sous-cutanées, sous forme d'albuminate ou de peptonate, ont augmenté de poids pendant le traitement et n'ont pas eu de salivation*, bien qu'on n'eût pris aucune mesure prophylactique. L'administration à l'intérieur de l'albuminate n'a non plus donné lieu à aucun trouble du côté de l'estomac.

Le nombre des composés mercuriels pouvant être employés en injections sous-cutanées est déjà considérable; on a mis en usage : 1° le sublimé; 2° le bichlorure de mercure chloruro-sodique; 3° l'albuminate de mercure; 4° le peptonate de mercure ; 5° la formamide mercurielle ; 6° le glycocolle mercuriel; 7° le calomel ; 8° le sérum sanguin mercuriel; 9° le bicyanure de mercure; 10° le bichlorure de mercure et d'urée. Avec l'emploi de plusieurs de ces préparations, l'organisme élimine rapidement le mercure (5, 6, 9 semaines); avec l'emploi du calomel et du sublimé, cette élimination se fait avec assez de lenteur, car on peut déceler la présence du mercure dans l'organisme à la fin de la dix-huitième semaine après la dernière injection; avec les autres préparations la durée de l'élimination est intermédiaire aux deux extrêmes que je viens de citer. Les préparations qui abandonnent rapidement l'organisme ne conviennent que dans les cas où il s'agit de faire disparaître rapidement certains symptômes extérieurs désagréables de la syphilis *(corona veneris)*; mais elles ont l'inconvénient de laisser de bonne heure se manifester des récidives, qui sont plus rares avec l'usage des composés mercuriels qui séjournent plus longtemps dans le corps (Unna).

Usages thérapeutiques. — Il est deux états morbides dans lesquels les mercuriaux sont principalement employés, ce sont les *affections inflammatoires aiguës* et la *syphilis*.

L'usage général des mercuriaux contre les *affections inflammatoires aiguës* date seulement du commencement de ce siècle; ils n'étaient auparavant employés que dans l'hépatite des pays chauds. C'est Robert Hamitton (1805) qui paraît les avoir le premier réellement recommandés. Depuis lors, ils ont été mis en usage surtout par les médecins anglais, et parmi eux les plus recommandables (Watson, Graves, Hope, etc.) ; cet usage s'est moins étendu en Allemagne, et encore moins en France.

Nous n'avons pas à parler ici des idées anciennes qui firent employer les mercuriaux dans les inflammations aiguës, ou qui semblaient donner une raison de leur mode d'action dans ces maladies. Dire qu'ils agissent en qualité « d'antiplastiques, de fondants, de résolutifs », c'est se payer de mots qui n'expliquent rien. Les quelques données positives qu'on a sur leur action physiologique sont tout à fait impuissantes à nous donner une idée nette de leur valeur dans les affections en question. Nous sommes donc réduits à interroger l'expérience. Or que nous apprend-elle?

En parcourant les différents ouvrages écrits sur cette question, on trouve des opinions tout à fait opposées. Hope s'exprime ainsi : « L'observation rigoureuse et impartiale des faits me laisse la conviction que les mercuriaux agissent très efficacement dans le traitement des inflammations du cerveau et des autres organes essentiels à la vie ». D'après Hasse, au contraire, « les frictions mercurielles, beaucoup vantées contre la méningite simple, ne présentent aucune utilité, et doivent être mises de côté dans le traitement de la méningite tuberculeuse. »

Depuis l'époque de la grande vogue des mercuriaux dans le traitement des inflammations aiguës, c'est-à-dire depuis 1830, jusqu'à nos jours, leur réputation d'efficacité, dans ces affections, a progressivement diminué. Au début, on les employait indistinctement dans les inflammations de toute espèce; puis on en vint à en limiter l'usage dans les inflammations des séreuses; peu après, en Allemagne du moins, on reconnut que les cas ordinaires de pleurésie, de péricardite, de péritonite, de méningite, pouvaient arriver à guérison sans les mercuriaux, aussi bien qu'avec les mercuriaux ; et l'on convint alors qu'on devait les réserver pour les cas à marche foudroyante. Nous-mêmes, dans les éditions précédentes de ce livre, nous admettions que, dans ces cas, les mercuriaux étaient les seuls agents capables d'arrêter la marche du processus inflammatoire. Aujourd'hui nous n'oserions plus soutenir cette opinion.

Les mercuriaux peuvent-ils, dans la méningite, la péritonite, etc., s'opposer aux exsudations, à l'émigration des globules blancs? Aucune observation ne le démontre; d'autant plus que, dans tous les cas observés, le mercure n'a pas été employé seul; on lui a toujours associé les autres antiphlogistiques (saignées, applications froides, etc.). En somme, si nous passons en revue les diverses observations qui sont à notre connaissance, que trouvons-nous? Les cas légers ou moyens ont très bien guéri sans l'intervention des mercuriaux; les cas graves ont abouti à la mort malgré les mercuriaux; et si, dans quelques-uns de ces cas, les malades ont guéri, est-on en droit de dire que c'est grâce à l'action du mercure, alors que, dans le plus grand nombre, il a complètement échoué? Certes il n'est jamais venu à l'idée à personne de comparer l'efficacité des mercuriaux, dans ces affections, à celle de la quinine dans les fièvres intermittentes, de l'acide salicylique dans le rhumatisme articulaire aigu, ou de la digitale dans certaines affections du cœur. Mais on dira que, en l'absence de moyens plus efficaces, il est rationnel d'avoir recours au mercure; d'accord, pourvu qu'on ne compte pas trop sur ce moyen, et qu'on ne fonde pas sur lui un espoir qui serait le plus souvent déçu.

Les mercuriaux ont aussi été recommandés contre la *fièvre puerpérale.* D'abord très en usage, ils furent ensuite abandonnés, et, dans ces derniers temps, Traube et d'autres auteurs les ont de nouveau employés. Ne possédant sur ce sujet que peu d'observations qui nous soient propres, nous parlerons d'après les autres.

Le mercure n'est d'aucune utilité dans la fièvre puerpérale sans localisations particulières, par exemple dans les formes pyémique, ichoreuse, thrombotique, de cette affection. Mais il est, dit-on, utile dans la forme phlegmoneuse, dans laquelle l'inflammation, étant passée de l'utérus à ses annexes, s'étend ensuite aux membranes séreuses, au péritoine, à la plèvre, plus rarement au péricarde. Les mercuriaux, employés alors avec énergie, (calomel à l'intérieur, pommade mercurielle à l'extérieur), sans négliger, bien entendu, les autres moyens rationnels, peuvent, dit-on, exercer une action très favorable. Les malades en supporteraient facilement des doses élevées, et l'amélioration s'accentuerait en même temps que la salivation ferait son apparition. Dans une épidémie de fièvre puerpérale, dans laquelle la forme dominante était celle de la paramétrite, Spiegelberg (Grossman) a vu la fièvre tomber rapidement, l'exsudat diminuer, sous l'influence de l'administration de hautes doses, fréquemment répétées, de bichlorure de mercure (1 centigramme toutes les heures ou toutes les deux heures). Mais tous les gynécologistes sont loin de partager cette manière de voir sur l'efficacité du mercure dans cette affection.

Rien ne prouve que les mercuriaux soient d'une utilité réelle dans le traitement du *croup* et de la *diphthérie;* l'expérience démontre même que leur administration trop prolongée, chez les jeunes enfants, peut avoir des conséquences fâcheuses.

Autrefois on les employait dans toutes les ophtalmies sans distinction, et l'on voyait même en eux des antiphlogistiques spécifiques. Aujourd'hui on ne les emploie guère que dans l'iritis, et encore en borne-t-on généralement l'usage au traitement de l'iritis syphilitique.

On les prescrit aussi, en application locale, dans diverses inflammations aiguës siégeant sous la peau, telles que les phlegmons aigus, la mastite aiguë, la parotidite, l'orchite, la myitis. On fait des frictions sur la peau avec l'onguent gris, dès le début de l'affection, avant que la suppuration ait commencé ; on prétend ainsi faire disparaître, « faire résoudre » les exsudats et arrêter la maladie dans sa marche ; mais l'efficacité réelle du mercure dans ce sens est loin d'être démontrée, et nous pouvons même dire que les chirurgiens abandonnent aujourd'hui de plus en plus cette pratique.

C'est dans le traitement de la *syphilis* que le mercure a été le plus employé. Pendant plus de deux siècles, les mercuriaux ont joui, contre cette maladie, d'une réputation universelle; on les considérait même comme un véritable spécifique. A notre époque, on leur a contesté la légitimité de cette réputation. Le mercure a aujourd'hui ses partisans et ses détracteurs, et, en présence de l'opposition absolue qui règne entre eux, il est bien difficile de porter un jugement qui puisse être définitif. Voici pourtant ce que l'on peut avancer de plus certain.

Disons d'abord que la blennorragie et ses conséquences (condylomes pointus), étant une maladie purement locale, n'a pas besoin d'un traitement général ; les mercuriaux sont donc ici inutiles. Ils le sont également, et pour la même raison, dans le traitement du chancre mou et de ses conséquences (bubons suppurés), bien que, dans ces derniers temps, on ait voulu faire revivre l'ancienne opinion, d'après laquelle le chancre mou pouvait donner lieu aux accidents généraux de la syphilis. Quant à la syphilis proprement dite, au chancre induré et à ses conséquences (accidents secondaires et tertiaires), il est incontestable que, quand elle est récente, elle peut suivre une marche favorable et s'éteindre, dans bien des cas, sans qu'on ait eu recours à d'autres moyens qu'à ceux qu'exige l'hygiène. Certains agents activant les sécrétions naturelles (diaphorétiques, diurétiques, évacuants) peuvent favoriser et hâter cette marche de la syphilis vers une issue heureuse. Mais est-ce à dire que les mercuriaux, dans ces cas, soient inutiles? Certes non. Ils ont l'avantage incontestable de faire disparaître les symptômes de la syphilis beaucoup plus rapidement que lorsqu'on abandonne la maladie à sa marche naturelle, ou lorsqu'on emploie contre elle tout autre moyen. Tous les symptômes, il est vrai, ne disparaissent pas avec la même rapidité; ceux qui disparaissent le plus tôt, ce sont les accidents secondaires, et, parmi eux, les plus légers (roséole, condylomes larges) ; le chancre induré primitif résiste davantage. Des observateurs expérimentés, Sigmund par exemple, soutiennent aujourd'hui que dans les formes les plus graves de la syphilis tertiaire (gomme) le mercure peut rendre d'excellents services.

Voici les principales objections qu'on a faites à l'emploi des mercuriaux dans la syphilis. On a d'abord fait remarquer que la syphilis pouvait guérir sans l'intervention du mercure. On a ajouté que le mercure ne guérissait pas la maladie, mais réduisait simplement les symptômes à l'état latent. En troisième lieu, on a prétendu que c'était l'emploi des mercuriaux qui faisait naître les accidents destructeurs de la troisième période. Et enfin on a accusé le mercure de produire des accidents encore plus redoutables que ceux de la syphilis, de porter une atteinte plus profonde à la constitution que la syphilis elle-même. Nous n'avons pas l'intention d'entrer dans les détails des discussions que cette question a soulevées. Nous nous contenterons de faire les remarques suivantes : On a constaté que, dans un grand nombre de cas, un seul traitement par les mercuriaux avait suffi pour faire disparaître pour toujours les symptômes de la syphilis. Et qu'importe alors, pourvu que les malades se trouvassent bien le reste de leur vie, que les symptômes fussent à l'état latent ou que le processus morbide lui-même eût été supprimé ? Il est vrai que, dans bien des cas, la maladie, traitée par le mercure, s'est manifestée de nouveau dans la suite, sous une forme encore plus maligne. Quant à la troisième et à la quatrième objection, nous ferons remarquer, d'abord, que les accidents tertiaires se montrent aussi bien dans les cas de syphilis traités sans l'intervention des mercuriaux, que dans ceux où ils ont été employés, et en second lieu, que les accidents dépendant de l'empoisonnement mercuriel sont devenus beaucoup plus rares, depuis qu'on a renoncé, dans l'emploi du mercure, aux excès absurdes auxquels on se laissait aller autrefois.

En somme, voici les conclusions auxquelles nous croyons devoir nous en tenir : On pourra éviter d'employer les mercuriaux dans les formes simples, légères, de la syphilis (roséole, condylomes), tout en reconnaissant néanmoins que, dans ces cas, la guérison se fait plus rapidement, et d'une manière plus complète, avec le mercure, que sans le mercure. Quant au chancre induré primitif, nous n'oserions pas nous prononcer d'une manière décisive. Le traitement mercuriel le fait certainement disparaître ; mais les accidents secondaires ne s'en produisent pas moins, de sorte qu'on a conseillé d'attendre l'apparition de ces accidents pour commencer le traitement mercuriel, afin de ne pas trop fatiguer le malade par une intervention deux fois répétée à court intervalle. Un nombre considérable de médecins expérimentés (Sigmund, Zeisl, Lancereaux, Liebermeister, Kaposi et autres) soutiennent actuellement qu'il ne convient pas d'instituer un traitement mercuriel général contre le chancre primitif ; nos propres observations nous portent à nous ranger à leur avis. Quoi qu'il en soit, remarquons que l'application de l'onguent gris à la surface de l'ulcère syphilitique le fait quelquefois disparaître avec une grande rapidité. Passons aux accidents tertiaires. Ici le mercure est moins efficace que l'iode. On devra pourtant y avoir recours lorsqu'il y a indication d'agir avec énergie, lorsque des organes importants sont en cause, par exemple dans l'iritis, dans les manifestations syphilitiques graves du côté du larynx ou du cerveau. Il est toutefois des observateurs, tel Bärensprung, qui mettent en doute la nécessité de l'emploi du mercure dans l'iritis. Mais faisons remarquer qu'on a observé des iritis syphilitiques qui, ayant résisté avec ténacité à un traitement dans lequel n'intervenait pas le mercure, n'ont pas tardé à disparaître dès qu'on faisait intervenir le traitement mercuriel. Quelques observateurs admettent que les accidents tertiaires, quoique cédant moins rapidement à l'action du mercure qu'à celle de l'iode, disparaissent cependant d'une manière plus nette et plus persistante sous l'influence du mercure.

L'expérience nous apprend qu'il est des circonstances dans lesquelles

les mercuriaux ne doivent pas être employés, ou du moins ne doivent l'être qu'avec les plus grandes précautions. Tel est le cas, par exemple, où le chancre est gangréneux ou menace de le devenir; tels sont encore les troubles digestifs très prononcés, un état anémique ou cachectique très avancé, pourvu que cet état cachectique ne dépende pas de la syphilis elle-même, mais bien, par exemple, de la scrofulose, de la tuberculose, du scorbut, de l'alcoolisme chronique. La grossesse constitue-t-elle aussi une contre-indication? L'expérience n'a pas encore définitivement prononcé; en général on est aujourd'hui d'avis que, dans les six à sept premiers mois de la grossesse, on peut sans inconvénient instituer un traitement mercuriel.

Le mode d'action du mercure dans la syphilis nous est complètement inconnu. On a dit qu'il agissait en vertu de ses propriétés antiplastiques, résolutives, ou en ralentissant les échanges organiques, ou, au contraire, en les accélérant; ce ne sont que des mots ou de pures hypothèses. Voyez ce qui a été dit à ce sujet dans la partie physiologique.

On croyait autrefois que le mercure ne pouvait manifester son efficacité dans la syphilis qu'après avoir fait naître les symptômes toxiques qui lui appartiennent en propre, notamment la salivation. Des milliers d'observations démontrent la fausseté de cette opinion. Aujourd'hui, au contraire, on cherche avec le plus grand soin à éviter la manifestation des accidents mercuriels. — Les préparations mercurielles sont très nombreuses; je parlerai, à propos de chacune d'elles, de leurs avantages et de leurs inconvénients.

1. BICHLORURE DE MERCURE, SUBLIMÉ CORROSIF

Le *bichlorure de mercure*, $HgCl^2$, se présente sous la forme d'une masse cristalline, incolore, transparente. Son goût est métallique, fortement caustique. Il se dissout dans 15 parties d'eau froide et dans 2 parties d'eau bouillante; il est encore plus soluble dans l'alcool que dans l'eau. Il se combine avec un grand nombre de chlorures métalliques. Parmi ces combinaisons, la plus importante pour nous est celle qu'il forme avec le chlorure de sodium : $HgCl^2 + NaCl + 2H^2O$.

L'*albuminate de ce sel* s'obtient le plus simplement en versant dans de l'albumine de blanc d'œuf diluée et filtrée une quantité d'une solution de bichlorure de mercure (5 pour 100) et d'une solution de chlorure de sodium (20 pour 100), suffisante pour que tout l'albuminate de mercure soit à l'état de solution, sans que toute l'albumine se soit combinée au bichlorure.

Quant au *peptonate de mercure*, voici comment Bamberger prescrit de le préparer : Prenez une solution de bichlorure de mercure à 5 pour 100, une solution de chlorure de sodium à 20 pour 100. Prenez ensuite 1 gramme de peptone de viande, que vous ferez dissoudre dans 50 centimètres cubes d'eau distillée; filtrez cette solution; après quoi ajoutez-y 20 centimètres cubes de la solution de sublimé; le précipité qui s'est formé, faites-le dissoudre à l'aide d'une quantité suffisante de la solution de NaCl (environ 15 à 16 centimètres cubes de cette solution); puis versez le liquide dans un tube gradué, et ajoutez-y de l'eau jusqu'à ce que la totalité du liquide arrive à former le volume de 100 centimètres cubes. La quantité de bichlorure de mercure contenue dans ce liquide sera évidemment de 1 pour 100, c'est-à-dire que chaque centimètre cube de ce liquide contiendra exactement 1 centigramme de mercure, en combinaison avec la peptone. Recouvrez bien ce liquide et abandonnez-le à lui-même pendant plusieurs jours; il se formera un léger précipité blanchâtre, floconneux, dont vous vous débarrasserez par la filtration. Cette solution se conserve beaucoup mieux que l'albuminate.

Action physiologique. — Le bichlorure de mercure a, comme la plupart des sels métalliques solubles, des propriétés antriputrides extrêmement énergiques. Il suffit d'une solution très étendue (1 : 20.000) pour tuer les organismes inférieurs (bactéries). Il agit donc, dans ce sens, 10 fois plus énergiquement que le thymol et le benzoate de soude; 20 fois plus énergiquement que la créosote, l'essence de thym, l'essence de carvi, l'acide benzoïque; 30 fois plus énergiquement que l'acide salicylique et l'eucalyptol; 100 fois plus énergiquement que l'acide phénique et la quinine. Parmi les antiseptiques que nous connaissons, le chlore est le seul qui paraisse lui être supérieur. Les données de Koch au sujet de la puissance désinfectante du sublimé perdent beaucoup de leur valeur dans la pratique, car elles ne sont applicables qu'aux cas où il s'agit de solutions privées d'albumine. A la surface des plaies une partie du sublimé entre en combinaison avec les substances albumineuses et devient par suite inactif. Dans le sang le sublimé ne peut sûrement s'opposer à la putréfaction que dans un certain état de concentration, 1 : 400 (Mikulicz). D'après les recherches expérimentales du service de santé, des solutions de sublimé à 0, 2 pour 100 ne suffisent pas pour désinfecter en 24 heures les crachats des phtisiques, tandis que l'acide phénique à 5 pour 100 permet d'arriver très bien à ce résultat (Schill-Fischer).

Quelle est l'action du bichlorure de mercure sur les solutions albumineuses et sur les liquides digestifs artificiels?—Voici, à ce sujet, ce qui résulte des expériences de Marle. Dans une solution albumineuse alcaline, contenant un excès de chlorure de sodium, le bichlorure de mercure ne donne lieu à aucun précipité; le précipité se produit si l'excès de NaCl n'existe pas. Dans une solution albumineuse acide, contenant du chlorure de sodium, $HgCl^2$ donne lieu à un précipité; le précipité ne se produit pas si la solution albumineuse acide ne contient pas de NaCl. Le précipité produit par $HgCl^2$ dans la solution albumineuse alcaline disparaît quand on rend la solution légèrement acide. En d'autres termes, $HgCl^2$ ne précipite l'albumine de ses solutions alcalines qu'à la condition qu'il n'y ait pas de NaCl; $HgCl^2$ ne précipite l'albumine de ses solutions acides qu'à la condition qu'il y ait NaCl. Il serait donc rationnel d'administrer à l'intérieur $HgCl^2$ sans y adjoindre NaCl, et d'injecter $HgCl^2$ sous la peau en y adjoignant NaCl ; car, dans le premier cas, $HgCl^2$ rencontre des liquides albumineux acides, et, dans le second, des liquides albumineux alcalins.

La solution médicinale de $HgCl^2$ (0,03 pour 100), ajoutée à un liquide digestif artificiel, ne fait pas précipiter la peptone; si la concentration de la solution ne dépasse pas 1 pour 100, la pepsine n'est pas non plus précipitée. Et cependant, dans ce liquide digestif artificiel, $HgCl^2$ met un obstacle puissant à la peptonisation de l'albumine; c'est que, d'après Marle, l'albumine, combinée avec $HgCl^2$ en un composé qui reste en solution dans le liquide acide, n'est plus que difficilement accessible à l'action de la pepsine. Si l'on ajoute NaCl, l'albuminate mercuriel se précipite, et la peptonisation de l'albumine devient alors beaucoup plus difficile.

Le bichlorure de mercure, administré à l'intérieur, à *très petites doses très fortement diluées*, ou à l'*état d'albuminate*, est très bien supporté par l'organisme ; il ne trouble nullement l'appétit; il l'excite même, dit-on. Il est, de tous les composés mercuriels, celui qui occasionne le moins les altérations buccales et la salivation, tout en donnant lieu, d'une manière très caractérisée, aux effets généraux et curatifs du mercure.

Injecté sous la peau, à très petites doses, à l'état d'albuminate ou de peptonate, il ne donne pas lieu à la moindre irritation locale, pourvu que la solution ait été filtrée avec le plus grand soin et soit parfaitement limpide.

Donné sous forme de bain, en *solution très diluée,* il ne produit point d'irritation locale; il n'est pas absorbé par la peau intacte, mais il l'est par les endroits de la peau privés de leur épiderme et par les muqueuses extérieures, et il donne consécutivement lieu aux effets généraux du mercure.

En somme, le bichlorure de mercure, à doses très petites et fortement diluées, ne détermine aucun accident fâcheux du côté de la peau et des muqueuses; mais ces accidents surviendront, si les doses sont trop fortes, ou les solutions trop concentrées.

Une solution moyennement concentrée de bichlorure de mercure, appliquée sur la peau ou les muqueuses, produit de l'inflammation; si elle est très concentrée, elle cautérise fortement. Ces effets peuvent être si violents sur la muqueuse digestive, qu'on pourrait se croire en présence d'un empoisonnement par l'acide arsénieux ou d'un accès de choléra. Kalman a observé, chez des lapins, l'inflammation des reins, avec dégénérescence de l'épithélium.

Les anciens médecins croyaient que les muqueuses digestives pouvaient s'habituer à l'action irritante du sublimé; c'est pourquoi ils administraient d'abord de petites doses, qu'ils augmentaient peu à peu; ainsi la méthode de Dzondi prescrit de commencer par 0,003 pour s'élever peu à peu à 0,1. Il est évident que les muqueuses ne peuvent pas plus s'habituer à l'action des caustiques que les tissus organiques ne peuvent s'habituer à l'action du feu. Une dose déterminée d'un caustique produira toujours le même effet, soit qu'elle ait été administrée d'emblée, soit qu'elle ait été précédée de doses progressivement croissantes.

Si la méthode du Dzondi ne donnait lieu à aucun accident grave, c'est que le bichlorure de mercure se décomposait déjà en partie dans les pilules mêmes, et que, ces pilules étant administrées peu de temps après le repas, la grande quantité d'albumine contenue à ce moment dans l'estomac mettait rapidement le bichlorure à l'état d'albuminate.

Depuis que le sublimé est mis en usage comme agent désinfectant en chirurgie et dans l'art obstétrical, le nombre des empoisonnements aigus produits par son emploi à l'extérieur est devenu chaque jour plus considérable. Les symptômes les plus saillants de cet empoisonnement consistent en vomissements, sensibilité de l'abdomen, diarrhées sanguinolentes, ténesme de la vessie et du rectum; quelquefois on voit se manifester de la salivation et des exanthèmes aigus sur la peau. La fréquence du pouls et de la respiration augmente considérablement; la température est en général très élevée par suite des processus inflammatoires, qui ne manquent jamais.

On a dit que le bichlorure de mercure produisait des effets particuliers sur les poumons; qu'il pouvait provoquer de la bronchite, des hémoptysies, la tuberculose même. Rien de tout cela n'est vrai.

Emploi thérapeutique. — On employait autrefois le bichlorure de mercure dans divers états morbides (névralgies, exanthèmes, pneumonie, etc.);

son action étant, dans ces cas, tout à fait incertaine, on n'y a plus recours. — Ce n'est guère que contre la syphilis qu'il est aujourd'hui administré. Nous avons dit qu'il était une des meilleures préparations mercurielles ; d'autres observateurs prétendent, au contraire, que son action est lente et incertaine. Ce qui est positif, c'est qu'il est, de toutes les préparations mercurielles, celle qui expose le moins aux accidents de l'hydrargyrisme, surtout à la salivation. Les troubles digestifs, qu'on l'accusait autrefois de provoquer avec une facilité toute particulière, provenaient du mode défectueux d'administration (forme pilulaire). Dans ces derniers temps, Lewin a proposé d'injecter le bichlorure de mercure sous la peau. Cette méthode présente des avantages et des inconvénients. Les avantages sont que la quantité de mercure introduite dans l'organisme peut être exactement dosée; que l'action du mercure se produit très rapidement, ce qui est une circonstance avantageuse pour les cas où il faut agir très vite, par exemple dans les cas d'iritis à marche rapide. Lewin prétend encore avoir observé que ce mode d'administration fait que les récidives sont plus rares. Tous ces avantages ont été contestés par plusieurs observateurs; on a dit que cette méthode avait l'inconvénient de donner lieu à une vive douleur au niveau de la piqûre, douleur qui peut cependant être adoucie par l'addition d'un peu de morphine au liquide à injecter, et qu'elle pouvait donner naissance à des accidents inflammatoires, à des phlegmons et même à la gangrène; nous ferons observer pourtant que, à la suite des injections de la solution de bichlorure de mercure chloruro-sodique, nous n'avons jamais vu se produire de gangrène, tout au plus s'est-il manifesté un peu d'inflammation cutanée, et les malades n'ont jamais accusé de bien vives douleurs. — Quant à la méthode de Bamberger, dont il a déjà été question, est-elle réellement destinée à mériter la préférence sur tous les autres modes d'administration des mercuriaux? C'est ce que l'avenir nous apprendra. Cette méthode, de l'avis de divers observateurs, semble être celle qui donne lieu aux douleurs les plus légères, aux réactions locales les moins accentuées; la grande difficulté est de ne pouvoir mettre en usage qu'un liquide tout à fait limpide. Le bichlorure de mercure chloruro-sodique, recommandé par Stern et Müller, possède, ainsi que nous avons pu nous en convaincre, les mêmes avantages et présente en outre une plus grande facilité pour le mode d'emploi ; aussi est-elle peut-être destinée à supplanter la préparation peptonique. — Les bains de sublimé sont une méthode qui mérite d'être entièrement rejetée pour les adultes; chez les enfants, au contraire, l'usage de ces bains est beaucoup recommandé, surtout dans les cas de pemphigus neonatorum, ou d'éruptions pustuleuses.

A l'extérieur, le bichlorure de mercure est fréquemment employé. On s'en sert, en lotions, contre les éphélides, les comédons, le pityriasis simplex et versicolor. Il agit, dans ces cas, comme les autres remèdes employés dans les mêmes circonstances, par exemple le carbonate de potasse, en donnant lieu à une irritation de la peau ; mais on ne saurait décider si réellement il mérite la préférence. On le prescrit encore avec prédilection contre le prurigo, soit circonscrit *(pr. pudendorum)*, soit étendu; il faudra éviter de l'employer dans les cas où la peau est fortement irritée par le grattage. — Il était autrefois assez fréquemment prescrit dans l'ophtalmo-blennorrhée; il l'est beaucoup moins aujourd'hui, et on lui préfère d'autres astringents (nitrate d'argent, zinc). On l'emploie aussi, comme agent de pansement, dans les condylomes syphilitiques ; mais le calomel vaut mieux.

En *chirurgie* et en *gynécologie*, le sublimé est beaucoup employé depuis quelque temps, dans le but de désinfecter les mains des médecins et de leurs aides, les plaies, les parties génitales de la femme à l'état puerpéral, les fils à ligature et à suture, les éponges, les drains ; on en imprègne aussi les objets de pansement.

La cause de ce fréquent usage réside dans l'action antiseptique énergique de cette substance (elle serait même un préservatif de l'érysipèle) et aussi dans son prix peu élevé. Mais il est important de remarquer que ses propriétés toxiques nécessitent les plus grandes précautions dans son emploi; il faut surtout éviter d'employer de fortes solutions (1 : 1000) dans les lavages de l'utérus et dans l'irrigation des plaies étendues ; à la suite de ces lavages de l'utérus, nous avons parfois vu se produire une intoxication mercurielle aiguë grave et même la mort ; la plus grande partie de l'intestin était couverte de membranes diphthéritiques. Les solutions plus faibles (1 : 2000-1 : 5000) semblent être moins dangereuses, sans être pour cela inactives. Chez les individus anémiques, chez ceux qui sont affectés d'une affection rénale ou de diarrhée, ce traitement par le sublimé est contre-indiqué.

Doses et préparations. — 1. *Bichlorure de mercure.* — A l'intérieur, 0,005-0,01-0,03 (jusqu'à 0,03 *pro dosi* ! jusqu'à 0,1 *pro die* !)[1]. Le mieux est de le prescrire dans une solution aqueuse très étendue ; on peut y ajouter un œuf (0,12 sublimé, sur 180 eau, avec un œuf)[2]. Voici en quoi consiste la méthode de Dzondi, méthode qui a été très en usage, et qu'on fera bien de rejeter : On fait dissoudre 0,75 de sublimé dans un peu d'eau ; on ajoute mie de pain et sucre, quantité suffisante pour faire 240 pilules. Le premier jour on fait prendre 4 de ces pilules ; le troisième jour 6 ; le cinquième jour 8 ; et l'on élève ainsi le nombre jusqu'à 30 par jour[3]. En même temps le malade est soumis à un régime maigre, on ne lui permet qu'un peu de viande blanche ; le jour où il prend les pilules, il évite l'usage du lait, et l'on a soin que la température de la chambre soit uniforme. Le meilleur moment pour prendre les pilules est un quart d'heure après le repas. — Pour injections sous-cutanées, mêmes doses que pour l'administration à l'intérieur. On emploie une simple solution aqueuse, ou le bichlorure de mercure chloruro-sodique, ou le peptonate de mercure. Nous mettons le plus souvent en usage la solution de 0,2 de bichlorure de mercure et de 2,0 de chlorure de sodium dans 50,0 d'eau (Stern et Müller). Pour l'usage externe, solutions de 0,1-0,2 pour 100 ; pour collyres, solutions de 0,05 pour 100. Pour bains généraux, 5,0-10,0 pour un bain ;

[1] [La dose 10 centigrammes *pro die* n'est jamais atteinte en France ; on craindrait, avec raison, de provoquer des accidents graves. Il est vrai qu'on n'y arrive plus en Allemagne, depuis que la méthode de Dzondi est abandonnée. On fera bien, en général, de ne pas dépasser la dose 3 centigrammes *pro die*.]

[2] [Le bichlorure de mercure est la base de la *liqueur de van Swieten*, préparation très souvent prescrite et qui n'est autre chose qu'une solution de 1 gramme de sublimé dans 100 grammes d'alcool, avec addition de 900 grammes d'eau ; 5 grammes de cette solution, ou à peu près le contenu d'une cuiller à café, représentent donc 5 milligrammes de bichlorure de mercure. D'après ce que je viens de dire, on pourra prescrire, par jour, de 1 à 6 cuillerées à café, de cette solution. Il est avantageux de la faire prendre dans de l'eau albumineuse ou dans du lait. — Les *pilules de Dupuytren*, préparation encore très en usage, renferment chacune 0,01 de sublimé, 0,01 extrait d'opium et 0,15 extrait de gaïac.]

[3] [30 de ces pilules représentent un peu plus de 9 centigrammes de sublimé.]

pour un bain d'enfant, d'une durée d'une demi-heure, 0,1-2,0 suivant l'âge. Pour pommade, 1 partie : 24 parties de graisse [1].

2. *Bichlorure de mercure peptonisé.* — La prescription la plus simple est la suivante : Sublimé corrosif 1, solution aqueuse de peptone 50, chlorure de sodium q. s., pour faire une solution, filtrez. Une seringue à injection contient donc 0,02 de bichlorure de mercure.

3. *Bichlorure de mercure ammoniacal.* — Il contient 50 parties de bichlorure de mercure et 75 parties d'ammoniaque liquide pour 1000 parties d'eau distillée.

4. *Gaze au sublimé.* — On dégraisse la gaze du commerce en la faisant bouillir avec 1/2 pour 100 de lessive de soude, puis on la lave jusqu'à ce que l'eau ne présente plus aucune réaction alcaline; on la sèche, après quoi on la laisse séjourner pendant une demi-heure dans une solution de sublimé à 1/4 pour 100 (sublimé corrosif 7,5, alcool 1000, eau distillée 1500, glycérine 500); on l'exprime pas trop fort, et enfin on la met en paquets alors qu'elle est encore un peu humide. Cette solution suffit pour préparer 3 kilogrammes de gaze. D'après Schede, on imbibe la gaze avec une solution de 1 partie de sublimé sur 190 parties d'eau et 10 parties de glycérine; on la tord ensuite et on la fait sécher.

Esmarch se sert, pour imprégner la gaze, d'une solution de 1 partie de sublimé et de 100 parties de sel marin dans 40 parties de glycérine et 1000 parties d'eau.

Catgut au sublimé. — D'après Schede, les cordes de boyaux enroulées doivent être placées pendant 6 à 12 heures dans une solution aqueuse de sublimé à 0,1 pour 100 et puis conservées dans de l'alcool absolu.

Soie au sublimé. — Les fils roulés sur une bobine doivent être mis à bouillir pendant 2 heures dans une solution aqueuse de sublimé à 2 pour 100, et puis conservés dans une solution aqueuse de sublimé à 0,1 pour 100.

2. PROTOCHLORURE DE MERCURE, CALOMEL

Le *protochlorure de mercure*, HgCl ou Hg^2Cl^2, tel qu'il est obtenu en sublimant un mélange intime de 4 parties de bichlorure de mercure avec 3 parties de mercure métallique, représente une masse fibreuse, jaunâtre, transparente, inodore et insipide, tout à fait insoluble dans l'eau, dans l'alcool, ainsi que dans les acides dilués. Sous l'influence de la lumière du jour, il s'en sépare un peu de mercure métallique, et la préparation devient alors grise; il faut donc la conserver dans des flacons noircis.

On peut l'obtenir sous la forme d'une poudre très fine, en en condensant les vapeurs avec de la vapeur d'eau; c'est alors le *calomel à la vapeur* [2].

Action physiologique. — Buchheim et Oettingen croient que le protochlorure de mercure se transforme, dans l'organisme, en albuminate de protoxyde de mercure. Voit admet qu'une petite partie du calomel ingéré se transforme, dans le tube digestif, en bichlorure, et il fonde son opinion sur ce fait, à savoir, que du calomel, mis en contact avec une solution d'albumine,

[1] [Cette pommade doit être très irritante; on fera bien de diminuer de beaucoup la proportion du principe actif, à moins qu'on n'ait en vue la production d'effets caustiques.]

[2] [Outre le *calomel par sublimation*, ou *mercure doux*, et le *calomel à la vapeur*, on trouve encore, dans les pharmacies, le *calomel par précipitation*, ou *précipité blanc*. Le premier n'est guère plus prescrit en médecine; le dernier est exclusivement réservé pour l'usage externe; outre qu'il est souvent impur, il présente une activité plus marquée que celle du *calomel à la vapeur*, lequel est le seul qui soit prescrit pour l'usage interne; c'est le vrai calomel officinal; c'est celui que doit délivrer le pharmacien quand l'ordonnance du médecin porte simplement le mot *calomel*, sans spécification.]

laisse, au bout de quelque temps, dégager du mercure métallique, ce qui, d'après l'opinion de Liebig, ne peut avoir lieu sans qu'il se forme en même temps du bichlorure de mercure[1]. Quant au chlorure de sodium contenu dans l'estomac, il y est en trop petite quantité pour qu'il puisse déterminer cette transformation du protochlorure en bichlorure. Quoi qu'il soit, il est certain qu'une partie du calomel ingéré, malgré l'insolubilité de cette substance dans l'eau et les acides dilués, se transforme dans le tube digestif en un composé soluble et absorbable, puisque les *symptômes de l'empoisonnement mercuriel aigu* se manifestent souvent après l'ingestion, pendant quelques jours de suite, de doses, même très minimes, de calomel (0,005-0,01). Et il est même remarquable que, de tous les composés mercuriels, c'est celui qui provoque le plus rapidement l'inflammation de la bouche et la salivation, et cela, bien que la plus grande partie du protochlorure ingéré soit très vite éliminée avec les selles (Riederer). On a même vu la salivation se produire après l'ingestion de 0,1 de calomel, à doses fractionnées.

Le calomel ne trouble pas l'action des ferments amorphes, mais il tue les ferments organisés. Le pouvoir digestif de la salive, du suc gastrique et du suc pancréatique n'est donc nullement influencé par l'ingestion du calomel, et la fibrine se dissout en sa présence dans le même temps que s'il était absent. Dans la digestion pancréatique et intestinale, il ne fait qu'empêcher la production de ces substances auxquelles l'albumine donne naissance par suite de processus de putréfaction, et l'on voit dans ce cas faire défaut tous les gaz, tels que l'hydrogène, l'acide sulfhydrique, qui se forment par la putréfaction du contenu de l'intestin. Dans les liquides nutritifs, le calomel empêche le développement des organismes inférieurs ou supprime leur activité vitale. Le calomel est donc un antiseptique et un aseptique excellent, et c'est à cette propriété qu'il faut rapporter l'action bienfaisante qu'il produit dans divers troubles se manifestant dans le domaine des fonctions gastro-intestinales (Wasilieff).

Administré à doses plus élevées (0,1-0,5), répétées à courts intervalles, le calomel produit des effets purgatifs ; il n'a pas alors le temps d'être absorbé et s'élimine rapidement avec les selles. Ces effets purgatifs se produisent le plus souvent sans douleurs ; on observe parfois quelques nausées. Les selles sont fluides ; elles contiennent en abondance des produits de la digestion pancréatique, peptone, leucine, tyrosine (Radziejewski) ; les processus de putréfaction dans le canal intestinal ayant été supprimés par le calomel, ces corps n'ont pu être ultérieurement décomposés. Elles présentent, surtout chez les enfants, une particularité qui a attiré l'attention : leur couleur est verte, ou au moins très foncée. Buchheim attribue cette coloration à la présence d'une grande quantité de bile dans ces matières fécales.

[1] [Telle est aussi l'opinion de Rabuteau. D'après lui, le calomel donne naissance, dans les voies digestives, à du mercure métallique et à du sublimé. Mercure et sublimé sont absorbés en même temps; après quoi le bichlorure se réduit à son tour en donnant naissance à du mercure métallique et à du chlorure de sodium. D'après le même observateur, le mercure métallique, introduit dans les voies digestives, est absorbé en nature, de la même manière que par la surface cutanée. Le protoiodure de mercure se comporte comme le protochlorure, c'est-à-dire qu'il donne naissance, dans le tube gastro-intestinal, à du mercure métallique et à du biiodure, lesquels s'absorbent tels quels; une fois arrivé dans le sang, le biiodure se réduit à son tour en produisant du mercure métallique et un iodure, probablement de sodium.]

Il traite ces matières par l'alcool ; celui -ci s'empare de la matière colorante et montre toutes les réactions de la bile, tandis que le résidu renferme le sulfure de mercure. Buchheim tire de là cette conclusion, que la coloration des selles est bien due, dans ce cas, à la bile. D'autres observateurs ont attribué cette coloration au sulfure de mercure lui-même ; ils se fondent sur les considérations suivantes : Les matières fécales normales, bien mélangées avec du calomel, prennent une coloration plus sombre ; l'enduit muqueux de la langue prend une teinte verdâtre, sous l'influence de la formation du sulfure de mercure, à la suite de l'administration du calomel (Traube).

Wasilieff explique de la manière suivante cette coloration verte des matières fécales : Dans les conditions normales, les matières colorantes de la bile, bilirubine et biliverdine, sont détruites dans le canal intestinal par suite des processus de putréfaction qui s'y développent, de sorte qu'on ne rencontre point de matière colorante biliaire dans les matières fécales normales. Quand on emploie le calomel, au contraire, les processus de putréfaction étant supprimés dans l'intestin, ces matières colorantes biliaires restent intactes et sont évacuées en nature avec les matières fécales, grâce aux mouvements péristaltiques intestinaux devenus plus énergiques.

En faisant prendre du calomel à des chiens auxquels on a pratiqué au préalable une fistule biliaire, on constate que la sécrétion de la bile ne subit aucune augmentation ; quelquefois même elle subit une diminution (Kölliker et H. Müller, Scott, Bennett, Radziejewski). Buchheim assure pourtant que la sécrétion biliaire augmente sous l'influence du calomel.

Il faut en tout cas distinguer avec soin la sécrétion et l'excrétion de la bile. Par exemple, bien que la sécrétion de la bile soit devenue moindre, l'excrétion peut en être augmentée par suite de la suppression du catarrhe des voies biliaires, par suite de l'expulsion de bouchons muqueux s'opposant à son écoulement (H. Köhler).

Il arrive souvent que des *doses énormes* de colomel, introduites dans l'estomac, ne produisent pas autre chose que la diarrhée ; il est pourtant des cas où il en résulte une gastro-entérite violente, comparable à celle qui succède à l'administration de doses élevées de sublimé ; on a constaté alors l'existence d'ulcérations diphthéritiques dans le gros intestin ; Riederer a observé, chez des chiens, à la suite de l'ingestion de doses moyennes de calomel, des ecchymoses de la muqueuse stomacale, qui formaient, du côté du pylore, des plaques étendues ; il a aussi observé, chez ces animaux, des selles sanguinolentes. Ces faits sont favorables à l'opinion de Voit sur la transformation du protochlorure en bichlorure.

A la suite de l'*injection sous-cutanée du calomel*, Th. Kolliker a vu très rarement se produire de la stomatite, de la salivation, des troubles digestifs et de l'eczéma ; les résultats antisyphilitiques étaient d'ailleurs excellents.

Emploi thérapeutique. — Le calomel est un des médicaments qu'on emploie le plus fréquemment ; on en abuse même dans certains pays, en Angleterre par exemple. On le prescrit surtout dans les affections inflammatoires aiguës, à cause de la rapidité avec laquelle il fait naître les phénomènes de la mercurialisation. Il a même été trouvé utile contre l'hépatite aiguë des tropiques (Budd, Annesby, etc.).

C'est un des composés mercuriels qui ont été le plus employés dans la *syphilis*. Il a l'avantage d'être bien supporté par l'estomac, mais il a l'inconvénient de donner lieu facilement à de la salivation et à de la diarrhée; pour éviter la diarrhée, on lui associe ordinairement l'opium. On l'emploie avec une certaine prédilection dans la syphilis des femmes enceintes et des nouveau-nés.

Le calomel est encore un *purgatif* précieux. Il a l'avantage, de même que l'huile de ricin, de pouvoir être administré sans inconvénient chez les personnes dont l'intestin est le siège d'inflammation ou même d'ulcérations. On a prétendu que les effets purgatifs produits par le calomel s'accompagnaient d'effets spéciaux sur l'état d'inflammation de divers organes; nous croyons que ces effets ne sont rien moins que démontrés, et notre expérience personnelle nous permet d'admettre que les prétendues propriétés abortives du calomel, dans le typhus abdominal, sont purement imaginaires ; le calomel, comme purgatif, n'agit pas ici autrement que ne ferait l'huile de ricin.

L'emploi du calomel comme purgatif est-il, comme on l'a dit, particulièrement indiqué dans les cas où il faut activer en même temps l'excrétion de la bile? Cette propriété du calomel est loin d'être démontrée, comme nous l'avons vu dans la partie physiologique ; mais s'agit-il d'une affection du foie ou des voies biliaires, s'accompagnant, ce qui arrive si souvent, de phénomènes gastro-intestinaux, alors l'emploi du calomel peut être indiqué comme laxatif dans le but de combattre ces phénomènes. Récemment Sacharijin a de nouveau proposé de traiter par le calomel la cholélithiase ancienne, grave, accompagnée d'accès de coliques fébriles et d'un endolorissement persistant de la région hépatique, dans les cas où l'emploi des eaux minérales n'a plus aucune efficacité ; il propose aussi de soumettre au même traitement les malades atteints de cirrhose hypertrophique du foie. Il donne, en même temps que du chlorate de potasse, 3 à 12 doses par jour de 0,05 de calomel, pendant quelques jours de suite ; puis il laisse reposer le malade pendant plusieurs jours; dans le cas où plusieurs doses ainsi administrées n'auraient provoqué aucune selle, il prescrit l'huile de ricin. Nos propres observations nous permettent de confirmer cette opinion de Sacharijin.

Le calomel, administré comme purgatif, à petites doses répétées, exerce une action très favorable dans les diarrhées avec vomissements, qui se présentent si fréquemment chez les petits enfants, ordinairement pendant l'été, le plus souvent à la suite d'indigestions. On a pu mettre en doute l'efficacité du calomel dans ces circonstances, mais on n'a jamais pu la nier absolument ; de trop nombreuses observations parlent en sa faveur, et, pour notre compte, nous en sommes convaincus. Nous ne voulons pas dire qu'il agisse autrement que comme purgatif ; mais il faut convenir qu'il n'est point de purgatif qui convienne mieux dans ces cas. Le calomel a été souvent employé contre le *choléra*, à des doses (jusqu'à 5 grammes par jour) et suivant des méthodes très diverses. On avait pour but, en l'administrant dans cette maladie, d'activer la sécrétion biliaire ; mais on ne voit pas trop quelle utilité on pourrait retirer de cette propriété du calomel, en admettant qu'elle fût réelle. Le fait est que son emploi n'a pas plus fait diminuer le chiffre de la mortalité, que celui des autres médicaments en grand nombre qu'on a essayé d'opposer à cette maladie. — On a beaucoup discuté sur l'utilité du calomel dans le *typhus abdominal*. Il était beaucoup recommandé autrefois dans le but de faire avorter la maladie ; on ne compte plus guère aujourd'hui sur son efficacité dans ce sens. Voici ce que nous apprend l'expérience : Donné tout à fait au début de la maladie, il en modère parfois la marche, en faisant un peu baisser les symptômes fébriles. Son emploi suppose les conditions suivantes : première période de la maladie (jusqu'au neuvième jour), individus vigoureux, altérations intestinales modérées, fièvre considérable. On le prescrit à la dose de 0,5, dose qu'on répète deux à quatre fois dans les vingt-quatre heures. Tout récemment Weil a déclaré qu'il n'avait jamais vu le calomel exercer une influence favorable sur la marche générale de cette maladie.

Jendrassik a, dans ces derniers temps, prétendu que le calomel était un excellent diurétique à employer dans les maladies du cœur s'accompagnant d'hydropisie. Quelque surprenante que paraisse cette manière de voir, nous devons la confirmer en nous basant sur nos observations personnelles ; ce médicament provoque parfois une diurèse diffuse, là où la digitale est restée inefficace. On le donne à la dose de 0,2, 3 à 4 fois par jour, avec ou sans jalap, pendant trois ou quatre jours de suite, et on répète fréquemment cette administration.

A l'extérieur, le calomel est employé, comme irritant léger, dans des états morbides très divers. Ainsi, dans les opacités de la cornée, il mérite la préférence sur la plupart des autres moyens à action plus intense, dans les cas où les taches sont tout à fait récentes et où tous les phénomènes de sensibilité n'ont pas encore disparu.

Leber et Schlœfke ont encore récemment appelé l'attention sur ce fait déjà connu, à savoir qu'on doit s'abstenir de ces insufflations de calomel quand on a en même temps ou depuis un à deux jours administré à l'intérieur de l'iodure de potassium. Le biiodure de mercure qui se forme alors dans le liquide des larmes peut, ainsi que le prouvent plusieurs observations, donner lieu à une ophtalmie intense. On emploie aussi le calomel localement dans le traitement de l'otorrhée, des ulcérations chroniques, des condylomes larges, etc. Il est certain que les condylomes, qui résistent longtemps à un traitement général, cèdent plus facilement quand on les saupoudre avec du calomel, après les avoir préalablement mouillés avec de l'eau salée. Les injections sous-cutanées de calomel, recommandées par quelques observateurs, dans les cas d'infection syphilitique, agissent, dit-on, plus lentement, il est vrai, mais aussi d'une manière plus persistante et plus étendue ; elles ont l'inconvénient de provoquer très facilement des abcès.

Doses et préparations. — *Protochlorure de mercure.* — Pour en obtenir des effets généraux, on en prescrit 0,005-0,1, plusieurs fois par jour. Comme purgatif, 0,2-0,5-1. Chez les enfants, 0,01-0,1. En poudre ou en pilules. On lui associe souvent d'autres purgatifs, tels que le jalap, la rhubarbe. Quand il s'agit d'en continuer l'emploi pendant quelque temps, comme, par exemple, dans la syphilis, on lui associe ordinairement l'opium (0,05 calomel avec 0,015 opium, en poudre, trois fois par jour)[1]. En pommade, 1 partie de calomel sur 10 parties d'axonge. — Pour

[1] [Il faut éviter avec grand soin, quand on prescrit le calomel à l'intérieur, surtout à doses élevées, purgatives, de l'associer avec certaines substances, qui peuvent, en le décomposant, donner naissance à des produits très toxiques. Parmi ces substances je citerai : 1° l'eau du laurier-

injections sous-cutanées, 0,05-0,1, en une fois, en suspension dans de la glycérine et de l'eau ; l'injection est répétée tous les 5 à 6 jours.

3. POMMADE MERCURIELLE

Prenez 6 parties mercure purifié et 1 partie d'ancienne pommade mercurielle ; broyez-les ensemble jusqu'à ce qu'on n'aperçoive plus aucun globule de mercure ; mêlez ensuite avec 4 parties de suif et 8 parties de saindoux, préalablement fondus et refroidis. Cette pommade doit avoir une couleur gris bleuâtre [1].

Action physiologique. — Les recherches de Voit et Overbeck ont démontré que la pommade mercurielle récemment préparée était un simple mélange de graisse et de mercure métallique finement divisé ; dans la pommade ancienne, qui a ranci, il se trouve, en quantité variable, du protoxyde de mercure combiné avec les acides gras. Voit a calculé que, par la trituration avec la graisse, 1 gramme de mercure se divise en 152 millions environ de globules, et qu'il acquiert un volume 534 fois plus grand.

De quelle manière la pommade mercurielle, appliquée avec frictionnement sur la peau, pénètre-t-elle dans l'organisme ? Cette question a été très débattue. Oesterlen, Voit, et surtout Overbeck, affirment avoir directement constaté, à la suite de frictions avec la pommade mercurielle, la présence de globules mercuriels excessivement ténus, dans le tissu de la peau, dans le tissu cellulaire sous-cutané, puis dans divers organes, et enfin dans l'urine et les matières fécales. Overbeck a vu ces globules parfaitement purs, Voit les a trouvés en partie oxydés. Ces expériences ont été faites sur les animaux et sur l'homme, et l'on avait pris grand soin que le mercure ne pût pas être introduit dans la bouche, soit par les animaux à l'aide de la langue, soit par l'homme à l'aide des mains enduites de la pommade mercurielle. Fürbinger conclut de ses expériences que les frictions avec la pommade mercurielle font pénétrer des globules de mercure dans les follicules pileux et dans les conduits des glandes sébacées, où ils se transforment peu à peu en composés absorbables ; il pense aussi que le mercure porté sur les muqueuses respiratoires y subit d'abord un certain degré d'oxydation avant d'être absorbé. D'autres observateurs, au contraire (Donders, Bärensprung, Hoffmann, v. Recklingshausen, Rindfleisch), nient que le mercure métallique puisse pénétrer dans les tissus à travers la peau intacte. Bärensprung croit que le seul principe actif de la pommade mercurielle est le sel gras de protoxyde de mercure qui s'y développe ; Buchheim soutient que la pommade au protoxyde de mercure est plus active que la pommade au mercure métallique, tandis qu'Overbeck, se fondant sur des expériences directes, affirme que la dernière n'est pas moins active que la première.

Nous croyons, avec Kirchgässer, que, dans le traitement ordinaire par la pommade mercurielle, la plus grande partie du mercure pénètre dans l'or-

cerise ou l'émulsion d'amandes, qui peuvent donner lieu à la formation d'un cyanure de mercure ; 2° les substances salées ; 3° les liquides acides ; 4° les liquides alcalins, qui peuvent le convertir partiellement en bichlorure.]

[1] [La pharmacopée française distingue deux pommades mercurielles : 1° la *pommade mercurielle double*, ou *onguent napolitain*, composée de parties égales de mercure et d'axonge ; 2° la *pommade mercurielle simple* ou *onguent gris*, préparée avec 1 partie de pommade mercureille double pour 3 parties d'axonge.]

ganisme avec l'air inspiré. Nous savons, en effet, que le mercure se vaporise facilement à la température ordinaire; à plus forte raison quand il se trouve en contact avec la peau, que le frottement augmente encore la température, et que l'état de division extrême favorise cette vaporisation. Ces vapeurs mercurielles vont imprégner l'air que respire le malade, et pénètrent, avec cet air, dans les poumons où elles sont absorbées. Elles peuvent aussi pénétrer à travers la peau; le fait n'a pas été directement démontré pour les vapeurs mercurielles, mais il l'a été pour un grand nombre d'autres vapeurs et gaz; peut-être aussi les globules mercuriels peuvent-ils réellement passer à travers l'épiderme, sous l'influence du frottement, qui a souvent pour résultat de faire enflammer la peau, de donner lieu à la formation de petites vésicules et de faire détacher l'épiderme sur divers points. Ces fines vapeurs mercurielles, arrivées dans le sang et les organes, et se trouvant en présence du chlorure de sodium, de l'albumine, de l'oxygène des globules sanguins, passent à l'état d'oxyde; peut-être aussi qu'une partie chemine dans les tissus sans avoir subi aucune modification et arrive ainsi, dans les produits de sécrétion et d'excrétion, à l'état de mercure métallique.

Quand on emploie la préparation mercurielle *(Quecksilberpflastermulle)*, qu'on obtient au moyen d'une solution de gomme élastique contenant le mercure en fine émulsion, préparation qui, à cause de la commodité de son emploi et de sa propreté, mérite d'être recommandée à la place de l'onguent gris, on ne peut guère supposer que le métal puisse s'évaporer vers l'extérieur, et cependant Nega a trouvé, 24 heures après l'emploi de cette préparation, du mercure dans l'urine; il faut donc que le métal ait très rapidement traversé la peau sous une forme quelconque.

Quoi qu'il en soit, il est certain que l'hydrargyrisme aigu ou chronique se produit chez les individus dont la peau a été mise en contact avec la pommade mercurielle, aussi bien que chez ceux qui respirent d'une manière continuelle dans une atmosphère qui contient des vapeurs de mercure. Le contact direct et continuel de ces vapeurs avec la muqueuse buccale nous permet de comprendre pourquoi les phénomènes inflammatoires du côté de la bouche se développent si vite chez les personnes soumises à ce mode d'administration des mercuriaux.

Ce mode d'administration des mercuriaux est-il vraiment rationnel? Non, évidemment. En effet, il ne permet pas de doser d'une manière exacte la quantité de mercure qu'on fait pénétrer dans l'organisme; et pourtant, quand il s'agit d'un poison, c'est là une condition qui a une importance capitale. On nous objectera que la quantité absorbée est très peu considérable relativement à la quantité de pommade employée; mais est-il rationnel de prescrire un médicament, avec l'obligation d'en jeter 99 parties et de n'en utiliser qu'une? Et d'ailleurs il faut convenir que ce traitement par la pommade mercurielle nécessite un grand nombre de petits soins minutieux et est loin d'être exempt de malpropreté. Il présente encore l'inconvénient de donner lieu très facilement aux accidents inflammatoires du côté de la bouche. Malgré tout cela certains syphiligraphes expérimentés donnent encore la préférence à ce mode de traitement par les onctions mercurielles, et cela parce que sous son influence les récidives seraient plus rares. On ne peut pas contester d'une manière absolue la justesse de cette manière de voir, d'autant moins que, comme nous l'avons déjà vu, l'organisme à la suite de ces onctions élimine le mercure plus lentement qu'à la suite des autres modes d'emploi de ce médicament.

Le sublimé en solution (0,1 pour 100), de même que les autres sels solubles de mercure dans un état de concentration correspondant, versés goutte à goutte sur un mésentère de grenouille enflammé, empêchent la suppuration. Il n'est pas physiologiquement inadmissible que, à la suite des frictions avec la pommade mercurielle, quelque chose de semblable puisse se passer, et il serait possible qu'à ce point de vue l'onguent gris parvînt à être rehabilité comme antiphlogistique, d'autant plus qu'on doit tenir compte, dans son emploi, du massage et de la possibilité d'une action antiparasitaire (Binz).

Emploi thérapeutique. — La pommade mercurielle a toujours été une des préparations les plus en usage pour provoquer la mercurialisation, soit dans la syphilis, soit dans les affections inflammatoires aiguës. Nous venons de parler des inconvénients que présente son emploi.

Elle est encore fréquemment prescrite comme *parasiticide*. Elle ne peut pas tuer l'acarus de la gale, cela est certain ; aussi n'est-elle pas employée contre la gale. Mais elle tue très bien les poux de la tête et du pubis. Les frictions ne doivent pas être trop longtemps continuées, car elles pourraient donner lieu à l'eczéma mercuriel, ou même déterminer des symptômes généraux. — Blasius, Volkmann et autres observateurs recommandent aussi l'emploi de l'onguent gris comme médicament adjuvant dans le traitement du lupus ; il produit même parfois des résultats curatifs remarquables. Dans le traitement des plaies diphthéritiques, Volkmann recommande aussi l'emploi de l'onguent gris comme pommade de pansement. Au sujet de l'usage local de l'onguent gris contre le chancre dur, voyez page 190.

Doses et préparations. — 1. *Pommade mercurielle.* — Pour l'employer comme parasiticide, prenez-en gros comme un pois et frictionnez. Pour l'employer comme antiphlogistique, on en use ordinairement 2, 5, 10 grammes par jour, en plusieurs frictions. S'il s'agit d'instituer une cure mercurielle énergique, comme, par exemple, dans la fièvre puerpérale, on fait alterner heure par heure l'administration de 0,05 de calomel et une friction avec 1,5 de pommade mercurielle. Les frictions sont faites sur les endroits où la peau est mince et tendre, par exemple à la partie interne des cuisses, sous les aisselles, etc. On varie les points d'application pour éviter l'eczéma. Ces frictions se font le plus commodément avec un morceau de cuir ou de toile. — On distingue, dans le traitement de la syphilis par la pommade mercurielle, la grande cure et la petite cure. La première (méthode de Rust et de Louvrier) est aujourd'hui abandonnée, parce qu'elle déprime trop les malades. La seconde consiste en ceci : D'abord, période préparatoire de cinq à dix jours, pendant laquelle on met le malade au régime et on lui fait prendre des bains chauds. Puis, chaque soir, frictions avec 2-4 grammes de pommade ; on recouvre les parties frictionnées et, le lendemain, on les lave. On restreint le régime, qui ne doit pas être irritant ; la chambre peut être aérée, le malade peut changer de linge. Les frictions sont continuées jusqu'à la disparition des symptômes. Il est très fréquent de voir survenir la salivation. On tiendra les dents et la bouche propres, au moyen de lotions avec une solution de tannin ou de chlorate de potasse.

2. *Emplâtre de mercure.* — 1 partie mercure, 50 parties térébenthine, 300 parties emplâtre de plomb simple, 50 parties cire. D'après la pharmacopée

d'Autriche : mercure 130, térébenthine 70, emplâtre diachylon simple 500. Cet emplâtre a une couleur grise [1].

4. MERCURE MÉTALLIQUE

Le mercure est un métal d'un blanc d'argent, liquide à la température ordinaire, volatil, sans saveur et sans odeur, d'une densité considérable (13,598).

Action physiologique. — Les individus exposés pendant longtemps aux vapeurs mercurielles, par exemple dans les ateliers où l'on fabrique les miroirs, les thermomètres, etc., peuvent être pris des symptômes aigus ou chroniques de l'empoisonnement mercuriel.

Introduit dans l'estomac à dose massive, le mercure ne tarde pas à être rejeté par les selles ; l'action excercée par son poids sur l'intestin en accélère les mouvements péristaltiques, ce qui explique la rapidité avec laquelle il est rejeté (Traube). Il n'a donc pas le temps d'être absorbé ; mais s'il séjournait pendant un certain temps dans le tube intestinal, les vapeurs, ou les produits de son oxydation, pourraient pénétrer dans le sang et donner naissance aux phénomènes hydrargyriques.

Après avoir introduit dans le torrent circulatoire du mercure finement divisé, on trouve des produits d'oxydation dissous dans le sérum ; après avoir introduit du mercure dans le tissu cellulaire sous-cutané, on en rencontre aussi dans l'urine ; le sang possède donc la propriété d'oxyder ce métal (Fürbringer).

Emploi thérapeutique. — Le mercure métallique était prescrit autrefois contre les obstructions intestinales simples, opiniâtres. Aujourd'hui il n'est plus employé dans ce cas ; mais il l'est encore contre l'iléus, quelle que soit l'altération anatomique qui occasionne cette maladie. On a en vue, en l'employant, de mettre à profit son poids, pour redresser des anses intestinales repliées, étranglées, tordues sur elles-mêmes, etc. On n'y aura recours que dans des cas désespérés, alors que tous les autres moyens rationnels auront échoué. Bettelheim a récemment publié les résultats d'une statistique, d'après laquelle le mercure métallique aurait parfois sauvé la vie à des malades atteints d'occlusion intestinale et ne pouvant être guéris par d'autres moyens (occlusions déterminées par des matières fécales accumulées, par des ascarides, entortillement, torsion de l'intestin sur son axe, intususception) ; cet emploi du mercure métallique n'aurait jamais donné lieu à aucun accident grave, à aucune perforation intestinale. Nous ferons remarquer que, dans les cas où la mort est survenue après qu'on avait mis en usage ce mode de traitement, le métal a été souvent trouvé finement divisé au dessus de la sténose. Il ne peut donc être question ici d'une action due au poids du métal.

P. Fürbringer a communiqué des observations sur la valeur des injections sous-cutanées de mercure métallique dans la syphilis. Il déclare que cette méthode ne peut être employée qu'exceptionnellement, dans les cas où les modes usuels d'administration du mercure sont mal supportés et où une action mercurielle rapide n'est pas nécessaire.

[1] [Notre *emplâtre de Vigo, cum mercurio*, renferme à peu près 20 parties de mercure métallique pour 100 parties d'autres substances très variées (styrax, térébenthine, emplâtre simple, cire, poix-résine, gomme ammoniaque, bdellium, myrrhe, safran, essence de lavande).]

DOSES. — *Mercure métallique.* — S'il s'agit de mettre à profit sa masse, son poids, on en fera avaler en une fois une quantité considérable, de 100 à 300 grammes. Pour injections sous-cutanées, 0,05-0,1 *pro dosi*, à répéter une fois par semaine.

SUPPLÉMENT AUX MERCURIAUX

Tous les autres composés mercuriels agissent exactement comme l'une ou l'autre des préparations dont nous nous sommes occupés avec détail. Nous ne ferons donc que les mentionner.

Les composés suivants, insolubles dans l'eau, ont la même action que le *calomel*.

1. PROTOIODURE DE MERCURE, IODURE JAUNE. HgI. — Recommandé par Ricord, dans le but de donner naissance en même temps aux effets du mercure et à ceux de l'iode, surtout chez les syphilitiques scrofuleux. Ce composé ne présente aucun avantage pratique (*jusqu'à* 0,05 *pro dosi*! *jusqu'à* 0,2 *pro die*!) [1].

2. PROTOBROMURE DE MERCURE. — HgBr.

3. PROTOXYDE DE MERCURE. — Hg^2O.

4. SELS DE PROTOXYDE DE MERCURE (acétate, phosphate, sulfate, azotate).

5. SULFURE DE MERCURE, HgS, et leurs mélanges (sulfure noir de mercure ou éthiops minéral, et le sulfure rouge de mercure ou cinabre).

Composés agissant comme le *sublimé* :

1. BIIODURE DE MERCURE, IODURE ROUGE DE MERCURE. HgI^2. — Soluble dans l'alcool, mais non dans l'eau (*jusqu'à* 0,03 *pro dosi* ! 0,1 *pro die* !) [2].

2. BIBROMURE DE MERCURE. $HgBr^2$. — Difficilement soluble dans l'eau.

3. BIOXYDE DE MERCURE. HgO. — On distingue HgO précipité rouge (*jusqu'à* 0,03 *pro dosi*! 0,1 *pro die*!) et HgO préparé par voie humide. Peu soluble dans l'eau, plus soluble dans les acides. Employé surtout dans la thérapeutique oculaire (blépharite ciliaire chronique, etc.), en pommade; une application avant le coucher.

Pommade mercurielle rouge : 1 partie HgO sur 9 parties de pommade à la paraffine [3].

4. SELS DE BIOXYDE DE MERCURE.

5. BICHLORURE DE MERCURE AMMONIACAL. $HgCl + HgNH^2$. — Employé dans la thérapeutique oculaire, exactement comme le bioxyde de mercure. On s'en sert aussi dans le traitement des maladies de la peau déterminées par des champignons (pityriasis versicolor, herpès circinné, teigne, après épilation), et pour détruire les poux du pubis.

Pommade de bichlorure de mercure ammoniacal. — 1 partie sur 9 parties d'axonge.

Dans ces derniers temps on a recommandé, comme étant peu irritantes et comme pouvant par conséquent être employées en injections sous-cutanées les préparations suivantes :

1. Solution de sublimé (Lewin).
2. Sublimé chloruro-sodique (Stern-Anspitz).
3. Albuminate de mercure (Bamberger).
4. Peptonate de mercure (Martineau).

[1] [Les pilules de protoiodure de mercure, du Codex français, contiennent chacune 0,05 de protoiodure et 0,02 d'extrait d'opium. Il est inutile d'aller au delà de deux de ces pilules par jour, c'est-à-dire de 0,10 de protoiodure. Ces pilules sont encore souvent prescrites.]

[2] [Si l'on voulait prescrire ce sel, il serait prudent de ne pas dépasser la dose de 0,025 *pro die*: car il est très toxique.]

[3] [La pommade au bioxyde de mercure, du Codex français, contient 1 gramme de bioxyde sur 15 grammes de pommade rosat.]

5. Bicyanure de mercure (Martineau).
6. Calomel en suspension (Scarenzo).
7. Sérum sanguin mercuriel (Bockhardt).
8. Glywcoll-asparagine (Wolf et Nega).

Chacun de ces observateurs préconise sa préparation comme ne donnant lieu à aucune douleur, ni à aucun accident inflammatoire; au point de vue des effets immédiats et des récidives, ces préparations présenteraient aussi des avantages. Mais, si l'on admet l'opinion de Bockhardt, qui croit que les préparations mercurielles qui séjournent le plus longtemps dans l'organisme sont aussi les meilleures, on devra n'accorder à ce traitement par les injections qu'une place secondaire. Kaposi considère encore comme devant être employés de préférence, le calomel en suspension, les solutions de sublimé et de peptonate de mercure. L'avenir décidera.

Traitement de l'empoisonnement par le mercure. — L'empoisonnement aigu est le plus souvent produit par le bichlorure, ou sublimé. Si l'individu n'a pas vomi, il faut d'abord songer à le faire vomir, le mieux en lui irritant mécaniquement le pharynx ou en lui injectant sous la peau de l'apomorphine. Comme contrepoison, on emploiera l'hydrate de sulfure de fer, qu'on aura préparé depuis très peu de temps, en traitant par un sulfure alcalin une solution de sulfate de fer; ou bien encore on fera une pâte composée d'un mélange de fer en poudre et de fleur de soufre. — La gastro-entérite sera traitée par les moyens ordinaires.

Byasson (H.), Recherches sur l'élimination des sels mercuriels ingérés par l'homme (Journal d'anatomie et de physiologie de Robin, septembre et octobre, 1872). — Wibouchewitch, De l'influence des préparations mercurielles sur la richesse du sang en globules blancs et en globules rouges (Archives de physiologie, juillet et septembre, 1874). — Nouveau Dictionnaire de médecine et de chirurgie pratiques, art. Mercure par Héraud et Barrallier, t. XXII. Paris, 1876. — Dictionnaire encyclopédique des sciences médicales, art. Mercure par Gobley et Beaugrand, 2e série, t. VII, — Schlesinger (H.), Experimentelle Untersuchungen über die Wirkung lange Zeit fortgezetzter Quecksilber gaben (Archiv für experimentelle Pathologie und Pharmakologie, Band, XIII. Leipzig). — Hallopeau (H.), Du mercure, action physiologique et thérapeutique, thèse de concours pour l'agrégation, indications bibliographiques. Paris, 1878. — Wassilieff, Wirkungen des Calomel auf Gährungsprocesse (Zeitschrift für physiologische Chemie, Band VI, S. 112, 1882). — Stern, Berliner klinische Wochenschrift, 1878, n° 5. — Furbringer, Berliner kl. Woch., 1878, n° 22. — Gubler et Labbée, Commentaires thérapeutiques du Codex médicamentarius, 3e édition. Paris, 1885.

VIII. Or

Action physiologique. — Nous ne possédons sur ce sujet que les expériences peu approfondies de Aronowitsch; ces expériences ont été faites avec le chlorure d'or et de sodium cristallisé, en solutions très étendues, non caustiques, et, en outre, avec un sel double d'or, l'hyposulfite de protoxyde d'or et de sodium.

Ces deux préparations provoquent également, la dernière avec une rapidité un peu plus grande, chez les animaux à sang froid, une paralysie du système nerveux central (impossibilité de sauter, disparition des mouvements réflexes, finalement perte du sentiment). La respiration se paralyse plutôt que l'activité cardiaque; cette dernière présente aussi un ralentissement.

Chez les animaux à sang chaud (lapins), des doses très petites administrées pendant longtemps ne produisaient aucun effet bien appréciable; les animaux conservaient leur bonne humeur, avaient bon appétit et finissaient même à la longue par augmenter un peu de poids.

Si, au contraire, on élevait un peu la dose, on voyait l'appétit diminuer, la diarrhée et l'amaigrissement survenir, le pouls et la respiration s'accélérer, la température baisser.

Enfin, il se manifestait une paralysie des extrémités; les animaux restaient sans mouvement couchés sur le ventre et finissaient par succomber en présentant un ralentissement de la respiration et des altérations catarrhales dans les poumons.

L'intoxication aiguë avec des doses élevées (0,3–0,5) d'hyposulfite d'or et de sodium, injectées sous la peau, chez des lapins, a donné lieu aux phénomènes suivants : inquiétude vive, anxiété, accélération du pouls, diarrhée; au bout de trois à quatre heures, aux phénomènes ci-dessus se joignait le trismus, et les animaux mouraient au bout d'une heure au milieu de convulsions et en présentant un abaissement progressif de la température et de la respiration. A l'autopsie, on trouvait, comme cause de la mort, de l'œdème pulmonaire.

Emploi thérapeutique. — Les préparations d'or, autrefois en usage contre diverses affections chroniques, notamment contre la syphilis invétérée et les affections scrofuleuses, sont aujourd'hui à peu près entièrement abandonnées, et avec raison. Il y a quelques années, Martini a de nouveau préconisé l'or dans le traitement des maladies utérines chroniques; parfois encore, on l'essaye contre les maladies chroniques de la moelle épinière (formes de myélite), où on l'emploie de la même manière que les sels d'argent; mais il ne faut en attendre aucun effet positif.

Doses et préparations. — 1. Chlorure d'or et de sodium : Poudre d'un jaune d'or, entièrement soluble dans l'eau, partiellement soluble dans l'alcool 0,005 *pro dosi* plusieurs fois par jour, le mieux en solution dans l'eau (*jusqu'à* 0,05 *pro dosi*! *jusqu'à* 0,2 *pro die*!).

2. *Chlorure d'or.* Employé autrefois comme caustique, entièrement abandonné aujourd'hui.

3. *Or en feuilles.* On en recouvre les pilules ; on l'emploie aussi dans l'art dentaire.

IV

MÉTALLOÏDES

ARSENIC, PHOSPHORE, ANTIMOINE, BISMUTH ET AZOTE

Ce groupe, qui, avec le *vanadium*, non employé en thérapeutique, forme au point de vue chimique une famille naturelle, dans laquelle l'*antimoine* et le *bismuth* représentent la transition des métaux aux métalloïdes, ce groupe d'éléments provoque aussi dans l'organisme animal des altérations organiques et fonctionnelles qui présentent entre elles des ressemblances remarquables et qui sont dues à une même action fondamentale. Cette action fondamentale consiste, d'après Binz, en ce que les oxydes de l'arsenic, de l'antimoine, du bismuth, du vanadium et de l'azote, ainsi que le phosphore jaune, provoquent une combustion extrêmement intense dans l'intérieur de ces cellules qui sont aptes à mettre en mouvement des atomes d'oxygène faiblement fixés. L'arsenic, l'antimoine, le bismuth, etc., n'ont donc aucune action directe et sont simplement les porteurs indifférents des atomes d'oxygène à propriétés extrêmement puissantes. Tandis que toutes les préparations solubles d'arsenic, d'antimoine, de bismuth et de vanadium, exercent sur l'organisme une influence toxique, les acides du phosphore, au contraire, ont une action beaucoup plus faible que le phosphore lui-même, parce que l'oxygène est en eux beaucoup plus fortement fixé que dans les acides de l'arsenic, etc.

Les composés de ces métalloïdes ne forment point d'albuminates avec les substances albumineuses, en quoi ils se distinguent déjà essentiellement des métaux. Ils exercent sur le système nerveux central une action paralysante.

Ils font naître dans la plupart des organes internes une dégénérescence graisseuse; ils font disparaître le principe glycogène du foie.

Le phosphore et l'arsenic agissent de la même manière sur la formation du tissu ostéogène.

Les composés hydrogénés du phosphore, de l'arsenic et de l'antimoine exercent sur le sang une action fortement réductrice, de même que l'hydrogène sulfuré.

I. Arsenic

Très proche du phosphore au point de vue chimique, de l'antimoine et du bismuth par ses propriétés physiques, ce corps (As) se rencontre dans la nature à l'état natif (cobalt) ou combiné, soit avec le soufre (orpiment, réalgar), soit avec des métaux (fer arsenical, nickel arsenical), soit avec l'oxygène (anhydride arsénieux), ou bien enfin à l'état d'arsénite (fleurs de cobalt).

De même que le phosphore, il est dimorphe : *arsenic amorphe* (masse noire à éclat vitreux), et *arsenic cristallin* (masse d'un gris d'acier, d'un brillant métallique). Exposés à l'air humide, l'arsenic amorphe et l'arsenic cristallin s'oxydent au niveau de leur surface, le premier plus difficilement que le second. Chauffés en présence de l'oxygène, ils brûlent en donnant naissance à de l'anhydride arsénieux.

L'arsenic pur et ses composés sulfurés à l'état de pureté parfaite sont exempts de toute propriété toxique. S'ils agissent ordinairement comme des poisons, ils le doivent à la présence de divers acides arsénicaux qui altèrent souvent leur pureté (C. Schmidt).

Nous n'étudierons ici que l'acide arsénieux et son sel potassique ; ce sont à peu près les seuls composés arsénicaux qu'utilise la thérapeutique. Le second, étant plus soluble que le premier, est aussi plus toxique. Quant à l'acide arsénique, il a absolument la même action que l'acide arsénieux, mais pourtant un peu plus faible (Marmé) ; nous pouvons en dire autant des acides organiques de l'arsenic, des combinaisons arsénicales des radicaux alcooliques : oxyde d'arsenic diméthylique (oxyde de kakodyle) $As_2(CH_3)_4O$, acide diméthyl-arsénique (acide kakodylique) $As^2(CH^3)^3OOH$, acide diphényl-arsénique (acide phenylkakodylique) $(C^6H^5)AsOOH$ (Lebahn, Schultz).

L'hydrogène arsénié donne lieu à des phénomènes en partie semblables (vives douleurs abdominales, vomissements, grande faiblesse musculaire) ; seulement comme il est facilement absorbable, ces phénomènes se produisent d'une manière plus intense et plus rapide ; il provoque en outre de l'hémoglobinurie.

1. Acide arsénieux

L'*acide arsénieux*, AsO^3H^3, n'existe qu'en combinaison avec les métaux. Par contre l'*anhydre arsénieux* ($As^2O^3 = OAs — O — AsO$) se trouve dans la nature (fleurs d'arsenic), et peut être obtenu artificiellement, en faisant brûler As dans de l'oxygène.

L'anhydre arsénieux est dimorphe, comme l'arsenic. L'*anhydre arsénieux amorphe* et l'*anhydre arsénieux cristallin* sont difficilement solubles dans l'eau.

L'acide arsénieux cristallin, opaque, se dissout dans 500 à 1000 parties d'eau froide, dans 400 parties d'eau bouillante ; l'acide arsénieux amorphe, transparent, en lequel le premier se transforme par une longue ébullition, est soluble dans 15 parties d'eau chaude. La solution a une réaction faiblement acide et une saveur métallique.

Action physiologique. — Ce poison, l'unique principe actif de la fameuse *aqua toffana*, est certainement celui qui a fait périr le plus grand nombre d'hommes. Il est mis en usage dans beaucoup d'industries ; chaque année on en prépare des milliers de quintaux ; aussi est-il très facile de se le procurer. Et cependant ses effets sur l'organisme n'ont été que dans ces derniers temps l'objet de recherches approfondies, qui ont permis enfin de donner une solution satisfaisante aux nombreuses contradictions qui existaient sur ce sujet.

Ce que devient l'acide arsénieux dans l'organisme. — L'acide arsénieux pénètre dans la circulation à travers la peau privée de son épiderme, à travers les ulcérations cutanées, à travers toutes les muqueuses. L'absorption par la muqueuse stomacale se fait plus rapidement quand l'estomac est vide que lorsqu'il est plein d'aliments. L'acide arsénieux se retrouve ensuite dans les globules sanguins (non dans le sérum), dans tous les organes, même dans les os. Il s'élimine avec la bile, et principalement avec l'urine ; on prétend aussi l'avoir trouvé dans la sueur. Cette élimination commence à se faire dans les cinq premières heures qui suivent l'empoisonnement ; elle est terminée généralement au bout de deux à trois jours ; aussi arrive-t-il souvent que, en faisant l'autopsie d'une personne qui n'a succombé que plusieurs jours après un empoisonnement par l'acide arsénieux, on ne trouve plus ce poison dans le cadavre (Grohe). On cite pourtant des cas, mais ils sont rares, dans lesquels on a pu déceler quelques traces d'acide arsénieux chez des individus qui n'étaient morts que dix à vingt jours après l'ingestion du poison.

Phénomènes généraux de l'empoisonnement par l'acide arsénieux. — A la suite de l'ingestion d'une petite dose ou de plusieurs petites doses (0,001-0,005), les symptômes qui se manifestent ne présentent rien de caractéristique, et diffèrent suivant les individus. Les principaux qui ont été notés sont les suivants : sensation de chaleur le long de l'œsophage et dans l'estomac ; stimulation très marquée de l'appétit ; augmentation d'énergie de toutes les fonctions organiques (cerveau, cœur, respiration, organes génitaux, excrétions). Si l'administration de ces petites doses est continuée un peu trop longtemps, apparition de phénomènes qui commencent à devenir sérieux : sensation de constriction au niveau du cou, sécheresse des muqueuses, soif, douleurs épigastriques, nausées, vomissements, diarrhée ; puis, fièvre avec céphalalgie, insomnie. Cesse-t-on à temps l'usage du poison, tout rentre dans l'état normal.

Des *phénomènes toxiques aigus, avec danger pour la vie*, peuvent être provoqués, chez l'homme adulte, par 0,01 d'acide arsénieux. Un décigramme peut faire mourir un adulte en quelques heures ou en quelques jours. Les accidents principaux s'observent soit du côté des voies digestives, soit du côté du système nerveux, suivant que la dose a été plus ou moins élevée. Peu de temps après avoir avalé le poison, le malade éprouve une sensation de constriction au niveau du cou ; quelques heures après se manifestent de terribles douleurs dans le ventre, des nausées, des vomissements violents, suivis de diarrhée. Ces derniers symptômes ressemblent beaucoup à ceux du choléra, en ce que les matières alvines ont l'aspect de l'eau de riz, sont parfois sanguinolentes, s'accompagnent de crampes des mollets et d'aphonie. La face devient très pâle, le pouls très faible, irrégulier, excessivement fréquent ; la dyspnée et l'angoisse sont extrêmes ; puis survient de la cyanose ; le malade perd connaissance, délire, est agité de convulsions et meurt.

Si la dose a été énorme, les phénomènes gastriques peuvent manquer ; ils font souvent défaut d'une manière complète ; la mort arrive alors, précédée d'accidents cérébraux, d'un collapsus subit, ou de convulsions épileptiformes, comme à la suite de l'empoisonnement par les narcotiques.

L'urine est moins abondante, est albumineuse et sanguinolente.

Dans les empoisonnements aigus ou subaigus qui n'ont pas la mort pour conséquence, on voit souvent persister pendant longtemps divers phénomènes morbides : anorexie, catarrhe gastro-intestinal et, conséquemment, amaigrissement considérable; en outre, ulcérations cutanées, gangrène de la peau, douleurs névralgiques. On observe, surtout à la suite de l'administration d'une dose élevée, mais non mortelle, des *paralysies* dans certaines régions, variables suivant les individus. Les extenseurs sont plus fréquemment atteints que les fléchisseurs. Les muscles paralysés s'atrophient, mais peuvent, par un traitement rationnel (électricité), être remis en meilleur état.

Empoisonnement lent, chronique, par l'acide arsénieux. — Une assez forte dose de poison a été ingérée, mais sans être suivie de la mort; ou bien encore de petites doses ont été administrées, dans un but thérapeutique, pendant un temps trop long; ou bien enfin il s'agit d'ouvriers maniant l'acide arsénieux ou d'individus vivant dans une atmosphère chargée de ce poison (couleurs arsenicales, tapisseries coloriées en vert ou en rouge par des composés arsénicaux). Les phénomènes sont ici très variables : éruptions cutanées eczémateuses, inflammations du côté des yeux, surtout si l'acide arsénieux a agi sous forme de poudre; troubles généraux de la nutrition, tenant, soit à un catarrhe gastro-intestinal, soit à une action toxique générale; pâleur de la peau; anémie profonde; très souvent, céphalalgie persistante, altération très marquée du caractère; chute des cheveux, des ongles; ulcérations à la peau, sur la muqueuse des fosses nasales, sur celle du conduit auditif externe; inflammation intense de la muqueuse du larynx, avec toux très fatigante; on trouve souvent aussi, dans cette forme d'empoisonnement, des paralysies de la sensibilité et de la motilité. On a fréquemment signalé comme cause de la mort une phtisie pulmonaire (tabes arsenicalis) ou une hydropisie.

Influence de l'acide arsénieux sur les divers tissus et organes. — Voyant que l'acide arsénieux produisait sur la peau et sur les muqueuses, surtout dans le canal gastro-intestinal, des altérations tout à fait comparables à celles d'une cautérisation; croyant de plus, ce qui est probablement une erreur (Binz), que les cadavres des individus empoisonnés par l'acide arsénieux ne se putréfiaient que difficilement, et subissaient plutôt une sorte de momification, on avait admis que l'acide arsénieux se combinait chimiquement avec les éléments organiques, surtout avec les substances albumineuses; et c'est à cette modification de la molécule albumine par l'acide arsénieux qu'on attribuait les effets destructifs caustiques et antiputrides de ce poison. Liebig avait même dit que la destruction de l'albumine s'accompagnait d'un développement de sulfure d'arsenic. Malheureusement il a été impossible jusqu'à aujourd'hui de démontrer, par des expériences directes, que l'acide arsénieux soit capable d'exercer la moindre altération sur l'albumine et le sang (Kendall et Edwards, Herapath). De plus, l'acide arsénieux est absolument sans action sur la décomposition des substances albumineuses, par exemple par les ferments non figurés existant dans le suc gastrique; il ne s'unit chimiquemment ni avec l'albumine, ni avec les peptones nouvellement formées ; il ne fait perdre à ces substances ni leur réaction, ni leurs propriétés spéciales (Schäffer et Böhm). Quant à son action sur le processus de la putréfaction et sur les ferments figurés, les opinions ne s'accordent pas complètement. L'influence de ces ferments sur le processus de la fermentation ne subirait de la part de l'acide arsénieux aucun empêchement immédiat (Buchheim et Sawitsch); l'acide arsénieux hâterait même la putréfaction de la levûre, en favorisant le développement des bactéries; il ferait végéter plus rapidement les moisissures, mais il mettrait obstacle au développement des ferments figurés de l'urine et du lait (Böhm et Johannsohn). Tous les observateurs s'accordent à dire qu'il retarde la putréfaction des muscles, du sang, des nerfs.

Rien ne nous permet donc d'admettre que l'acide arsénieux se combine chimiquement avec les éléments organiques, bien que cette hypothèse nous permît de nous rendre compte bien simplement d'une foule de phénomènes.

Buchheim et Sawitsch croient donc que l'action toxique ne doit être attribuée ni à l'acide arsénieux ni à l'acide arsénique, qui, d'après eux, devraient être comparés sous ce rapport à l'acide phosphorique inoffensif; mais ils ne sont pas en état de dire quelle est la nouvelle forme sous laquelle les préparations arsénicales exerceraient leurs effets toxiques; ce qui d'ailleurs parle contre leur manière de voir, c'est que les acides de l'arsenic se retrouvent en nature dans les urines.

Les récentes expériences de Binz et de Schulz ont montré que, dans beaucoup de tissus morts ou vivants (intestin, foie, cerveau, etc.), le protoplasma est apte à imprimer des mouvements alternatifs aux atomes d'oxygène fixés dans l'arsenic, à transformer l'acide arsénieux en acide arsénique et réciproquement; ils concluent de ce fait que la transformation de ces deux acides l'un dans l'autre, cette oxydation et cette réduction incessantes dans l'intérieur des molécules albumineuses qui les accomplissent, déterminent un vif mouvement d'oscillation des atomes d'oxygène, et ce serait, d'après eux, la cause des effets toxiques et thérapeutiques de l'arsenic. D'après Binz, l'arsenic métalloïde n'est que le porteur des molécules actives d'oxygène; de même, dans le bioxyde d'azote (NO) et dans l'acide hypoazotique (NO^2), substances à action caustique énergique, l'azote par lui-même ne produit aucune action directe. Toutes les cellules protoplasmatiques ne sont pas en état d'exercer sur l'arsenic ces actions réductrices et oxydantes; voilà pourquoi les parties du corps dont les cellules possèdent cette propriété (cellules de prédilection, de Binz) sont les seules qui puissent être atteintes par l'action de l'arsenic. Tous les effets autrefois mystérieux de l'arsenic peuvent s'expliquer par cette action fondamentale.

Peau. — La peau intacte n'est nullement attaquée, pas même excoriée, par l'application d'une pâte arsénicale. Au contraire, les parties de la peau qui sont le siège d'ulcérations, celles surtout où existe un lupus, éprouvent une destruction profonde; une surface cutanée atteinte de lupus, si on la couvre de pâte arsénicale, se montre au bout de trois à quatre jours, déchiquetée en maints endroits comme à l'emporte-pièce; mais ces pertes de substance n'ont qu'une étendue relativement petite, et dans les intervalles sont restés des îlots, de petits ponts de peau saine, d'où part un travail de cicatrisation qui s'étend progressivement (Kaposi). C'est dans le protoplasma à végétation vive des tubercules lupeux qu'existent les conditions les plus favorables pour la mise en activité de l'oxygène; il n'en est pas de même dans le chorion, qui consiste essentiellement en un tissu conjonctif inerte (Binz). Chez les grenouilles, on peut, quelques heures après une injection sous-cutanée d'acide arsénieux, enlever facilement la peau de l'animal en un point quelconque de son corps (S. Ringer).

Muqueuses. — De la même manière se comporte la muqueuse située à la partie antérieure des fosses nasales. Ayant appliqué dans cette région de la pâte de Hébra, nous avons constaté que la cautérisation n'attaquait que les endroits atteints de lupus, mais nullement les parties voisines, restées saines, de la muqueuse (Rossbach).

La muqueuse du *canal digestif* est, au contraire, attaquée d'une manière très intense. Dans les empoisonnements même légers on y trouve une forte hypérhémie, des ecchymoses, çà et là des érosions; mais point de cautérisation proprement dite, dans les empoisonnements même les plus graves, malgré l'application sur les muqueuses de quantités considérables d'arsenic. L'atteinte porte principalement sur les glandes de l'estomac et de l'intestin (adénite parenchymateuse, gastrite glandulaire, Virchow, Wyss), c'est-à-dire sur cette partie des tissus dans laquelle les échanges organiques se font avec le plus d'activité, dans laquelle, par conséquent, s'effectuent le plus facilement les processus de la théorie de Binz. Filehne attribue les ulcérations de l'estomac à ce que les parois stomacales, ayant perdu leur force de résistance contre l'arsenic par suite de la désagrégation graisseuse des épithéliums et de la nutrition défectueuse qui en est la conséquence, sont exposées à l'action irritante des liquides digestifs.

Les mouvements péristaltiques de l'intestin, dans les empoisonnements par l'arsenic, sont d'abord plus énergiques; après quoi tout le tube intestinal tombe dans un état de rigidité plus ou moins uniforme; les parties visibles de l'intestin deviennent pâles et paraissent presque entièrement blanches (Lesser).

Dans le tissu de la plupart des organes abdominaux ou autres, l'arsenic provoque, exactement comme le phosphore, une *dégénérescence graisseuse*, qui probablement est la conséquence de la désagrégation des substances albumineuses, se produisant avec plus d'activité sous l'influence de l'oxydation. Saikowski, après avoir fait prendre à des lapins 0,02 d'acide arsénieux pendant deux ou trois jours, observa les faits suivants : Le foie avait augmenté de volume; au milieu de chaque acinus les cellules étaient pleines de gouttelettes de graisse; le tissu graisseux hépatique était sans pigment, contrairement à ce qui s'observe à l'état normal. Les reins étaient aussi augmentés fortement de volume; leurs canalicules étaient farcis de gouttelettes graisseuses, ainsi que les quelques cellules épithéliales qui existaient encore. L'épithélium des glandes stomacales était gonflé et plein de graisse. Les muscles cœur et diaphragme avaient subi la dégénérescence graisseuse. Les mêmes faits ont été observés par Grohe sur un enfant de deux ans, après un empoisonnement qui avait duré deux jours.

Sous l'influence de l'acide arsénieux, la matière glycogène du foie diminue beaucoup, ou même disparait complètement; cette disparition précède très souvent la dégénérescence graisseuse. Chez les animaux empoisonnés par l'acide arsénieux, la piqûre du quatrième ventricule du cerveau ne produit pas un diabète aussi marqué que chez les animaux sains ; mais l'urine réduit toujours facilement la solution de Trommer. Sur un animal qui se trouve sous l'influence de l'acide arsénieux, le curare ne fait plus naître absolument aucune manifestation diabétique (Saikowski). Si l'on injecte du sucre dans le sang, ce sucre reparaît en nature dans les urines ; mais le foie et les muscles ne renferment point de matière glycogène (Luchsinger).

Si l'empoisonnement a duré lontemps, le foie finit par s'atrophier.

Os. — Sous l'influence de très petites doses d'arsenic, les os, notamment ceux des animaux jeunes, non adultes, éprouvent des altérations essentielles ; leur accroissement, aussi bien épiphysaire que périostique, est extrêmement activé ; les os deviennent plus longs et plus épais ; partout où il existe du tissu spongieux, ce tissu se transforme en une masse osseuse compacte ; les os du carpe et du tarse, par exemple, consistaient seulement en une masse osseuse solide. Les corpuscules osseux de la couche compacte deviennent plus petits, moins nombreux ; les canalicules de Havers ont une étendue moindre et diminuent en nombre (Maas, Gies).

Système nerveux. — Chez les grenouilles on voit se produire très rapidement, à la suite d'un accroissement de courte durée de l'excitabilité (Lesser), une paralysie de la substance grise de la moelle, avec disparition de la sensibilité et de l'excitabilité réflexe ; l'excitabilité des nerfs moteurs et des muscles se maintient, au contraire, plus longtemps, bien qu'elle éprouve elle aussi un affaiblissement notable (Sklarek, A. Lesser) ; ce sont les centres nerveux qui sont toujours atteints en premier lieu, puis les nerfs périphériques et enfin les muscles.

Chez les animaux à sang chaud et chez l'homme on voit aussi se manifester souvent des phénomènes de paralysie du côté du cerveau et de la moelle épinière (voy. p. 212). Scolosuboff a trouvé, en effet, à la suite d'empoisonnements chroniques ou aigus, trente fois plus d'arsenic dans le cerveau et la moelle allongée que dans le foie et dans les muscles. Popow a vu, dans des empoisonnements aigus ou chroniques, chez des chiens, se produire constamment de graves altérations de la moelle épinière, altérations pouvant être rapportées à une myélite centrale aiguë ou à une polyomyélite aiguë. Mais Kreyssig avait trouvé les mêmes altérations chez des chiens qui n'avaient pas été empoisonnés et qui servaient de moyen de contrôle ; ces altérations pouvaient donc avoir été produites d'une manière artificielle.

Respiration chez les animaux à sang chaud. — Les mouvements respiratoires deviennent d'abord plus fréquents, et, si la dose a été élevée, plus profonds, par suite d'une excitation directe du centre respiratoire et des terminaisons du pneumogastrique dans les poumons. Ensuite la respiration s'affaiblit et se ralentit de plus en plus par suite de la paralysie du centre respiratoire. Au moment où, à la fin, les muscles respiratoires de la poitrine et de l'abdomen ne fonctionnent que d'une manière tout à fait faible, ceux de la face sont encore fortement excités, de sorte que les ailes du nez et la bouche s'ouvrent largement dans l'inspiration. Plus la dose d'arsenic a été élevée, plus cette seconde période de l'intoxication arrive rapidement. Les troubles de la respiration sont indépendants de ceux de la circulation (Lesser).

Circulation. — Le cœur de la grenouille ne tarde pas à battre de plus en plus lentement et faiblement; plus tard les battements deviennent arythmiques; enfin le cœur s'arrête en diastole, mais durant une demi-heure encore il peut entrer en contraction sous l'influence d'excitations mécaniques et électriques (Lesser). Les grenouilles peuvent encore continuer à vivre dix minutes après la mort du cœur.

Chez les animaux à sang chaud (Lesser), on observe, si la dose (injectée dans le sang) a été petite, une accélération du pouls sans augmentation appréciable de la pression sanguine; si la dose a été moyenne, d'abord une augmentation puis une diminution du nombre des battements du cœur; si la dose a été élevée, une diminution immédiate du nombre de ces battements. L'accroissement du nombre des pulsations est déterminé par un affaiblissement de la tonicité du pneumogastrique et par une excitation des ganglions cardiaques; la diminution du nombre des pulsations résulte d'un affaiblissement de ces ganglions. L'énergie des contractions cardiaques s'amoindrit toujours de plus en plus sans avoir éprouvé primitivement aucun accroissement. Le tissu musculaire du cœur n'éprouve de la part de l'arsenic aucune influence paralysante, mais conserve souvent pendant un temps très long son pouvoir de réaction; cela est surtout vrai pour le tissu musculaire des oreillettes, qui furent trouvées animées encore de contractions dix-sept jusqu'à vingt-six heures après la mort (Kunze, Lesser). Le centre nerveux vasculaire, les nerfs vasculaires et les muscles vasculaires ne sont pas attaqués par l'arsenic. Contrairement à l'opinion de Böhm, qui croyait avoir trouvé une paralysie des vaisseaux de l'abdomen, Lesser affirme que les vaisseaux du mésentère et de la séreuse intestinale deviennent plus étroits, contiennent moins de sang, et que leur état de réplétion continue à être en rapport avec le fonctionnement du cœur.

La *température du corps* baisse souvent d'une manière très notable, chez les animaux, sous l'influence de doses élevées de poison; cet abaissement est de 1 à 6°; il est plus considérable dans la première période que dans la seconde. La hauteur de la dose a une influence relativement faible sur la rapidité et le degré de cette chute de la température (Lesser).

Influence sur la nutrition et sur les échanges organiques. — Des doses excessivement petites semblent, d'après les recherches les plus récentes, favoriser l'accroissement et la nutrition générale (voyez page 218). Les animaux sur lesquels Giess expérimentait augmentaient de poids et devenaient plus gras; il est vrai qu'il se manifestait en même temps une dégénérescence graisseuse du muscle cardiaque, du foie et des reins; il a déjà été question de l'influence favorable exercée sur l'accroissement des os. Ces doses petites et en somme inoffensives n'ont pas la moindre influence sur la décomposition de l'albumine et sur l'élimination de l'azote (v. Boeck). Il en est tout autrement pour des doses élevées. Du reste les recherches de C. Schmidt et de Stürzwage, de même que celles de Lolliot, recherches qui concluent à une diminution de la quantité d'azote excrétée consécutivement à l'empoisonnement par l'acide arsénieux, ne peuvent pas être utilisées pour résoudre la question qui nous occupe; car, dans celles de Schmidt et de Stürzwage, les chiens empoisonnés, ou bien vomissaient leurs aliments, ou bien restaient sans manger, de sorte que la diminution de l'excrétion de l'azote doit être attribuée au défaut d'alimentation, plutôt qu'à un effet direct du poison; dans celles de Lolliot, il n'est tenu compte ni de la quantité d'azote ingérée avec les aliments, ni de la quantité d'urine éliminée et de plus les conclusions sont tirées de la quantité d'urée renfermée pour 100 dans l'urine. Gäthgens, Kossel et Berg ont examiné avec la plus grande exactitude, sur un chien à jeun et sur un chien chez lequel l'élimination de l'azote avait été amenée à un état d'équilibre, les effets produits par des doses toxiques d'arséniate de soude, et ils ont toujours noté une *augmentation de l'élimination azotée*, par conséquent une *augmentation de la désassimilation de l'albumine* et des *phénomènes de décomposition dans les cellules des tissus*. L'accroissement des échanges albumineux se produit, d'après Gäthgens, sans que la température du corps s'élève.

L'acide arsénieux et l'acide arsénique exercent, mais seulement en tant qu'acides, une action toxique sur les végétaux inférieurs; dans des solutions d'arsénite de potasse, à 1 pour 1000, continuent à vivre non seulement les algues, mais encore les larves d'insectes et les infusoires qui y adhèrent; mais il n'en est plus de même pour les escargots et les cloportes d'eau, etc. (Loew). Les propriétés toxiques des composés de l'arsenic ne se manifestent donc évidemment qu'en présence de certains protoplasmas; c'est le même fait qui s'observe dans l'organisme des animaux supérieurs, tous les tissus n'étant pas également attaqués par ces composés.

De l'accoutumance à l'arsenic. — En présence de ce fait nettement établi, que des doses d'acide arsénieux même extrêmement petites peuvent donner lieu à des accidents toxiques graves, à un état maladif persistant et à la mort, il était bien difficile d'ajouter foi aux observations sur les arsénicophages, publiées par Schallgruber et plus tard par Tschudi et autres ; on sait que, d'après ces observations, l'homme et les animaux pourraient s'habituer à l'action de l'acide arsénieux, pourraient non seulement finir par supporter des doses doubles et triples de celles qui, prises d'emblée, donneraient la mort, mais encore acquérir, sous leur influence, une santé plus robuste, plus florissante. Dans une de nos éditions antérieures nous avons présenté ce fait sous les plus expresses réserves ; aucune preuve certaine de la possibilité de cette accoutumance ne nous avait jamais été fournie, et d'un autre côté des intoxications chroniques par l'arsenic avaient été constatées d'une manière indubitable. Depuis lors Gies a fait, au sujet de cette question, des expériences sur les animaux, et voici les résultats qu'il a obtenus :

1° Des animaux (lapins) mal nourris, mal entretenus, ne tolèrent pas même des doses extrêmement petites d'acide arsénieux (0,0005-0,002) ; sous l'influence de ces doses, ils deviennent de jour en jour plus tristes, cessent de manger, sont pris de diarrhée, offrent un aspect de plus en plus misérable et meurent, maigres comme des squelettes, au bout de trois semaines et demi. A l'autopsie, on trouve toujours un catarrhe gastrique avec épaississement de la muqueuse, une dégénérescence graisseuse du foie et d'autres symptômes d'un empoisonnement chronique par l'arsenic. Gies considère comme probable que la mauvaise alimentation de ces animaux avait rendu trop faible leur puissance de résistance à l'action du poison.

2° Des animaux (lapins, porcs, coqs) jeunes, non adultes, mais vigoureux et bien entretenus, tolèrent très bien de très petites doses d'acide arsénieux (0,0005-0,002) ; ils deviennent même, sous leur influence, beaucoup plus forts que des animaux semblables servant de contrôle, ils grandissent davantage, prennent un aspect plus brillant, augmentent d'embonpoint, en même temps que leurs os acquièrent un plus grand accroissement (voy. page 215). Les petits nés de ces animaux traités par l'arsenic se distinguaient aussi par leur grandeur, par leurs os plus forts, par un développement plus considérable du thymus, mais ils venaient au monde tous morts, sans doute, comme le pense Gies, par suite du retard que leur développement anormal apportait à la parturition.

Gies ajoute une autre observation assez singulière : des animaux auxquels on ne faisait point prendre d'arsenic, mais qui se trouvaient dans la même étable que ceux soumis au traitement arsénical ou dans une cage dont le fond, percé de trous, leur permettait de voir l'arsenic qui était déposé au dessous, sans qu'ils pussent y atteindre, présentèrent les mêmes modifications, mais un peu moins accentuées, que les animaux auxquels on faisait prendre de l'arsenic. Gies attribue ce fait à l'absorption des composés arsénicaux volatils qui se dégageaient à travers la peau et les poumons des animaux en expérience ou qui provenaient de l'arsenic déposé sous la cage.

3° Des lapins adultes qui, pendant quarante jours, recevaient chaque jour 0,0005 d'acide arsénieux, acquirent aussi un état plus florissant, engraissèrent ; le tissu osseux s'épaissit, non sous les épiphyses, parce que le développement épiphysaire avait cessé, mais au niveau du périoste de la diaphyse. Le foie, le muscle cardiaque, les reins étaient en même temps le siège d'une forte dégénérescence graisseuse, ce qui est difficile à concilier avec l'état florissant signalé par Gies.

4° Quand on élevait les doses d'arsenic, les animaux ne pouvaient plus s'y habituer; chez tous, principalement chez les coqs, les modifications du côté du système osseux s'effaçaient alors, et l'on voyait apparaître les symptômes d'un empoisonnement chronique : amaigrissement, chute des poils, ou des plumes, hyperhémie énorme de l'estomac et de l'intestin avec diarrhée intense, dégénérescense graisseuse très accentuée du muscle cardiaque, du foie et (?) de la rate.

Si nous considérons les résultats des expériences faites sur les animaux (1°), les cas de mort observés fréquemment chez les arsénicophages (Schäfer en a observé 13 en 2 ans à Graz seulement), et les symptômes toxiques qui se présentent parfois dans les empoisonnements fortuits par des doses tout à fait minimes d'arsenic, il nous sera permis de poser en principe qu'une accoutumance à l'usage de doses même tout à fait petites de ce poison ne peut pas être considérée comme une règle sans exception, et que par conséquent le médecin doit, dans chaque cas particulier, s'assurer avec le plus grand soin de la force de résistance de l'organisme. A plus forte raison devons-nous considérer comme douteuse l'accoutumance à des doses de plus en plus élevées d'arsenic. Dans ces derniers temps, quelques observations ont été publiées en faveur de ceux qui soutiennent la doctrine de l'accoutumance : à la Société des naturalistes de Graz, le docteur Kapp a présenté deux arsénicophages styriens, dont l'un, un jeune homme de vingt-cinq ans, avala, sans en éprouver aucune incommodité, sous les yeux de l'auditoire, 0gr,4 d'acide arsénieux,

Hébra a administré à des individus atteints de maladies cutanées, chaque jour, $0^{gr},06$ d'acide arsénieux, de manière à en faire absorber, dans l'espace de quelques mois, jusqu'à 10 grammes en tout; Kaposi a fait prendre à un malade, en douze mois, $22^{gr},50$ d'acide arsénieux.

En présence de ces faits nous ne pouvons nous refuser à admettre que des doses croissantes d'arsenic puissent être tolérées pendant un certain temps sans dommage immédiat; mais nous devons faire remarquer que rien ne montre, dans ces cas, combien de temps peut durer cette tolérance, et qu'on ne dit pas si les individus en question n'ont pas succombé à des maladies consécutives, par exemple à une dégénérescence des organes importants. Il manque toujours, pour résoudre la question, une longue série d'observations scientifiquement inattaquables; les expériences faites par Gies sur les animaux (4°), les seules qu'on puisse utiliser à ce point de vue, sont contraires à la doctrine de l'accoutumance. Récemment Knapp et Buchner, dans le but de fixer exactement la quantité d'arsenic absorbée, ont analysé l'urine de quelques arsénicophages; ils ont trouvé que la quantité d'arsenic éliminée oscillait entre 0,032 et 0,029; l'organisme de ces individus, jeunes ou vieux, était donc parcouru quotidiennement par une quantité d'arsenic triple de la dose maxima. Knapp n'observa point de phénomènes d'un empoisonnement chronique.

Usages thérapeutiques. — De toutes les substances médicamenteuses, il n'en est aucune qui ait eu autant de détracteurs et autant de prôneurs enthousiastes que l'acide arsénieux. Dans ces derniers temps, on est un peu revenu, en Allemagne, des préjugés que l'on avait contre ce médicament, et son usage s'est un peu plus répandu. Voici ce que l'expérience nous apprend :

Fièvres intermittentes. — L'acide arsénieux a été beaucoup employé contre les fièvres intermittentes. Dès le dix-septième siècle on a discuté sur son utilité dans cette maladie (Wepfer, Helmont, etc.). Il est incontestable qu'il peut en amener la guérison; des milliers d'observations le démontrent; mais convenons aussi que nous possédons, dans la quinine, un agent plus sûr pour atteindre le même but, et beaucoup moins dangereux. Remarquons encore que la quinine réussit mieux dans les fièvres intermittentes d'origine récente, et de plus qu'elle peut seule être employée dans les fièvres intermittentes graves, pernicieuses, alors qu'il est urgent d'intervenir d'une manière très active. Il nous paraît donc irrationnel d'ériger l'emploi de l'acide arsénieux, contre la malaria, en une méthode complète de traitement, ainsi que quelques médecins ont prétendu le faire.

L'acide arsénieux ne doit pas pourtant être rejeté du traitement de ces fièvres. Il est certains cas, d'origine récente, dans lesquels, la quinine étant restée inefficace, l'acide arsénieux a déterminé la guérison. Cet avantage de l'acide arsénieux se manifeste encore plus souvent dans les fièvres intermittentes invétérées : et c'est surtout contre les fièvres quartes tenaces que les anciens auteurs le recommandaient. On prescrit, dans ces cas, six à dix gouttes de solution de Fowler, deux ou trois fois par jour. Dernièrement, l'acide arsénieux a été de nouveau préconisé contre la cachexie de la malaria (Isnard), cachexie qui est rare chez nous, mais qui s'observe fréquemment dans les pays marécageux. Rien de bien démontré là-dessus; mais la question mérite d'être étudiée. Quant à l'utilité de l'acide arsénieux comme agent prophylactique, dans les pays où règne la malaria, elle aurait besoin d'être appuyée sur de nouveaux faits.

L'acide arsénieux a été très fréquemment prescrit dans le traitement des *névroses*. Isnard en recommande même l'emploi dans presque toutes les affections nerveuses sans altération anatomique. C'est surtout dans les cas de *névralgies intermittentes* qu'on pourra en retirer de bons avantages. Les névralgies intermittentes d'origine récente cèdent mieux à l'emploi de la quinine; mais celles qui sont anciennes, enracinées, peuvent être traitées avec plus de succès par l'acide arsénieux. Il est pourtant aussi certaines névralgies intermittentes récentes qui résistent à la quinine, et qui disparaissent sous l'influence de l'acide arsénieux. Les névralgies à forme ordinaire, n'affectant pas le caractère intermittent, peuvent aussi, dans quelques cas, être traitées avantageusement par l'acide arsénieux. D'après Romberg, celles dans lesquelles l'acide arsénieux se montre, en général, le plus utile, sont celles qui ont pour point de départ une lésion de l'utérus ou des ovaires, surtout si le sujet est en même temps anémique; car, s'il était, au contraire, pléthorique, non seulement l'acide arsénieux serait alors moins utile, mais il pourrait encore être nuisible. L'acide arsénieux a été essayé contre toutes les névroses, mais avec des résultats peu concluants. Il en est une pourtant dans laquelle l'acide arsénieux s'est montré réellement utile; c'est la *chorée*. Tous les cas, il est vrai, n'en éprouvent pas la même influence favorable, et il est impossible de déterminer quels sont ceux qui s'y prêtent le mieux. Mais ce que nous pouvons dire, c'est que la cause de la maladie (rhumatisme, émotions, etc.) n'y est absolument pour rien. Remarquons encore que l'enfance n'est nullement une contre-indication pour l'emploi de l'acide arsénieux. Ce médicament mérite-t-il tous les éloges que lui donne Isnard, dans le traitement de l'état connu sous le nom de nervosisme? C'est ce que les observations, en se multipliant, pourront nous apprendre. A. Eulenberg dit avoir obtenu de bons résultats de l'emploi de l'acide arsénieux, en injection sous-cutanée, dans des cas de *tremblement*, ayant pour origine une altération des centres nerveux (par exemple une sclérose disséminée). Si le fait se vérifiait, ce serait un nouveau champ, bien vaste, ouvert à l'acide arsénieux. L'expérience prononcera et pourra nous dire si l'acide arsénieux influence favorablement la maladie occasionnelle, ou seulement les symptômes, s'il peut avoir la même utilité contre les tremblements alcooliques, saturnins, etc. Si nous nous en rapportons à quelques observations qui nous sont propres, nous devons reconnaître que jusqu'ici les résultats n'ont pas été bien brillants; nous n'avons jamais obtenu la guérison, et nous nous demandons si l'amélioration observée est bien due à l'acide arsénieux, plutôt qu'aux conditions plus favorables dans lesquelles nos malades avaient été placés (séjour au lit, meilleure hygiène, etc.).

L'utilité de l'acide arsénieux dans quelques *affections chroniques* de la peau, notamment dans le *psoriasis*, *l'eczéma* et le *lichen ruber universalis*, est incontestable. C'est surtout contre le psoriasis idiopathique qu'il se montre efficace. Il ne suffit pas à lui seul, dans tous les cas, pour guérir cette affection; il faut le plus souvent lui associer un traitement local. L'amélioration se manifeste, en général, dès le quatorzième jour qui suit le commencement du traitement, et la guérison demande encore plusieurs semaines. Hébra reconnait à l'arsenic une grande efficacité contre le psoriasis, en ce qu'il fait disparaître l'éruption; mais il conteste sa puissance curative, car il n'empêche pas les récidives de se produire. Quant à l'eczéma, il n'est certainement pas aussi favorablement influencé que le psoriasis. On ne traitera pas par l'acide arsénieux les eczémas aigus, car ce traitement ne ferait qu'augmenter les accidents inflammatoires; on le réservera pour les cas chroniques, surtout si le mal est généralisé. Il nous est impossible de spécifier les conditions dans lesquelles ce traitement peut être plus particulièrement utile. Tout récemment, Koebner a préconisé l'acide arsénieux sous forme d'injections sous-cutanées dans le but de guérir le lichen ruber universalis.

Se fondant sur les résultats des expériences physiologiques de Saikowski, Leube a récemment essayé l'acide arsénieux dans le traitement du *diabète sucré;* il a vu, sous son influence, la quantité de sucre contenue dans les urines diminuer notablement, l'état général s'améliorer. Quelques auteurs confirment ces résultats; mais le plus grand nombre (parmi lesquels nous devons nous compter) n'ont obtenu de ce traitement aucun résultat favorable; Kuelz et Fürbringer, qui ont fait sur cette question des observations très rigoureuses, sont disposés à attribuer la diminution de l'élimination du sucre aux troubles digestifs et à l'absorption d'une moins grande quantité d'aliments.

Leared a récemment conseillé l'emploi de l'acide arsénieux dans certaines *cardialgies*, qui, ne s'accompagnant d'aucune altération palpable de l'estomac, surviennent ordinairement pendant la nuit, chez des personnes d'un âge moyen, à la suite d'excès de travail intellectuel. Nous avons plusieurs fois essayé ce médicament dans des cas de ce genre, et nous n'en avons jamais retiré que des avantages tout à fait passagers.

Dans ces dernières années on a beaucoup employé l'acide arsénieux dans le traitement de la *tuberculose*. Nous fondant sur nos observations personnelles, nous nous rangeons à l'opinion du plus grand nombre de cliniciens, qui considèrent aujourd'hui l'acide arsénieux comme absolument sans utilité dans le traitement de la tuberculose. Sans parler de son impuissance curative, il n'exerce pas même sur la marche de la maladie une influence appréciable et ne modifie favorablement aucun symptôme.

Parmi la longue série d'états morbides dans lesquels l'acide arsénieux a été encore employé, nous signalerons les *lymphomes malins* (Billroth, Czerny). Dans plusieurs cas, ce médicament n'a produit aucun résultat; dans d'autres, son administration à l'intérieur ou son injection dans le tissu de la glande (une à six gouttes chaque jour) ont donné lieu à une régression manifeste du néoplasme, et parfois même la guérison en est résultée. Viniwarter, Israël, Karewski, Warfingh et autres, ont publié des observations qui confirment ces données; il est vrai que, dans ces cas de guérison, des récidives se sont produites; mais un nouveau traitement a pu en avoir raison. Koebner a observé un cas de sarcomatose générale de la peau guérie par les injections arsénicales sous-cutanées.

Récemment on a publié quelques observations, d'après lesquelles la *leucémie* et l'anémie pernicieuse pourraient être guéries par l'emploi de l'arsenic (à l'intérieur ou en injections parenchymateuses dans la rate); il faut attendre de nouvelles expériences. Quant à l'emploi de l'arsenic dans le traitement de la *chlorose simple*, son efficacité est ici très douteuse. En tout cas, il faut bien se garder de prescrire ce médicament dans les cas où il existe un état dyspeptique.

Voici quelques *remarques générales sur l'emploi de l'acide arsénieux*. Les enfants le tolèrent très bien, contrairement à l'opinion générale; par contre, il donne lieu facilement, chez les vieillards, à des troubles de la digestion; aussi fera-t-on bien de s'en abtenir chez eux. On devra aussi s'en abstenir, d'une manière générale, chez les individus qui souffrent de troubles digestifs, de quelque nature qu'ils soient (catarrhe gastrique, etc.), de même que chez ceux qui ont de la fièvre (à l'exception toutefois de la fièvre intermittente).

Le meilleur moment de la journée, pour ingérer l'acide arsénieux, est celui où l'estomac est plein d'aliments; on devra donc conseiller aux malades de le prendre après les repas. Quand il s'agit d'en continuer l'usage pendant longtemps, faut-il débuter par de faibles doses, pour s'élever peu à peu à des doses plus fortes, ou bien aller en sens inverse? Là-dessus les opinions sont partagées [1]. Aussitôt qu'on voit survenir des signes d'intolérance (pression épigastrique, troubles digestifs, sensation de constriction à la gorge, conjonctivite), on doit interrompre l'administration du médicament.

Extérieurement, l'acide arsénieux a été prescrit, et quelquefois avec succès, dans le traitement du psoriasis très invétéré. On en fait une pommade qu'on applique sur les parties malades. Mais c'est surtout comme caustique que l'acide arsénieux a été employé à l'extérieur : on s'en sert contre les affections cutanées à marche destructive, par exemple contre le cancer épithélial, les ulcères phagédéniques, mais surtout le lupus, et particulièrement le lupus scrofuleux. Cependant cette méthode de traitement perd tous les jours du terrain, et, dans le lupus en particulier, on lui préfère généralement le râclage; ce n'est que dans les ulcérations lupeuses superficielles qu'on la met encore en usage; on panse ces ulcérations, pendant quelques jours, avec des pommades arsénicales, 1 : 25 (Volkmann, Hébra). Les dentistes font aussi un fréquent usage de l'acide arsénieux, pour cautériser le nerf dentaire mis a nu dans les cas de carie.

DOSES ET PRÉPARATIONS. — 1. *Acide arsénieux.* — Intérieurement, 0,001-0,005 *pro dosi (jusqu'à* 0,005 *pro dosi! jusqu'à* 0,02 *pro die*, d'après la pharmacopée allemande; jusqu'à 0,006 *pro dosi*, jusqu'à 0,012 *pro die*, d'après la pharmacopée d'Autriche), deux fois par jour, en poudre, en pilules ou en solution. On devra donner la préférence à la solution de Fowler (voyez plus bas) [2].

Extérieurement, comme caustique, on l'emploie en applications avec un pinceau, en lotions, fomentations (dans la proportion de 0,1 à 0,3 pour 100 de liquide dissolvant). Quand il s'agit de cautériser le nerf dentaire, on lui associe la morphine et la créosote.

[1] [On a coutume en France de débuter par de petites doses, qu'on élève ensuite peu à peu.]

[2] [Les *granules d'acide arsénieux*, exactement dosés à 1 milligramme de principe actif par granule, constituent aussi une préparation très commode. — La *solution arsenicale de Boudin* est simplement une solution de 1 gramme d'acide arsénieux dans 1000 grammes d'eau; 1 gramme de cette solution, autrement dit 20 gouttes, contient donc 0,001 d'acide arsénieux. — Les *pilules de Dioscoride* (Trousseau) contiennent chacune 0,002 d'acide arsénieux.]

2. *Poudre arsenicale de Cosme.* — Elle est composée de 120 parties de sulfure rouge de mercure, 8 parties de charbon animal, 12 parties de résine de sang-dragon, 40 parties d'acide arsénieux. On en fait une pâte en la délayant avec de l'eau, on l'applique en une couche de 2 à 3 millimètres, qu'on recouvre de charpie. La cautérisation qui en résulte s'accompagne d'une vive douleur.

Pour préparer la *solution d'arsénite de potasse* ou *liqueur de Fowler*, on prend 1 partie d'acide arsénieux, de carbonate de potasse pur et d'eau distillée, on fait bouillir ce mélange jusqu'à ce que le liquide soit devenu limpide; puis on ajoute avec précaution de l'eau distillée en suffisante quantité, jusqu'à ce que 100 parties de la solution contiennent exactement 1 partie d'acide arsénieux[1]. — Cette préparation, dans laquelle l'acide arsénieux est saturé par la potasse, est sans action locale sur la peau et les muqueuses. Elle a d'ailleurs toutes les propriétés générales de l'acide arsénieux.

Tout ce que nous avons dit à propos de l'emploi de l'acide arsénieux en thérapeutique s'applique particulièrement à la solution d'arsénite de potasse, car c'est cette solution qui est presque exclusivement employée.

Doses. — Arsénite de potasse en solution. 2 à 5 gouttes, deux à trois fois par jour (*jusqu'à* 0,5 *pro dosi! jusqu'à* 2,0 *pro die*, d'après la pharmacopée germaine; jusqu'à 0,5 *pro dosi!* jusqu'à 1,2 *pro die*, d'après la pharmacopée d'Autriche). Cette solution est prise pure ou mêlée avec de l'eau (1 : 3 d'eau distillée), le mieux un quart d'heure ou demi-heure après le repas. — Eulenburg injecte sous la peau, contre le tremblement, un mélange de 1 de cette solution avec 2 d'eau distillée; il en injecte en moyenne la quantité correspondante à 20-30 divisions de la seringue de Pravaz. Comme on le voit, cette quantité est considérable; elle correspond à 0,15-0,2 de liqueur de Fowler; Eulenburg affirme pourtant n'avoir jamais observé d'accidents.

Traitement de l'empoisonnement aigu par l'acide arsénieux. — Il faut d'abord songer, s'il en est temps encore, à débarrasser l'estomac de l'acide arsénieux qu'il peut contenir, et cela au moyen d'un vomitif ou de la pompe stomacale. Pendant ce temps, on prépare l'antidote destiné à neutraliser le poison et à le rendre inoffensif; le plus rationnel est ce mélange d'hydrate de peroxyde de fer et de magnésie, dont il a été question à propos des ferrugineux (voyez, pour sa préparation et son mode d'emploi, page 136). Si l'on n'a immédiatement sous la main ni vomitif, ni pompe stomacale, ni contre-poison, on cherche à faire vomir le patient en irritant mécaniquement le pharynx ; puis, on lui fait avaler du lait, des boissons mucilagineuses. On devra aussi provoquer des évacuations alvines, au moyen de purgatifs drastiques ou de lavements, dans le but de faire sortir le poison qui pourrait se trouver contenu dans l'intestin.

Quant aux accidents généraux (collapsus, gastro-entérite, etc.), leur traitement est du ressort de la pathologie.

Isnard (Ch.) de Marseille, De l'arsenic dans la pathologie du système nerveux. Paris, 1865. — Millet (A.) de Tours, De l'emploi thérapeutique des préparations arsenicales, 2e édit. Paris, 1865. — Nouveau Dictionnaire de médecine et de chirurgie pratiques, art. Arsenic par Roussin et Hirtz. Paris, 1865. — Dictionnaire encyclopédique des sciences médicales, art. Arsenic par Delioux de Savignac, 1re série, t. VI. — Gubler (Ad.) et Labbée, Commentaires thérapeutiques du Codex médicamentarius, 3e édition. Paris, 1885. — Lolliot (J.), Etude physiologique de l'arsenic. Paris, 1868. — Scolosuboff, Sur la localisation de l'arsenic dans les tissus à la suite de l'usage des arsenicaux (Archives de physiologie, p. 653. Paris, 1875). — Annales d'hy-

[1] [La liqueur de Fowler, telle qu'elle est prescrite par le Codex français, est préparée avec : acide arsénieux 1, carbonate de potasse pur 1, eau distillée 100; à quoi on ajoute, après dissolution complète par ébullition, 3 parties d'alcoolat de mélisse composé. 100 grammes de cette liqueur doivent représenter exactement 1 gramme d'acide arsénieux : 1 gramme, ou à peu près 20 gouttes, représente donc 0,01 d'acide arsénieux.]

giène publique et de médecine légale, *passim*. — BOUCAUD, De l'action de l'arsenic sur la nutrition des tissus (Lyon médical, 22 avril 1877). — GARNIER (L.), Expériences sur la recherche toxicologique de l'arsenic, thèse de doctorat, Nancy, 1880. — CHAPUIS, Influence des corps gras sur l'absorption de l'arsenic, thèse de Lyon, 1880. — UNTERBERGER, Physiologische Wirkungen der arsenigen Saure (Archiv für experimentelle Pathologie und Pharmakologie, Band II, S. 89, Leipzig, 1874. — TARDIEU et ROUSSIN, Etude médico-légale sur l'empoisonnement. Paris, 1875. BŒCK (von), Zeitschrift für Biologie, Band VII und XII, und Centralblatt, 1876.

II. Phosphore

On distingue : 1° le *phosphore ordinaire*, officinal, poison violent, et 2° le *phosphore rouge* ou *amorphe*, non toxique, qu'on obtient en faisant chauffer le précédent dans une atmosphère qui ne puisse pas l'altérer.

Le *phosphore ordinaire* est un corps blanc jaunâtre, demi-transparent, mou comme de la cire à la température ordinaire, devenant cassant à une basse température. Il laisse dégager à l'air des vapeurs blanches, d'une odeur alliacée, qui luisent dans l'obscurité. Il prend feu à 60°. Sa solubilité dans l'eau est très faible; il se dissout mieux dans l'alcool, l'éther, les huiles éthérées et grasses; le liquide qui le dissout le mieux est le sulfure de carbone.

Le *phosphore amorphe* est insoluble même dans le sulfure de carbone; il ne prend feu qu'à 260°.

Effets physiologiques.— Les effets du phosphore sur l'organisme diffèrent beaucoup suivant que cette substance est administrée à dose élevée ou à petites doses longtemps répétées. Dans le premier cas, il exerce une action fortement irritante sur certains tissus, principalement sur les éléments parenchymateux spéciaux du foie, des reins, de l'estomac et des muscles, et cette action irritante a pour résultat de donner lieu, en peu de temps, à une dégénérescence graisseuse, à une nécrobiose des tissus affectés (Virchow). Dans le second cas, au contraire, les tissus dont il vient d'être question restent parfaitement sains, et l'action irritante du phosphore s'exerce sur des tissus tout différents, surtout sur les substances ostéogènes et sur le tissu interstitiel de l'estomac et du foie; et cette action irritante, au lieu de conduire, comme dans le premier cas, à une dégénérescence, a, au contraire, pour résultat une hypergenèse des tissus affectés. Dans le premier cas, il y a mort; dans le second, il y a, au contraire, suractivité des tissus irrités (Wegner). Aufrecht admet que, pour le foie, une même dose relativement très élevée de phosphore peut provoquer aussi bien une altération parenchymateuse qu'une altération interstitielle du tissu.

Il sera surtout question ici, à cause de leur importance pharmacologique, des effets d'hypergenèse produits par de très petites doses; ces effets ont été surtout mis en lumière par Wegner.

Ce que devient le phosphore dans l'organisme. — On croyait autrefois que le phosphore, étant à peine soluble dans l'eau, ne pouvait pas être absorbé en nature; on voulait donc voir la cause de l'empoisonnement, à la suite de l'ingestion du phosphore, dans l'hydrogène phosphoré (Hoppe-Seyler et Dybkowsky) ou dans les acides phosphoreux et phosphorique (Leyden et Munk), se développant aux dépens du phosphore ingéré. Mais on sait aujourd'hui que 100 parties d'eau chaude peuvent dissoudre 0,000227 de phosphore, et que cette dissolution se fait encore mieux dans les graisses intestinales et dans la bile (dans la proportion de 0,01–0,026 sur 100). De plus, on a trouvé du phosphore en nature dans le sang, dans les tissus, dans les produits d'excrétion (Dybkowsky), et enfin on a constaté que l'injection directe du phosphore dans le sang donnait lieu aux symptômes toxiques qui caractérisent l'empoisonnement par le phosphore (Hermann). D'où l'on a conclu que le phosphore, introduit dans le tube intestinal, était absorbé en nature et que c'était à cette absorption qu'il fallait attribuer, pour la plus grande part, la production des phénomènes toxiques, une part tout à fait secondaire devant être faite aux acides phosphoreux, phosphorique et à l'hydrogène phosphoré, qui peuvent se former, les premiers dans l'intestin et le sang, le second, dans l'intestin seulement.

Quant au mode d'action chimico-physiologique du phosphore, il est encore entièrement inconnu. Les phénomènes toxiques qui se produisent dans les tissus sous l'influence du phosphore (paralysie, dégénérescence graisseuse des cellules, augmentation de l'élimination de l'urée), et qui ressemblent beaucoup à ceux de l'empoisonnement par l'arsenic, devraient, d'après Binz, être interprétés de la même manière que ces derniers. « De même qu'au contact de l'eau et de l'air, le phosphore donnerait naissance, dans les cellules facilement oxydables de l'organisme, où il pénètre dissous dans les corps gras, à de l'oxygène actif, et c'est ce dernier, et non le phosphore, qui représenterait le principe véritablement agissant. Sa toxicité disparaît, quand on le fait passer à l'état de phosphore rouge, difficilement oxydable, ou quand on introduit après lui dans l'estomac de l'essence de térébenthine ozonisée, laquelle le transforme immédiatement en acides qui ne possèdent plus la propriété d'ozoniser l'oxygène. L'ozonisation de l'oxygène par le phosphore se fait très rapidement et développe par conséquent une action intense et rapidement destructive ; avec l'arsenic, cette action demande plus de temps, est moins violente, mais en revanche elle dure plus longtemps et se reproduit ». En tout cas la consommation d'oxygène, la soustraction d'oxygène aux globules rouges du sang pour l'oxydation du phosphore, ne peut pas être considérée comme la cause de la toxicité de cette substance ; en effet, les calculs d'Hermann démontrent que 0,1 de phosphore, c'est-à-dire une dose capable de donner la mort, ne consomme, pour se transformer en acide phosphorique, que 0,13 d'oxygène, ce qui évidemment est bien insuffisant pour expliquer la mort d'un homme adulte.

Le phosphore passe dans les urines en nature ou à l'état d'acide phosphorique. La présence de l'acide phosphoreux dans les urines n'a jamais été constatée.

Effets produits par de petites quantités de phosphore administrées pendant longtemps

Sur le système osseux. — Les expériences de Wegner ont été faites sur des lapins, des chiens, des chats et des poules. Les doses quotidiennes de phosphore étaient assez petites pour ne produire aucun trouble du côté de l'estomac et du foie ; elles étaient de 0,0015 pour les lapins arrivés à la moitié de leur développement ; de 0,003 pour les lapins adultes et pour les poules jeunes. Les poules adultes supportaient avec facilité des doses encore plus considérables ; les chiens et les chats, au contraire, étaient très sensibles à l'action du phosphore. Dans le cours de ses expériences, Wegner put doubler la dose initiale, car les animaux s'habituaient au poison avec assez de facilité.

Les modifications produites par le phosphore pouvaient être constatées le plus facilement chez les animaux qui étaient encore dans leur période de croissance, et chez lesquels, comme on sait, les os sont un peu différents de ceux des adultes.

Voici les faits : Dans tous les points où le cartilage donne naissance à de la substance osseuse spongieuse, il se produisait, au lieu de cette substance osseuse à mailles rouges, contenant beaucoup de tissu médullaire rouge, un tissu dur, compact, entièrement pareil à celui de la masse osseuse qui forme la partie corticale des os longs. Ce tissu montrait tous les caractères microscopiques du tissu osseux parfaitement développé; les grands espaces médullaires s'étaient rétrécis jusqu'à avoir la largeur ordinaire des canalicules de Havers de la substance compacte des os, la plus grande partie des cellules cartilagineuses proliférées ne s'étant pas transformées en cellules médullaires, mais en corpuscules osseux. Quant à la substance osseuse spongieuse déjà formée avant le commencement du traitement, elle n'avait subi absolument aucune modification.

L'usage du phosphore étant continué, le cartilage intermédiaire des os longs continuait à donner naissance à du tissu osseux condensé, tandis que la substance spongieuse, déjà formée avant le début de l'empoisonnement, se fondait de plus en plus, suivant la loi physiologique, et se consumait pour former la cavité médullaire. Au bout d'un certain temps, toute la substance spongieuse normale, au niveau des extrémités de la diaphyse, était remplacée par du tissu osseux compact, solide.

Si l'usage du phosphore était encore continué, la substance osseuse formée d'une manière anormale obéissait à son tour à la loi physiologique de la fonte ; les couches les plus anciennes, le plus repoussées vers le centre, se raréfiaient et finissaient par se transformer en tissu médullaire rouge.

Le tissu osseux formé par le périoste et présidant à l'accroissement de l'os en épaisseur éprouvait des modifications semblables; seulement ces modifications n'étaient appréciables qu'au microscope et consistaient en un rétrécissement considérable des canalicules de Havers.

En même temps les animaux ainsi traités par le phosphore paraissaient se développer plus fortement : leur système osseux, ainsi que leurs muscles, offraient un accroissement plus considérable; l'écorce osseuse était, en tous cas, devenue plus épaisse, aux dépens de la largeur de la cavité médullaire.

Chez les animaux adultes, le phosphore déterminait aussi une condensation de la substance spongieuse; chez les poules particulièrement, la cavité médullaire finissait par être entièrement oblitérée par de la substance osseuse véritable, de sorte qu'on avait alors un os parfaitement solide, au lieu d'un os muni d'un canal central.

Lorsque, chez les animaux en voie d'accroissement, on interrompait de temps en temps l'administration du phosphore, on trouvait, à partir du cartilage intermédiaire, des couches alternantes de tissu condensé, compact, et de tissu ordinaire à mailles larges.

Les os, chez les animaux ainsi traités par le phosphore, n'avaient pas une composition différente de celle des os normaux. Les proportions de la substance inorganique et de la substance organique n'avaient pas changé, les phosphates n'étaient pas en plus grande quantité.

Wegner a trouvé encore que cette influence sur le système osseux était due au phosphore même, au phosphore seul, et nullement à ses produits de transformation, et que cette influence était la conséquence d'une irritation (?) formative spécifique exercée sur les tissus ostéogènes. Ce n'est pas à un excès de phosphates dans le sang qu'est due cette formation exagérée de tissu osseux ; Wegner, en effet, ayant soustrait les sels nutritifs, par conséquent aussi les phosphates, à l'alimentation des animaux soumis au traitement par le phosphore, a constaté que, chez ces animaux, la même substance osseuse compacte, anormale, se développait au niveau des épiphyses, avec cette différence pourtant que ce n'était pas un véritable tissu osseux dur, mais seulement un tissu ostéoïde extrêmement compact, tel que celui qu'on trouve dans les os des individus rachitiques.

Jusqu'ici une seule expérience a été faite sur l'homme, par Wegner même; le résultat a été que les os humains subissaient de la part du phosphore la même influence que ceux des animaux.

Kassowitz a confirmé dans ce qu'elles ont d'essentiel les données de Wegner; se fondant sur de nombreuses expériences, il conclut que la couche compacte dans les os des animaux empoisonnés par le phosphore résulte de ce que le phosphore entrave le développement des vaisseaux dans la moelle en même temps que la formation de la cavité médullaire. Quant à un accroissement du développement des cartilages ou à une accélération de la néogénèse osseuse, ils n'ont absolument jamais lieu.

A la suite de l'administration de doses élevées, on voit se manifester nettement des phénomènes inflammatoires; le développement de l'espace médullaire dans la zone de condensation est très intense; la moelle ne possède qu'un petit nombre de cellules graisseuses et est traversée par des cordons remplis de vaisseaux sanguins; dans un cas, il s'est formé à l'extrémité du tibia de larges cavités sanguines, entre lesquelles persistaient seulement quelques minces cloisons médullaires; le périoste fortement hypérhémié laisse déposer des végétations ostéoïdes sur la substance compacte. Chez les poules, on peut même observer, sur tous les os longs, une dissolution complète des épiphyses, consécutive à une fonte rapide. L'oblitération de la cavité médullaire est toujours le produit d'une ostéomyélite ossifiante; cette ostéomyélyte est toujours en connexion avec les autres phénomènes inflammatoires et n'a par conséquent rien de commun, au point de vue génétique, avec la couche de condensation subépiphysaire.

D'après Kassowitz, le phosphore (de même que l'arsenic) aurait pour action fondamentale, à petites doses, de restreindre la prolifération vasculaire et de maintenir à l'état de contraction les vaisseaux nouvellement formés; à hautes doses, de déterminer une dilatation des vaisseaux et une prolifération vive, et de faire naître ainsi dans les os les phénomènes ci-dessus décrits. Ces effets sont indépendants du système nerveux, parce qu'ils se manifestent même après sa section.

Les vapeurs de phosphore, agissant directement sur le périoste, donnent lieu, si elles sont modérément concentrées, à une périostite ossifiante; si elles sont très concentrées, elles déterminent aussi de la suppuration et, notamment chez les ouvriers des fabriques d'allumettes, la nécrose des os maxillaires, surtout du maxillaire inférieur. Ce processus, chez ces ouvriers, a toujours son point de départ au niveau des dents cariées et doit donc être considéré comme le résultat d'une action directe, locale, du phosphore.

Les embryons des femelles d'animaux empoisonnées par le phosphore présentent les mêmes altérations anatomo-pathologiques que leurs mères; la dégénérescence graisseuse du foie et les ecchymoses de l'estomac, en particulier, ne font jamais défaut. Le phosphore doit donc traverser dans un état actif le placenta (Miura).

Effets produits par le phosphore, à doses moyennes, longtemps continuées, sur le canal digestif, sur le foie et sur les organes respiratoires

Les petites doses, qui exercent sur le développement du tissu osseux l'influence ci-dessus décrite, ne produisent pas d'autres troubles : point de troubles nutritifs, point d'altérations fonctionnelles ni anatomiques. Élevez lentement ces doses, sans toutefois les élever au point de provoquer une intoxication aiguë ou chronique, et vous donnerez lieu à une irritation du tissu conjonctif interstitiel du foie et de l'estomac, et cet effet se produira, soit que vous ayez introduit le phosphore dans les voies digestives, soit que vous en ayez fait inspirer les vapeurs. Vous verrez se produire une gastrite indurative chronique (hyperhémie, infarctus hémorragiques, épaississement extraordinaire de la muqueuse de l'estomac, par suite d'un énorme développement du tissu conjonctif interstitiel, à peine marqué à l'état sain) et une hépatite interstitielle chronique, avec ictère et disparition de la substance hépatique (atrophie lobulaire ou granuleuse, cirrhose). Ces effets, observés par Wegner sur les animaux, concordent avec ceux observés chez les ouvriers des fabriques d'allumettes.

L'inhalation des vapeurs de phosphore détermine souvent de la bronchite, chez les animaux ainsi que chez l'homme; on a encore vu se produire, chez l'homme, des inflammations pleuro-pulmonaires.

Empoisonnement aigu et subaigu produit par des doses élevées de phosphore. — Cet empoisonnement s'observe habituellement chez des personnes qui se sont suicidées à l'aide du phosphore des allumettes.

La dose la plus petite qui puisse déterminer la mort, chez l'adulte, est celle de 5 centigrammes ; chez les enfants, il suffit de quelques milligrammes. L'action toxique se produit surtout facilement quand le phosphore est réduit en poudre très fine ; lorsque, au contraire, c'est un morceau compact, même volumineux, qui a été ingéré, ce morceau de phosphore peut parfaitement traverser les voies digestives sans être absorbé et sans donner lieu à aucun accident.

Les accidents ne se produisent que plusieurs heures après l'ingestion du poison. La mort n'arrive qu'au bout de quelques jours, même au bout de plusieurs semaines.

Phénomènes locaux. — Ils sont peu marqués. Ils consistent en des inflammations de l'estomac, et en des ulcérations superficielles existant au niveau des points où de petits morceaux de phosphore ont séjourné pendant quelque temps. Comment se produisent ces altérations ? Il ne faut pas les attribuer à une action caustique du phosphore lui-même (Schultzen, Riess, Hermann); car le phosphore, introduit sous la peau, ne détermine aucune lésion, et une solution d'albumine n'en est nullement altérée. D'après Munk et Leyden, ce sont les produits d'oxydation du phosphore qui, se trouvant à l'état naissant, attirent à eux l'eau des tissus et détruisent ainsi ces tissus. Nous avons donné plus haut l'explication de Binz. Des altérations ci-dessus mentionnées résultent les phénomènes suivants : douleurs d'estomac, nausées, vomissements de matières qui luisent dans l'obscurité, qui ont une odeur alliacée, et qui parfois sont sanguinolentes.

Phénomènes généraux. — Ils sont en majeure partie le résultat de métamorphoses graisseuses dans la plupart des organes.

Cette dégénérescence graisseuse ne débute que quelque temps après la disparition des phénomènes locaux dont il a été question ci-dessus, c'est-à-dire à un moment où les animaux se sont remis dans un état relativement satisfaisant.

Début du côté des fonctions digestives : douleur dans le creux épigastrique, nausées, vomissemeets, diarrhée. Les altérations, constatées à l'autopsie, sont en ce moment les suivantes : gonflement de la muqueuse gastro-intestinale, surtout marqué au niveau du duodénum (Munk et Leyden); dégénérescence graisseuse des cellules des glandes (Virchow), ainsi que des fibres musculaires du canal digestif.

Ensuite se manifestent, du côté du *foie*, les altérations suivantes : foie gras, dégénérescence graisseuse et gonflement des cellules épithéliales des conduits biliaires, et compression de ces conduits ; de là résultent la *tuméfaction du foie* et l'*ictère*.

D'après Aufrecht, le phosphore provoque tout d'abord dans les cellules du foie une série de processus chimiques, qui donnent lieu à la formation de granulations albuminoïdes et de gouttelettes graisseuses dans l'intérieur du protoplasma des cellules hépatiques, mais sans en déterminer la mort, car, si la dose n'a pas été trop élevée et si la vie s'est maintenue, on voit se produire un complet rétablissement des cellules du foie. Mais si l'on réitère l'administration des doses de phosphore, les cellules hépatiques ne peuvent plus donner naissance à des granulations albuminoïdes ni à des gouttelettes graisseuses; elles restent à l'état de cellules brillantes, pâles, pourvues d'un noyau distinct. Des déterminations directes de la quantité de graisse et d'eau contenue dans les foies des animaux empoisonnés par le phosphore (v. Stark) et la comparaison de la quantité de graisse contenue dans les foies et de celle contenue dans tous les autres organes, chez des animaux empoisonnés ou non empoisonnés, permettent d'admettre que de la graisse nouvelle ne se forme pas seulement dans le foie, mais qu'il s'y fait un transport considérable venant des autres organes (Leo). D'ailleurs, si toute la graisse du foie, dans l'empoisonnement par le phosphore, provenait des substances albumineuses, les échanges azotés devraient être encore plus actifs qu'ils ne le sont réellement. En outre, l'emploi fréquent de quantités égales de phosphore détermine une altération morbide du tissu interstitiel.

Il a été constaté, chez de jeunes lapins, que la matière glycogène avait déjà entièrement disparu du foie, un jour ou un jour et demi après que ces animaux avaient pris 0,02 à 0,03 de phosphore.

Chez les grenouilles, les lapins ainsi que chez d'autres animaux, le *cœur* a présenté les symptômes d'une atteinte profonde ; ses battements deviennent de plus en plus faibles, la pression sanguine baisse de plus en plus, et enfin survient une paralysie cardiaque complète et la mort ; le centre vaso-moteur n'y participe nullement ; la dégénérescence graisseuse du tissu musculaire cardiaque n'est pas la seule cause de cet affaiblissement du cœur (H.Meyer).

Les *muscles des membres* subissent aussi une dégénérescence graisseuse; il se manifeste des douleurs musculaires, un état de faiblesse extrême et même de la paralysie.

En même temps, *hémorragies* se produisant au niveau des muqueuses (nasale, gastro-intestinale, utérine); l'hémorragie menstruelle peut devenir très abondante et continue. On observe même des épanchements sanguins dans le tissu cellulaire sous-cutané. Ces effets sont dus à la dégénérescence graisseuse qui envahit les parois vasculaires, même les plus fines (Wegner), ainsi qu'à la très difficile coagulabilité du sang. Ce dernier fait était déjà connu depuis longtemps (Schuchart). Même vingt heures après la mort, on trouve encore le sang non coagulé.

Mêmes altérations du côté des *reins* : dégénérescence graisseuse des cellules éphithéliales ; d'où rareté des urines, dans lesquelles existent de l'albumine et du sang. On trouve aussi dans ce liquide, consécutivement à l'ictère existant, de la matière colorante biliaire et des acides biliaires.

La *température* reste souvent normale jusqu'à la fin; à ce moment elle tombe subitement. Parfois, au début, elle subit une élévation marquée (39°,6 C., Mannkopf).

Quant au *système nerveux*, il ne présente rien de particulier. Les individus empoisonnés conservent en général leur connaissance jusqu'à la fin; à ce moment il peut survenir du délire, du coma; mais ces phénomènes ne proviennent pas directement de l'action du poison ; ils ne sont que secondaires, et sont le résultat de l'état de faiblesse du cœur, de l'ictère, etc. On a encore noté, chez les personnes empoisonnées par le phosphore, des douleurs intenses dans la tête et le long de la colonne vertébrale, de l'anesthésie cutanée, de la dilatation des pupilles, des troubles de la vue et de l'ouïe.

Influence du phosphore sur les échanges nutritifs. — Sous l'influence du phosphore, la désassimilation de l'albumine s'accroît et les processus d'oxydation décroissent.

A un chien à jeun depuis plusieurs jours, et chez lequel la quantité d'azote excrétée était devenue uniforme, Bauer et Voit administrèrent de petites doses de phosphore ; il en résulta une augmentation considérable de la quantité d'urée excrétée (jusqu'au triple de la quantité normale). Même résultat obtenu par Lebert et Wyss, Panum et Storch. Mais, d'un autre côté, l'élimination de l'acide carbonique offrit une diminution de 47 pour 100; l'absorption de l'oxygène, une diminution de 45 pour 100. Bauer conclut de là que c'est la graisse, produite en grande quantité par la forte désassimilation de l'albumine, qui, ne pouvant pas être brûlée, vu l'insuffisance de l'oxygène, donne lieu à la dégénérescence graisseuse des organes; la source de la graisse, chez les chiens soumis à un jeûne de douze jours, ne pouvait être que dans l'albumine des organes. Les produits de désassimilation azotés eux-mêmes ne se transformeraient pas complètement en urée, mais s'arrêteraient à un certain degré de leur métamorphose ; c'est ce que ferait penser la présence de la leucine et de la tyrosine dans les organes et dans le sang des chiens soumis à l'action du phosphore.

Chez des hommes empoisonnés par le phosphore, et chez lesquels commençaient à apparaître des phénomènes généraux très graves, Schultzen et Riess constatèrent une diminution considérable de l'urée, à la place de laquelle existaient d'autres matières azotées anormales qui, à une observation superficielle, pouvaient facilement faire croire à l'existence d'une grande quantité d'urée ; dans des cas qui se terminèrent par la mort, ils trouvèrent toujours, comme Kohts, de l'acide lactique. Ils ne déterminèrent pas la quantité générale d'azote (urée + produits de division plus élevés) ; ils paraissent pourtant admettre que le phosphore n'exerce aucune influence sur la quantité d'azote excrétée ; opinion qui, ce nous semble, a été réfutée complètement par Bauer.

De même que Voit, Schultzen et Riess ont constaté que l'albumine de l'organisme se décomposait bien en éléments azotés et en éléments non azotés, mais qu'elle n'arrivait pas à former par sa combustion les produits terminaux normaux ; les produits de décomposition diffusibles, tels que les substances du genre des peptones et l'acide lactique, s'élimineraient, tandis que les produits colloïdes, tels que les graisses, s'amasseraient dans les endroits où ils prennent naissance.

D'autres théories ont été émises sur le mode d'action du phosphore ; ce sont de pures hypothèses dont nous ne parlerons pas.

Emploi thérapeutique. — A diverses époques le phosphore a été employé par les médecins ; on a toujours fini par l'abandonner, à cause des résultats peu encourageants qu'on en obtenait. On l'a recommandé pour combattre l'état typhique ; il a été souvent prescrit contre diverses affections du système nerveux, dans les simples névroses, aussi bien que dans les altérations anatomiques du tissu nerveux. Dernièrement il a été préconisé contre les névralgies. Nous n'avons jamais eu recours au phosphore dans aucune de ces affections ; nous n'insisterons donc pas là-dessus.

Les récentes expériences de Wegner semblent nous offrir une base physiologique sur laquelle on pourrait établir l'emploi du phosphore dans diverses affections des os, notamment dans le rachitisme, dans les cas de lenteur dans la formation du cal, dans la carie, l'ostéomalacie ; c'est à l'observation clinique à décider. W. Busch a constaté que, dans des cas de carie qui semblaient marcher naturellement vers la guérison, l'administration du phosphore ne hâtait nullement le processus curatif ; il en a été de même dans le rachitisme. Mais il a vu, d'un autre côté, le phosphore exercer une influence favorable très nette dans l'ostéomalacie, maladie considérée jusqu'ici comme incurable ; dans deux cas de cette affection les os acquirent de la solidité à la suite de l'usage du phosphore. Nous avons vu nous-mêmes, dans un cas très accentué de cette maladie, l'endolorissement disparaître et les os devenir solides ; mais nous devons réserver notre jugement à ce sujet, la malade en observation ayant été soumise, en même temps qu'à l'usage du phosphore, à un genre de vie plus tranquille et à un régime alimentaire meilleur.

Kassowitz a, dans ces dernières années, fait de nombreuses expériences sur le traitement du *rachitisme* par le phosphore ; il prenait pour base ses vues théoriques sur l'essence du processus rachitique, d'après lesquelles les troubles morbides locaux dans les os ont une bien plus grande importance que l'état morbide général. Les résultats pratiques qu'il a obtenus ont été extrêmement favorables ; le phosphore, d'après lui, agirait directement sur le siège de la maladie, et devrait par conséquent être considéré comme un agent curatif direct, spécifique, du rachitisme : tous les symptômes de cette affection, principalement ceux qui ont pour siège la charpente osseuse, éprouvaient, sous l'influence du traitement par le phosphore, des modifications remarquablement avantageuses ; Kassowitz fait ressortir notamment l'influence curative du phosphore sur les accès de spasme laryngien. Il fait observer que, pour obtenir cette action curative, il suffit d'employer de petites doses (un demi milligramme par jour pour les enfants de n'importe quel âge), que des doses plus élevées ne feraient qu'entraver la guérison et que ce traitement doit être continué pendant plusieurs mois.

Ces résultats favorables ont été pleinement confirmés par quelques observateurs ; d'autres ne les ont confirmés qu'en partie ; quelques-uns enfin ont mis en doute cette influence du phosphore sur la guérison du rachitisme. Et si cette question ne peut pas encore être considérée comme définitivement résolue, si notamment il est encore très douteux que le phosphore puisse être regardé comme un spécifique contre le processus rachitique, il n'en est pas moins vrai qu'en présence d'un cas de cette affection, surtout si le cas est grave, non seulement on peut, mais encore peut-être on doit, avoir recours à l'emploi du phosphore.

Quant à son emploi à l'extérieur, il est entièrement inutile.

Doses et préparations. — 1. *Phosphore*. — 0,0005-0,001 pro dosi (*jusqu'à* 0,001 *pro dosi* ! *jusqu'à* 0,005 *pro die* !). On le prescrit dans de l'alcool, de l'éther, une huile grasse, de l'huile de morue et dans des véhicules mucilagineux (verres noirs) ; encore mieux sous la forme pilulaire (avec gomme arabique et poudre de gomme adragante.

2. *Huile phosphorée*. — 1 de phosphore sur 80 d'huile d'amandes. Préparation tout à fait superflue.

Traitement de l'empoisonnement par le phosphore. — Si l'on peut agir dans les premiers moments qui suivent l'ingestion du poison, et même pendant les premières vingt-quatre heures, on cherchera à débarrasser le tube digestif du poison qu'il contient, au moyen de la pompe stomacale, de l'émétique et des purgatifs, auxquels on préférera pourtant les lavements. Mais il faudra avoir grand soin d'éviter l'emploi des purgatifs huileux, ainsi que des substances grasses, telles que le lait, le jaune d'œuf. Bamberger a recommandé l'usage du sulfate de cuivre. Il veut qu'on l'emploie, non seulement comme vomitif, mais enore, à petites doses, comme antidote direct. En effet, le sulfate de cuivre est facilement réduit par le phosphore, même par le phosphore à l'état de vapeur ; il se forme un phosphure de cuivre qui est peu soluble et par conséquent peu actif. On a encore recommandé l'essence de térébenthine, contenant de l'oxygène. L'efficacité de cette substance a été tout récemment l'objet des recherches de Wöhler ; il en sera question à l'article *Térébenthine*. On en fera prendre 1 à 2 grammes tous les quarts d'heure ou toutes les demi-heures, jusqu'à ce qu'on ait employé en tout 5 à 10 grammes. Les autres antidotes recommandés contre l'empoisonnement par le phosphore, tels que la magnésie, l'eau chlorée, etc., sont aujourd'hui peu en usage ; on a reconnu qu'ils n'avaient pas autant d'efficacité que le sulfate de cuivre et l'essence de térébenthine.

Si le poison a eu le temps d'être absorbé, et qu'on se trouve en présence des phénomènes toxiques, on cherchera à les combattre par les moyens appropriés. L'efficacité de la transfusion n'a pas été suffisamment démontrée.

LÉCORCHÉ, Étude physiologique clinique et thérapeutique du phosphore (Archives de physiologie normale et pathologique. Paris, 1868, p. 571 et 1869, p. 97 et 488). — MÉHU (C.). Sur les différents modes d'administrer le phosphore en nature (Bulletin de thérapeutique, 1875, t. LXXXVIII, p. 355 et 408). — TARDIEU et ROUSSIN, Etude médico-légale et clinique sur l'empoisonnement, 2e édition. Paris 1875. — LEMAIRE (Eugène). De l'emploi thérapeutique du phosphore dans quelques affections du système nerveux, thèse de doctorat. Paris 1875, 4 mai. — PROUST. Nouveau dictionnaire de médecine et de chirurgie pratiques, art. PROFESSIONS. Paris, 1880. — WEYL, Archiv der Heilkunde, 1848, S. 163. — SOTNITSCHEWSKY, Zeitschrift für physiologische Chemie, Band III, S. 391, 1879.

III. Antimoine

Tous les composés d'antimoine solubles et absorbables présentent, dans leurs effets physiologiques généraux, de grandes ressemblances entre eux ainsi qu'avec les composés de phosphore et d'arsenic. Parmi les nombreuses préparations antimoniales autrefois recommandées, il n'en est guère aujourd'hui que trois qui soient encore en usage.

1. Tartrate d'antimoine et de potasse, tartre stibié

Le *tartrate d'antimoine et de potasse*, ou *tartre stibié*, ou *émétique*, $2(C^4H^4K(SbO)O^6)+H^2O$, se présente sous forme de cristaux qui s'effleurissent et perdent leur transparence à l'air sec. Ils se dissolvent facilement dans l'eau, dans 17 parties d'eau froide, dans 3 parties d'eau bouillante ; ils sont insolubles dans l'alcool. Les alcalis et l'acide tannique en décomposent facilement les solutions aqueuses, en déterminant la production d'un précipité d'oxyde d'antimoine ou de tannate d'antimoine.

Action physiologique. — Nobiling avait prétendu démontrer, par des expériences directes, que la partie vraiment active, dans le tartrate de potasse et d'antimoine, celle qui donnait lieu aux effets sur le système nerveux et sur le cœur, c'était le potassium ; l'antimoine, d'après cette opinion, ne produirait que les effets qui se manifestent sur le tube gastro-intestinal. Les expériences de Buchheim, de Radziejewski et d'autres, ont entièrement réfuté cette opinion, en démontrant que les autres sels antimoniaux solubles, dans la composition desquels n'entre pas l'élément potassium, tels que le tartrate d'antimoine, le tartrate d'antimoine et de soude, divers composés chlorés de l'antimoine, etc., produisent exactement les mêmes effets que le tartre stibié sur le cœur et le système nerveux. Et, d'ailleurs, il est facile de voir que la quantité tout à fait minime de potassium, qui existe dans une dose vomitive de tartre stibié, serait entièrement impuissante par elle-même à provoquer des phénomènes appréciables sur le cœur et le système nerveux, et pourtant ces phénomènes se manifestent même avec une dose d'émétique, bien inférieure à la dose vomitive, avec une dose de 0,001-0,01. C'est ce qui résulte des expériences faites par Nobiling lui-même sur sa propre personne.

Ce que devient le tartre stibié dans l'organisme. — Le tartre stibié peut pénétrer dans le sang à travers la peau privée de son épiderme et à travers toutes les muqueuses. Il est très probablement absorbé en nature; on sait, en effet, que les liquides acides de l'estomac ne le décomposent que difficilement et que les liquides alcalins de l'intestin ne le décomposent qu'avec une grande lenteur. Il faut remarquer que tout le tartre stibié, introduit dans l'estomac, est loin d'être absorbé; une grande partie est rejetée par les vomissements, et une partie plus petite, décomposée et rendue insoluble, est rejetée avec les selles.

Injecté directement sous la peau ou dans le sang, le tartre stibié, en s'éliminant, arrive sur la muqueuse stomacale; la bile en verse aussi dans l'intestin; de sorte qu'il produit alors les mêmes effets que s'il avait été administré par les voies digestives, c'est-à-dire qu'il est évacué par les vomissements et par les selles. L'élimination finale se fait par les urines, ainsi que par la sueur. On a trouvé, dit-on, de l'antimoine dans divers organes, par exemple dans le foie et les os, plusieurs semaines et même plusieurs mois après l'ingestion du tartre stibié (Taylor, Millon et Laveran).

Effets généraux produits par le tartre stibié. — Voici le tableau des symptômes notés sur eux-mêmes par Meierhofer et Nobiling, qui prirent tous les jours, pendant un certain temps, de petites doses de tartre stibié. Ils commencèrent par 0,001 et s'élevèrent progressivement à 0,01; humeur difficile, pesanteur de tête, abattement dans les membres, sensations de tiraillement et de déchirure dans les articulations, frissons, sécrétion d'une plus grande quantité de salive, langue pâteuse, soif avec sentiment intérieur de chaleur, afflux du sang vers la tête, somnolence, sommeil avec rêves pénibles; pouls fréquent, irrégulier; vertiges, éblouissements; face pâle, abattue; yeux enfoncés, entourés d'un cercle bleu; accumulation de mucus dans le pharynx, difficulté à avaler.

L'usage du tartre stibié étant continué, voici ce qui fut observé; diminution de l'appétit, sensation de pression à l'épigastre, douleurs intestinales vives, se renouvelant fréquemment, nausées, anxiété, bâillements fréquents, dyspnée, sentiment d'angoisse extrêmement pénible dans la poitrine et au cœur; abdomen tendu, douloureux à la pression; selles plus fréquentes, demi-liquides, ou, au contraire, constipation; sensation de froid sur toute la surface de la peau; augmentation de l'excrétion urinaire, non dépendante du tartre stibié, mais simplement due à la plus grande quantité d'eau ingérée, battements du cœur de plus en plus faibles et lents; soulèvement thoracique, répondant à la pointe du cœur, plus étendu, mais moins intense qu'à l'état normal; visage défait; prostration générale; amaigrissement.

La dose de 0,01 ayant été atteinte, les observateurs continuèrent leur expérience avec cette dose, et virent alors les phénomènes s'aggraver; éructations, efforts de vomissement, selles fréquentes, liquides, muqueuses, bilieuses; étendue plus grande de la matité hépatique, douleur dans la région du foie; coliques; tranchées persistantes; démangeaisons à la peau; augmentation de l'excrétion du mucus; sensation de stase dans la petite circulation.

Voyant de l'albumine apparaître dans ses urines, Nobiling interrompit l'expérience; Meierhofer constata aussi le même fait. L'expérience avait duré quatorze jours, et, pendant ce temps, le poids du corps avait diminué de 3 kilogrammes 1/2. L'appétit ne commença à revenir que trois jours après l'interruption de l'usage du poison ; mais ce ne fut qu'au bout de deux mois que les phénomènes toxiques disparurent totalement.

Si la *dose est élevée* (à partir de 0,1), il se produit des symptômes d'inflammation gastro-intestinale qui présentent une grande ressemblance avec ceux que détermine l'ingestion de l'acide arsénieux. C'est une douleur vive le long de l'œsophage et dans l'abdomen, des vomissements violents et, un peu plus tard, de la diarrhée. En même temps, la prostration est extrême et peut même aller jusqu'à la syncope et la mort ; le pouls devient filiforme, fréquent, irrégulier ; la respiration est superficielle ; le malade ne peut pas se tenir debout : il a la peau couverte d'une sueur froide ; il est cyanosé.

On a observé des cas dans lesquels les phénomènes de collapsus existaient seuls, sans symptômes de gastro-entérite.

Un homme adulte peut être tué par une dose de 0,5. Il peut même suffire, comme nous venons de le voir, d'une dose encore plus petite pour déterminer la mort, et cela surtout si l'activité cardiaque est affaiblie par une cause quelconque chez la personne qui ingère le tartre stibié. Aussi est-on étonné quand on lit que d'anciens médecins ont prescrit à leurs malades, atteints d'affections fébriles, des doses de 15 grammes et au-dessus, et cela sans déterminer d'accidents. Nous voulons bien croire à la possibilité de ces faits, bien qu'ils ne soient pas entourés de garanties complètes ; il est possible que, sous l'influence d'une fièvre vive, la muqueuse digestive n'ait absorbé le poison qu'en petite quantité, ou encore que le système nerveux ait réagi alors autrement qu'à l'état normal, ou enfin que le poison ait été en grande partie rejeté par les vomissements. Quoi qu'il en soit, c'était une grande imprudence d'administrer de pareilles doses ; il faut en convenir, surtout aujourd'hui, que l'on connait mieux l'action du tartre stibié et qu'on sait qu'il peut déterminer des altérations organiques très graves.

Effets du tartre stibié sur les éléments des tissus et sur les divers organes. — De même que le phosphore et l'arsenic, le tartre stibié n'a aucune affinité chimique pour l'albumine ; il ne précipite pas les substances albumineuses de leurs solutions (à moins qu'on n'ait ajouté préalablement un acide libre), il ne soustrait point l'eau aux tissus. Et d'ailleurs, son action inflammatoire se produit trop lentement pour qu'on puisse l'assimiler à une action caustique. Hermann fait remarquer, à ce sujet, que les effets phlogogènes du tartre stibié ne se produisent pas seulement sur le point d'application, mais encore sur des points éloignés ; ainsi une friction faite avec du tartre stibié sur la peau détermine l'apparition d'ulcérations sur la muqueuse stomacale, de même que l'ingestion de tartre stibié dans l'estomac fait naître des ulcérations sur la peau ; et pourtant, dans les deux cas, le poison ayant traversé la circulation, ses affinités auraient bien eu le temps de se saturer.

Peau. — Appliqué directement sur la peau, le tartre stibié y détermine l'apparition d'une éruption pustuleuse. Ces pustules peuvent donner lieu à des ulcérations profondes ; elles laissent après elles des cicatrices bien marquées. D'après Falck, cette production de pustules par le tartre stibié n'aurait pas lieu, ou n'aurait lieu qu'avec une très grande lenteur, lorsque les nerfs qui se rendent aux points de la peau où se fait l'application sont paralysés. Ces pustules paraissent avoir leur point de départ dans les glandes cutanées, et l'acidité du produit de ces glandes semble en hâter l'apparition. Appliqué sur une plaie profonde, ou mêlé avec une substance alcaline, le tartre stibié ne donnnerait pas lieu à cette formation de pustules, qui, au contraire, serait favorisée par l'addition d'une substance acide[1].

Muqueuses. — L'ingestion d'une solution de tartre stibié peut donner lieu à une éruption pustuleuse sur la muqueuse qui s'étend de la bouche à l'estomac, après avoir d'abord provoqué sur cette muqueuse une inflammation de forme catarrhale. C'est surtout après l'ingestion, continuée pendant un certain temps, de petites doses, que se produisent, d'après Nobiling, ces éruptions ulcéreuses ; une dose vomitive unique ne donne lieu, le plus souvent, qu'à un léger ramollissement épithélial, avec desquamation, sans état inflammatoire proprement dit. C'est ce qui résulte d'observations faites, chez les animaux, par Handfield Jones.

Comment le tartre stibié fait-il vomir? — Hermann et Grimm ont fait remarquer que le tartre stibié, injecté directement sous la peau ou dans le sang, ne pouvait provoquer le vomissement qu'à la condition d'être injecté à doses plus élevées que celles qui, administrées par l'estomac, sont nécessaires pour faire vomir. Or, il serait sans exemple qu'une substance, agissant sur le système nerveux, produisît des effets plus rapides et plus intenses, quand elle est administrée par l'estomac, que quand elle est injectée directement dans la circulation. Cette remarque faisait déjà douter que l'action vomitive du tartre stibié dépendît réellement d'une action exercée sur le système nerveux central. Elle faisait croire, au contraire, que les effets vomitifs dépendaient plutôt d'une action spéciale s'exerçant sur les parois stomacales et sur les terminaisons nerveuses qui se répandent dans la muqueuse de l'estomac. Cette présomption devient presque une certitude depuis que les observateurs ci-dessus nommés, ainsi que Radziejewski, ont trouvé dans les matières vomies, à la suite de l'injection intraveineuse du tartre stibié, la plus grande partie du sel qui avait été injecté dans le sang. L'expérience de Magendie, d'après laquelle le tartre stibié peut même provoquer des efforts de vomissement chez un animal auquel on a préalablement extirpé l'estomac, n'infirme en rien l'opinion que nous soutenons; elle prouve simplement que ce n'est pas seulement en excitant les terminaisons nerveuses dans l'estomac que le tartre stibié provoque le vomissement, mais que l'excitation des terminaisons nerveuses d'autres parties, par exemple du pharynx, de l'œsophage, peut suffire à produire les mêmes effets. Quant à l'expérience de Gianucci, d'après laquelle le tartre stibié ne provoque plus de vomissements chez un animal auquel on a sectionné préalablement la moelle allongée, elle ne prouve pas que l'action vomitive du tartre stibié soit bien due réellement à une excitation centrale; en effet, dans ces expériences, l'animal est garrotté, couché sur le dos, et on le fait respirer artificiellement ; or, il est démontré qu'aucun moyen ne peut le faire vomir quand il est dans cette situation, tandis qu'il vomit quand on le délie et qu'on le met sur ses pieds.

[1] [Cela se comprend, puisque les alcalis précipitent le tartre stibié de ses solutions.]

L'antimoine donne lieu, de même que le phosphore et l'arsenic, à une *dégénérescence graisseuse* de plusieurs organes ; du foie, du muscle cardiaque, etc. (Saikowski). Dans les expériences faites par Nobiling, à l'aide de petites doses longtemps continuées, on trouve signalée une augmentation de volume du foie, avec endolorissement de cet organe. On a encore observé de l'hyperhémie veineuse dans le foie, la rate, etc. Ackermann l'attribue à la diminution de l'activité du cœur, laquelle doit naturellement avoir pour résultat une stase dans le système nerveux. Peut-être est-ce à cette stase, se produisant dans les reins, qu'il faut attribuer la présence de l'albumine dans les urines.

Circulation et température. — Le tartre stibié affaiblit l'activité cardiaque, surtout par une action directe du poison sur le cœur, et non pas seulement d'une manière indirecte, à la suite de l'action exercée sur les terminaisons du pneumogastrique dans la muqueuse stomacale.

Chez les animaux à sang froid, on voit se produire, sous l'influence d'une dose de 0,05 de tartre stibié, une augmentation passagère (durant quinze minutes) de la force et du nombre des mouvements cardiaques ; à cette augmentation succède une diminution.

Chez les animaux à sang chaud, l'énergie des contractions du cœur subit, dès le début, une diminution. Le nombre des pulsations augmente d'une manière très passagère, puis se met à diminuer continuellement. Enfin, les contractions cardiaques deviennent irrégulières, et le cœur finit par s'arrêter à l'état de diastole, pourvu que la dose ait été suffisante.

Chez l'homme, la fréquence du pouls augmente pendant la période des vomissements, après quoi elle diminue. L'énergie et le nombre des contractions cardiaques se relèvent pendant la période de réaction, alors que les vomissements ont entièrement cessé. On voit donc qu'une partie des phénomènes cardiaques doit être mise sur le compte d'une action réflexe.

Chez les animaux, ainsi que chez l'homme, la diminution considérable de l'énergie du cœur a pour conséquence, comme nous l'avons déjà dit, une forte hyperhémie veineuse de tous les organes.

A mesure que le cœur perd de sa force, la température s'abaisse ; cet abaissement a été, dans quelques cas, de 6°,6 C. (Ackermann, Radziejewski).

Système nerveux et muscles striés. — Il est dificile de décider quelle est, dans les troubles graves qu'éprouvent les centres nerveux, chez les animaux à sang chaud, sous l'influence du tartre stibié, la part qui revient aux troubles circulatoires et celle qui doit être mise sur le compte d'une action directe du poison. La part la plus grande doit être attribuée à l'action des troubles circulatoires ; mais le second effet ne doit pas pourtant être nié, car chez les animaux à sang froid, dont le système nerveux dépend beaucoup moins de la circulation, on a vu se produire, sous l'influence du tartre stibié, la paralysie des centres cérébro-spinaux, la disparition complète de l'activité réflexe ; ces mêmes effets ont été observés par Radziejewski chez les lapins, qui, comme on le sait, ne peuvent pas vomir. On peut donc bien admettre aussi, chez les animaux à sang chaud, une atteinte directe portée par le poison sur le cerveau et la moelle épinière. Peut-être même serait-il permis d'invoquer cette paralysie finale de la moelle, pour expliquer pourquoi des doses élevées de tartre stibié, administrées pendant un certain temps, ne provoquent plus de vomissements.

Le tartre stibié donne lieu rapidement, chez l'homme aussi bien que chez les animaux, à une *diminution considérable de la force musculaire;* on voit des animaux vigoureux et féroces perdre rapidement, sous son influence, toute leur énergie; ils font quelques pas en chancelant, puis tombent sur le côté. Les forces leur reviennent un peu quand ils ont vomi, mais ne tardent pas à éprouver un nouvel épuisement. Il n'est pas douteux que ces effets ne soient dus en grande partie à une modification directe de la substance musculaire et nerveuse; des expériences faites sur les muscles des grenouilles n'ont, il est vrai, permis de constater aucune modification de forme de la courbe de contraction, mais cette courbe présentait un abaissement considérable (Buchheim).

Respiration. — Chez les animaux à sang chaud et chez l'homme, la respiration est d'abord accélérée, superficielle, irrégulière; puis elle se ralentit, et, à ce moment, l'inspiration est rapide, comme convulsive, ou extrêmement pénible, tandis que l'expiration est très lente et plaintive. Ces phénomènes doivent être considérés comme produits, en grande partie, par voie réflexe, avec point de départ dans les nerfs de l'estomac. Ils se manifestent toujours, en effet, pendant les vomissements, quelle qu'en soit la cause; d'ailleurs, les mouvements vomitifs ne sont pas autre chose, en réalité, que des mouvements respiratoires anormaux.

Certains auteurs anciens avaient admis que l'usage du tartre stibié pouvait donner lieu à des altérations très marquées des poumons, à leur hépatisation. Ackermann, ayant fait l'autopsie de vingt chiens, qu'il avait fait périr par l'administration du tartre stibié, n'a jamais observé ces altérations. L'augmentation de la sécrétion du mucus dans les bronches est-elle due à une action directe du poison ou à la stase veineuse dans la petite circulation? Nous ne saurions le décider.

Le *collapsus*, qui est un des effets les plus saillants du tartre stibié, est dû, en grande partie, à la diminution de la pression sanguine et à l'affaiblissement du cœur; mais il résulte aussi de l'état de faiblesse du système musculaire. Ackermann fait remarquer que ce phénomène n'est pas particulier au tartre stibié, qu'il se manifeste toujours sous l'influence de l'état nauséeux, quelle qu'en soit la cause, par exemple dans le mal de mer, ou à la suite d'un balancement prolongé, etc.

Quant à l'action du tartre stibié sur les *diverses sécrétions*, on ne sait là-dessus rien de positif.

Les *échanges nutritifs* éprouvent, de la part du tartre stibié, les mêmes effets que de la part du phosphore et de l'arsenic. Chez les animaux à jeun, chez lesquels on a amené l'élimination de l'azote à un chiffre constant, on voit, sous l'influence du tartre stibié, la quantité d'azote éliminée subir une augmentation (Gäthgens).

La *cause de la mort* est toujours, ou presque toujours, la paralysie cardiaque.

Usages thérapeutiques. — Le beau temps du tartre stibié est aujourd'hui passé; il est peu de médicaments desquels on puisse dire cela avec autant de vérité. Autrefois employé dans un grand nombre d'affections, en dehors de son indication comme vomitif, le tartre stibié a perdu peu à peu de son ancien prestige, et *ce n'est guère que comme vomitif qu'il peut être aujourd'hui rationnellement prescrit.*

Nous n'avons pas à insister ici sur ses indications générales dans ce sens. Son action est assez certaine; mais il a l'inconvénient de donner lieu à quelques phénomènes fâcheux du côté de l'intestin et du cœur. Le collapsus qui suit le vomissement est souvent assez considérable; aussi ne doit-on l'employer qu'avec la plus grande prudence chez les enfants, chez les vieillards, et en général chez les personnes affaiblies.

Parmi les nombreuses affections aiguës inflammatoires contre lesquelles il était autrefois employé, il en est encore une dans laquelle son usage s'est conservé. C'est la *bronchite aiguë*, qu'il s'agisse d'une affection d'origine récente ou d'une exacerbation d'un catarrhe chronique ancien, alors qu'il existe de la cyanose, de la fièvre et que l'examen stéthoscopique fait percevoir des râles ronflants et sibilants, presque plus de râles sous-crépitants. Le tartre stibié est alors administré, d'abord à dose vomitive, puis à doses réfractées. Il faut, pour qu'il puisse être toléré, qu'on ait affaire à un individu vigoureux et ne présentant aucune complication du côté de l'appareil digestif. Si la bronchite est secondaire, c'est-à-dire si elle est sous la dépendance d'une autre maladie (exemple, celle qui accompagne la fièvre typhoïde), on devra éviter, en général, l'emploi du tartre stibié, pour des raisons qu'il est facile de déduire de ce que nous avons dit plus haut.

Si nous avons cherché à formuler avec précision ces indications du tartre stibié dans la bronchite, c'est surtout pour mettre en garde contre l'abus qu'on pourrait en faire dans d'autres formes de cette maladie. Et même nous devons convenir que plus nous allons, plus l'efficacité du tartre stibié nous semble douteuse, même quand la bronchite présente les caractères spécifiés plus haut. On est en présence d'un malade atteint de bronchite aiguë; on le fait mettre au lit, on entretient autour de lui une température uniforme; on lui applique, au besoin, quelques ventouses scarifiées, des cataplasmes, des vésicatoires et autres moyens de ce genre. Les phénomènes s'amendent peu à peu. Il s'agit de savoir si, avec le tartre stibié, on peut obtenir une amélioration plus rapide et bien positive. Or, le fait n'est nullement démontré.

Parmi les nombreuses maladies contre lesquels le tartre stibié a encore été recommandé, nous citerons les suivantes :

Dans la *pneumonie*, il a été souvent mis en usage depuis Rasori. Des observations très nombreuses démontrent que son administration a pour résultat, dans ce cas, de faire diminuer la température et la fréquence du pouls. Les meilleurs observateurs s'accordent à dire que les pneumoniques en supportent sans inconvénients des doses élevées, jusqu'à 0,50 et même 1 gramme par jour. Le premier jour ces doses énormes peuvent faire vomir, peuvent purger, fatiguer l'intestin; mais la tolérance s'établit rapidement. Il est rare de trouver des malades qui ne puissent pas les supporter. On sait que la pneumonie sans complications suit, en général, une marche favorable, sans qu'on prescrive aucun médicament. Il s'agirait donc de savoir de quelle utilité est contre elle le tartre stibié. Abrège-t-il la durée de la maladie? Modifie-t-il favorablement le processus local? Rien de bien prouvé là-dessus. Aussi faut-il reconnaître que l'usage du tartre stibié dans la pneumonie se restreint de plus en plus. Il doit être absolument rejeté du traitement de la pneumonie bilieuse.

Il a encore été recommandé dans un grand nombre d'autres états inflammatoires, par exemple dans la pleurésie, la péricardite, le rhumatisme articulaire aigu. Mais il est reconnu aujourd'hui qu'il ne présente, contre ces maladies, aucune utilité réelle. Quant aux fièvres gastrique, rhumatismale, catarrhale simple, contre lesquelles on a prétendu que le tartre stibié exerçait une action spéciale, on reconnaît aujourd'hui que ce médicament ne peut être utile, dans ces cas, qu'à titre de vomitif.

Nous ne citons que comme purement historique son emploi dans les affections mentales.

Extérieurement il a été souvent employé, dans le but de provoquer une irritation cutanée, dans les inflammations des organes internes, surtout dans la méningite, la laryngite, la trachéite.

L'application d'une pommade au tartre stibié sur la tête préalablement rasée des individus atteints d'affections mentales était autrefois d'un usage très étendu (Jacobi et autres) ; ce mode de traitement était entièrement abandonné, lorsque, dans ces derniers temps, L. Meyer a voulu le réhabiliter ; il a même prétendu avoir guéri par ce moyen des malades atteints de démence paralytique.

DOSES ET PRÉPARATIONS. — 1. *Tartre stibié.* — A l'intérieur. Doses réfractées : 0,005-0,03, toutes les deux heures, en solution (0,05-0,3 : 150-200) ; en potion, en poudre (*jusqu'à* 0,2 *pro dosi*, *jusqu'à* 0,50 *pro die*, d'après la pharmacopée germaine ; *jusqu'à* 0,3 *pro dosi* ! *jusqu'à* 1,0 *pro die* ! d'après la pharmacopée d'Autriche) [1]. Le tartre stibié se décomposant facilement, on devra éviter de lui adjoindre des substances à action chimique puissante. — Dose vomitive : 0,03-0,1, par intervalles de 10-15 minutes. On l'associe alors le plus souvent avec l'ipéca ; en poudre ou en potion, à agiter [2]. 2. Si l'on veut le prescrire comme vomitif chez les enfants, ce sera aux doses de 0,005-0,02.

A l'extérieur. Rarement sous forme de solution aqueuse (0,25-1,0 : 30,0) ; le plus souvent, sous forme de pommade (pour donner lieu à une irritation légère, 1-3 sur 30 ; pour faire naître une éruption pustuleuse, 1 : 4-8) ; ou encore sous forme d'emplâtre, 1 : 5 de masse emplastique. On l'a aussi employé en lavements, dans le but de faire vomir (0,3-1,0 : 150-200), ou en injections dans les veines, dans le même but (0,05-0,25 sur 30-120).

2. *Vin stibié ou émétique.* — 1 partie tartre stibié sur 250 parties de vin de Xérès. Liquide clair, d'un jaune foncé. Employé rarement chez l'adulte, le plus souvent chez l'enfant. Comme vomitif, par cuillerées à café, chaque quart d'heure. On lui associe fréquemment l'oxymel scillitique [3].

[1] [Les doses de tartre stibié prescrites par les formulaires sont, en général, exagérées. 0,10-0,15 par jour, en solution dans un véhicule aqueux abondant, par exemple un litre de tisane de chiendent (*émétique en lavage*), à prendre par demi-verrées d'heure en heure, sont habituellement suffisants pour produire l'action contre-stimulante. Gübler conseille même de ne pas dépasser 0,10 chez les sujets à la diète, auxquels on n'administre en même temps ni opium, ni substances antagonistes, telles que le tannin. Il donne la préférence à la solution de 5 à 10 centigrammes de tartre stibié dans un litre de limonade tartrique (un demi-verre d'heure en heure ou de demi-heure en demi-heure), avec recommandation de suspendre l'administration du remède dès qu'apparaissent des vomissements répétés ou des selles diarrhéiques abondantes.]

[2] [On formule habituellement : tartre stibié, 0,05-0,10, poudre d'ipéca 1-1,5 ; en trois prises, une chaque quart d'heure, dans un verre d'eau tiède.]

[3] [Le vin émétique du Codex français contient 1 de tartre stibié sur 300 de vin de Malaga. Il est donc un peu moins actif que celui de la pharmacopée allemande. Tandis que 5 grammes,

3. *Pommade au tartre stibié.* — 1 partie de tartre stibié sur 4 parties d'axonge. Très blanche. On en prend gros comme un pois ou une fève, et l'on fait deux frictions par jour [1].

Traitement de l'empoisonnement par le tartre stibié. — Les vomissements, la diarrhée, qui se produisent presque toujours, rendent inutile l'intervention dans le but d'expulser le poison. En attendant qu'on se soit procuré un antidote, on prescrira des boissons mucilagineuses (peut-être aussi du café ou du thé). Le meilleur antidote est le tannin, qui forme avec l'oxyde d'antimoine un composé à peu près insoluble. On fera donc prendre au malade, soit du tannin, soit une substance qui en contienne, par exemple, une forte décoction de noix de galle ou de quinquina. Si les vomissements persistent trop longtemps, on les modérera à l'aide d'un mélange effervescent contenant de l'opium. La gastro-entérite et le collapsus seront combattus par les moyens ordinaires, sur lesquels nous n'avons pas à insister ici.

2. Pentasulfure d'antimoine, soufre doré d'antimoine

Le *pentasulfure d'antimoine*, Sb^2S^5, s'obtient le plus facilement en décomposant le sulfo-antimoniate de sodium (sel de Schlippe) par l'acide sulfurique. C'est une poudre fine, d'un jaune orangé, insoluble dans l'eau et l'alcool. La chaleur le décompose en soufre et en trisulfure d'antimoine.

Action physiologique. — Le soufre doré d'antimoine ne peut exercer des effets physiologiques qu'après s'être transformé dans l'organisme en un composé soluble. Il traverse la bouche sans se décomposer : voilà pourquoi il est insipide, à moins qu'il ne renferme du sulfure d'hydrogène. La transformation qu'il subit dans l'estomac n'est pas exactement connue; mais nous devons admettre qu'il donne naissance à des composés solubles, car il proproduit les mêmes effets physiologiques que le tartre stibié. Seulement ces effets sont plus faibles et, en somme, assez incertains. Aussi est-il préférable de le remplacer, dans la pratique, par de petites doses de tartre stibié,

Emploi thérapeutique. — Le soufre doré d'antimoine peut être considéré comme entièrement superflu. On l'emploie encore assez souvent comme expectorant ; mais son efficacité est loin d'être aussi marquée que celle qu'on lui a attribuée généralement. Il ne faut le prescrire que dans les cas où l'appétit est conservé. On l'a surtout recommandé dans le catarrhe bronchique et laryngo-trachéal, chronique ou subaigu, dans la seconde période de cette maladie ayant débuté d'une manière aiguë, dans la pneumonie croupale après la crise, alors que, dans tous ces cas, la sécrétion est visqueuse, tenace et que l'expectoration est par suite difficile. Mais il ne faudra pas trop compter sur l'efficacité de ce moyen. Parmi les nombreuses maladies contre lesquelles il a encore été employé depuis Glauber et Fr. Hoffmann, je ne citerai que la scrofulose; il a été surtout recommandé dans les cas où il existait des exanthèmes et de la tuméfaction des glandes.

Doses et préparations. — *Soufre doré d'antimoine.* — 0,02-0,10 *pro dosi*, toutes les deux à quatre heures, en poudre, en pilules, en pastilles, en potions à agiter. Le soufre doré d'antimoine se décomposant facilement, on fera bien de ne le

ou une cuillerée à café, de ce dernier contiennent 0,02 de tartre stibié, 5 grammes du premier en contiennent un peu moins de 0,017-]

[1] [La pommade stibiée du Codex français contient 1 de tartre stibié pour 3 d'axonge benzoïnée. Elle est donc plus active.]

prescrire que dans des formules simples; on évitera surtout de le mélanger avec les acides, les alcalis, les sels haloïdes, les sels métalliques.

Remarque. — L'*oxyde d'antimoine* (anhydride acide antimonieux, Sb^2O^3), le *kermes minéral* (mélange de trisulfure d'antimoine, SbS^3, et d'oxyde d'antimoine), sont des préparations aussi superflues que le soufre doré d'antimoine [1].

Quant au *protosulfure d'antimoine* ou *antimoine cru*, il ne se dissout pas dans les voies digestives, et ne peut donc avoir aucune action physiologique, à moins qu'il ne contienne de l'arsenic, du plomb ou du cuivre. On ne conçoit pas que la pharmacopée ne se soit pas depuis longtemps débarrassée de ces préparations inutiles.

3. Trichlorure d'antimoine liquide

Nommé à tort *beurre d'antimoine*, car il ressemble plutôt à de l'huile qu'à du beurre. On l'obtient en faisant dissoudre de l'oxyde d'antimoine ou du trisulfure d'antimoine dans de l'acide chlorhydrique concentré. Il se forme du trichlorure d'antimoine, $SbCl^3$. Liquide jaune semblable à de l'huile. Son action caustique est due en grande partie à l'acide chlorhydrique qui entre dans sa composition. Peu employé ; on lui préfère les alcalis caustiques.

Nouveau Dictionnaire de médecine et de chirurgie pratiques, art. ANTIMOINE par ROUSSIN et HIRTZ. Paris 1865. — BUCHHEIM und EISENMENGER, Eckhards Beiträge zur Anatomie und Physiologie, Band V. — KLEINMANN und SIMONOWITSCH, Archiv für die gesammte Physiologie, Bonn, Band V. — NOBILING, Zeitschrift für Biologie, Band IV. — RADZIEJEWSKI, Archiv für Anatomie und Physiologie, 1871.

IV. Bismuth

Les composés solubles du bismuth (par exemple l'*acétate*, le *citrate d'ammoniaque et de bismuth*) possèdent, d'après plusieurs observateurs (Lebedeff, Stefanowitsch), des propriétés toxiques comparables à celles des composés solubles de l'arsenic et de l'antimoine ; ainsi ils déterminent une dégénérescence graisseuse des organes internes, la disparition de la matière glycogène du foie. Mais la pharmacopée allemande ne les admet pas et la thérapeutique ne les a jamais utilisés.

Il n'y a que deux composés de bismuth qui aient été employés en médecine. Ce sont le *sous-nitrate de bismuth*, $NO^3(BiO) + BiO - OH$, et le *valérianate de bismuth*).

1. Sous-nitrate et valérianate de bismuth

Action physiologique. — Ces deux composés sont tout à fait insolubles dans l'eau. Nous ne possédons aucune recherche sur l'action physiologique du valérianate. Quant au sous-nitrate, nous savons qu'il abandonne l'intestin sans avoir été absorbé; les seuls effets qu'il produit sont : la coloration noire des matières fécales par le sulfure de bismuth qui se forme dans le canal intestinal, et une constipation légère résultant de l'absorption des liquides intestinaux par la poudre sèche de sous-nitrate de bismuth (Monneret, Trousseau). On prétendait autrefois qu'il pouvait provoquer des accidents toxiques graves ; cette opinion venait de ce que le produit employé était impur, était mêlé avec de l'arsenic ou du plomb.

[1] [Le *kermès minéral*, poudre rougeâtre, légère, veloutée, insoluble dans l'eau, est souvent prescrit en France, comme expectorant. On en fait des pastilles, en contenant chacune 0,01; on le prescrit dans une potion gommeuse ou un looch blanc, aux doses de 0,05-0,50-1 gramme, suivant les effets que l'on veut obtenir. Il a la même action, en somme, que le soufre doré d'antimoine et l'on peut lui appliquer tout ce qui a été dit ci-dessus de ce dernier composé.]

Emploi thérapeutique. — L'emploi du sous-nitrate de bismuth, fondé sur la possibilité de son absorption, est entièrement abandonné, depuis que l'on sait que cette absorption ne se fait pas. Ainsi on ne le prescrit plus contre l'épilepsie, la chorée, la coqueluche, etc. ; mais son usage dans le traitement de certaines affections du tube digestif se maintient encore. Dans les éditions précédentes de ce livre, nous formulions nous-mêmes certaines indications pour l'emploi de ce médicament. Depuis plusieurs années nous ne nous en servons plus, ni dans l'ulcère de l'estomac, ni dans le catarrhe gastrique, et les résultats obtenus dans le traitement de ces maladies n'en sont pas plus mauvais. D'autres observateurs partagent notre manière de voir (Leube, etc.).

Nous ne parlons pas de l'impossibilité de donner une explication satisfaisante de l'action du sous-nitrate de bismuth dans la cardialgie ; il est, en effet, bien d'autres médicaments dont les effets, quoique bien constatés ne peuvent pas être expliqués. Mais peut-on mettre sur la même ligne le composé en question ? On l'administre presque toujours associé à d'autres médicaments actifs, tels que la morphine, la belladone ; on prescrit en même temps un régime approprié ; de sorte qu'on ne sait trop alors quelle est la part qui doit être faite au bismuth ; d'ailleurs, il a été constaté que, dans ces cas, les effets sont les mêmes, que ce médicament ait été administré ou non. Enfin l'ancienne réputation de ce remède n'est pas une circonstance qui doive être invoquée en sa faveur ; tant d'autres médicaments sont tombés, qui avaient pourtant joui d'une réputation aussi étendue que la sienne.

L'action physiologique du bismuth (sans arsenic, etc.) pouvant être considérée comme nulle, ses effets thérapeutiques n'étant rien moins que démontrés, du moins d'après notre manière de voir, nous ne jugeons pas nécessaire de nous arrêter davantage sur l'étude de ce médicament.

Nous dirons pourtant, pour satisfaire aux exigences de l'habitude, que le bismuth a surtout été recommandé contre les gastralgies purement nerveuses des hystériques, contre les gastralgies qui existent chez les personnes soumises à des travaux excessifs, mal nourries, épuisées, chez lesquelles l'ingestion des aliments provoque des douleurs et des vomissements, sans qu'il existe d'ailleurs d'autres signes de catarrhe gastrique. On dit encore en avoir retiré de bons effets dans les cas de gastralgies par irradiation, dépendant de lésions anatomiques d'autres organes ; dans les gastralgies des femmes enceintes ; enfin dans l'ulcère et le carcinome de l'estomac.

Le bismuth a encore été vivement recommandé dans le traitement des diarrhées, surtout de celles déterminées par un processus ulcératif de l'intestin. Il agirait, dans ce cas, d'après Traube, en formant, à la surface des ulcérations, une couche protectrice qui mettrait les terminaisons des nerfs sensibles à l'abri des irritations et s'opposerait ainsi aux contractions péristaltiques réflexes de l'intestin.

Nous n'avions pu autrefois nous convaincre de l'efficacité du sous-nitrate de bismuth, parce que nous ne l'administrions qu'à petites doses. Depuis que nous nous sommes mis à le prescrire à doses élevées (3 à 5 grammes au moins par jour), nous sommes arrivés à cette conviction que, dans des circonstances déterminées, le sous-nitrate de bismuth est un excellent médicament ; et nous n'hésitons pas à rétracter notre ancienne manière de voir. Le sous-nitrate de bismuth agit réellement avec plus d'efficacité que tout autre remède dans ces diarrhées qui dépendent d'ulcérations catarrhales ou folliculaires, ou même d'un processus dysentérique chronique ; mais il faut l'administrer à doses élevées, débuter par 1 gramme au moins plusieurs fois dans la journée. Dans les catarrhes intestinaux simples et dans les ulcérations tuberculeuses il s'est montré inefficace, même employé à hautes doses.

Comme *antiseptique*, le sous-nitrate de bismuth est mis en usage dans le traitement des plaies (Kocher). Son action est analogue à celle de l'iodoforme; mais il ne faut l'appliquer qu'en petite quantité; Kocher a vu, à la suite de l'application sur les plaies de quantités considérables de sous-nitrate de bismuth, se produire de la stomatite, du catarrhe intestinal, de la néphrite.

DOSES. — *Sous-nitrate de bismuth, valérianate de bismuth.* — 0,5-1,0, jusqu'à 3 grammes *pro dosi*, en poudre. Les auteurs français prescrivent jusqu'à 15 grammes *pro die.*

[Ils ont même été jusqu'à 40 grammes et au delà. Ils ne lui reconnaissent généralement d'autre propriété que celle d'être un absorbant mécanique très utile dans certaines affections du tube digestif.]

Nouveau Dictionnaire de médecine et de chirurgie pratiques, t. V, art. BISMUTH par BUIGNET et H. GINTRAC. Paris, 1866. — Dictionnaire encyclopédique des sciences médicales, t. IX, art. BISMUTH par FONSSAGRIVES. Paris, 1868. — BRASSAC, Du sous-nitrate de bismuth, pharmacologie, toxicologie, physiologie, thérapeutique (Archives de médecine navale, 1866, t. V.)

V. Azote

L'azote, N, mêlé avec l'oxygène et avec un peu d'acide carbonique, représente l'élément principal de l'air atmosphérique (79 volumes pour 100 d'azote sur 20 volumes d'oxygène et 0,04 d'acide carbonique).

C'est un gaz incolore, inodore, insipide, non condensable, non combustible, et n'entretenant pas la combustion.

Importance et effets physiologiques. — L'azote pénètre dans l'organisme avec l'air inspiré et avalé, et il n'y en a qu'une petite quantité qui soit absorbée par le sang (environ 2 volumes pour 100).

Inspiré avec l'oxygène, il n'a pas d'autre rôle que d'atténuer l'action de ce dernier gaz.

L'azote inhalé à l'état de pureté ne produit aucun trouble par lui-même; mais la privation d'oxygène donne lieu alors, comme toujours, chez les animaux à sang chaud, à certains phénomènes (paralysie du sentiment, anesthésie, cessation de toutes les fonctions, mort). Ici, l'empoisonnement par l'acide carbonique n'intervient pas, parce que, tant que l'animal respire, naturellement ou artificiellement, l'acide carbonique, qui se forme, se dégage à mesure du sang.

Les animaux à sang froid peuvent vivre très longtemps dans une atmosphère composée uniquement d'azote; on sait, en effet, qu'ils supportent très longtemps la privation d'oxygène.

Treutler, qui emploie les inhalations d'azote contre les affections pulmonaires, notamment contre la phtisie, obtient le gaz azote en faisant passer lentement de l'air atmosphérique à travers de la limaille de fer humectée avec du sulfate ferreux; l'air abandonne assez complètement son oxygène en oxydant la solution saline, en la transformant en sulfate ferrique; celui-ci cède alors immédiatement presque tout cet oxygène au fer, et se maintient ainsi à un degré inférieur d'oxydation, tant qu'il existe du fer métallique. De cette façon on parvient très simplement et à très bon marché à se procurer de l'azote. Treutler fait inhaler ce gaz dans le double appareil pneumatique, qui permet d'obtenir un mélange en proportions variées d'air atmosphérique et d'azote; ordinairement la diminution de la quantité d'oxygène est de 5 à 10 pour 100. — Théoriquement cette méthode de traitement de la phtisie ne paraît pas très riche en promesses; l'expérienee pratique n'a pas encore prononcé.

1. Bioxyde d'azote

Le *gaz bioxyde d'azote*, NO, mis en contact avec l'air atmosphérique, se combine immédiatement avec l'oxygène et donne naissance à de l'anhydride azoteux N^2O^3 et à de l'acide hypoazotique NO^2. Ce dégagement et cette absorption de l'atome d'oxygène par l'azote donnent lieu, en présence des tissus animaux, à des destructions violentes de ces tissus. A la suite de l'inhalation de ce gaz on voit donc se manifester, aux endroits mêmes par lesquels il pénètre dans les voies respiratoires, des effets intenses; on voit se produire immédiatement un spasme réflexe de la glotte et consécutivement l'asphyxie. Ce gaz n'est donc pas respirable et, pour cette raison seule, il ne peut donner naissance à aucun phénomène général direct. Nous pouvons cependant étudier les effets produits dans l'intérieur des tissus par les composés oxygénés caustiques de l'azote, en administrant de l'azotite de sodium, lequel produit dans l'organisme des effets analogues à ceux de l'arsenic : paralysie du système nerveux, congestion du canal intestinal, etc. (Binz).

Si l'on fait passer du bioxyde d'azote à travers du sang ou à travers une solution d'hémoglobine oxygénée ou d'hémoglobine-oxyde de carbone, l'oxygène ou l'oxyde de carbone sont déplacés par NO, et il se forme ainsi de l'hémoglobine-bioxyde d'azote, combinaison qui, à son tour, peut être détruite par l'intervention de l'hydrogène.

Le bioxyde d'azote n'est pas employé en médecine.

2. Protoxyde d'azote

Le *protoxyde d'azote*, N^2O (gaz hilarant), est un gaz incolore, d'une odeur faible, d'un goût douceâtre. Il entretient la combustion presque aussi bien que l'oxygène. Il est condensable et peu soluble dans l'eau.

Action physiologique. — L'inhalation pendant quelques minutes d'un mélange de protoxyde d'azote et d'oxygène, dans les proportions de 80 volumes N^2O et 20 volumes O, produit une sorte d'ivresse, signalée par Humphry Davy, et que Hermann décrit de la manière suivante : Il se produit des bourdonnements et des sifflements d'oreille, la vue devient indistincte, la sensation de chaleur subjective augmente, les membres paraissent plus légers à mouvoir qu'à l'état normal; veut-on faire un mouvement, on en exagère considérablement l'étendue; est-on assis, le corps est animé de vives oscillations; marche-t-on, le pied frappe vivement le sol; le sens du toucher est conservé, mais les douleurs sont perçues avec moins d'intensité; la pensée est vive, enjouée; on est porté à rire, à plaisanter. La connaissance ne disparaît jamais complètement; pendant toute la durée de l'expérience, le visage est animé, les conjonctives rouges, les battements du cœur sont un peu accélérés.

Chez les mammifères, cette action narcotique s'exprime par une diminution de l'excitation tonique du pneumogastrique [fréquence de la respiration diminuée, fréquence du pouls augmentée] (Zuntz-Goltstein).

A la suite de l'inspiration d'un mélange de protoxyde d'azote et d'oxygène, *sous une pression élevée*, il se manifeste en très peu de temps, d'après Paul Bert, non seulement de l'ivresse, mais encore une anesthésie complète. Au moyen de ce mélange on pourrait entretenir aussi longtemps que l'on voudrait, même sans augmentation de la pression, une narcose déjà obtenue au moyen du protoxyde d'azote pur.

Très peu de temps après qu'on a cessé de respirer ce mélange gazeux, tout rentre dans l'état normal.

Les vomissements consécutifs à l'action de l'apomorphine peuvent être supprimés au moyen de l'inhalation de ce mélange; la toux des malades atteints d'affections de poitrine peut en être notablement amoindrie, sans qu'on observe en même temps une influence défavorable sur l'activité du cœur (Klikowitsch).

Le protoxyde d'azote pur, sans oxygène, donne lieu, chez l'homme, d'après Hermann, à des phénomènes d'ivresse qui se produisent très rapidement; mais en même temps la respiration devient gênée, la connaissance se perd complètement, l'asphyxie se prononce de plus en plus et le cœur cesse de battre; le visage est d'une pâleur cadavérique, les muqueuses sont cyanosées. On voit ordinairement la suppression des sensations douloureuses coïncider avec le commencement des phénomènes de cyanose, de telle sorte que le premier phénomène paraît être l'effet du second. Si l'on a soin de ne pas pousser trop loin l'expérience, la connaissance revient en moins d'une minute, et tout rentre dans l'ordre. Mais si la respiration et les battements du cœur sont arrêtés, la vie ne peut plus être rappelée qu'à l'aide de la respiration artificielle, pourvu qu'on s'y prenne à temps. Les animaux qu'on soumet à des inhalations prolongées de ce gaz présentent une forte dyspnée, des convulsions, et succombent à la paralysie de la respiration; le sang offre alors une coloration fortement veineuse. Les animaux à sang froid résistent très longtemps. Consécutivement à l'inhalation de ce gaz à l'état de pureté, la température subit constamment une élévation assez considérable (Klikowitsch).

Aux données d'Hermann ajoutons ce qui suit, qui résulte de nos expériences sur des lapins. Pendant la dyspnée, la pression sanguine s'élève notablement, les battements du cœur se ralentissent tout en augmentant d'énergie. Trois minutes après le début de l'expérience, les mouvements respiratoires s'arrêtent complètement (asphyxie); le pouls se ralentit de plus en plus, devient arythmique, s'affaiblit progressivement et disparaît enfin deux minutes après la production de l'asphyxie. Nous avons laissé les animaux dans cet état de mort apparente, pendant deux à cinq minutes, et, au bout de ce temps, nous avons pu, au moyen de la respiration artificielle, les ramener à la vie et à l'état normal; ce qui vient à l'appui de l'opinion de Hermann, d'après laquelle le protoxyde d'azote serait un gaz tout à fait indifférent vis-à-vis de la *plupart* des fonctions de l'organisme, notamment à l'égard de la respiration et de la circulation.

Mais ses effets enivrants montrent bien qu'il exerce une action spéciale directe sur les ganglions de la substance grise du cerveau; car l'azote et l'hydrogène ne produisent nullement ces effets. Quant à son mode d'action intime sur la substance cérébrale, elle nous est aussi inconnue que celle de tous les autres narcotiques.

L'anesthésie complète résultant de l'inhalation du gaz protoxyde d'azote pur est donc le produit à la fois de la narcose et de l'asphyxie. Ce qui prouve bien que l'asphyxie n'agit pas seule dans ce cas, c'est que, ainsi que le font remarquer Zuntz et Goltstein, des grenouilles placées dans du protoxyde d'azote pur perdent l'excitabilité réflexe en quelques minutes, tandis qu'elles ne la perdent qu'au bout de quelques heures quand elles sont placées dans de l'hydrogène. Dans l'asphyxie des mammifères par le gaz protoxyde d'azote, la dyspnée est beaucoup moindre que dans l'asphyxie produite par un gaz indifférent; dans le premier cas, les convulsions font entièrement défaut ou sont seulement extrêmement faibles. Au moment du début de l'anesthésie, l'asphyxie, chez l'homme, est moins avancée que chez les chiens ou les lapins (Goltstein).

De même que dans l'asphyxie ordinaire, on peut noter dans la dyspnée produite par le protoxyde d'azote trois périodes distinctes : une première période, caractérisée surtout par des efforts inspiratoires; une deuxième période, caractérisée par des mouvements expiratoires actifs, intenses; une troisième période, dans laquelle les inspirations deviennent rares, de plus en plus superficielles, jusqu'à l'arrivée de la paralysie finale du centre respiratoire. L'anesthésie due au protoxyde d'azote se produisant régulièrement dans la seconde période, dans la période des expirations actives, et cette anesthésie pouvant, si l'on rend à ce moment possible la respiration de l'air, durer pendant une à deux minutes, on comprend qu'un danger du côté du centre respiratoire n'est point à craindre, pourvu que l'anesthésie soit conduite rationnellement (Zuntz).

L'élévation de la pression sanguine, phénomène qui, comme on sait, accompagne toute asphyxie, se manifeste aussi à la suite de l'inhalation du protoxyde d'azote, mais n'atteint pas en général une hauteur très considérable. Au moment où la narcose finit, il se produit une seconde élévation de la pression, qui atteint souvent un degré plus élevé que la première. Dans les cas où les vaisseaux sanguins sont dans un état de fragilité qui rend leur rupture facile, la narcose par le protoxyde d'azote pourrait donc devenir très dangereuse; il faut encore ici tenir compte naturellement de l'élévation de la pression sanguine, qui est le fait de la douleur résultant de l'opération (Zuntz).

Le protoxyde d'azote est simplement absorbé par le sang; il ne contracte avec lui aucune combinaison chimique; le sérum sanguin n'en absorbe pas plus que ne fatt l'eau simple. Le sang, agité avec du protoxyde d'azote, prend rapidement un aspect veineux (Hermann).

Emploi thérapeutique. — L'usage du protoxyde d'azote, comme *anesthésique*, s'est beaucoup répandu, depuis quelques années, dans la *pratique de l'art dentaire*. L'anesthésie provoquée par ce gaz passe très vite, ainsi que j'ai déjà dit; aussi ne peut-elle être utilisée que pour les opérations rapides.

Le protoxyde d'azote doit être inhalé pur, sans mélange d'air atmosphérique. Pour commencer l'opération, on n'a pas le temps, évidemment, de consulter l'état de l'excitabilité réflexe; il faut saisir le moment où la respiration commence à être pénible, où la face et les ongles prennent une teinte cyanosée.

La cyanose commençante a, pour le spectateur, quelque chose d'émouvant; des milliers de cas permettent pourtant de considérer l'anesthésie par le protoxyde d'azote comme à peu près exempte de danger. On cite, il est vrai, quelques cas de mort; mais il n'est pas prouvé que les accidents doivent être mis sur le compte du protoxyde d'azote et ne soient pas dus à quelque circonstance étrangère. Il est une raison majeure qui s'oppose à la généralisation dans la pratique de ce mode d'anesthésie : c'est la difficulté que présente l'installation de l'appareil de préparation du gaz ; aussi n'est-ce guère que chez les dentistes spécialistes que ce moyen d'anesthésie peut être mis en usage.

La donnée de Paul Bert, d'après laquelle on pourrait, au moyen d'un mélange de protoxyde d'azote et d'air atmosphérique, avec élévation (de 1/5) de la pression atmosphérique, donner lieu à une anesthésie prolongée (jusqu'à trente minutes), exempte de phénomènes d'excitation et d'asphyxie, et par conséquent sans danger, cette donnée se confirmera-t-elle et pourra-t-elle acquérir de l'importance dans la pratique chirurgicale? C'est-ce que l'avenir nous apprendra. J'en dirai autant des observations cliniques de Klikowitsch, qui concluent à laisser à la disposition du malade un coussin rempli de mélange anesthésique. Quant à la nouvelle méthode de Paul Bert, qui consiste à produire la narcose au moyen du protoxyde d'azote pur et à la continuer au moyen d'un mélange de N^2O et de O, elle semble donner des espérances pour l'avenir.

Si l'on voyait des accidents d'*empoisonnement* survenir, si l'asphyxie commençait à devenir menaçante, on pratiquerait la respiration artificielle, on aurait recours immédiatement à la compression méthodique et énergique de la poitrine et de l'abdomen, dans le but d'exciter en même temps la circulation du sang et les échanges gazeux respiratoires. Le malade serait placé dans la situation horizontale.

DEMARQUAY, Essai de pneumatologie médicale. Paris, 1866. — Dictionnaire encyclopédique des sciences médicales, 1re série, t. VII, art. AZOTE par DECHAMBRE ; art. AZOTIQUE (acide) par GUBLER ; art. AZOTE (protoxyde) par MAGITOT-TARDIEU et ROUSSIN. Étude médico-légale et clinique de l'empoisonnement. Paris, 1866 ; 2e édit., 1875, p. 223. — MEYER (L.) Zeitschr. für rationnelle Medicin, neue Folge, 1867, Band VIII, p. 256, Heidelberg und Leipzig.

PODOLINSKY, Archiv für gesammte Physiologie, 1872. Band VI.

PRÉTERRE, Nouvelles recherches sur les propriétés physiologiques et anesthésiques du protoxyde d'azote. Paris, 1866. — Le protoxyde d'azote, applications à l'extraction des dents, 7e édit. Paris, 1873. — BLANCHE (Tony), Recherches expérimentales sur le protoxyde d'azote, thèse de doctorat. Paris, 1874. — DARIN sur les anesthésiques (Archives générales de médecine, 1875, t. XXV, p. 466 et suiv. — Nouveau Dictionnaire de médecine et de chirurgie pratiques, t. XXIX, art. PROTOXYDE D'AZOTE par PRUNIER et ORY, Paris, 1880.

BROME, IODE, CHLORE ET LEURS COMPOSÉS ALCALINS

Le chlore, l'iode, le brome et le fluor se ressemblent extrêmement au point de vue chimique. En effet, ces quatre éléments ont une affinité beaucoup plus grande pour l'hydrogène que pour l'oxygène; leurs composés hydrogénés présentent les caractères des acides; les composés résultant de leur combinaison avec les métaux sont des sels (sels haloïdes), d'où le nom d'éléments halogènes, c'est à-dire générateurs de sels, qui leur a été donné.

Le fluor est de ces quatre éléments le plus énergique au point de vue chimique; puis viennent, en série décroissante, le chlore, le brome et enfin l'iode; chacun de ces éléments peut donc être déplacé de ses combinaisons métalliques par celui qui le précède immédiatement.

Ces trois éléments (j'excepte le fluor, parce qu'il n'a aucun rôle, ni physiologique, ni thérapeutique), ces trois éléments présentent aussi entre eux de grandes ressemblances dans leur action physiologique; c'est pourquoi nous les réunirons dans une même classe.

Leur action locale sur les tissus est la même; seulement, l'action du chlore est la plus énergique, de même que son action chimique; et celle de l'iode est la plus faible.

Leurs composés alcalins, au contraire, présentent, au point de vue de l'énergie de leur action sur l'organisme, tout à fait l'inverse des effets des éléments libres : ainsi, l'action des chlorures alcalins est la plus faible, celle des iodures alcalins est la plus forte. Ce fait paraît provenir de ce que le chlore, étant intimement uni au métal, ne peut pas s'en dégager, tandis que le brome et surtout l'iode, étant moins intimement combinés au métal, peuvent devenir libres dans le sang et agir là, en tant que corps simples, sur les substances albumineuses. L'iode et le brome imprimant donc à leurs combinaisons salines une partie de leur puissance physiologique propre, nous réunissons l'étude de ces composés salins à celle de leurs éléments brome et iode, tandis que les chlorures alcalins ont trouvé plus rationnellement leur place dans l'étude des composés alcalins.

Le pouvoir de diffusion des chlorures, bromures et iodures alcalins, tient le milieu, à peu près, entre celui des azotates alcalins, qui ont le pouvoir de diffusion le plus prononcé, et celui des carbonates, des sulfates et des phosphates alcalins. Les chlorures alcalins ont un pouvoir de diffusion plus énergique que celui des bromures et iodures correspondants. On peut donc, vu le pouvoir de diffusion plus prononcé du potassium, établir la série descendante suivante : chlorure, bromure et iodure de potassium; chlorure, bromure et iodure de sodium; ces derniers seraient donc ceux qui se diffuseraient le plus lentement à travers les tissus animaux (Graham, Buchheim). En général pourtant tous ces composés se retrouvent assez rapidement dans toutes les sécrétions.

I. Brome et ses composés

1. Brome

Le brome, Br, se trouve, combiné avec des métaux, notamment le sodium, dans l'eau de mer, les salines, etc.

C'est un liquide d'un rouge noirâtre. Il s'évapore à la température ordinaire. Il bout à 50°. Il se dissout dans 30 parties d'eau; l'éther le dissout encore mieux.

Au point de vue chimique, il se comporte à peu près comme le chlore, qui le déplace d'ailleurs de ses combinaisons métalliques.

Action physiologique. — Ce corps, d'une odeur très désagréable, d'une saveur repoussante, doit ses effets sur les tissus animaux à l'affinité considérable qu'il possède, comme le chlore, pour l'hydrogène : il enlève l'hydrogène aux molécules organiques pour former de l'acide bromhydrique, et il détruit ainsi la texture de la molécule normale. Une observation de Glover permettrait de penser que le brome peut aussi entrer en combinaison chimique avec les substances albuminoïdes.

D'après les expériences faites au Conseil d'hygiène de Berlin, c'est au moyen des vapeurs de brome que les espaces infectés peuvent être le plus sûrement désinfectés.

C'est de cette avidité du brome pour l'hydrogène que dépendent les effets irritants et caustiques que produit le brome sur la peau et les muqueuses; ces effets (phénomènes inflammatoires du côté de l'estomac et de l'intestin, spasmes glottiques, bronchite) ont déjà été mentionnés à propos du chlore.

Si l'on administre le brome dans un état de dilution tel que les phénomènes locaux, notamment ceux du côté des organes respiratoires et digestifs, ne puissent pas se produire, on constate que, pendant qu'il circule dans le sang, soit chez l'homme, soit chez un animal, il exerce une action spéciale sur le cerveau et la moelle épinière. Cette action consiste dans une *diminution de l'activité intellectuelle, une diminution de l'excitabilité réflexe et de la sensibilité, une propension au sommeil.* La respiration et la circulation n'éprouvent aucune altération appréciable.

Le brome, injecté directement dans le sang, à doses petites et dans un grand état de dilution, détermine une forte irritation des muqueuses, notamment de la muqueuse nasale, une accélération, puis un ralentissement, de la respiration et de l'activité cardiaque, des vomissements et de la diarrhée. Si la quantité injectée a été plus considérable, on voit se produire des convulsions intenses qui souvent se terminent rapidement par la mort.

Emploi thérapeutique. — Médicament entièrement superflu. Il a été conseillé pour l'usage externe, comme désinfectant, comme topique dans la diphthérite, etc., mais il peut toujours être remplacé par des préparations plus avantageuses.

2. Bromure de potassium

Le bromure de potassium, KBr, se trouve, en petite quantité, dans l'eau de mer, dans les eaux de Kreuznach, etc. Il représente des cristaux cubiques, brillants, incolores et inodores, d'un goût salin très prononcé, solubles dans 2 parties d'eau et dans 200 parties d'alcool. 100 parties de bromure de potassium contiennent 67 de brome et 33 de potassium. Au chas du fil de platine ce sel doit dès l'abord colorer la flamme en violet.

Action physiologique. — Elle a été, dans ces derniers temps, l'objet de recherches nombreuses, dont nous allons présenter, aussi fidèlement que possible, les résultats essentiels, sans nous préoccuper des divergences d'opinion de leurs auteurs. D'ailleurs, nous ferons remarquer que ce qui cause en grande partie ces divergences, c'est que l'on n'a pas suffisament distingué les résultats des observations faites chez les hommes sains ou malades de ceux des expériences faites sur les animaux.

Plusieurs observateurs ont mis les effets du bromure de potassium entièrement sur le compte de l'élément potassium. Cette manière de voir ne peut plus aujourd'hui être soutenue. Il est évident que les effets produits sur le cerveau et la moelle épinière, sur l'excitabilité réflexe, ainsi que les éruptions cutanées, appartiennent en propre à l'élément brome. Quant aux phénomènes qui s'observent du côté de la circulation, de la respiration, de la température, ils doivent être mis en grande partie, si ce n'est entièrement, sur le compte de l'élément potassium. Ces derniers phénomènes se manifestent principalement dans les expériences faites sur les animaux, avec des doses considérables de KBr, et c'est ce qui explique pourquoi les observateurs qui ont expérimenté sur les animaux ont attribué l'action de KBr à l'élément potassium, tandis que ceux, au contraire, qui ont fait leurs observations sur l'homme, avec des doses thérapeutiques longtemps continuées, ont vu surtout, dans les effets de KBr, l'action de l'élément brome. Les récentes observations de Krosz mettent entièrement hors de doute cette dernière opinion. D'ailleurs on ne comprendrait pas comment il se ferait que la grande quantité de brome qui existe dans KBr (67 pour 100 Br pour 33 pour 100 K) pût traverser l'organisme sans y produire aucun effet.

Ce que devient le bromure de potassium dans l'organisme. — Le bromure de potassium est entièrement privé des effets irritants qu'exerce le brome libre sur les tissus animaux. Une solution de ce sel est rapidement absorbée par les muqueuses, et cela probablement sans que KBr subisse aucune décomposition : du moins on ne perçoit rien, au niveau des muqueuses de la bouche, du pharynx et de l'estomac, qui puisse faire penser à la mise en liberté de l'atome Br ; d'ailleurs, d'après Binz, le bromure de potassium se décompose, sous l'influence des acides, beaucoup plus difficilement que, par exemple, le composé iodique correspondant. D'après Bill, KBr, au contact de NaCl de l'organisme, donne lieu à la formation de KCl, qui apparaît alors dans les urines en plus grande quantité, et de NaBr, qui est retenu plus longtemps dans le corps. On ne peut pas affirmer que l'atome Br devienne momentanément libre dans l'intérieur du sang et des tissus, mais on peut considérer la chose comme vraisemblable. Le fait est que le brome se retrouve, combiné avec un métal alcalin, principalement dans les urines et dans la salive. D'après Voisin, Bowditsch et autres, les sels du brome s'éliminent aussi par la glande mammaire, par presque toutes les muqueuses, ainsi que par la peau, et c'est seulement au moment de leur élimination qu'ils se décomposeraient (de là la toux, la conjonctivite, les éruptions cutanées). L'élimination commence déjà un quart d'heure après l'ingestion du médicament et se continue pendant plusieurs jours. L'administration quotidienne de ce médicament donne donc lieu à une accumulation de ses effets. On a prétendu avoir perçu, dans l'air expiré, l'odeur spéciale du brome ; nous n'avons jamais pu observer ce fait.

Effets locaux de KBr *sur la peau et les muqueuses.* — Appliqué sur la peau intacte, KBr ne donne lieu à aucune sensation et ne s'absorbe pas. Injecté, en solution concentrée, sous la peau ou dans le canal de l'urètre, il détermine une douleur intense et de l'inflammation.

Le bromure de potassium, en s'éliminant avec la sueur, et en laissant peut-être dégager en ce moment un peu de brome libre, donne lieu à diverses éruptions cutanées : tantôt c'est une éruption acnéiforme sur toute la surface de la peau, surtout au visage et à la poitrine ; tantôt c'est une sorte d'érythème noueux qui, en se désagrégeant, donne lieu à des ulcérations tenaces, souvent fétides ; d'autres fois, ce sont des éruptions semblables à l'urticaire, à l'eczéma.

Introduit dans l'estomac, à faibles doses très diluées, comme on le fait dans un but thérapeutique, il ne donne lieu à aucune autre espèce de sensation qu'à une saveur fortement salée ; ce n'est que très rarement, même à la suite d'un usage prolongé, qu'il détermine du catarrhe de l'estomac et qu'il trouble l'appétit. Si la solution ingérée est fortement concentrée, on voit se produire une sensation de cuisson intense dans la bouche et dans l'épigastre, des renvois, même des vomissements et de la diarrhée. Ces effets sont plus accentués quand l'estomac est vide que lorsqu'il est plein ; il sont l'expression, de même que ceux produits par NaCl dans la même circonstance, d'une irritation locale des muqueuses.

Au début, la sécrétion salivaire est augmentée, ce qui est un résultat réflexe, comme pour toutes les substances fortement sapides, de l'irritation de la muqueuse buccale. Plus tard, au contraire, la sécrétion salivaire diminue. Les muqueuses buccale, pharyngienne, laryngienne, ont été trouvées tantôt pâles, tantôt rougies, dans quelques cas même œdémateuses (enrouement).

Effets généraux. — Cerveau. — Peu de temps après l'ingestion de doses moyennes (5 à 10 grammes), il se manifeste, mais pas d'une manière constante, de la céphalalgie frontale, une sensation vague de pression dans la tête, comme si le cerveau était comprimé; en même temps les impressions deviennent plus obtuses, les idées moins nettes, comme il arrive d'ailleurs dans un grand nombre de céphalalgies.

La céphalalgie ne tarde pas à disparaître, mais l'atteinte portée au sensorium persiste, en général, tout le jour. Autres symptômes cérébraux : diminution de la mémoire, impossibilité de former des conceptions claires et logiques, difficulté de trouver les mots propres, parole difficile, traînante.

Cette dose est encore suffisante pour donner lieu à un sentiment de fatigue et de prostration. C'est surtout à la suite de la surexcitation nerveuse produite par un travail intellectuel trop prolongé, que l'on éprouve, de la part de KBr (3 grammes), un sentiment de repos et de bien-être très agréable.

Le bromure de potassium est-il *hypnotique?* Les uns disent oui, les autres, non. Nos observations, faites sur des malades, concordent parfaitement avec celles de Krosz. Voici comment s'exprime cet auteur : « Ce n'est nullement, dit-il, de la sommolence, un sommeil irrésistible, comme sous l'influence des narcotiques, de la morphine par exemple; c'est plutôt un sentiment de repos qui invite au sommeil, une diminution de l'impressionnabilité réflexe du cerveau, de sorte que des impressions qui, à l'état normal, provoqueraient une réaction vive, passent alors presque entièrement inaperçues. »

L'exercice actif, les bains, le boire et le manger, sont à même d'annuler l'action de KBr sur le cœur et la température, mais ne peuvent rien sur cet état de fatigue cérébrale.

Les objections qu'on a opposées aux données que nous venons de développer proviennent de ce que les observateurs qui les ont faites ne se sont pas servis de doses assez élevées.

Tous les phénomènes cérébraux que je viens de décrire sont bien le fait de l'élément brome ; car ils sont aussi produits par le bromure de sodium, tandis qu'il ne le sont pas par le chlorure de potassium.

C'est ce que démontrent aussi les expériences d'Albertoni, faites sur des chiens, dont il avait trépané le crâne, dans le but d'examiner l'excitabilité de la régio cruciata et de voir si l'intervention d'un courant électrique modéré ferait naître un accès épileptique. Il constata ainsi, à n'en pas douter, que le *bromure de potassium fait diminuer considérablement l'excitabilité réflexe du cerveau d'une manière d'autant plus manifeste que l'administration de cette substance a été continuée pendant plus longtemps, et surtout quand l'animal a déjà laissé percevoir des signes de saturation ;* il constata en outre que le *bromure de potassium supprime la possibilité de provoquer des accès épileptiques par l'irritation électrique de l'écorce cérébrale.* Ces expériences montrèrent principalement que l'usage du bromure de potassium, en mettant obstacle à la propagation des excitations dans les éléments nerveux, supprimait la tendance qu'ont les décharges électriques à s'étendre du point irrité sur tous les centres nerveux et à donner ainsi naissance à un accès épileptique. Après l'interruption de l'usage de KBr, l'excitabilité du cerveau revient peu à peu à son état primitif, mais d'autant plus lentement que l'administration de cette substance a été de plus longue durée. Il suffit d'une seule dose de bromure de potassium pour faire diminuer l'excitabilité.

Les vaisseaux du cerveau et de la pie-mère ont été souvent trouvés rétrécis (Sokolowsky, Semmola, Lewitzky, Albertoni); cette anémie n'est pas certainement la cause fondamentale des effets ci-dessus décrits, mais elle peut avoir quelque part à leur production.

Moelle épinière, excitabilité réflexe, sensibilité. — Voici les phénomènes que l'on observe, chez les hommes adultes, sous l'influence de doses moyennes de KBr (5 à 10 grammes) : 1° L'excitabilité de la base de la langue, du voile du palais, du pharynx et de l'épiglotte est diminuée et même entièrement supprimée; de sorte qu'on peut chatouiller la muqueuse de ces parties sans donner lieu à aucun mouvement de déglutition, ni à des nausées, ni à la toux. Depuis que nous administrons du bromure de potassium aux individus que nous devons opérer de polypes du larynx, nous n'avons plus que rarement besoin de faire subir au malade des exercices préparatoires pour l'habituer au contact des instruments. 2° Si la dose de KBr est portée jusqu'à 15 grammes, non seulement les muqueuses que je viens de nommer, mais toutes les autres, par exemple celle du canal de l'urètre, du vagin, et même la cornée et la conjonctive, perdent entièrement leur sensibilité. 3° Si la dose est très élevée, la peau tout entière devient insensible au chatouillement et même aux atteintes douloureuses (piqûre, brûlure).

Des expériences sur les animaux permettent d'interpréter de la façon suivante ces effets de KBr sur le sensorium et l'action réflexe : Le bromure de potassium altère les relations des nerfs sensibles du cerveau (optique, acoustique) et de la moelle allongée avec les éléments moteurs et les centres psychiques des hémisphères cérébraux (Krosz, Eulenburg et Guttmann). En effet, on voit les réflexes et la sensibilité disparaître, chez une grenouille, même dans les membres dans lesquels on a intercepté l'afflux sanguin et qui, par conséquent, ne peuvent pas recevoir du bromure de potassium; de plus, l'action tétanisante de la strychine peut être supprimée, ou rendue entièrement impossible, par l'action de KBr (Schroff jeune). D'un autre côté, d'après Krosz, les grenouilles chez lesquelles l'action réflexe est complètement paralysée peuvent encore développer des mouvements volontaires; ainsi, on les voit retirer leurs jambes artificiellement étendues, alors même que les irritations les plus intenses ne peuvent plus faire naître des réflexes.

Les *nerfs périphériques, sensibles et moteurs* ne se paralysent que plus faiblement et beaucoup plus tard que les centres nerveux. La paralysie du système nerveux, sous l'influence de KBr, marche donc peu à peu des centres vers la périphérie.

Les *muscles striés* se paralysent, il est vrai, de bonne heure, quand on les place directement dans une solution de KBr; mais quand ils font partie de l'organisme intact, il faut des doses énormes de KBr pour arriver à ce résultat. Sous l'influence des doses médicamenteuses ordinaires, cet effet est tout à fait insignifiant.

La *respiration* est toujours ralentie, sous l'influence de KBr, chez l'homme et les animaux à sang chaud; si la dose a été toxique, la respiration finit par s'arrêter. Les phénomènes dyspnéiques (difficulté respiratoire, cyanose, saillie des globes oculaires), qui se manifestent, chez les animaux à sang chaud, dans les empoisonnements par de fortes doses de KBr, coïncident avec l'adynamie du cœur, avec des troubles circulatoires et l'empoisonnement consécutif par l'acide carbonique.

Circulation et température. — Chez l'homme et les animaux supérieurs, des doses élevées de KBr donnent lieu à un ralentissement des contractions du cœur, à un affaiblissement de l'activité cardiaque et à un abaissement de la pression sanguine. Krosz a vu la fréquence du pouls diminuer de plus de la moitié, sous l'influence d'une dose de 15 grammes de KBr; il a vu fréquemment aussi les battements devenir irréguliers et finir par s'interrompre. Nous-même avons eu plusieurs fois l'occasion, à la suite d'un usage prolongé de doses modérées (5 grammes) telles qu'on a l'habitude de les prescrire dans l'épilepsie, d'observer un affaiblissement tel de l'activité cardiaque, que nous étions obligé d'interrompre l'administration du médicament.

Le maximum de ces altérations de la circulation, ainsi que de l'abaissement concomitant de la température, se manifeste deux à six heures après l'ingestion de KBr. Des doses élevées font toujours baisser la température, chez l'homme ainsi que chez les animaux : avec une dose de 10 grammes, cet abaissement est de 0°,5 à 0°,8 ; avec une dose de 15 grammes, il est de 1°,2 C. (Krosz). Quand on a affaire à une affection fébrile, accompagnée d'insomnie, d'inquiétude, cette propriété du bromure de potassium, jointe aux autres, dont nous avons parlé, peut être utilisée avec avantage (Senator).

Les expériences sur les animaux permettent d'affirmer que ces effets de KBr sur le cœur ne doivent pas être mis sur le compte d'une excitation des nerfs modérateurs cardiaques ; il s'agit ici d'une action paralysante exercée sur les nerfs et les muscles du cœur. Le cœur s'arrête à l'état de diastole, et les excitations directes les plus intenses sont alors impuissantes à le faire entrer de nouveau en contraction. Quant à l'abaissement de la pression sanguine, il doit être attribué à l'affaiblissement du cœur, ainsi qu'à la paralysie du centre vaso-moteur et des muscles vasculaires ; mais on ne sait pas quelle part exacte doit être faite à ces deux ordres de causes.

Organes sexuels. — La diminution ou la disparition de l'activité sexuelle, constatées par divers observateurs (Voisin), peuvent être attribuées à la diminution de la sensibilité et à la tendance au sommeil. — La menstruation, faible auparavant, devient plus abondante et se prolonge plus longtemps (M. Rosenthal) ; les dysménorrhées disparaissent, par suite peut-être des modifications éprouvées par la pression sanguine et de l'affaiblissement des réflexes utérins et ovariques.

Les effets observés sur l'*excrétion urinaire* n'ont rien de constant. Quelques observateurs ont signalé la production d'une douleur dans la région rénale, avec augmentation de la quantité d'urine; d'autres, au contraire, ont observé une diminution de l'excrétion urinaire. On a dit que l'urine conservait sa composition normale ; on a dit aussi qu'elle devenait plus fortement acide. Aux doses quotidiennes de 2 fois 5 grammes, le bromure de sodium ferait diminuer la quantité d'acide phosphorique éliminée ; mais la quantité d'azote éliminée serait tantôt augmentée, tantôt diminuée. Schultze conclut de là que le bromure de sodium n'exerce pas la même influence sur les échanges des substances phosphorées et sur les échanges des substances azotées, et il croit trouver en cela une explication des effets produits par les sels bromiques.

Empoisonnement chronique par KBr. — Tous les effets que je viens de décrire (altérations du cerveau et de la moelle, des organes circulatoires et respiratoires, ainsi que de la peau) appartiennent naturellement aussi à l'empoisonnement chronique. Ici nous observons de plus : catarrhe bronchique intense, avec accès de toux, semblables à ceux de la coqueluche, dyspnée, troubles de la nutrition (perte d'appétit, soif vive, diarrhée), anémie, amaigrissement.

Mort par le bromure de potassium. — Si le bromure de potassium est injecté directement dans le sang, c'est le cœur qui se paralyse d'abord ; s'il est introduit dans l'estomac, son absorption est alors plus lente, et c'est le système nerveux central qui subit le premier l'atteinte de la paralysie ; la paralysie du cœur ne vient qu'ensuite. En tout cas, c'est la mort du cœur qui entraîne toujours la mort générale.

Dans les cas d'empoisonnement chronique, la mort peut être la conséquence d'une pneumonie ou d'un catarrhe intestinal, avec symptômes typhiques ou cholériques très intenses.

Usages thérapeutiques. — Le bromure de potassium est aujourd'hui très employé en thérapeutique, principalement dans *plusieurs affections du système nerveux.*

C'est surtout contre l'*épilepsie* que le bromure de potassium a été employé ; il n'y a guère aujourd'hui d'épileptiques chez lesquels il n'ait été essayé. Nos propres observations, et celles que nous trouvons dans la littérature médicale, nous permettent de formuler notre opinion, comme nous l'avons déjà fait dans notre traité « sur l'épilepsie », de la manière suivante : Le bromure de potassium n'est nullement un anti-épileptique souverain, bien que ses effets dans cette maladie soient plus avantageux que ceux de tout autre médicament. Il a guéri dans une petite série de cas ; dans une autre, le mal lui a opposé une résistance complète ; dans une autre enfin, *et c'est la plus nombreuse*, il a donné lieu à une amélioration plus ou moins accentuée.

Plusieurs observateurs refusent à KBr des effets réellement curatifs sur l'épilepsie ; on ne peut pourtant mettre en doute les assertions de plusieurs médecins très attentifs, qui affirment avoir obtenu des guérisons. Mais, d'un autre côté, il faut avouer qu'on s'est souvent trop empressé de déclarer que le mal était guéri, alors que trop peu de temps s'était écoulé depuis la disparition des accès. Ce qu'on peut dire de certain, et en cela tous les médecins sont d'accord, c'est que le bromure de potassium a pour effet de rendre les accès plus rares ; sous son influence, des attaques, d'abord fréquentes, ne se reproduisent plus qu'à des intervalles de plusieurs mois. Ce résultat a déjà une bien grande valeur, surtout en présence de l'incertitude et de l'infidélité des autres moyens qui ont été employés contre l'épilepsie, et ce seul fait assure à KBr une place toute particulière dans le traitement de cette affection.

Il arrive parfois que les accès disparaissent dès le début du traitement par KBr ; il est vrai qu'ils ne tardent pas à revenir, si l'on interrompt l'usage du médicament. Un fait constaté par un grand nombre d'observateurs, c'est que le bromure de potassium exerce une influence très avantageuse sur les troubles intellectuels, chez les épileptiques ; et l'on a vu des malades, qui commençaient à tomber dans un état d'imbécillité, recouvrer assez rapidement leurs facultés intellectuelles normales sous l'influence de KBr.

Mais n'oublions pas que l'action du bromure de potassium, dans l'épilepsie, peut aussi être complètement nulle; il nous serait facile d'en citer de nombreux exemples tirés de notre pratique.

On croyait autrefois que le bromure de potassium exerçait surtout une action favorable sur les formes bien caractérisées de l'épilepsie. Il n'en est rien, croyons-nous : la cause, la durée de la maladie (jusqu'à une certaine limite pourtant), la fréquence, la forme, le nombre antérieur des accès, ne paraissent exercer aucune influence sur l'efficacité de KBr, pourvu, bien entendu, qu'on ait affaire à l'épilepsie vraie, et non à des accès épileptiformes symptomatiques.

Le mode d'administration de KBr dans l'épilepsie doit nous arrêter un moment. Il est deux points sur lesquels tous les observateurs sont d'accord ; c'est que ce remède doit être administré le plus longtemps possible, et à doses élevées. Chez les adultes, on commence par 2 grammes *pro die* et l'on s'élève à 6, à 10 grammes; on est revenu aujourd'hui des doses plus élevées, qu'on croyait autrefois utiles. Il va sans dire qu'on en suspendra l'administration lorsqu'apparaîtront des troubles pathologiques dus à l'action de KBr (troubles digestifs, diarrhée, acné et furoncles, faiblesse musculaire générale, altération de l'activité cardiaque, apathie, hébétude intellectuelle). Parfois même ces accidents atteignent une telle intensité qu'il est indispensable de renoncer complètement au médicament. Il va sans dire aussi qu'on n'oubliera pas les prescriptions diététiques ordinaires (abstinence des spiritueux, du café, etc.).

Quelques observateurs, voyant le bromure de potassium seul ne pas produire des résultats assez satifaisants, lui ont adjoint d'autres substances, telles que l'oxyde de zinc, la ciguë, etc. Nous avons essayé de lui associer le chanvre indien, sans obtenir de cette association aucun avantage particulier.

Le bromure de potassium a encore été recommandé dans le traitement d'un grand nombre d'affections nerveuses, notamment des névroses. Il a paru n'être pas sans efficacité contre les *accès éclamptiques* des petits enfants, bien qu'ici on puisse objecter que ces accès auraient pu tout aussi bien disparaître sans l'intervention de KBr. Ses effets dans le traitement de la *chorée* n'ont pas encore été constatés d'une manière assez précise pour qu'il soit permis de formuler un jugement. — On prescrit souvent le bromure de potassium dans le but de combattre certains symptômes de l'*hystérie* (insomnie, hyperesthésies et névralgies, convulsions hystéro-épileptiques). Nous n'hésitons pas à soutenir que le traitement de l'hystérie en général, ou de quelques-uns de ses symptômes les plus accentués, doit être essentiellement diététique et psychique, et qu'il faut éviter, autant que possible, de prescrire des médicaments dans cette maladie. A ce point de vue nous considérons donc le bromure de potassinm comme superflu et même, eu égard au principe du traitement, comme nuisible ; on ne peut cependant pas nier qu'il ne puisse calmer d'une manière passagère les symptômes ci-dessus mentionnés. — Dans le *tétanos*, le bromure de potassium peut agir, dit-on, favorablement ; nous n'avons jamais pu jusqu'ici nous convaincre de son efficacité ; cependant il sera bon, le cas échéant, de l'essayer, à *hautes* doses, contre cette triste maladie. Mais il sera difficile de réunir un nombre suffisant d'observations bien convaincantes, parce que l'on aurait de la peine aujourd'hui à se résoudre à traiter le tétanos par le bromure de potassium seul, sans le chloral ou le curare.

Le bromure de potassium a encore été prescrit avec avantage, et parfois même avec un succès complet, pour combattre cet état d'*exagération de l'impressionnabilité*, de *convulsibilité*, de *nervosime* et d'*insomnie*, qui se développe chez les personnes anémiques et affaiblies, quelquefois aussi à la suite d'affections ou de traumatismes douloureux ; mais c'est surtout quand cet état a succédé à des souffrances morales et à des excitations psychiques, que le bromure de potassium produit de bons effets ; il donne lieu à un certain repos d'esprit, à un sommeil réparateur et bienfaisant. Est-ce un *hypnotique* direct, comme la morphine ou le chloral? Les opinions sont là-dessus partagées ; nos observations ne nous permettent pas de lui reconnaître sûrement cette propriété. Mais nous devons mettre en garde contre l'habitude assez répandue actuellement d'administrer sans choix le bromure de potassium partout où se présente l'apparence d'un symptôme nerveux. — Dans les *psychoses*, on le prescrit comme hypnotique, et on le voit parfois amener le sommeil dans des cas où le chloral et la morphine s'étaient montrés impuissants. — Dans le delirium tremens, il faut lui préférer le chloral.

KBr a été recommandé dans un grand nombre d'autres affections, dans lesquelles son efficacité n'est établie que sur des données encore trop vagues. Aussi n'en parlerons-nous pas. Le bromure de potassium était autrefois employé dans le but de produire l'*anesthésie du voile du palais ; du pharynx et du larynx*, son emploi est actuellement remplacé par celui de la cocaïne. — Friedreich a trouvé ce médicament très utile dans le traitement de l'*hyperhémésie des femmes enceintes*. — Divers observateurs ont préconisé les inhalations de solutions de KBr, à 2-5 pour 100, contre les accès de toux de la *coqueluche*; son emploi à l'intérieur, au contraire, ne présente aucune utilité. — Joffroy le recommande contre le spasme de la glotte, survenant parfois chez les enfants trachéotomisés, quand on veut retirer la canule après l'opération ; on évite cet accident en faisant prendre, pendant quelques jours, du bromure de potassium à l'enfant (2 grammes par jour à un enfant de 4 ans).

Doses. — Le *bromure de potassium*, pour produire des effets suffisants, doit être administré à doses élevées : 1-2 *pro dosi*, trois fois par jour, jusqu'à 5 *pro dosi*, de sorte qu'on arrive à 15 grammes par jour ; en solution ou en poudre[1]; chez les enfants, 0,1-0,5. Le mieux est de l'administrer pendant ou après le repas; on modère ainsi son action locale sur l'estomac et l'on favorise en même temps la production des effets généraux désirés; on peut aussi, dans l'intervalle des doses, faire prendre du lait au malade. Solutions pour badigeonnages pharyngiens : 1 Kbr sur 1 eau, ou 1 sur 2.

3. Bromure de sodium

Le bromure de sodium a un goût beaucoup moins désagréable que le bromure de potassium; il est déliquescent, soluble dans 1,8 d'eau et 5 d'alcool. Chauffé au chas du fil de platine, il donne une flamme jaune, qui, regardée à travers un verre bleu, ne doit pas paraître rouge carmin.

Effets thérapeutiques. — Les observateurs qui ne voient, dans les effets du bromure de potassium, que ceux qui appartiennent à l'élément potassium, considèrent le bromure de sodium comme n'ayant pas plus d'action que le chlorure de sodium. Mais il n'en est pas ainsi. Plusieurs médecins avaient déjà vu NaBr produire des phénomènes toxiques semblables à ceux de KBr (éruptions cutanées, dépression du sensorium, difficulté de la parole) ; ils l'avaient vu exercer sur l'épilepsie la même action avantageuse que KBr. Des expériences comparatives sur les effets de KCl et de NaBr, chez les épileptiques ont fait voir l'efficacité de NaBr et l'inefficacité de KCl; ces mêmes expériences sur l'homme sain ont démontré aussi que NaBr donnait lieu à des phénomènes cérébraux (fatigue, affaiblissement), et faisait disparaître l'excitabilité réflexe, tout comme le bromure de potassium (Krosz). Du reste NaBr contient plus de brome (80 p. 100) que KBr (68 p. 100).

Nous-même (Rossbach) avons pu constater, dans plusieurs circonstances, que le bromure de sodium supprimait, aussi bien que KBr, l'excitabilité réflexe de la muqueuse du pharynx et du larynx ; ce qui nous permettait d'y avoir recours avec le même avantage dans les cas où il s'agissait de faire une opération sur ces parties. Nous avons vu aussi, sous l'influence du bromure de sodium, l'état des épileptiques s'améliorer notablement. Dans plusieurs cas, l'usage prolongé de KBr déterminait un affaiblissement du cœur tel, que nous étions obligé de suspendre le médicament; nous avions recours alors, avec le même avantage, au bromure de sodium; nous avons même aujourd'hui l'habitude de prescrire, dès le début, NaBr au lieu de KBr, et nous en obtenons des résultats aussi avantageux. Actuellement beaucoup de médecins prescrivent le bromure de sodium de préférence au bromure de potassium. Chez les enfants, cette préférence est très justifiée.

Les *doses* et le mode d'administration sont les mêmes que pour le bromure de potassium. A cause de sa déliquescence, il vaut mieux le prescrire en solution.

Bromure d'ammonium. — Action, emploi et doses, les mêmes que pour les précédents. Les préparations suivantes peuvent être considérées comme superflues : *Bromure de zinc*, recommandé par Hammond, 0,1-0,4 *pro dosi*, contre l'hystérie. *Bromhydrate de quinine*, facilement soluble dans

[1] [On n'a pas l'habitude, en France, d'atteindre à ces doses excessives de KBr; il est rare qu'on dépasse 10 grammes *pro die*, et Gübler conseille même de ne pas aller au delà de 5 à 6 grammes par jour. En tout cas, si l'on voulait imiter la pratique allemande, on ne devrait le faire qu'avec circonspection et en surveillant soigneusement l'état du malade.]

l'eau, dans la glycérine; il a été recommandé, aux doses de 0,1 jusqu'à cinq fois par jour, contre les vomissements incoercibles des hystériques ou des femmes enceintes, dans diverses névroses de l'estomac. *Camphre monobromé*, $C^{10}H^{15}BrO$, c'est-à-dire camphre dans lequel un atome d'hydrogène a été remplacé par un atome de brome; il représente une masse cristalline blanche, facilement soluble dans l'alcool et l'éther, difficilement soluble dans l'eau; d'après Bourneville et Lawson, il jouit de la propriété de faire baisser l'activité cardiaque, la respiration et la température chez les animaux et chez l'homme, et de provoquer des spasmes cloniques des pieds, une dilatation maxima de la pupille pendant les spasmes, des hallucinations, du coma, et, à la suite d'un usage prolongé, un amaigrissement général. Il a été recommandé, de même que le bromure de potassium, comme hynoptique et contre toutes les névroses et névralgies possibles; Berger ne l'a vu agir efficacement que dans les palpitations nerveuses du cœur et dans les états d'excitation des organes génito-urinaires; M. Rosenthal a constaté son utilité dans ces mêmes cas, ainsi que chez les hystériques et dans les céphalalgies nerveuses. Le bromure de camphre ne s'est pas jusqu'ici beaucoup répandu dans la pratique. On le prescrit aux doses de 0,1-0,5 *pro dosi*, jusqu'à 4,0 *pro die*, en poudre ou en capsules gélatineuses; mais on doit en interrompre l'administration, quand la température commence à baisser au-dessous de la normale.

Dictionnaire encyclopédique des sciences médicales, t. X, art. BROME par FONSSAGRIVES. Paris, 1869. — KROSZ (Gust.). Inaugural Dissertation. Kiel. 1874. Archiv für experimentelle Pathologie und Pharmakologie, Band VI. Leipzig 1876 (Index bibliogr.). — ALBERTONI, Wirkung einiger Arzneimittel auf das Grosshirn : Bromkalium (Archiv für experimentelle Pathologie und Pharmakologie, Band XV, S. 251. Leipzig, 1882. — Dictionnaire encyclopédique des sciences médicales, art. BROME par FONSSAGRIVES, t. X. Paris 1871. — Nouveau Dictionnaire de médecine et de chirurgie pratiques, t. V, art. BROME et t. XXIX, art. POTASSIUM. — GUBLER et LABBÉE. Commentaires thérapeutiques du Codex medicamentarius. 3e édit. Paris, 1884. — FALIÈRES (de Libourne) Monographie du bromure de potassium, analysé dans le Bulletin de thérapeutique, 1872, t. LXXXII, p. 404. — CLARKE and AMORY, The physiological and therapeutical Action of the Bromide of Potassium and Bromide of Ammonium, Boston 1872, 176 pages, traduit par LABADIE-LAGRAVE (Gaz. hebd. de méd. et de chir., 2e série, t. IX, nos 40, 41, 43, 44). — VOISIN (Aug.). Étude historique et thérapeutique sur le bromure de potassium (Arch. gén. de méd., janvier et février 1873). — MORTON, On certain Risks attending the Use of Bromide of Potassium, (Glasgow med. Journ. febr. 1873). — BOUCHARD (Ch.), Diminution de l'urée sous l'influence du bromure de potassium (Cours de clinique médicale et Société de biologie, 1873). — VALLIN (E.), De l'emploi du bromure de potassium comme adjuvant dans le traitement des fièvres intermittentes (Bull. de thérap. 1873, t. LXXXV, p. 433). — STEINAUER (E.), Untersuchungen über die physiologische Wirkung der Brompraeparate (Virchow's Archiv für pathologische Anatomie, Band LIX, p. 65), Berlin, 1874. — HOLLIS, The value of sodic Bromide in nervous Affections (The Practitionner, Aug. 1873). — BINZ, Die therapeutische Verwendung des Bromkalium (Deutsche Klinik, 1873, no 48). — ANSTIE, The English standpoint respecting the value of Bromide of Potassium (The Practitionner, jan. 1874). — VOISIN (Aug.), De l'emploi du bromure de potassium dans les maladies nerveuses. Mémoire couronné par l'Académie de médecine (Mém. de l'Acad. de méd., Paris, 1875). — KROSZ, Inaugural Dissertation, Kiel, 1875, et Archiv für experimentelle Pathologie und Pharmakologie, Band VI, 1877, (Index bibliogr.). — HUETTE (George), Bromure de potassium, étude historique, thèse de doctorat, Paris, 1878. — Sydney RINGER and MOREHEAD, On the Effects of the Chlorides, Bromides and Iodides of Potassium and Sodium on Frogs (Journ. of Anat. and Physiol., oct. 1877, vol XII). — The influence on the afferent nerves of the Frogs' leg from the local application of the Chlorides, Bromides, and Jodides of Potassium, Ammonium and Sodium (id.). — RINGER and MURRELL, Action of Chloride of Potassium on the nervous system of Frogs (Journ. of Anat. and Physiol. 1877). — EIGNER, Ueber Bromismus (Wiener med. Presse, 1886). — TSCHISCH. Altérat. de la moelle dans l'empoisonnement par le bromure de potassium (Arch. für path. Anat., Band C).

II. Iode et ses composés

1. Iode

L'iode, de même que le brome, se trouve dans l'eau de mer, dans les plantes marines et les sources salines, à l'état de combinaison métallique, et presque toujours à côté du chlore.

Il représente de gros cristaux mous, rhomboïdaux, d'un gris noirâtre, d'un éclat métallique. Ses vapeurs, qui se développent même à la température ordinaire, sont d'un violet intense, et deviennent d'un bleu très prononcé sous l'influence d'une température élevée. Il est peu soluble dans l'eau; il se dissout plus facilement dans l'alcool, très facilement dans l'éther (solution à coloration brune), dans le chloroforme et le sulfure de carbone (solution à coloration rosée). Les solutions aqueuses d'iodure de potassium et d'iodure de sodium peuvent aussi en dissoudre de grandes quantités (solutions de Lugol).

Les propriétés chimiques de l'iode sont très analogues à celles du chlore et du brome; elles sont seulement moins marquées; c'est pourquoi le chlore et le brome dégagent l'iode de ses combinaisons métalliques.

Action physiologique. — Il faut, pour éviter la confusion qui règne sur cette question, distinguer avec soin les effets de l'iode libre de ceux de ses composés, notamment de l'iodure de potassium et de l'iodure de sodium. De plus, il ne faut pas oublier que l'iode a été presque toujours employé, en clinique et dans les expériences sur les animaux, à l'état de teinture d'iode; il est donc indispensable de tenir compte de l'action exercée en même temps par l'alcool. Nous ne voulons considérer ici que l'action de l'iode pur; aussi ne devons-nous admettre qu'avec réserve une grande partie des observations anciennes.

Action de l'iode sur les tissus. — L'action de l'iode sur les tissus animaux dépend, de même que celle du chlore et du brome, de son affinité pour l'hydrogène, avec lequel il forme de l'acide iodhydrique, en détruisant la structure moléculaire des tissus; mais son action, dans ce sens, est loin d'être aussi puissante que celle du chlore et du brome.

L'affinité de l'iode pour l'albumine a été, dans ces derniers temps, l'objet de recherches approfondies. Depuis longtemps déjà la disparition de la coloration bleue de l'iodure d'amidon et la décoloration de l'iode dans les solutions albumineuses avaient fait penser que, dans ces cas, il devait se former une combinaison de l'iode avec l'albumine. Böhm et Berg ont trouvé que ce composé albumino-iodé était très peu stable et pouvait être détruit par la coagulation de l'albumine, ainsi que par la dialyse. L'alcali de l'albumine n'est pas saturé, dans les solutions albumineuses naturelles, par l'iode libre qu'on y ajoute; mais les solutions albumineuses privées de leurs sels ou neutralisées deviennent, par l'addition de l'iode, immédiatement acides, par suite probablement de la formation d'acide iodhydrique. Dans la décomposition du composé albumino-iodé par coagulation ou par dialyse, l'alcali de l'albumine, devenant libre, forme avec l'iode des iodates et des iodhydrates. Les mêmes réactions se produisent-elles dans l'organisme vivant? On ne sait. D'après Pellancani, pourtant, un composé albumino-iodé ne se formerait en général qu'après complète neutralisation des alcalis; on ne trouve point dans le sérum sanguin de composés albumino-iodés à la suite des empoisonnements par la solution de Lugol, soit que l'empoisonnement ait été déterminé par voie stomacale ou par injection intrapéritonéale. Dans ce dernier cas on constate notamment sur les glandes à pepsine de l'estomac de l'opacité, la disparition du noyau et, tout autour, un relâchement de la muqueuse. Les éléments en question ont pris une coloration brune, déterminée par l'iode qui est devenu libre et qui n'a pas trouvé ici d'alcalis pour sa saturation.

L'hémoglobine peut aussi fixer d'assez grandes quantités d'iode, sans perdre pour cela ses propriétés ; les solutions de gélatine peuvent aussi absorber beaucoup d'iode; la réaction de l'iode se perd rapidement dans ces solutions ; le lait, auquel on a ajouté un peu d'une solution d'iodure de potassium iodurée, aurait déjà repris au bout d'un jour son aspect et son goût normaux (Dubujadoux).

Action sur les organes. — L'iode, appliqué sur la *peau*, à l'état de teinture, donne lieu, à la suite de badigeonnages réitérés, à des picotements, à des élancements, à de l'inflammation, avec émigration des globules du sang (Volkmann); mais son action ne s'étend pas en profondeur. L'épiderme se détache sous forme d'écailles plus ou moins grandes, d'un jaune ou d'un brun jaunâtre caractéristique. Une partie de l'iode s'évapore et peut être inhalée; une autre partie peut pénétrer à travers la peau intacte, avec les vapeurs d'alcool, et être ainsi absorbée [peut-être à l'état d'éther iodique, d'iodoforme] (Röhrig).

L'iode, ou ses vapeurs, mis en contact direct avec les *muqueuses*, en provoquent l'inflammation ; d'où : conjonctivite, coryza intense, avec céphalalgie frontale; inflammation de la muqueuse du larynx et des bronches, avec accès de toux, douleurs thoraciques.

Dans les *voies digestives*, il produit une saveur fortement salée, de la salivation, de la pharyngite, et, si la dose a été suffisamment forte, des nausées, des vomissements, des douleurs épigastriques intenses et de la diarrhée; enfin, si la dose a été très élevée, une imflammation toxique de l'estomac et de l'intestin, avec toutes ses conséquences.

L'iode pouvant faire coaguler la sécrétion des *surfaces ulcéreuses*, la guérison de ces ulcérations peut être favorisée par cette couche coagulée qui les recouvre. L'élimination de l'iode se ralentit pendant la fièvre; ce ralentissement, cette apparition tardive de l'iode dans l'urine et dans la salive, est-il dû à une lenteur plus grande de l'absorption ou à une rétention dans l'organisme? C'est ce qu'on n'a pu décider. Ce ralentissement est proportionnel à l'intensité de la fièvre (Sticker).

Administré *à l'intérieur à doses médicamenteuses et en solution fortement étendue*, l'iode, soit à l'état de teinture, soit à l'état de solution d'iodure de potassium iodée, ne reste que peu de temps à l'état d'iode; mais, pendant ce court intervalle, il a le temps de faire naître, sur les muqueuses respiratoires et digestives, les effets ci-dessus énumérés. Du reste, on ne trouve plus d'iode libre ni dans l'estomac, ni dans le sang, ni dans les sécrétions; on l'y trouve toujours à l'état de sel (iodure ou iodhydrate de sodium) ; on a pu aussi le trouver uni aux substances albumineuses. A ce point de vue, il ne peut donc être question d'une action générale de l'iode, car cette action se confond avec celle de l'iodure de potassium ou de sodium, dont il sera traité plus tard.

Mais si l'iode est injecté directement dans les tissus ou les cavités de l'organisme, il exerce alors des effets généraux qui doivent être distingués de ceux qu'exercent les solutions d'iodure de potassium ou de sodium, employées de la même manière. Aujourd'hui, bien plus souvent qu'autrefois, on injecte de l'iode dans l'intérieur des organes, par exemple dans la glande thyroïde hypertrophiée, dans les kystes de l'ovaire, dans les sacs d'échinocoques, dans les hydrocèles, dans les articulations ; déjà 35 cas de mort ont été observés à la suite de ces injections, et, dans le plus grand nombre, la cause des accidents doit être attribuée à ces injections faites d'une manière imprudente. Malheureusement, il n'y a qu'un de ces cas qui ait été l'objet d'une observation précise, et encore faut-il prendre en considération que l'iode fut injecté à l'état de teinture, à laquelle on avait encore ajouté de l'iodure de potassium. Il s'agissait d'un kyste de l'ovaire, chez une jeune fille de seize ans, bien portante d'ailleurs. Un mélange de teinture d'iode et d'eau distillée (150 grammes de chaque), avec addition de 4 grammes d'iodure de potassium, fut injecté dans ce kyste après chloroformisation. Au moment de l'opération, la malade se réveilla en accusant une très vive douleur. Une heure après l'injection, une partie de la solution introduite s'écoula hors du kyste. La quantité d'iode pur, qui avait été injectée, se montait à 15 grammes ; 7 grammes environ s'écoulèrent ; il en resta donc 8 grammes. Mais l'effet ne peut pas être attribué à l'iode seul ; car il faut tenir compte de l'action du chloroforme, de celle de l'alcool, du fait de l'opération même, et de la vive douleur à laquelle elle donna lieu ; de sorte que la cause de la mort, survenue subitement huit jours après, est restée un mystère. Il est bien difficile d'attribuer cette cause à l'action de l'iode, si l'on admet, avec Boinet, que 200 grammes de teinture d'iode pure peuvent être injectés, sans danger, dans les kystes de l'ovaire. Nous ne citons donc qu'avec les plus expresses réserves les phénomènes observés dans le cas de Rose, préférant nous en tenir aux résultats obtenus par Böhm dans ses expériences sur les chiens. Ici, l'iode libre, sans alcool, mais dissous dans l'eau à l'aide d'un peu d'iodure de sodium, était directement injecté dans la circulation. Voici quels ont été ces résultats :

Les chiens supportaient, sans éprouver de troubles notables, l'injection directe, dans le sang, de $0^{gr},02$ à $0^{gr},03$ d'iode libre (sur le double ou le triple de NaI) pour un kilogramme d'animal. Un homme pesant 70 kilogrammes pourrait donc supporter, sans accidents, l'injection, dans le sang, de $1^{gr},4$ à $2^{gr},1$ d'iode libre. Les chiens auxquels on injectait $0^{gr},04$ d'iode libre pour 1 kilogramme d'animal succombaient en présentant les mêmes phénomènes, et dans le même temps, que si l'on avait injecté une dose toxique d'iodure de sodium.

Pour que l'injection puisse donner lieu immédiatement à des accidents violents, il faut que la quantité injectée soit énorme, capable de donner lieu à la coagulation du sang. Dans le cas contraire, l'animal n'éprouve, au moment de l'injection, aucune douleur, et se met, aussitôt après, à courir par la salle. Ce n'est que quatre à cinq heures après l'opération qu'on voit se manifester de la faiblesse générale, des troubles de la respiration, qui, au bout de douze à vingt-quatre heures, se terminent par la mort, précédée parfois de convulsions.

Les troubles de la respiration rappellent ceux de l'empoisonnement par les acides dilués ; une soustraction de potassium peut d'autant mieux être considérée comme la cause de ces troubles respiratoires, que les iodates et l'iodoforme ne les provoquent pas ; les alcalins ne peuvent pas les supprimer (Pellancani).

Tous les observateurs s'accordent à dire que l'iode, même à haute dose, ne fait naître *aucun trouble fonctionnel du cerveau et de la moelle*. Les opinions ne sont pas aussi concordantes au sujet de son action sur les *organes circulatoires*. Rose prétend qu'il se produit, au début, chez l'homme, un spasme très accentué des artères ; ce spasme est même tel, dit-il, qu'il détermine l'occlusion d'artères volumineuses (d'où disparition du pouls artériel à la périphérie, et cela malgré l'accélération des contractions cardiaques, pâleur extrême et refroidissement de la peau, persistant pendant plusieurs jours !) ; finalement, relâchement général des artères périphériques, retour du pouls, rougeur intense de la peau. Böhm n'a rien observé de semblable dans ses expériences sur les animaux ; nous ne croyons donc pas que le spasme artériel signalé par Rose soit dû à l'action de l'iode.

Dans le sang, chez les animaux, l'iode dissout des quantités considérables de matière colorante ; c'est ce que démontrent l'examen du sérum sanguin, la coloration des exsudats pleurétiques, ainsi que de l'urine.

L'empoisonnement par l'iode libre, chez les animaux, s'accompagne à peu près constamment de la production d'exsudats pleurétiques sanguinolents (dans l'empoisonnement par NaI, ces exsudats sont toujours limpides, d'un jaune clair) ; très souvent aussi, il se manifeste de l'œdème pulmonaire. L'urine est aussi toujours colorée en rouge par des globules sanguins, qui, plus tard, sont disposés en cylindres élégants, et qui, en certains points, sont recouverts de cellules épithéliales. En même temps, on trouve les canalicules flexueux de la substance corticale du rein remplis de globules sanguins et de masses de détritus.

Chez la jeune malade de Rose, il se produisit des éruptions cutanées ; la soif était énorme, des matières contenant de l'iode étaient rejetées de l'estomac par les vomissements ; il y avait une forte diminution de l'excrétion urinaire ; pendant les huit jours qui suivirent l'opération, l'urine ne contenait ni albumine, ni sang ; les reins furent trouvés, à l'autopsie, dans un état tout à fait normal. Au début, l'urine contenait beaucoup d'iode, et, le septième jour, elle en renfermait encore une certaine quantité. La sécrétion salivaire se suspendit, au début, et les glandes salivaires se tuméfièrent considérablement. A l'autopsie, on trouva dans toute l'étendue du canal intestinal et dans les poumons des quantités notables d'iode ; il ne s'en trouvait point dans le kyste, dans le péritoine, dans le cerveau ni dans la moelle. Le sérum sanguin n'en renfermait pas la moindre trace, d'où Rose conclut que l'iode circulant dans le sang devait être fixé dans les globules.

Les observateurs qui ont expérimenté sur les animaux, tous à l'exception de Pellancani, contredisent l'opinion de Rose et admettent que la muqueuse stomacale n'a aucune part à l'élimination de l'iode ; on ne trouverait jamais d'iode libre sur cette muqueuse; la plus grande partie de cette substance s'éliminerait par les reins.

Usages thérapeutiques. — En raison de l'action fortement toxique exercée par l'iode sur les champignons, on peut employer avec avantage une teinture d'iode faible ou la solution de Lugol dans le traitement des affections de la peau ou des muqueuses (chloasma, muguet, etc.) déterminées par des champignons. Rossbach a même vu un cas de pneumomycosis aspergillina, qui avait résisté à tous les moyens, céder rapidement à l'action des inhalations d'iode.

La teinture d'iode n'est employée, à l'*intérieur*, que dans un seul cas : c'est pour combattre les *vomissements* incoercibles. On ne peut pas plus expliquer son action que préciser les conditions qui réclament plus spécialement son emploi. Notre expérience nous permet cependant de croire qu'elle est particulièrement indiquée contre les vomissements indépendants de toute lésion anatomique de l'estomac, surtout contre les vomissements « nerveux sympathiques » (naturellement on n'en espérera aucun résultat avantageux, quand les vomissements seront de cause cérébrale). On pourra donc prescrire la teinture d'iode pour calmer les vomissements des femmes enceintes, ceux qui accompagnent la maladie bronzée, etc. Mais nous devons prévenir que ce moyen échouera plus souvent qu'il ne réussira.

A l'*extérieur*, la teinture d'iode est très souvent employée. On l'injecte dans les *cavités pathologiques*, dans les *tumeurs*, dans le but de déterminer une inflammation adhésive et de provoquer la cicatrisation. De tous les agents employés dans ce but, l'iode est certainement le plus actif ; en général, on préfère à la teinture d'iode, qui serait trop irritante, la solution de Lugol, pourvu qu'elle ne soit pas trop faible. Ces injections ont été employées avec le succès le plus brillant contre l'hydrocèle. On s'en est servi aussi avec succès dans la pleurésie purulente, après évacuation de l'exsudat; dans ce cas on ne les commence ordinairement que quelque temps après avoir fait la ponction. Ces injections peuvent-elles aussi être utiles dans les cas d'exsudat purulent du péritoine? Les observations ne sont pas encore en nombre suffisant pour qu'on puisse en juger. Mais elles paraissent directement contre-indiquées dans les cas d'inflammation purulente des articulations ; car trop souvent elles ont déterminé alors des accidents mortels. Aujourd'hui on les a aussi à peu près abandonnées dans le traitement des kystes de l'ovaire; elles ne pourraient guère être utiles que dans les kystes ovariques simples; or, ces kystes sont assez rares ; et d'ailleurs on a vu ces injections être suivies de suppuration et de péritonite mortelle. Elles ont donné de meilleurs résultats dans le traitement des echinocoques du foie et des hydronéphroses. On ne les pratique guère plus dans les tumeurs solides ; dans ces derniers temps cependant on les a de nouveau recommandées dans le goître (Lücken et autres). Les meilleurs résultats ont été obtenus dans le traitement du goître simple, ne consistant qu'en une simple hypertrophie de la glande.

L'iode a encore été très souvent employé en *frictions*. Il faut donner la préférence à la teinture d'iode. Pour nous, les pommades à l'iodure de potassium sont dénuées de toute activité. Ces frictions sont surtout usitées dans les processus inflammatoires, subaigus ou chroniques, des organes superficiels (arthrites, adénites, périostites, pleurites, etc.) Elles n'agissent et ne sont efficaces qu'en donnant lieu à une *irritation de la peau*. Les vésicants semblent mériter la préférence dans la plupart des cas, à l'exception cependant peut-être des inflammations des organes glandulaires. On pratique aussi ces frictions à la teinture d'iode, dans le but de faire résorber les produits morbides, que les inflammations laissent parfois à leur suite. L'iode paraît alors ne pas être dépourvu d'efficacité, surtout dans les cas d'hypertrophie ganglionnaire. Des injections méthodiques de teinture d'iode, suivies du massage, seraient en état, dit-on, de faire régresser les lymphones (Körbl); ces injections devraient être faites tous les quatre jours, et 7 ou 8 injections suffiraient pour amener la guérison; à ce traitement local on adjoindrait un traitement général, consistant dans l'usage des eaux salines iodées. Il a aussi donné quelques succès dans le traitement de l'hygroma, des ganglions. Quant au traitement de la blennorrhée des muqueuses, des ulcérations flasques, fistuleuses, de diverses affections ulcéreuses de la peau, dans lesquelles l'iode a encore été employé, nous possédons des agents qui lui sont préférables. Nous en dirons autant de son emploi dans l'acné, l'eczéma, le pityriasis, etc.

DOSES ET PRÉPARATIONS. — 1. *Iode.* — On ne l'emploie qu'à l'extérieur et dans de rares circonstances; on le fait dissoudre dans de l'huile, dans de l'essence d'amandes amères ou dans de la glycérine (1 : 3-5).

2. *Teinture d'iode.* — Coloration rouge brun, 10 d'iode pour 100 d'alcool[1]; d'après la pharmacopée d'Autriche, 1 : 16. A l'intérieur, 3 à 10 gouttes, à prendre dans un véhicule mucilagineux *(jusqu'à* 0,3 *pro dosi! jusqu'à* 1,0 *pro die!).* Surtout employée pour l'usage externe. Quand on veut en continuer l'emploi, tout en évitant une trop vive inflammation, on la mêle avec parties égales de teinture de galle.

3. *Solution iodique de Lugol.* — 1 d'iode et 2 d'iodure de potassium dans 30 grammes d'eau. Pour l'usage externe; surtout en injections (étendue d'eau).

2. Iodure de potassium

L'iodure de potassium, KI, se trouve dans l'eau de mer, etc., associé au bromure de potassium. Il représente des cristaux cubiques volumineux, incolores, le plus souvent opaques, qui se dissolvent dans 0,75 d'eau, à la température ordinaire, et dans 12 parties d'alcool. Solution neutre ou très faiblement alcaline. a solution aqueuse d'iodure de potassium peut dissoudre de grandes quantités d'iode.

Action physiologique. — Une grande partie des effets de l'iodure de potassium doit être mise sur le compte de l'élément iode, et ce n'est que lorque KI est administré à doses relativement considérables, que l'élément K peut donner lieu, dans l'organisme animal, à des altérations appréciables. C'est là un fait qu'admettent même les observateurs qui refusent, dans l'action de KBr, toute importance à élément Br.

Ce que devient KI *dans l'organisme.* — Mais comment expliquer cette action de l'iode, dans l'emploi de KI? Y a-t-il mise en liberté de l'iode dans

[1] [La teinture d'iode du Codex français est préparée avec 12 parties d'alcool à 90° pour 1 partie de métalloïde.]

l'organisme? C'est ce qu'on ne sait pas d'une manière certaine. Le fait est que, chez les animaux auxquels on a fait prendre, pendant un temps plus ou moins long, de l'iodure de potassium, on ne trouve jamais trace d'iode libre dans l'estomac (Pelikan). On admet qu'en présence de NaCl, dans l'estomac, il se forme du chlorure de potassium et de l'iodure de sodium, lequel se retrouve dans les urines, ou bien que l'iode, mis en liberté, entre instantanément dans une nouvelle combinaison, qui a pour résultat la formation d'un iodhydrate ou d'un composé albumino-iodé.

L'iode peut-il devenir momentanément libre dans le sang et les tissus? C'est ce qu'on n'a jamais pu démontrer d'une manière directe, mais qu'on a supposé en se fondant sur des expériences faites en dehors de l'organisme, ainsi que sur ce fait, démontré par Liebreich et Issersohn, que, à la suite de l'injection sous-cutanée d'un sel potassique iodé, on constate d'abord une élimination d'iode et de potasse et plus tard seulement une élimination de l'alcali seul, ce qui montre que le sel a dû se décomposer. Binz a trouvé que, dans les solutions aqueuses de KI, de l'iode libre se dégageait en présence de l'acide carbonique et du protoplasma, ainsi que sous l'influence de l'acide carbonique et de l'oxygène; Buchheim a vu le même fait se produire sous l'influence du passage de l'oxygène d'un corps dans un autre. Cet iode devenu libre serait fixé immédiatement par les substances albumineuses, ce qui aurait lieu, soit dans le sang, soit dans les ganglions lymphatiques, soit dans les parois des vaisseaux. Là-dessus, on a imaginé diverses hypothèses pour expliquer l'action que cet iode doit faire subir à l'albumine, et les effets généraux qui doivent en résulter. Ces hypothèses ne reposent sur aucune base solide; je me contenterai de les énumérer. 1° La pénétration de l'atome iode dans les molécules de l'albumine aurait pour résultat de rendre plus facile leur désassimilation, d'où accélération des échanges organiques, amaigrissement (Kämmerer). 2° Les albuminates de plomb ou de mercure, quand ils existeraient dans l'organisme, seraient rendus plus mobiles par l'intervention de l'iode, ce qui favoriserait et accélérerait la sortie de ces métaux de leur combinaison organique (opinion de Melsen, rendue très problématique par F. C. Schneider, mais confirmée récemment par Annuschat). 3° Les matières septiques en circulation dans le sang seraient détruites par cette intervention de l'iode (Kämmerer). 4° L'iode libre, en agissant sur les matières albumineuses des parois vasculaires, donnerait lieu à une excitation, qui aurait pour conséquence de rendre les résorptions plus actives (Buchheim). 5° Tous les tissus ne sont pas en état d'enlever l'iode à l'iodure de sodium ou de potassium; le cerveau ne peut le faire, mais les tumeurs gommeuses de cet organe le peuvent très bien (Binz). C'est ce qui explique les différences que présente l'intensité d'action de l'iode sur les différents organes.

L'iodure de potassium, ingéré comme médicament, se retrouve rapidement dans tous les produits de sécrétion (salive, urine, bile, lait); cette élimination commence à se faire quelques minutes après l'ingestion; en général, tout l'iode absorbé est éliminé au bout de vingt-quatre heures, principalement à l'état d'iodure de sodium, ce qui montre que l'iode, s'il devient libre dans l'organisme, ne tarde pas à satisfaire son affinité pour l'hydrogène et les métaux alcalins, qui y existent, et de plus que, s'il se forme dans l'organisme des composés iodo-albumineux, ces composés ne constituent nullement une combinaison stable et persistante.

D'après Buchheim et Sartisson, les sels d'iode qui s'éliminent avec la salive, avec le mucus des voies respiratoires, à la surface de la peau, avec la sueur, peuvent se décomposer, sur ces points, sous l'influence de l'ozone, etc., et laisser ainsi dégager un peu d'iode libre.

D'après Buchheim et Heubel, ce sont les reins, les glandes salivaires et les poumons, peut-être aussi les testicules, qui reçoivent les quantités les plus considérables d'iodure de potassium; le foie, la rate, les glandes lymphatiques et les muscles, n'en reçoivent que peu; c'est le pancréas qui en reçoit le moins; le cerveau, enfin, n'en reçoit point du tout. Sartisson, qui a contrôlé en partie les données de Heubel, a observé que les glandes salivaires séparées du corps n'ont pas la même affinité pour KI que lorsqu'elles font partie de l'organisme vivant; de plus, que, dans ce dernier cas, elles reçoivent moins de KI, après la section des nerfs, que lorsque les nerfs sont intacts. Il n'a trouvé dans le cerveau que des quantités tout à fait minimes de KI (0,003 pour 100), qui pouvaient d'ailleurs provenir du sang qui était resté dans le cerveau.

Effets locaux de KI *sur la peau et les muqueuses.* — L'iodure de potassium, appliqué sur la peau, ne donne lieu à aucune irritation; il n'est pas non plus absorbé. Les urines d'un individu plongé pendant plusieurs heures dans un bain d'iodure de potassium ne laissent déceler aucune trace d'iode, pourvu qu'on ait eu soin de mettre à l'abri de l'eau toutes les muqueuses, au moyen d'une couche de graisse, et le prépuce, au moyen d'une capote de caoutchouc, et que l'air servant à la respiration ait été tiré de l'extérieur de la chambre. Si donc, à la suite d'un bain ordinaire d'iodure de potassium, on trouve un sel iodique dans les urines, ce sel ne peut provenir que de l'iode qui a pénétré à travers les muqueuses, ou qui a été inspiré. Il en est de même des pommades à l'iodure de potassium; elles peuvent laisser pénétrer un peu d'iode provenant de la décomposition de KI par les acides gras de la peau (Röhrig).

Le sel iodé qui s'élimine avec la sueur sur la peau est décomposé par les acides gras de l'enveloppe cutanée, et l'iode devenant libre donne naissance à des éruptions, tantôt roséolés, tantôt pustuleuses, papuleuses ou érythémateuses. En tenant la peau dans un parfait état de propreté, en usant de bains quotidiens, on peut, ainsi que l'expérience nous l'a appris, faire disparaître cet exanthème ou en prévenir l'apparition.

L'iodure de potassium peut être absorbé par toutes les muqueuses.

Si l'on introduit dans l'estomac, chez un homme adulte, pendant des semaines et des mois, des doses relativement considérables de KI, on n'observe, en dehors du goût salé et de la soif, aucun trouble de la muqueuse des voies digestives. Dans dix-sept cas, dans lesquels nous avons administré, pendant un à deux mois, des doses de 1^{gr},5 à 3 grammes, répétées trois fois par jour, d'iodure de potassium pur, nous n'avons jamais observé le moindre trouble des fonctions digestives. Quand ces troubles se sont manifestés, c'est que l'iodure de potassium contenait de l'iode libre, ou que c'était de la teinture d'iode ou de l'iodure de potassium iodé qu'on avait administré. Buchheim admet aussi qu'on peut faire usage pendant des années entières de l'iodure de potassium pur, sans éprouver le moindre trouble de la nutrition. Une expérience de vingt-cinq années a appris aussi à Gibert que la teinture d'iode et la solution d'iodure de potassium iodée donnent très facilement lieu à des phénomènes de gastro-entérite, tandis que l'usage, même prolongé, de l'iodure de potassium, à la dose de 3 grammes, ne produit jamais ce résultat. Ce serait donc un tort de prescrire à l'intérieur une autre préparation que l'iodure de potassium pur[1].

Mais si la muqueuse des voies digestives n'éprouve aucune altération de la part de l'iodure de potassium, il n'en est pas de même, dit-on, de la conjonctive, des muqueuses nasale, buccale, pharyngienne et bronchique ; l'usage plus ou moins prolongé de KI provoquerait, sur ces muqueuses, l'apparition de phénomènes inflammatoires. On parle d'une *conjonctivite iodique*, qui s'accompagnerait d'un écoulement abondant de larmes, et qui se manifesterait soit dès le début du traitement iodé (Ricord), soit au bout de plusieurs mois (P. Bernard). On a signalé encore un *coryza iodique*, avec céphalalgie frontale intense, sécrétion abondante d'un mucus nasal fluide, sensation d'une odeur d'iode ; une *angine iodique* et une *salivation iodique*, cette salivation ne s'accompagnant ni d'odeur mauvaise de la bouche, ni d'inflammation de la muqueuse buccale et des gencives, ni de gonflement des glandes salivaires. Enfin on signale encore une *toux iodique*, avec douleurs thoraciques, et même pneumonie et pleurésie.

Nous ne pouvons nier absolument la possibilité de tous ces effets, et on pourrait penser qu'ils sont dus à l'action de l'iode qui, sous l'influence des azotates, de l'acide carbonique et des acides gras, peut se dégager de l'iodure de potassium qui s'élimine avec le mucus nasal, la salive et la sueur ; d'ailleurs il faut remarquer qu'il y a de grandes variétés individuelles dans l'impressionnabilité par l'iodure de potassium. Nos expériences et l'examen critique des observations nous permettent de penser que, dans un grand nombre de ces cas, l'iodure de potassium employé n'était pas pur et renfermait de l'iode libre. Car, dans aucune de nos observations avec administration d'iodure de potassium *pur*, nous n'avons jamais pu constater des phénomènes semblables. Voici encore une expérience qui vient à l'appui de cette manière de voir : une jeune fille est traitée pendant quatre semaines par l'iodure de potassium ; au bout de ce temps, pas la moindre trace de coryza ni d'angine iodique, etc. A ce moment, on fait sur le cou des frictions avec la teinture d'iode et on donne à l'intérieur de petites quantités d'iodure de potassium iodé. Huit jours après, apparition de coryza et d'angine iodique. On reprend alors le traitement primitif par l'iodure de potassium pur, et tous ces phénomènes ne tardent pas à disparaître.

Nous devons donc admettre qu'il existe des états différents des muqueuses, qui font que chez certains individus le sel iodé éliminé avec le mucus trouve des conditions déterminant sa décomposition et la mise en liberté

[1] [Le dégagement d'iode libre dans l'estomac, à la suite de l'ingestion de KI, se produit surtout facilement quand l'iodure contient un iodate. C'est ce qui résulte des expériences de Rabuteau. Un iodure et un iodate, traités isolément par du suc gastrique frais, ne laissent point dégager d'iode ; mais aussitôt qu'on les mélange, on voit de l'iode devenir libre. L'expérience réussit aussi bien chez un animal vivant : après avoir fait manger un peu de pain à un chien, on introduit dans son estomac, à l'aide d'une sonde, 1 gramme de KI rendu impur par quelques traces d'iodate ; on voit bientôt après l'animal vomir le pain coloré en violet.]

de l'iode, tandis que chez d'autres cette décomposition ne se produit pas. Récemment Ehrlich croit avoir démontré que c'est à la présence des azotites qu'est due la production de l'iodisme; il est parvenu, en faisant intervenir l'acide sulfanilique, qui jouit de la propriété de fixer énergiquement les azotites, à supprimer rapidement tous les phénomènes de l'iodisme. Les iodures ne donneraient naissance à de l'iode libre que là où ces sels existent et où la réaction des sécrétions serait accidentellement acide.

Glandes. — L'iodure de potassium, administré pendant longtemps, fait diminuer le volume de la glande thyroïde simplement hypertrophiée; il exerce la même action sur les ganglions lymphatiques. C'est là un fait qui a été si souvent observé, qu'on ne peut pas le mettre en doute, bien qu'il soit impossible de l'expliquer d'une manière satisfaisante. On a dit aussi que KI pouvait exercer le même effet sur la rate, les glandes mammaires, les testicules, la prostate, les ovaires et l'utérus; mais rien ne démontre que cette action de KI soit réelle. Nous n'avons pu trouver, dans la littérature médicale, un seul cas qui prouve positivement que KI ait fait diminuer le volume de ces organes; chez nos malades, nous n'avons jamais pu observer, malgré les mensurations les plus exactes, une diminution de volume des mamelles ou des testicules, sous l'influence de KI : quant à la rate, à la prostate, aux ovaires et à l'utérus, il est bien difficile, pour ne pas dire impossible, de les soumettre à des mensurations suffisamment exactes.

Système nerveux et muscles striés. — Nous n'avons, sur cette question, que des données bien peu étendues. Dans nos observations sur l'homme, nous n'avons jamais vu KI faire naître, dans le système nerveux et les muscles, aucun trouble appréciable; Rose n'en a point observé non plus à la suite de son énorme injection iodée, pas plus que Böhm et Berg, à la suite d'injections directes dans le sang, chez les animaux, de quantités considérables d'iodure de sodium.

Certains observateurs prétendent cependant que le système nerveux éprouve de la part de KI, des troubles bien marqués. Benedikt a vu des doses, mêmes petites, de KI déterminer, chez la grenouille, la paralysie de la sensibilité et de la motilité, par action directe sur la moelle épinière; il a observé, sous l'influence de doses plus élevées, la paralysie des muscles striés et du cœur; la paralysie nerveuse allait du centre à la périphérie. Mais ces données ne doivent être admises qu'avec réserve, parce qu'on a négligé de les contrôler par des expériences comparatives avec du chlorure de potassium ; ce qui fait qu'on peut se demander si les effets observés ne doivent pas être mis sur le compte de l'élément K. Sokolowski a vu, sur des animaux trépanés, les vaisseaux du cerveau se dilater et se gorger de sang (?) à la suite de l'administration de KI, et c'est à cette action que seraient dues, selon lui, l'agitation nerveuse, la céphalalgie, l'insomnie, qu'il prétend avoir souvent observées chez les hommes empoisonnés par l'iode (?).

Rilliet prétend avoir observé, chez des individus, il est vrai, prédisposés, les symptômes d'une sorte d'ivresse, qu'il appelle ivresse iodique, des bourdonnements d'oreille, des névralgies, des battements cardiaques, même des convulsions. Enfin Wallace et Rodet signalent, comme conséquence de l'empoisonnement chronique par l'iode, une sorte de paralysie générale, avec troubles de l'intelligence et de la puissance motrice; Wille et Riedtmann ont vu des phénomènes semblables se manifester après l'emploi de 8 grammes seulement d'iodure de potassium ; au premier plan des phénomènes psychiques, se montraient un trouble profond du sentiment et de l'excitation motrice.

Tout le travail de Rilliet nous fait l'effet d'avoir été combiné surtout dans le cabinet d'étude ; d'ailleurs ses diverses formes d'iodisme ont été niées, en partie ou totalement, par d'autres bons observateurs (Ricord, Piorry, Gibert), et plusieurs de ses données sont sûrement fausses ; il prétend, par exemple, avoir vu l'empoisonnement iodique succéder simplement au séjour sur les bords de la mer, à l'usage de l'huile de foie de morue, par conséquent à l'absorption de traces tout à fait impondérables d'iode.

Organes respiratoires. — D'après Wallace, l'usage longtemps continué de l'iodure de potassium fait naître des exsudats pleurétiques et de l'œdème pulmonaire. Le même effet se produit à la suite d'injections intra-veineuses d'iodure de sodium, chez les chiens (Böhm et Berg). Küss pense que les hémoptysies qui se manifestent parfois, dans le cours d'un traitement iodé, doivent être attribuées à l'action de l'iode.

Organes de la circulation. — Les troubles circulatoires notés par Rose, chez la jeune fille dont nous avons déjà parlé, ne doivent pas entrer ici en ligne de compte ; ils ne doivent pas non plus être attribués au potassium, ainsi que le pense Husemann ; car 4 grammes d'un sel potassique quelconque n'ont jamais produit de troubles semblables, et d'ailleurs le potassium ne détermine ni spasme artériel ni augmentation de l'activité cardiaque. D'après les observations les plus récentes faites sur des animaux, l'élément iode, dans les iodures alcalins, n'a en général aucune influence sur l'activité cardiaque ; c'est l'alcali seul qui agit. L'iodure de potassium exerce donc sur le cœur la même action que les sels potassiques en général (Bogolepoff); l'iodure de sodium laisse les organes circulatoires parfaitement intacts (Böhm). Nous avons nous-même (Rossbach) souvent observé, chez des hommes, à la suite, il est vrai, d'un usage prolongé d'iodure de sodium, des palpitations cardiaques fortes et persistantes.

Température. — Dans tous les cas où la température a été exactement prise, pendant l'usage de KI, cette température a été trouvée normale. Il est remarquable que les quelques données, qui font mention d'une fièvre iodique, ne s'appuient point sur des mensurations thermométriques ; aussi est-il permis d'avoir des doutes.

L'iodure de potassium et l'iode, en solution aqueuse ou alcoolique, projetés sur la peau avec un pulvérisateur, seraient absorbés et l'on pourrait déjà au bout d'une heure constater leur présence dans l'urine, alors même qu'on aurait pris le plus grand soin à se mettre à l'abri de toutes les causes d'erreur (Valentin).

Influence sur la nutrition et les échanges organiques. — Pendant un certain temps on était tellement persuadé que l'iode ou l'iodure de potassium faisaient maigrir, faisaient fondre le tissu adipeux, que toutes les théories sur le mode d'action de l'iode étaient fondées sur cette idée. Mais on s'est élevé beaucoup contre cette manière de voir (Ricord, Boinet, Wunderlich), et l'on a même fini par dire que non seulement KI ne faisait pas maigrir, mais qu'il faisait, au contraire, engraisser. Nous nous rangeons entièrement à l'opinion de Buchheim, qui n'a jamais vu l'usage même très prolongé de KI faire diminuer la nutrition, et qui attribue l'amaigrissement parfois observé à ce que les malades faisaient usage, dans ces cas, non pas d'iodure de potassium pur, mais d'iode libre. Et encore ce n'est pas directement que l'iode libre fait maigrir, mais bien en provoquant du catarrhe gastrique, de la perte de l'appétit, et, par suite, l'ingestion d'une moindre quantité de nourriture.

Dans le fait, Rabuteau et Milanesi, en administrant, chez l'homme, de l'iodure de potassium et de l'iodure de sodium, ont constaté une diminution de l'élimination de l'urée, le premier, de 40 pour 100, le second, de 4 à 9 pour 100, avec augmentation, ou maintien à l'état normal, du poids du corps. Von Boeck, qui a employé des méthodes d'expérimentation tout à fait irréprochables, a donné à un jeune homme syphilitique $1^{gr},5$ d'acide iodhydrique par jour (avec $1^{gr},49$ d'iode pur), pendant cinq jours, et l'élimination de l'urée n'a subi, pendant tout ce temps, aucune modification; le poids du corps du malade avait augmenté, en même temps, de $1^{kg},4$. Von Boeck considère pourtant l'amaigrissement par l'iode comme un fait réel, et il n'est pas éloigné de croire que l'iode active les échanges de l'albumine, non pas de l'albumine du sang, mais de l'albumine des organes; c'est en produisant cette action sur l'albumine des organes que l'iode ferait diminuer de volume certaines glandes.

On cite des cas où de très petites doses de KI ($0^{gr},5$) auraient donné lieu à des accidents toxiques; d'un autre côté, on en cite d'autres où des doses très élevées (15 à 25 grammes) auraient été bien tolérées. D'après nos propres observations, un homme adulte peut prendre tous les jours, pendant longtemps, 5 grammes de KI, sans inconvénient; la dose ordinaire de 0,1 à 0,5 *(pro dosi)* est, à notre avis, pour la plupart des malades, tout à fait insuffisante.

Chez le lapin, l'iodure de potassium, administré par l'estomac, est mortel aux doses de 3 à 7 grammes; chez les chiens, 7 grammes de KI provoquent tout au plus des vomissements, sans autre conséquence (Pelikan). En injection dans le sang, chez les chiens, il suffit, en moyenne, de 0,5 de KI pour déterminer la mort par paralysie cardiaque (Sokolowski).

Usages thérapeutiques — Il n'est peut être pas de médicament qui ait été administré d'une manière aussi désordonnée que l'iodure de potassium. Depuis que Coindet, en France, et Formey, en Allemagne, l'ont recommandé dans le traitement du goître, son efficacité incontestable contre certains états morbides a amené à le prescrire contre tous les processus pathologiques, et pour remplir les indications les plus diverses; ce qui est d'autant moins surprenant que, ne possédant, même aujourd'hui, sur son mode d'action physiologique, que des connaissances tout à fait vagues, on n'a eu, pour se guider, que des données purement empiriques. Et l'on a été si loin sur cette voie, que, si l'on voulait formuler les indications qui ressortent de tout ce qui a été dit sur ce sujet, on pourrait s'exprimer ainsi : Dans tous les cas où l'on ne sait que faire, on prescrit l'iodure de potassium.

Voici quelle est, sur cette question, notre manière de voir : *Il n'est qu'un état pathologique dans lequel l'iodure de potassium ne puisse être, relativement à son efficacité, remplacé par aucun autre médica-*

ment : c'est la *syphilis tertiaire*, avec toutes les altérations organiques qu'elle tient sous sa dépendance. Peut-être pourrions-nous y ajouter les *états hyperplastiques simples* (et scrofuleux) des *glandes lymphatiques* et de la *thyroïde*.

Parmi tous les autres états morbides si nombreux qui ont été soumis au traitement par KI, il n'en est aucun où son efficicacité soit incontestable. Dans aucun, on ne peut affirmer avec certitude que les améliorations et les guérisons obtenues doivent être positivement mises sur le compte de l'iodure de potassium.

Dans la *syphilis*, l'iodure de potassium a été recommandé pour la première fois par Wallace; depuis lors, son emploi a acquis une extension et une réputation bien méritées. Prescrit d'abord dans les formes les plus variées de la syphilis, comme succédané du mercure, il n'est plus aujourd'hui employé que contre certaines formes tout à fait déterminées de cette maladie. Il s'agit de toute la série des phénomènes dits tertiaires; avant tout, des affections des os, des tophi et des douleurs ostéocopes. Plus ces affections sont récentes, plus elles disparaissent rapidement sous l'influence de KI; les tophi anciens, au contraire, qui ont déjà subi la désagrégation caséeuse, qui sont devenus un produit mort, résistent avec beaucoup de ténacité. Puis viennent les tumeurs gommeuses des divers autres organes, du cerveau, du foie, le sarcocèle syphilitique, l'iritis, les affections du larynx, enfin les névralgies syphilitiques, qui constituent presque exclusivement une manifestation tertiaire. On ne peut mettre en doute que l'iodure de potassium ne reste parfois inefficace dans ces cas; mais d'ordinaire on voit la guérison arriver rapidement, alors que le mercure était resté sans action. L'efficacité de l'iode est moins positive dans ces formes de syphilis qu'on a coutume de considérer comme une transition entre la période secondaire et la période tertiaire : tels sont le rupia, les condylomes ulcéreux. Quant aux formes appartenant simplement à la première et à la deuxième période, l'utilité de KI est tout à fait nulle; Link croit cependant avoir vu des guérisons d'éruptions syphilitiques récentes chez des nourrissons, dont les mères recevaient à l'intérieur de hautes doses d'iodure de potassium; il ne se serait point produit de récidives. Mais s'il s'agit d'une affection simplement secondaire récidivée, l'expérience démontre qu'un traitement par KI est souvent avantageux, si le malade a été auparavant fortement mercurialisé. Ce traitement est-il indiqué, comme on l'admet souvent, lorsque, à côté de la syphylis, il existe des symptômes de scrofulose? C'est ce qui n'a jamais été bien nettement établi. S'il s'agit d'un cas de syphilis où l'administration de KI soit bien positivement indiquée, on voit, d'une manière générale, son action bienfaisante se manifester à la suite de l'absorption de petites doses (2^{gr},5 à 5 grammes *pro die);* les fortes doses, de 15 grammes *pro die* par exemple, comme on les a parfois prescrites, sont entièrement inutiles. — De quelle manière KI fait-il disparaître les manifestations syphilitiques? On l'ignore complètement. On a dit qu'il agissait « en activant les échanges organiques »; cette opinion a été réfutée. Plusieurs observateurs ont émis l'hypothèse suivante : KI, d'après eux, guérirait la syphilis en éloignant de l'organisme le mercure antérieurement absorbé; en effet, disent-ils, on voit parfois, quand le mercure a été donné longtemps auparavant, l'usage de KI faire naître de la salivation; et ils ajoutent d'ailleurs que les symptômes tertiaires ne sont pas tant un produit de la syphilis que du mercurialisme. Mais on objecte à cela, avec raison, que cette salivation doit plutôt être attribuée à l'élimination de l'iode qu'à celle du mercure, et qu'il est des cas de syphilis tertiaire dans lesquels l'iodure de potassium amène la guérison, sans qu'on ait jamais antérieurement administré du mercure. L'opinion générale aujourd'hui est que l'iode exerce une action spécifique sur certains prétendus germes de la syphilis (bacilles de la syphilis). Reconnaissons en tous cas que la force curative de KI, dans certaines formes de la syphilis, est une force propre, sûre, sans qu'on puisse se l'expliquer.

Parmi les autres états pathologiques dans lesquels l'iode a été mis en usage, c'est contre le *goître* que son emploi a été le plus étendu. Il est sans action sur le goître anévrysmatique, et quand de grandes cavités cystoïdes se sont déjà développées dans la glande. Mais dans l'hypertrophie simple de la substance de la glande, alors même qu'il s'est déjà produit un peu de dégénérescence colloïde, il n'est point de médicament plus avantageux que l'iodure de potassium. On le prescrit à l'intérieur, en observant, bien entendu, les mesures de prudence que le cas comporte (état de la digestion, disposition à la tuberculose, etc.), et on lui associe les badigeonnages à la teinture d'iode.

On a beaucoup parlé de l'emploi de l'iodure de potassium, de l'iodure de fer, etc., dans la *scrofulose;* les uns l'ont préconisé outre mesure; d'autres, et encore tout récemment, l'ont déclaré superflu. Son influence sur les diverses formes de la scrofulose est très variable; c'est ce qu'on avait déjà observé peu après l'introduction de KI dans le traitement de cette maladie (G. A. Richter). On peut dire, d'une manière générale, que l'iode réussit le mieux chez les individus « à complexion molle, chez lesquels on n'observe aucun symptôme d'augmentation de l'irritabilité et de la sensibilité, qui n'ont aucune tendance aux congestions ou à la pléthore veineuse ». C'est la forme *torpide* de la scrofulose, pour nous servir de l'expression ancienne, qui est le plus accessible à l'action de KI; cette forme est bien connue (visage bouffi, lèvres épaisses, etc.). L'iodure de potassium réussit bien encore contre les tumeurs scrofuleuses des glandes, surtout quand elles ne sont pas ulcérées; dans ces cas, on associe à cette admistration de KI à l'intérieur les badigeonnages sur la tumeur avec la teinture d'iode. Quant à la valeur des injections sous-cutanées de teinture d'iode dans ces tumeurs glandulaires, l'expérience n'a pas encore assez nettement prononcé. Dans les autres formes de la scrofulose (exanthèmes, impétigo, lupus, affections des muqueuses et des os), KI a une action moins marquée, bien qu'il puisse parfois produire des résultats avantageux. Bien entendu que, en même temps qu'on administrera l'iodure de potassium, on n'oubliera pas les mesures hygiéniques, lesquelles, selon nous, contribuent au succès au moins autant que l'intervention de KI. Ajoutons ici qu'on a vu quelquefois l'iode déterminer la guérison d'ulcérations anciennes chez des individus ne présentant aucun symptôme de scrofulose ni de syphilis, ulcérations qui avaient résisté aux traitements les plus variés.

On dit aussi que l'emploi de l'iodure de potassium à l'intérieur et l'usage externe de la teinture d'iode peuvent produire de bons résultats dans le traitement des *hypertrophies d'autres arganes glandulaires*, par exemple de l'hypertrophie des mamelles, des testicules. Ce sont des observations de ce genre qui ont donné naissance à cette idée que KI pourrait faire disparaître des tumeurs malignes (carcinome, sarcome); malheureusement, ces espérances ne se sont jamais positivement réalisées. — Le traitement iodé a encore été employé avec succès, dit-on, contre l'hypertrophie de divers organes, hypertrophie dépendant d'un processus inflammatoire chronique : par exemple, dans la métrite, la prostatite, etc. On ignore quelles sont les conditions spéciales qui permettent d'instituer, dans ces cas, avec chance de succès, le traitement par KI. — L'iodure de potassium a encore été employé pour combattre l'obésité; on se fondait sur la croyance que KI faisait maigrir, ce qui est bien loin d'être certain; d'ailleurs, nous possédons, pour remplir cette indication, des méthodes bien préférables.

L'iodure de potassium et l'iode ont encore été recommandés contre la *phtisie*; on les a prescrits à l'intérieur, en inhalations, en fumigations. Nous pouvons résumer les résultats obtenus en disant que non seulement l'iode ne guérit pas la tubercolose, mais qu'il exerce encore sur la marche de la maladie une influence désavantageuse. Il provoque de la bronchite, parfois même des hémoptysies, chez les personnes qui ont la poitrine saine, à plus forte raison chez les tuberculeux. Il est parfaitement établi qu'une affection du parenchyme pulmonaire reçoit en général, de la part de l'iode, une impulsion qui accélère sa marche, et que, chez les personnes prédisposées à la tuberculose, l'administration de l'iode peut favoriser le développement de la maladie. Concluons que le mieux est de rayer entièrement les iodures du traitement de la tuberculose.

Vu l'importance de la question et l'usage où l'on est encore de faire jouer un rôle aux *inhalations iodées* dans le traitement de la phtisie, nous croyons devoir indiquer ici quelques dates historiques relatives à cette question. Parmi les auteurs qui ont vanté l'emploi des inhalations iodées et l'administration intérieure de KI, je citerai Scudamore et Piorry, qui s'est fait tant d'illusions en thérapeutique. Laennec, qu'on appelle quelquefois le représentant de l'iodo-thérapie, était bien revenu, suivant Meriadec, de ses premières idées sur cette question. Récamier attribue à l'emploi de l'iode une action accélératrice sur le développement de la phtisie. Louis ne le mentionne même pas. Andral le juge tout à fait inutile. Graves ne se prononce pas, et l'expérimenté Stokes le condamne dans les termes les plus formels.

On a fait un usage très étendu de l'iodure de potassium et de l'iode dans le traitement des diverses formes du *rhumatisme;* mais les avantages qu'on peut en retirer paraissent bien douteux. Je dirai d'abord que, dans le rhumatisme articulaire aigu, KI est complètement sans efficacité. Rien ne prouve que, par son influence, la durée de la maladie puisse être abrégée, la fièvre diminuée, l'intensité des douleurs amoindrie, la manifestation des complications cardiaques prévenue. Même inutilité dans le traitement du rhumatisme musculaire aigu. Par contre, il *paraît* quelquefois efficace dans les formes chroniques; sous son influence, le rhumatisme musculaire vague, apyrétique, disparaît parfois assez rapidement. Mais son efficacité est loin d'être constante, et, pour notre compte, nous l'avons vu beaucoup plus souvent échouer que réussir, Quelques observateurs prétendent avoir obtenu de KI des avantages particuliers lorsqu'il existait une altération chronique du périoste, des éléments fibreux articulaires. Mais, dans beaucoup de cas, le mal résiste, avec quelque énergie qu'on emploie l'iodure de potassium, et il nous est impossible de formuler les conditions qui comportent chance de succès. S'il existe déjà des nodosités dites rhumatismales, s'il s'agit de la forme connue sous le nom d'arthrite noueuse déformante, alors l'iode est sans efficacité. — Mérite-t-il l'importance qu'on lui a attribuée dans le traitement de la goutte? L'expérience répond que son utilité est ici tout à fait douteuse. — Dans ces derniers temps, on l'a aussi recommandé dans le typhus, dans l'intoxication par la malaria (Willebrandt), dans la pneumonie croupale au début. Les observations, encore trop peu nombreuses, qu'on a sur cette question, ne lui semblent pourtant pas favorables. A des pneumoniques, arrivés au second, au troisième jour de leur maladie, nous avons administré nous-même (Nothnagel) jusqu'à 14 grammes d'iodure de sodium dans les vingt-quatre heures, sans observer la moindre influence ni sur la fièvre, ni sur les phénomènes locaux.

L'iodure de potassium et l'iode ont encore été très souvent mis en usage pour combattre les *inflammations exsudatives des membranes séreuses* (pleurite, péritonite, péricardite, méningite). On le prescrit, dans ces affections, alors que les phénomènes fébriles aigus ont disparu, que l'appétit s'est relevé, bien qu'il existe encore un épanchement liquide; et l'on prétend qu'il hâte la résorption de l'exsudat. Une observation et une critique impartiales montrent que, dans ce but, l'iodure de potassium n'a qu'une efficacité très faible, *pour ne pas dire nulle*. D'abord il n'est aucune observation qui démontre péremptoirement que, dans la méningite, il ait jamais fait résorber l'exsudat et amené la guérison. En second lieu, pour hâter la résorption des exsudats pleurétiques, nous avons des moyens plus efficaces que l'iodure de potassium. Enfin tout aussi peu démontrée est son utilité dans la péritonite et la péricardite. — Dans les états morbides dont il vient d'être question, notamment dans les cas d'exsudat pleurétique et dans la péritonite, l'iode est aussi employé à l'extérieur sous forme de teinture. Certainement, ces applications peuvent calmer un peu les douleurs et peut-être, grâce à l'irritation cutanée qu'elles provoquent, influencer favorablement le processus inflammatoire ; mais peuvent-elles hâter la résorption de l'exsudat ? Cela est fort douteux.

Nous pouvons en dire autant de l'emploi de l'iodure de potassium contre l'*hypertrophie hyperplasique du tissu conjonctif* et les altérations des organes qui en sont la conséquence. Il n'a nullement été démontré, à notre avis, que l'iodure de potassium ait jamais arrêté la marche d'une néphrite chronique, d'une cirrhose du foie ou d'une myélite chronique ; si on le prescrit dans ces cas, c'est faute de mieux.

Les *névralgies*, notamment celle de la cinquième paire et avant tout la sciatique, ont aussi été traitées par l'administration de KI à l'intérieur. Ses heureux résultats dans plusieurs cas ne peuvent pas être contestés. On pourra compter sur le succès, d'abord, quand la névralgie est déterminée par la pression d'une exostose syphilitique sur le tronc du nerf, ou par une névrite syphilitique ; en second lieu, quelquefois, lorsqu'il s'agit de névralgies très anciennes, idiopathiques ou de nature rhumatismale ; mais nous avouons que, sur le grand nombre de cas de névralgies, dans lesquels nous avons administré l'iodure de potassium, il nous est arrivé bien rarement de constater une action positivement favorable. Leyden a employé avec succès l'iodure de potassium contre l'*asthme bronchique*, accompagné de la présence des cristaux qu'il a découverts. Nos propres observations nous permettent de confirmer les bons résultats qu'il a obtenus[1]. Peut-être faut-il rapporter à des cas de ce genre les succès obtenus par l'emploi de l'iodure de potassium dans l'emphysème pulmonaire.

L'iode a été dans ces derniers temps de nouveau vivement recommandé dans le traitement des *affections contagieuses de la conjonctive*. L. Schaffer fait prendre à l'intérieur de l'iodure de sodium à doses différentes suivant les individus, et en même temps il projette dans le sac conjonctival du précipité de mercure ou un collyre au sulfate de zinc. Il se forme alors dans les larmes, dans le premier cas, de l'iodure de mercure, dans le second cas, de l'iodure de zinc, qui exercent une action excitante sur la conjonctive. On pourrait de cette manière se passer entièrement du crayon de nitrate d'argent.

Enfin on a encore recommandé l'iodure de potassium dans le traitement des *intoxications métalliques chroniques*. Dans la plupart de ces intoxications, son utilité n'est pas suffisamment établie. Ce n'est, dans le fait, que dans l'intoxication par le plomb ou le mercure, qu'on a cru avoir parfois observé, sous l'influence de KI, une amélioration des symptômes. Chez une femme atteinte d'intoxication saturine et chez un chien empoisonné par le plomb, Annuschat a trouvé, dans le fait, que l'intervention de l'iodure de potassium donnait lieu à une augmentation considérable de la quantité du plomb éliminé avec les urines.

Doses et préparations. — 1. *Iodure de potassium.* — A l'intérieur, 0,5-1,5 *pro dosi*, en pilules ou en solution, deux à trois fois par jour. — Les bains avec addition de KI sont absolument sans effet.

2. *Pommade à l'iodure de potassium.* — KI 20 parties, eau 10, pommade à la paraffine 170. En frictions.

3. *Eaux iodurées.* — Pendant longtemps on a tenu grand compte de la *présence de l'iode dans certaines eaux chloruro-sodiques ;* on attribuait même à l'iode, que renferme l'eau de mer, les effets produits par le séjour sur les plages maritimes. L'expérience a fait voir que la minime quantité d'iode qui est absorbée avec ces eaux ne peut avoir qu'une action tout à fait insignifiante ; il n'est aucune observation positive qui permette d'attribuer les effets avantageux, obtenus dans ces cas, à l'absorption de l'iode plutôt qu'à l'ingestion du chlorure de sodium.

4. *Iodure de sodium.* — Poudre cristalline, blanche, sèche, devenant humide à l'air, soluble dans 0,9 d'eau et dans 3 d'alcool. Elle colore la flamme en jaune ; cette flamme, examinée à travers un verre bleu, ne doit pas paraître rouge d'une

[1] [Dans ces derniers temps, G. Sée a obtenu, de l'emploi de KI, dans l'asthme, des résultats remarquables ; il a constaté que ce médicament, administré quelques heures avant l'explosion présumée de l'accès, pouvait le prévenir, et que son usage, prolongé pendant assez longtemps pouvait finir par faire disparaître complètement la maladie. La dose a été au début, de 1,25 par jour ; elle été ensuite élevée progressivement jusqu'à 3 grammes *pro die*. Le médicament était administré en solution dans l'eau, avant les principaux repas. Il sera prudent d'en éviter l'emploi chez les individus prédisposés à la tuberculose, à plus forte raison chez les tuberculeux.]

manière persistante. La solution aqueuse, mêlée avec de l'eau de chlore et agitée avec du chloroforme, colore ce dernier en violet.

Quand il faut employer pendant longtemps et à hautes doses une préparation iodée, il vaut mieux, pour les raisons que nous avons déjà exposées, donner la préférence à l'iodure de sodium. C'est cet iodure que nous employons exclusivement depuis plusieurs années et nous en obtenons les mêmes effets thérapeutiques que du sel potassique.

SUPPLÉMENT AUX COMPOSÉS IODÉS

ACIDE IODIQUE, HIO_3, et IODATE DE SOUDE, $NaIO^3$. — Ces corps ont été récemment l'objet des expériences de Binz. D'après ces expériences, l'acide iodique fait partie des composés antiseptiques, d'abord par le dégagement de son oxygène actif, ensuite par l'iode qu'il met en liberté. L'iodate de soude, administré à l'intérieur dans les fièvres putrides, exerce donc aussi une action antifébrile, action prompte, mais de courte durée.

L'iodate de soude, à doses relativement modérées, produit en outre, de même que l'iodoforme, une action stupéfiante sur le cerveau des animaux ; il exerce encore une influence paralysante sur le centre respiratoire (les conséquences de cette paralysie de la respiration peuvent être supprimées ou prévenues par la respiration artificielle). Ces effets sont aussi rapportés par Binz à un dégagement d'iode libre dans les centres nerveux.

De petites doses n'agissent point sur le cœur ; mais des doses élevées le paralysent et amènent ainsi la mort.

Les iodates sont donc plus toxiques que les iodures (iodure de potassium ou de sodium), parce que l'albumine, *quelle qu'elle soit*, réduit les premiers et donne ainsi naissance à NaI et $NaIO^3$, lesquels, en présence d'un acide libre, de l'acide carbonique par exemple, fournissent de l'iode, tandis que les iodures ne peuvent dégager de l'iode libre que par l'action de quelques tissus seulement, des tissus pathologiques, par exemple. Melsens et Rabuteau rapportent des cas d'empoisonnement (vomissements, diarrhée), produits par de l'iodure de potassium ou de l'iodure de sodium mélangés avec des iodates.

D'après Binz, l'iodate de soude mériterait, à cause de l'intensité de son action, d'être essayé dans tous les cas dans lesquels on a employé jusqu'ici une des préparations iodées officinales.

Quant aux *iodures d'éthyle*, de *méthyle* et d'*amyle*, ainsi qu'à l'*iodoforme*, nous en renvoyons l'étude au chapitre des alcools et de leurs dérivés.

Traitement de l'empoisonnement par l'iode. — Les observations manquent sur ce sujet. Le cas échéant, on emploierait, comme contre-poison, l'amidon, peut-être aussi l'albumine. Puis on aurait à combattre les symptômes, tels que la gastro-entérite, etc. On ne connaît aucun moyen précis pour combattre l'iodisme chronique ; mais, en général, les accidents cessent peu après la suspension du médicament.

BOUCHARD (Ch.), Augmentation de la production de l'urée sous l'influence de l'iodure de potassium (Cours de clinique médicale et Société de biologie, 1873. — BINZ, Die Zerlegung des Iodkaliums im Organismus (Virchow's Archiv für pathologische Anatomie, Band LXII, p. 124, Berlin 1875. — BUCHHEIM (R.), Ueber die Wirkung der Kaliumsalze (Archiv für experimentelle Pathologie und Pharmakologie, Band, III, S. 252. Leipzig. 1875). Zersetzung des Eiweisses im Menschen unter dem Einfluss von Iod. — BŒCH (v.), Zeitschrift für Biologie, Band V, p. 393. München, 1869. — BOGOLEPOFF, Zur Frage der physiologischen Wirkung des Iodkalium (Arbeitem aus dem pharmakologischen Laboratorium zu Moskau, 1876, p. 125). — BINZ, Archiv für experimentelle Pathologie und Pharmacologie, Band VIII, S. 309, Band XIII. Leipzig. — ANNUSCHAT, Archiv für experimentelle Pathologie und Pharmakologie, Band X, S. 261, Leipzig. — KŒHLER, Beitrag zur Kenntniss der iodwasserstoffsauren, iodigsauren und iodsauren Alkalinerbindungen (Deutsche Zeitschrift für pract. Medicin, 1877, nº 40).

III. Chlore et ses composés

1. Chlore, eau chlorée

Le *chlore*, Cl, est très répandu dans la nature inorganique et organique, surtout à l'état de chlorure de sodium.

C'est un gaz jaune verdâtre, condensable. L'eau l'absorbe d'autant mieux que la température est plus basse, et forme avec lui un liquide vert jaunâtre (eau chlorée).

L'*eau chlorée* a l'odeur du gaz chlore ; elle ne reste sans se décomposer qu'à la condition qu'elle soit maintenue dans l'obscurité ; à la lumière, elle se décompose rapidement. Il se forme de l'acide chlorhydrique, et de l'oxygène est mis en liberté. 100 de la solution chlorée officinale contiennent 0,4 de chlore.

Action physiologique. — Les principaux effets du gaz chlore découlent de sa grande affinité pour l'hydrogène. En soustrayant l'hydrogène aux molécules organiques sur lesquelles il agit, il en détruit la structure et les propriétés.

C'est de cette façon qu'il cautérise les tissus animaux ; qu'il coagule les matières albumineuses, le sang, les substances gélatineuses ; qu'il détruit, blanchit toutes les matières colorantes végétales et animales, même celle des poils ; qu'il détruit toutes les substances chimiques ou organisées qui provoquent et entretiennent la putréfaction, et supprime par suite la putréfaction et les odeurs putrides.

Cette action fondamentale nous rend compte aussi des symptômes d'empoisonnement auxquels donne lieu le chlore.

La *peau*, mise en contact avec ce gaz, devient le siège de picotements, d'une sensation de brûlure ; il s'y produit des bulles, une infiltration érysipélateuse, une destruction superficielle, avec eschare molle. Le chlore peut être absorbé par la peau intacte.

Sur la *muqueuse des voies respiratoires*, il donne lieu à des picotements très intenses, à une sensation de brûlure très douloureuse ; il se produit, par voie réflexe, du larmoiement, de l'éternuement, de la toux, du spasme de la glotte, lequel ne tarde pas à disparaître (Falck), contrairement à l'opinion de quelques auteurs anciens. Si l'inhalation du gaz a été trop prolongée et trop forte, il peut en résulter de l'hémoptysie, une inflammation aiguë ou chronique des bronches et des poumons.

Organes de la digestion. — Administré à l'intérieur, en solution étendue, le chlore donne lieu à la production d'une certaine quantité d'acide chlorhydrique, qui a pour résultat d'accélérer le travail digestif et de déterminer un peu de constipation ; les matières fécales perdraient, dit-on, en même temps de leur couleur.

Administré à hautes doses, il fait naître des phénomènes inflammatoires sur les muqueuses digestives ; il exerce sur elles une action cautérisante, avec toutes ses conséquences.

Effets généraux. — Le chlore, même inhalé, peut-il se maintenir, pendant quelque temps, dans le sang, à l'état de chlore ? Le fait ne paraît pas probable, bien que Cameron prétende avoir observé, à la suite d'un empoisonnement par le chlore, que la cavité crânienne, qu'il venait d'ouvrir, avait l'odeur de ce gaz, et bien que Wallace ait vu, dans un cas d'empoisonnement par le chlore, l'urine blanchir les matières colorantes végétales.

[Aussitôt arrivé dans le sang, le chlore se transforme probablement en chlorures de sodium et de potassium.]

Usages thérapeutiques. — L'emploi à l'intérieur de l'eau chlorée, autrefois très répandu, est aujourd'hui à peu près abandonné. Nous pouvons dire que *ce médicament est tout à fait superflu pour l'usage interne ;* il n'est aucune maladie, parmi celles contre lesquelles il était autrefois administré, où il ne puisse être avantageusement remplacé par d'autres substances. Il a surtout été prescrit contre les « processus typhiques », dans lesquels on voyait une tendance à la décomposition du sang ». Pendant les guerres du commencement de ce siècle, il a été très souvent mis en usage dans le traitement du typhus, particulièrement du typhus pétéchial ; on lui attribuait une action favorable, non seulement sur certains symptômes (fièvre, diarrhée), mais encore sur le processus lui-même. Hufeland, G.-A. Richter, Wolf et autres, préconisaient beaucoup ce remède, et disaient que c'était le seul agent qui se fût montré utile contre le typhus des armées. Cette opinion ne s'est pas confirmée, et l'on est d'accord aujourd'hui pour admettre que l'eau de chlore est entièrement superflue dans le traitement du typhus. — On a dit aussi qu'il était utile dans les cas de diarrhée avec selles fétides, particulièrement dans la forme dysentérique; mais le fait est loin d'être démontré; on peut toutefois l'essayer sans inconvénient. Quelques médecins, surtout les anciens praticiens, le prescrivent encore volontiers dans les dyspepsies et les catarrhes gastriques; pour notre compte, nous n'avons jamais eu à nous en louer. — Ce médicament a encore été beaucoup employé, dans les premières années de ce siècle, dans le traitement de la scarlatine (Kopp, Gœden, etc.); une observation rigoureuse (Seyfert) a démontré que la marche de la maladie n'en était nullement améliorée. — Contre « la jaunisse », il est entièrement inutile, et dans la phtisie pulmonaire, qu'on a aussi essayé de combattre à l'aide de ce médicament, il faut absolument en éviter l'emploi. — Le gaz chlore (en inhalation) a aussi été employé, comme antidote, dans les empoisonnements par l'acide cyanhydrique et le sulfure d'hydrogène; les recherches expérimentales ne parlent pas en faveur de l'emploi de ce moyen, et les observations cliniques sont encore trop rares pour qu'on puisse se prononcer. — Les *inhalations de chlore* ont aussi joué, vers 1830, un rôle considérable dans le traitement des affections pulmonaires. Les observations de Louis et de Stokes ont démontré l'inanité et même les dangers de ce moyen. Dans la bronchite chronique même, il peut être avantageusement remplacé par d'autres substances, qui n'ont pas, comme lui, l'inconvénient de provoquer de la toux.

A l'extérieur, l'eau de chlore a été recommandée contre certaines affections conjonctivales (de Graefe) : ophtalmie catarrhale contagieuse, granulations trachomateuses anciennes, infiltrations torpides avec tendance à l'ulcération ; tout état d'irritation constitue une contre-indication absolue à l'emploi de ce moyen. — L'eau chlorée est un bon agent de désinfection pour panser les plaies venimeuses (piqûres anatomiques, morsures d'animaux venimeux) ; mais on lui préférera, en général, des moyens plus énergiques.

Veut-on se servir du chlore comme agent désinfectant, on aura recours de préférence au chlorure de chaux (voy. plus loin).

DOSES. — *Eau chlorée.* — A l'intérieur, 2,0-5,0 *pro dosi*, étendue d'eau. — A l'extérieur, on l'emploie pure ou diluée. En collyre, pure (dans les proportions officinales) ; on en instille quelques gouttes, une ou deux fois par jour ; dans l'ophtalmie des nouveaux-nés, comme moyen détersif, 1 cuillerée à café sur 5 cuillerées à bouche d'eau ou d'infusion de camomille.

2. Chlorure de chaux

C'est un mélange de plusieurs substances chimiques. On le prépare en faisant passer du gaz chlore à travers de l'hydrate de chaux. Le chlore se combine avec une partie de l'oxygène de la chaux pour former de l'acide hypochloreux, lequel s'unit à une autre partie de la chaux ; le calcium mis en liberté se combine en même temps avec un atome de chlore : $2\,Ca\genfrac{}{}{0pt}{}{OH}{OH} + 4\,Cl = Ca\,Cl^2 + (ClO)^2\,Ca + 2\,H^2O.$

Le chlorure de chaux est donc un mélange d'hypochlorite de chaux et de chlorure de calcium avec un peu d'hydrate de chaux qui n'a pas été décomposé.

C'est une poudre blanche, à odeur peu prononcée de chlore, soluble seulement en partie dans l'eau. Mêlée avec les acides, elle laisse dégager de grandes quantités de chlore [1].

Action physiologique. — Elle se compose de celle de l'eau de chlore et de celle de l'eau de chaux; je renvoie donc à l'étude de ces composés.

Emploi thérapeutique. — Le chlorure de chaux est entièrement superflu pour l'usage interne. Mais son emploi à l'extérieur est très répandu. On s'en sert avec avantage pour panser les ulcères « torpides », alors que la sécrétion est de mauvaise nature, que les granulations sont pâles, flasques, et que la tendance à la guérison est nulle; pour panser les ulcères putrides, les eschares du sacrum; dans les cas de noma, de gangrène, de diphthérite, après qu'on a déjà employé contre ces derniers processus des moyens plus énergiques, et que les parties atteintes ont été transformées en surfaces ulcéreuses simples, mais conservant encore un mauvais aspect. — Employé autrefois contre la blennorragie, il a encore, dans ces derniers temps, été recommandé, en injections, contre cette maladie; mais il faut qu'on ait affaire à une blennorragie ancienne, ne présentant aucun phénomène inflammatoire; peu importe que la sécrétion soit faible ou abondante. Notre expérience personnelle parle en faveur de ce moyen. — Des injections faites avec une solution de chlorure de chaux dans le vagin sont encore utiles contre les écoulements vaginaux fétides.

Le chlorure de chaux est un des *désinfectants* les plus employés. Il supprime les mauvaises odeurs, le fait est incontestable; aussi s'en sert-on dans les salles d'autopsie, dans les chambres des malades, partout, en un mot, où il existe des odeurs désagréables. Mais, dans les chambres de malades, il faudra n'en user qu'avec précaution, quand le patient sera atteint d'une affection de l'appareil respiratoire.

L'emploi du chlorure de chaux comme désinfectant s'est beaucoup restreint dans ces dernières années, parce qu'on possède aujourd'hui des substances qui remplissent cette indication avec plus d'énergie (acides minéraux, acide phénique, etc.).

DOSES ET PRÉPARATIONS. — 1. *Chlorure de chaux.* — Intérieurement, 0,05 jusqu'à 0,5 *pro dosi*, en pastilles. L'emploi de la solution est irrationnel, à cause de la solubilité très incomplète de ce composé.

Extérieurement: Pour injections, dans la blennorragie, 1/10-1/5 pour 100. Pour pansement des ulcères, solutions à 2-5 pour 100. Pour désinfection des chambres de malades, on met du chlorure de chaux dans une tasse, dans laquelle on verse en même temps de l'eau ou un acide faible.

Solution d'hypochlorite de soude. — L'hypochlorite de potasse et celui de soude, connus jusqu'ici seulement à l'état de solution (eau de Javelle et eau de Labarraque), ne sont employés chez nous que dans l'industrie, comme agents de blanchissage; mais en Angleterre et en Amérique, on en fait le même usage, en médecine, que de l'eau chlorée et du chlorure de chaux. Dans ces derniers temps, ils ont été recommandés, en solution (2-5 pour 100), dans le traitement des gonorrhées invétérées (Frankel). Mais il n'est nullement démontré qu'ils méritent d'être préférés au chlorure de chaux.

Nouveau Dictionnaire de médecine et de chirurgie pratiques, t. VII. art. CHLORE, CHLORATES et CHLORURES (physiologie et thérapeutique), par BARRALIER. Paris, 1867. — Dictionnaire encyclopédique des sciences médicales, 1re série, t. XVI, art. CHLORATES (thérapeutique) par ISAMBERT; art. CHLORE (thérapeutique) par DELIOUX DE SAVIGNAC.

[1] [Le Codex français distingue le *chlorure de chaux sec*, qui est le précédent, et le *chlorure de chaux liquide*, qui est une solution filtrée de 1 partie de chlorure de chaux sec dans 45 parties d'eau. Il doit contenir deux fois son volume de chlore, c'est-à-dire qu'il doit marquer 200° chlorométriques.]

IV. Soufre, ses composés alcalins et hydrogène sulfuré

Le soufre, introduit dans le tube digestif, ne donne lieu à aucun effet local ni général, tant qu'il reste à l'état de soufre. La plupart des effets physiologiques qui s'observent à la suite de l'ingestion du soufre ou de ses composés alcalins, doivent être mis sur le compte de l'hydrogène sulfuré auquel ils donnent naissance dans l'organisme. Nous commencerons donc, suivant notre habitude, par l'étude de ce dernier composé ; nous pourrons ainsi comprendre mieux et plus facilement l'action du soufre et des sulfures alcalins.

1. Hydrogène sulfuré, sulfure d'hydrogène

Le *sulfure d'hydrogène*, H^2S, est un gaz incolore, qui rougit le papier bleu de tournesol et qu'on compte, pour cette raison, parmi les acides ; voilà pourquoi il est encore désigné par le nom d'acide sulfhydrique ou acide hydrothionique (ὕδωρ, eau; θεῖον, soufre). L'eau en absorbe deux à trois fois son volume *(aqua hydrosulfurata).*

Action physiologique. — L'hydrogène sulfuré fait partie, d'une manière constante, des gaz qui se développent dans les parties inférieures de l'intestin, à la suite de la digestion, surtout de la digestion des matières animales ; c'est lui qui donne aux œufs qui se putréfient leur odeur caractéristique ; il se forme aussi en grande quantité dans les fosses d'aisances.

Il s'absorbe par la peau, de même que par les muqueuses respiratoire et digestive.

Ses effets toxiques sont très marqués ; mais on les a exagérés en les comparant à ceux de l'acide cyanhydrique. On voit des individus (les chimistes, les ouvriers des fosses d'aisances) travailler assez longtemps dans une atmosphère contenant d'assez grandes quantités de H^2S, sans éprouver aucune incommodité sérieuse. La dose capable de faire mourir un homme n'est pas bien connue ; mais on admet que les chiens peuvent mourir dans une atmosphère renfermant plus 1/10 pour 100 de H^2S.

La cause des effets toxiques de H^2S doit être cherchée en grande partie dans une altération du sang, mais en partie aussi dans une action directe sur les centres nerveux.

Sang et centres nerveux. — Si l'on mêle directement du sang oxygéné avec du sulfure d'hydrogène, on voit d'abord l'oxygène abandonner l'oxyhémoglobine ; au spectroscope, apparaît la bande d'absorption de l'hémoglobine réduite. Cette hémoglobine se transforme en une substance rouge, ressemblant à de l'hématine, mais ne pouvant plus absorber l'oxygène de l'air, et finalement en une substance qui renferme beaucoup de soufre et qui, en couche mince, présente une teinte vert olive ; en couche plus épaisse, une coloration rouge foncé. En même temps on voit se précipiter du soufre et une matière albumineuse. Il est remarquable que les solutions d'hémoglobine ne contenant pas d'oxygène n'éprouvent aucune décomposition, même quand on les fait traverser d'une manière persistante par un courant d'hydrogène sulfuré (Hoppe-Seyler).

Dans le sérum du sang, les carbonates et phosphates alcalins (mais non les chlorures alcalins) se transforment, sous l'influence du sulfure d'hydrogène, en composés sulfureux qui, en présence de l'oxygène, passent à l'état d'hyposulfites et de sulfates (Diakonow et Hoppe-Seyler).

Ces altérations considérables du sang peuvent être provoquées chez les grenouilles vivantes. En observant des grenouilles dans une atmosphère d'hydrogène sulfuré, on voit le sang se colorer en noir, puis prendre une teinte verte, en même temps que les globules se désagrègent. Mais chez les animaux à sang chaud, la mort arrive, par suite de la paralysie des centres nerveux et du cœur, longtemps avant que le sang ait pu subir de grandes altérations ; aussi trouve-t-on, chez eux, immédiatement après la mort, le sang simplement veineux, même dans les artères ; et les bandes de l'oxyhémoglobine n'ont nullement disparu.

Chez les animaux à sang chaud, la mort n'est donc que partiellement le fait d'une asphyxie déterminée par l'altération du sang ; il faut encore faire entrer en ligne de compte une action particulière du poison sur les divers centres nerveux, notamment sur ceux de la circulation et de la respiration. En effet, après la mort, le sang n'est jamais entièrement privé d'oxygène, comme cela arrive chez les animaux réellement asphyxiés, par exemple chez les pendus. En outre, la paralysie du cerveau, du cœur et de la respiration se produit beaucoup plus rapidement, dans l'empoisonnement par l'hydrogène sulfuré, que dans l'asphyxie ordinaire. En troisième lieu, les animaux succombent, alors même qu'on leur fait inhaler en même temps de grandes quantités d'oxygène, et les grenouilles exsangues, au chlorure de sodium, de Lewisson, meurent en présentant les mêmes phénomènes que celles qui possèdent la quantité normale de sang. Enfin Schœnbein a montré que le sulfure d'hydrogène, de même que le cyanure d'hydrogène, prive un grand nombre de substances organiques (grains et racines fraîches de toutes les plantes, champignons, tous les ferments, même les ferments figurés, comme celui de la levûre, enfin les globules sanguins) de leur propriété de transformer le peroxyde d'hydrogène H^2O^2 en eau H^2O et oxygène ordinaire (catalyse). Comme toutes ces substances perdent leurs propriétés vitales en même temps que leur pouvoir catalytique, on pourrait bien admettre que l'action toxique de l'hydrogène sulfuré s'exerce sur beaucoup d'autres parties du corps, et non pas seulement sur le sang.

Symptômes de l'empoisonnement par H^2S. — L'inhalation de *doses petites, non mortelles*, ou encore la pénétration dans le sang de l'hydrogène sulfuré, développé en quantité exagérée dans le canal intestinal (Senator), donnent lieu aux phénomènes suivants : céphalalgie, vertiges, pâleur de la face ; pouls fréquent, faible ; éructations, nausées, douleurs abdominales, diarrhée.

Des quantités de ce gaz, assez faibles pour ne donner lieu à aucun autre trouble, nous paraissent exercer surtout une action excitante sur les nerfs intestinaux ; nous connaissons des personnes qui, après avoir inhalé de l'hydrogène sulfuré, sont prises aussitôt de diarrhée. L'hydrogène sulfuré existant normalement dans l'intestin nous paraît donc avoir pour effet de provoquer des mouvements péristaltiques.

Quant aux autres effets attribués encore à l'hydrogène sulfuré administré à petites doses, tels que l'élévation de la température, un sentiment de constriction à la poitrine, l'accroissement de la sécrétion des glandes sudoripares et muqueuses, l'augmentation du travail de désassimilation des principes azotés, l'action favorable sur les maladies parasitaires et septiques, ils sont loin d'être suffisamment démontrés.

Des doses mortelles provoquent, chez les animaux à sang froid, les phénomènes suivants : respiration d'abord accélérée, puis ralentie ; contractions cardiaques affaiblies et plus lentes ; enfin disparition de la réaction générale ; mais les nerfs restent encore pendant quelque temps directement excitables. Des cœurs de grenouilles excisés, ou bien des muscles quelconques, exposés dans une atmosphère de H^2S, se paralysent rapidement ; les muscles deviennent rigides, en même temps qu'ils prennent une teinte verdâtre.

Chez l'homme et les autres animaux à sang chaud, la mort est précédée de perte de connaissance et de phénomènes d'asphyxie (dyspnée intense, puis convulsions générales et dilatation des pupilles). Il s'agit donc bien là d'une asphyxie déterminée par la paralysie de la respiration. Aussi la respiration artificielle peut-elle intervenir très utilement et sauver la vie (Falck, Kaufmann et Rosenthal).

A la clinique de Strasbourg, il a été observé un cas d'empoisonnement par l'hydrogène sulfuré, dans lequel la période latente fut remarquablement longue (les premiers phénomènes n'apparurent que deux heures après l'empoisonnement); le lendemain, on trouva du sucre dans l'urine, et, le second jour, une quantité abondante d'urobiline, provenant sans doute de la destruction de nombreux globules rouges sanguins.

Elimination de H^2S *hors de l'organisme.* — Une petite quantité de ce poison, introduite dans l'organisme, subit les transformations que Diakonow nous a fait connaître, et s'élimine avec les urines, à l'état de sulfate. Si, au contraire, la quantité absorbée a été considérable, une partie pourra s'éliminer en nature avec la sueur, avec l'air expiré et avec les urines (Senator).

Usages thérapeutiques. — On a aujourd'hui complètement abandonné l'usage des eaux hydrosulfurées artificielles; mais l'usage des eaux minérales sulfureuses s'est beaucoup répandu.

La quantité d'*hydrogène sulfuré* contenu dans les eaux minérales sulfureuses est, en général, très petite. Outre l'hydrogène sulfuré, on trouve encore, dans ces eaux, des *sulfures alcalins* (sulfures de sodium, de calcium, de magnésium). Ces sulfures peuvent donner naissance, dans l'intestin, à une petite quantité de sulfure d'hydrogène. Les autres principes contenus dans ces eaux y sont en quantité si faible, qu'on ne peut pas en tenir compte; dans quelques-unes pourtant on trouve du chlorure de sodium, en quantité suffisante pour donner lieu à une action appréciable : telles sont celles de Aachen, Burtscheid, Baden en Suisse, Mehadia. Quant à l'acide carbonique libre, il y en a si peu, que ce n'est pas la peine d'en parler. Enfin il faut encore tenir compte de la *température* de ces eaux; dans plusieurs d'entre elles cette température est assez élevée.

Ces eaux sont prises sous *forme de bains* ou en *boisson*. Quand elles sont prises sous forme de bains, il n'y a naturellement à considérer que le sulfure d'hydrogène qu'elles contiennent; or, elles en contiennent si peu, que leur action réelle paraît être due plutôt à d'autres circonstances qu'à la présence de l'hydrogène sulfuré (Braun). Ces autres circonstances sont : la température élevée (Aachen, Burtscheid, Baden en Suisse, Baden près de Vienne, Aix, Luchon); la présence du chlorure de sodium (Aachen, Burtscheid, Baden en Suisse, Mehadia); enfin l'altitude et la situation climatérique (eaux des Pyrénées). Quand elles sont administrées en boisson, il faut peut-être prendre en considération, outre les circonstances ci-dessus mentionnées, le fait de la production, dans l'intestin, de sulfure d'hydrogène, par les sulfures alcalins et les sulfates contenus dans ces eaux.

Les eaux sulfureuses les plus importantes sont : 1° *Aix-la-Chapelle*, 55° C.; le sulfure d'hydrogène n'y existe qu'en quantité insignifiante; il en est de même du sulfure de sodium; on y trouve un peu de sulfate de soude et de potasse, une quantité assez considérable de chlorure de sodium. — 2° *Burtscheid*, située près de la précédente, dont elle ne diffère que par une richesse un peu plus grande en sulfure de sodium, temp. 58° C. — 3° *Eilsen* in Bückeburg (principauté de Lippe-Schaumbourg). — 4° *Nenndorf*, dans la province de Hesse. — 5° *Weilbach*, dans la province de Wiesbaden. — 6° *Langenbrücken*, à Baden, sources froides. — 7° *Baden*, près de Vienne, 35° C. — 8° *Baden* en Suisse, 46° C. — Dans les Pyrénées : *Eaux-Bonnes*, *Eaux-Chaudes*, *Saint-Sauveur*, *Barèges*, *Bagnères de Luchon;* en Savoie : *Aix-les-Bains ;* en Hongrie : *Mehadia*, *Pysljan*, *Gross-Wardein*, *Töplitz*. Ces deux dernières renferment, dit-on, beaucoup de sulfure d'hydrogène[1].

Les *bains sulfureux* ont été recommandés dans un grand nombre de maladies;

[1] [La France est très riche en eaux minérales sulfureuses. Voici quelles sont les principales : Dans les Hautes-Pyrénées : *Barèges*, temp. 42° C.; environ 0,04 de sulf. sodium par litre; altitude 1272m. *Cauterets*, temp. 48° C.; environ 0,02 de sulf. sodium par litre; altitude 992m. *Saint-Sauveur*, temp. 35° C.; environ 0,02 de sulf. sodium par litre; altitude 770m. — Dans

mais il n'est nullement prouvé qu'ils possèdent réellement une action particulière, due à leur contenu sulfureux, et qu'ils agissent autrement que les bains thermaux indifférents ou les bains chloruro-sodiques. Leurs indications sont donc les mêmes que celles de ces derniers, et une critique impartiale ne permet pas de leur attribuer des propriétés plus accentuées. Les affections contre lesquelles on les emploie sont les suivantes :

1° Les diverses affections *rhumatismales* chroniques ; 2° la *goutte ;* 3° diverses affections du *système nerveux :* voyez, à ce sujet, ce que nous disons des eaux chlorurées sodiques ; 4° une série de *maladies cutanées* chroniques (acné, psoriasis, eczéma, prurigo, éruptions pustuleuses) ; dans ces maladies, les bains sulfureux ne sont pas plus utiles, peut-être même le sont-ils moins, que les bains simples ou thermaux indifférents ; 5° la *syphilis.* On a dit qu'ils faisaient disparaître les accidents anciens et invétérés ; qu'ils jouaient, en quelque sorte, le rôle d'un réactif à l'égard de la syphilis encore latente ; enfin qu'ils pouvaient combattre les accidents d'une intoxication mercurielle existant en même temps. On connaît, sous ce rapport, la grande réputation dont jouissent les eaux d'Aix-la-Chapelle. Enfin, les bains sulfureux ont été recommandés contre les *intoxications métalliques chroniques*, notamment contre l'empoisonnement par le plomb ou le mercure. D'après Tanquerel, les bains sulfureux seraient utiles dans l'arthralgie saturnine (sur 35 arthralgiques saturnins traités par l'expectation, 21 ont guéri en dix à douze jours, tandis que sur 90 malades traités par les bains sulfureux, par les bains de foie de soufre, 80 ont guéri en moyenne en quatre à cinq jours). Ils seraient encore avantageux dans le tremblement saturnin, dans l'anesthésie et le tabes général d'origine saturnine ; dans les paralysies tenaces, leur emploi, combiné avec celui de l'électricité, offrirait des avantages. Dans les autres formes de l'intoxication saturnine, les bains sulfureux ne présentent aucune utilité immédiate, notamment dans les coliques de plomb. — Quant à l'intoxication mercurielle, les indications des bains sulfureux sont moins précises ; c'est surtout contre la cachexie mercurielle qu'on les a employés. Nous dirons toutefois que, dans ces derniers temps, on s'est demandé si l'action des bains sulfureux, dans les intoxications métalliques, était réellement due à la présence du soufre, et ne devait pas plutôt être simplement mise sur le compte du bain chaud lui-même. Guentz a récemment recommandé les eaux sulfureures en boisson et les bains sulfureux dans le traitement de l'intoxication mercurielle.

Les *eaux sulfureuses en boisson* ont été prescrites dans divers cas ; mais on n'a pu démontrer qu'elles eussent une action particulièrement efficace. Les affections dans lesquelles elles sont habituellement administrées sont : le catarrhe chronique du pharynx et des voies respiratoires, les « stases dans le système de la veine porte » (pléthore abdominale), et enfin les intoxications métalliques chroniques.

2. Sulfure de potasse, foie de soufre

La *sulfure de potasse* n'est nullement une substance chimique simple, à com-

les Basses-Pyrénées : *Eaux-Bonnes*, temp. 33° C. ; environ 0,02 de sulf. sodium par litre ; altitude 790m. *Eaux-Chaudes*, temp. 35° C. ; environ 0,01 de sulf. sodium par litre ; altitude 680m. — Dans les Pyrénées-Orientales : *Amélie-les-Bains*, temp. 43° C. ; environ 0,04 de sulf. sodium par litre. *Moligt*, temp. 37° C. ; environ 0,03 de sulf. sodium par litre. *Vernet*, temp. 47° C. ; environ 0,06 sulf. sodium par litre. — Dans l'Ariège : *Ax*, temp. 44°-75° C. ; 0,01 sulf. sodium par litre. — Dans la Haute-Garonne : *Bagnères-de-Luchon*, temp. 17°-56° C. ; environ 0,08 sulf. sodium par litre. — Dans les Basses-Alpes : *Dignes*, temp. 42° C. ; H^2S quant. indéter. — Dans la Lozère : *Bagnols*, temp. 45° C. ; H^2S, quant. indéter. — Dans la Haute-Savoie : *Aix-les-Bains*, temp. 45° C ; H^2S 1/3 de litre par litre d'eau ; de plus, carbonate de chaux 1,18, sulf. soude 0,34 ; altit. 258m. — Dans la Nièvre : *Saint-Honoré*, temp. 33° C. ; H^2S, quant. indéter. — Dans Seine-et-Oise : *Enghien*, temp. 15° C. ; H^2S, 0,02 par litre. — Dans l'Isère : *Uriage*, temp. 25° C. ; environ 10 cent. cubes de H^2S et 7 grammes NaCl par litre d'eau.]

position constante ; c'est un mélange de polysulfures de potassium, par exemple de trisulfure de potassium, K^2S^3, avec du sulfate et de l'hyposulfite de potasse. On le prépare en mêlant ensemble et en faisant chauffer 1 partie de soufre et 2 parties de potasse. Il a une couleur vert jaunâtre, une saveur amère, repoussante, moitié alcaline, moitié sulfureuse. Il se dissout facilement dans l'eau (1 : 3) et dans l'alcool.

Action physiologique. — Le sulfure de potasse exerce une action irritante sur la peau, soit saine, soit malade.

Dans l'estomac et le canal intestinal, il subit diverses décompositions : du soufre est mis en liberté, pendant qu'il se forme du sulfure d'hydrogène, du trisulfure de potassium et plusieurs autres sels potassiques ; de sorte qu'il est difficile de faire à chacun de ces composés la part qui leur revient dans l'action générale. Cette action générale est, en somme, celle du sulfure d'hydrogène. Les effets locaux, tels que l'inflammation, et même la cautérisation des muqueuses, la sensation de chaleur dans l'œsophage, l'inflammation vive de l'estomac et de l'intestin, avec leurs conséquences, paraissent dus à l'élément potassium.

Emploi thérapeutique. — Ce médicament est tout à fait superflu pour l'usage interne; il n'est point de maladie contre laquelle il ait une action positive.

Extérieurement, on recommande le sulfure de potasse contre diverses *maladies cutanées.* Autrefois employé très souvent contre la gale, il est aujourd'hui jugé entièrement superflu, car nous possédons contre cette maladie des médicaments beaucoup plus rapides et plus sûrs. Quant aux autres affections cutanées chroniques, dans lesquelles on l'emploie encore très souvent (psoriasis, eczéma, impétigo), nous croyons que son efficacité est faible et bien inférieure à celle d'autres médicaments. Ce n'est guère que dans l'acne rosacea que l'on peut retirer quelques bons effets des pommades au sulfure de potasse.

On emploie souvent, avec avantage, les bains préparés avec le foie de soufre, contre le *rhumatisme chronique*, soit des muscles, soit des articulations. Mais quelle part faut-il faire, de ces bons effets, au sulfure de potasse, et quelle part à l'eau chaude? C'est ce qu'il serait difficile de décider. On ne sait pas trop non plus dans quelles circonstances bien déterminées ces bains peuvent être plus utiles que d'autres agents ou méthodes usités dans les mêmes cas.

DOSES. — *Sulfure de potasse.* — 0,05-0,5 *pro dosi* (2,0 *pro die*), en pilules ou en solution. — Pour bains, 50-200, pour un grand bain. Quelquefois on ajoute à l'eau du bain un peu d'acide sulfurique (5,0 d'acide sulfurique sur 30 grammes sulfate de potasse); il se développe alors du gaz hydrogène sulfuré, ce qui fait que ce procédé ne doit être employé qu'avec précaution. Pour lotions, 5,0-15,0 : 100,0. En pommade, 1 partie : 5-10 parties.

3. Soufre

Le soufre, S, est un corps jaune, très cassant; il se présente sous deux états : le soufre cristallisé et le soufre amorphe.

Le soufre cristallisé est insoluble dans l'eau; il n'est que peu soluble dans l'alcool, l'éther et les carbures d'hydrogène; son meilleur dissolvant est le sulfure de carbone. Le soufre amorphe, au contraire, est entièrement insoluble dans tous ces liquides.

La pharmacopée allemande distingue trois préparations de soufre :

1. Le *soufre sublimé, fleurs de soufre.* — C'est un mélange de soufre cristallisé et de soufre amorphe ; il s'y trouve souvent de l'arsenic, du sélénium, de l'acide sulfureux ; il ne doit donc être employé que pour l'usage externe.

2. Le *soufre sublimé purifié.* — C'est le précédent, débarrassé des substances étrangères. Poudre jaune, sèche, sans odeur ni saveur.

3. Le *soufre précipité* (du sulfure de calcium par l'acide chlorhydrique), *lait de soufre.* — C'est du soufre dans un état de division extrême; c'est pour cela, et encore parce qu'il contient un peu d'hydrogène sulfuré, qu'il est, des trois préparations, celle qui possède la plus grande activité.

On peut employer, pour l'usage interne, le soufre sublimé purifié ou le soufre précipité.

Action physiologique. — Ce que devient le soufre dans l'organisme. — Une très grande partie du soufre introduit dans l'estomac est rejetée, sans avoir subi aucune modification, avec les matières fécales. Il paraît qu'une petite quantité se transforme, dans le canal intestinal, en sulfures alcalins et en hydrogène sulfuré. Ce qui permet de le croire, c'est que, après l'ingestion du soufre, les matières fécales ont une odeur plus prononcée d'hydrogène sulfuré, c'est que la viande des moutons auxquels on a fait prendre du soufre a une odeur et un goût à ce gaz, et enfin que la peau et l'air expiré, chez les hommes et les animaux qui ont fait usage de cette substance, présentent une odeur de sulfure d'hydrogène.

Les sulfures alcalins et l'hydrogène sulfuré, après avoir pénétré dans le sang, se retrouvent dans les urines à l'état de sulfates; la quantité de ces sulfates est plus considérable quand c'est le soufre précipité qui a été administré (elle représente à peu près la moitié du soufre ingéré); après l'administration du soufre sublimé, elle est moindre (le cinquième environ du soufre ingéré). Plus l'action purgative a été rapide, moins il y a de soufre dans les urines, et plus il y en a dans les selles (Buchheim et Krause).

Action sur la peau et les muqueuses. — Quand le soufre est appliqué sur la surface cutanée, il se développe, sous l'influence des matières grasses et de la chaleur, un peu d'hydrogène sulfuré, qui est absorbé par la peau.

Le soufre précipité a une faible odeur de H^2S, tandis que les autres préparations de soufre sont inodores et insipides.

Le soufre ne produit des effets bien nets que sur l'intestin; ce sont : des douleurs abdominales, une augmentation des mouvements intestinaux, l'évacuation de matières molles. On n'a jamais observé, même à la suite de l'administration de doses très élevées, des phénomènes d'irritation plus intenses.

Quant aux effets généraux, ce sont ceux que produisent des doses très faibles de sulfure d'hydrogène (voyez plus haut).

Emploi thérapeutique. — Autrefois, on employait fréquemment le soufre dans les inflammations, dans la goutte, le rhumatisme, les maladies du foie, etc. Ses effets, dans ces maladies, ont été démontrés nuls. Aujourd'hui le soufre n'est guère mis en usage que comme *laxatif.* Possède-t-il, comme tel, une action spéciale, qui le doive faire préférer aux autres purgatifs, et particulièrement aux purgatifs salins, dans la constipation chronique accompagnant les hémorroïdes, dans les affections du foie avec constipation? Cela nous paraît *tout à fait invraisemblable.* L'efficacité qu'on lui attribuait autrefois contre les hémorroïdes était purement imaginaire; c'est ce qu'a démontré une observation rigoureuse et sans préjugé. Quand on le prescrit comme purgatif, on l'associe habituellement avec d'autres substances (les sels purgatifs, la rhubarbe). — Dans les empoisonnements métalliques chroniques, c'est l'hydrogène sulfuré (en bains) et les sulfures alcalins qu'on emploie, et non pas le soufre en substance. Le soufre est encore employé parfois comme expectorant. On le prescrivait autrefois dans toutes les affections de la poitrine; Stahl et Hoffmann l'administraient même dans la phtisie; Kopp, dans l'asthme et le croup, etc.; aujourd'hui il est abandonné, et avec raison; nous possédons assez d'autres expectorants bien préférables. Ce n'est guère que sous la forme de la poudre pectorale de *Kurella* qu'il est encore de temps à autre administré. Dans ces derniers temps il a été recommandé dans le traitement de la *diphthérie.* Il faudrait insuffler la fleur de soufre sur les parties du pharynx atteintes;

la partie active serait l'acide sulfureux qui se développe à le suite du contact du soufre avec la muqueuse humide. L'efficacité de ce moyen est loin d'être démontrée.

Pour l'usage externe, le soufre a, jusqu'à ces derniers temps, joué un grand rôle dans le traitement de la gale. Le soufre purifié n'agit en rien sur le sarcopte; l'action toxique qu'on lui attribue est due à d'autres substances auxquelles il est associé, et aux frictions employées en même temps. Aujourd'hui que nous possédons, dans les balsamiques, des agents bien préférables, contre la gale, le soufre est jugé entièrement superflu.

DOSES ET PRÉPARATIONS. — 1. *Soufre purifié.* — 0,5 jusqu'à 2,0 (10,0 *pro die*), en poudre; comme laxatif : 4,0-6,0 *pro dosi.*

2. *Soufre sublimé.*

3. *Soufre précipité, lait de soufre.* — 0,2-1,0 (5,0 *pro die*); comme laxatif : 2,0-4,0 *pro dosi.*

4. *Pommade soufrée simple.* — Pour le traitement de la gale. Elle renferme de la poix liquide, du soufre sublimé, de la craie, du savon de potasse, de l'axonge.

SUPPLÉMENT AU SOUFRE

Les *composés sulfurés du sodium et de l'ammonium* ont la même action que le sulfure d'hydrogène.

Quelques *composés sulfurés du calcium* ont la propriété de dissoudre rapidement les matières cornées animales, telles que les poils, les ongles, les plumes, etc., en transformant ces matières en une masse molle, gélatineuse, qu'on peut facilement essuyer. Husemann recommande surtout, dans ce but, le *sulfhydrate de sulfure de calcium*, l'hydrosulfure de calcium $Ca(SH)^2$.

Traitement de l'empoisonnement par H^2S. — Cet empoisonnement s'observe surtout chez les ouvriers qui travaillent dans les égouts ou autres endroits de ce genre. Le traitement sera celui de l'asphyxie, d'une manière générale, c'est-à-dire qu'on éloignera rapidement le malade de l'atmosphère chargée de H^2S, on pratiquera la respiration artificielle, etc. Si ces moyens restaient sans résultat, on pourrait essayer de la transfusion. Si H^2S a été introduit en solution dans l'estomac, ou bien si l'empoisonnement a été occasionné par l'ingestion de sulfure de potassium, on devra avant tout chercher à évacuer le poison; le meilleur moyen, pour cela, sera de faire une injection sous-cutanée d'apomorphine, ce qui vaudra mieux que d'administrer du tartre stibié, qui aurait l'inconvénient d'être facilement décomposé.

PECHOLIER et SAINT-PIERRE, Etudes d'hygiène professionnelle (Montpellier médical et Annales d'hygiène publique et de médecine légale. Paris, 1863. t. XXII p. 447). — REGENSBURGER Ueber die Ausscheidung der Schwefelsäure im Harn nach Aufnahme von sein vertheilten Schwefel in den Darm (Zeitschrift für Biologie, München, 1876, et Revue des sciences médicales, 1879, t. IX. — ERSKINE STUART (John), Practitionner, avril 1879. — Nouveau Dictionnaire de médecine et de chirurgie pratiques, t. XXXIII, art. SOUFRE par PRUNIER et LUTON. — Dictionnaire encyclopédique des sciences médicales, 3e série, t. X, art. SOUFRE par LUTZ et LABBÉE, Paris, 1881. — SALKOWSKI (E.), De l'action de quelques composés organiques sulfurés sur l'organisme (Archiv für patholog. Anatomie und Physiologe, 1876, Band LXVI, p. 415).

V. Charbon

1. *Charbon de bois pulvérisé.* — On le prépare en calcinant certains bois légers, tels que le bois de tilleul, celui de peuplier.

2. *Charbon animal.* — On l'obtient par le grillage de la viande de veau avec un tiers de petits os.

Effets physiques et physiologiques. Charbon de bois. — Ce charbon, quand il est sec et récemment préparé, a la propriété d'absorber et de condenser en lui-même les gaz et les vapeurs. Il peut en absorber jusqu'à cent fois son volume. Ainsi un volume de charbon de buis peut absorber dix volumes d'oxygène, trente-cinq volumes d'acide carbonique, cinquante-cinq volumes d'hydrogène sulfuré, et quatre-vingt-dix volumes d'ammoniaque. Quand ce charbon est saturé par un gaz ou par l'eau, il a perdu le pouvoir d'absorber de nouveaux gaz ; c'est ce qui fait que, lorsqu'il est humide ou qu'il a été exposé longtemps à l'air, il ne peut plus remplir son rôle d'absorbant. Cette propriété physique du charbon lui permet aussi de rendre possibles dans l'obscurité certaines réactions chimiques qui, dans les circonstances ordinaires, ne peuvent se réaliser que sous l'influence des rayons solaires. Par exemple l'hydrogène, mis en présence du charbon saturé de chlore, entre directement en combinaison avec ce gaz, pour former de l'acide chlorhydrique.

Le charbon a encore une grande puissance d'attraction sur certaines substances dissoutes, sur les matières colorantes, les principes amers, les huiles éthérées, les éléments septiques. C'est ce qui fait que des liquides diversement colorés perdent leur couleur quand on les fait passer, par filtration, au travers du charbon ; tels sont l'encre, le vin rouge, le sirop simple brun. La même opération fait perdre à la bière son goût amer ; à l'eau-de-vie de pommes de terre, son essence empyreumatique ; à l'eau corrompue, les éléments putrides qui lui donnent sa mauvaise odeur.

La filtration à travers le charbon ne représente nullement une opération purement physique ; elle s'accompagne aussi de processus chimiques ; par elle divers sels métalliques, notamment des sels basiques, sont décomposés, et leurs oxydes précipités ; à une solution d'iodure de potassium le charbon enlève l'iode. Les sels suivants sont décomposés de telle sorte que des acides libres existent dans le liquide filtré : un grand nombre de sels à acides gras, l'acétate de morphine, le citrate de caféine ; parmi les sels inorganiques, le borate de soude, les phosphates alcalins, les sulfates métalliques. Les sels suivants sont retenus complètement et décomposés en partie : un grand nombre de sels d'acides aromatiques, tels que le phénate, le benzoate, le salicylate de soude, de sorte que l'action désinfectante du charbon en est augmentée, ce qui pourrait peut-être être utilisé dans la pratique (Liebermann).

Administré à l'intérieur, il en sort en grande partie avec les matières fécales, sans avoir subi aucune altération. Ses particules les plus fines présentent des arêtes excessivement aiguës, à l'aide desquelles elles peuvent pénétrer et cheminer dans la muqueuse gastro-intestinale, et devenir la cause de coliques, de diarrhée. Quant au charbon qui est inhalé, il est certain qu'il peut pénétrer dans le tissu pulmonaire, dans les cellules du tissu conjonctif, dans les voies lymphatiques, et donner lieu à certaines altérations du poumon (anthracosis pulmonaire).

Arrivé dans l'organisme, le charbon se trouve de tous côtés pénétré d'humidité ; aussi ne peut-il plus alors remplir que d'une manière bien peu prononcée son rôle d'agent absorbant.

Charbon animal. — Grâce à son procédé de préparation, sur lequel nous n'avons pas à insister ici, ce charbon présente une surface beaucoup plus étendue que celle du charbon de bois. C'est à cela, et peut-être aussi à sa richesse en sels, qu'il doit la propriété d'absorber plus puissamment les matières en dissolution. Aussi le préfère-t-on au charbon de bois, par exemple pour décolorer les solutions de sucre.

Emploi thérapeutique. — L'emploi du charbon en médecine peut être aujourd'hui considéré comme à peu près entièrement abandonné, et cela avec raison. On ne peut pas trop compter évidemment sur des effets dépendant de son pouvoir absorbant. Ainsi, d'après ce que nous avons dit plus haut, ces effets ne peuvent guère être utilisés contre le météorisme, qui est l'affection contre laquelle il a été le plus employé. D'un autre côté, ses particules mêmes, à arêtes aiguës, peuvent irriter la muqueuse gastro-intestinale, surtout si elle est le siège, comme il arrive souvent, de processus inflammatoires et ulcéreux. L'observation clinique ne lui a d'ailleurs reconnu aucune utilité contre le météorisme. Appliqué extérieurement sur les plaies et les ulcères à sécrétion sanieuse, il paraît devoir être utilisé avec plus de chance de succès ; nous possédons pourtant aujourd'hui tant d'agents désinfectants préférables au charbon, qu'il est bien permis de le considérer comme superflu. On s'en sert souvent aujourd'hui pour la préparation des poudres dentifrices.

Charbon pulvérisé. — A l'intérieur, on le donnait en poudre, à la dose de 0,5 à 2 grammes *(pro dosi)*. Les électuaires humides étaient évidemment tout à fait irrationnels.

En application extérieure, pour pansements, le mieux est de l'employer pur.

Oxyde de carbone. — Ce gaz, CO, arrivant par inhalation dans le sang, chasse l'oxygène de l'oxyhémoglobine et s'y substitue; d'où résultent des symptômes d'asphyxie, semblables à ceux qui sont la conséquence d'un séjour trop prolongé dans un milieu constitué par un gaz indifférent, par exemple par de l'hydrogène. L'hémoglobine-oxyde de carbone, et le sang qui la renferme, ont une coloration claire, rouge cerise, coloration qui persiste même après la mort, parce que toute réduction est impossible. L'oxyde de carbone n'exerce, d'ailleurs, sur les autres parties du corps, aucune action spéciale directe.

Ce gaz n'est pas employé en thérapeutique.

Dictionnaire encyclopédique des sciences médicales, t. XV, art. Charbon (emploi médical) par E. Labbée. Paris, 1874. — Gubler. Commentaires thérapeutiques du Codex medicamentarius, 3e édit. Paris, 1884. — Liebermann, Sitzungsberichte der k. k. Akademie der Wissenschaften. Wien, 1877.

Bernard (Claude), Leçons sur les effets des substances toxiques et médicamenteuses, 10e, 11e, 12e et 13e leçons. Paris, 1857. — Klebs, De l'action de l'oxyde de carbone sur l'organisme animal (Archiv für pathologische Anatomie. Band XXXIII, 1865, et Archives génér. de méd., 1865, 6e série, t. VI, p. 729). — Faure, Recherches comparatives sur les effets du chloroforme et du gaz oxyde de carbone (Archives génér. de médecine, 6e série, 1867, t. IX, p. 557). — Lelorrain (Henry), De l'oxyde de carbone au point de vue hygiénique et toxicologique, thèse de doctorat. Strasbourg, 1868. — Bernard (Claude), Rapidité de l'absorption de l'oxyde de carbone par le poumon (Comptes rendus de l'Académie des sciences, 30 mai 1870, et Archives génér. de médecine, 6e série, 1870, t. XVI, p. 236).

VI. Hydrogène

L'hydrogène, H, est, de tous les gaz, le plus léger. Il est incolore, inodore, facilement inflammable. Il n'exerce absolument aucune action directe sur l'organisme animal; aussi peut-on lui appliquer ce que nous avons dit de l'azote.

1. Peroxyde d'hydrogène

Le peroxyde d'hydrogène, H^2O^2, prend naissance, en grande quantité, quand on décompose par les acides dilués le peroxyde de barium, de potassium, etc. Il représente un liquide incolore et inodore, épais, d'une saveur piquante; il se décompose très facilement en eau (H^2O) et en oxygène.

Action physiologique. — Le peroxyde d'hydrogène se diffuse très rapidement et très facilement à travers les membranes animales, sans éprouver aucune décomposition appréciable (A. Schmidt).

Assmuth et A. Schmidt l'ont injecté dans l'estomac et dans le sang; voici les résultats qu'ils ont obtenus : 40 centimètres cubes d'une solution de H^2O^2, pouvant développer par catalyse le décuple de son volume d'oxygène, ayant été injectés dans l'estomac à des lapins, il n'en est résulté aucun trouble particulier; pourtant il y avait eu absorption, et H^2O^2 se retrouvait en nature dans les urines. L'injection fut faite ensuite dans une veine, et on eut soin que le liquide ne se mît en contact avec le sang que dans la veine même. On injecta ainsi, à des chiens, 23 centimètres cubes d'une solution qui développait par la catalyse le quintuple de son volume d'oxygène. Les animaux ne tardaient pas à vomir; ils ne pouvaient pas se tenir debout; ils respiraient lentement et péniblement; mais ils revenaient toujours à leur état normal. Introduit dans le sang vivant et circulant dans la veine, H^2O^2 n'est donc pas décomposé (ce qui pourtant a été récemment nié par Guttmann).

Mais une goutte de sang, *tirée de la veine*, et portée dans H^2O^2, le catalyse immédiatement avec une force excessive. Les causes possibles de ce phénomène remarquable seront étudiées à propos de l'oxygène. Lorsque, au contraire, on a injecté H^2O^2 sous la peau, on voit se manifester, chez le lapin, de la dyspnée, des spasmes cloniques, de l'exophtalmos avec dilatation pupillaire, et l'animal succombe à l'asphyxie; sur le cadavre, on trouve l'endroit où a été pratiquée l'injection, ainsi que les veines et le cœur droit, remplis de bulles innombrables de gaz, de sorte que la mort doit être attribuée à l'arrêt de la circulation pulmonaire résultant de l'accumulation des bulles de gaz dans les vaisseaux du poumon (Guttmann). Soit que l'injection eût été faite dans l'estomac ou dans le sang, il se produisait toujours une légère élévation de la température, pouvant aller jusqu'à 0°,8. Y avait-il augmentation de la quantité d'acide carbonique éliminée? Le fait n'a pas été constaté.

Un grand nombre d'autres substances, notamment les graines et les racines fraîches de toutes les plantes, les champignons, tous les ferments, et surtout la levûre ordinaire, catalysent H^2O^2 avec effervescence très marquée (Thénard et Schönbein); le pus, les liquides sanieux et les exsudats de l'organisme animal produisent aussi le même effet (Stoehr). L'inoculabilité du pus des chancres et des bubons serait, dit-on, supprimée par l'influence de H^2O^2; mais il faudrait pour cela d'assez grandes quantités de ce liquide.

Le peroxyde d'hydrogène a été jusqu'ici trop peu employé en médecine pour qu'on puisse formuler un jugement sur sa valeur possible.

Stoehr, Ueber die therapeutische Verwendung des Wasserstoffsuperoxyds (Archiv für klinische Medicin, Band III, S. 421. Leipzig, 1867. — Guttmann (P.), Ueber die physiologische Wirkung des Wasserstoffsuperoxyds (Virchow's Archiv für patholog. Anatomie, Band LXXIII, S. 255, 1879, u. Band LXXV. Berlin, 1878). — Richardson, Further Researches on the therapeutic Properties of the Peroxide of Hydrogen (Lancet, 1862, 12 avril, p. 383).

VII. Oxygène

L'*oxygène*, O, est un gaz incolore, inodore et insipide, non combustible et non condensable en un liquide. Il se combine avec tous les autres éléments, à l'exception du fluor. Cette combinaison, ou oxydation, quand elle se fait très rapidement, s'accompagne d'un développement de lumière et de chaleur; il y a alors combustion.

L'oxygène est un des éléments de l'air atmosphérique, dans lequel il se trouve mêlé avec d'autres gaz (azote et acide carbonique) et avec de la vapeur d'eau. Il représente en volume le cinquième de l'atmosphère. Combiné avec d'autres éléments, il forme la moitié de l'écorce terrestre et les 8/9 de l'eau.

Il existe une modification de l'oxygène, connue sous le nom d'*ozone* ou *d'oxy-*

gène actif. Cet ozone prend naissance dans diverses circonstances : quand on fait passer des étincelles électriques à travers l'oxygène, quand la foudre éclate, quand on décompose l'eau par électrolyse, quand un corps s'oxyde lentement (par exemple le phosphore dans l'air humide), quand de grandes quantités d'eau s'évaporent rapidement (par exemple, sur les mers). L'ozonisation de l'oxygène se décèle d'abord par une odeur spéciale et par la coloration bleue qu'elle développe dans un mélange de KI et d'amidon. En se transformant en ozone, l'oxygène subit une diminution de volume, ce qui permet de considérer l'ozone comme de l'oxygène condensé ; 3 volumes d'oxygène se condensent toujours en 2 volumes d'ozone. Et comme le poids moléculaire de l'oxygène ordinaire est 32, celui de l'ozone, 48, il s'ensuit qu'une molécule du premier contient 2 atomes d'oxygène, tandis qu'une molécule du second en contient 3. L'ozone redevient de l'oxygène sous l'influence de la chaleur, par exemple, quand on le fait passer à travers un tube très chaud.

L'ozone se combine avec les autres éléments plus facilement, et à des températures plus basses que l'oxygène (un atome se séparant et servant à la combustion) ; de là vient qu'il oxyde, à la température ordinaire, un grand nombre de corps, avec lesquels l'oxygène ne se combine que sous l'influence d'une forte chaleur.

Propriétés physiologiques. — On sait que, chez les animaux supérieurs, l'oxygène pénètre dans l'organisme principalement par la respiration, et que des poumons il passe dans le sang. Un homme adulte absorbe, dans 24 heures, 520.600 centimètres cubes environ d'oxygène, ce qui fait 746 grammes de ce gaz. Dans le sang artériel existent en moyenne 16 volumes 9/10 d'oxygène pour 100 ; dans le sang veineux, 6 volumes pour 100.

La pénétration de l'oxygène dans le sang ne constitue qu'en très petite partie une simple absorption ; c'est en très grande partie une combinaison chimique. Elle ne suit donc pas la loi qui préside à l'absorption des gaz par les liquides (Dalton et Bunsen). On sait que, d'après cette loi, le poids de la quantité de gaz absorbée par un liquide est proportionnel à la pression que ce gaz supporte. Or l'absorption de l'oxygène par le sang est à peu près indépendante de la pression. L. Meyer a trouvé que la quantité d'oxygène absorbée par le sang reste à peu près la même, malgré de très grandes différences de pression ; ainsi, 1 volume de sang privé de gaz a toujours absorbé, à la température de 21 degrés, 0 vol., 092 à 0 vol., 095 d'oxygène pur, et cela malgré une variation de pression de 0,8 à 0,5 M. Ce fait est encore appuyé par l'observation de W. Müller, d'après laquelle l'oxygène, respiré dans un espace clos, est absorbé complètement en un temps relativement très court, bien que la pression à laquelle il est soumis diminue naturellement de plus en plus.

Le sérum sanguin pur, sans globules, n'absorbant que très peu d'oxygène, n'en absorbant pas plus que l'eau simple (Berzélius, Davy, Nasse, Magnus), et cinq fois moins que le sang, sous la pression ordinaire (Fernet), il est clair que la fixation de l'oxygène doit se faire dans les *globules sanguins*. Hoppe-Seyler a démontré que c'est l'hémoglobine qui absorbe l'oxygène, et qu'elle l'absorbe aussi bien, quand elle est en dehors du corps, à l'etat cristallisé (oxyhémoglobine). Preyer a trouvé que l'hémoglobine absorbe presque autant d'oxygène qu'une quantité de sang qui contient le même poids d'hémoglobine, et Dybkowski, que c'est dans l'oxyhémoglobine qu'existe presque tout l'oxygène du sang.

La fixation de l'oxygène sur l'hémoglobine doit, d'après ce que je viens de dire, être considérée comme une véritable combinaison chimique, mais une combinaison extrêmement peu stable : car on peut soustraire *tout* l'oxygène au sang à l'aide de la pompe à air, ou à l'aide d'une température élevée, ou encore par l'intervention d'un autre gaz, par exemple de l'oxyde de carbone. Il est d'autres corps réducteurs qui, comme les sous-oxydes, le sulfure d'ammonium, le sulfure d'hydrogène, peuvent aussi soustraire au sang tout l'oxygène qu'il contient. Mais l'intervention d'un acide rend la combinaison plus fixe, l'oxygène étant alors combiné à l'un des produits de décomposition de l'hémoglobine qui prennent naissance par l'action de l'acide; et cette combinaison est devenue assez stable pour que l'oxygène ne puisse plus être soustrait au sang à l'aide de la pompe.

On comprend que l'oxygène ne peut pas passer directement des alvéoles pulmonaires aux globules sanguins; il ne peut y passer, même dans les plus petits capillaires, que par l'intermédiaire du sérum; c'est donc le sérum qui doit tout d'abord l'absorber; or, d'après la loi de Dalton, la quantité de O ainsi absorbée par le sérum serait toujours bien petite, si, à mesure, les globules sanguins ne s'emparaient de l'oxygène absorbé et ne permettaient ainsi au sérum d'en absorber une nouvelle quantité. Il n'est pas nécessaire, pour que le sang puisse se saturer d'oxygène, que cet oxygène se trouve, dans l'air atmosphérique, soumis à une pression bien élevée; car la tension de l'oxygène dans le sang veineux des poumons est toujours très basse; elle est de 0,027, la pression atmosphérique étant 0,760 (Pflüger-Wolfberg). De sorte que, même sur les plus hautes montagnes, la pression à laquelle est soumis l'oxygène de l'air atmosphérique est toujours plus élevée que la tension de l'oxygène dans le sang veineux des poumons; ce qui fait que le courant de diffusion, dans la respiration, se produit toujours de l'air vers les capillaires pulmonaires.

Nous pouvons comprendre maintenant comment il est possible que l'homme puisse vivre sous des pressions atmosphériques très variables, dans une certaine limite, sans éprouver des troubles bien marqués. La quantité d'oxygène que peuvent recevoir les poumons ne dépend pas, en effet, de la pression à laquelle cet oxygène est soumis; elle dépend de la quantité d'hémoglobine qui existe dans le sang; et, si la richesse du sang en oxygène varie beaucoup chez les divers individus, c'est uniquement parce que la richesse du sang en hémoglobine est aussi très variable. Les quantités d'oxygène et d'hémoglobine contenues dans le sang sont toujours proportionnelles (Pflüger). L'organisme animal absorbe, sur les plus hautes montagnes, autant d'oxygène que dans les plaines les plus profondes, pourvu qu'il y ait dans le sang la même quantité d'hémoglobine, et que les cellules consomment la même quantité d'oxygène (voyez plus loin).

De ce qui vient d'être dit il résulte qu'il nous est impossible, soit en respirant de l'oxygène pur, soit en respirant dans un air à une pression artificiellement élevée, soit en faisant des mouvements respiratoires profonds et fréquents, d'introduire dans notre sang plus d'oxygène que dans les circonstances ordinaires. Il est vrai que, d'après la loi de Dalton, la pression étant augmentée, le sérum pourra absorber un peu plus d'oxygène; mais la quantité qu'il absorbera en plus qu'à l'état normal peut être considérée comme insignifiante. Même dans une atmosphère d'oxygène pur, les animaux à sang chaud, d'après les observations remarquables de Regnault et Reiset, n'absorbent pas plus d'oxygène et ne dégagent pas plus d'acide carbonique que dans l'air ordinaire; leur énergie vitale n'en éprouverait non plus aucun changement appréciable. Bert a démontré que, même dans une atmosphère d'oxygène à une haute pression, la quantité d'oxygène contenue dans le sang n'éprouve qu'une augmentation extrêmement faible. De même Buchheim-Hering et Pflüger Ewald ont fait voir que, dans l'apnée de Rosenthal, il n'y a aucune augmentation de la quantité d'oxygène du sang, ou que cette augmentation est tout à fait minime (de 0,1 à 0,9 volumes pour 100); et c'est avec raison que Buchheim fait remarquer que, dans ce cas, la suspension du besoin de respirer, au lieu d'être mise sur le compte d'un excès d'oxygène dans le sang, doit plutôt être attribuée à la diminution considérable de la quantité d'acide carbonique du sang ou à la modification qu'a subie l'activité des muscles respiratoires. Comment comprendre, en effet, que le sang qui, contenant 17,3 volumes pour 100 d'oxygène (quantité normale), est à même de provoquer des mouvements respiratoires parfaitement normaux, ait perdu complètement cette propriété quand la quantité d'oxygène qu'il contient est montée à 17,4 pour 100 en volume ?

Aux observations exactes dont il vient d'être question on a opposé des données tout à fait vagues et superficielles : on a dit que l'inspiration de l'oxygène pur donnait lieu à un sentiment agréable de liberté et de légèreté ; ou au contraire à une sensation douloureuse de cuisson dans le cou et la poitrine ; sous son influence, les fonctions organiques paraîtraient surexcitées, la respiration deviendrait plus libre ; le cœur, dit-on, battrait plus rapidement ou plus lentement ; l'appétit augmenterait ; il se manifesterait des symptômes d'une sorte d'ivresse ; divers cordons nerveux deviendraient le siège de sensations variées ; il se produirait une disposition aux inflammations, aux hémorragies ; l'asphyxie pourrait être supportée plus longtemps. Peut-on, sur des données si vagues, établir l'utilité des inhalations d'oxygène en thérapeutique ? Et la pratique de ces inhalations, souvent recommandée, peut-elle se généraliser ? Nous ne le croyons pas. En disant cela, nous ne prétendons nullement mettre en doute l'utilité de l'air comprimé ; mais cette utilité repose uniquement sur la suppression de certains obstacles pathologiques mécaniques, et pas sur autre chose.

L'homme et les animaux peuvent donc supporter facilement les variations considérables que présente, dans les différents points de la surface du globe, la pression de l'atmosphère. Mais il va sans dire que, comme tout dans ce monde, ces variations doivent avoir certaines limites, inférieures et supérieures. Si la pression de l'oxygène descend au-dessous de 0,03 ; si, par exemple, un aéronaute s'élève à une hauteur où règne cette basse pression, la limite inférieure est alors franchie, le sang ne peut plus recevoir l'oxygène nécessaire à la vie, et l'organisme doit mourir (W. Müller, Regnault, Pflüger-Dohmen). Les aéronautes Sivel et Crocé-Spinelli moururent à une hauteur de 8600 mètres, non pas probablement à cause de la basse pression de l'oxygène (0,262 du baromètre, environ 7 pour 100 d'une atmosphère), mais uniquement parce que, sous cette faible pression de l'air respiré, ils se livraient à des efforts musculaires violents ; leur compagnon Tissandier, qui resta en repos, perdit, il est vrai, connaissance, mais ne mourut pas. D'après de nombreuses expériences physiologiques, la mort survient quand la pression de l'oxygène dans l'air respiré est descendue à 3,5 pour 100 d'une atmosphère.

Les phénomènes qui accompagnent l'insuffisance de l'oxygène sont en partie semblables à ceux de l'empoisonnement par CO^2 : dyspnée, élévation de la pression sanguine, diminution de l'absorption de O ; mais ce qui est particulier à l'insuffisance de O, c'est l'apparition, peu de temps avant la mort, de violents phénomènes d'excitation. L'asphyxie aiguë, de même que l'asphyxie se faisant peu à peu, sont dans leurs phénomènes principalement l'expression de l'insuffisance d'oxygène (Friedländer et Herter).

Quant à la limite supérieure, Bert a trouvé, dans ses expériences sur des animaux qu'il faisait respirer dans une atmosphère où l'oxygène était à une haute pression, que cette limite était atteinte quand le sang artériel contenait 28 à 30 volumes d'oxygène pour 100 (pression 0,76) ; à ce moment, les animaux éprouvaient des convulsions, et ils succombaient quand la quantité d'oxygène dans le sang s'élevait à 35 volumes pour 100. Cette faible augmentation de la quantité d'oxygène dans le sang s'accompagne d'un accroissement énorme de la tension de ce gaz ; cette tension dans le sang artériel normal est, à la tension mortelle résultant de la saturation du sang par l'oxygène sous l'influence d'une pression de l'oxygène de trois atmosphères, comme 35 est à 2280. La mort, qui survient alors d'une manière si remarquable, résulte, d'après Bert, de ce que les processus d'oxydation, la consommation de l'oxygène, la formation de l'acide carbonique et de l'urée, la température enfin, ont subi une diminution. Les muscles excisés absorberaient même moins d'oxygène, dans l'air comprimé, que sous la pression normale; dans les mêmes conditions, la putréfaction ainsi que les différents processus de fermentation seraient retardés et empêchés. Pflüger fait remarquer qu'il se passe aussi, dans le monde extérieur, quelque chose d'analogue; par exemple, le phosphore actif luit dans l'oxygène dilué, mais non dans l'oxygène condensé.

L'oxygène du sang est-il à l'état d'oxygène simple ou d'ozone? — Les oxydations dans l'organisme se faisant à des températures plus basses qu'il ne serait possible en dehors de l'organisme, on ne croyait pas pouvoir expliquer ce fait autrement qu'en admettant que l'oxygène devait se trouver à l'état d'ozone au moment où il passait des globules sanguins aux tissus, pour y brûler l'albumine, les graisses et les carbures d'hydrogène. Ce qui semblait encore venir à l'appui de cette manière de voir, c'est qu'on voyait ces derniers composés organiques être brûlés par l'ozone, en dehors de l'organisme, aux mêmes températures et de la même manière que dans le corps vivant. Enfin on croyait avoir démontré directement, au moyen de réactifs, que l'oxygène se trouvait bien dans le sang à l'état d'ozone (A. Schmidt).

Cette opinion a été combattue par Hoppe-Seyler et surtout par Pflüger, à l'aide de preuves expérimentales et critiques. L'opinion de Pflüger est que les oxydations organiques sont comparables à la combustion lente du phosphore actif dans l'oxygène dilué; ici, en effet, dit-il, c'est dans le phosphore que résiderait la cause qui fait que la combinaison chimique s'accomplit. Les combustions organiques des cellules seraient indépendantes, dans de larges limites, de la pression de l'oxygène simple et ne supposeraient nullement l'existence de l'ozone. Tous les faits démontreraient que l'oxygène du sang est de l'oxygène simple, qui serait en même temps doué d'une mobilité qui lui permettrait, à la température du corps, de se porter hors des globules dans toutes les directions, ainsi que l'ont appris les recherches de Donders. Si l'oxygène du sang se transformait en ozone, cette mobilité serait aussitôt supprimée, et sa facile diffusion dans les tissus ne pourrait plus alors avoir lieu.

L'expérience de A. Schmidt (bleuissement du papier de gayac par le sang) ne démontre nullement, d'après Pflüger, que l'hémoglobine possède la propriété d'ozoniser l'oxygène simple. Si le bleuissement a lieu dans ce cas, c'est que la matière colorante du sang se décompose sur le papier poreux, en donnant naissance à un corps qui s'oxyde avec beaucoup d'avidité; c'est l'hémochromogène de Hoppe. Or, toute molécule qui s'oxyde aux dépens de l'oxygène de l'atmosphère divise, dit-il, la molécule d'oxygène; c'est ce que ferait l'hémochromogène en s'oxydant, et ainsi s'expliquerait le développement de l'ozone qui bleuit le papier de gayac. — Il en serait de même du bleuissement par le sang du mélange d'amidon et de KI, ainsi que de la décoloration par le sang d'une solution neutre d'indigo. Dans ces deux cas encore, il s'agirait d'une série de décompositions et d'oxydations; et ce serait l'ozone, se développant dans ces processus, et nullement l'oxyhémoglobine, qui bleuirait l'amidon, et qui décolorerait l'indigo.

Pflüger fait encore remarquer, à l'appui de son opinion, que toutes les substances facilement combustibles, qui, placées dans de l'eau alcalinisée, en présence de l'air, ne sont pas brûlées, restent aussi dans le sang sans éprouver presque aucune modification; tels sont, par exemple, le lactate de soude et le sucre de raisin.

A. Schmidt a découvert le fait remarquable suivant : quand on porte une goutte de sang dans une solution de peroxyde d'hydrogène saturée le plus possible, on voit ce peroxyde d'hydrogène se décomposer instantanément, en produisant une vive effervescence; de l'oxygène neutre se dégage, sans qu'il y ait en même temps oxydation de l'hémoglobine. A ce fait, que A. Schmidt cite à l'appui de sa théorie, Pflüger oppose le fait suivant, résultant des recherches de Assmuth, inspirées par

Schmidt lui-même : quand on injecte du peroxyde d'hydrogène dans le sang d'un animal vivant, la décomposition vive de H^2O^2 n'a plus lieu, l'animal n'en éprouve aucun dommage, et cela, même quand la quantité de H^2O^2 injectée est suffisante pour développer 115 centimètres cubes d'oxygène. De ce fait remarquable, Pflüger conclut que le sang vivant n'exerce pas sur le peroxyde d'hydrogène une action catalytique plus intense que ne font beaucoup d'autres substances, et que, immédiatement après la sortie du sang de la veine, il se développe un produit de décomposition, lequel effectue la catalyse avec une énergie excessive. Ce ne serait donc pas l'ozone du sang qui serait la cause de la catalyse, mais bien ce produit de décomposition encore inconnu.

Enfin Pflüger cite encore, comme corroborant son opinion, les faits suivants, qui émanent en partie des recherches de Schmidt lui-même : le sérum, le plasma, le sang, soustraient très rapidement l'ozone à l'air ozonisé; l'oxygène du sang peut être extrait avec la pompe et ne donne point de réaction d'ozone; si l'on fait passer à travers du sang ou une solution de globuline, pendant plusieurs heures, de l'air ozonisé, l'ozone de cet air est entièrement absorbé par le sang, de sorte que les bulles de gaz qui se dégagent ne donnent plus de réaction d'ozone, l'ozone étant immédiatement fixé pour servir à l'oxydation des éléments du sang; l'ozone qui passe à travers le sang le modifie et le détruit, il en oxyde totalement les matières albuminoïdes, il dissout les globules, il détruit peu à peu entièrement la matière colorante.

La doctrine de l'ozonisation de l'oxygène par l'hémoglobine ne paraît donc plus soutenable, et nous pouvons admettre avec Pflüger que c'est bien *à l'état d'oxygène ordinaire que l'oxygène est fixé par l'hémoglobine des globules du sang et que, dans aucun point du torrent circulatoire, il ne se trouve à l'état d'ozone.*

L'oxygène serait-il ozonisé seulement dans les tissus? Cela ne serait pas impossible, d'après Pflüger, mais rien ne le démontre.

Quel rôle joue l'oxygène dans l'organisme ? — Le sang vivant ne se comporte pas d'une manière indifférente à l'égard de l'oxygène et possède en propre une faible respiration intérieure; il s'y passe des processus d'oxydation continuels, ainsi que le démontrent les expériences suivantes : 1. Du sang artériel vivant, maintenu à la température du corps, ne tarde pas à prendre une teinte de plus en plus sombre, c'est-à-dire qu'il tend à devenir veineux; et ce fait se produit non seulement quand le sang se trouve dans l'artère vivante, mais encore quand il est placé dans un verre et complètement soustrait à l'influence de l'air. Dans ce dernier cas il n'est en contact avec aucun autre tissu animal; c'est donc lui-même qui doit faire passer l'oxygène libre dans un état de combinaison plus intime. Si ce sang qu'on vient d'extraire de l'artère est immédiatement refroidi à zéro, on constate qu'il conserve sa coloration rouge clair; c'est qu'alors le froid a empêché les processus d'oxydation de se produire, ou au moins les a considérablement ralentis (Pflüger). — 2. Lorsque, à l'aide de la pompe à mercure, on soustrait l'oxygène au sang artériel, la quantité de ce gaz qu'on obtient est d'autant plus grande que l'opération s'est faite plus vite. Ainsi à l'aide du procédé de Pflüger, avec lequel l'opération ne dure pas plus de 1 à 2 minutes, on extrait du sang artériel 16,9 pour 100 d'oxygène (à zéro et à la pression mercurielle de 1 mètre); tandis que, à l'aide de procédés plus lents, on n'en extrait que 15,3 pour 100 (à zéro et 1 mètre de pression mercurielle). — 3. Dans le sang asphyxique se trouvent en plus grande quantité des matières facilement oxydables (substances dites réductrices, provenant de tissus); c'est ce que A. Schmidt a démontré. Si dans ce sang, qui ne contient que des traces d'oxygène, on en introduit artificiellement et qu'on agite, on voit cet oxygène disparaître très rapidement, tandis que CO^2 ne se développe que très lentement. Le sang artériel ne montre que très peu ces phénomènes, ce qui autorise à dire que, dans le sang veineux (et le sang asphyxique n'est pas autre chose), il existe plus de substances réductrices que dans le sang artériel; dans le sang artériel, ces substances réductrices ont déjà été rapidement brûlées par l'oxygène.

Mais ces processus d'oxydation qui se passent dans le sang vivant ne sont que très minimes; c'est ce qu'a nettement démontré Pflüger, en opposition avec les données d'Estor et Saint-Pierre et celles de Hoppe-Seyler. La comparaison faite de la couleur du sang dans les artères voisines du cœur et celles éloignées de cet organe, de même que les analyses gazométriques différentielles les plus exactes, ont démontré que, tant que le sang circule dans les artères, il ne présente, dans les divers points de son parcours, relativement à sa richesse en oxygène, aucune différence appréciable.

Respiration des tissus. — C'est dans la circulation capillaire que disparaît en très grande partie l'oxygène du sang, et que se développe en abondance l'acide carbonique. Ici se présentent les questions suivantes : 1. L'oxydation, qui a pour résultat la formation d'acide carbonique, a-t-elle lieu dans les capillaires mêmes ou dans les tissus, c'est-à-dire dans les cellules? — 2. En admettant qu'elle ait lieu dans les cellules, l'oxygène passe-t-il directement dans la cellule, et CO^2 passe-t-il directement de la cellule dans le sang, ou bien ce passage se fait-il autrement, par l'intermédiaire de quelque substance, par exemple d'une sorte de ferment? Il est très probable, d'après les recherches de Pflüger, que ces processus d'oxydation, qui ont pour résultat la disparition de l'oxygène et la formation de CO^2, ont lieu, non dans le sang lui-même, mais dans les tissus.

Pour le faire comprendre, Pflüger fait remarquer combien est grande la quantité d'oxygène qui, sous l'influence d'une faible force de pression (voyez plus haut), pénètre, par voie de diffusion, dans le plasma, à travers la paroi des capillaires, le plasma en recevant, à tout moment, au moins 58 fois plus qu'il n'en recevrait, s'il était saturé. On comprend donc que la moindre variation de la pression de l'oxygène dans les tissus doit exercer immédiatement une influence très puissante sur la vitesse du courant de l'oxygène vers ces tissus. Or cette tension de l'oxygène des tissus paraît presque nulle, ce qui ressort déjà de ce fait, à savoir que personne n'a pu déceler en eux la présence de ce gaz. Ajoutez à cela la disposition éminemment favorable que présente l'organisme pour la diffusion de l'oxygène; il suffit de considérer l'immense superficie que présente le sang, se distribuant à travers le corps en des millions (8 millions, d'après les calculs de Vierord) de canaux (capillaires) infiniment ténus, en même temps que ses particules sont dans un mouvement continuel, et que sa surface se renouvelle, par suite, à tout instant; il suffit encore de réfléchir à la brièveté excessive, presque nulle, du chemin que le courant de diffusion a à parcourir, et à la rapidité avec laquelle les cellules extravasculaires fixent l'oxygène, pour donner naissance à des substances dans lesquelles l'oxygène a perdu complètement sa tension, au lieu de se trouver, comme dans l'hémoglobine, à l'état de dissociation.

La tension de l'oxygène n'étant nullement élevée dans les globules sanguins, et étant à peu près nulle dans les tissus, l'écoulement de l'oxygène hors du sang doit donc se faire, d'après les considérations qui précèdent, avec une force très puissante.

Il est encore d'autres observations qui tendent à faire admettre que les oxydations ont bien lieu dans les cellules : outre certains faits de physiologie comparée (respiration des organismes inférieurs, unicellulaires, par conséquent privés de sang, etc.), je citerai encore certaines observations, faites sur les animaux supérieurs, et d'après lesquelles les muscles, même en l'absence complète de sang dans les capillaires, présentent encore des phénomènes respiratoires ; ajoutez à cela que les mouvements musculaires, nécessairement liés à l'oxydation, sont encore possibles dans le sang privé d'oxygène. Enfin Pflüger et Strassburg, dans un travail sur la topographie des tensions des gaz dans l'organisme, ont démontré que CO^2 était engendré en majeure partie dans les tissus. Or l'oxygène doit bien avoir pénétré là où CO^2 prend naissance.

Mais, dira-t-on, et c'est à peu près la seule objection que l'on puisse faire, les substances réductrices pourraient bien se diffuser rapidement des cellules dans le sang et là s'emparer de l'oxygène. A ce compte il devrait se fixer dans le sang asphyxique *au moins* d'aussi grandes quantités d'oxygène que dans le sang des capillaires; or cela n'arrive pas. En effet, d'après Pflüger, du sang asphyxique encore chaud, agité avec de l'oxygène, n'absorbe que de très petites quantités de ce gaz, tandis que de grandes quantités d'oxygène disparaissent continuellement du sang des capillaires. L'acide carbonique, qui se développe dans le sang asphyxique chaud agité avec de l'oxygène, est aussi en quantité très minime.

Qu'est-ce qui règle la quantité d'oxygène que reçoit l'organisme? — La quantité d'oxygène que reçoit l'organisme se règle d'après la quantité que l'organisme en consomme. En effet, les globules sanguins se chargeant, dans la respiration pulmonaire, toujours à peu près de la même quantité d'oxygène, ils doivent, dans la circulation pulmonaire, absorber d'autant plus d'oxygène qu'ils en ont été privés davantage, dans la grande circulation, par suite des oxydations qui se sont accomplies dans l'organisme. Or ces oxydations s'accroissent, par exemple, par le travail musculaire, de même que pendant la digestion, ou sous l'influence d'une basse température; elles diminuent, au contraire, à la suite des hémorragies, etc. C'est ce qui faisait dire à Lothar Meyer que l'*hémoglobine était le régulateur de la consommation de l'oxygène dans l'organisme*. Mais cette opinion n'est pas admissible. En effet, il est indubitable que l'organisme, soit après le travail, soit après le repas, etc., reçoit plus ou moins d'oxygène, sans que, pendant ce temps, il se soit produit un changement dans la quantité d'hémoglobine contenue dans le sang. Et de plus Finkler a démontré que des pertes très abondantes de sang n'exercent, directement et dans les premiers moments, aucune influence sur la consommation de l'oxygène, et que cette consommation de l'oxygène dans l'organisme est absolument indépendante de la vitesse du courant sanguin.

Pflüger admet que *c'est la cellule elle-même qui règle l'intensité du courant de l'oxygène*, la force d'impulsion suffisante pour la diffusion de ce gaz étant extrêmement faible. Dès que le tissu, par suite d'un accroissement de l'activité vitale, a besoin d'une plus grande quantité d'oxygène, et que par conséquent la pression de ce gaz, dans ce tissu, subit une diminution, bien que très faible, et peut-être inappréciable à nos moyens, aussitôt le courant de diffusion de l'oxygène devient plus intense. *Ce qui règle la quantité d'oxygène que consomme l'ensemble de l'organisme, c'est donc la cellule, et non pas la richesse du sang en oxygène, ni la tension du système aortique, ni la vitesse du courant sanguin, ni le travail du cœur et de la respiration.* Toutes ces circonstances ne sont qu'accessoires et subordonnées. Leur action combinée est simplement au service des cellules, qui, elles, accomplissent le travail organique proprement dit, tout en étant entre elles dans un certain état de subordination tel qu'un groupe déterminé de cellules, les cellules nerveuses, exerce une sorte de souveraineté sur l'intensité des processus vitaux de presque toutes les autres.

Mais comment expliquer les processus d'oxydation de l'organisme vivant, sans admettre l'intervention de l'ozone? — L'opinion de Pflüger, d'après laquelle l'oxygène se trouverait dans le sang à l'état d'oxygène simple, et non à l'état d'ozone, rencontre une objection, qui s'offre naturellement, je veux dire l'indifférence que présentent la plupart des éléments nutritifs, surtout les substances albumineuses, à l'égard de l'oxygène simple, à la température de l'organisme. Pflüger cherche à résoudre cette difficulté de la manière suivante :

Ce ne serait pas, d'après lui, l'oxygène qui subirait une modification; ce serait l'albumine qui se modifierait en pénétrant dans la cellule vivante et en devenant ainsi partie intégrante de l'organisme. « Une molécule d'albumine, dit-il, qui, dans l'écorce grise du cerveau, concourt à la formation de la pensée, qui, dans le muscle, accomplit un travail mécanique, qui, dans la cellule des glandes, met en mouvement les produits d'excrétion, cette molécule, dis-je, provient toujours de la même albumine, mais elle a subi, dans la cellule, un certain changement. C'est la cellule qui, en absorbant dans son organisation l'albumine alimentaire, la fait devenir sperme dans les testicules, substance pensante dans le cerveau, matière contractile dans le muscle. *Aussitôt qu'elle a pénétré ainsi dans la cellule, l'albumine perd son indifférence à l'égard de l'oxygène simple; elle commence à respirer, à vivre.* Toutes ces manifestations vitales, en effet, génération, assimilation, accroissement, sensibilité, pensée, volonté, mouvement, etc., représentent un travail, non pas des humeurs, mais de la substance cellulaire. Il n'y a que la cellule qui donne les signes proprement dits de la vie; elle seule est vivante, dans le vrai sens du mot. L'albumine de plasma sanguin est morte dans le corps vivant, tant qu'elle n'est pas devenue substance cellulaire.

Ce qui distingue principalement l'albumine déjà assimilée, devenue substance cellulaire, de l'albumine alimentaire, c'est la prodigieuse facilité avec laquelle la première se décompose. La matière vivante n'est pas seulement très facilement décomposable, on doit encore la considérer comme dans un état de décomposition incessante. Il n'y a point de moyen de maintenir indécomposée une parcelle de substance organique vivante. Qui dit vie dit décomposition. Ne sont-ce pas des forces vivantes prodigieusement petites, qui, agissant dans un rayon de lumière, provoquent les effets les plus puissants dans la rétine et dans le cerveau? Le choc le plus léger, produit par la pointe d'une aiguille passant sur un muscle mis à nu, ne suffit-il pas pour déterminer immédiatement une contraction, avec formation simultanée d'acide carbonique et d'acide lactique? Combien infiniment petites sont les forces nerveuses vivantes capables d'imprimer une puissante impulsion aux processus, par conséquent aussi aux réactions chimiques, qui se passent dans les organes! » Pflüger distingue donc une substance vivante et une substance capable de vie; un grain de blé, un œuf d'oiseau pondu, un rotifère desséché, ne seraient pas vivants, mais seulement susceptibles de devenir vivants par l'intervention de la chaleur et de l'eau.

Si donc la substance capable de vie ne peut, à une température peu élevée, être oxydée que par l'ozone, cela ne veut pas dire que la substance réellement vivante, si facilement décomposable et si prodigieusement mobile dans sa texture intra-moléculaire, ne puisse, à la même température, être oxydée par l'oxygène simple, aussi facilement que la substance non vivante l'est par l'ozone.

Nous n'avons nullement l'intention d'étudier dans tous ses détails *le rôle si puissant que joue l'oxygène* dans l'organisme animal. La *vie animale* consiste essensiellement dans une combinaison de la plupart des parties du corps avec l'oxygène. Elle n'est pas autre chose qu'un *processus continuel d'oxydation, de combustion*, par lequel des composés extrêmement complexes, formés synthétiquement dans la plante et ayant pénétré dans le corps animal, y deviennent de plus en plus simples, de plus en plus riches en oxygène, et sont enfin éliminés sous la forme la plus simple et le plus possible riche en oxygène à l'état d'eau, d'acide carbonique, d'acide phosphorique, d'acide sulfurique. La vie animale consiste donc en une désassimilation et une rénovation incessantes de toutes les parties du corps, et elle peut bien, sous ce rapport, être comparée à une flamme, qui conserve sa forme, tandis que ses parties sont continuellement modifiées et renouvelées par l'oxydation. Il faut donc, pour que la vie s'entretienne, l'apport incessant de nouveaux matériaux nutritifs et l'intervention incessante de l'oxygène pour les brûler;

l'absence de ce dernier fait mourir les animaux à sang chaud en quelques minutes ; mais ils peuvent résister pendant des semaines à l'absence des premiers. Si les animaux à sang froid peuvent continuer à vivre pendant près de vingt-quatre heures (Pflüger) sans recevoir pendant ce temps la moindre trace d'oxygène, c'est que, chez eux, la consommation de l'oxygène intramoléculaire se fait avec une extrême lenteur.

Action de l'ozone sur l'organisme. — Nous avons dit que les effets produits par l'inhalation de l'oxygène n'étaient pas autres que ceux produits par l'inspiration de l'air atmosphérique ordinaire, et que, dans certains états pathologiques où il s'agit de faciliter la respiration, l'intervention de l'oxygène pur n'agissait pas mieux que celle de l'air de l'atmosphère. Quant aux effets de l'ozone sur l'organisme vivant, on a fondé sur eux des espérances illusoires, qui n'ont pas résisté à l'observation rigoureuse et impartiale des faits. La seule utilité que pourrait, à la rigueur, avoir l'ozone, répandu en abondance dans l'atmosphère, serait de détruire les organismes inférieurs qui provoquent les putréfactions, par conséquent de purifier l'air ; ce qui pourrait peut-être faire considérer une atmosphère riche en ozone, l'atmosphère de la mer, par exemple, comme plus favorable à la santé. Mais, qu'il soit inhalé ou introduit dans l'estomac (eau ozonisée), l'ozone ne peut pas arriver tel quel dans le sang ; il trouve, en effet, sur les muqueuses des substances avec lesquelles il se combine, ce qui lui fait perdre son caractère d'ozone ; tout au plus peut-il donc, en présence de muqueuses sèches, provoquer sur ces muqueuses, par ses puissantes affinités, des phénomènes inflammatoires, donner lieu ainsi à du coryza, à de la laryngite, à du catarrhe bronchique. Dans une atmosphère contenant seulement 1 d'ozone sur 6000 à 2000 d'air, de petits animaux (rats, lapins) succombent en présentant d'abord une excitation intense, puis des troubles respiratoires et des phénomènes de collapsus (Schönbein); l'inhalation de trop grandes quantités d'ozone détermine, chez l'homme, de violents symptômes d'irritation. Et en supposant même que l'ozone pût arriver tel quel dans le sang, ce qui est impossible, il ne ferait que détruire les éléments du sang, par conséquent il ne donnerait jamais lieu qu'à des effets nuisibles. De récentes expériences de Binz ont appris, au contraire, qu'il n'y a que des quantités considérables d'ozone à l'état de concentration qui puissent exercer une action irritante sur les muqueuses, provoquer une toux intense, une sensation d'écorchure au gosier, des nausées, de violents efforts de vomissement, du catarrhe bronchique et des hémoptysies ; en petite quantité, l'ozone ne produit aucun phénomène de ce genre, mais donne lieu simplement, semblable en cela au protoxyde d'azote, à un sentiment de bien-être général, à de la tendance au sommeil. Ces expériences ont encore montré que, si l'on fait passer sans interruption dans environ un demi-litre de sang de l'ozone humide en quantité suffisante pour qu'il ne soit pas respirable, on ne constate pendant une heure au moins aucune influence appréciable sur les globules rouges du sang, ce qui, d'après Binz, serait la conséquence de la faible tendance qu'a la partie aqueuse du sang à absorber de l'ozone.

Usages thérapeutiques. — Aussitôt qu'on eût découvert «l'air vital », on crut pouvoir en retirer de grands avantages pour la thérapeutique, et on fonda sur lui des espérances souvent extravagantes. Les progrès accomplis dans l'étude des rapports physiologiques de l'oxygène avec l'organisme, en démontrant que l'organisme ne tire pas plus d'oxygène d'une atmosphère très riche en ce gaz qu'il n'en tire de l'air atmosphérique pur, ont déjà théoriquement fait entrevoir l'inanité de ces espérances. *Un air pur, privé de tout mélange nuisible (gazeux ou solide) peut donc produire exactement les mêmes résultats thérapeutiques que l'inhalation de l'oxygène.*

Cette manière de voir, purement théorique, a été pleinement confirmée par l'observation rigoureuse et impartiale. Peu après sa découverte, l'oxygène fut employé dans les maladies les plus variées ; ce premier enthousiasme ne tarda pas à tomber, et quelques médecins ont essayé, dans ces derniers temps, de le réveiller. Ce qui ressort de leurs observations, à notre avis, c'est que l'efficacité de l'oxygène est, en général, bien vague, et bien loin de mériter l'importance qu'on lui a attribuée. Nous laisserons donc de côté la plupart des états morbides qui ont été soumis au traitement par l'oxygène, nous contentant de parler de ceux qui ont fait l'objet d'observations nombreuses.

Naturellement ce médicament a été d'abord employé dans les *affections de l'appareil respiratoire*. L'expérience a appris que les inhalations d'oxygène doivent absolument être évitées dans tous les cas où il existe un processus inflammatoire aigu, soit du côté des poumons, soit du côté de tout autre organe. Dans la phtisie, ces inhalations se sont montrées le plus souvent inutiles, et parfois même elles ont fait augmenter la fièvre et provoqué des hémoptysies. Quelques heureux résultats, il est vrai, ont été publiés ; mais en présence du nombre très grand de revers, les succès nous paraissent avoir besoin de confirmation. En tout cas, si l'on veut essayer ces inhalations, il ne faudra le faire qu'autant qu'il n'existera aucune disposition aux hémoptysies. — Dans ces derniers temps, Leyden et Jaffe ont vu ces inhalations d'oxygène produire de bons résultats dans les cas de processus putrides des poumons (bronchite putride et gangrène pulmonaire) : l'odeur et la quantité des crachats diminuaient, l'état général du malade s'améliorait, disent-ils, sous leur influence.

L'oxygène a aussi été employé très souvent pour combattre les phénomènes dyspnéiques et l'accumulation de l'acide carbonique dans le sang, principalement dans le traitement de l'asthme. Il s'agissait ici le plus souvent, paraît-il, d'exacerbations d'un catarrhe chronique, s'accompagnant de cyanose et de dyspnée. L'accès de dyspnée aurait, dit-on, été supprimé, dans un grand nombre de cas, sous l'influence de ces inhalations; dans d'autres cas, elles sont restées inefficaces. Pour prononcer un jugement, il faudrait des observations plus nombreuses et plus précises. — Bien diverses aussi sont les opinions émises sur la valeur des inhalations oxygénées dans certains états asphyxiques aigus (étouffement, pendaison, asphyxie par immersion); dans tous les cas de ce genre, il faudra évidemment avoir recours d'abord aux procédés ordinaires de respiration artificielle, et il sera bien rare d'avoir, dans ces moments, de l'oxygène pur à sa disposition. Loysel a trouvé que, dans les empoisonnements par le chloroforme, l'éther ou le chloral, les inhalations d'oxygène rendaient de meilleurs services que la respiration artificielle; il voudrait aussi qu'on traitât par ces inhalations l'asphyxie des nouveau-nés.

Les inhalations d'oxygène ont aussi été recommandées pour combattre la *dyspepsie* très prononcée qui survient dans le cours de certaines affections chroniques, telles que la chlorose et l'anémie. Comme ce moyen a été beaucoup préconisé, et qu'il ne peut donner lieu à aucun inconvénient grave, on fera bien de l'essayer, le cas échéant ; mais il est douteux qu'il soit plus efficace que le séjour dans l'atmosphère pure des montagnes.

Quant à l'utilité de l'oxygène dans les fièvres intermittentes, le scorbut, le diabète, les névralgies anciennes, et un grand nombre d'autres maladies, contre lesquelles il a été aussi recommandé, il nous est impossible, vu le petit nombre d'observations positives, de formuler un jugement là-dessus.

Nous devons mentionner encore l'emploi qui a été fait des inhalations d'oxygène, surtout par Demarquay, dans les affections chirurgicales. Il les recommande notamment chez les individus affaiblis, ayant des plaies suppurantes et ichoreuses. Elles ont, dit-il, pour résultat de relever l'appétit, d'augmenter les forces, de faire marcher le malade vers la guérison. Il a vu aussi, en mettant des ulcères « atoniques » en contact direct avec l'oxygène, se produire une vive réaction et une tendance à la cicatrisation. Ces résultats doivent-ils se confirmer et mettre le moyen proposé par Demarquay au-dessus d'autres méthodes proposées dans le même but? Nous ne saurions le dire.

Quant à la valeur de l'emploi de l'ozone, qui a été, dans ces derniers temps, l'objet de vives recommandations contre les états morbides les plus variés (surtout de la part de Lender), nous n'avons rien à ajouter à ce qui a été dit dans la partie physiologique. Tout récemment Binz a mis en lumière la propriété que possède l'ozone de provoquer le sommeil. Quelque intéressante que soit cette propriété, elle ne pourra guère trouver un emploi dans la pratique, tant à cause de l'inconstance de cette action chez les divers individus, qu'à cause de la difficulté que l'on aura à se procurer le gaz en question.

ESTOR et SAINT-PIERRE, Analyse des mélanges gazeux et dosage de gaz du sang (Journal de l'anatomie et de la physiologie, t. II, p. 106. Paris, 1855. — FERNET (E.), Thèse de doctorat ès sciences naturelles et Annales des sciences naturelles, 4e série, t. VIII. — REGNAULT et REISET, Recherches chimiques et physiques sur le phénomène de la respiration (Comptes rendus de l'Académie des sciences, 1848, t. XXVI, p. 3, 4, 17). — Annales de chimie et de physique, t. XXVI, 1849. — BUCHHEIM, Ueber die therapeutische Verwendung des Sauerstoff (Archiv für experimentelle Pathologie und Pharmakologie, 1875, Band IV, S. 137. — GRÉHANT, Absorption des gaz (Archives génér. de médecine, 6e série, 1872, t. XX, p. 488; Comptes rendus de l'Académie des sciences, 19 août 1872). — AFONASSIEW, Berichte des k. sachs. Gesellschaft der Wissenschaften, 1873. — HUFNER, Zeitschrift für physiologische Chemie, Band I, S. 317 u. 386 u. Centralblatt 1878, S. 710. — HERTER, Ueber die Spannung des O. im arteriellen Blut (Zeitschrift für physiolog. Chemie, Band III, S. 98, 1878. — G. LIEBIG, Aerztl. Intelligenzblatt, 1879, n° 19.

V

ACIDES

ACIDES INORGANIQUES ET ORGANIQUES

Action physiologique. — Quelques acides minéraux, les *acides sulfurique, chlorhydrique, azotique* et *phosphorique,* ainsi que quelques acides organiques (gras), parmi lesquels l'*acide acétique* est le plus important, présentent, au point de vue de leurs effets physiologiques et de leur grande affinité pour les alcalis et les substances albumineuses, assez de caractères communs pour qu'il soit permis de les grouper dans une même classe. La propriété que possèdent tous les acides d'empêcher le développement des bactéries et la putréfaction n'est pas aussi faible, relativement à celle de la plupart des autres substances antiseptiques, que l'avait prétendu Buchholtz. De récentes expériences de Sieber ont démontré que cette propriété peut même être plus énergique que celle du phénol. Les acides minéraux et l'acide acétique, dilués à 0,5 pour 100, s'opposent complètement à la putréfaction; l'acide butyrique et l'acide lactique n'ont qu'une action beaucoup plus faible; quant à l'acide borique, une solution à 4 pour 100 n'a pu entièrement empêcher la putréfaction du pancréas.

Action de doses petites, fortement diluées

La saveur acide de ces composés dépend d'une action spéciale qu'ils exercent sur les nerfs du goût, car ils possèdent tous cette même qualité. La sensation constrictive qu'ils produisent tous sur la muqueuse de la bouche et de la langue, peut provenir de la soustraction d'eau qu'ils font subir à ces tissus ; ceux qui agissent le plus vivement dans ce sens sont les acides sulfurique et phosphorique.

Déjà dans les premières voies digestives, dans la salive et le mucus buccal, plus tard dans les sucs intestinaux, dans la bile et le suc pancréatique, de petites quantités d'acide trouvent assez d'alcali pour être neutralisées et se transformer en sels. Les acides minéraux puissants peuvent ausssi déplacer les acides faibles contenus dans le suc gastrique et dans le chyme ; ainsi l'acide sulfurique formera des sulfates, en mettant en liberté les acides des chlorhydrates, des phosphates, des lactates. Plusieurs acides organiques, tels que les acides tartrique et malique, sont modifiés dans leur structure chimique par la pepsine du suc gastrique et transformés en acide succinique (Meissner et Koch).

Les acides prennent une part essentielle au processus de la *digestion stomacale*. L'acide chlorhydrique libre est un élément normal du suc gastrique sécrété par les glandes à pepsine; aussi le suc gastrique pur, non mélangé avec de la salive et des matières alimentaires, a-t-il toujours une réaction acide ; il contient, chez l'homme, 0,25 pour 100 d'acide chlorhydrique libre; chez le chien, il en contient 0,3 pour 100. Cet acide chlorhydrique dissout un certain nombre de sels qui sont insolubles dans l'eau ; il aide à transformer en peptone les diverses substances albumineuses. Ces substances ne peuvent être dissoutes que par l'acide même, dont la présence est indispensable pour que la pepsine puisse développer son action spéciale.

C'est l'acide chlorhydrique qui exerce l'action la plus active sur ces processus de la digestion. Immédiatement à côté de lui se range l'acide lactique, auquel donnent naissance les lactates provenant de la viande, du sucre, des féculents, introduits dans l'estomac ; sous l'influence de l'acide chlorhydrique du suc gastrique, ces lactates se transforment en chlorhydrates, et l'acide lactique est mis en liberté. Puis viennent les acides phosphorique et tartrique, qui agissent plus faiblement sur le processus de la digestion. Les acides sulfurique, nitrique, acétique (?), oxalique, auraient une action à peu près ou entièrement nulle (Meissner). Pourtant Schiff a trouvé qu'une solution d'acide azotique à 4 pour 100 pouvait transformer, en quarante minutes, de la fibrine en peptone, aussi bien qu'une solution à 4 pour 100 d'acide chlorhydrique. Le pouvoir digestif du suc gastrique s'accroît jusqu'à ce que son acidité ait atteint un certain degré, différent pour les différentes substances qu'il s'agit de digérer ; ainsi, pour les substances albumineuses, ce degré d'acidité est de 0,1 d'acide pour 100. Au-dessus de ce degré, le pouvoir digestif diminue, et, si la quantité d'acide devient trop forte, il disparaît entièrement. C'est ce qui fait que, quand l'usage des acides est trop prolongé, l'appétit et les digestions finissent par subir des troubles très marqués.

Il vient naturellement à l'esprit que, par suite d'une pénétration trop prolongée d'acides minéraux dans l'organisme vivant, les alcalis qui s'y trouvent combinés à des acides faibles, par exemple à l'acide carbonique, ou à l'albumine, devraient se porter sur les acides plus puissants et être éliminés par les urines à l'état de sels minéraux, de sorte que, non seulement le sang, mais encore l'organisme tout entier, devrait alors s'appauvrir en alcalis et en sels. Salkowski a observé, chez les herbivores (lapins), qu'un acide se développant dans l'organisme (par exemple l'acide sulfurique auquel donne naissance la taurine, $C^2H^7NSO^3$, quand elle est trop abondante) s'éliminait, combiné aux bases, à l'état de sel neutre, et seulement en très petite partie à l'état d'acide ; il en serait de même de l'acide sulfurique venu de l'extérieur : il abandonnerait l'organisme, en très grande partie à l'état de sel neutre. Salkowski et Lassar ont démontré directement que, chez les carnivores et les herbivores, l'introduction dans l'estomac d'acides minéraux dilués avait pour résultat de faire diminuer l'alcalinité du sang, et que l'organisme devait donc fournir des bases pour neutraliser les acides ingérés. Si la différence dans l'alcalinité du sang ne paraît pas alors bien considérable, c'est que ce n'est pas seulement le sang, mais l'organisme tout entier, qui doit fournir de l'alcali; la perte en alcali est donc plus considérable qu'elle ne paraît être au premier abord. Mais, d'un autre côté, on ne peut méconnaître que l'organisme retient fortement l'alcali libre; il doit donc posséder un mécanisme régulateur pour maintenir, autant que possible, l'équilibre entre les acides et les bases; le fait est que, chez les chiens et les chats de Salkowski, la quantité d'acide ingérée fut telle qu'elle aurait pu suffire pour rendre acide la totalité de l'animal, si l'acide avait été absorbé et éliminé tout entier à l'état de sel.

Mais pendant la vie, chez les deux classes d'animaux, le sang reste toujours alcalin malgré l'ingestion de la plus grande quantité d'acides possible, et il ne présente une réaction acide qu'après la mort succédant à un empoisonnement aigu par un acide (par exemple par l'acide sulfurique concentré).

Quand aux acides végétaux, Wöhler a démontré, pour un certain nombre de ces acides, que, donnés à l'intérieur, ils se combinaient à un alcali et reparaissaient, à l'état de sels, dans les urines; ils agissent donc, comme les acides minéraux, en absorbant les alcalis de l'organisme. Si ces mêmes acides sont, au contraire, introduits dans l'estomac à l'état de sels végétaux, ils sont alors brûlés dans le sang, transformés en carbonates, et éliminés dans cet état. Les observations de Berzélius et Magendie rendent probable que les acides ne commencent à passer dans l'urine, à l'état libre ou à l'état de sels acides, que lorsqu'ils ont été donnés en quantité plus grande qu'il ne faut pour neutraliser lès bases contenues dans le sang ou dans d'autres parties de l'organisme.

Il est plus difficile de soustraire, au moyen des acides, les alcalis aux carnivores qu'aux herbivores; la raison de ce fait a été trouvée à l'occasion de recherches faites sur le mode d'élimination du chlorhydrate d'ammoniaque. Ce mode d'élimination présente, en effet, de grandes différences suivant que le chlorhydrate d'ammoniaque est administré à des herbivores ou à des carnivores. Dans le corps du lapin, par exemple, l'azote du chlorhydrate d'ammoniaque absorbé passe en grande partie à l'état d'urée, de même que l'azote des autres sels ammoniacaux; c'est de cette source, et nullement sans doute d'une désagrégation plus active de l'albumine se produisant sous l'influence du chlorhydrate d'ammoniaque, que provient la quantité plus grande d'urée qui se rencontre dans l'urine des lapins soumis à l'usage du chlorhydrate d'ammoniaque. — Chez les chiens, au contraire, il n'y a tout au plus qu'une quantité tout à fait minime du chlorhydrate d'ammoniaque absorbé qui passe à l'état d'urée. La raison de cette différence remarquable est la suivante: La viande, par suite de sa pauvreté en sels d'acides organiques et à cause des acides auxquels elle donne naissance dans le corps, peut être considérée comme un aliment acide; cette introduction continuelle d'acides dans l'organisme des carnivores, et l'impossibilité pour ces acides de traverser l'organisme à l'état de liberté, priveraient très rapidement le corps de ces animaux des alcalis fixes indispensables à la vie, si une disposition particulière ne rendait pas ces alcalis fixes inutiles pour la fixation des acides absorbés. En effet, à la suite de l'introduction des acides dans l'organisme, chez les chiens, il se forme une quantité plus considérable d'ammoniaque (peut-être aussi que la transformation de l'ammoniaque en urée subit une diminution), de sorte que les acides, au lieu de soustraire à l'organisme les alcalis fixes, lui soustraient cette ammoniaque, empêchant ainsi en même temps la transformation de cette ammoniaque en urée; chez les chiens, l'acide chlorhydrique a aussi besoin d'ammoniaque pour son élimination. Si donc l'on fait ingérer à l'animal de l'acide chlorhydrique par exemple, cet acide chlorhydrique fait augmenter la quantité d'ammoniaque dans l'organisme et fixe cette ammoniaque; si on lui fait ingérer du chlorhydrate d'ammoniaque, l'acide chlorhydrique de ce sel utilise naturellement l'ammoniaque avec laquelle il est combiné, pour pouvoir par son intermédiaire être éliminé; il en résulte que l'ammoniaque du chlorhydrate d'ammoniaque ne peut pas être transformée en urée. Un fait qui prouve que la formation de l'ammoniaque dans le corps des carnivores est dans un rapport intime avec l'ingestion des acides, c'est que l'élimination de l'ammoniaque diminue considérablement à la suite de l'administration de grandes quantités de sels alcalins, de carbonate de soude, par exemple. Quant aux animaux herbivores, leur alimentation peut être considérée comme alcaline; or, une alimentation alcaline ne peut donner lieu qu'à une élimination d'ammoniaque tout à fait minime, une propriété caractéristique des substances végétales étant de ne point contenir d'ammoniaque ou de n'en contenir qu'une quantité tout à fait insuffisante pour la neutralisation des acides; de sorte que la quantité de cette ammoniaque contenue dans l'urine ne peut ni être augmentée par l'ingestion des acides, ni diminuée par l'ingestion des alcalis. Les acides ingérés, par exemple l'acide chlorhydrique, utilisent, chez les lapins, les alcalis fixes; chez ces animaux, l'acide chlorhydrique peut donc donner lieu à une soustraction des alcalis, capable d'entraîner la mort. D'un autre côté, l'acide chlorhydrique, qui est combiné avec l'ammoniaque dans le chlorhydrate d'ammoniaque, utilise pour son élimination, non pas cette ammoniaque, mais les alcalis fixes, et c'est pour cette raison que cette ammoniaque non utilisée peut passer à l'état d'urée (Knieriem-Gäthgens, Salkowski, Schimiedeberg-Walter et Hallervorden).

L'action nuisible de petites quantités d'acide sur l'organisme et les divers organes a été beaucoup exagérée; en tout cas, ces effets nuisibles ne peuvent se produire que lorsque l'usage de l'acide a été très prolongé. Ces effets, par exemple à la suite de l'ingestion prolongée d'aliments trop vinaigrés, seraient les suivants : amaigrissement, anémie, pâleur de la peau, diminution de l'alcalinité du sang, destruction des globules rouges. Nous avons déjà fait voir, dans les généralités sur les alcalins, l'importance de ces composés pour les processus normaux de la vie, et nous ne pouvons par conséquent pas nier que la diminution de l'alcalinité du sang et de l'organisme, à la suite de l'usage exagéré des acides, ne puisse donner lieu aux altérations ci-dessus énumérées. Nous ferons pourtant remarquer que rien ne prouve que cette diminution de l'alcalinité du sang soit bien réellement la canse de l'amaigrissement et de l'anémie. Quant à la destruction des globules rouges, elle a certainement été observée à la suite des empoisonnements aigus par l'acide sulfurique; on peut aussi voir se produire la même altération quand on mélange directement un acide avec le sang. Mais ce ne sont pas là des raisons suffisantes pour faire admettre que le même fait doive se manifester à la suite de l'ingestion de doses modérées d'un acide; et d'ailleurs ce fait n'a jamais été directement constaté. *Nous croyons donc devoir attribuer l'amaigrissement et l'anémie en question simplement aux troubles digestifs*, qui sont la conséquence nécessaire d'un usage exagéré des acides. On a prétendu aussi que la tuberculose se déclarait plus souvent dans l'anémie par les acides que dans toute autre anémie; mais le fait est plus que douteux.

Quant aux effets produits sur la *circulation* et la *température* par des doses médicamenteuses d'acides dilués, nous possédons là-dessus les recherches déjà anciennes de Bobrick et de Hertwig; mais nos expériences (Rossbach et Hofbauer) nous obligent d'être en désaccord avec ces auteurs sur un grand nombre de points. Bobrick prétend que, chez les animaux à sang froid, les acides acétique, citrique et tartrique, appliqués en badigeonnages sur la peau, ou introduits dans l'estomac ou dans le sang, donnent lieu à des interruptions des battements cardiaques en diastole, à un ralentissement de longue durée des contractions du cœur. Ce ralentissement se produisant même après la décapitation des animaux, après la section ou la paralysie des nerfs vagues, Bobrick en conclut qu'il doit être considéré non pas comme résultat d'une irritation réflexe des appareils modérateurs, mais comme la conséquence d'une action directe exercée sur le cœur par les acides arrivés dans le sang. Ce même ralentissement ainsi qu'un aplatissement considérable des courbes du pouls ont été observés par cet auteur sur les animaux à sang chaud et sur des hommes auxquels il avait administré, à l'intérieur, huit grammes de vinaigre, ou auxquels il avait fait prendre des bains de pied vinaigrés. Chez un lapin, dans l'estomac duquel il avait introduit une quantité considérable d'acide concentré, acétique ou citrique, il a vu la température baisser de 2 - 3 degrés. Les effets des acides minéraux furent tout différents. L'acide sulfurique détermina, il est vrai, chez la grenouille, des interruptions des contractions du cœur et le ralentissement de la fréquence du pouls; mais ces effets ne seraient plus ici, dit-il, le résultat d'une action directe de l'acide, mais bien d'une action réflexe s'exerçant sur les cordons de la moelle épinière et du nerf vague. Les acides chlorhydrique, azotique et phosphorique, au contraire, administrés à l'intérieur, ou appliqués extérieurement, accélérèrent ou renforcèrent les battements du cœur; cette action, ne se manifestant pas après la destruction du cerveau et de la moelle, ne pourrait être attribuée qu'à une excitation nerveuse centrale. Dans des expériences faites sur lui-même et sur des animaux à sang chaud, à l'aide de ces mêmes acides, Bobrick vit les battements du cœur d'abord s'accélérer et se renforcer, puis se ralentir. D'après Hertwig, à la suite de l'administration à l'intérieur, chez les animaux à sang chaud, de doses petites, diluées, d'acides minéraux, le pouls devient plus petit, plus dur et un peu plus lent; si c'est un acide végétal qui a été employé, le pouls est plus mou, plus faible et plus petit. Bien entendu qu'il ne s'agit pas, dans ces résultats, de l'injection directe des acides dans le sang.

Il suffit de jeter un coup d'œil sur ces résultats pour voir combien ils sont invraisemblables. Quand on frotte la patte d'une grenouille avec une goutte d'acide acétique, tout au plus si cet acide peut arriver au cœur à l'état d'acétate; or, une quantité de ce sel beaucoup plus considérable que celle correspondante à cette goutte d'acide ne peut, après avoir été introduite sous la peau, donner lieu à aucune action sur le cœur. Et puis l'acide acétique provoque, aussi bien que l'acide sulfurique, des douleurs intenses sur le point d'application. Pourquoi donc le premier de ces acides ferait-il ralentir le pouls par action directe, tandis que le second le ferait ralentir par action réflexe, etc.? Nos expériences, faites sur un très grand nombre d'animaux, ont montré clairement que ces données étaient insoutenables. Nous avons constaté que les acides inorganiques (acides sulfurique, azotique, chlorhydrique) exerçaient sur le cœur des animaux à sang froid la même action que l'acide acétique. Or, tous ces acides, appliqués sur ou sous la peau, ne déterminent des interruptions et du ralentissement des contractions cardiaques qu'à la condition que les pneumogastriques fonctionnent encore; chez les grenouilles d'hiver, avec nerfs vagues inactifs, et chez les grenouilles atropinisées, on ne peut plus d'aucune manière, ni au moyen des acides inorganiques, ni au moyen des acides organiques, déterminer le ralentissement du pouls. Lorsque, chez les grenouilles, on sectionne le nerf ischiatique d'un côté, on peut, les vagues étant actifs, faire naître des interruptions diastoliques et le ralentissement du cœur, en badigeonnant la peau avec un acide du côté de l'ischiatique intact; mais si l'on fait les badigeonnages du côté où l'ischiatique est coupé, le même effet ne se produit plus. Chez les animaux chez lesquels ces badigeonnages acides font ralentir les contractions de cœur, le même effet se produit quand on brûle la peau avec une aiguille rougie au feu. Ce ralentissement de l'activité cardiaque est donc un acte purement réflexe. A trois jeunes hommes de vingt-trois à vingt-cinq ans, qui étaient à jeun (quatre heures après le repas), nous avons fait prendre 15 grammes de fort vinaigre, dilués avec 90 grammes d'eau, et nous n'avons pu constater chez eux la moindre modification ni de la fréquence ni de la force des battements du cœur. Chez un petit chien bien portant, du poids de 4 kilogrammes, nous avons injecté dans l'estomac, un jour, 35 grammes de fort vinaigre dilué avec de l'eau; le lendemain, 60 grammes de vinaigre non dilué, sans que le pouls ni la température aient manifesté la moindre modification, même après un grand nombre d'heures; 15 grammes d'acide chlorhydrique, fortement dilués, ne produisirent pas plus d'effet.

Nous admettons donc que les acides étendus, à doses médicamenteuses, ont, à la vérité, un goût rafraîchissant; mais que, chez les animaux sains, ils ne font nullement baisser ni le pouls ni la température. Nous n'avons pas non plus observé, dans nos expériences sur des hommes et sur des carnivores, que les quantités d'acide, parfois assez considérables, que nous leur administrions aient fait naître des phénomènes d'affaiblissement ; l'état général s'est toujours maintenu normal. Quant à l'action des acides sur des individus atteints de maladies fébriles, elle n'a pas été l'objet de nos observations. Kobert a récemment prétendu avoir observé, quelques heures après l'administration de l'acide phosphorique à des individus sains et à des fébricitants, un ralentissement du pouls et un léger abaissement de la température, à la condition que le médicament eût été administré à doses assez élevées.

Mais si la quantité d'acide chlorhydrique dilué, administrée à des herbivores (lapins), dépasse la dose de 0gr,8 pour 1 kilogramme d'animal, on voit se manifester alors une dyspnée intense, la paralysie de la respiration et, consécutivement, la paralysie du cœur ; et ce qui prouve que cette grave atteinte du centre respiratoire est une conséquence de la soustraction des alcalis de l'organisme par les acides, c'est qu'une injection de carbonate de soude dans le sang peut sauver la vie de ces animaux (Walter).

Les acides, ainsi que nous l'avons déjà dit, passent en très grande partie dans l'*urine*, combinés avec un alcali ; on voit cependant l'urine des herbivores, normalement alcaline, devenir acide, et l'acidité de l'urine des carnivores se prononcer davantage.

Il devient de plus en plus probable, d'après un certain nombre de faits, que les sels du sang, arrivés dans les reins, s'y dédoublent, de telle sorte, que l'acide libre passe dans l'urine, et là se combine de nouveau partiellement avec les bases. S'il y avait dans le sang du phosphate ou de l'oxalate de calcium, ces sels, à cause de leur insolubilité, ne pourraient être éliminés. On doit donc admettre que l'acide phosphorique ou l'acide oxalique, d'un côté, le calcium, d'un autre côté, s'éliminent par *des endroits différents des canalicules urinaires*, et que le phosphate ou l'oxalate de calcium, qui se trouvent dans l'urine, se sont là seulement reconstitués à l'état de sels (Buchheim).

Les acides, modifient-ils la quantité des urines ? Rien de démontré là-dessus. Il existe entre les acides de l'urine et ceux de l'estomac une sorte de connexion intime, qui ressort bien de l'observation de Quinke, d'après laquelle, chez une femme atteinte de dilatation de l'estomac, l'extraction, au moyen d'une pompe, du liquide fortement acide contenu dans ce viscère, eut pour résultat de rendre les urines alcalines, bien que la malade eût fait usage d'une alimentation animale ; cela vient évidemment de ce qu'il existe, dans l'ensemble de l'organisme animal, un certain degré d'alcalinité, maintenu fixe, dans une certaine mesure, par le moyen des sécrétions ; de même que quelques grammes de carbonate de soude suffisent pour rendre alcaline l'urine, normalement acide, de l'homme, de même la soustraction de l'acide de l'estomac, dont la quantité, en somme, est assez faible, peut donner lieu au même résulat.

Action des acides concentrés, à doses élevées

Les terribles effets produits par les acides administrés concentrés et à doses élevées doivent être attribués à plusieurs causes : D'abord, à ce qu'ils sont très avides d'eau ; les tissus, privés de leur eau par les acides même modérément concentrés, subissent une sorte de ratatinement ; en second lieu, à la propriété qu'ont un très grand nombre d'acides minéraux (acides sulfurique, nitrique, chlorhydrique) de coaguler les substances albumineuses, et, s'ils agissent énergiquement, de détruire complètement ces substances, ainsi que les matières grasses. Relativement à cette action sur les substances albuminoïdes, il faut faire une distinction pour l'acide phosphorique officinal, ainsi que pour une série d'acides organiques (acétique, tartrique, oxalique, etc.) : ces acides se combinent, il est vrai, avec les albuminoïdes, mais sans donner lieu à un précipité, même quand leur quantité est considérable. Le précipité ne se produit que lorsqu'on neutralise après coup, par exemple au moyen d'un carbonate alcalin, les solutions albumineuses. Sous l'influence de l'acide acétique, les matières cornées ne font aussi que se gonfler, et se dissolvent seulement lorsqu'on les fait bouillir avec l'acide. L'acide phosphorique représente donc une sorte de transition des acides inorganiques aux acides organiques, à côté desquels le range d'ailleurs la faible énergie de son action locale. Enfin une autre cause des effets violents des acides consiste dans leur puissante affinité pour les bases, qu'ils enlèvent aux acides plus faibles. Toutes ces propriétés des acides ont pour conséquence de rompre la texture moléculaire de tous les tissus avec lesquels ils sont mis en contact; cet effet est désigné par les noms de cautérisation, brûlure, carbonisation.

Les acides déterminent donc sur la peau, quand ils sont appliqués extérieurement, et, quand ils sont ingérés, sur les muqueuses buccale, laryngienne, œsophagienne, stomacale, des cautérisations et des destructions redoutables, qui s'accompagnent de douleurs excessivement vives, d'où collapsus général très marqué, affaiblissement énorme du muscle cardiaque, dyspnée intense, vomissements de matières souvent sanglantes. La mort arrive, soit par asphyxie (œdème de la muqueuse laryngienne), soit par perforation de l'œsophage ou de l'estomac, puis péritonite et accidents consécutifs. Si la cautérisation n'a pas été profonde, le malade peut survivre ; mais il est exposé à de longues souffrances, provenant, par exemple, de rétrécissements cicatriciels, etc.

Les acides minéraux, mêlés directement avec le sang, le coagulent; l'acide phosphorique et les acides organiques, au contraire, lui laissent sa fluidité, pour la raison déjà donnée ci-dessus. Dans tous les cas, le sang prend une coloration foncée, les globules et l'hémoglobine sont détruits complètement. L. Meyer, Pflüger, Zuntz et Strassburg ont démontré que, quand on mêle avec le sang de l'acide phosphorique ou de l'acide tartrique, la décomposition de l'hémoglobine donne naissance à un corps qui, à l'état naissant, prend un degré plus élevé d'oxydation, en fixant si énergiquement l'oxygène du sang que la caléfaction dans le vide ne peut plus faire dégager cet oxygène. Quant on met un muscle en contact direct avec un acide, la myosine se coagule et le muscle devient immédiatement rigide.

Dans les empoisonnements aigus par les acides, lorsque la mort n'a pas été trop rapide, et que l'acide a pu pénétrer dans la circulation, on a observé une dégénérescence graisseuse du foie, des reins, des muscles (Löwer), un état inflammatoire des reins, avec perte de transparence, désagrégation graisseuse de l'épithélium et des divisions récentes des noyaux dans les interstices, surtout le long des vaisseaux (Leyden et Munk); enfin on a trouvé dans l'urine beaucoup d'albumine, d'hématine et d'indican. Mais, même dans les empoisonnements les plus violents, on n'a jamais constaté que le sang devînt acide pendant la vie; après la mort, au contraire, on a vu le sang devenir acide peu à peu. Plusieurs auteurs attribuent les résultats ci-dessus énoncés (dégénérescence graisseuse des organes, urines albumineuses) à la désagrégation des globules sanguins. L'affaiblissement du cœur et des muscles, etc., pourraient bien être dû, vu les grandes quantités d'acide absorbées, à une action directe de l'acide, mais l'élément réflexe doit aussi avoir à cela une part essentielle. La température éprouve toujours certainement, dans de pareilles circonstances, un abaissement considérable, qui doit être mis sur le compte de causes diverses (affaiblissement cardiaque, abaissement de la pression sanguine, soustraction des alcalis au sang et aux tissus, destruction d'un grand nombre de globules rouges).

Emploi thérapeutique. — De même que les acides ont des propriétés chimiques et physiologiques qui permettent de les rapprocher, de même ils ont des propriétés thérapeutiques qui leur sont communes, et qui permettent d'en faire une étude générale. Nous allons, dans les pages qui suivent, étudier les indications générales de leur emploi, en notant quels sont ceux qui, pour remplir ces indications, sont administrés de préférence et avec une plus grande utilité. Ensuite, à propos de chacun de ces acides, nous étudierons les usages spéciaux auxquels ils ont été employés.

Et d'abord nous devons formuler d'une manière générale notre opinion sur la valeur de ces médicaments, opinion fondée sur nos observations personnelles et sur la critique comparative des diverses communications qui existent, sur ce sujet, dans la littérature médicale.

L'administration des acides *à l'intérieur* ne présente, à notre avis, une *utilité certaine et ne produit des effets incontestables* que dans les cas suivants, et pour remplir les indications suivantes : 1° Pour apaiser la soif dans les maladies fébriles ou non fébriles; 2° dans certains états dyspeptiques (on emploie à peu près exclusivement, dans ce cas, l'acide chlorhydrique); 3° comme antidotes, dans les empoisonnements par les alcalis. Dans tous les autres états, dans lesquels on a encore employé les acides, leur utilité nous paraît illusoire, ou au moins extrêmement douteuse et incertaine.

S'il s'agit de s'en servir pour *calmer la soif*, on ne devra pas les employer indifféremment : car il en est, comme l'acide sulfurique et l'acide nitrique, qui ne possèdent cette propriété qu'à un très faible degré. Les plus usités dans ce but sont les acides phosphorique, acétique, citrique, puis divers autres acides végétaux. L'acide citrique est, en général, préféré, à cause de sa saveur agréable. On pourra le prescrire, de même que l'acide acétique, à la place des boissons contenant de l'acide carbonique, dans certains cas où l'emploi de ces boissons doit être évité, dans la crainte d'une excitation trop vive de l'activité cardiaque, par exemple dans les cas d'hémoptysie; quand il existe de la diarrhée, alors que les liquides sucrés, par exemple, doivent être laissés de côté, l'emploi des boissons acides pourra aussi le plus souvent être permis. Il est d'ailleurs un mode de préparation bien simple de ces boissons, qui consiste à se servir de jus de citron. Il n'y a qu'une contre-indication à l'emploi de ces boissons acides; c'est l'existence d'une dyspepsie avec développement exagéré d'acides dans l'estomac.

L'utilité des acides, sous une forme médicamenteuse, dans certains cas de *dyspepsie*, est incontestable. C'est l'acide lactique et l'acide chlorhydrique qui sont le plus souvent utilisés dans ce but. Dans la pratique, on emploie presque exclusivement, et avec raison, l'acide chlorhydrique; au point de vue physiologique, il est d'ailleurs le plus rationnel. Nous renvoyons, pour les détails, à l'étude spéciale de ce composé. L'acide acétique est aussi employé fréquemment dans le but de faciliter la digestion, mais il ne l'est que sous une forme culinaire.

S'agit-il d'utiliser les acides comme *antidotes, dans les empoisonne-*

ments par les alcalis, il va sans dire qu'on ne se servira point des acides sulfurique, ou nitrique, ou chlorhydrique; on choisira de préférence un acide inoffensif par lui-même, par exemple l'acide citrique ou l'acide acétique, qu'on a d'ailleurs l'avantage de pouvoir se procurer facilement (jus de citron, vinaigre ordinaire). On en fera prendre au malade jusqu'à ce que les matières vomies aient une réaction faiblement acide ou au moins neutre.

Les acides sont encore fréquemment prescrits dans les cas de *processus fébriles aigus*. Exercent-ils une influence appréciable sur les phénomènes fébriles? Peuvent-ils abréger la durée du processus, modérer les symptômes? Rien de démontré là-desus. Leurs effets se bornent sans doute, dans ces cas, à modérer la soif. Dans les états typhiques, on attendait autrefois des acides, spécialement de l'acide chlorhydrique, une « action antiseptique sur la dyscrasie du sang »; mais c'est là une pure hypothèse.

Nous croyions autrefois à l'utilité des acides, comme antifébriles, dans certains états inflammatoires subaigus, avec fièvre modérée, marche traînante de la maladie, principalement dans les affections inflammatoires subaiguës des poumons, surtout dans plusieurs formes de pneumonie caséeuse. Nous sommes aujourd'hui bien revenus de cette opinion. Certes, la toux ne constitue nullement, comme on le dit souvent, une contre-indication importante à l'emploi des acides; il suffit de les faire prendre dans un véhicule approprié (mucilagineux), pour éviter leur action irritante sur le pharynx, et ne plus craindre alors qu'ils augmentent la toux; mais compter sur eux pour faire baisser la température, c'est une pure illusion.

Les acides ont été fréquemment mis en usage dans le traitement des *palpitations cardiaques*. Présentent-ils alors quelque utilité? Cela nous paraît tout à fait douteux; en tout cas rien ne le démontre. On fera bien de s'en abstenir chez les personnes chlorotiques ou anémiques. Leur efficacité contre les palpitations qui accompagnent les lésions valvulaires peut, à notre avis, être considérée comme nulle; elle n'est, en tout cas, nullement comparable à l'utilité qu'on peut retirer du simple repos de corps et d'esprit. C'est surtout quand les palpitations (et les fluxions artérielles) se présentent chez des individus pléthoriques, que les acides ont été recommandés, concurremment avec les purgatifs, le repos, etc. Il est probable que c'est à ces derniers moyens que sont dus, en réalité, les bons effets obtenus. L'acide qui est le plus en usage dans ces cas est l'acide sulfurique.

Comme *styptiques*, dans les hémorragies considérables, les acides, administrés à l'intérieur, n'ont aucune efficacité. Quant aux hémorragies légères, qu'on traite si souvent par les acides, elles s'arrêtent bien sans eux. C'est l'acide sulfurique et l'acide acétique qui sont le plus en usage à ce point de vue.

Dans les cas de *sueurs épuisantes*, l'utilité des acides, si toutefois elle existe, est, en tout cas, très insignifiante. Contre les sueurs des phtisiques, leur efficacité est si incertaine, qu'il n'est pas permis d'y compter.

L'emploi *à l'extérieur* des acides, notamment comme caustiques, sera étudié à propos de chacun d'eux.

Traitement de l'empoisonnement par les acides. — Si l'empoisonnement par les acides concentrés, surtout par les acides minéraux, n'a pas été combattu dès le début par l'administration immédiate d'antidotes appropriés, les destructions des tissus sont irrémédiables et le traitement ne peut plus s'adresser qu'à des lésions déjà complètes. Aussi faut-il, en présence d'un empoisonnement de ce genre, ne pas attendre qu'on ait apporté de chez le pharmacien un antidote choisi; le meilleur, dans ce cas, est toujours celui qu'on a immédiatement sous la main; on se servira donc de savon, ou de craie ou de cendre; si l'on n'a pas ces substances, on aura recours au lait, à l'albumine, et, si l'on n'a pas autre chose, à l'eau simple, afin de diluer au moins l'acide. Parmi les préparations pharmaceutiques, la plus rationnelle est la magnésie calcinée. Il est de règle de faire ingérer de l'alcali au malade jusqu'à ce que les matières vomies aient une réaction alcaline. Il faudra ensuite combattre, par les moyens appropriés, les accidents consécutifs, tels que les douleurs violentes, le collapsus, la stomato-œsophago-gastro-entérite.

I. Acides minéraux

1. Acide sulfurique

Il faut distinguer : 1. L'*acide sulfurique hydraté*, SO^4H^2, correspondant à l'acide sulfurique rectifié officinal, qui en contient 98 pour 100, et à l'acide sulfurique du commerce, qui en contient 92 pour 100. C'est un liquide incolore, de consistance huileuse; il cristallise à 0° C.; il est fumant à 30° C., mais non à la température ordinaire; il absorbe avec une grande avidité l'eau de l'atmosphère; mêlé avec l'eau, il donne lieu à un dégagement considérable de chaleur. — 2. L'*acide pyro-sulfurique ou fumant*, $S^2O^7H^2$, qui prend naissance par l'union, molécule à molécule, du précédent avec l'acide sulfurique anhydre (SO^3), et qui correspond à l'acide sulfurique fumant officinal, ou acide de Nordhausen. C'est un liquide plus ou moins jaunâtre, fumant à la température ordinaire.

Action physiologique. — L'acide sulfurique est un élément constant de l'urine de l'homme et des animaux; il provient des sulfates ingérés avec les aliments, mais surtout des substances albumineuses sulfurées des aliments et des tissus; le soufre de ces substances s'oxyde dans l'organisme et se transforme en acide sulfurique. Il peut, de même que l'urée, être considéré comme un des produits terminaux des métamorphoses des matières azotées; aussi voit-on, dans le plus grand nombre des cas, la quantité d'acide sulfurique contenue dans l'urine augmenter et diminuer avec celle de l'urée. D'après Kunkel, 60-70 pour 100 du soufre contenu dans l'albumine des aliments passent dans l'urine à l'état d'acide sulfurique et de sulfate; 30 pour 100 seulement entrent dans d'autres combinaisons [acide hyposulfureux, cystine, composé rhodanique, acide taurino et tauro-carbamique, sulfamido-sarcosine, acide éther-sulfurique de dérivés du groupe benzol] (Schmiedeberg, Salkowski, Schultzen, Baumann). 3 pour 100 du soufre qui se trouve dans la bile sont aussi à l'état de sulfate.

L'*acide sulfurique étendu et en petite quantité* s'oppose (0,66 pour 100) au développement des bactéries et empêche (0,62 pour 100) leur multiplication (Buchholtz); à cet état de dilution il est donc antipudride. Pris intérieurement, il développe une saveur acide, rafraîchissante; arrivé dans l'estomac, il passe à l'état de sel alcalin ou de composé albumineux et s'absorbe en partie.

On ne peut pas attribuer à l'acide sulfurique une influence favorable sur l'appétit et la digestion. Il est sans action sur le cœur et sur la température. Il apparait dans l'urine à l'état de sulfate.

Si l'on en prolonge trop l'usage, il en résulte une diminution de l'appétit, des troubles digestifs, des éructations acides; il survient de la diarrhée, conséquence du développement de sulfates alcalins dans l'estomac ; ces sulfates ne s'absorbent que difficilement, arrivent dans l'intestin, et là produisent leurs effets caractéristiques.

On a dit que l'acide sulfurique, ainsi administré, très étendu et à petites doses, pouvait faire prendre au sang une coloration plus foncée; cela nous paraît fort douteux.

L'acide sulfurique concentré et ingéré en quantité considérable produit des effets caustiques extrêmement intenses; ces effets sont la conséquence de la propriété que possède cet acide, à un degré éminent, de soustraire l'eau aux tissus, de détruire les matières albumineuses, grasses et cornées. Une cautérisation légère donne lieu, *sur la peau*, à de la cuisson, à une contraction des vaisseaux et à de la pâleur, puis à de l'inflammation ; *sur les muqueuses*, à du ratatinement et à une coloration blanc grisâtre, par suite de la coagulation de l'albumine dans les cellules. Une cautérisation plus énergique détruit l'épiderme, transforme la couche cutanée superficielle en une masse dure, parcheminée, d'une couleur brune caractéristique, et donne aux muqueuses l'aspect d'une bouillie molle, grise, parsemée de taches sanguines noirâtres. Dans les cautérisations les plus intenses, tous les tissus sont en réalité brûlés ; ils sont devenus friables, noirs comme du charbon, et, dans le fait, le carbone des molécules a été mis à nu, par suite de la disparition des autres atomes, exactement comme dans une carbonisation véritable.

Emploi thérapeutique. — A ce que nous avons déjà dit dans les généralités ajoutons ici que Gendrin et d'autres auteurs ont recommandé l'acide sulfurique dans le but de combattre les coliques de plomb et même de prévenir l'empoisonnement saturnin chronique. Cette opinion n'a pu être confirmée par des observateurs très sérieux, notamment par Tanquerel. — On a dit aussi que l'acide sulfurique, mêlé, à doses progressives, à l'eau-de-vie, pouvait combattre la tendance à l'abus des spiritueux ; mais le fait n'est rien moins que démontré. Cette pratique n'est pas d'ailleurs sans inconvénient, puisqu'elle peut, si la quantité d'acide est trop considérable, contribuer à faire naître des troubles digestifs.

Extérieurement, l'acide sulfurique dilué ne sert à aucun usage ; l'acide concentré est employé, mais très rarement, comme caustique, pour détruire les téléangiectasies, les hyperplasies cutanées ; mais on lui préfère habituellement l'acide nitrique. L'acide sulfurique peut être utilisé comme *agent désinfectant*, pourvu, bien entendu, que ses propriétés caustiques ne soient pas une contre-indication à son emploi.

Doses et préparations. — La pharmacopée germaine admet quatre degrés de concentration de cet acide : 1. *Acide sulfurique du commerce.* Poids spécifique : 1,830 au moins. Concentration : 91 pour 100 au moins. — 2. *Acide sulfurique rectifié ou pur, acide sulfurique proprement dit.* Poids spécifique : 1,836-1,840. Concentration : 94-97 pour 100. — 3. *Acide sulfurique dilué.* Poids spécifique : 1,110-1,114. 1 partie du précédent sur 5 parties eau distillée [1]. — Pour l'usage interne, on ne prescrit que l'acide sulfurique dilué, 5 à 25 gouttes, fortement diluées avec eau, ou dans un véhicule mucilagineux (0,25-1,0 *pro dosi;* 5,0 *pro die*). Mais on lui préfère avec raison d'autres acides, surtout les acides organiques.

4. *Mixture sulfurique acide. Elixir acidum Halleri.* — 1 partie acide sulfurique pur, sur 3 parties d'alcool de vin rectifié. Le mélange de ces deux liquides donne naissance à de l'éther. Dans la prescription de cette préparation, il faut

[1] [*L'acide sulfurique dilué* du Codex français est préparé avec une partie d'acide sulfurique pur (densité : 1,84; 66° B.) et 9 parties d'eau distillée. Il est donc d'une concentration presque la moitié moindre que celle de la préparation correspondante de la pharmacopée germaine.]

moins considérer son action excitante que l'avantage qu'elle a de troubler un peu moins la digestion. — 5 à 20 gouttes (0,1-0,5 *pro dosi*, 2,5 *pro die*). [1]

2. Acide nitrique

L'acide nitrique, $NO^3H = NO^2 - OH$, qu'on obtient par la distillation de poids égaux d'azotate de potasse et d'acide sulfurique, est un liquide incolore, fumant fortement à l'air, d'une odeur piquante, très avide d'eau; la pharmacopée en distingue trois formes. L'acide azotique dit fumant, qui a l'action la plus énergique, est une solution d'acide hyponitrique (NO^2) dans l'acide nitrique. De même que l'acide sulfurique, l'acide nitrique dissout la plupart des métaux, et il est un puissant agent d'oxydation.

Action pysiologique. — *A doses petites et diluées*, il se comporte à l'égard de l'organisme comme l'acide sulfurique; seulement, dit-on, il calme moins la soif, trouble davantage la digestion et produit des effets diurétiques plus marqués (?).

Concentré et à doses élevées, il coagule les matières albuminoïdes; mais quand il est en excès, il les dissout, en donnant lieu à un dégagement de gaz; le liquide jaune qui résulte de cette dissolution abandonne, par l'évaporation, un acide connu sous le nom d'acide xanthoprotéique. Cet acide représente une poudre jaune, insoluble dans l'eau et dans l'alcool; il prend aussi naissance toutes les fois qu'on traite par l'acide nitrique un grand nombre d'autres substances azotées. Ce produit de décomposition communique à la peau qui a été mise en contact avec l'acide nitrique une coloration jaune caractéristique. Les plaies provenant de la cautérisation par l'acide nitrique sont plus profondes que celles produites par l'acide sulfurique; les accidents consécutifs, à la suite de l'administration intérieure, sont d'ailleurs les mêmes (gastro-entérite, etc.). L'inhalation des vapeurs d'acide nitrique donne lieu à une irritation violente des muqueuses du larynx et des bronches, avec toux, dyspnée, et même inflammation et œdème des poumons.

Emploi thérapeutique. — En parlant des indications des acides, dans les généralités, nous avons rarement fait mention de l'acide nitrique; c'est qu'en effet, pour remplir ces indications, les autres acides sont plus rationnels que lui. Il est cependant un genre d'affections contre lesquelles l'acide nitrique, surtout en combinaison avec l'acide chlorhydrique (eau régale), a été fréquemment mis en usage, dans ces derniers temps, d'abord par Scott et Thompson; je veux parler de certaines affections du foie. On ne s'explique pas physiologiquement l'utilité de cet acide dans ces cas. Cette utilité a d'ailleurs été niée par plusieurs observateurs, par exemple par Bamberger, tandis que d'autres (Henoch, Frerichs) ont cru devoir l'admettre. L'eau régale, donnée à l'intérieur ou sous forme de bains généraux et de bains de pied, ou encore sous forme de fomentations sur la région hépatique, se serait donc montrée utile dans l'ictère, aussi bien dans l'ictère reconnaissant pour cause une hépatite chronique (cirrhose du foie) que dans l'ictère catarrhal simple, à marche traînante, et cela, alors que beaucoup d'autres médicaments avaient déjà été employés inutilement. C'est à l'expérience à nous apprendre quelles sont les circonstances particulières dans lesquelles l'eau régale peut être opposée à l'ictère avec chance de succès; jusqu'ici, rien de fixé à cet égard. D'après Frerichs, les bons résultats obtenus par l'emploi à l'intérieur de l'eau régale proviendraient peut-être, au moins en partie, de l'action exercée par l'acide sur la muqueuse gastro-duodénale ramollie, et de l'influence (réflexe) produite par les ingesta acides sur la sécrétion biliaire.

[1] [Cet élixir acide de Haller n'est pas autre chose que la préparation connue en France sous le nom d'*eau de Rabel*, sauf que cette dernière est légèrement colorée en rouge par l'addition de pétales de coquelicot.]

Extérieurement, on emploie l'acide nitrique, surtout le fumant, comme caustique énergique, dans le traitement des condylomes, des excroissances cutanées, des ulcérations lupeuses et phagédéniques; de plus, à l'état de dilution, comme eau de pansement, dans les engelures, les ulcères putrides.

Doses et préparations. — La pharmacopée allemande prescrit : 1. *Acide nitrique purifié;* poids spécifique : 1,185; concentration : 30 pour 100 d'acide anhydre. — 2. *Acide nitrique fumant;* couleur jaune-rougeâtre; dégagement à l'air de vapeurs rouges; poids spécifique : 1,45-1,50. — La pharmacopée d'Autriche prescrit : 1. *Acide nitrique brut;* poids spécifique : 1,35. 2. Acide nitrique concentré pur, 48 pour 100 d'acide anhydre. 3. Acide nitrique dilué pur; 21,42 pour 100.

Intérieurement, 5 à 20 gouttes *pro dosi* (0,25-1,0; 5,0 *pro die*), en solution dans un véhicule mucilagineux. A l'extérieur, comme caustique, il est appliqué, concentré, à l'aide d'un petit morceau de bois ou d'un pinceau. Comme eau de pansement, comme collutoire, solutions à 0,2 pour 100. — Pour bain général, ajoutez à l'eau du bain 50 à 150 grammes d'acide; pour bain de pied, 40,0-50,0.

4. *Acide chlorhydro-nitrique. Eau régale.* — 1 partie d'acide nitrique et 3 parties d'acide chlorhydrique. De la même manière que l'acide nitrique pur, dans l'ictère.

3. Acide chlorhydrique

L'*acide chlorhydrique*, ClH, s'obtient en versant de l'acide sulfurique concentré sur du chlorure de sodium. C'est un gaz incolore, fumant à l'air, d'une odeur piquante. L'eau à 0° C. en absorbe 500 fois son volume; à 15° C., elle en absorbe 450 fois son volume; ainsi chargée d'acide chlorhydrique, elle représente un liquide incolore, très acide, qui est désigné par habitude sous le nom d'acide chlorhydrique. L'acide chlorhydrique du commerce, officinal, contient 30-33 pour 100 de gaz; l'acide chlorhydrique pur, officinal, en contient 25 pour 100. Ce dernier ne forme aucun nuage à l'air.

Action physiologique. — Nous avons déjà dit, dans les généralités, quelle est la proportion d'acide chlorhydrique libre qui existe dans le suc gastrique comme élément constant et essentiel. Cet acide ne provient sans doute pas de la décomposition des chlorures alcalins ingérés avec les aliments; il se développe, en effet, dans l'estomac entièrement vide, sous l'influence, par exemple, d'une simple irritation mécanique de la muqueuse gastrique; il doit donc se former dans les cellules à pepsine, par suite de la décomposition du chlorure de sodium du sang. Pendant que l'acide ainsi formé arrive dans l'estomac à l'état de liberté, le sodium devenu libre retourne dans le sang et, aussitôt après, il est partie versé dans l'intestin avec les sucs intestinaux alcalins, partie éliminé avec l'urine, qui devient ainsi moins acide chez l'homme et les carnivores, et qui peut même, dans certaines circonstances, devenir alcaline (Meissner, Quinke, Maly). La production d'acide chlorhydrique libre dans l'estomac n'a lieu, d'après M. Wagner, qu'en présence des sels de calcium; le tissu élastique privé de chaux n'excite dans l'estomac aucune sécrétion; mais cette sécrétion se manifeste immédiatement après l'ingestion d'une eau contenant de la chaux. D'après Wagner, le trouble en question est déterminé par la cessation de l'échange qui se fait dans l'estomac entre les sels de calcium et les sels du sang. Un semblable trouble d'absorption des sels de chaux, sous forme d'une altération de l'alcalinité du sang, serait, d'après Wagner, une des causes du rachitisme.

Le chyme d'un homme à l'état de santé contient, 2 à 4 heures après les repas, un excès d'acide chlorhydrique libre; plus tôt et plus tard, il n'y en existe plus (Edinger).

L'acide chlorhydrique joue, dans le processus de la digestion, un rôle très important : il assure la dissolution d'un grand nombre d'éléments nutritifs, même des os, des cartilages et des tendons, en dissolvant complètement leurs sels (carbonate et phosphate de chaux) insolubles dans l'eau, et en privant les matières collogènes de leur faculté de se gélatiniser. Il suffit de 0,1 pour 100 d'acide chlorhydrique pour faire subir aux substances albuminoïdes qui arrivent dans l'estomac, surtout à l'albumine musculaire, une modification qui les rend solubles dans les acides, pour les transformer en parapeptone ou syntonine-acidalbumine; il peut même seul, sans le secours de la pepsine, faire passer à l'état de peptone une partie des substances albuminoïdes; l'action simultanée de la pepsine a naturellement pour résultat de hâter beaucoup cette transformation. L'action peptonisante de la pepsine elle-même dépend de la présence de l'acide, et disparaît toujours dès que cet acide fait défaut ; la même quantité de pepsine peut, par l'addition d'une nouvelle quantité d'acide libre, être toujours maintenue apte à digérer de nouvelles quantités d'albumine. On s'explique, comme on sait, ces processus, en supposant la formation d'un chlorhydrate de pepsine, lequel, pendant l'acte de la digestion, laisserait dégager de l'acide chlorhydrique à l'état naissant sur les substances albumineuses, et déterminerait ainsi dans ces substances un dédoublement de nature hydrolytique. Les peptones développées de cette manière ne pouvant plus être coagulées, ni par l'ébullition, ni par les acides minéraux, ni par les sels métalliques, et en même temps se diffusant beaucoup plus facilement à travers les parois stomacales, on se fait aisément une idée de la puissance digestive de l'acide chlorhydrique. Mais pour que cet acide puisse agir dans ce sens, il faut que sa proportion, dans le suc gastrique, ne s'élève pas, en moyenne, au-dessus de 0,1 pour 100; une proportion trop forte supprimerait le pouvoir digestif du suc gastrique, aussi facilement que l'addition d'un excès d'alcali et la saturation consécutive des acides.

A l'état normal, à mesure que le contenu alcalin des aliments augmente, la sécrétion acide des cellules à pepsine s'accroît aussi dans les mêmes proportions ; de sorte que tout ici reste dans l'ordre ; mais si, comme dans les maladies ou à la suite d'une privation prolongée de chlorure de sodium, la production de l'acide gastrique finit par tarir, ou si encore l'ingestion d'une trop grande quantité d'alcali a neutralisé l'acide libre de l'estomac, on peut alors, à l'aide de l'acide chlorhydrique, venir au secours du processus digestif, en ayant soin seulement de ne pas introduire une trop grande quantité d'acide.

L'acide chlorhydrique retardant (solution à 0,066 pour 100) ou supprimant entièrement (solution à 1,32 pour 100) le développement des bactéries (Buchholtz), on peut le considérer comme un agent antifermentescible et antiputride, bien qu'il ne soit compté, de même que tous les acides, que parmi les antifermentescibles les plus faibles.

Voilà tous les effets que peut produire sur l'organisme l'acide chlorhydrique *à doses petites, médicinales*. Ce n'est pas à l'état d'acide chlorhydrique qu'il arrive dans la masse des humeurs, mais à l'état de sel indifférent, par exemple de chlorure de sodium, et l'action de ces doses minimes de NaCl, ainsi développées, ne peut pas être plus sensible, en quelque sorte, que celle d'une goutte d'eau tombant dans la mer. Les données de Boerhave, de van Swieten, d'après lesquelles l'acide chlorhydrique aurait une action stimulante sur le cerveau, déterminerait de l'enjouement et des troubles des sens, ces données peuvent être mises au rang des fables. Nous avons déjà dit que le chlorure de sodium n'exerce aucune action sur le cœur ni la température, même quand on le donne à doses beaucoup plus élevées que celles qui peuvent résulter de la transformation de l'acide chlorhydrique administré à doses officinales.

A doses *élevées* et à l'état de *concentration*, l'acide chlorhydrique produit des effets beaucoup moins intenses que ceux de l'acide sulfurique ou de l'acide nitrique.

Sur la peau, il provoque une vive inflammation, avec cuisson, picotements; la surface cutanée devient rouge ; il s'y forme des vésicules et des indurations ; mais ce n'est qu'au moyen d'applications fréquentes qu'on peut déterminer des pertes de substance considérables.

Sur les muqueuses, l'action produite est plus violente : dans la bouche, il se forme des eschares blanc grisâtre ; dans l'estomac, des eschares jaunâtres ; il se produit aussi de violents phénomènes de gastro-entérite, qui, dans certains cas, ont entraîné la mort, alors que la quantité d'acide chlorhydrique ingérée n'avait été que de 5 grammes ; mais on a vu aussi les malades se rétablir après l'ingestion de 15 à 60 gr. (Allen).

L'inhalation des vapeurs d'acide chlorhydrique donne lieu à une trachéo-bronchite intense, avec toux très fatigante.

Les doses toxiques peuvent incontestablement provoquer des phénomènes généraux violents ; mais ils ne sont guère que secondaires, dépendants de la gastro-entérite.

Emploi thérapeutique. — C'est de tous les acides, celui qui est le plus employé dans les *affections du canal digestif.* L'expérience avait déjà établi non seulement que l'acide chlorhydrique était mieux toléré que les autres, mais encore qu'il pouvait produire des effets réellement avantageux ; ces faits s'expliquent aisément d'après ce qui a été dit plus haut dans la partie physiologique. D'anciens observateurs (par exemple Heberden) avaient reconnu que l'acide chlorhydrique était un bon médicament contre certaines formes de dyspepsie, même accompagnées d'un développement anormal d'acides ; les conditions particulières dans lesquelles il y a avantage à le prescrire ont été formulées surtout par des médecins anglais (Prout, Begbie, Budd et autres). Tout d'abord il est utile dans les cas de dyspepsie dépendant d'une sécrétion gastrique trop rare, tels qu'ils se présentent notamment chez les personnes bien nourries, qui mènent une vie inactive et sédentaire, tout en usant d'une nourriture très azotée. Leube recommande particulièrement l'acide chlorhydrique contre les dyspepsies des anémiques, se fondant sur les recherches physiolohiques de Manassëin, d'après lesquelles le suc gastrique des anémiques contient trop peu de cet acide. — L'acide chlorhydrique s'est encore montré utile dans plusieurs cas de pyrosis, alors que, par suite de fermentations anormales, l'estomac est devenu le siège d'un développement excessif d'acide acétique ou d'acide lactique. L'expérience a appris, en effet, que ce développement exagéré d'acide pouvait parfois être combattu avantageusement par l'acide chlorhydrique. Malheureusement il est le plus souvent très difficile de distinguer avec certitude, dans la pratique, si l'on a réellement affaire à des conditions de ce genre, de sorte qu'on se voit souvent réduit à user de tâtonnements.

L'acide chlorhydrique peut aussi parfois être administré avec avantage dans le catarrhe gastrique chronique simple, en ayant soin, bien entendu, de seconder ses effets par des prescriptions hygiéniques convenables. Mais il faudra en éviter l'emploi dans les cas où les troubles digestifs sont le symptôme d'une affection organique de l'estomac ou d'un état inflammatoire aigu. S'il y a indication à le prescrire, il faudra avoir soin de ne pas en continuer trop longtemps l'usage, car il pourrait alors avoir une action fâcheuse sur les propriétés digestives du suc gastrique. Tout récemment plusieurs observateurs ont recommandé l'emploi de l'acide chlorhydrique dans les affections organiques de l'estomac ; Talma notamment l'a administré à doses élevées dans l'ulcère rond, et il prétend en avoir obtenu d'excellents résultats. Le moment le plus propice pour son administration est de une demi-heure avant le repas jusqu'à une demi-heure après le repas ; d'après quelques médecins, ce serait une heure ou deux heures après le repas.

Dans la *diarrhée*, l'acide chlorhydrique a été aussi plus employé que tout autre acide, non parce qu'il a une action plus énergique que l'acide sulfurique, par exemple, mais parce qu'il est mieux toléré par l'estomac. Il s'est montré le plus avantageux dans le traitement de ces diarrhées, qui reconnaissent pour cause un processus anormal de fermentation dans le canal intestinal, notamment des diarrhées estivales des enfants, des catarrhes gastro-intestinaux auxquels ils sont si sujets, et qu'on attribue à une fermentation lactique anormale. Cependant les opinions sont encore partagées sur cette question; pour notre compte, nous préférerions, dans ces cas, le calomel à l'acide chlorhydrique.

L'acide chlorhydrique a été beaucoup vanté contre le *typhus*; on lui a attribué une action directe sur les lésions intestinales, puis une influence sur la fièvre, et enfin une action favorable sur l'état de « décomposition du sang ». Nous avons déjà fait voir plus haut ce qu'il faut penser, d'après nos connaissances physiologiques actuelles, de ces prétendues propriétés. D'ailleurs l'expérience ne démontre nullement que la fièvre, dans le typhus, soit le moins du monde influencée par l'acide chlorhydrique, et, bien moins encore, que ce médicament exerce la moindre action sur l'essence même du processus. Il n'est utile, en somme, qu'à titre de boisson acide; c'est ce qui ressort pour nous des observations existantes et de nos propres observations. Nous en dirons autant de son emploi dans les fièvres exanthématiques aiguës. Quant à son utilité dans la maladie de Werlhof, dans le scorbut, elle n'a pas été positivement démontrée. — Traube recommande l'acide chlorhydrique dans le traitement de la pneumonie bilieuse. Une antiphlogose énergique, dit-il, est ici nuisible; les médicaments tels que la digitale, le veratrum, sont contre-indiqués à cause du catarrhe gastrique concomitant; les acides, au contraire, sont ici à leur place, et, parmi eux, celui qui convient le mieux est l'acide chlorhydrique, à cause de son influence favorable sur la digestion stomacale. — D'après les recherches de Manassëin, l'acide chlorhydrique paraît être réellement avantageux pour combattre la *dyspepsie* qui accompagne presque sans exception les *états fébriles*, et c'est peut-être uniquement à cela qu'il doit les heureux résultats qu'on lui a attribués dans le traitement des maladies aiguës. Le suc gastrique des fébricitants contient bien de la pepsine, d'après Manassëin; mais l'acide y fait défaut; aussi faut-il y en ajouter pour lui restituer ses propriétés digestives.

L'usage *externe* de l'acide chlorhydrique est entièrement superflu.

DOSES ET PRÉPARATIONS. — Sont officinaux : 1° *Acide chlorhydrique du commerce.* Poids spécifique : 1,160-1,170; 30 à 33 pour 100 d'acide anhydre. 2° *Acide chlorhydrique proprement dit ou purifié.* Poids spécifique : 1,124; 25 pour 100 d'acide anhydre. A l'intérieur, 5-15 gouttes (0,25 *jusqu'à* 1,0 *pro dosi*, 5,0 *pro die*), dans une grande quantité d'eau sucrée ou dans un véhicule mucilagineux. 3° *Acide chlorhydrique dilué.* Acide chlorhydrique et eau distillée, parties égales. Doses doubles de celles de la préparation précédente. Chez les enfants, contre la diarrhée, 0,5-1,0 : 100, dans une potion mucilagineuse.

4. Acide phosphorique

La chimie distingue quatre acides phosphoriques :

1° L'*acide ortho-phosphorique ou ordinaire*, PO^4H^3. — Cristaux transparents, facilement solubles dans l'eau, d'une saveur fortement acide. Il est tribasique et forme avec les bases des sels le plus souvent insolubles.

2° L'*acide pyrophosphorique*, $P^2O^7H^4$. — Masse cristalline incolore, opaque, facilement soluble dans l'eau. En solution aqueuse, il se transforme lentement en acide ortho-phosphorique. Il est quadribasique, et forme en général des sels insolubles dans l'eau.

3° L'*acide métaphosphorique*, PO^3H. — Masse vitreuse, transparente. Il se dissout facilement dans l'eau, dans laquelle il passe lentement à l'état d'acide ortho-phosphorique. Unibasique.

4° L'*anhydride phosphorique*, P^2O^5. — Masse amorphe, volumineuse, blanche.

Plongé dans l'eau froide, il se convertit en acide métaphosphorique, en produisant un sifflement.

L'acide phosphorique de la pharmacopée allemande est une solution d'acide phosphorique ordinaire (PO^4H^3) dans l'eau, dans les proportions de 20 pour 100. Il représente un liquide clair, incolore, inodore d'une saveur acide. Son poids spécifique est 1,12 [1].

Action physiologique. — L'importance de l'acide phosphorique comme élément constant de l'organisme a déjà été étudiée à propos des phosphates alcalins. Nous ajouterons seulement, relativement à son élimination par les reins, que cet acide, de même que l'acide sulfurique, donne une mesure de l'intensité de la désassimilation des substances azotées, c'est-à-dire que sa quantité dans l'urine augmente ou diminue avec celle de l'urée ; mais il faut pour cela que les échanges nutritifs présentent un certain état d'équilibre. Si cet état d'équilibre est rompu, si les échanges organiques deviennent plus actifs dans la substance musculaire que dans la substance nerveuse ou réciproquement, le rapport entre la quantité d'azote et d'acide phosphorique dans l'urine n'est alors plus le même (Zülzer) ; sous l'influence des excitants nerveux (doses modérées d'alcool, essence de valériane), le chiffre relatif de l'acide phosphorique subit une diminution, parce que, dans l'albumine musculaire désassimilée se trouve plus d'azote que d'acide phosphorique ; dans les états de dépression nerveuse, au contraire (sous l'influence du chloroforme, de quantités excessives d'alcool), la proportion de P^2O^5 augmente, parce que la déssassimilation de la lécithine fournit plus d'acide phosphorique que d'azote (Strübing-Eulenburg).

Cependant, d'après Edlefsen, les modifications des proportions d'acide phosphorique et d'urée dans l'urine, se produisant sous l'influence des médicaments, ne doivent pas être rapportées d'une manière absolue à une augmentation ou à une diminution de la *formation* de l'acide phosphorique ou de l'urée ; car, pour ce qui est de l'urée au moins, il peut se faire qu'il s'agisse simplement d'une augmentation ou d'une diminution de l'*élimination* de cette substance. Ceci s'applique surtout à l'action des excitants, qui activent en même temps la diurèse ; si, comme cela est arrivé dans la plupart des expériences de Strübing, une diminution du chiffre relatif de l'acide phosphorique coïncide avec une augmentation de la quantité d'urine, on est autorisé à objecter que cette diminution est uniquement due à une augmentation de l'*élimination* de l'urée.

Administré à *petite dose et très étendu d'eau*, l'acide phosphorique produit, dit-on, les mêmes effets que les autres acides minéraux ; ces effets seraient seulement plus faibles, les troubles nutritifs surtout se manifesteraient moins rapidement. Son goût plus agréable l'a fait employer de préférence à la plupart des autres acides. Nous avons déjà fait mention de l'observation de Kobert, d'après laquelle l'acide phosphorique dilué pourrait donner lieu, quelques heures après son ingestion, à un ralentissement du pouls et à un léger abaissement de la température.

A doses *élevées* et à l'état de concentration, il n'y a que l'acide métaphosphorique dissous qui ait une action coagulante sur l'albumine ; l'acide phosphorique ordinaire et l'officinal ne produisent cet effet qu'après neutralisation du liquide. Leurs propriétés caustiques sont donc beaucoup plus faibles que celles des acides sulfuriques, azotique et chlorhydrique. L'injection sous-cutanée de doses toxiques d'acide phosphorique, jusqu'à 2 grammes, chez les animaux à sang-froid, provoque immédiatement, au niveau de la piqûre, une paralysie des muscles et de

1 [L'*acide phosphorique officinal* (Codex français) est plus concentré. Sa densité est 1,45; son degré B. est 45°. — L'acide phosphorique de la pharmacopée allemande correspond l'*acide phosphorique dilué* de la Société de pharmacie.]

l'anesthésie; bientôt après survient un état comateux, les réflexes disparaissent et peu à peu les contractions cardiaques s'éteignent (Munk et Leyden). C'est l'acide phosphorique et ses sels qui exercent, sous ce rapport, l'action la plus énergique (Gamgee).

Les animaux à sang chaud, dans l'estomac desquels on a introduit des doses concentrées d'acide phosphorique, meurent en présentant des symptômes violents de gastro-entérite ; après la mort, on trouve une dégénérescence graisseuse du foie, des reins, des muscles, comme à la suite de l'ingestion de l'acide sulfurique. Après une injection d'acide phosphorique concentré sous la peau ou dans une veine, la mort arrive rapidement (phénomènes de coagulation du sang, ecchymoses dans les poumons, paralysie cardiaque). Nous n'avons pas besoin d'insister là-dessus.

Quant à la cause de la mort sous l'influence de doses considérables, mais diluées (Walter), nous en avons parlé dans les généralités.

Emploi thérapeutique. — Outre les indications générales de l'acide phosphorique, indications déjà étudiées, on l'a encore, se basant sur des considérations théoriques, prescrit dans divers autres cas : dans le traitement de la carie, du rachitisme, de l'ostéomalacie, dans le but de suppléer à l'insuffisance de cet acide, à laquelle on attribuait ces affections; en second lieu, on l'a employé contre la lithiase avec formation de concrétions phosphatées, dans l'espoir d'arriver à dissoudre ces concrétions. Ces suppositions n'ont pas été confirmées par l'expérience et l'on est aujourd'hui entièrement revenu de l'emploi de cet acide dans ces cas. — L'usage *externe* de l'acide phosphorique, soit concentré, soit dilué, a été également abandonné.

Doses. — 1. *Acide phosphorique.* — 10-30 gouttes (0,25-1,0 *pro dosi*, 5,0 *pro die*) en potion (5,0 : 150,0 ; chez les enfants, 1,0-2,0 : 100,0) ou encore en pilules (1 partie acide phosphorique, 1 partie poudre végétale, 1 partie extrait).

5. Acide chromique, CrO^3

Il produit sur la peau et les muqueuses des effets caustiques pas très intenses et peu douloureux. Ces effets proviennent de son action fortement oxydante, car il laisse dégager facilement son oxygène, et de plus de sa propriété de coaguler l'albumine et d'attirer l'eau avec une grande énergie. Son action antiputride n'est pas plus prononcée que celle des autres acides ; remarquez seulement qu'il donne aux tissus, avec lesquels il a été mis en contact, une consistance dure et une coloration brun jaunâtre.

Administré à l'intérieur, , il entraîne la mort, en provoquant des phénomènes de gastro-entérite ; il suffit de 0gr,3 pour amener ce résultat. On a même vu se produire, chez l'homme, à la suite de son emploi à l'extérieur, des phénomènes généraux d'empoisonnement : saveur métallique, odeur spéciale, vomissements, diarrhée, collapsus profond (Mosetig, Bruck). Gergens, ayant injecté sous la peau, à des chiens, quelques gouttes d'acide chromique, a vu se produire des altérations gastro-intestinales et de l'albuminurie ; ces effets ont été aussi observés chez des lapins, après l'injection sous-cutanée d'un chromate neutre.

Le bichromate de potasse, $Cr^2O^7K^2$, employé extérieurement ou intérieurement, produit les mêmes effets caustiques que l'acide chromique. Le *chromate neutre de potasse*, CrO^4K^2, qui a été recommandé comme vomitif, a aussi une action toxique : il cautérise les muqueuses ; il excite fortement, puis il paralyse les centres nerveux, notamment les centres vaso-moteurs et moteurs (Priestley-Gamgee).

L'*acide chromique* n'est pas prescrit à l'intérieur. A l'extérieur, au contraire, on l'emploie souvent comme caustique. Il a été principalement recommandé contre les condylomes pointus ou larges (Schuh, Marshall), contre les ulcérations phagédéniques; Lewin l'a beaucoup vanté en application sur les dépôts et ulcérations diphthéritiques. Dans ce cas, a-t-on dit, son action serait à préférer à celle des autres caustiques, parce que non seulement il détruirait les membranes déjà formées, mais encore, en vertu de ses propriétés oxydantes, il produirait des effets « antiseptiques. » L'expérience ne paraît pas cependant avoir démontré que l'acide chromique exerçât sur le processus diphthéritique une action plus avantageuse que les autres caustiques.

On se sert, pour cautériser les condylomes, d'une solution à 10-20 pour 100; dans la diphthérite, de solutions à 5-10 pour 100, suivant l'épaisseur des membranes.

L'usage interne du chromate de potasse est entièrement superflu. Ses effets dans le catarrhe bronchique ne présentent rien qui permette de le préférer à d'autres médications. On a dit aussi qu'il pouvait être utile dans la syphilis; mais le fait est bien loin d'être démontré; on fera bien d'ailleurs d'en éviter l'emploi, parce qu'il détermine facilement l'anorexie, des troubles digestifs, de la gastrite.

Extérieurement le chromate de potasse a été employé, comme astringent et siccatif, dans les mêmes cas que l'acide chromique. On s'en est surtout servi pour durcir et conserver les pièces anatomiques.

6. Acide borique, $B(OH)^3$

L'acide borique se présente sous la forme d'écailles nacrées, incolores, grasses au toucher, solubles dans 25 parties d'eau froide, dans 3 parties d'eau bouillante et dans 15 parties d'alcool, solubles aussi dans la glycérine; c'est un acide faible; on l'emploie comme agent antiputride; en solution, dans la proportion de 1 : 133, il empêche le développement des bactéries. A petites doses, il fait vomir; à doses élevées, il provoque de la gastro-entérite.

Usages thérapeutiques. — Dans ces dernières années, l'acide borique a été beaucoup employé dans la *méthode de pansements de Lister*, parce qu'il possède, en même temps que des propriétés antiseptiques très accentuées, l'avantage de ne pas irriter les plaies; on s'en est encore servi en injections dans le traitement de l'otorrhée, de la gonorrhée, du catarrhe vésical, dans le pansement des ulcères, etc. — Divers essais tentés dans le but de combattre au moyen de cet acide des affections internes n'ont été jusqu'ici suivis d'aucun résultat appréciable. Voici les préparations en usage :

a. *Eau borique.* Solution concentrée d'acide borique (3 1/2 pour 100), avec laquelle on nettoie les plaies, que l'on panse avec le lint borique.

b. *Lint borique.* C'est une charpie fortement imprégnée d'acide borique; elle présente une coloration rosée; on l'applique, humide ou sèche, sur le protective, à la place de la gaze antiseptique, etc.

c. *Pommade borique.* Elle est composée de 1 partie d'acide borique pulvérisé et de cire blanche, et de 2 parties d'huile d'amande et de paraffine. On l'applique directement sur les plaies, dans le pansement desquelles on ne peut pas employer l'acide phénique.

7. Acide fluorhydrique, FlH

L'acide fluorhydrique produit des effets toxiques quand il est simplement inhalé; on l'a quelquefois employé comme caustique.

8. Acide sulfureux et ses sels

A l'état anhydre, SO^2 est un gaz incolore, d'une odeur fortement piquante; inhalé, il détermine une irritation violente sur la muqueuse du larynx, et provoque par suite l'occlusion réflexe de la glotte; il n'est donc pas respirable, et peut faire mourir en peu de temps les animaux, à quelque classe qu'ils appartiennent. Sur le sang il exerce une action fortement réductrice; le sang, sous son influence, perd son oxygène, devient brun et se coagule. L'action prolongée de ce gaz mêlé avec de l'air prédispose aux catarrhes des muqueuses.

Une part importante dans l'action de cet acide revient à la tendance qu'il a à se transformer en acide sulfurique, en absorbant de l'oxygène et de l'eau; c'est de là que dépendent son pouvoir réducteur à l'égard du sang et d'un grand nombre d'oxydes métalliques, sa propriété de blanchir les matières colorantes végétales, ses effets antiputrides et antifermentescibles; c'est pour ce dernier motif qu'on est depuis longtemps dans l'usage de soufrer les fruits confits, les tonneaux de vin, etc. — Il suffit, d'après Buchholtz, d'une solution d'acide sulfureux, dans la proportion de 1 : 666, pour supprimer le pouvoir de reproduction des organismes inférieurs; sous ce rapport, il agit avec autant d'intensité que l'acide salicylique, 5 fois plus énergiquement que l'acide sulfurique, et 16 fois plus que le phénol.

La thérapeutique ne l'emploie directement à aucun usage.

9. Sulfites alcalins et alcalino-terreux

L'organisme en supporte facilement des doses assez élevées. Arrivés dans l'estomac, ils dégagent une partie de leur acide sulfureux, lequel peut alors agir comme antifermentescible. De même que les sulfates, ils provoquent des selles liquides. Dans le sang, ils se transforment en sulfates, et se retrouvent à cet état dans les urines. Peuvent-ils, dans le sang et les organes, détruire les matières septiques qui s'y trouvent? Le fait n'est pas démontré et paraît entièrement invraisemblable.

Nous en dirons autant des HYPOSULFITES DE POTASSE ET DE SOUDE.

Les sulfites et les hyposulfites, surtout ceux de sodium, ont été souvent employés, dans ces derniers temps, principalement par les médecins italiens et français. D'après Polli, un certain nombre de maladies (typhus, malaria, fièvres exanthématiques aiguës, pyémie, etc.) seraient occasionnées par des processus anormaux de fermentation dans le sang; de là l'indication d'introduire dans l'organisme des substances antifermentescibles, et, en première ligne, les sulfites et hyposulfites, dont l'administration aurait l'avantage de ne présenter aucun inconvénient.

Les expériences qu'a faites Polli sur les animaux, dans le but de confirmer ses opinions théoriques, sont loin d'être irréprochables. L'observation clinique n'a d'ailleurs rien démontré jusqu'ici à ce sujet. En Allemagne, ce mode de traitement a été peu employé.

Hyposulfite de soude : 0,5-2,0 *pro dosi* (8 *pro die*), en solution.

II. Acides organiques

Il y a un très grand nombre d'acides organiques; les uns ressemblent beaucoup aux acides minéraux relativement à leur action physiologique, les autres s'en éloignent davantage. Il ne sera question ici que des premiers, qui, au point de vue chimique, peuvent être obtenus par l'oxydation des alcools des dérivés du méthane (CH^4), et dont la plupart font partie normalement de l'organisme animal. La thérapeutique n'en utilise que quelques-uns, ce qu'expliquent aisément et leur grande similitude d'action et le petit nombre d'indications qu'ils présentent. Ce qui les distingue particulièrement des acides minéraux, c'est leur action locale plus faible; ils ne déterminent que de l'inflammation, de la vésication, mais point de destruction de tissus, car leurs affinités chimiques sont peu énergiques. Sous ce rapport, l'acide phosphorique représente un trait d'union entre les acides minéraux et ces acides organiques. Du reste, ils ont des propriétés antiputrides; ils attirent les alcalis ; et, à doses médicamenteuses, ils influencent, aussi peu que les acides minéraux, la circulation et la température,

1. Acide formique

L'*acide formique*, CH^2O^2, est le terme le plus bas des acides (acides gras) monoatomiques, monobasiques, dont la composition est représentée par la formule $C^nH^{2n}O^2$, et auxquels appartiennent encore les acides acétique, propionique, butyrique, valérique, et beaucoup d'autres, moins importants au point de vue physiologique. L'acide formique s'en distingue toutefois par quelques différences chimiques. Il est un produit d'oxydation très commun d'autres substances organiques d'un poids moléculaire plus élevé, surtout d'un grand nombre d'acides de la série lactique, des acides malique, tartrique, citrique, du sucre, etc.

C'est un liquide incolore, d'une odeur piquante, d'un goût acide; il est soluble dans l'eau, de même que tous ses sels. Chauffé avec de l'acide sulfurique, il se décompose en oxyde de carbone et en eau.

Importance et effets physiologiques. — L'acide formique se trouve, à l'état d'acide libre, chez un certain nombre d'animaux, par exemple dans les fourmis, dans les aiguillons des guêpes ; à l'état de formiate, dans un grand nombre d'organes (cerveau, muscles, rate, pancréas) et dans le sang des animaux supérieurs. Partout il représente un produit final de la désassimilation des principes azotés et non azotés (albumine, graisse), à l'aide desquels on peut le produire, même en dehors du corps, par l'intervention de l'ozone ou d'autres agents d'oxydation. Il abandonne l'organisme, en partie à l'état d'acide formique, avec la sueur ; en partie aussi, brûlé, à l'état d'acide carbonique.

L'action de petites doses, prises à l'intérieur, n'a pas été jusqu'ici étudiée. Appliqué extérieurement, à l'état de concentration, il provoque une inflammation vive de la peau, avec exsudation et douleurs cuisantes. Administré à l'intérieur, chez des lapins, il donne lieu à une forte inflammation de l'estomac, de l'intestin, des reins (Mitscherlich). Cette inflammation des reins serait encore une différence physiologique qui le distinguerait des autres acides gras.

Emploi thérapeutique. — L'usage interne de l'acide formique est entièrement abandonné. Extérieurement il était employé comme irritant cutané, dans les mêmes circonstances que l'essence de moutarde. En général on ne se servait pas de l'acide formique même, mais de quelques préparations qui en renferment.

1. *Fourmis des bois (Formicæ rufæ).* — D'après l'usage ancien, ou bien on fait arriver sur la partie intéressée les vapeurs qui se dégagent d'un mélange de fourmis et d'eau bouillante, ou bien on introduit dans un bain des fourmis broyées et enveloppées dans un sac.

2. *Alcoolat de fourmis (Spiritus formicarum).* — Alcool distillé sur des fourmis. Incolore.

2. Acide acétique

L'*acide acétique*, $C^2H^4O^2$, le second terme de la série des acides gras monoatomiques, monobasiques, se produit dans la putréfaction lente des matières organiques, dans la distillation du sucre, de l'amidon, etc., dans l'oxydation de l'alcool. C'est un liquide volatil, incolore, d'une odeur et d'une saveur piquantes, dont la vapeur est inflammable, et qui est miscible en toutes proportions avec l'eau et avec l'alcool. L'acide acétique anhydre, à 15° C., a pour poids spécifique 1,056. Par l'addition d'eau, ce poids spécifique augmente d'abord, de sorte qu'à 80 pour 100 et à 15° C., ce poids spécifique, le plus élevé, est de 1,0754 ; puis il diminue peu à peu, de telle façon qu'à 50 pour 100 ce poids spécifique redevient celui de l'acide anhydre.

Action physiologique. — L'acide acétique se rencontre déjà dans l'estomac où ont été introduits des aliments sucrés ; on le trouve ensuite dans un grand nombre d'organes, dans le sang des alcooliques et des leucémiques, dans la sueur et l'urine, combiné le plus souvent aux bases, et représentant, en général, de même que l'acide formique, un produit des échanges organiques régressifs.

Il peut pénétrer dans l'organisme par la peau et par les muqueuses ; il arrive, combiné aux bases, dans le torrent circulatoire, où il est brûlé, transformé en acide carbonique, et éliminé à l'état de carbonate. Mais si la quantité administrée a été trop grande, et que l'alcali disponible ou combiné à des acides plus faibles, dans le sang, ne puisse suffire à le saturer, alors l'acide acétique apparaît en nature dans l'urine ; dans ce cas, l'urine alcaline des herbivores devient acide, et l'acidité de l'urine des carnivores devient plus prononcée.

Effets de petites quantités, à l'état de dilution. — Il en a déjà été question dans les généralités, ce qui nous permettra d'être bref.

L'ingestion du vinaigre dilué donne lieu à une saveur acide, à une diminution de la soif ; la digestion peut en être un peu facilitée. Le cœur et la température, chez les individus sains, n'en éprouvent aucune modification ; la quantité d'urine reste aussi la même.

Des frictions sur la peau intacte donnent naissance, par suite de l'évaporation du liquide, à une sensation de froid et à de la pâleur sur l'endroit touché ; ce qui, dit-on, a pour résultat une diminution de la sécrétion sudorale au niveau de ces points.

Si l'usage de l'acide acétique est trop fréquent et trop prolongé, on voit se produire de l'anorexie, des troubles digestifs, de la diarrhée, de l'anémie, de l'amaigrissement ; on a même dit la tuberculose.

Effets de doses considérables et à l'état de concentration. — L'acide acétique concentré pénètre en très peu de temps à travers la *peau* intacte, sans dissoudre l'épiderme ; il provoque une congestion intense sur les points touchés ; au niveau de ces points, la peau devient rouge et douloureuse. Le tissu cutané devient le siège d'un épanchement d'exsudat, qui donne lieu à la production d'un gonflement ; en même temps la peau se décolore, par suite de la compression des vaisseaux sous l'influence de l'exsudat. Puis on voit se former ou bien un épanchement liquide sous l'épiderme (soulèvement vésiculeux), ou bien de petites pertes de substance des couches superficielles du chorion, lésions qui d'ailleurs guérissent rapidement.

Les *muqueuses* visibles deviennent d'abord blanches : puis elles prennent une coloration brune, en même temps qu'elles sont le siège de douleurs brûlantes. Introduit dans l'estomac, l'acide acétique provoque des symptômes de gastro-entérite, semblables à ceux produits par l'acide sulfurique, une soif intense, des douleurs violentes, des vomissements, du météorisme ; la mort arrive du milieu de phénomènes de collapsus. D'après les recherches faites par Mitscherlich sur des lapins, la muqueuse se trouve épaissie, quand la mort a été rapide ; les globules sanguins dans les vaisseaux capillaires de la tunique propre sont dissous, ce qu'on peut conclure de sa coloration brunâtre ; enfin l'acide se diffuse à travers tous les tissus jusque dans la cavité abdominale. Dans les cas où la mort est arrivée plus lentement, la dissolution des globules sanguins est encore plus manifeste ; on observe même des épanchements sanguins dans la cavité de l'estomac ; la muqueuse se montre, jusque dans le duodénum, très épaissie, blanchâtre, opaque, partiellement ramollie. Il n'est pas surprenant qu'avec ces effets si intenses il se soit produit un affaiblissement de l'activité cardiaque et un abaissement de la température, jusqu'à 30 degrés (Bobrik).

L'emploi de la solution de Villate (mélange insensé de sous-acétate de plomb liquide 30 parties, de sulfate de cuivre et de sulfate de zinc ââ 15 parties, dans 200 parties de vinaigre de vin), en injection dans des os cariés et dans des abcès fistuleux tenaces, a donné lieu, par suite de la pénétration directe du vinaigre dans la circulation, à quelques *cas de mort* subite, qui ont été étudiés avec soin par Heine. Chez une jeune fille, peu de temps après l'injection, la face devint pâle, cadavéreuse, d'un aspect plombé ; le corps tout entier tremblait, les dents claquaient, tout le sang paraissait s'être retiré des veines ; frisson intense ; extrémités froides : pouls petit et accéléré : la plaie prit un aspect d'un brun foncé, livide. La température qui, le matin, avant l'injection, était de 38° C., s'éleva vers midi à 38°,6, puis s'abaissa progressivement, et, le soir à huit heures, était tombée à 34°,2. Le pouls devint alors filiforme, à peine perceptible ; 140 pulsations à la minute. Enfin, vers le milieu de la nuit, la malade succomba dans le coma, en rendant quelques selles diarrhéiques. Des symptômes semblables ont été observés chez un enfant de dix ans, ainsi que chez les animaux : chez ces derniers, Heine a encore vu se produire des mouvements respiratoires accélérés, spasmodiques, des spasmes tétaniques dans le sens de l'extension, spasmes qui se répétaient d'une manière rythmique et qui pouvaient toujours être provoqués par l'irritation de la sensibilité cutanée.

Dans les *corpuscules sanguins* des amphibies, l'addition de l'acide acétique dilué donne lieu à un précipité légèrement granuleux, qui se redissout dans l'acide acétique concentré ; à la suite d'un jeûne prolongé, ce dernier phénomène n'a pas lieu. Dans les corpuscules sanguins des oiseaux et des mammifères, ce précipité fait défaut (Donders). A la suite du mélange direct de l'acide acétique avec le sang, ou de l'injection directe de cet acide dans la circulation, il se produit une dissolution complète des globules sanguins, en même temps que le sang prend une coloration de laque ; les globules non dissous se ratatinent, offrent un aspect pâle, granuleux, et se présentent souvent entourés de petites bulles de gaz ; la coloration de laque prend naissance par la destruction de l'hémoglobine et le passage de l'hématine dans le sérum ; les bulles de gaz sont vraisemblablement de l'oxygène (Heine).

Tous ces phénomènes produits par la pénétration directe de l'acide acétique dans le sang sont attribués par Heine en partie à la destruction des globules sanguins en tant qu'agents vecteurs de l'oxygène ; en partie à la mort, à la coagulation des globules, pouvant peut-être, par leurs transformations chimiques ultérieures, donner lieu à la formation de matières septiques ; en partie enfin à des embolies capillaires dans les poumons, embolies tirant leur origine des caillots qui ont pris naissance dans le vaisseau où a été faite l'injection.

Sur les organismes inférieurs et sur les processus de putréfaction, l'acide acétique exerce la même action que les autres acides.

Emploi thérapeutique. — Tout ce que nous avions à dire sur l'emploi à l'intérieur de l'acide acétique a déjà été étudié dans les généralités.

Extérieurement, le vinaigre est fréquemment mis en usage ; non pas qu'il présente des avantages, relativement à son efficacité, sur les autres acides, mais on l'a toujours sous la main et à bon marché. On s'en sert pour arrêter les hémorragies ; ce n'est nullement un styptique énergique ; son application peut suffire pourtant dans plusieurs hémorragies capillaires, telles que les épistaxis, les hémorragies consécutives à l'extraction des dents. C'est peut-être en faisant baisser la température locale qu'il agit favorablement dans ces cas.

Il a encore été employé rationnellement, en lotions, pour modérer les sueurs trop abondantes ; on s'en est servi aussi, en fomentations, dans le traitement des contusions légères. — On l'a administré en lavement, dans le but d'accélérer les mouvements péristaltiques de l'intestin et de faire mourir les ascarides vermiculaires ; mais, à ce point de vue, le vinaigre n'est guère plus efficace que l'eau froide simple. — On se sert aussi de l'acide acétique et des vapeurs vinaigrées dans les cas de syncope. Comme moyen désinfectant, ces vapeurs ne présentent pas une utilité bien réelle ; elles ne font guère que remplacer une odeur désagréable par une autre odeur, dans les chambres des malades par exemple, sans assainir le moins du monde l'atmosphère. — Dans ces derniers temps, l'acide acétique a été employé en injections dans les tumeurs malignes; certaines de ces tumeurs auraient même, dit-on, disparu sous leur influence. Les observations sont encore en nombre insuffisant; d'ailleurs il ne faut pas oublier les dangers auxquels cette méthode peut exposer, dangers qui ont été signalés plus haut.

Doses et préparations. — La pharmacopée allemande admet comme officinaux trois degrés de concentration de l'acide acétique :

1. *Acide acétique concentré.* — Il contient 96 pour 100 d'acide acétique anhydre. Poids spécifique : 1,064.

2. *Acide acétique dilué.* — Il contient 30 pour 100 d'acide acétique anhydre. Poids spécifique : 1,041.

3. *Vinaigre pur.* — Presque incolore. Il contient 6 pour 100 d'acide acétique.

Pour l'usage interne, le vinaigre suffit parfaitement; on l'emploie pur ou dilué, à la dose de 2,0-10,0. On en prépare une boisson acide (oxycrat), en mêlant 50-100 grammes de vinaigre avec 1 litre d'eau, et ajoutant du sucre. Acide acétique concentré, à la dose de 0,25-1,0 (5,0 *pro die*). Acide acétique dilué, doses doubles. — A l'extérieur, les deux préparations concentrées sont employées en inhalation ou comme caustiques; on se sert aussi, pour l'usage externe, du vinaigre pur ou mêlé avec de l'eau. Pour lavements, 1 à 3 cuillerées à bouche. — Le vinaigre est aussi employé souvent en pharmacie : pour préparer les teintures acides de substances narcotiques, des extraits, par exemple, de scille, de digitale, etc., enfin pour obtenir des saturations.

4. *Vinaigre aromatique.* — D'après la pharmacopée germaine : Essence de lavande 1, essence de menthe poivrée 1, essence de romarin 1, essence de genièvre 1, essence de cannelle 1, essence de citron 2, essence de girofle 2, alcool 300, acide acétique dilué 450, eau 1200. D'après la pharmacopée d'Autriche : feuilles de menthe poivrée, de romarin et de sauge ãã 25, racines d'angélique, de zédoaire, d'œillet ãã 5, vinaigre 1000.

3. Acide valérianique, $C^5H^{10}O^2$

Il fait partie, de même que les acides formique et acétique, des acides gras monoatomiques, monobasiques. Il se trouve dans un certain nombre de plantes officinales, par exemple dans la racine de valériane, ainsi que dans l'huile de foie de morue. D'après les recherches de Reissner, ses effets physiologiques sont tout à fait ceux des autres acides gras, notamment de l'acide formique, s'il est vrai toutefois que son usage à l'intérieur, à doses élevées, donne lieu à une inflammation des reins.

L'acide valérianique n'est pas employé en thérapeutique (Voyez *Racine de valériane).*

Les *trois acides* suivants, et *les fruits* qui en contiennent, agissent sur l'organisme animal exactement de la même manière que l'acide acétique.

4. Acide malique (oxysuccinique), $C^4H^6O^5$

Il fait partie des acides triatomiques, bibasiques, représentés par la formule $C^nH^{2n}O^5$. Chauffé avec de l'acide iodhydrique, il se transforme en acide succinique ; cette transformation a lieu aussi dans l'organisme. Il se trouve à l'état libre dans les fruits verts, dans les pommes, les raisins; dans les fruits mûrs, il se trouve combiné aux alcalis ; dans les cerises, par exemple, il est à l'état de sel potassique. Cristaux déliquescents, d'un goût acide très prononcé.

5. Acide tartrique, $C^4H^6O^6$

Il fait partie des acides tétratomiques, bibasiques, représentés par la formule

$C^nH^{2n-2}O^6$. On en connaît diverses modifications. Il existe en quantité considérable surtout dans le jus des raisins, pendant la fermentation duquel il se dépose et cristallise à l'état de tartrate acide de potasse. On emploie en médecine l'*acide tartrique ordinaire*, dont la solution dévie à droite la lumière polarisée. Cristaux fortement acides, inodores, facilement solubles.

Ce qui paraît le distinguer uniquement, *au point de vue thérapeutique*, de l'acide citrique, c'est que l'estomac le tolère plus difficilement ; les anciens praticiens avaient déjà remarqué que l'usage prolongé de cet acide donnait lieu à des troubles digestifs considérables et difficiles à vaincre. C'est pour cela, et parce que d'ailleurs il représente une préparation pharmaceutique, qu'il a été mis en usage beaucoup moins fréquemment que l'acide citrique ; du reste, il paraît agir beaucoup moins favorablement que ce dernier dans divers états, par exemple dans le scorbut. On s'en sert en pharmacie pour préparer des saturations et des mélanges effervescents, dans les mêmes proportions que l'acide citrique. On en prépare aussi un petit-lait.

A l'intérieur, 0,3-1,0 *pro dosi* (10,0 *pro die*), en poudre, en potion, en pastilles, en limonade (0,5-1,0 pour 100 d'eau avec addition de sucre).

6. Acide citrique, $C^6H^8O^7$

Il fait partie des acides tétratomiques, tribasiques, représentés par la formule $C^nH^{2n-4}O^7$. On le trouve, partiellement à l'état de liberté, dans les citrons et dans presque tous les autres fruits doux acidules (groseilles, airelles, fraises, sorbes, etc.), dans les betteraves. Cristaux incolores, facilement solubles, d'une saveur acide agréable.

En dehors des indications communes à tous les acides, le suc de citron, et non l'acide pur, est encore employé dans le *scorbut*, comme agent préventif ou curatif. En Amérique et en Angleterre on est tellement persuadé de son efficacité que tout vaisseau devant partir pour un long voyage en est toujours approvisionné. L'expérience a appris que l'acide citrique pur est bien loin d'avoir la même efficacité que le jus de citron, et que les autres acides purs analogues ne présentent, à ce point de vue, aucune utilité. Ceci s'accorderait avec une des théories émises sur le scorbut, d'après laquelle les succès obtenus dans le traitement de cette maladie seraient dus, non à l'acide végétal, mais aux sels végétaux de potassium et au carbonate de potasse auquel ils donnent naissance, sels contenus dans le suc de citron (ainsi que dans les fruits frais, dans les légumes, les pommes de terre). — On a beaucoup parlé de la valeur de l'acide citrique dans les *affections rhumatismales*. Dans les formes à marche subaiguë et dans les rhumatismes musculaires, on l'a habituellement prescrit comme sudorifique ; mais il est douteux que cet effet soit dû à l'acide plutôt qu'aux boissons chaudes dont on l'accompagne ; dans tous les cas rien ne démontre que son utilité soit réelle. Dans le rhumatisme articulaire aigu, on a administré l'acide citrique à doses élevées ; c'est surtout le jus de citron qui a été mis en usage (120 à 150 grammes par jour). Il n'est nullement démontré qu'il modère les phénomènes fébriles ; ce qu'il y a de certain, c'est qu'il calme la soif. Modère-t-il la sécrétion sudorale? Cela n'est nullement démontré, et il l'est bien moins encore qu'il fasse diminuer l'intensité des altérations locales, qu'il abrège la durée de la maladie ou prévienne les complications graves. En tout cas, l'acide salicylique l'a rendu aujourd'hui entièrement superflu.

Il est en outre d'autres cas dans lesquels l'acide citrique a été employé, et dans lesquels son efficacité est encore plus douteuse ; tel est l'*ictère catarrhal*. S'il a ici quelque utilité, il le doit sans doute uniquement à l'influence favorable qu'il peut, comme les autres acides, exercer sur le catarrhe gastrique, quand il existe. On l'a aussi employé comme diurétique, dans les *hydropisies*. Revillout, Trousseau, Claassen, l'ont beaucoup recommandé dans la *diphthérite ;* il a été administré, dans ce cas, à doses considérables ; les malades devaient avaler, par heure, la pulpe de quatre citrons au moins, et cela pendant des jours entiers. Il n'est nullement démontré que cette méthode soit préférable à toutes celles qui ont été opposées à la maladie en question. — Le jus de citron, de même que le vinaigre, est un agent qu'on a facilement sous la main dans les cas d'empoisonnement par les alcalis caustiques.

A l'extérieur l'acide citrique est employé aux mêmes usages que l'acide acétique, sauf qu'on ne s'en sert pas comme désinfectant ni pour préparer des lavements.

Doses et préparations. — 1. *Acide citrique.* — 0,1-0,5 *pro dosi* (15,0 *pro die*), en pastilles, ou sous forme de limonade (5 : 1000, avec addition de sucre). Le suc frais de citron est administré par cuillerées à café ou à bouche, ordinairement dans de l'eau sucrée. L'acide, de même que le jus de citron, servent souvent à préparer des saturations, qui doivent à leur saveur plus agréable que celles d'acide acétique d'être employées de préférence (1 partie liqueur de carbonate de potasse sur 6 parties de suc de citron, ou 3 parties d'acide). — A l'extérieur, il est employé pur (jus de citron, tranches de citron), ou mêlé avec de l'eau.

Un grand nombre de fruits doivent leurs propriétés les plus importantes à la présence des trois acides qui viennent d'être étudiés et qui s'y trouvent à l'état libre ou combinés avec des bases. Il faut aussi tenir compte, dans l'action de ces fruits, de la présence d'une quantité de sucre souvent considérable. Il s'y trouve très peu d'albumine et de gélatine végétales, ce qui rend leurs propriétés nutritives peu marquées ; mais leur saveur acidule et sucrée et le parfum qu'ils doivent à la présence d'huiles éthérées suaves en font un mets des plus agréables.

Leurs effets physiologiques tiennent le milieu entre ceux des acides organiques, des sels végétaux alcalins et des hydrates de carbone. Sous leur influence, les urines deviennent plus abondantes et alcalines (par suite de la transformation des acides en carbonates alcalins), ou bien les selles deviennent plus liquides. Ingérés en trop grande quantité, ils provoquent des douleurs abdominales, ce qui est peut-être dû en grande partie à leur basse température. Ils n'agissent pas plus que les acides organiques sur la température et la circulation ; mais, mêlés avec de l'eau, ils modèrent la soif, comme les acides, et rafraîchissent mieux que l'eau seule.

La richesse de ces fruits en acides, en sucre, etc., varie beaucoup suivant le climat, le sol, les années ; aussi les chiffres suivants n'ont-ils qu'une valeur relative :

Sur 100 parties	Acide libre	Acides combinés, pectine, corps gras	Sucre	Albumine	Cendres	Eau
Raisins.	0,75	0,36	14,31	0,74	0,61	80,2
Pommes..	0,69	5,51	7,96	0,39	0,36	82.1
Poires.	0,03	3,23	8,78	0,23	0,35	83,2
Cerises { acides, vertes.	1,75	—	1,12	0,21	0,62	88,2
Cerises { douces, mûres.	2,01	—	18,12	0,57	0,65	74,2
Prunes.	0,97	4,10	6,78	0,87	0,76	80,1
Groseilles.	2,14	0,16	6,37	0,54	0,75	84,5
Airelles.	1,34	0,55	5,78	0,79	1,40	77,5
Fraises.	1,36	0,10	5,09	0,51	0,75	87,4
Framboises.	1,48	1,41	4,00	0.58	0,54	86,1

Parmi tous ces fruits, à l'exception pourtant du tamarin, qui d'ailleurs est inutile, il ne peut être question, *au point de vue thérapeutique*, que des raisins.

L'utilité des *cures de raisin* est limitée à un petit nombre d'états morbides. Pris en grande quantité, le jus des raisins exerce son action principale sur le canal intestinal; il rend les évacuations alvines plus abondantes et soustrait ainsi à l'organisme des matériaux nutritifs. Il est peu nourrissant, car il renferme peu d'albuminates ainsi que peu de sucre. Ces cures de raisin, employées d'une manière méthodique et aidées d'un régime approprié, peuvent être utilisées dans les cas où il s'agit de réduire l'état de nutrition de l'organisme. Elles sont surtout utiles dans l'obésité accompagnée de pléthore, ainsi que pour combattre la constipation chronique chez des individus bien nourris; on en évitera l'emploi, au contraire, chez les personnes pâles, affaiblies. Remarquez encore qu'il n'est pas rare de voir l'usage excessif des raisins donner lieu à de la dyspepsie. En général, il n'est aucun cas dans lequel ces cures de raisin ne puissent être avantageusement remplacées par l'usage des eaux minérales; et ajoutez à cela qu'elles ne peuvent être utilisées que pendant une période de temps très courte. Dans le catarrhe de la vessie, elles sont bien inférieures à d'autres méthodes de traitement; et chez les phtisiques, ou chez les individus prédisposés à la phtisie, elles peuvent, en réduisant la nutrition, avoir des inconvénients; si elles sont parfois avantageuses (bien entendu qu'il ne peut s'agir ici de guérisons), ce bon résultat doit plutôt être mis sur le compte de l'exercice en plein air que sur celui de la cure de raisin elle-même. En somme, leur utilité est minime, et elles peuvent facilement être remplacées par d'autres méthodes de traitement.

Ces cures de raisin peuvent être pratiquées partout où il existe des raisins en suffisante quantité. Mais comme l'époque où l'on peut en faire usage est en général le milieu du mois de septembre et le mois d'octobre, il faut avoir soin de choisir un climat assez doux et assez agréable pour permettre le séjour en plein air. Les endroits choisis habituellement sont : Duerkheim en Bavière, Gleisweiler, Edenkoben, Creuznach, Saint-Goar sur les bords du Rhin, Rüdesheim, Meran dans le Tyrol autrichien, Gries. Montreux et Vevey en Suisse, Krems, Pressburg, etc.

PRÉPARATIONS OFFICINALES DES FRUITS. — *Sirop de framboises.* — Il a une belle couleur rouge, un goût agréable. On le mêle simplement avec de l'eau, ou on l'ajoute à des potions. Il est fréquemment employé. Les sels, les substances alcalines, lui font perdre sa belle couleur.

Eau de framboises. — Elle ne contient que l'huile éthérée, et ne sert par conséquent que pour améliorer l'odeur, et non le goût, des substances auxquelles on l'ajoute. — *Eau de framboises concentrée.* — Elle contient un peu plus d'essence.

Le *sirop de cerises*, d'une couleur rouge, contient une quantité minime d'acide cyanhydrique, dont il a aussi l'odeur, parce que les noyaux broyés entrent dans sa préparation. On l'ajoute comme correctif à des potions, ou bien on en fait avec l'eau une boisson rafraîchissante.

7. Acide lactique

L'*acide lactique* ou *oxypropionique*, $C^3H^6O^3$, fait partie des acides diatomiques, monobasiques, dont la composition est représentée par la formule $C^nH^{2n}O$. On distingue : 1° l'*acide lactique ordinaire ou de fermentation*, qui prend naissance par la fermentation du sucre de lait, du sucre de raisin, du sucre de canne, de l'amidon, de la gomme. Chauffé avec l'acide sulfurique, il se dédouble en aldéhyde et acide formique; il s'oxyde sous l'influence de l'acide chromique et donne naissance à de l'acide acétique et à de l'acide formique; l'acide iodhydrique le réduit en acide propionique. C'est un liquide non volatil, très acide, incolore et inodore. Il chasse de leurs sels les acides volatils et même quelques acides minéraux. 2° *Acide sarcolactique ou paralactique.* On l'extrait de la viande. Il ne se distingue du précédent qu'en ce qu'il dévie à droite le plan de la lumière polarisée. Traité par l'acide sulfurique ou par l'acide chromique, il donne les mêmes produits que le précédent. 3° *Acide éthylen-lactique.* 4° *Acide hydrocrylique.*

Importance et effets physiologiques. — Dans l'estomac et le canal intestinal l'acide lactique (de fermentation) se produit de la même manière qu'en dehors de l'organisme, aux dépens des aliments féculents et sucrés. Il exerce sur la digestion, dans les circonstances normales, une influence semblable à celle de l'acide chlorhydrique ; il est donc, sous ce rapport, l'acide le plus rationnel après ce dernier. Nous pouvons renvoyer, sur ce sujet, à ce que nous avons déjà dit de l'acide chlorhydrique. Il se trouve encore, combiné aux alcalis et au fer, et comme produit des métamorphoses organiques régressives, dans presque tous les organes, dans le cerveau, le foie, la rate, le pancréas, etc. L'acide sarcolactique existe dans tous les muscles au moment de leur activité, ainsi qu'au début de la rigidité cadavérique, à laquelle il donne lieu par la coagulation de la myosine. Si les muscles à l'état de repos ont une réaction neutre et deviennent acides à la suite d'un état tétanique intense, cela provient sans doute de ce que le sang qui circule à travers les muscles suffit, dans le premier cas, pour neutraliser et entraîner la petite quantité d'acide qui s'y forme, tandis qu'il est insuffisant pour produire la même action quand l'acide se développe en quantité excessive. L'acide lactique n'existe, dit-on, dans le sang que dans certaines conditions morbides, par exemple dans les cas de fièvre septique, de leucémie.

L'acide lactique qui a été ingéré ou qui s'est formé dans les premières voies digestives arrive dans le sang, combiné avec les alcalis ; là il est rapidement brûlé, transformé en carbonate alcalin, et éliminé dans cet état avec l'urine, qui devient alors alcaline, même celle des carnivores. S'il abandonne l'organisme avec l'urine sans avoir été modifié, ce qui a lieu dans les cas où l'alimentation est trop féculente et l'exercice insuffisant, dans les cas d'empoisonnement par le phosphore, d'atrophie aiguë du foie, de leucémie, etc., cela indique une forte diminution des procesus d'oxydation.

Introduit dans l'estomac *à doses petites et diluées*, l'acide lactique peut tout au plus exercer une action favorable à la digestion. *A doses un peu plus élevées* et administrées *pendant longtemps*, il doit sans doute soustraire des alcalis à l'organisme ; ce qu'il y a de certain, c'est que, de même que tous les autres acides, il trouble alors la digestion, provoque des éructations, des vomissements, de la diarrhée (influence des lactates non absorbés), et enfin de l'amaigrissement.

Se fondant sur l'observation d'après laquelle les enfants deviennent rachitiques quand leurs aliments développent une trop grande quantité d'acide lactique, on a voulu voir une certaine connexion entre l'acide lactique et le rachitisme. L'acide lactique, a-t-on dit, quand il se forme en quantité trop abondante, ne serait brûlé qu'en partie dans le sang, et agirait alors, comme il le ferait en dehors de l'organisme, en dissolvant le phosphate de chaux des os. Heitzmann prétend avoir fait naître artificiellement, chez des herbivores, l'ostéomalacie ; chez des carnivores, d'abord le rachitisme, puis l'ostéomalacie, en leur faisant absorber ou en leur injectant de l'acide lactique. Heiss combat cette manière de voir : après avoir fait prendre à un chien, pendant 308 jours, l'énorme quantité de 2286 grammes d'acide lactique, il tua l'animal, et ne trouva rien d'anormal dans les os, pas plus que dans le reste de l'organisme ; la quantité de chaux et de magnésie contenue dans le sang, dans les muscles et dans les os, était entièrement normale ; on peut donc admettre avec certitude, que dans ce cas, l'acide lactique n'avait point soutrait de chaux à l'organisme. Dans le fait, on doit admettre que s'il s'accumulait dans le sang des quantités d'acide lactique assez grandes pour dissoudre les sels des os, la mort devrait certainement en être la conséquence. On a dit aussi que la production d'une trop grande quantité d'acide lactique dans l'organisme pouvait avoir pour résultat le développement d'un rhumatisme aigu ou d'une endocardite, ce qui est plus qu'invraisemblable.

Introduit dans l'estomac, *à doses considérables* et *à l'état de concentration*, l'acide lactique provoque une gastro-entérite et entraîne la mort, de même que tous les acides ; une partie de l'acide lactique abandonne alors l'organisme avec l'urine sans avoir subi de décomposition ; l'urine devient sucrée (G. Goltz).

Injecté directement dans le sang, il provoque des symptômes semblables à ceux que nous avons déjà signalés à propos de l'acide acétique ; la paralysie du cœur et des muscles, qui se manifeste dans ces conditions, est produite par les autres acides aussi bien que par l'acide lactique.

Emploi thérapeutique. — L'acide lactique a surtout été recommandé comme agent eupeptique. Bien que son emploi paraisse rationnel, cependant il a été peu mis en pratique, parce qu'on lui préfère généralement celui de l'acide chlorhydrique. Il n'existe donc aucune règle qui précise les cas de dyspepsie dans lesquels il est plus particulièrement indiqué ; on peut admettre à priori que ces cas sont à peu près les mêmes que ceux auxquels convient l'acide chlorhydrique. — L'acide lactique possédant la propriété, à un degré très prononcé, de dissoudre les sels terreux, notamment le phosphate de chaux, on l'a recommandé contre l'affection calculeuse phosphatique ; cette pratique, rationnelle théoriquement, aurait besoin d'être appuyée par des observations plus étendues. — Quant à l'action hypnotique de l'acide lactique (Preyer) voir *Lactate de soude*.

Dans ces derniers temps on a attribué à l'acide lactique une action spéciale sur les tissus pathologiques (Mosetig-Moorhof), et on l'a conséquemment employé pour cautériser les cancroïdes étendus de la peau, le lupus, les os cariés ; on s'est servi de solutions à 60-70 pour 100 ; les ulcérations tuberculeuses des muqueuses guériraient, dit-on, rapidement, quand on les badigeonne une fois tous les jours avec de l'acide lactique en solution à 20 pour 100 ; il faudrait élever le degré de concentration de cette solution jusqu'à 50 pour 100. L'accès de suffocation se produisant après ces badigeonnages disparaît sous l'influence de l'ingestion d'une gorgée d'eau. L'usage de l'acide lactique dans le traitement du croup est généralement abandonné.

Doses. — *Acide lactique.* — 0,25-1,0 *pro dosi*, 5 *pro die* ; à l'intérieur, peu de temps après le repas, en pastilles ou en solution aqueuse.

8. Acide oxalique, $C^2H^2O^4$

Parmi les acides diatomiques, bibasiques, représentés par la formule $C^nH^{2n-2}O^4$, l'acide oxalique occupe une place tout à fait spéciale ; il a des propriétés toxiques particulières ; il n'est pas chimiquement un homologue parfait des autres acides de ce groupe ; en tout cas il est le plus énergique des acides qui en font partie, tandis que l'acide succinique, qui appartient au même groupe, se rapproche entièrement des autres acides organiques étudiés plus haut. L'acide oxalique est très répandu dans la nature. On le trouve, à l'état de sel acide de potassium, dans les *oxalis* ; à l'état de sel de calcium, dans beaucoup de plantes, par exemple dans la rhubarbe, dans un grand nombre de lichens ; de plus, dans le sang des animaux empoisonnés par le benzol, dans la vésicule biliaire, dans les calculs biliaires, dans l'urine, en dissolution ou à l'état de calcul, etc. Il pénètre dans l'organisme animal avec les aliments végétaux ; il y prend aussi naissance aux dépens de l'acide urique, et il est alors, comme beaucoup d'autres acides, un produit de l'oxydation des substances organiques ; son existence en plus grande quantité dans les urines est toujours une marque d'une diminution des processus d'oxydation dans l'organisme. De l'acide oxalique, ingéré, une partie apparaît dans l'urine à l'état d'oxalate de chaux, une autre partie est brûlée, transformée en carbonate et éliminée dans cet état ; il en est de même de ses combinaisons salines.

Prismes incolores, se dissolvant plus difficilement dans l'eau que dans l'alcool; chauffés rapidement, ils se décomposent en acide carbonique, oxyde de carbone et acide formique. Ses sels, contrairement à ceux de la plupart des autres acides organiques, se dissolvent très difficilement dans l'eau, à l'exception pourtant des sels alcalins.

D'après Hermann, les expériences faites sur la toxicité de l'acide oxalique et de ses sels présentent beaucoup d'obscurité. A doses élevées et à l'état de concentration, l'acide oxalique détermine des effets caustiques, de la gastro-entérite, de la même manière que l'acide sulfurique; mais il tue plus rapidement. Ce qui le distinguerait principalement des autres acides, c'est que, à petites doses, même à l'état de sel neutre de sodium, il paralyserait le système nerveux central et les ganglions cardiaques, tandis que, comme on le sait, les sels de sodium des autres acides (voyez *Sels végétaux alcalins*) n'exercent aucune action toxique. 0,04-0,08 d'oxalate de soude suffiraient pour faire mourir des grenouilles. Onsum a prétendu que l'acide oxalique absorbé précipitait les sels calcaires du sang et que le précipité d'oxalate de chaux insoluble tuait en produisant des embolies dans les capillaires du poumon; mais cette opinion ne paraît pas exacte, car l'augmentation de la quantité de calcium introduite dans le sang rendrait même inoffensive une dose mortelle d'acide oxalique.

Dans l'urine on trouve une substance fortement réductrice dont la nature n'est pas encore connue, de l'albumine, des cylindres nombreux, des cristaux d'oxalates, mais point de sucre. Entre la substance corticale et la substance tubuleuse des reins existe une zone blanche résultant d'un dépôt d'oxalates (Kobert).

L'acide oxalique n'est pas employé en médecine.

9. Acide succinique, $C^4H^6O^4$

Il fait partie du même groupe d'acides que l'acide oxalique. On en connait deux modifications. Il se trouve dans le succin, dans les choux rouges, chez les végétaux et les animaux (organes, urine), comme élément normal, à la suite de l'usage des aliments contenant de l'acide malique; il y prend aussi naissance comme produit des métamorphoses organiques régressives, par exemple par suite de l'oxydation de l'acide benzoïque (G. Meissner); il naît aussi de la fermentation du sucre et du malate de chaux. D'après les recherches de Hallwachs, de Hermann et d'autres, il paraît agir exactement comme les autres acides; il est aussi, quand il est introduit à l'état de sel, brûlé dans le sang et transformé en acide carbonique (et non en acide hippurique, comme le pense Kühne).

L'acide succinique n'est guère plus employé en médecine: son utilité est en tous cas si faible et si douteuse, qu'il nous paraît inutile de faire même mention des usages auxquels on l'employait autrefois.

III. Acide carbonique

L'acide carbonique proprement dit, CO^3H_2, ne peut pas, comme on sait, être obtenu à l'état libre, parce qu'il se dédouble instantanément en eau et en anhydride carbonique.

L'*anhydride carbonique*, CO^2, est un élément constant de l'air atmosphérique, qui en contient 0,04 pour 100 en volume. C'est un gaz incolore, soluble dans l'eau, non permanent, non combustible, dans lequel toutes les substances en ignition s'éteignent. Il a une odeur et une saveur acidules, piquantes.

Importance et effets physiologiques. — L'acide carbonique mérite, au point de vue de son action sur l'organisme animal, une place tout à fait à part; il forme naturellement la transition entre les acides et les alcools, car il produit aussi bien les effets d'un acide faible que ceux d'un agent excitant et paralysant à la manière des alcools.

L'acide carbonique est un élément constant de l'organisme animal. Une faible partie y arrive de l'air et des aliments (carbonates, sels végétaux alcalins); la plus grande partie vient des tissus et du sang, et représente un des produits terminaux les plus importants des métamorphoses organiques.

Des tissus, dans lesquels il se forme, il passe dans le sang des capillaires; le sang artériel en contient en moyenne 30 pour 100 en volume ; le sang veineux, 35 pour 100. L'acide carbonique se trouve, partie dans les globules sanguins (uni à un alcali de l'hémoglobine, Pflüger-Zuntz), partie dans le sérum, à l'état de carbonate de sodium ou à l'état d'une combinaison alcaline de globuline (Setschenow). Dans le sérum l'acide carbonique est plus intimement fixé que dans les globules rouges du sang ; ces derniers tendent à chasser l'acide carbonique du sérum, comme le ferait un acide, et ils exercent cette action avec d'autant plus d'intensité qu'ils contiennent une plus grande quantité d'oxyhémoglobine (Pflüger).

Du sang il passe dans l'air atmosphérique; ce dégagement se fait surtout par les poumons; une partie se dégage aussi par la peau et les muqueuses.

Le processus par lequel l'acide carbonique passe des tissus dans le sang et du sang dans l'atmosphère est considéré par Donders comme une sorte de dissociation qu'il définit, d'une manière générale, la séparation de la molécule d'un corps en deux ou plusieurs molécules de composition moins complexe, les molécules séparées l'une de l'autre pouvant s'unir de nouveau dès que réapparaissent les conditions primitives de température et de tension; ce processus se produirait essentiellement sous l'influence d'une température déterminée, toujours de lui-même, sans l'intervention d'un autre corps. Il aurait pour siège le bicarbonate et le phospho-carbonate de sodium, peut-être aussi certaines substances albuminoïdes ; l'acide carbonique s'en dégagerait pour se répandre dans l'atmosphère, parce que, dans celle-ci, la tension de l'acide carbonique serait moindre que dans ceux-là (Pflüger-Wolfberg), et ces derniers à leur tour le recevraient des tissus, parce que sa tension dans les tissus serait plus grande[1].

Bien que l'acide carbonique soit une substance simplement destinée à être expulsée, et que la vie ne soit possible qu'à la condition que le corps s'en débarrasse continuellement par la respiration, cependant on aurait tort de ne pas lui reconnaître d'autre rôle dans l'organisme. Tout en faisant abstraction de l'hypothèse ingénieuse de Pflüger, d'après laquelle la vie en général et la chaleur animale sont le résultat de la production de l'acide carbonique dans l'intérieur des grandes molécules organiques, il paraît que l'acide carbonique de l'organisme doit être considéré comme un agent d'excitation nécessaire aux fonctions les plus importantes de la vie, principalement à la

[1] [Les expériences de Paul Bert tendent à démontrer que le bicarbonate et le phospho-carbonate de sodium, dans le sang normal, artériel ou veineux, ainsi que dans les tissus, sont loin d'être saturés d'acide carbonique; dans le cas où cette saturation s'accomplit, des accidents toxiques commencent à se manifester, et dès que CO^2 apparaît en excès à l'état de simple dissolution dans le sang, la mort ne tarde pas à en être la conséquence. De là Paul Bert tire la conclusion, conforme à l'opinion de Donders, que la sortie de l'acide carbonique, pendant le passage du sang dans les poumons, doit être un phénomène de dissociation des sels ci-dessus mentionnés (Académie des sciences, séance du 28 octobre 1878).]

respiration et à la circulation, et l'on a même pensé que les phénomènes toxiques qui se manifestent du côté des centres respiratoires, pneumogastrique et vaso-moteur, sous l'influence de l'inspiration de quantités trop considérables d'acide carbonique, pouvaient être regardés comme une exagération de processus physiologiques normaux.

Inspiration de l'acide carbonique. — On croyait autrefois que l'acide carbonique ne produisait pas par lui-même d'effets toxiques, et l'on attribuait les phénomènes d'empoisonnement qu'on voyait se manifester par le séjour dans une atmosphère chargée d'acide carbonique, non à ce gaz lui-même, mais à l'insuffisance de l'oxygène. Cette manière de voir ne peut plus aujourd'hui être soutenue. Les effets produits par l'acide carbonique inspiré (d'après les recherches de Friedländer et de Herter sur les lapins) sont naturellement différents suivant la quantité et les proportions de l'acide carbonique mêlé à l'air de l'atmosphère : 1° Si la proportion de CO^2 est de 20 pour 100, il ne se manifeste que des phénomènes d'excitation : accélération de la respiration, élévation de la pression sanguine ; alors même que l'inspiration de CO^2 a duré pendant une heure, aucune action toxique ne se produit ; 2° Si le quantité de CO^2 mêlé à l'air s'élève jusqu'à 30 pour 100, ces phénomènes d'excitation font très rapidement place à un état d'affaiblissement : ralentissement et affaiblissement de la respiration ; abaissement de la pression sanguine ; affaiblissement et finalement suppression des mouvements volontaires et réflexes ; abaissement de la température, et enfin, si l'inspiration de CO^2 a duré plusieurs heures, mort ; 3° Si la quantité de CO^2 est très élevée, les phénomènes d'excitation ne durent que quelques minutes et sont immédiatement suivis de phénomènes de paralysie qui ont avant tout leur siège dans le domaine des mouvements volontaires et réflexes. La mort survient souvent au bout d'une demi-heure au milieu d'une paralysie progressive de la respiration et de l'activité cardiaque. L'excitabilité des nerfs moteurs et des muscles n'éprouve aucune diminution ; l'acide carbonique n'agit donc que sur les centres nerveux.

Un examen approfondi de ces phénomènes apprend que l'acide carbonique exerce une action nuisible directe sur les échanges organiques : sous son influence, l'absorption de l'oxygène diminue considérablement par suite de l'affaiblissement de la respiration et de la suppression de la consommation de l'oxygène dans les tissus, et, immédiatement avant la mort, l'absorption de l'oxygène cesse presque entièrement.

La *dyspnée* observée dans l'empoisonnement par CO^2 est la conséquence d'une excitation violente du centre respiratoire, excitation qui envahit aussi les centres moteurs de la moelle épinière; le *ralentissement du pouls* est le résultat d'une excitation des centres pneumogastriques modérateurs dans le cerveau, de sorte que ce ralentissement ne se produit pas quand les pneumogastriques ont été préalablement sectionnés ; la forte *élévation de la pression sanguine* provient du rétrécissement d'un grand nombre d'artères périphériques, rétrécissement consécutif à une irritation du centre constrictif vaso-moteur ; les centres dilatateurs vasculaires de la peau étant aussi excités en même temps, les vaisseaux cutanés se dilatent (Fränkel).

Traube et Hering ont trouvé que les fonctions de ces trois centres (respiratoire, pneumogastrique modérateur, vaso-moteur) éprouvaient, même dans la vie normale, une augmentation et une diminution rythmiques et simultanées, et que, dans les insufflations artificielles de mélanges riches en acide carbonique, le rythme de ces oscillations pouvait nepas coïncider avec celui des insufflations. On a aussi observé, dans les empoisonnements par CO^2, une augmentation des *mouvements péristaltiques de l'intestin* (Nasse) ; cette augmentation doit-elle être attribuée à l'acide carbonique? cela est probable, bien que non encore démontré. Quant aux nerfs périphériques, ils ne paraissent, ainsi que nous l'avons déjà dit, éprouver aucune influence de la part de CO^2.

Quelle est, dans les phénomènes d'asphyxie, la part qui revient à l'acide carbonique, et quelle est, d'un autre côté, celle qui appartient à l'insuffisance d'oxygène ; voici, sur cette question, le résultat des expériences de Friedländer et de Herter : 1° La dyspnée, l'élévation de la pression sanguine et la diminution de l'absorption de l'oxygène sont le résultat à la fois de l'empoisonnement par l'acide carbonique et de l'insuffisance d'oxygène ; 2° la diminution de l'élimination de CO^2 ainsi que la paralysie rapide des centres nerveux moteurs et sensitifs sont particulièrement le fait de l'empoisonnement par l'acide carbonique ; 3° enfin les violents phénomènes d'irritation qui apparaissent peu avant la mort appartiennent en propre à l'insuffisance de l'oxygène.

Il résulte de là que les phénomènes de l'*asphyxie aiguë* (étranglement, pendaison, etc.), de même que les phénomènes de l'*asphyxie chronique* (respiration dans un espace clos, etc.), sont déterminés principalement par l'insuffisance de l'oxygène et ne peuvent être attribués qu'en minime partie à l'action directe de l'acide carbonique.

L'*ingestion d'une eau chargée d'acide carbonique* provoque une saveur acide piquante et une sensation de chaleur dans l'estomac ; la soif se modère, comme sous l'inflence des autres acides dilués. La sécrétion salivaire devient, dit-on, plus abondante, de même que la sécrétion du suc gastrique, et l'appétit est excité ; mais ces faits auraient besoin d'être mieux démontrés. Les mouvements intestinaux, a-t-on dit, seraient aussi accélérés ; ils ne doivent l'être que bien peu, car l'introduction directe de l'acide carbonique dans l'intestin ne détermine pas cette accélération d'une manière bien prononcée. Les effets de l'acide carbonique sur les processus de fermentation dans l'estomac sont très faibles, et nullemeut comparables à ceux produits par d'autres agents, tels que l'alcool, un grand nombre de dérivés du benzol ; cependant les organismes inférieurs meurent assez rapidement dans des mélanges gazeux riches en acide carbonique, et contenant même une quantité d'oxygène suffisante pour la vie (Rossbach). Les flatuosités ascendantes qui se produisent par un fort développement d'acide carbonique dans l'estomac entraînent avec elles d'autres gaz putrides formés dans l'intestin ; c'est peut-être en cela que réside l'action la plus importante de l'acide carbonique. L'élimination de l'urine s'accroît, dit-on, sous son influence, de façon que la quantité d'eau qui sort avec l'urine est plus considérable que celle qui a été ingérée avec l'acide carbonique, ce qui, d'après Quincke, provient probablement de ceque, sous l'influence de CO^2, l'estomac et le canal intestinal absorbent les liquides beaucoup plus rapidement.

Ce mode d'administration de l'acide carbonique ne peut jamais déterminer un empoisonnement général, parce que l'excès de ce gaz qui arrive dans le sang est immédiatement expulsé par la respiration normale. On a dit que l'ingestion de plusieurs bouteilles de soda-wasser, par exemple, donnait lieu à de la gaieté et à une sorte d'ivresse ; nos propres expériences ne nous ont pas permis de constater ce fait; tout ce que nous avons observé, c'est de la pression à l'épigastre et de la difficulté de la digestion.

Action sur la peau. — Un jet d'acide carbonique projeté sur une région circonscrite de la peau donne lieu d'abord à une sensation de froid passagère, à laquelle succède une sensation de chaleur, en même temps que la peau devient plus rouge ; l'endroit touché finit, dit-on, par devenir entièrement insensible. Le séjour prolongé du corps tout entier dans une atmosphère d'acide carbonique, pourvu qu'on ait soin, bien entendu, de fournir à la respiration un air convenable, produit aussi les mêmes phénomènes, ainsi qu'une excrétion plus abondante de sueur. Quand le corps est plongé dans un bain d'eau chargée d'acide carbonique, il éprouve à la fois l'influence de l'eau, de la température du bain et de l'acide carbonique. Paalzow et Pflüger, d'après leurs expériences sur des lapins et sur eux-mêmes, contestent pourtant qu'il se produise, dans ces cas, la moindre irritation, la moindre rougeur de la peau ; il ne se produirait non plus aucune augmentation des échanges organiques ; les assertions contraires des médecins des eaux minérales proviendraient probablement de ce qu'ils mettent sur le compte de l'acide carbonique ce qui doit être attribué aux sels alcalins contenus dans l'eau des bains.

De même que tous les gaz, l'acide carbonique pénètre dans le sang à travers la peau. Pourvu que cette pénétration ne soit pas trop prolongée ni trop intense, la respiration peut suffire pour chasser l'excès d'acide carbonique; dans le cas contraire, on voit les animaux mourir, en présentant les phénomènes de l'empoisonnement par l'acide carbonique, quoiqu'on ait eu soin, bien entendu, de leur faire respirer un air parfaitement pur (Röhrig).

Action sur les plaies et sur les parties séparées du corps. — Sur les plaies, l'acide carbonique provoque une cuisson légère, une augmentation de la rougeur, puis de l'anesthésie.

Le sang agité avec de l'acide carbonique devient très rapidement veineux; il prend une coloration sombre, en même temps que l'hémoglobine se décompose, et que la raie de l'hématine acide apparaît.

Mis en contact direct avec l'acide carbonique, les muscles deviennent rapidement le siège de la rigidité cadavérique.

Cette action sur le sang et sur les muscles ne se produit jamais dans les cas d'empoisonnement général ; c'est qu'ici la mort arrive trop tôt, bien avant que l'organisme ait reçu la quantité d'acide carbonique nécessaire pour que ces effets puissent se manifester.

L'acide carbonique paralyse le mouvement des cils vibratils.

Emploi thérapeutique. — L'acide carbonique est très souvent employé à l'intérieur, surtout en dissolution dans l'eau. L'ingestion des bicarbonates (bicarbonate de soude) donne lieu aussi à un dégagement d'acide carbonique dans l'estomac; mais ici ce n'est pas l'acide carbonique, mais bien le sel, qui joue le rôle prépondérant. — Disons d'abord qu'on devra éviter de prescrire l'acide carbonique à trop hautes doses dans tous les cas où il existe un état de congestion du côté du cerveau et des poumons et où l'activité cardiaque est facilement excitable.

L'acide carbonique en dissolution dans l'eau est d'abord très fréquemment employé comme *rafraîchissant et désaltérant.* L'usage des eaux gazeuses s'est beaucoup répandu dans ces dernières années, et il est devenu, en quelque sorte, presque indispensable pendant les fortes chaleurs de l'été. On pourra y avoir recours avec avantage dans les maladies fébriles, pour calmer la soif, pourvu qu'on tienne compte des contre-indications signalées plus haut. — L'acide carbonique est un remède populaire (surtout sous forme de mélange effervescent), dans le but d' « abattre » certains états d'excitation, accompagnés de palpitations cardiaques; mais ici l'imagination joue certainement un plus grand rôle que l'action même de l'acide carbonique.

Il est encore fréquemment prescrit pour combattre *diverses affections et divers symptômes ayant leur siège dans l'estomac.* Et d'abord il est utile pour calmer les *nausées* qui succèdent à l'ingestion de trop grandes quantités d'aliments indigestes ou à des excès de boissons alcooliques. Le soulagement, dans ce cas, est dû, d'une part aux éructations, qui entraînent les produits gazeux de fermentation développés dans l'estomac; d'autre part, à ce que la présence de l'acide carbonique favorise le passage des matières dans l'intestin. Il combat encore efficacement les *vomissements*, soit qu'ils dépendent d'une lésion anatomique de l'estomac, soit qu'ils se pésentent chez les femmes enceintes, soit enfin qu'ils proviennent d'un état d'hyperhémie consécutif à l'usage de forts vomitifs. Peut-être l'action avantageuse de l'acide carbonique, dans ces cas, tient-elle à ce qu'il calme l'état d'excitation des terminaisons pneumogastriques. — Quel est le degré d'utilité de l'acide carbonique, comme agent curatif, dans le traitement du *catarrhe chronique de l'estomac?* On ne saurait le dire avec précision, parce qu'on l'emploie toujours, dans ce cas, en dissolution dans des eaux minérales, qui contiennent des sels alcalins et alcalino-terreux Ems, Vichy). Cependant l'expérience a appris que ces mêmes eaux minérales sont plus efficaces quand elles contiennent de l'acide carbonique que quand elles n'en contiennent pas. On sait aussi que les eaux minérales dont les principes actifs sont autres que les sels alcalins, les eaux ferrugineuses par exemple, sont mieux tolérées par l'estomac, et par suite plus efficaces, quand elles tiennent de l'acide carbonique libre en dissolution.

L'acide carbonique joue encore un rôle très important dans le traitement de diverses *affections de l'appareil respiratoire.* Depuis longtemps déjà on l'a recommandé, en inhalations, dans la tuberculose et, d'une manière générale, dans la phtisie. Aujourd'hui que la pratique des inhalations s'est beaucoup répandue, les observations sont devenues assez nombreuses pour nous permettre d'en conclure que ces inhalations doivent être évitées chez les phtisiques; elles ne présentent aucun avantage, pas même au point de vue symptomatique, et elles peuvent être nuisibles. Quant à l'habitude où l'on était autrefois de faire séjourner les phtisiques dans les étables à vaches, en vue surtout de les soumettre à l'action de l'acide carbonique, cet usage est entièrement abandonné aujourd'hui. Mais les eaux chargées d'acide carbonique sont encore souvent prescrites dans la phtisie. Disons d'abord que l'emploi de ces eaux doit être évité quand il y a tendance aux hémoptysies, aux congestions pulmonaires, lorsqu'il existe un état inflammatoire fébrile; on fera même bien de ne pas laisser boire de l'eau de Seltz, comme boisson ordinaire, aux phtisiques menacés d'hémoptysie, à cause de l'influence que l'acide carbonique pourrait exercer sur l'activité cardiaque. Les tuberculeux devront aussi s'abstenir des eaux qui contiennent de l'acide carbonique et qui possèdent une température élevée, telles que les eaux d'Ems. L'usage de ce gaz dans la phtisie se réduit en somme à l'emploi de l'eau de Selters ou de Bilin, que l'on fait prendre habituellement avec du lait. En somme, l'acide carbonique n'a aucune importance appréciable dans le traitement de la phtisie.

Il en est autrement de l'action de l'acide carbonique sur les *catarrhes chroniques simples du larynx et des bronches*; ici l'acide carbonique peut réellement être avantageux, surtout s'il s'agit d'un catarrhe « torpide », sans tendance aux exacerbations inflammatoires. C'est aux eaux d'Ems ou de Selters qu'on a habituellement recours dans ces cas; on les emploie seules, ou bien mêlées avec du lait ou du petit-lait. A quoi tient ici l'action favorable de l'acide carbonique? On ne sait rien de bien positif à ce sujet; peut-être que l'action des alcalis ou simplement de l'eau joue un rôle prépondérant. — Les expériences faites dans le but d'établir l'utilité des *inhalations* du gaz acide carbonique sont entièrement contradictoires, de sorte qu'on ne peut porter à ce sujet un jugement motivé. Tout ce qu'on peut dire, c'est que l'acide carbonique, ainsi appliqué directement, détermine d'abord de l'irritation; aussi doit-on s'en abstenir quand il existe un état inflammatoire aigu. En second lieu, les contre-indications générales signalées plus haut doivent s'appliquer à ce mode d'emploi de l'acide carbonique encore plus qu'à son administration par l'estomac, car ce gaz s'absorbe facilement par les poumons. — Ces inhalations ont été très vivement recommandées dans le traitement de l'*angine chronique* et de la *pharyngite folliculaire*; on fera donc bien de les essayer, avec les précautions voulues, lorsque toute autre intervention aura échoué.

D'après Quincke, la muqueuse gastro-intestinale, sous l'influence de l'acide carbonique, est parcourue par une plus grande quantité de sang, d'où il résulte que l'absorption se fait plus rapidement et que par conséquent la diurèse augmente.

L'acide carbonique a été recommandé comme diurétique dans les hydropisies, ainsi que pour combattre les catarrhes vésicaux; on a surtout mis en usage, dans ces cas, certaines eaux minérales, telles que celles de Vichy, d'Ems, etc. On peut se demander si les avantages retirés de ces eaux doivent être attribués à l'acide carbonique ou aux sels alcalins qu'elles contiennent.

Extérieurement, on a employé ce gaz sous forme de *bains* et de *douches*; ce sont surtout les eaux minérales chargées d'acide carbonique qui ont été mises en usage : telles sont celles de Rehme, Nauheim, Ems, Kissingen. Il faut donc tenir compte, dans les effets produits, de l'action des autres substances qui entrent dans la composition de ces eaux. Elles ont donné des résultats avantageux dans le *rhumatisme chronique* des muscles ainsi que des articulations. Les sources auxquelles on a eu recours sont extrêmement variées (sources thermales indifférentes, sources sulfureuses, chloruro-sodiques etc.); il est donc impossible de formuler, pour chacune de ces eaux, des indications spéciales; mais nous devons faire remarquer que les contre-indications générales mentionnées plus haut conservent ici toute leur valeur, car le gaz peut alors être absorbé par les poumons et sans doute aussi par la peau. Ces bains ont encore été employés dans le traitement des *paralysies;* ils ont guéri parfois les malades, alors que tous les autres moyens avaient échoué; dans ces cas heureux il s'agissait sans doute de paralysies périphériques, désignées sous la dénomination de rhumatismales. — Ces bains se sont encore montrés utiles dans certaines *névralgies enracinées*, inconnues dans leur nature, et appelées rhumatismales (sciatique); on en a aussi retiré quelques avantages dans le traitement des anesthésies cutanées, chez les hystériques. — Enfin, ils ont donné quelques succès dans l'eczéma chronique, dans le psoriasis. — Dans tous les cas, l'emploi de ces bains est purement empirique; on ne peut pas en formuler l'indication avec précision.

Dans les *maladies des organes génitaux de la femme*, l'acide carbonique a été souvent employé, soit sous forme de douches gazeuses, soit sous forme de douches faites avec de l'eau tenant en dissolution de l'acide carbonique; mais l'efficacité de ces douches a été extrêmement exagérée. Elles se sont montrées utiles dans le traitement des processus ulcéreux; elles en ont parfois amené la guérison, ou elles ont servi au moins à en diminuer l'odeur putride. On les a aussi recommandées dans l'aménorrhée, la stérilité, et cela souvent sans avoir le moindre égard aux circonstances individuelles et causales. Il est évident qu'elles doivent être inutiles dans les cas où ces symptômes dépendent d'une affection profonde de l'utérus, ou d'un déplacement de cet organe; mais quand ils tiennent à un simple état d'atonie de l'utérus, ou même à une métrite chronique, sans phénomènes inflammatoires aigus, ces douches peuvent déterminer de l'amélioration. On leur a aussi attribué des succès dans le traitement des « névralgies de l'utérus », des leucorrhées.

Ces douches d'acide carbonique ont également réussi quelquefois dans le coryza *chronique*, ainsi que dans l'*otorrhée*, dans des cas où ces affections ne tenaient pas à une altération osseuse. On les a vues aussi guérir parfois certains ulcères anciens, réfractaires à tout autre traitement, alors surtout que la surface granuleuse était molle et atonique. Elles sont nuisibles, au contraire, quand les ulcères saignent facilement, sont douloureux, et deviennent facilement le siège de vives inflammations. Dans le but de supprimer l'odeur des plaies putrides, l'acide carbonique ne présente aucun avantage sur d'autres désinfectants beaucoup plus commodes à employer.

Préparations. — Pour l'usage interne, on se sert de préférence des *eaux minérales qui contiennent de l'acide carbonique* en même temps que d'autres substances; parmi ces eaux, celles qui développent le plus purement l'action de l'acide carbonique sont celles de Selters et de Schwalheim. On l'emploie aussi sous forme de mélanges effervescents, de poudres effervescentes, etc. Il entre encore dans la composition du soda-wasser, des boissons mousseuses (champagne, bière blanche de Berlin, etc.).

Poudre effervescente (voyez p. 37). — Quand on verse de l'eau sur cette poudre, il se forme du tartrate de soude et il se dégage de l'acide carbonique. En la prenant à ce moment, on a laissé s'échapper une grande quantité de gaz; aussi vaut-il mieux l'ingérer sèche et boire de l'eau après. On la prescrit par cuillerées à café. — *Poudre aérophore anglaise* (voyez p. 38).

La *potion de Rivière*, autrefois beaucoup employée, consiste en une solution de carbonate de potasse, dont on fait prendre une cuillerée à bouche, après quoi on administre une demi-cuillerée ou une cuillerée à café de suc de citron. C'est une préparation dont il faut éviter l'emploi, parce que le développement d'acide carbonique dans l'estomac est trop tumultueux, ce qui donne lieu à une flatulence désagréable. La préparation aujourd'hui officinale, et qui consiste en 4 parties d'acide citrique, en 190 parties d'eau distillée et 9 parties de carbonate de soude, n'est en réalité qu'une saturation.

BERTRAM (J.), Ueber die Ausscheidung der Phosphorsäure bei den Pflanzenfressern (Zeitschrift für Biologie, Band XIV, S. 235. München, 1878). — BOBRIK, Inaugural Dissertation. Königsberg, 1863. — BUCHHEIM, Archiv für physiologische Heilkunde, 1857; Pfluger's Archiv für gesammte Physiologie, Band XII, 1876. — CYON. Ueber die toxischen Wirkungen der Baryt und Oxalsäure Verbindungen (Archiv für Anatomie und Physiologie. Leipzig, 1866). — EDLEFSEN, Centralblatt für die med. Wissenschaften. S. 513 (Acide phosphorique). Berlin, 1872. — GAEHTGENS, Centralblatt für die med. Wissenschaften, n° 53. Berlin 1872. — GAMGEE, Priestley and Larmuth. On the difference in the poisonous activity of Phosphorus in Ortho, Meta and Pyrophosphoric Acids (Journal of Anatomy and Physiology, XI; Centralblatt für die med. Wissenschaften, S. 253 (Acide phosphorique). Berlin, 1879.) — GOLTZ, Virchow's Archiv für pathologische Anatomie, Band XXVI. — HEISS (E.), Kann man durch Einführung von Milchsäure in den Darm eines Thieres den Knochen anorganische Bestandtheile entziehen (Zeitschrift für Biologie, Band XII. München, 1876. — HOFBAUER, Rossbach's Pharmakologische Untersuchungen, B. III. Wurzburg. — HOFMANN (F.), Ueber den Uebergang von freien Säuren durch das alkalische Blut in den Harn (Zeitschrift für Biologie, Band VII. München, 1877. — HOPENER, Inaugural Dissertation. Dorpat, 1863. — KOBERT, Schmidt's Jahrbücher der gesammten Medecin, B. CLXXIX, S. 225. Leipzig. — KOCH, Zeitschrift für rationelle Medicin, 3te Reihe, Band XXIV. Leipzig, 1866. — KURZ (Joh.), Alkalientziehung aus d. Thierkörper, Inaugural Dissertation, Dorpat, 1874; Centralblatt für die med. Wissenschaften, S. 569. Berlin, 1874. — LASSAR (O.), Zur Alkalescenz des Blutes (Pflüger's Archiv für gesammte Physiologie, Band IX, S. 44. Bonn, 1874. — LEYDEN und MUNK, Nieren affection bei Schwefelsäure Vergiftung (Virchow's Archiv für pathologische Anatomie, Band XXII, S. 237. Berlin, 1861). — MEISSNER (G.), Zeitschrift für rationnelle Medicin, 3te Reihe, Band XXIV. — MIQUEL, Archiv für physiologische Heilkunde, 1851. — ONSUM (J.), Ueber toxischen Wirkungen der Baryt und Oxalsäuren Verbindungen (Archiv für pathologische Anatomie, Band XXVIII. Berlin, 1863. — PIOTROWSKI, Inaugural Dissertation. Dorpat, 1856. — QUINCKE, Correspondenz Blatt für Schweiz. Aerzte, Basel. IV, n° 1, 1874. — SALKOWSKI (E.), Ueber die Möglichkeit der Alkalientziehung beim lebenden Thier (Virchow's Archiv für pathologische Anatomie, Band LVIII, S. I. Berlin, 1873. — RABUTEAU, Méthode générale pour la recherche des acides libres dans les expertises médico-légales (Gazette médicale de Paris, 1874, n° 9). — STRASSBURG (G.), Ueber den Einfluss der Säuren auf den Sauerstoff des Haemoglobins (Pflüger's Archiv für die gesammte Physiologie, Band IV, S. 454, Bonn, 1871). — STRÜBING, Ueber die phosphorsäure im Urin unter dem Einflusse excitirender und deprimirender Mittel (Archiv für experimentelle Pathologie und Pharmakologie (Acide phosphorique), Band VI, S. 266. Leipzig, 1877. — SZABÓ, Beiträge zur Kenntniss der freien Saure des menschlichen Magensaftes (Zeitschrift für physiologische Chemie (Band I, S. 140. Strassburg, 1877-1878, Indic. bibliogr. relat. aux acides libres). — TARDIEU et ROUSSIN, Etude médico-légale et clinique sur l'empoisonnement. Paris, 1875. — TRACHTENBERG, Zur Frage über die Neutralisation überschüssiger Alkalien im Blut, Inaugural Dissertation. Dorpat, 1861. — WALTER (Fr.), Wirkung der Säuren auf den thierischen Organismus (Archiv für experimentelle Pathologie und Pharmakologie, Band VII. Leipzig, 1877. — ZULZER, Virchow's Archiv für pathologische Anatomie (Acide phosphorique), Band LXVI.

VI

DES ALCOOLS

ALCOOL, ÉTHER, CHLOROFORME, HYDRATE DE CHLORAL, NITRITE D'AMYLE

Un très grand nombre de *dérivés du méthane (gaz des marais)*, et parmi eux les *alcools* et leurs dérivés, exercent sur l'organisme animal la même action *enivrante* et *stupéfiante*, de sorte que, tant au point de vue physiologique qu'au point de vue chimique, on est autorisé à comprendre ces composés dans la même classe.

Jusqu'ici il a été impossible de conclure, d'après les propriétés physiques et chimiques d'une de ces substances, si elle pouvait, ou non, provoquer sur l'organisme des phénomènes d'ivresse et d'anesthésie. Le temps a fait peu à peu justice des anciennes théories de Nunneley, d'Aran, d'Ozanam, qui prétendaient établir une connexion entre les propriétés physiques, chimiques et physiologiques de ces substances. Cependant le fait que les dérivés du méthane et leurs composés chlorés sont tout autant d'agents stupéfiants indique bien qu'une telle connexion existe, mais elle est encore à trouver.

Il est en outre très vraisemblable que toutes ces substances exercent la même action fondamentale sur le substratum organique du corps animal, de sorte que les mêmes phénomènes d'ivresse proviennent des mêmes modifications chimiques. Ces modifications ne sont pas encore bien connues; cependant plusieurs faits semblent indiquer que ce sont surtout le protagon ou la lécithine, les composés albumineux et les graisses des substances nerveuses, qui sont les points d'attaque des agents enivrants. Les différences qu'ils présentent tiennent moins à une action fondamentale différente qu'à leur point d'ébullition plus ou moins élevé, à leur volatilité plus ou moins grande et à leur mode d'introduction dans l'organisme. Les plus volatils, absorbés par la respiration, ont une action plus rapidement passagère que ceux qui sont peu ou pas volatils, ou qui sont administrés par la voie hypodermique ou par l'estomac.

C'est surtout l'utilisation pratique de ces composés qui dépend de leurs propriétés physiques; ceux qui sont gazeux à la température ordinaire sont extrêmement incommodes à employer, parce qu'ils nécessiteraient l'usage de gazomètres et que leur action cesserait beaucoup trop rapidement; tout au plus pourrait-on, pendant la courte durée de leurs effets anesthésiques, pratiquer des opérations qui ne demandent que peu de temps, comme l'on fait avec le protoxyde d'azote, par exemple. A côté de ces composés gazeux on peut placer, à ce point de vue, ceux qui sont très volatils et qui, ayant leur point d'ébullition très bas, s'évaporent rapidement; ceux qui ont leur point d'ébullition trop haut, au contraire, demanderaient, pour agir, un temps beaucoup trop long. Le chloroforme a jusqu'ici mérité la préférence, parce que son point d'ébullition est très avantageusement placé entre les deux extrêmes (62° C.), et que la densité de ses vapeurs n'est ni trop élevée ni trop basse (4,199). L'éther, qui a été aussi recommandé dans le même but, a un point d'ébullition trop bas (35° C.), et la densité de ses vapeurs est seulement de 2,565.

Bert a trouvé que la dose mortelle des anesthésiques en question était toujours deux fois plus élevée que leur dose stupéfiante, et que, dans l'emploi de ces anesthésiques, il fallait tenir compte, non de la quantité totale employée, mais bien du rapport entre la quantité d'agent stupéfiant et la quantité d'air respirée dans un moment donné; les inhalations à l'aide de l'éponge ou autres moyens de ce genre seraient donc irrationnelles et dangereuses, et il vaudrait beaucoup mieux faire inhaler un mélange en proportions convenables d'air et de vapeurs anesthésiques.

Avant d'étudier en détail les substances de ce groupe les plus employées en thérapeutique, nous croyons devoir *jeter un coup d'œil rapide sur tous les dérivés du méthane, dont les effets physiologiques ont été étudiés*. Il en est d'ailleurs un très grand nombre sur lesquels on n'a fait encore aucune recherche pharmacologique.

I. Coup d'œil d'ensemble

1. Éthanes ou carbures d'hydrogène de la série gaz des marais, C^nH^{2n+2}

Inhalés, ils provoquent la perte de la connaissance et de la sensibilité. Cet effet ne se produit pas, au contraire, quand on les injecte sous la peau, même à des doses toxiques (Richardson). Ceux qui ont jusqu'ici été l'objet de recherches sont les suivants :

Méthane, hydrure de méthyle . . CH^4. *Éthane*, hydrure d'éthyle . . . . C^2H^6. *Propane*, hydrure de propyle (?) C^3H^8. *Butane*, hydrure de butyle. . . . C^4H^{10}.	Gaz qui, inhalés avec une quantité suffisante d'O, sont inactifs (Hermann), et qui, inhalés sans oxygène, sont rapidement anesthésiques, comme le protoxyde d'azote (Richardson).

Pentane, hydrure d'amyle. . . . C^5H^{18}. — Liquide qui, inspiré avec suffisante quantité d'O, produit l'anesthésie en quelques minutes (Richardson). Mêlé avec l'éther, il constituerait le meilleur agent pour déterminer rapidement une insensibilité locale ou générale, en vue de petites opérations.

Octane, hydrure de capryle, C^8H^{18}, donnant lieu d'abord à une excitation forte et prolongée, puis à des vomissements, et enfin à l'anesthésie, comme le chloroforme (Versmann).

Le mélange de plusieurs de ces éthanes *(butane, penthane, hexane)* constitue l'*essence de pétrole*, qu'on retire par distillation du pétrole américain, et qui, de même que ses parties constituantes, possède des propriétés anesthésiques. On l'emploie, en frictions, dans le traitement de certaines douleurs siégeant dans ou sous la peau (rhumatisme, etc.). ; mais il est entièrement superflu. Le *pétrole américain* lui-même *(oleum petræ italicum)* contient naturellement une bien plus grande quantité de ces éthanes; sa richesse très variable en ces éléments, suivant son lieu de provenance, rend ses propriétés physiologiques extrêmement inconstantes.

D'après Lassar, un animal séjournant pendant des jours entiers dans un espace imprégné de vapeurs de pétrole, n'en éprouve aucune influence nuisible; il en est de même d'un animal auquel on a fait prendre à l'intérieur, au moyen de la sonde, une quantité modérée de pétrole (chez les lapins, jusqu'à 15 centimètres cubes). Des lapins, au contraire, qu'on a à plusieurs reprises badigeonnés avec du pétrole ou qu'on a simplement arrosés de ce liquide, ne présentent d'abord, il est vrai, aucune modification clinique dans l'état de leur urine; mais il s'y manifeste ensuite une substance résineuse, qui, donnant un précipité avec l'acide azotique, pourrait facilement être prise pour de l'albumine, si elle ne se redissolvait pas dans l'alcool et dans l'éther; un peu plus tard on y trouve de la peptone (ou au moins une substance dont les réactions ressemblent à celles de la peptone), et enfin de l'albumine. Les reins n'éprouvent aucune altération, les épithéliums restent intacts, et le voisinage des vaisseaux n'offre aucune trace d'inflammation pendant la balsamurie et la peptonurie; on voit, au contraire, se produire dans le cours de l'albuminurie séreuse proprement dite des altérations épithéliales et enfin des phénomènes inflammatoires semblables anatomiquement à ceux qu'on observe chez les animaux traités par le chrome. L'analogie avec les effets du baume de copahu, par exemple, suffit pour faire admettre qu'il se produit réellement dans l'organisme, par suite de l'oxydation du pétrole, des substances résineuses qui, en traversant les épithéliums rénaux, en altèrent l'intégrité; mais la démonstration que le pétrole et les substances physiquemement analogues sont positivement absorbés par la peau intacte, pénètrent dans le système vasculaire, traversent tous les organes et sont enfin éliminés par les reins, cette démonstration est fournie par le simple examen anatomique.

Inspiré en grandes quantités, il provoque l'asphyxie; ingéré dans l'estomac, il donne lieu à une irritation locale intense et à un collapsus général; on n'observe pas, après son emploi, des symptômes bien nets d'ivresse et d'anesthésie. Il n'est donc pas seulement superflu *pour l'usage interne;* il mérite encore d'être rejeté. *Pour l'usage externe*, le pétrole a été employé dans diverses affections, de la même manière que l'essence de térébenthine. Sous ce rapport encore il est entièrement superflu. Il mérite aussi d'être rejeté du traitement de la gale; c'est en effet une substance assez inoffensive pour le sarcopte, et, au point de vue de la certitude des effets toxiques exercés sur cet insecte, il n'est pas à comparer aux baumes (baume du Pérou, styrax).

L'*uréthane* ou éthylméthane, éthylester de l'acide carbamique, $CO(NH^2)O.C^2H^5$, cristallise en lames brillantes, se dissout facilement dans l'eau, est inodore et a une saveur analogue à celle du salpêtre.

Une série d'expériences faites par Jaksch dans notre clinique, et confirmées depuis lors par plusieurs observateurs, ont démontré que l'uréthane pouvait être utilisé comme agent hypnotique faible. Il donne lieu à un sommeil paisible, ressemblant beaucoup au sommeil naturel; il ne force pas au sommeil, comme le fait le chloral. Pour qu'il produise son effet, il faut qu'existent les conditions dont la présence rend possible le sommeil naturel, il faut que le sujet soit à l'abri d'excitations extérieures ou intérieures trop intenses. Mais lorsque, dans ces conditions, le sommeil ne vient pas de lui-même, l'uréthane peut souvent le provoquer.

DOSES. — 1-3 grammes en poudre, dans du pain azyme ou en solution.

2. Produits de substitution simples des éthanes, et dérivés des radicaux alcooliques de la première série (alkyles), C^nH^{2n+1}.

Ils fournissent une quantité très considérable d'agents enivrants et anesthésiques.

1. Dans la série homologue des *alcools*, $C^nH^{2n+2}O$ ou $C^nH^{2n+1}OH$, ceux qui ont été jusqu'ici l'objet de recherches sont les suivants :

Alcool méthylique. CH^4O (esprit de bois).
Alcool éthylique. . C^2H^6O (esprit-de-vin).
Alcool propylique. C^3H^8O.
Alcool butylique. . $C^4H^{10}O$.
Alcool amylique. . $C^5H^{12}O$ (huile de pomme de terre).

Leurs effets sont exactement ceux de l'esprit de vin que tout le monde connaît; seulement leur intensité s'accroît avec la série ascendante. Ainsi l'alcool méthylique a l'action la plus faible; l'alcool amylique, qui produit les effets les plus intenses, agit avec 30 fois plus de force que l'alcool méthylique et 15 fois plus énergiquement que l'alcool éthylique (Cros) ; l'action anesthésique des homologues les plus élevés dans la série a aussi une durée beaucoup plus longue que celle des homologues inférieurs (Richardson) ; de sorte que les effets déplorables des boissons alcooliques renfermant de l'alcool amylique ne doivent pas être attribués à une action particulière de ce dernier, mais bien aux effets beaucoup plus intenses qu'il produit.

On n'emploie en médecine que l'*alcool éthylique;* nous en parlerons en détail.

2. *Les composés halogènes des radicaux alcooliques de la première série* sont, en général, des liquides incolores, d'une odeur douce, agréable. Les suivants ont été l'objet de recherches :

Chlorure de méthyle, méthane monochloré, CH^3Cl. — C'est un gaz qui produit une anesthésie profonde et assez persistante, soit qu'il ait été inhalé, soit qu'il ait été ingéré en solution (Richardson).

Chlorure d'éthyle, éthane monochloré, C^2H^5Cl. — Son action est semblable à celle de l'éther éthylique, dont il sera question plus loin (Richardson). Il entre dans la composition de l'*esprit d'éther chloré (spiritus salis dulcis)*, liquide qui contient encore beaucoup d'autres substances semblables, et qui est parfois employé, surtout comme liquide de senteur; mais il est superflu.

Chlorure d'amyle, $C^5H^{11}Cl$. — C'est aussi un liquide anesthésique.

Iodure d'éthyle et bromure d'éthyle. — D'après Rabuteau, ils produisent une anesthésie plus rapide et plus courte que ne fait le chloroforme. Terrillon recommande le bromure d'éthyle (C^2H^5Br) pour l'anesthésie locale, à cause de la sûreté et de la rapidité de son action, et parce que, dans l'application du thermo-cautère, le liquide pulvérisé ne s'enflamme pas au contact du métal incandescent; il recommande aussi son emploi en inhalations, pour donner lieu à une anesthésie générale; « il serait, dit-il, dans ce but, beaucoup moins dangereux et moins désagréable que le chloroforme. »

Iodure et bromure de méthyle et d'amyle. — Leurs effets anesthésiques sont moins sûrement établis.

3. Parmi les *éthers*, composés résultant de la combinaison de deux radicaux alcooliques au moyen d'un atome d'oxygène, les suivants ont été étudiés :

Éther méthylique, $C_2H^6O = CH^3\text{-}O\text{-}CH^3$ (métamère avec l'alcool éthylique). — C'est un gaz qui, d'après Richardson, serait le meilleur des agents anesthésiques; mais les difficultés de son emploi n'ont pas permis son introduction dans la thérapeutique.

Éther éthylique, $C^4H^{10}O = C^2H^5\text{-}O\text{-}C^2H^5$. — C'est aujourd'hui encore le rival le plus important du chloroforme. Il en sera question plus loin avec détails.

Éther amylique. — Il a aussi une action anesthésique. Les autres éthers n'ont pas été étudiés, pas plus que leurs produits de substitution chlorés.

4. Les *éthers composés*, ou *esters*, qui prennent naissance par le mélange des alcools avec les acides forts, ont aussi, autant qu'on les connaît, des propriétés enivrantes et anesthésiques :

Nitrate d'éthyle, nitrate d'ester éthylique, $C^2H^5\text{-}O\text{-}NO^2$. — Liquide d'une odeur agréable, anesthésiant lentement et tuant avec facilité (Chambert).

Nitrite d'éthyle, nitrite d'ester éthylique, $C^2H^5\text{-}O\text{-}NO$. — Il bout à 16° C., et fait facilement explosion. Inspiré en petites quantités, il détermine de la céphalalgie et l'asphyxie; à doses un peu plus élevées (10 gouttes chez les animaux), il provoque des convulsions violentes, suivies de paralysie et de mort (Richardson, Flourens); il ne paraît pas donner lieu à une anesthésie bien utilisable. Il entre dans la composition de l'*esprit d'éther nitreux* de la pharmacopée, qui contient, en outre, de l'alcool éthylique, de l'aldéhyde, de l'éther acétique, de l'acide acétique, et qui, vu la richesse de la thérapeutique en agents préférables, est tout à fait inutile.

Nitrite d'amyle, nitrite d'ester amylique, $C^5H^{11}\text{-}O\text{-}NO$. — Il produit des effets très remarquables, notamment sur le système vasculaire. Il en sera question plus loin avec détails.

Il existe entre l'action du nitrite d'amyle et celle des *nitrites* en général une grande conformité, de telle sorte, par exemple, que le *nitrite de sodium*, la *nitroglycérine*, produisant des effets physiologiques analogues à ceux du nitrite d'amyle, ont aussi été employés aux mêmes usages thérapeutiques (Gamgee, Binz). Binz attribue l'action narcotique et paralysante de tous les nitrites à la décomposition de l'acide nitreux et au dégagement d'ozone dans les cellules à réaction acide des tissus.

Acétates de méthyle, d'éthyle, d'amyle. — Leur action est semblable, dit-on, à celle de l'éther éthylique; mais les recherches physiologiques exactes font encore défaut au sujet de ces composés.

5. Parmi les *composés sulfureux des radicaux alcooliques*, les *trisulfocarbonates* se décomposent dans l'organisme en sulfure de carbone et en hydrogène sulfuré; ce sont surtout les effets physiologiques de ces derniers qui se manifestent (Lewin). — L'*acide xanthogénique* se dédouble dans l'organisme en sulfure de carbone et en alcool, et provoque, comme le sulfure de carbone, une anesthésie complète. Les *xanthogénates alcalins* sont d'excellents agents de conservation et de désinfection et peuvent sous tous les rapports remplacer le sulfure de carbone, qui ne peut convenir aux usages médicaux (Lewin).

Le *sulfure de carbone*, CS^2, agit comme le chloroforme, mais ne peut être employé en thérapeutique à cause de son odeur repoussante.

6. Les *bases alkylamines*, c'est-à-dire les ammoniaques, dans lesquelles un ou plusieurs atomes d'hydrogène ont été remplacés par un nombre égal de radicaux alcooliques, par exemple la triméthylamine, etc., se comportent, chimiquement et physiologiquement, comme l'ammoniaque, avec laquelle elles ont été étudiées (voyez page 108).

7. Les *nitrures d'alkyle* (nitro-éthanes), $C^nH^{2n+1}NO^2$, c'est-à-dire des composés de nitryle isomères avec les nitrites d'esther, produisent, d'après Filehne et Schadow, les effets suivants :

Nitrométhane, $CH^3\text{-}NO^2$ et *nitro-éthane*, $CH^3\text{-}CH^2\text{-}NO^2$. — Ils provoquent, chez les animaux à sang froid, de l'analgésie d'origine centrale, avec conservation de la motilité et du sens musculaire; à doses élevées, paralysie complète du système nerveux central, de laquelle l'animal peut se relever.

Nitropentane, C^5H^{11}-NO^2. — Chez les animaux à sang froid, d'abord agitation caractéristique, puis légère anesthésie; après quoi, accès de délire furieux, avec attaque convulsive ayant son point de départ dans la moelle allongée; enfin épuisement, qui peut encore être suivi de retour à la santé; mais si l'on continue l'administration du poison, il survient une paralysie générale du cerveau et de la moelle, et enfin une paralysie curariforme des fibres nerveuses intramusculaires. Chez les animaux à sang chaud, (lapins), spasmes épileptiformes, mouvements intestinaux intenses avec évacuation plus abondante de matières fécales et d'urine, salivation, dilatation pupillaire; la pression sanguine éprouve des oscillations périodiques spéciales, déterminées par l'interférence de deux excitations, dont la première, provoquée par le nitropentane, a pour résultat une élévation de la pression sanguine, laquelle, à son tour, en excitant le dépresseur, détermine un abaissement de la pression du sang.

8. Relativement aux composés arsénicaux des radicaux alcooliques, voyez page 210.

9. *Parmi les composés mercuriels des radicaux alcooliques, le mercure diméthylique*, CH^3-CH^3-Hg, et le *mercure diéthylique*, C^2H^5-C^2H^5-Hg, sont connus par l'empoisonnement chronique de deux chimistes. Cet empoisonnement débuta par des troubles nerveux (cécité, surdité, anesthésie générale) et conduisit peu à peu aux accidents mercuriels les plus accentués.

3. Produits de substitution doubles des éthanes et dérivés des radicaux alcooliques de la deuxième série (alkènes), C^nH^{2n}.

Peu de ces substances ont été l'objet de recherches physiologiques. La plupart ont manifesté une action anesthésique très accentuée.

1. Parmi les *aldéhydes* (alcool déshydrogéné), l'*aldéhyde éthylique*, ou simplement *aldéhyde*, C^2H^4O, premier produit d'oxydation de l'alcool et de l'éther éthyliques, est connue comme excitant d'abord très fortement le cerveau, puis produisant une action anesthésique; mais elle entraîne facilement l'asphyxie et la mort (Boutigny, Poggiale, Lallemand, et autres).

La *paraldéhyde*, $C^6H^{12}O^3$, est une modification polymère de l'aldéhyde ordinaire; c'est un liquide incolore, qui se dissout dans 8 parties d'eau à 13°; le mieux est de l'administrer à l'intérieur, dans une solution aqueuse édulcorée avec un peu de sucre ou de glycérine; ni les inhalations, ni les injections sous-cutanées ne sont rationnelles. Elle produit, dit-on, chez les animaux et chez l'homme des effets narcotiques non précédés par une période d'excitation et de moitié plus faibles que ceux produits par l'hydrate de chloral; elle aurait encore sur ce dernier l'avantage de ne donner lieu à aucune action dangereuse sur le cœur ni sur la respiration (Cervello). Au *point de vue thérapeutique*, la paraldéhyde a manifesté des propriétés hypnotiques faibles; ses effets sont à peine plus accentués que ceux de l'uréthane; on pourrait prescrire ces deux substances alternativement dans les cas où il est nécessaire ou possible d'éviter l'emploi de la morphine ou du chloral. On prescrit la paraldéhyde aux doses de 2,0-5,0, avec une teinture aromatique ou du sirop d'écorce d'orange comme correctif.

2. Parmi les *composés halogènes des radicaux aldéhydes*, les deux suivants sont connus et parfois même employés en thérapeutique :

Bichlorure de méthène (méthane bichloré, perchlorure de méthylène), CH^2Cl^2. — Liquide d'une odeur semblable à celle du chloroforme, produisant l'anesthésie plus rapidement que ce dernier, mais n'ayant d'ailleurs sur lui aucun avantage, malgré l'assertion contraire de Richardson (Nussbaum, Jüngken).

Bichlorure d'éthylidène, $C^2H^4Cl^2$ ou $CH^3.CHCl^2$. — Inspiré, il produit les mêmes effets que le protoxyde d'azote; il anesthésie très rapidement et agréablement (Steffen). La connaissance revient en quelques secondes, sans être accompagnée d'aucun phénomène désagréable, de sorte qu'il serait indiqué pour les petites opérations, chez les enfants notamment. C'est un liquide d'une odeur agréable, rappelant celle du chloroforme.

3. Parmi les *composés éthérés des radicaux d'aldéhyde*, les *acétals* ont été récemment étudiés par v. Mering; ce sont des liquides volatils, d'une odeur éthérée, difficilement solubles dans l'eau.

L'*acétal diéthylique* (éther diéthylique d'éthylidène, nommé en général simplement *acétal)*, $C^6H^{14}O^2 = CH^3.CH(OC^2H^5)^2$, se dissout dans 18 volumes d'eau et est miscible en toutes proportions avec l'alcool ; il a une saveur légèrement amère et brûlante, une odeur éthérée douceâtre ; il provoque, chez les animaux à sang froid et à sang chaud, une narcose profonde et une anesthésie complète, la respiration conservant toute son énergie et l'activité cardiaque restant parfaitement intacte, Chez des hommes vigoureux, 10 grammes d'acétal, administrés à l'intérieur, ont donné lieu à un affaiblissement considérable des sensations douloureuses et à un sommeil tranquille et profond. Sous l'influence de doses élevées, le sommeil devient tellement profond qu'il ressemble à la mort, et l'excitabilité réflexe diminue considérablement. Il se produit des effets secondaires désagréables : congestion cérébrale, vomissements, nausées persistantes. V. Mering recommande l'administration de l'acétal à l'intérieur sous la forme d'une émulsion avec beaucoup de sirop d'amandes.

L'*acétal diméthylique* (éther diméthylique d'éthylidène), $C^4H^{10}O^2 = CH^3.CH(OCH^3)^2$, se dissout assez facilement dans l'eau ; il a une odeur de fruit, et produit des effets semblables à ceux de l'acétal, mais environ deux fois moins prononcés.

V. Mering et Fischer recommandent l'emploi d'un mélange de 2 volumes d'acétal diméthylique et de 1 volume de chloroforme dans le but de produire l'anesthésie générale, parce que ce mélange présenterait moins de danger à cause de sa faible action sur le cœur.

On peut admettre que les acétals pourraient être plus rationnellement employés que le chloral dans les cas où existent des processus ulcératifs du canal digestif, particulièrement de l'estomac, ainsi que dans les cas de maladies du cœur.

4. Parmi les *cétones*, on n'a étudié jusqu'ici que l'*acétone* (cétone diméthylique), C^3H^6O. — C'est un agent enivrant et anesthésiant, dont l'action est plus forte que celle de l'alcool, mais beaucoup plus faible que celle de l'éther ou du chloroforme (Kussmaul). Petters a, comme on sait, trouvé de l'acétone dans le sang et dans l'urine des diabétiques.

5. Parmi les *dérivés du glycol*, on connaît :

1. L'*amylène*, C^5H^{10}, liquide d'une odeur désagréable, ressemblant au chloroforme, mais, paraît-il, produisant des effets dangereux pour la vie.

2. Le *bichlorure d'éthylène*, $C^2H^4Cl^2$ ou bien $CH^2Cl.CH^2Cl$. — Il est connu depuis 1795 sous le nom de liqueur des chimistes hollandais. Il est isomère avec le bichlorure d'éthylidène ci-dessus mentionné. C'est un liquide dont l'odeur et l'action ressemblent à celles du chloroforme. Il a été vivement recommandé, surtout par Nunneley, comme agent anesthésique général ; mais aujourd'hui il n'est tout au plus employé que comme anesthésique local dans les douleurs rhumatismales ou autres, soit à l'état de pureté, soit sous forme de pommade.

4. Produits de substitution triples des éthanes et dérivés des radicaux de la troisième série, C^nH^{n2-1}.

1. Parmi les *composés du formyle* se trouve le plus important des anesthésiques :

Trichlorure de formyle, ou *chloroforme*, $CHCl^3$, dont il sera question plus loin.

Tribromure de formyle, ou *bromoforme*, $CHBr^3$. — Il a la même action et peut-être la même valeur thérapeutique que le chloroforme ; mais son point d'ébullition est beaucoup plus élevé (150°).

Triiodure de formyle, ou *iodoforme*, CHI^3. — Il a acquis dans ces derniers temps une importance de plus en plus grande et sera l'objet, dans cette nouvelle édition, d'une étude spéciale.

Tétrachlorure de carbone (méthane tétrachloré, carbone quadrichloré), CCl^4, huile incolore, d'une odeur éthérée ; d'après Simpson, il agit comme le chloroforme, mais il provoque avec une extrême facilité la mort du cœur.

2. Les *composés d'allyle*, dont fait partie notamment l'élément le plus important de l'*essence de moutarde*, paraissent se distinguer en plusieurs points, surtout relativement à leur action locale fortement irritante, des agents dont il est ici question. Nous en ferons donc une étude spéciale.

3. Parmi les *composés de glycéryle*, on a étudié jusqu'ici les dérivés haloïdes de la glycérine :

La *dichlorhydrine*, $C^3H^5.Cl^2.OH$, et la *trichlorhydrine*, $CH^2Cl.CHCl.CH^2Cl$, sont placées, relativement à leur action hypnotique, entre le chloroforme et le chloral (Hermann et Romensky) ; mais leurs effets fortement irritants, par exemple sur la muqueuse de l'estomac, et leur faible volatilité, n'ont jamais permis de les utiliser en médecine.

Parmi les dérivés éthérés de la glycérine, l'*épichlorhydrine*, C^3H^5OCl, a été l'objet de recherches de notre part. Inspirée, cette substance provoque en peu de temps une inflammation intense des voies respiratoires, de sorte que, par suite de l'occlusion des voies nasales, chez les lapins, il se produit une asphyxie rapide ; administrée par la méthode sous-cutanée, elle anesthésie, paralyse et entraîne toujours la mort.

5. Dérivés des radicaux hydro-carbonés de la cinquième série et au-dessus

Parmi eux, l'*hydrate de chloral*, $CCl^3.CH(OH)^2$, a acquis un intérêt particulier ; à côté de lui se placent, par leur action tout à fait semblable, seulement plus toxique, les deux composés suivants :

Hydrate de bromal, $CBr^3.CH(OH)^2$. — Il donne lieu, chez les animaux, d'abord à une excitation intense, à un état d'hypérhémie et d'hypersécrétion des muqueuses respiratoires ; puis à de l'anesthésie, à un assoupissement pas très prononcé, et, si la dose a été considérable, à de la dyspnée et à de la cyanose (Steinauer).

Butylchloral, ou, comme on l'appelait autrefois, *crotonchloral*. — Liebreich l'a recommandé, dans la pensée qu'il se dédoublait dans le sang en dichlorallylène et en acide formique et qu'il produisait, comme dichlorallylène, une action anesthésiante semblable à celle du bichlorure d'éthylidène ; ce qui est faux, d'après v. Mering. Cet observateur, ayant injecté à des lapins du trichlorcrotonate de sodium, qui, dans des solutions alcalines diluées, passe à l'état de dichlorallylène, même à une basse température, n'a vu aucun effet se manifester ; les vapeurs mêmes de dichlorallylène, directement inhalées par les animaux, n'ont pas produit d'anesthésie. Pas plus ici que pour l'hydrate de chloral, l'action ne peut donc pas être attribuée aux produits de dédoublement. Mering combat aussi l'opinion de Liebreich, d'après laquelle le butylchloral déterminerait d'abord l'anesthésie de la tête et n'attaquerait qu'ensuite les autres systèmes : d'après lui, il produirait, aussi bien chez les individus sains que chez les malades, une action hypnotique et anesthésique semblable à celle du chloral, mais plus faible ; il n'exercerait aucune action spéciale sur les névralgies du trijumeau, et, à ce point de vue, la morphine agirait beaucoup mieux. Parmi les observations parues jusqu'ici à ce sujet, les unes parlent en faveur de son efficacité dans les névralgies, particulièrement dans les névralgies ayant leur siège à la tête ; les autres mettent en doute cette efficacité. Dans plusieurs cas de névralgies du trijumeau, névralgies, il est vrai, très enracinées, nous n'avons pu constater aucun effet avantageux. On a encore appliqué localement ce médicament pour calmer les douleurs de la carie dentaire. — Doses : 0,1-0,3 *pro dosi*, en poudre, en pilules, en potion.

Bichlorure de trichloréthylène, C^3HCl^5 (élément principal de l'*éther anesthésique* d'Aran). Ce serait surtout, dit-on, un bon anesthésique local ; mais des expériences étendues sur ce composé font encore défaut.

Ethane perchloré, C^2Cl^6. Il aurait une action fortement excitante, comme le camphre, dont il a d'ailleurs l'odeur.

II. Alcool ordinaire

L'*alcool* proprement dit, *esprit-de-vin*, l'avant-dernier terme dans la série des alcools monoatomiques, est connu en chimie sous le nom d'*alcool éthylique*, C^2H^6O (voyez p. 344).

Il prend naissance, par fermentation, dans tout suc végétal sucré, sous l'influence du champignon de levûre ; à la fin de la fermentation le sucre a entièrement disparu et à sa place se trouve de l'alcool. Une molécule de sucre de raisin se transforme en deux molécules d'alcool et deux molécules d'acide carbonique :

$$C^6H^{12}O^6 = 2C^2H^6O + 2CO^2$$

(sucre) (alcool) (acide carbonique).

En même temps prennent encore naissance de petites quantités d'acide succinique, de glycérine et d'alcools homologues de l'alcool éthylique, notamment, des alcools propylique, butylique, amylique.

Si l'on soumet à une première distillation les liquides ainsi obtenus par fermentation, on obtient un alcool contenant encore beaucoup d'eau et plusieurs des matières étrangères ci-dessus mentionnées; par une deuxième distillation, on obtient un alcool qui contient encore 10 à 15 pour 100 d'eau; on peut l'en débarrasser et l'obtenir anhydre, par l'addition de substances avides d'eau, par exemple en le laisssant séjourner pendant vingt-quatre heures sur de la baryte anhydre, et distillant ensuite.

L'alcool anhydre, absolu et pur, est un liquide incolore, très mobile, d'une odeur agréable, qui bout à 78°,5 C., qui s'enflamme facilement, en brûlant avec une flamme bleue, faiblement éclairante. Il a une grande affinité pour l'eau, qu'il tire même avec avidité de l'atmosphère; son mélange avec l'eau donne lieu à une élévation de température et à une diminution de volume du liquide.

L'alcool absolu, à la température de 20° C., a un poids spécifique de 0,7895 ; par l'addition d'eau, ce poids spécifique augmente, mais non tout à fait proportionnellement à la quantité d'eau ajoutée.

L'alcool est un bon dissolvant pour les graisses, les acides gras, les résines, les alcaloïdes, l'iode.

Action physiologique. — L'emploi très étendu de l'alcool comme agent diététique et médicamenteux, sa présence dans les boissons les plus usuelles, justifient l'extension que nous avons donnée à cet article.

L'alcool, comme substance volatile, peut pénétrer dans la circulation à travers la peau intacte, et mieux encore, naturellement, par les surfaces ulcérées et les muqueuses, soit respiratoire, soit digestive.

Que devient l'alcool dans l'organisme? Cette question n'est malheureusement pas encore résolue avec toute la certitude que comporterait son importance.

De très petites quantités paraissent s'oxyder dans l'estomac et se transformer en acide acétique (Lallemand); mais la partie de beaucoup la plus grande arrive, sans avoir subi de modification, dans le sang et les organes, Tous les observateurs s'accordent à reconnaître qu'une partie de l'alcool, mais seulement une très petite partie, s'élimine en nature, très peu de temps après son ingestion, à travers les poumons avec l'air atmosphérique, à travers les reins avec l'urine, ainsi qu'à travers la peau; d'après Subbotin et Voit, cinq heures après l'ingestion de l'alcool, 2 pour 100 de la quantité ingérée ont abandonné l'organisme à travers les reins, 5 pour 100 à travers les poumons et la peau, 7 pour 100 à travers les poumons et les reins, ce qui fait, d'après un simple calcul, qu'une quantité à peu près nulle est sortie par la peau, et que la quantité relativement la plus grande est sortie par les poumons; en vingt-quatre heures, 16 pour 100 de l'alcool ingéré auraient abandonné l'organisme par cette voie. D'après Binz et Heubach, ces nombres sont exagérés, surtout ceux qui se rapportent à l'élimination par les poumons; la quantité expirée dans les cinq premières heures ne serait, d'après eux, pas même appréciable, et il serait faux qu'on pût sentir l'alcool dans l'air expiré; on pourrait bien, chez les personnes qui viennent de boire du vin, du rhum, ou de l'alcool de pomme de terre, percevoir l'odeur des éthers et des essences empyreumatiques difficilement combustibles, qui sont mêlés à ces liquides; mais on ne le pourrait jamais quand le liquide ingéré a été de l'alcool absolument pur et qu'on a eu soin, immédiatement après, de se nettoyer exactement la bouche. Quoi qu'il en soit, il paraît certain qu'il n'y a qu'une très petite partie de l'alcool ingéré qui abandonne en nature l'organisme. Et cependant, d'après Schulinus et Buchheim, un quart au moins, et probablement une bien plus grande partie, de toute la quantité d'alcool absorbée, a disparu de l'organisme deux heures à trois heures un quart après son ingestion. Liebig paraît donc avoir raison d'admettre que la partie de beaucoup la plus grande de l'alcool absorbé s'oxyde dans le corps et qu'il n'y en a qu'une faible quantité qui s'élimine en nature par les poumons et les reins. Certes on n'est pas encore arrivé à déceler dans l'organisme les produits d'oxydation possibles de l'alcool (aldéhyde, acide acétique, acide oxalique); cependant on peut penser que l'acide acétique, prenant naissance dans l'économie par la combustion lente de l'acool, passe immédiatement, dans le sang, à l'état de composé salin, et que ces acétates, de même que ceux qui proviennent de l'extérieur, sont brûlés, transformés en carbonates et en eau, et, sous cette forme, abandonnent l'organisme avec l'urine (Subbotin). Mais comme l'opinion de Liebig n'est pas encore appuyée sur sa base essentielle, sur la démonstration positive des produits de combustion de l'alcool, beaucoup d'observateurs peuvent encore ne pas se résoudre à l'admettre, et croire, bien que sans démonstration suffisante, que l'alcool parcourt l'organisme et l'abandonne, sans avoir subi de modification (Hermann).

Avant d'étudier la distribution dans les divers organes de l'alcool absorbé, nous devons mentionner le récent résultat des recherches de Rajewski et Hoppe-Seyler. Ces observateurs ont trouvé, dans des organes parfaitement à l'état normal (cerveau, foie, muscles), chez des animaux qui n'avaient pas reçu la moindre trace d'alcool, soit certains éléments qui donnaient de l'alcool par la distillation dans l'appareil le plus exactement clos, soit même de faibles quantités d'alcool tout formé.

D'après Schulinus, un grand nombre d'organes, dans les premières heures qui suivent l'ingestion de l'alcool, s'emparent de cette substance avec tant d'avidité, qu'on n'en trouve plus que quelques traces dans le sang; c'est seulement quand tous les organes se sont saturés d'alcool, et que de nouvelles quantités continuent à être fournies par l'absorption, c'est donc seulement dans les périodes ultérieures de l'empoisonnement alcoolique que la richesse du sang en alcool subit aussi de l'augmentation. C'est le cerveau qui, dès le début, attire avec le plus d'avidité l'alcool dans son parenchyme; c'est donc cet organe qui en contient, dès le commencement, les quantités relativement les plus considérables; plus tard, alors qu'il est entièrement saturé et qu'il ne peut plus en recevoir, les autres organes (poumons, reins, muscles) s'en chargent à leur tour. Les muscles paraissent atteindre très rapidement leur point le plus élevé de saturation. La quantité d'alcool dans les poumons n'est, d'après Schulinus, nullement en rapport direct avec la température de l'air inspiré; ses recherches ne l'autorisent donc pas à admettre que la quantité d'alcool contenue dans les poumons puisse être essentiellement modifiée par la température inférieure de l'air atmosphérique. Le foie ne reçoit relativement que de faibles quantités d'alcool.

Les différents organes possèdent donc pour ce composé une force d'attraction et un pouvoir de saturation, qui varient de l'un à l'autre; cette différence est loin cependant d'être aussi grande que le pensent Lallemand, Perrin et Duroy.

Le fait que, à une température élevée et sous une basse pression, par exemple sur les hautes montagnes, on peut tolérer sans inconvénient une plus grande quantité d'alcool qu'à une basse température et dans les régions profondément situées, est attribué par plusieurs observateurs à ce que, dans ces circonstances, l'élimination de l'alcool se fait plus rapidement; mais cette question aurait besoin d'être élucidée par des recherches comparatives exactes.

L'*action* de l'alcool sur le *substratum de l'organisme animal* n'a été étudiée que très superficiellement; voici quelles sont, parmi ses propriétés, celles que l'on considère comme les plus essentielles, à ce point de vue : 1° sa faculté de s'évaporer facilement, même à une basse température; 2° son avidité pour s'emparer de l'eau, même de celle des tissus; 3° sa propriété de précipiter de leurs dissolutions toutes les subtances albumineuses, les peptones, le mucus et la gélatine; 4° son pouvoir dissolvant sur les graisses; 5° ses propriétés antifermentescibles et antidigestives. Mais tous ces effets sont d'autant plus faibles que l'alcool employé est dilué dans une plus grande quantité d'eau. Or, vu l'énorme dilution que l'alcool, même quand il est absorbé en grande quantité, éprouve dans les grandes masses liquides de l'organisme (d'après un calcul de Binz, cette dilution, pour 50 grammes d'alcool ingérés par un homme pesant 75 kilogrammes, est de 1 : 1000), les effets fondamentaux ci-dessus énumérés ne peuvent pas rendre bien compte des troubles fonctionnels graves qui succèdent à l'abus des boissons alcooliques; les propriétés antifermentescibles et antiputrides sont, d'ailleurs, si faibles, relativement à celles d'autres agents, notamment de ceux de la série des composés aromatiques, qu'elles ne permettent pas non plus d'expliquer les processus qui se passent dans le corps vivant. Les individus les plus adonnés à l'ivrognerie se putréfient, après leur mort, aussi facilement que les autres hommes; ce n'est qu'à l'état de très forte concentration (relativement à d'autres agents antiputrides), que l'alcool peut empêcher la viande de se putréfier.

Le *sang*, après l'absorption par l'estomac, même de grandes quantités d'alcool, ne subit aucun changement de couleur; c'est seulement dans les cas où la mort est arrivée, consécutive à une paralysie de la respiration, que l'accumulation de l'acide carbonique dans le sang lui communique, comme dans toutes les asphyxies, une coloration brun noirâtre. Quelques auteurs ont vu les gouttelettes graisseuses et le sucre augmenter, dans le sang, sous l'influence de l'alcool. Les globules rouges subissent un grossissement notable, même chez les animaux fébricitants, chez lesquels pourtant les globules sont toujours plus petits, sous l'influence de la fièvre (Manassëin); ce grossissement des globules serait dû à une augmentation de leur richesse en oxygène. Voilà tout ce que nous savons sur les altérations que l'alcool fait subir au sang, dans l'organisme vivant. En mélangeant directement du sang avec de l'alcool, en dehors du corps, Schmiedeberg et Bonwetsch ont trouvé que la réduction de l'oxyhémoglobine par les substances réductrices était retardée, ce qu'ils expliquent en disant que l'alcool détermine une fixation plus intime de l'oygène dans l'hémoglobine; mais on n'est pas encore parvenu à constater ce fait dans l'organisme à l'état de vie. Cette observation n'a donc qu'un intérêt purement théorique, comme celles de la coagulation du sang, de la dissolution des globules rouges, de la cristallisation de la matière colorante, par suite du mélange direct du sang avec l'alcool concentré. Quant à l'opinion ancienne, d'après laquelle la combustion de l'alcool dans le sang devait lui soustraire une grande quantité d'oxygène, aucun des faits ci-dessus mentionnés ne plaide en sa faveur.

Il existe de très grandes différences entre l'action aiguë de l'alcool et son action chronique; nous allons donc examiner séparément ces deux actions. Quelle est, dans ces divers effets, la part qui revient à l'alcool lui-même; quelle est celle qui revient à ses produits d'oxydation? La distinction est jusqu'ici impossible à établir.

Empoisonnement aigu par l'alcool

Les effets locaux de l'alcool sont d'autant plus faibles qu'il a été employé en solution plus étendue. Le plus ou moins de concentration n'exerce, au contraire, aucune modification essentielle sur les effets généraux.

Effets locaux. — L'alcool, pour produire des effets appréciables sur la *peau*, ne doit pas être trop étendu; il va sans dire que c'est l'alcool absolu qui produit les effets les plus intenses.

S'il peut s'évaporer rapidement, il fait naître, sur le point d'application, un fort abaissement de température, une sensation de froid, les vaisseaux cutanés se contractent et la peau pâlit notablement. Si l'on empêche l'évaporation, en recouvrant d'un drap l'endroit baigné par l'alcool, il se produit, au contraire, une sensation de chaleur, de brûlure, la peau rougit et s'enflamme, et l'épiderme se desquame.

Tandis que la peau, trempée dans de l'eau très froide, éprouve une sensation douloureuse très désagréable, plongée, au contraire, dans de l'alcool refroidi jusqu'à 5° C., elle n'éprouve plus cette sensation (Horvath); et même, si elle était déjà auparavant le siège d'une douleur, cette douleur disparaît, de sorte qu'on pourrait utiliser l'alcool froid comme anesthésique local.

Des lotions faites sur la peau avec de l'alcool dilué empêchent, dit-on, la sécrétion de la sueur; cela est-il dû à la contraction des vaisseaux ou à toute autre circonstance? Rien de certain là-dessus.

Appliqué sur les *ulcérations*, l'alcool s'oppose, comme les acides phénique et salicylique, mais avec moins d'intensité, à la décomposition putride du pus; il diminue considérablement la suppuration, excite la genèse des tissus et accélère la guérison; très concentré, il provoque d'abord une vive inflammation, cautérise la surface de l'ulcère; après quoi la plaie prend un meilleur aspect et guérit plus rapidement.

Sur les *muqueuses*, l'alcool à 25 pour 100 produit déjà une sensation assez vive; à 50 pour 100, il provoque de l'inflammation; à 80 pour 100, il cautérise et ratatine le tissu, en coagulant l'albumine et absorbant l'eau.

Chez les hommes qui ne sont pas habitués à l'usage de l'alcool, l'ingestion de cette substance donne lieu aux *phénomènes locaux* suivants :

De petites quantités (1-2 grammes) d'un alcool à 20-70 pour 100 déterminent, au moment de la déglutition, une sensation de chaleur et de cuisson dans la bouche, l'œsophage et l'estomac, effet qui paraît dû, en partie, à une modification directe de la substance des nerfs sensitifs superficiels, en partie à une hyperhémie réflexe. Si les vapeurs d'alcool se formant rapidement dans la bouche sont inspirées, il en résulte une sensation d'oppression thoracique due à un rétrécissement réflexe de la glotte. La sécrétion de la salive, ainsi que celle du suc gastrique, augmentent considérablement; de tous les agents excitants que nous avons expérimentés chez les chiens pourvus de fistule stomacale, l'alcool nous a paru agir, sous ce rapport, avec le plus d'intensité; il suffisait de quelques gouttes placées sur la langue, ou d'une seule goutte portée directement sur la muqueuse stomacale, pour qu'aussitôt le suc gastrique se mît à couler en un mince jet par la canule de la fistule, et cela même chez les chiens à jeun, chez lesquels la sécrétion du suc gastrique était nulle auparavant. L'opinion de Bernard, d'après laquelle l'alcool dilué n'augmenterait que très peu la sécrétion du suc gastrique, ne peut donc pas s'appliquer aux chiens, et sans doute non plus aux hommes qui ne sont pas habitués à l'usage de l'alcool. Par suite de cette action, l'appétit est excité, la digestion de grandes quantités de nourriture, facilitée; celle des graisses l'est également, parce qu'elles se dissolvent facilement dans l'alcool. Les mouvements péristaltiques de l'intestin, ainsi que les mouvements de l'estomac, paraissent aussi être renforcés.

De grandes quantités d'alcool troublent, au contraire, la digestion, d'abord en coagulant les albuminoïdes et les peptones, puis en faisant contracter les vaisseaux sanguins de l'estomac, rendant exsangue la muqueuse gastrique et diminuant la sécrétion (Cl. Bernard). L'usage longtemps prolongé de quantités considérables de boissons alcooliques provoque un catarrhe chronique de l'estomac et de l'intestin, fait diminuer l'appétit, trouble la digestion, occasionne des vomissements.

Dans ses expériences sur la digestion artificielle, Buchner a trouvé que l'alcool, ajouté dans la proportion de 10 pour 100, n'exerçait aucune influence sur cette digestion; si la proportion est de 20 pour 100, il ralentit la digestion; si la proportion est encore plus élevée, il la supprime entièrement. Les résultats de ces expériences, ainsi que Buchner le fait lui-même observer, ne peuvent pas être appliqués à l'estomac vivant, dans lequel se forme constamment un nouveau ferment digestif et dans lequel de nouveaux liquides ingérés (soupe, bouillon) viennent constamment diluer l'alcool; il faut encore remarquer que l'estomac à l'état sain absorbe assez rapidement les liquides alcooliques ingérés. Il est donc regrettable que Buchner n'ait pas étudié, à l'aide de sa belle méthode d'observation, les effets de l'alcool pur sur la digestion dans l'estomac vivant et sain. Kretschy a fait quelques expériences sur une femme atteinte de fistule stomacale, et il a constaté que l'alcool avait pour effet de ralentir la digestion; mais ces observations, faites sur un estomac malade, ne peuvent pas être appliquées à l'estomac sain.

L'ingestion d'un alcool très concentré donne lieu à une sensation de cuisson très douloureuse dans les voies digestives; il en résulte de l'inflammation de l'estomac et de l'intestin, de la cautérisation des muqueuses, des vomissements et de la diarrhée, avec évacuation de masses sanguinolentes, et ces lésions locales peuvent même entraîner la mort. par suite, ont dit plusieurs observateurs, d'un arrêt du cœur, se produisant d'une manière réflexe par la voie des pneumogastriques. Chez des animaux et chez des enfants, ayant succombé à l'ingestion de 20 à 30 grammes d'alcool absolu, on a trouvé, sur la muqueuse de l'estomac, un ratatinement des cellules, du ramollisement hémorragique et de l'escharification; le sang était même coagulé dans les vaisseaux sanguins de la muqueuse.

Les *effets généraux* présentent, chez l'homme et les divers animaux à sang chaud, les mêmes caractères : mais ils offrent de grandes variétés, dépendant de l'individualité, de l'âge, du genre de vie, de l'habitude; on observe aussi des différences essentielles, suivant que le liquide alcoolique ingéré est de la bière ou du vin ou de l'eau-de-vie, etc. Nous ne considérons ici que les effets de l'alcool pur, mêlé avec une quantité d'eau assez grande, pour que les phénomènes locaux ne viennent pas troubler l'ensemble des effets généraux.

Ingéré en quantités très modérées, l'alcool donne lieu, chez la plupart des individus, en dehors de ses effets favorables sur la digestion, à un sentiment de gaieté, à une exaltation des forces intellectuelles et physiques, à un besoin plus grand d'activité. Ces effets ne tardent pas à disparaître, et ils ne sont pas suivis d'abattement. Si la quantité absorbée a été plus considérable, on voit la face et les conjonctives prendre une teinte plus rouge; les yeux deviennent brillants et ont une expression plus vive; la peau, surtout celle de la tête, devient plus chaude, le pouls plus fort et plus fréquent; excitation cérébrale, conception vive, rapide; besoin impérieux de parler; mouvements vifs, gestes expressifs, désir de chanter, de sauter, parole animée et bruyante. A mesure que cette excitation s'accroît, la force de la volonté, l'empire sur les passions, diminuent de plus en plus; l'imagination, les passions basses, se donnent libre carrière; les dispositions de l'âme, comprimées par l'éducation, éclatent à ce moment, de sorte que l'homme le plus réservé manifeste alors des sentiments honteux. Tout peut rentrer dans l'ordre assez rapidement (en douze heures), mais il reste toujours un certain affaissement de l'esprit.

Si l'on continue à absorber de l'alcool, on voit alors les symptômes d'excitation devenir de plus en plus faibles et faire place peu à peu à des phénomènes de dépression : la parole devient embarrassée; les mouvements, incertains et chancelants; les sensations s'émoussent; nausées, vomissements, tendance au sommeil, et enfin sommeil, moins profond et moins paisible qu'à l'état normal. Au réveil, la tête est lourde, douloureuse; pendant plusieurs jours, l'esprit et le corps sont abattus; il reste souvent un catarrhe gastrique, avec nausées et vomissements.

Dans les dégrés les plus élevés de l'empoisonnement, l'excitation primitive peut, chez certains individus, aller jusqu'au délire le plus violent; puis la connaissance se perd, l'individu tombe dans le coma, pendant lequel il est insensible à la douleur, à toute excitation, exactement comme à la suite de la chloroformisation. La face est rouge, gonflée, les yeux démesurément ouverts; ou bien la face est pâle, les yeux fermés. La respiration est accompagnée de râles, les bruits du cœur sont faibles; le pouls, petit et ralenti. Les muscles sont flasques; la peau est fraîche et souvent couverte d'une sueur froide. L'urine et les matières fécales sont évacués involontairement; à ce moment la mort peut arriver par paralysie de la respiration.

Les différences que peuvent présenter ces phénomènes suivant les individus, et sur lesquelles nous ne pouvons pas insister ici, se rapportent surtout à la première période de l'ivresse; ainsi il y a beaucoup d'individus qui, au lieu d'éprouver de l'excitation cérébrale, qui les rende plus actifs et loquaces, sont, au contraire, dès le début, tristes, de mauvaise humeur, complètement muets; puis insensiblement ils passent à la période de paralysie complète et ne diffèrent alors en rien des autres.

Effets éprouvés par les divers organes et les diverses fonctions dans l'empoisonnement aigu par l'alcool. — Commençons par le *système nerveux*, qui subit, dans son fonctionnement, les altérations les plus manifestes. Il est très vraisemblable, surtout d'après les recherches de Schulinus, que l'alcool détermine une altération chimique dans le contenu même des cellules nerveuses. Cette altération porte-t-elle sur la substance grasse, sur la lécithine, sur l'albumine ou sur la quantité d'eau intra-cellulaire? On l'ignore complètement. Il n'est pas probable que, dans les degrés légers de l'empoisonnement, la cause des phénomènes soit due à une modification de la richesse sanguine du cerveau; dans les degrés plus prononcés et plus graves, au contraire, on ne peut nier que l'accumulation souvent énorme du sang dans le cerveau (Cl. Bernard), chez les uns, et l'état exsangue de cet organe, chez les autres, ne puissent avoir une certaine part dans la production des accidents; mais les altérations de la substance cérébrale elle-même jouent toujours le rôle le plus important; ce que prouvent déjà, d'une manière manifeste, les effets consécutifs prolongés des empoisonnements par l'alcool et les troubles psychiques persistants, qui s'observent, chez les ivrognes, alors même qu'ils ont renoncé depuis longtemps à leur funeste habitude. Ce sont les ganglions de la substance grise du cerveau qui sont les premiers atteints; de là vient la rapide explosion de l'excitation psychique; plus tard, l'influence de l'alcool se fait sentir sur le cervelet, d'où l'incoordination des mouvements; puis, sur la moelle allongée, de là les altérations de la respiration; enfin sur la moelle épinière, d'où l'obstacle opposé à la propagation des excitations sensibles et motrices. Les expansions des nerfs sensibles et moteurs ne sont sans doute atteintes que dans les degrés les plus avancés de l'intoxication; mais les recherches exactes manquent sur ce sujet. Les appareils de la sensibilité sont toujours beaucoup plus tôt paralysés que ceux de la motilité.

Quant aux *muscles striés*, ils éprouvent aussi l'influence de l'alcool, car, comme l'a démontré Schulinus, ils atteignent rapidement leur maximum de saturation; mais nous ignorons en quoi consiste cette influence; l'écartement des doigts, tel qu'il se présente chez la grenouille soumise à l'action du chloroforme, ne se produit pas sous l'influence de l'alcool; les vapeurs alcooliques ne troublent qu'au bout d'un temps très long les solutions de myosine (H. Ranke). C'est donc aux lésions nerveuses que doit être attribuée la plus grande part des phénomènes d'exaltation et de dépression des forces auxquels l'alcool donne lieu.

La *respiration* est, au début, un peu accélérée, chez l'homme; chez les animaux, elle ne l'est que peu ou pas du tout; mais plus tard, chez l'homme aussi bien que chez les animaux, elle se ralentit, et souvent même elle devient deux fois plus lente qu'à l'état normal; les mouvements respiratoires s'accompagnent de râles et éprouvent des suspensions. Ces phénomènes dépendent principalement d'une altération directe des centres respiratoires dans la moelle allongée; ils sont en partie aussi la conséquence des altérations de la circulation. Une influence fortement excitante sur l'expansion périphérique des pneumogastriques dans les poumons ne pourrait contribuer à ce ralentissement de la respiration que dans les degrés d'empoisonnement les plus élevés; mais ici même cette action serait douteuse, parce que, à ce moment, le pouvoir réflexe de la moelle épinière est tellement affaibli, que les excitations les plus énergiques ne peuvent presque plus trouver un point d'attaque accessible.

Les organes de la *circulation* sont ceux qui sont le moins influencés par l'alcool; au moment où les autres organes les plus importants sont paralysés et tués par des doses énormes de poison, le cœur, bien que très affaibli, peut encore continuer à fonctionner. Les données que nous possédons sur cette question présentent des contradictions, qui proviennent de ce qu'on a mis sur le compte de l'alcool des variations tenant à l'idiosyncrasie. Les doses modérées n'exercent, chez l'homme, chez le chien et le chat, aucune influence appréciable sur l'activité cardiaque; dans l'état d'ivresse, la rapidité et la force des battements de cœur augmentent chez plusieurs individus; mais cette augmentation est peut-être simplement la conséquence de la plus grande vivacité des mouvements; il serait bien possible aussi qu'elle fût le résultat d'une influence directe sur les appareils nerveux musculo-moteurs du cœur. Quant à l'accroissement de la pression sanguine, à l'accélération du courant sanguin, ces phénomènes se manifestent, chez l'homme, par la coloration vive du visage, le brillant des yeux, l'élévation de la chaleur cutanée; dans les expériences physiologiques sur les animaux, les manœuvres douloureuses qu'on est obligé de leur faire subir agissent plus puissamment sur la pression sanguine que l'alcool, et exagèrent en tout cas son action. Chez les animaux à sang froid, il suffit de petites doses d'alcool pour donner lieu à une diminution de l'activité cardiaque.

Sous l'influence de doses très considérables, la fréquence des contractions du cœur diminue (de 1/20), la pression sanguine s'abaisse (de 1/6). Ces phénomènes résultent, d'une part, d'une excitation vive des nerfs de l'estomac (pneumogastrique abdominal) ; d'autre part, d'une action directe sur les appareils nerveux du cœur, ainsi que sur le centre pneumogastrique dans le cerveau ; on voit, en effet, chez les animaux alcoolisés, les contractions cardiaques et la pression sanguine se relever quand on sectionne les pneumogastriques au niveau du cou. Une action dilatatrice produite directement sur les vaisseaux par la paralysie de leurs muscles circulaires peut être la cause de l'hyperhémie, par exemple de celle de l'estomac. Du reste, on trouve tous les vaisseaux périphériques fortement dilatés, lorsque l'affaiblissement de la force cardiaque est devenue, à la fin, tout à fait extrême.

On croyait autrefois, se fondant sur des sensations subjectives, que l'alcool faisait augmenter la *température* du corps. Un grand nombre de recherches nouvelles confirment pourtant l'opinion de Nasse (1845) et celle de Binz. D'après cette opinion, de petites quantités d'alcool n'exercent aucune influence essentielle sur la température ; chez certaines personnes, on observe une élévation de quelques dixièmes de degré ; chez d'autres, une diminution de quelques dixièmes de degré, variations qui se produisent également à l'état normal, sans intervention de l'alcool. Des doses élevées, au contraire, produisent une diminution, bien que peu prononcée, de la température sur l'organisme normal ainsi que sur l'organisme fébricitant, et cette diminution est en rapport direct avec la hauteur de la dose employée ; pour faire baisser des températures fébriles élevées (septiques ou non), l'administration prolongée de doses assez fortes est nécessaire ; dans les cas extrêmes d'empoisonnement, la température peut tomber de 2 à 5° C. Cet abaissement de la température est lié, d'une part, à un dégagement plus considérable de la chaleur par les vaisseaux de la peau dilatés, à une sécrétion plus abondante de sueur, ainsi qu'à la paralysie ultérieure des muscles, qui, à l'état normal, doivent être considérés comme les foyers les plus importants de la chaleur ; d'autre part, à une diminution directe des oxydations dans les tissus, ainsi qu'il ressort des recherches de Binz et Bouvier, d'après lesquelles l'élévation de la température, à la suite de l'administration de l'alcool, fait entièrement défaut après la mort de l'animal, c'est-à-dire à un moment où les circonstances précédemment mentionnées ne peuvent plus avoir aucune influence.

Voici ce que nous savons de l'influence de l'alcool sur les échanges organiques : de petites quantités, n'exerçant sur les fonctions visibles aucune action appréciable, font diminuer, chez les chiens, l'élimination de l'acide carbonique et l'absorption de l'oxygène, mais sans modifier les proportions relatives de ces deux gaz ; cet effet est-il la conséquence d'une diminution d'amplitude des mouvements respiratoires ou d'un obstacle à la désassimilation dans les cellules ? On ne sait. Des quantités plus considérables, provoquant de l'excitation, chez les animaux, augmentent, au début, le dégagement de l'acide carbonique ainsi que l'absorption de l'oxygène, et produisent ensuite l'effet opposé ; le premier effet ne doit pas être considéré comme résultant d'une action directe de l'alcool, mais il doit être attribué à l'activité plus vive des mouvements à l'accélération de la respiration et des contractions cardiaques. Ces rapports n'ont pas encore été étudiés chez les animaux à l'état de coma ; mais on ne court guère risque de se tromper en admettant qu'il existe, à ce moment, une diminution, même considérable, de l'élimination de l'acide carbonique et de l'absorption de l'oxygène. L'homme se comporte sans doute, dans ces circonstances, exactement comme les animaux (von Bœck et Bauer). — Fokker, Obernier, Rabuteau, Zülzer, Strübing, ont observé, chez l'homme qui est sous l'influence de doses d'alcool petites ou enivrantes, une diminution de l'élimination de l'urée, par conséquent un ralentissement des oxydations des matières albuminoïdes. Si Parkes et Wollowicz n'ont pas constaté cet effet, ou du moins ne l'ont vu se produire que d'une manière insignifiante, cela vient probablement de ce qu'ils expérimentaient sur des hommes qui étaient habitués à l'alcool. D'après les expériences de J. Munk, faites sur des chiens, des doses modérées d'alcool, exerçant une action excitante, mais nullement stupéfiante, font diminuer la désassimilation de l'albumine de 6 à 7 pour 100 au-dessous de la normale ; sous l'influence de doses plus élevées, suffisantes pour produire un état de dépression très acccentué ou pour provoquer un sommeil profond suivi d'un engourdissement d'une durée de plusieurs heures, la désassimilation de l'albumine s'accroît, au contraire, et cet accroissement varie entre 4 et 10 pour 100 ; lorsqu'on administre de petites doses d'alcool à un animal qui a été précédemment soumis à des doses élevées, on constate que ces petites doses ne font pas diminuer ou ne font diminuer que très peu la désassimilation de l'albumine. Fokker admet que cette diminution de la consommation de l'albumine se produit de la même manière qu'à la suite de l'ingestion des corps gras, du sucre, et des autres carbo-hydrates. Par suite de cette épargne, bien qu'elle ne soit pas très considérable, le corps peut devenir, sous l'influence d'un usage modéré d'alcool, plus riche en albumine et plus lourd, l'alimentation restant d'ailleurs la même. D'après Strübing, la diminution de l'excrétion de l'acide phosphorique est encore plus marquée que celle de l'azote ; mais cela ne s'observe que pendant la période d'excitation ; pendant celle de dépression, au contraire, l'élimination de l'acide phosphorique devient moindre que celle de l'azote. Ainsi que nous l'expliquerons à propos du chloroforme, ces particularités dans l'élimination du phosphore indiquent que la désassimilation de la substance nerveuse est, pendant l'excitation, moindre ; pendant l'état comateux, plus active, que la désassimilation de la substance musculaire. L'élimination de l'acide urique et des sels diminue aussi, dit-on, sous l'influence de l'alcool. La quantité d'urine augmente, au contraire, la quantité d'eau ingérée restant d'ailleurs la même.

La *sécrétion du lait* n'éprouve, au point de vue de la quantité, aucune influence de la part de l'alccol ou des boissons alcooliques ; seulement la richesse du lait en matières grasses subit une augmentation (Stumpf).

Empoisonnement chronique par l'alcool

L'organisme animal s'habitue, jusqu'à une certaine limite, à des doses d'alcool progressivement croissantes, sans qu'il en résulte des altérations bien marquées ; mais, au delà de cette limite, qui varie beaucoup suivant les individus, commence une série de troubles graves, que l'on comprend sous la dénomination d'*alcoolisme chronique*, de *délire des buveurs (delirium tremens)*.

En premier lieu se présentent de l'anorexie, des troubles de la digestion et de la nutrition : éructations ; vomissements de matières aqueuses, tantôt acides (par décomposition anormale des aliments), tantôt alcalines (par ingestion d'une nourriture trop abondante) ; constipation alternant avec diarrhée. Par suite d'une alimentation insuffisante, le sang devient très pauvre, la peau pâle ; en même temps la graisse s'accumule en abondance sous la peau, dans les cavités du corps et autour du cœur. Les yeux prennent un éclat vitreux particulier ; les traits du visage se détendent ; la parole est lente, embarrassée ; les mains tremblent ; chez plusieurs personnes, des éruptions variées apparaissent à la peau, le nez prend une coloration rouge. Les forces physiques et intellectuelles baissent de plus en plus ; l'humeur devient inégale, avec tendance à la tristesse ; le sentiment du devoir disparaît complètement, un caractère de bassesse est imprimé sur les sentiments et les actions. Ce n'est que par de nouveaux excès de boisson que le corps peut recevoir, d'une manière passagère, une certaine impulsion à l'activité ; la suppression de l'alcool fait tomber le malade dans un état d'épuisement complet et provoque l'explosion d'une série de syptômes graves, notamment du délire des buveurs, lequel pourtant peut se manifester au milieu d'excès de boisson continuels, à la suite d'une grande orgie.

Le délire des buveurs est ordinairement précédé d'une période de mélancolie ou de manie, et commence par des hallucinations de la vue, de l'ouïe et du toucher ; le malade voit de petits animaux et d'autres figures effrayantes ; il entend différents bruits, il sent sur sa peau comme des toiles d'araignée ; puis surviennent des symptômes d'aliénation mentale, qui ne diffèrent en rien de ceux provoqués par d'autres causes : délire de persécution, idées de suicide, manie destructive, phénomènes d'anesthésie, accès apoplectiformes ou épileptiformes. Tous ces troubles ne peuvent pas être attribués seulement à l'alcool ; d'autres circonstances doivent aussi entrer en ligne de compte ; telles sont : la vie désordonnée, la mauvaise nourriture, l'abus du tabac, les refroidissements, les remords pendant les moments de lucidité d'esprit, les autres passions basses et honteuses. Le tableau des effets appartenant uniquement à l'influence chronique de l'alcool ne peut donc pas être tracé d'une manière rigoureuse.

La terminaison est l'idiotisme paralytique, et la mort dans un état d'épuisement général. Sur le cadavre on trouve également les signes d'un catarrhe chronique de l'estomac et de l'intestin ; une dégénérescence graisseuse du foie, des reins, du cœur, des muscles, des cellules cérébrales ; une pachyméningite ; des adhérences de la pie-mère ; un état d'anémie et de sécheresse du cerveau.

Importance de l'alcool comme agent alimentaire et comme boisson d'agrément

Cette question, jugée si diversement, l'a été de la manière suivante par Voit : On peut distinguer deux sortes de matières nutritives : celles qui fournissent un élément nécessaire à la composition du corps ; tels sont l'albumine, la graisse, l'eau, les sels ; et celles qui ralentissent le travail de désassimilation des premières, c'est-à-dire qui les maintiennent plus longtemps dans l'organisme ; tel est l'amidon, qui met obstacle au dégagement de la graisse du corps. L'alcool à petites doses doit être regardé comme un aliment de la seconde espèce, parce qu'il a pour effet de ralentir la désassimilation des matériaux organiques ; il joue, à ce point de vue, un rôle semblable, bien que très différent quantitativement, à celui de l'amidon ; comme ce dernier, il s'oppose, quand il est pris à doses modérées, à la désassimilation des corps gras. Si, en outre, une partie de l'alcool, comme nous devons aujourd'hui l'admettre, se décompose dans l'organisme, en donnant naissance à des produits inférieurs, il doit en résulter une formation de force vivante, dont le corps tire profit pour augmenter sa chaleur ou même pour développer des manifestations extérieures. Est-ce à dire que la puissance nutritive de l'alcool puisse être comparée à celle des autres substances alimentaires, telles que l'albumine, les graisses, la fécule? Évidemment non. D'abord on ne peut absorber que de petites quantités d'alcool, pour ne pas s'exposer aux accidents fâcheux qui résultent de son action sur l'estomac et le système nerveux. Pris ainsi, en quantité modérée, ce liquide n'a qu'une importance nutritive extrêmement faible, du moins pour l'homme à l'état de santé. Subbotin s'élève avec raison contre cette idée, d'après laquelle l'engraissement, chez les buveurs d'alcool, serait un signe d'un bon état de la nutrition ; le dépôt de graisse, chez de tels individus, ne peut être considéré que comme un phénomène de dépression nutritive, et doit être assimilé à la dégénérescence graisseuse qui se produit, dans les organes internes, sous l'influence de l'arsenic, du phosphore, de l'antimoine ; l'engraissement se fait toujours ici aux dépens des éléments plus importants des tissus, notamment des substances albumineuses. Cette opinion est encore corroborée par les expériences de Munk, d'après lesquelles des doses élevées d'alcool donnent lieu à un accroissement de désassimilation de l'albumine ; J. Munk admet comme probable que, dans l'empoisonnement par des doses élevées d'alcool, de même que dans l'empoisonnement par le phosphore, l'accroissement de la désassimilation de l'albumine et la dégénérescence graisseuse des organes doivent être attribués à une même cause, c'est-à-dire à un amoindrissement de la quantité d'oxygène absorbée.

Nous usons de l'alcool, à l'état de santé, non à cause de son importance comme agent nutritif, mais simplement à cause des effets excitants et agréables qu'il produit, quand il est pris avec modération. Il en est tout autrement s'il s'agit de l'organisme malade ; ici, en effet, ainsi que Binz le fait remarquer avec raison, l'alcool doit être considéré comme un aliment important, l'estomac ne pouvant pas supporter d'autre alimentation. L'alcool, dilué avec beaucoup d'eau, présente alors l'avantage considérable d'être absorbé et assimilé très facilement, même par des organes digestifs tout à fait faibles, et de ne demander à l'organisme, pour son absorption, qu'un travail beaucoup moindre que celui qu'exigent les graisses, par exemple. C'est ce qui explique ce fait d'observation, à savoir que, dans les maladies graves, accompagnées de dépérissement des forces, l'administration persistante du vin, en l'absence de tout autre aliment, suffit pour conserver à l'organisme une certaine force de résistance. Cette influence favorable, chez de tels malades, ne peut pas être attribuée à une action excitante de l'alcool sur le cœur et les nerfs; car cette excitation continuelle devrait, au contraire, rendre plus rapide l'épuisement final, si rien autre chose n'intervenait. Cette autre chose doit être cherchée, non pas seulement, comme le pense Binz, dans la combustion de l'alcool absorbé et dans la force vitale résultant de la chaleur produite, mais encore dans ce fait que, grâce à l'alcool, la combustion trop vive des éléments importants de l'organisme, des graisses et des substances albuminoïdes, est ralentie, et le dépérissement rapide des forces prévenu.

L'importance considérable de l'alcool comme boisson d'agrément n'a pas été, en général, pas plus que celle des autres substances d'agrément, appréciée à sa juste valeur. Il n'est pas encore bien loin de nous le temps où l'on considérait ces substances, non seulement comme inutiles pour la vie, mais encore comme des objets de luxe et même des objets nuisibles ; les travaux de Voit leur ont assigné l'importance qu'elles méritent. Voit fait remarquer avec raison que les matières alimentaires pures sont insipides, indigestes, et qu'on ne les rend sapides, et véritablement nutritives, qu'en leur associant des condiments, des épices. Car les épices n'agissent pas seulement d'une manière agréable sur les sens de l'odorat et du goût; elles aident encore directement à la digestion et à la nutrition, en augmentant les sécrétions digestives, les mouvements de l'estomac et de l'intestin, et de plus elles exercent une action remarquablement bienfaisante sur le système nerveux et le bien-être général. Dans la sphère de la vie matérielle, elles jouent un rôle semblable à celui que remplissent, dans une sphère plus elevée, les impulsions morales vers l'amour, la gloire, la puissance, etc. Sans augmenter la provision de forces existantes, ces impulsions en facilitent l'utilisation et l'emploi, et peuvent même exciter aux actions les plus héroïques. Voit ne nous paraît pas avoir choisi un exemple très heureux en comparant les effets de ces substances d'agrément à ceux d'un coup de fouet, le fouet excitant au travail par la douleur, tandis que les substances d'agrément produisent la même action en donnant du plaisir.

Que si nous pouvons choisir, nous ne donnerons pas la préférence à l'alcool plus ou moins dilué, mais bien à certaines boissons alcooliques, et surtout au vin, qui, par son odeur et sa saveur délicieuses, est véritablement la reine des boissons. Les sociétés dites de tempérance ont entièrement tort dans leur vaine lutte contre l'usage des boissons alcooliques. Si l'on imposait, comme épreuve, aux membres de ces sociétés, de renoncer à leurs substances d'agrément préférées, au café, au thé, au chocolat, aux divers condiments d'un prix élevé, et de ne vivre que d'albumine, de graisses, de sels et d'eau, ou tout au moins de procurer à la population pauvre les substances d'agrément ci-dessus, pour l'éloigner des boissons alcooliques qu'elle se procure à bon marché, nul doute que ces messieurs ne tarderaient pas à reconnaître la folie de leur entreprise. Bien entendu que, dans l'usage de ces boissons, il ne faut pas dépasser une certaine mesure ; cela est vrai pour toutes choses, et non pas seulement pour l'alcool.

Les usages *thérapeutiques* et *diététiques* seront étudiés à propos des boissons alcooliques.

Traitement de l'empoisonnement par l'alcool. — Les degrés légers de cet empoisonnement, les phénomènes de l'ivresse ordinaire, disparaissent, comme on sait, d'eux-mêmes, au bout de quelques heures, à la suite d'un sommeil profond. Le meilleur moyen pour combattre les malaises consécutifs, tels que la céphalalgie, c'est une promenade à l'air frais. Pour faire disparaître la dyspepsie et les autres symptômes du catarrhe gastrique aigu, on n'aura qu'à se soumettre pendant quelques jours à un régime sévère. Contre les nausées, on emploiera la glace et l'eau de Seltz froide. Quant à l'emploi de l'ammoniaque, qui a été beaucoup recommandée dans ces cas, nous ne croyons pas qu'elle mérite confiance.

Si l'ivresse est très prononcée et qu'on se trouve en présence de symptômes alarmants, on devra d'abord chercher à débarrasser l'estomac de l'alcool qui peut s'y trouver encore, soit au moyen de la pompe stomacale, soit à l'aide des vomitifs. L'ipécacuanha, le tartre stibié, le sulfate de cuivre ou de zinc, restent le plus souvent inefficaces; les anciens médecins avaient recommandé la moutarde; une injection sous-cutanée d'apomorphine serait peut-être un bon moyen pour arriver à ce résultat.

Une fois l'alcool absorbé, il n'existe pas d'antidote pour combattre ses effets; aussi le traitement ne peut-il alors qu'être symptomatique. On applique de la glace sur la tête, ou l'on fait au moins des fomentations froides. Si le centre respiratoire menace de se paralyser, on cherche à exciter et à entretenir la respiration par tous les procédés connus, et, s'il le faut, on a recours aux affusions froides, à la respiration artificielle. Autrefois on employait beaucoup les saignées dans ces circonstances; elles sont aujourd'hui abandonnées. Est-il juste de les rejeter complètement? Cela nous paraît douteux. Dans tous les cas on se basera, pour savoir s'il y a lieu de pratiquer une saignée, soit générale, soit locale, sur l'état du pouls et de l'activité cardiaque. — Les anciens médecins recommandaient aussi, dans les cas de ce genre, l'administration de l'ammoniaque liquide.

III. Boissons alcooliques

1. Vin

Le vin, fabriqué avec des raisins, est, de toutes les boissons alcooliques, la meilleure, la plus agréable; aussi mérite-t-il qu'on lui donne la préférence, toutes les fois qu'il y a lieu de prescrire l'alcool. Son prix élevé est seul la cause qui fait qu'on n'en use pas généralement et qu'on a recours à des succédanés meilleur marché, mais beaucoup moins bons, tels que la bière, l'eau-de-vie, etc.

Son principe le plus important, au point de vue diététique aussi bien qu'au point de vue chimique, est l'alcool ordinaire. La richesse des vins en alcool varie beaucoup suivant la région où les raisins ont été récoltés, suivant que l'année a été plus ou moins chaude, plus ou moins pluvieuse. Les meilleurs vins allemands, ceux du Rhin, du Main, de la Moselle, contiennent en moyenne 10 pour 100 d'alcool; les vins du Midi, tels que le malaga, le madère, le portwein, qui d'ailleurs ne nous arrivent jamais bien naturels, contiennent en moyenne 20 volumes pour 100 d'alcool. Schubert a trouvé que la richesse en alcool du vin de Würzburg, par exemple, variait, suivant l'année, entre 7 et 13 pour 100 d'alcool. La quantité de l'alcool dépend, d'un côté, de la richesse des raisins en sucre; d'un autre côté, du degré de fermentation du moût; voilà pourquoi les vins vieux sont plus alcooliques que les vins nouveaux.

Le sucre de raisin ou glycose est un autre élément du vin. Les raisins pauvres en glycose peuvent donner un vin entièrement dépourvu de sucre, car, la fermentation ayant été complète, toute la glycose a été transformée en alcool. Dans les vins allemands, la quantité de sucre varie, suivant les espèces, entre 0 et 8 pour 100; ce sont les vins du Rhin qui, parmi nos vins, sont les plus riches en sucre. Si les raisins contiennent beaucoup de sucre, comme dans les vins du Midi, il se forme, pendant la fermentation, jusqu'à 20 pour 100 d'alcool; cette grande quantité d'alcool exerçant une action destructive sur les ferments, la fermentation s'arrête et le vin reste très sucré; il peut alors contenir jusqu'à 15 pour 100 de glycose. On ne peut pas juger de la richesse d'un vin en sucre d'après sa douceur, car elle peut être voilée par la présence d'une certaine quantité d'acides.

Parmi les acides qui passent du raisin dans le vin, le plus important est l'acide tartrique, qui se trouve à l'état de liberté dans les vins, dans la proportion de 0,1-0.7 pour 100 (Mulder). On y trouve aussi des tartrates (tartrates de potasse, de chaux et des sels doubles de potasse et d'alumine). Plus un vin est riche en alcool, moins il peut dissoudre de ces composés salins, lesquels, à mesure que l'alcool se forme, précipitent, sous forme cristalline, sur les parois des tonneaux. C'est ce qui fait que les vins riches en alcool, contenant par conséquent peu d'acide tartrique, sont plus doux que les vins pauvres en alcool. Si, parmi les raisins qui ont servi à faire le vin, il s'en trouvait de verts, le vin contient alors de l'acide malique. On constate aussi dans les vins, surtout dans les vins rouges, la présence d'une assez grande quantité d'acide tannique, provenant de la peau du raisin et des grappes. Avec le temps, il se forme aussi, dans le vin, par l'oxydation de l'alcool, de petites quantités d'aldéhyde et d'acide acétique (jusqu'à 0,1 pour 100), et, s'il existait de l'acide malique, cet acide a donné naissance à de l'acide succinique. En faisant fermenter les vins dans des vases hermétiquement clos, l'acide carbonique s'y accumule et l'on a alors des vins mousseux.

L'odeur suave du vin, qui en distingue les diverses espèces, provient de la présence de petites quantités d'éthers. D'après Liebig et Mulder, ce sont des éthers acétique et butyrique, provenant du tartrate d'oxyde d'éthyle. Une certaine quantité d'acide tartrique libre est donc nécessaire à leur formation; et cette formation entraînant la fixation de l'acide tartrique libre, il en résulte que le vin gagne en douceur à mesure que se prononce davantage son odeur suave. L'éther œnanthique, contenu, en petite quantité (0,002 pour 100), dans tous les vins sans exception, est perçu par le simple odorat, alors que les autres éthers ont disparu, à la suite, par exemple, du séjour prolongé du vin dans un vase ouvert.

On trouve encore dans le vin des matières colorantes qui lui donnent sa belle coloration rouge ou dorée, et qui proviennent de la peau du raisin; on peut encore y déceler la présence de petites quantités d'albumine et de corps gras.

Action physiologique. — L'action la plus importante du vin doit être attribuée sans aucun doute à l'alcool qu'il contient. Les vins fortement acides provoquent facilement des troubles digestifs, de la diarrhée, et augmentent l'élimination de l'urine plus fortement que les autres. Les vins riches en acide carbonique produisent, en partie, les effets qui appartiennent à ce gaz. Quant aux vins rouges riches en tannin, ils retardent un peu les évacuations alvines. D'après les recherches d'Albertoni et Lussana, les composés éthérés du vin ne présentent, dans les effets de cette boisson, aucune importance particulière. 1 gramme d'éther œnanthique, administré à des hommes, n'a donné lieu à aucun effet subjectif autre qu'une accélération apparente de la digestion; même résultat chez les oiseaux et les mammifères. L'éther butyrique a produit des effets caustiques sur les muqueuses; mais d'ailleurs il est resté sans action appréciable, même aux doses de 3 à 5 grammes, chez des oiseaux et des mammifères. Il en a été de même de l'éther acétique. Si l'on ajoute à cela que ces éthers n'existent qu'en très faible quantité dans le vin, on n'hésitera pas à convenir que leur influence doit se borner à flatter l'odorat et le goût, comme celle de la matière colorante se borne à satisfaire la vue. C'est à ces qualités que le vin doit l'honneur d'avoir été chanté par les poètes de tous les temps. Mais vouloir attribuer à la présence de ces éthers dans le vin plus d'importance qu'à l'alcool lui-même est aussi insensé que de prétendre qu'un mélange de ces éthers avec l'eau peut remplacer le vin naturel.

Les expériences faites par Buchner au sujet de l'action du vin sur la digestion ont conduit à de très intéressants résultats : dans des mélanges digestifs artificiels tous les vins ont donné lieu à un ralentissement de la digestion ; ceux qui ont agi le plus faiblement, ce sont les vins blancs et les vins mousseux légers ; les vins rouges et les vins de Hongrie ont exercé sur la digestion une action beaucoup plus désavantageuse ; mais, de tous les vins, celui qui a agi le plus défavorablement, c'est le marsala, si vanté comme stomachique et fortifiant ; même étendu de la moitié d'eau, il a encore entravé notablement la digestion. Ces expériences ne sont pas en faveur de l'usage où l'on est aujourd'hui de prescrire toujours aux malades des vins rouges et des vins de Hongrie. On sait d'ailleurs que, dans les pays de vignobles, les connaisseurs préfèrent en général les vins blancs aux vins rouges ; ajoutez à cela qu'il arrive souvent que ces derniers sont colorés artificiellement.

Introduit dans l'estomac vivant, le vin exerce aussi une action ralentissante sur la digestion, action d'autant plus intense naturellement que la quantité de vin ingérée est plus considérable. Dans les maladies de l'estomac et dans les cas de troubles de l'absorption, de petites quantités de vin peuvent même arrêter complètement la digestion (Buchner).

Quant aux vins artificiels, ils sont loin, bien entendu, de valoir les vins fabriqués avec des raisins, surtout, ce qui arrive souvent, s'ils contiennent de l'alcool amylique. On peut donc, à ce point de vue, les ranger à côté de l'eau-de-vie de grains, plutôt qu'à côté des vins naturels.

Usages diététiques et thérapeutiques. — Le vin, à cause de son prix élevé, n'est guère accessible, comme *boisson d'agrément*, qu'aux classes aisées de la société, sauf pourtant dans les contrées où on le récolte. Il est certain que, dans les conditions normales, on peut s'en passer, comme de toute boisson alcoolique ; l'expérience de tous les jours nous l'apprend ; mais elle nous apprend aussi que l'usage *modéré* du vin ne présente aucun inconvénient chez les individus sains et à l'état normal. Et même, chez les personnes âgées, l'ingestion d'un à trois verres de bon vin constitue un besoin d'une certaine importance ; sous son influence, il se produit une excitation cérébrale bienfaisante, et la digestion paraît même se faire plus facilement.

Il va sans dire que, d'une manière générale, le choix des vins, comme agent diététique, est tout fixé dans les pays où on le récolte [1] ; on devra se baser sur cer-

[1] [La France, malgré les ravages du phylloxéra, est encore assez riche en vins pour que nous n'ayons à craindre, sous ce rapport, la comparaison avec aucun autre pays. Fonssagrives (*Hygiène alimentaire des malades, des convalescents, des valétudinaires*. 2e édit., p. 61) divisé les vins en quatre classes : 1° *Vins rouges austères*, parmi lesquels se place en première ligne le *bordeaux*, dont la richesse alcoolique est, en général, inférieure à celle des autres vins, mais dont les propriétés savoureuses, toniques, modérément stimulantes, en font le vin par excellence des valétudinaires ; puis viennent le *bourgogne*, plus alcoolique que le bordeaux et produisant, par suite, des effets stimulants plus énergiques ; les *vins du Roussillon*, et particulièrement ceux de *Banyuls*, remarquables par leur richesse en alcool et leur belle coloration ; et un *grand nombre d'autres vins*, dont quelques uns ont déjà malheureusement disparu. — 2° *Vins blancs secs*, dont la richesse en alcool oscille de 15 pour 100 *(sauterne)* à 8 pour 100 *(vins blancs de la Vendée)* ; on les distingue en *vins non mousseux (sauterne, vins de Graves,*

taines règles, que voici : Le vin de table ordinaire devra être un vin léger, peu alcoolique, pour éviter les dangers d'un empoisonnement chronique par l'alcool. L'expérience a depuis longtemps appris que ceux qui abusent du vin peuvent être pris de delirium tremens aussi bien que les buveurs d'eau-de-vie. Nous savons aussi que la goutte vraie s'observe dans les régions où un vin très alcoolique (tokay, sherry, etc.) constitue la boisson ordinaire, bien plus souvent que dans les pays où l'on use d'un vin léger. En second lieu, un vin rouge léger, pour l'usage journalier, paraît bien mieux convenir aux organes digestifs qu'un vin blanc, d'ailleurs léger, mais en général plus riche en acides; l'usage persistant d'un vin blanc de la Moselle, du Palatinat, du Rhin supérieur ou du Rheingau, entraîne après lui, toutes choses égales d'ailleurs, des troubles dyspeptiques plus facilement que celui d'un vin rouge léger de France, particulièrement du bordeaux. Ce dernier mérite en général d'être préféré pour l'usage diététique. Les vins riches en acides, c'est-à-dire, en général, les vins blancs légers, ainsi que les vins capiteux, devront, en outre, être évités chez les personnes disposées à la gravelle urique, de même que chez celles sujettes à la diarrhée. Par contre, les individus sujets à la constipation feront bien de s'abstenir des vins rouges riches en tannin.

Les résultats des expériences de Buchner semblent contredire l'opinion générale, d'après laquelle un bon vin rouge léger serait mieux toléré par l'estomac que le vin blanc; mais il ne faut pas oublier que, pour un usage prolongé et habituel, le vin blanc, plus riche en acides, peut exercer une action nuisible sur les organes digestifs.

Comme *médicament*, le vin s'emploie dans les cas suivants : D'abord il constitue un élément indispensable d'un bon *régime fortifiant*. C'est à ce titre qu'il est prescrit dans le traitement de la chlorose, dans l'anémie, dans l'état d'affaiblissement qui succède aux hémorragies profuses, aux suppurations de longue durée et aux autres sécrétions épuisantes, enfin dans la convalescence des maladies aiguës graves. Son utilité dans ces cas, concurremment avec un régime approprié, est tellement connue qu'il nous suffit de la mentionner. On donnera ici la préférence aux vins généreux, particulièrement aux vins de Hongrie, aux bons vins rouges de Bourgogne ou de Bordeaux; ce dernier est spécialement indiqué quand il existe de la diarrhée. — Il sera utile aussi de prescrire le vin dans le traitement du rachitisme et de la scrofulose.

Dans une autre série de cas on prescrit le vin comme *excitant*, dans le but de combattre la chute menaçante de l'activité cardiaque. Les causes de cet état peuvent être *très diverses*. Le plus souvent il s'agit d'une diminution subite ou progressive de l'énergie des battements du cœur. Elle se caractérise par un pouls petit, faiblement résistant; l'impulsion cardiaque est à peine perceptible, les bruits du cœur sont en général obscurcis; vertiges, syncopes, face pâle, extrémités froides. Ces phénomènes s'observent dans le choléra, dans les cholérines des enfants, à la suite des hémorragies considérables, parfois dans les cas de cœur graisseux, dans certains empoisonnements, et dans un grand nombre d'autres circonstances, sur lesquelles nous n'avons pas à insister ici. Les vins auxquels on devra donner la préférence, quand il s'agira de relever rapidement l'activité cardiaque, sont les vins

blanquette de Limoux, etc.) et en *vins mousseux*, parmi lesquels le *champagne* tient incontestablement le premier rang; sa richesse en alcool varie entre 11 et 12 pour 100. Fonssagrives le considère comme un antiémétique précieux, et lui attribue surtout une grande efficacité contre les *vomissements du mal de mer;* il conseille de le prendre *frappé*, de manière à utiliser à la fois, pour combattre les vomissements, les effets de l'alcool, ceux de l'acide carbonique et l'action anesthésique du froid. — 3° *Vins alcooliques secs;* ce sont des vins très stimulants, dont la richesse en alcool varie entre 15 et 20 pour 100. Les plus importants sont : le *marsala*, le *madère sec*, le *ténériffe*, le *xérès* ou *sherry*, le *porto*. — 4° *Vins sucrés*. Les plus communs sont : le *malaga* (richesse alcoolique moyenne 15-16 pour 100), très utile aux convalescents; le *malvoisie*, le *constance*, le *frontignan*, l'*alicante*, etc.]

riches en acide carbonique, le champagne par exemple, dont l'action plus rapide et évidemment plus énergique est due, d'après les récentes recherches de Quincke, à ce que l'acide carbonique accélère l'absorption de l'alcool. D'ailleurs, le cas échéant, on se conduira d'après les circonstances, et l'on fera prendre du vin chaud, du vin de Hongrie, etc.

Dans ces vingt dernières années, on a attaché une grande importance au vin dans le traitement des *maladies aiguës fébriles.* Déjà usité autrefois dans ces cas, du temps où régnait le brownianisme, puis abandonné comme méthode générale, l'emploi du vin dans les processus aigus fébriles a été de nouveau préconisé dans ces derniers temps, surtout par les médecins anglais. D'après eux, non seulement l'usage du vin n'augmente pas les symptômes fébriles, dans le typhus, la pyohémie, les exanthèmes aigus, même dans la pneumonie, etc., mais encore il fait diminuer ces symptômes, en même temps qu'il exerce une influence favorable sur la marche de la maladie. Nous laissons ici entièrement de côté les considérations théoriques, par lesquelles on explique et l'on justifie cet emploi de l'alcool; nous nous bornerons à mentionner les faits.

Les recherches physiologiques faites dans ces dernières années chez l'homme, ainsi que celles faites sur des animaux auxquels on donnait artificiellement la fièvre, semblent bien démontrer que l'alcool peut abaisser la température fébrile. Mais cet abaissement de la température n'atteint un degré véritablement appréciable, au point de vue thérapeutique, que si la dose administrée est considérable; et d'ailleurs nous possédons d'autres antipyrétiques à action beaucoup plus certaine. D'un autre côté, il existe diverses communications qui signalent une augmentation de température assez notable, sous l'influence de l'alcool, chez des hommes atteints de maladies fébriles. De plus, en admettant même que l'alcool fasse réellement baisser la fièvre, il ne faut pas perdre de vue, au lit du malade, les autres effets auxquels il donne lieu : ainsi il n'est nullement démontré que, à doses médicamenteuses, il fasse diminuer l'activité cardiaque en même temps que la température ; et son influence excitante sur l'activité cérébrale, dans les cas de typhus ou dans les exanthèmes aigus fébriles, n'est certainement pas une circonstance de peu de valeur, d'autant qu'il paraît résulter de recherches directes que l'alcool détermine une dilatation des vaisseaux cérébraux. — Cependant, ainsi que Binz le fait remarquer, l'emploi de l'alcool peut avoir une importance essentielle, à cause de son action sur les échanges organiques (voyez p. 361), dans le traitement des états fébriles traînant en longueur et s'opposant à une alimentation suffisante ; et *c'est peut-être uniquement à cette circonstance que l'alcool doit le rôle important qu'on lui a fait jouer dans le traitement des processus fébriles.*

Les conditions particulières dans lesquelles on a considéré l'alcool comme indiqué sont les suivantes :

On l'a administré dans les maladies fébriles se présentant chez des individus auparavant affaiblis et anémiques, la température étant modérément élevée, la peau pâle, le pouls faiblement résistant ; un tel traitement excitant serait surtout à sa place dans les affections de longue durée (typhus, pyohémie) ; dans les affections de courte durée, par exemple dans la pneumonie, il ne pourrait être que rarement nécessaire. Les alcooliques sont indiqués aussi lorsqu'il survient une chute de l'activité cardiaque, avec les symptômes énumérés plus haut ; en outre, dans les cas où les malades, comme dans le typhus, ont eu des hémorragies profuses qui les ont fait rapidement tomber dans le collapsus, alors que la tension artérielle et l'intensité des contractions cardiaques se sont beaucoup affaiblies et que la température de la peau tend à s'abaisser.

De nombreuses observations au lit du malade nous ont appris, ainsi d'ailleurs qu'à beaucoup d'autres observateurs, à étendre beaucoup ces indications. Certes, nous ne pouvons pas admettre que le vin, administré aux doses habituelles, ait une réelle efficacité comme antipyrétique ; son importance essentielle nous paraît consister, comme nous l'avons déjà dit, dans l'influence qu'il exerce sur les échanges organiques, influence insignifiante sans doute dans l'état d'apyrexie avec une alimentation suffisante, mais très digne de considération dans plusieurs processus fébriles.

Pour nous, *le vin est indiqué dans toutes les maladies fébriles traînant en longueur, et dans lesquelles l'alimentation, comme il est très ordinaire, est considérablement diminuée.* Plaçons en première ligne le typhus abdominal. Dans cette maladie nous prescrivons, avec d'autres observateurs, un quart de litre à un demi-litre par jour d'un vin généreux ; c'est ordinairement du vin de Hongrie ou, si la diarrhée est forte, un bon vin rouge approprié. Cette administration du vin se fait dès le début du traitement, à une période quelconque de la maladie, et sans avoir égard à la fièvre ; on ne s'en abstient qu'en présence des contre-indications ci-après. On agira de même dans les états pyohémiques fébriles et autres affections de ce genre. Les phtisiques fébricitants, affaiblis et ne pouvant recevoir qu'une alimentation insuffisante, non seulement supportent bien le vin, mais en retirent des avantages relativement considérables.

Mais nous n'admettons pas que le vin soit nécessaire dans le traitement des maladies fébriles de courte durée, telles que la pneumonie, l'érysipèle, etc., *à moins qu'il n'existe certaines circonstances déterminées qui nécessitent son emploi.* Certes, on ne peut pas dire, en présence des expériences d'un grand nombre d'observateurs, que le vin soit toujours, ou d'une manière générale, directement nuisible dans ces cas. Mais si nous considérons qu'ici son importance, au point de vue des échanges organiques, ne doit pas entrer en ligne de compte, qu'il est d'autres agents à l'aide desquels on peut combattre bien plus sûrement les phénomènes fébriles, et que, d'un autre côté, l'usage du vin peut exciter l'activité cardiaque et augmenter la céphalalgie fébrile existante, nous devrons convenir qu'il n'y a pas lieu de l'administrer dans ces processus fébriles de courte durée, à moins que, nous le répétons, il n'existe des indications particulières.

Extérieurement, on a prescrit le vin, particulièrement le vin rouge riche en tannin, aux mêmes usages que l'eau-de-vie, qui pourtant devra mériter la préférence dans les cas que nous signalerons à propos de son étude. Le vin rouge n'est fréquemment employé qu'en injections astringentes, par exemple dans la blennorragie, surtout comme véhicule d'autres médicaments, tels que le tannin.

Dans les pharmacies on se sert du vin pour préparer diverses teintures ; on l'ajoute à des sirops, à des potions, etc.

Comme *contre-indications* à l'usage diététiques du vin, naturellement aussi de l'eau-de-vie, et en partie aussi de la bière, nous citerons les états physiologiques et pathologiques suivants : D'abord l'enfance et, d'une manière générale, le jeune âge ; puis une excitabilité nerveuse très prononcée, telle qu'on la rencontre fréquemment chez la femme ; en outre, l'habitus apoplectique, avec tendances aux congestions cérébrales ; la disposition aux hémorragies pulmonaires ; les affections organiques du cœur.

On ne peut pas fixer les doses auxquelles le vin doit être administré ; elles varient beaucoup suivant les individus et suivant la qualité des diverses espèces de vin. Remarquons seulement que, chez les petits enfants, il faut être très prudent : 10 à 15 gouttes *pro dosi.*

D'autres fruits que les raisins servent, comme on le sait, à préparer des liqueurs fermentées, qui, n'ayant aucune importance thérapeutique, seront omises ici ; nous ne mentionnerons que le vin de pommes, le cidre, qui dans ces derniers temps a été un objet de spéculation et qui, contenant un peu d'alcool, de l'acide malique, de l'acide acétique et des sels, n'a pas d'autre effet que d'accélérer un peu l'évacuation de l'urine et des matières fécales.

Bourdel, Expériences cliniques sur l'homme, soumis à l'usage du vin plâtré (Montpellier médical, 1er et 15 décembre 1887). — Fonssagrives, Hygiène alimentaire des malades, des convalescents et des valétudinaires, 3e édit. Paris, 1881. — Gaubert, Étude sur les vins et les conserves. Paris, 1857. — Girard (de), Du plâtrage des vins au point de vue chimique et médical (Montpellier médical, mai 1887). — Marty, Note sur l'action que peut exercer sur les voies digestives l'usage du vin plâtré (Journal de pharmacie, t. XV, 1887). — Wurtz, Des vins fuchsinés (Comité consultatif d'hygiène publique. Paris, 1877).

2. Bière

La bière doit être une boisson résultant du brassage du malt d'orge et du houblon ; mais, à la place de ces éléments, existent trop souvent des succédanés, parmi lesquels il en est même à action fortement toxique. Il n'est question ici que de la bonne bière, de celle préparée avec les produits naturels ci-dessus mentionnés.

Le malt d'orge et le houblon, en subissant des modifications diverses, donnent naissance, d'après les recherches de Moleschott, aux éléments suivants, qui existent en quantités très variables dans les diverses bières.

L'amidon de l'orge donne naissance, sous l'influence de la diastase qui s'est formée pendant la germination, à du sucre de fruit et à de la dextrine ; la quantité de sucre qui existe dans les différentes bières varie entre 0,3 et 1,3 pour 100 ; la quantité de dextrine est cinq jusqu'à dix fois plus forte.

Par l'action de la levûre sur le sucre, ce dernier se dédouble en alcool et en acide carbonique. La quantité d'alcool contenue dans nos bières légères d'Allemagne est en moyenne de trois, celle de nos bières lourdes, en moyenne, de 6-7 volumes pour 100 ; dans les bières anglaises, cette quantité s'élève jusqu'à 8, 10 même, d'après Smith, jusqu'à 20 volumes pour 100. La plus grande partie de l'acide carbonique qui se forme ne peut rester en dissolution dans la bière qu'à la faveur d'une forte pression, et son volume représente alors quatre fois le volume de la bière ; aussitôt que la pression cesse, il se dégage très rapidement, en produisant la formation de l'écume ; les bières non mousseuses ne renferment que très peu d'acide carbonique, 0,1-0,2 pour 100.

Les substances albumineuses n'existent dans la bière qu'en très petite quantité ; les bières allemandes en contiennent environ 0,5 pour 100.

Quant aux acides gras (acides lactique, acétique), on y en a trouvé 0,001-0,5 pour 100 ; acide tannique, en quantité indéterminée, notamment dans les bières jeunes.

Les substances provenant du houblon sont : l'essence de houblon, la résine du houblon et le lupulin. L'addition du houblon empêche le développement des essences empyreumatiques nuisibles provenant du malt ; voilà pourquoi on ne trouve ces essences que dans les bières non houblonnées.

Les sels de la bière proviennent, d'une part, de l'eau (par exemple le sulfate de chaux, qu'on a trouvé, dans les proportions de 0,07 pour 100, dans une bière anglaise), d'autre part, des plantes qui ont été employées. Dans les cendres de la bière il existe surtout du potassium et de l'acide phosphorique, et de plus, du sodium, du calcium, du magnésium, de l'acide sulfurique, du chlore ; la quantité totale des sels varie depuis 0,15 jusqu'à 0,42 pour 100.

La quantité d'eau varie, suivant celle des éléments actifs, entre 80-90 pour 100.

Action physiologique. — La bière constitue un aliment, dont la valeur dépend moins de la quantité des matières nutritives qui entrent dans sa composition que de la facilité d'absorption et d'assimilation de ces matières. Ses avantages, comme boisson d'agrément, résident dans son agréable saveur et dans son action désaltérante, due surtout à sa richesse en acide carbonique ; on a cru jusqu'ici que la bière exerçait aussi une influence favorable sur la digestion stomacale. Mais Buchner a démontré que la bière, de même que l'alcool et le vin, produisait, dans des mélanges digestifs artificiels ainsi que dans l'estomac vivant, un ralentissement de la digestion, quand elle intervenait à doses modérées, et une suppression complète de la digestion, quand les doses étaient considérables. Son action sur le cerveau est loin d'être aussi agréable que celle du vin, ce qui tient sans doute à la présence de l'essence de houblon, qui, comme l'essence de térébenthine détermine chez l'homme, quand elle est prise seule, de la céphalalgie et de l'abattement. Quand la bière est prise en quantité modérée, ce sont même les effets de l'essence de houblon qui prédominent : inaptitude au travail, dépression des facultés intellectuelles, impossibilité de soutenir une conversation animée. Si la quantité ingérée a été plus considérable, l'action enivrante de l'alcool se manifeste, accompagnée même d'une certaine gaieté ; mais cette gaieté est entièrement dépourvue du caractère gracieux que présente l'ivresse du vin. Un mélange d'alcool et d'eau, dans les mêmes proportions que dans la bière, produit d'ailleurs des effets moins enivrants que la bière, à quantité égale (Hilger). L'excitation, en somme, brutale, de l'ivresse de la bière passe plus rapidement que celle du vin et conduit plus rapidement à la paralysie de la langue, à l'obscurcissement des idées et au sommeil. Les suites sont naturellement plus désagréables que celles de l'ivresse du vin ; il reste une céphalalgie pénible.

Mais cette action déprimante de la bière fait qu'elle convient de préférence, prise à doses modérées, aux personnes qui ont le système nerveux très excitable et chez lesquelles pourtant est indiqué un aliment alcoolique.

Les bières falsifiées au moyen des coques du Levant, du tabac, du poivre de Cayenne, du sulfate de fer, etc., participent naturellement des effets de ces substances.

Emploi diététique et thérapeutique. — Les usages de la bière sont principalement diététiques ; on ne lui a demandé que bien rarement des effets thérapeutiques directs. Son prix peu élevé en a fait une boisson d'agrément beaucoup plus répandue que le vin, et sa faible richesse en alcool permet d'en absorber des quantités beaucoup plus grandes. Cependant il ne faut pas perdre de vue que les bières riches en alcool, particulièrement les bières anglaises, donnent lieu assez souvent à l'alcoolisme chronique, au delirium tremens, à la goutte, et, comme nous l'apprend l'expérience de tous les jours, il n'est pas rare de voir les buveurs de bières légères, par exemple de la bière blanche de Berlin, être atteints de delirium, surtout à cause de l'habitude qu'ils ont de prendre quelques petits verres (schnaps), tout en absorbant des quantités parfois incroyables de bière.

Il n'est pas possible d'établir, pour l'emploi de la bière, des règles générales comme celles que nous avons essayé d'établir pour celui du vin ; car, outre la grande variété des ingrédients qu'on ajoute à la bière, ses différentes sortes sont extrêmement variables. Il résulte de notre expérience personnelle que, parmi les nombreuses espèces de bière que nous avons appris à connaître dans les diverses parties de l'Allemagne, celle qui nous paraît, en général, mériter la préférence, au point de vue médical, c'est la bière légère, bien brassée, dite de Bavière.

Il est certain qu'une bière non falsifiée, bien houblonnée, et prise, bien entendu, en quantité modérée, peut exciter un peu l'appétit et représenter, dans une certaine mesure, un aliment direct. On peut donc la prescrire rationnellement aux personnes anémiques, maigres, et présentant une légère anorexie ; elle sera avantageuse aussi dans la convalescence des maladies aiguës épuisantes, particulièrement chez les personnes qui, à cause de leur excitabilité cérébrale, ne peuvent pas supporter les vins généreux. D'une manière générale, on donnera la préférence à la bière sur le vin chez les individus nerveux, que le vin excite trop.

Wittich a eu souvent à se louer de l'usage de la bière comme soporifique (1 à 2 litres, pris le soir, d'une bière à 4 pour 100), chez des aliénés agités, mais non atteints de manie aiguë. Nous avons aussi, parfois avec un avantage incontestable, prescrit la bière à des personnes nerveuses fatiguées par l'insomnie.

Dans ces derniers temps, la boisson en question a été préconisée, sous diverses désignations, comme un remède utile dans les affections les plus variées, comme une sorte de panacée. On ne peut nier qu'elle ne soit nourrissante, surtout si l'on augmente sa richesse en sucre et en albumine; mais il ne faut pas aller au delà, ni attendre autre chose de l'emploi de la *bière de malt*.

Telle est l'utilité thérapeutique que l'on peut retirer de la bière. — Faisons remarquer, en terminant, que les personnes qui ont de la tendance à trop engraisser ne doivent user de cette boisson qu'avec beaucoup de modération.

3. Eau-de-vie

L'eau-de-vie n'est pas autre chose qu'une solution plus ou moins forte d'alcool dans l'eau, solution à laquelle sont mêlées des huiles éthérées, qui varient suivant les fruits qui ont servi à sa fabrication, ou qu'on y ajoute même artificiellement; c'est à la présence de ces huiles éthérées qu'est due l'odeur variable de l'eau-de-vie. On distingue, d'après cela, les eaux-de-vie de pommes de terre, de grains, de prunes, de cerises; le cognac obtenu avec le résidu du pressurage des raisins; le rhum, fabriqué avec la canne à sucre; l'arack, avec le riz; l'eau-de-vie de genièvre (gin), avec les baies de genévrier; l'eau-de-vie de cumin; les eaux-de-vie rendues amères par l'addition de gentiane; l'absinthe, préparée par l'addition d'essence d'absinthe, etc. Aujourd'hui qu'on sait débarrasser l'eau-de-vie de pommes de terre des huiles empyreumatiques qui lui donnent une odeur désagréable, c'est surtout de cette eau-de-vie qu'on se sert, et l'on imite les autres espèces en l'additionnant d'essences convenablement choisies. L'eau-de-vie à laquelle on a ajouté une grande quantité de sucre porte le nom de liqueur.

La richesse en alcool des différentes eaux-de-vie est très variable; elle varie entre 20-50 pour 100.

Action physiologique. — Elle est à peu près celle de l'alcool dilué, dont elle ne diffère que par la présence de substances plus ou moins délétères. Telles sont ce qu'on appelle les huiles empyreumatiques, qui ne sont pas autre chose que des homologues plus élevés de l'alcool éthylique (alcools amylique, propylique), et qui, tout en ayant une action semblable à celle de l'alcool ordinaire, exercent pourtant sur l'organisme des effets beaucoup plus intenses et plus prolongés. C'est à elles qu'il faut attribuer ces accidents graves qu'on observe dans les classes inférieures de la société, qui usent de préférence de ces eaux-de-vie frelatées, à cause de leur meilleur marché; ainsi c'est sur le compte de l'essence d'absinthe[1], qui entre dans la composition de l'eau-de-vie dite *absinthe*, qu'il faut mettre ces phénomènes tétaniformes et épileptiformes qui ne s'observent pas dans l'alcoolisme chronique ordinaire. L'addition du nitrobenzol peut même provoquer des accidents mortels.

Usages diététiques et thérapeutiques. — Nous n'avons pas à discuter ici la question pour ou contre l'*usage diététique de l'eau-de-vie*. Les suites funestes de l'abus de cette substance sont trop connues pour que nous ayons besoin d'en parler. Mais, d'un autre côté, on ne peut mettre en doute l'utilité de l'eau-de-vie, prise en petite quantité, en quelque sorte comme remède, dans certaines circonstances déterminées. Ainsi tout le monde a pu s'assurer de l'action favorable d'un petit verre d'eau-de-vie, surtout s'il s'y trouve mélangée une substance aromatique amère, à la fin d'un repas copieux, particulièrement à la suite de l'ingestion d'aliments gras; et la coutume de faire prendre un peu de liqueur après les repas de luxe est parfaitement rationnelle au point de vue physiologique.

[1] Voy. *Absinthe*.

Il est incontestable aussi qu'un peu d'eau-de-vie, mêlée avec de l'eau, est très utile pour modérer la soif, quand le corps est échauffé par un travail forcé. — Il est également certain que l'ouvrier qui travaille dans une atmosphère froide et humide, et dont un exercice trop violent a épuisé les forces, éprouve, de la part de l'alcool, non seulement une excitation cérébrale passagère, mais encore une aptitude plus grande aux contractions musculaires. — Enfin l'eau-de-vie remplace, chez les individus de la classe laborieuse, ces aromates que les riches ajoutent à leurs aliments sous des formes si variées, et qui, avec nos habitudes sociales, sont devenus un besoin presque indispensable au fonctionnement régulier de l'appareil digestif.

Il est vrai, et c'est la raison qu'invoquent toujours les sociétés de tempérance, qu'on peut, dans les cas sus-mentionnés, se passer d'eau-de-vie. Mais alors qui donnera au travailleur des compensations suffisantes, je veux dire une bonne alimentation, un peu de café, etc.? Nous ne prétendons pas, en parlant ainsi, plaider en faveur de l'usage habituel de l'eau-de-vie; nous voulons seulement protester contre la condamnation absolue de cette substance, et proclamer son utilité incontestable dans certains cas, et en particulier dans les circonstances dont il vient d'être question.

Quant à *ses usages médicaux*, l'eau-de-vie n'est employée que comme tonique, quand il s'agit, en présence d'une chute subite de l'activité fonctionnelle du cœur, de provoquer une excitation rapide de cet organe. Cependant on donne habituellement la préférence au vin, à propos duquel nous avons déjà étudié les circonstances spéciales de cette indication. En général, dans tous les cas où les alcooliques sont indiqués, le vin mérite la préférence sur l'eau-de-vie ; c'est pour cela que l'étude détaillée de cette question a été faite à propos du vin. Voyez aussi l'article *Vin* au sujet de l'*emploi de l'alcool dans les maladies fébriles*, ainsi que des contre-indications des boissons alcooliques. Ce n'est que dans les cas où il s'agit de l'employer comme désinfectant que l'eau-de-vie paraît mériter la préférence sur le vin; ainsi Leyden l'a administrée avec succès dans le traitement de la gangrène pulmonaire.

Extérieurement l'alcool dilué et l'eau-de-vie sont très souvent mis en usage. D'abord ils sont avantageux, employés en lotions, pour modérer les sueurs trop abondantes. Ainsi il nous est arrivé souvent de faire diminuer, ou même disparaître passagèrement, les sueurs nocturnes des phtisiques, au moyen de lotions avec du cognac; ces lotions constituent aussi un des moyens les plus rationnels pour faire diminuer les sueurs si désagréables limitées aux mains ou aux pieds.

Pris à l'*intérieur*, le soir, un peu d'alcool (mélange de cognac et de lait) semble aussi faire parfois diminuer la sécrétion sudorale chez les phtisiques. — Des frictions avec l'eau-de-vie, à laquelle on ajoute souvent alors d'autres substances, sont un remède populaire pour produire une irritation cutanée, dans les cas d'inflammation des parties profondément situées, notamment dans les contusions, les rhumatismes chroniques. Ces frictions sont bien inférieures, comme efficacité, à beaucoup d'autres moyens, mais elles ont l'avantage d'une application facile. Il faut remarquer cependant qu'on en fait souvent abus, en les employant dans des états inflammatoires franchement aigus ou subaigus, tandis qu'on ne doit s'en servir que dans des cas d'inflammation à marche traînante. — Employé en injection, dans le but de provoquer des inflammations adhésives, l'alcool n'a aucun avantage sur la teinture d'iode; cependant C. Schwalbe a récemment recommandé les injections sous-cutanées d'alcool éthylique (solutions à 15-80 pour 100) comme très efficaces pour la guérison de diverses affections vasculaires, angiomes veineux, télangiectasies, varices, même nodosités hémorroïdales et varicocèles ; ces injections doivent être faites, avec précaution, dans le voisinage des parties vasculaires malades.

L'eau-de-vie est très souvent employée en pharmacie pour préparer un grand nombre de médicaments (teintures, extraits alcooliques, etc.).

L'alcool se mêle en toutes proportions avec l'eau, et l'on obtient, suivant les degrés de concentration, les préparations suivantes :

1. *Alcool absolu ou anhydre.*

2. *Alcool très rectifié.* — Son poids spécifique est 0,830-0,834. Il contient 90-91 pour 100 d'alcool anhydre.

3. *Alcool rectifié.* — Poids spécifique : 0,892-0,893 ; 70 pour 100 d'alcool. Ces deux dernières préparations ne sont pas employées pour l'usage interne. La première n'est employée à aucun usage.

4. *Esprit-de-vin.* — Il contient ordinairement 50 pour 100 d'alcool. On le prépare avec différentes substances. Ainsi on distingue, parmi les plus employés : l'*alcool de pommes de terre*, remarquable par son odeur empyreumatique désagréable ; l'*alcool de grains ;* l'*alcool de vin de France, cognac*, préparé avec les résidus du pressurage des raisins, et se faisant remarquer par son odeur agréable. Les eaux-de-vie les plus riches en alcool sont l'arack, le rhum, le cognac.

Audhoui, Pathologie générale de l'empoisonnement par l'alcool. Paris, 1868. — Bernard (Cl.), Leçons sur les effets des substances toxiques et médicamenteuses. Paris, 1857. — Binz (C.), Die Wirkung des Alkohols auf die Temperatur des gesunden Menschen (Virchow's Archiv für pathologische Anatomie, Band LIII, S. 529. Berlin, 1871). — Ueber den Werth des reinen mit vielen Wasser verdünnten Weingeistes (Berliner klinische Wochenschrift, S. 54, 1876). — Die Ausscheidung des Weingeistes durch Nieren und Lungen (Archiv für experimentelle Pathologie und Pharmakologie, Band VI, S. 287. Leipzig, 1877). — Binz, von Jacksch, Erb, Merkel, Nothnagel, Jürgensen, Lœwenthal, Ruehle, Finkler, L'Alcool à titre de médicament (Berliner klinische Wochenschrift, 23 avril 1888, p. 345-346). — Bœck (von), Untesurchungen über die Zersetzung d. Eiweiss. München, 1871. — Bœck (von) u. Bauer, Ueber den Einfluss einiger Arzneimittel auf den Gasaustausch bei Thieren (Zeitschrift für Biologie, Band X, S. 361. München, 1874). — Bœcker, Beiträge zur Heilkunde. — Bouwetsch, Inaugural Dissertation. Dorpat, 1869. — Bouvier, Pflüger's Archiv für gesammte Physiologie, Band II. — Buchner (W.), Einwirkung des Alkohols auf die Magenverdauung (Deutsches Archiv für klinische Medecin, Band XXIX, S. 537. Leipzig, 1881). — Dujardin-Beaumetz. Recherches expérimentales sur la puissance des alcools, 1878. — Falic, De l'action physiologique et thérapeutique de l'alcool. Anvers, 1874. — Gingeot, Remarques sur l'emploi thérapeutique de l'alcool (Revue de clinique et thérapeutique, 21 juillet 1887). — Harley (G.), Effets de l'usage modéré des boissons sur le corps humain (foie, rein, cœur et cerveau). Lancet, 25 février 1888. — Dictionnaire de médecine et de chirurgie pratiques, art. Alcool par Louis Hebert ; Boissons alcooliques, vin par Hirtz, t. I. Paris, 1864. — Joffroy, De la médication par l'alcool. Paris, 1875. — Laborde et Magnan, De la toxicité des alcools dits supérieurs et des bouquets artificiels, lu à la Société d'hygiène (Revue d'hygiène, t. IX, p. 625. Paris, 1887). — Lichtenfels u. Fröhlich, Denkschriften der k. k. Akademie der Wissenschaften in Wien, Mathematisch naturwissenschaftliche Klasse, Band III, 1852. — Magnan, De l'alcoolisme. Paris, 1874. — Mairet et Combemale. Recherches expérimentales sur l'intoxication chronique sur l'alcool (Académie des sciences. Paris, 12 et 19 mars 1888). — Marvaud (A.), L'alcool, son action physiologique, son utilité, et ses applications en hygiène et en thérapeutique. Paris, 1872. — Les aliments d'épargne, alcool et boissons aromatiques, 2e édition. Paris, 1874. — Massing, Inaugural Dissertation, Dorpat, 1854. — Mering (von), Ueber die hypnotisirende und anaesthesirende Wirkung der Acetale (Berliner klinische Wochenschrift, nº 43, S. 648, 1882). — Obernier, Pflüger's Archiv für gesammte Physiologie, Band II. — Parker and Wollowicz, Proceedings of the royal Society. London, 1870. — Dictionnaire encyclopédique des sciences médicales, art. Acool par Maurice Perrin, et Beimer, t. II. Paris, 1865. — Rabow (S.), Beobachtungen über die Wirkung des Alkohol auf die Körper Temperatur (Berliner klinische Wochenschrift, nº 22, S. 257, 1871). — Rajewsky (A.), Ueber das Vorkommen von Alkohol im Organismus (Pfluger's Archiv für gesammte Physiologie, Band XI, S. 127. Bonn, 1875). — Ruge (Paul), Wirkung des Alkohols auf den thierischen Organismus (Virchow's Archiv für pathologische Anatomie, Band XLIX, S. 252. Berlin, 1870). — Schulinus, Untersuchungen über die Vertheilung des Weingeistes im thierischen Organismus, Dissertation. Dorpat, 1865. — Subbotin (V.), Physiologische Bedeutung des Alkohols (Zeitschrift für Biologie, Band VII, S. 361. München, 1871). — Voit, Zeitschrift für Biologie, Band VII.

4. Koumis

Le lait de certaines juments, notamment celui des juments des Kirghiz, est très riche en sucre ; il peut en contenir jusqu'à 9 pour 100, tandis que le lait de femme en contient tout au plus 6 pour 100, et celui de vache, 4 pour 100. Aussi donne-t-il par fermentation une liqueur alcoolique enivrante, d'une couleur blanchâtre, d'une saveur agréable acidulée, piquante, dont les Baskirs et les Kirghiz usent depuis longtemps comme nous faisons de la bière. Le koumis frais contient, en dehors des éléments du lait (faible quantité de graisse, d'acide lactique, de sucre de lait et de sels), 1 à 2 pour 100 d'alcool et 0,8 pour 100 d'acide carbonique.

Action physiologique. — D'après Postnikoff et Messing, on doit se servir de koumis récemment préparé, ayant encore la chaleur de la fermentation, ou au moins réchauffé par l'addition d'un peu d'eau chaude ; il fait naître alors une sensation agréable de chaleur dans l'estomac et dans tout le corps.

Par l'usage du koumis, il se manifeste toujours, au début, un peu de dérangement des fonctions digestives ; puis on s'y habitue peu à peu, et, quand on est arrivé à en prendre 5 à 6 bouteilles (3000-4000 grammes) par jour, voici quels sont les effets qui se produisent : L'appétit pour les autres aliments diminue en proportion de la valeur nutritive du koumis. Toutes les sécrétions augmentent et prennent une odeur spéciale. La quantité d'urine éliminée et son poids spécifique éprouvent une augmentation notable ; les sueurs deviennent abondantes, surtout si la température de l'atmosphère est élevée ; les habits se pénètrent de cette sueur, de sorte qu'il est nécessaire de prendre des bains tièdes. Le mucus est sécrété en plus grande quantité, et l'irritation des muqueuses peut même être telle, qu'il en résulte des inflammations catarrhales, de la conjonctivite (Messing). L'expectoration, chez les individus atteints d'affection pulmonaire, devient plus copieuse ; les crachats sortent plus facilement et ont une odeur de koumis.

Les battements du cœur sont d'abord accélérés, puis ralentis. Les phénomènes psychiques ressemblent à ceux de l'alcool : léger degré d'ivresse (6 bouteilles de fort koumis contiennent autant d'alcool que 2 bouteilles de champagne) ; au commencement, humeur gaie, excitation au mouvement ; puis, sentiment de fatigue, somnolence, phénomènes qui persistent parfois pendant toute la cure.

Au bout de quelques semaines, la face prend une coloration rosée *(teint du koumis)*, les yeux deviennent plus brillants, les mouvements respiratoires moins fréquents, mais plus profonds, et la capacité pulmonaire, chez les individus atteints d'affection pulmonaire, augmente (Stahlberg). Il s'accumule une plus grande quantité de graisse sous la peau et dans les cavités du corps, et en même temps le poids éprouve de l'accroissement.

Les règles sont, au début, plus rares et moins abondantes, puis elles deviennent normales. Les données sont contradictoires au sujet de l'influence du koumis sur l'évacuation des matières fécales ; il est vraisemblable qu'au début de la cure il se produit, en général, une augmentation des déjections alvines.

Emploi thérapeutique. — Le koumis a été préconisé, surtout par les médecins russes, dans le traitement de *la phtisie.* Il n'est pas un spécifique contre le processus, cela va sans dire ; *son importance dans le traitement de cette maladie réside tout entière dans l'excellence de ses propriétés nutritives.* D'après les expériences de Stahlberg et de Brzcinski, on ne doit prescrire le koumis que dans les cas où le processus n'est pas en progrès rapide et ne s'accompagne pas d'une fièvre continue ; une tendance aux hémoptysies semble en interdire l'emploi. — Le traitement de la phtisie par le koumis n'a pas conservé l'importance qu'on lui avait attribuée il y a dix ans environ.

Le koumis produit, dit-on, les mêmes effets avantageux, et manifeste l'excellence de ses propriétés nutritives dans d'autres états cachectiques et anémiques, par exemple dans la chlorose ordinaire, dans l'anémie succédant aux pertes de sang abondantes, aux suppurations profuses, à une diarrhée persistante, à la broncho-blennorrhée, ainsi que dans l'anémie très prononcée que laissent à leur suite les maladies aiguës de longue durée.

On a admis comme contre-indications : les maladies organiques du cœur et des vaisseaux, la pléthore générale, l'habitus apoplectique, « les affections organiques des centres nerveux, du foie, des reins ».

Enfin il nous paraît que c'est à tort qu'on a voulu attribuer les bons effets du koumis exclusivement au séjour simultané dans les steppes. On a pu, en effet, obtenir les mêmes résultats favorables à Moscou, à Varsovie, à Wiesbaden, et l'expérience apprend, d'un autre côté, que le climat des steppes reste sans influence lorsque, pour une cause quelconque (par exemple par idiosyncrasie), la quantité de koumis bue par jour n'a pas été portée au delà de deux à trois verres.

5. Kéfyr

A côté du koumis se range le kéfyr, qui lui fait actuellement une forte concurrence, et que l'on obtient en soumettant le lait de vache à l'action des grains de kéfyr, qui jouissent de la propriété d'exciter la fermentation. Ces grains de kéfyr sont de la grosseur d'une lentille, ils offrent une coloration jaune clair qui rappelle celle de la gomme arabique; ils se gonflent dans l'eau et contiennent des cellules de levûre et des bacilles filiformes, formant deux spores.

Pour préparer la boisson de kéfyr, on fait ramollir les grains pendant 10 heures environ dans de l'eau chaude ou dans du lait chaud, puis on en introduit une pleine cuillère à bouche dans une bouteille de lait, qu'on maintient pendant huit heures, en ayant soin de l'agiter fréquemment, à une température de 18°-20° C. Au bout de 48 heures, le lait a pris une odeur et une saveur acides, et il mousse fortement; il contient alors, pour cent, 3,8 d'albumine, 2,0 de matières grasses, 2,0 de sucre, 0,9 d'acide lactique, et 0,8 d'alcool.

Emploi thérapeutique. — Tout ce que nous avons dit du koumis peut s'appliquer au kéfyr. Il n'exerce, non plus que le koumis, aucune influence spécifique ni sur la phtisie, ni sur aucun autre processus; mais, de même que le koumis, il constitue un agent nutritif, que les malades préfèrent parfois au lait.

DMITRIEFF (V.). Le képhir, boisson médicinale, trad. de la 4ᵉ édit. russe, augmenté d'extraits des brochures de Soboleff et J. Théodoroff. Lausanne, 1887. — KERU (Ed.), Ueber ein neues Milchferment aus dem Kaukasus (Bulletin de la Société impériale des naturalistes de Moscou, nº 3, 1883). — KOBERT, Schmidt's Jahrbücher, nº 8. Leipzig, 1885. — KRANHALS, Deutsches Archiv für klinische Medecin, 1884. — FÖRSTER, Allgemeine medizinische Centralzeitung, 1884. — UCKE, Deutsche Vierteljahrschrift für Gesundheit, 1884. — THEODOROFF, Historische und experimentelle Studien über den Kephir. Wurzburg, 1886. — DUJARDIN-BEAUMETZ, Leçons de clinique thérapeut — BOURQUELOT, Les microbes de la fermentation alcoolique du lait : le képhir (Revue scient. 1886, nº 6). — LÉPINE, Semaine méd. 1887, nº 4. — MAXIMOW, Semaine méd. 1884, nº 18. — DINITCH (Kosta), thèse Paris, 1888. — SAILLET, Laits fermentés, thèse, Paris, 1886. — ZBOROWSKI, Montpellier médical, juin 1884.

IV. Chloroforme

Le *chloroforme* ou *trichlorure de formyle*, $CHCl^3$, prend naissance quand on fait agir directement le chlore sur le méthane ; il se forme encore quand on distille de l'alcool méthylique ou éthylique, de l'acétone, etc., avec du chlorure de chaux ; enfin, quand on chauffe du chloral dans une solution de potasse.

C'est un liquide incolore, très mobile, fortement réfringent, d'une odeur éthérée agréable ; il entre en ébullition à 61° C. ; il ne se mêle pas à l'eau et tombe au fond quand on le verse dans ce liquide. Ses vapeurs ne prennent pas feu, comme font celles de l'éther.

Le chloroforme du commerce est souvent rendu impur par la présence de l'alcool, de l'aldéhyde, du bichlorure d'éthylène ou d'éthylidène ; il ne doit pas alors être employé en thérapeutique. Les réactions suivantes démontrent si le chloroforme est pur : Il ne faut pas qu'il altère les couleurs végétales, ni qu'il colore en vert un mélange d'acide chrômique et d'acide sulfurique, ni qu'il fasse brunir un mélange d'acide sulfurique et de potasse.

Mais le chloroforme pur se décompose très rapidement à la lumière du soleil, lentement à la lumière diffuse ; cette décomposition a pour résultat la formation d'un peu de chlore et d'acide chlorhydrique. Pour l'éviter, on doit toujours conserver le chloroforme dans l'obscurité, ou bien y mêler, d'après le conseil de Rump 1 pour 100 d'alcool absolu; on parvient, par ce moyen, à rendre sa décomposition difficile, même sous l'influence de la lumière diffuse du soleil.

Pour s'assurer que le chloroforme ne renferme pas de chlore, on se sert de l'iodure de potassium amidonné, auquel la présence du chlore fait prendre une coloration bleue. Si l'on est obligé de se servir d'un chloroforme suspect, on devra au préalable l'agiter avec quatre fois son volume d'eau, et puis décanter l'eau qui surnage.

Action physiologique. — Les effets du chloroforme se rapprochent beaucoup, qualitativement, de ceux de l'alcool. Ils se produisent plus rapidement, avec plus d'intensité, et cessent aussi plus vite, ce qui tient à ce que le chloroforme est plus volatil que l'alcool, qu'il s'absorbe et s'élimine avec plus de rapidité. Aussi, avant qu'on connût le chloroforme, mettait-on à profit l'ivresse alcoolique profonde, pour produire l'insensibilité pendant les opérations chirurgicales.

Absorption du chloroforme et ce qu'il devient dans l'organisme. — La pénétration du chloroforme dans le sang et dans les organes provenant moins de son affinité pour les tissus que de ses propriétés physiques, de sa facile volatilité, la rapidité avec laquelle apparaît et cesse la narcose doit être très variable suivant la température et la pression atmosphérique : si la température est élevée et la pression considérable, l'absorption se fera plus rapidement; sous l'influence d'une température élevée, le retour à l'état normal sera aussi plus rapide.

De même que toutes les substances volatiles, le chloroforme est absorbé par la peau intacte. En prenant toutes les précautions possibles pour que le chloroforme ne puissse pénétrer dans l'organisme que par la peau, et non par les muqueuses ou les voies respiratoires, on arrive à provoquer une narcose générale au bout d'une heure et demie (Röhrig). D'après Parisot, des substances qui, en solution aqueuse, ne peuvent pas être absorbées par la peau intacte, peuvent l'être à la faveur du chloroforme; par exemple, une solution chloroformique d'atropine, appliquée en friction sur la peau du front, fait naître, au bout de cinq minutes, une dilatation maximum de la pupille. Parisot croit que cet effet est dû à la dissolution du sébum cutané par le chloroforme, d'où la possibilité, pour l'atropine, de pénétrer à travers la peau. Telle n'est pas l'opinion de Röhrig, qui admet que l'atropine s'évapore alors avec le chloroforme.

L'absorption du chloroforme est naturellement plus facile par les muqueuses et surtout par la muqueuse pulmonaire.

De quelle manière le chloroforme se comporte-t-il dans le sang ? Nous ne le savons pas. On n'a jamais pu trouver que de très petites quantités de chloroforme dans le corps des individus ayant succombé à l'action de cette substance, et l'on n'a jamais pu y découvrir la présence d'un produit de décomposition pouvant être attribué au chloroforme, tels que l'acide chlorhydrique et l'acide formique (Buchheim). Il s'agirait donc de savoir si, dans l'organisme vivant, le chloroforme subit ou ne subit pas de modifications. Son élimination n'a pas d'ailleurs été exactement étudiée. On admet, il est vrai, avec Lallemand, qu'il s'élimine de très bonne heure en nature par la peau et par le poumon (en trente à cinquante minutes); on l'a aussi retrouvé dans l'urine (Hegar).

L'*action fondamentale du chloroforme* s'exerce principalement sur la substance des cellules nerveuses. Mais quel est l'élément nerveux que le chloroforme altère? Quelle est la modification chimique qu'éprouvent, sous son influence, les cellules et les fibres nerveuses? Nous sommes réduits là-dessus à de simples conjectures. L'hypothèse de Lacassagne, d'après laquelle le chloroforme supprimerait les vibrations des molécules nerveuses, n'est tout simplement qu'une périphrase qui n'explique rien. L. Hermann a pensé que le chloroforme, comme beaucoup d'autres anesthésiques, agissait en faisant gonfler et en dissolvant le protagon du nerf vivant, et que l'intensité d'action des divers agents anesthésiques dépendait du pouvoir dissolvant plus ou moins prononcé qu'ils avaient pour cette substance. Kussmaul a observé qu'une solution de blanc d'œuf de poule, traitée par le chloroforme, se filtrait plus facilement et se coagulait avec plus de difficulté; et H. Ranke a vu une solution de substance nerveuse, filtrée et parfaitement limpide, se troubler en peu de temps, quand il y faisait passer un courant de vapeurs chloroformiques. Ces deux observations, rapprochées du fait de la coagulation de la myosine dans les muscles des animaux chloroformisés, pourraient permettre de penser que le chloroforme agit sur l'albumine, même sur celle des nerfs. On a encore attribué les effets du chloroforme à une hyperhémie (Carter) ou à une anémie (Claude Bernard) des centres nerveux; mais aucune observation précise ne vient à l'appui de ces hypothèses[1]. Quant aux altérations éprouvées par le sang lui-même, altérations que nous décrirons dans la suite, elles ne peuvent pas être invoquées pour expliquer les troubles fonctionnels provoqués par le chloroforme.

La chloroformisation de la mère provoque chez le fœtus des effets qui se traduisent, chez le nouveau-né, par un accroissement de la désassimilation des substances albumineuses et par des phénomènes ictériques très accentués (Hofmeier).

Action aiguë du chloroforme

Effets locaux. — Appliqué sur la peau, le chloroforme, en s'évaporant, donne lieu à une sensation de froid; si l'on empêche l'évaporation, il se produit une cuisson vive, de l'inflammation et de la rougeur, des éruptions d'urticaire, de la vésication. Au début, excitation douloureuse des nerfs cutanés, à laquelle succède bientôt une insensibilité locale pas bien prononcée, qui doit être attribuée, en partie, au froid de l'évaporation, et en partie, quand on s'est opposé à cette évaporation, à une paralysie directe des nerfs cutanés par le chloroforme qui a pénétré dans le tissu de la peau.

Appliqué sur les *muqueuses* (conjonctive, bouche, pharynx, estomac), le chloroforme donne lieu à une sensation de chaleur et de cuisson, à une odeur douceâtre, non désagréable, à de l'oppression thoracique, à une augmenta-

[1] [Claude Bernard n'admettait nullement que l'action anesthésique du chloroforme consistât en une anémie cérébrale. Il avait constaté, chez des animaux trépanés et soumis à l'action du chloroforme, que, pendant la période d'excitation, il se manifestait une forte hyperhémie de la substance cérébrale, hyperhémie qui disparaissait et faisait place à un état opposé pendant la période de l'anesthésie complète. Mais il n'attribuait pas l'anesthésie à cet état d'anémie du cerveau; il la rattachait à une action spéciale exercée sur les éléments nerveux.]

tion réflexe de la sécrétion de la salive et des larmes, puis à de l'engourdissement, à une diminution de sensibilité des parties qui ont été touchées. Ingéré en quantités plus grandes, il détermine de la gastro-entérite, des douleurs abdominales, des vomissements, de la diarrhée, et ces phénomènes peuvent persister encore longtemps après la disparition des effets généraux.

Les *effets généraux* du chloroforme se manifestent donc dans leur plus grande pureté quand on en fait inhaler les vapeurs mêlées avec une quantité d'air suffisante; car si l'empoisonnement se fait par l'estomac, il en résulte des effets locaux intenses, qui masquent les effets généraux ; et, si la quantité d'oxygène mêlée aux vapeurs de chloroforme n'est pas suffisante, la mort arrive très rapidement par asphyxie. Quand le chloroforme a été introduit sous la peau ou dans l'estomac, le retour à l'état normal se fait beaucoup plus lentement que lorsqu'il a été inhalé, parce que, dans le premier cas, le chloroforme introduit continue à être absorbé, même après la production de la narcose.

Les diverses espèces animales se comportent, sous l'influence du chloroforme, d'une manière à peu près semblable. Cependant, chez les lapins, les chats, les chiens, l'anesthésie et la paralysie sont loin d'être aussi profondes et aussi prolongées que chez l'homme, du moins quand l'absorption se fait par inhalation; si elle se fait par injection sous-cutanée, au contraire, elles le sont davantage (Nothnagel); les rats meurent avec une rapidité extraordinaire, par paralysie de la respiration. C'est chez les oiseaux que l'anesthésie dure le moins longtemps. Chez les grenouilles, il suffit de quelques gouttes pour déterminer, en peu de minutes, sans excitation préalable appréciable, la paralysie du sentiment et des réflexes, paralysie qui dure un temps relativement long; d'autres animaux à sang froid, par exemple les serpents, les lézards, opposent à l'action du chloroforme une bien plus grande résistance.

Dans ce qui suit, nous ne considérons que les phénomènes généraux produits, *chez l'homme*, par l'inhalation du chloroforme. L'ivresse chloroformique, comme l'ivresse de l'alcool, se divise en deux périodes : l'une d'excitation et l'autre de paralysie. Ces deux périodes varient beaucoup, dans leur intensité et leur durée, suivant les individus : chez les enfants, il suffit de quelques inhalations pour que se produise une perte complète de la connaissance et de la sensibilité; chez les hommes très excitables, au contraire, ou adonnés à la boisson, la période d'excitation générale traîne beaucoup en longueur et peut même, surtout chez les ivrognes, être marquée par de véritables accès de délire furieux; chez plusieurs de ces individus, il faudrait même employer des doses mortelles pour arriver à leur faire perdre la connaissance et la sensibilité.

Le phénomène qui se présente le premier, dans l'action générale du chloroforme, c'est une sensation de chaleur, qui se répand par tout le corps, un sentiment de gaieté et de légèreté, qui a sa source dans la disparition de toutes les petites impressions désagréables, telles que les démangeaisons, la pression des habits, etc. Après cela, on éprouve des fourmillements et des picotements dans les membres; les doigts et les orteils sont comme endormis, la finesse du tact est émoussée. Puis, les idées perdent de leur netteté; on ne les communique plus par la parole que d'une manière obscure et embrouillée. Tous les objets paraissent séparés des yeux comme par un voile; la vue devient indistincte, ainsi que l'ouïe; les bruits sont sourds et semblent venir d'une grande distance. On éprouve des hallucinations et des illusions; puis le délire survient, très variable suivant les individus : les uns chantent, sont dans la jubilation; les autres pleurent et se lamentent. Tandis que les premiers phénomènes d'excitation alcoolique se produisent alors que la pensée, la parole et la volonté ont encore leur netteté à peu près normale, l'excitation chloroformique, au contraire, est dès le début ce qu'est celle de l'alcool alors que des quantités très abondantes de cette substance ont été ingérées.

Outre les phénomènes ci-dessus, on constate encore que la face rougit, que la peau devient chaude et humide, le pouls et la respiration plus fréquents; si la chloroformisation est pratiquée chez un individu qui vient de manger, elle donne lieu souvent à des vomissements.

Puis, peu à peu, ou même très rapidement, apparaît l'anesthésie complète. Aux phénomènes d'excitation succède le repos de l'esprit et du corps; les muscles se relâchent; les bras ou les pieds soulevés retombent lourdement comme ceux d'un cadavre ; le chloroformisé n'oppose plus aucune résistance aux mouvements qu'on lui imprime; c'est le muscle masséter qui se paralyse le plus tard ; il peut même être à l'état de spasme, alors que tous les autres muscles sont paralysés. La sensibilité disparaît complètement; en dernier lieu, celle des régions frontale et temporale; il ne se produit plus aucun mouvement réflexe ; seulement les pupilles, le plus souvent rétrécies, manifestent encore une dilatation réflexe, quand on excite la peau ou l'organe de l'ouïe. Les paupières sont fermées, la connaissance éteinte ; mais il persiste encore une vie de rêves, de sorte que les individus profondément anesthésiés marmottent souvent des paroles incohérentes, comme dans un songe. A ce moment les plus terribles opérations peuvent être faites, sans que la douleur soit ressentie; plusieurs disent, au réveil, avoir éprouvé une impression de contact, mais non de douleur ; plusieurs poussent des cris, s'agitent fortement, pendant l'opération ; mais quand ils se réveillent, ils ne se souviennent plus de rien.

Le pouls est maintenant tranquille, lent, parfois affaibli ; la respiration est ralentie, souvent ronflante, par suite d'une paralysie du voile du palais.

Si l'on suspend à ce moment les inhalations chloroformiques, le malade se réveille, en général, au bout de peu de temps, cinq à trente minutes; mais, parfois, ce n'est qu'au bout de dix à vingt heures. Il se réveille d'autant plus vite que la respiration se fait mieux ; il ouvre les yeux, mais n'a encore que des idées confuses ; l'activité cardiaque devient de plus en plus marquée, et enfin la motilité revient. Plusieurs sont pris de vomissements ou de frissons, et tombent dans le collapsus. Tantôt il ne se manifeste aucune autre suite fâcheuse, tantôt il persiste, pendant vingt-quatre heures, de fortes nausées et une céphalalgie intense; parfois aussi on observe de l'ictère et l'on trouve de la matière colorante biliaire dans les urines ; quelquefois l'urine s'est montrée passagèrement albumineuse.

Mais si, à ce moment, on continue les inhalations chloroformiques, on voit la paralysie de toutes les parties se prononcer de plus en plus ; la dilatation réflexe des pupilles finit par ne plus se produire, les paupières ne se ferment plus quand on touche la cornée ; la respiration et les contractions cardiaques sont les seuls signes qui indiquent encore que la vie n'est pas entièrement éteinte ; mais ces fonctions s'affaiblissent de plus en plus : le pouls devient filiforme, irrégulier, intermittent ; la respiration, superficielle ; les signes de l'empoisonnement par l'acide carbonique apparaissent : cyanose, saillie des globes oculaires, dilatation des pupilles ; enfin la mort arrive par paralysie de la respiration ou du cœur.

Les quantités de chloroforme nécessaires pour provoquer tous ces phénomènes sont très variables, suivant les individus ; elles varient dans de très larges limites, entre 1 et 30 grammes.

Action sur les organes et les fonctions en particulier

Système nerveux. — Le chloroforme, de même que l'alcool, altère directement la substance nerveuse ; la plupart des troubles nerveux, sinon tous, doivent être mis sur le compte de cette altération directe [1], et non être considérés comme produits secondairement par suite d'une modification du sang (anémie, hyperhémie, stase des globules dans les capillaires du cerveau). Flourens, Longet et Coze ont montré que, chez les animaux éthérisés ou chloroformisés, les diverses parties du système nerveux central perdaient successivement leur impressionnabilité aux excitations électriques ou autres, à mesure que la fonction disparaissait. Bernstein et Lewisson chloroformisaient des grenouilles exsangues, dans les vaisseaux desquelles circulait seulement une solution de chlorure de sodium à 0,7 pour 100, et voyaient apparaître chez ces grenouilles le tableau complet de l'empoisonnement par le chloroforme ; d'après Hermann, les animaux à sang incolore succombent aussi à l'action de ce poison.

Ce sont les cellules nerveuses et, avant tout, les cellules sensibles situées dans la substance grise des lobes cérébraux, qui subissent le plus rapidement l'influence du chloroforme. Les cellules nerveuses intermédiaires des réflexes et les cellules motrices résistent beaucoup plus, ainsi que le démontrent, non seulement la marche de l'empoisonnement, mais encore des expériences directes. Chez des animaux complètement anesthésiés par l'éther ou le chloroforme, l'irritation, par la méthode de Hitzig, des centres nerveux du cerveau, se traduit longtemps encore par les excitations motrices connues. On voit, alors que l'insensibilité est complète, persister encore l'excitabilité réflexe des muscles striés ainsi que des muscles lisses des vaisseaux et des pupilles, et, quand ces parties sont paralysées, les fonctions du cœur et la respiration persistent encore ; c'est grâce à cela précisément, je veux dire à la résistance des ganglions de la moelle allongée et du cœur, que le chloroforme peut être utilisé dans la pratique. Les doses capables de paralyser les ganglions moteurs se confondent à peu près, sinon complètement, avec celles qui entrainent la mort. Les ganglions de la moelle, intermédiaires des réflexes, se paralysent d'ailleurs plus tôt que ceux qui, dans la moelle allongée, président à la respiration et à la circulation.

L'influence exercée par le chloroforme sur les *réflexes* se rapproche

[1] Voy. page 376.

beaucoup des effets résultant du sommeil naturel et distingue cette substance de presque toutes celles qui pourraient rivaliser avec elle. Chez les chiens, les lapins et chez l'homme, on voit d'abord se manifester une augmentation passagère des réflexes rotuliens; puis ces réflexes disparaissent, et, après eux, les réflexes cutanés, et enfin les réflexes de la cornée, de la conjonctive ; ces derniers ne disparaissent que quand l'anesthésie est complète. Le réflexe nasal, chez les personnes chloroformisées, persiste toujours plus longtemps que le réflexe de la cornée. L'anesthésie pourrait, en général, être considérée comme suffisamment profonde, quand le réflexe rotulien (constaté avec certitude avant le commencement des inhalations) est entièrement éteint (Eulenburg).

Au moment où tous les ganglions situés dans le cerveau et la moelle épinière sont paralysés par le chloroforme, les fibres nerveuses, les nerfs sensibles et moteurs de la périphérie, peuvent être encore excitables ; c'est seulement quand le chloroforme a agi directement sur les terminaisons périphériques des nerfs qu'on trouve leur excitabilité paralysée, leur sensibilité disparue, alors que l'excitabilité centrale est encore intacte. Lorsque, enfin, dans les empoisonnements généraux les plus graves, les terminaisons motrices des nerfs sont paralysées, les muscles peuvent encore avoir conservé leur excitabilité. Si l'on fait arriver des vapeurs de chloroforme directement sur des nerfs mis à nu, on constate que leur excitabilité, d'abord exaltée, finit par s'éteindre ; si l'on arrête à temps l'action du chloroforme, le nerf peut revenir à l'état normal: dans le cas contraire, il meurt (Bernstein, H. Ranke).

Les *pupilles*, chez l'homme et les animaux, se dilatent pendant la période d'excitation, réagissant d'abord lentement, puis pas du tout, sous l'influence de la lumière (Budin et Coyne). Pendant l'anesthésie chloroformique, au contraire, elles se rétrécissent considérablement, réagissant encore longtemps par une dilatation passagère (Westphal), sous l'influence d'irritations de la sensibilité (piqûres à la peau, cris). Enfin, dans les degrés les plus profonds de l'anesthésie, on observerait une dilatation persistante. Les expériences qu'on a faites pour expliquer ces phénomènes laissent encore beaucoup de points dans l'obscurité; on admet, en général, que la cause du rétrécissement est une irritation centrale de l'oculo-moteur, et que c'est à la paralysie de ce nerf qu'est due la dilatation finale. Quant à la dilatation passagère réflexe de la première période, elle se produit sans doute par la voie du sympathique.

La disparition rapide de la sensibilité dépend donc, d'après ce que nous avons dit, uniquement de la paralysie des appareils nerveux centraux, et non des appareils périphériques. Les phénomènes d'excitation du début, la tendance à chanter, le délire furieux, tiennent aussi, en partie, à la paralysie des organes centraux modérateurs des mouvements (organes de la volonté); leur paralysie rend les mouvements réflexes plus intenses, de la même manière que la décapitation chez les animaux à sang froid. Ce qui contribue encore à la production de ces effets, c'est que les appareils de la moelle, intermédiaires des réflexes, restent longtemps intacts, et que les nerfs sensibles périphériques conservent leur excitabilité, ce qui leur permet de conduire encore de vives excitations ; mais ces excitations, si elles ne peuvent plus être ressenties par les centres de la connaissance et de la sensibilité, qui sont paralysés, peuvent l'être encore par les centres réflexes des muscles striés des membres et du larynx ainsi que des muscles lisses des vaisseaux et de la pupille. L'excitation primitive dépend donc, d'une part, de la paralysie des appareils centraux modérateurs, d'autre part, de la conservation, peut-être même de l'exaltation, de la sensibilité des appareils phériphériques sensibles et surtout des appareils intermédiaires des réflexes.

J'ai dit que plusieurs individus, soumis à l'action du chloroforme, éprouvaient pendant l'opération, pendant le sectionnement des nerfs, non pas une douleur, mais une impression de contact. Les sensations douloureuses, a-t-on dit pour expliquer ce fait, se transmettent à travers la substance grise de la moelle, et les excitations normales de la sensibilité, les impressions de contact, se transmettent à travers les cordons blancs postérieurs; or, la substance grise est déjà paralysée par le chloroforme, alors que les cordons blancs ne le sont pas encore. On sait d'ailleurs que la section de la substance grise de la moelle entraîne l'analgésie, tout en laissant intacte la sensibilité tactile. Mais en admettant cette hypothèse, il faudrait admettre aussi, contre tous les faits, que la substance grise de la moelle se paralyse, sous l'influence du chloroforme, plus tôt que celle du cerveau. Pour notre compte, nous aimerions mieux expliquer ce fait en disant simplement que l'excitabilité des ganglions sensibles du cerveau est fortement déprimée, mais non complètement paralysée, ce qui fait que les excitations douloureuses ne sont plus perçues comme douleur, mais simplement comme impressions de contact.

Muscles striés. — Une grenouille est placée sous une cloche de verre et exposée aux vapeurs de chloroforme ; on constate d'abord la cessation des mouvements volontaires ; mais les muscles se contractent quand on irrite leurs nerfs. Puis les terminaisons nerveuses intramusculaires se paralysent à leur tour, mais le muscle répond encore aux excitations directes. Enfin le muscle lui-même devient aussi inexcitable, mais sans que sa force électromotrice soit affaiblie; cette force ne disparaît que lorsqu'apparaît la rigidité (H. Ranke).

La rigidité musculaire se développe beaucoup plus tôt que dans les autres genres de mort ; une demi-heure après le commencement de l'expérience, on voit les doigts de l'animal paralysé se raidir ; si on le porte à l'air, on voit la raideur s'emparer, en dix ou quinze minutes, de tous les autres muscles, ce qui donne à la grenouille une attitude tout à fait particulière; il n'y a que le muscle cardiaque qui continue encore à fonctionner. Le muscle rigide, ainsi que la lymphe qui le baigne, ont une réaction fortement acide, mais le sang est encore alcalin. La rigidité se développe de la même manière dans les muscles dont les vaisseaux sanguins ont été liés, dont les nerfs ont été sectionnés.

Cette rigidité se produit aussi rapidement chez les animaux à sang chaud et chez l'homme ; elle est surtout manifeste chez les oiseaux qu'on n'a chloroformisés que très lentement (H. Ranke, Senator).

La cause de la rigidité dépend d'une action des vapeurs chloroformiques sur la substance musculaire; dans une solution bien limpide de myosine, le chloroforme détermine rapidement un précipité (H. Ranke).

Il va de soi que, si le chloroforme est injecté directement dans les vaisseaux, la rigidité des muscles, même du muscle cardiaque, se produit immédiatement et d'une manière encore plus prononcée (Kussmaul).

L'éther, l'amylène, agissent d'une manière tout à fait semblable, mais plus faiblement et plus lentement (H. Ranke) ; il en est de même de l'éther butylique (Hartenek) et probablement aussi de beaucoup de substances de la même classe.

Quant à l'action du chloroforme sur les *muscles lisses*, nous ne savons là-dessus que très peu de chose ; pendant la narcose chloroformique la plus profonde, l'utérus peut encore se contracter et expulser le fœtus ; il faut donc admettre que le tissu musculaire utérin ne peut être atteint par la paralysie que sous l'influence de doses de chloroforme tout à fait excessives. Les muscles lisses des vaiseaux paraissent aussi résister beaucoup à l'action du chloroforme.

A la suite d'injections de chloroforme sous la peau ou dans l'estomac et même, mais moins nettement, à la suite d'inhalations chloroformiques, le muscle cardiaque et les muscles volontaires, mais ceux-ci à un plus faible degré, ont été trouvés atteints de dégénérescence graisseuse (Nothnagel).

Respiration. — Dès le début des inhalations chloroformiques, surtout si les vapeurs de chloroforme sont très concentrées, il se produit, par suite d'une irritation locale des ramifications du trijumeau dans la muqueuse nasale (et non de l'olfactif, Holmgren), irritation se transmettant d'une manière réflexe par la voie du pneumogastrique, il se produit, dis-je, un ralentissement et, dans certains cas même, une interruption passagère des mouvements respiratoires ; ce phénomène fait entièrement défaut quand le chloroforme inhalé était mêlé avec beaucoup d'air, ou quand l'animal avait été préalablement trachéotomisé (comité de Londres) ; dans ce dernier cas, au contraire, la respiration devient très superficielle par suite d'une irritation des pneumogastriques au-dessous du point où ont lieu les inhalations. Ces réflexes font que l'organisme ne reçoit pas une quantité trop abondante de chloroforme. Chez les animaux auxquels on a sectionné les deux pneumogastriques, ces inhalations trachéales font cesser en deux minutes la respiration (d'après Knoll, la respiration serait d'abord accélérée consécutivement à une excitation violente du centre respiratoire ?). Pendant que l'animal est plongé dans la narcose chloroformique, la respiration devient constamment de plus en plus courte, et plus en plus superficielle ; elle peut finir par s'interrompre définitivement.

Le tableau des effets du chloroforme est souvent rendu confus par l'apparition des phénomènes dus à l'empoisonnement par l'acide carbonique, empoisonnement pouvant résulter, soit d'une insuffisance de la quantité d'air inspirée avec le chloroforme, soit d'un affaiblissement trop accentué des mouvements repiratoires.

Circulation et sang. — Parmi les appareils nerveux, ce sont ceux de la circulation qui, chez la plupart des hommes et des animaux, opposent le plus de résistance à l'action du chloroforme, de sorte que le cœur continue encore à vivre longtemps après la paralysie du cerveau, de la moelle allongée, etc. Il y a pourtant des exceptions ; ainsi, le comité de Londres a vu quelquefois, à la suite d'inhalations de vapeurs chloroformiques concentrées par des fistules de la trachée-artère, le cœur s'arrêter plus tôt que la respiration.

En général, les inhalations chloroformiques, chez les hommes et les animaux, accélèrent tout d'abord le pouls et font monter la pression sanguine; puis, dans les périodes ultérieures, l'effet contraire se produit : les contractions cardiaques se ralentissent, s'affaiblissent, deviennent irrégulières, la pression sanguine baisse, la rapidité du courant sanguin diminue de 1/5 à 4/5, les vaisseaux périphériques se dilatent (Scheinesson, Vierordt, Lenz); ces phénomènes sont dus d'abord à l'excitation, puis à la paralysie des nerfs musculo-moteurs du cœur et des vaisseaux. Du reste, chez plusieurs hommes et chez les lapins (Dogiel), on observe, aussitôt après les premières inhalations de vapeurs chloroformiques concentrées, un ralentissement momentané du pouls, dû à la même cause à laquelle nous avons attribué plus haut le ralentissement de la respiration.

Au moment où l'anesthésie chloroformique est le plus profonde, on peut encore, chez les animaux, en irritant les nerfs sensibles, déterminer une faible élévation de la pression sanguine; dans d'autres cas on ne peut pas y arriver (Bowditch et Minot).

Jusqu'ici on n'a pu découvrir aucune altération dans le sang vivant et circulant, chez les animaux chloroformisés, même en faisant passer pendant longtemps des vapeurs de chloroforme sur des vaisseaux dénudés, par exemple sur le mésentère de la grenouille (Schenk). Mais si l'on mêle directement avec du chloroforme le sang sorti de la veine, on constate que ce sang subit des altérations très marquées. Les globules se gonflent, s'arrondissent, et finissent par se dissoudre, ce que Hermann attribue à la dissolution du protagon formant le stroma des globules; on constate que ce sang, celui de certains animaux, non celui de l'homme, laisse déposer, en présence de l'oxygène, des cristaux d'hémoglobine (Böttcher); il se forme en outre un précipité mou, d'un rouge de brique clair, et extrêmement riche en chlore; on ne peut cependant extraire de ce précipité que de très petites quantités de chloroforme; on le retire presque tout du sérum. Tandis que l'alcool coagule tous les éléments albumineux du sang, à l'exception de la globuline (de la substance fibrino-plastique), l'action du chloroforme s'étend seulement aux globules et à la globuline, et cette dernière, en dissolution dans le sérum, se précipite sous son influence. On doit admettre que le chloroforme entre en combinaison intime avec les globules rouges (Schmiedeberg). La réduction par les substances réductrices du sang mêlé avec du chloroforme se fait beaucoup plus lentement que celle du sang normal (Bonwetsch). Il n'est pas probable jusqu'ici que ces faits, importants au point de vue théorique, puissent être transportés au sang vivant; si, en effet, les globules rouges, dans le sang vivant, subissaient une action dissolvante de la part du chloroforme, la matière colorante du sang devrait apparaître dans l'urine, ce qui ne s'observe jamais. Ce qui s'oppose encore à ce qu'on admette une combinaison du chloroforme avec les globules vivants, c'est le fait signalé par Schmiedeberg, à savoir, que cette combinaison n'a pas lieu, en dehors du corps, en présence de l'oxygène.

Pendant la période d'excitation, la *température* s'élève, dans l'aisselle, de 0°,1 à 0°,8 (Simonin); pendant la période d'anesthésie, elle baisse, au contraire, de 0°,5 à 3 degrés (Duméril et autres); mais cet abaissement ne marche nullement d'un pas égal avec l'anesthésie ; d'après Mendel, il marcherait plus rapidement dans la cavité crânienne que dans l'anus (?) ; ce n'est que dans l'oreille du lapin qu'on a observé parfois, pendant l'anesthésie, une élévation de température coïncidant avec une dilatation des vaisseaux de l'oreille. Cet abaissement de la température paraît devoir être attribué à une plus grande activité du dégagement de la chaleur par la peau, ainsi qu'à une diminution de production du calorique, consécutives à l'abaissement de la pression sanguine, au ralentissement du courant sanguin et à l'inactivité musculaire.

Les *échanges organiques* ont toujours été considérés comme ralentis, dans l'empoisonnement par le chloroforme ; mais aucune recherche exacte n'a été faite sur ce sujet. C'est en voyant que l'activité cardiaque était diminuée, la pression sanguine abaissée, les muscles inactifs, qu'on a tiré la conclusion que les échanges organiques devaient aussi éprouver une diminution. D'après Eulenburg et Strübing, le chloroforme a constamment pour effet de faire changer les proportions relatives de l'azote et de l'acide phosphorique éliminés; ainsi, sous son influence, l'élimination de l'acide phosphorique augmente notablement relativement à celle de l'azote ; ils attribuent ce fait uniquement à une action du chloroforme sur la lécithine (combinaison de neurine avec acides gras et acide phospho-glycérique) ; le chloroforme agirait donc chimiquement sur la substance nerveuse, et c'est de cette manière qu'il provoquerait l'anesthésie. Ils se rangent aussi, en la généralisant, à l'opinion de Zülzer, qui veut que, dans les états de dépression du système nerveux, les échanges organiques soient plus actifs dans la substance nerveuse que dans la substance musculaire [1].

A la suite des empoisonnements par le chloroforme, on a observé une dégénérescence graisseuse dans plusieurs organes, dans le cœur, le foie, les muscles du tronc et des membres, ce dont il a déjà été question.

L'*urine*, chez l'homme et les animaux auxquels on a fait prendre du chloroforme, renferme souvent de la matière colorante biliaire (Nothnagel, Naunyn) ; on n'y a jamais constaté la présence de la matière colorante du sang. On y a parfois trouvé de l'albumine (Hegar), et de plus, une substance réduisant la solution de Fehling ; on croyait autrefois, mais à tort, que cette substance était du sucre; ce n'est pas autre chose, d'après les recherches de Hegar, que du chloroforme même, s'éliminant avec l'urine, et pouvant, comme le sucre, réduire la solution de Fehling.

Mort par le chloroforme. — Si nous faisons abstraction de ces cas où la mort a été due, soit à l'impureté du chloroforme, soit à son mélange, pendant l'inhalation, avec une quantité insuffisante d'oxygène, soit à la faiblesse de la respiration, qui ne permettait l'entrée dans les poumons que d'une trop faible quantité d'air, soit enfin au choc opératoire, l'insensibilité étant incomplète, il reste encore un grand nombre de cas dans lesquels la mort

1 [Il est intéressant de rapprocher de ces considérations les faits récemment observés par Lépine, qui a vu des lésions cérébrales, chez les chiens, s'accompagner d'une augmentation notable de l'excrétion relative de l'acide phosphorique. Ce même observateur, ayant examiné les urines d'un homme atteint d'une lésion cérébrale récente, laquelle se traduisait par de l'aphasie et une légère hémiplégie, a constaté que le chiffre normal de l'élimination de l'acide phosphorique était considérablement augmenté relativement à celui de l'élimination de l'azote.]

doit être attribuée à l'ingestion ou à l'inhalation de quantités excessives de chloroforme (suicides), ou à certaines conditions individuelles (faiblesse des appareils respiratoire et circulatoire, dégénérescence graisseuse du cœur, lésions valvulaires). La mort par le chloroforme peut se produire de deux façons différentes : Ou bien le cœur cesse tout d'un coup de battre par suite de la paralysie de ses appareils musculo-moteurs, et l'individu succombe à un collapsus subit (syncope) ; il arrive souvent que, après la disparition du pouls, quelques mouvements respiratoires se manifestent encore. Ou bien la respiration s'interrompt subitement par suite d'une paralysie du centre respiratoire dans la moelle allongée, le cœur continuant encore à se contracter. Nous avons été témoin d'un cas de ce genre : la respiration artificielle fut pratiquée pendant une demi-heure, tant que le cœur continuait encore à battre, et il fut impossible de réveiller le centre respiratoire de sa paralysie. On a plusieurs fois rencontré dans les vaisseaux et dans le cœur des bulles de gaz (quel gaz? c'est ce qu'on ne dit pas) ; jusqu'à quel point est-t-il permis de mettre sur le compte de ces bulles de gaz la mort par le chloroforme (Langenbeck, Sonnenburg)? on n'en sait rien.

On ne peut pas fixer la dose mortelle du chloroforme. On a vu l'inhalation de 2 grammes de cette substance suffire pour entraîner la mort, tandis que d'autres individus ont pu, sans mourir, en inhaler 30 à 60 grammes. Quelquefois la mort arrive après les premières inhalations, quelquefois seulement après que l'anesthésie chloroformique a déjà duré plusieurs heures.

L'examen des cadavres n'a jamais permis de constater rien de caractéristique, sauf une odeur de chloroforme, peu prononcée, et ne persistant pas longtemps.

Empoisonnement chronique par le chloroforme

Nous n'en possédons que de très rares exemples. On a signalé, outre les troubles de la nutrition, des troubles intellectuels analogues au délire alcoolique, suivant une marche périodique, de telle sorte que des intervalles libres alternaient avec des accès de délire furieux ou de mélancolie (Büchner, Böhm).

Usages thérapeutiques. — Le chloroforme est employé, en médecine, en inhalation ou en frictions sur la peau. Ces deux modes d'emploi sont parfaitement suffisants, l'observation n'ayant fait connaître jusqu'ici aucun cas dans lequel l'administration du chloroforme par la bouche méritât d'être préférée.

Dans les maladies appartenant au domaine de la *médecine interne*, l'emploi du chloroforme est relativement peu étendu. Il est un grand nombre d'affections, telles que la pneumonie, le choléra, etc., dans lesquelles le chloroforme a été essayé et puis laissé entièrement de côté. Il a été prescrit, à l'intérieur, contre les fièvres intermittentes, et l'on prétend avoir réussi, par ce moyen, à couper les accès (en faisant baisser la température et la fréquence du pouls). Les observations à ce sujet sont très clair-semées. Husemann l'a préconisé comme palliatif contre les vomissements (des femmes enceintes, des phtisiques et même des ivrognes). — L'emploi le plus rationnel qu'on puisse faire du chloroforme consiste à mettre à profit ses propriétés anesthésiques, en l'administrant sous forme d'inhalation. Toutes les fois qu'on l'emploiera, on devra avoir devant les yeux que ses effets sédatifs de la douleur et antispasmodiques sont déterminés par une action, non pas sur les nerfs périphériques, mais sur les appareils nerveux centraux.

Les inhalations chloroformiques sont utiles pour combattre les accès de toux spasmodique, la dyspnée spasmodique, qui parfois ne peuvent être calmés par aucun autre moyen; ainsi on en a retiré de bons résultats dans l'asthme dit spasmodique, ainsi que dans les accès d'asthme qui se présentent chez les emphysémateux et même, quoique très rarement, dans le cours de la phtisie pulmonaire. — Dans d'autres affections spasmodiques, ces inhalations peuvent être nécessaires pour remplir une indication urgente : ainsi, par exemple, dans la chorée, quand l'agitation est continuelle; dans l'épilepsie, quand les accès se renouvellent sans cesse et que l'œdème pulmonaire est menaçant. Quelquefois aussi elles ont été employées avec avantage dans certains cas de tétanos, la vie étant directement menacée par le spasme des muscles inspirateurs. — Dans les affections névralgiques, le chloroforme produit des effets moins avantageux ; on doit lui préférer, dans ces cas, la morphine, dont l'action est plus persistante[1]. — Son emploi dans le *delirium tremens* n'est pas entièrement à délaisser ; mais nous avons aujourd'hui dans le chloral un agent bien plus convenable ; j'en dirai autant, à plus forte raison, de son emploi dans les psychopathies (manie, etc.).

C'est comme *anesthésique, dans les opérations chirurgicales*, que le chloroforme est le plus souvent mis en usage. Le but principal qu'on a est d'épargner la douleur à l'opéré. En second lieu, on arrive, en maintenant le malade dans le repos, à faciliter la manœuvre opératoire. Il est aussi certains cas dans lesquels le relâchement des muscles, résultant de l'anesthésie, aide beaucoup le médecin, par exemple à réduire une hernie, ou une luxation, ou même une fracture. Dans quelques cas aussi, on est obligé d'avoir recours à l'anesthésie pour faire certaines recherches, surtout chez les enfants. Enfin, l'anesthésie peut encore avoir par elle-même de l'utilité, en évitant à l'opéré l'excitation psychique et les inconvénients de douleurs trop fortes. Les statistiques de Snow, Simpson et autres prouvent, en effet, que les mêmes opérations, faites dans le même hôpital, dans les mêmes circonstances et par les mêmes procédés, donnaient une mortalité moindre quand elles avaient été pratiquées avec le chloroforme, que quand elles avaient été faites sans chloroforme.

[1] [Récemment le chloroforme, employé en injections sous-cutanées, a été préconisé dans le traitement des névralgies, notamment de la sciatique (Besnier). Plusieurs observateurs en ont obtenu des résultats très favorables ; d'autres n'ont pas été aussi heureux, et ont vu l'emploi de ces injections être suivi de quelques inconvénients (inflammation gangréneuse, indurations lentes à se résoudre, au niveau des points où l'injection a eu lieu). D'après Besnier, on peut facilement éviter ces accidents au moyen de certaines précautions : d'abord le chloroforme doit être parfaitement pur ; en second lieu, l'aiguille de la seringue doit être introduite seule, et l'on doit s'assurer qu'elle n'a pas pénétré dans un vaisseau et qu'elle est arrivée dans la couche celluloadipeuse hypodermique. Ces injections amènent le sommeil, sans anesthésie. Dans ses expériences sur des lapins, Dujardin-Beaumetz a observé, pendant que l'animal était endormi, un abaissement de la température de 3 à 4 degrés ; au bout de cinq à six heures, tout rentrait dans l'état normal. Chez l'homme, l'injection de 2 grammes de chloroforme peut suffire pour provoquer le sommeil ; ce sommeil n'arrive que tardivement (cinq à six heures après l'injection) et se prolonge pendant un temps quelquefois très long. On n'arrive à le provoquer que très difficilement chez les alcooliques et les hystériques ; ainsi 10 grammes, injectés chez une femme très nerveuse, ont été impuissants à la faire endormir (Dujardin-Beaumetz).]

Tous ces avantages ont valu au chloroforme d'être employé dans la plupart des opérations chirurgicales. Il n'y a que peu d'opérations dans lesquelles il ne soit pas mis en usage ; ce sont d'abord les opérations petites, rapides, comme l'extraction des dents, l'oncotomie, etc. Husemann fait remarquer, peut-être avec raison, que le nombre relativement considérable d'accidents mortels observés dans ces opérations insignifiantes, à la suite de la chloroformisation, pourrait être attribué à ce qu'on n'attend pas, dans ces cas, que l'anesthésie soit complète, et qu'on rend ainsi possible un choc opératoire. On ne chloroformise pas non plus, ou du moins on ne le fait qu'avec beaucoup de circonspection, dans les cas où l'opération porte sur la bouche ou le pharynx, parce qu'il y a danger alors que le sang coule dans la trachée et ne puisse pas être expulsé par la toux On évite aussi d'anesthésier, toutes les fois qu'on le peut, dans l'opération de la ténotomie, alors qu'il est nécessaire que le tendon reste fortement tendu ; on fait de même pour la lithotripsie, afin de permettre au malade de rendre compte de ses sensations pendant le cours de l'opération. Dans les cas de fistules vésico-vaginales, au contraire, quand l'opération doit être douloureuse, on a, en général, recours à l'anesthésie, contrairement à l'opinion de quelques médecins. — Les contre-indications générales de l'anesthésie seront étudiées dans la suite.

Le chloroforme est employé souvent aussi dans la *chirurgie oculaire*, pour pratiquer la corémorphose, l'opération de la cataracte, etc. Nous n'avons pas à insister ici sur les cas particuliers qui indiquent ou contre-indiquent son emploi ; nous renvoyons, sur ce sujet, aux traités spéciaux.

On a beaucoup discuté sur l'utilité de l'anesthésie dans les *accouchements*. Voici à quoi se réduisent les faits observés jusqu'à ce jour : Le chloroforme ne paraît pas être préjudiciable au fœtus ; il n'est du moins jusqu'ici aucun fait de souffrance du fœtus, imputable à l'action du chloroforme. De même que tous les autres muscles, celui de l'utérus éprouve d'abord du relâchement, les douleurs deviennent plus faibles, s'interrompent pendant dix à quinze minutes, pour reparaître ensuite. Il semble encore bien établi que la période de la délivrance est traversée par des troubles plus nombreux que quand l'accouchement se fait sans l'intervention du chloroforme ; ce sont particulièrement des hémorragies et de la difficulté dans l'expulsion du placenta, provenant de la faiblesse des contractions utérines. On a été conduit par ces faits à ne pas employer le chloroforme dans l'unique but d'épargner les douleurs à la parturiente, alors que l'accouchement suit une marche parfaitement normale. Il n'est indiqué que dans les cas où il s'agit de femmes extraordinairement impressionnables, dans les cas où les douleurs sont excessives, où des contractions tumultueuses et la rigidité des parties molles font craindre une rupture de ces parties ; le chloroforme, en ralentissant les douleurs, donne alors aux parties molles le temps de se dilater petit à petit. On peut encore anesthésier dans les cas de contractions spasmodiques de l'utérus, surtout dans cet état dit « tétanos utérin », alors que les autres moyens usités en pareil cas sont restés infructueux. On a vu, en outre, l'anesthésie chloroformique rendre d'excellents services dans l'éclampsie des parturientes ; sous son influence les accès disparaissaient entièrement et l'accouchement pouvait se terminer. — Aujourd'hui on se sert presque universellement du chloroforme dans les opérations obstétricales graves et douloureuses (versions difficiles, embryotomies, etc.). Dans la période de la délivrance, les inhalations chloroformiques se montrent avantageuses, quand le placenta doit être extrait à une époque tardive, en supposant qu'il n'existe aucune hémorragie ; quand les douleurs après l'accouchement sont très intenses, et que les moyens usités sont restés sans résultat.

Il est une série de circonstances dans lesquelles la chloroformisation ne peut être employée qu'avec beaucoup de prudence, ou doit même être complètement évitée. C'est d'abord chez les tout jeunes enfants, les nourissons et chez les vieillards. Dans ces cas, l'anesthésie peut certainement n'avoir souvent aucun inconvénient ; on fera bien néanmoins d'avoir toujours devant les yeux que, chez les enfants, il suffit parfois d'un très petit nombre d'inhalations pour amener l'anesthésie, et que, chez les vieillards, une paralysie des appareils nerveux centraux peut très facilement se produire. Le chloroforme ne sera aussi employé qu'avec beaucoup de circonspection, et l'on fera même bien de s'en abstenir, chez les personnes très obèses, chez celles qui sont disposées aux hyperhémies cérébrales, aux syncopes, chez les épileptiques (la chloroformisation peut, chez eux, provoquer un accès). J'en dirai autant des individus très anémiques, dont les forces ont été épuisées par une longue maladie. Constituent une contre-indication absolue : les maladies du cœur, les anévrysmes, ainsi que ces affections de l'appareil respiratoire dans lesquelles une partie considérable de la surface pulmonaire a perdu son fonctionnement. Quelques chirurgiens ne considèrent pas des conditions de ce genre comme contre-indiquant absolument l'emploi du chloroforme ; en tout cas, on fera bien de ne chloroformiser, dans ces conditions, qu'en s'entourant des précautions les plus minutieuses. J'en dirai autant pour les cas où il existe une intoxication chronique par l'alcool.

La pratique de l'anesthésie est soumise, cela va sans dire, à certaines règles, et demande une surveillance attentive. Le chloroforme doit être tout à fait *pur* (voy. les remarques, page 374). Le malade sera débarrassé des pièces d'habillement pouvant gêner le libre fonctionnement des muscles inspirateurs, notamment du diaphragme. De tous les appareils imaginés pour administrer le chloroforme en inhalations, le plus simple, et celui auquel on donne généralement la préférence, est un morceau de linge plié sur lui-même. On le tient devant la bouche et le nez, de telle façon *qu'une quantité suffisante d'air atmosphérique puisse toujours être inhalée avec les vapeurs chloroformiques*. Tout récemment Neudörfer a recommandé, pour produire l'anesthésie, l'inhalation d'un *mélange de chloroforme et d'oxygène*. Les détails techniques sur ce mode de chloroformisation ne seraient pas ici à leur place. Se fondant sur des expériences faites chez des animaux et sur des observations cliniques, Neudörfer prétend que, par cette méthode, l'anesthésie se produit beaucoup plus rapidement, suit une marche plus paisible, laisse à sa suite un état moins désagréable, et présente en somme beaucoup moins de dangers. Il croit, en effet, que les cas de mort par le chloroforme doivent principalement être attribués à ce que l'hémoglobine, n'ayant qu'une faible affinité pour l'oxygène, ne peut, dans l'emploi de la méthode ordinaire d'anesthésie, prendre à l'air atmosphérique qu'une quantité trop faible d'oxygène.

Quant à la dose nécessaire pour amener l'anesthésie, on ne peut pas la fixer d'une manière absolue; elle varie entre 1 et 50 grammes; on peut dire pourtant qu'en général 5 à 15 grammes suffisent. Quant aux détails de manipulation, on les apprendra mieux en assistant à une ou deux séances d'anesthésie qu'en en lisant la description la plus circonstanciée. Le pouls et la respiration doivent être l'objet d'une surveillance continuelle; à la moindre irrégularité que l'on voit survenir, on doit éloigner le chloroforme et recourir aux mesures nécessaires en pareils cas. Les autres symptômes menaçants (pâleur de la face, signes d'asphyxie) ont déjà été mentionnés plus haut. Dès leur apparition, l'indication capitale est de fournir au malade de l'air pur. On cherchera à réveiller la respiration par voie réflexe, en excitant la muqueuse nasale. en projetant sur la peau un jet énergique d'eau froide; ou bien on pratiquera la respiration artificielle d'après la méthode de Marshall Hall; ou bien on insufflera directement de l'air de bouche à bouche ou à l'aide d'un soufflet. Dans quelques cas d'asphysie commençante, on peut faire cesser les accidents en relevant la langue qui, tombée en arrière, était la cause du danger. Si aucun de ces moyens n'aboutit, on faradisera méthodiquement les nerfs phréniques, d'après la donnée de Ziemssen. Enfin on a encore essayé, partant de théories erronées, de pratiquer la trachéotomie, et même la transfusion.

Quand l'opération doit durer longtemps, de une à deux heures, on peut prolonger pendant tout ce temps l'anesthésie, en cessant les inhalations quand le malade est profondément endormi, et les reprenant quand il commence à revenir à lui. Rien ne prouve que cette anesthésie prolongée puisse facilement entraîner de graves dangers par paralysie des centres bulbaires. Pour les cas de ce genre, surtout pour les opérations telles que la résection du maxillaire supérieur, qui rendent difficile ce renouvellement des inhalations, ou pour les cas où l'on veut maintenir le malade dans le sommeil longtemps après l'opération, Nussbaum a recommandé l'usage simultané de la morphine : avant que le malade se réveille, on pratique une injection sous-cutanée (0,01-0,05) de morphine. Plusieurs faits démontrent l'utilité de cette manière d'agir. D'autres chirurgiens ont préféré pratiquer l'injection morphinée avant de commencer les inhalations chloroformiques. En associant ainsi la morphine et le chloroforme, Thiersch est souvent parvenu à produire un état dans lequel les malades sont entièrement anesthésiés, mais non narcotisés, peuvent, par exemple, expectorer, quand on les y invite, etc... On fait d'abord une injection sous-cutanée de morphine (chez les hommes, 0,03); puis, 5 à 7 minutes après, on pratique une légère chloroformisation.

Quelle est, de l'éther ou du chloroforme, la substance qui mérite la préférence pour pratiquer l'anesthésie? Nous toucherons à cette question à propos de l'éther.

Enfin le chloroforme a été employé *extérieurement*. S'agit-il de mettre à profit, pour l'anesthésie locale, le froid résultant de l'évaporation, on devra donner la préférence à l'éther. On choisira, au contraire, le chloroforme, employé sous forme de pommades[1], dans le but de calmer directement les

[1] [On peut même l'employer pur. Pour calmer les douleurs de l'ataxie locomotrice, Vulpian conseille d'appliquer sur les points douloureux une compresse pliée en plusieurs doubles, qu'on a imbibée d'eau, puis exprimée, et sur laquelle on a versé ensuite un peu de chloroforme (une

douleurs, par exemple dans les névralgies, surtout des nerfs situés superficiellement, dans le rhumatisme musculaire, dans l'hyperesthésie des nerfs cutanés. Porté sur la pulpe dentaire, dans les cas de carie des dents, le chloroforme peut aussi calmer la douleur.

Le chloroforme a été aussi employé en injection dans les hydrocèles (v. Langenbeck); dans plusieurs cas, les résultats ont été favorables; mais l'iode, employé depuis longtemps dans le même but, conserve toujours la préférence.

Doses. — *Chloroforme.* — La quantité nécessaire pour provoquer l'anesthésie par inhalation est en moyenne, comme nous avons dit, de 5 à 15 grammes. A l'intérieur, par la bouche, 3-15-20 gouttes *pro dosi*. En application extérieure, pour calmer les douleurs, sous forme de liniments ou de pommade (1 partie sur 5 à 10 parties d'excipient. En injections sous-cutanées, 1 à 2 seringues de Pravaz.)

Bernard (Cl.), Leçons sur les anesthésiques. Paris, 1875. — Bernstein, Centralblatt für die medicinischen Wissenschaften, Band V, 1867. — Nouveau Dictionnaire de médecine et de chirurgie pratiques, art. Anesthésiques par Giraldès, t. II. Paris, 1865; art. Chloroforme par Roussin et Bœckel, t. VII, 1867. — Dictionnaire encyclopédique des sciences médicales, art. Chloroforme par E. Labbée, t. XVI. Paris, 1875. — Lallemand, Perrin et Duroy, Du rôle de l'alcool et des anesthésiques. Paris, 1860 — Nothnagel, Berliner klinische Wochenschrift, Band III, 1866. — Report of the Committee appointed by the Royal medical and chirurgical Society to inquire into the uses and the physiological, therapeutical effects of chloroform (Medico-chirurgical Transactions, vol. XLVII, p. 323, 1864).

V. Éther, ether éthylique

L'*éther éthylique* ou *oxyde d'éthyle*, ou *éther sulfurique*, ou simplement *éther*, $C^4H^{10}O = C^2H^5.O.C^2H^5$, prend naissance par la distillation d'un mélange d'alcool éthylique et d'acide sulfurique, et représente, à l'état de pureté, un liquide incolore, limpide, très mobile, d'une odeur pénétrante, bouillant à 35° et s'évaporant très rapidement à la température ordinaire.

Action physiologique. — L'action physiologique de l'éther ressemblant beaucoup à celle du chloroforme, nous ferons simplement ressortir ici, pour éviter les répétitions, les différences qui distinguent ces deux composés.

L'éther, ayant son point d'ébullition beaucoup plus bas que celui du chloroforme, et s'évaporant par suite avec beaucoup plus de rapidité, détermine, quand on l'applique sur la peau, un refroidissement beaucoup plus intense, qui peut aller jusqu'à la congélation; l'éther est donc plus puissant que le chloroforme pour provoquer l'anesthésie locale.

L'éther, introduit en grande quantité dans l'estomac, trouvant là une température supérieure à son point d'ébullition, s'évapore avec une si grande rapidité, qu'il fait fortement dilater l'estomac, pousse en haut le diaphragme, en supprime les contractions respiratoires et peut même entraîner la mort par asphyxie.

Les effets généraux de l'éther, administré en inhalation, sont à peu près les mêmes que ceux du chloroforme : on distingue encore ici une période d'excitation et une période d'anesthésie; mais la période d'excitation dure

cuillerée à café). Il en résulte un double effet (révulsion et anesthésie), dont la conséquence est la disparition de la douleur. Cette même méthode d'application du chloroforme peut être employée, avec le même avantage, dans d'autres circonstances.]

plus longtemps, et celle d'anesthésie moins longtemps, que dans la chloroformisation. Sous l'influence de petites quantités d'éther, toutes les sécrétions deviennent plus actives, d'après Claude Bernard ; il en serait aussi de même pour le chloroforme. L'action de l'éther sur le sang, sur les muscles, son influence sur les quantités relatives des produits d'élimination, sont aussi les mêmes que pour le chloroforme ; la rigidité musculaire ne se produit, sous son influence, que plus lentement (H. Ranke). Le cœur de la grenouille, parcouru par du sang contenant de l'éther, bat d'abord plus rapidement, puis plus lentement ; mélangé avec de l'acide carbonique, l'éther a une action plus toxique (Kronecker). Enfin, d'après Hermann, il dissout le protagon des globules sanguins et de la substance nerveuse, absolument comme le chloroforme.

L'action de l'éther sur les *réflexes* diffère, au contraire, essentiellement de celle du chloroforme. Chez les lapins, l'éther fait augmenter considérablement les réflexes tendineux, périostiques et aponévrotiques, et en partie aussi les réflexes cutanés ; et cette augmentation n'est point passagère, mais elle persiste pendant tout le temps de la narcose et même au delà. Les réflexes de la cornée sont en même temps, pendant que l'animal est plongé dans la narcose, le plus souvent ralentis et affaiblis, mais rarement supprimés, ainsi que cela a lieu chez les mêmes animaux en pleine narcose chloroformique (Eulenburg).

Usages thérapeutiques. — L'éther a été employé comme anesthésique avant le chloroforme (Morton et Jackson), puis remplacé presque universellement par ce dernier. Récemment, de vives discussions se sont renouvelées pour décider lequel de ces deux anesthésiques méritait la préférence. Voici, croyons-nous, comment peuvent se résumer les arguments pour et contre élevés dans cette discussion.

Le chloroforme présente les avantages suivants : son odeur est moins désagréable, et pour le malade et pour les assistants ; il provoque moins facilement la toux que l'éther. Il produit plus rapidement l'anesthésie, et, ce qui est important, cette anesthésie est plus profonde et plus prolongée.

A ces avantages incontestables on a opposé l'innocuité plus considérable de l'éther, qui, d'après ses partisans, ne provoquerait pas des phénomènes asphyxiques aussi facilement que le chloroforme, et exposerait par suite beaucoup moins à des accidents mortels. Si ce dernier point était sûrement établi, il n'y aurait pas de doute que l'éther ne dût être préféré au chloroforme, malgré les autres avantages de ce dernier. Mais rien n'a été là-dessus positivement démontré. Si les cas de mort par le chloroforme sont plus nombreux que ceux par l'éther, cela ne doit pas surprendre, le chloroforme étant infiniment plus souvent mis en usage que l'éther ; et, d'ailleurs, l'éther a déjà à son passif un nombre de cas de mort relativement considérable. Ses partisans outrés ont prétendu que l'éther ne donnait jamais lieu à des accidents mortels ; mais l'expérience est là pour leur donner un démenti. Et d'ailleurs, une simple considération théorique suffit pour montrer combien leur opinion est insoutenable. En effet, une substance comme l'éther, dont l'action sur les fonctions du cerveau et des nerfs est si énergique, si fatale, peut bien, dans certaines circonstances, exercer aussi une action paralysante sur les centres dans la moelle allongée. Plusieurs observateurs prétendent, au contraire, que l'éther est plus dangereux, parce que ses effets sont plus inconstants, et qu'il pénètre à travers tous les tissus beaucoup plus rapidement que le chloroforme. Le chloroforme, manié avec toute la prudence nécessaire, nous paraît donc devoir être préféré à l'éther, à cause précisément des avantages ci-dessus signalés.

L'éther a été administré intérieurement dans diverses affections ; et d'abord, comme agent d'excitation « des plus puissants », dans la syncope, dans le collapsus, notamment dans le collapsus produit d'une manière aiguë (par exemple dans le choléra, le typhus, etc.). Il excite les fonctions du cerveau plus vivement et surtout plus rapidement que la plupart des autres agents, cela ne peut être mis en doute. Mais s'il s'agit, ce qui est fréquemment le cas, d'obtenir une excitation prolongée de l'activité cardiaque, l'alcool est alors de beaucoup préférable à l'éther. Depuis plusieurs années cependant nous n'employons plus l'éther dans les cas de la première catégorie, nous nous servons exclusivement du camphre en injections sous-cutanées, et nous donnons la préférence à ce dernier, non seulement parce qu'il produit sur l'activité cardiaque une excitation tout à fait positive, mais encore parce que les injections sous-cutanées d'éther donnent lieu parfois à des accidents locaux désagréables, provenant d'une atteinte portée à des rameaux nerveux. L'éther est encore employé dans diverses névralgies et affections spasmodiques, qui se présentent comme symptômes de l'hystérie. De même qu'un grand nombre d'autres agents, il peut, dans ces cas, produire de bons effets, d'une manière passagère et purement symptomatique, bien entendu. Mais les conditions particulières dans lesquelles il peut être employé avec chance de succès ne sont pas sûrement établies, et il est même douteux qu'il mérite généralement la préférence sur d'autres médicaments. Il est encore parfois prescrit avec avantage pour combattre les cardialgies, les vomissements violents, surtout quand ces phénomènes ne s'accompagnent d'aucune altération anatomique et se présentent chez des hystériques. Son utilité dans le météorisme est problématique ; tout au plus si l'on a pu la constater dans des cas d'hystérie. Parmi les affections dans lesquelles l'éther a encore été employé, nous citerons la cholélithiase ; quelques heureux resultats ont été signalés, comme on sait, sans qu'on puisse s'en rendre compte (on a admis que l'éther dissolvait les calculs biliaires), et surtout sans qu'il soit permis de compter sur l'efficacité constante de ce moyen.

A l'*extérieur*, l'éther est employé dans deux sens différents : d'abord, comme excitant, dans le but de réveiller la respiration par voie réflexe, par exemple dans la syncope, l'asphyxie. On le fait respirer, ou bien on le donne en lavement, ou on le répand simplement sur la peau. Dans ce dernier cas, il n'agit que par le refroidissement qu'il détermine, et peut être remplacé par la simple projection sur la peau d'un fort jet d'eau froide. En second lieu, il a été mis en usage, surtout dans ces derniers temps, pour produire l'*anesthésie locale* (Richardson). Le refroidissement qu'il détermine, en s'évaporant, devient beaucoup plus marqué quand on le projette, finement pulvérisé, sur une partie déterminée de la peau. Divers instruments ont été imaginés pour produire cette pulvérisation (Richardson, Junker). L'effet physiologique qui résulte de ce refroidissement est vraiment énorme : en quelques secondes, on peut anesthésier une certaine étendue de la surface cutanée, et, si l'on continue les pulvérisations, on peut même arriver à faire congeler des parties profondément situées, la surface cérébrale par exemple, chez de petits animaux, dont le crâne n'est pas trop épais. L'anesthésie locale ainsi obtenue a été très souvent mise à profit pour pratiquer de petites opérations (opérations sur les dents, phimosis, épilation, etc.). On l'a même utilisée pour des opérations considérables. Ce refroidissement, ainsi obtenu par l'éther, ne paraît exercer que rarement sur la marche ultérieure des plaies une influence défavorable; dans quelques cas pourtant, il a fait naître des accidents gangréneux. On a employé, pour produire l'anesthésie locale, d'autres substances que l'éther pur, par exemple un mélange d'éther avec l'alcool ou le chloroforme, le chloroforme seul, le perchlorure de méthylène; mais aucune ne vaut l'éther chimiquement pur, qui a l'avantage d'agir avec plus de rapidité et d'énergie.

Tout récemment, Unna a recommandé son sirop d'éther médicamenteux comme pouvant être appliqué avantageusement dans les cas où le mal a son siège en des endroits difficilement accessibles aux autres agents (trajets fistuleux, cavités purulentes, endométrite, etc.). On peut, à l'aide de ce sirop d'éther, employer toutes les substances qui y sont solubles, notamment l'iodoforme.

L'emploi de l'éther, répandu goutte à goutte, s'est encore montré souvent utile pour calmer des douleurs à siège superficiel, par exemple les hyperalgésies cutanées des hystériques. L'éther agit, dans ces cas, par le refroidissement auquel il donne lieu.

Doses et préparations. — 1. *Ether*. A l'intérieur, 5-20 gouttes (0,3-1,0 *pro dosi*, 5,0 *pro die*) dans un peu d'eau sucrée, dans une infusion théiforme ou sur du sucre. En lavement : 1,0-2,0. En injections sous-cutanées, 1 à 2 seringues de Pravaz.

2. *Ether alcoolisé. Liquor anodynus mineralis Hoffmanni.* — Mélange de 3 parties d'alcool très rectifié avec 1 partie d'éther [1]. Liquide clair, incolore. Employé vulgairement dans les cas de syncope, dans diverses affections spasmodiques, particulièrement chez les hystériques, de la même manière que l'éther : 10-25 gouttes (0,5-2,0 *pro dosi*, 5,0 *pro die*), seul ou ajouté à des potions.

3. *Collodion.* — 1 partie de fumilcoton en dissolution dans 18 parties d'éther et 3 parties d'alcool très rectifié.

Le collodion est un liquide épais, opaque. Quand on l'applique sur la peau, l'éther s'évapore en produisant une sensation de froid, et il reste une pellicule cornée, qui, d'abord fortement adhésive, se fronce de plus en plus, et finit par s'écailler. Le collodion, en se resserrant, exerce sur la peau une pression assez considérable, fait contracter les vaisseaux et pâlir la surface cutanée.

Le collodion est souvent employé seul, comme agglutinatif, ainsi que pour fixer d'autres objets de pansement (ouate, charpie, taffetas d'Angleterre, etc.), surtout si l'on veut en même temps exercer une certaine compression. — Sa propriété de se resserrer et de rendre exsangues les vaisseaux cutanés l'a fait employer en badigeonnages contre les inflammations (érysipèle, brûlures légères, engelures, mastite). Il a l'inconvénient de provoquer alors une certaine douleur, provenant de sa rétraction, ainsi que de se détacher facilement, ce qui oblige d'en renouveler l'application. On peut obvier en partie à cet inconvénient en le mélangeant avec de

[1] La *liqueur d'Hoffmann*, du Codex français, se prépare avec parties égales d'éther sulfurique et d'alcool à 90°.

l'huile de ricin (huile de ricin 1 partie sur 50 parties de collodion) ; ainsi préparé, il porte le nom de *collodion élastique*. On a aussi mêlé le collodion avec d'autres substances, dans le but de rendre plus commode leur application ; la plus usitée de ces préparations est le *collodion cantharidé* (voy. *Cantharides*).

VI. Hydrate de chloral

Le *chloral* (aldéhyde éthylique trichloré), $C^2HCl^3O = CCl^3.CH.O$, prend naissance quand on fait agir le chlore sur l'aldéhyde, l'alcool, le sucre ; c'est un liquide incolore, d'une odeur pénétrante ; dans des liquides même faiblement alcalins, il se décompose en chloroforme et en acide formique, lequel se porte alors sur l'alcali.

L'*hydrate de chloral*, $CCl^3.CH\,(OH)^2$, se forme quand on traite le chloral par l'eau. Il représente des cristaux d'une forme rhomboïdale, d'une odeur piquante, aromatique, d'un goût amer, brûlant. Point d'ébullition : 98°. Il se dissout facilement dans l'éther, dans l'alcool, dans l'eau ; sa solution aqueuse est un liquide d'une réaction neutre.

Pour l'usage médicinal l'hydrate de chloral convient mieux que le chloral ; ses cristaux conservent, en effet, très longtemps leurs propriétés et permettent un dosage plus facile. Pendant la préparation du chloral prennent naissance, à côté du chloral, une série d'autres produits chlorés, dont les effets peuvent être nuisibles ; il faut donc exiger que l'hydrate de chloral, qu'on emploie en médecine, soit d'une pureté parfaite.

Action physiologique. — L'hydrate de chloral, introduit dans la thérapeutique par Liebreich, a été une acquisition véritablement précieuse, car il peut remplir un certain nombre d'indications, auxquelles ne peuvent satisfaire ni le chloroforme ni la morphine.

Absorption de l'hydrate de chloral, et ce qu'il devient dans l'organisme. — S'il est beaucoup moins volatil que le chloroforme, l'hydrate de chloral est en revanche beaucoup plus soluble dans l'eau ; on peut donc le faire pénétrer dans la circulation par voie sous-cutanée, aussi bien que par l'estomac et toutes les autres muqueuses.

Que devient-il dans le sang? La question n'est pas encore résolue. Liebreich partait de ce fait, savoir : que le chloral, dans les liquides alcalins, se dédouble en chloroforme et en acide formique ; ainsi 147,5 parties de chloral, en poids, donnent, avec 40 parties d'hydrate de soude, 119,5 parties de chloroforme et 68 parties de formiate de soude ; 1 gramme de chloral anhydre a besoin, pour subir cette décomposition, de 0,271 d'hydrate de soude, et fournit 0,810 de chloroforme plus 0,312 d'acide formique ; il consomme donc un peu plus d'un quart de son poids d'alcali. Liebreich croyait que cette même décomposition se faisait dans le sang alcalin. Il est vrai, dit-il, que la quantité d'alcali contenue dans le sang ne peut pas suffire pour transformer en chloroforme tout le chloral absorbé ; mais, dans le sang circulant, l'alcali se renouvelle toujours à mesure qu'il est consommé ; le dédoublement du chloral ne peut donc pas se faire tout d'un coup dans le sang, mais chaque particule de chloral consomme l'alcali qui l'entoure, et c'est seulement lorsque tout l'alcali du sang a été employé à ce travail que la transformation cesse. Il se développe donc à chaque instant une minime quantité de chloroforme, qui va se fixer aussitôt sur les ganglions cérébraux, et ensuite sur ceux de la moelle épinière et du cœur. Aussi voit-on les effets du chloral sur l'homme et les animaux être exactement ceux du chloroforme, fait qui suffit à lui seul, dit-il, pour faire admettre la théorie ci-dessus.

Cette théorie a contre elle des considérations théoriques d'un grand poids, ainsi que l'expérience. Nous avons fait connaître plus haut une série très nombreuse de dérivés du méthane, qui tous ont une action semblable à celle du chloroforme, sans pour cela se décomposer en donnant naissance à ce produit. Ajoutez à cela que jusqu'ici il a été impossible de démontrer, dans le sang ou dans l'air expiré, chez des animaux chloralisés, la présence du chloroforme, bien qu'on se soit servi des réactifs les plus sensibles, avec lesquels on décèle facilement des traces tout à fait minimes de chloroforme chez les animaux (Hammarsten, Rajewski, Hermann, v. Mehring et Musculus). Il est vrai que, lorsqu'on mêle directement du chloral avec du sang, le mélange arrive à contenir du chloroforme ; mais pour cela il faut le chauffer pendant plusieurs heures à 40° C. Rien ne démontre donc positivement que le chloral subisse dans le sang la décomposition admise par Liebreich ; cet observateur peut toujours répondre cependant que, si cette décomposition ne peut pas être démontrée, cela tient à ce que le chloroforme, à mesure qu'il prend naissance, est aussitôt décomposé.

D'après Mehring, Musculus et Külz, on ne trouve jamais dans l'urine, avec la réaction d'isocyanure de phényle, qu'une très faible quantité de chloral en nature ; mais on l'y trouve en majeure partie sous forme d'un acide, l'acide urochloralique, $C^8H^{11}Cl^3O^7$, qui est lœvogyre et qui réduit la solution cuivrique alcaline ; à la suite de l'ingestion de 5 grammes de chloral, on trouve 10 grammes de cet acide sur 1000 centimètres cubes d'urine.

L'observation de Lewisson ne peut pas être opposée comme une objection absolue à la théorie de Liebreich ; d'après cette observation, le chloral manifesterait ses effets habituels chez les grenouilles exsangues, n'ayant en circulation dans les veines qu'une solution de chlorure de sodium ; mais, comme le fait remarquer Horvath, ces grenouilles n'étaient sans doute pas privées de tout leur sang, et quand cela eût été, il restait toujours de la lymphe alcaline, qui pouvait agir en décomposant le chloral.

On est donc tenté de donner raison à ceux qui attribuent les effets du chloral, ainsi que les effets des autres méthanes chlorés, à ces substances elles-mêmes, et non a un produit de dédoublement, au chloroforme. Et il y a d'autant moins lieu de refuser à l'hydrate de chloral une action physiologique, qu'il ne devrait qu'à lui-même, que ce composé, appliqué directement sur la peau ou les muqueuses, ne subissant alors aucune décomposition, manifeste néammoins des effets parfaitement appréciables, qui ont pour cause, selon toute apparence, une action exercée sur les substances albuminoïdes ; ses propriétés fortement antiputrides (Keene) sont dues à la même cause.

Effets aigus du chloral

Appliquée sur la *peau*, une solution d'hydrate de chloral, si elle est très concentrée, provoque de la douleur, de l'inflammation, puis des effets caustiques, de la vésication ; les mêmes effets se produisent quand on injecte sous la peau une solution dont la concentration n'est pas inférieure à 15 pour 100.

La surface d'une plaie, badigeonnée avec une telle solution, se recouvre d'une eschare mince, pas très adhérente (Liouville, Porta).

Sur la *muqueuse* buccale, l'hydrate de chloral fait naître un goût amer, brûlant; dans l'estomac, il provoque, chez l'homme et les animaux, du catarrhe, des vomissements, pourvu que la solution soit suffisamment concentrée. Il faut donc, quand on prescrit l'hydrate de chloral, avoir soin de le faire diluer dans suffisante quantité de liquide. La muqueuse respiratoire peut aussi être fortement irritée et enflammée par des vapeurs concentrées d'hydrate de chloral.

Les *effets généraux* produits par le chloral ont été étudiés, malgré la récente introduction de cette substance en médecine, par un grand nombre d'observateurs (Liebreich, Hammarstein, Porta, Rajewski, Rupstein, Oppenheimer et autres); on l'a fait absorber par l'estomac et par la méthode sous-cutanée, et, dans les deux cas, les effets produits n'ont présenté aucune différence.

Ces effets, de même que ceux de toutes les autres substances semblables, ont présenté des différences très marquées suivant les sujets en expérience.

Les animaux, à sang froid et à sang chaud, éprouvent de la part du chloral une action semblable à celle éprouvée par l'homme; ils paraissent cependant être pris plus souvent de phénomènes d'excitaton au début. Les lapins et les chats sont particulièrement sensibles à cette action; ils tombent facilement dans le sommeil et l'anesthésie.

L'hydrate de chloral exerce plus vivement son action soporifique sur les enfants, sur les personnes faibles et anémiques; les buveurs, les individus atteints de délire alcoolique, les aliénés, résistent, au contraire, beaucoup plus; il faut, chez eux, pour produire le même effet que chez les premiers, des doses beaucoup plus considérables de substance. On voit notamment les personnes nerveuses et les aliénés présenter, au début de l'action de l'hydrate de chloral, au lieu de l'assoupissement, des phénomènes d'excitation intellectuelle et motrice, qui rappellent la première période de l'ivresse alcoolique ou chloroformique. Il est aussi plusieurs individus que des doses énormes d'hydrate de chloral ne peuvent assoupir; ils n'en éprouvent qu'un malaise plus ou moins marqué.

Voici quelles sont, chez l'homme et quelques animaux, les doses qui provoquent le sommeil, et celles qui entraînent la mort :

		Dose assoupissante. gr.	Dose mortelle. gr.
Animaux.	Grenouilles	0,05	0,1
	Poules et pigeons	0,2	0,5
	Lapins	1,0- 2,0	2,0- 3,0
	Chats	1,0- 3,0	
	Chiens	5,0-10,0	10,0-16,0
Hommes.	Enfants	0,1- 1,0	2,0- 3,0
	Adultes	2,0- 3,0	5,0-10,0
	Buveurs	5,0- 8,0	10,0

On cite pourtant l'exemple d'une femme qui, après avoir absorbé 30 grammes d'hydrate de chloral, put encore être rappelée à la vie, grâce à un traitement énergique (Ludlow et Eshelmann). Voici quels sont en général les effets produits par l'hydrate de chloral, chez l'homme sain aussi bien que chez l'homme malade.

A la suite de l'administration d'une dose de 2 à 3 grammes, survient, au bout de cinq à quinze minutes, un sentiment de lassitude, un assoupissement irrésistible; l'individu en expérience s'endort d'un sommeil tout à fait semblable au sommeil naturel et pouvant durer pendant cinq heures; la respiration est tranquille, régulière, lente; les battements du cœur sont ralentis; ce sommeil est paisible ou troublé par des rêves; quand on exerce sur l'individu endormi une irritation douloureuse ou simplement de contact, ou qu'on crie à son oreille, il se réveille pour un peu de temps avec toute sa connaissance. Pendant ce sommeil la pupille est toujours rétrécie, comme dans l'anesthésie chloroformique; l'excitabilité réflexe conserve son intensité normale. Au réveil, la pupille reprend aussitôt son état de dilatation ordinaire; il n'existe, en général, ni céphalalgie, ni nausées, ni vomissements, phénomènes qui accompagnent généralement le sommeil par le chloroforme ou la morphine.

Si la dose d'hydrate de chloral a été de 3 à 5 grammes, le sommeil est plus profond et dure davantage, jusqu'à dix heures; pendant ce sommeil, le corps est devenu entièrement insensible, les réflexes sont paralysés; une irritation portée sur la cornée ne provoque aucun mouvement des paupières; les muscles sont relâchés.

Si la dose a été encore plus forte, ou bien si les doses précédentes ont été administrées à des individus particulièrement sensibles à l'action du chloral, les altérations éprouvées par les fonctions les plus importantes de l'organisme sont tellement considérables, que la vie peut en être directement menacée; on voit alors la respiration et la circulation devenir extrêmement faibles et finir par se paralyser; c'est la paralysie de la respiration qui est le plus souvent la cause de la mort; dans des cas plus rares, c'est une paralysie subite du cœur (Jolly); mais ces cas étaient toujours accompagnés d'un œdème aigu des poumons.

Action sur les organes et les fonctions en particulier

Système nerveux. — L'hydrate de chloral influence d'abord la substance grise des hémisphères cérébraux; les appareils nerveux qui président à la connaissance subissent d'abord son action, sans se paralyser toutefois, pourvu que la dose ne soit pas trop forte; mais ils se paralysent quand la dose dépasse une certaine limite, et les hommes ou les animaux, dans cet état d'anesthésie profonde, se montrent insensibles aux excitations et ne peuvent pas être réveillés. Puis la moelle épinière est à son tour atteinte. Ce sont les appareils centraux de la respiration et les ganglions du cœur qui résistent le plus longtemps à l'action paralysante du chloral.

Chez les grenouilles, une petite dose d'hydrate de choral rend d'abord les réflexes plus facilement excitables, puis les paralyse, et, si la dose a été élevée, la paralysie est primitive, sans excitation préalable; cette paralysie des réflexes est si intense qu'elle permet de faire cesser ou de rendre impossibles les spasmes tétaniques de la strychnine (Liebreich, Rajewsky); naturellement la réciproque n'est pas possible, c'est-à-dire que la strychnine ne peut pas faire cesser la paralysie des réflexes, occasionnée par le chloral.

Ces phénomènes se manifestent aussi chez tous les animaux à sang chaud. Chez quelques-uns on a observé un fait assez singulier : au moment où les irritations douloureuses périphériques n'étaient pas perçues, ne provoquaient absolument aucune réaction réflexe, on voyait cette réaction se manifester nettement sous l'influence d'une simple irritation de contact (Hammersten); on pouvait brûler, taillader ces animaux, sans qu'ils fissent le moindre mouvement; mais aussitôt qu'on leur pressait simplement une patte, par exemple, ils réagissaient par des mouvements et des cris.

Les nerfs périphériques, sensibles et moteurs, ne subissent de la part du chloral aucune influence appréciable (Rajewski); mais les affections cutanées qui apparaissent pendant l'empoisonnement chronique par l'hydrate de chloral font croire que les nerfs vasculaires du sympathique ont éprouvé une certaine modification.

Quant à l'action du chloral sur les *muscles striés*, elle n'est pas connue d'une manière certaine. Pendant les empoisonnements les plus intenses, les muscles restent excitables, directement ou indirectement. Pour donner lieu à de la rigidité musculaire, il faut que l'hydrate de chloral ait été injecté directement dans une artère (Zuber).

La *respiration*, chez l'homme et les animaux, est ralentie pendant le sommeil chloralique; dans quelques cas, ce ralentissement est précédé d'une légère accélération. Si la dose administrée a été très forte, la respiration devient irrégulière et très superficielle. La mort est ordinairement déterminée par l'arrêt de la respiration, et cet arrêt de la respiration provient de la paralysie du centre respiratoire; le pneumogastrique pulmonaire paraît n'y être pour rien (Rajewsky).

Circulation et sang. — Quelle action le chloral exerce-t-il sur l'activité cardiaque? Les opinions varient beaucoup là-dessus, ce qui tient sans doute à des différences individuelles. Le plus grand nombre des observateurs admettent que, pendant le sommeil chloralique, les contractions cardiaques sont ralenties, soit que les animaux se trouvent à l'état normal, soit qu'on leur ait préalablement sectionné les pneumogastriques ou qu'on ait paralysé par l'atropine leurs appareils modérateurs cardiaques; le ralentissement des battements du cœur ne peut donc pas être attribué à une excitation des terminaisons du pneumogastrique dans le cerveau ou dans le cœur, mais bien à une diminution de l'excitabilité des ganglions moteurs cardiaques. La pression sanguine éprouve en même temps un abaissement considérable; on la voit même souvent descendre jusqu'à un degré voisin du zéro, alors cependant que les contractions cardiaques sont encore assez fortes. Les excitations périphériques de la sensibilité sont de moins en moins perçues par le centre vaso-moteur et finissent par ne plus l'être du tout, c'est-à-dire que ces excitations finissent par ne plus déterminer aucun mouvement d'ascension dans la pression sanguine (Cyon), ce qui doit être attribué, d'une part, à la paralysie du centre vaso-moteur lui-même et des nerfs vasculaires périphériques, d'autre part aussi à ce que, pendant ces excitations de la sensibilité, les inspirations deviennent encore subitement plus profondes (Heindenhain). Enfin, répétons que, sous l'influence de doses très élevées, il peut se produire un arrêt du cœur en diastole, et la mort en être la conséquence. Chez l'*homme* aussi, Preissendörfer a constaté que la circulation, d'abord momentanément excitée, s'affaiblissait ensuite, que l'énergie du cœur s'amoindrissait et que le tube artériel devenait flasque.

Le *sang* ne présente aucune altération appréciable, quand le chloral a été absorbé par l'estomac, même à doses excessives; si, au contraire, l'hydrate de chloral a été injecté dans une veine, on trouve les globules sanguins modifiés dans leur forme, l'hémoglobine en est sortie et existe en liberté dans le sérum ainsi que dans l'urine (Ritter et Feltz). En mélangeant directement du sang extrait de la veine avec de l'hydrate de chloral, Djuberg a constaté que les globules sanguins se gonflaient, devenaient pâles, mais ne se dissolvaient jamais, contrairement à l'opinion de Porta.

La *température* baisse sous l'influence du chloral, chez l'homme et les animaux en bonne santé. Si la dose administrée est une dose simplement assoupissante, cet abaissement de la température ne dépasse pas 0°,5 à 1° C.; mais si elle est beaucoup plus forte, dangereuse pour la vie, cet abaissement va jusqu'à 5° C. et même au delà. Ce même abaissement de la température s'observe aussi, dit-on, chez les animaux fébricitants. A quoi faut-il l'attribuer? L'augmentation du rayonnement du calorique peut y être pour quelque chose (chez les lapins, on voit les oreilles, par suite de la dilatation de leurs vaisseaux, devenir plus chaudes que le reste du corps); mais une grande part doit être faite aussi certainement à la diminution du développement du calorique, consécutive à l'abaissement de la pression sanguine et à l'inactivité musculaire; on voit en effet cet abaissement de la température se produire même chez les animaux que l'on tient chaudement enveloppés dans de la ouate (Hammarsten).

Les *organes digestifs* n'éprouvent en général aucune altération appréciable, même quand l'hydrate de chloral a été administré à doses élevées, pourvu qu'on ait eu soin de le faire prendre convenablement dilué; si, au contraire, la solution était trop concentrée, il en résulte des nausées et des vomissements. On rencontre pourtant quelques personnes chez lesquelles ces derniers phénomènes se produisent, même quand le chloral a été pris dans un état de dilution convenable. On ne constate pas que les mouvements de l'intestin soient ralentis; on a même vu, chez les lapins, se produire de la diarrhée. Quant à l'ictère, qui a été quelquefois observé, il ne paraît pas devoir être attribué à une action primitive du chloral.

Urine. — Nous avons déjà dit[1] qu'on trouvait de l'acide urochloralique dans l'urine des individus ayant absorbé de l'hydrate de chloral. Cet acide réduisant la liqueur de Fehling, on avait pensé que l'urine contenait alors du sucre (Hoffmann), ce qui a été démontré faux par von Mehring et Musculus. On admet en général que la quantité d'urine éliminée devient plus grande sous l'influence du chloral; plusieurs observateurs ont sigalé aussi un état d'hyperhémie des reins.

Quant à l'action de l'hydrate de chloral sur les *échanges organiques*, elle n'a été jusqu'ici l'objet d'aucune recherche.

Empoisonnement chronique par le chloral

On a vu des personnes être prises de la passion du chloral, comme on l'est de celle de l'alcool ou de l'opium. Chez ces personnes, de même que

[1] Voy. p. 395.

chez certains aliénés soumis pendant longtemps à l'usage du chloral, on voit se manifester une forme d'empoisonnement, qui diffère en plusieurs points de l'alcoolisme et de l'empoisonnement chronique par le chloroforme.

On peut, jusqu'à un certain point, s'habituer au chloral, mais jamais aussi facilement ni à un aussi haut degré qu'à l'alcool. Certaines personnes sont prises d'accidents d'empoisonnement après avoir fait usage du chloral pendant un temps très court; on en voit d'autres, au contraire, qui ont pu impunément supporter l'usage quotidien de doses modérées de cette substance pendant plus de cent jours (Macleod).

Parmi les phénomènes les plus saillants, il faut citer, après les troubles digestifs, diverses éruptions cutanées. C'est de l'érythème, ou de l'urticaire, ou des exanthèmes papuleux, ou des pétéchies, du *purpura hæmorrhagica* ou de l'œdème cutané. L'érythème et l'urticaire apparaissent subitement, souvent immédiatement après l'absorption du poison ou à la suite de l'ingestion d'une boisson chaude (café, thé) ou alcoolique, et ils disparaissent au bout de quelques heures (Schüle); les surfaces malades présentent fréquemment de la tendance à la gangrène superficielle.

On observe souvent de l'inflammation des conjonctives et des taches rouges au fond de l'œil (Balfour, Schüle).

L'érythème chloralique peut être considéré comme résulant de l'affaiblissement et de l'excitabilité plus grande du système nerveux vasculaire; il est pour le médecin comme un signal qui le prévient qu'il faut interrompre l'usage de ce médicament (Witkowski).

Plusieurs individus ont été pris de dyspnée intense, avec angoisse excessive, et ont même succombé ainsi à l'asphyxie; ces phénomènes se sont souvent manifestés à la suite d'un abus d'alcool.

Enfin l'usage tout à fait immodéré de l'hydrate de chloral a pu, dit-on, donner lieu à des troubles intellectuels, dans le genre de ceux produits par l'alcool ou le chloroforme : dépression générale, sens et facultés intellectuelles émoussés, paralysie des muscles périphériques, état de marasme et enfin mort (Kirkpatrik, Anstie).

La *différence entre l'action physiologique de l'hydrate de chloral et celle du chloroforme* ne peut donc être méconnue, bien qu'elle ne soit pas très marquée. L'hydrate de chloral, à doses relativement faibles, amène un sommeil de plusieurs heures, sans que la sensibilité et l'excitabilité réflexe aient été supprimées, et sans qu'il y ait le plus souvent excitation préalable; le chloroforme, aux mêmes doses, provoque une forte excitation, sans production de sommeil, en général. Ce n'est que lorsque la quantité de chloral absorbée a été considérable qu'on voit disparaître la sensibilité et l'excitabilité réflexe; mais ces effets ont toujours une durée beaucoup plus longue que ceux qui sont dus au chloroforme. La cause de cette différence réside sans doute en ceci, à savoir : que l'hydrate de chloral, en raison de sa facile solubilité, pénètre plus rapidement dans le torrent circulatoire, agit plus en masse sur le système nerveux, d'où absence d'excitation et apparition rapide du sommeil; et d'un autre côté, étant beaucoup moins volatil que le chloroforme, il abandonne beaucoup moins vite l'organisme, et agit par suite beaucoup plus longtemps.

Usages thérapeutiques. — Le chloral est l'*agent soporifique* par excellence, et c'est sur cette propriété que sont fondés ses usages thérapeutiques. Quant aux autres indications qu'on lui a attribuées, elles peuvent être remplies d'une manière plus certaine à l'aide d'autres médicaments. Cette propriété soporifique, le chloral la possède à un plus haut degré que l'opium et ses alcoloïdes; ce n'est pas à dire qu'il puisse faire abandonner l'opium, dont la sphère d'action est bien plus vaste, les indications plus variées, l'utilité plus étendue.

Les avantages que présente le chloral comme hypnotique sont les suivants : Il provoque le sommeil plus rapidement que la morphine, même administrée par la voie sous-cutanée. Son action est plus certaine, plus puissante; il est déjà des cas nombreux qui démontrent que le chloral a réussi à amener le sommeil là où la morphine s'était montrée entièrement impuissante. Les phénomènes désagréables qui accompagnent si fréquemment le réveil du sommeil par l'opium (lourdeur de tête, nausées, vomissements) sont beaucoup plus rares après l'emploi du chloral. Le chloral peut être administré assez longtemps aux mêmes doses, sans qu'il perde pour cela de son activité, comme l'opium, et, ce qui a encore une grande importance, il ne paraît pas avoir l'inconvénient, comme ce dernier, de faire diminuer l'appétit, de troubler la digestion, de déterminer de la constipation. Le chloral a encore l'avantage de pouvoir être administré sans danger aux petits enfants, et cet avantage est d'autant plus précieux que, la morphine étant dangereuse pour cet âge, et le bromure de potassium étant tout à fait infidèle, on manquait, dans la médecine des enfants, d'un hypnotique certain[1]. — Mais empressons-nous de dire que, d'après diverses communications, émanées surtout de médecins aliénistes, le chloral n'est pas un agent entièrement inoffensif; que son emploi trop longtemps continué peut avoir des conséquences très fâcheuses. Voyez à ce sujet la partie physiologique. Ces inconvénients sont pourtant bien loin de compenser la haute valeur pratique que possède ce médicament, administré avec la prudence convenable.

D'un autre côté, la morphine présente sur le chloral un avantage très appréciable : elle n'est pas seulement un hypnotique, elle est encore un sédatif de la douleur; elle provoque le sommeil, non seulement en agissant d'une manière particulière sur le cerveau, mais encore en calmant les douleurs et la dyspnée. On a dit, il est vrai, que le chloral pouvait exercer, lui aussi, une action « sédative », sans pour cela provoquer le sommeil, calmer par exemple la dyspnée dont souffrent les cardiopathes pendant la période d'asystolie (Levinstein); mais le fait a été contesté, et l'on a vu le chloral, tout en amenant le sommeil, rester sans action sur la toux et la dyspnée, dans les affections pulmonaires (Jacobi, Willième et autres). On voit tous les jours des injections sous-cutanées de morphine calmer des névralgies périphériques, et cela sans que le malade s'endorme; il n'est nullement prouvé que le chloral possède cette même propriété. Une douleur, calmée

[1] [Bouchut a même employé avantageusement le chloral pour provoquer l'anesthésie chez les enfants. Un quart d'heure après l'administration de 3 à 4 grammes d'hydrate de chloral, en une fois, l'anesthésie commence; au bout d'une heure elle est complète; à ce moment on peut pratiquer des opérations douloureuses, sans que l'enfant ait l'air de souffrir. Le réveil n'a lieu, en général, que trois à quatre heures après.]

pendant le sommeil provoqué par la morphine, est moins vive, et reste quelque temps moins vive, après le réveil; on a bien prétendu qu'il en était de même avec le chloral; mais, dans le plus grand nombre des cas, dès que le sommeil chloralique est passé, les douleurs reparaissent avec leur intensité primitive; plusieurs observateurs affirment que, « dans les cas de violentes douleurs périphériques, surtout si elles ont un caractère névralgique », il ne faut guère compter sur l'efficacité du chloral.

Le chloral ne paraît donc calmer les douleurs qu'en déterminant le sommeil, et non en agissant sur les nerfs sensibles périphériques, en modérant leur excitabilité pathologiquement surexcitée.

Il est donc indiqué spécialement dans tous les cas où il s'agit de combattre l'*insomnie*, quelle qu'en soit la cause; les quelques contre-indications connues jusqu'ici seront signalées plus bas. Nous ne pouvons pas énumérer ici tous les états dans lesquels l'insomnie peut constituer un symptôme prédominant, justiciable de l'emploi du chloral. Nous ne noterons que les plus importants; et d'abord, le *delirium tremens potatorum*. Aucun médicament n'agit dans ce cas aussi bien que le chloral; toutes les observations sont d'accord là-dessus. Le sommeil auquel il donne lieu fait tomber l'excitation et disparaître les dangers qu'elle peut entraîner après elle.; la durée des accidents en est aussi notablement abrégée. Pour arriver à ce résultat des doses élevées sont en général nécessaires (on a même été jusqu'à 8 grammes); cependant ici encore il faut aller avec beaucoup de prudence. Nous avons vu un jeune malade vigoureux atteint de delirium tremens mourir après avoir pris deux doses de 2 grammes et demi chacune de chloral; l'autopsie ne permit de constater rien de particulier. Plusieurs observations du même genre ont été publiées.

Pendant les premiers temps qui suivirent l'introduction du chloral en thérapeutique, on fonda sur lui de grandes espérances pour le traitement de l'*aliénation mentale*; les préparations d'opium n'occupèrent plus à ce moment que le second plan. Dans le cours de ces dernières années on est revenu en partie de cet emploi du chloral, ou du moins on en a considérablement restreint les indications. Et d'abord les espérances qu'on avait conçues de l'usage prolongé de ce médicament ne se sont pas réalisées, et les conséquences fâcheuses qui se sont produites fréquemment ont obligé de restreindre cet usage dans des limites extrêmement étroites. A ce point de vue, quand il s'agit d'un traitement méthodique, le cho: al semble devoir céder le pas à la morphine, moins nuisible que lui. Le chloral conserve, au contraire, la prééminence (abstraction faite des contre-indications générales) dans les cas où il s'agit de provoquer le sommeil, d'amener un état de repos momentané. On l'emploie le plus souvent dans les cas de manie; l'effet soporifique semble se produire aussi bien, soit qu'il s'agisse d'une manie aiguë, soit qu'on ait affaire à des accès de délire furieux survenant dans le cours d'autres psychopathies. D'après un grand nombre d'observations, le chloral doit être administré, dans ces cas, à doses élevées, et l'on admet même qu'à petites doses il augmente l'excitation plutôt qu'il ne la diminue. Le chloral semble surtout agir favorablement sur la manie puerpérale aiguë; on cite pourtant des cas où il a échoué. Son utilité est moins marquée chez les mélancoliques pendant les périodes d'excitation.

Peut-on employer le chloral dans le *délire fébrile* et, en général, chez les *fébricitants* ? J. Russel a non seulement vu le chloral provoquer le sommeil, dans des cas de délire, chez les typhiques, mais il a constaté encore que l'intelligence était, au réveil, notablement plus nette ; mais, d'après ces mêmes observations, le chloral peut exercer une influence fâcheuse sur l'activité cardiaque, rendre le pouls petit, facilement dépressible, et même irrégulier. Les observations sont encore trop rares sur cette question pour qu'il soit permis de se prononcer ; c'est seulement lorsque le chloral aura été soumis à une expérimentation aussi étendue que celle à laquelle a été soumise la morphine, qu'on pourra décider de son utilité chez les fébricitants et formuler des indications précises. Au sujet de son emploi dans le typhus, rappelons encore que Liebreich a constaté que de petites doses ($1^{gr},6$) étaient en général suffisantes pour amener le sommeil : notre propre expérience nous permet de confirmer cette donnée de Liebreich ; nous avons vu 1 gramme d'hydrate de chloral amener promptement le sommeil chez des typhiques très surexcités, alors que la morphine était restée entièrement impuissante à produire ce résultat.

Chez les goutteux, l'action du chloral, d'après les rares observations que nous possédons, paraît être fâcheuse ou nulle, si son emploi n'a pas été précédé de celui d'un composé alcalin : c'est que, sans cela, dit Liebreich, la quantité d'alcali dans le sang est insuffisante pour que le chloral puisse, en se dédoublant, donner du chloroforme.

Dans les *affections spasmodiques*, le chloral, d'après plusieurs observations, peut avoir une certaine utilité. Bien des cas de *tétanos* se sont terminés par la mort, malgré l'emploi du chloral ; mais il en est d'autres, et des plus graves, dans lesquels l'usage exclusif du chloral a conduit à la guérison. Nous fondant sur notre expérience personnelle, nous estimons que le chloral est un des meilleurs médicaments à opposer au tétanos. Pour qu'il produise son effet, il faut l'administrer à la dose de 1 à 2 grammes toutes les deux heures. Dans le traitement de la *rage chez l'homme*, il peut aussi faire l'office d'un bon palliatif. — Dans le traitement de la *chorée*, il est incontestable que le chloral peut être avantageux ; on cite des cas qui avaient résisté aux médications les plus variées et qui ont guéri rapidement sous l'influence du chloral ; dans d'autres cas, ce médicament s'est montré complètement impuissant (Steiner).

Dans l'épilepsie, son action est à peu près nulle ; dans l'*éclampsie des parturientes*, au contraire, plusieurs observateurs l'ont vu produire des effets favorables. Liebreich lui attribue dans ces cas une double influence : d'abord, dit-il, il relâche le système musculaire et amène le sommeil ; en second lieu, l'acide chlorhydrique, résultant de la décomposition du chloroforme produit par le dédoublement du chloral, agit sur la cause même des accès éclamptiques (l'accumulation dans le sang de carbonate d'ammoniaque, d'après la théorie de Frerichs). Cette dernière action est, cela va sans dire, purement hypothétique. — Dans le traitement de la *coqueluche*, le chloral ne peut guère remplir que des indications symptomatiques ; Hartwig, se basant sur des observations nombreuses, le recommande pourtant contre cette maladie ; il le fait prendre de deux heures en deux heures, de telle sorte qu'un enfant au-dessous d'un an en absorbe par jour 0,3 ; à un an et demi, 0,4; à un an et neuf mois, 0,5; on augmente cette dose quotidienne chez les enfants plus âgés, dans la proportion de 0,6 pour chaque année de plus. Dans l'*asthme nerveux*, le chloral peut rendre d'excellents services pour combattre les accès, dans les mêmes conditions d'ailleurs que celles dans lesquelles la morphine est indiquée ; cependant on donnera toujours la préférence à ce dernier médicament quand il s'agira de combattre une simple excitation à la toux. — Le chloral serait encore très utile, dit-on, contre les vomissements de diverses sortes, notamment contre les vomissements des femmes enceintes.

Dans le traitement des *névralgies*, le chloral est bien inférieur à la morphine. — Quant à son emploi dans les accouchements, en chirurgie (injections dans les tumeurs vasculaires, etc.) et dans divers autres états morbides, les observations faites jusqu'ici ne permettent pas de porter un jugement concluant.

Parmi les *contre-indications* de l'emploi du chloral, citons d'abord les processus ulcératifs et, en général, les altérations inflammatoires de la muqueuse digestive, surtout de celle de l'estomac; il a pourtant été recommandé tout récemment (Hertzka) dans le traitement de l'ulcère rond; mais les observations rapportées ne nous paraissent nullement concluantes. Il semble encore qu'il faut compter parmi les contre-indications la goutte et l'hystérie, dans laquelle le chloral provoque souvent de l'excitation, au lieu d'amener une sédation. On doit aussi n'employer le chloral qu'avec beaucoup de prudence dans les maladies du cœur, particulièrement dans les cas d'altération du muscle cardiaque (cœur gras), ainsi que dans les états morbides qui donnent facilement lieu à une dégénérescence cardiaque, dans le typhus, par exemple; on devra au moins alors être très circonspect dans l'emploi de doses élevées. Enfin, d'après les communications de Wernich et celles de Arndt, le chloral ne devra être administré qu'avec prudence dans les cas d'ictère, même dans l'ictère catarrhal simple. — Nous avons parlé plus haut des dangers que présente l'emploi trop prolongé du chloral chez les aliénés.

Doses. — L'*hydrate de chloral* peut être administré par la bouche, en lavement ou par la voie sous-cutanée. Les doses, pour l'administration par la bouche, sont de 0,5 à 2 grammes, le mieux dans un mucilage de salep ou de gomme arabique et comme correctif, du sirop d'écorce d'orange, du sirop de framboises, etc. (à prendre en une fois), *jusqu'à* 3,0 *pro dosi! jusqu'à* 6,0 *pro die!* Chez les buveurs et les aliénés, on élèvera les doses *(de 3 à 6 grammes)*[1]. En lavement, mêmes doses que ci-dessus. — L'emploi du chloral par la voie sous-cutanée est moins rationnel; on n'y aura recours qu'en cas de nécessité; on est obligé de faire plusieurs injections, pour amener le sommeil, et ces injections donnent souvent lieu à des abcès ; 5 grammes sur 10 grammes d'eau, avec quoi on fait de 1 à 4 injections. Quelques médecins français ont récemment conseillé de faire ces injections

[1] [Ces doses extrêmes ne doivent être employées qu'avec prudence. Dans les cas ordinaires, quand il s'agit d'amener le sommeil, le mieux est de formuler une potion contenant, pour 120 grammes de mucilage et 30 grammes de sirop d'écorce d'orange, 3 à 5 grammes d'hydrate de chloral; à prendre une cuillerée à bouche toutes les heures, jusqu'à effet hypnotique. Si l'insomnie dépend de l'existence d'une vive douleur, il sera avantageux d'ajouter à la potion ci-dessus 0,02-0,04 de chlorhydrate de morphine, pourvu, bien entendu, qu'il ne s'agisse pas d'un enfant. Cette association de la morphine avec le chloral rend des services précieux dans un grand nombre de circonstances.]

directement dans une veine; ce mode d'administration a occasionné quelques cas de mort, et ne paraît pas destiné à se généraliser. — On a aussi employé le chloral à l'extérieur, en vue d'utiliser ses propriétés irritantes et antiseptiques; mais il ne présente, sous ce rapport, aucun avantage sur d'autres préparations qui ont déjà fait leurs preuves.

Le traitement de l'empoisonnement aigu par le chloral est le même que celui de l'empoisonnement aigu par le chloroforme.

CHARBONNEL-SALLE (L.), Recherches expérimentales sur l'hématurie consécutive aux injections intra-veineuses de chloral. Paris, 1878. — LIEBREICH (O.), L'hydrate de chloral, traduit de l'allemand par Levaillant. Paris, 1870. — ORÉ, Le chloral et la médication intra-veineuse, études de physiologie expérimentale; applications à la thérapeutique, à la toxicologie. Paris, 1877. — RAJEWSKI, Centralblatt für die medicinischen Wissenschaften. Berlin, 1870. — LISSONDE, Du chloral hydraté, étude chimique, physiologique et thérapeutique, thèse de Paris, 1874, nº 25. — DECAISNE (Gaston), Etude sur le chloral (Revue des sciences médicales, p. 330. Paris, 1880). — Dictionnaire de médecine et de chirurgie pratiques, art. CHLORAL, t. XL (supplément), p. 124 (indicat. bibliogr.). — TOMASCZEWITZ, Pfluger's Archiv für gesammte Physiologie, Band IX.

VII. Nitrite d'amyle

Le nitrite d'amyle ou éther amylique nitreux, C^5H^{11}-O. NO, qu'il ne faut pas confondre avec l'éther amylique nitrique, dont les propriétés sont bien différentes, est un liquide huileux, d'abord incolore, plus tard vert jaunâtre, très volatil, d'une odeur et d'une saveur de fruit non désagréable. Il est à peine soluble dans l'eau; il est miscible en toutes proportions avec l'alcool et l'éther; il entre en ébullition à 97-99° C., et brûle avec une flamme jaune, éclairante. Il faut bien prendre garde que celui qu'on emploie en thérapeutique soit parfaitement pur et non souillé par la présence de l'acide cyanhydrique.

Action physiologique. — Les recherches de Guthrie, Gamgee, Lauder-Brunton, Wood, Eulenburg et Guttmann, Pick, Schramm, Filehne, Mayer et Friedrich, et autres, ont démontré que le nitrite d'amyle, tout en possédant des propriétés enivrantes et anesthésiques, manifestait cependant ses effets les plus remarquables du côté du système vasculaire; ces effets se montrent surtout nettement quand le nitrite d'amyle est administré en inhalations; ils sont beaucoup moins marqués ou même nuls (Otto, Amez-Droz), quand il est administré par la voie sous-cutanée.

Cerveau, moelle épinière et organes des sens. — Sous l'influence de petites quantités de nitrite d'amyle, on sent, dès les premières inhalations, une pesanteur de tête, sans perte de connaissance; la sensation qu'on éprouve peut être comparée à une sorte d'ivresse, très légère et rapidement passagère; la démarche devient vacillante, incertaine, comme si tous les muscles étaient dans un état de relâchement. Les pupilles sont dilatées; si l'on fixe, sur une muraille bien éclairée, un point déterminé, ce point présente à son pourtour une coloration jaune; ce cercle jaune est lui-même entouré d'une auréole bleu violet, et sur les bords on voit des lignes qui vont en serpentant. L'accélération et le renforcement des contractions cardiaques, les forts battements des artères du cœur, font naître un sentiment très pénible d'inquiétude et d'angoisse; tous ces phénomènes vont peu à peu s'évanouissant, et ne laissent à leur suite absolument rien de fâcheux. Veyrières, en prolongeant plus longtemps sur lui-même les inhalations de nitrite d'amyle, a fini par éprouver des vertiges, de la stupeur, qui ont duré huit minutes, et une céphalalgie, qui a persisté deux heures; le séjour dans une atmosphère contenant du nitrite d'amyle a donné lieu aux phénomènes suivants : lourdeur de tête, inaptitude au travail, nausées, faiblesse et refroidissement des membres, le tronc étant, au contraire, chaud; sueurs profuses, sommeil inquiet la nuit suivante.

Jusqu'ici on n'a pas eu l'occasion d'observer, chez l'homme, des phénomènes toxiques plus graves, des accidents convulsifs. Chez les animaux, si l'on continue les inhalations quelques secondes seulement après la chute de la pression sanguine, on voit se manifester de l'inquiétude, des tremblements, et, si la quantité absorbée a été plus considérable, des convulsions tétaniques, souvent aussi violentes que celles provoquées par la strychnine; mais elles ne résultent pas, comme ces dernières, d'une excitation de la moelle épinière; elles sont dues à une excitation de certaines parties du cerveau; la moelle épinière n'y est pour rien, pas plus que les troubles circulatoires. Si la dose absorbée a été petite, ces convulsions durent peu de temps; leur durée et leur intensité sont d'autant plus grandes que la dose a été plus élevée; si la dose a été très forte, les centres cérébraux atteints tombent dans une sorte d'état paralytique qui se trahit surtout par l'absence des spasmes d'asphyxie (Mayer et Friedrich).

D'après les uns, la connaissance et la sensibilité restent intactes jusqu'à la fin; d'après d'autres, au contraire, la sensibilite se perd peu à peu dans l'espace d'une demi-heure.

Les nerfs périphériques et *les muscles* ne subissent aucune modification, même dans les empoisonnements les plus intenses; mais le contact direct du poison les paralyse.

Effets produits sur les organes circulatoires. — Quand on soumet un individu aux inhalations de nitrite d'amyle (5 gouttes), on constate qu'en moins de 10 minutes le visage s'est couvert d'une rougeur intense, comparable à celle que fait naître la pudeur; cette rougeur s'étend rapidement au cou; sur la poitrine apparaissent des taches rouges, irrégulières, qui s'agrandisssent peu à peu, finissent par se confondre et par former une rougeur diffuse, laquelle, du côté droit, descend jusqu'à la limite inférieure du foie et, du côté gauche, jusqu'à la région de l'estomac; de là cette rougeur descend, en s'affaiblissant progressivement, de chaque côté de l'abdomen, tandis que le pourtour de l'ombilic reste libre; au niveau de la région inguinale, l'hyperhémie est vague, mais elle représente encore des îlots bien visibles; aux membres inférieurs elle est nulle ou à peu près (Pick); chez plusieurs individus, elle n'a pas une aussi grande extension, elle reste limitée à la face, au cou et à la partie supérieure de la poitrine (Filehne).

Ce ne sont pas seulement les vaisseaux cutanés qui se dilatent; on voit aussi les vaisseaux des organes internes, par exemple de la pie-mère, éprouver cette dilatation et atteindre un diamètre double et même triple du diamètre normal (Schüller, Schramm). En même temps, chose remarquable, les vaisseaux du poumon, et ceux de la rétine, restent sans se dilater.

Quand on est soumis à cette dilatation vasculaire provoquée par le nitrite d'amyle, on sent les pulsations des carotides et un vif rayonnement de chaleur à la face.

Cette dilatation d'un grand nombre d'artères périphériques doit naturellement avoir pour conséquence un abaissement de la pression sanguine; c'est en effet ce qui arrive, et cet abaissement de pression est d'autant plus prononcé que les inhalations de nitrite d'amyle ont été plus prolongées; il est en moyenne de 50 millimètres.

Sous l'influence du nitrite d'amyle, inhalé même en quantité excessivement faible, la fréquence des battements du cœur augmente considérablement chez l'homme et les animaux à sang chaud, mais non chez les animaux à sang froid; elle devient même souvent double de la fréquence normale.

Sous l'influence de doses modérées de nitrite d'amyle, l'énergie des contractions cardiaques ne paraît subir aucune altération, alors même que la pression sanguine est fortement abaissée. C'est seulement lorsque le nitrite d'amyle est inhalé en quantité considérable, ou qu'il est directement injecté dans le torrent circulatoire, qu'on observe un ralentissement et finalement une paralysie des contractions cardiaques.

Influence sur la respiration. — Chez l'homme, le nitrite d'amyle ne modifie pas la fréquence des mouvements respiratoires; il semble que la respiration se fait, sous son influence, beaucoup plus facilement. La capacité vitale des poumons n'est nullement modifiée.

Chez les animaux, on constate que, sous l'influence du nitrite d'amyle, les mouvements respiratoires s'accélèrent beaucoup et deviennent plus profonds; si la dose a été élevée les, mouvements respiratoires finissent par se ralentir, deviennent très superficiels, mais continuent à être réguliers.

On peut donc distinguer, dans l'action du nitrite d'amyle sur la *circulation* et la *respiration*, deux périodes : une première période, succédant à l'action de petites doses, et pendant laquelle la pression sanguine est considérablement abaissée, les contractions cardiaques et les mouvements respiratoires accélérés ; une seconde période, dans laquelle la pression sanguine, ainsi que l'activité cardiaque et la respiration, sont fortement abaissées et ralenties, mais sans qu'il y ait irrégularité.

Dans les cas où le nitrite d'amyle est inhalé par le nez, au lieu de l'être par la bouche, le nez étant fermé, ou bien par la trachée, chez des animaux trachéotomisés, dans ces cas, dis-je, l'irritation des expansions du trijumeau dans la muqueuse nasale détermine, par action réflexe, au début des inhalations et seulement d'une manière tout à fait passagère, une élévation de la pression sanguine, un ralentissement du pouls et de la respiration ; puis on voit apparaître les deux périodes dont il a été question ci-dessus.

Sang. — Sous l'influence de très courtes inhalations de vapeurs de nitrite d'amyle, telles qu'on les pratique habituellement chez les malades, l'absorption de l'oxygène par le sang subit une diminution, qui, chez le chien, est de un tiers ou de un quart, suivant la dose. La diminution de la consommation de l'oxygène est plus considérable que celle de la formation de l'acide carbonique. Dans les globules rouges du sang il se forme de la méthémoglobine, laquelle se retransforme rapidement, par voie de réduction, peut-être dans le foie, en hémoglobine; c'est ce qui explique pourquoi l'action, d'ailleurs si profonde, du nitrite d'amyle est seulement très passagère.

La *température* de la peau, notamment de la peau de la face et de la moitié supérieure du corps, s'élève, tandis que la température générale intérieure s'abaisse.

Excrétions. — L'excrétion urinaire devient plus abondante sous l'influence du nitrite d'amyle, et, si la dose absorbée n'a pas été trop faible, on trouve du sucre dans l'urine (jusqu'à 2 pour 100) ; la quantité de sucre est le plus abondante peu de temps après les inhalations, puis elle diminue rapidement ; cependant on en trouve souvent pendant vingt-quatre heures (Hoffmann) ; on n'a pas pu en constater la présence dans le sang. Eulenburg et Guttmann attribuent cette élimination de sucre à la dilatation des vaisseaux du foie.

Quelles sont les *causes* des effets produits par le nitrite d'amyle? Les opinions diffèrent sur ce sujet. Voici en quelques mots la théorie proposée par Filehne : 1° Tout d'obord le centre nerveux vaso-moteur se paralyse ; de là proviennent la rougeur et l'abaissement de la pression sanguine. Par suite de cet abaissement, la tonicité dans le centre pneumogastrique subit une diminution ; de là augmentation de la fréquence du pouls. Si l'action du nitrite n'amyle a été plus énergique ou plus prolongée, le système nerveux central tout entier ainsi que le cœur finissent par se paralyser. 2° Par suite de la transformation de la matière colorante du sang en méthémoglobine, une partie de cette matière colorante est devenue impropre pour les échanges gazeux ; de là un état dyspnéique du sang, qui, secondé en cela par les troubles circulatoires ci-dessus signalés, a pour conséquence de rendre la respiration accélérée et plus profonde et de faire naître des convulsions asphyxiques.

Emploi thérapeutique. — Une substance dont les propriétés physiologiques sont si nettement caractérisées se prête facilement à des indications thérapeutiques *à priori*. Aussi n'a-t-on pas manqué de formuler ces indications, et les états morbides qu'on a cherché à combattre avec le nitrite d'amyle sont, avant tout, ceux dont on croit devoir attribuer la cause à un spasme des artères du cerveau. Ainsi le nitrite d'amyle a été employé dans cette forme de migraine qui, d'après ses symptômes, à été comprise sous le nom d'*hémicrânie sympathico-tonique;* certes il n'a jamais guéri la maladie, mais il paraît avoir exercé une action favorable sur les symptômes, avoir coupé les accès ; dans la forme opposée, au contraire, dans celle qui s'accompagne de rougeur de la face, etc., il est sans utilité ; c'est ce que confirment nos observations personnelles.

Plusieurs observateurs ont aussi admis que le nitrite d'amyle pouvait supprimer les véritables accès d'*épilepsie*, ainsi que les accès puerpéraux épileptiformes (éclamptiques), pourvu, bien entendu, que l'existence d'une aura rende possible l'emploi du médicament; d'autres n'ont pu confirmer cette manière de voir. Ce désaccord s'explique, s'il l'on réfléchit que le mécanisme de l'accès épileptique n'est pas toujours le même. Selon nous les inhalations de nitrite d'amyle ne doivent être employées que dans les cas où l'épileptique devient pâle au début de l'accès, dans les cas où les phénomènes sont dus à un spasme des vaisseaux cérébraux ; on s'en abstiendra, au contraire, lorsque la face présente, dès le début de l'accès, un aspect cyanotique. Quel effet produisent ces inhalations lorsque, au commencement de l'accès, la coloration du visage n'éprouve ancun changement? C'est ce que nous apprendra l'expérience. Il va sans dire qu'il n'est pas question ici de guérir l'épilepsie, pas même de rendre les accès moins fréquents ; quelques observateurs ont, au contraire, constaté qu'à la suite d'un usage prolongé du nitrite d'amyle, la fréquence des aura et l'intensité des paroxysmes devenaient plus considérables; toute l'action du nitrite d'amyle se borne, dans les cas favorables, à couper l'attaque commençante.

Le nitrite d'amyle a été beaucoup recommandé contre les accès d'*angine de poitrine*. Des observations connues jusqu'ici il ressort que, dans l'angine de poitrine pure, les inhalations de nitrite d'amyle peuvent faire disparaître, en quelques secondes, l'état de mortelle angoisse et les violentes douleurs, qui accompagnent les accès (Brunton, Smith et autres). Le même effet favorable se produit, dit-on, dans les accès pseudo-sternalgiques, qui se manifestent parfois dans les cas d'altérations valvulaires ; mais ici l'abaissement de la pression sanguine, résultant de l'action du nitrite d'amyle, doit nous obliger à être prudents. — Quant à son utilité dans les *accès d'asthme*, elle n'est pas encore fondée sur des observations concluantes. Nous pouvons en dire autant d'un grand nombre d'états morbides dans lesquels le nitrite d'amyle a été encore recommandé.

Tout récemment on a essayé les inhalations de nitrite d'amyle dans diverses formes d'*amblyopie*, dans celles, par exemple, contre lesquelles on emploie les injections de strychnine. Il s'agissait d'amblyopies ou d'amauroses consécutives à des hémorragies aiguës, ou, en général, de cas où l'examen ophtalmoscopique ne permettait de découvrir rien de particulier, tout au plus peut-être une anémie artérielle du fond de l'œil. Sous l'influence de ces inhalations plusieurs fois répétées (3 à 6 gouttes chaque fois), on a observé une amélioration, ou même une guérison, dans des cas où la strychnine elle-même était restée inefficace.

Doses. — *Nitrite d'amyle*, seulement en inhalations ; 1 à 5 gouttes sur un morceau d'étoffe ou de papier brouillard.

Brunton, Arbeiten aus dem physikalischen Institut zu Leipzig, 1869. — Dictionnaire de médecine et de chirurgie pratiques, art. Nitrite d'amyle, t. XXIV, p. 114. Paris. — Filehne, Pflüger's Archiv für gesammte Physiologie, Band IX, S. 470 ; Archiv für Anatomie und Physiologie, S. 385, 1879. — Giacosa, Zeitschrift für physiologische Chemie, Band III, S. 54. — Jolyet et Regnard, Notes sur les modifications apportées dans les produits de la respiration et sur le sang par les inhalations de nitrite d'amyle (Gazette médicale de Paris, nº 59. 1876). — Mayer (S.), Archiv für experimentelle Pathologie und Pharmakologie, Band V, S. 55. — Ozil (Stanislas), Etude bibliographique et clinique du nitrite d'amyle, thèse de doctorat. Lille, 1880. — Pick, Ueber d. Amylinitrit, 2te Auflage, indic. bibliogr. Berlin, 1877.

VIII. Nitroglycérine

La *nitroglycérine* (glonoïne, dualine, trinitrine), $C^3H^5O^9N^3$, est un liquide huileux, incolore, difficilement soluble dans l'alcool froid, mais miscible avec l'éther ; par l'action de la chaleur ou d'un choc il peut faire explosion avec une violence terrible ; si on l'allume, il s'enflamme rapidement, brûle avec une flamme vive, mais sans produire de détonation. C'est une matière explosible bien connue ; mélangée avec du silex en poudre, elle constitue la dynamite.

Action physiologique. — Chez les animaux à sang froid aussi bien que chez les animaux à sang chaud, la nitroglycérine détermine une paralysie de la sensibilité, de l'excitabilité réflexe et de la motilité volontaire. La respiration et les pulsations cardiaques se ralentissent, après avoir été momentanément accélérées; la température subit un abaissement. L'état dans lequel se trouvent alors les animaux rappelle la période algide du choléra. A l'examen du sang, on trouve, à côté de la bande de l'oxyhémoglobine, celle de la méthémoglobine; l'urine contient du sucre.

Chez l'homme, on voit se manifester les phénomènes suivants : sous l'influence de doses petites, médicamenteuses, céphalalgie, abattement, vertiges; sous l'influence de doses plus élevées, sensation de brûlure dans la gorge, vomissements, douleurs abdominales, puis injection intense de la face et de la conjonctive, fortes pulsations des artères temporales, sueurs avec ou sans frissons; si la dose a été mortelle, affaiblisssement et paralysie des membres, respiration stertoreuse, dyspnée, pouls faible et dicrote, cyanose, extrémités glacées, et enfin mort.

L'administration prolongée de petites doses donne lieu à l'accoutumance, de telle sorte qu'on ne voit plus se produire aucun phénomène fâcheux.

Emploi thérapeutique. — Bien qu'on ne puisse pas encore porter un jugement définitif sur ce médicament, introduit depuis si peu de temps dans la thérapeutique, il ne serait cependant pas permis d'en considérer l'acquisition comme superflue. De même que toute substance médicamenteuse nouvelle, il a été essayé dans les cas les plus divers et de la façon la plus inopportrne; mais, dans certains cas, ses effets avantageux se sont montrés incontestables et parfois même surprenants; nous avons eu fréquemment l'occasion de nous en convaincre.

La nitroglycérine trouve son indication principale dans l'*angine de poitrine*, avec ou sans altérations organiques de l'appareil vasculaire. Lorsque, dans les lésions valvulaires, se manifestent des sensations pénibles, rappelant l'angine de poitrine, l'emploi de la nitroglycérine est alors avantageux, mais ses effets nous ont paru surtout bien marqués dans les cas où la lésion siégait à l'aorte. On a aussi vanté la nitroglycérine contre l'asthme bronchique nerveux; on l'a encore spécialement recommandée contre l'hémicrânie sympathico-tonique. Rossbach l'a vue agir favorablement sur quelques symptômes de l'*atrophie granulaire des reins*, notamment sur l'asthme néphrétique et sur les sensations douloureuses générales. — Si l'on prend la précaution de ne pas dépasser la dose de 0,001, on ne verra que tout à fait exceptionnellement se produire les phénomènes secondaires désagréables, tels que vomissements, vertiges, céphalalgie ou même collapsus.

DOSES. — 0,0005-0,001 *pro dosi;* on s'élèvera peu à peu jusqu'à 0,005-0,01 *pro die*, mais la quantité donnée en une fois ne devra jamais dépasser 1 milligramme. On administre la nitroglycérine dans une solution alcoolique ou dans des tablettes de chocolat.

IX. Iodoforme

L'*iodoforme* ou *triiodure de formyle*, CHI^3, se présente sous la forme de petites lamelles d'une couleur jaune citron, brillantes, grasses au toucher, d'une odeur pénétrante, rappelant un peu celle du safran. Elles entrent en fusion à 120°

environ; elles sont presque insolubles dans l'eau; elles se dissolvent dans 50 parties d'alcool froid, dans environ 10 parties d'alcool bouillant et dans 6 parties d'éther; elles se dissolvent encore facilement dans les huiles grasses et éthérées.

L'iodoforme contient plus des neuf dixièmes de son poids d'iode (96,7 pour 100); il a malgré cela une saveur douce, non caustique.

Action physiologique. — L'iodoforme, découvert en 1822 par Serulas, étudié par Righini, en 1862, au point de vue de ses principales propriétés chimiques et thérapeutiques, n'est entré véritablement dans la pratique qu'en 1879, époque à laquelle Lister le recommanda comme l'antiseptique le plus sûr dans le traitement des ulcérations négligées du pied, en même temps que Moleschott lui prédisait un brillant avenir. Il a été introduit en chirurgie, comme agent de pansement, principalement par Mosetig et Moorhof. Depuis lors, il a été l'objet d'observations extrêmement nombreuses. Vanté outre mesure contre toutes sortes de maladies, il a été enfin l'objet d'études rigoureuses, qui ont ralenti sa marche triomphale: les conséquences nuisibles du traitement par l'iodoforme ont surtout été mises en lumière par König; Kocher, Czerny, Fischer, l'appellent un faible antiseptique, et font spécialement remarquer que les résultats favorables des pansements iodoformés montrent seulement que des antiseptiques même faibles, pouvant être appliqués d'une manière prolongée, suffisent pour maintenir avec certitude l'antisepsie des plaies.

On a publié jusqu'ici plusieurs cas de mort par l'iodoforme; Schede en a vu neuf, König en a observé douze chez des adultes et un chez un enfant, Czerny en signale deux. Mosetig et Moorhof, au contraire, disent n'avoir jamais observé de cas d'intoxication et attribuent ceux qui se sont produits à l'usage simultané de l'acide phénique et de l'iodoforme; l'acide phénique, disent-ils, ayant donné lieu à une irritation des reins, il en est résulté une diminution de leur pouvoir d'élimination, et l'iode a été retenu dans l'organisme.

Les accidents se produisent le plus facilement et avec le plus d'intensité chez les personnes âgées (König). C'est chez les enfants que le danger d'empoisonnement se montre le moindre. Aussi les cas de mort ont-ils presque tous été observés chez des individus avancés en âge.

Effets produits par des doses diverses. — Chez les chiens et chez les chats, des doses de 0,3-1,4 pour 1 kilogramme d'animal, doses administrées à l'intérieur ou en injections sous-cutanées, suffisent pour provoquer des phénomènes narcotiques très manifestes; chez les lapins, au contraire, ces phénomènes ne se manifestent pas, même après l'administration de doses mortelles. A des hommes nous avons fait prendre 1,5-2,0 d'iodoforme par jour, sans donner lieu à aucun effet narcotique appréciable. S'il est permis d'appliquer à l'homme les observations faites sur les chiens, on voit que la dose narcotique pour un homme pesant 60 kilogrammes atteindrait le chiffre énorme de 50 à 80 grammes (Högyes).

On peut considérer comme toxiques les doses supérieures à 10 grammes; dans le plus grand nombre des cas d'intoxication dont König a fait le relevé, la quantité d'iodoforme répandue, le plus souvent en poudre, sur les plaies, avait été de plus de 10 grammes, souvent même de 40, 50, 80 et 100 grammes.

Ce que devient l'iodoforme dans l'organisme et son action fondamentale. — Tandis que les effets produits par le chloroforme sont uniquement dus au chloroforme lui-même, il semble que l'iodoforme, non soluble dans l'eau, doit entièrement ou au moins en majeure partie ses effets à l'atome iode qui s'en dégage. On doit en tout cas remarquer que la molécule iodoforme est presque entièrement composée d'iode. Sur les plaies notamment, les effets locaux désinfectants et excitants de l'iodoforme semblent uniquement provenir de l'iode qui s'en dégage toujours en petite quantité; les effets généraux aussi, particulièrement ceux produits sur le cerveau et sur le cœur, peuvent être provoqués d'une manière entièrement semblable par des inhalations de vapeur d'iode (Binz). Si l'iodure de potassium, à doses relativement élevées, est plus longtemps toloré que l'iodoforme, cela semble simplement démontrer que la molécule iodure de potassium laisse dégager dans l'organisme beaucoup moins d'iode que ne fait l'iodoforme.

Dans l'organisme, l'iodoforme, d'après Binz, Högyes et d'autres, donne naissance à des iodates et à des iodures (iodures de potassium et de sodium). Sous cette forme, l'iode passe avec une grande facilité dans toutes les parties du corps, et devient de nouveau momentanément libre là où, sous l'influence d'un travail cellulaire énergique, il se forme un acide.

Dans le canal intestinal, par exemple, l'iodoforme est dissous par les matières grasses et rendu ainsi apte à être absorbé par les vaisseaux chylifères; pendant son long trajet à travers ces vaisseaux, il laisse dégager de l'iode libre, lequel, par l'action des alcalis, se transforme en iodate, et en iodure. Ces deux sels, en présence des acides des tissus protoplasmatiques, se décomposent et donnent de l'iode libre, lequel exerce ses effets sur les cellules. Se forme-t-il aussi un composé iodo-albumineux, ainsi que le prétend Högyes? Binz ne l'admet pas. L'iodate finit par se réduire peu à peu à l'état d'iodure et apparaît sous cette forme dans l'urine et dans d'autres produits d'excrétion. Mais il semble aussi passer dans l'urine sous la forme d'un composé organique qui n'est pas encore connu; car on a observé des cas dans lesquels le meilleur réactif de l'iode (addition à l'urine d'empois d'amidon, d'acide sulfurique dilué, d'acide azotique fumant et de quelques gouttes de sulfure de carbone) ne permettait de déceler dans l'urine aucune trace d'iode, tandis qu'il en faisait découvrir des quantités assez notables dans les cendres de la même urine soumise à la calcination.

Effets locaux. — *Localement* l'iodoforme n'exerce aucune action irritante ni sur la peau, ni sur les ulcérations cutanées, ni sur les muqueuses; cependant, chez quelques individus, le contact prolongé de l'iodoforme sur la peau donne lieu à de l'eczéma. Des quantités même considérables d'iodoforme peuvent être absorbées par l'estomac, par l'intestin, par la surface péritonéale, sans qu'il en résulte ni injection, ni hyperhémie, ce qui constitue en tout cas un grand avantage en faveur de cette énergique préparation iodée. Les plaies traitées localement par l'iodoforme guérissent sans douleur, sans réaction fébrile ni inflammatoire et en un temps beaucoup plus court que par toute autre méthode de pansement.

Employé en *inhalations* (mélange de Küssner : solution alcoolique à 10 pour 100 émulsionnée avec le triple de son volume d'eau) ou insufflé en poudre fine dans le larynx et la trachée, l'iodoforme ne détermine aucun phénomène inflammatoire; on ne l'a jamais vu non plus produire dans ces cas des effets narcotiques.

Estomac. Organes digestifs. — La plupart des malades ne sont que très peu impressionnés par l'odeur et le goût extrêmement désagréables de l'iodoforme; un grand nombre s'y habituent même rapidement et n'en éprouvent aucune incommodité. Pour un petit nombre d'entre eux seulement ce médicament se montre si désagréable, qu'il en résulte une anorexie persistante et même des vomissements (König). Dans les cas d'intoxication graves il s'est toujours manifesté de l'anorexie, souvent même un catarrhe gastrique.

Chez les lapins, Binz a toujours trouvé, à la suite des injections sous-cutanées d'iodoforme, les muqueuses relâchées et hyperhémiées; de semblables phénomènes de gastrite se montrant aussi à la suite des injections sous-cutanées d'iodate de soude et d'iodure de sodium iodé, Binz les attribue à l'action de l'iode mis en liberté.

Effets généraux. — Ils intéressent principalement le système nerveux, se manifestent toujours à la suite d'un usage prolongé ou de l'administration de doses énormes d'iodoforme et consistent essentiellement en troubles psychiques.

Effets sur le système nerveux. — Les troubles nerveux légers produits par l'iodoforme sont les suivants: céphalalgie persistante, affaiblissement de la mémoire, humeur très changeante, insomnie. On doit considérer ces phénomènes comme les prodromes de troubles plus graves, et, s'ils s'accompagnent d'un accroisssement de la fréquence du pouls, il faut suspendre l'emploi du médicament (König).

Les troubles nerveux plus graves se manifestent en général pendant la nuit. On a vu des malades sauter de leur lit, chercher à s'enfuir, à s'échapper par la fenêtre, poussés manifestement par des hallucinations, par le délire (délire de persécution). En même temps, agités d'une vive inquiétude physique et morale, ils tiraillaient, déchiraient les draps de lit, les pièces de pansement, babillaient sans cesse, étaient pris de véritables accès de délire furieux. Ces accès ne cédaient que très difficilement ou même ne cédaient pas du tout à l'administration des médicaments narcotiques. Chez plusieurs de ces malades, l'amélioration s'est produite à l'arrivée du jour; il n'est resté seulement qu'un affaiblissement de la mémoire; chez d'autres, ces phénomènes ont persisté durant le jour et pendant plusieurs semaines. Les malades finissaient en général par reprendre leur raison pendant le jour et pouvaient dormir pendant la nuit sous l'influence de la morphine; mais la mémoire ne leur revenait que très lentement. Il s'est présenté fréquemment un symptôme très fâcheux; c'est le refus de la nourriture, occasionné par les troubles psychiques en même temps que par le catarrhe gastrique concomitant et par l'anorexie (König). Chez des individus jeunes, l'intoxication iodoformique a pris souvent, à la suite d'une courte période d'excitation, les allures d'une méningo-encéphalite grave: symptômes de paralysie cérébrale générale (perte de connaissance, coma et sopor), évacuation involontaire de l'urine et des matières fécales, faiblesse musculaire très accentuée. Ces accidents ont eu en général la mort pour conséquence.

A l'autopsie, dans les deux formes ci-dessus décrites, tantôt le cerveau n'a présenté rien de particulier, tantôt on y a découvert un œdème de la pie-mère, une leptoméningite chronique.

Respiration et circulation. — Dans les cas d'intoxication chronique, on a observé aussi de la dyspnée; mais il n'est pas démontré que cette dyspnée ne soit pas le fait des troubles de la circulation.

Dans les cas d'intoxication observés chez l'homme, le pouls et l'activité cardiaque se sont montrés ordinairement affaiblis; pouls petit et très fréquent (150 à 180 pulsations). Dans un cas on a observé de véritables accès de parésie cardiaque, survenus à la suite de troubles psychiques qui avaient duré trois semaines. La mort semble avoir été précédée en général par un grand affaiblissement du cœur (Schede, König).

Les globules rouges de sang, chez les lapins soumis à l'usage de l'iodoforme, auraient, dit-on, diminué; ils auraient augmenté chez des hommes syphilitiques (Hoffmann). Les globules blancs, soit à l'intérieur, soit à l'extérieur de l'organisme, sont tués par l'iodoforme, de la même manière que par le phénol, par l'acide salicylique et les substances analogues.

Influence sur les processus de putréfaction. — L'iodoforme, ajouté une seule fois à diverses substances putrescibles, est resté sans influence bien marquée sur les solutions de peptone, mais il a retardé un peu le développement des bactéries dans les solutions de Pasteur et dans les solutions d'extrait de viande; ajouté au sang, il a arrêté pendant trois jours les phénomènes de putréfaction (le sang est de tous les tissus de l'organisme celui qui fait dégager le plus rapidement l'iode de l'iodoforme). Quand l'iodoforme est resté mêlé d'une manière continue aux liquides putrescibles, les phénomènes de putréfaction ont fait entièrement défaut, sans que pourtant le développement des champignons ait été empêché d'une manière correspondante (Mikulicz).

Emploi thérapeutique. — Parmi les nombreuses substances qui, depuis l'introduction de la méthode de pansement de Lister, ont été recommandées pour remplacer le phénol, aucune ne s'est répandue aussi rapidement que l'iodoforme dans la pratique chirurgicale. Cependant les opinions sur son efficacité sont encore très partagées. Tandis que les uns, Mosetig principalement, le préconisent comme un antiseptique précieux, d'autres, Kocher par exemple, lui refusent toute action particulière, et croient que les résultats favorables obtenus à la suite de l'emploi de l'iodoforme doivent être attribués au mode de pansement qu'il comporte. Le plus grand nombre des observateurs sont pourtant d'avis que l'iodoforme est un des meilleurs agents qu'on puisse employer pour maintenir d'une manière sûre et persistante une plaie à l'état d'asepsie.

Il est certain que l'iodoforme peut dans beaucoup de cas remplacer le pansement ordinaire de Lister. Le pansement iodoformé peut être appliqué en très peu de temps, sans qu'il soit besoin d'un matériel coûteux; il peut rester appliqué pendant des jours et même des semaines; il calme la douleur, diminue les sécrétions, n'irrite point la plaie, peut être employé à la surface ou dans les cavités. Tous ces avantages semblent devoir faire de l'iodoforme le premier agent de pansement pour la pratique chirurgicale des armées en campagne; mais les communications sont encore sur cette question très clairsemées.

L'idoforme est encore particulièrement utile et supérieur à tous les autres agents antiseptiques dans le traitement des plaies qui ne s'accommodent pas d'un pansement occlusif, les plaies intra-péritonéales, par exemple (Billroth); il en est de même des plaies qui communiquent avec les cavités buccale, pharyngienne ou nasale, avec le rectum, avec le canal de l'urètre ou la vessie, avec le vagin. Tous les observateurs en ont aussi obtenu des résultats très favorables à la suite des opérations nécessitées par des processus fongueux (scrofuleux ou tuberculeux), et, bien que l'iodoforme ne puisse pas être considéré comme un spécifique contre de telles affections, ainsi que quelques auteurs l'ont pensé, on ne peut cependant disconvenir qu'il ne soit dans ces cas préférable à tous les autres moyens de traitement usités jusqu'ici (König, Gussenbauer, Mikulicz, Mosetig). En général, il s'est montré un bon agent de pansement dans le traitement des diverses plaies ou surfaces ulcéreuses, purulentes, ichoreuses et putrides.

Un inconvénient qu'a présenté l'iodoforme a été de donner lieu quelquefois à des phénomènes toxiques graves et même mortels, phénomènes qui sont survenus dans quelques cas à la suite de l'emploi de quantités relativement petites de cette substance. Ces accidents ont été décrits dans la partie physiologique. Il est juste de dire que de très hautes doses (300 à 400 grammes) ont parfois été tolérées sans aucun inconvénient, et que tous les individus ne sont pas également sensibles à l'action toxique de cette substance (c'est chez les enfants et chez les personnes épuisées que les accidents se produisent le plus facilement); néanmoins, la possibilité d'une intoxication nous commande la plus grande prudence. Pour les usages chirurgicaux, les dangers sont beaucoup moins à craindre, car ici il suffit dans tous les cas de quantités très petites d'iodoforme.

Avant d'être employé en chirurgie, l'iodoforme avait reçu plusieurs applications en dermatologie et dans le traitement de la syphilis; Zeissl l'avait mis en usage dès 1872 pour le pansement des ulcères syphilitiques. Tous les observateurs sont unanimes à lui reconnaître une action favorable dans le traitement des affections vénériennes putrides. Sous son influence, les ulcères phagédéniques perdent rapidement leur mauvaise odeur, le travail de décomposition s'arrête, les granulations flasques disparaissent, et la guérison se produit plus rapidement qu'à la suite de tout autre mode de traitement. L'iodoforme agit-il aussi favorablement contre les formes ultérieures de la syphilis? C'est ce qui n'a pas été encore bien établi. Son administration à l'intérieur, dans la syphilis, ne paraît avoir aucun avantage sur l'administration de l'iodure potassique.

Dans ces dernières années, on a très vivement recommandé l'usage *interne* de l'iodoforme dans le traitement des affections les plus variées; on commence aujourd'hui à revenir sur ce sujet à des idées plus saines et plus modestes. Nous jugeons inutile de citer tous les états morbides contre lesquels l'iodoforme a été préconisé. Agit-il, comme le prétend Moleschott, en favorisant la résorption des épanchements dans les cavités séreuses? Peut-il amener la guérison de l'hydrocéphale aiguë, influencer favorablement la leucémie splénique? Ces faits auraient absolument besoin de confirmation. Quant aux résultats favorables qu'on en a obtenus dans le traitement des névralgies de diverses branches nerveuses, des névralgies articulaires, des cardialgies, ils ne nous paraissent, à l'exception peut-être de ceux obtenus dans les formes syphilitiques, ni plus brillants ni plus positifs que ceux fournis par un grand nombre d'autres agents médicamenteux. On l'a encore recommandé dans le traitement des altérations valvulaires; dans plusieurs cas de notre pratique nous n'avons pu constater sous son influence la moindre modification favorable de l'activité du cœur. Dans le diabète sucré, divers observateurs (Drasche, Pribram et autres) ne l'ont jamais vu donner lieu à une guérison; quand la proportion de sucre diminuait un peu, cela provenait simplement de ce que les malades avaient moins d'appétit ou avaient été pris de diarrhée. Quant aux espérances qu'on avait fondées sur l'iodoforme pour le traitement de la tuberculose, elles ne se sont nullement réalisées; tout au plus peut-on dire que, appliqué localement sur les ulcérations tuberculeuses des muqueuses (larynx, pharynx, nez), il constitue un bon agent de pansement, sous lequel les ulcérations peuvent guérir; mais son action n'est nullement supérieure à celle de l'acide phénique, de l'acide borique, de la créosote ou du thymol.

Doses. — A l'intérieur, 0,02-0,1, plusieurs fois par jour *(jusqu'à* 0,2 *pro dosi! jusqu'à* 1,0 *pro die)*, en poudre, en pilules, dans une solution alcoolique ou éthérée. — A l'extérieur, sous forme de poudre, ou bien en pommade, mêlé en parties égales avec de la vaseline ou du beurre de cacao, ou encore en suspension dans l'eau.

Préparations pour le pansement des plaies : 1° *Gaze iodoformée;* on la prépare en imbibant la gaze hydrophile avec une solution d'iodoforme dans l'éther (1 : 7).

2° *Soie iodoformée*, pour ligatures.

3° *Bâtonnets d'iodoforme ;* on les fabrique avec du beurre de cacao ou de la gélatine glycérinée.

X. Iodol

L'iodol = tétraiodpyrrol = C^4I^4NH, a été obtenu artificiellement en faisant agir l'iode sur le pyrrol (C^4H^5NH); on le prépare en grand au moyen de l'huile animale éthérée (oleum animale Dippelii) et d'une solution d'iodure de potassium. Il représente une poudre composée de prismes brillants, longs de plusieurs millimètres; cette poudre est d'un brun clair; si elle n'est pas parfaitement pure, elle prend, sous l'influence de la lumière, une coloration plus sombre, de sorte qu'on doit la conserver dans l'obscurité. L'iodol a une odeur faible, qui rappelle celle du thymol; il est presque insoluble dans l'eau (1 : 5000); il se dissout facilement dans l'alcool, l'éther, les huiles grasses, le vinaigre. Une solution alcoolique à 20 pour 100 peut se mêler, sans se troubler, avec son volume de glycérine anhydre. Toutes les solutions concentrées d'iodol prennent rapidement une coloration brune; il en est de même de ses mélanges avec les corps gras, avec la vaseline.

L'iodol renferme seulement 88,9 pour 100 d'iode, par conséquent 7,8 pour 100 de moins que l'iodoforme.

Action physiologique. — L'action toxique de l'iodol est moins prononcée que celle de l'iodoforme; d'après Marcus, la dose toxique d'iodol correspondante à 1 kilogramme de lapin est de 1gr,09 à 1gr,6, tandis que la dose toxique d'iodoforme est de 0gr,8 à 1,0. On n'a pas vu l'iodol donner lieu à des effets narcotiques: mais des doses élevées, mortelles, ont déterminé un abaissement de la température et une élimination d'albumine par les urines.

A la suite de l'ingestion de l'iodol, l'élimination de l'iode avec les urines dure cinq semaines, ce qui indique une absorption très lente. Consécutivement à son application à l'extérieur ou à son introduction directe dans le sang, chez les animaux, on n'a jamais observé de phénomènes morbides.

Porté sur les plaies, l'iodol exerce une action légèrement caustique, de sorte que les plaies paraissent comme couvertes d'un très léger voile blanchâtre.

Emploi thérapeutique. — Les usages chirurgicaux de l'iodol ne sont jusqu'ici que très peu répandus : les observations publiées n'autorisent pas à le considérer comme ayant une valeur égale à celle de l'iodoforme, sur lequel il a d'ailleurs l'avantage d'être dépourvu d'odeur désagréable. On ne l'a employé jusqu'ici que dans le traitement des plaies de mauvaise nature, des ulcérations vénériennes et des adénites.

PRÉPARATIONS. — En poudre, on le répand sur les ulcérations. — En solution (iodol 1, alcool 16, glycérine 39), on l'injecte dans des abcès. — Pommades. — Gaze à l'iodol (analogue à la gaze iodoformée), pour le pansement des plaies.

BINZ, Archiv für experimentelle Pathologie und Pharmakologie, Band VIII, S. 309; Virchow's Archiv für pathologische Anatomie, Band LXXXIX. — HÖGYES, Archiv für experimentelle Pathologie und Pharmakologie, Band X, S. 228. — KÖNIG, Ueber Iodoformvergiftung (Centralblatt für Chirurgie, nos 7 u. 8, 1882). — MOLESCHOTT, Wiener medicinische Wochenschrift, 1878. — OBERLAENDER, Centralblatt für die medicinische Wissenschaften, S. 336. Berlin, 1879.

VII

COMPOSÉS AROMATIQUES

Les *composés aromatiques* dérivent tous de la benzine, C^6H^6, qui constitue leur noyau commun ; ils se forment par la substitution à un ou plusieurs atomes d'hydrogène de ce noyau d'autres éléments ou de radicaux composés; c'est pour cette raison qu'on les désigne aussi sous le nom de *dérivés de la benzine.*

Ainsi qu'on le verra par la suite, ces composés, congénères au point de vue chimique, présentent aussi, dans leurs effets physiologiques et leurs propriétés thérapeutiques, de très grandes ressemblances.

Nous étudierons dans un dernier groupe un certain nombre de ces composés, les *huiles éthérées volatiles* (térébenthine et camphre), employés en thérapeutique depuis la plus haute antiquité, et parmi lesquels on a englobé un grand nombre de produits végétaux et animaux, qui grossissent inutilement la matière médicale.

Il est une autre partie de ces composés (produits de distillation du bois) qu'on employait depuis très longtemps sous forme de fumigations, mais sans les connaître, parce qu'on ignorait la composition des substances compliquées qui prennent naissance pendant la combustion. Reichenbach, en extrayant, en 1833, la créosote du goudron de bois et de houille, a fait faire le premier pas à l'étude analytique de ces substances; en 1834, Runge obtint l'acide phénique et fit connaître en même temps ses propriétés anti-putrides.

Désinfection et antisepsie. — Un très grand nombre de ces composés aromatiques *mettent obstacle aux processus de fermentation et de putréfaction;* mêlés avec une substance organique, ils l'empêchent de fermenter, de se putréfier, ou, si cette substance est déjà en fermentation, en putréfaction, leur intervention fait cesser ces processus. Depuis les temps les plus reculés on enfume la viande pour la maintenir à l'abri de toute décomposition, et l'on a pu préserver les cadavres de la putréfaction pendant des milliers d'années en les embaumant avec des substances aromatiques. Reichenbach constata que sa créosote possédait aussi ces propriétés antifermentescibles et antiputrides, et c'est pour cela qu'il lui donna ce nom de créosote, qui signifie conservateur de la viande (κρέας, viande, et σώζεω, je conserve); il attribua ces propriétés à la combinaison de la créosote avec les substances albumineuses. Reichenbach recommanda la créosote,

Lemaire, le phénol, dans le but de préserver la viande, les cadavres, de toute décomposition, et de détruire les foyers morbides (de désinfecter).

Ceci nous conduit à la question, encore bien controversée, de la nature des maladies miasmatiques, contagieuses, septiques, etc. Nous devons esquisser en quelques mots l'état actuel de nos connaissances à ce sujet, en essayant d'apprécier à leur juste valeur les effets physiologiques et l'emploi thérapeutique des agents employés contre ces maladies.

Pasteur admet que la plupart des processus de fermentation et de putréfaction sont déterminés par des organismes inférieurs, des ferments organisés (champignons, bactéries, vibrions); cette opinion gagne de plus en plus du terrain, bien qu'elle ait encore contre elle des objections d'un grand poids : l'influence d'un ferment sur des substances, qu'il modifie chimiquement, ne peut dépendre que de la structure chimique de ce ferment, et nullement de sa forme; et d'ailleurs, on n'a encore aucune idée de la nature de ces processus, considérés comme occasionnés par des organismes; chacun de ces organismes, en effet, est formé de diverses parties, exerce diverses fonctions, et l'on est, en somme, toujours réduit à se demander à laquelle de ces fonctions sont liés les processus de fermentation et de putréfaction. La théorie de Pasteur ne nous permet guère mieux de comprendre ces processus que nous ne comprenons les processus de la digestion de l'albumine après avoir constaté que l'homme digère l'albumine. Quoi qu'il en soit, il ne paraît pas permis de douter aujourd'hui que les organismes inférieurs ne participent réellement, mais d'une manière encore inconnue, aux processus de fermentation et de putréfaction.

N'étant pas encore parvenus à nous faire à ce sujet des idées parfaitement précises, il nous est impossible de décider avec certitude de quoi dépend l'action antifermentescible et antiputride des composés aromatiques, si elle résulte de la destruction des organismes inférieurs ou d'une modification des substances putrescibles elles-mêmes. Hoppe-Seyler a vu des processus de putréfaction s'accomplir sans que les organismes inférieurs fussent tués, aussi bien qu'après leur mort.

Henle, il y a trente ans, avait admis, d'après des considérations purement théoriques, que les maladies contagieuses et miasmatiques étaient vraisemblablement occasionnées par la pénétration et le développement d'organismes inférieurs dans le corps des animaux; depuis lors on est réellement parvenu, dans un grand nombre de maladies, à découvrir, dans le corps, des organismes inférieurs ayant la plus grande ressemblance avec ceux qui se présentent dans les processus de putréfaction. Quelques observateurs se sont donc crus autorisés à considérer ces organismes comme l'unique cause des maladies, de presque toutes les maladies, de même que Pasteur les avait considérés comme la cause de la fermentation et de la putréfaction. Nous voulons bien admettre cette manière de voir, pourvu qu'elle puisse nous donner une idée plus nette de la nature des maladies; malheureusement il n'en est rien, pas plus que la théorie de Pasteur ne nous rend mieux compte des processus de fermentation et de putréfaction. Ici encore se présentent les questions suivantes : Les organismes inférieurs sont-ils, dans leur totalité, la cause des maladies, ou est-ce seulement leurs secreta et excreta? Ou bien sont-ils simplement les porteurs d'un contagium dont la nature nous est encore entièrement inconnue? D'ailleurs, un certain nombre de faits bien positifs tendent à faire admettre qu'un corps à l'état sain ne se laisse pas envahir par ces organismes inférieurs, et qu'il n'y a d'accessible à ces organismes qu'un corps déjà altéré par la maladie; les maladies ne seraient donc pas occasionnées par ces organismes et leur évolution vitale; mais plutôt ces organismes, se trouvant sur un sol favorable, dans un corps déjà affaibli par des altérations pathologiques, s'y multiplieraient prodigieusement.

Un jour peut-être la lumière se fera sur ces questions. En attendant, les médecins, trop souvent forcés de combattre un ennemi dont ils ne connaissent point la nature, se sont en très grande majorité ralliés à l'opinion qui attribue aux organismes inférieurs en question les maladies septiques, contagieuses et miasmatiques, et se sont décidés à les traiter d'après cette manière de voir. Il s'agit d'examiner si le succès a répondu aux espérances.

Remarquez d'abord que la thérapeutique, avec une hardiesse qui lui est ordinaire, identifiant certains processus morbides à des processus de putréfaction (fièvre putride, maladies putrides), a opposé à ces maladies les mêmes agents auxquels depuis longtemps on avait reconnu des propriétés antiputrides.

Voici les résultats provisoires auxquels a conduit cette idée hardie :

1. Les mêmes agents, qui empêchent et arrêtent la fermentation et la putréfaction, peuvent, employés suivant la méthode de Lister, préserver les plaies de la décomposition putride, et l'organisme lui-même de l'infection septique. Alors même que la plaie est déjà atteinte de décomposition putride, on peut, en se servant par exemple de solutions de phénol à 5 pour 100, obtenir encore de très bons résultats (König).

Si la plaie putride a déjà infecté tout l'organisme, s'il s'est développé de la septicémie, de la pyohémie, un érysipèle, les agents antiputrides, administrés intérieurement, peuvent alors tout au plus produire des effets antipyrétiques, mais ils n'exercent point d'action curative sur le procesus morbide; et cela, ainsi que nous l'avons déjà montré, parce que, dans l'organisme, ces agents se transforment en partie en d'autres substances qui ne possèdent plus aucune propriété antiputride et antifermentescible ; c'est ainsi que, après l'absorption des phénols simples (phénol, créosol, thymol) ainsi que de leurs homologues, il se forme des acides éthérosulfuriques inactifs de ces mêmes corps (Bäumann et Herter).

2. C'est une chose remarquable que tant de substances faisant partie de la même catégorie possèdent aussi des *propriétés fébrifuges* ; faut-il attribuer ces propriétés aux mêmes causes auxquelles on attribue les propriétés antiputrides ? On n'en sait rien.

3. De toutes les maladies miasmatiques et contagieuses, il n'en est que très peu qu'on ait pu guérir d'une manière spécifique par l'administration intérieure des médicaments en question ; on peut guérir la *malaria* au moyen de la quinine, le *rhumatisme articulaire aigu* au moyen de l'acide salycilique ; on guérit la syphilis au moyen du mercure et de l'iode, qui jouissent aussi à un haut degré de la propriété de tuer les bactéries ; enfin on a pu guérir la peste embryonnaire (Brutpest) des abeilles au moyen de la médication salicylique (Cech).

Il est possible qu'on arrive à découvrir des substances capables d'agir efficacement contre d'autres maladies infectieuses.

Il serait très important de savoir, au point de vue pratique, quels sont les agents antifermentescibles et antiputrides les plus puissants. Jusqu'ici les expériences faites dans le but de résoudre cette question ont présenté des discordances qui tiennent à ce que la nature du liquide fermentescible ou putrescible, son plus ou moins d'ancienneté, etc., apportent des différences très marquées dans les résultats obtenus.

D'après Binz, c'est le bichlorure de mercure qui est le plus puissant antiputride : puis viennent : le phénol, la quinine, l'acide arsénieux, le sulfate de fer, le chlorure de sodium.

Plugge établit, suivant l'ordre décroissant de la puissance antiputride, la série suivante : phénol, quinine, acide sulfurique, chlore, chlorure de chaux, sulfate de fer.

Les substances qui ont manifesté les propriétés désinfectantes les plus énergiques à l'égard des matières fécales des cholériques sont, d'après Illisch, l'acide nitrique et le phénol ; les effets des substances suivantes ont été plus faibles ; acides sulfurique, chlorhydrique, essence de térébenthine, vinaigre de bois brut, sulfates de cuivre, de zinc, de fer, alun, tannin, solution neutre de perchlorure de fer, chlorure de sodium.

D'après Fleck, c'est le sulfate d'alumine qui s'oppose avec le plus d'énergie à la putréfaction de l'urine ; puis viennent le tannin, l'acide benzoïque, l'acide salicylique, et enfin le phénol.

L. Buchholtz a observé la résistance d'organismes inférieurs de même espèce (*micrococcos* et *microbacterium*, Billroth) dans un liquide alimentaire toujours le même (solution de 10 grammes sucre candi, 1 gramme tartrate d'ammoniaque, et 0gr,5 de phosphate de potassium, dans 100 grammes d'eau), et voici les résultats auxquels il est arrivé :

EMPÊCHENT LE DÉVELOPPEMENT DES BACTÉRIES	AU DEGRÉ DE DILUTION SUIVANT :	DÉTRUISENT LE POUVOIR DE REPRODUCTION DES BACTÉRIES	AU DEGRÉ DE DILUTION SUIVANT :
Bichlorure de mercure	1 : 20 000	Chlore	1 : 25 000
Thymol	1 : 2 000	Iode	1 : 5 000
Benzoate de sodium	1 : 2 000	Brome	1 : 3 333
Créosote Essence de thym Carvol Acide benzoïque Acide méthylsalicylique	1 : 1 000	Acide sulfureux	1 : 666
		Acide salicylique	1 : 312
		Acide benzoïque	1 : 250
		Acide méthylsalicylique Thymol Carvol	1 : 200
Acide salicylique Eucalyptol	1 : 666	Acide sulfurique	1 : 161
Essence de carvi	1 : 500	Créosote	1 : 100
Salicylate de soude	1 : 250	Phénol	1 : 25
Phénol Quinine	1 : 200	Alcool	1 : 4,5
Acide sulfurique	1 : 151		
Acide borique Sulfate de cuivre	1 : 133		
Acide chlorhydrique	1 : 75		
Sulfate de zinc Alcool	1 : 50		

ACTION DE QUELQUES ANTISEPTIQU[illegible]

ANTISEPTIQUES	DOSE LA PLUS PETITE		DOSE LA PLUS PETITE	
	Qui soit capable d'empêcher le développement de bactéries dans une eau de viande tout récemment corrompue.	Capable de supprimer le pouvoir de reproduction des bactéries	Capable de tuer des bactéries développées et se mouvant vivement dans de l'eau de viande	Capable de détruire le pouvoir de reproduct[illegible] de ces bactéries
Sublimé	**1 : 25.250** (mais non 1 : 50.250)	**1 : 10.250** (mais non 1 : 12.750)	**1 : 5.805** (mais non 1 : 6.500)	**1 : 1.25[illegible]** (mais non 1 : 5.25[illegible]
Acide salicylique	**1 : 1.003** (mais non 1 : 1.121)	**1 : 343** (mais non 1 : 454)	**1 : 60** (mais non 1 : 78)	— (mais non 1 : 35)
Acétate d'aluminium	**1 : 4.268** (mais non 1 : 5.435)	**1 : 59** (mais non 1 : 80)	**1 : 427** (mais non 1 : 835)	**1 : 64** (mais non 1 : 92)
Boro-salicylate de sodium	**1 : 2.860** (mais non 1 : 3.777)	**1 : 303** (mais non 1 : 394)	**1 : 72** (mais non 1 : 110)	**1 : 30** (mais non 1 : 50)
Biborate de sodium	**1 : 62** (mais non 1 : 77)	— (non 1 : 14)	**1 : 48** (mais non 1 : 69)	— (non 1 : 12)
Alcool	**1 : 21** (mais non 1 : 34)	1 : 4,5 (mais non 1 : 7,79)	**1 : 4,5** (mais non 1 : 6,09)	**1 : 1,18** —
Chloroforme	**1 : 89,5** (mais non 1 : 111,7)	— (non 1 : 0,8)	**1 : 111,7** (mais non 1 : 134)	**1 : 111,**[illegible] —
Acide phénique	**1 : 669** (mais non 1 : 1.002)	**1 : 22** (mais non 1 : 42)	**1 : 22** (mais non 1 : 42)	**1 : 2,66** (mais non 1 : 4)
Hypochlorite de chaux	**1 : 11.135** (mais non 1 : 13.092)	**1 . 488** (mais non 1 : 678)	**1 : 3.710** (mais non 1 : 4.460)	**1 : 170** (mais non 1 : 258)
Thymol	**1 : 1.340** (mais non 1 : 2.229)	**1 : 109** (mais non 1 : 212)	**1 : 1.340** —	**1 : 20** (mais non 1 : 136)
Acide sulfureux	**1 : 6.448** (mais non 1 : 8.515)	**1 : 135** (mais non 1 : 223)	**1 : 2.009** (mais non 1 : 4.985)	**1 : 190** (mais non 1 : 273)
Essence de moutarde	**1 : 3.353** —	**1 : 220** —	**1 : 591** —	**1 : 28** —
Eucalyptol	**1 : 14** (mais non 1 : 20)	— (non 1 : 2,03)	**1 : 116** (mais non 1 : 205)	— (non 1 : 5,83
Acide sulfurique	**1 : 5.734** (mais non 1 : 8.020)	**1 : 205** (mais non 1 : 306)	**1 : 2.020** (mais non 1 : 3.353)	**1 : 116** (mais non 1 : 205)
Acide benzoïque	**1 . 2.867** (mais non 1 : 4.020)	**1 : 50** (mais non 1 : 77)	**1 : 410** (mais non 1 : 510)	**1 : 121** (mais non 1 : 210)
Acide picrique	**1 : 2.005** (mais non 1 : 3.041)	**1 : 706** (mais non 1 : 841)	**1 : 1.001** (mais non 1 : 1.433)	**1 : 150** (mais non 1 : 200)
Chlore	**1 : 30.208** (mais non 1 : 37.649)	**1 : 4.911** (mais non 1 : 6.828)	**1 : 22.768** —	**1 : 491** —
Brome	**1 : 6.308** —	**1 : 769** (mais non 1 : 1.912)	**1 : 2.550** (mais non 1 : 4.050)	**1 : 336** (mais non 1 : 550)
Iode	**1 : 5.020** (mais non 1 : 6.687)	— —	**1 : 1.548** (mais non 1 : 2.010)	**1 : 410** —
Permanganate de potasse	**1 : 1.001** —	**1 : 100** —	**1 : 150** —	**1 : 150** —
Chlorate de potasse	— (non 1 : 30)	— —	— —	— —

LES BACTÉRIES

DOSE LA PLUS PETITE		DOSE LA PLUS PETITE	
[Ca]pable d'arrêter dans leur [dé]veloppement les bactéries [tomb]ant de l'air dans de l'eau de viande *bouillie*	Capable de détruire le pouvoir de reproduction de ces bactéries	Capable d'arrêter dans leur développement les bactéries tombant de l'air dans de l'eau de viande *non bouillie*	Capable de détruire le pouvoir de reproduction de ces bactéries
1 : 10.250 (mais non 1 : 12.750)	1 : 6.500 (mais non 1 : 603)	1 : 7.168 (mais non 1 : 8.358)	1 : 2.525 (mais non 1 : 3.350)
1 : 3.003 (mais non 1 : 6.003)	1 . 603 (mais non 1 : 1.003)	1 : 1.121 (mais non 1 : 1.677)	1 : 343 (mais non 1 : 450)
1 : 4.268 (mais non 1 : 4.778)	1 : 937 (mais non 1 : 1.244)	1 : 6.310 (mais non 1 : 7.500)	1 : 478 (mais non 1 : 584)
1 : 1.343 (mais non 1 : 1.694)	1 : 35 (mais non 1 : 50)	1 : 2.860 (mais non 1 : 3.777)	1 : 35 (mais non 1 : 50)
1 : 30 (mais non 1 : 43)	— (non 1 : 14)	1 : 107 (mais non 1 : 161)	— (non 1 : 37)
1 : 11,18 —	1 : 1,77 —	1 : 21,34 —	— (non 1 : 1,42)
— —	— —	1 : 103 —	— (non 1 : 1,22)
1 : 402 (mais non 1 : 502)	1 : 22 (mais non 1 : 42)	1 : 502 (mais non 1 : 669)	— (non 1 : 10)
1 : 3.148 —	1 : 109 —	1 : 286 —	1 : 153 —
1 : 1.340 (mais non 1 : 2.229)	1 : 109 —	1 : 1.340 (mais non 1 : 2.229)	1 : 20 —
1 : 8.515 (mais non 1 : 12.649)	1 : 325 —	1 : 12.649 —	1 : 135 —
1 : 3.353 (mais non 1 : 5.734)	1 : 77 (mais non 1 : 108)	1 : 3.353 (mais non 1 : 5.734)	1 : 40 (mais non 1 : 166)
1 : 20 (mais non 1 : 29)	— (non 1 : 14)	1 : 205 (mais non 1 : 308)	— (non 1 : 30)
1 : 5.734 —	1 : 306 —	1 : 3.353 —	1 : 72 —
1 : 2.877 —	1 : 50 —	1 : 1.439 —	1 : 77 —
1 : 1.001 —	1 : 200 —	1 : 1.001 —	1 : 100 —
1 : 28.881 —	1 : 1.008 —	1 : 15.606 —	1 : 1.061 —
1 : 13.931 —	1 : 493 —	1 : 6.597 —	1 : 875 —
1 : 10.020 —	1 : 510 —	1 : 2.010 —	1 : 843 —
1 : 2.005 (mais non 1 : 3.041)	1 : 101 (mais non 1 : 150)	1 : 300 (mais non 1 : 403)	1 : 35 (mais non 1 : 50)
— —	— —	— (non 1 : 13)	— —

Jalan de la Croix a étudié l'action de quelques antiseptiques sur les bactéries de l'*eau de viande* obtenue en arrosant de la viande avec de l'eau (voyez, pages 422 et 423, le tableau indiquant le résultat de ces expériences).

Ces recherches laborieuses montrent combien sont grandes les différences d'énergie des divers antiseptiques ; elles font voir encore que, pour détruire la faculté de reproduction des bactéries, il faut des concentrations beaucoup plus fortes que pour supprimer leur vitalité.

Bien que les résultats des expériences ci-dessus ne soient pas toujours très concordants ni d'une exactitude toujours parfaite, ils n'en démontrent pas moins que les composés aromatiques jouissent de la propriété de mettre obstacle aux processus de fermentation et de putréfaction, qu'ils sont doués à un haut degré du pouvoir de tuer les organismes inférieurs et qu'ils ne sont surpassés sous ce rapport que par le bichlorure de mercure, le chlore, le brome, l'iode, l'acide sulfureux et l'acide sulfurique.

Action désinfectante dans les maladies infectieuses

Ce serait une grande erreur de croire que des expériences ci-dessus on puisse tirer des conclusions au sujet de la puissance désinfectante des agents en question ou de leur force curative dans les maladies infectieuses. Il n'est pas même probable, en effet, que les bactéries cultivées dans des liquides nutritifs se comportent de la même manière que les germes infectieux. Et si la même bactérie, cultivée dans des solutions nutritives différentes, se comporte d'une manière si différente à l'égard des substances capables de la tuer, combien doivent être encore plus grandes les diversités offertes par les germes infectieux de l'organisme vivant ! Combien plus grande doit-être en outre la puissance vitale que possèdent les germes des micro-organismes, c'est-à-dire leurs spores, relativement aux formes développées ! Parce qu'une substance médicamenteuse tue certains organismes inférieurs, on ne peut donc pas lui attribuer une action désinfectante ; mais il faut pour cela avoir sûrement établi que ces organismes inférieurs, portés dans des conditions nouvelles, ont aussi entièrement perdu, sous l'influence de la substance, médicamenteuse, leur faculté de se développer et de se reproduire. Il n'est pas davantage permis de tirer des conclusions générales, après avoir constaté l'action d'un médicament sur une seule sorte de micro-organisme dans une seule et même solution nutritive ; chaque expérience n'est valable que pour le fait isolé correspondant. Toutes ces considérations sont développées très nettement dans le remarquable travail de R. Koch, qui a pris grand soin d'éviter, dans ses expériences, toute cause d'erreur. Voici les faits remarquables qu'il a mis en lumière :

1. Des fils de soie ayant été infectés avec des SPORES du *sang de rate*, il a fallu les maintenir :

Pendant 7 jours dans une solution d'acide phénique à 7 pour 100,
— 3 jours — — à 4 pour 100,
— 2 jours — — à 5 pour 100,

pour que la possibilité du développement de ces spores fût entièrement supprimée.

Or, les agents de désinfection, *pour être pratiquement utilisables*, doivent agir rapidement (dans 24 heures environ), parce que l'évaporation fait diminuer leur richesse en substance active ; il résulte donc de là qu'*une solution de phénol à*

5 pour 100 ne serait pas suffisante pour donner lieu à une action désinfectante certaine sur les spores du sang de rate, et que, pour arriver à ce résultat, une solution à 10 pour 100 serait peut-être nécessaire.

2. Au contraire, des matières ayant été infectées avec des BACILLES *du sang de rate* (avec absence certaine de spores), *une solution de phénol à 0,5 pour 100 a suffi pour produire des effets désinfectants.* Ayant mêlé du sang d'un animal atteint de sang de rate avec une quantité égale d'une solution de phénol à 1 pour 100, et ayant injecté, au bout de peu de temps, ce mélange sous la peau d'un autre animal, on a constaté que cet animal n'en était nullement infecté et qu'il ne présentait aucun phénomène morbide appréciable.

L'acide phénique est donc un excellent moyen de destruction pour une certaine catégorie de micro-organismes, et l'on peut même dire pour le plus grand nombre d'entre eux.

3. Le développement des SPORES du sang de rate et leur passage à l'état de bacilles, dans une solution nutritive appropriée, par exemple dans le *sérum sanguin*, a pu être complètement empêché, quand on faisait dissoudre dans 850 parties de la solution nutritive 1 partie d'acide phénique pur.

Ces nombres, comme on le voit, concordent assez bien avec ceux obtenus par Jalan de la Croix au sujet de l'action de l'acide phénique sur le développement des bactéries de l'eau de viande.

Il est d'autres bactéries qui sont moins influencées par l'acide phénique ; c'est ce que R. Koch a déjà pu constater par les expériences en question, en voyant que, dans quelques vases, dans lesquels l'addition d'acide phénique empêchait le développement des spores du sang de rate, il se développait d'autres bactéries provenant de germes atmosphériques tombés accidentellement dans ces vases.

4. L'*acide phénique sous forme de vapeur* ne produit des effets désinfectants qu'avec l'aide d'une très haute température. De la terre imprégnée de bacilles ayant été exposée d'une manière continue à des vapeurs d'acide phénique, pendant 45 jours et à une température de 15 à 20° C., on constata au bout de ce temps, c'est-à-dire au bout d'un mois et demi, que les bacilles y étaient aussi vivantes et aussi susceptibles de développement que dans un autre échantillon de terre répandue également sur de la gélatine nutritive et qui n'avait point été traitée par l'acide phénique. Une température de 75°, agissant en même temps pendant deux heures, fut même insuffisante pour détruire complètement tous les germes.

5. Les *composés de phénol* sont tous bien inférieurs à l'acide phénique sous le rapport de leur efficacité contre les bacilles du sang de rate ; celui qui se rapproche le plus du phénol est le sulfo-phénate de zinc ; celui dont les effets se sont montrés le plus faibles est le sulfo-phénate de sodium. Le vinaigre de bois brut non dilué n'agit pas avec plus d'intensité qu'une solution à 5 pour 100 d'acide phénique ; le goudron de bois et de houille s'est montré complètement inactif.

6. *Dissous dans l'huile ou dans l'alcool, l'acide phénique ne manifeste pas la moindre action désinfectante ;* il en est de même de l'acide salicylique, du thymol. L'iode en solution alcoolique a une puissance de désinfection beaucoup moindre qu'en solution aqueuse. Non seulement les spores, mais encore les bacilles du sang de rate, lesquelles, comme nous l'avons vu, sont beaucoup plus sensibles que les spores à l'action du phénol, après être restées pendant plus d'un quart d'année dans de l'huile phéniquée à 5 pour 100, n'avaient éprouvé dans leur activité vitale aucune modification.

C'est seulement lorsque l'huile phéniquée se met en contact avec des substances contenant de l'eau, lorsqu'elle est appliquée sur des plaies, par exemple, qu'elle laisse dégager en partie de l'acide phénique, lequel exerce alors son action antiseptique. Mais sur des matières entièrement sèches l'huile phéniquée ne produit pas plus d'effet que de l'huile pure.

7. L'acide phénique n'ayant manifesté sur le poison du sang de rate qu'une influence très restreinte, R. Koch a voulu voir comment se comporteraient dans les mêmes cas les autres substances vantées comme désinfectantes. Il s'est encore servi pour ces expériences de fils de soie imprégnés de SPORES *du sang de rate.* « *Une substance qui, en peu de temps, détruit la faculté de développement de ces spores, possède aussi, d'après toutes les observations faites jusqu'ici, la propriété de tuer, dans le même temps à peu près et dans le même état de concentration, tous les autres germes de micro-organismes. D'un autre côté, une substance qui n'est pas capable de venir à bout de germes d'infection aussi caractérisés que le sont les spores du sang de rate, ne peut pas être considérée comme un sûr agent de désinfection.* » Voici à quels résultats ont conduit les expériences de Koch :

De l'eau distillée ainsi que de l'eau de pluie, après avoir agi pendant trois mois sur les spores en question, n'avaient pas affaibli le moins du monde, contrairement à l'observation de Nägeli, ni leur faculté de développement, ni leur puissance infectante.

La *glycérine et l'alcool* (ce dernier dilué dans les proportions de 1 : 1 et de 1 : 2), à la suite d'une action qui avait duré jusqu'à 4 mois, ne s'étaient pas montrés capables de supprimer la faculté de développement des spores du sang de rate.

L'*acide chlorhydrique* (2 pour 100), l'*acide sulfurique* (1 pour 100), l'*acide sulfureux et leurs sels*, le *chlorure de sodium* et le *chlorure de calcium*, les *sels métalliques* en général, n'ont manifesté qu'une efficacité excessivement faible; ainsi, par exemple, une *solution de perchlorure de fer* à 5 pour 100 n'avait pas encore, au bout de deux jours, tué ou rendu incapables de se développer les spores du sang de rate; n'avaient pas produit plus d'effet, après une action de 2 à 12 jours, les *solutions*, à 5 pour 100, de *sulfate de zinc*, de *sulfate de cuivre*, de *sulfate de protoxyde de fer*, de *sulfate d'alumine*, de *chromate et de bichromate de potassium*, d'*alun de chrome*. Une *solution de chlorure de zinc*, à 5 pour 100, ne porta pas la moindre atteinte à des spores de sang de rate qui, pendant tout un mois, avaient séjourné dans cette solution.

L'*acide borique*, le *borax*, le *chlorate de potassium*, l'*acide benzoïque*, le *benzoate de sodium*, l'*acide cinnamique* et la *quinine*, n'ont manifesté qu'une influence remarquablement faible sur la vie des spores du sang de rate; ainsi, des spores ont pu séjourner pendant 70 jours dans une solution saturée d'acide benzoïque, sans perdre leur faculté de développement. Aussi peu actives ont été les solutions alcooliques de thymol (5 pour 100), d'acide salicylique (5 pour 100); ces substances n'ont pas été expérimentées à l'état de solution aqueuse.

L'*indol et le scatol*, en solution concentrée, n'ont pas produit, même après avoir agi pendant deux mois et demi, le moindre effet désinfectant.

Le *sulfure de carbone*, le *chloroforme*, le *benzol*, le *pétrole*, se sont aussi montrés dépourvus de toute action désinfectante appréciable. Au contraire, deux substances chargées d'ozone, l'éther et l'essence de térébenthine, après avoir agi, le premier pendant 8 jours, la seconde pendant 1 jour, n'ont laissé développer que quelques rares spores de sang de rate.

Il n'y a eu que les solutions aqueuses de *chlore*, de *brome* (2 pour 100) et d'*iode*, ainsi que celles de *sublimé* (1 pour 100) et d'*acide osmique* (1 pour 100), qui aient été capables de tuer, en 24 heures, les spores de sang de rate placées dans ces solutions; une solution d'arsenic à 1/10 pour 100 n'a pu les tuer qu'en 10 jours ; le permanganate de potasse, en solution à 1 pour 100, n'a pu produire le même effet; il a fallu pour cela une solution à 5 pour 100.

8. R. Koch a fait encore d'autres expériences semblables sur l'action exercée par un grand nombre de substances sur les BACILLES *du sang de rate.*

Il est résulté de ces expériences, d'abord, que des bacilles du sang de rate conservées dans de l'eau ont montré beaucoup moins de résistance à l'égard des antiseptiques que celles cultivées dans une solution nutritive (solution peptonisée d'extrait de viande); le terrain sur lequel vivent les bacilles a donc une grande importance pour leur puissance vitale. Il suffit, par exemple, pour tuer les premières, de traces d'iode, tandis que les secondes ne peuvent l'être que par des solutions dont la concentration est au moins de 1 : 5000.

Il en est résulté encore que les bacilles se comportent, sous beaucoup de rapports, autrement que les spores; il a été constaté notamment que, dans la solution de viande peptonisée, elles se laissent influencer relativement peu par les mêmes substances (iode, chlore), qui s'étaient montrées particulièrement toxiques sur les spores.

Le tableau suivant montre quels sont les degrés de concentration auxquels diverses substances sont capables d'entraver ou de supprimer complètement le développement des BACILLES *du sang de rate* dans une solution de viande peptonisée; les substances qui sont douées au plus haut degré du pouvoir de tuer les bacilles viennent en premier lieu; les plus faibles sont à la fin.

SUBSTANCES EXPÉRIMENTÉES	Degré de concentration auquel l'accroissement des bacilles a commencé à être entravé	Degré de concentration auquel l'accroissement des bacilles a été entièrement supprimé
Sublimé	1 : 1.000.000	1 : 300.000
Essence de moutarde	1 : 330.000	1 : 33.000
Alcool allylique	1 : 160.000	—
Arsénite de potassium	1 : 100.000	1 : 10.000
Thymol	1 : 80.000	—
Essence de térébenthine	1 : 75.000	—
Acide cyanhydrique	1 : 40.000	1 : 8.000
Essence de menthe poivrée	1 : 33.000	—
Acide chromique	1 : 10.000	1 : 5.000
Acide picrique	1 : 10.000	supérieur à 1 : 4.000
Iode	1 : 5.000	—
Essence de girofle	1 : 5.000	—
Acide salicylique	1 : 3.300	1 : 1.500
Permanganate de potasse	1 : 3.000	—
Camphre	1 : 2.500	1 : 1.250
Eucalyptol	1 : 2.500	supérieur à 1 : 800
Acide chlorhydrique	1 : 2.500	—
Borax	1 : 2.000	1 : 700
Acide benzoïque	1 : 2.000	—
Brome	1 : 1.500	—
Iode	1 : 1.500	—
Acide phénique	1 : 1.250	—
Acide borique	1 : 1.250	1 : 800
Hydrate de chloral	1 : 1.000	supérieur à 1 : 400
Quinine	1 : 830	1 : 625
Sulfure de calcium	1 : 350	—
Chlorate de potasse	1 : 250	—
Acide acétique	1 : 250	—
Vinaigre de bois, brut	1 : 250	—
Sulfure de sodium	supérieur à 1 : 250	—
Benzoate de soude	1 : 200	—
Alcool éthylique	1 : 100	1 : 12
Acétone	supérieur à 1 : 100	—
Sel marin	1 : 64	supérieur à 1 : 24

Remarquez combien est faible l'action de l'acide phénique, de l'acide borique, etc. relativement à celle du thymol, de l'alcool allylique et surtout du sublimé!

Quant au chlorure de chaux, à l'alun, au sulfate de fer, au sulfate de zinc, à l'acétate de plomb, les proportions n'ont pu être déterminées exactement à cause de la formation de précipités.

9. En distinguant les agents désinfectants proprement dits, c'est-à-dire ceux qui détruisent complètement les micro-organismes, et les agents antiseptiques, c'est-à-dire ceux qui jouissent de la propriété de s'opposer à leur développement, on voit, d'après les recherches de Koch, que les agents désinfectants, auxquels on pourrait penser pour les besoins de la pratique, sont le *chlore*, le *brome* et le *sublimé*, et que ceux qui sont doués au plus degré de propriétés antiseptiques sont le *sublimé* et quelques *huiles éthérées*, le *thymol* et l'*alcool allylique*.

De nouvelles expériences ont appris à Koch que le *sublimé* était, de tous les agents du même genre, celui qui était le mieux approprié aux besoins de la pratique; une application de sublimé, à 1 : 1000, suffit à elle seule pour tuer en quelques minutes tous les germes des micro-organismes, même les plus résistants. Une solution à 1 : 5000, appliquée une seule fois, suffirait même dans le plus grand nombre des cas. Une solution à 1 : 20.000, laissée même en contact pendant un certain temps avec la matière à désinfecter, n'a déjà plus qu'une action incertaine. On peut objecter que les propriétés fortement toxiques du sublimé s'opposent à la généralisation de son emploi dans la pratique; mais il faut considérer que cette substance a une action très rapide et très sûre ; un quart d'heure, une demi-heure de contact avec l'objet à désinfecter, suffisent parfaitement, et l'on peut alors débarrasser à grande eau cet objet du sublimé qui le recouvre. Il faut encore tenir compte du prix peu élevé auquel revient l'opération ; Koch a calculé que la désinfection de la cale d'un vaisseau au moyen du sublimé nécessite une quantité de substance dont le prix ne s'élève pas au delà de 4 francs, tandis que la quantité d'acide phénique nécessaire pour produire le même résultat ne coûterait pas moins de 38 francs.

10. D'après les nouvelles recherches de Koch, la puissance antiseptique du sublimé dans l'intérieur de l'organisme animal n'est nullement en rapport avec sa puissance désinfectante en dehors de cet organisme. Après avoir injecté à des animaux une quantité de sublimé bien supérieure à celle qui aurait été nécessaire pour détruire tous les germes du sang de rate en dehors de l'organisme, Koch leur inocula ensuite les germes de cette maladie ; tous ces animaux, qui auraient dû rester indemnes, moururent cependant avec rapidité en présentant tous les symptômes du sang de rate, et cela bien qu'on eût continué à leur injceter du sublimé après l'éclosion de la maladie.

On doit donc admettre, ou bien que le sublimé ne se distribue pas uniformément dans l'organisme, ou bien qu'il s'élimine trop rapidement pour qu'il puisse rester assez longtemps à l'état de concentration nécessaire, ou bien enfin qu'il subit, dans l'organisme animal, des transformations qui suppriment sa puissance antiseptique.

Antipyrèse

Les composés aromatiques fournissant les agents fébrifuges les plus énergiques (je citerai le *phénol*, l'*acide salicylique*, la *résorcine*, l'*hydrochinon*, l'*antifébrine*, les *bases de chinoline*, la *kaïrine*, l'*antipyrine*, la *thalline)*, nous croyons devoir indiquer ici les hypothèses émises sur les causes de cette action importante. Ces hypothèses sont au nombre de 5 : 1° Ces substances agissent sur les appareils nerveux centraux régulateurs de la température (Filehne) ; 2° ils détruisent les ferments organisés qui occasionnent la fièvre (Binz), et exercent donc non seulement une action antipyrétique, mais encore une action spécifique contre les causes des maladies ; 3° ils font diminuer les processus d'oxydation dans toutes les cellules du corps et réduisent par conséquent le développement de la chaleur (Binz) ; 4° ils feraient augmenter la déperdition de la chaleur (Murri) ; 5° enfin, en même temps qu'ils feraient augmenter la déperdition de la chaleur animale, ils en feraient diminuer le développement.

La première hypothèse semblerait particulièrement applicable à la kaïrine et aux substances analogues ; la seconde et la troisième conviendraient à la quinine.

I. Phénol, acide phénique

Le *phénol* ou *carbol*, $C^6H^5.OH$, appelé encore *phénylalcool*, *hydroxybenzol*, *acide phénique*, *acide carbolique*, ne possède absolument aucun caractère d'acidité ; ainsi il ne décompose pas les carbonates ; au contraire l'acide carbonique le dégage de ses combinaisons métalliques ; il ne rougit pas non plus le papier de tournesol. Il se distingue, en outre, des alcools en ce que l'atome d'hydrogène, dans son hydroxyle (OH), se laisse beaucoup plus facilement remplacer par les métaux fortement basiques. Aussi ferait-on bien de rejeter la plupart des dénominations sous lesquelles il a été désigné, et de ne conserver que celle de « phénol », qui d'ailleurs commence à se généraliser.

Le phénol est l'élément principal de l'huile lourde de goudron de houille, dont on le retire en grand.

Le phénol pur, tout à fait anhydre, cristallise en gros prismes incolores, qui fondent à 40 degrés, qui se dissolvent dans 15 parties d'eau et, en toutes proportions, dans l'alcool et l'éther.

Mais les phénols prescrits par la pharmacopée allemande ne représentent nullement des substances chimiquement pures. 1. Son *acide phénique cristallisé* est une masse cristalline (longs cristaux taillés en pointe), incolore ou légèrement rougeâtre, d'une réaction neutre, d'une odeur empyreumatique particulière, d'un goût piquant ; elle fond à la température de 35 à 44° en un liquide fortement réfringent, bout à 180°, est soluble dans 20 parties d'eau et se dissout en toutes proportions dans l'éther, le chloroforme, le sulfure de carbone et la glycérine. *C'est la seule préparation qui doive être employée en thérapeutique.* — Son *acide phénique brut* est un liquide brun rougeâtre, plus ou moins transparent, d'une odeur fortement empyreumatique ; il est très peu soluble dans l'eau, il se dissout mieux dans l'alcool, et le mieux dans une solution bouillante de soude caustique ; il doit contenir au moins 50 pour 100 d'acide phénique pur ; *il ne doit être mis en usage que pour la désinfection des fosses d'aisances*, etc.

L'acide phénique étant solide à la température ordinaire, son usage serait incommode ; c'est pour cette raison, entre autres, que la pharmacopée prescrit une troisième préparation, l'*acide phénique liquide*, mélange de 100 parties d'acide phénique et de 10 parties d'eau ; c'est un liquide incolore, ayant l'odeur de l'acide phénique et se dissolvant dans 18 parties d'eau.

Action physiologique. — Le phénol étant surtout employé à l'extérieur, comme antiputride, antifermentescible, et son usage à l'intérieur se limitant de plus en plus, nous commencerons à l'étudier sous le point de vue énoncé en premier lieu.

Action du phénol sur les ferments, les principes virulents, les processus de fermentation et de putréfaction

Les *ferments chimiques*, tels que la pepsine, la ptyaline, l'émulsine, la myrosine, nécessitent l'action prolongée de solutions assez concentrées de phénol, plusieurs même exigent l'intervention du phénol en substance, pour perdre leurs effets physiologiques sur l'albumine, l'amidon, l'amygdaline, la sinigrine (Lemaire, Buchheim et W. Buchholtz, Plugge). De même le pouvoir catalytique d'un grand nombre de ferments sur le peroxyde d'hydrogène n'est que peu affaibli par le phénol (Schär).

Les *ferments organisés*, au contraire, ne demandent, pour être détruits, que des solutions beaucoup plus faibles de phénol ; cependant, ainsi que nous l'avons vu dans l'introduction, le phénol n'occupe qu'un rang inférieur dans la série des substances destructives des ferments. D'après Lemaire, les bactéries et les vibrions des substances en putréfaction sont détruits par l'addition de 0,1 pour 100 de phénol. L. Buchholtz admet, pour les bactéries cultivées dans des liquides alimentaires artificiels, que leur développement est sûrement empêché par l'addition de 0,2-0,5 pour 100 du phénol, mais que, pour détruire définitivement leur pouvoir de reproduction, il faut en ajouter 40 pour 100 ; il est d'accord en cela avec Sanderson, Hoppe-Seyler et Paschutin.

Pour tuer les infusoires, il faut en moyenne 1 pour 100 de phénol ; d'après Plugge, 0,1 pour 100 suffirait.

La faculté germinative des spores des champignons est supprimée par 0,06 pour 100 de phénol (Manassëin) ; celle de la moisissure l'est par 1 pour 100 (Plugge). Les champignons de la levûre perdent leurs propriétés excitantes de la fermentation par l'action, prolongée vingt-quatre heures, de 0,2 pour 100 de phénol (W. Buchholtz).

Principes virulents. — Ces principes n'étant pas encore bien connus, l'influence qu'ils subissent de la part du phénol n'a pu encore être déterminée positivement. Voici tout ce que nous savons sur cette question : L'addition de 1 pour 100 de phénol n'empêche pas la lymphe variolique d'engendrer des pustules d'inoculation normales ; mais si la quantité de phénol ajoutée est de 2 pour 100, la lymphe variolique devient inactive (Rothe, Michelson). Du pus fraîchement sécrété, retiré d'un abcès inflammatoire aigu, qu'il soit ou non de bonne nature, perd ses propriétés virulentes par l'addition de 5 pour 100 de phénol ; la quantité minimum nécessaire pour lui faire perdre ces propriétés n'a pas été déterminée ; il a été constaté cependant que 1 pour 100 est sûrement insuffisant. Si le pus est putride, cette proportion de 5 pour 100 ne paraît pas suffire ; l'addition de 0,5 pour 100 de phénol empêche la décomposition putride du pus frais (Rosenbach).

D'après les expériences très exactes de Koch, des solutions de phénol à 1 pour 100 n'ont pu, même au bout de 15 jours, exercer aucune influence appréciable sur les *spores du sang de rate* ; des solutions à 2 pour 100 n'ont que très faiblement entravé le développement de ces spores ; des solutions à 3 pour 100 les ont tuées au bout de 7 jours ; à 4 pour 100, au bout de 3 jours ; à 5 pour 100, au bout de 2 jours. Par contre des solutions de phénol à 1/2 pour 100 suffisent pour rendre inactives les *bacilles du sang de rate* (voy. pages 424-428).

Fermentations. — La fermentation alcoolique d'une solution de sucre s'arrête, d'après Buchholtz, par l'addition de 0,476 pour 100 de phénol ; d'après Plugge, il en faut 4 pour 100.

La fermentation lactique est empêchée par 0,377 pour 100 de phénol ; la fermentation butyrique l'est par 0,33 pour 100 (Paschutin); la fermentation urinaire, par 1 pour 100 (Hoppe-Seyler).

La *putréfaction* de l'albumine, de la viande, est supprimée par 2 pour 100 de phénol (Hoppe-Seyler); 0,1-0,5 pour 100, ajoutés à de la viande, à du sang, à du pain, à de l'urine, à l'état frais, suffisent pour empêcher la putréfaction (Lemaire, Plugge), et cet empêchement persiste jusqu'à ce que l'acide phénique se soit évaporé.

Le mode d'action du phénol comme antifermentescible et antiputride est aussi obscur que les processus de fermentation et de putréfaction eux-mêmes. Les partisans de la théorie d'après laquelle toute putréfaction, toute fermentation sont provoquées et entretenues par de petits organismes, attribuent naturellement l'empêchement et l'interruption de ces processus à la destruction de ces micro-organismes par le phénol, mais sans pouvoir dire en quoi consiste cette destruction. Hoppe-Seyler, qui combat la théorie de Pasteur, pense bien que la putréfaction dépend d'un ferment, qui peut être formé par ces micro-organismes, mais il n'admet nullement que l'activité ultérieure du processus soit liée à leur présence persistante; 0,5 pour 100 de phénol suffisent, dit-il, pour détruire ces organismes, tandis que la décomposition des matières albumineuses se fait encore, quoique plus lentement, malgré l'intervention de 1 pour 100 de phénol; et, pour arrêter cette décomposition, il en faut 2 pour 100; mais, ajoute-t-il, l'annulation définitive de l'activité du ferment est déterminée par une cause purement mécanique; les précipités, qui prennent naissance dans le liquide en fermentation ou en putréfaction, par suite du pouvoir que possède le phénol de coaguler l'albumine, enveloppent les ferments et les entraînent avec eux au fond du vase.

En tout cas, nous sommes ici sur un terrain purement hypothétique, et nous devons accorder encore une place, parmi les causes de l'action antiputride du phénol, à son *action directe sur les substances albumineuses*, bien que nous ne sachions là-dessus que ce qui suit : Les substances gélatineuses et albumineuses sont précipitées de leurs dissolutions par l'addition de 5 pour 100 de phénol; d'après Hoppe-Seyler et Zapalsky, elles ne pourraient l'être que par une solution de phénol saturée; cette précipitation se fait, croit-on, simplement par soustraction aqueuse, et sans que le phénol, au moins à la température ordinaire, se combine chimiquement avec l'albumine; on peut, en effet, l'enlever du précipité par simple extraction; ce n'est que par l'intervention de la chaleur qu'il se formerait un phénol-albuminate. Le phénol, ajouté à de l'albumine ou à de la viande fraîche, pourrait être décelé chimiquement pendant un grand nombre de semaines; ajouté, au contraire, à de l'albumine ou à de la viande putréfiées, il ne pourrait l'être que pendant un temps très court (Bill), ce qui permettrait de croire à une combinaison directe du phénol avec un produit putride.

En même temps que la putréfaction s'arrête sous l'influence du phénol, l'*odeur putride* disparaît aussi; c'est une expérience facile à faire; mais il est un grand nombre d'autres matières odorantes que le phénol ne modifie pas.

Action du phénol sur l'organisme des animaux supérieurs et de l'homme

Le phénol s'absorbe très rapidement à travers la *peau intacte*; on a même vu, dans plusieurs cas, chez l'homme, des badigeonnages faits sur la peau avec une solution de phénol, donner lieu rapidement à la mort, au milieu de phénomènes semblables à ceux qui succèdent à l'ingestion du poison (Hussemann, Hoppe-Seyler) ; on peut aussi constater facilement, par des expériences sur des animaux, combien est puissante cette action du phénol absorbée par la peau. Il faut donc être très prudent dans l'emploi de ce poison à l'extérieur.

Le phénol pénètre aussi très rapidement dans la masse sanguine à travers les plaies, à la suite de son injection dans le tissu cellulaire sous-cutané, à travers toutes les muqueuses, soit des voies digestives, soit des voies respiratoires.

Ce que devient le phénol dans l'organisme et son élimination. — On croyait autrefois que le phénol circulait à travers l'organisme sans subir aucune modification et qu'il s'éliminait en nature avec l'urine (Städeler, Lieben, Landolt) ; mais il n'en est rien ; une partie considérable (42-70 pour 100) du phénol absorbé disparaît, chez les herbivores aussi bien que chez les carnivores, en passant par oxydation à l'état d'hydrochinone et probablement aussi à l'état d'acide oxalique et d'acide carbonique (Tauber, Schäffer).

Chez les chiens l'augmentation de l'alcalinité du sang fait diminuer l'oxydation du phénol (Auerbach) ; elle la fait, au contraire, augmenter chez le cheval (J. Munck).

L'autre moitié du phénol absorbé se transforme en divers composés que Hoppe-Seyler et Buliginsky ont désignés sous le nom de *substances phénol-formatrices*, et dont une a été démontrée par Baumann être un acide éther-sulfurique du phénol (acide phénol-sulfurique C^6H^5-O-SO^2-OH). Dans le sang du chien vivant, on trouve, une demi-heure après l'administration du phénol, des quantités considérables de ce composé et seulement de faibles quantités de ces substances phénol-formatrices ; deux à trois heures après, au contraire, on y trouve beaucoup plus de ces substances phénol-formatrices que de phénol, notamment dans le foie, dans le cerveau et dans les reins. Aussi décèle-t-on dans l'urine tout au plus des traces de phénol ; la plus grande partie de celui qui a été ingéré s'y retrouve sous la forme de ces substances phénol-formatrices ; en traitant l'urine par l'acide chlorhydrique ou sulfurique, on peut dégager peu à peu de ces substances le phénol à l'état libre. Si le phénol a été introduit en petite quantité dans l'organisme, il apparaît en très grande partie dans l'urine à l'état d'acide phényl-sulfurique; si, au contraire, il a été ingéré à très haute dose, il s'élimine en majeure partie sous la forme de la deuxième substance phénol-formatrice, encore inconnue, ce qui provient sans doute de ce qu'il ne trouve pas alors dans l'organisme des quantités suffisantes de sulfates. Si donc on introduit dans le corps, en même temps que le phénol, par exemple du sulfate de soude, ces deux composés s'unissent entre eux pour former un phénol-sulfate qui, ainsi que l'expérience le démontre, n'est pas toxique ; de sorte que l'organisme trouve dans ses sulfates un contre-poison naturel pour neutraliser de petites quantités de phénol ; de même, dans les empoisonnements graves par le phénol, le sulfate de soude ou d'autres sulfates constituent les meilleurs antidotes (Baumann, Sonnenburg).

Il faut faire remarquer ici qu'il se forme, d'une manière normale, aux dépens des substances albumineuses se putréfiant dans le canal intestinal, de la tyrosine notamment, des phénols et des oxyacides aromatiques (phénol, cresol, acide hydroparacumarique, $C^9H^{10}O^3$, acide paroxyphénylacétique, $C^8H^8O^3$, etc.) ; les substances en putréfaction donnent donc naissance à des composés antiputrides ; c'est ce qui fait que, sans qu'on ait administré aucun médicament, on trouve dans toute urine normale, principalement dans l'urine des herbivores, les acides éthersulfuriques du phénol et du crésol, qui tous proviennent des phénols qui se sont formés dans l'intestin (Baumann et Brieger).

L'élimination du phénol par les reins se fait avec une très grande rapidité ; il n'est pas retenu dans l'organisme, de sorte qu'on n'a pas à craindre d'action cumulative (Salkowski). Il fait prendre souvent à l'urine une coloration foncée, qui va depuis le vert olive léger jusqu'au brun sombre et au gris noirâtre ; cette coloration est le plus foncée quand le phénol a été absorbé par la peau ou par l'intermédiaire d'une plaie. D'après Baumann et Preusse, cette coloration provient de ce qu'une quantité assez considérable du phénol ingéré et absorbé se transforme par oxydation en hydrochinone ($C^6H^6O^2$) et apparaît dans l'urine à l'état d'acide hydrochinonsulfurique. C'est l'oxydation de l'hydrochinone qui donnerait naissance aux substances à coloration brunâtre, substances qui ne sont pas encore bien connues. D'après Salkowski, le degré plus ou moins prononcé de cette coloration foncée ne représente nullement une richesse correspondante de l'urine en phénol ; il n'est donc pas nécessaire d'interrompre, ainsi qu'on le fait d'habitude, le traitement par le phénol aussitôt qu'on voit apparaître cette coloration foncée de l'urine, et il est préférable de se décider d'après les autres phénomènes toxiques, surtout d'après les troubles digestifs, et en outre, d'après la richesse de l'urine en acide sulfurique ; le défaut de cet acide indique le commencement de l'action toxique (Baumann).

Kohn a observé de l'albuminurie à la suite de l'administration de doses élevées de phénol ; le fait ne se présente que bien rarement, quand les doses administrées ont été petites (Salkowski).

A la suite de frictions cutanées avec du phénol, Hoppe-Seyler a constaté la présence de ce composé, non seulement dans l'urine, mais encore dans la salive ; quant à son élimination avec l'air expiré (Lemaire), elle est très invraisemblable.

Effets locaux. — Une forte solution de phénol (au-dessus de 5 pour 100), appliquée sur la *peau*, y fait naître, avec une vive sensation de brûlure, une tache blanche qui ne tarde pas à rougir, et qui peut, au bout de quelques jours, s'accompagner d'une desquamation superficielle de l'épiderme. La sensation de brûlure ne dure que quelques minutes et fait place à l'anesthésie ; cette anesthésie devient telle, si l'on s'est servi d'une solution à 85 pour 100, que toute l'épaisseur de la peau, au niveau du point touché, peut être transpercée sans que le contact même du couteau soit perçu (Smith) ; on pourrait ainsi ouvrir même des panaris sans provoquer de douleur. Cette paralysie des nerfs cutanés sensibles est surtout prononcée si l'on frictionne préalablement la peau avec du vinaigre ; les solutions de phénol dans la glycérine sont, au contraire, presque entièrement dépourvues de cette propriété anesthésique.

Une solution très concentrée de phénol cautérise fortement la peau, et les tissus attaqués deviennent transparents.

Sur les *muqueuses*, le phénol provoque aussi une douleur brûlante, la formation d'une eschare blanche, puis l'anesthésie des parties touchées. Son inhalation provoque de la toux ; son introduction dans l'estomac donne lieu à des nausées, à des éructations, et, si la solution est concentrée, à une inflammation de la muqueuse gastro-intestinale, à des coliques violentes, à des vomissements et à de la diarrhée ; on attribue la mort, qui arrive assez souvent dans ces cas, à une interruption réflexe des contractions cardiaques.

Tous ces effets locaux ne se manifestent, chez l'homme, qu'à la suite de doses dépassant $0^{gr},5$; ils peuvent même, si l'ingestion a eu lieu l'estomac étant plein, rester tout à fait insignifiants, au moins pour la muqueuse gastro-intestinale.

Effets généraux. — Il n'est pas question ici des effets généraux dépendant de la cautérisation locale par le phénol, et qui se produisent de la même manière à la suite de l'action de tout autre caustique ; nous n'examinerons que les effets généraux qui succèdent à l'ingestion du phénol très dilué et qui se manifestent après sa pénétration dans la circulation.

Il existe, entre les animaux et l'homme, des différences assez marquées dans la force de résistance à l'empoisonnement et dans les phénomènes toxiques. L'action physiologique du phénol offre une certaine analogie avec celle des alcools ; de même que l'alcool, le phénol exerce une action paralysante sur le cerveau, une action excitante et finalement paralysante sur les centres moteurs et sur les centres respiratoires.

Pour faire mourir les grenouilles, il faut $0^{gr},2$ à $0^{gr},3$ de phénol ; pour tuer les lapins, il en faut $0^{gr},3$ à $0^{gr},5$; pour les chats, $0^{gr},5$; pour les chiens, $2^{gr},5$ (Ummethun).

Chez l'homme adulte, l'administration de $0^{gr},5$ de phénol ne provoque aucun accident ; la dose de 1 à 2 grammes ne doit pas être considérée comme inoffensive, qu'elle ait été absorbée par la peau ou par les muqueuses. Les hommes, particulièrement ceux qui sont habitués à l'alcool, en supportent des doses plus élevées ; les femmes et les enfants n'en tolèrent que des doses moindres ; chez les enfants, des doses de 0,1 à 0,2 suffisent pour provoquer une inquiétude très accentuée (Oberst). Les phénomènes toxiques sont moins intenses quand le poison a été ingéré l'estomac étant plein que quand il l'a eté pendant que l'estomac était vide. En général, il existe de grandes différences individuelles dans la tolérance à l'égard de ce poison. La dose mortelle varie, chez l'adulte, entre 10 et 20 grammes.

Les animaux à sang froid commencent, deux à trois minutes après l'administration du phénol par la voie sous-cutanée ou par l'estomac, à tomber dans le collapsus et le coma ; pendant que les mouvements volontaires sont suspendus, l'excitabilité réflexe de la moelle épinière est fortement exaltée, les pattes sont agitées de mouvements convulsifs, qui peu à peu augmentent d'intensité et finissent par conduire à un véritable tétanos, exactement semblable à celui de la strychnine. Puis petit à petit l'intensité des spasmes diminue, et, au bout de vingt-quatre heures, la mort arrive par paralysie de la moelle épinière. Les contractions cardiaques sont, à la fin, très faibles ; les muscles et les nerfs ne sont, après la mort, que faiblement excitables. Le sang, quand l'animal a succombé, est fluide, ténu, rouge bleuâtre ; l'urine est claire, sans albumine.

Chez les mammifères et les oiseaux, les phénomèmes les plus saillants consistent aussi en spasmes cloniques, qui font place plus tard à la paralysie et au collapsus ; il se manifeste encore de très bonne heure de la dyspnée ; la pression sanguine est d'abord élevée, pendant la période convulsive ; puis elle revient à l'état normal, reste pendant longtemps à ce niveau, et ne s'abaisse qu'aux approches de la mort ; les petites artères se dilatent, de sorte que le courant sanguin devient plus rapide et le sang veineux, rouge clair ; les veines se gonflent considérablement. Forte augmentation de la sécrétion de la salive et des larmes. La sensibilité se conserve pendant longtemps ; les muscles restent excitables jusqu'après la mort.

La marche de l'empoisonnement est, en général, lente ; le sang devient peu à peu plus sombre ; la respiration, superficielle et irrégulière ; les spasmes musculaires, plus faibles ; la température baisse, et la mort arrive, succédant en général directement à la paralysie finale de la moelle épinière et de la respiration ; parfois aussi elle se produit brusquement, pendant un accès spasmodique.

Dans le cadavre, on trouve, abstraction faite des cautérisations qui peuvent s'être produites, la cavité crânienne, le foie et la rate hyperhémiés ; le sang est foncé et se coagule difficilement.

Les pneumonies, qui ont été observées dans quelques cas, doivent être considérées comme des complications accidentelles ; peut-être aussi faut-il les attribuer à la pénétration d'un peu de phénol dans les poumons.

Chez l'homme, une dose non mortelle, entre 0^{gr},5 et 2 grammes, provoque les phénomènes suivants : vertiges, légère stupéfaction, bourdonnement d'oreilles, dureté de l'ouïe, fourmillements, sentiment de faiblesse très accentué ; et de plus : sécrétion abondante de sueur, diminution de la fréquence du pouls, abaissement de la température de quelques dixièmes de degré (expériences de Danion sur lui-même). Chez les *fébricitants*, la température baisse de plusieurs degrés ; mais cet effet antifébrile est ici, de même qu'avec les dihydroxybenzols, passager et de courte durée, probablement à cause de la transformation rapide de ces substances dans l'organisme (Desplats).

A ces phénomènes peuvent se joindre les effets locaux mentionnés plus haut et notamment les nausées et les vomissements.

Si la dose a été élevée (5 grammes-20 grammes), la mort arrive très vite, succédant à un sentiment d'ivresse, à une perte rapide de la connaissance, à l'affaiblissement du cœur et à l'insuffisance de la respiration. Volkmann croit devoir mettre sur le compte du phénol employé la mort d'un jeune garçon qui venait de subir une résection coxale et qui succomba au milieu de singuliers phénomènes de collapsus, les enfants étant en général très sensibles à l'action du phénol. Hoppe-Seyler rapporte l'observation de deux individus qui, pour se guérir de la gale, se frottèrent mutuellement avec un mélange très concentré de phénol. Pendant qu'ils se frottaient, ils s'écrièrent, l'un après l'autre, qu'ils devenaient ivres, et ils se plaignirent de violentes douleurs au niveau des endroits frictionnés. On accourut à leurs cris, et on les trouva tous les deux absolument sans connaissance, appuyés contre les meubles voisins. L'un mourut très peu de temps après; l'autre revint peu à peu à la vie, et rapporta alors qu'il avait éprouvé au commencement une forte tension dans la tête, puis des vertiges, et qu'à ce moment il avait perdu connaissance.

Tandis que, chez tous les animaux, des doses élevées de phénol donnent lieu à des spasmes, cloniques et toniques, chez l'homme, au contraire, les spasmes font défaut; il se manifeste chez lui, *tout de suite une paralysie des centres nerveux;* c'est là un fait remarquable et qui ne peut pas recevoir actuellement d'explication. On ne connaît qu'un seul cas d'empoisonnement dans lequel ces spasmes se soient manifestés : Winslow rapporte qu'un enfant de deux ans, ayant avalé à peu près 8 grammes de phénol de Calvert n° 4, tomba en poussant un cri, présenta du coma, de la cyanose et de la mydriase, fut pris de *convulsions cloniques, puis d'accès tétaniques et de spasmes de la glotte;* après l'administration du sucrate de chaux, recommandé par Huseman, il se remit un peu, reprit même connaissance, mais succomba, vingt heures après, à une laryngite consécutive.

Des doses de phénol inoffensives par elles-mêmes peuvent-elles, si on les renouvelle pendant un certain temps, donner lieu à un *empoisonnement chronique?* Si l'on considère la rapide élimination du phénol, on conviendra que cela n'est pas vraisemblable; d'ailleurs, les observations directes de Kohn, Neumann et Salkowski ont permis de constater que, dans ce cas, il ne se produisait, en dehors de la coloration de l'urine, aucun symptôme d'empoisonnement; ils n'en ont même point observé dans un cas où, en trois mois, 65 grammes de phénol avaient été pris à l'intérieur. Si parfois, à la suite de pansements prolongés avec le phénol, on a vu apparaître subitement des phénomènes toxiques, on ne doit pas les considérer comme le résultat d'une action cumulative, mais plutôt comme des accidents dus à ce que le bandage était trop exactement appliqué ou que la quantité de phénol qui l'imbibait était trop abondante (Salkowski). On voit alors se manifester, chez les adultes, des nausées, des vomissements, de la céphalalgie; chez les enfants, un état de collapsus tout particulier, précédé d'excitation, d'inquiétude et d'une *élévation de la température.*

Usages thérapeutiques. — La grande importance acquise en thérapeutique par le phénol date surtout de l'époque où la *méthode de Lister pour le pansement des plaies* a commencé à se répandre. A côté des usages chirurgicaux du phénol se place naturellement son emploi dans le but de désinfecter les matières de déjection; quant à ses usages dans la médecine interne, ils ont une importance bien secondaire. Il est donc juste d'étudier, en premier lieu, l'emploi chirurgical du phénol. Le nombre des chirurgiens qui ont adopté la méthode de Lister se multiplie de jour en jour, et les publications qui se succèdent à ce sujet sont aujourd'hui assez nombreuses pour qu'il soit permis de porter un jugement.

La méthode de Lister pour le pansement des plaies (pansement occlusif antiseptique) a été proposée il y a une vingtaine d'années (les premières communications de Lister datent du mois de mars 1867) et a toujours été se perfectionnant; son but dominant est de mettre les plaies à l'abri de l'influence nuisible de l'air atmosphérique, de les placer, autant que possible, dans les conditions favorables où se trouvent les plaies sous-cutanées. L'influence nuisible exercée sur les plaies ouvertes dépend-elle réellement de micro-organismes? C'est ce que de nombreuses expériences rendent très probable, bien que la présence de micrococci ait été constatée dans les sécrétions sous le pansement de Lister, la plaie se maintenant d'ailleurs dans un état aseptique.

Disons encore que le pansement de Lister et ses heureux résultats ne sont pas absolument liés à l'emploi du phénol, ainsi que Lister lui-même l'avait avancé déjà en 1868; ce qui l'avait déterminé à employer de préférence le phénol, c'est surtout sa propriété d'être *volatil*. Vu ses inconvénients et même parfois ses dangers, on a essayé de lui substituer d'autres substances antiseptiques, particulièrement l'acide salicylique, l'acide benzoïque, le menthol, le thymol, le chlorure de zinc, le sous-nitrate de bismuth. Dans ces derniers temps on a beaucoup employé, dans le traitement antiseptique des plaies, l'iodoforme et le bichlorure de mercure. Mais comme le plus grand nombre des expériences ont été faites avec le phénol, c'est à l'emploi de ce composé que se rapporte principalement ce qui suit. Nous parlerons surtout d'après Volkmann, qui, dans ces derniers temps, a obtenu, grâce à la pratique persévérante de la méthode de Lister, les succès les plus brillants. Voici donc en quoi consistent les avantages de cette méthode appliquée aux plaies récentes, c'est-à-dire surtout aux plaies chirurgicales.

Par elle, les liquides des plaies restent complètement inodores; non seulement le pus perd son odeur fade et nauséeuse, mais la présence même d'une gangrène étendue ne s'accompagne ordinairement pas de mauvaise odeur. Le sang qui peut se trouver sous le pansement occlusif antiseptique ne subit pas non plus de décomposition.

La réaction inflammatoire des parties molles qui entourent directement la plaie est faible ou même fait très souvent complètement défaut. Les plaies par incision les plus considérables, par exemple les plaies d'amputation, ne présentent encore, le quatrième jusqu'au huitième jour, ni rougeur, ni gonflement, ni œdème inflammatoire de leurs bords.

Dans les cas mêmes où la réunion par première intention ne s'est pas produite, la sécrétion de la plaie reste extrêmement faible, ce qui fait qu'on peut rester un, deux et trois jours entiers sans changer le pansement. Le liquide sécrété est en général très ténu, réellement séreux, parfois légèrement troublé par quelques cellules purulentes.

La réunion par première intention est très souvent obtenue, dans des cas où il était absolument impossible d'y compter autrefois; et il ne s'agit nullement ici d'un accolement superficiel de la peau, mais bien d'une cicatrisation des tissus dans la profondeur.

Ces avantages si précieux en amènent nécessairement d'autres : les douleurs ressenties dans la plaie sont extrêmement faibles ou même entièrement nulles; la fièvre est d'une durée bien plus courte, ou fait même complètement défaut; les opérations les plus considérables, les plus graves, peuvent n'être accompagnées d'aucune réaction fébrile. Enfin, la durée de la cicatrisation est singulièrement abrégée.

Mais l'avantage le plus important du pansement de Lister est de rendre beaucoup plus rares les complications graves des plaies (phlegmons aigus et infiltrations ichoreuses, inflammations gangréneuses et diphthéritiques, processus septicémiques et pyohémiques). Ce sont les érysipèles qui paraissent être le moins bien prévenus; il semble pourtant, d'après les expériences de ces dernières années, que le bichlorure de mercure est capable de mettre à l'abri des érysipèles. Et ces complications constituant les causes de mort les plus fréquentes à la suite des opérations, on comprend que le pansement de Lister ait réduit de beaucoup le chiffre de la mortalité chez les opérés.

Faisons encore remarquer que plusieurs opérations graves, qui autrefois étaient jugées impossibles, ont pu être exécutées grâce à l'emploi de la méthode de Lister.

Ces résultats ont été si remarquables, que la méthode de Lister peut être comptée parmi les progrès les plus heureux de la thérapeutique. Tous les chirurgiens qui l'ont mise en pratique avec soin sont unanimes pour en faire l'éloge. On a cité des cas, il est vrai, où l'application de cette méthode a donné lieu, non seulement à des symptômes graves d'empoisonnement (vomissements, collapsus), mais encore à la mort; ces cas ont été observés surtout, parait-il, sur des individus très jeunes ou très âgés, anémiques et rachitiques. Ces dangers du phénol expliquent pourquoi on a cherché à le remplacer par des substances jouissant des mêmes propriétés et plus inoffensives; mais vouloir, à cause de ces dangers, rejeter le phénol des pansements de Lister serait aussi insensé que de renoncer à l'emploi du chloroforme comme anesthésique à cause des quelques cas de mort qu'il a occasionnés. Il est une remarque importante et qui a été faite souvent, c'est que la méthode de Lister ne peut donner tout ce qu'elle promet qu'à la condition que ses indications les plus minutieuses soient très fidèlement observées. Les instruments doivent être désinfectés, l'opération doit être faite au milieu d'une atmosphère d'acide phénique pulvérisé, etc., etc. Les insuccès qui ont été signalés doivent être attribués à la non-observation de toutes ces précautions; il suffit d'en négliger une seule, quelque peu importante qu'elle paraisse, pour que le résultat final soit entièrement compromis. Ce n'est pas ici le lieu de les énumérer avec détail; voyez à ce sujet les traités spéciaux. Une autre remarque a été faite aussi par tous les observateurs : c'est que, pour arriver à retirer de cette méthode tous ses avantages, il faut l'avoir pratiquée pendant un certain temps; aussi est-on agréablement surpris de voir que plus on met cette méthode en pratique, plus les résultats qu'elle fournit sont avantageux.

Dans les cas où la plaie est ancienne, où la suppuration est déjà établie, le pansement de Lister ne présente naturellement pas une aussi grande efficacité; cependant il procure encore des avantages considérables.

Dans ces dernières années, le phénol a été mis en usage, à l'*extérieur*, contre un grand nombre d'autres états morbides; mais il s'agit ici en général de simples essais, qui n'ont acquis jusqu'à aujourd'hui qu'une importance secondaire. *Contre les sécrétions putrides des muqueuses*, notamment des bronches, on peut en faire l'essai, avec les précautions nécessaires; on en a obtenu parfois de bons résultats. Dans la *gangrène pulmonaire*, Leyden a eu à se louer du phénol, employé en inhalation, en même temps qu'à l'intérieur; il agit mieux, dit-il, que les inhalations de térébenthine, employées aussi dans ce cas; nous avons constaté nous-mêmes que, dans certains cas, les malades toléraient mieux ces inhalations de phénol que celles de térébenthine, et que le processus suivait, sous leur influence, une marche plus favorable. Dans la *diphthérie*, le phénol a été souvent mis en usage sous forme de gargarismes, d'inhalations ou d'attouchements. Quelques observateurs l'ont vu produire des effets avantageux; mais l'ensemble des communications existantes n'est nullement de nature à nous persuader que le traitement de cette redoutable maladie par le phénol ait le moins du monde réduit le chiffre de la mortalité. Nous pouvons en dire autant de l'emploi du phénol dans la *tuberculose*. Signalons encore, pour être complet, l'usage qu'on en a fait contre la *coqueluche;* le malade devrait inhaler fréquemment des solutions faibles du phénol, et une solution plus forte devrait être continuellement pulvérisée dans la chambre.

Dans la chirurgie *gynécologique*, le phénol a été employé suivant les principes qui président à l'application des pansements de Lister; on s'en sert dans la pratique *obstétricale*, pour désinfecter les mains et les instruments. Beaucoup de médecins l'emploient en injections chez toutes leurs accouchées; d'autres se contentent de nettoyer, après l'accouchement, les parties génitales avec une solution de phénol à 2 à 3 pour 100, et ils renouvellent ces lotions quand ils voient apparaître sur les parties génitales des altérations inflammatoires, putrides, diphthéritiques. Quelques observateurs (Schnecking, Kuestner et autres) ont vu des intoxications se produire à la suite d'irrigations phéniquées faites dans l'utérus après l'accouchement; la prudence est donc ici de rigueur.

Comme agent destructeur des sarcoptes (par exemple dans la *gale)* ou des champignons (par exemple dans le *pityriasis versicolor)*, le phénol peut être avantageusement remplacé par d'autres agents, qui ont au moins autant d'efficacité que lui, sans en avoir les inconvénients; on cite, en effet, des cas dans lesquels le phénol, employé contre la gale, a donné lieu à de graves accidents, qui se sont même quelquefois terminés par la mort. Comme caustique direct, le phénol n'a aucune importance. Les dentistes en font cependant fréquemment usage pour calmer les douleurs dans les cas de carie dentaire, avec dénudation de la pulpe, et pour nettoyer la cavité de la dent, avant de pratiquer l'obturation.

L'emploi du phénol à l'intérieur a été essayé contre les états morbides les plus divers; mais il n'a donné aucun résultat positif; de sorte qu'on peut jusqu'ici le considérer comme superflu. Nous croyons devoir nous dispenser d'énumérer toutes les maladies auxquelles on a cherché à l'opposer. Nous citerons seulement le *diabète sucré*, dans le traitement duquel il a été surtout recommandé par Ebstein et Mueller; voici le résultat des observations faites jusqu'ici : Dans une série de cas, sans qu'il soit possible jusqu'ici de déterminer de quelle nature sont ces cas, le phénol (0,3 *pro die)* a fait diminuer rapidement l'élimination du sucre, l'a même fait disparaître complètement; dès qu'on a suspendu l'usage du médicament, le sucre a reparu, mais quelquefois cette réapparition a été retardée de plusieurs semaines; jusqu'ici on n'a pas observé une seule guérison définitive. Dans une autre série de cas, le phénol est resté complètement inefficace.

Les injections sous-cutanées de phénol, recommandées par Senator, dans le traitement du rhumatisme articulaire aigu, injections qu'il pratiquait dans le voisinage des articulations atteintes, sont actuellement considérées comme étant sans utilité. Diverses observations semblent démontrer, au contraire, que des injections sous-cutanées, faites avec une solution phéniquée, à 2 pour 100, dans la périphérie des surfaces cutanées érysipélateuses, ne sont pas sans influence sur le processus (Hueter); seulement cette pratique est impossible quand l'affection a une grande étendue. Ces injections sous-cutanées ont encore été essayées tout récemment dans le traitement de la tumeur blanche et des tuméfactions ganglionnaires subaiguës.

Comme *agent désinfectant*, le phénol est aujourd'hui très fréquemment mis en usage. On s'en sert, dans la pratique de la méthode de Lister, pour nettoyer les instruments, pour se laver les mains, etc. ; les lieux d'aisances, les vases qui contiennent les déjections des malades atteints de typhus, de dysenterie, de choléra, sont désinfectés avec le phénol ; on en lave les murs huilés des salles de malades, etc. Son odeur désagréable est un inconvénient qui le fait rejeter dans certains cas. On a dit que les vapeurs de phénol, répandues dans les chambres d'hôpital, pouvaient empêcher la propagation des maladies d'infection, mais le fait n'est nullement démontré ; le mieux est toujours, dans ces cas, l'isolement.

DOSES ET PRÉPARATIONS. — 1. *Acide phénique cristallisé.* — Pour l'usage interne, le mieux, en pilules. Les doses-limites officinales sont : 0,05 *pro dosi!* 0,15 *pro die!* L'expérience démontre pourtant qu'on peut aller sans danger jusqu'à 0,3 et même 0,5. C'est la seule préparation qui doive être employée pour l'usage externe et pour inhalations. Ces inhalations se font avec des solutions à 1/2-1 pour 100 ; cependant Leyden, dans le traitement de la gangrène pulmonaire, est allé jusqu'à 4 pour 100 ; pour corriger l'odeur, il ajoutait, quand c'était nécessaire, de l'eau de menthe. Les solutions pour usage externe varient, suivant les cas, de 1/10 pour 100 jusqu'à 5 pour 100 ; cette dernière proportion est prescrite quand on veut obtenir des effets légèrement caustiques ; mais son emploi n'est pas exempt de danger, au dire de tous les observateurs.

2. *Acide phénique brut.* — Il n'est employé que pour la désinfection des lieux d'aisances, etc. On en prépare des solutions, au moins à 2 pour 100, ou bien on le mêle avec d'autres substances désodorisantes ou désinfectantes, telles que la poudre de charbon, le sulfate de fer.

3. *Acide phénique liquide.* — Mélange de 100 parties d'acide phénique et de 10 parties d'eau.

4. *Solution de phénate de soude.* — 5 parties d'acide phénique pur, 1 partie de soude caustique, 4 parties d'eau distillée. Préparation superflue.

5. *Carbol-sulfates ou phényl-sulfates : de potasse, de soude, d'ammoniaque, de magnésie*, $C^6H^5.SO^2.OK$, etc. — Ils sont, dit-on, antifermentescibles et antiputrides, comme le phénol, bien qu'à un moindre degré ; mais, administrés à l'intérieur, ils ne sont pas toxiques, ou du moins ne le sont que très peu (Baumann) ; il en faut une dose de 5 grammes pour provoquer quelques vertiges (Sansom). Plusieurs observateurs prétendent en avoir obtenu de bons résultats (1 gramme *pro dosi*, 5 grammes *pro die*) dans le traitement du typhus, de la scarlatine, de la diphthérite, de la phtisie, des ulcères, etc. ; mais cela est encore bien douteux. On peut en dire autant sans doute du PHÉNYL-SULFATE DE ZINC (officinal). Sous forme de poudre, il a une légère odeur de phénol ; sa solution aqueuse (1 pour 100), proposée par Wood, est entièrement dépourvue de cette odeur. Bardeleber, qui s'en est servi à la place du phénol, dans le traitement des plaies par la méthode de Lister, prétend en avoir obtenu d'excellents résultats, et ne l'a jamais vu produire

des troubles généraux : des injections avec la solution de 1 pour 100 ont aussi, dit-on, agi très favorablement contre la blennorragie.

Nous donnons ci-dessous quelques indications sur les différents objets et préparations à l'acide phénique, qu'on emploie actuellement dans les opérations et dans les pansements suivant la méthode de Lister.

a. *Solutions aqueuses de phénol.* — Elles sont à divers degrés de concentration :

Solution à 5 pour 100. On s'en sert pour se laver les mains avant et pendant l'opération ; pour laver le champ opératoire ; pour nettoyer une blessure déjà existante (on emploie aussi dans ce but la solution à 2 1/2 pour 100) ; pour désinfecter tous les instruments (couteaux, seringues, sondes, drains, éponges), qu'on a soin, avant et pendant l'opération, de tenir plongés dans cette solution ; on y plonge le calicot, qu'on applique sur le champ opératoire en cas d'interruption de la pulvérisation ; on s'en sert pour la pulvérisation à vapeur ; on y conserve les éponges, les drains, le jute, la soie phéniquée.

Solution à 2 1/2 pour 100. On s'en sert pour la pulvérisation, quand elle est faite avec le pulvérisateur Richardson ; on en humecte les bandes, le protective et la gaze antiseptique.

Solution à 1 pour 100. On s'en est servi au début, et l'on s'en sert parfois encore aujourd'hui, pour laver la plaie pendant le changement du bandage, quand, pour une raison quelconque, la pulvérisation ne peut pas être mise en usage.

b. *Solutions huileuses de phénol* (huile d'olive). D'après R. Koch, elles n'ont aucune action antiseptique ; le mieux est donc de les laisser de côté.

Solution huileuse à 5 pour 100. Elle sert à oindre les mains ou les doigts de l'opérateur, les sondes, les spéculums.

c. *Vaseline phéniquée.* — Mélange de phénol et de vaseline (10 pour 100). Il est avantageux de s'en frotter les mains, pour éviter qu'elles deviennent rudes.

d. *Protective.* — On le prépare soit au moyen d'une étoffe de soie verte (silk-protective), soit au moyen d'une étoffe de coton (cotton-protective). L'étoffe de soie huilée est enduite, sur les deux côtés, avec de la laque au copal ; puis, sur un seul côté, avec un mélange de 1 partie de dextrine, 2 parties d'amidon et 16 parties d'une solution aqueuse de phénol à 5 pour 100. Avant de s'en servir, on lave encore le protective avec une solution phéniquée à 2 1/2 pour 100, pour le désinfecter ; car le protective n'a par lui-même *aucune* propriété antiseptique. Il a pour but, appliqué *immédiatement* sur la plaie, de la protéger contre l'action irritante du phénol qui se trouve dans les autres pièces du bandage ; le protective est, en effet, presque imperméable au phénol ainsi qu'aux liquides de la plaie, et n'exerce d'ailleurs sur la plaie aucune action irritante. Il est aujourd'hui considéré comme inutile par la plupart des chirurgiens.

e. *Gaze antiseptique.* — C'est un tissu de coton à grandes mailles (calicot), qu'on obtient d'une manière un peu compliquée, en traitant l'étoffe avec un mélange de 1 partie de phénol cristallisé, 5 parties de résine ordinaire, 7 parties de paraffine. La résine retient le phénol, l'empêche de se volatiser ; la paraffine empêche la gaze de se coller à la peau. Depuis quelque temps beaucoup de chirurgiens emploient des pièces matelassées, qu'on obtient en bourrant de petits sacs formés de gaze antiseptique avec une substance désinfectée et se laissant facilement imbiber (coton de bois, charpie de bois, sciure, tourbe moulue, mousse de tourbe) ; leur épaisseur est de 2 centimètres environ. Ces coussins n'ont besoin d'aucune enveloppe imperméable, parce que les liquides sécrétés par la plaie se sèchent dans leur épaisseur, avant d'arriver à la surface. Cette gaze antiseptique s'applique sur la plaie en huit couches, couvrant tout le pourtour de la plaie de manière à en dépasser les bords de au moins 12 à 15 centimètres. Pour empêcher les liquides secrétés par la plaie d'arriver jusqu'à l'air en suivant la voie la plus courte, on place entre les deux couches de gaze les plus superficielles un morceau d'étoffe imperméable (voir plus bas *g*. Si l'on s'attend à une forte sécrétion, on recouvre d'abord la plaie d'une quantité suffisante de morceaux de toile antiseptique, enroulés ensemble; et l'on place par dessus le coussin dont nous venons de parler.

Bruns a proposé de se servir d'une gaze imbibée d'une solution alcoolique de phénol et de résine, avec addition d'une faible quantité d'huile de ricin au lieu de paraffine. Tout récemment Bruns a donné les indications suivantes pour préparer soi-même une gaze antiseptique : On fait dissoudre dans 10 litres d'alcool 600 grammes de phénol, 2 kilogrammes de colophane et 500 grammes de stéarine (ou 1 kilogramme de glycérine). 2 litres et demi de cette solution suffisent pour imprégner 1 kilogramme de gaze.

f. *Jute phéniqué*. — C'est une masse semblable à de l'étoupe, qu'on imbibe avec une solution phéniquée à 1/2 pour 100. Beaucoup de chirurgiens l'appliquent sur le protective, au lieu de la gaze antiseptique (en ayant soin de le tenir continuellement humecté).

g. *Mackintosh*. — Il est composé d'une étoffe de coton recouverte de caoutchouc ; on le place entre les deux couches les plus superficielles de la gaze antiseptique pour empêcher les sécrétions de la plaie de la traverser. Au lieu de ce mackintosh on a mis en usage récemment un papier de soie vernissé ou une étoffe de coton (Billroth-Battist).

h. *Catgut*. — Ce sont des fils fabriqués avec des boyaux de brebis ; on s'en sert pour la ligature des vaisseaux et pour les sutures profondes. On prépare ces cordes à boyaux en les laissant séjourner, pendant au moins deux mois, dans une émulsion composée de 5 parties d'huile et de 1 partie de phénol liquide (eau 10, phénol cristallisé 100); puis on les conserve dans de l'huile phéniquée ; avant de s'en servir il est bon de les placer pendant une demi-heure dans de l'eau phéniquée. Le catgut présente le grand avantage de pouvoir être résorbé. On peut aussi s'en servir pour les sutures. Pour empêcher une résorption trop rapide, on emploie (par exemple, pour les ligatures en masse) un catgut qu'on a laissé séjourner, d'abord, pendant 48 heures, dans de la glycérine phéniquée à 10 pour 100, puis, pendant 5 heures, dans une solution aqueuse d'acide chromique à 1/2 pour 100.

Aujourd'hui on prépare aussi le *catgut* et *la soie* au sublimé. Mentionnons encore le catgut au genièvre (on le désinfecte en le laissant pendant 24 heures dans de l'essence de genièvre, puis on le conserve dans l'alcool), et enfin la soie à l'iodoforme.

i. *Soie au phénol* (Czerny). — On la prépare en faisant bouillir, pendant une heure, la soie dans une eau phéniquée à 5 pour 100 ; on la conserve dans cette eau.

j. *Soie antiseptique*, c'est-à-dire soie qui a séjourné pendant une demi-heure à une heure dans un mélange chaud de 1 partie de phénol et de 10 parties de cire ; on la conserve dans un verre.

k. *Drains en caoutchouc*. — Ils servent à l'écoulement des produits de sécrétions des plaies. Ils jouent, comme on sait, un grand rôle dans la méthode de Lister. De même que les éponges, ils doivent être conservés continuellement dans une solution de phénol à 2 1/2 jusqu'à 5 pour 100.

Plusieurs chirurgiens ont fait subir au pansement de Lister diverses modifications, tout en conservant le principe de la méthode. Je ne parlerai ici que de la *poudre phéniquée*, recommandée par P. Bruns. On fait un mélange de 25 parties de phénol, 60 parties de colophane, 15 parties de stéarine, et l'on triture ce mélange avec une poudre minérale indifférente, le mieux avec du carbonate de chaux précipité, dans le rapport de 1 : 7-8 en poids. Cette poudre, qui contient 2 1/2 à 3 pour 100 de phénol, on la répand directement sur les plaies ou les ulcérations de de peu d'étendue, sur les surfaces granuleuses chroniques ; on peut encore s'en servir dans le traitement de blessures plus graves avec lésion cutanée peu étendue (sur le champ de bataille); sur la couche de poudre on étend, suivant le degré de la sécrétion, une ou plusieurs couches de jute également saupoudré; et sur le tout un papier à la cire ou à la paraffine.

Traitement de l'empoisonnenent par le phénol. — Des doses toxiques de phénol ayant été introduites dans l'estomac, on aura recours, s'il est possible, pour les évacuer, à la pompe stomacale ou à l'appareil de Héber. Quant aux antidotes proposés, le plus rationnel serait, d'après les recherches de Huseman et Ummethun, le sucrate de chaux ; Baumann recommande principalement le sulfate de soude. Sonnenburg a vérifié pratiquement sur des hommes les données de Baumann ; la dose quotidienne de sulfate de soude fut, pour les adultes, de 5 : 100 ; pour les enfants, 4 : 100; en même temps on peut faire prendre du lait et de l'albumine, dans le but d'envelopper le poison.

Mais ce que nous venons de dire n'est pas applicable aux préparations impures de phénol.

AUERBACH (Al.), Zur Kenntniss der Oxydationsprozesse im Thierkörper (Virchow's Archiv für pathologische Anatomie, Band LXXVII, S. 226. Berlin, 1879). — BAUMANN (E.), Ueber gepaarte Schwefelsauren im Organismus (Pflüger's Archiv für gesammte Physiologie, Band XIII, S. 285. Bonn, 1876). — BAUMANN u. HERTER, Ueber die Synthese von Aetherschwefelsäuren und das Verhalten einiger aromatischer Substanzen im Thierkörper (Zeitschrift für physiologische Chemie von Hoppe-Seyler, Band I, S. 244. Strassburg, 1877-1878). — BAUMANN u. PREUSSE, Ueber die dunkle Farbe des « Carbolharns » (Du Bois Reymond's Archiv für Physiologie : physiologische Abtheilung, Band III, S. 245. Leipzig, 1879). — BRIEGER (L.), Ueber die aromatischen Präparate der Faulniss aus Eiweiss (Zeitschrift für physiologische Chemie, Band III, S. 134. Strassburg, 1878-1879). — BUCHHOLTZ-WALDEMAR, Inaugural Dissertation. Dorpat, 1866. — BULIGINSKI, Hoppe-Seyler's med. chemische Untersuchungen, S. 234. Berlin, 1867. — DÉCLAT, Nouvelles applications de l'acide phénique en médecine et en chirurgie. Paris, 1865. — DESPLATS (de Lille), Bulletin de l'Académie de médecine, 2e série, t. IX, p. 901. Paris, 1880. — FERRAND (A.), De l'empoisonnement par les phénols, rapport fait à la Société de médecine légale (Annales d'hygiène publique et de méd. légale, t. XLV, p. 289 et 498, 1876). — GIESS, Archiv für experimentelle Pathologie und Pharmakologie, Band XII, Heft 5 u. 6. Leipzig. — GUERMONPREZ, Des pulvérisations d'acide phénique pour affaiblir la sensibilité et supprimer la douleur du traumatisme, 1881. — HOFFMANN (W.), Inaugural Dissertation, Dorpat, 1866. — HOPPE-SEYLER, Ueber das Vorkommen von Phenol im thierischen Körper und seine Einwirkung auf Blut und Nerven (Pfluger's Archiv für gesammte Physiologie, Band V, S. 470. Bonn, 1872). — HUSEMANN u. UMMETHUN, Deutsche Klinik, 1870 u. 1871. — LACROIX, Das Verhalten der Bacterien des Fleischwassers gegen einige Antiseptika, Inaugural Dissertation. Dorpat, 1881. — LEMAIRE, De l'acide phénique. Paris, 1864. — MENVILLE, Thèse de doctorat. Paris, 1880. — MUNK (J.), Verhandlungen der Berliner physiologischen Gesellschaft (Du Bois Reymond's Archiv für Physiologie, S. 460. Berlin, 1881). — OBERST (Max), Ein Fall von acutem Carbolismus (Berliner klinische Wochenschrift, nº 12, 25 marz 1878). — PARISEL, De l'acide phénique au point de vue pharmaceutique. Paris, 1866. — PLUGGE, Ueber den Werth der Carbolsäure als Desinfectionsmittel (Pflüger's Archiv für gesammte Physiologie, Band V, S. 538. Bonn, 1872). — ROSENBACH, Ueber den Einfluss der Carbolsäure, etc. Göttingen, 1873. — SALKOWSKI, Ueber die Wirkung und das chemische Verhalten des Phenol (Carbolsäure im thierischen Organismus). (Pflügers's Archiv für gesammte Physiologie, Band V, S. 335, 1872. — TARDIEU et ROUSSIN, Etude médico-légale et clinique sur l'empoisonnement, p. 261. Paris, 1875. — VOLKMANN, Ueber den antiseptischen Occlusivverband und seinen Einfluss, auf den Heilungs process der Wunden (Volkmann's Sammlung klinischer Vorträge, nº 96 [Chirurgie, nº 30], Leipzig, 1874).]

APPENDICE AU PHÉNOL

1. Benzine

La *benzine (benzol, benzol du goudron de houille)*, C^6H^6, existe en abondance dans le goudron qui prend naissance dans la préparation du gaz de l'éclairage; elle s'y trouve mêlée avec plusieurs de ses homologues et des carbures d'hydrogène solides, ayant un caractère aromatique.

La *benzine* chimiquement pure représente un liquide incolore, très mobile, ayant une odeur particulière, qui rappelle celle du chloroforme et de l'essence d'amandes amères ; elle bout à 80°,5, elle s'évapore sans laisser de résidu et brûle avec une flamme éclairante et fuligineuse; elle est insoluble dans l'eau, mais elle est miscible en toutes proportions avec l'alcool et l'éther ; elle dissout le soufre, le phosphore, l'iode, les graisses, les résines, le caoutchouc, la cire ; aussi s'en sert-on souvent pour enlever les taches graisseuses.

Il ne faut pas la confondre avec la *benzine de pétrole* officinale, qui n'est qu'un mélange de carbures d'hydrogène représentés par la formule C^nH^{n+2}, et qui n'est tout au plus employée que pour enlever les masses emplastiques adhérentes à la peau.

Action physiologique. — La benzine exerce une action fortement toxique sur les animaux inférieurs, par exemple, sur les insectes, les trichines ; dans l'organisme des animaux supérieurs elle se transforme partie (2 à 3 pour 100) en phénol (Schultzen et Naunyn), partie en hydrochinon et pyrocatéchine (v. Nencki et Giacosa).

D'après Mosler, elle est bien tolérée, par l'homme, à la dose unique de 2 grammes, à la dose quotidienne de 8 grammes, et par le porc, à la dose de 15 grammes.

D'après Munk, elle a une saveur brûlante, elle attaque fortement les muqueuses; dans l'estomac, elle provoque une sensation de plénitude, de pression et de brûlure; elle donne lieu à de la céphalalgie ; à doses plus élevées, elle a déterminé une narcose profonde (Perrin).

Une partie est évacuée à l'extérieur à l'état de vapeur par les éructations, une autre partie entre en combinaison avec l'acide sulfurique et engendre des substances phénol-formatrices.

Absorbée par inhalation, elle provoque des tremblements, des secousses musculaires, du bruissement dans la tête, et enfin de l'anesthésie.

Sur la peau, elle peut provoquer de la douleur et même de l'érythème.

Emploi thérapeutique. — Les observations sur l'utilité de la benzine dans divers processus morbides sont loin d'être concordantes ; ce qu'Husemann attribue à ce que l'on n'a pas toujours employé la même benzine, qu'on s'est servi tantôt de la benzine du goudron de houille, tantôt de la benzine de pétrole.

Naunyn a recommandé la benzine contre les *vomissements*. Bien entendu, elle n'agit que d'une manière symptômatique, et particulièrement lorsque les vomissements ont pour cause un processus anormal de fermentation dans l'estomac, alors que des gaz se développent en abondance, que des éructations se produisent, que les matières vomies sont fortement acides et contiennent des sarcines, phénomènes qui se manifestent surtout dans les cas de sténose du polyore. S'il s'agit de vomissements d'une autre espèce, l'efficacité de la benzine est alors beaucoup plus incertaine. On sait qu'aujourd'hui, pour combattre les phénomènes ci-dessus mentionnés, on a recours de préférence à l'évacuation et au nettoyage de l'estomac au moyen de la pompe, et cette méthode, qui donne les meilleurs résultats, a rendu la benzine absolument superflue dans ces circonstances.

La benzine a encore été beaucoup préconisée contre la *trichinose*. Mosler, se fondant sur ses expériences sur des porcs atteints de cette maladie et sur ses observations cliniques, admet que la benzine est le poison le plus violent pour les trichines. Mais elle ne peut agir que sur les trichines de l'intestin ; celles qui ont déjà pénétré dans les muscles sont en dehors de ses atteintes. Les expériences ultérieures n'ont pas suffisamment confirmé les résultats obtenus par Mosler.

Pour l'usage externe, dans le traitement de la gale, la benzine est superflue.

Doses. — *Benzine.* A l'intérieur, 0,5-1,0 *pro dosi* (5,0 *pro die*) dans une potion, avec jus de réglise et mucilage de gomme.

2. Acide phényl-borique, $C^6H^5Bo(OH)^2$

Ce sont de beaux cristaux en forme de houppes ; ils se dissolvent moins bien dans l'eau froide que dans l'eau chaude ; ils sont solubles aussi dans l'alcool, dans l'éther ; c'est un acide faible, rougissant un peu la teinture de tournesol.

L'acide phényl-borique possède des propriétés antiputrides et antifermentescibles beaucoup plus énergiques que celles du phénol ; une solution à 1 : 10.000 suffit pour ralentir la production de la putréfaction ; une solution à 1 : 2000-4000 l'empêche complètement ; une solution à 1 : 1000 supprime la putréfaction déjà commencée. Le sel de soude de cet acide a une action beaucoup plus faible.

Ingéré en substance (à l'état de poudre), l'acide phényl-borique a une saveur aromatique agréable, qui rappelle le goût de la marjolaine ; il ne provoque ni sensation de brûlure, ni sensation de pression, ni vomissements, ni aucun autre phénomène d'irritation. Des doses de 1 gramme déterminent de légers bourdonnements d'oreilles, un peu de vertige, d'engourdissement, de céphalalgie, une légère tendance au sommeil ; ces phénomènes disparaissent au bout d'une demi-heure. La circulation et la respiration ne subissent aucune altération ; s'il existe de la fièvre, on constate un abaissement de la température (Rothhaas-Filehne).

Cet acide est peut-être un excellent antiseptique, un spécifique contre les maladies infectieuses ; mais les observations sont encore insuffisantes pour qu'on puisse se prononcer.

3. Dihydroxybenzols ou diphénols, $C^6H^4(OH)^2$

Ce sont des substances *(pyrocatéchin, hydrochinone, résorcine)* isomères, mais assez différentes l'une de l'autre. D'après Brieger, leurs propriétés toxiques et antifermentescibles vont en diminuant depuis la première jusqu'à la dernière. Ces trois substances, en solution à 1 pour 100, suppriment la fermentation alcoolique : une solution de pyrocatéchine et d'hydrochinon à 1 pour 100 s'oppose complètement à la putréfaction de l'albumine, ce que ne peut faire une solution de résorcine à 1 pour 100. Une solution de pyrocatéchine et d'hydrochinon à 1/2 pour 100 empêche la production de la fermentation butyrique, ce que ne peut faire une solution à 1/2 pour 100 de résorcine.

Action physiologique. — La pyrocatéchine est un élément constant de l'organisme animal ; elle provient des aliments végétaux ingérés, notamment de l'acide protocatéchique qui s'y trouve très répandu ; elle existe toujours dans l'urine (Ebstein et Müller, Baumann) ; le phénol introduit dans l'organisme se retrouve aussi dans l'urine en partie à l'état d'hydrochinon et de pyrocatéchine. Tous les dihydroxybenzols abandonnent l'organisme animal à l'état d'acides éthersulfuriques (voyez Phénol, page 432.)

L'action de ces trois substances sur les animaux à sang froid et à sang chaud est qualitativement semblable à celle du phénol ; mais elle diffère au point de vue de l'intensité ; c'est la pyrocatéchine qui agit le plus fortement, et la résorcine qui agit le plus faiblement.

Animaux à sang froid. — Si l'on met des grenouilles dans des solutions étendues (1 : 1000) d'un dihydroxybenzol, on les voit d'abord tomber dans un état de sopor, de collapsus ; elles sont prises de légers mouvements convulsifs dans les membres, puis de spasmes réflexes, dont l'intensité devient de plus en plus grande, et auxquels succède un état d'épuisement ; les animaux respirent péniblement, font de fréquents efforts pour aspirer l'air et meurent subitement. On trouve le sang fluide, rouge bleuâtre ; les petites artères sont dilatées, les organes abdominaux et les muscles des cuisses sont hyperhémiés ; tous phénomènes qui se manifestent aussi chez les grenouilles empoisonnées par le phénol (Brieger).

Animaux à sang chaud. — Chez les lapins, on voit se manifester des spasmes tétaniques et réflexes, de la dyspnée, une dilatation des artères, une augmentation de la sécrétion des larmes et de la salive; la sensibilité reste intacte. La température s'élève d'environ 1 degré et demi pour baisser bientôt après, et l'animal meurt enfin au milieu de phénomènes de paralysie, qui vont en s'accentuant de plus en plus. Chez l'homme, on voit se produire en quelques minutes, à la suite de l'administration de 2 à 3 grammes de résorcine, des vertiges, des bourdonnements d'oreilles, une accélération de la fréquence de la respiration et du pouls, une sorte d'ivresse, du délire, de l'embarras de la parole, des tremblements convulsifs, du collapsus, des sueurs abondantes.

La *résorcine* possède des propriétés antiseptiques et fébrifuges très accentuées; mais son efficacité, de même que celle de tous les agents nouvellement introduits en thérapeutique, a été beaucoup exagérée par plusieurs observateurs. D'après Lichtheim et Surbeck, c'est un bon fébrifuge, dont l'action est certainement moins sûre dans les fièvres continues que dans les fièvres rémittentes, moins sûre dans la pneumonie et l'érysipèle que dans le typhus et la phtisie; cette action est aussi prompte quand on administre le médicament au moment de l'exacerbation que quand on l'administre au moment de la rémission, et il se distingue sous ce rapport de la quinine et de l'acide salicylique. La fréquence du pouls diminue aussi notablement sous son influence; en même temps le pouls devient plus tendu, plus large et plus plein, et la dicrotie fébrile disparaît. La défervescence de la fièvre commence déjà 15 à 20 minutes après l'administration du médicament, et elle devient complète au bout d'une heure à une heure et demie. Mais malheureusement la température et la fréquence du pouls se relèvent rapidement, en même temps que se produisent quelques frissons. En même temps que la fièvre cède, il se manifeste une dilatation extrêmement frappante de tous les vaisseaux cutanés, ainsi qu'une sécrétion sudorale aussi profuse qu'à la suite de l'administration de la pilocarpine.

La résorcine est donc un fébrifuge beaucoup plus rapide et plus énergique que la quinine ou l'acide salicylique, et elle agit dans toutes les périodes de la fièvre. Néanmoins, elle ne peut pas entrer en concurrence avec les autres antipyrétiques, d'abord parce que son action est beaucoup trop fugitive, la fièvre se relevant rapidement; en second lieu, à cause de l'abondante sécrétion sudorale qu'elle provoque, sécrétion qu'on peut, il est vrai, modérer par l'administration simultanée de l'atropine ($0^{gr},0005$), et enfin à cause de ses effets intenses sur le système nerveux (Lichtheim, Surbeck).

Les *effets cérébraux* sont, dans les degrés les plus légers de l'intoxication : rougeur de la face, éclat brillant des yeux, forts bourdonnements d'oreilles, accroissement de la fréquence du pouls et de la respiration; dans les degrés plus élevés : inquiétude et angoisse considérables, dyspnée, troubles du sensorium, désordre des idées, délire, embarras de la parole, contractions fibrillaires des muscles de la face; dans les cas les plus graves : sopor, tremblements convulsifs, perte du sentiment, etc. Ces phénomènes, quelque graves qu'ils paraissent quelquefois, passent, d'après Surbeck, sans entraîner aucun dommage. On ne peut les éviter dans l'administration thérapeutique du médicament, parce que de petites doses, n'exerçant aucune influence sur le cerveau, ne donnent lieu non plus à aucun effet antipyrétique.

Quant aux effets caustiques de la résorcine sur les *muqueuses*, Surbeck les nie formellement; c'est à peine si l'administration de ce médicament pendant des semaines, la quantité totale ingérée ayant été de 50 grammes, a donné lieu à quelques troubles légers de l'appétit et de la digestion.

L'*activité cardiaque* n'éprouve non plus de la part de la résorcine aucune influence nuisible.

Emploi thérapeutique. — Les trois substances en question ont sur le phénol, auquel d'ailleurs elles ressemblent, l'avantage précieux de ne produire aucun effet caustique, de sorte qu'on peut les appliquer en solution très concentrée sur des points qui, à cause de leur sensibilité, ne permettent pas l'emploi du phénol à l'état de concentration. L'*hydrochinon* paraît, sous ce rapport, particulièrement digne d'être recommandé, parce que, possédant des propriétés antifermentescibles très accentuées, il est beaucoup moins toxique que le phénol. Brieger a obtenu de l'emploi de l'hydrochinon (solutions à 1-2 pour 100) des résultats très favorables, notamment dans le traitement de la blennorragie; il croit aussi pouvoir le recommander dans le traitement des maladies contagieuses des yeux (blennorrhée), parce qu'il n'exerce sur la cornée aucune action toxique. D'après Förster, l'hydrochinon convient en effet parfaitement pour les pansements antiseptiques à appliquer sur l'œil. Son emploi pour pulvérisations rencontre, au contraire, dans son prix élevé un inconvénient sérieux. Il peut rendre des services signalés dans le traitement des ulcérations infectieuses de la cornée. Sa propriété de modérer les sécrétions, l'avantage qu'il a de ne pas exercer la moindre action irritante sur la cornée et la conjonctive, ses effets antiseptiques certains, permettent de le placer à côté des meilleurs désinfectants et de lui attribuer même une influence des plus favorables dans le traitement du processus diphthéritique. En tout cas, il est supérieur à l'acide borique par la facilité avec laquelle il se dissout dans l'eau et pénètre par imbibition les pièces de pansement.

Quant à l'usage interne des composés en question, les expériences faites jusqu'ici n'ont donné aucun résultat concluant. Nous croyons donc pouvoir nous dispenser d'entrer dans aucun détail à ce sujet. Jusqu'ici aucun de ces trois composés n'a pu, dans le traitement des fièvres continues ou intermittentes, supplanter les antipyrétiques éprouvés, aucun n'a pu s'imposer à la pratique par ses propriétés antifermentescibles. Les phénomènes fâcheux auxquels donne lieu l'emploi de la résorcine, phénomènes pouvant aller jusqu'au collapsus, n'ont pas permis à ce médicament de s'introduire comme fébrifuge dans la thérapeutique; d'ailleurs l'antipyrine, la thalline, l'antifébrine, le rendent actuellement superflu à ce point de vue. — Quant à l'importance de la résorcine dans le traitement de diverses *maladies cutanées*, dans lesquelles il a été récemment recommandé, les expériences faites jusqu'ici ne présentent rien de positif.

Doses. — 1. *Résorcine*. Comme antipyrétique : 0,5-1,5 *pro dosi*; 2,0-3,0 *pro die*. En injection dans les catarrhes vésicaux : solutions à 1-5 pour 100. 2. *Hydrochinon* : 0,3-0,5-1,0, comme antipyrétique.

Brieger (L.), Zur Kenntniss des physiologischen Verhaltens des Brenzcatechin, Hydrochinon und Resorcin (Archiv für Anatomie und Physiologie, S. 61. Leipzig, 1879), — Zur Kenntniss der antifebrilen Wirkung der Dihydroxylbenzole (Centralblatt für die med. Wissenschaften, n° 37, S. 673. Berlin, 1880). — Zur therapeutischen Wurdigung der Dihydroxylbenzole (Zeitschrift für klinische Medicin, Band III, Heft 1, p. 25. Berlin, 1881). — Lichtheim, Breslauer aerzt. Zeitschrift, 1881; Correspondenzblatt für schweiz. Aerzte, 1880. — Surbeck (V.), Ueber die fieberwidrige Wirkung des Resorcins und seiner Isomeren (Deutsches Archiv für klinische Medicin, Band XXXII. Leipzig, 1883). — Callias (H.) De la résorcine et de son emploi en thérapeutique, recherches expérimentales et cliniques, thèse. Paris, 1881. — Péradon. Etude physiologique et thérapeutique de la résorcine, Paris, 1882.

4. Aseptol, $C^6H^4.OH.SO^2.OH$

On désigne sous ce nom une solution d'acide orthoxyphénolsulfurique; c'est un liquide visqueux, d'une coloration rougeâtre, d'une faible odeur phéniquée; on l'a proposé pour remplacer le phénol et l'acide salicylique. Il en possède, dit-on, les propriétés antiseptiques, sans produire les mêmes effets irritants et toxiques, et il est soluble en toutes proportions dans l'eau, l'alcool et la glycérine. Il a été recommandé dans les opérations pratiquées sur le bas-ventre et dans la pratique ophtalmologique. Les doses sont intermédiaires entre celles du phénol et de l'acide salicylique.

5. Arbutine (glycoside de l'hydrochinon) $C^{12}H^{16}O^7 = C^6H^7O(OH)^4.O.C^6H^4OH$

Elle existe dans les feuilles de l'arbousier et de la pyrole; elle se présente sous forme de cylindres incolores, facilement solubles dans l'eau, moins solubles dans l'alcool, et presque pas solubles dans l'éther; la saveur en est amère. Elle ne fermente pas quand on triture sa solution avec de la levûre et qu'on l'expose à la température de la fermentation. Elle dévie à gauche le plan de polarisation, et, quand on fait bouillir la solution aqueuse avec un acide dilué, elle se décompose en sucre, méthylhydrochinon et hydrochinon.

D'après Kunkel-Feiber, la plus grande partie de l'arbutine introduite dans le corps le traverse sans se décomposer et s'élimine en un temps relativement court avec les urines; une très petite partie se transforme peut-être dans l'urine en hydrochinon et s'élimine à l'état d'acide hydrochinosulfurique inactif.

Il serait cependant possible, d'après Lewin, que l'arbutine, en donnant naissance à de l'hydrochinon et à son produit de dédoublement dans les organes malades, par exemple dans la vessie, produisit certains effets thérapeutiques. Mais il n'existe encore là-dessus rien de positif. Mencke, se fondant sur des considérations théoriques, a espéré pouvoir guérir la blennorragie en administrant l'arbutine à l'intérieur; cet espoir n'est basé que sur une supposition erronée, d'après laquelle l'hydrochinon à action antiseptique serait éliminé en nature avec les urines, ce qui, comme on sait, n'est pas exact.

Mencke recommande l'arbutine, aux doses quotidiennes de 3,0-4,0, dans le traitement des catarrhes des uretères et de la vessie, mais sans avoir pu constater lui-même sous son influence aucun cas de guérison bien avéré de ces maladies. Les autres observations publiées jusqu'ici sur des cas de catarrhes vésicaux ne sont pas non plus très encourageantes; nos expériences personnelles nous permettent de nous prononcer dans le même sens.

6. Amidobenzol (phénylamine ou aniline) $C^6H^5NH^2$

Il sert à la préparation des magnifiques couleurs d'aniline. Il se dissout dans 31 parties d'eau, est miscible en toutes proportions avec l'alcool et l'éther. Localement il provoque de l'inflammation; après son absorption, il donne lieu à des phénomènes narcotiques, à de la difficulté de la respiration, à de la cyanose; la mort arrive consécutivement à une paralysie respiratoire; chez les grenouilles, on voit se manifester des spasmes cloniques avec habitus paralytique général et une paralysie périphérique du même genre que celle déterminée par le curare. La plupart des couleurs d'aniline et de rosaniline, par exemple la fuchsine, sont dépourvues de toxicité, à moins qu'elles ne contiennent de l'aniline libre ou d'autres composés, tels que l'arsenic, le phénol.

7. Antifébrine C^8H^9NO

C'est un dérivé de l'aniline; on la considère comme une *acétanilide* ou une *phénylacétamide;* elle a pour formule $C^8H^9NO = N(C^6H^5)(C^2H^3O)H$. C'est une poudre blanche, cristalline, inodore, produisant une sensation de brûlure sur la langue; elle est presque insoluble dans l'eau froide, plus facilement soluble dans l'eau chaude; elle se dissout abondamment dans l'alcool, dans le vin; elle fond à 113° et bout, sans se décomposer, à 292°; elle est dépourvue de propriétés acides et basiques et se montre très résistante à la plupart des réactifs.

D'après les recherches de Cohn et de Hepp sur des chiens et des lapins, l'antifébrine, contrairement à l'aniline, si rapprochée d'elle au point de vue chimique

($C^6H^5NH^2$), ne donne lieu à aucun effet toxique, alors même qu'elle est ingérée à doses relativement élevées; elle n'exerce non plus aucune influence sur la température chez les animaux à l'état normal.

Mais elle est un fébrifuge très actif, bien qu'elle représente un corps indifférent et qu'elle n'appartienne ni aux phénols, comme le phénol, l'hydrochinon, la résorcine, l'acide salicylique, ni à la série chinoline, comme la quinine, la chinoline, la kaïrine, l'antipyrine, la thalline.

Emploi thérapeutique. — Bien que l'introduction de l'antifébrine en thérapeutique ne date que de peu de temps, de nombreuses observations sur ce médicament ont déjà été publiées, qui toutes tendent à le faire considérer comme un *antipyrétique à action positive;* administré aux doses de 0,1-0,2, il peut faire baisser la température fébrile, et aux doses de 0,5-1,0, renouvelées toutes les heures ou toutes les deux heures, il détermine assez sûrement un abaissement de la température jusqu'à la normale. Nous pouvons, d'après nos expériences personnelles, confirmer ce résultat; nous avons constaté l'efficacité de ce médicament contre la fièvre du typhus abdominal, de la pneumonie croupale, de la pleurésie, de la tuberculose, de la leucémie, etc. Il peut donner lieu, de même que les autres antipyrétiques à action rapide, à des sueurs et à des frissons. Au point de vue des effets cliniques, nous ne pouvons jusqu'ici reconnaître aucune différence essentielle entre l'antifébrine, d'un côté, l'antipyrine et la thalline, de l'autre côté. — L'antifébrine a-t-elle sur quelque processus morbide une action spécifique? On n'a pu le constater jusqu'ici.

DOSES. — 0,1-0,2, toutes les heures ou toutes les deux heures, le mieux en solution : antifébrine 1, eau 90, alcool rectifié 10.

8. Nitrobenzol ou nitrobenzine, $C^6H^5.NO^2$

Liquide jaune clair, ayant l'odeur de l'essence d'amandes amères, se formant quand on verse peu à peu de la benzine dans de l'acide nitrique fumant froid.

Il excite d'abord, puis paralyse le système nerveux central; sous son influence, le sang perd la propriété d'absorber l'oxygène, les globules sanguins se dissolvent, la consommation d'oxygène dans le sang après la mort se supprime entièrement. Il ne se transforme pas dans le sang en aniline ou en acide cyanhydrique (Lewin, Filehne). On connaît un certain nombre de cas de mort produits, chez l'homme, par suite de l'usage de substances alimentaires falsifiées à l'aide de ce composé; autrefois, en effet, on croyait que la nitrobenzine était inoffensive et l'on s'en servait, à la place de l'essence d'amandes amères, dans la fabrication des parfums, des liqueurs [1]. Non employée en thérapeutique.

BAHRDT, Archiv für physiologische Heilkunde, 1871. — FILEHNE (W.), Ueber die Giftwirkungen des Nitrobenzols (Archiv für experimentelle Pathologie und Pharmakologie, Band IX, S. 339. Leipzig, 1878). — GUTTMANN (P.), Ueber die giftigen Eigenschaften des Nitrobenzin (Archiv für Anatomie und Physiologie, S. 214. Leipzig, 1866). — HELBIG, Deutsche med. arztl. Zeitschrift, Band II, 1873. — LEHMANN (de Dresde), Empoisonnement par la nitro-benzine (Annales d'hygiène publique et de médecine légale, t. XXXIX, p. 444, 1873). — LETHEBY, Nitrobenzole and Aniline as Poisons (Proceedings of the royal Society, part. 3, 1863; Medico-chirurgical Review, p. 540, oct. 1863, et Annales d'hygiène publique, t. XXII, p. 183). — OLLIVIER et BERGERON, Annales d'hygiène publique et de médecine légale, t. XX, p. 298, 1863. — POINCARÉ (de Nancy), Effets des inhalations de vapeur de nitro-benzine (Comptes rendus de l'Académie des sciences, 28 juillet 1879, et Annales d'hygiène publique, 3e série, t. II, p. 382, 1879. — SCHENK, Empoisonnement par la nitro-benzine (Annales d'hygiène publique et de médecine légale, 2e série, t. XXVII, p. 449, 1867).

[1] [Aujourd'hui encore l'essence d'amandes amères est souvent falsifiée avec la nitrobenzine, dont le prix est bien moins élevé; parfois même on vend de la nitrobenzine pure pour de l'essence d'amandes amères. Un moyen simple de découvrir la fraude consiste à traiter le liquide suspect

9. Trinitrophénol, acide picrique

Le *trinitrophénol* ou *acide picrique*, $C^6H^3(NO^2)^3$, prend naissance quand on traite le phénol par l'acide nitrique. Il se dissout difficilement dans l'eau froide, mieux dans l'eau chaude ; il a une saveur fortement amère ; il se comporte à l'égard des composés métalliques comme un acide énergique. C'est une matière cristalline, d'une coloration jaune clair très prononcée. Chauffé doucement, il entre en fusion et se sublime ; chauffé brusquement, il détone avec violence.

Action physiologique. — L'acide picrique produit des effets fortement toxiques sur les animaux inférieurs, ainsi que sur les vers intestinaux.

Chez les animaux supérieurs et chez l'homme, il colore en jaune la peau et tous les organes ; il provoque des nausées, des vomissements, de la diarrhée, de l'amaigrissement, et une altération très marquée des globules du sang (Erb).

Il ne s'est pas montré utile comme agent désinfectant pour les pansements (Adler).

10. Picronitrate de potasse

Il a été recommandé à la place de l'acide libre ; on a dit qu'il agissait comme ce dernier contre la trichinose et les vers intestinaux, sans avoir l'inconvénient d'altérer la digestion ; mais il n'a pu se maintenir dans la pratique, à cause de son goût amer, et parce que d'ailleurs son action contre la trichinose est nulle.

11. Pyrogallol, $C^6O^3(OH)^3$

Le *pyrogallol*, désigné habituellement sous le nom d'*acide pyrogallique*, bien qu'il n'ait pas de réaction acide, se présente sous la forme de cristaux incolores, brillants, d'une saveur amère, très facilement solubles dans l'eau. Au sujet de ses propriétés antifermentescibles et antiputrides règnent des opinions entièrement divergentes. D'après Kolbe, il ne s'oppose nullement à la fermentation alcoolique ni aux autres processus de ce genre. D'après Bovet, il suffit d'une solution à 1-1 1/2 pour 100 pour empêcher complètement la putréfaction des tissus animaux ; mis en contact avec une substance animale en décomposition, le pyrogallol lui enlève son odeur et tue les bactéries en peu de temps, et il faut, pour obtenir cet effet, que la solution employée soit au moins à 2,5 pour 100 ; le sucre de raisin, quand il est dissous dans une solution (2 pour 100) de pyrogallol, ne se dédouble pas en présence de la levûre de bière ; Bovet pense que le pyrogallol doit en grande partie ces propriétés à son avidité pour l'oxygène.

Le pyrogallol, à cause de sa propriété de détruire les globules sanguins et de donner lieu à de l'hémoglobinurie, ne doit être employé qu'avec précaution, même à petites doses ; à doses élevées, il produit des effets toxiques très intenses, en faisant subir au sang des altérations très marquées (coloration marc de café, fluidité et coagulation rapide, diminution de la proportion des globules sanguins, de l'hémoglobine et de la fibrine, développement de thrombus) et en rendant la circulation impossible. Ces effets toxiques peuvent se produire aussi bien à la suite de l'emploi de ce médicament à l'extérieur que de son administration à l'intérieur ; la mort survient en quelques jours au milieu de vomissements, de phénomènes de stupéfaction, d'insensibilité, avec chute considérable de la température, évacuation d'une urine foncée et même noire. 1 gramme de cette substance peut être toléré sans inconvénient (Jüdell-Neisser). Sur les os le pyrogallol agirait, dit-on, comme l'arsenic et le phosphore (Maas).

par une solution concentrée de sulfite acide de soude. Si, au lieu d'essence d'amandes amères, on a affaire à de la nitrobenzine, cette dernière viendra former à la surface une couche huileuse caractéristique ; l'essence d'amandes amères, au contraire, se combinerait avec le sel de soude, en formant un composé soluble.]

L'emploi du pyrogallol devra donc être évité, dès que nous aurons à notre disposition un autre médicament pouvant rendre les mêmes services. On l'a proposé sous forme de pommade (5-10 pour 100) dans le traitement du psoriasis et pour détruire les néoplasmes lupeux et cancéreux (Hebra-Jarisch). S'agit-il du psoriasis du tronc et d'altérations étendues de la peau, nous nous servons de préférence de l'acide chrysophanique, qui, malgré les inconvénients que présente son application locale, a sur le pyrogallol l'avantage d'être plus inoffensif pour l'organisme. L'acide pyrogallique pourra être mis en usage dans le traitement du psoriasis de la face et de la tête, parce qu'il n'altère pas la peau saine; on pourra aussi l'employer dans le traitement du lupus et du cancer épithélial (5-20 : 100 de vaseline ou 100 d'alcool), parce que les petites quantités employées dans ce cas sont sûrement inoffensives (Neisser). — L'acide pyrogallique peut encore être utilisé pour colorer les poils ; il n'exerce sur eux aucune action nuisible, tandis que l'acide gallotannique, par exemple, les rend secs et cassants.

JARISCH, Frerich's und Leyden's Archiv für klinische Medicin, Band I, S. 631. Berlin, 1879. — JUDELL, Hoppe Seyler's med. chemische Untersuchungen, S. 422. — NEISSER. Frerich's und Leyden's Archiv für klinische Medicin, Heft 1.

12. Chrysarobine, $C^{30}H^{26}O^{7}$

On l'extrait en grandes quantités (80 pour 100) de la *poudre de Goa, araroba,* déposée dans les fentes de l'arbre du Brésil connu sous le nom de *Angelim amargosa;* on l'extrait au moyen du benzol, dans lequel elle cristallise en petites lamelles jaunes (Liebermann). C'est probablement un produit de réduction de l'acide chrysophanique.

Centralblatt für die med. Wissenschaften, S. 384. Berlin, 1877 u. 1878. — L. LEWIN u. ROSENTHAL, Virchow's Archiv für pathologische Anatomie, Band LXXXV, S. 118 (indic. bibliogr.). — Gehe's Handelsberichte 1878 u. 1879. — DUBOIS (E.), Centralblatt für klin. Medicin, Band II, S. 527. 1882.

13. Acide chrysophanique

On le retire de la rhubarbe. De la chrysarobine introduite dans l'organisme une partie repasse à l'état d'acide chrysophanique, une autre partie s'élimine sans avoir subi aucune modification. Ces deux substances, la chrysarobine et l'acide chrysophanique, ne sont pas aussi inoffensives pour l'organisme que le prétend Neisser; elles provoquent localement des phénomènes inflammatoires assez intenses. La chrysarobine peut être absorbée par la peau; donnée à l'intérieur, elle exerce une action irritante sur les muqueuses, elle donne lieu à de l'anorexie, à de l'amaigrissement; elle peut provoquer en outre, soit qu'elle ait été administrée intérieurement, soit qu'elle ait été appliquée à l'extérieur, une irritation des reins et de l'albuminurie (Lewin). La pommade à la chrysarobine, appliquée sur la peau, détermine des démangeaisons, une sensation de brûlure, de la fièvre, de l'insomnie, colore l'urine, les ongles, le linge, et a parfois pour conséquence de la conjonctivite, du chémosis et des ulcérations de la cornée (Dubois).

Ces deux substances ont été récemment employées avec prédilection contre le psoriasis, l'eczéma squameux, le pityriasis, l'herpès tonsurant (Neumann, Kaposi); on les emploie en pommade (5-10 parties sur 40 parties de vaseline), ou avec du collodion (1 : 7-10).

14. Thymol

Le *thymol*, ou camphre du thym, $C^{10}H^{14}O = C^{6}H^{3}.(OH).CH^{3}.C^{3}H^{7}$, obtenu en agitant de l'essence de thym avec une solution de soude, décantant la partie aqueuse et la précipitant par l'acide chlorhydrique, se présente sous forme de gros cristaux, d'une odeur semblable à celle du thym, peu solubles dans l'eau (1 : 1000), facilement solubles dans l'alcool et l'éther.

Action physiologique. — D'après Liebreich, Lewin et Husemann, le thymol s'oppose aux processus de fermentation et de putréfaction de la viande, du lait, de l'urine, du sucre, avec encore plus d'énergie que ne font le phénol et l'acide salicylique. Il présente encore sur ces derniers les avantages suivants : son odeur est très agréable, ses propriétés désodorisantes sont très accentuées, sa volatilité est plus faible, ce qui fait que la viande traitée par le thymol se conserve plus longtemps que celle traitée par le phénol; il empêche encore le développement des moisissures et supprime l'action du pus putride sur l'organisme animal. Une solution de 1 sur 1000 suffit pour remplir toutes les indications qu'on est en droit d'exiger d'un agent antifermentescible et antiputride. Son prix élevé ne doit pas entrer en ligne de compte ; car, vu le faible degré de concentration nécessaire pour préparer une solution active, il est, en somme, aussi bon marché que le phénol et l'acide salicylique.

Ajoutez à cela que, d'après Husemann, les propriétés toxiques du thymol sur les animaux supérieurs sont beaucoup moindres que celles du phénol; 0,5 de phénol suffisent, en effet, pour tuer un lapin, tandis que 2 grammes de thymol en injection sous-cutanée, ou 4 grammes administrés à l'intérieur, ne provoquent, chez les mêmes animaux, que des troubles passagers; pour les faire mourir, il faut 3 à 4 grammes de thymol, injectés sous la peau, ou 5 à 6 grammes, administrés par l'estomac. Le thymol serait donc, d'après cela, dix fois moins toxique, chez les animaux supérieurs, que le phénol.

Localement, sur les muqueuses, le thymol produit de l'inflammation, comme le phénol, mais il ne cautérise pas; il peut aussi, comme le phénol, provoquer l'anesthésie locale (Frösche, Lewin).

Lapins. — Ses effets sur le cœur et la respiration sont les mêmes que ceux produits par le phénol.

Le phénol et le thymol agissent tous deux sur le système nerveux central; les nerfs périphériques ne sont que peu influencés; mais, tandis que le phénol excite primitivement les centres moteurs et provoque même des convulsions, le thymol, au contraire, exerce dès le début une action paralysante sur ces centres.

Le thymol, à la dose de 2 grammes, fait diminuer la fréquence de la respiration et baisser la température de 1 degré; en même temps les contractions du cœur s'accélèrent.

Si la dose a été mortelle, on voit la respiration et la circulation s'affaiblir de plus en plus, la température baisser (de 3 degrés) ; les animaux perdent leurs forces, deviennent apathiques, tombent dans le sopor et enfin dans le coma (Küssner). A l'autopsie, on trouve les poumons gorgés de sang, très souvent hépatisés; sur la muqueuse bronchique, on observe une injection très prononcée et une abondante sécrétion de mucus. Les reins ont toujours été trouvés énormément hyperhémiés et présentant les altérations de la première période de la néphrite ; en même temps l'urine contenait du sang, de l'albumine et du thymol, en partie tel qu'il avait été ingéré. Foie gras parfaitement caractérisé, absolument comme à la suite de l'empoisonnement par le phosphore. Tous les organes exhalaient nettement une odeur de thymol.

Ces différences dans l'action du thymol et du phénol sur les poumons, les reins, le foie, tiennent, d'après Husemann, à la diffusibilité différente de ces deux substances. Le thymol, à cause de sa plus grande richesse en carbone, serait plus difficilement brûlé que le phénol, et exercerait par conséquent sur tous ces organes une irritation directe beaucoup plus vive. Son action physiologique rapprocherait donc le thymol plutôt de l'essence de térébenthine que du phénol.

Hommes. — Quant à l'action du thymol sur l'organisme humain, tout ce que nous savons, c'est que, d'après Lewin, 1 gramme de thymol *pro die* est parfaitement bien toléré et ne donne lieu qu'à une sensation modérée de brûlure à l'épigastre (Küssner).

Emploi thérapeutique. — Dans ces dernières années, le thymol a été essayé contre divers états pathologiques et dans le but de remplacer le phénol dans le pansement de Lister.

Baelz, Coghen, Küssner et un grand nombre d'autres, ont employé le thymol dans le traitement de diverses affections (polyarthrite rhumatismale, iléotyphus, typhus exanthémateux, pneumonie, coqueluche, diabète, etc.) ; ils l'ont aussi appliqué localement (catarrhe vésical, angine diphthéritique, etc.). Partout ce médicament s'est montré dénué d'efficacité ; tout au plus si Küssner l'a vu produire quelque effet dans certains cas de phtisie avec expectoration abondante et dans quelques cas de catarrhe gastro-intestinal. Le thymol ne présente donc jusqu'ici aucune importance pour l'usage interne ; des doses élevées de ce médicament peuvent d'ailleurs provoquer des douleurs épigastriques et des vomissements. Bozzolo l'a recommandé tout récemment comme vermifuge (auchylostome duodénal, trichocéphale), aux doses de 2 à 10 grammes.

L'inconvénient que présente le phénol appliqué aux pansements de Lister de pouvoir donner lieu à des accidents toxiques plus ou moins graves a engagé quelques chirurgiens à le remplacer par le thymol. Ranke attribue aux pansements au thymol, pratiqués avec soin, une action antiseptique certaine, et il les considère comme préférables aux pansements au phénol, parce qu'ils ne peuvent produire aucune action toxique, parce que sous leur influence la plaie sécrète moins, la durée de la guérison est plus courte, sans compter qu'ils reviennent à meilleur marché. Cependant les pansements au thymol n'ont pu jusqu'ici se répandre dans la pratique ni supplanter les pansements au phénol ; les propriétés antiseptiques du thymol, avec la solution à 0,1 pour 100, la seule qui puisse être employée, ont été considérées comme insuffisantes ; le thymol présente en outre divers petits inconvénients : il a une odeur douceâtre qui finit par devenir désagréable, il attire les mouches. Telle est la manière de voir de Bardeleben, Küster, Schede, Langenbeck, Czerny, et autres.

Doses. — *Thymol* : 0,05-0,1 *pro dosi*, en solution aqueuse, alcoolique, alcaline, en émulsion, en poudre dans du pain azyme; comme antipyrétique on l'a prescrit à 1,0-2,0 *pro dosi*. Par l'addition d'un peu d'alcool et de glycérine on en augmente la solubilité : thymol 1, alcool 10, glycérine 20, eau 1000. Ranke a employé le thymol dans toutes les parties du bandage antiseptique, sauf pour le catgut, qui était préparé au phénol.

Husemann, Archiv für experimentelle Pathologie und Pharmakologie, Band IV, S. 288, 1875. — Lewin, Centralblatt für die medic. Wissenschaften, S. 324. Berlin, 1875.

15. Naphtaline, $C^{10}H^8$

Cristaux lamelleux, incolores, très brillants, d'une odeur spéciale, d'une saveur brûlante rappelant celle du goudron, insolubles dans l'eau, dans les acides dilués et dans les liquides alcalins ; ils se dissolvent difficilement dans l'alcool froid, facilement dans l'alcool chaud, dans l'éther, dans le benzol. Quand on la fait bouillir avec l'eau, la naphtaline se volatilise abondamment avec ce liquide. Elle brûle avec une flamme très éclairante, fuligineuse.

Elle prend naissance dans la combustion du bois, du charbon, et elle se trouve en grande quantité dans la fumée, dans le goudron de houille.

Effets physiologiques. — La naphtaline est un *poison violent pour la plupart des champignons ;* non seulement elle supprime le développement des spores, mais elle tue encore les champignons déjà développés. Cet effet a été constaté sur le penicillium glaucum, l'eurotium aspergillus glaucus, le mucor mucedo, l'oidium lactis, le champignon de la levûre (E. Fischer).

Des quantités tout à fait petites de naphtaline suffisent aussi pour tuer les champignons qui se développent dans les substances en putréfaction et dans divers liquides nutritifs; mais pour qu'elle puisse développer une action antiputride, la naphtaline doit être mêlée intimement avec les substances susceptibles de putréfaction, ce qui, dans un grand nombre de cas, ne peut être réalisé à cause de son insolubilité. Bien que la naphtaline agisse mieux, sous ce rapport, que l'iodoforme par exemple, elle est inférieure, au contraire, à d'autres antiseptiques.

La naphtaline exerce aussi une action toxique sur les animaux inférieurs, tels que les puces, les punaises, les moustiques, l'acarus de la gale, et elle les tue en peu de temps.

L'homme et les animaux supérieurs, au contraire, supportent parfaitement la naphtaline; soit qu'elle existe dans l'air en abondance, soit qu'on en frotte la peau, soit qu'on l'administre à l'intérieur, elle ne donne lieu à aucun effet toxique. Mais son odeur est extrêmement désagréable pour bien des personnes; on s'y habitue cependant, et, en l'additionnant d'un peu d'essence de bergamote, on en fait même un parfum agréable (E. Fischer). Quand on l'administre intérieurement à des chiens, il n'y en a que des traces qui soient absorbées; la partie de beaucoup la plus grande s'élimine avec les matières fécales sans avoir subi aucune modification, et il est facile de l'isoler. 1 à 2 grammes donnent lieu, chez les chiens, à une diarrhée légère; 5 grammes provoquent une diarrhée plus considérable, mais point de catarrhe intestinal; l'appétit seul subit une diminution passagère.

Emploi thérapeutique. — La naphtaline a été, à cause de ses propriétés antifermentescibles, utilisée dans la pratique chirurgicale; on l'a employée pour remplir les mêmes indications qu'avec l'iodoforme. Dans le traitement de la gale, son usage ne s'est pas beaucoup répandu.

Tout récemment Rossbach a trouvé en elle un agent efficace dans le traitement des *diarrhées*, notamment dans les cas de catarrhes intestinaux invétérés, avec ou sans ulcérations, pourvu, bien entendu, que ces catarrhes soient exempts de complications et ne dépendent pas d'une affection incurable. Dans les diarrhées accompagnées de vomissements, elle est, d'après Rossbach, aussi efficace que le calomel. L'administration de doses élevées (5 grammes *pro die*) a fait fréquemment avorter des cas de typhus récents. C'est à des observations ultérieures à nous apprendre jusqu'à quel point l'usage de la naphtaline comme anti-diarrhéique mérite d'être recommandé. Son odeur désagréable, les éructations auxquelles elle donne lieu, constituent à son emploi un obstacle assez sérieux. Quelques observateurs ont aussi vu se produire, à la suite de son administration, des symptômes d'irritation plus ou moins marqués dans la sphère des voies urinaires, notamment de la strangurie.

Enfin Rossbach recommande ce médicament dans les cas d'alcalinité de l'urine.

Doses. — 0,1-0,5 *pro dosi*, avec sucre et essence de bergamote comme correctif. Pour lavements, on l'emploie en suspension dans de l'eau de guimauve.

Naphtalin, ein neues Antisepticum (Berliner klinische Wochenschrift, 1881, n° 48; 1882, n° 8 u. 9). — Fischer (E.), Das Naphtalin, Strassburg, 1883. — Rydygier, Zur Naphtalinbehandlung (Berliner klinische Wochenschrift, 1883, n° 16).

16. Naphtols, $C^{10}H^{7}.OH$

Ils prennent naissance de la même manière que le phénol; ils proviennent de l'acide benzol-sulfurique par la fusion du naphtalino-sulfate de potassium et de la potasse; ils se comportent à l'égard des alcalis et des carbonates comme de véritables phénols et se dissolvent difficilement même dans l'eau bouillante. Le *bêtanaphtol* ou *isonaphtol*, le seul qui ait été récommandé jusqu'ici, a provoqué, chez un garçon atteint de prurigo, de l'hématurie, de l'ischurie, des vomissements, la perte de la connaissance, des accès éclamptiques ; chez les lapins et les chiens, il a donné lieu, aux doses de 1,0-1,5, à de l'hémoglobinurie, à de la salivation, à de l'inquiétude et à des convulsions, pouvant se terminer par la mort.

Emploi thérapeutique. — Kaposi a très vivement recommandé le naphtol pour remplacer le goudron dans le traitement des affections cutanées; il possède toutes les propriétés curatives du goudron, sans produire les mêmes effets fâcheux ou même toxiques. Ses indications sont exactement les mêmes que celles du goudron (voyez ce dernier). On le prescrit en solution dans l'eau et l'alcool, dans les proportions de 1/2-2-5 pour 100, suivant les cas, ou sous forme de pommade; dans le psoriasis, Kaposi a même prescrit des pommades contenant 15 de naphtol pour 100.

17. Créosote

La *créosote du goudron de hêtre*, de *Reïchenbach*, est un liquide d'abord incolore, puis prenant peu à peu une coloration jaune; son odeur est pénétrante; il est peu soluble dans l'eau (1 : 80), facilement soluble dans l'alcool, l'éther, etc. Ce n'est pas une substance chimiquement pure, comme l'avait cru son inventeur, mais bien un mélange de gayacol (méthyl-pyrocatéchine), $C^7H^8O^2$, et de créosol, $C^8H^{10}O^2$.

La *créosote du goudron de pin* est aussi un mélange de gayacol, de créosol, de crésol et de phénol.

Action physiologique. — L'action physiologique de la créosote ressemble, à tous les points de vue, à celle du phénol; ses effets antiputrides, notamment, ne paraissent pas inférieurs à ceux de ce dernier composé ; ses effets, locaux et généraux, sur l'homme et les animaux, sont aussi analogues; mais ils sont moins intenses (Huseman et Ummethun). A la suite de l'administration de la créosote à l'intérieur il se produit une sensation de brûlure et de sécheresse dans la bouche et le pharynx, des vomissements, de la céphalalgie, des envies fréquentes d'uriner ; on a vu aussi parfois se manifester un urticaire. Toutes les différences entre la créosote et le phénol consistent en ce que : 1° avec le phénol, ce sont les convulsions qui prédominent, tandis qu'avec la créosote ce sont les phénomènes de paralysie ; 2° le phénol fait diminuer la coagulabilité du sang, tandis que la créosote la fait augmenter notablement.

L'incertitude de la composition des diverses créosotes, l'impossibilité, par suite, de compter sur leurs effets (on en a vu parfois provoquer de terribles vomissements), leurs propriétés semblables, en somme, à celles du phénol, autorisent à employer aujourd'hui de préférence ce dernier dans tous les cas où on mettait autrefois en usage la créosote. Le fait que la créosote, administrée à l'intérieur, agit d'une manière moins intense que le phénol, ne doit pas nous empêcher de la rejeter de la thérapeutique, puisque, en employant des doses plus faibles de phénol, on arrive à produire précisément la même action, qualitativement et quantitativement. D'ailleurs, l'avantage de sa moindre toxicité est largement compensé par les inconvénients qui résultent de l'incertitude de sa composition et de ses effets.

Emploi thérapeutique. — C'est pour être complet, et nullement pour recommander la créosote, que nous mentionnerons les états morbides dans lesquels elle a été et est encore employée. On l'a prescrite contre les *vomissements*, dans les mêmes circonstances déjà signalées à propos de la benzine ; contre les *diarrhées* de diverses espèces ; nous n'en avons jamais obtenu, dans ce cas, aucun avantage, même dans les diarrhées estivales chez les enfants, contre lesquelles pourtant on l'a spécialement recommandée. Dans la blennorrhée bronchique, on peut toujours lui substituer avec avantage d'autres médicaments ; Curschmann l'a recommandée récemment, en inhalations, dans le traitement des affections putrides des poumons, accompagnées d'hémoptysie; elle a sur le phénol et l'essence de térébenthine l'avantage de moins exciter à la toux.

Dans tous les cas où l'on en faisait autrefois ugage à l'extérieur, on lui préfère aujourd'hui, en général, le phénol.

Doses et préparations. — 1. *Créosote.* — A l'intérieur, 1/4 de goutte à 1 goutte *jusqu'à* 0,05 *pro dosi! jusqu'à* 0,2 *pro die!* [1], plusieurs fois par jour, en émulsion; dans véhicules mucilagineux, dans capsules gélatineuses.

2. *Eau créosotée,* ou de *Binelli,* 3 parties de créosote sur 400 parties d'eau; par cuillerées à café ou à bouche.

Kopp, Moniteur scientifique. Paris, 1881. — Dictionnaire encyclopédique des sciencees médicales, art. Créosote par Labbée. — Bouchard (Charles), Des résultats obtenus par la créosote vraie dans le traitement de la phtisie (Bulletin de thérapeutique, t. XCIII, p. 289. 1877.)

18. Goudron

Liquide noirâtre, huileux, épais, qui prend naissance, à côté de l'acide pyroligneux, dans la distillation sèche du bois, surtout des conifères, et qui représente un mélange variable de créosote, de phénol, de toluol, de xylol, d'acide acétique, etc.

Action physiologique. — On ne peut pas attendre d'un tel mélange des effets constants ; c'est le phénol et la créosote qui jouent, en tout cas, dans ces effets, le rôle le plus important ; c'est dire que le goudron possède des propriétés antiseptiques accentuées.

Appliqué sur la peau et les muqueuses, il provoque de l'inflammation ; la peau devient rouge et l'épiderme se soulève sous forme de bulles ; absorbé en grande quantité, il provoque de la gastro-entérite avec douleurs abdominales, vomissements et diarrhée, et, en outre, de l'inflammation des reins ; on a même vu, à la suite de l'ingestion de trop fortes doses, la mort arriver au milieu des symptômes de l'empoisonnemeat par le phénol.

Emploi thérapeutique. — L'administration du goudron à l'intérieur est aujourd'hui généralement abandonnée ; par contre, son emploi à l'extérieur est très répandu et peut, quand il est rationnel, produire de bons résultats.

Les *maladies de la peau,* pour être favorablement influencées par le goudron, doivent présenter une marche chronique et en même temps être purement locales. Si l'exanthème est sous la dépendance d'une affection générale, l'emploi du goudron ne peut avoir alors qu'un rôle tout à fait secondaire ; et, s'il s'agit d'une éruption aiguë, l'irritation que provoque la pommade au goudron ne fait qu'augmenter les phénomènes inflammatoires, sans produire aucune amélioration. Les cas particuliers dans lesquels il peut être utile, et préférable au phénol à cause de sa moindre toxicité, sont les suivants : En premier lieu, l'*eczéma.* D'après ce qui vient d'être dit, on comprend que l'eczéma chronique seul puisse s'accommoder d'un traitement par le goudron ; on ne pourra donc y avoir recours qu'à un moment où l'on n'observe plus aucun développement de vésicules et de papules au milieu de phénomènes inflammatoires, où il n'y a plus de vésicules qui suintent, où l'on se trouve en présence d'un eczéma sec. Bien que plusieurs cas d'eczéma chronique ne cèdent nullement à un traitement méthodique par le goudron, et qu'on soit forcé quelquefois d'avoir recours à une médication interne, laquelle d'ailleurs reste souvent aussi

[1] [Ces doses ont été de beaucoup dépassées par Bouchard et Gimbert, qui préconisent l'emploi de la créosote dans le traitement de la phtisie pulmonaire : ils affirment même avoir vu des cas de tuberculose peu avancés, mais parfaitement caractérisés, guérir sous l'influenee de la créosote, employée pendant un certain temps à la dose quotidienne de 0,40. Ils ont même été jusqu'à 0,60, 0,80 et même 1 gramme par jour. Il arrive souvent que l'estomac des malades se révolte contre ces doses extrêmes ; mais paraît-il, il n'en est jamais résulté d'accidents graves. Pour que ce médicament soit bien toléré, il est nécessaire qu'il soit complètement dissous et en solution très étendue.

sans résultat, l'expérience apprend cependant que le traitement par le goudron est en général le plus efficace. On commence par des pommades faibles (1 : 4); puis peu à peu on en augmente la force. Elles restent insuffisantes quand l'eczéma est trop enraciné, et que des dégénérescences anatomiques, notamment des hypertrophies et des callosités, se sont déjà développées.

Une seconde affection, dans laquelle les frictions au goudron peuvent être utiles, c'est le *psoriasis;* on voit souvent, sous leur influence, disparaître l'exanthème squameux, pourvu qu'il ne soit pas trop enraciné. Il est vrai qu'elles ne peuvent pas en prévenir le retour, et rendre superflu un traitement interne; mais il est incontestable qu'elles constituent un précieux adjuvant. — Le goudron produit encore de bons effets, et souvent même la guérison, dans certains cas de *prurigo*, surtout dans ceux qui sont purement locaux; il agit moins bien contre le prurigo sénile, ou contre celui qui dépend d'altérations générales inconnues. — Son action est moins efficace contre la teigne, l'impetigo, le rupia, l'ichthyose.

On a cherché à se rendre compte de ces bons résultats produits par le goudron, en disant qu'il exerçait sur la peau une « irritation légère » et une « action doucement astringente ». L'interprétation de l'action curative n'a guère à gagner à ces expressions. Il est un fait d'observation qu'il faut bien avoir soin, en tout cas, de ne pas perdre de vue, c'est que, quand le goudron est appliqué sur des surfaces étendues ou un peu excoriées, ses éléments actifs sont absorbés et peuvent donner lieu à des phénomènes d'empoisonnement (nausées, céphalalgie, vertiges).

Le goudron a été aussi recommandé, sous forme d'inhalations, contre la bronchoblennorrhée, de même que presque tous les baumes, toutes les résines et substances empyreumatiques. L'expérience ne lui a reconnu, dans ce cas, aucun avantage particulier.

Doses et préparations. — 1. *Goudron.* — Si l'on est tenté d'administrer le goudron à l'intérieur, on le prescrira aux doses de 0,3-1, en pilules ou en capsules gélatineuses. Extérieurement, on l'applique en substance, ou mieux sous forme de pommades (1 : 4-10) ou d'emplâtres (avec résine de pin et graisse).

2. *Eau de goudron.* — 1 partie de goudron sur 10 parties d'eau. A l'intérieur, par cuillerées à bouche. A l'extérieur, pour lotions, pansements, injections astringentes.

19. Goudron de houille

Produit obtenu par la distillation sèche de la houille, dans la fabrication du gaz de l'éclairage. Sa composition ressemble assez, au moins quant aux élements actifs, à celle du goudron ordinaire.

Ses effets, en dehors de ses propriétés antiputrides, qui sont dues à sa richesse en phénol, sont inconnus, mais peuvent être considérés comme semblables à ceux de la préparation précédente.

Tout à fait superflu en thérapeutique.

20. Huile de cade

C'est un goudron obtenu par la distillation sèche du bois de genévrier; il ne se distingue des autres goudrons de bois que par son odeur plus agréable.

Nous devons, d'après notre expérience, nous ranger à l'opinion d'Hebra, d'après laquelle l'huile de cade mérite souvent la préférence sur le goudron ordinaire, dans les maladies de la peau citées plus haut, surtout chez les enfants. Elle présente l'avantage d'un emploi plus commode; elle a une odeur moins désagréable; elle se sèche plus facilement et adhère mieux à la peau, si on a soin de la saupoudrer avec de la farine de riz, etc.; les enfants ne peuvent pas l'enlever aussi facilement qu'ils font des pommades au goudron; son action est donc plus prolongée et plus efficace,

Employée pure ou mélangée.

21. Ichthyol

Sulfo-ichthyolate de sodium, $C^{26}H^{36}S^{3}Na^{2}O^{6}$. On l'extrait d'une roche bitumineuse, riche en poissons fossiles, et qu'on trouve près de Seefeld, dans le Tyrol. Au moyen de la distillation sèche de cette roche on obtient une substance huileuse, qui, traitée par l'acide sulfurique concentré et une solution de soude, donne l'ichthyol.

L'ichthyol se présente sous la forme d'une masse jaune brunâtre, ayant le brillant de la graisse, d'une odeur spéciale, repoussante, d'une saveur salée, amère et désagréable ; il est miscible en toutes proportions avec les huiles, la vaseline ; il se dissout en partie dans l'eau, l'éther, l'alcool ; il est entièrement soluble dans un mélange d'alcool et d'éther.

Il contient 55 pour 100 de carbone, 6 pour 100 d'hydrogène, 16 pour 100 de soufre, 8 pour 100 de sodium, 76 pour 100 d'oxygène. Son importance comme médicament paraît dépendre principalement de sa richesse en soufre et de sa facile solubilité. Ce soufre contenu dans l'ichthyol n'exerce aucune action nuisible sur l'organisme animal, parce qu'il est uni si intimement aux autres éléments qu'il ne devient libre que par la décomposition de l'ichthyol.

Outre le sel de sodium, il existe encore dans le commerce un sulfo-ichthyolate d'ammonium.

Emploi thérapeutique. — Dans ces derniers temps l'ichthyol a été très vivement recommandé dans une série des maladies cutanées, acné, urticaire, lichen, herpès, psoriasis, ainsi que dans le traitement de l'érysipèle ; on l'a administré à l'intérieur et appliqué extérieurement. Pour qu'il soit possible de juger positivement de son efficacité, il faut attendre qu'on ait fait là-dessus un plus grand nombre d'observations. On l'a encore préconisé dans le traitement du rhumatisme articulaire et musculaire, quelle qu'en soit la forme ; nos expériences personnelles ne nous permettent pas de nous associer à ces éloges ; du moins nous ne l'avons jamais vu produire aucun effet bien saillant. Ce n'est pas que nous contestions absolument son efficacité ; nous disons seulement que nous ne l'avons pas vu réussir mieux que les autres méthodes de traitement.

PRÉPARATIONS. — 1. *Ichthyol.* A l'intérieur, 10-15 *pro die.* Extérieurement, en solution alcoolique et éthérée (2-5-10 pour 100), ou mélangé avec des huiles, de la vaseline.

2. *Sulfo-ichthyolate d'ammonium et de sodium.* — 0,5-1,0-2,0 *pro die,* en pilules, capsules, solution.

Il existe encore dans le commerce un savon, un emplâtre, une ouate à l'ichthyol.

22. Vinaigre de bois, vinaigre pyroligneux

Dans la distillation sèche du bois, on obtient, à côté du goudron, un liquide jaune, fortement acide, d'une odeur de créosote, d'une composition très variable, et qui n'est qu'une solution aqueuse d'acides formique, acétique, de pyrogallol, d'alcool méthylique, de créosote et de beaucoup d'autres substances. C'est ce liquide qui est connu sous le nom de vinaigre de bois.

Il contient en moyenne 5 à 10 pour 100 d'acide acétique ; on peut donc le considérer comme une solution de créosote dans du vinaigre ; c'est dire qu'il est antiputride, antifermentescible. A hautes doses, il produit des effets toxiques sur les animaux ; on peut l'employer dans tous les cas dont il a été question à propos du vinaigre et du phénol ; mais il est *absolument superflu.*

Sont officinaux : 1° le *vinaigre pyroligneux brut ;* 2° le *vinaigre pyroligneux rectifié.*

II. Acides aromatiques

Les *acides aromatiques*, $C^nH^{2n-8}O^2$, qui renferment tous un noyau de benzine, ont déjà fourni un grand nombre d'agents antiseptiques et antifermentescibles. Ceux à qui l'on a reconnu jusqu'ici de l'EFFICACITÉ sous ce rapport sont : *les acides benzoïque, salicylique, crésotinique, chlorsalicyque, chlordrakylique, paracressylique, cinnamique, tannique* ; ceux, au contraire, qu'on a trouvés DÉNUÉS DE CES PROPRIÉTÉS sont : *les acides méta-oxybenzoïque et para-oxybenzoïque*, isomères de l'acide salicylique, *l'acide amygdalique*, insomère de l'acide crésotinique, *les acides phthalique et isophthalique, gallique*, et, de plus, le *méthyl-éther salicylique, l'aldéhyde salicylique, le salicylate de soude* (?).

Quelle est la cause qui fait que, parmi ces acides, les uns sont antiputrides et antifermentescibles, tandis que les autres sont privés de ces propriétés ? On l'ignore. « Chose surprenante et inexplicable actuellement, dit Kolbe, tandis que l'acide salicylique est un puissant antiseptique et empêche surtout la fermentation alcoolique, l'acide para-oxybenzoïque, au contraire, qui a la même composition ; qui, chauffé rapidement, se décompose, aussi facilement que l'acide salicylique, en phénol et en acide carbonique ; qui est reproduit par ces deux derniers presque exactement dans les mêmes conditions que l'acide salicylique ; qui, enfin, peut être engendré par l'acide salicylique directement, par pure et simple décomposition, l'acide para-oxybenzoïque, dis-je, est entièrement dépourvu de propriétés antiseptiques. »

Remarque importante, le plus grand nombre des acides en question, malgré leurs propriétés antiputrides et antifermentescibles très accentuées, malgré leurs violents effets toxiques sur les organismes inférieurs, ne produisent que des altérations fonctionnelles peu marquées chez l'homme et les animaux supérieurs ; les antiseptiques auparavant connus, au contraire, tels que le bichlorure de mercure, la quinine, et même le phénol, exercent sur les animaux supérieurs une action toxique beaucoup plus intense.

En second lieu, quelques-uns de ces acides, par exemple l'acide salicylique et son sel de soude, de même que le crésotinate de soude, font baisser la température fébrile, tout en restant à peu près inoffensifs, tandis que les fébrifuges auparavant connus provoquent en même temps des effets secondaires plus ou moins fâcheux.

Malheureusement l'espoir qu'on avait, au début, « que l'acide salicylique pourrait combattre les affections putrides de l'organisme, de la même manière qu'il s'oppose à la putréfaction en dehors de l'organisme », cet espoir, dis-je, a été complètement déçu.

Un grand nombre d'acides aromatiques ont ceci de commun, à savoir : qu'ils subissent, dans l'organisme, une profonde modification, peu avant leur élimination avec l'urine ; ils se transforment en acide hippurique ; tels sont les acides benzoïque, nitro-, amido- et chloro-benzoïque, cinnamique, quinique, anisique, amygdalique, etc.[1]

Plusieurs acides aromatiques, par exemple les isomères de l'acide salicy-

[1] Voy. p. 460.

lique (acides oxy– et paraoxybenzoïque), passent, de même que les phénols, partie à l'état d'acides éther-sulfuriques, partie à l'état de composés qui sont analogues à l'acide hippurique ; il en est une autre partie qui traverse l'organisme sans subir aucune modification. Une très petite partie de l'acide para-oxybenzoïque se décompose en outre dans l'intestin, en donnant naissance à du phénol ou à de l'acide phénolsulfurique (Baumann et Herter).

1. ACIDE BENZOIQUE

L'*acide benzoïque*, C^6H^5.CO.OH, se trouve souvent, à l'état libre ou sous forme d'éthers composés, à côté de l'acide cinnamique, dans un grand nombre de végétaux (dans le benjoin, la myrrhe, le baume du Pérou ; dans beaucoup de végétaux contenant des essences, tels que le *Calamus aromaticus*, le girofle, la vanille, l'anis étoilé, l'anis vert, la cannelle, le *Citrus bergamica*, etc.); on le trouve encore dans l'urine des herbivores, dans le produit de secrétion préputial du castor.

On peut le produire artificiellement en oxydant, au moyen des acides chromique ou sulfurique, l'essence d'amande amère, ainsi que tous les monalkylbenzols, par exemple le toluol, et tous les acides gras aromatiques, avec radical de phényle non substitué. On l'a obtenu synthétiquement au moyen du benzol bromé, de l'acide benzol-sulfurique et de l'isocyanure phénylique. Il prend naissance en petite quantité dans l'oxydation des substances albuminoïdes, du benzol.

L'acide benzoïque du commerce provient principalement de l'acide hippurique, du benzoïl-glycocolle, qui existe dans l'urine des herbivores, et qui, chauffé avec les acides ou les alcalis, se transforme en glycolle et en acide benzoïque ; cette même transformation se produit aussi pendant la fermentation putride de l'urine.

L'ACIDE BENZOÏQUE SUBLIMÉ officinal ne doit être préparé que par la sublimation du benjoin ; il représente des cristaux blanchâtres, devenant plus tard jaunâtres, d'une odeur de benjoin ; ils se dissolvent dans 372 parties d'eau et peuvent se volatiliser avec les vapeurs aqueuses ; ils se dissolvent bien aussi dans l'alcool, l'éther, l'essence de térébenthine. Chauffés, ils fondent et se volatilisent complètement.

Action physiologique. — Effets sur les processus de fermentation et de putréfaction. — L'acide benzoïque possède des propriétés antifermentescibles et antiputrides, qui dans plusieurs liquides, tels que le moût de bière, les solutions de viande putrifiée, s'exercent avec plus d'énergie encore que celles de l'acide salicylique ; son action destructive sur les bactéries est aussi plus énergique (Fleck, Salkowski, Buchholtz) ; d'après les observations de Kolbe, cette activité plus grande de l'acide benzoïque provient de ce qu'il est moins intimement fixé, que ne l'est l'acide salicylique, par les sels qui se trouvent dans ces liquides, de ce qu'il reste par conséquent une beaucoup plus grande quantité d'acide libre.

D'après Buchholtz, 0,1 pour 100 d'acide benzoïque (obtenu au moyen de l'acide hippurique) a suffi pour empêcher tout développement de bactéries dans le liquide nutritif dont il se servait ; 0,02 pour 100 suffisent pour entraver ce développement. Le pouvoir de reproduction de ces bactéries est supprimé par 0,3-0,4 pour 100 d'acide benzoïque.

Effets produits sur l'organisme, chez les animaux supérieurs et chez l'homme

L'acide benzoïque parcourt la plus grande partie de l'organisme sans subir de modifications et simplement combiné avec un alcali ; dans les reins, il se combine, en dégageant une molécule d'eau, avec une molécule de glycocolle, pour donner naissance à du benzoïl-glycocolle, ou acide hippurique, qui apparaît dans l'urine :

$$C^7H^6O^2 + C^2H^5NO^2 - H^2O = C^9H^9NO^3$$
(ac. benz.) (glycoc.) (eau) (acide hippurique).

Chez les oiseaux, l'acide benzoïque apparaît dans l'urine à l'état d'acide ornithurique $C^{19}H^{20}N^2O^4$ (Jaffe). Dans la sueur et la salive, au contraire, on trouve l'acide benzoïque, soit en nature, soit, lorsque le sujet en expérience a exécuté de violents mouvements, à l'état d'acide succinique (acide phthalique d'après Nencki), mais jamais à l'état d'acide hippurique. Dans ce dernier cas, c'est-à-dire à la suite de forts mouvements, on trouve aussi, dans l'urine, de l'acide succinique, à côté de l'acide hippurique ; Meissner se croit donc autorisé à penser que cet acide succinique résulte de l'oxydation de l'acide benzoïque, par suite d'une activité plus grande des échanges organiques. Si l'on fait prendre de l'acide benzoïque à un animal auquel on a préalablement extirpé les reins, on constate alors, dans le sang, à côté de l'acide benzoïque, la présence de l'acide hippurique ; on peut donc admettre, ou bien que ce dernier acide, préexistant dans le sang, a augmenté de quantité et est devenu appréciable, à la suite de l'extirpation des reins, ou bien que cette extirpation a engendré des circonstances particulières, anormales, qui ont déterminé le développement de l'acide hippurique dans le sang et les organes. Mais l'élément azoté, le glycocolle, qui s'unit à l'acide benzoïque pour que ce dernier se transforme en acide hippurique, ne provient nullement ni de l'urée ni de l'acide urique ; car ces deux produits terminaux des échanges organiques ne sont alors nullement diminués dans l'urine, contrairement à l'opinion de Garrod, Kletzinski, Ure et autres ; d'ailleurs, d'après Weiske, l'acide benzoïque ne peut passer à l'état d'acide hippurique que si les aliments ingérés en même temps peuvent par eux-mêmes fournir de l'acide hippurique ; si l'alimentation a consisté en haricots, pommes de terre, par exemple, l'acide benzoïque s'élimine alors, chez les herbivores, sans avoir subi absolument aucune modification. L'opinion qui attribue à l'acide benzoïque des effets favorables contre l'urémie (Frerichs, Ure), contre le développement anormal d'acide urique, contre la goutte (Golding, Bird), cette opinion, dis-je, est donc erronée, aussi bien au point de vue théorique qu'au point de vue pratique. Récemment Bunge et Schmiedeberg ont pu confirmer, chez les chiens, les données de Meissner, d'après lesquelles les reins sont le siège unique du développement de l'acide hippurique ; ils ont trouvé en même temps que les globules sanguins jouaient, dans cette circonstance, un rôle essentiel.

L'action physiologique de l'acide benzoïque sur l'organisme est, comme celle de l'acide salicylique, peu accentuée, et, si l'on s'en rapporte aux recherches, encore peu nombreuses, qui existent sur cette question, elle est semblable à celle de ce dernier acide.

L'acide benzoïque et ses sels de sodium et de magnésium ayant entre eux, au point de vue de leurs effets généraux, des relations très étroites, nous ferons une étude commune de ces effets à propos du benzoate de soude (voyez plus bas).

L'odeur de l'acide benzoïque n'est pas désagréable; elle ressemble à celle de la vanille ; seulement elle est plus forte. Sa saveur, d'abord aromatique, est suivie d'un sentiment de brûlure et d'écorchure dans la bouche et le pharynx ; ses vapeurs, inhalées, provoquent la toux ; sa poudre, prisée, provoque des éternuements.

D'après Salkowski, l'acide benzoïque détermine, chez le chien, même sans qu'il y ait formation d'acide hippurique, un fort accroissement de la désassimilation de l'albumine; on trouve en outre dans l'urine, notamment à la suite de l'ingestion de fortes doses d'acide benzoïque, une substance réductrice, dont la présence, d'après Schulte, indique toujours que l'organisme est saturé d'acide benzoïque et qu'on doit interrompre l'administration de ce médicament.

2. BENZOATE DE SOUDE

Poudre blanche, amorphe, anhydre, soluble dans 1,5 d'eau, moins soluble dans l'alcool.

Action physiologique. — Théoriquement on pourrait croire que l'acide benzoïque, par sa combinaison avec le sodium, a perdu toute action antifermentescible et antiputride dans les liquides neutres et alcalins. Buchholtz prétend, au contraire, que le benzoate neutre de soude possède une action destructive plus énergique que l'acide libre lui-même sur les bactéries (voyez page 421); il suffit environ de 0,5-0,6 pour 100 de ce sel pour empêcher le développement des bactéries dans le liquide nutritif employé par Buchholtz. Jusqu'à quel point est-il permis de tirer de cette observation des conclusions au sujet d'une action antiputride? C'est ce qu'on ne saurait dire.

Effets de l'acide benzoïque et de ses sels sur l'organisme : A. Les *animaux à sang froid*, sous l'influence de hautes doses d'acide benzoïque, administrées à l'intérieur ou injectées sous la peau, sont pris de mouvements convulsifs dans quelques groupes musculaires ; il est exceptionnel de voir ces mouvements convulsifs prendre le caractère tétanique; les animaux vomissent (quelquefois des masses sanguinolentes); la respiration devient accélérée, l'excitabilité réflexe diminue rapidement et va même jusqu'à s'éteindre complètement; le cœur ne commence à être atteint que peu de temps avant la mort. B. Chez les *animaux à sang chaud*, on voit se manifester des tremblements, des convulsions et des mouvements ataxiques des membres antérieurs, phénomènes qui peu à peu font place à une paralysie complète; en outre, vomissements avec hémorragie gastrique, point de diarrhée. A la suite d'une injection intra-veineuse du poison, le pouls et la respiration sont d'abord accélérés, puis ralentis. La température subit un abaissement considérable. La mort arrive par suite d'une paralysie de la respiration. Chez tous les animaux en expérience, de brusques phénomènes d'empoisonnement se manifestent, quand on leur a fait absorber une quantité d'acide benzoïque ou de ses sels supérieure à 2 pour 1000 du poids de leur corps (Schulte). C. Chez l'*homme*, Meissner a constaté que 5 grammes de benzoate de soude faisaient naître des nausées et des vomissements, ce qui pouvait être évité à la condition d'exécuter de violents mouvements; Schreiber, à la suite de l'ingestion de 15 grammes d'acide benzoïque sublimé, a constaté les phénomènes suivants : pesanteur de tête, accélération des contractions cardiaques, accroissement de la sensation de chaleur subjective, sécrétion plus abondante de la sueur, expectoration d'une plus grande quantité de mucus. Schulte a vu le benzoate de soude donner lieu à des nausées intenses, à des vomissements et même, dans un cas, à une forte hémorragie gastro-intestinale.

Dans une série de maladies accompagnées de *fièvre*, le benzoate de soude s'est montré un excellent agent *antifébrile*.

Chez les chiens, ce sel donne lieu à une augmentation considérable de la désassimilation de l'albumine; cette augmentation est de 25 à 40 pour 100 (C. Virchow).

Usages thérapeutiques de l'acide benzoïque et du benzoate de soude. — Autrefois on prescrivait beaucoup l'*acide benzoïque* dans un grand nombre d'états morbides; on l'emploie encore aujourd'hui avec prédilection comme *expectorant*; on l'administre dans les cas où l'on veut produire une action directement excitante, où l'expectoration diminue par suite d'insuffisance des forces expiratrices. Parmi les cas particuliers de ce genre, je citerai d'abord les catarrhes, chez les individus affaiblis, notamment chez les vieillards, alors que les symptômes fébriles sont nuls ou très peu marqués, que les bronches sont remplies d'une sécrétion mobile; en second lieu, les pneumonies des personnes âgées et épuisées, lorsque les conditions ci-dessus mentionnées existent; il n'est pas rare de voir cette indication se présenter aussi dans le cours du typhus, lorsqu'il existe une affection grave de l'appareil respiratoire. Quant à notre propre expérience sur ce sujet, nous devons avouer que nous revenons de plus en plus de l'emploi de ce médicament dans ces circonstances; il nous a toujours été impossible de lui reconnaître une efficacité bien nette et bien précise.

Son utilité, dans tous les autres cas où on l'a employé, est encore plus problématique. Partant de cette idée que les phénomènes de l'*urémie* sont déterminés par la présence du carbonate d'ammoniaque dans le sang, on a recommandé contre ce syndrome l'emploi de l'acide benzoïque (Frerichs). La base théorique de cette recommandation tombe naturellement avec la théorie elle-même (voy. la partie physiologique). On a pourtant, dit-on, vu ce médicament produire de bons résultats; mais un grand nombre d'observateurs, entre autres Rosenteiu, viennent récemment d'affirmer qu'ils n'en ont obtenu aucun avantage. On fera donc bien, en présence du syndrome urémie, de ne pas se borner à prescrire l'acide benzoïque, mais d'avoir recours aux autres mesures commandées en pareil cas.

La prétendue diminution de l'acide urique sous l'influence de l'acide benzoïque avait engagé Ure et d'autres observateurs à essayer ce médicament contre la diathèse urique, contre la formation de concrétions uriques. Mais depuis lors la supposition de Ure a été reconnue fausse, et l'utilité pratique du médicament s'est montrée entièrement nulle.

Le *benzoate de soude* n'ayant été que depuis peu introduit dans la thérapeutique, nous ne pouvons rien dire de positif au sujet de son efficacité; nous nous contenterons d'énumérer les états morbides contre lesquels il a été employé. On l'a d'abord essayé dans diverses maladies infectieuses aiguës (« parasitaires »), notamment dans certaines complications des plaies, dans l'érysipèle, dans la diphthérite, le typhus, la polyarthrite rhumatismale, les catarrhes gastro-intestinaux aigus des enfants, etc. Voici ce qui ressort des observations publiées jusqu'ici et de nos observations personnelles :

De hautes doses (10-20 grammes *pro die*) ont quelquefois pour conséquence un fort abaissement de la fièvre; mais cet effet ne se distingue pas essentiellement de celui produit par le salicylate de soude; il s'accompagne en particulier des mêmes phénomènes accessoires (engourdissement semblable à celui de l'ivresse, somnolence, sueurs, même collapsus). Parfois, malgré l'emploi de hautes doses, l'abaissement de la température fait défaut; ainsi, dans le typhus récurrent, nous avons administré jusqu'à 60 grammes de ce sel en 48 heures (30, même 40 grammes *pro die*), sans que le degré de la fièvre ait subi le moindre abaissement; mais il faut remarquer que, dans le typhus de rechute, l'acide salicylique et la quinine eux-mêmes ne produisent en général aucune action antipyrétique. Une action « spécifique » de ce sel sur une maladie infectieuse aiguë quelconque ne nous paraît jusqu'ici nullement démontrée; le traitement de la diphthérite pharyngienne, en particulier, par des doses élevées administrées à l'intérieur, en même temps qu'on a recours à des applications locales de ce sel sous forme de poudre (Fürbringer), n'a donné lieu qu'à des résultats incertains; d'après les expériences de Rossbach, le benzoate de soude se serait cependant montré un excellent fébrifuge dans le traitement de la diphthérite. Quant aux complications morbides des plaies, leur traitement par le benzoate de soude a donné lieu à des résultats qui sont loin d'être positifs. Senator admet que, contre la polyarthrite rhumatismale aiguë, ce sel manifeste des effets favorables spécifiques, effets évidemment moins marqués, il est vrai, que ceux produits par l'acide salicylique; quelquefois pourtant l'acide benzoïque a amené la guérison, alors que l'acide salicylique était resté inefficace. Dans les cas de ce genre, ou quand l'acide salicylique, pour une raison quelconque, ne peut être administré, on essayera donc l'acide benzoïque, mais, d'après nos expériences personnelles, dans tous les cas où nous avons administré le benzoate de soude contre le rhumatisme articulaire aigu, alors que l'acide salicylique avait échoué, nous n'avons jamais pu obtenir un résultat favorable bien positif.

Il y a quelques années, le benzoate de soude a été très fréquemment essayé dans le traitement de la tuberculose pulmonaire. Parmi les communications publiées, le plus grand nombre donnent des résultats négatifs; nous n'en parlerons pas avec détail, car elles n'ont qu'un intérêt historique. Les effets de ce médicament ont été à peu près nuls; rien ne permet du moins de lui attribuer une action curative ou même une action appréciable quelconque.

Quant au traitement du diabète sucré et de quelques autres états morbides par le benzoate de soude, les observations faites jusqu'ici sont encore rares et ne présentent d'ailleurs rien de bien encourageant.

DOSES. — 1. *Acide benzoïque sublimé.* 0,05-0,5 *pro dosi*, en poudre ou en pilules. — 2. *Benzoate de soude.* A l'intérieur, 0,5-1,0-4,0 *pro dosi*, d'après le but à atteindre (10,0 *jusqu'à* 30,0 *pro die*), en solution ou en poudre.

BROWN (Gr.). Zur Therapie der Diphteritis (Archiv für experimentelle Pathologie und Pharmakologie, Band VIII, S. 140. Leipzig, 1878. — JAARSVELD u. STOKVIS, Ueber den Einfluss von Nieren-affectionen auf die Bildung von Hippursäure (Archiv für experimentelle Pathologie und Pharmakologie, Band X, S. 286. Leipzig, 1879.

3. ACIDE SALICYLIQUE

L'*acide salicylique* ou *ortho-hydroxybenzoïque*, $C^6H^4(OH).CO.OH$, existe dans les fleurs de la reine-des-prés et représente, comme *ester méthylique*, un des éléments principaux de l'essence de winter-green d'Amérique (du *Gaultheria procumbens).* On peut l'obtenir par synthèse à l'aide du phénol, en faisant agir simultanément sur ce dernier le sodium et l'anhydride carbonique. A une température élevée (220°), l'acide salicylique se décompose en phénol et en acide carbonique; mais, chauffé avec précaution, il se sublime sans se décomposer.

Il se présente sous la forme de cristaux blancs, légers, ressemblant à des aiguilles, ou d'une poudre blanche cristalline. Son goût est acide, douceâtre. Il se dissout dans 538 parties d'eau froide; il est facilement soluble dans l'eau chaude et dans le chloroforme chaud, très facilement dans l'alcool et dans l'éther.

L'acide salicylique rendu impur par la présence de l'acide phénique, ainsi qu'on le trouve fréquemment dans le commerce, ne doit pas être employé en thérapeutique.

Action physiologique. — L'acide salicylique est un agent antiputride et antifermentescible d'une grande valeur; il a l'avantage d'être sans odeur et sans saveur bien sensibles, d'être très peu toxique pour les organismes supérieurs, et de ne pas être volatil.

Malheureusement il perd rapidement son efficacité, comme antiputride et antifermentescible, dans l'eau de viande et autres liquides qui contiennent une forte proportion de phosphates et de carbonates, à moins qu'il n'ait été employé en excès ou qu'on n'ait fait intervenir en même temps un acide inorganique énergique; car les salicylates qui prennent alors naissance, le salicylate de soude par exemple, sont dépourvus, en général, de propriétés antifermentescibles et antiputrides.

L'acide salicylique, le salicylate de soude, et probablement aussi les autres salicylates, représentent d'excellents agents antifébriles, et leurs propriétes toxiques peu marquées constituent un avantage réel, qui les rend préférables à la plupart des autres fébrifuges.

Considérations chimiques. — Pour bien comprendre les différents effets de l'acide salicylique, il est nécessaire de connaître certaines relations chimiques de cet acide avec d'autres sels, relations chimiques mises surtout en lumière par Kolbe et par Fleischer.

L'acide salicylique agit sur les carbonates et les acétates, en chassant les acides de ces sels, et en donnant lieu à la formation d'un salicylate; mais ni l'acide carbonique, ni les acides acétique, oxalique et tartrique, agissant sur ce salicylate, ne peuvent en chasser l'acide salicylique.

L'éther *neutre* ne peut pas soustraire d'acide salicylique libre à une solution aqueuse de salicylate de soude; mais il le peut si l'on fait intervenir en même temps les acides carbonique ou acétique.

Les acides chlorhydrique, lactique, phosphorique, précipitent l'acide salicylique des solutions aqueuses de salicylate de soude.

Si l'on introduit de l'acide salicylique dans une solution de phosphate bibasique de soude (Na^2HPO^4), on constate que l'acide salicylique enlève au phosphate de soude un atome de sodium, et qu'il se forme de cette façon, à côté du salicylate neutre de soude, du phosphate acide de sodium (NaH^2PO^4), ce qui est d'autant plus remarquable que l'acide phosphorique peut facilement chasser l'acide salicylique de ses sels. D'après Kolbe et v. Meyer, une molécule de phosphate bibasique de sodium fixe 2/3 de molécule d'acide salicylique et à peine 1/2 molécule d'acide benzoïque. Les solutions ci-dessus, évaporées lentement, laissent dégager une partie de l'acide salicylique à l'état de liberté.

Effets antiputrides et antifermentescibles

D'après Kolbe et d'autres observateurs, l'acide salicylique s'oppose à l'action de l'émulsine sur l'amygdaline, à la formation de l'essence de moutarde, à l'action digestive de la pepsine, à la fermentation du sucre de raisin, à l'acidification de la bière, à la fermentation secondaire du vin, à la coagulation du lait, à la putréfaction de l'urine; une solution d'acide salicylique à 0,1 pour 100 suffit pour empêcher, dans tous ces liquides, le développement des moisissures; la viande, dans une solution à 1 pour 100, reste toute une semaine sans se putréfier; dans une solution concentrée, elle se conserve pendant quatre à cinq semaines.

Il est certains liquides, tels que le moût de bière, l'eau de viande (Salkowski), dans lesquels on a trouvé que les propriétés antifermentescibles de l'acide salicylique ne s'exerçaient pas ou du moins étaient loin d'être aussi énergiques que celles de l'acide benzoïque (Fleck, Salkowski). Cela provient sans doute de ce que ces liquides contiennent une forte proportion de phosphates et de carbonates alcalins, lesquels, en présence de l'acide salicylique, donnent naissance à un *salicylate alcalin, qui est dépourvu de toute action antiputride et antifermentescible.* Si l'on veut que, dans de tels liquides, l'acide salicylique exerce son action, il faut ajouter cet acide en quantité telle, qu'il en reste toujours un peu en liberté, ou bien ajouter en même temps d'autres acides ou sels acides énergiques (acide chlorhydrique, sulfate acide de potasse), capables de s'opposer à cette neutralisation de l'acide salicylique (v. Meyer et Kolbe). Si, dans les liquides en question, l'acide benzoïque exerce une action plus fortement antifermentescible que l'acide salicylique, cela provient sans doute de ce que le premier de ces acides est neutralisé en moins grande quantité que le second, et qu'il en reste toujours un peu en liberté, alors même que la quantité ajoutée a été relativement faible.

Quant à l'action de l'acide salicylique sur les ferments eux-mêmes, on a constaté que les ferments organisés, par exemple la levûre de bière, les bactéries, sont directement tués par l'acide salicylique, ou au moins fortement atteints dans leur activité vitale; pour exercer cet effet sur les bactéries, il faut beaucoup moins d'acide salicylique qu'il ne faudrait de phénol (Buchholtz)[1].

Ce que devient l'acide salicylique dans l'organisme et des effets qu'il y exerce

L'acide salicylique ne peut pas être absorbé à travers la *peau*, dont l'épiderme est intact (Kolbe).

[1] Voy. page 422.

Sur les *muqueuses*, il provoque de l'inflammation ; l'inhalation de solutions très étendues (1 : 1000) donne lieu à des éternuements, à une sensation d'écorchure au gosier, à de la toux ; une solution cencentrée cautérise légèrement, en produisant sur la muqueuse une coloration blanche passagère. Son emploi sous forme de poudre ne paraît donc pas rationnel (Kolbe) ; il peut donner lieu, en effet, à une sensation de brûlure au gosier, à une pharyngite hémorragique, avec difficulté de la déglutition, à des érosions, à des ulcérations dans l'estomac et dans l'intestin (Wolfberg). Les solutions étendues, au contraire, ainsi que le salicylate de soude, ne déterminent jamais d'ulcérations de la muqueuse gastrique (Riess).

Les plaies traitées par l'acide salicylique guérissent aussi bien que celles traitées avec le phénol (Thiersch).

Feser et Friedberger croyaient que, dans le *sang*, l'acide salicylique se combinait avec l'albumine. Mais, ainsi que Salkowski l'avait supposé, et que Fleischer l'a démontré par l'expérience directe, l'acide salicylique passe, dans le sang, à l'état de salicylate de soude, après la décomposition des phosphate et carbonate de soude. Feser et Friedberger ont constaté que les herbivores supportent de plus hautes doses d'acide salicylique que les carnivores ; cette particularité s'explique en partie, si l'on considère que les herbivores éliminent l'acide salicylique par les reins plus rapidement que les carnivores, et de plus que, leur sang étant plus riche en carbonates qu'en phosphates, ce qui est tout le contraire chez les carnivores, l'acide carbonique, qui devient libre par l'action de l'acide salicylique, exerce sur leur état général une influence moins nuisible que celle produite, chez les carnivores, par le phosphate acide de soude, qui se forme dans la même circonstance.

On ne pourrait trouver, dans le sang normal, de l'acide salicylique libre, que dans le cas où cet acide aurait été ingéré en quantités tout à fait excessives, de telle sorte que les alcalis du sang n'auraient pas pu le neutraliser ; or la vie s'éteindrait alors, avant que de si énormes quantités de poison eussent pu pénétrer dans le sang ; nous avons déjà dit que, dans les empoisonnements par les acides minéraux, on n'est jamais parvenu à trouver au sang une réaction acide.

Relativement à l'hypothèse émise par Binz, à savoir : que l'acide carbonique du sang est en état de dégager l'acide salicylique de ses sels, nous ferons les remarques suivantes : Nous avons déjà dit que, dans une solution neutre de salicylate de soude, l'acide carbonique ne pouvait pas mettre en liberté la moindre trace d'acide salicylique ; mais ce fait ne peut pas être donné comme infirmant absolument l'opinion de Binz. Nous devons, en effet, nous représenter les sels du sang, non pas comme constituant des combinaisons absolument stables, mais comme ayant leurs atomes dans un état de mouvement continuel ; l'acide carbonique, existant en excès, pourrait donc enlever continuellement au salicylate quelques atomes de son alcali, et former ainsi un carbonate ; mais, immédiatement après, ce carbonate se transformerait de nouveau en salicylate ; de sorte que les réactifs ne pourraient pas déceler ces quelques molécules d'acide salicylique restées libres un instant. Mais nous pouvons, en faisant intervenir l'éther, éloigner ces molécules, au moment où elles se forment, de la sphère d'attraction de l'atome d'alcali ;

aucune réaction n'est plus alors possible, et nous avons, dans l'éther, l'acide salicylique libre, et, dans la solution aqueuse, le carbonate alcalin. Il serait possible que, dans le sang, quelque chose d'analogue pût se passer entre le salicylate alcalin et l'acide carbonique. On a fait des expériences directes avec le sang d'animaux à l'état normal, auxquels on avait préalablement administré de l'acide salicylique (Feser et Friedberger), ainsi qu'avec du sang. veineux ou artériel, récemment extrait des vaisseaux, et mêlé avec du salicylate de soude (H. Köhler); en agitant ce sang avec de l'éther, on n'est jamais parvenu à mettre de l'acide salicylique en liberté; mais on a pu y parvenir en opérant avec du sang appartenant à un animal qui avait été étouffé (Köhler). D'où l'on peut conclure que la quantité d'acide carbonique qui existe dans le sang normal est trop petite pour qu'elle puisse dégager, d'une manière appréciable, l'acide salicylique de ses combinaisons, mais que le fait est possible dans le sang appartenant à un animal étouffé. Or, d'après Ewald, la tension de l'acide carbonique dans les tissus enflammés, chez l'homme, est très grande, trois fois plus grande que dans les tissus normaux (15-20 volumes pour 100); il serait donc possible que, dans les tissus enflammés, chez l'homme malade, l'acide salicylique pût se dégager, comme dans le sang d'un animal étouffé, et exercer alors sur ces tissus son action spéciale. De cette manière les effets de l'acide salicylique deviendraient plus compréhensibles. L'action délétère que, d'après Buchholtz, le salicylate de soude exercerait sur les organismes inférieurs, est encore invoquée par Binz en faveur du dégagement d'acide salicylique dans l'intérieur des cellules des tissus; mais la donnée de Buchholtz n'a pas été confirmée jusqu'ici, et Kolbe refuse au salicylate de soude toute propriété antifermentescible et antiputride. Aussi Kolbe propose-t-il de chercher si l'on ne pourrait pas, pour l'organisme vivant, comme pour les liquides fermentescibles, maintenir l'acide salicylique en liberté, en administrant, en même temps ou préalablement, des acides convenables (acides chlorhydrique, sulfurique, sulfate acide de potasse); mais cet essai, on peut le dire d'avance, ne présenterait certainement aucune chance de réussite.

Voici donc, dans l'état actuel de nos connaissances, à quoi nous devons nous en tenir:

L'acide salicylique se transforme, dans le sang, en salicylate de soude; si, ainsi que le veut Buchholtz, ce sel ne s'oppose nullement au développement des organismes inférieurs, on ne peut attendre de l'administration de l'acide salicylique aucun effet contre les bactéries existant dans l'organisme et aucune action curative sur les maladies déterminées par ces bactéries (Feser et Friedberger, sur des brebis auxquelles ils avaient inoculé du pus septique; Zimmermann, sur des lapins atteints de fièvre septique, n'ont jamais pu constater, de la part de l'acide salicylique, la moindre influence favorable). Cependant il serait possible que, dans certains états anormaux, par exemple dans une inflammation violente de plusieurs tissus, l'acide salicylique pût devenir libre dans ces tissus même : les effets favorables qu'il produit dans le rhumatisme articulaire aigu viendraient à l'appui de cette manière de voir; mais la démonstration directe fait encore défaut.

Les *effets généraux* produits, sur les animaux et sur l'homme, par des doses moyennes d'acide salicylique (4–8 grammes), en solution très étendue, ne sont pas très marqués.

Chez l'homme à l'état de santé, Buss a observé, après l'administration de 4 grammes d'acide salicylique, les phénomènes suivants : hyperhémie cérébrale, chaleur à la peau, sueur, diminution de la finesse de la vue et de l'ouïe; deux heures après l'ingestion de l'acide, bourdonnements d'oreilles, qui duraient pendant 6 heures ; il s'est rarement manifesté des nausées. La température normale n'a pas été modifiée, ni la fréquence des contractions cardiaques ; aucun effet narcotique n'a jamais pu être constaté.

Quant au salicylate de soude (solution aqueuse d'acide salicylique et de carbonate ou de phosphate de soude), son administration, *chez l'homme sain*, n'a donné lieu, d'après Riess, qu'à un peu de pesanteur de tête, à des sueurs modérées, à des bourdonnements d'oreilles passagers, à de l'amblyopie, ainsi qu'à un abaissement de la température de 0°,9 environ ; et cependant la quantité d'acide salicylique contenue dans le sel était de 2^{gr},5 pour les enfants de six à douze ans, et de 5 grammes pour les adultes. D'autres ont vu se produire en même temps des mouvements convulsifs intenses, des éruptions d'urticaire et d'érythème.

A la suite d'un usage prolongé de ce médicament (15 grammes par jour) il s'est manifesté, chez un diabétique, un état de dépression psychique, accompagné d'une céphalalgie intense et d'un affaiblissement notable de la pensée, et, en même temps, des troubles moteurs particuliers ; 5 grammes ont même suffi pour donner lieu à des états de collapsus de divers degrés (Goltammer).

Lürmann a observé, à la suite de l'administration de 4 grammes de salicylate de soude, une irritation des reins (albuminurie et œdème).

Les effets généraux de l'acide salicylique et ceux du salicylate de soude se ressemblent donc entièrement. *Sur les animaux sains*, l'acide salicylique et le salicylate de soude, après avoir pénétré dans la circulalion, provoquent, d'après Köhler, les phénomènes suivants : ralentissement de la respiration, par suite d'une diminution d'excitabilité des rameaux respiratoires du pneumogastrique ; ralentissement du pouls, abaissement de la pression sanguine et de la température. Köhler attribue la parfaite concordance des effets de ces deux substances à ce que l'acide libre se transforme dans l'organisme en sel alcalin.

Fürbringer, Feser et autres n'ont observé aucune modification de la température chez les animaux sains auxquels ils avaient fait prendre des doses énormes d'acide salicylique.

Chez l'homme et les animaux fébricitants, dans un grand nombre de formes de fièvre, à l'exception toutefois de la fièvre putride, engendrée par l'injection d'un pus septique (Feser et autres), *le fait de l'abaissement de la température* par l'acide salicylique et par le salicylate de soude a été mis entièrement hors de doute par un nombre considérable d'observateurs (Buss, Riess, Fischer, Moeli) ; le salicylate de soude serait même préférable, sous ce rapport, à tous les autres fébrifuges habituellement employés.

Les autres effets produits, chez les fébricitants, par l'acide salicylique et son sel sont les mêmes que ceux observés chez les individus à l'état normal;

seulement les sueurs sont plus profuses ; parfois encore il s'est manifesté des nausées, des bourdonnements d'oreilles, etc.

Köhler attribue l'abaissement de la température à la diminution de la pression sanguine et au ralentissement de l'activité cardiaque ; mais d'autres observateurs ont vu la température s'abaisser sans que le pouls eût subi de modifications appréciables, ou bien ils ont observé ces modifications seulement après que la température était déjà diminuée ; on peut aussi attribuer en partie cet abaissement de la température à l'action antiseptique. En tout cas cette diminution ne dépend pas des sueurs, car, alors même que celles-ci font défaut, la fièvre ne laisse pas de tomber (Riess).

Les causes de la difficulté de l'ouïe et des bourdonnements d'oreilles doivent être cherchées dans des troubles vaso-moteurs, ayant pour conséquences un état hyperhémique de courte durée et une paralysie des vaisseaux, avec stase et exsudation dans les diverses parties de l'organe de l'ouïe (Kirchner).

A la suite de l'administration de l'acide salicylique de même que de son sel de sodium, la désagrégation de l'albumine augmente (Jaffe-Wolfsohn), comme à la suite de l'administration de l'acide benzoïque (Salkowski) ; cet effet ne peut pas être mis sur le compte de l'augmentation de la diurèse.

Effets généraux se terminant par la mort. — Sous l'influence de doses très élevées d'acide salicylique ou de salicylate de soude, les animaux présentent une forte dépression sanguine, et succombent à la paralysie de la respiration, au milieu des convulsions dépendant de cette paralysie (Feser et Friedberger, Köhler). Quinke décrit un cas, dans lequel une jeune fille de 17 ans, après avoir absorbé à plusieurs reprises 10 à 12 grammes de salicylate de soude, fut prise d'une dyspnée intense, d'engourdissement du sensorium et mourut ; à l'autopsie, on trouva une forte hyperhémie du cerveau et de ses enveloppes, une hyperhémie et une inflammation commençante des lobes pulmonaires inférieurs, des ecchymoses péricardiques et une hyperhémie des reins. Cette dyspnée produite par l'acide salicylique a la plus grande ressemblance avec les troubles respiratoires qui précèdent le coma diabétique.

Pour tuer un lapin de 2 kilogrammes, il suffit de 1 gramme de salicylate de soude, introduit dans l'estomac ; chez les chiens, la dose mortelle de salicylate de soude est de 1 gramme pour 5 kilogrammes d'animal. Chez les hommes adultes, la dose mortelle varie, suivant les différences individuelles, entre 12 et 30 grammes.

Elimination. — D'après Buss, l'acide salicylique se retrouve dans l'urine, ainsi que dans la salive, la sueur, le mucus ; il est en plus grande quantité dans l'urine ; d'après Feser et Friedberger, on trouve, dans l'urine du chien, 63 pour 100 de l'acide salicylique qui a été ingéré ; il n'y existe pas à l'état d'acide libre, mais bien à l'état de sel.

Trois heures après l'administration de $0^{gr},3$ d'acide salicylique, son élimination commence à se déceler dans les urines, et elle n'est pas encore terminée vingt heures après (Kolbe) ; après une dose de 5 grammes, l'élimination commence au bout d'une heure à une heure et demie (Fleischer). Chez les herbivores, elle se fait plus rapidement que chez les carnivores (Feser).

Chez les herbivores, l'urine reste alcaline après l'administration de doses très élevées d'acide salicylique (Feser) ; chez des individus atteints d'une affection des voies urinaires, et chez lesquels l'urine subissait la fermentation alcaline, Fürbringer a observé une diminution de l'alcalinité et de la fétidité de ce liquide, à la suite de l'administration de l'acide salicylique.

Après l'usage de l'acide salicylique, ainsi que de son sel, l'urine, vue directement, paraît brune; vue par transparence, elle paraît verte, ce qui n'est nullement le résulat d'une augmentation de la quantité d'indican (Fleischer, Jaffe). Fleischer y a trouvé une substance qui réduisait la solution cuivrique, et qui n'était ni de l'alcaptone, ni de la pyrocatéchine, ni de la chinone.

4. SALICYLATE DE SOUDE

Petites écailles cristallines blanches, anhydres, d'une saveur salée et douceâtre, solubles dans 0,9 d'eau, dans 6 d'alcool. La solution aqueuse concentrée de ce sel a une réaction faiblement acide, est incolore, et prend, au bout de quelque temps, une teinte légèrement rougeâtre.

Action physiologique. — Ce sel est facilement soluble dans l'eau ; sa saveur est beaucoup plus agréable que celle de l'acide salicylique. Ses propriétés physiologiques ont déjà été étudiées avec celles de cet acide, lequel, ai-je dit, se transforme, dans l'organisme, en salicylate de soude.

L'action du salicylate de soude est la même que celle de l'acide salicylique libre, sauf qu'elle est de un tiers plus faible.

Rappelons seulement ici que, d'après Kolbe, le salicylate de soude est dépourvu de propriétés antifermentescibles et antiputrides, mais que, d'après Buchholtz, ajouté au liquide nutritif de cet observateur dans la proportion de 0,4 pour 100, il empêche tout développement des bactéries, et qu'il possède exactement les mêmes propriétés antifébriles que l'acide salicylique.

Emploi thérapeutique de l'acide salicylique et du salicylate de soude. — Les nombreuses observations faites sur l'action de l'acide salicylique nous permettent aujourd'hui d'établir avec certitude trois séries d'indications pour l'emploi de cet acide : 1° c'est un bon antiseptique; 2° c'est un antipyrétique remarquable ; 3° c'est un remède excellent et, en quelque sorte, spécifique, contre le rhumatisme articulaire aigu. Ces deux dernières indications, il les partage avec le salicylate de soude.

L'acide et le sel présentent, pour l'usage à l'intérieur, la même utilité. On considéra d'abord, et l'on considère même encore aujourd'hui, l'acide comme plus efficace que le sel; mais on emploie de préférence ce dernier, qui a l'avantage de ne pas être caustique comme l'acide, et qui, d'ailleurs, administré à doses convenables, produit exactement les mêmes effets.

Depuis que Buss et Stricker ont mis en vogue l'acide salicylique dans le traitement du *rhumastisme articulaire aigu*, les résultats obtenus ont reçu des confirmations si multipliées et si éclatantes, que ce nouveau médicament a été partout reçu dans la pratique, et qu'il est permis aujourd'hui de formuler des conclusions.

Les effets de l'acide salicylique et du salicylate de soude contre le rhumatisme articulaire aigu sont, en quelque sorte, « spécifiques » ; on peut les comparer à ceux produits par l'iodure de potassium sur les manifestations de la syphilis tertiaire, à ceux produits par la quinine dans le traitement des fièvres intermittentes. Aussi tous les autres moyens de traitement du rhumatisme articulaire aigu sont-ils aujourd'hui rejetés au second plan. Sous l'influence de l'acide salicylique, ou du salicylate de soude, administrés convenablement, on voit disparaître, non seulement la fièvre, mais encore la douleur, le gonflement inflammatoire des articulations, c'est-à-dire les symptômes essentiels de la polyarthrite rhumatismale. On dirait que le remède exerce une action directe sur l'essence ou la cause de la maladie ; en tout cas l'effet curatif ne paraît pas dépendre de l'abaissementde la température. Ce qui surprend surtout, c'est la rapidité de l'amélioration ; parfois les phénomènes morbides disparaissent au bout de vingt-quatre heures, très souvent après deux à trois fois vingt-quatre heures; il est rare de les voir persister huit jours ou davantage. Ces effets rapides et positifs sont une preuve incontestable de l'influence directe du traitement.

L'expérience a déjà appris que, parmi les états morbides désignés sous le nom collectif d'affection rhumatismale, c'est le rhumatisme polyarticulaire aigu qui se prête le mieux au traitement par l'acide salicylique. Plus le cas sera récent, plus l'influence favorable de l'acide salicylique sera manifeste ; mais, comme le fait remarquer Stricker, peu importe le jour auquel la maladie est parvenue ; il suffit, pour que le médicament soit indiqué, qu'il existe, avec les phénomènes généraux connus, des localisations articulaires, fixes ou à siège variable.

Le traitemement par l'acide salicylique peut-il prévenir les complications si redoutables du rhumatisme, l'endocardite, les inflammations des membranes séreuses ? Question insoluble encore. Nous ne voulons pas contester absolument cette action favorable de l'acide salicylique, alors que les symptômes fébriles ont cédé ; nous avons pourtant vu plusieurs fois se développer sous nos yeux une péricardite ou une pleurite pendant les vingt-quatre heures même, où un traitement énergique par l'acide salicylique avait fait disparaître la fièvre et les symptômes articulaires les plus intenses.

Quelques cas de rhumatisme ont, il est vrai, résisté à l'action de l'acide salicylique ; mais est-ce là une raison pour attaquer l'emploi du nouveau médicament ? Toutes les fièvres intermittentes ne guérissent pas nécessairement par l'administration de la quinine, et cependant personne ne s'avise de déclarer, d'une manière générale, que la quinine est inefficace contre ces fièvres. La même observation peut être appliquée au reproche qu'on a fait à l'acide salicylique, de ne pas prévenir les récidives, qui, il est vrai, sont très fréquentes ; les symptômes capitaux disparaissent bien, dit-on, sous l'influence du traitement ; mais les douleurs articulaires ne tardent pas à revenir, la température s'élève de nouveau. C'est qu'il faut alors continuer l'administration du remède. Il en est exactement de même pour la fièvre intermittente : les accès reviennent si, après avoir coupé le premier, on suspend le traitement. Il est donc de la plus haute importance, si l'on veut obtenir le succès désiré, d'administrer l'acide salicylique avec une certaine méthode. Stricker recommande la suivante comme la plus rationnelle : on donne l'acide salicylique d'heure en heure ; la dose maximum, pour un adulte vigoureux, est de 1 gramme[1] ; pour une personne âgée ou faible, elle sera

[1] [Cette dose de 1 gramme par heure paraît véritablement exorbitante ; mais il faut remarquer qu'elle ne représente pas 24 grammes par jour, comme on pourrait le croire à première vue. D'abord, pendant le sommeil du malade, on interrompt l'administration du médicament, et, en

de 0^{gr},50; elle sera de 0^{gr},25 pour les enfants de 5 à 15 ans. L'administration du médicament sera continuée pendant la nuit, quand le malade ne dormira pas. L'amélioration a lieu, en général, après l'ingestion de 10 à 20 grammes en moyenne. Le sel de soude sera donné à peu près aux mêmes doses. Quand le résultat principal sera obtenu, il faudra continuer encore, pendant huit jours environ, à donner le remède aux doses quotidiennes de 2 à 3 grammes. Quand on administre en une fois des doses élevées, par exemple 5 grammes, deux fois par jour, les résultats sont beaucoup moins satisfaisants.

Les autres formes du rhumatisme, ou les autres affections comprises sous cette dénomination dans la pratique (rhumatisme articulaire ou musculaire, chronique ou subaigu, arthrite déformante, etc.), répondent beaucoup moins bien, ou même pas du tout, à l'action de l'acide salicylique. Quelques observateurs en ont cependant obtenu de bons résultats dans les névralgies « rhumatismales » aiguës, et Wunderlich cite un cas de tétanos rhumatismal guéri par l'emploi de cet acide. Il faut attendre, pour porter un jugement, qu'un bien plus grand nombre de faits aient été publiés.

Dans les névralgies chroniques, pouvant ou devant être considérées comme rhumatismales, nous n'avons pu constater aucun effet favorable. Leber a vu l'acide salicylique agir efficacement dans des cas d'iritis, qui étaient en connexion causale avec le rhumatisme.

Outre cette action spécifique sur la polyarthrite rhumatismale, l'acide salicylique possède encore des *propriétés fébrifuges* très marquées. Un nombre considérable d'observations, si considérable qu'on n'en compte plus aujourd'hui les auteurs, sont venues confirmer, depuis que Buss les a signalées à l'attention publique, ces propriétés fébrifuges de l'acide salicylique. Nous-même nous les admettons sans réserve ; dans un grand nombre de cas, nous avons obtenu du salicylate de soude, que nous employons exclusivement, des effets fébrifuges aussi certains, aussi prononcés, qu'avec la quinine elle-même (pneumonie, pleurésie, empyème, phtisie, typhus, etc.).

D'après toutes les observations, l'acide salicylique fait baisser la température plus tôt et plus rapidement que la quinine ; au bout de deux à trois heures, la fièvre a déjà notablement diminué. C'est là un avantage qui est à considérer. Il est vrai que, si la fièvre est tombée plus vite, elle se relève aussi plus tôt, et qu'avec la quinine on obtient une défervescence plus prolongée. Nous pourrions enfin considérer comme un avantage en faveur de l'acide salicylique ce fait, qui ressort de nos expériences, à savoir, que son action antifébrile est moins liée que celle de la quinine à la période de rémission naturelle, et qu'elle peut nettement s'exercer aussi au moment de l'exacerbation. Ces deux médicaments donnent également lieu à des vertiges, à des bourdonnements d'oreilles, à des vomissements ; les préparations sali-

second lieu, l'amélioration se produisant, en général, après les dix premières doses, la quantité administrée est à ce moment beaucoup réduite. Quoi qu'il en soit, on ne prescrit jamais, en France, des doses aussi élevées; la dose d'acide salicylique considérée comme maximum est 8 grammes par jour; celle de salicylate de soude est 12 grammes. C'est toujours au salicylate qu'on donne aujourd'hui la préférence; l'acide salicylique est à peu près abandonné, pour l'usage interne, à cause de sa difficile solubilité et des effets irritants qu'il provoque sur les voies digestives.

cyliques ont en outre l'inconvénient d'occasionner des sueurs, qui se produisent assez régulièrement au moment où le médicament commence à agir.

Nous ne voyons donc rien jusqu'ici qui puisse s'opposer à l'emploi méthodique de l'acide salicylique dans le but de faire baisser la température. Mais on a fait à cet emploi une objection beaucoup plus sérieuse. On lui a reproché de déprimer fortement l'activité cardiaque, de provoquer le collapsus. Des faits de collapsus ont été observés dans la pneumonie ; dans certains cas de fièvre typhoïde, on a noté une diminution de la tension artérielle. Ces faits ne peuvent naturellement pas être contestés; nous-même avons vu, dans le typhus, la température tomber, sous l'influence de l'acide salicylique, à 35°,8, et cela sans phénomènes de collapsus bien marqués. Mais faut-il que cet inconvénient fasse renoncer à l'emploi de l'acide salicylique comme fébrifuge? Evidemment non. Ne sait-on pas d'ailleurs que des phénomènes de collapsus peuvent aussi survenir spontanément dans certaines circonstances, au moment de la chute critique de la température, quand elle se fait subitement? On peut éviter ce collapsus, dans l'emploi de l'acide salicylique, en observant certaines règles de prudence. Ainsi, lorsqu'on s'attendra à voir bientôt survenir la chute critique de la température, par exemple dans la pneumonie, il ne faudra administrer que des doses petites ; on agira de même chez les personnes épuisées, présentant une forte dépression de l'activité cardiaque[1]. En observant ces précautions, nous n'avons jamais vu se produire aucun accident du côté du cœur, et beaucoup d'autres observateurs gardent aussi le silence là-dessus.

Concluons en disant que l'acide salicylique est, à notre avis, un fébrifuge comparable à la quinine. Nous ne saurions dire encore quel est celui de ces deux médicaments qui mérite, à ce point de vue, la préférence. Si le premier échoue quelquefois, il faut bien convenir qu'il en est de même pour le second.

Nous possédons aujourd'hui dans la thalline, l'antipyrine, l'antifébrine, des antipyrétiques aussi précieux que l'acide salicylique; ils en ont tout le les propriétés, sans en avoir au même degré les inconvénients.

L'acide salicylique doit être administré, comme antipyrétique, de la même manière qu'on administre la quinine, c'est-à-dire qu'on doit en donner en une fois une dose élevée, et choisir, pour la faire prendre, le moment où la température a une tendance naturelle à tomber, par conséquent le soir, à une heure tardive; car les effets se produisent plus rapidement qu'avec la quinine. On prescrira 2 à 4 grammes d'acide, 3 à 8 grammes de salicylate de soude, à prendre en deux doses, à un quart d'heure ou une demi-heure d'intervalle[2].

[1] [Il faudra aussi avoir grand soin de bien s'assurer de l'état d'intégrité des reins. G. Sée fait remarquer que la plupart des accidents qui surviennent à la suite de l'administration de l'acide salicylique à hautes doses doivent être attribués à ce que, les reins fonctionnant mal, le médicament ne peut être éliminé qu'imparfaitement, s'accumule dans l'organisme et produit alors les mêmes effets que s'il avait été administré à une dose tout à fait excessive. Cette remarque s'applique d'ailleurs, ainsi que l'expérience le démontre, à toutes les substances toxiques, dont l'élimination se fait surtout par les reins.]

[2] [L'emploi de l'acide salicylique, comme fébrifuge, dans les maladies fébriles autres que le rhumatisme articulaire aigu, n'a pas donné tous les résultats qu'il avait fait espérer au début. Incontestablement ce médicament fait baisser la température dans la fièvre typhoïde; mais cet abaissement n'est que très passager; il ne s'accompagne pas d'une amélioration correspondante

Quant aux circonstances particulières qui réclament, notamment dans le typhus, l'emploi de l'un ou de l'autre de ces antipyrétiques, voyez l'article *Quinine*.

Contre les *fièvres intermittentes*, l'acide salicylique agit beaucoup moins efficacement que la quinine. L'action antipyrétique, avons-nous dit, est commune à ces deux médicaments; mais le premier est un spécifique contre le rhumatisme articulaire aigu; le second, un spécifique contre les fièvres intermittentes. Quant au traitement de la diphthérie par l'acide salicylique, nous ne pourrions que répéter ce que nous avons déjà dit à propos du phénol. Ebstein a recommandé l'acide salicylique contre le *diabète sucré;* ce médicament paraît, en effet, avoir plusieurs fois déterminé un amendement des symptômes; mais on ne connaît aucun cas de guérison définitive.

Nous laissons de côté les autres états morbides dans lesquels l'acide salicylique a été essayé, parce que les faits sont encore trop peu nombreux et les résultats obtenus trop vagues. Nous ajouterons seulement que ce médiment a parfois exercé une action calmante symptomatique dans les accès d'hémicrânie sympathico-tonique.

Dans ces derniers temps, plusieurs chirurgiens, et Thiersch le premier, ont essayé de substituer l'acide salicylique au phénol dans le traitement antiseptique des plaies par la méthode de Lister. Il va sans dire que le salicylate de soude, dépourvu de toute action antiputride et antifermentescible, ne pourrait pas ici être employé à la place de l'acide. Ce dernier a sur le phénol l'avantage de ne pas risquer de produire des accidents, à la suite de son absorption en trop grande quantité; il n'a pas non plus d'odeur désagréable. Mais il est difficilement soluble dans l'eau; il irrite les muqueuses de l'appareil respiratoire et provoque de la toux et des éternuements.

Les expériences faites jusqu'ici ont appris que l'acide salicylique ne peut pas être substitué au phénol dans les pansements de Lister. Volkmann, d'accord en cela avec d'autres chirurgiens, considère l'acide salicylique comme incapable de produire une action aussi positive que le phénol dans le pansement antiseptique; d'après lui, on ne pourrait s'en servir que dans certains cas où, pour quelque raison, l'emploi du phénol serait impossible. D'après Esmarch, une émulsion de 1 partie d'acide salicylique dans 5 parties d'eau, ou bien une pommade salicylique (1 : 10 de vaseline ou d'une pommade glycérinée), sont un bon moyen à opposer à l'eczéma déterminé par le phénol ou le sublimé.

Un mélange d'acide salicylique et de talc préparé, appliqué localement, exerce une action favorable sur les *sécrétions sudorales* anormales, et parfois même il agit d'une manière passagère sur les sueurs des phtisiques

des autres symptômes; on l'a vu, au contraire, être suivi de l'apparition d'un délire persistant: en somme, la marche et la terminaison de la maladie n'en paraissent nullement influencées. Des nombreuses affections contre lesquelles on a préconisé, avec plus ou moins d'enthousiasme, le salicylate de soude, il ne reste guère, en définitive, que le rhumatisme articulaire aigu, auquel on puisse l'opposer avec succès; mais son utilité est ici incontestable, ses effets, on peut le dire, surprenants, et l'on s'explique très bien l'enthousiasme qui accueillit les premières observations publiées en Allemagne, deux ans avant que G. Sée attirât l'attention des médecins français sur la valeur précieuse de ce médicament. Dans la *goutte*, il a aussi donné de très bons résultats; mais il s'est montré assez souvent infidèle. L'état des reins doit être surveillé ici avec une attention particulière, à cause des lésions dont ils sont fréquemment le siège dans cette maladie.

(acide salicylique 3, amidon 10, talc 80). Pour que cette poudre n'excite pas trop à la toux, on doit, pendant l'opération, tenir un mouchoir devant la bouche.

DOSES ET PRÉPARATIONS. — 1. *Acide salicylique.* — Nous avons déjà dit à quelles doses il fallait le prescrire pour remplir les diverses indications. Ces doses varient de 0,5 à 5,0 (chez les enfants, 0,02-0,2). On l'administre dans du pain azyme ou dans des capsules[1], ou encore en solution alcoolique avec du mucilage. A l'extérieur, on l'emploie, suivant les cas, en poudre ou en solution.

Voici quelles sont les préparations employées pour la confection des bandages antiseptiques :

a. *Eau salicylique.* — Solution à 1/3 pour 100 (1 : 300). On s'en sert pour les pulvérisations, pour les injections dans les anfractuosités des plaies.

b. *Ouate salicylique.* — C'est de la ouate dégraissée, qui a été imbibée avec une solution d'acide salicylique dans l'alcool et l'eau ; la ouate ainsi préparée contient de 3 à 10 pour 100 de cette substance.

c. *Jute salicylique* (4 pour 100). — On le prépare en imbibant le jute avec une solution d'acide salicylique dans l'eau et la glycérine. L'emploi de cette préparation est préféré par Thiersch lui-même à celui de la ouate. Ce jute salicylique s'applique, à l'état sec, en une couche épaisse d'environ quatre travers de doigt, sur la plaie préalablement recouverte avec un morceau de gaze antiseptique de Lister, après quoi on le fixe au moyen de bandes.

2. *Salicylate de soude.* — Réservé exclusivement pour l'usage interme. Doses : 1-6 grammes[2], en poudre, dans du pain azyme, ou en solution, dans du suc de réglisse, qui est son meilleur correctif ; chez les enfants, 0,5-3,0.

BINZ (C.), Die Zerlegbarkeit des salicylsäuren Natrons (Berliner klinische Wochenschrift, n° 27, S. 385, 1876). — BUCHHOLTZ, Inaugural Dissertation. Dorpat, 1866. — BUTT (E.), Die antipyretische Wirkung der Salicylsäure (Centralblatt für die medic. Wissenschaften, n° 18, Berlin, 1875). — Zur antipyret. Bedeutung der Salicylsäure und des salicyls. Natrons, Stuttgart, 1876. — Nouveau Dictionnaire de médecine et de chirurgie pratiques, art. SALICINE, SALICYLIQUE (acide) par E. ORY, t. XXXII, 1882. — EBSTEIN, Berliner klinische Wochenschrift, 1873, 1875, S. 337, 1876. — FESER u. FRIEDLAENDER, Archiv für wissenschaftl. und pract. Thierheilkunde, 1875, Heft 2, 3 und 6, 1876, Heft 2 u. 3 — FLEISCHER (R.), Ueber das Schicksal der Salicylsäure im thierischen Organismus (Centralblatt für die med. Wissenschaften, n° 36. Berlin, 1876); Archiv für klinische Medicin, Band XIX, S. 59. Leipzig, 1877). — GOLDTAMMER, Zur innern Anwendung der Salicylsäure (Berliner klinische Wochenschrift, n° 4, 1876). — HOGG (Douglas Walter), De l'usage thérapeutique de l'acide salicylique, ses composés et accessoirement de la salicyline, thèse de doctorat. Paris, 1877. — KIRCHNER, Ueber die Einwirkung von Chinin und Salicylsäure auf das Gehörorgan (Berliner klinische Wochenschrift, n° 49, 1881). — KÖHLER (H.), Salicylsäure und salicylsäures Natron physiologisch. Untersucht (Cen-

[1] [Ce mode d'administration serait tout à fait défectueux, à cause de l'action fortement irritante qu'exercerait alors l'acide salicylique sur les muqueuses digestives ; d'ailleurs, comme j'ai déjà dit, l'acide salicylique est aujourd'hui universellement remplacé, pour l'usage à l'intérieur, par le salicylate de soude.]

[2] [Est-il besoin de faire remarquer qu'il s'agit ici de doses simples, c'est-à-dire de quantités de médicament administrées *en une seule fois*? Le mode d'administration du salicylate de soude, auquel les médecins français donnent en général la préférence, dans le traitement du rhumatisme articulaire aigu, est le suivant : on prescrit une solution de 8 à 12 grammes de salicylate de soude dans 100 grammes d'eau, et l'on fait prendre cette quantité dans les vingt-quatre heures, à des intervalles autant que possible réguliers : cette solution, à cause de son goût désagréable, ne doit pas être ingérée à l'état de pureté, mais mélangée avec une demi-tasse d'un liquide qui puisse en masquer un peu la saveur. On en continue l'usage jusqu'à la disparition des douleurs ; après quoi, on continue encore le traitement pendant huit jours, tout en diminuant progressivement les doses ; si on l'interrompait brusquement, on pourrait s'attendre à voir bientôt les accidents se reproduire. Les enfants supportent très bien le traitement par le salicylate de soude ; il va sans dire que, chez eux, on devra diminuer les doses, suivant l'âge. La dose moyenne *pro die* est de 5 à 6 grammes.]

tralblatt für die medic. Wissenschaften, 1876, no 10, 11 u. 32); Deutsche Zeitschrift für pract. Medicin von Kunze, 1877. — Möli, Ueber den Ersatz der Salicylsäure als Antifebrile durch das salicylsäure Natron (Berliner klinische Wochenschrift, no 38, p. 547, 1875). — Oltramare (H.), De l'action physiologique du salicylate de soude sur la calorification, la circulation et la respiration, thèse, Paris, 1879. — Quincke (H.), Zur Kenntniss der Salicylsäure Wirkung (Berliner klinische Wochenschrift, no 47, 1882). — Riess (L.), Ueber die innerliche Anwendung der Salicylsäure (Berliner klinische Wochenschrift, no 50, S. 673, 1875). — Salkowski, Ueber die antiseptische Wirkung der Salicylsäure (Berliner klinische Wochenschrift, no 22, S. 297, 1875). — Sée (Germain), Bulletin de l'Académie de médecine, 1877. — Wolffberg, Ziemssen's deutsches Archiv für klinische Medicin, Band XVI. Leipzig, 1875. — Zuber, Revue des sciences médicales, 1876 (indic. bibliograph).

APPENDICE A L'ACIDE SALICYLIQUE ET A L'ACIDE BENZOIQUE

1. Huile de Gaulthérie

Elle contient du méthyléther de l'acide salicylique dans la proportion de 90 pour 100. Elle est peu soluble dans l'eau, mais elle se dissout bien dans l'alcool et dans l'éther. Elle s'élimine rapidement par les reins et constitue un antiseptique énergique, plus énergique que l'acide salicylique.

Administrée à doses répétées, qui doivent aussi être renouvelées pendant la convalescence, elle agit sur le rhumatisme articulaire aigu aussi favorablement que le salicylate de soude, et n'a pas, comme lui, l'inconvénient de provoquer des troubles gestriques; de plus, elle a une saveur agréable et son prix n'est pas élevé (Kinnikal). — 1 à 3 gouttes *pro die*, plusieurs fois par jour, en oléo-sucre ou en solution alcoolique.

2. Salicylate de bore

Il se forme par le mélange de l'acide salicylique avec le borax. Il se dissout bien dans l'eau; il a une saveur amère. Bose l'a recommandé, comme remplaçant de l'acide phénique, dans le pansement des plaies. On peut se servir d'une solution de 3 parties d'acide salicylique et de borax (ââ) dans 100 parties d'eau.

3. Salol, salicylate de phénol-éther.

Il a été obtenu par Nencki. C'est une substance cristalline incolore, d'une odeur aromatique peu prononcée, presque entièrement insipide, parce qu'elle est presque insoluble dans l'eau. Elle est décomposée par les ferments du pancréas en acide salicylique et phénol, et elle se retrouve dans l'urine à l'état d'acide salicylique et d'acide phénol-sulfurique (Nencki).

Emploi thérapeutique. — Le salol a été tout récemment recommandé par Sahli dans le traitement du rhumatisme articulaire aigu. Les essais faits jusqu'ici ont été peu nombreux; nous nous contenterons de donner le résultat de nos observations : nous avons employé le salol dans seize cas de rhumatisme articulaire, à la dose de 0,50 toutes les heures ou toutes les deux heures, suivant la gravité du cas. La quantité administrée la plus considérable a été de 104 grammes en onze jours. Nous n'avons jusqu'ici observé aucun effet secondaire désagréable, sauf la coloration sombre de l'urine; un seul malade s'est plaint de bourdonnements d'oreilles après la seizième dose. Quant à l'efficacité de ce médicament, voici ce que nous pouvons en dire provisoirement : Dans la plupart des cas le salol a agi favorablement sur le processus; dans quelques cas, il a amené la guérison de la maladie, alors que l'acide salicylique était resté inefficace; mais, dans d'autres cas, l'acide salicylique a exercé une influence favorable sur le processus, alors que le salol s'était montré inutile. — On prescrit ce médicament en poudre ou dans du pain azyme.

4. Salicine

La *salicine*, $C^{13}H^{18}O^7$, se trouve dans l'écorce et dans les feuilles de la plupart des saules et de quelques peupliers ; on l'extrait en faisant bouillir l'écorce dans l'eau, précipitant par l'acétate de plomb les acides tanniques, filtrant, débarrassant le liquide du composé plombique au moyen de l'hydrogène sulfuré, et enfin faisant cristalliser la salicine par évaporation. Elle représente des aiguilles brillantes, solubles dans l'eau, l'alcool et l'éther.

Action physiologique. — La salicine est très amère ; une solution de 1 : 1500 laisse encore percevoir un goût amer très prononcé.

Ses propriétés antiputrides paraissent très faibles ; il faut une solution concentrée (1 : 50) pour tuer les organismes inférieurs (Binz) ; elle n'a absolument aucune influence sur les fermentations (Kolbe). Introduite dans l'estomac, elle ralentit la digestion des substances albumineuses, et, par un usage prolongé, elle détermine, dit-on, de la constipation.

L'homme et les animaux peuvent en supporter des doses énormes ; un homme peut en prendre sans inconvénient 30 grammes en un jour (Ranke). Mais si ces fortes doses sont prolongées très longtemps, elles donnent lieu à des éblouissements, des tintements d'oreilles, à de la pesanteur de tête. On a dit qu'elles déterminaient une réduction de volume de la rate ; mais le fait est douteux.

Voici le résultat des récentes expériences de Marmé : Chez tous les animaux, à sang chaud et à sang froid, la salicine se transforme, déjà dans le canal digestif, en saligénine, acide salicyleux, acide salicylique et acide salicylurique ; cette transformation commence à se faire dans la salive ; mais elle se fait surtout dans l'intestin grêle par l'action des ferments et des micro-organismes ; elle se continue ensuite dans le sang. Il s'en transforme de bien plus grandes quantités en acide salicyleux qu'en acide salicylique ; or, l'acide salicyleux, à l'état libre ou à l'état de sel de sodium, exerce, à doses élevées, une action locale très irritante ; de plus, il excite fortement le cœur, ne fait pas baisser la température fébrile, et provoque la mort, par paralysie du cœur ou de la respiration, au milieu de convulsions ayant leur source dans la moelle épinière. La salicine ne doit donc son action fébrifuge qu'à sa transformation en acide salicylique ; et, comme ce dernier ne se forme qu'en très petite quantité, il s'ensuit que la salicine ne peut pas être considérée comme ayant une valeur comparable à celle de l'acide salicylique ; on peut donc regarder ce médicament comme absolument superflu.

Emploi thérapeutique. — L'écorce du saule était déjà employée à la fin du XVIIe siècle dans le traitement des fièvres paludéennes. Plus tard, elle fut abandonnée, parce qu'elle ne pouvait soutenir aucune comparaison avec le quinquina. Dans ces derniers temps, les succès obtenus avec l'acide salicylique ont fait songer à la salicine. Maclagan, Curnow, Ringer et d'autres observateurs anglais, Senator en Allemagne, l'ont essayée. Senator l'a employée dans tous les états morbides dans lesquels on a prescrit l'acide salicylique, et voici les résultats qu'il a obtenus : Aux doses de 5-10 grammes la salicine fait baisser la température fébrile (typhus, phtisie, etc.), mais pas aussi rapidement ni aussi énergiquement que l'acide salicylique ; mais en revanche ses effets persistent plus longtemps et ne s'accompagnent pas des phénomènes fâcheux (collapsus, sueurs) qui peuvent suivre l'administration de l'acide salicylique. Dans le rhumatisme articulaire aigu, son action est la même que celle de ce dernier. Dans le diabète, elle est nulle ; dans les fièvres paludéennes, elle est incertaine, comme celle de l'acide salicylique. Des résultats semblables à ceux obtenus par Senator ont été récemment publiés par Buchwald. — L'usage de la salicine n'a pu jusqu'ici se généraliser.

DOSES. — *Salicine.* — Comme antipyrétique, à doses élevées : 5-10 grammes, à intervalles rapprochés. Dans le rhumatisme, 0,5-1,5, toutes les heures ou toutes les trois heures, le mieux en poudre, dans du pain azyme; ou encore en solution.

5. Acide crésotinique

Il produit des effets antifermentescibles aussi énergiques que ceux de l'acide salicylique ; son sel de sodium, aux doses de 5 à 8 grammes, fait baisser aussi fortement la température que l'acide salicylique et la quinine.

Il n'a pas encore été suffisamment étudié au point de vue thérapeutique ; son emploi trouve un obstacle dans l'impureté du produit fourni par le commerce, et dans l'augmentation du sopor, à laquelle son usage donne lieu, dans le typhus (Gatti).

6. Saccharine de Fahlberg

L'*acide anhydro-ortho-sulfamin-benzoïque*, $C^6H^4(COSO^2NH)$, est un dérivé du goudron de houille. La saccharine représente une poudre blanche, cristalline, qui se dissout difficilement dans l'eau froide, facilement dans l'eau chaude, dans l'éther et l'alcool ; par l'addition d'alcalis à l'eau, on augmente la force dissolvante de cette eau pour la saccharine, en prenant soin que la solution de saccharine à réaction acide soit toujours neutralisée. Quand on la chauffe, elle dégage une odeur d'amande amère.

Sans qu'elle ait rien de commun avec le sucre, elle a pourtant une saveur sucrée extrêmement prononcée, saveur qu'elle laisse percevoir, même, en dissolution aqueuse, dans la proportion de 1 : 70.000; cette saveur sucrée est aussi prononcée que celle du sucre dissous dans l'eau dans la proportion de 1 : 250. La saccharine est donc environ 280 fois plus douce que le sucre ordinaire. En ajoutant 2 parties de saccharine à 1000 parties de sirop d'amidon, on peut obtenir un sirop qui ne le cède pas en douceur au meilleur sucre raffiné.

Aux doses longtemps répétées de 1 gramme à 5 grammes, la saccharine ne produit le moindre effet fâcheux ni sur les animaux à sang froid, ni sur les animaux à sang chaud, ni sur l'homme; toutes les fonctions, sans exception, restent à l'état normal.

La saccharine traverse l'organisme sans subir aucune modification et se retrouve entièrement dans l'urine; l'élimination commence peu de minutes après l'ingestion, et elle est complète au bout de 24 heures. Elle ne passe pas dans le lait ou la salive. La saccharine n'est donc pas une substance alimentaire; peut-être pourrait-elle être utilisée dans le régime des diabétiques (Aducco et Mosso).

III. Acides gallique et tannique

1. ACIDE GALLIQUE

L'*acide gallique*, $C^6H^2(OH)^3$. CO.OH, doit être considéré comme un acide trihydroxybenzoïque. On a dit qu'il existait tout formé dans les feuilles de l'*Uva ursi* et dans la noix de galle ; mais le fait n'est pas certain.

On l'obtient artificiellement en faisant bouillir de l'acide tannique avec des acides ou alcalis étendus ; il prend naissance encore pendant la fermentation spontanée des solutions d'acide tannique; et enfin on peut l'obtenir synthétiquement en traitant l'acide diiodo-salicylique par la potasse.

Il cristallise en aiguilles fines, soyeuses; il se dissout dans 100 parties d'eau froide, dans 3 parties d'eau bouillante; il est facilement soluble dans l'alcool et l'éther; sa saveur est acide, styptique; à la température de 220°, il se décompose en pyrogallol (voyez p. 450) et en acide carbonique.

Action physiologique. — L'acide gallique ne possède pas la propriété de coaguler l'albumine et la gélatine, ni celle de s'opposer à la fermentation et à la putréfaction ; il ne peut donc pas, même quand on l'applique en grande quantité, tanner à la manière de l'acide tannique; mais il peut, comme ce dernier, dilater les vaisseaux sanguins avec lesquels il est mis en contact. D'après Lewin, son action pharmacologique et toxicologique est celle des acides inorganiques.

Il pénètre facilement et rapidement dans le sang, et, quinze minutes après cette pénétration, on voit se manifester des accidents toxiques, qui sont, d'après Schroff: respiration abdominale rare, très pénible ; irrégularité des battements du cœur et des artères; point de modification des évacuations alvines ; du reste, on peut voir les lapins revenir à leur état normal, même après qu'ils en ont absorbé une dose de 5 grammes. Quant aux effets produits chez l'homme, tout ce que nous en savons, c'est que les doses de 2 à 4 grammes sont très bien supportées.

Un des lapins servant aux expériences de Schroff évacua, en huit heures, 60 grammes d'une urine trouble, d'un vert noirâtre, ressemblant à de l'encre; au bout de trente heures, l'élimination de l'acide gallique était complète.

L'acide gallique ne produit pas d'effets astringents après son absorption; c'est ce que nous examinerons avec plus de détails à propos de l'acide tannique.

Emploi thérapeutique. — L'acide gallique est entièrement inutile en médecine. Il ne possède pas les effets locaux de l'acide tannique, et nous n'avons aucune observation convaincante qui prouve que, administré à l'intérieur, il puisse avoir quelque utilité. On a voulu le substituer à l'acide tannique dans tous les cas où l'on compte sur l'efficacité de ce dernier, employé à l'intérieur; mais, comme nous allons le voir, cette efficacité est encore à démontrer.

Les doses auxquelles on pourrait administrer l'acide gallique seraient de 0,05 à 0,5, en poudre ou en pilules.

2. ACIDE TANNIQUE

L'*acide tannique* ou *acide digallique*, ou *tannin*, $C^{14}H^{10}O^{9} = C^{6}H^{2}(OH)^{3}.CO.O.C^{6}H^{2}(OH)^{2}.CO.OH$, représente un des éléments principaux de la noix de galle ; on peut l'en extraire en la traitant par 4 parties d'éther et 1 partie d'alcool.

On peut l'obtenir artificiellement en faisant bouillir une solution d'acide gallique avec de l'acide arsénique, ou bien encore en chauffant à 120° l'acide gallique avec de l'oxychlorure de phosphore.

L'acide tannique représente une masse amorphe, blanc jaunâtre, brillante, d'une saveur astringente, facilement soluble dans parties égales d'eau, et ayant une réaction faiblement acide. On le trouve le plus souvent impur, mêlé avec des quantités assez notables d'acide gallique et de sucre; ces substances s'y mêlent sans doute lors de son extraction de la noix de galle.

Sa solution aqueuse est précipitée par les acides minéraux et par plusieurs sels alcalins, par exemple le chlorure d'ammonium, le chlorure de sodium ; elle donne aussi des précipités avec les sels de plomb, d'antimoine, de sesquioxyde de fer (avec ces derniers, coloration noir-bleuâtre, encre), avec presque tous les alcaloïdes, formant avec ceux-ci, ainsi qu'avec les métaux, des sels difficilement solubles, des tannates.

Par l'action de l'air ou des champignons, qui s'y développent facilement, les solutions concentrées d'acide tannique dégagent de l'acide carbonique, en même temps qu'elles laissent déposer un précipité, qui constiste en acide gallique et acide ellagique.

Action physiologique. — Voici ce que nous savons des effets du tannin sur le substratum organique.

Effets locaux. — Les matières gélatineuses s'unissent à l'acide tannique pour former des composés insolubles; les tissus donnant de la gélatine soustraient l'acide tannique à ses solutions et se transforment en cuir.

L'albumine dissoute est aussi précipitée par l'acide tannique. Les précipités de tannate de gélatine et d'albumine sont insolubles dans l'eau; mais ils sont solubles dans de l'acide acétique modérément concentré, dans un excès de solution d'albumine ou de gélatine, dans de l'acide lactique dilué, et enfin dans les carbonates alcalins et les alcalis caustiques. Le tannin perd sa propriété de faire coaguler la gélatine et l'albumine, lorsqu'on lui donne, au moyen d'un alcali, une réaction faiblement alcaline. Le tannate alcalin qui en résulte et qui, à cause de la facilité avec laquelle il se décompose, ne peut être obtenu à l'état cristallin, n'exerce plus aucune action appréciable sur l'albumine, mais détermine encore, de la même manière que le tannin, la saveur astringente caractéristique. La pepsine, ainsi que la peptone en solution dans l'eau éprouvent, de la part du tannin, la même influence que l'albumine (Lewin).

Le coagulum albumineux, le coagulum gélatineux, tous les tissus pouvant fournir de la gélatine ou contenant de l'albumine (peau, viande), imprégnés d'acide tannique ont entièrement perdu leur propriété de subir la décomposition putride.

Comment se comporte l'acide tannique à l'égard de la fermentation du sucre et des autres fermentations? On ne le sait pas; mais il est vraisemblable que son pouvoir antifermentescible est faible, beaucoup plus faible, en tout cas, que celui d'autres agents antiseptiques.

Il est, au contraire, un bon antiputride; ajouté à du sang putréfié ou à de l'albumine en putréfaction, il supprime immédiatement la mauvaise odeur et conserve pendant des semaines les substances en question, et cela évidemment parce que l'albuminate de tannin n'est plus un bon agent nutritif pour les bactéries, et que ces dernières sont tuées par le tannin. Le fait, que des champignons de moisissures se développent facilement dans une solution de tannin, ne prouve rien contre la puissance antiseptique de cette substance, parce que quelques-uns des meilleurs antiseptiques laissent développer dans leurs solutions des champignons de moisissures (Lewin).

Voyant les effets de tannage que produit l'acide tannique sur les peaux des animaux, on a cru, par analogie, qu'il pouvait exercer une action semblable sur les tissus vivants, et notamment sur les muqueuses; la saveur acerbe, la sensation de sécheresse, d'astriction, l'état de rudesse, que développent sur les muqueuses les solutions même diluées d'acide tannique, ont été mis sur le compte d'une contraction de tous les tissus, des cellules, aussi bien que des vaisseaux; et cette contraction elle-même a été considérée comme le résultat de la propriété que possède l'acide tannique de coaguler l'albumine et d'absorber l'eau (?).

Voici ce qu'il peut y avoir de vrai à ce sujet : Les tissus organiques paraissent absorber l'eau des solutions diluées d'acide tannique, plutôt que leur en fournir; Hennig du moins a trouvé que des muscles plongés dans de telles solutions se gonflaient, devenaient plus épais, plus longs, plus pâles, plus aqueux, et abandonnaient à la solution tannique de l'albumine et de la matière colorante du sang. S'agit-il de solutions très concentrées d'acide tannique, les recherches de Hennig, de Mitscherlich, de Schroff, mettent hors de doute que les tissus absorbent alors de l'acide tannique, et qu'il se produit, dans l'intérieur des cellules, des modifications très marquées, qui ressemblent à celles déterminées par le tannage des peaux. Mais, dans les tissus vivants, l'acide tannique peut-il pénétrer aussi profondément, aller même jusqu'au tissu musculaire, comme Hennig l'a observé sur les tissus morts? Le fait est plus que douteux.

Appliqué sur une surface suppurante, l'acide tannique fait coaguler le pus et la couche superficielle de l'ulcère; il prévient de cette manière la décomposition putride du pus et favorise la cicatrisation.

Quand on mélange du *sang* avec une solution de tannin, il se forme un précipité d'albuminate tannique, qui se redissout tant que le sang a encore une réaction alcaline (à cause de la solubilité de l'albuminate tannique dans les carbonates alcalins). Ce n'est que par l'addition d'une plus forte proportion de tannin que la coagulation formée cesse de se redissoudre; on peut donc compter le tannin au nombre des agents coagulateurs du sang (styptiques) les plus énergiques. La matière colorante du sang prend, sous l'influence du tannin, une coloration rouge clair.

Des observations directes sur le mésentère de la grenouille démontrent que l'acide tannique, en solution faible ou concentrée (à partir de 10 pour 100), loin de faire contracter les vaisseaux sanguins, comme on le croyait autrefois, *les fait, au contraire, dilater*. Les artères, les veines, les vaisseaux capillaires, éprouvent, sous son influence, une dilatation qui peut aller, au maximum, jusqu'au double du diamètre primitif; aussi voit-on les parties traitées par l'acide tannique devenir le siège d'une forte hyperhémie (Rosenstirn et Rossbach). Cette dilatation vasculaire ne se fait pas par action réflexe; elle est la conséquence d'une action directe exercée par l'acide tannique sur les éléments de la paroi vasculaire; les vaisseaux dilatés par l'acide tannique se rétrécissent sous l'influence d'une solution de nitrate d'argent, de sorte que l'action de l'acide tannique sur les vaisseaux ne doit pas être attribuée à une paralysie totale des nerfs vasculaires, mais bien, soit à une diminution d'excitabilité des appareils musculo-moteurs, soit à une irritation des nerfs vasculo-dilatateurs. Lewin cherche à expliquer cette dilatation par une stase du sang dans les capillaires, laquelle serait déterminée par un rétrécissement des vaisseaux au-dessus de l'endroit qui est le siège de l'observation; mais cette explication est erronée; car, alors même que la circulation se maintient en bon état, les vaisseaux se dilatent sous l'influence du tannin. Sur les muqueuses enflammées, chez l'homme, nous n'avons jamais pu constater que l'acide tannique déterminât un rétrécissement des vaisseaux, comme le fait très nettement, par exemple, le nitrate d'argent; quant à donner une démonstration rigoureuse d'une dilatation vasculaire sur des parties opaques et difficiles à observer, comme l'est la muqueuse pharyngienne, cela nous est actuellement impossible avec les moyens d'investigation dont nous disposons. Nous n'avons jamais vu non plus l'application de solutions médicamenteuses d'acide tannique faire diminuer les sécrétions; ces sécrétions devenaient, au contraire, plus abondantes, bien qu'il se manifestât en même temps une sensation subjective de sécheresse. Les points touchés par l'acide tannique devenaient le siège d'une anesthésie assez prononcée; le sens du goût, par exemple, disparaissait presque totalement et ne pouvait être réveillé que par les corps fortement sapides, par des substances très acides ; l'excitabilité réflexe du pharynx, d'ailleurs très marquée, s'éteignait entièrement, au moins pour les excitants ordinaires.

L'acide tannique, appliqué *sur les muqueuses*, produit donc une action anesthésique locale et fait dilater les vaisseaux ; appliqué *sur un ulcère*, il exerce une action siccative, protectrice, et s'oppose à la décomposition putride ; *sur les plaies saignantes*, il provoque des effets styptiques.

Administré *intérieurement*, l'acide tannique ne produit guère que des effets provenant de son action locale sur la muqueuse des voies digestives. Une petite dose (jusqu'à 0,5) ne provoque pas d'autres symptômes que ceux déjà mentionnés (saveur astringente, sécheresse de la langue, avec difficulté de la mouvoir). Si cette dose est fréquemment renouvelée, il se manifeste d'autres phénomènes, qui sont : diminution de l'appétit, éructations, troubles digestifs, par suite de la précipitation de la pepsine, etc. ; parfois, pincements de l'estomac et de l'intestin (Hennig) ; point de constipation, au moins chez les sujets sains ; quelquefois, au contraire, diarrhée ; l'acide tannique, administré en même temps que le sel de Glauber, n'en empêche que d'une manière tout à fait insignifiante les effets purgatifs (Wagner et Buchhein), et ne ralentit pas du tout les mouvements péristaltiques de l'intestin (Hennig). Mais les diarrhées qui dépendent de la décomposition des ingesta et de l'action irritante produite sur la muqueuse par les produits de décomposition, peuvent disparaître sous l'influence des effets antiputrides de l'acide tannique.

Les troubles digestifs étaient attribués autrefois, d'une manière générale, aux altérations que le tannin fait subir à la pepsine et à la peptone (voy. p. 481). Mais Lewin a démontré que le tannin ne précipite pas l'albumine dans une solution d'acide chlorhydrique, que la digestion artificielle de l'albumine se poursuit normalement en présence du tannin, que l'albumine se transforme en peptone, et que la pepsine existante ne se colore pas.

Si la dose administrée est de 1 gramme à 5 grammes, on voit se produire des altérations très prononcées de la muqueuse de l'estomac, altérations qui varient d'ailleurs suivant l'état de vacuité ou de plénitude de cet organe : la muqueuse gastrique prend, chez les lapins, une coloration gris jaunâtre, elle se couvre de gerçures, se tanne, en quelque sorte (Schroff) ; en même temps se manifestent des douleurs gastriques violentes, des vomissements opiniâtres, une élévation de la température, de la constipation ; parfois les selles font défaut pendant toute une semaine ; cette constipation peut être attribuée à la formation de masses fécales dures, ainsi qu'à une diminution des sécrétions intestinales ; c'est le séjour de ces matières dans le gros intestin qui est probablement la cause des ulcérations qui s'y forment ; aussi, quand ces masses fécales finissent par sortir, les trouve-t-on couvertes de sang et de pus.

Ce que devient le tannin dans l'organisme. — L'acide tannique est absorbé dans l'estomac et dans l'intestin, soit qu'il se trouve tenu en dissolution par un excès d'albumine, soit qu'il existe dans la solution chlorhydrique de peptone ; l'alcali de la lymphe et du sang le transforme en un tannate alcalin, qui ne précipite plus l'albumine, et c'est à l'état de tannate alcalin qu'il circule alors dans le sang. Dans les matières fécales on ne trouve que très peu de tannin, ou même il ne s'y en trouve pas du tout.

Jusqu'ici la plupart des auteurs ont admis que l'acide tannique se transformait, partie dans l'intestin, partie dans le sang et les tissus, en acide gallique, et qu'il était éliminé dans cet état avec l'urine; Lewin s'est efforcé de démontrer que la totalité du tannin ne s'oxydait pas, dans la circulation, pour donner naissance à des produits ne précipitant plus l'albumine. Une partie du tannin ingéré doit s'éliminer à l'état de tannate alcalin, et se transformer de nouveau en acide tannique, soit au moment de son élimination hors du sang, soit dans l'urine même, peut-être sous l'influence du phosphate acide de sodium.

Effets généraux. — Le tannin ne séjournant pas en nature dans l'intérieur des vaisseaux et des tissus, mais ses affinités s'y trouvant satisfaites, on comprend aisément qu'il ne peut plus, après son absorption, produire les effets que nous l'avons vu produire quand il agit localement. On admet donc aujourd'hui que le tannin, administré à l'intérieur, ne peut pas aller exercer, comme on le croyait autrefois, son action styptique, hémostatique, sur les organes éloignés. On ne devra donc plus songer à combattre, au moyen du tannin introduit dans l'estomac, des hémorragies rénales ou utérines. Lewin a prétendu récemment que le tannin, administré à l'intérieur; pouvait exercer une action astringente et faire contracter les vaisseaux dans des organes éloignés ; mais il appuie cette manière de voir plutôt sur des données anciennes que sur des expériences nouvelles : le tannin, dit-il, fait rapetisser la rate (Küchenmeister, Hennig); il met obstacle à la sécrétion des glandes éloignées, non directement traitées (Hennig) ; il fait diminuer la sécrétion de l'urine. La seule chose qui ressorte positivement de ses expériences, c'est que, chez les grenouilles, à la suite d'une injection sous-cutanée de tannin, l'élasticité musculaire éprouve quelques modifications : les muscles s'étendent moins par l'action des poids qu'on y suspend, et, après qu'on a enlevé ces poids, ces muscles reviennent plus près de leur situation primitive que les muscles à l'état normal. Lewin croit que cet effet doit être attribué à ce que le tannate alcalin soustrait aux tissus de l'eau ainsi que de l'oxygène; mais il ne fournit de cela aucune preuve; il pense lui-même d'ailleurs que ces faits observés sur des grenouilles ne peuvent, dans aucune circonstance, être transportés aux animaux à sang chaud et à l'homme.

Fikentscher croit que le rétrécissement vasculaire observé, chez les grenouilles, à la suite d'une injection sous-cutanée ou d'une application épidermique de tannin, doit être attribué à une irritation déterminée par le tannin sur le centre vaso-moteur. Outre que ce rétrécissement n'était peut-être qu'une action réflexe provoquée par la douleur, on n'a jamais vu le tannin produire des effets centraux chez les animaux à sang chaud.

Les effets du tannin sur l'excrétion urinaire ne peuvent être déterminés d'une manière précise. Il n'est pas rare de voir des animaux auxquels on a fait prendre de hautes doses de tannin, et qu'on abandonne à eux-mêmes, retenir pendant 5 à 6 jours leur urine dans la vessie. Si l'on évacue chaque jour cette urine au moyen d'une sonde, on constate que sa quantité a subi une diminution ; si l'on observe la quantité éliminée dans un espace de temps considérable, on trouve alors que cette quantité est plus grande que chez les animaux à l'état normal; la concentration de l'urine, à la suite de l'usage du tannin, serait fréquemment telle, qu'elle se rapprocherait de celle de l'urine chez les fébricitants (Mitscherlich, Hennig) ; ajoutons enfin que l'urine des herbivores reste alcaline même après l'emploi de fortes doses d'acide tannique (Schroff).

Nous continuerons donc à contester que le tannin puisse produire des effets astringents à distance, jusqu'à ce qu'on ait donné de ce fait des preuves parfaitement positives.

L'*injection directe du tannin dans le sang* donne lieu à la formation de caillots considérables, de thromboses, d'embolies, qui entraînent la mort.

Usages thérapeutiques. — On comprend que l'acide tannique puisse avoir de l'utilité dans les cas où *son application locale, directe*, est possible ; mais, dans ces cas mêmes, son importance dans la pratique a été beaucoup exagérée. Il ne faut pas compter que les propriétés auxquelles il doit son efficacité, comme agent topique, se conservent après l'absorption. On le prescrit souvent, il est vrai, dans cette croyance, et l'on dit même en avoir obtenu des succès. Quant à nous, nous n'avons jamais pu nous convaincre de ces heureux résultats ; aussi avons-nous renoncé à l'acide tannique employé à ce point de vue.

Le tannin est beaucoup employé dans le traitement des *hémorragies* de divers organes ; on l'applique localement ; on l'a aussi administré à l'intérieur, dans le but d'obtenir de lui, après son absorption, des effets hémostatiques. Ces effets sont certainement très-incertains, pour ne pas dire nuls. Aucun médecin raisonnable ne se fiera assurément à l'administration du tannin à l'intérieur dans le traitement des hémorragies utérines, par exemple. Dans les formes légères des hémorragies pulmonaires il est aussi inutile que dans les formes plus graves. Dans les hémorragies rénales et dans la néphrite aiguë hémorragique, la tannin se serait, dit-on, montré utile, au moment où, les premiers phénomènes inflammatoires (douleurs dans la région rénale, fièvre) ayant disparu, l'urine contenait encore beaucoup de sang. C'est depuis Bright et surtout depuis Frerichs qu'on a administré fréquemment le tannin dans le traitement des *formes chroniques de la néphrite.* Nous reconnaissons avec Bartels que, après avoir administré ce médicament dans les cas les plus divers de néphrite, soit aiguë, soit chronique, nous ne l'avons jamais vu agir d'une manière positivement efficace, de sorte que nous en avons entièrement abandonné l'usage.

Comme hémostatique local il n'agit certes pas aussi énergiquement que le perchlorure de fer ; mais en revanche, il n'a pas l'inconvénient de produire des effets caustiques aussi fâcheux. On l'emploie surtout dans les hémorragies capillaires intenses et dans les hémorragies provenant de petites artères, par exemple dans celles qui ont pour siège les gencives, la muqueuse nasale, les surfaces ulcéreuses, etc. ; le mieux est de l'appliquer sous forme de poudre.

Dans les hémorragies de l'estomac et de l'intestin, l'acide tannique est, avec la solution de perchlorure de fer, un des médicaments les plus employés. Son action styptique locale est plus faible que celle de la préparation ferrugineuse, ce qui fait qu'il aurait, dit-on, l'avantage de pouvoir être administré à doses plus élevées ; mais cet avantage est très douteux ; car le tannin, à doses élevées, peut provoquer des vomissements. Quant à son efficacité dans le traitement des hémorragies gastro-intestinales, nous pouvons renvoyer à ce que nous avons dit là-dessus à propos du perchlorure de fer (voy. p. 134); nous ajouterons seulement que, d'après les observations les plus récentes (Leube et autres), cette efficacité est plutôt admise traditionnellement que démontrée positivement; tout au plus si l'on peut y compter dans les cas d'hémorragies du rectum.

Presque aussi fréquemment que dans les hémorragies, l'acide tannique est employé dans les *diverses affections des muqueuses*. On le prescrit très souvent dans le traitement des *diarrhées*. Ce sont les diarrhées chroniques, et surtout celles dépendantes d'un processus ulcératif, qui indiquent particulièrement son emploi; telles sont les formes chroniques de la dysenterie, les ulcérations folliculaires; les diarrhées chroniques simples peuvent aussi être favorablement influencées, par exemple les catarrhes intestinaux à marche traînante qui s'observent chez les enfants, les diarrhées dont souffrent quelquefois les alcooliques. Il est une condition, sinon absolument indispensable, du moins très importante, pour l'emploi de l'acide tannique : c'est que l'appétit soit conservé et les digestions normales. L'influence nuisible qu'a sur les fonctions digestives son usage prolongé doit être prise en sérieuse considération, surtout dans les cas où la conservation de l'appétit est un des éléments les plus importants du traitement; il en est ainsi, par exemple, dans la phtisie, pendant laquelle il survient parfois des altérations intestinales qui demanderaient l'usage de l'acide tannique. Quelques auteurs prétendent en avoir retiré des avantages dans des formes déterminées de dyspepsie (avec développement d'acides dans l'estomac et flatulence); mais nous manquons à ce sujet d'observations détaillées, et d'ailleurs ces sortes de troubles digestifs sont relativement rares dans le cours de la phtisie. — D'après notre expérience personnelle nous ne sommes nullement disposés à attribuer à l'acide tannique une valeur particulière dans le traitement des diarrhées, de quelque nature qu'elle soient.

Dans les catarrhes vésicaux, le tannin, administré à l'intérieur, se serait dit-on, montré utile; il est certain que, administré de cette façon, il est inefficace dans le traitement de la leucorrhée, de la blennorrhée bronchique. La pratique, qui consiste à employer des solutions de tannin, en gargarismes ou en badigeonnages, dans le traitement des *catarrhes pharyngiens* et des *angines chroniques*, n'offre, nous pouvons l'affirmer, aucune utilité positive.

Relativement à la valeur du tannin employé *sous forme d'inhalations*, bien que nous n'ayons là-dessus aucune expérience personnelle, nous admettons qu'en général ces inhalations peuvent être utiles dans les catarrhes chroniques de l'appareil respiratoire (larynx, trachée, bronches) et du pharynx, quand le catarrhe est accompagné d'une sécrétion abondante; on dit aussi qu'elles modifient avantageusement les processus ulcératifs légers. Si les ulcérations sont très marquées, ces inhalations sont sûrement insuffisantes; contre le catarrhe chronique sec, elles sont sans utilité; et si le catarrhe est aigu, elles peuvent être nuisibles. Dans les hémoptysies légères, elles sont superflues; dans les hémoptysies graves, tout à fait insuffisantes.

Faut-il, pour la pratique de ces inhalations, donner la préférence au *tannin* ou à l'*alun*? Cela dépendrait souvent, d'après Waldenburg, de l'idiosyncrasie des malades. Si cette idiosyncrasie n'est pas en cause, doit-on préférer le tannin dans les cas où il s'agit de catarrhes tout à fait superficiels et dans ceux où l'on veut surtout agir sur la sécrétion elle-même, par exemple quand cette sécrétion est légèrement putride? Doit-on choisir l'alun, au contraire, quand on a affaire à des processus parenchymateux, alors que la muqueuse tout entière ou le tissu sous-muqueux sont le siège d'un gonflement? C'est ce qu'il est impossible de décider.

On se sert très souvent du tannin, en injections, dans le traitement de la *gonorrhée* et de la *leucorrhée*, dès que les premiers phénomènes aigus sont passés; on admet généralement que, dans ces cas, le tannin est plus efficace que les solutions métalliques ordinaires, parce que ces dernières ne peuvent pas être employées trop concentrées, à cause des effets caustiques trop violents qu'elle pourraient produire. Schuster recommande surtout contre la gonorrhée l'emploi de petits cylindres en forme de bougie, composés de 2,0 de tannin, 0,12 d'opium et 9,1 de glycérine; on les laisse pendant cinq ou dix minutes dans le canal de l'urètre.

Les *sécrétions sudorales* anormales pourraient, dit-on, être modérées par l'usage du tannin à l'intérieur; mais on ne doit pas compter d'une manière absolument certaine sur son efficacité dans ce cas. Son action est un peu meilleure sous ce rapport, quand on applique le médicament directement sur la peau. Dans ces derniers temps, l'acide tannique a été très vivement recommandé contre les inflammations cutanées déterminées par l'influence du froid (engelures), et c'est, paraît-il, avec raison.

Comme antidote dans les empoisonnements par certaines substances organiques, le tannin joue un rôle important; il est considéré comme le meilleur contre-poison de la morphine, de la strychnine, de la nicotine, etc., avec lesquelles il se combine pour donner naissance à des composés difficilement solubles. C'est encore un bon antidote des préparations antimoniales et, en général, des composés métalliques. Dans ces intoxications, on fait prendre, sans négliger d'ailleurs les autres indications, soit du tannin, soit des substances qui en contiennent, et, si l'on n'a pas autre chose sous la main, du café ou du thé; mais ces deux dernières substances doivent être évitées dans les empoisonnements par la strychnine.

Doses. — 1. *Acide tannique.* — A l'intérieur, 0,05-0,5 *pro dosi* (2,0 *pro die*), en poudre, pilules, solution. Il va sans dire qu'il faudra éviter de l'associer avec les substances avec lesquelles il donne des précipités, notamment avec les oxydes métalliques et avec les préparations végétales contenant des alcaloïdes.

Extérieurement, en substance (hémostatique) ou en solution (en injections contre la blennorragie, 1/2-2 pour 100), rarement sous forme de pommade (2-5 : 25). En inhalations, comme astringent, solutions à 1/5-5 pour 100; comme styptique, solutions à 1-10 pour 100.

2. *Tannate de soude.* — Il a été recommandé par Lewin, qui propose de l'employer à la place du tannin, selon la formule suivante: Solution d'acide tannique 1,0-5,0 : 150,0, solution de bicarbonate de soude q. s. pour rendre la liqueur alcaline, à prendre une cuillerée à bouche toutes les trois heures.

3. *Albuminate tannique.* — Solution acide tannique 2,0 : 100,0; ajoutez, en agitant, solution albumineuse d'un œuf 100.

VÉGÉTAUX ET PRODUITS VÉGÉTAUX RENFERMANT DU TANNIN

On distingue plusieurs tannins, différents suivant les végétaux dont ils proviennent: tannins de la noix de galle, du bois de chêne, du ratanhia, du cachou, du kino, du café, du quinquina, etc. On ne connaît pas bien encore la composition chimique de tous ces tannins ; mais tous ont pour propriétés communes de coaguler l'albumine et la gélatine, de transformer la peau en cuir; les uns, le tannin ordinaire par exemple, donnent, par la distillation sèche, du pyrogallol et forment avec les sels de fer des composés noirs bleuâtres; d'autres donnent de la pyrocatechine et forment des composés ferrugineux verts.

On attribue aussi à toutes ces substances des propriétés physiologiques semblables, et, dans le fait, on n'a rien trouvé qui les distinguât, sous ce rapport, de l'acide tannique ordinaire, si ce n'est qu'elles constiperaient un peu plus que ce dernier (?)

Nous concluons de là que ces agents médicamenteux peuvent être considérés comme absolument superflus, partout où l'on peut se procurer dans les pharmacies de l'acide tannique pur.

On dira que les végétaux ou produits végétaux en question renferment, outre le tannin, d'autres substances, telles que de l'amidon, du sucre, des corps gras, des huiles éthérées volatiles, qui peuvent avoir une certaine utilité ; mais, dans le plus grand nombre des cas où le tannin est indiqué, ces substances sont superflues ; et d'ailleurs, si l'on en a besoin, il est bien préférable de s'adresser à des préparations qui en renferment une plus grande quantité et dans des proportions meilleures.

Nous nous croyons autorisé, d'après ces considérations, à passer rapidement sur l'étude de ces médicaments, tout en plaçant en première ligne ceux qu'on peut se procurer facilement chez nous, et qui constituent des remèdes populaires journellement en usage.

1. Noix de galle

Excroissances produites sur les feuilles de plusieurs espèces de chêne, notamment sur celles du *Quercus infectoria* du Levant, par la piqûre et les œufs de certains insectes. Les meilleures sortes fournissent jusqu'à 70 pour 100 d'acide tannique pur ; les noix de galle de nos pays n'en fournissent tout au plus que 30 pour 100.

En thérapeutique, on emploie la décoction de noix de galle (10-25 : 100) dans tous les cas où le tannin est indiqué, et où l'on ne peut pas se procurer le produit pur.

Teinture de noix de galle. — 1 partie de noix de galle sur 5 parties d'alcool. Elle est employée extérieurement, associée avec la teinture d'iode à parties égales; cette association fait perdre à la teinture d'iode ses propriétés trop fortement irritantes.

2. Écorce de chêne

L'écorce des jeunes branches de nos chênes indigènes renferme un acide tannique qui y existe en quantité variable, de 5 à 20 pour 100, à côté d'autres substances, telles que de la gomme, des corps gras, des sels de chaux. Il en est de même de l'écorce de beaucoup d'autres arbres, par exemple du *marronnier*, de l'*orme*, et d'un grand nombre d'arbres exotiques. — *Emploi thérapeutique*. Comme celui de la noix de galle. On fera bien pourtant de s'en abstenir pour l'usage interne, à cause des troubles digestifs qui en sont facilement la conséquence.

3. Glands torréfiés

Ils contiennent 5 pour 100 d'acide tannique, 40 pour 100 d'amidon, 5 pour 100 d'huile grasse, autant de sucre, et une substance semblable à la mannite, la *quercite*.

On en prépare une sorte de café dont la valeur nutritive a été beaucoup exagérée, et qui ne possède nullement les propriétés curatives, qu'on lui attribue vulgairement, sur le rachitisme et la scrofulose.

On peut cependant l'employer pour remplacer le café, chez les enfants, dans les cas où les parents tiennent à leur donner une boisson de ce nom.

4. Airelles rouges

Fructus Vitis idææ. — Elles contiennent, à côté d'une assez grande quantité de tannin, une matière amère (1 pour 100), la *vacciniine.* Elles n'ont aucune valeur thérapeutique.

5. Airelles noires ou myrtilles

Fructus Myrtilli. — On les trouve partout, dans nos bois. A l'état frais, elles contiennent une assez grande quantité de sucre et d'acides végétaux, de l'acide malique, de l'acide tannique, de l'acide quinique, de la gomme, et une matière colorante. — Entièrement superflues en médecine.

6. Feuilles de noyer

Folia Juglandis (Juglans regia). — Elles contiennent un acide tannique qui colore en vert les sels ferriques. L'ÉCORCE VERTE DES NOIX, *cortex nucum Juglandis*, renferme, outre l'acide tannique, une substance amorphe, semblable au pyrogallol, et une matière colorante, la nucine.

Les feuilles de noyer ont été récemment encore recommandées contre la scrofulose; elles exerceraient, dit-on, une action favorable sur les troubles digestifs qui accompagnent si souvent cette maladie, et, en améliorant ainsi l'état de la nutrition, elles influenceraient avantageusement le processus scrofuleux. Elles ne présentent réellement aucune valeur particulière; tout au plus peut-on leur attribuer l'avantage d'être inoffensives [1].

1-3 grammes *pro dosi* (30 *pro die*), en décoction.

7. Feuilles de sauge

Folia Salviæ (Salvia officinalis). — Leur saveur astringente, amère; leur odeur aromatique, agréable, sont dues à la présence d'un acide tannique et d'un mélange de plusieurs essences oxygénées, qui laissent déposer, à la longue, une masse ressemblant à du camphre. L'ingestion d'une infusion préparée à froid avec 15 grammes de ces feuilles produit, en première ligne, les effets de l'huile éthérée: excitation psychique générale, augmentation de la fréquence du pouls, chaleur et sueurs ; comme effet consécutif, on a observé de la constipation.

La sauge, employée, dans la médecine hippocratique et pendant le moyen âge, contre les affections les plus diverses, a été prescrite jusqu'à nos jours comme un médicament modérant les sueurs. Son efficacité sous ce rapport est très problématique; cet effet peut d'ailleurs être bien mieux obtenu à l'aide d'autres médicaments. — A l'extérieur, elle est le plus souvent employée, comme remède populaire, sous forme de gargarismes, dans la seconde période de l'angine catarrhale (elle sert alors en général de véhicule de l'alun), et pour raffermir les gencives molles et facilement saignantes.

DOSES ET PRÉPARATIONS. — *Feuilles de sauge.* — 1-3 grammes *pro dosi* (30 *pro die*), en infusion.

8. Feuilles d'Uva ursi

(Arctostaphylos Uva ursi). — Elle contiennent du *tannin* (un tiers de leur poids), de l'*acide gallique*, de l'*urson*, substance incolore, cristallisant en aiguilles

[1] [Dans ces derniers temps, on a prétendu que l'extrait de feuilles de noyer, préparé avec les feuilles fraîches produisait de très bons effets, à la dose de 2 à 5 grammes *pro die*, dans le traitement de la granulie. Ces bons effets sont encore très douteux.]

soyeuses, insoluble dans l'eau, dans les acides dilués et dans les alcalis, et enfin un glycoside, l'*arbutine* (voyez page 448). Ces feuilles ont une saveur amère; à la suite de leur administration, l'urine, abandonnée à elle-même, devient rapidement alcaline et prend une coloration sombre par suite du dédoublement de l'acide hydrochinonsulfurique et de l'oxydation de l'hydrochinon mis en liberté. Ces processus de dédoublement ne se produisent pas dans la vessie à l'état normal; ils ne se produisent que dans l'urine abandonnée à elle-même ainsi que dans l'urine existant dans une vessie atteinte de catarrhe, auquel cas l'urine évacuée présente déjà une coloration plus ou moins sombre. De très hautes doses de ces feuilles provoquent, par suite de leur richesse en tannin, des troubles digestifs, des vomissements et de la diarrhée; de petites doses n'ont absolument aucune efficacité. L. Lewin recommande donc, des doses de 30-80 grammes : 180,0 d'eau pouvant seules exercer une action curative sur les catarrhes vésicaux, d'éloigner le tannin au moyen de l'agitation avec du charbon : Rp. Décoction de feuilles d'uva ursi 30,0-50,0: 180,0; agitez avec charbon végétal q. s. pour éloigner l'acide tannique ; filtrez.

9. Racine de ratanhia

Radix Ratanhiæ, du Pérou (*Krameria triandra*). — Elle contient jusqu'à 40 pour 100 d'acide tannique.

C'était, au commencement de ce siècle, un des médicaments « toniques » et « astringents » les plus en faveur.

Doses et préparations. — 1. *Racine de ratanhia.* — 1-2 grammes *pro dosi* (15 *pro die*), en infusion, en poudre.

2. *Extrait de ratanhia.* — 0,5-1 *pro dosi.*

3. *Teinture de ratanhia.* — 1-2 grammes *pro dosi* (20-40 gouttes).

10. Cachou

Terra japonica, de l'Asie orientale. — C'est un extrait aqueux desséché du bois de l'accacia catéchu; il contient une très grande quantité d'acide catéchique et, comme produit de transformation de ce dernier, de l'acide tannique.

Doses et préparations. — 1. *Cachou.* — 0,5-1,0 *pro dosi* (10 *pro die*), en poudre ou en tisane.

2. *Teinture de cachou.* — 0,5-1,5 *pro dosi* (10-30 gouttes).

11. Kino

Suc desséché de diverses espèces de pterocarpus (Asie orientale); il contient un acide tannique et de la gomme.

1. *Kino.* — 0,5-1,0 *pro dosi* (1 *pro die*), en poudre, solution.

2. *Teinture de kino.* — 2-4 grammes *pro dosi.*

Nous mentionnerons encore, comme renfermant de l'acide tannique et constituant des médicaments superflus : la *racine de tormentille*, le *bois de campêche*, la *racine de bistorte*, la *racine de garance*, la *racine de benoîte*, l'*extrait de monesia*, le *sang-dragon*; nous en dirons autant du *myrobalan* recommandé récemment, à la dose quotidienne de 4 grammes, dans le traitement de la dysenterie ; ce sont les fruits du *Myrobalani chebulæ*, contenant 25 pour 100 de tannin.

IV. Essences (térébenthines et camphres)

Les essences, huiles éthérées volatiles, doivent aussi être considérées comme des dérivés de la benzine, bien que leur constitution chimique ne soit pas encore parfaitement établie. En tout cas, elles se rapprochent beaucoup du *cymol*, qui est une benzine parapropylméthylique $C^6H^4CH^3.C^3H^7$, et qui peut être retiré des deux groupes principaux des huiles éthérées : des *térébenthines*, anoxygénées, en les faisant chauffer longuement avec de l'iode; des *camphres*, oxygénés, en les faisant chauffer avec du pentasulfure de phosphore, etc. Bruylants établit pour la composition des essences une « loi de dérivation », d'après laquelle la substance mère serait toujours une térébenthine, aux dépens de laquelle prendraient naissance les autres éléments de l'essence, à l'état de produits d'hydratation, d'oxydation ou de réduction.

On trouve des essences dans presque toutes les plantes, mais surtout dans celles à odeur aromatique. Elles n'y existent, même dans celles qui en contiennent le plus, qu'en très petite quantité; ainsi 36.000 grammes de roses ou de fleurs d'oranger ne fournissent que 7 à 8 grammes d'essence. Surtout abondantes dans les fleurs, dans les semences, moins abondantes dans les feuilles, l'écorce, le bois, elles existent en dissolution dans le suc des cellules, ou remplissent entièrement certains vaisseaux ou certaines cellules spéciales. En général, on ne trouve dans une même plante qu'une même essence; mais il y a des exceptions; ainsi, dans l'oranger, les fleurs, les feuilles et la peau des fruits contiennent des essences différentes pour chacune de ces parties.

Préparation des essences. — Il est rare qu'on les obtienne par simple expression; c'est ce qu'on fait pour les citrons, les oranges, les limons. Le plus souvent on se les procure en distillant avec de l'eau les parties qui en contiennent; les essences distillent alors avec la vapeur d'eau, à une température bien inférieure à leur point d'ébullition, tandis que, si la distillation se faisait sans eau, plusieurs produits de décomposition des autres éléments végétaux passeraient en même temps. Suivant leur densité, elles nagent à la surface du produit de la distillation, ou bien elles tombent au fond; une petite partie reste en dissolution dans l'eau, et lui communique son odeur caractéristique. Ce sont ces eaux qui sont conservées dans les pharmacies sous le nom d'*eaux distillées*.

Propriétés et éléments. — A l'exception du *camphre*, qui ne fond qu'à 175 degrés, et qui, au-dessous de cette température, représente une masse cristalline blanche, *toutes les essences sont liquides* à la température ordinaire; mais, à une basse température, elles laissent déposer une substance solide, cristalline, qu'on nomme *stéaroptène*, par opposition à la partie qui reste liquide, et qui porte le nom de *éléoptène*. Les diverses essences contiennent ces deux éléments dans des proportions très variables; quelques-unes, comme l'essence d'anis, l'essence de rose, renferment tant de stéaroptène qu'elles se prennent entièrement, sous l'influence du froid, en une masse cristalline gélatineuse.

Leur poids spécifique varie entre 0,84 et 1,095; mais la plupart sont plus légères que l'eau. Leur point d'ébullition varie entre 120 et 250 degrés; il est, en général, de 160 degrés. Les essences brutes, qui ne représentent pas des substances pures, mais des mélanges, n'ont pas un point d'ébullition constant. Quelques essences ne peuvent pas distiller sans se décomposer.

Un grand nombre d'essences sont fortement réfringentes, et dévient à droite ou à gauche le plan de polarisation.

Quand on verse une goutte d'essence sur du papier, il se produit une tache d'apparence graisseuse, qui disparaît peu à peu; c'est que toutes les essences, même le camphre, se volatilisent à l'air; aussi, pour distinguer les huiles éthérées des huiles grasses, leur donne-t-on encore le nom d'huiles volatiles.

Dans l'eau, il ne s'en dissout qu'une quantité extrêmement faible, suffisante pourtant pour lui communiquer une odeur caractéristique. On peut soustraire cette essence dissoute dans l'eau, en y ajoutant beaucoup de sel marin ou en agitant le liquide avec de l'éther. Les eaux distillées des pharmacies, par exemple l'eau de menthe poivrée, l'eau de fleur d'oranger, etc., se préparent le plus souvent en distillant avec de l'eau les parties végétales; on obtient ainsi une combinaison de l'essence avec l'eau plus intime que si la préparation s'était faite par simple agitation.

Dans l'alcool, les essences se dissolvent d'autant mieux qu'il est plus concentré; dans l'alcool absolu, elles se dissolvent même en toute proportion; les essences non oxygénées, comme l'essence de térébenthine, l'essence de citron, ne sont solubles que dans l'alcool absolu. — On obtient aujourd'hui la plupart des liqueurs qui existent dans le commerce en mêlant quelques gouttes d'essence avec de l'eau-de-vie, à laquelle on ajoute une forte solution de sucre, tandis qu'autrefois on les préparait en distillant avec de l'alcool les parties végétales aromatiques. — En ajoutant quelques gouttes d'essences de fleur d'oranger, de bergamote, de lavande, de romarin, à de l'alcool concentré, on obtient un liquide de senteur extrêmement agréable; c'est de cette même manière que l'on prépare l'eau de Cologne, etc.

L'éther, *l'acide acétique concentré*, *l'acétone*, dissolvent aussi les essences. On prépare un *vinaigre aromatique* en ajoutant à du vinaigre blanc de l'essence de cannelle, de thym, de bergamote, de girofle.

Les essences se mêlent aussi en toutes proportions avec les *huiles grasses*, le suif, l'axonge (pommades pour les cheveux), avec le sulfure de carbone, le chlorure de soufre.

Elles constituent aussi de bons dissolvants pour les graisses, pour un grand nombre de résines, pour le phosphore, le soufre, etc.

Le contact avec l'air fait subir aux essences des modifications importantes; en absorbant l'oxygène avec avidité, et l'ozonisant en partie, elles perdent de leur odeur, deviennent plus épaisses, donnent naissance à des acides aromatiques, par exemple à de l'acide benzoïque, à de l'acide cinnamique, ou se transforment en *résines*. Ces résines, mêlées encore avec beaucoup d'essence, portent le nom de *baumes;* lorsqu'enfin toute l'essence s'est transformée en résine acide ou indifférente, on a alors des *résines proprement dites*, lesquelles se distinguent en *résines dures*, *molles*, *gommes-résines*.

Les essences présentent une composition chimique variable; on peut, sous ce rapport, les séparer en deux groupes principaux :

1. *Essences non oxygénées*, *térébenthines*. — Ce sont des carbures d'hydrogène, représentés par la formule $C^{10}H^{16}$, liquides à la température ordinaire, existant tout formés dans les plantes, ou provenant d'une transformation chimique des térébenthines naturelles. Le plus grand nombre des essences retirées des végétaux sont des mélanges de térébenthines avec d'autres composés volatils.

2. *Essences oxygénées*, *camphres*, $C^{10}H^{17}OH$. — Elles sont solides à la température ordinaire et ont un poids spécifique et un point d'ébullition plus élevés que ceux des essences non oxygénées.

Fidèle à notre principe, nous n'étudierons en détail que les principaux représentants, chimiquement purs, de ces deux groupes, c'est-à-dire l'*essence de térébenthine* et le *camphre;* les autres essences sont encore trop peu connues; mais il est très vraisemblable, d'après leur constitution, qu'elles se rattachent à l'essence de térébenthine ou au camphre.

Propriétés physiologiques. — Tandis que le *cymol* n'a pas d'autre action physiologique que de provoquer de la douleur quand on l'injecte sous la peau (Binz), les essences, au contraire, produisent des effets très caractéristiques, et ceux des essences non oxygénées sont très différents de ceux des essences oxygénées :

L'essence de térébenthine affaiblit très rapidement et paralyse, chez les animaux à sang chaud, l'excitabilité du système nerveux, des appareils respiratoire et circulatoire.

Le camphre, au contraire, excite fortement, chez les animaux à sang chaud, le cerveau et la moelle allongée, mais n'exerce aucune influence essentielle sur l'activité cardiaque.

Mais l'action de ces deux substances, chez les animaux à sang froid, est semblable.

Toutes deux font baisser la température chez les animaux à sang chaud.

Un grand nombre d'essences (de myrrhe, de térébenthine, de cannelle) font augmenter, dit-on, le nombre des globules blancs du sang (Hirt, Binz).

L'action antifermentescible et antiputride des essences a une importance assez considérable.

ESSENCE DE TÉRÉBENTHINE

L'*essence de térébenthine*, $C^{10}H^{16}$, se retire de la térébenthine, liquide visqueux, qui s'écoule d'incisions faites à l'écorce de divers conifères, et qu'on peut considérer comme une solution d'une résine dans l'essence, avec mélange de divers acides (acides formique, acétique, etc.). Soumise à la distillation avec de l'eau, la térébenthine laisse dégager son essence; la résine qui reste en résidu est désignée, après avoir été fondue, sous le nom de *colophane*.

Les essences de térébenthine provenant des diverses espèces d'arbres présentent la même composition chimique, mais non la même action sur la lumière polarisée; la plupart de ces essences, par exemple celle provenant du *Pinus maritima*, dite essence française, dévient à gauche le plan de polarisation; celle provenant du *Pinus australis* (essence anglaise) le dévie à droite.

L'essence de térébenthine, exposée à la lumière, attire énergiquement l'oxygène de l'air, en l'ozonisant, et de la sorte se résinifie de nouveau; aussi l'essence du commerce est-elle toujours impure. On peut l'obtenir à l'état de pureté, en l'agitant avec des solutions de carbonates alcalins, qui la débarrassent de ses acides, et en la soumettant à une nouvelle distillation dans le vide.

Les essences de térébenthine purifiées sont des liquides incolores, mobiles, d'une odeur aromatique caractéristique, insolubles dans l'eau, à laquelle ils communiquent pourtant leur odeur. Elles se dissolvent en toutes proportions dans l'alcool et l'éther.

Action physiologique. — Les connaissances sur les effets physiologiques de l'essence de térébenthine étant très confuses, et cela surtout parce que la plupart des observateurs, dans leurs expériences injectaient directement cette substance dans le sang, nous avons fait (Rossbach et Fleischmann) sur cette question des recherches nombreuses, dont nous allons donner les résultats. Quand on injecte l'essence de térébenthine directement dans le sang, il se produit des altérations pulmonaires graves, qui entraînent après elles des accidents imputables à ces altérations et nullement à l'action même de l'essence. De plus, ingérée à l'état de concentration, l'essence de térébenthine provoque des phénomènes inflammatoires locaux très intenses sur la muqueuse gastro-intestinale et une altération consécutive de l'état général, altération qui ne doit donc pas être considérée comme résultant d'une action générale produite par l'essence de térébenthine.

L'essence de térébenthine, employée à l'extérieur ou à l'intérieur à l'état de concentration, donnant lieu à de violentes douleurs ou au moins à des sensations désagréables (son odeur seule exerce sur les grenouilles une influence très marquée), on a considéré l'état de vive inquiétude présenté par les animaux et résultant de ces douleurs, par exemple des démangeaisons, de la sensation de brûlure, des altérations gastriques, comme étant la conséquence d'une excitation nerveuse produite par l'essence. Nous avons pu nous convaincre, à l'aide d'un grand nombre d'expériences faites avec le plus grand soin, que l'essence de térébenthine, administrée de telle façon qu'elle ne provoque aucune douleur et ne produise, autant que possible, aucune sensation olfactive, loin de donner lieu à de l'excitation, détermine, au contraire, de la paralysie et particulièrement de la paralysie cérébrale.

L'action, locale ou générale, de l'essence de térébenthine, est la même chez les animaux à sang froid, à sang chaud et chez l'homme ; tandis que les effets du camphre présentent de grandes différences, suivant qu'on l'a administré à des animaux à sang froid ou à sang chaud.

Nous n'avons déterminé les doses mortelles que chez les lapins : 1gr,5-3 grammes d'essence de térébenthine, injectés sous la peau, chez ces animaux, n'ont produit à peu près aucun effet; 5 grammes, introduits sous la peau ou dans l'estomac, ont une action bien nette, sans donner lieu à des accidents mortels; enfin 10 grammes, administrés de la même manière, ont déterminé la mort au bout de cinq à vingt-quatre heures. Lorsque, au contraire, l'essence était injectée directement dans une veine, il suffisait d'une petite dose, de 0,15-0,28, pour faire mourir l'animal. On trouve d'ailleurs, en consultant la littérature médicale, que des doses très élevées d'essence de térébenthine ont pu être introduites dans l'estomac, chez des hommes, sans qu'il en soit résulté des accidents mortels. Chez des enfants, 15 grammes ont pu suffire, il est vrai, pour déterminer la mort; mais on a vu des empoisonnements avec 50 à 100 grammes se terminer encore par la guérison.

Les parasites, tels que les poux, les sarcoptes de la gale, les vers intestinaux, succombent très facilement sous l'influence de l'essence de térébenthine.

Effets locaux. — Les frictions faites sur la peau avec de l'essence de térébenthine donnent lieu à des picotements, des démangeaisons, à une inflammation du derme, avec exsudation et formation de vésicules ; l'épiderme devient sec, blanchâtre et peut se rompre plus tard aux points où les vésicules se sont développées.

Sur les plaies, sur les ulcérations, les effets inflammatoires sont naturellement plus accentués ; sous leur influence, les ulcères torpides peuvent guérir plus rapidement.

Les *muqueuses* sont, cela va sans dire, plus fortement irritées que la peau.

Inhalée avec une grande quantité d'air, l'essence de térébenthine développe simplement une odeur qui n'est pas désagréable; si les vapeurs sont plus concentrées, elles provoquent une sensation de douleur, et la muqueuse nasale devient rouge et *sèche;* il se produit, comme à la suite de l'inhalation de toutes les substances fortement irritantes, des troubles respiratoires, un sentiment d'oppression, de la toux, du ralentissement des mouvements respiratoires, phénomènes imputables à une action réflexe.

A la suite de l'inspiration d'un air simplement mélangé avec des vapeurs d'essence de térébenthine, nous n'avons observé aucune altération dans les muqueuses respiratoires. Mais si on insuffle sur un point limité de la muqueuse trachéale un air qu'on a préalablement fait passer à travers un verre plein d'essence de térébenthine, et qui, par conséquent, est chargé de vapeurs de cette essence, on constate que la sécrétion de cette muqueuse diminue de plus en plus, finit par cesser complètement, et que la muqueuse, au niveau du point traité, est devenue entièrement sèche; dès qu'on interrompt les insufflations, la sécrétion de la muqueuse ne tarde pas à recommencer. En pratiquant les mêmes insufflations avec de l'air ordinaire, on voit la sécrétion de la muqueuse augmenter par suite de l'irritation produite par le courant d'air pur, de sorte que la sécheresse observée dans le cas d'insufflation avec de l'air chargé d'essence de térébenthine résulte bien de l'action de cette essence. Si, au contraire, on laisse tomber sur la muqueuse quelques gouttes d'une solution aqueuse de térébenthine à 1-2 pour 100, on voit cette muqueuse se mettre aussitôt à sécréter plus abondamment, en même temps que la quantité de sang contenue dans ses vaisseaux diminue (Rossbach).

Sur la muqueuse buccale, l'essence de térébenthine provoque une saveur âcre et amère; très rapidement se manifeste, par action réflexe, une augmentation de la sécrétion salivaire; la salive s'écoule en grande quantité chez tous les animaux en expérience; mais, par l'action prolongée de l'essence, la muqueuse buccale devient sèche et rouge, et il en résulte de la soif.

L'ancienne médecine attribuait à l'essence de térébenthine, de même qu'à un très grand nombre d'autres substances, la propriété d'exciter l'appétit, en activant la sécrétion du suc gastrique et du suc intestinal, et de rendre ainsi les digestions plus rapides. Des observateurs impartiaux, par exemple Mitscherlich, n'ont constaté, à la suite de son administration, ni augmentation ni diminution de l'appétit. Quant à nous, après avoir injecté sous la peau, chez des lapins, des doses d'essence de térébenthine trop petites (0,5) pour donner lieu à des troubles de l'état général, nous avons toujours observé, chez ces animaux, une diminution marquée du désir des aliments.

On a dit aussi que l'essence de térébentine, à petites doses, accélérait les mouvements péristaltiques de l'intestin.

A doses plus élevées (pour les lapins, 0,5; pour les chats, 5 grammes; pour les hommes, 8 à 30 grammes), l'essence de térébenthine détermine toujours une violente irritation de la muqueuse gastro-intestinale : chez les chiens et chez l'homme, nausées, efforts pour vomir, vomissements, douleurs abdominales intenses, et chez les herbivores, aussi bien que chez les carnivores, évacuations en plus grande abondance de selles molles.

De même que les autres observateurs (Schubart, Mitscherlich), nous n'avons constaté la cautérisation des muqueuses qu'à la suite de l'ingestion de doses extrêmes d'essence de térébentine (10 grammes chez les lapins) ; chez ces animaux, la muqueuse gastro-intestinale était alors fortement injectée; les points cautérisés étaient d'un brun noirâtre. Dans les mêmes circonstances, Mitscherlich a trouvé, chez des lapins, des vésicules hémorragiques grosses comme une tête d'épingle ou comme une lentille, entourées d'un bord blanchâtre, et pénétrant profondément dans la tunique vasculaire; l'épithélium intestinal était le siège d'une forte desquamation.

Nous avons toujours pu suivre l'odeur de la térébenthine jusqu'au cæcum.

Action générale. — Ce que devient l'essence de térébenthine dans l'organisme. — L'essence de térébenthine pénètre dans le sang à travers la peau intacte, de même qu'à travers toutes les muqueuses ; dans le canal gastro-intestinal, elle est absorbée, soit qu'elle se trouve dissoute dans les graisses alimentaires, soit qu'elle existe simplement à l'état de vapeur.

Elle paraît rester assez longtemps, sans se modifier, dans le sang et les tissus, car elle s'élimine, dit-on, avec son odeur caractéristique, par plusieurs sécrétions (sueurs, lait, air de l'expiration) ; cette assertion ne doit pourtant être reçue qu'avec réserve. Le fait est que, dans l'urine, au lieu de l'odeur de la térébenthine c'est une tout autre odeur qui est perçue (odeur de violette), ce qui indique évidemment que l'essence de térébenthine se modifie dans le corps. On a vu, dans le fait, à la suite de l'administration de l'essence de térébenthine, de même qu'à la suite de l'usage du camphre, se manifester dans l'urine plusieurs acides glycuroniques accouplés.

Système nerveux central. — Au bout de peu de minutes, les grenouilles perdent la connaissance et le pouvoir d'effectuer des mouvements volontaires ; elles restent dans toutes les positions où on les place. L'excitabilité réflexe se conserve beaucoup plus longtemps, et l'intervention de la strychnine, dans cette période, provoque encore des phénomènes tétaniques. Enfin l'excitabilité réflexe s'éteint à son tour à peu près complètement.

Les nerfs moteurs et les muscles striés restent facilement excitables, même dans les empoisonnements les plus intenses.

Chez les lapins, l'ingestion par l'estomac de doses élevées d'essence de térébenthine, sous forme d'émulsion, donne lieu rapidement à la perte de la connaissance et des mouvements volontaires, et, au bout d'une heure, à la disparition de l'excitabilité réflexe ; les impressions douloureuses les plus intenses ne peuvent plus alors faire dilater les pupilles. Mais la mort arrive au milieu de secousses convulsives, déterminées sans doute par la paralysie finale de la respiration et l'empoisonnement consécutif par l'acide carbonique.

Les chats, après la disparition des phénomènes douloureux et nauséeux dus à l'irritation gastro-intestinale, semblaient être dans un état d'ivresse ; leur démarche était chancelante, ils tombaient sur le côté et ne pouvaient plus se relever. Puis apparaissaient des tremblements des membres, et la mort arrivait au milieu de spasmes cloniques et toniques. Chez les chiens, à la suite de l'ingestion par l'estomac de 1 à 2 grammes, ou à la suite d'inhalations prolongées, d'essence de térébenthine, on observait aussi cette démarche vacillante, comparable à celle de l'ivresse. Nous n'avons jamais pu constater, chez les animaux à sang chaud, un état d'exaltation psychique ou motrice.

Chez l'homme, les principaux phénomènes sont : céphalgie frontale intense, nausées, bâillements, bourdonnements d'oreilles, vertiges, sentiment d'anxiété. Si la dose a été élevée : faiblesse, engourdissement, assoupissement (Purkinje, sous l'influence de 4 grammes, tomba dans un tel état de somnolence qu'il ne pouvait qu'à grand'peine se tenir éveillé) ; enfin perte de connaissance, coma. Le vin paralyse les sens plus rapidement et plus fortement quand on y a ajouté de l'essence de térébenthine. Le phénomène final, quand la dose a été mortelle, est ici encore l'opisthotonos.

Respiration. — L'essence de térébenthine, soit qu'elle ait été inhalée par le nez ou par une canule trachéale, soit qu'elle ait été ingérée par l'estomac, *fait diminuer, dès le début, le nombre des mouvements respiratoires*; cette diminution est, en moyenne, chez les lapins, de 9, chez les chiens, de 22 mouvements respiratoires par quart de minute ; nous n'avons jamais pu constater, à la suite de ces modes d'administration de l'essence de térébenthine, aucune altération morbide dans les poumons.

Circulation du sang. — Chez tous nos animaux (à sang froid ou à sang chaud), l'essence de térébenthine, quel que fut son mode d'administration, même quand elle était injectée directement dans le sang, n'a jamais modifié l'activité cardiaque que d'une manière tout à fait insignifiante; le nombre des pulsations a été tantôt augmenté, tantôt diminué, mais toujours dans une faible proportion; quand la fréquence du pouls était accélérée, ce n'était que passagèrement, et cette accélération coïncidait toujours avec l'excitation et la douleur provoquées par l'administration de l'essence ; de sorte que son action propre nous a paru être de faire ralentir, quoique d'une manière insignifiante, la fréquence des pulsations ; c'est chez les grenouilles que ce ralentissement était le plus distinct. La pression sanguine a été, dans tous les cas, en s'abaissant d'une manière continue. Mitscherlich lui-même, qui considérait l'essence de térébenthine comme un excitant, n'a jamais vu, chez l'homme, à la suite de l'administration de faibles doses (1 à 2 grammes), la fréquence du pouls augmenter ; quand la dose avait été élevée, il notait une très légère accélération, laquelle, comme je viens de dire, ne doit pas être considérée comme un effet direct de l'essence de térébenthine. Chez des individus atteints de maladies fébriles, Copeland a observé une diminution de la fréquence du pouls.

Température. — Chez un lapin sain, non lié, 6 grammes d'essence de térébenthine ont fait baisser la température de 1°,3, en deux heures et demie; le lendemain, cet abaissement a été encore plus marqué (de 2° C.) ; 12 grammes, introduits alors dans l'estomac, sous forme d'émulsion, ont déterminé, en deux heures et demie, un abaissement de la température de 5°,2 C.

Sécrétions. — L'action de l'essence de térébenthine sur les sécrétions de la sueur et du lait n'est pas sûrement établie; on admet pourtant, en général, que ces sécrétions sont activées.

Quant à son influence sur la sécrétion de l'urine, nos expériences concordent entièrement avec ce qui était déjà admis à ce sujet. De petites doses augmentent sans aucun doute la sécrétion urinaire; des doses élevées (5 grammes chez les lapins, 8 grammes chez les hommes) la font diminuer très notablement. Dans ce dernier cas, il se manifeste, chez l'homme, du chatouillement dans le canal de l'urètre, des envies fréquentes d'uriner, des douleurs pendant la miction ; les urines ont même été trouvées sanguinolentes. Dans nos expériences, nous avons toujours pesé exactement la quantité d'aliments que nous donnions à nos animaux ; de sorte que ces modifications de la quantité d'urine sécrétée ne peuvent pas être mises sur le compte de changements dans l'alimentation.

De nouvelles expériences (Sternberg-Marmé) ont démontré d'une manière indubitable que l'inhalation, prolongée pendant plusieurs heures, de vapeurs d'essence de térébenthine mêlées à l'air, peuvent provoquer, chez l'homme et chez les animaux, de l'albuminerie et de l'inflammation des reins; cet effet est variable suivant les individus; c'est chez les lapins qu'il est le moins prononcé.

L'essence de térébenthine a donc pour effets *de faire diminuer l'excitabilité du système nerveux central, celle des appareils respiratoire et circulatoire, et de faire baisser la température*. Ces phénomènes ne sont précédés d'aucune période d'excitation appréciable.

Injectée directement dans le sang, l'essence de térébenthine, en faisant subir à ce liquide des altérations prononcées (le sang prend une coloration brun rougeâtre), en produisant des embolies dans les capillaires pulmonaires, donne lieu à des modifications profondes dans les poumons, à des atélectasies étendues et, consécutivement, à une accélération primitive de la fréquence respiratoire.

Usages thérapeutiques. — L'essence de térébenthine, bien qu'employée très souvent et dans un grand nombre d'états morbides, *ne présente, dans aucun cas, des effets certains et positifs*. Il n'est peut-être aucune affection dans laquelle elle ait réellement quelque avantage sur d'autres médicaments. Elle paraît cependant, dans certaines circonstances, ne pas être entièrement dénuée d'efficacité.

C'est contre les *névralgies* qu'elle a produit ses meilleurs effets. Bien qu'on ne puisse expliquer d'une manière parfaitement satisfaisante son efficacité dans ces cas, on doit convenir cependant qu'elle a perdu son caractère paradoxal depuis qu'on a démontré (voy. plus haut) que l'essence de térébenthine fait diminuer l'excitabilité du système nerveux central, au lieu de l'augmenter, comme on l'admettait autrefois. Depuis un siècle et demi cette efficacité a été souvent constatée par des observateurs impartiaux, tels que Cheyne, Home, Lentin, Roberg et autres, et nous-même avons eu, dans plusieurs cas, l'occasion de nous en convaincre. C'est principalement contre la sciatique qu'elle s'est manifestée. Il est impossible de déterminer les cas particuliers dans lesquels il est permis de compter sur ce médicament; les névralgies heureusement influencées étaient, en général, des sciatiques anciennes, inconnues dans leur cause ou désignées sous le nom de rhumatismales, et contre lesquelles diverses autres médications avaient échoué. Mais on doit convenir que, même dans les cas de ce genre, l'administration de l'essence de térébenthine peut rester souvent sans résultats. Husemann dit l'avoir quelquefois trouvée efficace contre l'hémicrânie. — On l'a aussi essayée dans d'autres névroses, l'hystérie, etc., mais sans en retirer des avantages positifs; tout au plus s'est-elle montrée utile pour combattre certains phénomènes nerveux dus à la présence de vers dans l'intestin; en tuant les vers, elle a pu faire disparaître les accidents qu'ils occasionnaient.

L'essence de térébenthine a encore trouvé un usage assez étendu dans quelques *affections pulmonaires*, notamment dans les catarrhes bronchiques tout à fait apyrétiques, avec expectoration pénible, et particulièrement dans les broncho-blennorrhées. On peut se rendre compte de l'action souvent favorable de ce médicament d'après les expériences de Rossbach, dont il a été question ci-dessus.

Dans ces derniers temps, des *inhalations* méthodiques de vapeurs de térébenthine ont été pratiquées contre les processus putrides siégeant dans les poumons (bronchite putride, surtout *gangrène pulmonaire)*; ces inhalations se sont, dans quelques cas, montrées réellement utiles; sous leur influence, la mauvaise odeur des crachats a diminué, les cavités gangréneuses se sont nettoyées et ont guéri. On ne sait pas bien encore à quoi l'on doit attribuer ces effets favorables. Les champignons, qui probablement entretiennent les processus de décomposition putride, n'éprouvent de la part de ces vapeurs aucune action nuisible, comme l'ont démontré Leyden et Jaffe. Peut-être faut-il, considérant les bons effets des inhalations d'oxygène pur contre ces mêmes processus, invoquer la propriété que possède l'essence de térébenthine de tenir en soi de l'ozone; peut-être aussi agit-elle simplement en irritant les parois de la cavité gangréneuse, en y excitant une réaction inflammatoire favorable à la guérison. — On choisit ordinairement, pour pratiquer ces inhalations, la période apyrétique; cependant l'expérience nous apprend que, dans quelque cas de gangrène pulmonaire, ces inhalations, faites dans la période fébrile, ont fait baisser la fièvre, en même temps qu'elles amélioraient le processus gangréneux. D'ailleurs les faits physiologiques ne permettent pas de considérer la fièvre comme une contre-indication à l'emploi de l'essence de térébenthine. — Ce n'est pas seulement dans la gangrène pulmonaire et autres processus putrides de l'appareil respiratoire que ces inhalations d'essence de térébenthine ont été mises en usage; on les a employées aussi contre la diphthérie et les catarrhes chroniques, non putrides, accompagnés de dyspnée. Elles ont été recommandées surtout par Waldenburg, et déjà auparavant par Stokes, qui attribuait l'efficacité de son liniment bien connu, composé pricipalement d'essence de térébenthine et d'acide acétique, non seulement à l'irritation cutanée, mais encore à l'inspiration directe des vapeurs. — D'après les expériences faites jusqu'ici, les inhalations faites avec de la vapeur d'eau contenant de l'essence de térébenthine, à l'aide d'appareils pulvérisateurs, paraissent mériter la préférence sur les simples inhalations de vapeur d'essence de térébenthine.

Cette essence a été encore administrée comme *anthelminthique*, surtout contre le tænia. Des recherches directes ont montré qu'elle exerçait des effets nuisibles sur les entozoaires, et l'observation clinique a confirmé ces résultats, en constatant qu'elle provoquait assez fréquemment l'expulsion de ces vers. Elle est pourtant superflue comme vermifuge, car nous possédons des préparations plus actives, et d'ailleurs elle peut, aux doses élevées auxquelles il faut l'administrer, produire des phénomènes fâcheux.

Elle a aussi joui d'une réputation particulière dans le traitement des *coliques hépatiques;* on l'a surtout employée sous la forme du *remède* dit *de Durande*, mélange d'une partie d'essence de térébenthine avec trois parties d'éther; les résultats obtenus ont été attribués tantôt à la première, tantôt à la seconde de ces substances; voyez, à ce sujet, ce qui a été dit à propos de l'éther.

Il est encore un grand nombre d'affections qu'on a essayé de combattre au moyen de l'essence de térébenthine; mais les résultats ont été si douteux, les indications particulières sont si vagues, que nous croyons devoir nous contenter de mentionner simplement les plus importantes de ces affections; ainsi on l'a prescrite, comme diurétique, dans l'«hydropisie atonique»; mais elle est formellement contre-indiquée dans les états inflammatoires du parenchyme rénal; dans quelques cas désespérés de néphrite subaiguë et chronique, dans lesquels tous les moyens tentés pour déterminer une diminution de l'œdème étaient restés sans résultat, nous avons pourtant observé, à la suite de l'administration de l'essence de térébenthine, une augmentation notable de la diurèse, sans que la marche générale de la maladie empirât ; dans d'autres cas tout à fait analogues le même médicament est resté sans action. Dans ces derniers temps, Edlefsen a de nouveau insisté sur son action favorable, curative, dans le *catarrhe de la vessie*. — En Angleterre, on en fait un assez fréquent usage dans le traitement du typhus, des processus puerpéraux septicémiques, et on lui attribue des propriétés excitantes ; nous avons déjà dit, dans la partie physiologique, ce qu'il fallait penser là-dessus. On l'a encore prescrite, comme hémostatique, dans les métrorragies, les hémorragies intestinales.

L'essence de térébenthine n'est plus aujourd'hui regardée comme un antidote de l'opium, de l'acide cyanhydrique, etc. Dans ces derniers temps cependant elle a été recommandée, surtout en France, comme un bon antidote dans les *empoisonnements par le phosphore*. Il n'existe qu'un petit nombre d'observations, chez l'homme, en faveur de son efficacité ; mais des expériences récentes sur les animaux, celles surtout de Köhler, peuvent combler cette lacune. Voici les résultats des recherches de Köhler : L'essence de térébenthine, administrée par l'estomac, agit comme antidote du phosphore, chez les animaux, quand on la leur fait prendre, au plus tard, deux heures après l'ingestion du poison ; chez l'homme, jusqu'à onze heures après ; s'il s'est écoulé vingt-quatre heures, elle est tout à fait inefficace. Il faut, pour neutraliser le phosphore, une quantité d'essence cent fois plus grande que la quantité de poison qui a été ingérée, c'est-à-dire, par exemple, 1 gramme pour 0,01 centigramme. Cette action favorable dépend, d'après Köhler, de la formation d'un acide « térébenthino-phosphoreux ». Pour que l'effet se produise, il faut se servir d'une essence de térébenthine ancienne, contenant de l'ozone ; l'essence récemment rectifiée ou chimiquement pure est sans action.

L'*emploi à l'extérieur* de l'essence de térébenthine est aussi très usité, mais sans qu'il présente aucun avantage sur celui des autres médicaments à action analogue. Il a déjà été question de l'inhalation des vapeurs térébenthinées dans les affections pulmonaires. Jusque dans ces derniers temps, l'essence de térébenthine a eu de la réputation comme parasiticide contre la gale ; aujourd'hui l'usage des baumes l'a rendue superflue. — Elle est encore employée en frictions, comme irritant cutané, dans les mêmes cas où l'on prescrit l'acoolé de moutarde ou autres substances analogues. Il est quelquefois avantageux, dans les névralgies, de combiner ces frictions avec l'emploi de l'essence à l'intérieur. Les applications extérieures d'essence de térébenthine sont très usitées, surtout parmi le peuple, dans le rhumatisme, dans les affections subaiguës des muscles. — Elles ont encore été préconisées contre les engelures, dans le pansement des brûlures du deuxième degré (formation de bulles). Tout récemment, Lüke les a employées avec succès dans le traitement de l'érysipèle traumatique ; il a vu dans plusieurs cas, sous leur influence, l'érysipèle se limiter et la température tomber. Enfin, mentionnons encore l'usage de ces frictions, faites sur l'abdomen, dans les cas de *météorisme*, concurremment avec l'emploi de l'essence de térébenthine en lavements ; nous n'avons jamais obtenu de cette pratique des résultats précis.

Doses et préparations. — 1. *Essence de térébenthine rectifiée.* — A l'intérieur, 0,3-1, *pro dosi*, (5,0 *pro die*), 5 à 20 gouttes, en pilules, en émulsion, dans capsules gélatineuses. Pour inhalations : 0,5-2,5-10,0-20,0 : 100,0 eau distillée. — Extérieurement, soit pure, soit mêlée avec des huiles grasses ou sous forme de pommade (1 partie de térébenthine : 1-4 de graisse). En lavement : 4,0-8,0, émulsionnés avec albumine.

2. *Essence de térébenthine*, comme antidote dans les empoisonnements par le phosphore.

3. *Onguent térébenthiné.* — Térébenthine, essence de térébenthine, cire jaune, parties égales.

4. *Savon de térébenthine.* — 6 parties savon oléagineux, 6 parties essence de térébenthine, 1 partie de carbonate de potasse purifié.

5. *Essence de pin.* — Essence obtenue par la distillation des feuilles du pinus sylvestris.

6. *Essence de pinus puncilio.* — Elles sont toutes deux employées, comme l'essence de térébenthine, en frictions et en inhalations.

Binz (C.), Ueber einige Wirkungen aetherischer Oele (Archiv für experimentelle Pathologie und Pharmakologie, Band V, S. 109; Band VIII, S. 50. Leipzig, 1876. — Bohm und Kober, Das Absinthöl (Centralblatt für die med. Wissenschaften, S. 689, 1879). — Grisar (V.), Experimentelle Beiträge zur Pharmakodynamik der aetherischen Oele. Inaugural Dissertation. Bonn, 1673. — Högyes (A.), Beiträge zur physiologischen Wirkung der Bestandtheile des capsicum annum (Archiv für experimentelle Pathologie, Band IX, S. 117; Centralblatt für die med. Wissenschaften, S. 32, 1879). — Köhler, Untersuchungen über die physiologischen Wirkungen des sauerstoffhaltigen Terpentinöls (Schmidt's Jahrbücher der gesammten Medicin, Band CLXXIV, S. 19, 80, 121 Leipzig, 1877).

Hydrate de terpine, $C^{10}H^{16} + 3H^2O$

Cristaux incolores, d'une saveur aromatique légère ; d'après Lépine, c'est un bon expectorant, qu'on peut employer, à la place de l'essence de la térébenthine, dans le traitement de la bronchite chronique et de la néphrite. — Dose : 0,2-0,4.

Térébenthine

Obtenue à l'aide d'incisions faites à l'écorce d'un grand nombre de conifères. C'est un liquide épais, qui n'est pas autre chose qu'une solution de résines dans de l'essence de térébenthine. On l'emploie à l'extérieur pour en obtenir les mêmes effets que de l'essence. Elle entre encore dans la composition d'un grand nombre d'emplâtres, de pommades, de liniments, dits « irritants ».

Préparations. — 1. *Térébenthine commune.* — 2. *Onguent basilicum.* 45 parties huile d'olive, 10 parties térébenthine, 15 parties de cire jaune, 15 parties de colophane, 15 parties de suif [1].

CAMPHRE

Des diverses espèces de camphres, *celui du Japon*, $C^{10}H^{16}O$, a été seul expérimenté physiologiquement et employé en thérapeutique. On le tire, principalement au Japon, du bois du *Laurus camphora ;* on peut aussi l'obtenir artificiellement en oxydant, au moyen de l'acide nitrique, l'essence de sauge ou de valériane ou le bornéol.

Cette essence solide se présente dans le commerce sous la forme de gâteaux volumineux, transparents, d'une odeur aromatique pénétrante ; quand on la sublime

[1] [La composition de l'onguent basilicum, du Codex français, est un peu différente ; on le prépare avec : 1 partie poix noire, 1 partie colophane, 1 partie cire jaune, 4 parties huile d'olive.]

lentement, ou qu'on fait évaporer sa solution alcoolique, elle forme des cristaux octaédriques brillants. Elle est très peu soluble dans l'eau (1 : 1000); elle se dissout facilement dans l'alcool, l'éther, l'acide acétique, les huiles grasses et éthérées.

Action physiologique. — Le camphre s'oppose, mais faiblement, aux processus de fermentation et de putréfaction (Pringle).

Il agit très diversement sur les animaux supérieurs; les insectes éprouvent de sa part des effets toxiques particulièrement intenses; sous son influence, les animaux à sang froid présentent des phénomènes de paralysie; les animaux à sang chaud, des accidents convulsifs. Parmi les animaux à sang chaud, les lapins et les chats sont beaucoup plus sensibles à son action que les chiens; il en est cependant, parmi ces derniers, qui sont pris de convulsions sous l'influence de 0,5 de camphre, tandis que d'autres peuvent en supporter même 15 à 20 grammes sans présenter aucun trouble appréciable. 0,5 à 2 grammes suffisent pour provoquer chez l'homme des accidents prononcés.

Ce que devient le camphre dans l'organisme. — Le camphre s'absorbe par la peau, par les muqueuses, et s'élimine en nature avec la sueur, avec l'air de l'expiration; c'est là, du moins, ce qu'on admet généralement. Dans l'urine et dans les matières fécales, au contraire, il n'a jamais pu être trouvé par les meilleurs observateurs (Buchheim, W. Hoffmann). Si l'on ajoute à cela que plusieurs animaux en supportent des quantités considérables sans présenter de troubles essentiels, et que, chez d'autres animaux et chez l'homme, les phénomènes toxiques disparaissent avec rapidité, on sera porté à penser que le camphre se modifie dans l'organisme en grande partie et très rapidement.

On a trouvé, dans le fait, comme produits de transformation, un acide camphoglycuronique (α et β) non azoté et un acide azoté, probablement l'acide uramido-camphoglycuronique. L'acide glycuronique dérive peut-être de la dextrose et pourrait donc être considéré comme un produit intermédiaire de la combustion du sucre, lequel produit a échappé à une décomposition ultérieure par son accouplement avec le dérivé de camphre.

Effets locaux. — Sur *la peau*, et encore mieux sur les ulcérations cutanées, le camphre provoque de la cuisson, des picotements et de la rougeur inflammatoire.

Sur la *muqueuse* nasale, il développe, quand on le respire, une odeur aromatique, non désagréable; sur la langue, il provoque une saveur amère, une sensation de cuisson, suivie de fraîcheur; par action réflexe, les sécrétions de la salive et du mucus deviennent plus actives. Dans l'estomac et le canal intestinal prennent naissance, après l'ingestion de petites doses, une sensation de chaleur qui se répand dans tout le corps, des éructations, des flatuosités, mais rarement des évacuations alvines; des doses considérables provoquent des phénomènes inflammatoires, de la gastralgie, des nausées et des vomissements.

Les *effets généraux* ont principalement pour siège le cerveau et la moelle allongée; mais ils diffèrent entièrement suivant qu'on les étudie chez les animaux à sang froid ou chez les animaux à sang chaud et chez l'homme, de sorte qu'il n'est nullement permis de conclure des premiers aux seconds.

Chez les mammifères et chez l'homme, ils ne présentent aucune différence dans leur caractère.

Système nerveux central. — Tout d'abord se manifeste un *état d'exaltation psychique* tel, que le sujet en expérience semble atteint de folie. Si c'est un homme, voici quels sont les phénomènes qu'on observe ; céphalalgie, paroles incohérentes, hallucinations, le plus souvent d'un caractère gai, idées vagues et fugitives, désir immodéré de mouvement, désir de danser (Purkinje) ; mais il n'en est pas ainsi chez tous les individus ; il en est, par exemple, qui, à la suite de l'administration de 2,5 de camphre, ont présenté, dès le début, lassitude, prostration intellectuelle, bâillements, insensibilité, perte de connaissance (Alexander, Malewski) ; cette variabilité des effets produits est d'ailleurs commune à toutes les substances à action psychique. L'animal qui est soumis à l'action du camphre est en proie à une agitation extrêmement violente ; il court çà et là, comme s'il était enragé ; souvent ces efforts l'épuisent, le rendent haletant et le font chanceler.

Puis éclatent les *spasmes convulsifs*, qui ont la plus grande ressemblance avec ceux de l'épilepsie, et qui, d'après Wiedemann, proviennent d'une excitation directe du centre convulsif situé dans la moelle allongée ; ces convulsions ne sont pas continues ; elles se présentent par accès, qui sont d'autant plus fréquents que la dose a été plus élevée. C'est un spectacle horrible, dit W. Hoffmann, de voir ces animaux agités de convulsions, poussant des cris d'angoisse et menacés à tout instant de suffocation.

Chez les mammifères on n'observe jamais, même après l'administration des plus fortes doses, *aucun phénomène de paralysie de la moelle épinière;* l'animal meurt pendant un accès de convulsions et par le fait de cet accès ; ou bien le camphre a le temps de se tranformer en un produit physiologiquement inactif, et l'animal se remet rapidement, au bout de douze heures, au plus tard (Wiedemann).

Chez l'homme, chez lequel les faits observés sont encore peu nombreux, à la période de l'exaltation psychique et des convulsions succède la paralysie de la sensibilité (Lemchen), la paralysie de la vessie, du rectum ; enfin, coma et mort ; chez lui, l'excitation ferait donc place finalement à la paralysie. Si la dose a été élevée, sans être mortelle, la période d'excitation disparaît rapidement, et l'individu revient à la santé ; parfois persistent les conséquences des effets irritants locaux produits par le camphre ; c'est surtout un catarrhe aigu de l'estomac, avec nausées, céphalalgie intense, et le rétablissement n'est alors complet qu'au bout de plusieurs jours.

Quelle est la dose qui, sans être dangereuse, peut provoquer, chez l'homme adulte, des phénomènes d'exaltation psychique ? Cette dose est, d'après toutes les observations, de 2 à 5 grammes.

On croit communément que le camphre est un antiaphrodisiaque ; cette croyance est fausse. Si, sous l'influence de doses élevées de camphre, les désirs vénériens sont amortis, ce fait doit être attribué à l'état de souffrance de l'organisme ; tout individu qui, pour quelque cause que ce soit, souffre d'un catarrhe gastrique intense, ou d'une violente céphalalgie, ou de troubles intellectuels et de spasmes, éprouve ce même affaiblissement de ses désirs ; il n'a aucune envie de manger, de boire, etc. Mais si la dose de camphre est faible, et ne provoque point de troubles graves, alors les désirs vénériens ne sont pas amortis; quelques observateurs prétendent même qu'ils sont plutôt surexcités; mais, comme nous l'avons déjà fait observer, il est bien difficile de résoudre positivement ces questions.

Nous avons dit que les effets produits par le camphre sur les animaux à sang froid sont tout autres que chez les animaux à sang chaud. Chez les grenouilles, la moelle épinière et les nerfs moteurs sont si rapidement paralysés, que, en admettant même que la moelle allongée fût d'abord excitée, cette excitation ne pourrait absolument pas se manifester (Carminati, Wiedemann); cette paralysie est telle, que les effets de la strychnine en sont supprimés (Grisar et Binz); mais, qu'on le remarque bien, cela n'est vrai que pour les grenouilles.

Respiration. — Ses modifications sont très variables, suivant les autres phénomènes. Le camphre, quand il est inhalé, donne lieu à un peu d'oppression et à un léger ralentissement de la respiration; s'il a été administré par l'estomac, la respiration s'accélère pendant la période d'excitation; pendant les accès convulsifs, et par le fait de ces accès, elle se suspend, il survient de la suffocation et un pénible sentiment d'angoisse; aussitôt après la cessation de l'accès, la respiration est naturellement accélérée. Dans la période comateuse, avant la mort, elle devient très superficielle, à peine perceptible,

Cœur et pression sanguine. — Le muscle cardiaque, chez la grenouille, est directement excité par le camphre; car ni la muscarine, ni l'irritation des pneumogastriques, ne peuvent plus alors déterminer l'arrêt des contractions cardiaques, mais peuvent seulement les ralentir (Wiedemann); chez les animaux à sang chaud, des doses élevées peuvent seules déterminer un accroissement de la pression sanguine, résultant surtout d'une irritation du centre vaso-moteur et des spasmes vasculaires; cette élévation de la pression sanguine fait défaut, chose inexplicable, après la section des deux troncs pneumogastriques au cou. L'énergie et la rapidité des contractions cardiaques n'éprouvent aucune modification.

Chez l'homme, les observations exactes manquent, et les données qui existent sont contradictoires. Cependant, chez les individus fébricitants (érysipèle), Pirogoff a positivement observé que, après l'administration de six à sept doses de camphre, de 0,1 décigramme chacune, le pouls devenait plus petit et plus lent.

Température. — Elle s'abaisse toujours sous l'influence du camphre, soit chez les animaux fébricitants, soit chez ceux à l'état sain; cet abaissement est surtout prononcé chez les chats, ainsi que cela ressort des chiffres suivants, trouvés par W. Hoffmann :

	Dose de camphre.	Intervalle entre l'administration de la dose et le moment de l'observation.	Abaissement de la température.
Chez le chat.	0,6	2 heures.	1°,8 C.
	0,9	5 heures.	3°,4 C.
	1,2	24 heures.	1°,7 C.
Chez le chien.	0,9	5 heures.	0°,7 C.
	1,2	3 heures.	0°,1 C.
	1,9	4 heures.	1°,1 C.
	2,2	6 heures.	0°,8 C.

Chez les animaux auxquels on a donné la fièvre au moyen de l'injection d'un liquide sanieux, la température tombe rapidement de 2 à 3 degrés C., sous l'influence du camphre; chez un animal traité par le camphre, l'injection d'un liquide sanieux ne provoque absolument pas de fièvre (Binz).

Pirogoff a aussi observé un abaissement de la température, sous l'influence du camphre, chez des hommes atteints de fièvre (érysipèle); la peau se couvrait de sueur et les extrémités devenaient froides.

Sécrétions. — Elles n'éprouvent aucune modification bien marquée. On a signalé une augmentation des sécrétions de la sueur et de l'urine; mais cette augmentation peut être considérée comme produite indirectement. Chez plusieurs animaux, on a noté aussi de la strangurie et, à l'autopsie, une inflammation de la vessie et des reins (?).

Nous ignorons par quel mode d'action le camphre produit les effets ci-dessus mentionnés; nous ne savons pas quelles modifications chimiques il fait subir au substratum organique. Mais les recherches récentes nous permettent aujourd'hui de résoudre la question depuis si longtemps débattue : Le camphre est-il un excitant, ou un calmant à la manière du chloroforme? Elles nous permettent, en effet, de répondre :

Le camphre, à doses médicamenteuses, inoffensives pour l'existence, est un fort excitant du cerveau et de la moelle allongée; il fait baisser considérablement la température, sans provoquer aucune altération essentielle de l'activité cardiaque.

Usages thérapeutiques. — Bien que le camphre n'occupe plus aujourd'hui, dans la matière médicale, le rang élevé qu'on lui assignait autrefois, on doit convenir pourtant qu'il mérite d'être employé, et qu'il peut rendre de signalés services dans quelques circonstances. On prescrivait autrefois le camphre d'après des vues purement théoriques; on en faisait tantôt un « calmant », tantôt un « excitant », et on l'associait, d'après ces différentes manières de voir, avec des agents très variables, tantôt avec le vin ou le musc, d'autres fois avec le nitre à hautes doses ou l'opium.

Parmi les nombreuses indications qu'on faisait remplir au camphre, il en est une que l'on admet encore aujourd'hui généralement, et qui paraît d'ailleurs s'accorder assez bien avec les notions physiologiques actuelles. Le camphre peut, en effet, jouer le rôle d'un *excitant puissant, et être employé comme tel, surtout par la méthode sous-cutanée, dans les états de collapsus qui surviennent dans le cours des maladies aiguës fébriles.* Il faut avouer que bien des obscurités règnent encore sur cette question. Les états de collapsus dépendent en général d'un affaissement de l'activité cardiaque; or le camphre n'exerce qu'une action relativement peu marquée sur l'appareil circulatoire; quelques observateurs prétendent même qu'il rend le pouls plus petit. L'excitation de l'activité du cerveau, qui appartient véritablement en propre au camphre, entre ordinairement beaucoup moins en jeu dans ces circonstances. Néanmoins, l'utilité du camphre dans le collapsus ne peut, dans bien des cas, être mise en doute; nous avons vu très souvent le pouls, auparavant insensible, devenir fort après l'injection sous-cutanée de camphre. La cause qui a amené le collapsus n'a pas ici une importance essentielle : peu importe que ce soit, dans le cours du typhus, par exemple, une fièvre très vive, une diète absolue très prolongée, ou, dans la pneumonie, un traitement antiphlogistique excessif, comme cela arrivait si souvent autrefois, ou bien enfin la faible constitution du malade. Nous avons déjà eu l'occasion d'esquisser le tableau clinique du collapsus : pouls fréquent, à ondulations superficielles, à expansion faible, la température ne changeant pas ou même s'abaissant, affaiblissement considérable, affaissement, décubitus dorsal, pâleur de la face et des lèvres, refroidissement des extrémités, délire tranquille, soubresauts des tendons, etc[1]. Les maladies, dans lesquelles ces symptômes apparaissent, peuvent être très diverses : exanthèmes aigus fébriles, typhus, processus puerpéraux, pourriture d'hôpital, gangrène sénile, affections inflammatoires aiguës. En présence d'accidents de ce genre, dans quel cas faut-il prescrire le vin, dans quel cas faut-il donner la préférence au camphre? C'est ce qu'il est impossible de préciser ; d'ailleurs cette question n'a pas grande importance dans la pratique, car ordinairement on a recours en même temps à ces deux agents.

Plusieurs médecins considéraient autrefois le camphre comme un « remède réfrigérent », tandis que d'autres, B. Stoll par exemple, combattaient cette manière de voir, qui pourtant n'est pas sans avoir sa raison d'être, puisque les recherches physiologiques démontrent que le camphre fait réellement baisser la température. Et si l'on objecte que cette propriété du camphre ne peut guère être utilisée en thérapeutique, à cause des phénomènes d'excitation psychique qui se manifestent en même temps, du moins on sera obligé de convenir, ce semble, que la chaleur fébrile ne doit pas être considérée comme une contre-indication à l'emploi de ce médicament.

Le camphre est encore administré quelquefois comme *expectorant*, associé presque toujours avec d'autres substances, notamment avec l'acide benzoïque; ses indications particulières sont d'ailleurs les mêmes que celles de l'acide benzoïque, à l'étude duquel nous renvoyons.

Le camphre s'est encore montré utile, comme agent excitant pour combattre la narcose, qui se manifeste sous l'influence de diverses substances toxiques, telles que l'alcool, l'opium, la belladone.

Très douteuse, au contraire, est la valeur du camphre dans une série d'autres états, contre lesquels on l'a de temps en temps préconisé. Plaçons ici en première ligne diverses névroses, notamment les affections spasmodiques : coqueluche, hoquet, chorée, épilepsie, dysphagie nerveuse, etc. — Il en est de même de certains états morbides de l'appareil génital, satyriasis, nymphomanie, impuissance, etc., dans lesquels on l'a encore recommandé. Bien des observations semblent parler en sa faveur dans le traitement de ces affections, et l'on ne peut contester que, sous son influence, il ne se produise parfois de l'amélioration ; mais il ne faut pas oublier que l'influence psychique et autres circonstances inattendues peuvent jouer ici un rôle important ; et d'ailleurs il faudrait spécifier quelles sont les conditions particulières dans lesquelles on peut administrer le camphre avec espoir de succès. — Dans les *psychopathies*, dans le traitement desquelles son usage avait été abandonné, il a été récemment de nouveau recommandé pour remplir certaines indications ; ainsi v. Wittich le recommande comme hypnotique, aux doses de 0,1-0,2,

[1] [Cet état, désigné par l'auteur allemand sous le nom de *collapsus*, reçoit habituellement en France le nom d'*adynamie*. Nous réservons ordinairement le mot de callapsus pour désigner un état adynamique survenant brusquement.]

prises à l'intérieur ou injectées sous la peau; il réussirait surtout chez les femmes mélancoliques, chez lesquelles il existe de l'insomnie accompagnée d'angoisse, d'égarement, avec absence d'idées fixes.

Extérieurement, on en fait un fréquent usage. D'abord, comme liquide de pansement (vin camphré et autres formes semblables), dans les ulcères qui ne montrent aucune tendance à la guérison, qui ont des granulations flasques, qui sécrètent un pus rare et ténu. Dans les cas de contusions, d'entorses, quand il n'existe aucun phénomène inflammatoire, on emploie souvent avec avantage des lotions, des fomentations faites avec des préparations de camphre; il va sans dire qu'il ne faut pas qu'il existe de phénomènes inflammatoires accentués. Enfin, le camphre est fréquemment employé dans la médecine populaire, comme « dérivatif », contre certaines affections inflammatoires et douloureuses. On connaît surtout la pratique qui consiste à introduire un petit morceau de camphre dans le conduit auditif externe, dans le but de calmer les douleurs dentaires.

Doses et préparations. — 1. *Camphre.* — A l'intérieur, 0,05-0,5 *pro dosi* (3,0 *pro die)*, sous forme d'émulsion (avec gomme arabique ou jaune d'œuf), en poudre, en solution alcoolique; chez les enfants, 0,0075-0,01. Ce dernier mode d'administration n'est pas rationnel. On pulvérise le camphre en le broyant avec un peu d'alcool, ce qui permet de le réduire plus facilement en poudre. — En injections sous cutanées, 1 : 5-10 parties d'éther sulfurique, ou dans huile d'amandes douces, ou simplement huile camphrée, 1 seringue de Pravaz.

Extérieurement, on l'emploie directement en poudre, qu'on répand, par exemple, sur certains ulcères, ou bien sous forme de pommades ou de liniments, 1 : 10-15. — Les lavements camphrés ne sont guère plus prescrits aujourd'hui.

2. *Vin camphré.* — Camphre pulvérisé et gomme arabique, de chaque 1 partie, vin blanc 48 parties. Liquide trouble, blanchâtre. Rarement administré à l'intérieur (1 cuillerée à café); le plus souvent, à l'extérieur.

3. *Alcool camphré.* — 1 partie de camphre sur 7 parties d'alcool très rectifié et 2 parties d'eau (pharmacopée germaine); 1 partie camphre, 9 parties alcool de vin 70 °/₀ (pharmacopée d'Autriche). Liquide incolore. 10-25 gouttes *pro dosi.* Très fréquemment employé à l'extérieur [1].

4. *Huile camphrée.* — 1 partie de camphre sur 9 parties d'huile d'olive; d'après la pharmacopée d'Autriche, 1 partie sur 3. Employée comme irritant, en frictions, ou en injections sous-cutanées.

5. *Camphre phéniqué :* 2gr,5 de camphre, 1 gramme d'acide phénique, donnent un liquide huileux, miscible avec les huiles grasses, mais non avec l'eau.

Pellacani (P.), Zur pharmakologie der Camphergruppe (Archiv für experimentelle Pathologie und Pharmakologie, Band XVII, S. 369. Leipzig, 1883). — Baum (J.), Ueber die Wirkung des Kampfers auf den thierischen Organismus (Centralblatt für die med. Wissenschaft. S. 467. Berlin, 1870). — Beiträge zur Kenntniss der Kampferwirkung, 1872. — Grisar (V.), Inaugural Dissertation. Bonn, 1873, u. Centralblatt für die medic. Wissenschaften, S. 77, 1874. Dictionnaire de médecine et de chirurgie pratiques, art. Camphre par Barrallier (de Toulon). Paris 1867, t. VI. — Schmiedeberg und Meyer, Zeitschrift für physiolog. Chemie, Band, III, S. 422, 1879. — Wiedemann (C.), Beiträge zur Pharmakologie des Camphers (Archiv für experimentelle Pathoogie, Band VI, S. 216. Leipzig, 1877).

Fleischmann in Rossbach's pharmakologische Untersuchungen, Band II. — Rossbach, Ueber die Schleimbildung und die Behandlung der Schleimhauter Krankungen, (Festschrift der Wurzburger med. Facultat. Leipzig, 1882).

[1] [L'alcool camphré, du Codex français, se prépare en faisant dissoudre 1 partie de camphre dans 9 parties d'alcool à 90°. Il faut en distinguer l'eau-de-vie camphrée, qui est composée de 1 partie de camphre dans 39 parties d'alcool à 60°.]

VIII

MÉLANGES DE COMPOSÉS AROMATIQUES

DANS LES SUBSTANCES VÉGÉTALES ET ANIMALES

Les produits extrêmement nombreux qui entrent dans cette section appartiennent pour la plupart au règne végétal ; peu font partie du règne animal. Ce ne sont pas des substances chimiquement pures, mais des mélanges composés de *térebenthines*, de *camphres*, de *phénols*, d'*acides aromatiques et autres acides ne pouvant être classés chimiquement*, de *résines ;* dans quelques uns se trouvent aussi des *alcaloïdes*. LA PLUPART DE CES MÉLANGES SONT FORMÉS UNIQUEMENT DE COMPOSES AROMATIQUES, SURTOUT DE TÉRÉBENTHINES, *et dans tous existent au moins un ou plusieurs composés aromatiques ; c'est pour ce motif que nous les étudions immédiatement après ces derniers.*

On trouve souvent réunis, dans un même produit appartenant à ce groupe, des composés chimiques à effets physiologiques entièrement opposés ; par exemple, des térébenthines, qui exercent une action paralysante sur les centres nerveux, mêlées avec des camphres, qui produisent des effets excitants. Ajoutez à cela que, parmi ces composés, il en est un grand nombre qui ne sont bien connus, ni au point de vue chimique, ni au point de vue physiologique, et, en outre, que leurs proportions relatives, dans le même produit végétal, sont tout à fait indéterminées, à cause des variations infinies qui proviennent, pour chacun de ces produits, soit du terrain, soit de l'année, soit de l'état de maturité ou de non-maturité.

La pharmacologie est donc réduite à la triste alternative d'accepter, dans de telles conditions, ces médicaments, ou bien, si cette acceptation n'est pas scientifiquement autorisée, de les rejeter résolument. Dans le fait, il en est un grand nombre qui peuvent être considérés comme superflus, et cela, à deux points de vue : d'une part, beaucoup d'entre eux se sont montrés inactifs, tant au point de vue thérapeutique qu'au point de vue physiologique ; et, d'autre part, parmi ceux qui ont une efficacité réelle, on est parvenu à extraire de plusieurs leur principe actif, auquel on a fini par donner la préférence, pour l'usage thérapeutique, ainsi que nous l'avons déjà vu à propos du phénol, des acides aromatiques et des huiles éthérées volatiles. La pharmacologie n'a donc qu'à accepter les faits accomplis, auxquels elle a d'ailleurs contribué pour la plus grande part. Il va donc de soi que, dans les cas où l'on est parvenu à extraire des produits végétaux en question leur élément actif, chimiquement pur, c'est ce dernier que nous étudierons plutôt que le mélange qui l'a fourni.

Mais il est encore un nombre très considérable de ces produits qui, soit pour des motifs physiologiques, soit pour des motifs thérapeutiques, seront toujours conservés : tels sont, par exemple, les aromates. A la vérité, on pourrait penser, vu l'extrême similitude de leur principe actif (le plus souvent une térébenthine), vu aussi leur action excessivement simple (amélioration de l'appétit et de la digestion), on pourrait penser, dis-je, qu'un petit nombre de ces aromates devrait être considéré comme suffisant ; mais il faut compter avec les sens de l'homme, qui, jamais satisfaits, demandent toujours la variété, réclament sans cesse de nouveaux excitants. Parmi les produits en question, il en est d'autres qui sont conservés à cause de leur prix peu élevé, de la facilité avec laquelle on peut se les procurer ou les faire prendre, à cause enfin de leur caractère inoffensif. Certes, quand on veut préparer un thé diaphorétique, il n'est nullement nécessaire de se procurer l'essence et d'en verser quelques gouttes dans de l'eau chaude. D'ailleurs, le peuple tient à ses remèdes domestiques, et ne les abandonnera jamais. Le médecin doit donc savoir à quoi s'en tenir sur leur utilité ou leurs propriétés nuisibles. C'est pourquoi il sera question ici d'un grand nombre de substances qu'une saine thérapeutique devrait cependant considérer comme superflues.

Établir des subdivisions chimiques parmi ces nombreux mélanges de composés aromatiques est chose impossible, parce que, dans chacun de ces mélanges, existent, à côté l'un de l'autre, plusieurs corps appartenant à des classes différentes. Établir ces subdivisions d'après l'action physiologique n'est pas davantage praticable, parce que l'immense majorité de ces substances produisent à peu près les mêmes effets. Force nous est donc de fonder notre classification sur les applications qu'on fait communément de ces mélanges, que ces applications soient justes ou chimériques.

1. PRODUITS ODORIFÉRANTS

a). Produits employés surtout comme parfums. — On pourrait aussi les compter en partie parmi les aromates. Nous ne comprenons ici que les essences, résines, végétaux, qui se distinguent surtout par leur odeur agréable, et qu'on emploie à peu près uniquement à cause de cette odeur.

Plusieurs produits de cette classe, tels que l'écorce d'orange, l'écorce de citron, contiennent en outre un principe amer, et sont à cause de cela rangés souvent parmi les amers ; mais c'est à tort, car leur élément actif principal est l'essence.

L'action des essences odoriférantes est, d'après tout ce que nous savons jusqu'ici, tout à fait semblable à celle de l'essence de térébenthine. La céphalalgie qui se manifeste à la suite d'un séjour prolongé au milieu des parfums, lorsque, par exemple, on couche dans une chambre qui contient des plantes fortement odorantes, ne doit pas être attribuée à l'odeur, mais bien à l'absorption de l'essence par les vaisseaux pulmonaires, et représente un symptôme de léger empoisonnement, exactement comme s'il s'agissait de l'essence de térébenthine; de même l'absorption de hautes doses de ces parfums provoque des phénomènes toxiques graves, tout à fait semblables à ceux que produit l'essence de térébenthine.

La plupart de ces produits servent à la parfumerie; les médecins en font aussi usage pour *donner une odeur agréable aux médicaments* qu'ils prescrivent. Dans ce dernier but, on emploie avec prédilection les préparations de citron et d'orange; on admet, mais sans le démontrer, que le principe amer qu'elles contiennent a une utilité particulière pour combattre certains états dyseptiques; dans tous les cas, on doit, dans ce sens, donner la préférence à d'autres substances plus actives.

Tous ces produits possèdent des propriétés antifermentescibles et antiputrides plus ou moins énergiques; mais il en est quelques-uns qui, sous ce rapport, se distinguent particulièrement; tel est surtout l'*eucalyptol*.

1. Essence de rose

Elle est considérée comme le parfum le plus agréable; on la tire des feuilles de la *Rosa centifolia*, qui renferment, en outre, de l'acide gallique, de l'acide tannique et de la gomme.

Préparations. — 1. *Essence de rose*, très chère.

2. *Eau de rose*. — Elle entre dans la confection de certaines préparations médicinales, etc.; son odeur suave se perd du reste très facilement.

3. *Pommade rosée*. — Composée de cire jaune, de graisse et d'eau de rose. Beaucoup employée, à cause de son odeur.

2. Essence de fleur d'oranger

Extraite des fleurs de l'oranger *(Citrus vulgaris)*, et douée d'une odeur très suave. La faible quantité de principe amer que ces fleurs contiennent ne présente aucune importance.

Préparations. — 1. *Essence de fleur d'oranger*.

2. *Feurs d'oranger*.

3. *Eau de fleur d'oranger*.

4. *Sirop de fleur d'oranger*.

3. Essence d'écorce d'orange

Extraite des fruits de l'oranger et isomère avec l'essence de térébenthine.

4. Oranges vertes. Écorce d'orange. Feuilles d'oranger

Le *principe amer*, *aurantiine*, qui existe dans l'écorce des oranges et dans les feuilles d'oranger, n'a qu'une faible importance, ainsi que nous le verrons à propos de l'étude des substances amères. L'essence, au contraire, produit, chez l'homme et les animaux, les mêmes effets que l'essence de térébenthine, à laquelle elle est supérieure par son odeur plus agréable. Les glandes à essence sont situées, pour l'écorce, dans sa couche extérieure jaune *(Flavedo corticis)*, et pour les feuilles, du côté de leur face inférieure. Les ouvriers occupés à cueillir et à écorcer les oranges sont sujets à des éruptions érythémateuses et papuleuses des mains, à la céphalalgie, aux bourdonnements d'oreille, pyrosis, vomissements, tremblements, même convulsions (?) (Imbert-Gourbeyre).

Préparations. — 1. *Essence d'écorce d'orange*. — Employée sous forme d'oléo-sucre.

2. *Teinture d'écorce d'orange*. — 1-3 *pro dosi* (15,0 *pro die*).

3. *Sirop d'écorce d'orange*. — Par cuillerées à café et à bouche.

4. *Extrait d'écorce d'orange.* — Tout à fait superflu.

5. *Élixir amer.* — Par cuillerées à café. Préparé avec extrait de ményanthe, extrait d'écorce d'orange, eau de menthe poivrée, alcool, éther alcoolisé.

6. *Élixir d'oranges composé.* — Encore plus compliqué que le précédent, et aussi superflu que lui.

5. Essence de citron

On la tire de l'écorce du fruit du citronnier *(Citrus limonum).* Effets semblables à ceux de l'essence de térébenthine. L'écorce de citron contient aussi un principe amer.

L'essence de citron est un des produits les plus agréables pour préparer les oléo-sucres.

6. Essence de bergamote

On l'extrait de l'écorce des fruits du *Citrus bergamia.* C'est un mélange de diverses térébenthines. Elle absorbe très facilement l'oxygène, et se transforme ainsi en un camphre.

7. Benjoin, résine de benjoin

Il s'écoule d'incisions faites à l'écorce du styrax benjoin. Il est composé principalement de quatre résines différentes, dont les propriétés chimiques et physiologiques n'ont pas encore été étudiées; il contient, en outre, de l'acide benzoïque, de l'acide cinnamique, et une huile volatile.

Le benjoin a une odeur très agréable, analogue à celle de la vanille ; il a un goût aromatique piquant, douceâtre; introduit dans le nez, il provoque des éternuements ; dans le pharynx, une sensation de râclement ; dans l'estomac, une sensation de chaleur; sur la peau, il produit des effets irritants, de la rougeur.

Le benjoin en nature n'est pas employé en médecine. La *teinture de benjoin* (1 partie sur 5 parties d'alcool rectifié) est, au contraire, une préparation très usitée ; elle entre dans la composition de liquides, dits cosmétiques, qu'on emploie contre les comédons, les éphélides, etc. ; tel est, par exemple, le mélange de cette teinture avec l'eau de rose.

8. Racine d'iris

Racine d'*Iris*, de l'*Iris germanica et florentina.* — Il ne faut pas la confondre[1] avec la racine toxique de la *Viola odorata.* Elle contient une essence encore inconnue, de l'acide tannique et de l'amidon.

Son odeur agréable la fait employer dans la préparation des pilules, de certaines poudres, par exemple des poudres dentifrices.

9. Essence de lavande

Extraite des fleurs et des feuilles de la *Lavandula officinalis.* C'est un mélange odoriférant, composé d'huiles volatiles oxygénées et non oxygénées, et dont l'action est encore inconnue. C'est un toxique violent pour les parasites. En médecine, on ne se sert que des feuilles, avec lesquelles on prépare des fomentations aromatiques, ou qu'on ajoute à des bains.

PRÉPARATIONS. — 1. *Fleurs de lavande.*

2. *Essence de lavande.*

3. *Esprit de lavande.*

10. Essence de romarin

Extraite des feuilles du *Rosmarinus officinalis.* — C'est un mélange d'essences oxygénées et non oxygénées. Elle irrite fortement la peau et les muqueuses, comme

[1] [Parce qu'en allemand la racine d'iris est aussi appelée racine de violette *(Veilchenwurzel).*]

l'essence de térébenthine. C'est un poison violent pour les poux et pour les sarcoptes de la gale. Ses effets généraux sont en partie ceux de l'essence de térébenthine, en partie, ceux du camphre.

Le romarin est encore aujourd'hui assez souvent mis en usage à l'extérieur. Ses préparations sont utilisées dans les cas où l'on veut provoquer une faible irritation cutanée, par exemple dans les contusions, le rhumatisme musculaire, etc. Nous n'avons jamais vu les frictions faites avec ces préparations produire des effets particuliers, qui les rendent supérieures aux frictions faites avec de l'alcool simple ou avec de l'esprit de moutarde. Le romarin nous paraît donc pouvoir être considéré sans inconvénient comme superflu en thérapeutique. Il fait partie de cette classe nombreuse de médicaments employés comme «irritants» dans le traitement de certaines ulcérations ; il pourrait aussi être utilisé contre la gale.

1. *Feuilles de romarin.*

2. *Essence de romarin.*

3. *Esprit de romarin.* — Pour l'usage externe.

4. *Onguent de romarin composé*, ou *onguent nervin.* — 1 partie d'essence de romarin, 1 partie d'essence de genièvre, 2 parties de beurre de muscade, 2 parties de cire jaune, 8 parties de suif, 16 parties d'axonge. Couleur jaune. Usage externe.

5. *Eau aromatique.* — Mélange compliqué, dans lequel entrent un grand nombre de produits végétaux aromatiques. — Entièrement superflue.

6. *Eau vulnéraire.* — Idem.

7. *Vin aromatique.* — C'est la préparation précédente, avec addition d'espèces aromatiques et de vin rouge.

11. Eucalyptol

Les *feuilles de l'Eucalyptus globulus*, myrtacée de l'Australie, arbre gigantesque, d'une végétation excessivement rapide, et qui promet d'avoir une importance considérable pour les pays chauds, au point de vue économique et hygiénique, contiennent, à côté de la chlorophylle, d'une résine et d'un acide tannique précipitant en noir les sels ferriques, une essence oxygénée, l'*eucalyptol.* C'est un liquide incolore, très mobile, qui, inhalé, rafraîchit agréablement, et qui, en solution étendue, a une odeur de rose ; son point d'ébullition (175°) est plus rapproché de celui de l'essence de térébenthine (160°) que de celui du camphre (205°); il est peu soluble dans l'eau froide (1 : 3800), il se dissout bien dans l'alcool; il s'oxyde facilement en donnant naissance à une résine, et ozonise, de même que l'essence de térébenthine, l'oxygène qu'il absorbe (Cloëz, Siegen). C'est, en somme, d'après Faust et Homeyer, un mélange de térébenthine (70 pour 100) et de cymol; on ne doit donc pas le considérer comme un camphre, ainsi que le fait Cloëz. Les feuilles d'eucalyptus contiennent encore 10 pour 100 de cendres (carbonates calcaires et alcalins).

Action physiologique. — D'après Binz et Siegen, l'eucalyptol possède des propriétés antifermentescibles et antiputrides, au moins aussi prononcées que celles de la quinine ; d'après Buchholtz, ses propriétés toxiques sur les bactéries sont au moins trois fois plus énergiques que celles de l'acide phénique; comme toutes les substances de ce genre, il agit plus énergiquement sur les ferments organisés que sur les ferments non organisés. Il paraît aussi exercer la même action que la quinine sur les relations du protoplasma avec l'oxygène; de même que la quinine, il s'oppose à l'émigration des globules blancs du sang et, par conséquent, à la formation du pus.

Il résulte des recherches de Gimbert, Gubler, Binz, Siegen, Grisar, Schläger, que, sur les animaux et sur l'homme, l'*eucalyptol agit exactement comme l'essence de térébenthine*, dont il ne se distingue que par son odeur plus agréable.

Il a une saveur amère, aromatique, brûlante; il provoque de la cuisson dans le pharynx et une sensation de chaleur dans l'estomac, mais sans altérer l'appétit, du moins jusqu'à la dose de 1 gramme ; aux doses de 2 à 4 grammes, il donne lieu à de la pression épigastrique, à des éructations, à des troubles digestifs.

H. Schultze a pourtant injecté sous la peau, à des lapins, dans l'espace de six heures, 4^{gr},5 d'eucalyptol, sans nuire le moins du monde à l'animal, et Siegen a lui-même pris 5 grammes d'eucalyptol, en deux heures et demie, sans en éprouver aucune incommodité.

A petites doses, il augmente la sécrétion de l'urine.

Les phénomènes généraux qu'il provoque sont, au début, des phénomènes d'excitation ; mais ce n'est pas à une action directe de l'eucalyptol qu'il faut attribuer ces phénomènes; ils ne dépendent que des sensations douloureuses résultant de l'injection sous-cutanée ou de l'ingestion de la substance trop concentrée. L'administration de l'eucalyptol, même sous forme d'inhalation, donne lieu rapidement aux phénomènes suivants : céphalalgie, ivresse et prostration intellectuelle (chez Siegen, sous l'influence de 3^{gr},5 d'eucalyptol) ; état quasi paralytique du cerveau et de la moelle épinière (somnolence, affaiblissement des réflexes et de la respiration) ; de plus, diminution de la force du cœur (Schläger), abaissement de la pression sanguine et diminution considérable de la température. Les nerfs périphériques sont peu influencés.

Sous l'influence de doses mortelles, les animaux succombent par paralysie de la respiration, en présentant des convulsions dues à l'asphyxie ; le cœur continue à battre encore quelque temps après que la paralysie de la respiration a commencé.

L'eucalyptol qui a pénétré dans le sang en sort avec l'air expiré et l'urine, laquelle dégage alors, comme après l'administration de l'essence de térébenthine, une odeur semblable à celle de la violette.

Emploi thérapeutique. — Depuis l'introduction, encore récente, de l'eucalyptol dans la thérapeutique, plusieurs observateurs se sont accordés à lui attribuer des propriétés précieuses. C'est, a-t-on dit, un antipériodique puissant, très utile dans le traitement des *fièvres intermittentes*. Il ne le céderait nullement à la quinine par la promptitude et la sûreté de ses effets. Parmi les observations communiquées jusqu'ici, nous insisterons sur celles de Keller, à cause de la statistique étendue sur laquelle il fonde ses résultats. Sur 432 malades atteints de fièvre intermittente, 310 (environ 71 pour 100) furent entièrement guéris par l'eucalyptol, 122 (environ 28 pour 100) durent être soumis à un traitement ultérieur par la quinine. Parmi ces 432 malades, 118 (environ 27 pour 100) avaient déjà été traités sans résultat par la quinine. De ces 118, 91 (environ 77 pour 100) furent guéris par la teinture d'eucalyptus. Sur les 122 auxquels l'eucalyptol avait été administré sans succès, 58 (environ 47 pour 100) purent être guéris par la quinine, 38 restèrent sans être guéris, et 26 ne purent être observés jusqu'à la fin. Des résultats semblables ont été obtenus par d'autres observateurs. La durée moyenne du traitement ne serait pas plus longue, serait même un peu plus courte avec l'eucalyptol qu'avec la quinine. — Mais le principal avantage de l'eucalyptol sur la quinine résiderait surtout dans son prix moitié moins élevé environ que celui de la quinine.

Malheureusement à côté de ces observations favorables, il en est beaucoup d'autres d'après lesquelles l'eucalyptol serait inefficace dans le traitement des fièvres paludéennes, ou du moins serait bien loin de pouvoir être comparé à la quinine pour la certitude des effets. Nous ne pouvons pas personnellement formuler une opinion, parce que, dans la contrée que nous habitons, nous n'avons eu que rarement l'occasion de traiter, dans ces dernières années, des fièvres intermittentes. L'usage de ce médicament ne nous paraît pas d'ailleurs s'étendre beaucoup; du moins les observations ne se succèdent qu'à de bien longs intervalles [1].

Doses. — Jusqu'ici on a employé exclusivement la *teinture d'eucalyptus*, 3 à 4 cuillerées à café *pro die*, au moment de l'anorexie [2].

12. Mélilot

Le mélilot, *Herba meliloti*, contient de la *coumarine*, substance très odoriférante, et s'emploie sous forme de cataplasmes ou d'emplâtres.

La Coumarine, $C^9H^6O^2$, est l'anhydride-ester, correspondant à la salicylide, de l'acide coumarique ($C^9H^8O^3$) ; elle se trouve dans le mélilot officinal, dans l'aspérule odorante, et dans la fève de Tonka, du *Dipterix odorata*. Elle cristallise en prismes incolores, difficilement solubles dans l'eau, et d'une odeur extrêmement agréable.

Action physiologique. — D'après les recherches approfondies de H. Köhler, la coumarine est un agent stupéfiant, hypnotique et anesthésique ; elle paralyse le cerveau et l'excitabilité réflexe, sans produire des effets excitants préalables; son action ressemble ainsi à celle de l'essence de térébenthine. Ses effets sur le cœur sont les suivants : elle en excite d'abord les appareils modérateurs, puis les paralyse, et enfin déprime et réduit à son minimum l'excitabilité du muscle cardiaque lui-même. La pression sanguine s'abaisse par suite de la paralysie du centre vaso-moteur. La respiration se ralentit considérablement; la température diminue. Les nerfs périphériques n'éprouvent de sa part aucune influence. La coumarine paraît se retrouver en nature dans l'urine.

Chez l'homme, elle détermine, d'après Buchheim et Malewski, des nausées, des vomissements, des vertiges, de la stupéfaction, de la céphalalgie. Les effets fâcheux de ce qu'on appelle le vin de mai, quand l'aspérule odorante y prédomine trop, doivent principalement être mis sur le compte de la coumarine.

Quant à ses *usages thérapeutiques*, nous ne possédons encore là-dessus aucune observation.

A cette classe appartiennent encore l'Essence de patchouly, l'Encens *(Gummi-resina olibanum)*, ainsi qu'un grand nombre d'essences qui seront mentionnées parmi les aromates.

2. PRODUITS UTILISÉS A CAUSE DE LEUR PARFUM AINSI QUE POUR LEURS PROPRIÉTES TOXIQUES SUR QUELQUES ANIMAUX PARASITES

Toutes les essences exercent une action toxique sur les sarcoptes de la gale, etc. ; grâce à leur volatilité, elles pénètrent facilement dans la peau et dans les sillons tracés par l'acarus, de sorte qu'elles arrivent directement en

[1] [L'eucalyptol a été opposé aux fièvres intermittentes par un grand nombre d'observateurs, qui s'accordent généralement à lui reconnaître une valeur considérable, mais bien inférieure à celle de la quinine. D'après Castan et autres médecins, c'est surtout dans les fièvres quartes, c'est-à-dire les plus résistantes à la quinine, que l'eucalyptol manifesterait de la manière la plus nette ses propriétes antipériodiques. — On l'a encore employé dans un grand nombre d'autres états morbides, avec des résultats très variables. On l'a vu produire des effets avantageux dans le traitement des catarrhes chroniques ou subaigus de la vessie, dans les catarrhes bronchiques, dans l'asthme, même dans la phtisie et le cancer. Luton surtout l'a préconisé contre le cancer de l'estomac; il est certain que, grâce à ses propriétés antiseptiques, il peut exercer une action favorable contre cette dernière maladie; mais de là à en amener la guérison, il y a malheureusement bien loin.]

[2] [Ce n'est pas seulement sous forme de teinture que l'eucalyptus a été employé. On a souvent prescrit la *poudre des feuilles*, à la dose de 8-20 grammes *pro die*, dans une ou plusieurs cuillerées de potage, dans du miel, etc. L'eucalyptol en nature a été aussi administré, enveloppé dans des capsules faites avec de la gomme et du sucre (globules de Ramel).]

contact avec ces animaux. Les essences que nous comprenons dans cette section ne présentent, au point de vue de cette action parasiticide, aucune supériorité réelle sur les autres huiles volatiles; ce n'est qu'accidentellement qu'elles ont été employées de préférence aux autres. Leurs effets sur les animaux supérieurs sont ceux de l'essence de térébenthine.

1. Baume du Pérou

Il provient de diverses espèces de *Myroxylon*. C'est un liquide épais, brun, d'une odeur semblable à celle de la vanille, d'un goût âcre et amer; il ne se dessèche pas; il est soluble dans l'alcool. L'essence qui y est renfermée, *essence de baume du Pérou*, contient un benzylester cinnamique, $C^{16}H^{14}O^2$ (cinnaméine) et un cinnamester cinnamique, $C^{18}H^{16}O^2$ (styracine), et fournit, par la distillation sèche, du toluol.

Tout ce qu'on sait avec certitude sur ses effets physiologiques, c'est que, donné intérieurement à doses élevées, il provoque un catarrhe gastro-intestinal et produit, en général, sur toutes les muqueuses, des phénomènes inflammatoires.

Le baume du Pérou n'est guère plus employé à l'intérieur. On le prescrivait autrefois dans divers états morbides, dans lesquels son efficacité a été démontrée nulle; on l'a surtout administré, comme expectorant, dans les catarrhes bronchiques chroniques, à la manière des gommes-résines. On peut le considérer comme superflu, à ce point de vue.

Mais son usage à l'extérieur s'est beaucoup répandu depuis que Giefert l'a préconisé (tout récemment) *dans le traitement de la gale*. En différents endroits de cet ouvrage nous avons eu l'occasion de faire remarquer combien sont nombreux les agents qui ont été recommandés contre cette maladie. Mais le baume du Pérou s'est montré supérieur à tous; il offre tous les avantages qu'on peut attendre d'un agent curatif. Des milliers d'observations ont confirmé son efficacité, et nous-même avons eu très souvent l'occasion de nous convaincre de ses excellents effets, même chez des individus se trouvant dans de très mauvaises conditions hygiéniques.

Burchardt a démontré que le baume du Pérou est un poison violent pour les acarus de la gale; sous son influence, ils meurent au bout de vingt à trente minutes; il est rare qu'ils résistent pendant quarante minutes. Mais il faut qu'ils soient mis en contact direct avec le baume, dont les simples vapeurs ne les attaquent presque pas. Burchardt a trouvé, en outre, que l'action toxique du baume ne s'exerçait pas seulement sur les acares, mais encore sur les œufs. Un autre avantage que présente ce médicament c'est qu'il n'irrite pas la peau, et qu'il ne donne pas lieu à des démangeaisons; enfin ajoutez à cela que son odeur, loin d'être désagréable, comme celle des pommades soufrées, de l'essence de térébenthine, est, au contraire, très parfumée.

Son emploi présente quelques particularités dont il est important de tenir compte. Avant de commencer les frictions, on doit faire prendre au malade un bain général, destiné à le nettoyer et à ramollir un peu l'épiderme. Puis on frictionne avec le baume toute la surface du corps, à l'exception de la tête, où les acares siègent d'ailleurs rarement; ces frictions ne seront pas trop énergiques; elles le seront cependant assez pour que le baume puisse adhérer solidement à l'épiderme; on insistera surtout sur les parties qui sont le siège de prédilection des sarcoptes (mains, pieds, articulations du côté de la flexion, pénis, scrotum, poitrine). 50 gouttes de baume suffisent amplement pour une friction complète et générale. On y revient une seconde fois, et, chez les individus peu soigneux de leur personne, on renouvelle ces frictions jusqu'à quatre à six fois. Pendant ce temps, la malade ne doit pas changer de linge. Au bout de deux jours, nouveau bain de propreté; après quoi, le malade mettra du linge nouveau, désinfecté à l'aide d'une chaleur élevée et sèche. Le traitement est ainsi terminé. Comme on le voit, il est simple, rapide, et il n'en est pas moins certain.

Le baume du Pérou n'est pas seulement employé contre la gale; on s'en sert aussi pour le pansement des ulcères, des brûlures, etc., associé à d'autres substances, notamment au nitrate d'argent (voyez ce dernier).

Tout récemment on l'a employé aussi contre diverses *maladies cutanées.* Il agit très favorablement contre le prurit, le prurigo; de plus, contre l'eczéma, dans certaines conditions : les eczémas subaigus ou les eczémas chroniques pas trop invétérés (formes croûteuses et squameuses) en éprouvent généralement une influence très favorable; le baume du Pérou a parfois, dans ces cas, amené la guérison, alors que le goudron était resté inefficace. Ce dernier paraît, au contraire, être plus actif dans les eczémas invétérés accompagnés d'une forte infiltation cutanée, et le baume du Pérou est directement contre-indiqué dans le traitement des eczémas aigus, humides, avant que les phénomènes inflammatoires aient diminué. On voit aussi quelquefois le sycosis éprouver, sous l'influence du baume du Pérou, une amélioration rapide.

Doses et préparations. — 1. *Baume du Pérou.* — A l'intérieur, 0,3-1,0, en pilules, émulsion. Extérieurement, à l'état de pureté, en pommade (1: 5-10), en solution alcoolique (1 : 1-5), en émulsion avec huile ou glycérine (1 : 1-2).

2. *Mixture oléoso-balsamique, baume de vie, de Hoffmann.* — Baume du Pérou, 3 parties, essences de lavande, de girofle, de cannelle, de thym, de citron, de macis, de fleur d'oranger, de chaque 1 partie, alcool 240 parties. A l'intérieur, comme excitant. Préparation tout à fait superflue.

2. Baume de Tolu

Il s'écoule d'incisions faites au *Myroxylon toluiferum.* Il a une odeur suave, qu'il doit à une térébenthine, le *tolène*, $C^{10}H^{16}$, et contient, en outre, de l'acide benzoïque, de l'acide cinnamique, des résines; il peut être employé comme parfum.

Entièrement superflu en médecine.

3. Baume styrax

Baume styrax du *Liquidambar orientale.* — Masse demi-liquide, ne se desséchant pas, d'un vert grisâtre, d'une odeur de vanille, d'un goût âcre, soluble dans l'alcool. Il contient un phényl-éthylène, C^8H^8 *(styrol)*, de l'acide cinnamique, du cinnamester cinnamique.

Le styrax n'est pas usité pour l'usage interne; mais on l'a employé dans ces derniers temps à l'extérieur, associé au baume du Pérou, dans le traitement de la gale. Il ne présente aucun avantange sur le baume du Pérou, ni pour la rapidité, ni pour la certitude, ni pour la commodité du traitement; il salit pourtant un peu moins le linge, et son prix est un peu moins élevé; dans les cas où ces deux circonstances devront être prises en considération, par exemple dans les hôpitaux, on pourra donc lui donner la préférence. — Ce baume jouit encore de la propriété de tuer les morpions aussi sûrement, et même plus sûrement (Lehmann), que les préparations de mercure, sur lesquelles il présente encore l'avantage de ne pas provoquer d'eczéma et de ne pas donner lieu à des accidents généraux.

D'après les indications de Pastau, on prend, pour le traitement de la gale, 30 grammes de styrax, que l'on mélange avec 8 grammes d'huile d'olive; cette quantité servira pour deux frictions.

3. AROMATES

Ces produits végétaux, employés presque tous comme condiments, contiennent, comme principes esssentiels, des essences oxygénées et non oxygénées, des acides aromatiques, par exemple, de l'acide cinnamique; quelques-uns, du carvol, du thymol; les poivres renferment un alcaloïde. La richesse de ces produits en térébenthine, leurs effets physiologiques locaux ou généraux, les rapprochent d'une manière générale de l'*essence de térébenthine*, dont ils ne se distinguent que par leur goût et leur odeur plus agréables, et par leur action plus favorable sur l'appétit. Il nous est donc permis d'étudier rapidement, et d'une manière générale, leur action physiologique et leurs usages thérapeutiques.

Action physiologique. — L'odeur de ces produits est très agréable; leur saveur est âcre, aromatique, souvent amère. Ils excitent légèrement les muqueuses, et c'est ainsi que, ingérés, ils donnent lieu, par action réflexe, à une sécrétion plus abondante de salive et de suc gastrique, à une sensation de chaleur agréable dans l'œsophage et dans l'estomac, à une augmentation de l'appétit, à l'amélioration des digestions; de sorte que, grâce à eux, on peut sans inconvénient ingérer des aliments de moins bonne qualité et en plus grande quantité. On ne connaît pas l'influence que les aromates exercent sur les sécrétions de l'intestin; mais il est permis d'admettre que ces sécrétions sont aussi activées; les mouvements péristaltiques intestinaux paraissent devenir plus énergiques, mais sans être accélérés, de sorte que les matières fécales sont poussées en plus grande quantité vers le rectum, mais avec la lenteur ordinaire, et sans que les évacuations deviennent jamais liquides, au moins quand les produits aromatiques ont été pris à doses modérées; on constate, au contraire, que ces produits peuvent servir à faire disparaître certaines diarrhées.

Il est un grand nombre de ces aromates, surtout parmi les produits indigènes, qui ne servent pas à assaisonner les aliments, mais à préparer des boissons théiformes. Ces boissons sont journellement mises en usage, et avec quelque succès, surtout dans les spasmes de l'estomac et de l'intestin, dans les coliques accompagnées de diarrhée. Quelle est, dans l'action de ces boissons, la part qui doit être faite à l'eau chaude bue en grande quantité, et celle qui appartient à l'huile volatile? Nous laissons la question indécise; mais, ce qu'il y a de certain, c'est que l'eau chaude sans essence provoque très souvent des nausées et des vomissements, tandis qu'avec de l'essence elle est prise avec plaisir et bien supportée.

Ce que je viens de dire ne peut s'appliquer qu'aux aromates pris en petite quantité. De hautes doses, auxquelles d'ailleurs on peut s'habituer jusqu'à un certain point, troublent la digestion, provoquent des accidents inflammatoires gastro-intestinaux, avec nausées, vomissements, coliques, diarrhée; l'absorption de leurs huiles volatiles donne lieu aussi à des phénomènes toxiques généraux: céphalalgie, stupéfaction, paralysie (Mitscherlich, Grisar et Binz), absolument comme après l'absorption de l'essence de térébenthine. Quant aux autres principes qui existent dans les aromates à côté des huiles volatiles, quant aux acides aromatiques, par exemple, nous ferons remarquer que leurs effets n'ont, en général, rien de saillant, et que, quand ces effets sont plus accentués, ils ressemblent à ceux des acides benzoïque, salicylique.

Emploi thérapeutique. — Tous les produits appartenant à ce groupe sont employés à peu près exclusivement dans les buts suivants: faciliter les digestions, favoriser l'expulsion des gaz intestinaux, calmer les coliques. Il est rare qu'ils soient appelés à remplir d'autres indications, lesquelles seront d'ailleurs mentionnées à propos de chacun de ces produits.

Dans le but de stimuler la digestion, on emploie les aromates tantôt sous forme médicamenteuse, tantôt, et le plus souvent, sous forme de préparations culinaires; à ce dernier point de vue, ils représentent les condiments les plus employés (cannelle, poivre, gingembre, vanille). On sait quel grand abus on en fait; si l'on veut en retirer des effets utiles plutôt que nuisibles, on doit ne les prescrire qu'avec prudence et suivant des indications précises.

On peut dire d'une manière générale qu'ils sont indiqués dans les cas où l'on a en vue d'activer la sécrétion du suc gastrique. Cette indication peut se présenter dans deux conditions différentes : 1° La sécrétion est normale et serait parfaitement suffisante pour fournir aux besoins de l'organisme; mais elle est insuffisante relativement à l'abondance des aliments ingérés. C'est une condition qui s'offre fréquemment chez les personnes de la classe aisée. Les aromates, en excitant la sécrétion du suc gastrique, aideront alors à la digestion de cet excès d'aliments; mais il va sans dire qu'on ne pourra pas impunément y avoir recours pendant un temps trop prolongé. 2° L'insuffisance de la sécrétion gastrique n'est pas seulement relative; elle est encore absolue, et l'indigestion se présente alors avec tous ses symptômes. C'est ce qui arrive assez souvent aux individus qui mènent une vie inactive et sédentaire.

Telles sont les seules conditions dans lesquelles les aromates doivent être employés comme eupeptiques. S'il s'agit d'un état de « faiblesse atonique de la digestion », on aura recours de préférence à d'autres médicaments; et leur contre-indication est formelle dans les affections inflammatoires de l'estomac, non seulement dans les affections aiguës, mais même dans les catarrhes chroniques.

Quant à leur emploi comme carminatifs, il va sans dire qu'on ne s'adressera pas à eux pour combattre le météorisme qui accompagne la péritonite, le typhus ou autres affections inflammatoires aiguës; on n'y aura recours que dans les cas de flatulence, succédant simplement à des processus trop actifs de fermentation, développés dans l'intestin, soit à la suite de l'ingestion d'une quantité trop abondante de substances fermentescibles, soit par suite d'une insuffisance des sécrétions gastriques et intestinales. Les aromates produisent alors un double effet : ils excitent la sécrétion des liquides digestifs et s'opposent ainsi indirectement au développement des gaz; en second lieu, ils activent les mouvements péristaltiques et provoquent ainsi l'évacuation des gaz déjà développés.

Enfin, parmi les produits en question, il en est plusieurs qu'on emploie avec prédilection, sous forme d'infusions théiformes, dans le but de calmer les gastralgies, les coliques, avec ou sans diarrhée, etc. Nous n'avons rien à ajouter ici à ce qui a été dit sur ce sujet dans la partie physiologique.

Les *doses* auxquelles on emploie les aromates sont, pour tous ceux à propos desquels la dose ne sera pas spécifiée, à peu près les mêmes. En général, pour la préparation des boissons théiformes, on emploie une cuillerée à bouche de substance pour une à trois tasses d'eau; on prescrit les essences à la dose de 1 à 2 gouttes (souvent sous forme d'oléo-sucre); les eaux, 5,0-10,0; les teintures, 20-40 gouttes.

Nos *aromates indigènes* sont les suivants :

1. Graines de carvi

Nom vulgaire des fruits du *Carum carvi*. On les emploie souvent, chez nous, mêlées dans le pain. Elles contiennent une huile volatile, d'une odeur et d'un goût aromatiques, et dont la composition est la même que celle de l'essence de térébenthine, ainsi qu'un corps isomère avec le thymol; c'est le *carvol*, $C^{10}H^{14}O$.

PRÉPARATIONS. — 1. *Graines de carvi*.

2. *Essence de carvi*.

2. Menthe poivrée

Elle doit à son essence, mélange de térébenthine avec un camphre (*menthol*,

($C^{10}H^{20}O$), son odeur aromatique caractéristique et son goût, d'abord âcre, puis rafraîchissant. D'après Köhler, elle diminue les réflexes et exerce une action déprimante, comme l'essence de térébenthine. Le menthol, même en solution aqueuse à 1 : 1000, est un bon agent antiputride.

Préparations — 1. *Feuilles de menthe poivrée.*

2. *Essence de menthe poivrée.* — Très souvent employée pour la préparation d'oléo-sucres.

3. *Pastilles de menthe poivrée.* — 1 partie d'essence sur 200 parties de sucre et 3 parties d'éther acétique.

4. *Eau de menthe poivrée*, et 5. *Eau de menthe poivrée alcoolisée.* — Véhicule très employé.

6. *Esprit de menthe poivrée d'Angleterre.* — 1 partie d'essence sur 3 parties d'alcool.

7. *Sirop de menthe poivrée.*

8. *Espèces aromatiques.* — Feuilles de menthe poivrée et de romarin, serpolet et marjolaine, fleurs de lavande, girofle et cubèbe. Employées seulement pour fomentations.

9. *Électuaire aromatique* ou *stomachique.* — Il contient : feuilles de menthe poivrée et de sauge, racine d'angélique, de gingembre, cannelle, girofle, miel purifié.

3. Menthe crépue

Son huile volatile ressemble à celle de la menthe poivrée, sauf qu'elle a une odeur aromatique moins prononcée.

Préparations. — 1. *Feuilles de menthe crépue.*

2. *Essence de menthe crépue.*

3. *Esprit de menthe crépue d'Angleterre.*

4. *Sirop de menthe crépue.*

5. *Eau de menthe crépue.*

4. Serpolet

Du *Thymus serpillum.* — Contient surtout des térébenthines.

Préparations. — 1. *Serpolet.*

2. *Esprit de serpolet.*

5. Thym

Du *Thymus vulgaris.* — Il contient, à côté de térébenthines, du *thymol* (voyez p. 451).

Préparations. — 1. *Thym.*

2. *Essence de thym.*

6. Racine de pyrèthre

De l'*Anacyclus officinarum.* — Ses principes actifs sont, d'après les uns, des huiles volatiles et des résines ; d'après les autres, c'est une base végétale, semblable à la pipérine. Odeur nulle ; saveur brûlante. Appliquée sur une muqueuse, elle finit par affaiblir l'excitabilité de ses terminaisons nerveuses superficielles. — Employée autrefois dans le traitement des paralysies de la sensibilité ou de la motilité, ayant pour siège la cavité buccale.

7. Racine d'acore

De l'*Acorus calamus*, aroïdée qui se trouve dans nos marais. — Elle contient une essence jaune, d'odeur agréable, et dont la composition n'est pas connue, un peu d'acide benzoïque et un principe amer glycosidique, l'*acorine*. Nous manquons de recherches physiologiques exactes sur les effets de ces éléments ; l'essence, à haute dose, produit de la céphalalgie ; l'acorine posséderait, dit-on, contre la fièvre intermittente, la même efficacité que la salicine.

La racine d'acore est encore aujourd'hui assez souvent prescrite dans les cas de « faiblesse atonique de la digestion », mais sans qu'elle paraisse rendre aucun service bien réel. — Extérieurement elle est souvent employée, en addition à des bains. Pour un bain général, 1/2 à 2 kilogrammes.

Doses et préparations. — 1. *Racine d'acore.* — 0,5-2,0 *pro dosi* (15 *pro die)*, en infusion.

2. *Essence d'acore;* 3. *Extrait d'acore;* 4. *Teinture d'acore;* entièrement superflus.

8. Absinthe

L'absinthe, *Herba absinthii*, de l'*Artemisia absinthium*, contient une essence composée, verte, d'une odeur aromatique, d'un goût âcre *(essence d'absinthe)*, des résines, de l'acide succinique et un principe amer, l'*absinthine*.

L'action de l'essence d'absinthe chez les animaux est semblable à celle de l'essence de térébenthine ; sous l'influence de doses modérées, diminution des réflexes, état de dépression ; sous l'influence de doses très élevées administrées pendant longtemps, il se manifeste parfois des convulsions épileptiformes.

Qant à l'absinthine, tout ce que l'on en sait, c'est qu'elle est absorbée et qu'elle communique un goût amer à la chair des animaux auxquels elle a été administrée.

Emploi thérapeutique. — On prescrit l'absinthe comme stomachique ; mais son utilité n'est nullement appréciable à ce point de vue, pas plus que dans les diverses affections contre lesquelles elles a été conseillée.

Doses et préparations. — 1. *Absinthe.* — En infusion, en macération dans l'alcool ou dans le vin (10,0 : 150,0). On la prescrit aussi en décoction, et sous cette forme elle agit plutôt comme amer pur.

2. *Extrait d'absinthe.* — Il est épais, d'un noir brunâtre, soluble dans l'eau ; il n'a que les propriétés d'un médicament amer ; à l'intérieur, 0,3-0,5, en pilules ou en solution.

3. *Teinture d'absinthe.* — 1 partie d'absinthe sur 5 parties d'esprit-de-vin dilué; coloration brun verdâtre. 15-30 gouttes.

L'absinthe entre encore dans la composition de diverses teintures et liqueurs « stomachiques ».

Les *aromates exotiques* sont en plus grand nombre. Ce sont :

9. Racine de gingembre

Du *Zingiber officinale.* — Elle doit à son essence, dont la composition est inconnue, de provoquer une saveur aromatique, piquante, une sensation de chaleur à l'estomac, une augmentation de l'appétit, et une amélioration de la digestion.

L'art culinaire l'utilise, sous diverses formes, comme excitant. — En thérapeutique, substance superflue. — *Teinture de gigembre.*

10. Cannelle de Ceylan

C'est l'écorce, dépouillée de son épiderme, du *Laurus cinnamomum*, arbre que l'on cultive particulièrement dans l'île de Ceylan. Elle contient une essence d'un goût très suave, qui, en s'oxydant à l'air, se transforme très facilement en aldéhyde cinnamique, C^9H^8O, et en acide cinnamique, $C^9H^8O^2$; ce dernier se comporte, sous tous les rapports, comme l'acide benzoïque, en lequel il peut se transformer par une nouvelle oxydation. On trouve encore dans l'écorce du *Laurus cinnamomum* de l'acide tannique, du sucre, de l'amidon et de la gomme. Elle possède toutes les propriétés des aromates, parmi lesquels elle tient un des premiers rangs; mais a-t-elle la propriété, comme on l'a dit, de provoquer les contractions de l'utérus et d'arrêter les hémorragies utérines? C'est ce qui est très douteux.

On prescrit assez souvent la cannelle de Ceylan contre des diarrhées chroniques et dans la seconde période des catarrhes intestinaux, dus à un refroidissement ou à une indigestion, alors que les phénomènes inflammatoires et fébriles ont disparu. Ses effets ne sont pas bien remarquables dans ces cas; on peut cependant employer alors avec avantage une infusion de cannelle comme véhicule d'autres médicaments. — Autrefois, avant que l'ergot de seigle eût été introduit dans la pratique, on faisait très fréquemment usage de la cannelle pour activer les contractions de l'utérus et faire cesser les hémorragies utérines pendant les accouchements. Les données des anciens observateurs sont assez formelles pour qu'on ne puisse mettre en doute une certaine efficacité de la cannelle dans ces cas; mais cette efficacité est bien inférieure à celle du seigle ergoté.

1. *Cannelle de Ceylan.* — 0,3-1,0 (5,0 *pro die*); en poudre, électuaire, infusion.

2. *Essence de cannelle de Ceylan.* — 1-2 gouttes, le plus souvent sous forme d'oléo-sucre.

11. Cannelle de Chine

Cortex cinnamomi Cassiæ. — Elle contient une essence qui ressemble beaucoup à celle de la cannelle de Ceylan, mais qui n'est pas aussi aromatique, et, en outre, de l'acide tannique (en plus grande quantité que celle de Ceylan), du sucre, de l'amidon et de la gomme.

Les effets de cette cannelle, son emploi, ses doses, sont les mêmes que ceux de la cannelle de Ceylan; mais, à cause de son prix bien moins élevé, on en fait un usage beaucoup plus étendu.

Doses et préparations. — 1. *Cannelle de Chine.* — Comme pour la précédente.

2. *Eau de cannelle simple.* — Produit de la distillation de 1 partie de cannelle avec 10 parties d'eau. Rarement employée seule; le plus souvent, comme véhicule et correctif d'autres médicaments.

3. *Eau de cannelle alcoolisée.* — 1 partie de cannelle sur 1 partie d'eau et 10 parties d'alcool rectifié; employée comme la précédente; on peut l'administrer seule: 5,0-10,0 *pro dosi.*

4. *Essence de cannelle de Chine.* — 1-2 gouttes, sous forme d'oléo-sucre ou dans des solutions spiritueuses.

5. *Teinture de cannelle.* — 1 partie de cannelle sur 5 parties d'alcool rectifié. 20-50 gouttes *pro dosi.*

6. *Sirop de cannelle.* — 2 parties de cannelle, 12 parties d'eau de cannelle alcoolisée, 2 parties d'eau de rose, 18 parties de sucre. Coloration brun rougeâtre. — Employé le plus souvent comme correctif.

7. *Teinture aromatique.* — Cannelle 4 parties, cardamome, girofle, galanga, gingembre, de chaque 1 partie; alcool rectifié 50 parties. Coloration rouge brun. Souvent employée dans les dyspepsies; 20-50 gouttes *pro dosi.*

8. *Poudre aromatique.* — 5 parties de cannelle, 3 parties de cardamome, 2 parties de gingembre. Employée par pincées.

12. Girofles

Fleurs non développées du *Caryophyllus aromaticus.* Ils contiennent 20 pour 100 d'une essence à odeur pénétrante, à saveur piquante; cette essence est composée d'*eugénol*, $C^{10}H^{12}O^{2}$, substance qui se comporte chimiquement comme un phénol, et d'une *térébenthine;* outre cette essence, les girofles contiennent encore de l'acide tannique, de la gomme.

Les effets des girofles ressemblent beaucoup à ceux de la cannelle. On les emploie à peu près exclusivement dans l'art culinaire. — Extérieurement on s'en sert, dans la médecine populaire, contre les maux de dents.

Doses et formes. — Comme celles de la cannelle.

1. *Essence de girofle.* — Incolore, quand elle est récemment préparée, elle devient plus tard jaunâtre ou rougeâtre. Poids spécifique : 1,05. 1 à 2 gouttes, sous forme d'oléo-sucre.

2. *Teinture de girofle.* — Employée le plus souvent à l'extérieur, contre les douleurs dentaires, et en addition à des préparations antiodontalgiques.

13. Maci

Capsule (arille) qui entoure la base de la noix muscade.

14. Noix muscade

Du *Myristica fragrans.* — Ces deux produits (macis et noix muscade) contiennent, mais dans des proportions différentes, une essence du genre des térébenthines, une très faible quantité de *myristicol* (essence oxygénée) et une huile grasse, connue sous le nom de *beurre de muscade.*

Leur action est à peu près celle de l'essence de térébenthine ; à petites doses, ils sont inoffensifs ; à hautes doses, ils donnent lieu à de la somnolence, à des vertiges, à de la céphalalgie, à du délire. Hager rapporte qu'étant enfant il fut pris de délire, après avoir ingéré la moitié d'une noix muscade.

Si l'on voulait prescrire la noix muscade comme médicament, il faudrait l'administrer aux doses de 0,5 à 1,0.

Les noix muscades ne sont pas employées en thérapeutique ; mais elles constituent un aromate fort en usage, et un remède populaire contre la diarrhée.

1. *Beurre de muscade.* — La préparation, connue sous ce nom dans les pharmacies, renferme un peu d'essence ; elle est solide, jaunâtre. On l'emploie en friction, dans la médecine populaire, notamment contre les coliques, la cardialgie. Nous n'avons jamais pu nous convaincre de la réalité de son efficacité.

2. *Baume de muscade.* — 6 parties de beurre de muscade, 2 parties d'huile de Provence, 1 partie de cire jaune. Comme la préparation précédente, mais employée encore plus communément.

3. *Teinture de macis.* — 1 partie de macis sur 5 parties d'alcool. 20-40 gouttes.

15. Vanille

Fruit capsulaire du *Vanilla planifolia.* Elle contient un acide, l'acide vanillique, d'une odeur douce, extrêmement agréable, ainsi que des huiles volatiles, qui n'ont pas encore été isolées. Les causes des accidents toxiques, cholériformes, consécutifs à l'ingestion d'une grande quantité de glace à la vanille, ne sont pas encore sûrement établies (Maurer).

La vanille est fréquemment employée comme aromate, surtout à cause de son odeur suave. On ne s'en sert pas en médecine. On admettait autrefois qu'elle avait la propriété d'exciter les désirs sexuels, et qu'elle pouvait être utile chez les hystériques, notamment contre les accès spasmodiques ; mais cela n'est nullement démontré. Si l'on voulait prescrire la vanille, il faudrait l'administrer à la dose de 0,3-1,0, en poudre ou en infusion.

Sucre de vanille. — 1 partie de vanille sur 9 parties de sucre. Excipient pour pilules.

16. Cascarille

Ecorce de plusieurs euphorbiacées appartenant au genre Croton. Son odeur est suave ; son goût, amer, aromatique, piquant. Elle contient un mélange d'essences et de résines, mélange qu'on désigne sous le nom d'*essence de cascarille*, ainsi qu'un principe amer cristallin, la *cascarilline*. Ses effets doivent être attribués principalement à l'essence. Cette écorce, absorbée en trop grande quantité, par exemple en infusion, donne lieu à un catarrhe intestinal (nausées, vomissements), à de la céphalalgie; ces mêmes phénomènes se manifestent aussi quand on fume du tabac avec lequel on a mêlé de cette écorce, dans le but de lui donner une meilleure odeur. L'action du principe amer est insignifiante.

La cascarille est, aujourd'hui encore, assez souvent employée dans le traitement de « l'atonie digestive », surtout quand il existe en même temps de la diarrhée. On l'employait aussi autrefois dans un grand nombre d'autres maladies, où son utilité a été reconnue nulle.

Doses et préparations. — *Cascarille.* — 0,5-2,0 *pro dosi* (15,0 *pro die*), en infusion.

2. *Extrait de cascarille.* — 0,3-1,0 (5,0 *pro die*), en pilules, solution.

17. Safran

Stigmates desséchés de la fleur du *Crocus sativus.* Il contient une essence à effets narcotiques prononcés, comme l'essence de térébenthine, et un principe colorant rouge orangé très foncé ; il n'est, à proprement parler, employé qu'à cause de ce dernier.

Thérapeutiquement, sa valeur est nulle. Il entre, dans la composition de plusieurs emplâtres.

Préparations. — 1. *Teinture de safran.*

2. *Sirop de safran.*

3. *Emplâtre de galbanum rouge, emplastrum oxycroceum.* — Il contient : safran, olibanum, myrrhe, mastic, galbanum, gomme ammoniaque, térébenthine, résine de pin, colophane, cire jaune. Remède populaire contre toute espèce de douleurs. Mélange entièrement superflu.

POIVRES

1. Poivre noir et poivre blanc

Le premier est la baie verte, desséchée, très âcre, du *Piper nigrum;* le second, beaucoup moins âcre, est la graine du fruit, arrivé à maturité, de la même plante. Le poivre contient : *a). une essence* isomère avec l'essence de térébenthine, et qui donne au poivre son odeur ; *b). une résine*, dont les divers éléments n'ont aucune action locale ni sur la peau ni sur les muqueuses (Buchheim); *c).* un *alcaloïde*, le *pipérin*, $C^{17}H^{19}.NO^{3}$, isomère avec la morphine, et que Buchheim compte parmi les amides, en le considérant comme une pipéridine, dont un atome d'hydrogène aurait été remplacé par le radical de l'acide pipérique ; le pipérin pur, étant insoluble dans l'eau, est à peu près insipide ; celui qui se trouve dans le commerce est souvent impur et possède le goût âcre du poivre ; *d).* la *chavicine*, pipéridine dans laquelle 1 d'hydrogène a été remplacé par le radical de l'acide chavicinique (Buchheim). Les propriétés âcres du poivre appartiennent-elles au pipérin pur (Buchheim) ou aux autres éléments ? On ne peut pas le décider. Le pipérin, chauffé pendant longtemps avec de la potasse, se décompose en *pipéridine* (liquide fortement alcalin, d'une saveur caustique, d'une odeur poivrée ammoniacale) et en *pipérate de potassium.*

Action physiologique. — Le poivre agit puissamment sur la digestion. Il provoque une sensation de chaleur à l'estomac, excite l'appétit, améliore le pouvoir digestif ; grâce à lui, on peut, dans les grands repas, absorber sans inconvénient un excès de nourriture, et digérer même des substances malfaisantes, telles que concombres, fruits verts. Ces effets sont dus probablement à une sécrétion plus abondante de suc gastrique, peut-être aussi à l'obstacle qu'oppose le poivre aux processus de putréfaction. — L'ingestion d'une trop grande quantité de poivre peut provoquer une inflammation violente de la muqueuse gastro-intestinale.

Le *pipérin*, administré à la dose de 0,50, 3-6 fois par jour, aurait, dit-on, la propriété, comme la quinine, de guérir les fièvres intermittentes. Neumann a vu l'administration, en une fois, de 2gr,50 de pipérin, donner lieu à de la cuisson à l'estomac, puis aux joues et aux yeux, et, un peu plus tard, à la face palmaire des mains et à la plante des pieds; en même temps, démangeaisons aux mains, aux pieds, aux jambes, et, sur ces mêmes parties, en des points isolés, alternatives de chaleur et de froid. Aucune modification sensible de l'activité cardiaque.

La *chavicine* possède, d'après Buchheim, les mêmes propriétés.

La *pipéridine* présente avec la *coniine* des analogies remarquables, non seulement au point de vue chimique, mais encore au point de vue toxicologique ; ces deux substances sont, en effet, des poisons nervins et exercent une action paralysante; mais la pipéridine paralyse essentiellement la sphère sensible, tandis que la coniine, semblable à la quinine, paralyse la sphère motrice. La paralysie déterminée, chez les animaux à sang froid, par la pipéridine, intérese uniquement les expansions périphériques des nerfs sensibles, mais nullement les organes nerveux centraux ou les troncs nerveux; la respiration s'interrompt pendant plusieurs minutes; la fréquence du pouls diminue d'un tiers. Chez les animaux à sang chaud, son action n'a pas été étudiée exactement; on sait seulement que, chez eux, l'excitabilité réflexe subit une diminution (Fliess).

Usages médicaux. — Le poivre est un des aromates les plus employés. C'est depuis longtemps un remède populaire contre la *fièvre intermittente;* il a même été administré méthodiquement, dans ce but, par les médecins, surtout au commencement de ce siècle. Dans le fait, le poivre s'est réellement montré utile dans quelques circonstances. On peut, parait-il, en retirer quelque avantage dans les cas où le quinquina a échoué et où la faiblesse des fonctions digestives ne permet pas l'emploi de l'arsenic. Peut-être ses effets favorables tiennent-ils à l'exaltation qu'il produit sur la digestion; du moins on constate qu'il agit le mieux et le plus rapidement quand il existe, comme complication prédominante, un état d'atonie de l'appareil digestif. Mais les cas de guérison sont si rares, relativement aux insuccès, que le traitement des fièvres intermittentes par le pipérin ne peut pas se généraliser.

L'usage du poivre à l'extérieur, comme irritant, est superflu, parce que nous possédons des agents de ce genre beaucoup plus rationnels.

Doses. — *Poivre noir.* — Comme fébrifuge, 0,3-0,5, en poudre ou macéré dans du vin.

2. Poivre de Guinée ou d'Espagne

Piment des jardins, *Fructus capsici.* — Aromate fort en vogue en Autriche, où on le désigne sous le nom de *paprika.* Il contient, comme l'indique sa saveur brûlante et la sensation de chaleur qu'il provoque dans l'estomac, un principe irritant, qui n'a pas encore été obtenu chimiquement pur, que Fleischer et Högyes ont désigné sous le nom de *capsicol.*

Quand on respire sa poudre, même en très faible quantité, on est pris d'éternuements intenses; dans la bouche et dans l'estomac, il détermine de la cuisson, un sentiment de chaleur, excite fortement l'appétit et la digestion, sans produire de troubles morbides, même quand il a été ingéré à doses assez considérables; pris en excès, il fait naître, comme le poivre noir, une inflammation gastro-intestinale.

En médecine on ne l'emploie plus aujourd'hui que dans les cas où l'on veut exciter la digestion. Mais ces cas demandent à être précisés avec soin, à cause des effets intenses que ce poivre exerce sur la muqueuse digestive. On peut en conseiller l'usage aux personnes saines, d'ailleurs, et robustes, qui mènent une vie sédentaire, qui mangent beaucoup, et qui éprouvent, après le repas, une sensation de plénitude et de pression à l'épigastre; il ne faut pas qu'il existe des symptômes d'une affection inflammatoire de la muqueuse gastrique, et l'appétit surtout doit être conservé. Dans les pays où l'on fait un grand usage de ce poivre, particulièrement dans les Indes occidentales, on admet qu'il accélère surtout la digestion des aliments végétaux. — Il est sans utilité dans tous les autres cas où on l'a encore prescrit, notamment dans la diphthérite du pharynx, contre laquelle les médecins des Indes occidentales l'ont administré en gargarismes, pratique qui peut certainement être pernicieuse. Mâcher ce poivre, dans le but de guérir les paralysies de la langue, est évidemment une pure illusion. Comme irritant cutané, il est superflu.

DOSES ET PRÉPARATIONS. — 1. *Poivre de Guinée*. — A l'intérieur, 0,05-0,2 (1,0 *pro die*), en pilules, en poudre ou en infusion ; à prendre avant le repas. Pour gargarismes, on faisait une infusion de 1,0-2,0 : 200-300,0.

2. *Teinture de piment*. — 20-30 gouttes.

3. Poivre de Cayenne

Du *Capsicum brasiliense*. — C'est un aromate dont l'action est semblable à celle du précédent.

Parmi les aromates, nous mentionnerons encore le *cardamome (fructus Cardamomi)*, les feuilles et les fruits du *laurier*, la racine de *galanga*, la racine de *zédoaire*, les semences de *coriandre*, le *poivre de la Jamaïque (fructus Amomi)*, l'*essence de cajeput*.

BAUMANN u. HERTER, Ueber die Synthese von Aetherschwefelsäuren und das Verhalten einiger aromatischer Subst. (Zeitschrift für physiolog. Chemie, Band I, S. 244. Strassburg, 1877; Band II, 335, 1878). — BRIEGER, Archiv für Anatomie und Physiologie, Physiol. Abtheilung, Suppl. Band, S. 61, 1879. — BERNARD (Claude), Propriétés physiologiques des liquides de l'organisme, t. II, p. 144. Paris, 1859. — Dictionnaire encyclopédique des sciences médicales, art. PIPÉRIDINE, PIPÉRINE par LUTZ, 2e série, t. XXV; art. POIVRIER par CH. ELOY, 2e série, t. XXVI.

FLIESS, Das Piperidin als Anaesthesicum und die Beziehung desselben zu seinem Homologon Coniin (Du Bois Reymond's Archiv, 1883; Inaugural Dissertation. Berlin, 1883; Centralblatt für klin. Medicin, n° 52, 1883).

4. PRODUITS AROMATIQUES FAVORISANT L'EXPULSION DES MUCOSITÉS

La plupart de ces produits appartiennent à la catégorie des aromates, dont ils partagent toutes les propriétés sur l'appétit, la digestion, les secrétions intestinales ; quant à leur propriété de faciliter l'expulsion des mucosités visqueuses, elle n'a pas été, jusqu'ici du moins, parfaitement démontrée.

Ils ne présentent donc, comme *expectorants*, qu'une importance tout à fait secondaire. On affirme cependant les avoir vus, dans les premières périodes des catarrhes bronchiques, rendre plus facile l'expectoration des produits de sécrétion accumulés. En tout cas, l'administration de doses élevées de ces produits est nettement contre-indiquée quand il existe un état inflammatoire ou fébrile bien accentué. — Ces produits sont rarement prescrits isolément ; on leur associe en général d'autres substances ; et on ne les emploie guère que dans les catarrhes légers du larynx ou des bronches.

1. Lippia dulcis mexicana

Verbenacée de l'Amérique du Sud, arbrisseau rampant, toujours vert, pourvu d'une longue racine et d'un grand nombre de rameaux latéraux, odoriférant et possédant de petites fleurs, qui ont un goût aromatique doux et agréable.

Cette plante contient un tannin, une substance appartenant au groupe de la quercétine, une essence oxygénée *(essence de lippie)*, et un camphre très volatil *(lippiol)*.

Le lippiol en est le principe actif le plus important; il détermine, chez l'homme, une sensation de chaleur particulière, accompagnée de rougeur et d'une sécrétion de sueur au visage, puis de l'assoupissement; chez les animaux, de l'inquiétude, des nausées, de l'anorexie, des efforts de vomissement, de la somnolence. Le rétablissement est très rapide (Podwissotzki).

La plante, à cause du lippiol qu'elle contient, représente un médicament légèrement excitant, jouissant de la propriété de favoriser la sécrétion du mucus dans certaines affections des muqueuses des organes respiratoires; elle agit en même temps comme calmant; on l'a donc recommandée comme expectorant dans le traitement de la bronchite aiguë ou chronique et dans les cas où il existe de l'excitation à la toux.

Le mieux est de se servir de la teinture de lippia, qui nous vient d'Amérique (concentrated tinctura of the leaves and flowers Lippia mexicana), et qu'on prépare avec l'alcool le plus concentré. On en donne une cuillerée à café toutes les trois ou quatre heures; la plus haute dose qu'on ait prescrite est une cuillerée à café chaque demi-heure. On donne cette teinture dans un mucilage ou mêlée avec de la glycérine.

2. Anis commun

Semences du *pimpinella anisum*. — Il contient une essence connue sous le nom d'*anéthol* ou *camphre d'anis*, laquelle est composée de deux éléments chimiquement identiques, mais différents par leurs propriétés physiques; l'un est solide, l'autre liquide; l'anéthol est peu soluble dans l'eau, facilement soluble dans l'alcool.

Les propriétés physiologiques de l'anis n'ont été que peu étudiées; tout ce que nous en savons, c'est que, à certaines doses, il produit, à la manière de l'essence de térébenthine et du camphre, des effets mortels sur les animaux, grands ou petits, qui succombent au milieu de phénomènes de paralysie. Nous croyons donc pouvoir lui attribuer, jusqu'à nouvel ordre, des effets analogues à ceux de l'essence de térébenthine.

Ses *usages thérapeutiques* sont exactement les mêmes que ceux du fenouil, dont il sera question plus loin; seulement ce dernier est employé de préférence pour la préparation des collyres. Par contre, l'essence d'anis possède, à un plus haut degré que les autres essences, la propriété, qui appartient à presque toutes, de tuer les parasites animaux de la surface cutanée; elle est notamment un bon parasiticide contre les poux de la tête; on doit ne l'employer qu'avec prudence, parce qu'elle provoque facilement des inflammations cutanées. Cette essence jouit aussi de la propriété de détruire les champignons parasites (dans le chloasma, l'herpès circiné).

DOSES ET PRÉPARATIONS. — 1. *Semences d'anis*, 0,5-1,5, en infusion, en poudre, en teinture alcoolique.

2. *Essence d'anis*.

3. Anis étoilé

Fruits de l'*illicium anisatum*. — Son odeur et sa saveur ressemblent à celles de l'anis commun; ses éléments sont les mêmes *(anéthol)*; ses propriétés doivent donc aussi être les mêmes. Il entre dans la composition les préparations suivantes :

1. *Espèces pectorales.* — 8 parties de racine de guimauve, 3 parties racine de réglisse, 4 parties feuilles de tussilage, 1 partie rhizome d'iris de Florence, 2 parties de fleurs de bouillon-blanc, 2 parties d'anis étoilé. Remède domestique très fréquemment employé dans les catarrhes bronchiques apyrétiques ; une cuillerée à bouche pour deux ou trois tasses.

2. *Espèces pectorales avec fruits.* — Espèces pectorales 16 parties, fruits de caroubier 6 parties, orge mondé 4 parties, figues 3 parties. Même usage que le précédent.

4. Semences de fenouil

Du *fœniculum vulgare.* — Elles contiennent, comme les semences d'anis, une essence oxygénée composée d'anéthols, et, en outre, une térébenthine. Tout ce que nous savons des effets de cette essence, c'est qu'elle agit sur l'organisme animal à la manière des autres essences, augmente l'appétit, les sécrétions du lait, de la sueur et de l'urine.

Les semences de fenouil sont très fréquemment mises en usage. On les emploie le plus souvent comme remède carminatif, dans les cas où l'estomac et l'intestin sont devenus le siège d'un développement abondant de gaz, avec toutes ses conséquences (éructations, nausées, coliques). On les associe souvent aux purgatifs, dans le but d'éviter ou de modérer les coliques; mais ce but est rarement atteint. — Comme expectorant, le fenouil n'a qu'une faible valeur ; on l'associe à la réglisse, à l'anis, etc. — Mentionnons encore l'usage populaire du fenouil dans le but d'activer la sécrétion lactée ; il est plus que douteux qu'il possède cette propriété ; et à quoi la devrait-il? On l'ignore entièrement.

A l'extérieur, le fenouil est employé, mais seulement dans la médecine populaire, sous forme de collyres. A-t-il, contre le catarrhe chronique de la conjonctive, d'autre effet utile que celui de provoquer une excitation légère? C'est ce qui n'est pas démontré.

Doses et préparations. — 1. *Semences de fenouil.* — Intérieurement, 0,5 jusqu'à 1,5, en infusion, en poudre. Elles entrent dans la composition d'un très grand nombre d'infusions composées, qui sont des remèdes populaires contre toute espèce de maux.

2. *Essence de fenouil.* — 1-3 gouttes, comme carminatif ; employée le plus souvent comme correctif, sous forme d'oléo-sucre.

3. *Eau de fenouil.* — Par cuillerées à café, seule ou ajoutée à des potions.

4. *Sirop de fenouil.* — Comme carminatif et expectorant, en addition à des mixtures, etc.

5. Semences de fenouil aquatique

De l'*œnanthe phellandrium.* — Elles contiennent une essence inconnue, d'une odeur désagréable, et le *phellandriol.* Elles sont souvent mêlées avec celles de la ciguë aquatique, substance très toxique, de sorte que les effets narcotiques qu'on leur a attribués paraissent devoir être mis sur le compte de cette dernière plante.

6. Racine de boucage

De diverses espèces de *pimpinella.* Elle contient une essence, ainsi qu'un principe âcre. Son odeur et sa saveur sont désagréables. Tout à fait superflue.

Préparation. — *Teinture de racine de boucage.*

7. Racine d'aunée

De l'*inula helenium.* — Elle contient une essence du *genre camphre* et une substance, l'*hélénine*, isomère avec l'amidon, et agissant comme lui. L'hélénine a été tout récemment recommandée comme spécifique contre le bacille de la tuberculose.

Préparation. — *Extrait d'aunée;* contre la toux; 0,5 jusqu'à 1 gramme chaque jour. Hélénine : 0,019 *pro dosi*, 10 fois par jour.

8. Gomme ammoniaque

Gomme-résine produite par le *Dorema ammoniacum.* Elle se présente sous la forme de grains jaunâtres, qui, à côté d'une très petite quantité d'essence, contiennent beaucoup de résine et de gomme. Odeur forte, saveur amère et irritante. On ne lui a jusqu'ici reconnu aucun effet sur l'organisme animal; il en est de même de la résine.

La gomme ammoniaque, autrefois très employée, est aujourd'hui généralement considérée comme superflue. Ses propriétés expectorantes sont bien faibles, si tant est qu'elles soient réelles. Les conditions pour son administration seraient, dit-on, les mêmes que celles que nous mentionnerons dans l'étude du sénéga.

Doses et préparations. — 1. *Gomme ammoniaque.* — A l'intérieur, 0,2-1,0 (5,0 *pro die*), en pilules ou en émulsion (avec jaune d'œuf). Pour l'usage externe, on l'ajoute à des masses emplastiques irritantes.

2. *Emplâtre de gomme ammoniaque.* — Il contient, outre la gomme ammoniaque, de la résine de pin, du galbanum, de la térébenthine, de la cire jaune.

9. Myrrhe

Gomme-résine qui découle du *balsamodendron myrrha.* — Elle contient une essence oxygénée *(myrrhol)* en très petite quantité (2 pour 100), et elle est composée, moitié d'une résine, moitié d'une gomme. Tout ce qu'on sait de ses effets, c'est que, à petite dose, elle améliore l'appétit, et que, à doses élevées, elle provoque de la gastro-entérite.

Emploi thérapeutique. — Ce que nous venons de dire de l'emploi à l'intérieur de la gomme ammoniaque peut s'appliquer à la myrrhe, qui pourtant devrait mériter la préférence dans le traitement de la broncho-blennorrhée, d'abord parce qu'elle ne trouble pas autant la digestion, et, en second lieu, parce que son influence sur la sécrétion anormale est *peut-être* préférable à celle de la gomme ammoniaque. Les médecins anciens attribuaient à la myrrhe une efficacité tout à fait extraordinaire dans la « phtisie pulmonaire pituiteuse », et les observations existantes permettent réellement de lui reconnaître une certaine utilité contre la broncho-blennorrhée. Elle semble, non seulement favoriser l'expulsion des mucosités, mais encore empêcher un peu leur formation. — Dans le traitement de la phtisie proprement dite, dans lequel on l'employait beaucoup autrefois sous forme de la mixture de Griffith, elle est aujourd'hui abandonnée avec raison.

Extérieurement la myrrhe est beaucoup employée et, dans certains cas, avec succès. On s'en sert principalement pour le pansement des surfaces ulcéreuses qui exigent « un traitement légèrement excitant », qui ne montrent aucune tendance à la guérison, dont les granulations sont « flasques » et la sécrétion « ténue ». C'est la teinture de myrrhe qui est surtout employée dans ces cas, et on l'associe le plus souvent avec d'autres substances à action analogue, telles que le camphre, etc. — La myrrhe est encore employée en addition à des gargarismes astringents, ou bien seule, en application sur les gencives saignantes.

Doses et préparations. — 1. *Myrrhe.* — A l'intérieur, 0,3-1,0, en pilules, en poudre, mixtures à agiter. Extérieurement, la gomme-résine est rarement employée; on préfère en général la teinture (solutions à 5 à 10 pour 100).

2. *Teinture de myrrhe.* — 1 partie de myrrhe sur 5 parties d'esprit de vin rectifié. Couleur rouge jaunâtre. Non usitée à l'intérieur. On s'en sert pour préparer des liquides pour pansement, on l'ajoute à des teintures dentifrices.

3. *Extrait de myrrhe.* — Préparation tout à fait superflue.

On a encore compté parmi les expectorants la *résine de benjoin*, dont il a été question plus haut.

V. Produits aromatiques diurétiques et diaphorétiques

1. PRODUITS DIURÉTIQUES

Bien qu'ils exercent sur la sécrétion de l'urine les mêmes effets que les aromates, dont ils font d'ailleurs partie, les médicaments suivants sont cependant employés de préférence, et par une tradition ancienne, comme diurétiques. La cause de ces effets diurétiques est probablement une irritation directe exercée par ces substances sur les reins ; on ne connaît pas la nature de cette irritation ; mais on est autorisé à en admettre l'existence par ce fait, à savoir, que ces substances, à hautes doses, provoquent une inflammation des reins, avec albuminurie et hématurie, exactement comme il arrive sous l'influence de l'essence de térébenthine. Ce sont : le *cubèbe*, les *feuilles de matico*, le *baume de copahu*, les *baies de genièvre*, etc. — On admet aussi que les trois dernières de ces substances agissent favorablement sur les catarrhes urétraux produits par le *virus blennorragique*.

1. Poivre cubèbe

Fruit du *Piper cubeba* ou *cubeba officinalis*. Il contient jusqu'à 15 pour 100 d'une huile volatile *(essence de cubèbe)*, $C^{30}H^{45}$, polymère avec l'essence de térébenthine ; jusqu'à 2 pour 100 d'un corps indifférent, insipide et inodore, insoluble dans l'eau *(cubébine)* ; une *résine* avec un acide *(acide cubébique)* ; de plus, une huile grasse et de la gomme.

Action physiologique. — A petites doses (0,5-1,0), le cubèbe exerce une action favorable sur la digestion ; à doses moyennes (5,0), il provoque des nausées, des douleurs abdominales, l'évacuation d'une quantité plus abondante d'urine ; à doses élevées (10,0), il donne lieu à un catarrhe ou à une inflammation de l'estomac et de l'intestin, avec coliques violentes, vomissements, diarrhée, et autres symptômes généraux de gastrite ; on a quelquefois observé aussi des éruptions cutanées.

Quant aux effets produits par les divers éléments du cubèbe, Bernatzik a vu l'*essence de cubèbe* exercer, chez l'homme, la même action que l'essence de térébenthine ; d'autres observateurs ont constaté aussi qu'elle faisait augmenter la sécrétion urinaire ; l'*acide cubébique* donne lieu, d'après Schmidt, à des troubles gastriques, à une forte augmentation de la quantité d'urine et d'acide urique, à de la cuisson dans le canal de l'urètre, à du ténesme vésical. Quant à la *cubébine*, on ne lui a encore reconnu aucune action.

Dans l'urine l'acide cubébique se trouve à l'état de sel. Aucune recherche physiologique n'a démontré jusqu'ici qu'il exerçât une action sur les muqueuses des voies urinaires ; c'est cependant à l'acide cubébique s'éliminant avec les urines qu'on attribue les effets curatifs produits par le cubèbe.

Emploi thérapeutique. — On ne tire aucun parti des propriétés digestives du cubèbe, et à ce point de vue il peut être considéré comme sans utilité. Il est d'autres états morbides dans lesquels on l'employait autrefois (catarrhe pulmonaire, troubles nerveux, etc.) et où il est aujourd'hui abandonné. Il n'est plus mis en usage que contre la *blennorragie*. Avant l'emploi des moyens topiques dans le traitement de cette affection, le cubèbe et le copahu jouaient un grand rôle dans ce traitement. Dans certains cas, ils peuvent suffire à faire disparaître la blennorragie ; c'est ce qu'on ne peut contester. Mais, aux doses considérables auxquelles il faut les prendre, ils engendrent facilement des troubles digestifs ; de plus ils ont une saveur répugnante et ils échouent contre le processus morbide beaucoup plus souvent que les injections directes. Aussi le cubèbe de même que le copahu sont-ils aujourd'hui assez rarement prescrits contre la blennorragie ; on ne s'en sert guère que pour combattre les blennorrhées qui ont résisté à toutes les injections. On voit alors quelquefois, sous l'influence de l'administration combinée de ces deux substances, le processus s'éteindre ; mais le fait est bien loin d'être constant. — Si l'on veut prescrire le cubèbe, il faut bien s'assurer que la digestion est en bon état, et que le sujet ne présente aucune disposition aux hyperhémies cérébrales, aux palpitations ; et avant tout il faut, comme l'apprend l'expérience, que la période inflammatoire aiguë de la blennorragie soit passée. On doit éviter de donner les doses énormes (10-20 grammes) qu'on prescrivait autrefois. — On se représente le mode d'action du cubèbe sur le processus blennorragique de la même manière que celui du copahu (voyez ce dernier).

Doses et préparations. — 1. *Cubèbe.* — Comme antiblennorragique, 1 gramme jusqu'à 2 grammes, plusieurs fois par jour, en poudre, en bols, en capsules.

2. *Extrait éthéré de cubèbe.* — 0,3-1,0 (5,0 *pro die*), en pilules ou en capsules.

2. Feuilles de matico

Ce sont les feuilles du *Piper angustifolium.* Sorte de poivre très rapproché du cubèbe. Elles contiennent une essence, un acide cristallin, de l'acide tannique, une résine.

Superflues.

3. Baume de copahu

Provenant de divers *Copahifera.* — Il est composé : d'une térébenthine (*essence de copahu*, $C^{40}H^{16}$), à odeur et saveur fortes ; d'une résine, dont la composition est inconnue, mais dans laquelle se trouve un acide, l'*acide copahivique.*

Action physiologique. — L'essence de copahu a une action semblable à celle de l'essence de térébenthine ; la résine possède des propriétés irritantes très énergiques sur la muqueuse des voies digestives ; ces deux substances se retrouvent en partie dans l'urine (Bernatzik).

Le baume de copahu incommode, même à faibles doses (0,5-1,0), par son goût désagréable et par les renvois qu'il provoque ; ces doses suffisent, chez beaucoup de personnes, pour donner lieu à des nausées, des vomissements, quelquefois de la diarrhée. Les urines deviennent plus abondantes, elles ont une odeur de copahu, et leur émission s'accompagne de ténesme vésical. Des doses plus élevées (5,0-15,0) déterminent une inflammation gastro-intestinale, avec toutes ses conséquences : vomissements, diarrhée, élévation de la température, céphalalgie ; en outre, douleurs dans la région rénale, augmentation de la sécrétion urinaire ; on trouve dans l'urine de l'albumine, du sang ; strangurie ; de plus, éruptions cutanées de la nature de l'urticaire.

Le baume de copahu n'est employé que dans le traitement de la *blennorragie.* Son utilité dans cette maladie est démontrée par des milliers d'observations. On voit souvent, par sa seule influence, l'écoulement disparaître, l'affection guérir complètement. On a beaucoup discuté sur la question suivante : A quelle période de la maladie faut-il administrer le copahu ? Est-ce au début, pendant l'existence des symptômes inflammatoires, ou seulement plus tard, pendant la période blennorrhéique ? Ces deux opinions ont été soutenues. Cependant la plupart des observateurs conviennent que le copahu ne doit être prescrit que lorsque les symptômes aigus sont passés, et qu'en agissant autrement, on s'expose à voir l'inflammation devenir plus vive, les douleurs s'accroître, ainsi que la strangurie, et même l'inflammation se propager à la muqueuse vésicale.

Il est vraisemblable que l'action du copahu sur la muqueuse urétrale est une action topique (astringente), se produisant par l'intermédiaire de l'urine, chargée des principes du copahu. En faveur de cette opinion parlent les deux faits suivants : chez les femmes, chez lesquelles le processus blennorragique est souvent limité à la muqueuse vaginale, où l'urine n'arrive pas, le copahu reste en général inefficace ; en second lieu, Ricord a observé, chez les individus atteints d'hypospadias, que le processus blennorragique disparaissait au niveau de la partie postérieure de la muqueuse urétrale, c'est-à-dire la partie baignée par l'urine, tandis qu'il persistait dans la partie antérieure.

Bien que quelques médecins n'opposent à la blennorragie qu'un traitement interne, l'immense majorité admet cependant comme plus rationnel le traitement local par les injections. La question suivante se présente donc : Le copahu a-t-il une valeur dans le traitement de la blennorragie, et quelle est cette valeur ? L'observation démontre que ce médicament ne peut absolument pas être considéré comme superflu. Il est, en effet, des blennorrhées anciennes qui ont résisté à toute espèce d'injections, et qui cèdent rapidement au baume de copahu (souvent administré concurremment avec le cubèbe). Mais son emploi ne doit pas constituer le traitement ordinaire de la blennorragie, en supposant même qu'il exerce une action aussi efficace que les injections, parce qu'il donne facilement lieu à des troubles digestifs. Quand on voit apparaître, sous son influence, l'exanthème dont il a été question plus haut, il faut en suspendre l'usage. Les injections urétrales avec l'essence de copahu, qui ont été aussi essayées, agissent certainement moins bien que l'administration du copahu à l'intérieur. De même, le copahu en substance, pris par la bouche, a beaucoup plus d'efficacité que l'essence ou la résine.

Doses et préparations. — 1. *Baume de copahu.* — 1/2-1-2 cuillerées à café, 2-3 fois par jour. On le prend pur, ou bien mêlé avec du jus de citron ou avec une essence forte, ou bien enfin sous forme de capsules gélatineuses, dans lesquelles on le mêle souvent avec d'autres substances [1].

2. *Acide copahivique* et *copahivate de sodium.* — Leur usage s'est étendu dans ces derniers temps, parce que leur saveur est moins désagréable que celle du baume.

4. Essence de Santal

Oleum Santali ostindicum. — C'est un liquide d'un jaune clair, rappelant exactement la couleur de l'huile d'amandes douces la plus pure. Elle a été recommandée, à la dose de 0,3, trois fois par jour, en capsules gélatineuses, prises après le repas, comme un excellent agent pour combattre les blennorragies aiguës et chroniques (Posner, Letzel).

5. Baies de genièvre

Fruits de notre genévrier commun, *Juniperus communis.* — Leur principe actif le plus important est l'*essence de genièvre*, mélange, fortement aromatique, de plusieurs térébenthines. Ces baies contiennent en outre une résine et de la glycose.

Effets physiologiques. — Identiquement les mêmes que ceux de l'essence de térébenthine ; l'action diurétique est surtout bien connue ; l'urine acquiert, comme après l'emploi de l'essence de térébenthine, une odeur de violette.

A petites doses, les baies de genièvre facilitent la digestion et constituent un aromate très apprécié.

Emploi thérapeutique. — Les baies de genièvre ne sont prescrites que comme

[1] [Au lieu d'enfermer le copahu dans des capsules gélatineuses, il est certainement préférable de l'envelopper dans des capsules de gluten ; plusieurs personnes, dont l'estomac ne peut pas tolérer les premières, supportent très bien les secondes, qui ont l'avantage de ne se dissoudre que lentement et d'arriver dans l'intestin avant d'avoir laissé échapper leur contenu.]

diurétiques ; on les emploie rarement seules, le plus souvent associées à d'autres substances à action analogue (espèces aromatiques). C'est plutôt un remède populaire qu'un agent thérapeutique. Elles excitent la sécrétion de l'urine, c'est ce que démontre l'expérience ; mais, au point de vue du profit à en retirer en médecine, cette action est inférieure à celle d'autres médicaments. On doit s'abstenir de les employer lorsqu'il existe une inflammation aiguë ou subaiguë du parenchyme rénal, surtout si la néphrite est consécutive à la scarlatine ; on en fait parmi le peuple, dans ce dernier cas, un abus très préjudiciable. On évitera aussi de s'en servir contre l'hydropisie hydrémique, d'autant plus que leur usage prolongé a ici pour conséquence de troubler l'appétit ; on devra aussi les rejeter dans le traitement des hydropisies qui dépendent d'une altération valvulaire ; on possède, dans ce cas, des médicaments d'une valeur incomparablement supérieure. Si l'on tient à essayer l'emploi des baies de genièvre, on ne pourra guère les prescrire, concurremment avec d'autres médicaments, que dans l'anasarque dépendant d'un ratatinement rénal ou de troubles circulatoires dans les poumons (sclérose pulmonaire, etc.).

On se sert encore des baies de genièvre, et plus souvent encore du bois de genévrier, sous forme de fumigation, pour désinfecter, pour « purifier l'air ». Ces fumigations ne désinfectent nullement, et, quant à la purification de l'air, tout ce qu'elles produisent se borne à masquer une odeur désagréable (de matières fécales, de sueur) par une odeur plus forte ; on devra d'ailleurs n'employer ces fumigations qu'avec prudence dans les chambres où sont des malades atteints d'affections de l'appareil respiratoire.

Doses et préparations. — 1. *Baies de genièvre.* — A l'intérieur, en infusion théiforme (15,0 : 300,0), souvent avec addition de racine de livêche, de bugrane, etc.

2. *Essence de genièvre*, en général claire, incolore, soluble dans l'alcool. 1-4 gouttes, sous forme d'oléo-sucre, ou en solution alcoolique. Superflue en médecine.

3. *Esprit de genièvre.* — Intérieurement, 20-25 gouttes ; à l'extérieur, en frictions irritantes.

4. *Extrait de genièvre*, *rob de genièvre.* — Couleur brune. Donne avec l'eau une solution trouble. Par cuillerées à café. On l'ajoute le plus souvent à des mixtures diurétiques.

6. Semences de persil

Du *Petroselinum sativum*, herbe potagère bien connue. Elle contient une *térébenthine* qui se résinifie très facilement et qui a l'odeur du persil, ainsi qu'un autre corps, l'*apiol*, qui n'est pas encore bien caractérisé ; ce dernier possède, d'après Homolle, des propriétés semblables à celles du camphre, il excite le cerveau ; la première agit à la manière de l'essence de térébenthine.

Les semences de persil sont un diurétique populaire très apprécié. On les emploie comme les baies de genièvre.

Eau de persil. — Tout à fait superflue.

7. Semences d'aneth

De l'*Anethum graveolens*. — On les ajoute souvent aux concombres confits ; c'est aussi un diurétique populaire.

8. Racine de livêche

Du *Levisticum officinale*. — Elle a une odeur particulière, une saveur désagréable ; elle contient une essence et une résine ; on lui attribue aussi des propriétés diurétiques.

9. Pensée sauvage

Herba Violæ tricoloris. — Elle contient, dit-on, de même que la violette odorante, un alcaloïde, la *violine*, ayant des propriétés vomitives; mais, dans la pensée, la quantité de cet alcaloïde est insignifiante. Tout ce qu'on sait, au point de vue physiologique, c'est que, après l'usage de la pensée en infusion, l'urine prend une odeur désagréable. — Remède populaire très employé contre les éruptions cutanées, les hydropisies.

10. Stigmates de maïs

On n'y a découvert jusqu'ici aucun principe actif. On les a recommandés, surtout en France, comme diurétiques, dans le traitement du catarrhe de la vessie, des coliques néphrétiques, de la gravelle, etc. On les prescrit sous forme d'infusion théiforme (1 litre par jour), ou sous forme d'extrait (2 cuillerées à bouche 3 fois par jour, dans de l'eau chaude).

11. Blatte orientale

La *Blatta orientalis* et la *Blatta germanica* constituent un remède populaire russe contre les hydropisies; les médecins russes les prescrivent en infusion ou en poudre, aux doses de 0,06-0,3, trois fois par jour, comme diurétiques, dans les hydropisies. Pibram a vu, dans des cas de néphrite, la diurèse d'abord augmenter sous leur influence, puis diminuer; leur administration ne présente point d'inconvénients, mais n'offre non plus aucun avantage essentiel.

2. PRODUITS DIAPHORÉTIQUES

On les prend toujours avec une certaine quantité d'eau chaude, laquelle, pénétrant rapidement dans le sang, en augmente la masse, le rend plus chaud, plus aqueux, et fait élever la pression sanguine; de là l'augmentation des sécrétions aqueuses, non seulement de la sueur, mais encore de l'urine. Les huiles volatiles de ces produits n'exercent, que nous sachions, aucune action particulière sur les glandes sudoripares; d'ailleurs elles sont en trop faible quantité, dans les infusions, pour qu'on puisse leur attribuer une part essentielle dans la production des sueurs.

Si donc l'on veut simplement provoquer des effets sudorifiques, sans augmenter en même temps la sécrétion urinaire, on aura recours beaucoup plus rationnellement aux enveloppements chauds et humides de la surface cutanée.

1. Camomille

Flores Chamomillæ vulgaris, du *matricaria Chamomilla.* — Ces fleurs contiennent un mélange de térébenthines et d'essences du genre camphre, un principe colorant particulier, bleu, et de petites quantités d'acide, probablement de l'acide vélérianique.

L'odeur et le goût de la camomille ne sont pas agréables; ils ont même quelque chose de repoussant, et peuvent donner lieu à des nausées et même à des vomissements, dans les cas où il existe une disposition aux catarrhes gastriques. Du reste, les effets physiologiques de la camomille ressemblent à ceux des autres plantes aromatiques. Sur la grenouille elle provoque des phénomènes de paralysie, de la même manière que l'essence de térébenthine et le camphre (Grisar).

La camomille est un des remèdes domestiques les plus en usage. D'abord on l'emploie comme diaphorétique; mais il est à peu près certain que ce n'est pas à elle qu'on doit attribuer l'action sudorifique, mais bien à l'eau chaude qu'on absorbe en même temps. — On s'en sert encore pour faciliter les vomissements; mais l'effet doit être attribué en grande partie à ce que, sous l'influence du liquide ingéré, les parois de l'estomac sont distendues et peuvent, par suite de cette distension, être plus facilement comprimées par les muscles abdominaux et par le diaphragme. — On prescrit encore la camomille pour calmer les gastralgies, les coliques ; on ne peut contester que les effets obtenus ne soient souvent favorables ; mais faut-il les mettre sur le compte de la camomille ou de la chaleur du véhicule ? C'est ce que je ne déciderai pas.

Extérieurement la camomille est souvent mise en usage; on en prépare des liquides, avec lesquels on panse les ulcérations fongueuses; des cataplasmes qu'on applique sur les contusions; on en fait le véhicule de la plupart des lavements; on l'ajoute aux bains, aux sachets aromatiques, etc.

Doses et préparations. — 1. *Fleurs de camomille.* — Rarement prises dans les pharmacies (10-15 : 150-200) ; le plus souvent sous forme d'une infusion, que l'on prépare à la maison; une cuillerée pour trois tasses.

2. *Eau de camomille.* — Comme véhicule.

2. Camomille romaine

De l'*Anthemis nobilis.* — Dans l'essence de camomille romaine il n'existe ni térébenthine, ni aldéhyde, mais bien un mélange de divers éthers composés (isobuthyléther isobutyrique et angélicique, amyléther angélicique et tiglinique, etc., ainsi que l'anthémol reconnu comme étant un térébentalcool) ; on trouve encore dans les feuilles un principe amer et divers acides. On s'en sert dans les régions méridionales de la même manière que nous nous servons de la camomille vulgaire.

3. Feuilles de mélisse

Du *Melissa officinalis.* — Elles contiennent une térébenthine d'une odeur très agréable, et à laquelle elles doivent leurs effets. C'est un parfum recherché, en même temps qu'un remède populaire, sous forme d'alcoolat de mélisse, contre une foule de maladies. On les emploie aussi en infusion théiforme, comme stomachiques et diaphorétiques.

Préparations. — 1. *Eau de mélisse.*

2. *Alcoolat de mélisse composé.* — Il contient une foule d'essences.

4. Fleurs de sureau

Du *Sambucus nigra.* — Elles contiennent une essence encore inconnue, de l'acide valérianique et des résines.

Très souvent employées en infusion théiforme.

5. Fleurs de tilleul

A l'état sec, elles ont perdu l'essence qui est contenue dans les fleurs fraîches; aussi sont-elles assez généralement abandonnées.

6. Fleurs de primevère

On les ajoute souvent, à cause de leur agréable odeur, aux infusions diaphorétiques.

3. DÉCOCTIONS DE BOIS

Nous comprenons ici les bois, et leurs éléments, depuis longtemps employés en médecine contre les maladies chroniques de la peau et la syphilis, et auxquels on a attribué jusqu'ici, mais à tort, des propriétés *sudorifiques* et *diurétiques*.

1. Racine de salsepareille

De diverses *smilacées*. — Elle contient une petite quantité d'essence, un corps âcre, découvert par Merk, et une substance, la *smilacine*, $C^{18}H^{30}O^{6}$, qu'on en retire par décoction dans l'alcool. La smilacine représente des aiguilles fines, incolores, insolubles dans l'eau froide, se dissolvant un peu dans l'eau chaude, avec laquelle elles donnent une solution mousseuse, d'un goût amer repoussant ; elle se dissout facilement dans l'alcool et dans l'éther.

Action physiologique. — Malgré l'emploi extrêmement fréquent de la salsepareille, nous ne savons presque rien de ses effets physiologiques. On admet communément qu'elle possède la propriété d'exciter fortement l'activité de la peau et des reins, d'augmenter la sécrétion de la sueur et de l'urine ; mais, d'après Böcker, ce n'est pas à la salsepareille elle-même que doivent être attribués ces effets, mais bien à l'eau chaude que l'on prend en même temps. A doses modérées, elle n'altère pas l'appétit ; des doses élevées provoquent de la pression épigastrique et des vomissements ; on a dit qu'une conséquence immédiate de l'usage de la salsepareille était l'amélioration de l'état de la nutrition, un aspect plus florissant ; mais ce fait aurait besoin d'être démontré.

D'après les courtes recherches de Schroff, voici quelles seraient les propriétés des divers principes de la salsepareille : La *substance de Merk* provoquerait des nausées, des douleurs épigastriques, une salivation abondante, une diminution de la fréquence du pouls ; la *smilacine*, aux doses de 1 gramme, n'a donné lieu qu'à une saveur désagréable, à une augmentation de la sécrétion salivaire, à des éructations, à des borborygmes; la sueur et l'urine n'ont pas été sécrétées en plus grande abondance ; la smilacine a pu être retrouvée dans l'urine.

Palotta semble avoir fait ses expériences avec une smilacine impure ; la diaphorèse qu'il a observée ne doit pas être attribuée à la smilacine, mais bien aux nausées et aux vomissements dus à l'action de substances étrangères.

Emploi thérapeutique. — Il y a bien longtemps que la salsepareille est employée contre la *syphilis*. On ne l'administre pas seule, comme antisyphilitique, mais bien associée à d'autres agents du même genre (gayac, séné), et d'après certaines méthodes, dont la plus connue est celle de Zittmann. Il est positif que cette méthode donne souvent des résultats favorables. Mais par quel mode d'action la salsepareille et autres agents semblables influencent-ils favorablement la syphilis? On ne sait. On disait autrefois que la salsepareille exerçait une action « spécifique » sur le virus syphilitique, opinion qui ne peut plus être soutenue. On admet aujourd'hui, en général, que le traitement de la syphilis par la salsepareille, le gayac, etc., doit ses résultats avantageux à ce qu'il détermine une augmentation de toutes les évacuations naturelles (diurèse, diaphorèse, évacuations alvines), à ce qu'il active de la sorte les échanges organiques et favorise ainsi l'élimination naturelle du « principe morbifique », cause de la syphilis. Cette opinion, qui a beaucoup de partisans, trouve encore un appui dans ce fait, à savoir : que la syphilis, dans plusieurs cas, guérit rapidement lorsque, au moyen de bains chauds simples, suivis de l'enveloppement et de l'ingestion d'infusions chaudes quelconques, on excite la diurèse et la diaphorèse. C'est ce qui a fait dire à bien des observateurs que, *dans le traitement en question, la salsepareille ne jouait qu'un rôle insignifiant ou même nul*, et que toute ou presque toute l'efficacité devait être mise sur le compte du véhicule.

Voici ce que l'expérience nous enseigne sur cette méthode de traitement :

Elle ne peut pas et ne doit pas constituer un traitement exclusif de la syphilis, pas plus d'ailleurs que le traitement mercuriel. L'histoire nous montre que les médecins sont revenus de plus en plus de l'usage exclusif de l'une ou de l'autre de ces méthodes. Il a déjà été question ailleurs des avantages et de l'application du traitement mercuriel. Nous avons fait remarquer que, dans certaines circonstances favorables, la syphilis pouvait disparaître spontanément. Or un traitement méthodique par la salsepareille peut seconder cette marche de la syphilis vers la guérison. Ce traitement est donc indiqué tout d'abord contre les accidents secondaires simples, ordinaires, chez les personnes vigoureuses, de même que, et surtout, chez les individus scrofuleux, tuberculeux, scorbutiques; chez les premiers, le mercure est ordinairement superflu; et, chez les seconds, il est en général nuisible. Ce traitement est encore à sa place dans les cas de syphilis invétérée, chez des personnes qui déjà à plusieurs reprises ont été soumises sans résultat à un traitement mercuriel; le traitement par la salsepareille produit souvent alors des résultats surprenants, soit contre les accidents secondaires graves, tenaces, soit contre les accidents tertiaires, et le mieux, dans ce dernier cas, quand on l'associe avec les préparations iodées. — La méthode en question est sans utilité dans la période du chancre induré, car elle ne peut nullement prévenir l'apparition des accidents secondaires; elle est presque toujours sans valeur contre les affections osseuses syphilitiques, et enfin la lenteur de ses effets ne permet pas de l'employer dans les cas où il est nécessaire d'obtenir des effets rapides (iritis, symptômes cérébraux, affections du larynx).

Nous n'avons pas à nous étendre ici sur la question, si controversée, des avantages et des inconvénients du traitement non mercuriel de la syphilis. Nous ne toucherons qu'à quelques points de cette question. Il paraît bien établi que la durée moyenne du traitement par la salsepareille est plus longue que celle du traitement mercuriel. On a dit qu'avec le premier les récidives étaient plus rares qu'avec le second; il paraît certain, au contraire, qu'elles sont plus fréquentes et plus précoces, bien qu'affectant toujours une forme moins grave; mais on a observé aussi des cas dans lesquels, à la suite d'un traitement rigoureux par la salsepareille, aucune récidive ne s'est produite. Un avantage que paraît réellement présenter ce traitement non mercuriel de la syphilis, avantage sur lequel insistent surtout les adversaires du mercure, c'est que, chez les malades ainsi traités, l'apparition de symptômes tertiaires redoutables par leur gravité serait beaucoup plus rare que chez ceux qui ont fait usage d'un traitement mercuriel précoce, exagéré; mais il faut bien avouer que ces symptômes tertiaires ont aussi été observés, dans plusieurs cas, à la suite de ce traitement par les décoctions de salsepareille, et que, malgré l'emploi, souvent répété, de ces décoctions, on n'a pu, dans d'autres circonstances, se mettre à l'abri de récidives, toujours nouvelles, d'accidents secondaires graves.

L'administration méthodique de la salsepareille a encore été recommandée contre certains *exanthèmes anciens*, *tenaces*, eczéma, psoriasis, surtout contre ceux qui s'accompagnent de processus destructifs, tels que le lupus scrofuleux, la lèpre. Elle peut certainement être utile dans les cas de ce genre ; c'est même parfois le seul moyen de produire quelques bons résultats chez des malades qui ont déjà essayé sans succès de tous les autres traitements; mais il est loin de réussir toujours. — Le traitement par la salsepareille a été encore employé contre le mercurialisme chronique ; et enfin contre les rhumatismes tout à fait invétérés.

Doses et préparations. — 1. *Racine de salsepareille*, jamais en substance ;

rarement en décoction simple (30-50 : 200); le plus souvent sous la forme d'une des décoctions officinales ci-dessous.

2. *Décoction de salsepareille composée, forte.* — 100 parties de racine de salsepareille sont mises à digérer pendant vingt-quatre heures dans 2600 parties d'eau ordinaire; puis on ajoute : sucre blanc et alun pulvérisé ââ 5 parties, fruits d'anis et de fenouil ââ 5 parties, feuilles de séné 25 parties, racine de réglisse 10 parties. La quantité totale du liquide doit être finalement représentée par 2500 parties. La décoction de salsepareille de la pharmacopée autrichienne contient encore du calomel et du cinnabre; les proportions des ingrédients y sont aussi un peu différentes.

3. *Décoction de salsepareille composée, mitigée.* — 50 parties de racine de salsepareille, mises à digérer pendant trois heures avec 2400 parties d'eau; vers la fin on ajoute : écorce de citron, cannelle, cardamome et racine de réglisse, ââ 5 parties. La quantité de liquide doit être finalement de 2500 parties.

On fait prendre ces décoctions suivant des méthodes un peu différentes, et il est important d'observer certaines règles bien précises. Le malade doit garder la chambre, au milieu d'une température moyenne de 15 à 18° R.; régime sévère, aliments simples, en quantité juste suffisante (diète dite de la fièvre). Les quantités excessives de décoction, qu'on faisait prendre autrefois, sont plutôt nuisibles qu'utiles, car elles provoquent facilement du catarrhe gastrique et des troubles digestifs, qui portent un grave préjudice à l'état de la nutrition. Il suffit que le malade prenne, le matin, à jeun, dans son lit, une à deux livres de décoction forte, chaude; après quoi il s'enveloppe dans ses couvertures et sue abondamment pendant deux heures. Le soir, il prendra encore une livre de la décoction faible, froide.

Il est un grand nombre d'autres boissons, dans le genre de la décoction de Zittmann, dans lesquelles entrent, comme éléments principaux, la salsepareille, le bois de gayac, etc. Telles sont : la décoction de Feltz, la décoction de Pollini, le sirop de Laffecteur, le sirop de Cuisinier, etc. Toutes ces compositions sont superflues.

2. Bois de sassafras

Du *Sassafras officinale.* — Il contient, comme principe actif, une *essence (essence de sassafras)*, qui se compose d'un camphre et d'une térébenthine; de plus, un corps cristallin, indifférent *(sassafrine)*, et une résine.

Employé comme les précédents.

3. Bois de gayac

Du *Guajacum officinale.* — Il contient : une *résine*, la *résine de gayac*, masse brune, cassante, à cassure vitreuse, d'une odeur aromatique agréable, d'un goût brûlant, insoluble dans l'eau, facilement soluble dans l'alcool; *trois acides* (70 *pour* 100 d'*acide gayaconique* $C^{19}H^{20}O^5$, l'*acide gayacique* $C^6H^8O^3$, semblable à l'acide benzoïque, et l'*acide résino-gayacique)*; un *principe colorant*, d'une saveur amère. L'ozone, les hyperoxydes, l'acide nitreux, colorent en bleu ou en vert la résine et ses solutions jaunes.

Les *effets physiologiques* du bois de gayac, et ceux de ses éléments, sont très peu connus. Aux doses, répétées, de 0,5, il excite, dit-on, le système vasculaire et les divers organes sécréteurs; à doses élevées, il provoque des phénomènes d'inflammation dans les voies digestives (nausées, vomissements, diarrhée), des palpitations, céphalalgie, somnolence, dépression; les personnes nerveuses et pléthoriques seraient, dit-on, particulièrement sensibles à son action.

Emploi thérapeutique. — Tout ce que nous avons dit de la salsepareille peut s'appliquer au gayac, remède qui doit surtout sa réputation à Ulrich de Hutten.

Doses et préparations. — 1. *Bois de gayac.* — En décoction (30,0 jusqu'à 50,0 : 200,0).

2. *Résine de gayac.* — 0,2-1,0; en poudre, pilules ou émulsions.

3. *Teinture de résine de gayac.* — 1 partie résine de gayac sur 6 parties d'esprit de vin rectifié. Couleur d'un brun verdâtre. 20 à 60 gouttes.

4. *Teinture de gayac ammoniacale.* — 3 parties de résine de gayac, 10 parties alcool, 5 parties d'ammoniaque liquide.

5. *Espèces pour décoction de bois.* — Bois de gayac 4 parties, racine de bardane et racine d'arréte-bœuf ââ 2 parties, bois de sassafras et de réglisse ââ 1 partie [1]. Souvent employées comme diurétique, à peu près dans les mêmes conditions que la scille. Leur emploi exige un bon état de la digestion et l'état normal du parenchyme rénal; si l'usage en est trop longtemps continué, il en résulte facilement des troubles digestifs. Dose : Deux cuillerées à bouche pour six tasses d'eau; faites décoction. La moitié sera prise chaude, le matin, dans le lit; l'autre moitié sera prise, froide, le soir.

Racine de bardane, de nos bardanes indigènes, *Lappa minor*, etc. Elle contient de l'acide tannique, de l'inuline, de l'amidon et du sucre; son goût est douceâtre. On ne l'emploie qu'associée aux produits précédents.

Racine d'arrête-bœuf ou *bugrane*, de l'*Ononis spinosa.* — Elle ne contient pas d'huile volatile, mais seulement un *glycoside*, l'*ononine* $C^{30}H^{34}O^{13}$, qui, ingéré, détermine une sensation de grattement au gosier, mais n'active nullement la sécrétion urinaire. Cette racine est cependant un remède populaire très employé comme hydragogue, dans les maladies cutanées, dans l'hydropisie.

VI. Produits aromatiques prescrits dans les états nerveux

a). DU RÈGNE VÉGÉTAL

Ces produits agissent aussi, d'après les recherches existantes, bien peu nombreuses, il est vrai, à la manière, soit de l'essence de térébenthine, soit du camphre; comme on ne connaît pas la constitution chimique de leurs composés les plus importants, il a été impossible de les ranger dans l'un ou l'autre de ces deux groupes. Quant à la préférence qu'on leur accorde sur d'autres produits, par exemple sur les aromates, dans les états nerveux, tels que l'hystérie, l'épilepsie, les entéralgies, etc., cette préférence n'est autorisée par aucune raison scientifique. C'est une chose remarquable que l'on choisisse, pour le traitement des états nerveux, précisément les produits les plus désagréables par leur odeur, l'asa fœtida par exemple, tandis qu'on laisse de côté les substances d'une odeur meilleure, telles que la racine d'angélique, etc.

1. Racine de valériane

Du *Valeriana officinalis.* — Sa substance active la plus importante, l'*essence de valériane*, n'est qu'un mélange ; elle est composée, pour un quart, d'une térébenthine (la *valérène*), dont la formule est vraisemblablement $C^{10}H^{16}$, et dont l'odeur ressemble à celle de l'essence de térébenthine, et d'une essence oxygénée, le *camphre valérianique* $C^{12}H^{20}O$. Odeur particulière ; saveur âcre, aromatique.

[1] [Cette préparation correspond à celle connue en France sous le nom d'*espèces sudorifiques*, et dont la composition est, d'après le Codex : bois de gayac râpé, racine de salsepareille, racine de squine, racine de sassafras ââ parties égales. Les trois premières substances doivent être mêlées et traitées par décoction, le sassafras est gardé séparément et traité par infusion. 30 à 60 : 1000.]

On trouve aussi dans cette racine de l'*acide valérianique*, dont il a déjà été question, page 326.

Action physiologique. — D'après Grisar, l'essence de valériane produit, chez les animaux à sang froid ou à sang chaud, les mêmes effets que l'essence de térébenthine : elle paralyse le cerveau et la moelle épinière, et peut, comme toutes les autres térébenthines, supprimer les convulsions de la strychnine. Chez l'homme, on l'a vue aussi provoquer les mêmes symptômes que l'essence de térébenthine : céphalalgie, vertiges, bourdonnement d'oreilles, assoupissement. Naturellement la racine jouit des mêmes propriétés.

Ses effets sur le canal gastro-intestinal ressemblent à ceux de l'essence de térébenthine. Les chats, quand ils aspirent l'odeur, non seulement de la valériane, mais encore de toute autre plante fortement aromatique, exécutent des mouvements choréiques particuliers.

L'acide valérianique ne participe en rien aux effets de la valériane sur le système nerveux.

Emploi thérapeutique. — La valériane a été très souvent mise en usage ; mais son utilité réelle répond-elle à la fréquence de son emploi ? Nous croyons pour notre compte qu'elle est entièrement superflue.

Elle occupe cependant encore aujourd'hui un des premiers rangs parmi les médicaments qu'on a coutume de prescrire aux hystériques. Mais aucun médecin n'oserait soutenir qu'elle est capable d'exercer sur l'*hystérie* une action *curative*. On a dit cependant, et le fait ne peut guère être mis en doute, qu'elle pouvait faire disparaître certains symptômes de l'hystérie (notamment les accès spasmodiques, ayant pour siège divers groupes musculaires). Mais ce résultat ne parle nullement en faveur d'une efficacité réelle de la valériane contre l'hystérie. On sait, en effet, que les interventions thérapeutiques les plus diverses, capables d'agir psychiquement sur les hystériques, peuvent aussi supprimer momentanément certaines manifestations de cette maladie. Pour notre compte nous rejetons, dans le traitement de l'hystérie, *toute* intervention médicamenteuse *(sauf* la médication causale), et nous tenons expressément à faire remarquer que, depuis que nous nous conduisons suivant ce principe, nous croyons être arrivé, dans le traitement de cette maladie, à de bien meilleurs résultats. Nous nous croyons donc autorisé à ne reconnaître à la valériane aucune action particulière sur l'hystérie.

La valériane a été encore préconisée contre l'*épilepsie*. Ce serait mettre en doute la véracité de bons observateurs, tels que de Haën, Tissot, Quarin, Chomel, et autres, que de nier certains faits de guérison de l'épilepsie par ce médicament ; il est vrai qu'on peut toujours objecter que des récidives se sont peut-être produites plus tard, ainsi qu'il arriva, dit-on, à Fabius Columella, qui a prôné beaucoup la valériane, il y a quelques siècles. Toujours est-il qu'on a pu, dans quelques cas d'épilepsie ayant résisté à tous les traitements, rendre les intervalles des accès beaucoup plus longs, à l'aide de la valériane. Mais dans quelles conditions particulières est-il permis de compter sur un résultat de ce genre ? C'est ce qu'il est impossible de déterminer. Plusieurs médecins anciens avaient recours de préférence à ce médicament dans les cas où les accès étaient liés (est-ce momentanément ou causalement?) à des troubles de la menstruation ; Quarin l'employait surtout dans « l'épilepsie vermineuse », et d'autres, dans l'épilepsie consécutive à l'onanisme. Quant à nous, nous ne pouvons guère formuler un jugement là-dessus, parce que nous n'avons jamais prescrit la valériane seule, dans l'épilepsie, mais toujours associée à d'autres substances.

Plus douteuse encore est l'efficacité de ce médicament contre d'autres névroses (chorée, spasme de la glotte, hémicrânie, etc.).

On a beaucoup employé la valériane comme agent « excitant » et « tonique », chez les personnes en convalescence de maladies fébriles aiguës, ou même pendant l'existence de la fièvre; les anciens médecins la prescrivaient avec prédilection dans le traitement de la fièvre dite nerveuse versatile; mais cet emploi de la valériane a été peu à peu abandonné, et avec raison.

Extérieurement la valériane n'est employée qu'en lavements, spécialement dans les accès d'hystérie, alors que les malades ne peuvent pas avaler.

DOSES ET PRÉPARATIONS. — 1. *Racine de valériane;* intérieurement, 0,5 jusqu'à 1,0 *pro dosi*, en poudre, ou, plus rationnellement, en infusion (10,0-15,0 : 150,0 jusqu'à 200,0); souvent sous forme d'infusion théiforme, préparée à la maison (1/4-1 cuillerée à café pour une tasse). Pour lavements, aussi en infusion, 10,0-15,0.

2. *Essence de valériane.* — 1-4 gouttes *pro dosi*, sous forme d'oléosucre ou en solution alcoolique. Forme pilulaire irrationnelle.

3. *Alcoolé de valériane.* — 1 partie de racine de valériane sur 5 parties d'alcool rectifié. Coloration brune. A la dose de 20 à 30 gouttes. Pure, ou ajoutée à des potions.

4. *Teinture éthérée de valériane.* — 1 partie de valériane sur 5 parties d'éther alcoolisé; d'une couleur jaune, quand elle est récente; plus tard elle devient brunâtre. 10-30 gouttes.

2. Racine d'angélique

De l'*Archangelica sativa.* — Elle contient une huile volatile et une résine avec acides (acides angélique ou valérianique). Elle renferme aussi, dit-on, un principe amer. On ne sait rien de son action; mais on ne risquerait pas trop de se tromper en lui attribuant les mêmes effets qu'à la racine de valériane, sur laquelle elle a même l'avantage d'une meilleure odeur.

L'angélique a été beaucoup employée autrefois, de la même manière que la valériane; elle est aujourd'hui abandonnée, avec raison.

DOSES : Comme pour la valériane. — PRÉPARATIONS : *Esprit d'angélique composé;* outre l'angélique, il contient de la valériane, du genièvre, du camphre.

3. Racine de serpentaire de Virginie

De l'*Aristolochia serpentaria.* — Elle contient une huile volatile; son odeur ressemble à celle de la valériane; son goût est amer, aromatique; son action est analogue à celle de l'essence de térébenthine et de la valériane.

Employée autrefois comme les deux précédentes; aujourd'hui abandonnée.

4. Racine d'armoise

De l'*Artemisia vulgaris.* — Elle contient une essence encore inconnue. Ses propriétés physiologiques n'ont pas encore été rigoureusement étudiées.

Cette racine est encore de temps à autre empiriquement employée contre l'*épilepsie*. Son usage dans cette maladie était depuis longtemps tombé dans l'oubli, lorsque Burdach, au commencement de ce siècle, l'a de nouveau vivement recommandée; les bons résultats qu'il en a obtenus ont en partie été confirmés par d'autres observateurs; on l'a vue parfois, en effet, et ces observations ont surtout été publiées dans le journal de Hufeland, non seulement faire diminuer la fréquence des accès, mais même les interrompre pendant des années entières; dans d'autres cas, au contraire, elle a occasionné une aggravation de la maladie. D'après les observations existantes, on pourrait surtout compter sur un résultat favorable dans les cas d'épilepsie se présentant chez la femme, et accompagnés de troubles appréciables du côté de l'appareil génital, une liaison pouvant être admise (d'après notre manière de voir actuelle) entre ces troubles et l'épilepsie. Notre expérience particulière nous permet de confirmer ces résultats, que nous avons pu observer aussi chez des enfants à l'âge de la puberté, chez lesquels l'épilepsie s'était développée sans dispositions bien marquées ou sans avoir été précédée de circonstances bien appréciables; mais, dans d'autres cas, ce médicament a été entièrement inefficace. Nous donnons l'armoise, dans l'épilepsie, à la dose de 15 grammes *pro die*, en infusion.

5. Fleurs et racines d'arnica

De l'*Arnica montana*. — Elles contiennent une huile volatile (en petite quantité), de l'acide tannique, un principe amer, etc., toutes substances non encore bien connues.

Leurs effets, aussi bien des fleurs que des racines, sont, dit-on, les suivants : Sur la peau, cuisson et rougeur légère; cuisson dans la bouche, sensation de chaleur et douleur à l'estomac, évacuations alvines plus abondantes, pesanteur de tête, vertiges, sommeil inquiet, accélération des battements du cœur, augmentation de la secrétion de la sueur et de l'urine (Jörg); sous l'influence de doses très élevées (2 grammes d'après Jörg, 30 grammes d'après Barbier), il se produirait des défaillances, perte de connaissance, affaiblissement extrême et convulsions. Les fleurs et les racines d'arnica paraissent donc agir à la manière de l'essence de térébenthine.

Emploi thérapeutique. — *L'arnica est un médicament entièrement superflu.* Il jouissait autrefois d'une très grande réputation, à laquelle étaient attachés des noms considérables (Stoll, Collin, Hufeland, et autres). Parmi les nombreux états morbides contre lesquels il était recommandé, je citerai : la forme « torpide » du typhus, les inflammations « asthéniques », les « commotions cérébrales ». Certainement, comme le démontrent ses effets physiologiques, l'arnica est un médicament actif. Mais possède-t-il l'efficacité qu'on lui a attribuée contre les états sus-nommés? C'est là une autre question. Il ne paraît pas en être ainsi, et c'est ce que montre déjà l'histoire de ce médicament. S'il avait réellement les propriétés thérapeutiques dont on l'a doté, il n'aurait pas disparu assez complètement de la pratique, pour que l'homœopathie eût dû de nouveau l'y introduire. Il n'est, dans le fait, aucun état morbide dans lequel il se soit montré supérieur à d'autres agents ou méthodes thérapeutiques.

Dans ces derniers temps l'arnica a été préconisé, pour l'usage externe, en fomentations, dans les cas de blessures, de contusions, d'extravasations sanguines (dans les inflammations « asthéniques »). Les uns lui ont prodigué des éloges si enthousiastes, qu'on serait tenté de le mettre au niveau des herbes magiques d'Obéron; les autres lui refusent toute efficacité; il est difficile, après cela, de prononcer un jugement. D'après les données des observateurs impartiaux, et d'après ce que nous-même avons eu l'occasion d'observer, l'arnica peut, dans ces circonstances, être considéré comme superflu; dans les extravasations sanguines, dans les contusions, il peut quelquefois agir efficacement comme irritant léger; mais à cela se bornent tous ses avantages.

Doses et préparations. — 1. *Fleurs d'arnica.* — 0,5-1,5 *pro dosi*, le mieux en infusion. Pour l'usage externe, on se sert aussi, en général, de l'infusion (15-20 : 200). Outre les fleurs, en emploie encore toutes les autres parties de la plante.

Les nombreuses préparations qu'on en a faites sont aussi superflues que la plante elle-même.

Teinture d'arnica. — A l'intérieur, de 5 à 15 gouttes, pour l'usage externe, pure ou mêlée avec de l'eau, ou avec une infusion de camomille ou autres liquides.

6. Asa fœtida

Suc laiteux qui s'écoule du *Scorodosma fœtida*. C'est une gomme-résine, qui contient à peu près 5 pour 100 d'une essence sulfurée, une très grande quantité de résine (avec *acide férulique*) et de la gomme.

L'odeur en est douceâtre, affreusement repoussante, au moins pour l'odorat des Européens (car les Asiatiques l'ajoutent, comme aromate, à leurs aliments); le goût, d'abord douceâtre, devient ensuite amer et âcre. D'après Trousseau, Semmer, l'asa fœtida et son essence, même à doses très élevées, ne produisent que de faibles effets : éructations d'une odeur désagréable, sueurs fétides; mais on ne voit pas trop d'où viendrait cette absence d'effets de la part de l'essence. Les recherches plus détaillées de Jörg ont permis de lui reconnaître les propriétés suivantes : sous l'influence de petites doses (jusqu'à 1 gramme), sensation de brûlure dans le pharynx, persistant pendant plusieurs heures, pression douloureuse et plénitude de l'estomac, expulsion par la bouche et l'anus de gaz horriblement infects, quelquefois évacuations alvines plus abondantes, coliques, malaise général (cela va sans dire!); à doses élevées (3 grammes), outre les phénomènes ci-dessus, vomissements et diarrhée, pesanteur de tête, vertiges. On n'a observé aucun effet sur la respiration, sur la circulation, ni sur la température. On a encore attribué à cet horrible médicament une action excitante sur les désirs vénériens et sur la menstruation; nous ne donnons le fait qu'à titre de curiosité.

L'essence est absorbée et se retrouve dans la sueur, la salive et l'urine.

Emploi thérapeutique. — L'asa fœtida n'est guère employée que contre divers symptômes hystériques. Nous ne pourrions que répéter ici ce que nous avons déjà dit à ce sujet dans l'étude de la valériane. — Dans les autres états morbides, auxquels on l'a encore opposée, elle est entièrement sans utilité.

Doses et préparations. — 1. *Asa fœtida.* 0,05-0,5-1,0. — Commencer par de petites doses chez les malades dont on ne connaît pas l'idiosyncrasie ; le mieux en pilules. L'émulsion a trop mauvais goût. Pour lavement, 1,0-5,0, en émulsion avec jaune d'œuf.

2. *Teinture d'asa fœtida.* — 20-50 gouttes ; pure ou ajoutée à des potions.

b). DU RÈGNE ANIMAL

Ces produits ayant une odeur très pénétrante, on suppose que cette odeur, ainsi que leurs effets, sont dus à l'existence d'une huile volatile, qu'on n'est pas encore parvenu à isoler. Ce sont des produits de sécrétion ou d'excrétion de certains animaux, et l'endroit où ils prennent naissance est déjà une cause de dégoût. Si l'on ajoute à cela que leurs effets physiologiques sont loin d'être aussi certains et aussi puissants que ceux des térébenthines, des camphres et des plantes correspondantes, que l'action excitante du camphre, par exemple, substance d'un prix bien moins élevé que le musc, est de beaucoup supérieure à celle de ce dernier en force et en persistance, on en conclura que le maintien de ces produits animaux dans la thérapeutique est indigne de la médecine moderne.

1. Musc

C'est un produit de sécrétion fourni par des glandes situées dans une petite poche de la peau de l'abdomen, entre l'ombilic et les organes génitaux mâles, chez un ruminant de la Chine et du Thibet *(moschus moschiferus)*. Le musc se présente sous la forme de masses grumeleuses, d'un aspect graisseux, d'un brun sombre; il a une odeur pénétrante, très persistante, et une saveur amère. Le principe odorant, que l'on considère comme le principe actif, n'a pas encore été étudié chimiquement ; les autres éléments sont les mêmes que ceux qui existent dans les autres sécrétions animales en putréfaction (acides gras, cholestérine, stéarine, élaïne, ammoniaque, phénol, sels, etc.); ils ne participent en rien aux effets produits par le musc. Le principe fortement odorant est probablement une base ammoniacale volatile (Wöhler).

Action physiologique. — En dehors des effets désagréables sur le canal digestif (éructations, sensation de pression à l'estomac et vomissements), le musc produit encore, dit-on, chez l'homme, une légère excitation de l'activité cérébrale, sous l'influence de laquelle l'humeur deviendrait plus enjouée, et même des secousses musculaires se manifesteraient chez les individus nerveux ; l'activité cardiaque serait aussi, dit-on, en même temps un peu excitée. Mais ces effets, d'après toutes les observations, disparaissent très rapidement, et sont remplacés par de la céphalalgie, de la pesanteur de tête et de la somnolence.

A la suite de l'injection de 0,05 à 0,1 de musc dans le sac lymphatique d'une grenouille, on voit les muscles être pris peu à peu de secousses convulsives, qui ne cessent pas après la section des nerfs moteurs ; elles ne sont supprimées momentanément que par de fortes irritations nerveuses ou par l'activité de la volonté, sous l'influence de laquelle des mouvements normaux peuvent même être exécutés ; le musc paraît, d'après cela, avoir une action semblable à celle de la guanidine.

Après l'injection de 0,3 de musc dans la veine crurale d'un chien, Tiedemann observa une accélération de la respiration ; mais le pouls et la température n'avaient subi aucun changement ; puis l'animal perdit connaissance, fut pris de secousses musculaires et d'accès tétaniques, et présenta des évacuations alvines abondantes et sanguinolentes ; le dépérissement augmenta de plus en plus, la respiration devint irrégulière et l'animal succomba.

Le musc ne donne donc pas lieu, au moins d'après les recherches physiologiques, à des effets excitants particulièrement intenses ; il détermine très rapidement un état de dépression des organes nerveux centraux, ce qui permettrait de le ranger dans le même groupe que l'essence de térébenthine.

Emploi thérapeutique. — *Le musc est superflu;* nous n'hésitons plus aujourd'hui à nous prononcer dans ce sens. Il n'est aucun état morbide dans lequel il ne puisse être remplacé avantageusement par d'autres agents, aucun dans lequel il réussisse, alors que d'autres médicaments ont échoué. Par cette proposition nous rompons avec les traditions du passé ; mais nous croyons que tout juge impartial appuiera notre manière de voir.

Le musc est considéré comme un excitant énergique ; on l'emploie surtout, d'après l'opinion ancienne, dans le but d'exciter fortement et rapidement les appareils nerveux, moins dans celui de stimuler l'activité cardiaque. Il serait surtout efficace, dit-on, dans le cas où l'activité du centre respiratoire est tellement déprimée qu'il en résulte un danger menaçant pour la vie ; ainsi on le prescrit dans le cours de la pneumonie ; puis encore, dans les cas de collapsus rapide et subit, survenant dans le cours de la fièvre typhoïde, du choléra, des hémorragies aiguës, des affections du muscle cardiaque, etc.

Faisons d'abord remarquer que la réputation du musc s'est établie à une époque où, chez les pneumoniques ou les typhiques, etc., atteints de collapsus, on ne donnait pas, comme on fait aujourd'hui, un ou deux verres de champagne dans les vingt-quatre heures, des vins généreux, du café fort avec du rhum, à une époque où l'on ne connaissait pas encore les injections sous-cutanées de camphre. En second lieu, une analyse rigoureuse des faits démontre que, dans tous ces états de collapsus, il s'agit principalement d'un affaiblissement de l'activité cardiaque ; les menaces de paralysie du centre respiratoire ne viennent qu'en dernière ligne et dépendent même le plus souvent de l'affaiblissement du cœur. Enfin, et ceci est le fait principal, aucune observation positive ne démontre que le musc ait jamais offert la moindre efficacité, lorsque l'emploi énergique des autres excitants mentionnés ci-dessus était resté sans résultat. Il faut donc conclure que le musc est superflu pour combattre le collapsus ; et l'on peut ajouter qu'il ne vaut pas, sous ce rapport, un verre de champagne ou un grog chaud, etc. Pour notre compte nous pouvons affirmer que, dans tous les cas où les autres excitants avaient été impuissants, nous avons toujours vu les malades mourir, malgré l'administration du musc.

L'efficacité du musc, dans les autres états morbides auxquels on l'a opposé, est encore plus douteuse. On s'en est servi contre les *affections spasmodiques* les plus diverses, notamment contre les phénomènes hystériques (cardialgie, globe hystérique, etc.), contre les accidents spasmodiques se présentant chez les enfants (spasme de la glotte, coqueluche). Mais l'expérience apprend qu'il est d'autres médicaments qui agissent, dans ces cas, aussi bien et mieux que le musc, tout en ayant l'avantage d'être moins chers. Le musc est donc encore ici superflu; et, chez les hystériques en particulier, son odeur est tellement fatigante, qu'elle peut parfois suffire pour provoquer des accès. Faisons cependant remarquer que, depuis que Wichmann l'a préconisée dans le traitement du *spasme de la glotte, chez les enfants*, cette substance a été fréquemment employée dans cette maladie et a mérité l'approbation de plusieurs praticiens. Il va de soi qu'il ne faut pas s'attendre à ce que le musc guérisse l'affection ; mais il modère, dit-on l'intensité des accès spasmodiques.

Doses et préparations. — 1. *Musc.* — Comme excitant, on n'en donne pas, chez l'adulte, moins de 0,3, et on s'élève jusqu'à 0,5-0,6 ; des doses plus fortes seraient superflues, des doses plus faibles ne produiraient aucun effet sensible. Chez les enfants, d'après l'âge, de 0,05-0,2 ; dans la première année, faibles doses (0,005-0,05). On l'administre, soit en émulsion, soit en poudre, le mieux simplement avec du sucre.

2. *Teinture de musc.* — Couleur brun rougeâtre, 20 à 60 gouttes ; seule ou dans une potion.

2. Castoréum

C'est un produit de sécrétion préputiale du castor mâle ou femelle ; il est fourni par une poche située au-dessus de la symphyse, près du prépuce du pénis et du clitoris ; en été, il est plus épais et plus odorant ; mais à l'époque du rut il devient plus fluide. Il représente, à l'état frais, des masses d'un brun jaunâtre, ressemblant presque à une pommade ; en se séchant, elles deviennent brunes, friables ; elles font effervescence avec les acides ; l'odeur en est forte, caractéristique. Le castoréum de *Sibérie*, très cher, est considéré comme meilleur que celui du *Canada*, dont le prix est moins élevé. On y trouve une huile volatile, encore inconnue, des corps gras, de la salicine, du phénol, ce dernier seulement en très faible quantité.

D'après Alexander, le castoréum, même à la dose de 6 grammes, ne ferait que produire quelques éructations ; d'autres observateurs (Richter) prétendent, au contraire, l'avoir vu provoquer de l'accélération du pouls, une augmentation de la chaleur cutanée, des sueurs abondantes, et, en outre, de la pesanteur de tête et des vertiges.

Le castoréum a eu, de toute antiquité, la plus grande réputation dans le traitement de l'*hystérie.* Il est certain qu'il ne peut pas guérir la maladie elle-même, ainsi qu'on l'a cru quelquefois ; et quant à ses effets sur les symptômes isolés de l'hystérie, nous renvoyons à ce que nous avons dit à propos de la valériane.

Son efficacité dans la gastralgie (de diverses causes), dans les vomissements et autres états morbides, est encore moins bien établie. On peut tout simplement le rayer de la matière médicale.

Doses et préparations. — Deux sortes de castoréum sont officinales :

1. *Castoréum de Sibérie, ou de Russie, ou d'Europe.*
2. *Castoréum du Canada ou d'Angleterre.*

Si l'on tient à administrer le castoréum, on ne devra prescrire que celui de

Sibérie ; car il est le seul qui produise des effets appréciables ; mais il est très cher. 0,1-0,5, en poudre.

3. *Teinture de castoréum de Sibérie.* — Couleur brun foncé. 5-15-30 gouttes.

4. *Teinture de castoréum du Canada.* — 15-30-50 gouttes.

On a encore mis en usage un produit de sécrétion anale, fourni par le *viverra civetta*, les excréments d'un blaireau, l'*hyrax capensis (hyraceum)*, les excréments du cachalot, l'*ambre* à odeur de musc. Tout cela se passe de commentaires.

VII. Produits aromatiques employés sous forme d'emplâtres ou de pommades

Les résines seules sont propres à ces usages, à cause de leur viscosité ; la première rend les suivantes superflues.

1. Résine de pin

Poix de Bourgogne. Poix jaune. — Suc résineux qui s'écoule de diverses sortes de pins. C'est un mélange d'essence de térébenthine, de plusieurs acides résineux (acides abiétinique, sylvinique, pimarique) et de résines indifférentes.

Les acides résineux et les résines, débarrassés de l'essence de térébenthine, ne produisent que des effets physiologiques insignifiants ; ce n'est qu'à doses élevées qu'ils irritent la muqueuse gastro-intestinale ; la plus grande partie est évacuée avec les selles ; il ne s'en absorbe que de légères traces ; il ne peut donc être question de phénomènes généraux. Cette résine sert à la préparation de masses emplastiques et de pommades. Elle provoque sur la peau une légère irritation, la fait rougir et exalte un peu sa sensibilité. Avec les emplâtres, sous la couche imperméable desquels l'épiderme devient plus humide, cet effet se produit mieux qu'avec les pommades.

On se sert de ces emplâtres résineux dans tous les cas où l'on veut produire une légère irritation cutanée (comp. teinture d'iode, emplâtre de cantharides); ils jouent dans la médecine populaire un rôle beaucoup plus considérable qu'en thérapeutique.

Pour préparer ces emplâtres, on se sert d'huile, de cire, de suif, et l'on prend de ces substances des quantités variables suivant la consistance de la résine. En général on prend, pour 1 de résine, 1/2 d'huile et de suif et 3 de cire.

Onguent de résine de pin. — Parties égales de térébenthine, essence de térébenthine et cire jaune. Employé comme pommade excitante, pour panser certaines ulcérations. Connu vulgairement sous le nom d'*onguent d'althæa*[1].

En séparant la térébenthine par la distillation, sans eau, on obtient pour résidu la *colophane*, qui est parfois employée, sous forme de poudre, associée à d'autres substances, comme légèrement hémostatique ; mais elle ne présente, sous ce rapport, aucune valeur particulière.

2. Galbanum

Espèce de résine qui provient probablement d'une ombellifère la *Ferula erubescens.* Couleur jaune, odeur spéciale, goût âcre et amer. Il contient une essence qui se rapproche de l'essence de térébenthine, un mélange d'une résine acide et d'une résine indifférente ; cette dernière seule aurait, dit-on, la propriété

[1] [Dénomination tout à fait impropre, puisque cette préparation ne contient pas trace d'althæa. L'onguent d'althæa du Codex français, auquel s'applique la même remarque, est composé de : huile de fenugrec 8, cire jaune 2, poix-résine 1, térebenthine de méléze 1.]

de provoquer de la diarrhée. Les autres propriétés qu'on a attribuées au galbanum ont été démenties.

Tout à fait superflu en médecine. Il entre dans la composition de plusieurs emplâtres officinaux.

3. Résine d'élémi

Elle est composée d'une térébenthine et d'un mélange résineux ordinaire. La première a les propriétés de l'essence de térébenthine (Mannkopf). Tout à fait superflue en médecine.

Onguent d'élémi. — Cire, axonge, élémi et térébenthine.

4. Résine de mastic

Du *Pistacia lentiscus.* — On en fait des emplâtres, et en l'emploie, en outre, à cause de son odeur agréable, comme masticatoire, pour préparer des teintures dentifrices, etc.

5. Résine de dammara

Elle sert à préparer des emplâtres très adhésifs.

IX

MÉLANGES DE COMPOSÉS AROMATIQUES

AVEC ACIDES ET ANHYDRIDES ACIDES, DE CONSTITUTION CHIMIQUE INCONNUE

Ce groupe se rattache au précédent en ce qu'il renferme aussi un grand nombre de substances aromatiques; il faut remarquer encore que, parmi ces acides ou anhydrides acides agissant sur la peau, un grand nombre ne sont pas autre chose que des acides aromatiques. Ce groupe se distingue du précédent (mélanges de composés aromatiques proprement dits) en ce qu'il ne renferme que des substances douées principalement de propriétés locales nettement accentuées. A ces dernières appartiennent notamment les anhydrides acides. Ils ne reçoivent le caractère d'acides que lorsqu'ils ont absorbé une molécule d'eau; un grand nombre pourtant des acides ainsi formés ne possèdent plus l'action de leurs anhydrides. Buchheim croit que, quand ces anhydrides agissent sur l'organisme animal, ce n'est pas de l'eau, mais un élément albumineux de l'organisme, qui pénètre dans leur constitution; la pénétration seule d'une très faible quantité d'eau ne pourrait pas rendre compte des effets très prononcés qu'ils produisent.

Les substances en question ne pouvant pas encore être classées chimiquement, nous avons choisi comme base pour une classification rationnelle leurs effets physiologiques, qui, pour la plupart d'entre elles, offrent des caractères très tranchés, et nous espérons que la plus grande partie des médicaments que nous avons fait entrer dans ce groupe seront maintenus l'un à côté de l'autre, alors même qu'on sera parvenu à établir leur constitution chimique.

I. Substances aromatiques exerçant une action irritante sur la peau

Parmi ces substances, les principales sont : les *essences de moutarde* et les *cantharides*. Ces substances ne produisent pas seulement sur la peau et les muqueuses des effets *locaux* irritants, inflammatoires; elles exercent encore une action *générale* sur l'ensemble de l'organisme. Mais ces effets généraux doivent être distingués en deux catégories : 1° ceux qui dépendent réellement de la substance elle-même, absorbée, entraînée par la circulation jusqu'aux organes sur lesquels elle agit; 2° ceux qui ne dépendent pas essentiellement de la substance même, et qui sont dus simplement à l'irritation de la peau et à la douleur.

Toute excitation douloureuse des nerfs, toute irritation cutanée, provoquent, en effet, des altérations fonctionnelles de la plus haute importance; et ces altérations ne présentent aucune différence, quelle que soit la cause de l'irritation, soit qu'il s'agisse de causes mécaniques (pression, choc, piqûre, incision), ou thermiques (froid intense, chaleur élevée), ou électriques (faradisation, moxas électriques), ou chimiques (essence de moutarde, cantharides, caustiques).

Nous étudierons en détail, à propos de chacune de ces substances, les effets locaux et généraux qui en dépendent; ici nous examinerons seulement les phénomènes généraux produits par la douleur, quelle qu'en soit la cause, qu'elle résulte soit de l'application d'un sinapisme, soit de l'action du fer rouge, de l'électricité, des cantharides, etc.

Effets physiologiques produits par les irritations cutanées douloureuses. — La peau, en dehors d'un grand nombre d'autres fonctions, a encore celle de recevoir les impressions extérieures destinées à être portées d'un côté, au cerveau, pour le mettre en garde contre les influences nuisibles, d'un autre côté, à la moelle épinière, *pour y être le point de départ d'actes réflexes, indépendants de la volonté, et tenant sous leur dépendance la motilité, la respiration, la circulation et la température.* Les travaux de O. Naumann, Bezold, Ludwig, Schiff, Heidenhain, Röhrig, Zuntz et autres ont jeté sur ces actes réflexes un jour particulièrement précieux. Voici les principaux faits qui résultent de leurs recherches.

Quand on irrite la peau, c'est-à-dire les TERMINAISONS des nerfs sensibles cutanés, voici les phénomènes que l'on observe chez les animaux (lapins) :

1° Si l'animal est sous l'influence du curare, on constate, dans certaines périodes de l'empoisonnement, qu'en *touchant très légèrement* la peau, en promenant très doucement le doigt sur sa surface, en y projetant de l'air avec la bouche, on donne lieu à une augmentation longtemps persistante de la pression sanguine, augmentation qui est probablement la conséquence d'une action irritante exercée par le curare sur les ganglions réflexes de la moelle épinière; en exerçant, au contraire, sur les mêmes endroits de la peau des irritations douloureuses très intenses (cautérisation avec de l'alcoolé de moutarde, avec des acides concentrés, au moyen du fer rouge, etc.), on ne donne lieu à aucune augmentation de la pression sanguine, on voit même parfois, dans ce dernier cas, cette pression baisser d'une manière évidente.

2° Si l'animal est à l'état sain, on constate que ni les légères irritations de contact, ni les irritations douloureuses les plus intenses, exercées sur la surface cutanée, ne produisent aucun effet sur la pression sanguine; toute irritation, qu'elle soit électrique, chimique ou caustique, reste sous ce rapport absolument sans action.

Ce n'est pas à dire que, dans ces cas, les irritations cutanées restent sans effet; elles peuvent donner lieu à d'autres réflexes. Il n'est pas rare, en effet, de voir se manifester alors un ralentissement du pouls, consécutif à une excitation réflexe du pneumogastrique ; de plus, un ralentissement, et même parfois une interruption, de la respiration. Les mêmes irritations cutanées, chez le même animal, provoquant, d'une part, une sensation douloureuse et des réflexes dans les mouvements du cœur et de la respiration, et ne déterminant, d'autre part, aucun réflexe sur la pression sanguine, il en résulte donc que l'irritation qui provoque une sensation de douleur et celle qui provoque des réflexes vasculaires ne sont pas liées absolument entre elles (Grützner et Heidenhain).

3° Si, au contraire, l'irritation, de quelque nature qu'elle soit, intéresse en même temps les TRONCS des nerfs sensitifs, ceux, par exemple, qui sont situés superficiellement, comme ceux de la face, il se manifeste alors, par voie réflexe, un *rétrécissement étendu des petites artères* (est-ce des petites artères du corps entier ou seulement d'une grande partie du corps ? C'est ce qu'on ne saurait dire), de sorte que les résistances opposées au courant sanguin éprouvent tout d'abord un accroissement. Puis, sous l'influence persistante de ces irritations, la force d'impulsion du cœur s'accroît plus rapidement que ces résistances, d'où résulte une *accélération de la circulation générale*, accélération qui a été démontrée sur les gros troncs vasculaires des extrémités et de la tête. Il circule donc, dans l'unité de temps, les quantités de sang plus grandes qu'auparavant à travers les parties périphériques plus froides du corps, de sorte qu'un équilibre de température s'établit rapidement entre ces dernières parties et les parties intérieures plus chaudes. La *température de la périphérie du corps s'élevant*, en même temps que s'accroît le rayonnement et la perte de chaleur à l'extérieur, il doit donc se produire *dans l'intérieur de l'organisme un abaissement de la température* (Heidenhain); *mais il faut bien remarquer que cela ne peut avoir lieu que dans le cas où l'irritation porte sur un tronc nerveux, ce que ne détermine guère l'application d'un sinapisme ou d'un vésicatoire.*

Il faut encore remarquer que les diverses espèces animales n'éprouvent pas les mêmes influences de la part de cette irritation des troncs nerveux, et que, par conséquent, les résultats obtenus chez un animal d'une certaine espèce ne peuvent pas être considérés comme absolument applicables à un animal d'une espèce différente.

On ne s'explique pas jusqu'ici pourquoi l'irritation des *troncs nerveux*, que cette irritation soit légère ou intense, fait élever immanquablement la tension de l'aorte, tandis que cette même irritation, légère ou intense, reste, au contraire, sans action, quand elle n'intéresse que les *terminaisons cutanées* de ces nerfs. Et cependant les effets des excitations mécaniques les plus légères chez les animaux curarisés montrent bien que la peau possède des terminaisons nerveuses qui sont en connexion réflexe avec les centres nerveux vasculaires.

4° Quant à l'influence exercée par les irritations cutanées douloureuses sur la pression sanguine chez l'homme, voici quelles sont à ce sujet les opinions exprimées par Naumann.

a). Une faible irritation de la peau, quelle qu'en soit la cause, provoque le *rétrécissement réflexe* d'un grand nombre d'artères périphériques, surtout des *artères cutanées;* consécutivement la *pression sanguine s'élève et les contractions cardiaques deviennent plus rapides et plus intenses. En même temps les mouvements respiratoires se ralentissent.* La peau recevant moins de sang et les poumons moins d'air, la quantité de chaleur qui rayonne de la surface cutanée et celle qui se dégage avec l'air expiré devront devenir moindres ; en même temps, la pression sanguine étant élevée dans l'intérieur de l'organisme, les processus d'oxydation se feront avec plus d'activité dans les organes internes plus énergiquement irrigués; *aussi voit-on la température, dans l'intérieur du corps, éprouver une élévation prolongée.*

Quand cette faible irritation de la peau a cessé, la respiration et la circulation reviennent à l'état normal, et l'on voit alors la température intérieure redescendre jusqu'à la normale et, parfois même, au-dessous.

b). Quand l'irritation de la peau a été très intense et très douloureuse, les phénomènes produits peuvent être distingués en deux périodes : Dès le début se manifestent, comme à la suite d'une faible irritation cutanée, un rétrécissement des artères de la peau, une élévation de la pression sanguine et une augmentation de la température intérieure; mais ces phénomènes ne sont que momentanés, et ils durent d'autant moins de temps que l'irritation a été plus forte; si elle a été très intense, produite par exemple par des badigeonnages sur la peau avec de l'essence de moutarde, de la cantharidine, etc., cette première période peut même faire entièrement défaut, ou du moins passer inaperçue pour nos moyens d'investigation.

Dans la seconde période, qui, à cause de sa durée beaucoup plus longue que la première, présente une bien plus grande importance, on voit se produire des phénomènes tout inverses : *Les vaisseaux cutanés se relâchent et se dilatent*, soit que l'excès d'irritation ait épuisé les nerfs vaso-constricteurs, soit que les fibres vaso-dilatatrices aient besoin, pour être mises en activité, d'irritations très énergiques; *on voit en même temps ces vaisseaux cutanés se gorger de sang.* Quant à la respiration, elle éprouve les mêmes modifications auxquelles donnent lieu les irritations faibles : les mouvements respiratoires se *ralentissent encore davantage;* l'expiration manifeste un caractère spasmodique. Par suite de tous ces processus, *la température intérieure s'abaisse, la température de la peau s'élève*, et il se fait un rayonnement plus vif de chaleur. La température de l'intérieur du corps éprouverait un abaissement encore plus marqué, si la diminution de la pression sanguine et le ralentissement de l'activité du cœur ne venaient établir une sorte de compensation.

D'un autre côté, Jacobson, par une série beaucoup plus étendue d'expériences faites à la clinique de Frerichs, a montré que l'action de sinapismes énergiques ou de flagellations électriques n'avait nullement pour résultat un abaissement notable de la chaleur du corps. Sur trente et un cas, dans lesquels la température du creux axillaire fut observée pendant l'application d'irritants cutanés, on n'observa que cinq fois un abaissement de la température; dans les autres vingt-six cas, on constata une élévation. Jacobson explique les résultats différents obtenus par Naumann, en les mettant sur le compte de l'insuffisance des appareils thermo-électriques dont se servait cet observateur. Les résultats de Jacobson, obtenus par des expériences thermométriques sur l'homme, concordant entièrement avec ceux fournis à Heidenhain et Grützner par des expériences faites sur les animaux, il en résulte que les opinions de Naumann, généralement admises jusqu'ici, doivent paraître mal assurées, et que l'on doit plutôt admettre que *les irritations cutanées ne donnent lieu à aucune modification appréciable, ni de la pression sanguine, ni de la température du corps.* De même, chez l'homme fébricitant, Jacobson a vu les irritations cutanées ne donner lieu à aucun changement, ou à des changements insignifiants, de la température, de sorte qu'il n'est plus disposé à admettre un rapport de causalité entre l'irritation de la peau et la chaleur du corps.

5° Quant à l'action des irritations cutanées *sur les échanges organiques*, il résulte des expériences de Paalzow et Pflüger, sur des lapins, que, sous l'influence de ces irritations, produites par exemple par de la pâte de moutarde, la consommation de l'oxygène et la production de l'acide carbonique éprouvent une forte augmentation, alors même que les animaux n'ont fait aucun effort pour fuir, n'ont développé aucune contraction musculaire.

Les expériences de Benecke, Röhrig et Zuntz, faites à l'aide de faibles irritations cutanées, permettent de croire que, sous l'influence de ces irritations, l'élimination de l'azote, par conséquent les échanges organiques, augmentent d'activité.

6° *Une douleur existante, par exemple une douleur névralgique, s'adoucit ou se supprime*, quand on fait naître une douleur nouvelle, en appliquant, par exemple, sur la peau, un emplâtre de moutarde ou de cantharides, que cette application soit faite au niveau du point douloureux ou à une distance plus ou moins éloignée. Ce fait peut s'expliquer de deux manières : ou bien l'hyperhémie superficielle provoquée par l'irritation cutanée a déterminé une dérivation du sang de la partie douloureuse plus profondément située, ou bien l'excitation des nerfs sensibles, résultant de l'irritation cutanée a donné lieu. par action réflexe, à une contraction des vaisseaux, à une ischémie, de l'organe malade (Anna Serebrenni).

7° *Dans les cas où la respiration est très affaiblie, et sur le point d'être paralysée*, où par conséquent l'aération pulmonaire est insuffisante, par exemple dans la narcose profonde par le chloroforme, dans la syncope, etc., des irritations cutanées subites et intenses peuvent réveiller des *mouvements profonds d'inspiration.*

Emploi thérapeutique des irritations cutanées douloureuses. — Pour éviter les répétitions, nous étudierons ici l'emploi thérapeutique des irritations cutanées douloureuses, provoquées, soit par les essences de moutarde, soit par la cantharidine. Nous renvoyons, pour le complément de cette étude, à ce qui a déjà été dit ailleurs, à propos de plusieurs substances agissant chimiquement sur la peau; voyez : alcalis caustiques, ammoniaque caustique, nitrate d'argent, teinture d'iode.

L'unique différence qui distingue, au point de vue de l'emploi thérapeutique, les essences de moutarde et la cantharidine, c'est que les premières produisent l'irritation beaucoup plus rapidement que la seconde. *On devra donc, dans tous les cas où l'on voudra obtenir des effets irritants instantanés, avoir recours aux préparations contenant de l'essence de moutarde; dans le cas contraire, et quand on désirera obtenir des effets irritants plus prolongés, on choisira de préférence les préparations de cantharidine.*

On peut se servir des préparations contenant de l'essence de moutarde, et particulièrement des sinapismes, quand on veut réveiller, par action réflexe, la respiration, par exemple dans la syncope, dans le coma, dans les états asphyxiques. On peut les employer encore pour déterminer une irritation cutanée d'une certaine étendue; ainsi l'on fait prendre des bains de pied sinapisés, dans le but d'attirer le sang vers les membres inférieurs, de provoquer, comme on dit une « dérivation ». Dans les névroses vasomotrices, qui dépendent d'un spasme des vaisseaux artériels, on fait des lotions avec de l'esprit de moutarde, etc., dans le but d'attirer une plus grande abondance de sang vers la peau. Dans les douleurs rhumatismales vagues, apparaissant et disparaissant tour à tour avec rapidité, l'application des sinapismes produit souvent d'excellents résultats. Le sentiment d'oppression et d'anxiété, qui accompagne et rend extrêmement pénibles diverses affections des appareils respiratoire et circulatoire, est souvent calmé d'une manière passagère par les sinapismes. Il est encore un certain nombre d'indications qui sont communes aux préparations de moutarde et à celles de cantharides, et dans lesquelles on donne la préférence aux premières, uniquement pour éviter la trop forte inflammation cutanée que provoque la cantharidine. C'est dans ce sens qu'on emploie souvent, chez les enfants, les sinapismes, dans les mêmes cas où, chez les adultes, on a recours aux cantharides.

Les cas qui indiquent une irritation cutanée plus persistante, et dans lesquels on donne par conséquent, la préférence aux cantharides, sont presque aussi nombreux que les précédents. Ce sont d'abord les *inflammations des organes profondément situés*, surtout des membranes séreuses (pleurite, péricardite, méningite, péritonite). C'est principalement dans le traitement de la pleurite que les applications des préparations de cantharidine sont usitées : dans la *période aiguë*, alors que la fièvre est intense, que l'épanchement fait des progrès, on donne en général la préférence aux émissions sanguines, aux applications froides, aux cataplasmes; cependant, d'après quelques observations exactes (Guttzeit, J. Meyer et autres), les vésicants produiraient aussi, dans cette période, d'excellents résultats, non seulement en faisant disparaître la douleur, mais encore en modérant la fièvre et arrêtant les progrès de l'épanchement. Quant à nous, nous préférons, dans ces circonstances, nous adresser aux ventouses sèches et aux ventouses scarifiées, si elles ne sont pas contre-indiquées. C'est dans la *seconde période* de la pleurite, quand la fièvre a déjà disparu, que les vésicants sont appliqués le plus ordinairement, dans le but de hâter la résorption de l'épanchement. Leur efficacité n'est pas parfaitement établie. La crainte, qu'on avait autrefois, que les emplâtres vésicants ne réveillassent la fièvre, est loin d'être fondée (J. Meyer). Une incontestable utilité des vésicants, c'est de combattre avec succès les douleurs qui apparaissent pendant la seconde période de la pleurésie; il en est de même des douleurs qui accompagnent la pleurésie sèche. C'est en cela, croyons-nous, dans leur propriété de calmer la douleur, que réside essentiellement l'utilité des vésicatoires, employés contre les inflammations des membranes séreuses; ils ont bien aussi, sans doute, une certaine efficacité contre le processus inflammatoire lui-même, mais cette efficacité est bien moins sûrement établie que la précédente; quant à leur propriété de faire baisser la température, elle est tout à fait insignifiante et ne mérite pas d'être comparée à celle d'autres agents. Les observations que nous venons de faire à propos de la pleurite peuvent être appliquées aux inflammations des autres membranes séreuses; mais ici les recherches cliniques sont loin d'être aussi concluantes. Dans le *rhumatisme articulaire aigu*, l'emploi des vésicatoires volants, appliqués en grand nombre au niveau des articulations atteintes, a été récemment l'objet d'une méthode particulière de traitement, proposée par Davies; déjà autrefois les vésicatoires avaient été souvent employés dans les mêmes circonstances (Dechilly), puis il avaient été abandonnés. Cette méthode de traitement a perdu beaucoup de son importance depuis l'introduction en thérapeutique de l'acide salicylique. Dans les formes subaiguës et chroniques du rhumatisme, l'application des vésicatoires présente pourtant des avantages évidents. On conseille encore les vésicatoires dans d'autres processus inflammatoires chroniques ou subaigus, et on les applique, soit au niveau du point où réside l'inflammation (méningite, spondylite chronique par exemple), soit à une distance plus ou moins éloignée, par exemple, pour une conjonctivite, à la nuque ou derrière l'oreille. Souvent on entretient la suppuration à l'aide de pommades irritantes. Ce n'est pas ici le cas de passer en revue toutes les affections qui comportent l'emploi de ce moyen. Nous ne mentionnons spécialement la phtisie pulmonaire que pour mettre en garde contre la pratique qui consiste à entretenir des surfaces suppurantes chez ces malades. On peut bien, en présence de symptômes de pleurésie, se manifestant chez eux, appliquer un vésicatoire, jusqu'à développement de rougeur ou même jusqu'à formation d'une bulle ; mais entretenir la suppuration, dans le but de produire des effets dérivatifs, est une pratique condamnée par tous les bons observateurs.

Dans le traitement des *névralgies*, les irritations cutanées jouent un rôle très important, et Valleix place les vésicants à la tête de tous les moyens employés contre ces affections. Il est certain qu'ils peuvent faire disparaître la douleur, ou au moins la modérer beaucoup; mais il faut convenir aussi que bien souvent ils échouent. C'est ce qui arrive principalement quand la névralgie est déterminée par la compression d'un nerf, ou est la conséquence de l'intoxication par la malaria ou de la syphilis. Les vésicants réussissent surtout quand la névralgie est récente et a été occasionnée par un refroidissement, ou encore quand elle est liée à l'existence d'une névrite. On voit alors, surtout dans le premier cas, la douleur disparaître parfois complètement, à la suite de l'application d'un ou de plusieurs vésicatoires. Le résultat est le même, quel que soit le nerf attaqué, que ce soit le sciatique, ou le trijumeau, etc. Le mieux est d'appliquer ces vésicatoires sur les points les plus douloureux (points douloureux, de Valleix), et d'en appliquer plusieurs à la suite (vésicatoires volants), sans les laisser suppurer. Dans les *cardialgies* intenses, on a vu aussi parfois l'application d'un vésicatoire ou d'un sinapisme sur l'épigastre calmer beaucoup la douleur. Le même moyen a pu aussi être utile contre les *vomissements*, avec ou sans lésion de l'estomac; il n'est guère possible de formuler des indications plus précises. — L'usage des vésicatoires et des sinapismes dans le traitement des *paralysies*, dans le but d'exciter des mouvements réflexes, est remplacé aujourd'hui par l'application des courants continus ou induits, par l'irritation de la peau au moyen du pinceau électrique; nous pouvons en dire autant des *anesthésies*, qui, à quelque forme qu'elles appartiennent, sont toujours traitées plus rationnellement par l'électricité.

Il est encore d'autres *affections de l'appareil respiratoire,* en dehors de la pleurite, dans lesquelles les irritations cutanées sont mises en usage. Et d'abord, contre la toux intense, symptôme d'un catarrhe bronchique ou laryngo-trachéal, aigu ou subaigu; et il est probable que ce n'est pas seulement contre le symptôme toux que les vésicants sont efficaces, mais encore contre le processus lui-même. Au début de la maladie, alors que la fièvre est intense, les vésicants sont moins utiles que d'autres moyens, les ventouses, par exemple; ils sont, au contraire, à leur place, quand la fièvre est tombée, ou du moins bien diminuée, quand l'expectoration commence à devenir purulente, que les rhoncus sonores et sibilants se sont effacés devant les bruits de râles, en un mot dans le passage de la première à la deuxième période de la maladie; ils sont indiqués aussi dans le cours des catarrhes chroniques, notamment quand apparaît une légère exacerbation subaiguë. On applique encore de grands vésicatoires, mais sans oublier les ventouses et la médication interne, dans le traitement des accès d'asthme, qui surviennent chez les emphysémateux, sous l'influence d'une exacerbation aiguë du catarrhe. S'il s'agit de l'asthme purement nerveux, on fera mieux d'avoir recours à d'autres médicaments, tels que la morphine, le chloral, etc. Enfin on obtient parfois de très bons résultats de vésicatoires dans l'œdème pulmonaire, quand il se présente, non à la fin, mais dans le cours de la pneumonie, chez les buveurs, ou encore qu'il accompagne un catarrhe bronchique, chez des individus atteints d'hydropisie néphrétique. Dans ces cas, les vésicatoires, pour être véritablement efficaces doivent, avoir une grande étendue.

On a recours encore aux irritations cutanées, quand on se trouve en présence d'une hyperhémie artérielle (et non de stase), se faisant vers un organe; ainsi, dans les congestions cérébrales, on provoque une irritation sur la peau de la nuque. Bien que l'efficacité des épispastiques ne puisse être mise en doute, dans ces cas, cependant on leur préfère habituellement les émissions sanguines. Il y a avantage à faire naître l'irritation cutanée dans un point éloigné du lieu affecté. Autrefois, on employait beaucoup les vésicatoires quand on se trouvait en présence de symptômes cérébraux graves, dans le cours du typhus, ou encore quand ces symptômes éclataient durant la rougeole ou la scarlatine, l'éruption tardant à se faire ou ayant disparu; on espérait par ce moyen rappeler l'éruption. Nous ne mentionnons cette pratique qu'à un point de vue purement historique.

Remarquons enfin que l'on doit être très prudent dans l'emploi des vésicatoires chez les enfants et les personnes âgées; chez les premiers, la production d'une plaie donne facilement lieu à de la fièvre; chez les seconds, les plaies peuvent rester longtemps à se cicatriser. Elles peuvent même, dans certains cas, se transformer en ulcères, par exemple chez les individus scrofuleux, cachectiques, ou prendre un caractère ichoreux ou diphthéritique, dans le typhus, dans la fièvre exanthématique aiguë, dans la diphthérite.

1. Essence sinapique allylique et semences noires de moutarde

Les *semences noires de moutarde (semen sinapis nigræ)* du *Brassica nigra*, sont à peu près sphériques, épaisses d'un millimètre, d'un brun de rouille extérieurement, jaunes à l'intérieur; quand elles sont fraîches et entières, elles contiennent, à côté d'autres éléments, une huile indifférente, à peu près inodore.

L'essence de moutarde allylique (CH^2. $CH.CH^2.N:C:S$) ne préexiste pas dans les semences : elle ne se développe que quand on y ajoute de l'eau, par exemple quand on mâche ces semences, quand on en prépare une pâte : un ferment albumineux, la *myrosine*, agit alors sur le myronate de potassium ($C^{10}H^{19}KNS^2O^{10}$) contenu dans les semences, et le décompose en sucre, sulfate acide de potassium et essence allylique de moutarde; c'est à cette dernière que les semences de moutarde doivent alors leur odeur piquante et leur goût brûlant.

L'essence allylique de moutarde ainsi développée peut être obtenue à l'état de pureté par la distillation; on peut aussi la préparer artificiellement en décomposant le bromure ou l'iodure d'allyle par une solution alcoolique de sulfocyanure de potassium. Elle représente un liquide incolore, presque insoluble dans l'eau, au fond de laquelle il tombe, miscible avec l'alcool, et bouillant à 150°.

Action physiologique. — C'est à l'essence allylique de moutarde que les semences de moutarde et toutes leurs préparations doivent leurs propriétés particulières.

Effets sur la peau. — Quand on applique sur la peau de l'essence de moutarde ou un sinapisme, l'endroit touché devient, au bout de quelques minutes, le siège d'une douleur vive, brûlante, qui va toujours en augmentant; son intensité finit par devenir telle qu'il faut, pour la supporter, faire appel à toute l'énergie de la volonté. En même temps une hyperhémie cutanée intense se manifeste, caractérisée par la rougeur, par une augmentation subjective et objective de la température; mais il n'y a pas de gonflement appréciable de la peau. Si l'action de cette essence est prolongée pendant plusieurs heures, l'épiderme se soulève en vésicules et en bulles, qui laissent souvent après elles des ulcères qui restent longtemps à se cicatriser; mais ces effets vésicants se produisent plus lentement et plus difficilement que par l'emploi des cantharides. Plus la peau est tendre, plus les phénomènes ci-dessus décrits sont accentués. Après l'enlèvement du sinapisme, la douleur et la rougeur disparaissent en quelques heures, ou persistent durant plusieurs jours.

Pendant les plus fortes douleurs produites par l'essence de moutarde, les points qui en sont le siège sont devenus insensibles pour d'autres atteintes douloureuses; au niveau de ces points, la sensibilité au tact, à la température, à la douleur, reste encore longtemps émoussée après la diparition des fortes douleurs que le sinapisme avait provoquées; dans quelques cas, on a trouvé, au contraire, cette sensibilité exaltée. On observe aussi, en général, que, au pourtour de la surface mise en contact avec le sinapisme, la sensibilité est diminuée. Tous ces phénomènes résultent sans doute de l'état d'épuisement des nerfs cutanés sensibles à la suite de leur irritation violente et prolongée.

La dilatation vasculaire, conséquence de l'application d'un sinapisme, est due probablement en grande partie à une action produite directement sur les nerfs des vaisseaux par l'essence de moutarde ayant pénétré à travers l'épiderme, de la même façon que la douleur résulte d'une action directe de l'essence de moutarde sur les nerfs cutanés sensibles. La dilatation locale des vaisseaux cutanés ne peut pas être considérée comme le résultat d'une action réflexe, car l'étendue et la forme de la surface rougie représentent toujours parfaitement la grandeur et la forme du sinapisme. La pigmentation, qui souvent persiste pendant longtemps à l'endroit où a été appliqué le sinapisme, provient sans doute de la destruction des globules rouges extravasés sous l'influence de l'essence de moutarde.

Quant aux conséquences générales de cette excitation douloureuse des nerfs, voyez pages 548 et suivantes.

Effets locaux sur les muqueuses. — L'essence de moutarde donne lieu, quand on la respire, à une sensation piquante et douloureuse sur la muqueuse nasale, provenant d'une irritation des ramifications du trijumeau; ingérée, elle provoque une douleur brûlante sur la langue, une sensation de chaleur et de brûlure dans le pharynx, l'œsophage et l'estomac. L'usage de petites doses excite l'appétit ; mais si cet usage se prolonge trop longtemps, il en résulte, au contraire, des troubles digestifs. Des doses élevées déterminent une inflammation violente de l'estomac et de l'intestin, des douleurs abdominales, des vomissements et quelquefois de la diarrhée ; mais l'activité de l'essence de moutarde doit être affaiblie dans l'estomac par une cause encore inconnue, parce qu'il en faut des doses énormes pour provoquer sur la muqueuse stomacale des phénomènes inflammatoires aussi intenses que ceux qui se manifestent en général sur la surface cutanée.

Les *effets généraux de l'essence de moutarde*, c'est-à-dire ceux produits par cette essence après sa pénétration dans la circulation, et non par action réflexe, ont jusqu'ici peu attiré l'attention. De quelques recherches de Mitscherlich, sur des lapins, il résulte que les phénomènes généraux de l'empoisonnement par l'essence de moutarde sont semblables à ceux d'empoisonnement par l'acide cyanhydrique; ils sont seulement plus lents à se produire, moins intenses et exigent, pour se manifester, des doses beaucoup plus élevées de substance ; d'ailleurs le tableau de l'empoisonnement est toujours obscurci par l'apparition des symptômes de la gastrite.

Les lapins succombent, en deux heures, à la suite de l'administration de 3gr,5 d'essence de moutarde, en quinze minutes, sous l'influence de 15 grammes, en présentant les phénomènes suivants : Grande fréquence des battements du cœur, avec diminution rapidement progressive de la sensibilité; faiblesse de plus en plus grande ; diminution de la force des battements du cœur, gêne respiratoire ; l'animal se couche sur le ventre ; convulsions répétées ; respiration lente ; insensibilité de plus en plus marquée; abaissement de la chaleur dans les parties extérieures ; mort (Mitscherlich).

D'après Köhler, il se produit, d'abord un accroissement et, plus tard seulement, une paralysie de l'excitabilité réflexe.

A l'autopsie, on trouve l'estomac et l'intestin peu enflammés, mais fortement hyperhémiés ; forte desquamation épithéliale ; hyperhémie rénale insignifiante ; remarquable persistance de l'excitabilité du cœur et des muscles très longtemps après la mort. Le sang dégage manifestement une odeur d'essence de moutarde, comme l'air expiré pendant la vie ; l'urine présente une odeur un peu différente, analogue à celle du raifort sauvage (Mitscherlich).

Quant aux *effets fondamentaux* de l'essence allylique de moutarde, tout ce que nous en savons, c'est que cette essence jouit de la propriété de retarder les fermentations lactique, alcoolique, putride, ammoniacale (Köhler) et qu'une solution albumineuse, mêlée avec elle, ne peut plus être coagulée par la chaleur (Buchheim).

Emploi thérapeutique. — Nous avons déjà parlé plus haut de l'emploi de la moutarde et de son essence comme irritants cutanés.

A l'intérieur, la moutarde est journellement employée dans le but d'exciter l'appétit et la digestion, non pas sous une forme pharmaceutique, mais sous forme d'une préparation culinaire. On doit en éviter l'usage quand il existe un catarrhe de l'estomac ; et il est bon d'ailleurs de remarquer que l'abus de ce condiment peut, même quand l'estomac est dans un état parfaitement normal, porter un grave préjudice à la digestion. — Nous nous abstiendrons de parler de tous les autres cas dans lesquels on a prescrit la moutarde, et dans lesquels son efficacité a été démontrée nulle. Ainsi on l'a employée contre les accidents les plus variés de l'hypochondrie, surtout dans les cas de vertiges, de mouches volantes, ainsi que dans l'asthme, etc.

Doses et préparations. — 1. *Semences de moutarde.* — Les graines de moutarde non broyées sont hors d'usage. La moutarde, prise aux repas, dans le but de favoriser la digestion, s'emploie sous diverses formes bien connues. Dans le but de provoquer des vomissements, la moutarde se prend sous forme de poudre, jusqu'à la dose de 15 grammes, ou en infusion avec de l'eau tiède.

2. *Sinapismes.* — C'est le nom qu'on donne à la pâte de farine de moutarde. Pour les préparer on prend de la moutarde fraîchement broyée, bien préférable à la farine de moutarde conservée dans les officines, on la mêle avec de l'eau tiède et l'on en fait ainsi une pâte, une bouillie épaisse. Il est irrationnel de se servir, pour cette préparation, d'eau très chaude ou d'eau froide, ou bien d'y ajouter du vinaigre ou de l'ammoniaque. — Pour préparer un bain de pied sinapisé, on se sert de 50 à 100 grammes de farine de moutarde fraîchement pulvérisée; pour un bain général, on emploie 120-250 grammes de cette farine. — Pour lavement, on fait une infusion de 10-15 grammes sur 50 à 150 grammes d'eau tiède.

3. *Essence de moutarde.* — Non employée intérieurement. Appliquée à l'extérieur comme irritant cutané. On l'étend directement sur la peau, ou bien on y applique un morceau de papier buvard qu'on imbibe de cette essence.

4. *Alcoolé d'essence de moutarde.* — 1 partie d'essence dans 50 parties d'alcool. Préparation rationnelle pour l'emploi de l'essence de moutarde comme irritant cutané.

Le *traitement d'un empoisonnement par l'essence de moutarde* devrait être basé sur les mêmes principes que celui de l'empoisonnement par la cantharide.

2. Essence sinapique butylique et cochléaria

L'*essence sinapique butylique* (CS : N.C^3H^5) est le principe actif essentiel de l'huile éthérée de cochléaria, du *cochlearia officinalis*; elle prend sans doute naissance, de même que l'essence sinapique allylique, par l'action d'un ferment.

Le *cochlearia officinalis* contient une assez grande quantité de sels alcalins.

Cette essence a, dit-on, les mêmes propriétés que l'essence allylique, mais ses propriétés sont moins énergiques. Les recherches manquent à ce sujet.

Prescrit beaucoup autrefois (dans les troubles digestifs, les hydropisies, etc.), le cochléaria est aujourd'hui hors d'usage. On lui attribuait aussi une action spécifique contre le scorbut; mais on est complètement revenu de cette opinion. Ce qui l'avait fait naître, c'est que cette plante est souvent la seule que l'on rencontre, pendant les longues navigations, dans les latitudes élevées.

L'essence sinapique butylique étant entièrement inusitée, nous nous abstiendrons de parler de ses doses.

L'*alcoolat de cochléaria (spiritus Cochleariæ)* est quelquefois employé en addition à des gargarismes, surtout dans les affections scorbutiques de la cavité buccale; mais c'est une préparation tout à fait superflue.

3. Sulfure de diallyle et ail

Le *sulfure de diallyle* (CH^2.CH.CH^2.S.CH^2.CH.CH^2) est l'élément principal de l'huile éthérée obtenue par la distillation aqueuse de l'*Alium sativum* (ail) : on peut aussi le préparer artificiellement en décomposant l'iodure d'allyle par le sulfure de potassium en solution alcoolique. C'est une essence incolore, ayant l'odeur désagréable et la saveur âcre de l'ail.

Le sulfure de diallyle et l'ail exercent, de la même manière que la moutarde, une action irritante, inflammatoire, sur la peau et les muqueuses ; à petites doses, ils peuvent améliorer l'appétit ; mais, à doses élevées, ils provoquent des nausées, des vomissements, des douleurs abdominales et de la diarrhée.

L'ail n'est pas employé en thérapeutique ; de même que la moutarde, on le mêle aux aliments, dans le but d'exciter l'appétit. — On l'emploie quelquefois, en addition à des lavements, contre les oxyures vermiculaires (5 à 10 grammes pour un lavement).

Les *oignons (Radix seu bulbus cepæ)* de l'*Allium cepa* et le *raifort de mer (Radix armoraceæ)* du *Cochlearia armoracea*, contiennent des principes, et produisent des effets analogues à ceux de la moutarde et de l'essence sinapique allylique.

4. Cantharides

Les *cantharides (Lytta vesicatoria)* sont des insectes coléoptères d'un vert doré très brillant, dont la longueur peut atteindre jusqu'à 3 centimètres. Leur principe actif est la *cantharidine,* que l'on peut obtenir, en même temps qu'une huile verdâtre, en broyant les insectes et les traitant ensuite par l'alcool, l'éther ou le chloroforme.

La *cantharidine* représente des prismes quadrilatères incolores, peu solubles dans l'eau et dans l'alcool froid, facilement solubles dans l'alcool bouillant et dans l'éther. On peut la considérer comme l'anhydride de l'*acide cantharidique.*

Les cantharides renferment encore d'autres principes, notamment une substance volatile qui distille avec l'eau à 100 degrés, et qui produit les mêmes effets que la cantharidine (Dragendorff) ; on ne sait encore rien de positif sur la nature de ses principes.

On trouve de la cantharidine dans d'autres genres de coléoptères *(Meloe, Mylabris)*, qui possèdent par conséquent des propriétés semblables à celles des cantharides.

Action physiologique. — La cantharidine étant le principe actif le plus important des cantharides, c'est surtout de ses effets physiologiques qu'il sera question ici. Schroff a prétendu que l'action excitante sur les organes sexuels appartenait aux cantharides mêmes, et nullement à la cantharidine ; cette action devrait, d'après lui, être mise sur le compte de l'essence existant dans les cantharides ; mais cette assertion aurait besoin d'être basée sur une démonstration plus rigoureuse.

Effets locaux. — Une quantité extrêmement petite de cantharidine (0,0005), appliquée sur la peau, suffit pour produire, au bout de quinze à vingt minutes, des effets vésicants ; pour produire ces mêmes effets, l'emplâtre de cantharides a besoin de cinq à dix heures ; mais il agit plus rapidement si l'on y ajoute des substances capables de dissoudre la cantharidine. Voici quelle est la marche des phénomènes qui constituent la vésication : quelques heures après l'application d'un emplâtre de cantharides sur la peau intacte, l'espace recouvert par l'emplâtre devient le siège d'une sensation de brûlure ; la rougeur et la chaleur y deviennent plus considérables ; puis de petites bulles s'y élèvent, qui peu à peu se réunissent entre elles, pour former une grande ampoule, laquelle finit par occuper tout l'espace recouvert par l'emplâtre. Le sérum contenu dans cette ampoule a une couleur jaune, une réaction alcanine, et il contient de la cantharidine ; aussi peut-on, en l'appliquant sur la peau saine, y provoquer l'apparition de phénomènes inflammatoires. Enfin, la bulle se rompt, en laissant à découvert le derme fortement rougi ; le produit de sécrétion qui s'y développe finit par former une couche sèche, sous laquelle un nouvel épiderme prend naissance. Mais si l'on maintient l'emplâtre appliqué après la rupture de la bulle, le derme ne tarde pas à devenir le siège d'une ulcération, qui, chez les personnes affaiblies, peut prendre un caractère sanieux.

Si, chez un lapin, on fait, sur un même endroit de la peau, par exemple sur la peau du dos, pendant quatorze jours, des badigeonnages répétés avec un collodion à la cantharidine, on voit d'abord se manifester les phénomènes ci-dessus décrits ; à la fin, on constate que, sous l'eschare qui s'est formée, les vaisseaux cutanés sont dilatés et gorgés de sang ; il en est de même des vaisseaux des muscles superficiels ; mais on observe, en même temps, que la graisse a disparu en ces mêmes points, et que les parties plus profondément situées, les muscles, la surface intérieure de la paroi thoracique, et le poumon lui-même, présentent, relativement au côté opposé, un état d'anémie très prononcé (Zülzer).

A quoi tiennent l'inflammation, la vésication et la douleur qui se produisent, à la surface cutanée, à la suite de l'application des cantharides ? Ces phénomènes dépendent probablement d'une altération éprouvée par les nerfs cutanés et vasculaires sous l'influence de la cantharidine qui a pénétré jusqu'à eux ; mais la cantharidine agit-elle en soustrayant aux tissus leur partie aqueuse, ou bien en altérant les substances albuminoïdes ? On ne sait là-dessus rien de positif.

L'ingestion de la cantharidine donne lieu à une vive irritation de la *muqueuse des voies digestives*. Si le poison a été pris à petite dose et dans un état de dilution considérable, il en résulte une saveur brûlante, désagréable, une sensation de chaleur dans la bouche, le pharynx et l'estomac, de l'anorexie, des nausées. Si la dose a été élevée, les phénomènes ci-dessus se présentent avec une plus grande intensité, une forte salivation se produit, les glandes salivaires se tuméfient, des coliques violentes tourmentent le malade, des matières souvent sanguinolentes sont rejetées par le vomissement et la diarrhée. Dans les cas extrêmes, le malade ne peut plus rien avaler, pas même de l'eau pure ; le moindre mouvement de déglutition provoque des spasmes pharyngiens qui rappellent ceux de l'hydrophobie et de l'empoisonnement par l'atropine.

Effets généraux. — Nous ne considérons ici que les altérations produites par la cantharidine même, après son absorption. Cette absorption, qui peut se faire par les muqueuses, peut avoir lieu aussi à travers la peau enflammée et ulcérée ; c'est pour cela qu'on voit, à la suite de l'application de grands emplâtres de cantharides, apparaître les phénomènes généraux de l'empoisonnement par la cantharidine, exactement comme si le poison avait été pris à l'intérieur ; aussi doit-on, dans l'emploi des grands vésicatoires, ne jamais se départir d'une certaine prudence.

Les effets généraux de la cantharidine s'exercent, dit-on, avec une moindre intensité chez les animaux à sang froid ainsi que chez les poules et chez les hérissons ; les autres animaux à sang chaud (lapins, chats, chiens, homme) y sont, au contraire, extrêmement sensibles. On a prétendu que, chez les chiens, l'usage des cantharides donnait plus rarement lieu que chez l'homme à des accidents inflammatoires du côté des organes urinaires ; mais il n'en est rien ; tout au plus peut-on dire que, chez les chiens, il faut, pour déterminer ces accidents, des doses un peu plus élevées de cantharides que chez l'homme. La dose mortelle de poudre de cantharides pour un lapin est de 0,05 ; pour un chien, elle est de 0,5 ; pour un homme, de 2,0 (Orfila, Schroff). Si, au lieu de poudre de cantharides, il s'agit de cantharidine, ces doses devront être naturellement cent fois plus petites.

De tous les organes, ce sont les *organes urinaires* sur lesquels l'action des cantharides s'exerce avec le plus d'intensité ; cela provient, en grande partie, de ce que la cantharidine absorbée s'élimine principalement par les reins, de sorte qu'elle provoque sur ces organes et sur le reste de l'appareil urinaire les mêmes effets inflammatoires qu'elle détermine sur les régions cutanées ou muqueuses sur lesquelles on l'a directement appliquée.

Les phénomènes qui succèdent à l'absorption de la cantharidine étant exactement les mêmes chez l'homme et chez les chiens, et les observations faites sur ces derniers par Langhans et Schachowa présentant un degré particulier de précision et de certitude, nous insisterons surtout sur les résultats obtenus par ces observateurs.

L'administration, chez les chiens, de petites doses (0,06) de poudre de cantharides, donne lieu régulièrement à une cystite, avec hyperhémie et ecchymoses de la muqueuse vésicale; les reins sont le siège d'une forte injection, mais ne présentent aucune autre altération anatomique. Chez l'homme se manifestent, dans les mêmes circonstances, un violent ténesme vésical, une sensation de chatouillement au gland, une douleur brûlante dans la région rénale et vésicale.

A la suite de l'administration de doses élevées (1 gramme presque tous les jours, pendant six semaines), Schachowa observa que, dès le troisième jour, l'urine contenait beaucoup de globules purulents et de mucus; le soir de ce même jour, il y trouva une quantité considérable d'albumine; le cinquième jour, il constata dans ce liquide la présence d'un grand nombre de bactéries, qui s'y montrèrent jusqu'à la mort, bien que l'urine fût toujours examinée très peu de temps après son émission; le huitième jour, l'urine fut rendue en moins grande quantité, ce qui provenait simplement de ce qu'elle était retenue dans la vessie; le dix-septième jour, ce liquide était rougeâtre, il contenait des globules sanguins fortement ratatinés et déchiquetés, il était très riche en triphosphates et présentait une réaction alcaline; le dix-huitième jour, l'urine présenta pour la première fois des altérations pouvant être mises sur le compte d'une altération microscopique des reins, c'était la présence dans ce liquide d'une quantité considérable de matière grasse. Tous ces éléments anormaux apparurent dans l'urine peu à peu, l'un après l'autre, et s'y montrèrent ensuite régulièrement jusqu'à la mort, sauf pourtant l'albumine, qui ne s'y manifesta que tout à fait au début, pendant un seul jour, puis disparut, pour ne plus revenir.

Dans les reins, chez les animaux en expérience, Schachowa put suivre les diverses phases d'une altération purement parenchymateuse, limitée à peu près exclusivement à l'épithélium des canalicules urinaires; les cellules épithéliales se retrouvaient dans l'urine, soit sous forme de cylindres, soit, après avoir subi la dégénérescence graisseuse, sous forme de gouttelettes de graisse; les capillaires des glomérules, le réseau capillaire des tubes, la trame conjonctive et la membrane propre étaient à l'état normal; la membrane propre présentait seulement un léger épaississement qui n'était évidemment qu'une conséquence de son imbibition par le sérum.

Si le sang ne contient qu'une petite quantité de cantharidine, l'élimination se fait par les parties inférieures des canalicules flexueux des reins; si la quantité de poison dans le sang est plus considérable, les parties des tubes urinifères voisines des glomérules participent à cette élimination; mais c'est toujours la partie la plus rapprochée du glomérule qui entre la dernière en fonction. Enfin, si la quantité de cantharidine est très considérable, le reste des canalicules urinifères, c'est-à-dire ceux de la substance tubuleuse, présentent alors des altérations qui indiquent manifestement que ces parties n'ont pris qu'une faible part à l'élimination de la substance toxique (Langhans-Schachowa).

Chez l'homme on observe, en général, des besoins plus fréquents d'uriner; l'élimination de l'urine est en même temps devenue moindre; il peut même y avoir anurie complète. L'urine et les reins présentent les mêmes altérations que celles signalées chez les chiens (Schroff et Heinrich).

Organes génitaux. — Il est possible que la sensation de chatouillement au niveau du gland, consécutive à l'absorption de la cantharidine, devienne une cause d'érection et stimule les désirs sexuels; mais en résulte-t-il une augmentation de la puissance virile, une énergie plus grande à pratiquer des coïts plus fréquents? Nullement. Des observateurs libres de préjugés (Pallé) ont simplement vu se produire, à la suite de l'absorption de quantités considérables de cantharides, un gonflement des parties génitales, consécutif à une inflammation de la muqueuse de l'urètre, etc., des érections douloureuses, du ténesme vésical, c'est-à-dire des phénomènes capables d'empêcher l'accomplissement de l'acte vénérien, plutôt que de le favoriser. Chez les femmes, l'usage des cantharides peut, dit-on, donner lieu à des hémorragies par les organes génitaux; aussi a-t-on employé cette substance dans un but criminel, pour provoquer l'avortement.

Système nerveux. — La cantharidine ne peut influencer directement ce système que si la quantité absorbée a été très considérable. Une dose petite ne donne lieu qu'aux effets locaux ci-dessus signalés: effets sur la peau, sur les muqueuses et sur les organes génito-urinaires; tout au plus peut-elle déterminer un certain degré de faiblesse (Schroff et Heinrich).

Sous l'influence de doses élevées se manifestent les altérations suivantes : accélération considérable de la respiration et des contractions cardiaques, fourmillements; plus tard, narcotisme, dyspnée; enfin, paralysie de la respiration, consécutive à la paralysie du centre respiratoire dans la moelle allongée, la circulation se maintenant encore ; en ce moment apparaissent les accidents de l'empoisonnement par l'acide carbonique (convulsions générales), qui entraînent rapidement la mort (Radecki).

La *température* reste élevée pendant tout le temps qu'existent les phénomènes inflammatoires du côté des voies digestives et urinaires.

La cantharidine est un acide d'une grande stabilité; Dragendorff a pu la retrouver chez un chat mort depuis quatre-vingt-quatre jours et dans un état de complète putréfaction. Elle ne se détruit pas non plus dans l'organisme vivant : des poules ayant reçu des cantharides avec leur nourriture, Dragendorff en fit manger la viande à un chat, qui succomba en présentant tous les accidents caractéristiques de l'empoisonnement par la cantharidine.

Emploi thérapeutique. — Il n'est aucun état morbide auquel on puisse opposer avec avantage l'administration à l'intérieur des cantharides ; elles sont donc entièrement inutiles comme médicament interne; elles ne peuvent être que très nuisibles par les violents effets irritants auxquels elles donnent lieu.

A l'extérieur, au contraire, elles sont très fréquemment employées sous forme d'emplâtres épispastiques (vésicatoires). Leurs indications générales ont déjà été étudiées en même temps que celles des essences de moutarde; nous renvoyons donc à l'étude de ces dernières.

Doses et préparations. — 1. *Cantharides pulvérisées.* — A l'intérieur, 0,01-0,05 (*jusqu'à* 0,05 *pro dosi ! jusqu'à* 0,15 *pro die !*), en poudre, pilules ; on leur associe souvent l'opium, afin d'en modérer un peu les effets trop irritants. Extérieurement, on en a saupoudré les surfaces ulcéreuses chroniques, molles, torpides ; moyen entièrement irrationnel.

2. *Teinture de cantharides.* — Cantharides 1 partie, esprit-de-vin rectifié 10 parties. Liquide d'un brun jaunâtre. A l'intérieur, 2 à 10 gouttes (*jusqu'à* 0,5 *pro dosi ! jusqu'à* 1,5 *pro die !*), dans des liquides mucilagineux très épais. A l'extérieur, on s'en sert pour faire des frictions irritantes. Elle entre aussi dans la composition des pommades «pour faire pousser les cheveux».

3. *Emplâtre de cantharides ordinaire, vésicatoire.* — Cantharides 2 parties, huile d'olive 1 partie, cire jaune 4 parties, térébenthine 1 partie. Coloration vert noirâtre. Cet emplâtre n'adhère pas; il faut donc le fixer par un moyen quelconque, soit à l'aide d'un morceau de sparadrap, soit à l'aide d'une bande ou d'un mouchoir. Tantôt on le laisse simplement jusqu'à ce qu'il ait déterminé de la rougeur; c'est ce qui arrive, suivant l'état de la peau, au bout de deux à quatre heures; un peu

plus tard se forment habituellement des bulles. Tantôt on attend, pour le retirer, qu'il ait provoqué la formation d'une ampoule; pour cela huit à dix heures sont ordinairement nécessaires. Si l'on veut que la plaie ne suppure pas, on se contente d'évacuer le liquide au moyen d'une ponction; après quoi on fait le pansement simple avec un corps gras ou de l'ouate. Si l'on veut, au contraire, que la plaie suppure, on déchire l'ampoule, et l'on panse avec des pommades irritantes.

4. *Emplâtre de cantharides perpétuel.* — Colophane et cire jaune ãã 50 parties, térébenthine 37 parties, résine de pin 25, suif 20, cantharides 18, euphorbe 6. Non adhérent. Il ne détermine, en général, même lorsqu'il a été maintenu longtemps appliqué, qu'une simple rougeur de la peau ; c'est pourquoi on l'emploie surtout dans les cas où l'on ne veut obtenir des cantharides que des effets irritants modérés.

5. *Pommade de cantharides, pommade épispastique.* — Cantharides 1 partie, huile d'olive 4 parties, cire 2 parties. Couleur vert sombre. Agent de pansement irritant.

6. *Collodion vésicant.* — C'est un collodion qui contient de la cantharidine. Agent irritant propre et commode.

Traitement de l'empoisonnement par les cantharides. — Une dose considérable de cantharides, introduite dans l'estomac, provoque généralement par elle-même des vomissements et de la diarrhée. Si les vomissements ne se sont pas produits, on les excitera au moyen de vomitifs; mais, pour éviter d'exciter davantage la muqueuse gastrique, on s'adressera de préférence à l'apomorphine, qu'on injectera sous la peau. Puis on administrera des substances mucilagineuses, dans le but d'envelopper le poison. *Il faudra bien se garder* de faire prendre des substances huileuses, qui auraient le grave inconvénient de dissoudre la cantharidine. La gastro-entérite, la néphrite, les phénomènes de collapsus, seront traités d'après les règles générales.

HEIDENHAIN (R.), Ueber bisher unbeachtete Einwirkungen des Nervensystems auf die Körpertemperatur und den Kreislauf (Pflüger's Archiv für gesammte Physiologie, Band III, S. 504. Bonn, 1870). — Ueber den Einfluss des vasomotorischen Nervensystems (Band V, S. 77, 1872; Band VI, S. 20, 1872). — KÖHLER, Versuche über das aetherische Senföl von Henze (Centralblat) für die med. Wissenschaften, S. 433 und 450. Berlin, 1878). — NAUMANN, Prager Vierteljahrsschrift, Band LXXXXIII. — PAALZOW, Ueber den Einfluss der Hautreize auf den Stoffwechsel (Pflüger's Archiv für gesammte Physiologie, Band IV, S. 492, Bonn, 1871).

5. Écorce du Daphne mezereum

Elle contient, comme principe actif, une résine dont l'action ressemble à celle de la cantharidine, et qui doit être considérée comme l'anhydride d'un acide, de l'*acide mézéréique* (Buchheim). On trouve encore dans cette écorce une *huile grasse* qui n'a d'activité que celle qu'elle doit à la présence d'un peu de l'anhydride acide précédent, et un glycoside, la *daphnine*, dont les effets ne sont pas encore connus.

Action physiologique. — Appliquée sur la peau, l'écorce du *Daphne mezereum* agit comme les cantharides, mais avec une intensité beaucoup moindre. Administrée à l'intérieur, elle détermine des effets inflammatoires sur les organes digestifs et urinaires.

Emploi thérapeutique. — Son usage à l'intérieur est sans aucune utilité. Extérieurement, on l'employait autrefois beaucoup plus qu'aujourd'hui, dans le but de provoquer sur la peau une action irritante prolongée, et dans les mêmes circonstances que les cantharides. Rien ne prouve qu'elle possède des avantages particuliers. On s'en sert encore très souvent dans la médecine populaire. On l'a employée, comme masticatoire, dans les cas de paralysie linguale, sans se préoccuper le moins du monde de la cause de la paralysie ; bien entendu que ce moyen s'est montré entièrement sans valeur. Il serait temps enfin de rayer cette écorce de la matière médicale.

Doses et préparations. — 1. *Écorce du Daphne mezereum.* — A l'intérieur, elle est complètement inutile. Pour l'usage externe, on prend l'écorce fraîche et dépouillée de son épiderme, on la ramollit dans l'eau ou mieux dans le vinaigre, puis on l'applique et on la fixe sur la peau. Veut-on produire une révulsion persistante, on renouvelle cette application, au début, toutes les douze heures ; plus tard, toutes les vingt-quatre à quarante-huit heures.

2. *Emplâtre de mézéréon cantharidé, emplâtre de Drouot.* — On l'a, dans ces derniers temps, encore plus compliqué qu'il n'était : cantharides 30 parties, écorce de *Daphne mezereum* 10 parties, éther acétique 100 parties, sandaraque 4, élémi et colophane ââ 2, colle de poisson 20, eau distillée et alcool quantité suffisante. — Employé comme emplâtre vésicant.

[Au lieu de l'écorce du *Daphne mezereum*, on emploie de préférence, en France, l'écorce du *Daphne gnidium*, vulgairement appelée *garou*, dont le Codex admet les préparations suivantes : un *extrait éthéré*, une pommade irritante, dite *pommade épispastique au garou*, un *papier épispastique au garou*, employé très souvent pour le pansement des vésicatoires qu'on veut entretenir en suppuration.]

6. Cardol

C'est le principe vésicant des fruits de l'*Anacardium occidentale* (noix d'acajou) et du *Semecarpus anacardium* (anacarde oriental). Le cardol que l'on trouve dans le commerce n'est pas un produit pur ; il est mélangé avec d'autres éléments végétaux. Le cardol pur est une masse jaune, oléagineuse, inodore, insoluble dans l'eau, soluble dans l'alcool ; sa composition est représentée par la formule $C^{21}H^{30}O^{2}$.

Action physiologique. — Ses effets ressemblent à ceux des cantharides ; mais la vésication qu'il produit est, dit-on, moins douloureuse, et la suppuration de la plaie persiste plus longtemps (Bartels).

Emploi thérapeutique. — Jusqu'ici le cardol n'a pu se généraliser dans la pratique médicale ; c'est que les avantages qui l'ont fait préconiser par Bartels et Frerichs sont compensés par son inconvénient de donner lieu à une inflammation locale extrêmement intense. Il n'a été employé qu'à l'extérieur, et pour remplir les mêmes indications que les cantharides. On l'applique avec un pinceau sur les parties où l'on veut produire une action vésicante.

A ce groupe appartiennent encore les *résines* fournies par plusieurs *espèces d'euphorbes ;* mais leur action est beaucoup plus faible que celle des substances ci-dessus étudiées. On peut les considérer comme entièrement superflues.

Depuis quelques années on emploie beaucoup, en France, comme irritant cutané, la *résine de thapsia*, extraite, au moyen de l'alcool, de l'écorce de la racine de *Thapsia garganica.* On prépare avec cette résine un sparadrap révulsif qui provoque une éruption papulo-pustuleuse et dont l'usage est devenu populaire.

7. Acide agaricique, agaricine

C'est le principe actif du fongus laricis (agaric blanc, bolet du mélèze). L'agaric blanc est un champignon qui croît sur le tronc du mélèze (larix decidua), et qui peut atteindre un volume énorme ; il se présente dans le commerce sous la forme de masses d'un blanc jaunâtre, légères, difficilement pulvérisables, d'une saveur amère et douceâtre, d'une odeur nauséabonde. Il a été employé comme purgatif et antisudoral ; il est aujourd'hui entièrement abandonné.

Son principe actif, l'*acide agaricique* ($C^{16}H^{30}O^{5}+H^{2}O$), se présente sous forme de cristaux brillants comme de l'argent, insipides et inodores ; il se dissout facilement dans l'alcool chaud, difficilement dans l'eau chaude, il est insoluble dans l'eau froide. Administré à petites doses, il est inoffensif; aux doses de 0,005-0,02, il constitue, pas toujours, mais dans beaucoup de cas, un bon médicament pour combattre les sueurs, particulièrement chez les phtisiques. Le mieux est de l'administrer cinq heures avant le moment où l'on veut obtenir une diminution de la sécrétion sudorale ; on le prescrit en pilules, et, à cause de l'accoutumance, il faut augmenter peu à peu la dose. Pour qu'il ne donne pas lieu à de la diarrhée, on fera bien de lui associer un peu d'opium (0,01 *pro dosi*).

II. Substances aromatiques purgatives

A ce groupe appartiennent la plupart des purgatifs végétaux, purgatifs employés dès la plus haute antiquité, et dont les principes actifs sont presque tous des acides ; ce sont : l'*acide cathartique*, substance glycosidique qui se trouve dans les feuilles de sené ; la *convolvuline*, la *jalapine*, l'*élatérine*, anhydrides d'acides résineux, provenant de la racine de jalap et de l'*ecballium elaterium ;* le principe actif de la podophylle, la *podophyllotoxine ;* l'*aloïne* et la *colocynthine*, substances glycosidiques probablement aromatiques, très rapprochées de l'*acide rhéique ;* enfin, l'*acide ricinolique* et l'*acide crotonolique*. Tous ces acides, dont la constitution chimique n'a pas encore été exactement déterminée, *produisent des effets purgatifs, en excitant les mouvements péristaltiques de l'intestin.* Ils ne sont pas prescrits à l'état de pureté, bien qu'il soit possible de les obtenir tous chimiquement purs ; on ne les emploie que sous forme de préparations dans lesquelles entrent d'autres éléments très divers faisant partie des végétaux qui les fournissent. Nous sommes donc obligés d'étudier ici plus spécialement, au lieu des produits purs en question, les mélanges dans lesquels ils entrent.

L'ancienne division des purgatifs en *eccoprotiques* (laxatifs), accélérant simplement les mouvements normaux de l'intestin, et en *drastiques*, exerçant une action fortement irritante sur la muqueuse intestinale, cette division ne peut guère plus être admise aujourd'hui, pas plus que la division de Radziejewski en purgatifs doux et purgatifs forts. La plupart des purgatifs peuvent, en effet, suivant que la dose à laquelle ils sont administrés est plus ou moins élevée, produire tous ces effets à des degrés divers.

Considérations physiologiques générales

1° *Sur le mode de production de l'action purgative* [1]. — En vertu de quels processus les purgatifs, administrés à l'intérieur ou en lavement ou injectés sous la peau, augmentent-ils, accélèrent-ils et rendent-ils plus fluides les déjections alvines ? Voici ce qui résulte, à ce sujet, des travaux de Liebig, Buchheim, Thiry, Radziejewski, H. Köller, Moreau, Lauder Brunton, Brieger, Matthew Hay et autres.

La cause principale des effets purgatifs réside dans un *accroissement d'énergie et dans une accélération des mouvements péristaltiques de*

[1] Voyez la théorie de l'action purgative à propos des *sels alcalins* purgatifs (p. 20), et ces sels eux-mêmes : *phosphate de soude* (p. 49), *sulfate de soude* (p. 51), préparations de magnésie (p. 84). Voyez encore les autres pugatifs déjà étudiés : soufre (p. 285), et calomel (p. 197).

l'intestin. Radziejewski ayant pratiqué, chez des chiens, des fistules intestinales au niveau du côlon ascendant, dans le but de comparer les mouvements péristaltiques normaux avec les mouvements péristaltiques succédant à l'ingestion des purgatifs, observa ce qui suit : Chez les animaux à l'état normal, c'est-à-dire non traités par les purgatifs, les évacuations commençaient à se faire par la fistule une heure et demie à deux heures et demie après le commencement du repas ; les premiers mouvements péristaltiques mettaient donc ce même temps pour s'étendre de l'estomac jusqu'au côlon ascendant. Ils persistaient une demi-heure, se produisant à intervalles de cinq minutes environ ; plus tard, ces intervalles devenaient de plus en plus longs, et, six heures après le commencement de l'expérience, ils étaient de plusieurs heures. A la suite de l'administration d'un fort purgatif, les évacuations par la fistule devenaient beaucoup plus fréquentes et se faisaient avec beaucoup plus de rapidité. Chez les chiens dans un état parfaitement normal, non pourvus de fistule et non traités par les purgatifs, les aliments ingérés n'étaient expulsés, à l'état de matières fécales, par l'anus, que trois à cinq jours après leur ingestion ; cet intervalle entre l'ingestion et l'expulsion naturelle était surtout long pour la viande, qui pourtant, chez les animaux pourvus de fistule, arrivait assez rapidement au niveau de l'orifice fistulaire ; il existe donc, dans les conditions normales, un ralentissement considérable des mouvements péristaltiques au niveau du côlon et du rectum, et l'intervention d'un purgatif a pour effet d'activer ces mouvements, puisqu'elle donne lieu, au bout de quelques heures, à des évacuations alvines. Radziejewski conclut de ses expériences que les purgatifs agissent en *accélérant les mouvements péristaltiques de l'intestin grêle et du gros intestin*, mais que *c'est surtout en activant les mouvements du gros intestin* qu'ils rendent les déjections alvines plus fréquentes et plus rapides.

Les purgatifs donnent-ils lieu a une *transsudation de liquide des capillaires de l'intestin dans le tube intestinal*, c'est-à-dire développent-ils dans l'intestin un état analogue à l'œdème pulmonaire? Le liquide des déjections provoquées par un purgatif est-il du liquide transsudé? Cette opinion n'a pu être jusqu'ici rigoureusement établie. Autrefois on considérait le fait de la transsudation sous l'influence des purgatifs comme tellement naturel, tellement incontestable, qu'on ne prenait pas même la peine de le démontrer, et l'on s'étonnait même lorsque des expériences directes venaient lui opposer un démenti formel. Thiry, de même que Radziejewski et Schiff, détachaient une anse intestinale chez des animaux, tout en laissant intacts ses vaisseaux et ses nerfs ; ils laissaient un bout de cet anse lié, se terminant en cul-de-sac, dans l'intérieur de la cavité abdominale, et l'autre bout ouvert; ils le laissaient appliqué sur la paroi de l'abdomen, de manière à pouvoir examiner facilement la surface interne de ce morceau de tube intestinal ; ils y introduisaient ensuite des substances purgatives, huile de croton, séné, aloès, jalap, sulfate de magnésie, sulfate de soude; et ils constataient que la présence de ces substances n'avait nullement pour résultat de déterminer une transsudation de la partie liquide du sang ni de faire augmenter la sécrétion des sucs normaux de l'intestin. Moreau et Lauder Brunton, au contraire, ayant fait des expériences analogues, conclurent que, dans les mêmes circonstances, la sécrétion intestinale devenait plus abondante. Moreau, ayant sectionné les nerfs mésentériques qui se rendent à l'intestin grêle, observa, à la suite de cette section, un épanchement de liquide dans la partie correspondante du tube intestinal, sans qu'il pût décider si ce liquide était un produit de sécrétion de l'intestin ou simplement un produit de transsudation. On fut près de croire alors que les forts purgatifs agissaient en paralysant ces mêmes nerfs, dont la section, dans les expériences de Moreau, avait pour conséquence de donner lieu à un épanchement dans l'intérieur du tube intestinal. Ces expériences ont été répétées par Radziejewski, qui en a confirmé les résultats et qui, ayant expérimenté, dans ce sens, avec l'huile de croton, a conclu de ses observations que l'état aqueux des selles diarrhéiques ne pouvait pas être attribué à une transsudation ou à une hypersécrétion de l'intestin.

L'analyse des matières fécales (Radziejewski) ne fournit aucun éclaircissement qui permette de décider si réellement l'état aqueux des selles diarrhéiques est dû à une *exsudation* de la partie liquide du sang ou à une *hypersécrétion* de la muqueuse intestinale mise par l'action du purgatif dans une sorte d'état catarrhal; la composition des selles normales et des selles diarrhéiques ne présente, en effet, aucune différence tranchée et caractéristique. Les matières fécales *normales*, fournies par les chiens nourris avec de la viande, ont une réaction acide et contiennent de la cholestérine, de l'acide cholalique, de la graisse, des oléo-stéarates, de l'indol, de l'albumine ayant des propriétés semblables, en partie, à celles des peptones; elles renferment peut-être encore de la leucine, de la taurine et et du mucus. La quantité d'eau qui entre dans leur composition est, en moyenne, de 52 pour 100; la quantité de cendres est, en moyenne, de 11,9 pour 100; leur richesse en potassium est notablement plus grande que leur richesse en sodium, probablement parce que les aliments renfermaient une quantité plus considérable du premier élément que du second. Les déjections alvines normales de l'homme sont aussi plus riches en potassium qu'en sodium (Fleitmann). Quant aux matières fécales *diarrhéiques*, ce en quoi elles se sont montrées différentes des normales, c'est qu'elles contenaient une plus forte proportion d'eau (85 pour 100, en moyenne, à la suite d'une purgation au sulfate de magnésie), et qu'elles étaient plus riches en sels de sodium qu'en sels de potassium. Il ne s'y est trouvé de la bile que rarement et en petite quantité, à la suite d'une purgation au calomel, jamais à la suite de l'administration du séné, de la gomme-gutte, ni du sulfate de magnésie. Les selles diarrhéiques succédant à l'ingestion de ce dernier purgatif ne contenaient à peu près aucun composé pouvant indiquer la présence de produits venus des parties supérieures de l'intestin; sous l'influence d'une purgation au calomel, au contraire, les produits de la digestion pancréatique (leucine, tyrosine, peptone) se trouvaient toujours en abondance dans les déjections alvines. Quant à la présence des ferments intestinaux dans ces déjections, on y nota celle d'un ferment saccharifiant, à la suite de l'administration des purgatifs végétaux et, de plus, celle d'un ferment peptonisant, à la suite d'une purgation au séné; aucun de ces deux ferments ne fut trouvé dans les selles qui succédèrent à l'ingestion du sulfate de magnésie. Les matières fécales rendues sous l'influence des purgatifs végétaux renfermaient aussi des peptones, de la leucine, de la tyrosine; jamais de la mucine véritable, mais bien des bouchons muqueux solubles dans un excès d'acide acétique.

De ses nombreuses expériences, Radziejewski a cru devoir tirer les conclusions suivantes : Les purgatifs ne donnent nullement lieu à une transsudation ni à une hypersécrétion intestinales ; mais *l'accélération qu'ils impriment aux mouvements péristaltiques de l'intestin a pour conséquence d'empêcher la résorption des sucs intestinaux (produits de sécrétion du pancréas, des glandes intestinales) normalement versés dans les parties supérieures de l'intestin.* Les selles diarrhéiques sont donc constituées par ces liquides intestinaux normaux ; il est inutile, pour expliquer l'état aqueux des déjections, d'invoquer la production d'une transsudation anormale. Il faut se représenter une masse de matières, mélange d'éléments solides et liquides, circulant rapidement à travers un long tube très tortueux et à surface inégale ; la partie liquide seule arrive rapidement à l'orifice du tube ; la partie solide est plus longtemps retenue et reste adhérente aux inégalités de la surface ; ainsi on s'explique pourquoi, malgré l'intervention des purgatifs les plus énergiques, il est si rare de trouver dans les déjections des éléments nutritifs non digérés. La quantité considérable de liquide évacuée sous l'influence des purgatifs n'implique nullement la nécessité d'une transsudation intestinale ; car, d'après Kühne, les sucs fournis normalement par le pancréas et l'intestin représentent une quantité de liquide plus considérable que celle qui peut se trouver dans les déjections diarrhéiques les plus profuses. Ces sucs, d'après C. Schmidt, étant très riches en sodium, on peut s'expliquer ainsi pourquoi, dans les matières diarrhéiques expulsées sous l'influence d'une purgation à l'huile de ricin ou au séné, les sels de sodium se trouvent en bien plus grande abondance que les sels de potassium. Le sang est réellement, à la suite des fortes diarrhées, plus pauvre en eau et en éléments salins. C. Schmidt explique ce fait en invoquant les pertes que la transsudation a dû faire subir à ce liquide ; mais ne peut-on pas l'attribuer aussi bien à ce que le sang ne reçoit plus à ce moment les grandes quantités de liquide de la digestion, qui, à l'état normal, sont continuellement absorbées? Cette absoption a besoin d'un certain temps pour s'accomplir, et les mouvements péristaltiques intestinaux sont devenus si rapides que ces liquides de la digestion sont expulsés avant d'avoir pu être absorbés.

Les récentes expériences de Brieger, faites sur des anses isolées de l'intestin grêle, ont conduit aux résultats suivants : 1° Des solutions à 20 pour 100 de sulfate de magnésie ayant été introduites dans ces anses intestinales, on a trouvé, au bout de quelques heures, ces anses pleines d'un liquide alcalin, d'un jaune clair, liquide qui contenait des lambeaux muqueux, de l'épithélium intestinal et des corpuscules de mucus, mais point de globules rouges sanguins ; leur muqueuse avait conservé son aspect pâle normal. Les sels neutres semblent donc, à la suite d'un contact prolongé avec un même point de l'intestin, déterminer directement une exsudation aqueuse et provoquer une sécrétion plus abondante des glandes intestinales. 2° A la suite d'une injection de calomel, de séné, de rhubarbe, d'aloès, de gomme-gutte ou d'huile de ricin, les anses intestinales sont toujours restées vides, se sont montrées fortement contractées, et leur muqueuse était normale, sans traces d'inflammation; de sorte que, dans ce cas, l'action purgative doit être attribuée, comme le veut Radziejewski, à un simple accroissement des contractions péristaltiques. 3° A la suite d'une injection d'huile de croton ou d'extrait de coloquinte, le liquide intestinal accumulé était sanguinolent, et, quand l'injection avait été faite avec de l'extrait de coloquinte, la muqueuse était le siège d'une inflammation diphthéritique intense. Brieger admet donc que ces dernières substances, à petites doses, agissent en faisant augmenter les contractions péristaltiques, et que, à doses élevées, elles provoquent de l'hypersécrétion et des exsudations inflammatoires.

Les purgatifs peuvent accélérer les mouvements péristaltiques de diverses manières. Toute cause qui irrite les nerfs gastriques provoque, par action réflexe, une excitation des ganglions intestinaux du sympathique, d'où résulte une augmentation des mouvements péristaltiques de l'intestin (Traube); quand on administre intérieurement de l'huile de croton, la diarrhée apparaît à un moment où l'huile de croton et les matières alimentaires sont encore dans l'estomac (Radziejewski), et, après la section des deux pneumogastriques cervicaux, l'huile de croton ne provoque plus aucune action purgative (Wood). Il est donc un certain nombre de purgatifs qui produisent leurs effets, *non pas en agissant localement sur l'intestin, mais par suite d'une action réflexe se produisant par l'intermédiaire des fibres gastriques des nerfs vagues*. Il en est d'autres, tels que le jalap, l'élatérium, etc., qui ne peuvent agir qu'après être arrivés en contact avec la bile et les autres humeurs intestinales, et avoir été dissous par ces liquides (Buchheim et H. Köhler); l'accélération des mouvements péristaltiques intestinaux, déterminée par ces purgatifs, *doit donc être mise sur le compte d'une irritation directe des parois intestinales et de leurs ganglions*. Il est inutile d'invoquer ici l'intervention d'une action réflexe se faisant par l'intermédiaire des ganglions de l'intestin, parce qu'une irritation s'exerçant sur une anse intestinale, même entièrement excisée, se propage de proche en proche en des points de plus en plus éloignés et donne lieu à des mouvements ondulatoires de toute l'anse intestinale sur laquelle on opère.

Les *douleurs abdominales (coliques)* qui accompagnent l'action purgative de la plupart des agents en question sont le fait des contractions spasmodiques de l'intestin. Plusieurs raisons permettent de les attribuer à cette cause plutôt qu'à d'autres, par exemple à une irritation directe des nerfs intestinaux, ou à une inflammation catarrhale de la muqueuse intestinale; la plus importante de ces raisons, c'est que plusieurs purgatifs, l'huile de croton par exemple, déterminent la production de coliques avant d'être arrivés dans l'intestin; avant d'avoir pu, par conséquent, irriter les nerfs intestinaux sensibles, ou faire naître des effets inflammatoires sur la muqueuse intestinale.

La *sécrétion biliaire*, d'après les expériences faites par Rutherford sur des chiens, peut être influencée de diverses manières : *a)* Un certain nombre de substances, telles que le sulfate de magnésie, l'huile de ricin, la gomme-gutte, le calomel et le chlorhydrate d'ammoniaque, substances déterminant une sécrétion abondante des glandes intestinales, donnent lieu à une diminution de la sécrétion biliaire. *b)* D'autres, au contraire, telles que l'ipécacuanha, le benzoate de soude, le salicylate de soude et l'acide chloro-nitrique dilué, font augmenter la sécrétion biliaire, sans exercer aucune influence notable sur l'activité intestinale. *c)* Quelques-unes, notamment les purgatifs végétaux, tels que le podophyllin, la colchicine, la rhubarbe, l'aloès, la coloquinte, le jalap, et, en outre, le phosphate et le sulfate de soude, le tartrate de potasse et de soude et le sublimé, exercent une action excitante en même temps sur le foie et sur les glandes intestinales.

Cette action sur la sécrétion biliaire ne peut pas être mise sur le compte d'une excitation réflexe consécutive à une irritation de la muqueuse intestinale, parce qu'un certain nombre de ces substances, n'irritant pas l'intestin, excitent pourtant la sécrétion du foie. L'accroissement de la sécrétion biliaire ne peut pas non plus être attribué à une irrigation plus abondante du foie, parce que plusieurs substances, l'huile de ricin, par exemple, déterminent une forte dilatation des capillaires intestinaux et, par conséquent, un accroissement d'activité de la circulation de la veine-porte, sans cependant posséder aucune action cholagogue.

2° *Effets des purgatifs sur d'autres parties du corps que l'intestin.* — Les purgatifs énergiques provoquent de l'anorexie, affaiblissent l'action digestive; est-ce en rendant insuffisante la sécrétion du suc gastrique, ou en faisant subir aux substances alimentaires une altération telle que ces substances n'éprouvent que plus difficilement l'action du liquide digestif de l'estomac? On ne sait.

Le sang devient plus pauvre en eau et en éléments salins, consécutivement à la diminution de la résorption des liquides intestinaux; ainsi appauvri, le sang soustrait aux tissus et aux cavités de l'organisme l'eau dont il a besoin, ce qui peut avoir pour conséquence de favoriser la résorption des épanchements pathologiques. Ces altérations du sang peuvent encore expliquer les troubles généraux souvent observés, tels que le sentiment de faiblesse, etc.

A la suite d'un usage prolongé des purgatifs, l'organisme, recevant moins d'éléments nutritifs, le tissu adipeux diminue, et un état se manifeste analogue à celui qui succède à un long jeûne; mais les échanges albumineux n'en éprouvent aucune modification, du moins sous l'influence des sels neutres (Voit).

Quelques purgatifs végétaux exercent aussi, dit-on, à la suite de leur absorption, une action directe sur les centres nerveux; cette action sera étudiée spécialement à propos des purgatifs en question.

Administration des purgatifs en lavements.

Les purgatifs, injectés dans l'intestin, peuvent aussi, comme l'a démontré A. Hiller, exercer rapidement, au bout d'une heure, une action purgative, dont l'intensité varie avec la dose employée. Il ne faut pas confondre cette injection des purgatifs dans l'intestin avec les *lavements purgatifs* employés depuis la plus haute antiquité; ces lavements doivent, en effet, essentiellement leur action à la masse du liquide introduit (200 centimètres cubes), à l'excitation mécanique exercée par cette grande quantité de liquide sur le tissu musculaire du gros intestin et du rectum, les substances irritantes, telles que le sel marin et le vinaigre, mêlées à cette eau, n'intervenant que pour une faible part; les injections recommandées par Hiller, au contraire, n'introduisent dans le rectum les substances actives (colocynthine, aloïne, etc.) que *mêlées avec une petite quantité de liquide* (5 à 10 centimètres cubes), et elles n'agissent évidemment que consécutivement à l'absorption de ces substances, qui vont alors exciter les ganglions intestinaux et accélérer les mouvements péristaltiques.

Administration des purgatifs par la voie sous-cutanée

On peut aussi produire des effets purgatifs en injectant sous la peau les substances en question. Les récentes communications de Hiller ont démontré ce fait, qui avait été à peine pressenti autrefois; de sorte qu'on doit admettre que l'organisme ne se comporte pas autrement à cet égard qu'à l'égard des sialagogues, des sudorifiques et autres agents du même genre. Mais on ne peut mettre en usage pour ces injections sous-cutanées qu'un nombre limité de produits végétaux purgatifs, glycosidiques ou acides, à l'état de pureté; il faut que ces produits puissent se dissoudre dans l'eau à la faveur de l'alcool et de la glycérine et qu'ils soient actifs à doses suffisamment petites; tels sont surtout la *colocynthine pure* et la *citrulline*, puis l'*aloïne* et l'*acide cathartique*. L'injection sous-cutanée de ces substances a l'inconvénient d'être très douloureuse et d'exiger l'intervention d'une quantité de liquide trop considérable (2 grammes), de sorte que ces injections ne pourront être que très rarement utilisées dans la pratique, d'autant plus que les agents purgatifs ainsi injectés sous la peau n'agissent ni plus énergiquement, ni plus rapidement, ni plus sûrement, que lorsqu'ils ont été administrés par la bouche ou en lavement. Ce mode d'administration ne pourra donc être employé que dans les cas où le malade manifeste une trop grande répugnance à prendre le purgatif, où il ne peut plus avaler, où il présente une tendance invincible aux vomissements, de la gastro-entérite, du coma (méningite, urémie, éclampsie).

Emploi thérapeutique. — Nous allons indiquer quelles sont les circonstances dans lesquelles les purgatifs dont il s'agit ici spécialement sont employés ou méritent d'être employés de préférence aux autres médicaments du même genre.

En première ligne se présentent certaines formes de *constipation :* telle est la constipation dite habituelle, déterminée, comme on l'admet généralement, par une paresse du gros intestin ; l'habitude de résister volontairement au besoin de la défécation, en émoussant la sensibilité de la muqueuse, rend le gros intestin paresseux à entrer en contraction, et est une cause fréquente de la constipation dont il s'agit; dans d'autres cas, la sensibilité de la muqueuse est bien conservée, mais les contractions qui se produisent ne sont pas assez énergiques pour faire cheminer le bol fécal vers l'orifice. Dans ces cas, l'usage des purgatifs drastiques, secondé par d'autres moyens rationnels (régime convenable, massage abdominal, etc.), peut produire des résultats avantageux; on admet qu'ils agissent surtout, particulièrement l'aloès, le podophyllin et la coloquinte, en stimulant les mouvements péristaltiques du gros intestin. Un traitement méthodique par les purgatifs salins peut certainement, dans les mêmes circonstances, rendre d'aussi bons services; mais il paraît cependant que, lorsqu'il est continué régulièrement pendant un certain nombre de jours, il présente l'inconvénient de troubler plus facilement la digestion.

On prescrit encore les forts drastiques (huile de croton) dans le traitement de la constipation consécutive à un rétrécissement de l'intestin (hernies internes ou externes, intususception, rétrécissements organiques par néoplasmes, etc.); mais ici les médicaments en question ne doivent être employés qu'avec prudence. Les obstacles à leur emploi sont : d'abord, l'incertitude du diagnostic; puis, les vomissements; enfin, l'existence déjà ancienne de la constipation, et la crainte que les mouvements péristaltiques provoqués par l'intervention intempestive d'un drastique n'aient pour conséquence une déchirure intestinale. L'utilité des purgatifs dans l'ileus s'est même manifestée si rarement, que des médecins expérimentés ont renoncé d'une manière générale à leur emploi dans le traitement des occlusions intestinales de ce genre. Nous nous rangeons entièrement à leur manière de voir.

S'agit-il, au contraire, d'une obstruction du gros intestin, déterminée par l'accumulation de nombreuses masses fécales, ce qui arrive surtout à la suite de l'ingestion d'aliments indigestes, alors l'usage des drastiques, et même des plus énergiques, est parfaitement indiqué. — La constipation qui accompagne les affections chroniques du cerveau et de la moelle épinière pourra encore être avantageusement combattue par l'administration des purgatifs en question. — Enfin, il est quelques drastiques, particulièrement l'huile de croton, qui jouent un rôle important dans le traitement des coliques de plomb et de la constipation saturnine.

Certaines formes de *diarrhée*, celles, par exemple, qui dépendent d'un catarrhe intestinal aigu occasionné et entretenu par un état anormal des ingesta, indiquent aussi l'emploi des purgatifs; on s'adresse alors de préférence à l'huile de ricin, à la rhubarbe, ou au calomel, aux purgatifs salins.

Les drastiques sont prescrits très fréquemment dans le traitement des *affections inflammatoires* ou même simplement des états congestifs de certains organes. Ils peuvent remplir ici plusieurs indications; ils produisent des effets antiphlogistiques et antipyrétiques, en provoquant une évacuation plus abondante de matériaux nutritifs assimilables et de produits de sécrétion intestinaux; peut-être aussi que, en déterminant l'expulsion d'une quantité plus considérable de liquide, ils font baisser la pression sanguine; et enfin, les plus énergiques d'entre eux peuvent donner lieu sur la muqueuse intestinale à une sorte d'irritation « substitutive », comparable à celle que les épispastiques déterminent sur la peau. On les prescrit surtout dans le traitement des affections inflammatoires du cerveau et de la moelle épinière : la constipation qui accompagne ces affections cède souvent avec facilité à l'emploi d'un fort purgatif; on les administre encore dans les cas de congestion vers le cerveau, d'hémorragie cérébrale. Les purgatifs légers, particulièrement le séné, sont fréquemment prescrits dans la première période de la néphrite aiguë; il en est de même de la forme phlegmoneuse (parenchymateuse) de la péritonite puerpérale; l'expérience enseigne qu'une bonne purgation présente alors quelque avantage. Dans les affections inflammatoires de l'appareil respiratoire, on mène ordinairement la maladie à bonne fin en se contentant de prescrire quelques purgatifs salins, du calomel ou de l'huile de ricin.

On administre souvent les purgatifs aromatiques, concurremment avec les purgatifs salins, dans le but de *soustraire du liquide* à l'organisme; c'est ce que l'on fait, par exemple, dans les cas d'hydropisie, alors que les reins ou la peau ne peuvent pas servir d'intermédiaires à l'élimination d'une quantité d'eau suffisante; mais la diaphorèse agit, dans ce cas, avec plus d'activité; c'est ce que l'on fait encore lorsqu'il s'agit de faire baisser la pression sanguine, anormalement élevée, dans le système artériel (néphrite chronique avec phénomènes urémiques et leurs conséquences); c'est ce que l'on fait, enfin, dans le but de favoriser la résorption des épanchements inflammatoires. Les purgatifs, ainsi que cela a été dit dans la partie physiologique, ne paraissent pas soustraire au sang de ses éléments liquides, en donnant lieu à une transsudation de ces éléments dans le tube intestinal; mais, mettant obstacle, par suite des mouvements péristaltiques plus actifs qu'ils provoquent, à l'absorption des liquides de l'intestin, ils ont tout de même pour effet de faire diminuer la quantité de liquide du sang; de sorte que leur administration dans le but de remplir l'indication dont il s'agit reste toujours très rationnelle.

Il est encore un très grand nombre de circonstances dans lesquelles les purgatifs en question peuvent être employés avec succès; on comprend qu'il nous est impossible de les passer ici toutes en revue.

L'expérience a appris à distinguer certaines conditions qui ne permettent qu'un usage très circonspect des médicaments en question, ou même qui les contre-indiquent formellement. Je signalerai, en première ligne, toutes les affections inflammatoires aiguës du canal digestif: l'intervention d'un drastique aurait pour effet d'augmenter l'inflammation; je citerai, en second lieu, l'existence de la période menstruelle, et, en général, la tendance aux hémorragies utérines et la grossesse; puis, l'existence de tumeurs hémorroïdales facilement saignantes; les états de collapsus et l'anémie très accentuée; enfin, une prédisposition particulière à la diarrhée.

1. Feuilles de séné et acide cathartique

Le principe purgatif le plus important des *feuilles de séné* (du *Cassia lenitiva)* est, d'après Kubly, l'*acide cathartique*, $C^{180}H^{192}N^{2}SO^{82}$, substance glycosidique, non dialysable, par conséquent non cristallisable; c'est une poudre cristalline, d'un brun verdâtre, d'une saveur légèrement acidulée, inodore, se dissolvant assez facilement dans l'eau et dans la glycérine contenant de l'eau. Cet acide existe, dans les feuilles de séné, en partie, à l'état de liberté, mais, en beaucoup plus grande partie, combiné avec le calcium et le magnésium.

L'acide cathartique, chauffé avec un acide, se décompose en sucre de raisin et en un nouvel acide, l'acide cathartogénique, lequel possède des propriétés un peu purgatives (Kubly).

On trouve encore dans les feuilles du séné, outre l'acide cathartique, les principes suivants : un *principe colorant*, dont les propriétés se rapprochent beaucoup de celles de l'acide chrysophanique; un corps, la *cathartomannite*, d'une saveur aussi douce que celle du sucre de canne, mais non fermentescible; plusieurs glycosides, la *sennapicrine*, le *cennacrol* (Ludwigs), non encore exactement connus; enfin, des *sels végétaux*. Les autres principes actifs dont on admettait autrefois l'existence dans les feuilles de séné, n'étaient que des mélanges des principes ci-dessus énumérés.

L'addition de substances alcalines aux préparations de séné affaiblit leur activité; l'addition de substances acides l'accroît, au contraire (Kubly).

Action physiologique. — *L'acide cathartique* pur, d'abord entièrement insipide, développe un peu après une saveur astringente et franchement acide. Pris à faible dose (0,2-0,3), il donne lieu à des douleurs abdominales et à de la diarrhée. On ne sait pas bien ce qu'il devient dans l'organisme; mais on admet qu'il traverse le torrent circulatoire et qu'il arrive dans les produits de sécrétion sans avoir subi aucune décomposition, car on a constaté que le lait des femmes auxquelles on a fait prendre cet acide provoque chez les nourrissons des effets purgatifs. A la suite de l'injection sous-cutanée de 0,1 d'acide cathartique en solution alcaline, Hiller a vu aussi se produire des effets purgatifs.

D'après Martius, le *principe colorant*, analogue à l'acide chrysophanique, apparaît, quinze minutes après son ingestion, dans l'urine, à laquelle il communique une coloration jaune très prononcée.

La préparation de séné dont les effets sont le mieux connus est l'infusion, qui, depuis près de mille ans, est employée comme purgative. Elle a une saveur amère désagréable et une odeur particulière.

Les *feuilles de séné* ne produisent des effets appréciables que si elles sont administrées à une dose supérieure à 0,5. A la dose de 2 grammes, elles provoquent des borborygmes, et, au bout de cinq heures, l'expulsion de selles molles, sans douleurs abdominales. Sous l'influence d'une dose de 10 grammes, il se produit, chez certains individus, des nausées et même des vomissements; à la suite de gargouillements dans le ventre et de l'expulsion de flatuosités, apparaît, trois heures après l'ingestion du purgatif, la première selle, accompagnée souvent de vives coliques; les heures suivantes, les évacuations alvines se renouvellent une ou deux fois, tantôt molles, tantôt liquides; elles contiennent, chez le chien, en moyenne 85 pour 100 d'eau, de l'albumine, jamais de bile; les sels de sodium s'y trouvent en plus forte proportion que les sels de potassium (Radziejewski). Les borborygmes et une légère diarrhée persistent souvent encore pendant vingt-quatre heures; pendant ce même temps l'appétit reste diminué. Les mouvements péristaltiques de l'intestin grêle se montrent accélérés, mais moins que ceux du gros intestin (Nasse). On n'a jamais observé, comme conséquence, une altération inflammatoire de la muqueuse intestinale. Après la cessation des effets purgatifs, les selles redeviennent normales, et la constipation qui succède à l'administration d'un grand nombre d'autres purgatifs, fait ici défaut.

D'après Martius, le pouls éprouverait, sous l'influence du séné, un ralentissement passager.

Des doses élevées de séné font augmenter, dit-on, les hémorragies hémorroïdale et menstruelle, et provoquent même des contractions dans l'utérus gravide.

L'injection directe d'une infusion de séné dans le torrent circulatoire, chez l'homme et les animaux, donne lieu à des vomissements et à de la diarrhée.

Emploi thérapeutique. — Les feuilles de séné sont un des purgatifs les plus employés; leurs avantages sont d'agir avec certitude, de ne pas produire de constipation à la suite des effets purgatifs, et de ne pas provoquer des superpurgations, de l'hyperhémie ou de l'inflammation intestinale. Inutile d'insister ici sur leurs indications; cette étude a été faite dans les généralités, où ont été signalés encore les cas particuliers dans lesquels le séné peut être employé avec avantage.

Doses et préparations. — 1. *Acide cathartique extrait du séné.* — On est parvenu à isoler cet acide dans un état tel qu'il ne contient que 4 pour 100 de principes salins, constitués par des sels de chaux et de magnésie; ce produit peut donc être employé en thérapeutique; il agit sûrement et sans donner lieu à aucun phénomène secondaire fâcheux. Il est pulvérulent, facilement soluble dans l'eau, insipide. On le donne à l'intérieur, chez les adultes, aux doses de $0^{gr},25$-$0^{gr},4$; chez les enfants, aux doses de $0,^{gr}12$-$0^{gr},2$.

2. *Feuilles de séné.* — 0,5-1,5, quand on veut obtenir une simple évacuation

alvine; 2,0-5,0, pour purger énergiquement; en infusion ou en poudre. Très souvent associées à d'autres purgatifs (sels neutres, manne, etc.).

3. *Feuilles de séné sans résine.* — Elles produisent, dit-on, moins de coliques. Mêmes doses que les précédentes.

4. *Espèces purgatives, thé de Saint-Germain.* — Feuilles de séné lavées à l'alcool 16 parties, fleurs de sureau 10 parties, semences de fenouil et semences d'anis ââ 5 parties, bitartrate de potasse pur 3 parties. En infusion, une cuillerée à café pour une tasse d'eau.

[Les proportions des divers éléments de ce thé données par le Codex français diffèrent un peu de celles-ci.]

5. *Poudre de réglisse composée, poudre pectorale de Kurella.* — Feuilles de séné 2 parties, racine de réglisse 2 parties, semences de fenouil et soufre purifié ââ 1 partie, sucre blanc 6 parties. Purgatif très usité, même chez les enfants. Doses : depuis une pincée jusqu'à une cuillerée à café.

6. *Electuaire de séné, électuaire lénitif.* — Feuilles de séné 10 parties, sirop simple 40 parties, pulpe de tamarin purifiée 50 parties, d'après la pharmacopée germaine; d'après la pharmacopée d'Autriche, pulpe de tamarin 6 parties, roob de sureau 2 parties, poudre de feuilles de séné et hydro-tartrate de potasse, miel dépuré, 1 partie. Mélange d'une couleur brun verdâtre, très souvent employé. On le prend pur, par cuillerées à café ou dans une potion.

7. *Infusé de séné composé, eau laxative de Vienne.* — Feuilles de séné 5 parties, eau 30 parties ; faire infuser et ajouter tartrate de soude et de potasse 5 parties, manne 10 parties. Liquide brunâtre, d'une saveur repoussante. Par cuillerées à bouche. Chez les enfants, de 1 cuillerée à café à une demi-cuillerée à bouche.

8. *Sirop de séné et de manne.* — Il contient : feuilles de séné, manne, fruits de fenouil, sucre. Chez les enfants, depuis 10 gouttes jusqu'à une cuillerée à café.

2. Racines de rhubarbe

La *rhubarbe* est la racine de plusieurs espèces de *Rheum (Rheum palmatum, undulatum, compactum, emodi, Webbianum)*, qui croissent en Chine, et dont la meilleure sorte (rhubarbe russe), autrefois importée de la Chine chez nous par la Russie, arrive aujourd'hui directement des ports de la Chine en France.

Le *principe purgatif de la rhubarbe* est, d'après Kubly, un acide amorphe, qui, s'il n'est pas entièrement identique à l'*acide cathartique* trouvé dans les feuilles de séné, lui ressemble du moins extrêmement, tant au point de vue chimique qu'au point de vue physiologique.

L'*acide chrysophanique* ou *rhéique*, qui, chauffé avec l'acide nitrique, passe à l'état d'acide tétranitrochrysophanique, que l'on peut obtenir également au moyen de l'aloïne, l'acide chrysophanique était autrefois considéré, mais à tort, comme le principe purgatif de la rhubarbe; cet acide, en effet, n'existe qu'en trop faible proportion dans cette racine, et d'ailleurs, même à la dose de 0,5, il ne donne lieu à aucun effet purgatif.

Il existe encore dans la rhubarbe d'autres éléments *(chrysophan, phœorétine, émodine*, etc.), dont l'importance est tout à fait faible ou même nulle ; un principe plus important est l'*acide rhéo-tannique*, qui, chauffé avec les acides minéraux, se décompose en sucre de raisin et en acide chrysophanique. Enfin, on trouve encore dans la rhubarbe de l'*oxalate de chaux*.

Action physiologique — Les divers principes dont je viens de faire mention manifestent leurs effets physiologiques suivant que la dose de rhubarbe employée a été plus ou moins élevée; c'est du moins ce que l'on peut conclure de l'examen des phénomènes ci-dessous.

Si la rhubarbe a été ingérée à petites doses (0,05-0,3), ce sont les effets de l'acide rhéo-tannique qui prédominent : ces effets consistent dans la suppression des décompositions anormales que subissent les aliments dans l'estomac atteint de catarrhe, et qui ont pour résultat, comme on sait, de donner lieu à des éructations, des nausées, de la diarrhée. Chez l'homme à l'état de santé, ces petites doses de rhubarbe ne paraissent pas améliorer l'appétit ; elles déterminent seulement un léger degré de constipation.

Sous l'influence de doses plus élevées (0,5-1,0, ingérés à courts intervalles ; 2,0-3,0, en une dose unique), se manifestent principalement les effets de l'acide cathartique : selles plus fréquentes, en général molles, évacuées cinq à dix heures après l'administration de la rhubarbe, et accompagnées de coliques. L'acide cathartique s'éliminant assez rapidement, il en résulte que l'action purgative ne tarde pas à disparaître et à faire place à une constipation due à l'influence plus persistante de l'acide rhéo-tannique, constipation qu'il est d'ailleurs facile de faire cesser.

Les principes colorants de la racine de rhubarbe, le chrysophan et l'acide chrysophanique, pénètrent aussi dans la circulation, et communiquent aux secreta et aux excreta une coloration jaune ou brun jaunâtre très intense ; cette coloration se remarque dans la sueur, qui peut donner au linge une teinte jaune ; dans l'urine, qui ressemble à l'urine ictérique ; dans le lait, les matières fécales. Elle avait fait croire autrefois que la rhubarbe avait pour effet de faire augmenter la sécrétion de la bile.

Emploi thérapeutique. — A *petites doses*, la rhubarbe est fréquemment prescrite dans le but de favoriser la digestion et, dans certains cas, de combattre la diarrhée. Comme agent eupeptique, on l'emploie particulièrement dans les états de « faiblesse digestive », dont il a déjà été question à propos des médicaments amers (aromatiques) ; on l'administre de préférence lorsque la dyspepsie s'accompagne de diarrhée. C'est à cette action favorable sur la digestion, et indirectement sur la nutrition, qu'elle doit d'être souvent prescrite chez les enfants scrofuleux ou rachitiques, qui présentent en même temps de la dyspepsie. — Comme agent constipant, elle n'est jamais administrée dans les cas de diarrhée aiguë, mais seulement dans le traitement de certaines formes de diarrhée chronique, notamment quand la diarrhée accompagne la scrofulose ou le rachitisme, ou encore lorsqu'elle est la suite d'un catarrhe intestinal, généralement désigné sous le nom de rhumatismal ; on prescrit la rhubarbe de préférence à tout autre médicament, lorsque, dans les états morbides en question, la diarrhée s'accompagne d'un trouble de la digestion ; mais il faut s'attendre à ne lui voir produire des résultats vraiment avantageux que dans les cas légers.

A *dose élevée*, comme purgatif, la rhubarbe est rarement opposée à la constipation chronique ; on l'emploie surtout lorsqu'on veut obtenir une simple évacuation alvine, et principalement lorsqu'on a en vue de troubler aussi peu que possible les fonctions digestives ; aussi lui donne-t-on généralement la préférence quand il s'agit de combattre la constipation chez les convalescents de maladies aiguës, chez les anémiques, les cachectiques, surtout chez les enfants. Il faut admettre cependant que ce médicament agit parfois très bien dans le traitement de la constipation habituelle, et il est certains hypochondriaques qui se procurent le mieux la liberté du ventre en mâchant tout simplement de petits morceaux de rhubarbe. — On a coutume depuis bien longtemps de se servir de la rhubarbe dans le traitement de l'ictère, quelle qu'en soit la cause ; mais il ne faut pas, dans ces cas, attribuer à ce médicament d'autre action qu'une action purgative.

Doses et préparations. — 1. *Racine de rhubarbe.* — Petites doses : 0,02 jusqu'à 0,5 *pro dosi*, en poudre, pilules, infusion. Comme purgatif : 1,0-5,0 *pro dosi*. Il arrive souvent qu'on prend la racine de rhubarbe taillée en forme de petites boules ; ce mode d'administration est irrationnel.

2. *Extrait de rhubarbe.* — Poudre brun noirâtre, formant avec l'eau un liquide trouble. Petites doses : 0,01-0,25 ; doses élevées, 0,3-1,0 ; en pilules.

3. *Extrait de rhubarbe composé (extractum catholicum seu panchymagogum).* — Extrait de rhubarbe 3 parties, aloès 1 partie savon jalapé 1 partie, eau distillée et esprit-de-vin rectifié ãã 4 parties. Poudre d'un brun noirâtre, donnant avec l'eau un liquide trouble. On ne l'emploie que comme purgatif; 0,1-1,0 *pro dosi*, en pilules.

4. *Teinture aqueuse de rhubarbe (infusum rhei aquosum).* — Racine de rhubarbe 100 parties, carbonate de potasse 10 parties, borax pulvérisé 20 parties, eau distillée 850 parties, alcool 100 parties, eau de cannelle 150 parties; gouttes d'un rouge brunâtre. Comme purgatif, cette teinture est irrationnelle et rarement employée. Elle est souvent prescrite, surtout chez les enfants, pour combattre l'anorexie; doses 10-15 gouttes; chez l'adulte, 1 à 2 cuillerées à café.

5. *Teinture vineuse de rhubarbe, vin de rhubarbe.* — Racine de rhubarbe 8 parties, écorce d'orange 2 parties, fruit de cardamome 1 partie, sucre blanc 12, vin de Xérès 100. Liquide brun jaunâtre, prescrit pour combattre les troubles digestifs; chez les enfants, à doses pas trop fortes, à cause de la présence du vin, 10-20 gouttes; chez l'adulte, une demi-cuillerée à une cuillerée à café.

[Le vin de rhubarbe du Codex français est simplement préparé avec 6 parties racine de rhubarbe dans 100 parties de vin de Malaga; faites macérer pendant 10 jours, exprimez et filtrez. Comme eupeptique, 2-3 grammes; comme purgatif, 5-40 grammes.]

6. *Sirop de rhubarbe.* — Racine de rhubarbe 10 parties, cannelle 2 parties, carbonate de potasse pur 1 partie, eau et sucre. Couleur rouge brunâtre. Comme purgatif, chez les enfants, par cuillerées à café.

7. *Poudre de magnésie et de rhubarbe (pulvis pro infantibus, pulvis antacidus, poudre de Ribke).* — Hydrocarbonate de magnésie 60 parties, oléo-sucre de fenouil 40 parties, racine de rhubarbe 15 parties. On l'administre, par pincées, aux enfants, comme purgatif.

SUPPLÉMENT. — Les produits suivants, contenant de l'acide cathartique et un principe colorant, agissent à la manière des feuilles de séné et de la racine de rhubarbe : l'*écorce de bourdaine*, du *Rhamnus frangula ;* on la prescrit en décoction (10 : 150) ; on l'associe souvent avec les sels neutres (10,0) et dans des sirops aromatiques ; par cuillerées à bouche. De plus, les *baies de nerprun, fructus Rhamni catharticæ ;* les baies elles-mêmes ne sont guère usitées ; on emploie surtout le *sirop de nerprun*, par cuillerées à café ou à bouche.

Tout récemment l'extrait alcalin du *Rhamnus Purshiana* a été recommandé comme un bon purgatif sous le nom de *teinture de Cascara sagrada ;* son usage prolongé n'offrirait aucun inconvénient. Nous nous associons entièrement aux éloges donnés par Senator à ce médicament; on le voit souvent agir efficacement dans la constipation chronique, alors que beaucoup d'autres agents ont déjà été employés ; il provoque des selles non accompagnées de coliques. On en prescrit une demi-cuillerée à café ou une cuillerée entière. (Extrait fluide de Cascara sagrada 10, sirop d'écorce d'orange 30, à la dose de 1 à 2 cuillerées à café.)

Quant à l'emploi de l'*acide chrysophanique* et de la *chrysarobine* dans le traitement des maladies cutanées, voyez page 451.

3. Racine de jalap

La *racine de jalap* provient d'une convolvulacée du Mexique, le *Convolvulus purga*, remarquable par ses belles fleurs.

De cette racine on extrait, au moyen de l'alcool concentré, la *résine de jalap* officinale *(resina seu extractum Jalapæ)*, et de cette dernière on tire le principe actif à l'état de pureté, la *convolvuline*, $C^{31}H^{50}O^{16}$, substance fortement purgative. La convolvuline représente une masse gommeuse, incolore, inodore et insipide ; on peut la considérer comme l'anhydride d'un acide, de l'acide convolvulique, beaucoup moins actif que la convolvuline ; elle passe à l'état d'acide convolvulique quand on la traite par les alcalis. Le résidu de la préparation de la convolvuline, connu sous le nom de *résine de gamma*, possède des propriétés purgatives très faibles.

Il est une autre racine de jalap qui appartient au *Convolvulus orizabensis*, et qui contient un principe actif, la *jalapine*, $C^{34}H^{56}O^{16}$, qui ressemble beaucoup à la convolvuline, tant au point de vue chimique qu'au point de vue physiologique.

Action physiologique. — La convolvuline est bien le principe actif le plus important de la racine de jalap ; il suffit, en effet, de 0,1 de ce principe pour donner lieu à des effets purgatifs, tandis que l'acide convolvulique et la racine de gamma ne purgent qu'à la dose de 0,5.

Pour exercer son action purgative, la racine de jalap a besoin de la présence de la bile, laquelle dissout les éléments du jalap (Buchheim, H. Köhler) ; l'injection directe dans le sang ne donne lieu à aucun effet purgatif (Köhler).

De petites doses (0,5 de racine, 0,2 de résine) exercent tout au plus une légère action relâchante ; des doses plus élevées (1,0-2,0 de la racine, 0,5-1,0 de la résine) déterminent, au bout de trente minutes, des nausées, qui peuvent même devenir assez fortes pour amener des vomissements ; deux heures après, se produisent, au milieu de coliques et de ténesme, plusieurs évacuations alvines de matières molles, à la suite desquelles ne persiste aucune tendance à la constipation. Le foie, et surtout les glandes intestinales, sécrètent en même temps en plus grande abondance (Rutherford).

Sous l'influence de doses élevées, les animaux succombent en présentant de violents phénomènes de gastro-entérite.

Emploi thérapeutique. — Les indications du jalap sont celles des purgatifs drastiques, étudiées dans les généralités. Il est souvent mis en usage, surtout associé au calomel, association qui ne présente d'ailleurs aucune utilité particulière ; on l'emploie surtout contre la constipation habituelle, parce que ses effets purgatifs ne sont pas suivis d'action constipante, et parce qu'il conserve toute son efficacité malgré un usage très prolongé. Il n'est d'ailleurs aucune circonstance dans laquelle le jalap présente des avantages particuliers; autrefois on le prescrivait beaucoup dans le traitement de l'helminthiase, et on lui attribuait des effets spéciaux ; il est reconnu aujourd'hui qu'il n'agit pas, dans ce cas, autrement que les autres purgatifs. Nous ferons encore remarquer ici, comme à propos du séné, et avec encore plus de raison, à cause de son action irritante plus énergique, que l'emploi du jalap doit être absolument évité dans les cas où l'intestin est le siège d'une affection inflammatoire.

Doses et préparations. — 1. *Racine de jalap.* — Par doses de 0,5 jusqu'à 1,0 ; si l'on veut purger énergiquement, 1,0-2,0 ; puis on divise ces doses et on les administre à courts intervalles ; en poudre ou en pilules ; on l'associe très souvent avec 0,2-0,5 de calomel, ou avec des substances aromatiques. Chez les enfants, doses moitié moindres.

2. *Résine de jalap (extractum Jalapæ spirituosum).* — Doses moitié moins élevées que celles de la racine. En poudre ou en pilules.

3. *Savon de jalap.* — Savon médicinal 4 parties, résine de jalap 4 parties, esprit-de-vin rectifié 8 parties ; faites évaporer jusqu'à consistance pilulaire. Couleur gris brunâtre ; soluble dans l'alcool très rectifié. On le prescrit comme la résine, mais avec une certaine prédilection, toutes les fois qu'on veut faire du

jalap un usage prolongé. Pour un usage prolongé, par doses de 0,1-0,3, en pilules; pour obtenir une action intense, 0,5-2,0.

4. *Pilules de jalap.* — Savon de jalap 8 parties, racine de jalap 1 partie; 3 jusqu'à 6 pilules *pro dosi.*

5. *Pilules laxatives* de la pharmacopée d'Autriche; elles contiennent de l'aloès, du jalap, du savon médicinal, de l'anis.

SUPPLÉMENT. — Les substances suivantes agissent à la manière de la *racine de jalap : Racine de scammonée*, du *Convolvulus scammonia;* sa résine, *résine de scammonée*, ou simplement *scammonée*, contient de la *jalapine*, qui est presque entièrement identique, au point de vue chimique et physiologique, avec la convolvuline, principe actif de la racine de jalap. En outre, la *racine du Jalapa orizabensis.* De même encore, la *gomme-gutte.*

C'est le suc laiteux desséché du *Garcinia morella.* Elle se présente sous la forme de masses cylindriques jaunes, friables, à cassure brillante, d'une saveur âcre. Elle contient un acide résineux, l'acide cambogique. Aux doses de 0,1-0,2, elle donne lieu, pourvu qu'elle trouve de la bile dans l'intestin, à des évacuations alvines liquides; à doses plus élevées, elle provoque aussi des vomissements; à doses très élevées, elle détermine la production d'une inflammation gastro-intestinale.

La gomme-gutte ne présente aucun avantage au point de vue thérapeutique. Autrefois on en préconisait beaucoup l'emploi dans le traitement des hydropisies, souvent sans considérer à quelle forme d'hydropisie on avait à faire. On la considérait aussi comme un élément essentiel du traitement du tænia, 0,02-0,2 *pro dosi (jusqu'à* 0,3 *pro dosi ! jusqu'à* 1,0 *pro die);* en émulsion, en pilules.

4. Podophylline

C'est une substance que l'on retire de l'extrait alcoolique du rhizome du *Podophyllum peltatum* (végétal de l'Amérique); cette substance, desséchée, représente une poudre jaune ou une masse poreuse, friable, d'une couleur gris jaunâtre ou brunâtre, qui, vue au microscope, se montre amorphe. Elle n'est pas soluble dans l'eau, mais elle se dissout dans 100 parties d'ammoniaque ou 10 parties d'alcool. Elle n'est que partiellement soluble dans l'éther ou dans le sulfure de carbone.

De la podophylline officinale, ainsi que des racines de la plante, Podwissotzki a extrait un principe résineux, la *podophyllotoxine*, qui en constitue le principe véritablement actif, et qui est composée d'un corps neutre, à propriétés très actives, la *picropodophylline*, et d'un acide résineux, l'*acide picropodophyllique*, sans action sur l'organisme animal. Podwissotzki a donné le nom de *podophylloquercitine* à une substance qui donne sa couleur à la podophylline impure officinale, mais qui physiologiquement est inactive.

La *picropodophylline*, principe éminemment actif, se présente sous la forme de cristaux soyeux, excessivement ténus, incolores, insolubles dans l'eau, dans l'essence de térébenthine et dans l'éther de pétrole, mais solubles dans le chloroforme et dans l'alcool à 95°. La saveur de la solution est excessivement amère; la réaction en est neutre.

La *podophyllotoxine* est une poudre résineuse, blanche, amorphe, très amère, soluble dans l'alcool faible et dans l'eau chaude, d'où elle se précipite très-lentement par le refroidissement sous la forme de légers flocons. Introduite avec de l'eau chaude dans l'organisme, elle est assimilée. On ne peut donc employer physiologiquement et thérapeutiquement que la podophyllotoxine, dans laquelle l'acide picropodophyllique y existant en combinaison joue le rôle d'agent dissolvant, ou encore la podophylline officinale. Cette podophylline, mêlée aux alcalis, par exemple administrée avec du savon, ou bien, dans le cas où elle n'est pas absorbée dans l'estomac, arrivant en contact avec les liquides alcalins de l'intestin, devient insoluble et inactive; les pilules de podophylline et de savon médicinal, jusqu'ici employées avec prédilection, constituent donc une préparation peu ou pas du tout active et doivent par conséquent être rejetées.

Action physiologique. — La podophylline officinale, administrée chez l'homme aux doses de 0gr,1, provoque des douleurs abdominales et des selles aqueuses; puis, si les doses ont été plus élevées, elle donne lieu à des nausées et à des vomissements intennes de matières souvent fortement bilieuses; elle peut même finir par provoquer la mort.

L'empoisonnement mortel a été surtout étudié par Podwissotzki chez des animaux, auxquels il administrait ses préparations chimiquement pures. Sa podophyllotoxine, à la dose de 0,001 à 0,005, tue sûrement les chats, auxquels on l'administre soit par la voie stomacale, soit par la voie sous-cutanée; les effets de ces préparations se font attendre pendant plusieurs heures à cause de leur difficile solubilité et de la lenteur avec laquelle elles sont absorbées. Les phénomènes qui se manifestent sont les suivants : d'abord, anorexie complète; puis, vomissements et évacuations alvines se renouvelant chaque quart d'heure; alors même que l'intestin est entièrement vidé de son contenu, on voit encore du mucus et du sang s'écouler continuellement de l'anus. Enfin les animaux sont tellement affaiblis qu'ils ne peuvent plus se tenir debout, les membres postérieurs se paralysent, et la mort arrive, non accompagnée de convulsions. A l'autopsie, on a constamment trouvé l'intestin fortement hyperhémié, plein de mucus et la muqueuse gastrique couverte de sang.

La *sécrétion biliaire*, d'après Rutherford, éprouve de la part de la podophylline administrée à petites doses une influence excitante, qui la rend plus abondante; cet effet est moins marqué quand la podophylline a été administrée à doses purgatives; d'après Podwissotzki, chez les animaux qui ont été empoisonnés par la podophylline, on trouve la vésicule biliaire gorgée de liquide; on trouve aussi de la bile dans l'intestin; cet observateur pense que cette accumulation de bile dans la vésicule biliaire, au lieu d'être le résultat d'une formation plus abondante de ce liquide, est plutôt due à la difficulté qu'éprouve la bile à se déverser dans l'intestin par suite du rétrécissement des canaux excréteurs comprimés par la muqueuse intestinale gonflée; la muqueuse de l'intestin est, dit-il, partout uniformément tuméfiée, et cependant il se manifeste une desquamation épithéliale.

Emploi thérapeutique. — D'après Trousseau, on ne doit pas compter la podophylline parmi les purgatifs proprement dits ; on doit plutôt la considérer comme un évacuant, qui provoque des selles ressemblant à de la bouillie et qui, une fois l'effet produit, ne laisse après elle aucune tendance à la constipation. Comme elle maintient le jeu régulier des fonctions intestinales, elle constitue un bon médicament à employer chez les paralytiques. Sidney Ringer, au contraire, l'appelle un purgatif incertain. Quant à nous, nous prescrivons souvent la podophylline, avec ou sans aloès, dans le traitement de la constipation habituelle, et nous en obtenons de bons résultats.

Bruhn, qui a expérimenté la podophyllotoxine chez les enfants, a constaté que cette préparation était aussi un excellent agent, pour provoquer de légères évacuations normales, et qu'elle méritait la préférence sur la podophylline, parce que les doses nécessaires sont très-petites et qu'elle ne donne que rarement lieu à des coliques. On peut, dit-il, l'employer aussi chez les enfants fébricitants. Son usage, même prolongé, ne provoque aucun trouble digestif; cet usage prolongé n'est d'ailleurs guère nécessaire.

Doses et préparations — 1. *Podophylline.* — Dans le traitement de la constipation habituelle, aux doses de 0,005-0,05 ; dans le but de produire une action purgative plus intense, aux doses de 0,05-0,1 ; le mieux sous forme de simple solution alcoolique.

5. Podophyllotoxine

On la prescrit aux adultes aux doses de 0,01-0,015, en solution alcoolique, à prendre avant le coucher ; la dose maxima est de 0,04 (!). Il faut avoir soin de ne pas administrer une nouvelle dose avant qu'il se soit écoulé de 8 à 10 heures. Doses chez les enfants, suivant l'âge, 0,0005-0,001-0,005.

On ne doit faire prendre aucune substance alcaline ni en même temps que ces préparations, ni après qu'on les a administrées ; beaucoup d'anciennes formules sont donc irrationnelles. Si l'on veut les prescrire sous forme de pilules, le mieux est de les préparer simplement avec du miel.

Les alcalins, rendant insoluble la podophylline, seraient donc les meilleurs antidotes à opposer à l'empoisonnement par cette substance.

Quant à l'emploi de ces deux préparations en injections sous-cutanées, on ne peut le recommander, à cause des conditions spéciales de solubilité de ces substances.

6. Evonymine

C'est une résine provenant de la racine de l'Evonymus atropurpurea. On l'a recommandée tout récemment comme agent cholagogue puissant dans le traitement des affections hépatiques, aux doses de 0,1-0,2 ; à prendre le soir ; le matin, on administrerait un sel purgatif. Elle irrite, dit-on, beaucoup moins l'intestin que ne fait la podophylline. Mais, d'après Senator, elle donne lieu à des coliques assez intenses, à de forts effets purgatifs, et son usage ne pourrait donc être longtemps continué. A doses élevées, c'est un poison cardiaque.

7. Aloès

L'aloès est le suc épaissi et solidifié des feuilles charnues de diverses *espèces du genre Aloès* (aloès du Cap, aloès soccotrin, aloès hépatique).

L'action purgative de l'aloès, notamment de la sorte la plus importante, de l'aloès hépatique, est due à la présence d'une petite quantité d'*aloïne*, $C^{17}H^{18}O^{7}$, et d'une quantité beaucoup plus grande d'*aloétine*, qui n'est qu'une modification amorphe de la première. L'aloïne, extraite par l'eau et évaporée dans le vide, se présente sous la forme de petits cristaux incolores, d'une saveur amère et douceâtre ; l'aloétine, qui forme la masse principale de l'aloès, possède des propriétés purgatives beaucoup plus prononcées que celles de l'aloïne. L'aloïne ne se dissout que difficilement dans l'eau froide et dans l'alcool ; elle se dissout facilement dans l'eau bouillante, dans laquelle elle passe aussi à l'état d'aloétine amorphe. Sous l'influence de l'action prolongée de l'acide nitrique, elle se transforme, de même que l'acide rhéique (voy. *Rhubarbe*), en acide tétra-nitro-chrysophanique (acide chrysammique). Elle fait partie des composés aromatiques, car elle se dédouble, dans la potasse caustique en fusion, en acide para-oxybenzoïque, acide acétique et acide oxalique.

On trouve encore dans l'aloès une quantité considérable d'une résine insoluble dans l'eau, *résine d'aloès*, qui ne possède que des propriétés purgatives faibles ; on y trouve encore un peu d'acide gallique, des substances albumineuses, des corps gras.

Il n'en est pas de l'aloès comme de la plupart des autres produits végétaux, dont la masse principale est formée par des matières inactives ; ce sont, en effet, des substances actives qui constituent la masse principale de l'aloès (Buchheim).

Action physiologique. — L'aloès ne paraît produire des effets purgatifs qu'*après être arrivé, dans l'intestin, en contact avec la bile.* D'après Wedekind, il ne provoque pas de diarrhée, dans les cas d'oblitération des conduits biliaires et d'ictère consécutif, tant que la décoloration des matières fécales indique l'absence de la bile ; Mitscherlich et tout récemment Hiller n'ont pu par leurs expériences confirmer cette opinion. D'après Cube, des solutions d'aloès, injectées dans le rectum, ne déterminent des effets purgatifs que si elles ont été mêlées avec du fiel de bœuf.

L'aloès a une odeur désagréable, une saveur douceâtre, amère. On admet généralement que l'ingestion de petites doses de cette substance (0,01-0,05) a pour résultat d'exciter l'appétit, d'accélérer la digestion ; nous n'avons jamais pu constater positivement ce fait.

A doses plus élevées (0,10-0,5), il donne lieu à des éructations, à une sensation de pression à l'estomac ; dix à quinze heures après son administration, plus tard, par conséquent, que sous l'influence de tout autre purgatif, se manifestent des évacuations alvines de matières en général molles, fortement colorées ; ces évacuations s'accompagnent, ou non, de coliques.

Même si la dose a été trois fois plus élevée (jusqu'à 1,5), l'action purgative met encore au moins douze heures pour se produire ; mais les selles sont alors le plus souvent liquides, s'accompagnent de ténesme et de douleurs plus vives que si la dose a été moindre. Ces effets sont cependant très variables suivant les individus.

La sécrétion biliaire augmente-t-elle sous l'influence de l'aloès ? La chose est douteuse.

Il est important de remarquer que l'usage prolongé de l'aloès, loin d'émousser la sensibilité à son action, ne fait, au contraire, que l'augmenter ; de sorte qu'il est nécessaire de diminuer peu à peu la dose purgative.

On admet depuis longtemps que l'usage prolongé de l'aloès, à doses élevées, détermine un afflux de sang vers les organes abdominaux, surtout vers les reins, vers les vaisseaux du rectum et des organes génitaux ; de là résultent, a-t-on dit, la production d'hémorroïdes, l'écoulement menstruel, même l'avortement, une impulsion plus active vers les plaisirs sexuels, des envies plus fréquentes d'uriner, etc.

L'action des principes purs auxquels l'aloès doit son activité a été récemment étudiée par A. Hiller. D'après cet observateur, l'*aloïne*, administrée à l'intérieur, par le rectum ou en injections sous-cutanées, aux doses de 0,1-0,2, chez les adultes, produit des effets énergiques ; à la dose de 0,5, elle purge violemment ; en injections sous-cutanées, elle agit plus faiblement que lorsqu'elle a été administrée à l'intérieur. De même que l'acide cathartique du séné, l'aloïne et l'aloétine de l'aloès paraissent pénétrer dans le sang et dans les produits de sécrétion ; le fait est que le lait, à la suite de l'usage de l'aloès, jouit de propriétés purgatives.

Emploi thérapeutique. — L'aloès est un purgatif très souvent employé ; il est un grand nombre de circonstances dans lesquelles on lui donne, quelquefois avec raison, la préférence sur les autres médicaments du même genre. Il mérite réellement d'être préféré dans les cas où il est nécessaire de faire un usage prolongé d'un purgatif ; il présente, en l'effet, l'avantage de ne pas troubler la digestion ; il paraît même la favoriser, quand il est administré à doses petites ; de plus, il est possible de l'administrer pendant longtemps, sans qu'il soit nécessaire, pour maintenir son activité, d'élever la dose. Il produit surtout des résultats favorables dans le traitement de la constipation chronique simple ; nous l'avons déjà étudié, à ce point de vue, dans les généralités. Il est cependant, dans ces cas, quelques contre-indications à son emploi, que l'expérience a appris à connaître ; telles sont : l'existence de tumeurs hémorroïdales facilement fluentes, une « pléthore générale » très accentuée, la période menstruelle, les affections utérines chroniques pouvant conduire à des hémorragies, enfin la grossesse. L'aloès a été encore recommandé, comme purgatif, pour combattre certains accidents (céphalalgie, troubles de l'humeur, sensation de pression à l'épigastre, etc.) qui succèdent à la suppression brusque d'un écoulement sanguin habituel, d'un flux hémorroïdal, par exemple. Dès le temps même de Stahl, on en faisait, à ce point de vue, un usage extrêmement étendu; on en abusait même très souvent; mais il a beaucoup perdu de son importance dans ce sens, depuis que les idées sur les « engorgements du système de la veine porte », sur les « dangers de la suppression des hémorroïdes », ne jouent plus en médecine le rôle considérable qu'elles y jouaient autrefois.

Doses et préparations. — 1. *Aloès.* — 0,2-1,0, le mieux sous la forme pilulaire

2. *Extrait d'aloès.* — Poudre d'un jaune brunâtre, donnant avec l'eau un liquide trouble. Son action purgative est un peu moins certaine. Dose environ moitié moindre que celle de l'aloès.

3. *Teinture d'aloès.* — Aloès 1 partie, alcool très rectifié 5 parties. Par doses de 5 à 30 gouttes.

4. *Teinture d'aloès composée, élixir de longue vie.* — Aloès 6 parties, gentiane, rhubarbe, zédoaire, safran, agaric blanc ââ 1 partie, alcool dilué 200 parties. Par cuillerées ou demi-cuillerées à café.

[Le Codex français ajoute à cette formule 1 gramme environ de thériaque.]

5. *Pilules laxatives.* — Elles contiennent de l'aloès, du jalap, du savon médicinal, de l'anis.

8. Coloquinte

On désigne sous ce nom le fruit du *Citrullus colocynthis* (Cucurbitacées).

Ce fruit, globuleux, jaunâtre, de la grosseur d'une orange, renferme une pulpe blanchâtre, qui est la *coloquinte* des pharmacies. Les principes actifs qui y sont contenus sont : la *colocynthine pure* (Merk), poudre fine, légère, d'un jaune grisâtre, d'une saveur amère très intense, mais pure, donnant avec l'eau chaude une solution trouble; avec l'alcool pur et la glycérine chaude, une solution limpide. La *citrulline* (Murk), substance résinoïde, est une poudre d'un jaune brunâtre, insoluble dans l'eau froide ainsi que dans l'eau bouillante, soluble dans une eau alcaline, dans laquelle elle prend une couleur brunâtre foncée, et où elle perd son goût amer, peut-être aussi son activité; elle est facilement soluble dans l'alcool et dans la glycérine chaude.

Action physiologique. — La coloquinte est un purgatif extrêmement énergique : 0,06 suffisent pour provoquer des selles aqueuses abondantes, qui s'accompagnent d'une sécrétion plus active d'une bile aqueuse et d'une augmentation de sécrétion des glandes intestinales (Rutherford); des doses plus élevées donnent lieu à l'évacuation de matières sanguinolentes, accompagnée de phénomènes inflammatoires violents du côté de l'estomac et de l'intestin. L'inflammation intestinale, consécutive à l'ingestion d'une dose de 0,5, est assez intense pour faire mourir de petits animaux; l'administration d'une dose de 2 à 5 grammes peut donner la mort à un homme. On dit avoir observé, à la suite de l'usage de la coloquinte, une inflammation des reins et de la vessie, et même des symptômes narcotiques généraux.

La *colocynthine pure* (Merk) et la *citrulline* (Merk), administrées à l'intérieur ou en injections sous-cutanées, produisent, d'après Hiller, les phénomènes suivants : Une dose de 0,005 à 0,01 suffit pour provoquer, au bout de quatre à huit heures, des selles pulpeuses abondantes; si cette dose est administrée à plusieurs reprises, ou si la dose est plus élevée, les évacuations alvines deviennent aqueuses, très abondantes et s'accompagnent de coliques assez intenses. Les injections sous-cutanées sont extrêmement douloureuses; 0,01 centigramme de colocynthine pure, dissous dans 5-10 d'eau et de glycérine, et injecté dans le rectum, provoque, au bout d'une demi-heure ou d'une heure, des selles pulpeuses abondantes, sans autres phénomènes fâcheux que quelques légères coliques (voyez page 569).

Emploi thérapeutique. — On prescrit ce médicament dans les mêmes circonstances qui indiquent l'emploi de l'aloès; dans certains cas où ce dernier a échoué, on voit la coloquinte, qui est beaucoup plus active, réussir à provoquer des évacuations alvines. — Faisons remarquer encore que la coloquinte est fréquemment administrée, ordinairement associée à la gomme-gutte, dans le traitement des hydropisies, notamment de l'ascite. On ne lui a pas seulement attribué, dans ces cas, une action dérivative sur l'intestin; on a prétendu qu'elle exerçait encore des effets diurétiques spéciaux ; mais cette assertion n'est rien moins que fondée.

Doses et préparations. — 1. *Fruits de coloquinte.* — 0,03-0,3 *(jusqu'à* 0,3 *pro dosi! jusqu'à* 1,0 *pro die !)* ; en poudre ou en pilules. On leur associe souvent un narcotique, la belladone par exemple, dans le but d'éviter de trop violentes coliques.

2. *Extrait de coloquinte.* — Poudre jaune brunâtre, donnant avec l'eau une solution trouble. 0,005, en pilules *(jusqu'à* 0,05 *pro dosi ! jusqu'à* 0,2 *pro die!* d'après la pharmacopée allemande ; *jusqu'à* 0,1 *pro dosi! jusqu'à* 0,4 *pro die!* d'après la pharmacopée d'Autriche).

3. *Teinture de coloquinte.* — Coloquinte 1 partie, alcool 10 parties. 5-10 gouttes *(jusqu'à* 1,0 *pro dosi! jusqu'à* 3,0 *pro die!).*

Supplément. — Les substances suivantes agissent à la manière de la coloquinte : La *bryone*, racine de la bryonia alba (Cucurbitacées), et le *concombre sauvage, ecbalium elaterium*, dont le suc épaissi porte le nom d'*elaterium* ou *extrait d'elaterium ;* c'est une préparation qui, d'après Hiller, ne mérite absolument aucune confiance.

9. Huile de ricin et huile de croton

Ces deux huiles ne devraient pas à la rigueur trouver ici leur place, parce que leurs principes actifs sont de tout autre nature que les autres médicaments en question ; mais, leurs propriétés physiologiques étant semblables à celles de ces derniers, nous les étudierons ici.

D'après Buchheim, les acides résultant du dédoublement des glycérides se divisent, au point de vue pharmacologique, en deux groupes : tandis que les membres de la série dite des acides gras, ainsi que quelques membres de la série de l'acide acrylique, soit à l'état libre, soit à l'état de glycérides, ont plutôt l'importance d'agents nutritifs, le groupe de l'acide ricinique et de l'acide crotonique en diffère essentiellement. Les membres de ce second groupe doivent, il est vrai, posséder, dans leur constitution chimique, plusieurs points d'analogie qui les rapprochent de ceux du premier, et auxquels ils doivent, par exemple, leur état oléagineux, leur faculté de se combiner en glycérides ; mais ils en diffèrent par certaines conditions de structure, qu'on ne connaît pas encore, et grâce auxquelles ils possèdent des affinités beaucoup plus prononcées à l'égard de certains tissus organiques. Leurs glycérides se montrent certainement aussi indifférentes que les glycérides du premier groupe ; mais les acides libres qui résultent de leur dédoublement, ainsi que leurs sels solubles, jouissent de propriétés actives. Ce dédoublement se fait par le moyen du suc pancréatique, qui possède la propriété de décomposer tous les corps gras neutres en glycérine et en acides ; c'est seulement lorsque ce dédoublement a eu lieu que les acides ricinique et crotonique, devenus libres, agissent sur la muqueuse intestinale. Si l'huile de croton peut agir même sur la peau, sur la muqueuse de la bouche, du pharynx et de l'estomac, c'est donc seulement parce que dans cette huile une partie de l'acide était déjà auparavant devenue libre probablement par l'action d'un ferment (Buchheim).

10. Huile de ricin

L'*huile de ricin* s'extrait par expression des semences du *Ricinus communis*

(Euphorbiacées) ; c'est une huile grasse, incolore ou d'une teinte jaune claire, soluble dans l'alcool et dans l'éther.

Le principe le plus important de l'huile de ricin est le glycérinester de l'*acide ricinique*, $C^{18}H^{34}O^{3}$; à ce glycérinester se trouvent mêlées des quantités extrêmement faibles de stéarine, de palmitine et de cholestéarine. Le glycérinester de l'acide ricinique est inactif ; c'est seulement lorsque, après son dédoublement, l'acide est devenu libre dans l'intestin, que se produisent les effets purgatifs (Buchheim).

Les semences de ricin possèdent des propriétés purgatives beaucoup plus accentuées que celles de l'huile qu'on en extrait.

Action physiologique. — L'huile de ricin a une saveur huileuse, douceâtre, qui devient ensuite âcre. Cette saveur contribue à provoquer, chez plusieurs individus, des nausées, qui peuvent même, si la dose a été élevée, être suivies de vomissements ; on peut remédier à cet inconvénient en associant à l'huile de ricin des correctifs convenablement choisis.

Une dose de 15,0 à 30,0 suffit pour donner lieu, chez l'adulte, à plusieurs selles molles, dont l'évacuation ne s'accompagne, en général, d'aucune colique. Dans les cas où la quantité de matières fécales contenues dans l'intestin était considérable, Buchheim n'a pu parvenir à déceler dans les matières évacuées la présence ni de l'huile de ricin, ni de ses produits de saponification ; dans les cas contraires, l'huile aussi bien que ses dérivés se retrouvent dans les selles (Golding Bird).

Un usage prolongé de l'huile de ricin trouble l'appétit et la digestion. On cite des cas dans lesquels cet usage a été suivi de la production de phénomènes toxiques graves ; mais ces phénomènes ne doivent pas être attribués à l'huile elle-même, mais bien à des composés toxiques qui s'y trouvaient mêlés.

Injectée dans le rectum, l'huile de ricin provoque aussi des effets purgatifs.

Emploi thérapeutique. — La propriété que possède l'huile de ricin d'agir sûrement, sans exercer en même temps des effets irritants sur l'intestin, lui vaut d'être employée dans un grand nombre de circonstances. Sa propriété de donner lieu assez facilement à des troubles digestifs rend son emploi irrationnel dans les cas où il y a indication à faire un usage prolongé d'un purgatif ; mais, toutes les fois qu'il s'agit de procurer à un malade une simple évacuation alvine, l'huile de ricin convient parfaitement, et il est certaines conditions dans lesquelles on doit la préférer à tout autre médicament du même genre. Elle présente, comme principal avantage, de pouvoir être prescrite, non seulement malgré l'existence d'une métrorragie, d'une inflammation des organes génitaux ou des reins, mais encore malgré l'existence d'un état inflammatoire du canal intestinal lui-même. On l'administre donc dans les cas où l'intestin renferme des amas de corps étrangers, par exemple des matières alimentaires non digérées, qui entretiennent la diarrhée ou qui même ont déjà donné lieu au développement d'un catarrhe intestinal. L'évacuation des substances irritantes a pour résultat la disparition de la diarrhée et du catarrhe. S'agit-il, dans certaines conditions déterminées, chez des individus atteints de dysenterie, de typhus abdominal, de prescrire un purgatif, ceux auxquels il est uniquement permis de s'adresser sont l'huile de ricin ou le calomel. On prescrit encore fréquemment l'huile de ricin pour combattre la constipation simple chez les femmes enceintes ou les femmes en couches ; souvent aussi on en retire des résultats favorables dans certaines formes graves d'obstruction intestinale, par exemple dans les cas de coliques de plomb. — Se trouve-t-on en présence d'un catarrhe intestinal, il est toujours plus rationnel d'avoir recours aux lavements, dans le but d'obtenir des évacuations alvines ; mais l'administration de l'huile de ricin n'est pas absolument contre-indiquée dans ces circonstances.

Doses. — A l'intérieur, une demi-cuillerée à deux cuillerées à bouche, à prendre pure ou dans du bouillon, du café, du thé, avec une huile aromatique ou encore sous la forme d'une émulsion. Starke conseille les modes d'administration suivants comme très commodes : 1° Pour les enfants, on mêle l'huile de ricin avec du sucre en poudre, jusqu'à ce qu'on ait formé une pâte épaisse qui puisse facilement se pétrir ; on mêle ensemble 3 parties de sucre et 1 partie d'huile de ricin. 2° Pour les adultes, on mêle 1 partie d'huile de ricin avec 2 parties de poudre de réglisse composée, et on en fait des bols, qu'on place sur la langue et qu'on avale à l'aide d'un peu d'eau. — En lavement, 1 à 2 cuillerées à bouche, ajoutées au liquide à injecter.

11. Huile de croton

L'*huile de croton* s'extrait par expression des semences du *Tiglium officinale* (Euphorbiacées). C'est une huile grasse, d'un jaune brunâtre, de la consistance de l'huile d'amandes. Agitée avec de l'alcool, elle se sépare en deux parties : l'une, d'une saveur âcre, se dissout dans l'alcool ; l'autre, insipide, reste sans se dissoudre.

L'huile de croton doit son odeur spéciale à la présence de certains acides volatils (acides acétique, butyrique, valérianique, tiglique), qui ensemble représentent à peine un centième de l'huile. Ces acides volatils ne préexistent pas dans les semences fraîches ; ils doivent être considérés comme des produits d'oxydation d'acides non volatils existant dans l'huile de croton. Ils ne prennent aucune part à l'action exercée par cette huile sur la peau et l'intestin (Genther, Buchheim).

Les acides non volatils de l'huile de croton s'y trouvent en partie à l'état de liberté, en partie à l'état de glycérinester. Les uns appartiennent à la série des acides gras : ce sont, d'après Schlippe, l'acide stéarique, l'acide palmitique, l'acide myristique et l'acide laurique ; les autres sont l'acide oléique et l'*acide crotonique*. Ce dernier est spécial à l'huile de croton, et *c'est exclusivement à lui que cette huile doit l'action qu'elle exerce sur la peau et sur le canal intestinal*. Il est vraisemblable que l'acide crotonique et l'acide ricinique appartiennent au même groupe chimique (Buchheim).

Action physiologique. — L'huile de croton exerce une action très fortement irritante sur la peau aussi bien que sur les muqueuses.

Peau. — L'action de l'huile de croton sur la peau ressemble beaucoup à celle du tartre stibié ou de l'émétine. Si l'on frotte la surface cutanée, dont l'épiderme est intact, avec quelques gouttes d'huile de croton, on constate que, au bout de cinq à dix minutes, se produit une sensation de brûlure intense et persistant pendant plusieurs heures : la peau, aux points frictionnés, devient rouge ; de petites vésicules s'y forment, pleines d'un liquide qui, d'abord séreux, devient ensuite purulent ; ces vésicules s'étendent peu à peu, se confondent, et finissent par former de grosses pustules qui se sèchent au bout de quelques jours, et guérissent sans laisser de cicatrices ; les ulcérations déterminées par l'action de l'huile de croton ne pénètrent pas, en effet, profondément dans le derme, comme le font celles déterminées par le tartre stibié. — Mais si l'huile de croton a été inoculée sous l'épiderme, elle peut donner lieu au développement d'une inflammation phlegmoneuse grave qui se termine par suppuration (Langenbeck). — On a prétendu que l'inflammation et la vésication pouvaient, dans ces cas, se manifester en des points de la surface cutanée qui n'avaient pas été mis en contact direct avec l'huile ; mais cette assertion repose sans doute sur une erreur d'observation.

Muqueuses. — Une goutte d'huile de croton, introduite dans la bouche, y fait naître une sensation de brûlure intense ; si l'on avale cette goutte, il se produit dans le pharynx une impression d'âcreté qui persiste longtemps et qui augmente par les mouvements respiratoires profonds ; dans l'estomac prend naissance une sensation de chaleur et de brûlure, avec envies de vomir ; il ne se manifeste des vomissements que sous l'influence de doses élevées. Pendant les deux heures qui suivent l'ingestion de l'huile, l'abdomen est le siège de gargouillements et de coliques ; après quoi se produisent d'abord des selles solides, constituées par les matières solides qui se trouvaient déjà dans le rectum, puis cinq à dix selles liquides. Vingt-quatre heures après, tous ces phénomènes ont disparu, mais il reste encore un peu de diminution de l'appétit.

Des doses plus élevées (en moyenne, 2 à 5 gouttes chez les lapins, 30 chez les chiens, 20 à 60 gouttes chez l'homme) provoquent des vomissements violents et des selles abondantes, qui rappellent une attaque de choléra ; l'intestin est le siège d'une inflammation intense, qui est moins vive au niveau de l'estomac, et qui souvent a la mort pour conséquence.

Les lavements à l'huile de croton donnent lieu aussi à de la diarrhée ; mais il faut, pour atteindre ce résultat, employer des doses plus élevées que celles qu'on administre par la bouche.

Effets généraux. — Les phénomènes généraux qui accompagnent les vomissements et la diarrhée, à la suite de l'ingestion de hautes doses d'huile de croton, ne doivent pas être considérés comme produits directement par cette huile ; ils sont simplement le fait de l'inflammation de l'intestin.

Mais si, comme il est arrivé quelquefois, l'huile de croton, au lieu de provoquer de la diarrhée, a pénétré par absorption dans le torrent circulatoire, on voit alors se manifester des phénomènes généraux d'empoisonnement : angoisse précordiale vive, battements de cœur, inquiétude, céphalalgie, vertiges, stupeur, douleurs dans les membres, bouffées de chaleur, abattement de longue durée.

On a prétendu que le canal gastro-intestinal pouvait devenir le siège des phénomènes décrits plus haut, à la suite de frictions faites avec l'huile de croton sur la surface cutanée, par exemple sur les téguments abdominaux ; ce fait est bien peu croyable.

Les expériences faites au moyen d'injections d'huile de croton dans les veines ne peuvent servir en rien à l'explication du mode d'action de cette huile ; ces injections ont, en effet, pour conséquence la production d'embolies dans les capillaires des poumons et d'autres troubles mécaniques très graves ; des recherches de ce genre, au point de vue de l'étude des effets de l'huile de croton, ne présentent donc pas même un intérêt théorique.

Le *traitement de l'empoisonnement par l'huile de croton* est basé sur les mêmes principes que celui de l'empoisonnement par les autres substances toxiques provoquant une gastro-entérite aiguë.

Emploi thérapeutique. — L'huile de croton est un de nos purgatifs les plus énergiques ; elle agit, en général, dans des cas où les autres purgatifs ont échoué. Évidemment elle ne convient pas lorsqu'il s'agit de faire un usage prolongé d'une substance purgative ; elle n'est appropriée qu'aux cas où l'on veut obtenir un effet rapide et énergique. Aussi ne devra-t-on pas y avoir recours dans le but de produire des effets antipyrétiques, ni dans le traitement des hydropisies, mais seulement pour combattre les obstructions intestinales opiniâtres. On la prescrira donc lorsque des matières accumulées en abondance dans l'intestin n'auront pu être évacuées au moyen de purgatifs plus légers ; on pourra même parfois l'administrer avec avantage contre certains rétrécissements mécaniques de l'intestin. Elle peut encore être utile lorsque, dans les maladies du cerveau ou de la moelle épinière, on n'a pu parvenir à faire cesser la constipation à l'aide de purgatifs plus doux. L'avantage qu'elle présente de posséder une grande activité à très petites dose, et de pouvoir être administrée avec les aliments, fait qu'on l'emploie avec prédilection pour combattre la constipation opiniâtre, chez les aliénés. Elle jouit aussi d'une grande réputation dans le traitement des coliques de plomb ; Tanquerel lui donne, dans ce cas, la préférence sur la plupart des autres méthodes de traitement ; il lui attribue l'avantage d'amener plus rapidement la guérison et de prévenir plus sûrement les récidives. Il arrive souvent que, dès la première goutte administrée, les évacuations alvines et l'amélioration se produisent; quelquefois ce n'est qu'après l'administration de la seconde goutte. — On voit parfois l'huile de croton, donnée en lavement, agir efficacement, alors que, déjà, administrée à l'intérieur, elle avait été vomie.

En résumés : 1° Elle agit très énergiquement dans des cas où d'autres purgatifs ont échoué; 2° ses effets se produisent très rapidement; 3° il suffit de l'administrer à doses extrêmement faibles; 4° elle ne donne lieu que rarement à des vomissements et à des coliques.

Extérieurement l'huile de croton s'emploie comme irritant cutané, dans les mêmes circonstances que le tartre stibié, dont elle se distingue par ses effets moins énergiques et moins destructeurs.

Doses. — Un quart de goutte à une goutte (*jusqu'à* 0,05 *pro dosi! jusqu'à* 0,1 *pro die!* d'après la pharmacopée germaine ; *jusqu'à* 0,06 *pro dosi! jusqu'à* 0,3 *pro die!* d'après la pharmacopée d'Autriche), en pilules, capsules, ou mêlée avec une huile grasse. On prescrit ordinairement une goutte d'huile de croton dans 30 grammes d'huile de ricin; ce mélange porte le nom d'huile de ricin artificielle ; on l'administre encore dans du café. — Extérieurement on l'emploie pure (5 à 10 gouttes, avec lesquelles on frictionne la surface sur laquelle on veut déterminer de l'irritation), ou bien on la mêle avec de l'huile d'olive ou avec de l'essence de térébenthine, ou encore avec du collodion élastique, parties égales; les frictions se pratiquent deux ou trois fois par jour. Pour lavements, 1 à 2 gouttes, qu'on ajoute au liquide à injecter.

Supplément aux purgatifs.— On emploie encore, mais rarement, les produits ci-dessous :

1. Tamarin

On désigne sous ce nom le fruit du tamarinier (*Tamarindus indica*) de la famille des Légumineuses. Il agit à la manière de nos fruits acidules indigènes; il contient, comme eux, plusieurs acides et sels de fruits; il jouit de propriétés désaltérantes et légèrement purgatives.

On emploie ordinairement en thérapeutique la pulpe de ce fruit (*pulpa Tamarindorum cruda)*; masse brunâtre, plus ou moins acide et sucrée. Avec cette pulpe du commerce on prépare la *pulpe de tamarin épurée*, laquelle renferme les acides végétaux, le sucre, la gomme et les sels.

Cette pulpe est employée en médecine comme laxative ; on l'a surtout prescrite dans les états fébriles.

On l'administre, soit pure, à la dose de 2 à 4 cuillerées à bouche, soit en solution ou sous forme d'électuaire. Elle entre dans la composition de l'électuaire lénitif.

Petit-lait tamariné.— Pulpe de tamarin dépurée 1 partie, petit-lait 30 parties. Il jouit de propriétés laxatives plus énergiques que celles du petit-lait ordinaire. 1 à 2 livres par jour, en observant les règles ordinaires de l'administration du petit-lait.

2. Manne

C'est le suc qui s'écoule d'une espèce de frêne (*Fraxinus ornus*). Il contient une forte proportion (70 pour 100) de *sucre de manne* ou *mannite*, $C^6H^{14}O^6 = C^6H^8(OH)^6$; ce sucre se distingue des autres surtout par les propriétés purgatives dont il jouit, et que Buchheim attribue à sa faible diffusibilité à travers les muqueuses. Son usage ne donne lieu qu'à de légères nausées et coliques. Pour obtenir des effets purgatifs, il faut 30 grammes de mannite ou 50 grammes de manne. —

Sirop de manne et *sirop de séné et de manne*, par cuillerées à café ou à bouche.

BRIEGER (L.), Zur physiologischen Wirkung der Abführmittel (Archiv für experimentelle Pathologie, Band VIII, S. 355. Leipzig, 1878). — Nouveau Dictionnaire de médecine et de chirurgie pratiques, art. CROTON par Léon MARCHAND et A. HARDY, tome X; art. RICIN par PRUNIER et ORY, tome XXXI; art. PURGATIFS par A. LUTON, t. XXX. Paris, 1881. —BROUARDEL, De l'influence des purgations sur la proportion des globules rouges contenus dans le sang (Soc. méd. des hôp., 1876). —BUCHHEIM, Archiv für physiologische Heilkunde, Band XIII, XIV. — Ueber die pharmakologische Gruppe des Crotonöls (Virchow's Archiv für patholog. Anatomie, B. XII, S. I. Berlin, 1857). — FALCK (C.-Ph.), Ueber die Ausscheidung des durch Infusion in das Blut gebrachten Phosphornatrons durch die Nieren (Virchow's Archiv für pathologische Anatomie, Band LIV. Berlin, 1872). — HAY, Journal of Anatomy and Physiology, Vol. XVI. — KÖHLER (H.), Der Fruchtsaft von Momordica elaterium (Virchow's Archiv für pathol. Anatomie. Band XLIX u. L. Berlin, 1870). — LAISSUS, Les eaux purgatives françaises : Brides en Savoie, 1872. — LUTON, Etudes de thérapeutique. Paris, J.-B. Baillière. — MOREAU (Armand), Expériences sur l'intestin; action du sulfate de magnésie. Académie de médecine, 5 juillet 1870, 12 septembre 1871. Mémoires de physiologie, p. 119. Paris, 1877. — RADZIEJEWSKI, Reichert und Du Bois Reymond's Archiv für Anatomie, 1870. — RUTHERFORD u. VIGNAL, Experiments on the biliary secretion of the Dog, with Reference to the action of cholagogues (British med. Journal, 1875, 23 Oct., 6 November, 11 December; 1877, 5 May, 9 June, 7 July, 4 August. Supplements : analysé dans Schmidt's Jahrbücher der gesammten Medicin, B. CLXX, S. 229, 1876 u. B. CLXXVII, 1878. Leipzig. — THIRY, Sitzungsberichte der Wiener Akademie, Mathem. naturwissench. Classe, Band L, S. 95, 1864. — VULPIAN, Mode d'action de certains purgatifs sur l'intestin (Société de biologie. Paris, 1873). — CARVILLE et VULPIAN, Des effets purgatifs, par les injections sous-cutanées (Société de biologie, 1874). — GUBLER, Commentaires thérapeutiques du Codex medicamentarius 3e édit. 1885, art. ALOÈS, p. 8, art. COLOQUINTE, p. 89, art. HUILE DE RICIN, p. 341, art. CROTON, p. 105. — MAYET et HALLÉ, Empoisonnement par l'huile de croton tiglium (Annales d'hygiène publique et de médecine légale, 2e série, t. XXXV, p. 192). — TARDIEU et ROUSSIN. Étude médico-légale sur l'empoisonnement. Paris, 1875.

III. Substances aromatiques vermifuges

1. Semen-contra

On désigne sous ce nom les *fleurs* non épanouies, fournies par diverses plantes du genre *Artemisia*. Il ne s'agit donc nullement de semences, comme pourrait le faire croire le nom, mal choisi, de semen-contra. Ces fleurs contiennent une essence *(oleum cinæ æthereum)* résultant du mélange de divers principes oxygénés et non oxygénés. Cette essence exerce sur les animaux à sang chaud des effets semblables à ceux du camphre; elle est dépourvue de propriétés vermifuges bien caractérisées. Le principe actif auquel le semen-contra doit ses propriétés vermifuges et ses effets caractéristiques sur les animaux supérieurs est la *santonine*, dont l'usage dans la pratique médicale a été complètement substitué, et avec raison, à celui du semen-contra; c'est donc la santonine qui fera l'objet spécial de cette étude.

1. *Semen-contra.* — 0,5-2,0 *pro dosi*, en poudre, en électuaire.
2. *Extrait de semen-contra.* — 0,2-0,5; insoluble dans l'eau.

2. Santonine

La *santonine*, $C^{15}H^{18}O^{3}$, se présente sous la forme de prismes qui, d'abord incolores, prennent peu à peu une teinte jaune sous l'influence de la lumière du jour; elle est inodore et à peu près insipide; elle ne se dissout pas dans l'eau froide; mais elle est soluble dans l'eau bouillante (1 : 300), et très soluble dans l'alcool et dans l'éther. Chauffée avec du zinc pulvérisé, dans un courant d'hydrogène, elle se réduit en un corps de la nature du phénol; c'est le *santonol*, $C^{15}H^{18}O$. Elle se dissout dans les alcalis en donnant naissance à des *santonates* alcalins, par exemple à du santonate de sodium $2C^{15}H^{19}NaO^{4}+6H^{2}O$. Sous l'influence de l'acide chlorhydrique et de l'agitation avec l'éther, l'acide santonique de ces sels se sépare sous forme d'aiguilles incolores, qui, traitées par une chaleur de 120 degrés, se dédoublent en santonine et en eau.

Action physiologique. — Des quantités relativement petites de santonine suffisent pour tuer les ascarides lombricoïdes; nous ne connaissons jusqu'ici aucun autre vermifuge dont les propriétés toxiques sur cette espèce de vers soient aussi énergiques que celles de la santonine. Son action sur les autres vers intestinaux est beaucoup moins prononcée : ainsi, pour tuer, par exemple, les oxyures vermiculaires ou le tænia, il faudrait de ce poison des quantités bien plus considérables et capables de provoquer, chez l'homme, des accidents toxiques graves.

Les effets de la santonine sur l'homme et les animaux supérieurs sont extrêmement remarquables.

La santonine pure, étant à peu près insoluble dans l'eau, n'a qu'une saveur amère très peu sensible; mais, dissoute dans le chloroforme, par exemple, elle développe un goût amer très intense.

Dans le canal gastro-intestinal, elle se dissout dans le suc gastrique, dans la bile et les autres liquides intestinaux et s'absorbe rapidement; dans certaines circonstances, l'absorption peut se faire presque complètement dans l'estomac, de sorte qu'il n'arrive dans l'intestin qu'une très petite quantité de santonine. Il est important de remarquer, au point de vue pratique, que la santonine, en solution huileuse, n'est presque pas absorbée par l'estomac et le gros intestin, mais qu'elle l'est bien par l'intestin grêle (Lewin).

Le composé de santonine, qui a pénétré dans la circulation, paraît y subir une nouvelle transformation; le fait est que l'on trouve dans l'urine un produit d'oxydation qui diffère de la santonine, mais qui n'est pas encore bien connu; ce produit, désigné par Falck sous le nom de *xanthopsine*, donne aux urines, qui sont alors sécrétées en plus grande abondance, une coloration jaune verdâtre qui passe au rouge pourpre à la suite de l'addition d'un alcali.

Sous l'influence de 0,05 de santonine chez les enfants, de 0,3-0,5 chez les adultes, il se produit un état de dyschromatopsie, qui a été décrit avec soin surtout par Rose. Au début, la couleur dominante perçue par le sujet en expérience est le bleu; de sorte que toutes les couleurs faiblement accentuées, surtout les plus sombres, présentent une teinte bleuâtre. Plus tard cette perception du bleu disparaît, et c'est le jaune qui devient la couleur dominante; tous les objets, surtout ceux vivement éclairés, paraissent jaunes; à ce moment les rayons lumineux les plus réfrangibles ne sont plus perçus sous la couleur violette, et tous les tons se rapprochant du bleu finissent par faire défaut. Enfin, dans les degrés les plus élevés de l'empoisonnement, il devient impossible au malade de distinguer aucune couleur; il confond celles qui produisent, chez l'individu sain, non seulement une impression différente, mais encore une impression opposée, par exemple le lilas et le vert foncé, le violet et le noir. En même temps se produisent, surtout dans l'obscurité, des hallucinations de la vue particulières. Le retour à l'état normal peut s'accompagner de la réapparition de la perception dominante du bleu, comme dans la première période.

La xanthopsie peut être considérée comme une cécité pour le violet, cécité déterminée par la paralysie des fibres sensibles au violet; c'est à une excitabilité exagérée de ces mêmes fibres qu'on peut attribuer l'état qui précède la xanthopsie, c'est-à-dire la perception du violet comme couleur dominante. On a dit que la xanthopsie était due à une coloration jaune des milieux de l'œil, à une coloration jaune de la rétine, à une augmentation du pigment dans la tache jaune (M. Schultze); mais rien ne justifie encore ces assertions.

Pendant tout le temps que durent ces phénomènes, l'accommodation reste parfaitement intacte, et il n'y a point d'amblyopie.

La durée des phénomènes en question n'est jamais que de quelques heures.

Des troubles se manifestent aussi dans d'autres sens que celui de la vue; un grand nombre d'expérimentateurs ont perçu, sous l'influence de la santonine, une odeur qu'ils ont comparée, les uns au patchouli, les autres à la violette.

Pendant l'existence de ces troubles, la tête est bien un peu lourde, mais la conception conserve toute sa netteté; si l'énergie de la volonté est un peu affaiblie, si les facultés affectives sont un peu troublées, ce n'est qu'indirectement, par suite de la connaissance que l'on a de l'incertitude de ses sens : c'est ainsi qu'on éprouve une certaine animation, comparable à celle qui se manifeste au commencement de l'ivresse, en même temps qu'un sentiment désagréable de lassitude invite au repos du corps. Il ne se manifeste de la céphalalgie que dans les cas où la santonine a été prise à la suite d'un fort repas; si l'estomac était à jeun, ou modérément rempli, la céphalalgie fait défaut. Il peut se produire des nausées et des vomissements, mais ils cessent après qu'on a avalé quelque chose de solide ou qu'on est sorti au grand air. Le pouls ne devient pas plus fréquent, comme on l'a dit; il se ralentit, au contraire (Rose).

Voici quels sont les effets généraux auxquels donne lieu la santonine, administrée à doses toxiques et à l'état de composé facilement soluble.

Sous l'influence d'une dose supérieure à 0,1, les grenouilles tombent d'abord dans un état de relâchement général, pendant lequel ces animaux, placés sur le dos, conservent cette position; on voit même la respiration se suspendre. Plus tard se manifestent des convulsions au niveau du tronc et des membres; ces convulsions se produisent spontanément ou d'une manière réflexe; la section du cerveau ne les fait pas cesser; la section de la moelle épinière au niveau de la moelle allongée les supprime. Le cœur conserve longtemps son activité, mais finit par s'arrêter à l'état de diastole. En résumé, la santonine donne lieu d'abord à des phénomènes narcotiques auxquels succèdent un état d'excitation du mésocéphale et de la moelle allongée, et finalement une paralysie générale (Binz).

Chez les animaux à sang chaud (chats, lapins) se produisent, sous l'influence de la santonine, des phénomènes spasmodiques qui présentent, relativement à leur siège et à leur caractère, assez de concordance avec ceux observés chez l'homme. La période primitive de dépression observée chez les animaux à sang froid fait ici défaut. On voit l'animal être pris tout à coup de tremblements; il dresse les oreilles, grince des dents; une moitié de la face est contracturée; les yeux roulent dans leurs orbites; la tête est agitée de mouvements d'abaissement et de circumduction; opisthotonos; convulsions au niveau du tronc et des membres; arrêt de la respiration; enfin diminution de tous ces phénomènes, intervalle libre, qui dure un temps plus ou moins long, suivant que la dose a été plus ou moins élevée. L'état des pupilles ne présente rien de constant. Comme on le voit, en somme, le point d'attaque du poison a primitivement son siège au niveau du deuxième au septième nerf crânien, c'est-à-dire au niveau du mésocéphale; plus tard il s'étend à la moelle allongée. Le cœur, la pression sanguine, restent intacts (Binz).

Chez l'homme, et particulièrement chez l'enfant, ce même ensemble de symptômes se manifeste de la même manière que chez les animaux à sang chaud; les convulsions qui se produisent ressemblent aux convulsions de l'épilepsie et rappellent celles déterminées par le camphre. C'est surtout la paralysie de la respiration qui, d'après Binz, inspire les plus vives inquiétudes. L'activité cardiaque conserve, même alors, son énergie; les contractions du cœur n'offent qu'un ralentissement peu marqué.

Emploi thérapeutique. — La santonine est un *anthelminthique* très souvent employé; elle peut réellement être considérée comme un spécifique contre les ascarides lombricoïdes. Ces vers peuvent vivre environ quarante heures dans une infusion de semen-contra; c'est ce que Küchenmeister a démontré par des expériences directes. L'essence de semen-contra est aussi à peu près sans influence sur ces vers, ne serait-ce que parce qu'elle s'absorbe dans la partie supérieure des voies intestinales; mais la santonine tue les acarides lombricoïdes en peu de temps, quand on la fait agir sur eux sous la forme d'une solution huileuse diluée. Küchenmeister a vu les ascarides continuer à vivre dans un mélange d'albumine, de santonine et d'eau, mélange dans lequel nageaient des cristaux de santonine non dissous. Aussi est-ce avec raison que, dans ces derniers temps, on a adopté presque *exclusivement*, pour l'usage thérapeutique, la solution huileuse de santonine ; d'ailleurs le semen-contra, aux doses auxquelles il faut l'administrer pour qu'il agisse efficacement, constitue un remède très désagréable à prendre. — La santonine a été encore prescrite dans le but de tuer les oxyures vermiculaires; mais, ces vers vivant principalement dans le côlon, on devra l'administrer en lavement; si on la faisait prendre par l'estomac, ne pouvant pas, sans être absorbée, arriver dans les parties inférieures de l'intestin, elle n'exercerait aucune action sur les oxyures.

Il ne faut pas oublier que la santonine peut donner lieu à des accidents toxiques plus ou moins graves; aussi la prudence fait-elle un devoir de ne pas prescrire cette substance à doses trop élevées.

D'après Lewin, la santonine ne doit être prescrite qu'en solution huileuse, le mieux avec de l'huile de ricin (0,12-0,3 : 30 huile de ricin, par cuillerées à café), ou bien, dans le cas où cette huile ne serait pas tolérée, avec de l'huile d'amande douce, de l'huile de coco, de l'huile de foie de morue, avec du beurre, de l'axonge, en ajoutant 3 à 4 gouttes d'essence de semen-contra. La préparation suivante est très bien tolérée : Santonine 0,2, huile de ricin 20, essence de semen-contra 4 gouttes, sucre blanc q. s. pour faire une pâte molle; à prendre en deux jours. Les mélanges ci-dessus peuvent aussi être administrés sous la forme de capsules gélatineuses. Il est rationnel de faire suivre l'administration de la santonine de celle d'un purgatif, que l'on fait prendre ordinairement deux à quatre heures après le vermifuge.

Doses et préparations. — 1. *Santonine.* — 0,01-0,05, chez les enfants; la dose de 0,05 ne convient qu'aux enfants déjà un peu avancés en âge, ayant au moins de huit à dix ans (*jusqu'à* 0,1 *pro dosi*! *jusqu'à* 0,3 *pro die*!).

2. *Tablettes de santonine.* — On les prépare avec du cacao. La pharmacopée distingue deux sortes de ces tablettes, les unes contenant 0,025 de santonine chaque, les autres en contenant 0,05.

(Les tablettes de santonine du Codex français sont préparées avec santonine, sucre, mucilage de gomme adragante, carmin de cochenille; chacune ne renferme que 0,01 de santonine.)

3. Santonate de chaux

Poudre blanche, insipide, insoluble dans l'eau. Il produit, dit-on, des effets anthelminthiques, sans qu'il soit absorbé en quantité appréciable dans le canal gastro-intestinal. On le prescrit aux doses de 0,05 en tablettes.

4. Santonate de soude

Ce sont des cristaux facilement solubles, d'une saveur amère; ils contiennent 70 pour 100 de santonine.

Le santonate de soude, à cause de sa facile solubilité, est déjà absorbé en très grande partie avant d'avoir eu le temps d'arriver, dans les parties inférieures de l'intestin, en contact avec les ascarides lombricoïdes; aussi donne-t-il rapidement lieu, chez l'homme, à des accidents toxiques. On doit éviter de l'employer comme anthelminthique, et lui préférer la santonine. — Doses. 0,1-0,3.

Traitement de l'empoisonnement par la santonine. — Il n'est pas précisément bien rare de voir la santonine donner lieu à des phénomènes toxiques plus ou moins graves ; mais jusqu'ici les cas de mort connus sont très clairsemés. Ce poison n'a pas d'antidote spécial. On est donc réduit à chercher à l'évacuer par les vomitifs et les purgatifs, puis à combattre les accidents qui se présentent à l'aide des règles générales que nous enseigne la thérapeutique ; Binz insiste surtout sur la respiration artificielle, à laquelle on doit avoir recours pendant la période de la paralysie respiratoire, et sur l'emploi de l'éther, du chloral, du chloroforme, pour combattre les accidents spasmodiques.

ANDANT, Accidents graves arrivés chez un jeune enfant après administration de la santonine donnée comme vermifuge (Bullet. génér. de thérap., t. LXXXIII, p. 79, 1872). — BINZ (C.), Ueber Santoninvergiftung und deren Therapie (Archiv für experimentelle Pathologie und Pharmakologie, Band VI, S. 300). — FALCK, Deutsche Klinik, n°s 27, 28, 1860. — MANNS, Inaugural Dissertation. Marburg, 1858. — ROSE (Ed.), Ueber die Wirkung der wesentlichen Bestandtheile der Wurmblüthen (des Santonikum) Virchow's Archiv für pathologische Anatomie, Band XVI, S. 233, 1859; Band XVIII, S. 15, 1860. Berlin. — Ueber die Farbenblindheit durch Genuss der Santonsäure (Id., Band XIX, S. 522, 1860; Band XX. S. 245, 1861). — Ueber die Hallucinationen in Santonrausch (Id., Band XXVIII, S. 30, 1863). — Die Gesichtstauchungen im Icterus (Band XXX. S 442, 1864). — TARDIEU, Etude médico-légale sur l'empoisonnement, Paris 1875.

5. Tanaisie

Tanacetum vulgare (Synanthérées). — Cette plante, commune dans nos pays et dont on a surtout employé les sommités fleuries, renferme une essence d'une odeur repoussante, d'un goût brûlant, amer ; elle est composée d'un térébenthène, $C^{10}H^{16}$, d'un alcool $C^{10}H^{18}O$ et d'une aldéhyde, l'hydrure de tanacétyle $C^{10}H^{16}O$, lequel agit absolument à la manière du camphre (Putzeys) ; elle exerce une action toxique sur les ascarides vermiculaires et lombricoïdes, mais aussi sur l'homme; elle peut même, ainsi que plusieurs observations le démontrent, déterminer la mort, en provoquant une inflammation gastro-intestinale et des convulsions. — C'est un médicament entièrement superflu, car il peut être avantageusement remplacé par la santonine.

6. Écorce de la racine de grenadier

L'écorce de la racine du *Punica granatum*, qui doit être administrée, autant que possible, à l'état frais, renferme une grande quantité de tannin, un corps qui ressemble à la mannite et un principe alcaloïdique, la *punicine*, $C_8H^{13}NO$, à laquelle Tanret a donné le nom de *pelletiérine*; c'est une substance incolore, ayant l'aspect de l'huile, volatile, facilement soluble dans l'eau, l'alcool, l'éther et ayant une réaction fortement alcaline[1].

[1] [Tanret a découvert dans l'écorce du grenadier quatre alcaloïdes, auxquels il a donné le nom générique de *pelletiérine*. Parmi ces alcaloïdes, deux agissent très efficacement contre le tænia : ce sont ceux que le bicarbonate de soude ne déplace pas de leur combinaison avec les acides, du sulfate par exemple ; les deux autres, que le bicarbonate de soude déplace facilement, paraissent être sans action sur le tænia. La pelletiérine jouit de propriétés toxiques qui semblent pouvoir être comparées à celles du curare ; mais les expériences précises manquent encore à ce sujet. A la dose de 0,5, elle donne lieu, chez l'homme, à des vertiges, à une légère tendance syncopale ; ces phénomènes sont de courte durée ; mais ils suffisent pour exiger la plus grande prudence dans l'administration de cette substance aux enfants. Un grand nombre d'observateurs (Landrieu, Bérenger-Féraud, Dujardin-Beaumetz, et autres) ont déjà expérimenté les propriétés tænifuges de la pelletiérine. Voici ce qui ressort, d'une manière générale, de leurs expériences : la pelletiérine agit très efficacement contre le tænia ; ainsi, sur 14 essais, Bérenger-Féraud a obtenu 12 succès incontestables et 2 succès douteux. Le mode d'administration qui a donné les meilleurs résultats est le suivant : la veille, le malade sera soumis à un régime exclusivement lacté ; le lendemain, à jeun, il prendra en une fois :

Sulfate de pelletiérine.	0,4-0,5
Tannin.	1,2-1,5
Eau.	100,0

Un quart d'heure après, infusion de feuille de séné (10-20 sur 100 grammes d'eau) ; on pourrait s'adresser à tout autre purgatif, mais le séné a paru cependant préférable. Le tænia ne tarde pas à être rendu tout entier sous la forme d'une boule].

Récemment on a recommandé, comme étant aussi active, l'écorce du tronc et des branches moyennes (Marty).

Action physiologique. — Une dose médicinale (60,0) suffit pour provoquer des nausées, des vomissements, de la diarrhée avec coliques. Sous l'influence d'une dose plus élevée se manifestent les phénomènes suivants : pesanteur de tête, vertiges, somnolence, vision indistincte, engourdissement des membres, sentiment de défaillance et, dans quelques cas, secousses spasmodiques, notamment dans les muscles des mollets.

Emploi thérapeutique. — Depuis les temps les plus reculés l'écorce de grenadier jouit de la réputation d'être un bon *tænifuge*. Elle doit certainement être comptée parmi les plus actifs ; tout au plus cède-t-elle la place, sous ce rapport, aux fleurs de kousso. Sous son influence le ver solitaire est expulsé, dans la plupart des cas, entièrement mort ; d'après Küchenmeister, il ne serait qu'à l'état de mort apparente. Cet observateur a vu les tænias mourir au bout de trois heures environ dans des décoctions d'écorce de racine de grenadier.

L'écorce de la racine de grenadier sera rationnellement administrée sous forme de décoction (30,0-50,0 : 300,0), avec ou sans correctif, à prendre en deux fois, en observant les règles générales usitées en pareil cas. Il se produit facilement des nausées et des vomissements, de sorte qu'il est avantageux d'associer à la décoction vermifuge une des substances mentionnées à propos du kousso. Pour que ce traitement donne un résultat favorable, il est nécessaire que l'écorce de grenadier soit fraîche et que sa macération dans l'eau ait été prolongée. Bettelheim fait avaler cette décoction en une fois au moyen de la sonde œsophagienne.

La *punicine (pelletiérine)*, à la dose de 0,4-1,5 (en capsules) expulse les tænias sans donner lieu à aucune incommodité particulière ; mais elle a l'inconvénient d'être encore d'un prix très élevé.

7. Rhizome de fougère mâle

Cette racine, qui doit être employée aussi fraîche que possible, appartient à une fougère commune dans nos pays, à l'*Aspidium filix mas.* Elle contient des essences, de l'acide tannique, une résine et de l'acide filicique ($C^{14}H^{18}O^{5}$). Parmi ces éléments, il en est plusieurs, sans doute, qui jouissent de propriétés vermifuges, parce que chacun d'eux, pris à part, est loin de posséder l'activité tænifuge de la plante entière.

Action physiologique. — Sous l'influence de cette racine, administrée à doses élevées, il ne se produit, chez l'homme, que des nausées ; c'est, du moins, le seul effet qui ait été observé jusqu'ici. Nous avons même vu l'administration répétée de petites doses avoir pour conséquence l'augmentation de l'appétit et l'amélioration des digestions.

Emploi thérapeutique. — C'est un de nos tænifuges les plus anciens et les meilleurs ; il entre dans la composition de diverses préparations fort usitées autrefois. On a cru pendant longtemps, d'après l'assertion de Bremser, que la racine de fougère mâle agissait surtout efficacement contre le bothriocéphale, et que son action sur le tænia était beaucoup moins énergique ; mais cette assertion ne s'est pas confirmée. L'avantage que présente cette racine, c'est qu'elle n'exerce pas d'effets nuisibles sur la digestion. On l'associe ordinairement avec l'écorce de la racine de grenadier. Un grand nombre d'observateurs préfèrent à la racine son extrait éthéré. Il semble particulièrement important que l'extrait éthéré soit préparé avec la racine fraîche.

On l'administre, pulvérisée, en décoction, dans une mixture à agiter ou en électuaire, en observant les règles générales du traitement tænifuge. Les doses doivent être de 5 grammes ; on les répète deux ou trois fois, à intervalles de demi-heure à une heure.

Extrait éthéré de fougère mâle. — Masse verdâtre, insoluble dans l'eau, de consistance d'extrait fluide. On le fait prendre par doses du 0,5-1,5, en pilules; on l'associe ordinairement avec la poudre de la racine.

On employait beaucoup autrefois certaines préparations plus ou moins compliquées, qu'on désignait sous le nom de *remèdes de Nuffer, de Wawruch, de Peschier, de Beck*, etc.; on y a renoncé aujourd'hui, et l'on préfère des modes d'administration plus simples.

8. Fleurs de kousso

Ce sont les fleurs du *Hagenia abyssinica*, bel arbre (Rosacées) qui croît en Abyssinie. Ces fleurs contiennent une essence, du tannin et un principe indifférent, cristallisable, la *cossine*, $C^{31}H^{38}O^{10}$; c'est à ce dernier que les fleurs de kousso doivent leurs propriétés vermifuges.

Action physiologique. — Chez l'homme, 15 grammes de fleurs de kousso donnent lieu à une saveur amère, à des nausées, parfois à des vomissements, à plusieurs selles liquides, à de la difficulté de la miction; on a observé quelquefois, mais rarement, de la céphalalgie, de l'abattement, des troubles psychiques; est-ce par suite d'une action directe du kousso? Cela est douteux.

Emploi thérapeutique. — Les fleurs de kousso, médicament introduit chez nous depuis trente ans environ, ont la réputation d'être le meilleur vermifuge contre les *Tænia mediocanellata* et *solium*, ainsi que contre le *Bothryocephalus latus*. Les observations publiées au début contre l'efficacité du kousso dans le traitement du tænia, s'expliquent en général par le mauvais état des préparations employées. Le kousso semble, jusqu'ici, mériter la préférence sur les autres tænifuges; il résulte d'ailleurs des expériences de Küchenmeister que le tænia, plongé dans une décoction laiteuse de kousso, meurt au bout d'une demi-heure, c'est-à-dire plus rapidement que dans tout autre liquide vermifuge. Cependant on cite des cas dans lesquels, les fleurs de kousso ayant échoué, l'écorce de la racine de grenadier a agi efficacement.

Le mode d'administration le plus commode consiste à l'administrer dans des biscuits comprimés (1 à 2 grammes *pro dosi*); on en fait prendre de 10 à 20. On peut aussi, chez l'adulte, délayer simplement le kousso (5,0-10,0-15,0) dans de l'eau; on ajoute soit un peu de jus de citron, soit un oléosucre, soit du rhum, et l'on fait prendre cette mixture en une fois; on choisit ordinairement la dose moyenne de 10 grammes. Une demi-heure à une heure après, on renouvelle l'administration de la même dose. — La décoction et l'extrait de kousso sont loin d'avoir autant d'efficacité.

9. Kamala

C'est l'épiderme trituré des fruits du *Mallotus philippinensis*. Poudre légère, nullement agglutinative, d'une couleur rouge mêlée de gris, sans odeur et sans saveur, se mêlant difficilement avec l'eau. Il renferme une résine qui se rapproche de la cossine, et un principe colorant.

Action physiologique. — Il provoque des nausées, des coliques et des effets laxatifs.

Emploi thérapeutique. — Le kamala, introduit dans notre pays depuis environ vingt ans, a rapidement acquis la réputation d'un bon tænifuge; mais il ne paraît nullement mériter d'être préféré au kousso. Il présente cependant sur ce dernier l'avantage d'être mieux toléré et de provoquer moins facilement des nausées et des vomissements.

On le prescrit à la dose de 10,0-15,0 en deux foix, en laissant entre chaque prise un intervalle de dix minutes à une heure; le mieux est de le prescrire sous forme d'électuaire avec de la pulpe de tamarin.

IV. Substances aromatiques provoquant les contractions utérines

1. Ergot de seigle

C'est le mycélium d'un champignon appartenant à la famille des Pyrénomycètes et désigné, dans son état de complet développement, sous le nom de *Claviceps purpurea*. Ce champignon se développe, surtout pendant les années pluvieuses, sur les ovaires du seigle *(Secale cereale)* et d'autres Graminées, ovaires qu'il altère profondément et qu'il finit par détruire, de sorte qu'à la place du grain se trouve alors un corps allongé, arqué, violet noirâtre, long de 1 à 4 centimètres, large de 2 à 4 millimètres ; c'est ce corps qui, recueilli sur les épis de seigle, constitue l'*ergot officinal*. Il est aminci à ses extrémités, vaguement triangulaire, marqué sur chacune de ses faces d'un sillon longitudinal plus ou moins apparent ; sa surface est comme voilée par une mince couche grisâtre très fugace, et son extrémité supérieure est, à l'état frais, surmontée d'une matière blanchâtre, molle, désignée sous le nom de *sphacélie ;* son tissu intérieur est compact, homogène, légèrement blanchâtre. L'ergot de seigle s'altère très facilement; ses propriétés actives ne se conservent guère au delà d'un an; recueilli trop tôt ou trop tard, il ne manifeste qu'une faible activité.

On n'a eu longtemps sur ses principes actifs, malgré de très nombreuses recherches, que des notions tout à fait vagues; Dragendorff est enfin parvenu tout récemment à obtenir ces principes à l'état de pureté ; voici quels ils sont :

I. Acide sclérotique. — Sa formule probable est $C^{12}H^{19}NO^{9}$. Il se présente sous la forme d'une masse gris brunâtre, hygroscopique, mais non déliquescente, entièrement inodore et insipide; il a une réaction acide faible ; il se trouve, dans l'ergot, à l'état de sel de calcium, de sodium ou de potassium; il se dissout facilement dans l'eau ; les ergots de bonne qualité en contiennent de 4 à 4,5 pour 100.

II. Scléromucine. — Masse absolument colloïde, gommeuse, peu hygroscopique, inodore et insipide; quand on traite l'ergot de seigle par l'eau, elle passe dans la solution aqueuse, et se précipite par l'addition de l'alcool faible; une fois desséchée, elle se dissout difficilement dans l'eau, mais elle se gonfle dans ce liquide. L'azote paraît entrer dans sa composition en plus grande quantité que dans celle de l'acide sclérotique. Le bon ergot de seigle en renferme de 2 à 3 pour 100. Elle paraît agir, qualitativement et quantitativement, de la même manière que l'acide sclérotique ; mais ce dernier doit lui être préféré au point de vue thérapeutique.

III. — Plusieurs principes colorants *(sclérérythrine, sclérojodine, scléroxanthine)* et leurs produits de décomposition; ils prennent une certaine part, mais entièrement secondaire, aux effets produits par l'ergot de seigle.

IV. — Sels de potassium, en quantité abondante.

Outre les principes actifs ci-dessus, l'ergot de seigle renferme encore : un ou plusieurs *alcaloïdes*, que Dragendorff a trouvés sans action sur les grenouilles ; de la *cholestéarine* (0,036 pour 100) ; de la *mycose*, de la *mannite*, de la *cellulose de champignon*, de l'*acide lactique* et des *lactates ;* des *substances albuminoïdes* (3 pour 100) ; une *huile grasse* (30 pour 100); c'est probablement cette huile qui, en s'oxydant, donne la première impulsion à la décomposition des substances actives de l'ergot de seigle. La poudre d'ergot, privée de cette huile grasse (au moyen de l'éther ou de l'essence de pétrole), paraît se conserver sans rien perdre de son activité.

On a signalé encore la présence, dans l'ergot de seigle, de la *leucine*, de la *méthylamine*, de la *triméthylamine* et de l'*ammoniaque ;* mais il n'est nullement prouvé que ces substances ne soient pas simplement des produits de décomposition. *L'ergotine de Bonjean*, ou *extrait aqueux d'ergot de seigle*, et *l'ergotine de Wiggers*, ou *extrait alcoolique d'ergot de seigle*, ne sont pas autre chose que des mélanges des principes purs ci-dessus mentionnés; c'est dans les extraits aqueux que se trouvent en plus grande quantité les substances actives. *L'ecboline* et *l'ergotine*, obtenues par Wenzell et considérées par lui comme des alcaloïdes, ne constituent aussi, d'après Dragendorff, que des mélanges, dans la composition desquels entrent, il est vrai, des substances alcaloïdiques ; nous pouvons en dire autant de *l'ergotinine de Tanret*.

Action physiologique. — Malgré l'emploi si fréquent de l'ergot de seigle, surtout dans l'art obstétrical, il n'est peut-être aucun médicament dont les propriétés physiologiques soient aussi vaguement connues ; la confusion qui règne sur cette question vient en grande partie de ce que les expérimentateurs se sont servis de préparations différentes, préparations qui, d'ailleurs, loin de rester constantes dans leur composition, subissent avec le temps des altérations plus ou moins profondes. Dans ces derniers temps des expériences pharmacologiques approfondies ont été faites par Nikitin avec les principes obtenus par Dragendorff; les résultats concordent en grande partie avec ceux résultant des expériences faites précédemment par Haudelin et Zweifel sur l'action des bons extraits d'ergot de seigle ; les voici en quelques mots : l'*acide sclérotique* possède *toutes* les propriétés physiologiques et thérapeutiques de l'ergot de seigle et doit, par conséquent, en être considéré (avec la *scléromucine*) comme le principe actif le plus important. Le sclérotate de soude a une action semblable à celle de l'acide libre ; seulement cette action est un peu plus faible. L'acide sclérotique doit être conservé dans un endroit sec et non à l'état de solution; sans quoi il perd son activité.

Les propriétés toxiques de l'acide sclérotique et de son sel de sodium ne sont pas très marquées; s'il était permis de conclure des animaux (chiens et chats) à l'homme, la dose de 10 grammes environ serait considérée comme étant, chez ce dernier, la dose mortelle, à l'exclusion toutefois des effets locaux très fortement irritants produits en même temps.

Nous distinguerons des *effets locaux* et des *effets généraux*.

Effets locaux. — Injectées hypodermiquement, toutes les préparations d'ergot de seigle, l'acide sclérotique et son sel de sodium, donnent lieu à des douleurs intenses, persistantes, et à des phénomènes inflammatoires. On ferait bien de n'employer dans la pratique que le sclérotate de soude administré à l'intérieur.

L'acide sclérotique a une saveur faiblement amère. L'ergot de seigle ou ses extraits aqueux introduits dans l'estomac à doses élevées (1,0-3,0 d'un extrait aqueux), provoquent, chez l'homme, des nausées, des éructations; une dose de 5 grammes donne même lieu à des vomissements et à de la diarrhée. On a aussi observé, chez l'homme ainsi que chez le chien, une inflammation de la muqueuse gastro-intestinale, avec extravasats sanguins, une gastro-entérite hémorragique.

Effets généraux. — Les plus remarquables sont ceux qui ont pour siège le système nerveux.

Système nerveux. — Chez les grenouilles, des doses élevées d'un extrait aqueux d'ergot de seigle, de même que l'acide sclérotique (0,03) et la scléromucine, provoquent, au bout de quelques heures, le développement d'une paralysie presque complète, qui s'accompagne d'un gonflement particulier de la peau, et qui, débutant par les membres postérieurs, envahit peu à peu la totalité du corps ; cet effet se produit avec le plus de certitude quand l'acide sclérotique ou la scléromucine ont été administrés en injection sous-cutanée. Pendant ce temps, les contractions du cœur continuent, d'après Zweifel, à se faire vivement, et les mouvements respiratoires n'éprouvent aucune interruption ; c'est seulement lorsque la dose a été très élevée que le cœur subit peu à peu les atteintes du poison, et que ses contractions deviennent de plus en plus lentes et de plus en plus faibles. Cet état, c'est-à-dire la paralysie générale et la faiblesse des battements cardiaques, persiste, en général, durant cinq à sept jours ; puis, très lentement, l'animal se rétablit ; mais il arrive souvent que, au bout de quelques jours, une deuxième attaque de paralysie se manifeste, pendant laquelle l'animal succombe.

Chez les animaux à sang chaud, l'extrait aqueux d'ergot de seigle, à doses relativement faibles, et sans doute aussi l'acide sclérotique, provoquent de l'anesthésie, des troubles de la coordination des mouvements ; à doses élevées, ils déterminent la production d'une paralysie, pendant laquelle l'animal, insensible aux irritations douloureuses les plus intenses, ne manifeste aucun mouvement, ni volontaire, ni réflexe. La mort est accompagnée de convulsions, imputables probablement à l'accumulation dans le sang des produits de l'asphyxie.

Les nerfs *sensibles* périphériques restent normalement excitables pendant l'intoxication générale ; mais quand on les met en contact direct avec le poison, ils se paralysent. Les *nerfs moteurs* et les muscles striés n'éprouvent aucune influence appréciable.

Respiration. — Sous l'influence de doses élevées, on voit se produire, chez les chats, un ralentissement des mouvements respiratoires, allant jusqu'à l'interruption définitive de la respiration ; ce ralentissement marche toujours parallèlement avec une diminution de la fréquence du pouls ; chez les chiens, il est précédé d'une période d'accélération respiratoire.

Circulation. — L'activité cardiaque, chez les animaux à sang chaud, n'éprouve aucune altération, même sous l'influence de doses relativement élevées ; la pression sanguine baisse, d'une manière passagère à la suite de l'administration de petites doses, d'une manière persistante à la suite de l'administration de doses plus considérables ; cet effet est dû, évidemment, à la dilatation d'une grande partie des vaisseaux. Il n'y a que les vaisseaux de l'intestin et de l'utérus qui se contractent immédiatement après l'administration de l'ergot, de sorte que ces organes deviennent le siège d'une anémie considérable. Une action hémostatique produite par l'acide sclérotique dans les hémorragies pulmonaires ne pourrait donc, d'après les expériences faites jusqu'ici sur les animaux, être expliquée que par l'abaissement de la pression sanguine ; l'efficacité de cet acide dans les hémorragies de l'intestin et notamment dans celles de l'utérus trouve, au contraire, une raison suffisante dans l'état d'anémie dont ces organes deviennent rapidement le siège.

L'utérus, chez les animaux, éprouve de la part de l'acide sclérotique aux doses de 0gr,2, une excitation à se contracter, et cet effet se produit également, soit que l'utérus soit vide, soit qu'il se trouve à l'état de gravidité; s'il existait déjà des contractions, ces contractions deviennent plus énergiques ; on ne les a jamais vues devenir tétaniques; elles vont constamment du fond vers l'orifice. Le fœtus n'éprouve aucun effet toxique, même à la suite de l'administration de doses élevées.

Quant à l'action produite sur l'utérus de la femme par les préparations actives d'ergot de seigle, les opinions émises sur ce sujet présentent des contradictions nombreuses, provenant manifestement des grandes difficultés qu'offrent les observations exactes; la majorité des médecins admet, toutefois, que l'ergot de seigle fait aussi contracter l'utérus chez la femme.

Empoisonnement chronique. — Soit qu'une dose élevée (8 grammes) d'ergot de seigle ait été ingérée en une fois, soit que des doses faibles aient été prises quotidiennement pendant un temps plus ou moins long, ainsi qu'il est arrivé dans certaines épidémies (ergotisme) occasionnées par l'usage d'un pain fait avec de la farine qui contenait de l'ergot, on constate d'abord les effets locaux produits sur l'estomac et l'intestin, effets dont il a été question plus haut ; puis se manifestent les phénomènes généraux suivants : vertiges, pesanteur de tête, sentiment d'extrême faiblesse, fourmillements, insensibilité au niveau des doigts de la main et du pied, douleurs erratiques, légères secousses convulsives; tantôt ces secousses convulsives, cloniques et toniques, deviennent assez intenses pour ressembler à des spasmes épileptiformes, et s'accompagnent de contractures, de douleurs violentes, d'anesthésie cutanée ; c'est alors la forme d'ergotisme désignée sous le nom d'*ergotisme spasmodique ;* tantôt on voit se développer, au milieu de vives douleurs, sur un ou plusieurs membres, une tuméfaction érysipélateuse, suivie de gangrène ; c'est là l'*ergotisme gangréneux.* — Quelle est la cause immédiate de ces phénomènes remarquables? On ne sait là-dessus rien de certain: les uns ont attribué la gangrène à une occlusion des vaisseaux se contractant spasmodiquement (voyez plus loin); les autres, Zweifel, par exemple, la considèrent comme une conséquence de cette même paralysie, que nous avons signalée ci-dessus chez les animaux. Quant à la cause des spasmes, on ne peut en donner aucune explication plausible.

Emploi thérapeutique. — L'emploi thérapeutique du seigle ergoté a pour but le plus souvent de provoquer des contractions utérines [1]. On a en vue, en l'administrant, soit d'exercer, par ces contractions, une influence favorable sur la nutrition de l'organe malade, soit d'arrêter, au moyen de la rétraction prolongée des parois de cet organe, les hémorragies qui en proviennent, soit, enfin, de provoquer l'expulsion du fœtus. C'est dans ce dernier but, but *obstétrical*, que l'ergot de seigle est le plus souvent mis en usage.

On a pu réussir à exciter, au moyen de l'ergot de seigle, les contractions de l'utérus encore à l'état de repos, de manière à donner lieu à l'accouche-

[1] Nous devons au professeur B. Schultze l'article concernant l'emploi obstétrical et gynécologique de l'ergot de seigle.

ment prématuré; mais cette pratique, en raison surtout des avantages incontestables que présentent d'autres méthodes, n'a jamais été admise.

Lorsque, au contraire, l'accouchement est en train de se faire, on emploie alors l'ergot de seigle dans le but d'exciter les contractions utérines et de les rendre plus énergiques. Les contractions provoquées par l'ergot de seigle pendant la parturition se distinguent des contractions spontanées par leur énergie et surtout par leur longue durée et la brièveté des pauses, de sorte que l'état dans lequel se trouve alors l'utérus ressemble à l'état tétanique. Un tel état de contraction utérine, persistant à ce degré d'intensité, ne peut favoriser la sortie de l'enfant qu'autant que celui-ci se trouve dans une position normale et que l'orifice utérin est complètement ouvert; dans le cas contraire, les contractions tétaniques ne peuvent avoir pour résultat que de retenir l'enfant. Toute contraction forte et persistante de l'utérus ayant pour conséquence de gêner la circulation dans les parois de cet organe et de porter atteinte à la respiration placentaire de l'enfant qui y est enfermé, il s'ensuit que l'usage de l'ergot de seigle peut entraîner des dangers immédiats pour la vie du fœtus.

Pour les raisons que je viens de signaler, il ne paraîtra donc rationnel de prescrire l'ergot de seigle que dans les cas où la période d'expulsion est déjà avancée, soit pour exciter les contractions, qui, vers la fin de la parturition, deviennent paresseuses, soit encore pour rendre plus énergiques des contractions normales, mais insuffisantes pour vaincre certains obstacles. Les conditions nécessaires pour qu'on puisse employer sans inconvénient l'ergot de seigle sont encore, d'abord, que le type des contractions soit normal; s'il existe des contractions spasmodiques, un état de contracture de l'utérus, l'ergot de seigle ne fera qu'augmenter leur intensité; secondement, que l'accouchement, pour être achevé, n'ait besoin que d'une augmentation d'énergie des forces expulsives; l'absence d'une dilatation suffisante des voies, par exemple, ou bien une position fausse de l'enfant, constituent des contre-indications absolues; troisièmement, que, dans le cas où les contractions rendues plus énergiques par l'ergot de seigle ne suffiraient pas à provoquer l'expulsion du fœtus, toutes les conditions aient été remplies, toutes les dispositions aient été prises pour terminer immédiatement l'accouchement par des moyens mécaniques; car si l'enfant reste, dans l'utérus, soumis à l'influence des contractions rendues plus énergiques par l'action de l'ergot de seigle, il peut, sous l'influence de ces contractions, périr asphyxié.

Ces restrictions à l'emploi du seigle ergoté chez les parturientes présentent une très grande importance. Bien des accidents résultent de ce que les médecins prescrivent le seigle ergoté sans rester présents à l'accouchement et que les sages-femmes administrent ce médicament, sans en saisir nettement les indications et sans être en mesure, dans le cas où son action est insuffisante, de terminer mécaniquement l'accouchement.

L'ergot de seigle est encore un médicament précieux pour exciter et rendre plus énergiques les contractions utérines alors que l'accouchement est terminé, dans la période de la délivrance. Les contractions persistantes de l'utérus, consécutives à l'emploi de l'ergot de seigle, sont alors particulièrement utiles, aussi bien pour mettre fin aux hémorragies que pour hâter le retrait de cet organe.

Le resserrement de l'utérus, se produisant quand l'accouchement est terminé et progressant sans interruption, peut prévenir non seulement les affections chroniques résultant d'un retrait défectueux de cet organe, mais encore les affections puerpérales aiguës. Dans l'utérus éprouvant de bonnes contractions persistantes il ne peut, en effet, s'accumuler des caillots volumineux, et dans les veines de ses parois il ne peut se former de volumineux thrombus. On trouve très avantageux, dans la clinique obstétricale de Iéna, d'administrer de l'ergot de seigle à chaque accouchée aussitôt après l'accouchement et dans les premiers jours qui suivent.

En dehors de l'état de gravidité et de l'état puerpéral, l'action de l'ergot de seigle sur l'utérus est moins tranchée et son usage est moins général. Cependant ce médicament se montre efficace contre les hémorragies utérines pouvant être influencées par une contraction des parois utérines, c'est-à-dire dans tous les cas où, l'écoulement pouvant se faire librement à travers le canal cervical, la source de l'hémorragie a son siège dans le corps utérin.

L'ergot de seigle se montre utile aussi dans le but de faire régresser les métrites chroniques, les hypertrophies anciennes de l'utérus, consécutives à un retrait défectueux de cet organe. L'administration persévérante de ce médicament peut surtout favoriser le resserrement persistant de l'utérus, lorsque des contractions énergiques ont été excitées auparavant par suite d'une dilatation de cet organe et de lavages faits dans sa cavité.

L'ergot de seigle jouit d'une réputation particulière pour faire diminuer de volume et faire même disparaître entièrement les myomes utérins (Hildebrandt, Winckel et autres). Les opinions des gynécologistes sur cette action du seigle ergoté sont cependant très contradictoires. Les effets hémostatiques palliatifs de ce médicament dans le traitement des myomes utérins sont, dans beaucoup de cas, très manifestes ; mais la diminution de volume des myomes n'a jamais été constatée dans une nombreuse série de cas observés à la clinique gynécologique de Iéna.

L'ergot de seigle a encore été opposé aux hémorragies provenant d'autres organes, surtout à l'*hémoptysie* et à l'*hématémèse*. De nombreuses communications semblent démontrer que l'ergotine, injectée hypodermiquement, peut supprimer rapidement et avec certitude des hémorragies contre lesquelles d'autres médications avaient complètement échoué ; les succès obtenus paraissent assez nombreux pour qu'on soit autorisé, le cas échéant, à avoir recours à ces injections [1].

Dans ces derniers temps, v. Langenbeck a essayé de traiter les *anévrysmes* en injectant sous la peau qui les recouvre une solution d'ergotine. Il a obtenu quel-

[1] [Ces injections hypodermiques d'ergotine ont été, dans ces derniers temps, beaucoup expérimentées en France ; des succès très remarquables, obtenus à l'aide de ces injections, ont été publiés, et il est permis d'espérer qu'elles sont appelées à rendre les plus grands services. Voici quels sont les états morbides auxquels on les a opposées avec le plus d'avantages : *métrorragies*, en général ; *hémoptysies*, *hématémèses*, *épistaxis*, *hémorroïdes fluentes*. Vidal a publié trois cas de *prolapsus rectal* dans lesquels ces injections, pratiquées au pourtour de l'anus, ont amené la guérison en une vingtaine de jours ; la solution dont il s'est servi était préparée avec 1 gramme d'ergotine dans 5 grammes d'hydrolat de laurier-cerise ; 15 à 20 gouttes de cette solution étaient injectées à la fois, et l'opération était répétée à intervalles de deux à cinq jours ; elle n'a jamais donné lieu à des accidents inflammatoires locaux. — C'est l'ergotine de Bonjean (extrait aqueux d'ergot) qui a été à peu près exclusivement employée ; on la fait dissoudre tantôt dans de l'eau simple, tantôt dans de la glycérine pure, tantôt dans un mélange

ques succès; d'autres observateurs ont enregistré aussi des résultats favorables à cette méthode de traitement. Vogt affirme avoir fait disparaître, au moyen d'injections directes d'extrait aqueux d'ergot de seigle, d'anciennes dilatations variqueuses des jambes. Voilà, si ces bons résultats se confirment, un nouveau champ bien vaste ouvert à l'ergot de seigle. C. Schwalbe est tenté de mettre ces succès obtenus par Langenbeck, Vogt et autres, sur le compte des effets locaux irritants, inflammatoires, de l'alcool, employé ordinairement comme dissolvant de l'ergotine. En admettant comme juste cette interprétation de Schwalbe, il faut convenir qu'elle ne peut s'appliquer qu'aux effets produits localement par les solutions en question, mais nullement à l'action hémostatique exercée, par exemple, sur les hémorragies pulmonaires. Car l'opinion émise tout récemment, d'après laquelle le rétrécissement vasculaire observé à la suite de ces injections ne serait que le résultat d'une action réflexe ayant son point de départ dans une irritation des nerfs sensibles, cette opinion, dis-je, n'est guère applicable à l'interruption des hémorragies considérables.

L'ergot de seigle a été encore employé dans le traitement d'un grand nombre d'autres états morbides; nous signalerons seulement les suivants : d'après plusieurs observations (Barbier, Arnal, Monneret, Brown-Séquard et autres), l'ergot de seigle aurait produit des effets très favorables, et même parfaitement curatifs, dans certaines *paraplégies* dépendantes d'altérations spinales (myélite consécutive aux maladies infectieuses aiguës, etc.); d'autres observateurs expérimentés, Leyden entre autres, ne l'ont cependant vu produire, dans ces cas, que très peu d'effet.

Un grand nombre d'observations ont été publiées (par Allier et autres), d'après lesquelles l'ergot de seigle produirait des effets très avantageux dans le traitement de certaines *paralysies vésicales*. On l'a surtout préconisé dans les cas où la paralysie est pure et simple, dépend, par exemple, d'une rétention trop prolongée de l'urine. On peut se demander si, dans les cas de ce genre, surtout dans ceux où l'affection était très récente, la paralysie n'aurait pas disparu aussi rapidement sans l'intervention de l'ergot[1].

Quant à l'emploi de l'*acide sclérotique*, les expériences faites là-dessus sont encore peu nombreuses, et la plupart d'entre elles parlent en faveur de cette préparation; les résultats négatifs obtenus par Kobert et Ganguillet sont dus peut-être à ce que ces observateurs se servaient d'un mauvais produit. Stumpf a vu cet acide produire de bons effets dans les hémorragies gastriques et intestinales ainsi que dans les hémorragies des organes génitaux; les effets étaient insuffisants, au contraire, dans le traitement des hémorragies pulmonaires. On a toujours employé les injections faites sous la peau; la dose était de 0,05, et on l'élevait peu à peu jusqu'à 0,5. Des effets locaux désagréables se sont manifestés au point où avait été faite la piqûre, surtout

de glycérine et d'eau dans des proportions très variables; la formule la plus simple et la plus commode me paraît être celle-ci :

Extrait aqueux d'ergot de seigle.	2
Eau distillée.	10
Glycérine pure.	10

Chaque gramme de cette solution, c'est-à-dire le contenu d'une seringue de Pravaz ordinaire, représente donc 0,10, d'ergotine. Cette dose est suffisante dans la généralité des cas.]

[1] [Il est encore quelques autres maladies qu'on a essayé de combattre au moyen de l'ergot de seigle ou de son extrait aqueux; telles sont : la *fièvre typhoïde* (on cite des cas dans lesquels l'administration de 2 grammes d'ergot de seigle par jour aurait déterminé une amélioration remarquable de l'état du malade); la *méningite aiguë* (ergotine à hautes doses, jusqu'à 2 grammes *pro die*); les *phlegmasies oculo-palpébrales* (instillations dans l'œil d'une solution de 1 gramme d'ergotine dans 20 grammes d'eau de roses), etc.]

dans les cas où la couche adipeuse était épaisse et où le malade se trouvait dans un mauvais état général ; mais ces accidents sont cependant plus rares que par l'emploi des préparations d'ergot de seigle usitées jusqu'ici. Quant à l'usage de l'acide sclérotique à l'intérieur, Stumpf pense qu'il aura beaucoup de peine à s'introduire dans la pratique, parce que cette substance est encore actuellement d'un prix très élevé et que d'ailleurs les modes d'administration employés jusqu'ici suffisent parfaitement. Pribram l'a administrée dans le traitement de l'hémoptysie, de l'hématémèse, des métrorragies ainsi que des paralysies spinales, et il en a obtenu les mêmes succès douteux que ceux donnés par l'ergotine.

DOSES ET PRÉPARATIONS. — 1. *Ergot de seigle.* On emploie en obstétrique le plus souvent la *poudre d'ergot de seigle*, aux doses de 0,5-1,0, qu'on répète 2 ou 3 fois, à intervalles de 10 à 15 minutes *(jusqu'à* 1,0 *pro dosi ! jusqu'à* 5,0 *pro die!).* Les effets sur l'utérus se manifestent ordinairement dans l'espace de 10 minutes.

Dans les cas où, après l'accouchement ou dans les affections chroniques, on a en vue d'obtenir de l'ergot de seigle des effets persistants, on pourra se servir avec avantage de l'*infusion*, préparée avec 5 grammes d'ergot pour 150 grammes d'eau, sans colature, avec addition de 3 grammes d'acide sulfurique dilué et 30 grammes de sirop de framboises, une cuillerée à bouche toutes les heures ou toutes les deux heures.

[L'ergot de seigle se conserve difficilement; les insectes, le développement de moisissures, contribuent beaucoup à l'altérer rapidement ; on a conseillé, pour assurer sa conservation, de mettre au fond du flacon un globule de mercure ; j'ai constaté que la présence de quelques petits fragments de camphre réussissait très bien dans le même but.]

2. *Extrait aqueux d'ergot de seigle* (ergotine, extrait hémostatique de Bonjean). A l'intérieur, aux doses de 0,1-0,5 ; en pilules, pastilles ou solution.

L'injection sous-cutanée de cet extrait semble agir plus rapidement et plus sûrement que l'administration de l'ergot de seigle par la bouche ; en tout cas les injections devront mériter la préférence toutes les fois qu'elles pourront être faites près de l'endroit où doit porter l'action curative.

Pour ces injections hypodermiques on a recommandé diverses solutions de l'extrait, en général avec addition d'alcool ou de glycérine. Voici celle qui nous a donné les meilleurs résultats, tant au point de vue de l'excitation des contractions utérines qu'au point de vue de l'irritation inflammatoire à éviter dans le tissu cellulaire sous-cutané : solution filtrée de 5 grammes d'extrait sur 15 grammes d'eau distillée avec addition de 0,1 d'acide phénique ; 0,5-1,0 de cette solution *pro dosi*, 1 à 2 fois chaque jour.

D'après les observations thérapeutiques faites jusqu'ici sur l'administration des principes actifs de l'ergot de seigle, on pourrait l'employer :

3. *L'acide sclérotique*, en injections sous-cutanées, aux doses de 0,05-0,3.
4. *Sclérotate de soude*, aux doses de 0,1-0,5.

Traitement de l'empoisonnement par l'ergot de seigle. — Le premier soin du médecin devra être, cela va sans dire, d'empêcher la continuation de l'usage du pain contenant de l'ergot. En présence d'un empoisonnement aigu, si l'on soupçonne que l'estomac ou l'intestin renferment encore du poison, on cherchera à l'évacuer au moyen des vomitifs et des purgatifs ; le tannin a été également recommandé dans ces circonstances. Si les phénomènes dépendant de l'absorption de l'ergot ont fait leur apparition, on sera réduit à leur opposer un traitement symptomatique, par exemple, on combattra la faiblesse cardiaque à l'aide des excitants, etc.

BUCHHEIM, Zur Verständigung über den wirksamen Bestandtheil des Mutterkorns (Berliner klinische Wochenschrift, nº 22, S. 309, 1876). — DRAGENDORFF u. PODWISSOTZKY, Ueber die Wirksamen und einige andere Bestandtheile des Mutterkornes (Archiv für experimentelle Pathologie und Pharmakologie, Band VI, S. 153. Leipzig, 1877). — EBERTY, Ueber die Wirkung des Mutterkornes (Inaugural-Dissertation. Halle, 1873; Archiv für pathol. Anatomie, Band LX). —HAUDELIN, Ein Beitrag zur Kenntniss des Mutterkorns (Inaugural-Dissertation. Dorpat, 1871). — Nouveau Dictionnaire de médecine et de chirurgie pratiques, art. ERGOT DE SEIGLE par Emile BAILLY, t. XIII, 1879. — GULLER et LABBÉE, Commentaires thérapeutiques du Codex médicamentarius, 3e édition. Paris, 1885. — HOLMES (Ch L.), Étude expérimentale sur le mode d'action de l'ergot de seigle, thèse de doctorat. Paris, 1870. — HERVIEU (P. F.), Étude critique et clinique sur l'action du seigle ergoté et principalement des injections sous-cutanées d'ergotine, thèse de doctorat, nº 487. Paris, 1878. — PETON (J.-H.), De l'action physiologique et thérapeutique de l'ergot de seigle, étude expérimentale et clinique, nº 318. Paris, 1878. — KÖHLER (H.), Untersuchungen über die physiologischen Wirkungen des Ergotin (Virchow's Archiv für pathologische Anatomie, Band LX, S. 384. Berlin, 1874). — NIKITIN, Rossbach's pharmakologische Untersuchungen, Band III, 1878. — ROSSBACH, Pharmakologische Untersuchungen. Band I. — WIGGER's Archiv. Band III, Heft. 1874. — TANRET, Répertoire de pharmacie, 31e année, nouvelle série, t. III, p. 708.

Sommités de sabine

Ce sont les plus jeunes rameaux du *Juniperus sabina*. Ils contiennent une essence, isomère avec l'essence de térébenthine et possédant exactement les mêmes propriétés physiologiques que cette dernière, sauf peut-être que ses effets inflammatoires sur la peau et les muqueuses sont plus prononcés. Cette essence augmente la sécrétion de l'urine, enflamme les reins. On croit dans le vulgaire que cette action irritante a surtout pour siège la matrice, et qu'il en résulte des hémorragies, une menstruation profuse, des contractions utérines pendant l'état de grossesse, et, par suite, l'avortement. Mais il est probable que cette action sur les organes génitaux de la femme dépend de l'inflammation intense de l'intestin et des reins, inflammation qui provoque une vive congestion vers les organes du bas-ventre; cette action sur l'utérus doit donc, selon nous, être considérée comme secondaire, et il ne faut pas oublier que l'inflammation primitive de l'intestin et des reins, sous l'influence de la sabine, peut être assez forte pour mettre la vie en danger.

Emploi thérapeutique. — Ce médicament a aujourd'hui à peu près entièrement disparu de la pratique, et en effet *il est tout à fait superflu.* Il n'est guère plus de médecins qui l'emploient, même dans le but de rappeler le flux menstruel. L'expérience enseigne qu'il n'est aucun cas d'aménorrhée, dans lequel la sabine ait provoqué l'apparition des règles, lorsque les moyens plus rationnels avaient échoué. — Il faut remarquer qu'elle est souvent employée, dans un but criminel, comme agent abortif.

Extérieurement, la poudre de sabine est communément mise en usage, souvent avec succès, contre les *condylomes pointus* (condylomes de la blennorragie); sous l'influence de l'application persistante de cette poudre, ils peuvent disparaître, pourvu qu'ils ne soient pas trop volumineux. Elle est beaucoup moins efficace contre les condylomes larges (syphilitiques). Il ne paraît pas cependant qu'elle possède des propriétés particulières qui la rendent préférable à d'autres substances irritantes.

DOSES ET PRÉRARATIONS. — 1. *Sabine.* — A l'intérieur, 0,3 jusqu'à 1,0 *(jusqu'à* 1,0 *pro dosi! jusqu'à 2 pro die!)*, en poudre ou en infusion. A l'extérieur, sous forme de pommades (poudre broyée avec parties égales de graisse).

2. *Extrait de sabine.* — Soluble dans l'eau, 0,05-0,2.

3. *Pommade de sabine.* — 1 partie d'extrait de sabine sur 9 parties de cérat. Employée comme pommade irritante.

Rhizome d'hydrastis

C'est la racine desséchée d'une renonculacée du nord de l'Amérique, l'*Hydrastis canadensis*. Il contient, à côté de la berbérine, un alcaloïde, l'hydrastine ; il a une saveur amère et colore la salive en jaune, quand on le mâche. Un extrait fluide obtenu au moyen de ce rhizome a été recommandé comme un excellent médicament dans le traitement des hémorragies utérines, aux doses de 15 à 20 gouttes, plusieurs fois par jour (Heitzmann, Schatz).

Écorce de la racine du gossypius herbacea

Elle exerce, dit-on, en infusion ou dans du chloroforme, une action favorable sur les hémorragies utérines indépendantes de l'état puerpéral (Prochownik).

Ce que nous venons de dire de la sabine peut s'appliquer aux produits suivants, employés encore tout au plus dans la médecine populaire : *sommités de thuya; feuilles d'if*, du *taxus baccata ; feuilles de rue*, de la *ruta graveolens*.

X

SUBSTANCES AMÈRES

A ACTIVITÉ PHYSIOLOGIQUE FAIBLE

Nous groupons sous ce titre un certain nombre de végétaux, avec leurs principes cristallisables, indifférents, tous dépourvus d'azote, encore inconnus dans leur constitution et ne possédant qu'une activité physiologique peu accentuée. Il n'est plus permis aujourd'hui de les réunir, ne tenant compte que de leur saveur amère, sous la dénomination générale d'*amers;* il est, en effet, tant d'autres substances qui présentent cette saveur et qui diffèrent extrêmement entre elles, tant au point de vue chimique qu'au point de vue physiologique : tels sont, par exemple, un grand nombre d'alcaloïdes à activité toxique très intense, des glycosides, etc. Il a donc fallu, pour caractériser les substances formant le groupe en question, considérer non seulement leur saveur amère, mais encore *leur faible activité physiologique.* Nous ne pouvons pas imiter les chimistes, qui réunissent dans cette même classe des principes tels que la picrotoxine, la cantharidine, la santonine, la cossine, l'aloïne; leurs effets physiologiques diffèrent en effet tellement entre eux et de ceux des substances en question, qu'on peut présumer que leur constitution chimique est aussi très différente; les principes que nous groupons ici, au contraire, la *quassine*, la *gentiopicrine*, la *ményanthine*, la *cnicine*, l'*acide cétrarique*, etc., présentent, dans leur faible action sur l'organisme, des ressemblances telles, qu'il est permis de supposer que le même rapprochement existe aussi dans leur constitution chimique. Remarquez encore que les végétaux qui fournissent ces principes ne renferment, à côté d'eux, aucun autre élément actif, de sorte que le groupement que nous formons n'offre encore, à ce point de vue, aucun sujet de confusion. Quant aux végétaux qui, à côté des substances amères, renferment aussi des essences, auxquelles ils doivent leurs propriétés dominantes, il nous a paru plus rationnel de les ranger parmi les parfums et les aromates.

Action physiologique. — Les effets physiologiques des substances qui forment le groupe en question peuvent être l'objet d'une étude physiologique commune.

Ces substances exercent sur les organismes inférieurs une action manifestement nuisible; c'est ce que nos recherches nous ont permis de constater positivement; mais, pour que cette action se produise, les substances en question doivent être employées en quantité beaucoup plus considérable que ne doivent l'être les phénols, par exemple; elles s'opposent donc, pourvu que la concentration soit suffisante, aux processus de putréfaction et de fermentation. Le dégagement de l'acide carbonique d'une solution sucrée en fermentation diminue sous l'influence de la phlorrhizine en solution étendue; sous l'influence de la salicine, au contraire, ce dégagement d'acide carbonique augmente.

Quelques-uns de ces principes, la quasine par exemple, exercent une action narcotique sur les mouches.

Introduits dans la bouche, ils donnent lieu à une saveur amère assez persistante. Cette amertume est loin d'avoir l'intensité de celle d'autres substances, telles que la strychnine, la quinine, etc. D'après les recherches de Buchheim et Engel, la saveur amère du tartrate de strychnine peut être perçue même dans une solution à 1 : 48.000; celle du tartrate de quinine peut l'être dans une solution à 1 : 10.000; celle du tartrate de cinchonine, dans une solution à 1 : 4000; celle du tartrate de morphine, dans une solution à 1 : 2000; celle de la salicine, dans une solution à 1 : 1500; celle de la phlorrhizine, dans une solution à 1 : 500. De quelle manière, par quelles altérations des nerfs du goût, les substances en question développent-elles la saveur amère? On l'ignore.

Sous l'influence de cette amertume, de même que sous l'influence de toute autre saveur intense, qu'elle soit amère, douce ou acide, la sécrétion salivaire devient, par action réflexe, plus abondante.

Les amers, de même que toute autre substance, introduits dans l'estomac à l'état de vacuité, excitent la sécrétion du suc gastrique; ils donnent lieu aussi, ingérés même à petites doses, à une sensation particulière dans l'estomac, sensation qui a été confondue avec celle de l'appétit, avec la faim; mais, comme le fait remarquer Griesinger, il s'agit plutôt ici d'une douleur que d'une sensation d'appétit; des doses élevées engendrent une douleur véritable, qui n'a rien de commun avec la faim, et qui s'accompagne de troubles réels de la digestion. Des doses très élevées provoquent même des vomissements.

Voyant les amers exciter la sécrétion de la salive, on a supposé, mais sans pouvoir le démontrer, qu'ils faisaient aussi augmenter la sécrétion du suc gastrique, qu'ils amélioraient l'appétit et activaient la digestion. La simple réflexion, parfaitement d'accord d'ailleurs avec l'observation, suffit, au contraire, pour faire penser que certains produits à saveur forte et agréable, tels que ceux que nous avons étudiés sous le titre d'aromates, doivent stimuler plus puissamment la sécrétion de la salive et du suc gastrique, améliorer l'appétit et favoriser la digestion bien mieux que ne peuvent faire des substances à saveur fortement amère et désagréable.

Des expériences directes de Buchheim et Engel ont d'ailleurs démontré que les albuminoïdes ne passent pas plus rapidement à l'état de peptones, ni les amylacés à l'état de sucre, malgré la présence des amers. Et quant à ce qui est de la digestion intestinale, les mêmes observateurs n'ont jamais pu parvenir à constater que l'intervention des amers fît augmenter la sécrétion de la bile.

Nous n'avons donc aucune raison pour admettre que les substances en question jouissent de la propriété d'exciter ou d'améliorer l'appétit et la digestion.

S'agit-il d'un estomac malade, l'expérience nous enseigne alors que la digestion faible et languissante peut souvent se relever sous l'influence des amers. Mais il faudrait bien établir quelle est, dans cette amélioration des fonctions digestives, la part qui revient aux amers et celle qui doit être faite aux substances administrées en même temps. Or, on sait que presque toujours les amers sont pris sous forme de teinture alcoolique, et que souvent des essences s'y trouvent mêlées; nous ne doutons pas, d'après nos observations, que ces essences, et l'alcool, dont on connaît les propriétés fortement stimulantes sur la sécrétion du suc gastrique, ne contribuent pour la plus grande part à la production des effets favorables dont il s'agit. On a prétendu attribuer ces effets aux propriétés antifermentescibles dont jouissent les amers, et l'on a dit qu'ils amélioraient l'appétit en supprimant les processus anormaux de fermentation dont l'estomac peut être le siège; mais à cela on pourrait encore répondre que les essences et l'alcool sont des antifermentescibles bien plus puissants que les amers. Traube avait supposé que c'était en relevant la pression sanguine que les amers pouvaient activer la sécrétion gastrique chez les malades; les expériences de Köhler ont démontré, en effet, que, à la suite de l'injection de solutions amères dans la veine jugulaire, la pression sanguine s'élevait après s'être abaissée momentanément; mais il faudrait prouver que le même effet se produit à la suite de l'administration par l'estomac de doses thérapeutiques d'une substance amère. Or il est bien difficile d'admettre qu'il puisse en être ainsi, quand on considère que ces substances n'exercent aucune action appréciable sur le système nerveux central ou périphérique.

Emploi thérapeutique. — Faisant abstraction de quelques rares circonstances dans lesquelles certains amers sont encore parfois employés, nous dirons qu'on ne les prescrit, d'une manière générale, que dans le traitement des *dyspepsies*. Parmi les troubles digestifs auxquels on peut les opposer avec quelque avantage, il en est un, désigné sous la dénomination de « faiblesse atonique de la digestion », contre lequel on les emploie de préférence, soit que cet état se manifeste d'une manière primitive, soit qu'il succède à une affection fébrile aiguë de longue durée. Ces médicaments peuvent encore être utiles dans le traitement des dyspepsies qui s'accompagnent d'un certain degré d'anémie, sans que la langue soit chargée d'une manière bien appréciable, et sans qu'il existe aucun phénomène qui puisse faire supposer la présence d'un véritable catarrhe gastrique. Ainsi les amers pourront réellement rendre des services dans les cas d'anorexie se présentant chez les chlorotiques (on les associe alors utilement aux ferrugineux), chez les personnes épuisées par les excès ou par des travaux intellectuels trop prolongés. On constate souvent que, sous leur influence, l'appétit renaît et l'état général de la nutrition s'améliore. Ces médicaments peuvent enfin agir favorablement contre la dyspepsie chronique des buveurs; on les associe alors d'ordinaire avec des substances légèrement excitantes.

Il est rare qu'on les prescrive aux individus pléthoriques; ils seraient directement nuisibles dans les affections organiques de l'estomac, surtout dans les cas d'ulcère et de carcinome ; il faudra aussi s'en abstenir dans les cas de catarrhe gastrique, même léger, dans les cas où la langue est chargée, et où d'autres symptômes existent, permettant de supposer la présence d'une affection catarrhale. Les anciens médecins avaient déjà remarqué que ces médicaments ne convenaient pas lorsque l'estomac était « faible et irritable », lorsqu'il y avait une disposition particulière aux cardialgies et aux vomissements. On a remarqué aussi que les hystériques et les hypochondriaques, atteints de troubles digestifs, les supportaient souvent très mal.

Il n'est aucun autre état morbide auquel on ait opposé avec quelque succès les amers ; comme fébrifuges, ils se sont montrés entièrement inactifs ; comme anthelminthiques, ils n'ont manifesté aucun effet utile. — On les a souvent associés, pour remplir les indications ci-dessus, à la quinine, au fer, à des préparations légèrement aromatiques, à l'alcool (sous forme de teinture). On a vu, dans la partie physiologique, que l'action avantageuse produite devait le plus souvent être attribuée, pour la plus grande part, à ces dernières substances, administrées en même temps que les amers ; mais il n'en est certainement pas toujours ainsi, car l'observation clinique démontre que les amers, employés seuls, sous la forme d'une simple macération dans l'eau froide, peuvent encore, dans plusieurs circonstances, produire des effets avantageux. Pour que ces effets se manifestent, il faut faire usage de ces médicaments pendant un certain temps, et il ne faut pas les administrer à doses trop élevées ; cette dernière règle a la plus grande importance, puisque sa non-observation aurait un résultat tout inverse de celui que l'on cherche, c'est-à-dire qu'elle donnerait lieu à des troubles digestifs.

L'expérience a démontré que la *forme médicamenteuse* sous laquelle on prescrit les amers exerce une influence notable sur leur efficacité thérapeutique. La préparation la plus rationnelle est l'infusion froide ; puis viennent les extraits. Les teintures alcooliques peuvent, dans certains cas, produire de meilleurs effets ; mais il faudra, cela va sans dire, en éviter l'emploi dans les cas où l'administration de l'alcool est contre-indiquée. Les décoctions agissent, en général, moins favorablement que les infusions froides ; mais les préparations pharmaceutiques le plus mal tolérées par l'estomac sont les préparations sous forme de poudre.

1. Racine de gentiane

Radix Gentianæ rubræ du *Gentiana lutea* (Gentianées). — Elle contient un principe amer glycosidique, la *gentiopicrine*, $C^{20}H^{30}O^{12}$, qui se dissout facilement dans l'eau et dans l'alcool, et qui, chauffée avec les acides dilués, se dédouble en sucre fermentescible et en *gentiogénine*. $C^{14}H^{16}O_5$. On trouve encore dans la racine de gentiane un acide, l'*acide gentianique*, du sucre et des traces d'une essence.

C'est, de toutes les substances appartenant au groupe en question, celle dont les effets antiputrides sont le plus accentués (Ebeling). — On lui attribue, outre la saveur amère, les effets mentionnés dans les généralités. Sous l'influence de doses élevées, la digestion se trouble, et l'on voit même parfois apparaitre, dit-on, de la céphalalgie, de la rougeur à la face et des phénomènes narcotiques. L'injection directe dans le sang, chez les chiens, n'a produit, au contraire, aucun effet morbide ; les recherches positives manquent entièrement à ce sujet.

La gentiane est, de tous les amers, celui qu'on prescrit le plus ordinairement dans les cas de dyspepsie spécifiés plus haut. On l'employait autrefois, avant la découverte du quinquina, dans le traitement de la fièvre intermittente, et on lui attribuait des propriétés fébrifuges dont on a reconnu qu'elle était dépourvue. On a prétendu aussi qu'elle pouvait être prescrite avantageusement comme vermifuge; mais il est certain qu'elle ne présente, sous ce rapport, aucune valeur.

Doses et préparations. — 1. *Racine de gentiane*, en infusion aqueuse ou vineuse, en décoction, 5,0-10,0 : 200,0.

2. *Extrait de gentiane.* — De consistance épaisse, brun, donnant avec l'eau une solution limpide ; 0,1-0,5, *pro dosi*, en pilules, en solution.

3. *Teinture de gentiane.* — Racine de gentiane 1 partie pour 6 parties d'esprit-de-vin très rectifié. Coloration jaune brunâtre ; 25-50 gouttes *pro dosi* (1,0-3,0).

4. *Teinture amère.* — Racine de gentiane, petite centaurée, oranges amères, ââ 3 parties, esprit-de-vin rectifié 315 parties. Liquide brun, légèrement verdâtre; mêmes doses que pour le précédent.

La gentiane entre encore dans la composition de divers élixirs et teintures.

2. Feuilles de ményanthe ou trèfle d'eau

Folia Trifolii fibrini. — Ce sont les feuilles d'une Gentianée, du *Ményanthes trifoliata.* Elles contiennent la *ményanthine*, $C^{30}H^{46}O^{4}$, substance amorphe, se dissolvant facilement dans l'eau et dans l'alcool; chauffée avec un acide dilué, elle se dédouble en sucre et en une huile, le ményanthol, dont l'odeur rappelle celle de l'essence d'amandes amères.

On prescrit ces feuilles de la même manière que la racine de gentiane.

Doses et préparations. — 1. *Feuilles de ményanthe ;* sous la même forme que la gentiane.

2. *Extrait de feuilles de ményanthe.* — Épais, brun, noirâtre, donnant avec l'eau un liquide assez limpide. 0,5-2,0 *pro dosi,* en solution ou en pilules.

3. Petite centaurée

Erythræa centaurium, Gentianées. — Elle renferme un principe amer, qui n'a pas encore été isolé.

Quant à ses effets physiologiques et à son emploi thérapeutique, ils se rapprochent beaucoup de ceux des feuilles du ményanthe. La petite centaurée s'en distingue seulement, dit-on, par ses propriétés légèrement laxatives, de sorte qu'on lui donne la préférence dans les cas où la dyspepsie s'accompagne de constipation ; mais ces propriétés ne sont pas bien nettement établies.

Doses et préparations. — Exactement celles des feuilles de ményanthe.

4. Feuilles et fleurs de mille-feuille

De l'*Achillea millefolium.* — Elles contiennent : une essence bleuâtre, d'une odeur désagréable, un principe amer glycosidique, l'*achilléine*, et une quantité relativement considérable de sels. Recherches physiologiques tout à fait superficielles. Cette plante n'a aucune valeur thérapeutique; mais elle jouit encore dans le vulgaire d'une grande réputation.

5. Bois de quassia

Du *Quassia amara.* — Il contient un principe amer, la *quassine*, $C^{10}H^{12}O^{3}$, qui cristallise en cylindres blancs, a une réaction neutre, se dissout facilement dans l'eau, et qui, fortement chauffée au contact de l'air, brûle comme une résine.

Tout ce que nous savons positivement du quassia, c'est que les petits insectes, après avoir bu de sa décoction, tombent dans un état narcotique, mais sans mourir. Quant à ses effets physiologiques chez les animaux supérieurs, les opinions les plus contradictoires règnent encore sur cette question. 3 grammes d'un fort extrait de quassia n'ont produit, chez les chiens, aucune action (Husemann). Chez des enfants et chez des adultes affaiblis, auxquels il avait administré des doses élevées de quassia, Wibmer a vu se manifester des vertiges, de la céphalalgie et des phénomènes narcotiques. L'usage prolongé de ce médicament pourrait aussi donner lieu, dit-on, à une sensation de pression épigastrique et à des nausées.

Les *usages thérapeutiques* du quassia ne se distinguent en rien de ceux des amers déjà mentionnés. Les propriétés merveilleuses qu'on lui attribuait autrefois ont été réduites à néant par une observation impartiale. Ce médicament n'agissant pas mieux, en somme, que nos amers indigènes, notamment que la gentiane ou le trèfle d'eau, présentant de plus l'inconvénient d'être plus cher, d'être parfois falsifié, et d'avoir une saveur encore plus désagréable, le mieux serait de le rayer de la matière médicale.

Doses et préparations. — Exactement les mêmes que celles des amers précédemment étudiés.

6. Pissenlit ou Dent de lion

Du *Taraxacum officinale*, Synanthérées-Chicoracées. — Il contient dans toutes ses parties un principe amer, la *taraxacine*, non encore exactement connu, et une grande quantité de sels de potassium et de calcium. Dans le suc laiteux qui s'en écoule se trouvent, en outre, des substances résineuses. Au printemps, cette plante renferme plus de sels et une moins grande quantité de principe amer; c'est tout le contraire en automne.

Elle doit à sa richesse en sels des propriétés légèrement purgatives. On n'a pas l'habitude de la prescrire isolément; on l'associe ordinairement à d'autres herbes.

Préparation. — *Extrait de pissenlit.* — Il est épais, brun noirâtre, soluble dans l'eau. On l'emploie beaucoup comme excipient pilulaire.

Le suc obtenu par l'expression du pissenlit entre dans la composition des *sucs d'herbes* qu'on prescrivait beaucoup autrefois *(cures du printemps)*, mais qui aujourd'hui, à cause de la grande extension de l'usage des eaux minérales, ont perdu beaucoup de leur vogue. Les effets de ces sucs d'herbes sont dus en grande partie à leur richesse en sels de potassium et de sodium. Cette richesse est surtout considérable au printemps, pendant la période de végétation ; ce n'est que plus tard que les principes amers se développent en plus grande abondance. Voici quelles sont les plantes qui servent à la préparation de ces sucs : pissenlit (racine et feuilles), fumeterre (feuilles), chicorée (racine), chardon bénit (feuilles), ményanthe (feuilles), millefeuille (sommités), cochléaria, cresson, rue, cerfeuil, saponaire, chiendent, grande chélidoine. Si les plantes sont tout à fait jeunes, leur suc occasionne des troubles digestifs, parce que les éléments amers s'y trouvent en trop faible quantité ; si elles sont un peu plus âgées, leur suc, aux doses de 30 à 50 grammes, produit les effets des amers ; aux doses de 100 à 150 grammes, il détermine plutôt une action laxative. On le fait prendre le matin, à jeun, avec du lait ou du bouillon de viande, en même temps qu'on règle le régime d'une manière appropriée.

Les états morbides qu'on prétendait guérir au moyen de ce traitement étaient extrêmement variés, et étaient compris sous la dénomination générale, bien vague, de « pléthore abdominale ». Bien que les résultats obtenus fussent singulièrement exagérés, cependant il faut convenir, ainsi que le confirment de bons observateurs (van Swieten, de Haen, Quarin, Zimmermann), que ces sucs d'herbes n'étaient pas dénués de toute efficacité. Le traitement devait être, il est vrai, longtemps continué; il fallait le seconder par un genre de vie et un régime bien réglés. D'un autre côté, l'usage des sucs d'herbes ne devait pas être trop prolongé, car il pouvait donner lieu à des troubles digestifs. Enfin, l'expérience avait appris que les sucs en question devaient, pour produire des effets réellement avantageux, être administrés sous forme liquide.

On comprend que les principes amers ne doivent pas intervenir pour une part prépondérante dans les effets produits par les sucs d'herbes; il suffit pour cela de considérer que ces sucs sont administrés au printemps, aussitôt après avoir été exprimés. Leurs indications ne sont donc pas exactement celles des amers; voici quelles sont les conditions dans lesquelles l'expérience a appris qu'on pouvait en faire usage avec chance de succès : constipation chronique modérée, avec ses diverses conséquences, constipation se présentant chez des personnes sédentaires, qui usent d'une nourriture abondante et recherchée, la faiblesse de leur constitution leur interdisant l'usage des eaux minérales, à cause des effets trop énergiques de ces eaux; en même temps, existence d'une légère dyspepsie, qui ne peut pas être attribuée à un catarrhe gastrique, mais qui dépend simplement d'un état d'« atonie des fonctions digestives ». On observe réellement que, dans les circonstances de ce genre, un traitement méthodique par les sucs d'herbes peut donner lieu à des résultats avantageux.

Mentionnons encore ici la préparation connue sous le nom de *species ad clysmata visceralia Kaempfii*. Autrefois beaucoup employée pour combattre les « engorgements abdominaux », elle ne présente plus aujourd'hui qu'un intérêt historique.

7. Chardon bénit

Folia Cardui benedicti, du *Cnicus benedictus*. — Il contient un principe amer, la *cnicine*, $C^{42}H^{46}O^{15}$, facilement soluble dans l'eau chaude et dans l'alcool; il renferme encore une grande quantité de sels alcalins.

La présence de la cnicine donne à ces feuilles des propriétés semblables à celles des autres amers; la cnicine employée seule, à la dose de 0,3, provoque des nausées et des vomissements. Leur richesse en sels a pour conséquence d'augmenter l'excrétion urinaire et les évacuations alvines, mais seulement quand les doses employées sont très élevées.

Emploi thérapeutique, doses et préparations, exactement les mêmes que pour le trèfle d'eau.

8. Lichen d'Islande

C'est une espèce de lichen *(Cetraria Islandica)*, dont la saveur est amère, mucilagineuse; il contient deux acides amers : l'*acide cétrarique*, $C^{18}H^{16}O^{8}$, difficilement soluble dans l'eau froide et dans l'alcool froid, soluble dans les alcalis, mais se détruisant rapidement en prenant une coloration brunâtre; et l'*acide lichenstéarique*, $C^{14}H^{24}O^{3}$. Il renferme, en outre, un *amidon* (10 pour 100) insoluble, donnant avec l'iode une couleur bleue; une substance qui se gonfle considérablement dans l'eau, la *lichénine* (20 pour 100); une sorte de fécule qui ne bleuit pas l'iode.

Ses *effets physiologiques* sont ceux des autres amers; il doit à la présence de l'amidon de pouvoir être considéré comme une substance alimentaire de qualité tout à fait inférieure.

Au *point de vue thérapeutique*, le lichen d'Islande peut être regardé comme *entièrement superflu*; nous dirons cependant quelques mots de ses usages, parce qu'un grand nombre de médecins ont encore l'habitude de le prescrire.

Si l'on considère quels sont les éléments qui entrent dans sa composition, on verra que le lichen peut jouer un double rôle : celui d'une substance alimentaire et celui d'un amer. On ne peut mettre en doute ses propriétés nutritives; mais il faut bien convenir qu'un morceau de pain vaut tout autant à ce point de vue. On comprend que les habitants de l'Islande en fassent usage, faute d'une nourriture meilleure; mais qu'on en use dans nos pays, c'est ce qui n'a pas de raison d'être. Comme substance amère, le lichen d'Islande peut être prescrit contre tous les troubles digestifs dont il a été question dans les généralités.

Il jouit d'une réputation particulière dans le traitement de la phtisie et de la broncho-blennorrhée chronique, accompagnée d'amaigrissement. Les anciens médecins (Stoll et autres) ne le recommandaient réellement que contre ce dernier état morbide, car ce qu'ils désignaient sous le nom de « phtisie pulmonaire pituiteuse » n'était le plus souvent, ou même exclusivement, que la blennorrhée bronchique. De nombreuses observations faites dans ces derniers temps ont démontré que le lichen d'Islande n'exerçait aucune action positivement favorable sur les « tubercules pulmonaires » pas plus que sur la « phtisie pulmonaire suppurative ». L'expérience enseigne qu'on ne peut le prescrire avec quelque utilité, dans le cours de la phtisie, que dans les cas où les amers sont indiqués, c'est-à-dire dans les cas où il existe un état de « faiblesse atonique de la digestion ».

Doses et préparations. 1. — *Lichen d'Islande.* — On en prépare des infusions, ordinairement dans la maison du malade (une cuillerée pour deux tasses); en infusion ou décoction, 15,0-25,0 : 200,0. La gelée de lichen (30,0 : 200,0) est une préparation superflue et d'ailleurs trop chère.

Il existe un nombre considérable de préparations à base de lichen (pâte de lichen au cacao, sirop de lichen, etc.); toutes ces préparations sont inutiles.

2. *Gelée de lichen d'Islande.* — Par cuillerées à café ou à bouche.

9. Racine de colombo

C'est la racine de diverses plantes appartenant à la famille des Ménispermées (*jateorrhiza Columbo*, etc.). Elle contient un principe amer, la *colombine*, $C^{21}H^{22}O^{7}$, cristallisable en aiguilles blanches; un acide amer, l'*acide colombique*; un alcaloïde, la *berbérine*, $C^{20}H^{17}NO^{4}$; en outre, une grande quantité d'amidon (33 pour 100).

La *colombine*, aux doses de 0,1, ne produit, chez l'homme et les animaux, aucune action (Schroff, Falck). La *berbérine*, injectée directement dans une veine, chez les animaux (lapins, chiens), aux doses de 1 à 3 grammes, détermine la mort, qui est précédée de salivation, de nausées, de vomissements, diarrhée, dyspnée, tremblement général et, enfin, paralysie; administrée à l'intérieur, elle ne donne lieu qu'à de la diarrhée accompagnée de douleurs (Falck).

On admet généralement que la racine de colombo constipe; il est bien difficile de se rendre compte de cet effet, si l'on considère l'action des éléments de cette substance. H. Köhler, ayant pris 20 grammes de cette racine en décoction, éprouva les phénomènes suivants : vomissements, borborygmes, coliques violentes, défaillance, perte de la connaissance; il ne se remit qu'au bout de vingt-quatre heures. Il n'observa ni congestion cérébrale, ni aucune modification des contractions cardiaques, de la respiration et de la température.

Dans tous les cas il paraît prudent, jusqu'à ce que des recherches pharmacologiques exactes aient été faites sur cette substance, de ne l'administrer qu'à petites doses. Il est probable que, dans l'administration de ces petites doses, c'est le principe amer qui joue le principal rôle, et que, quand on administre des doses élevées, c'est l'alcaloïde, la berbérine, qui exerce l'action prépondérante (Lewin).

La racine de colombo (prescrite en décoction) est un médicament d'un usage très répandu. On l'oppose, de même que les autres amers, aux troubles de la digestion, mais particulièrement lorsque ces troubles s'accompagnent de diarrhée chronique simple. En même temps qu'il agit sur l'appétit et la digestion, il diminue aussi la fréquence des évacuations alvines. Il jouit d'une certaine réputation dans le traitement de la diarrhée habituelle des enfants. Il exerce aussi parfois une influence favorable contre les diarrhées qui persistent à la suite de la dysenterie; on l'a aussi administré avec avantage contre les diarrhées des phtisiques, pourvu qu'elles ne dépendent pas de processus ulcératifs.

Nous prescrivions beaucoup autrefois ce médicament; depuis quelques années nous l'avons laissé entièrement de côté, sans que de cet abandon soit résulté, dans notre pratique, un vide dont nous nous soyons aperçu ; nous n'hésitons pas aujourd'hui à le considérer comme superflu.

Doses et préparations. — *Racine de Colombo.* — En décoction (10,0 jusqu'à 15,0: 200,0).

SUPPLÉMENT AUX AMERS

L'*écorce de simarouba*, le *polygala amer*, les *feuilles et fleurs de tussilage* la *galéopse*, sont des substances entièrement inutiles au point de vue thérapeutique ; on les prescrivait autrefois, sous diverses formes, dans le traitement de la phtisie; elles sont aujourd'hui à peu près abandonnées ; il en est de même de la *phloorhizine*, extraite par décoction de l'écorce de la racine des pommiers et des pruniers.

La *salicine* a déjà été étudiée à propos des composés aromatiques chimiquement purs (voy. page 478); dans l'étude des parfums et des aromates, il a été question des *oranges*, des *citrons*, de la *cascarille*, de l'*acore aromatique*, de l'*absinthe* (voy. page 508 et suivantes).

Le *fiel de bœuf* était autrefois, chose étrange, compté parmi les amers, uniquement parce qu'il possède une saveur amère, bien qu'il ne présente dans ses propriétés rien qui permette de le rapprocher de ces médicaments. Introduit dans l'estomac, il neutralise les acides gastriques, précipite la pepsine, et trouble donc toujours la digestion, provoquant des nausées et des vomissements.

Il va sans dire qu'il ne présente aucune utilité thérapeutique et qu'il mérite absolument d'être rejeté.

1. *Fiel de bœuf épaissi.* — 0,5-2,0 *pro dosi.*
2. *Fiel de bœuf dépuré sec.* — 0,3-0,6 *pro dosi.*

1. Écorce de la racine de condurango

C'est l'écorce d'une plante grimpante des Andes, du gonolobus Condurango, appartenant au genre Macroscepis. A l'état frais, cette écorce a une odeur qui rappelle celle de la cascarille et du poivre; sa saveur est légèrement aromatique, faiblement amère. 100 parties de cette écorce contiennent 80 parties d'une matière végétale, composée d'une résine jaune, soluble dans l'alcool, de tannin, d'un corps gras, d'un principe colorant jaune et brun, d'amidon et de cellulose; on n'a pu y trouver jusqu'ici aucun alcaloïde cristallisable (Antisell); il semble pourtant qu'il doit y exister, en quantités tout à fait minimes, un alcaloïde, dont la présence puisse expliquer les effets tétaniques produits par l'extrait.

Les données sur l'action physiologique de cette écorce présentent entre elles des différences extraordinaires, qui proviennent peut-être de ce que les observateurs ont administré des doses différentes, peut-être aussi de ce qu'ils se sont servis de préparations différentes. D'après Gehe, nous recevons trois sortes de cette écorce : une écorce de condurango de Vénézuela, qui n'est pas autre chose que le micania guaco, connu depuis longtemps; une écorce de condurango d'Ecuador, qui est le bois, recouvert d'écorce, des petites tiges et des branches ; et enfin le condurango Madeperro, sous forme de rouleaux d'écorce; cette dernière sorte paraît être la plus active.

D'après de Renzi et Brunton, son action physiologique est nulle; d'après de Sanctis, le système nerveux éprouve sous son influence une excitation passagère, à laquelle succède un état de dépression ; Palmesi prétend qu'elle détermine, chez les animaux à sang froid et chez ceux à sang chaud, de l'anesthésie générale, de la dyspnée, l'interruption des contractions cardiaques et la mort ; d'après Giannuzzi, la décoction la plus concentrée n'exerce aucune influence irritante sur la muqueuse de la bouche, de l'estomac et de l'intestin; la moelle, au contraire, à la suite d'une injection faite dans la veine jugulaire, éprouve une excitation intense, de sorte que des chiens même vigoureux succombent au milieu de phénomènes convulsifs. Le cerveau ne paraît subir aucune atteinte, les animaux conservent leur connaissance jusqu'à la mort; le cœur, les muscles et l'iris ne présentent rien d'anormal. Des doses relativement petites exercent, ainsi que Riegel l'a observé le premier, une action nettement favorable sur l'appétit, sans troubles d'aucune autre fonction ; Hedde a observé une augmentation de la sécrétion urinaire.

Nous rangeons provisoirement, en attendant des renseignements plus exacts, le condurango parmi les amers.

Emploi thérapeutique. — Depuis 1871, l'écorce de condurango a été employée par les médecins américains, anglais et italiens, dans le traitement des dégénérescences cancéreuses de divers organes; les résultats obtenus n'ont guère répondu aux espérances. Depuis 1874, ce médicament a été expérimenté en Allemagne, après que Friedreich eut publié une observation d'après laquelle tous les symptômes objectifs et subjectifs d'un carcinome de l'estomac, parfaitement caractérisé, avaient disparu sous l'influence du condurango. Les essais tentés aussitôt après donnèrent presque tous des résultats négatifs; ce n'est que dans quelques cas tout à fait isolés qu'on a vu les nodosités carcinomateuses regresser pendant qu'on faisait usage du condurango. Ces recherches thérapeutiques multiples ont cependant démontré que le condurango paraît être un excellent stomachique, dont l'emploi dans le traitement de la dyspepsie mérite de se généraliser. Tout récemment Riess l'a de nouveau vivement recommandé dans le traitement du carcinome de l'estomac, et prétend avoir observé des cas dans lesquels ce médicament avait donné lieu à des effets très favorables.

Doses. — On fait macérer, pendant douze heures, 15 grammes d'écorce de racine de condurango dans 300 grammes d'eau ; après quoi l'on fait bouillir jusqu'à réduction à 150 grammes, dont on fait prendre une cuillerée à bouche deux à trois fois par jour.

On prescrit encore :

L'extrait de condurango, 0,1 *pro dosi*, 5 à 10 fois par jour, sous forme de pilules (7 parties de racine donnent 1 partie d'extrait aqueux sec); ou le *vin de condurango*, 3 à 4 cuillerées à café par jour.

Buchheim u. Engel, in Buchheim's Beiträge zur Arzneimittellehre. Leipzig, 1849. — Köhler (H.), Tageblatt der 46. Naturforscher-Versammlung zu Wiesbaden, S. 70, 1873. — Mehu, Recherches pour servir à l'histoire chimique et pharmaceutique de la petite Centaurée, thèse de l'Ecole de pharmacie. Paris, 1862. — Etude chimique sur l'Erythrocentaurine et la Santonine, thèse de doctorat. Paris, 1865.

Ernst, Vierteljahrsschrift für gerichtliche Medicin, Band XVI, 2, S. 321, 1872. — Schmidt's Jahrbücher der gesammten Medicin, Band CLVII, S. 121. Leipzig, 1873. — Friedreich (N.), Ein Fall von Magenkrebs (Berliner klinische Wochenschrift, nº 1, 1874). — Giannuzzi u. Bufalini, Contribuzione alla conoscenza dell' azione del condurango. Siena 1872; Centralblatt für die med. Wissenschaften, S. 824, 1873. — Hedde, Inaugural-Dissertation, Würzburg, 1878. — Hoffmann (A.), Inaugural-Dissertation. Basel, 1881. — Hulke, Condurango Root in cases of cancer (Medical Times and Gazette, 556. 1871. — Obalinski, Centralblatt für Chirurgie, nº 12, 1874. — Riegel (Fr.), Ueber die therapeutische Anwendung der Cundurangorinde (Berliner klin. Wochenschrift, nº 35 u. 36, 1874). — De Sanctis, Il Morgagni, vol. XIV, 5, 1872. — Schmidt's Jahrbücher der gesammten Medicin, Band CLVII, S. 121. Leipzig, 1873. — Sandahl, Hygiea, S. 14. 1872. — Schroff, jun. Wiener medicinische Presse, XIII, 1, 1872 u. Schmidt's Jahrbücher, Band CLIII, S. 261.

XI

COMPOSÉS CYANIQUES

Sous le nom de *cyanogène*, de *cyane*, on désigne un composé résultant de la combinaison des éléments carbone et azote, CN = Cy. La plupart des composés cyaniques sont des poisons violents, agissant à la manière de l'*acide cyanhydrique*, HCN ; d'autres ne sont nullement toxiques ou du moins ne le sont qu'à un très faible degré ; il en est beaucoup dont les propriétés physiologiques n'ont pas encore été étudiées.

L'action du gaz cyanogène, C^2N^2, est semblable à celle de l'acide cyanhydrique, mais elle est un peu plus faible (Laschkewitz, Bunge).

La plupart des cyanures métalliques agissent comme l'acide cyanhydrique ; tels sont les cyanures de potassium, d'ammonium, de magnésium, de calcium, de mercure, de plomb, de zinc, de cuivre, etc. (Pelikan).

Sont dépourvus de propriétés toxiques les cyanures métalliques qui, traités à froid par les acides dilués, ne laissent pas dégager d'acide cyanhydrique ; tels sont les cyanures et ses quicyanures de fer, de platine, ainsi que les composés résultant de leur combinaison avec d'autres métaux, par exemple les ferro et ferri-cyanures de potassium, le cyanure de magnésium et de platine, le cyanure de platine et de potassium, etc. (Emmert, Schubarth, Pelikan).

Pelikan admet que, parmi les alkyl-cyanures, les uns (cyan-éthyle, cyan-amyle), agissent comme l'acide cyanhydrique, les autres (cyan-méthyle, cyan-butyle) n'ont aucune action toxique; mais cette donnée aurait besoin de confirmation ; il est probable que les premiers, ceux trouvés toxiques dans les expériences de Pelikan, n'étaient pas purs, contenaient de l'acide cyanhydrique libre. Dans nos expériences, faites avec du cyan-éthyle parfaitement pur, nous avons trouvé que 5 grammes de ce composé, introduits dans l'estomac d'un chien, ne donnaient lieu à aucun phénomène toxique rappelant ceux de l'empoisonnement par l'acide cyanhydrique ; on voyait seulement apparaître les symptômes d'une violente gastro-entérite (vomissements, diarrhée), à laquelle l'animal ne succombait qu'au bout de trente-six heures. Des lapins, sous la peau desquels nous injections 2 à 3 grammes de cette substance, ne présentaient absolument rien d'anormal, conservaient leur santé habituelle. Ces résultats sont d'accord avec les considérations communiquées par Hermann.

Acide cyanhydrique

L'*acide cyanhydrique*, HCN, s'obtient à l'état de pureté par la distillation des cyanures métalliques avec un fort acide. Il prend aussi naissance quand on broie avec de l'eau, et qu'on abandonne à une température moyenne, les feuilles ou les noyaux de diverses amygdalées et pomacées, notamment les amandes amères et les feuilles de laurier-cerise; l'amygdaline $C^{20}H^{27}NO^{11}$, substance cristalline, amère, qui existe dans ces produits végétaux, se décompose, en présence de l'eau et sous l'influence de l'émulsine, substance albumineuse, existant à côté d'elle et jouant le rôle de ferment, en acide cyanhydrique, sucre et essence d'amande amère.

$$C^{20}H^{27}NO^{11} + 2H^2O = HCN + 2C^6H^{12}O^6 + C^7H^6O.$$

(amygd.) (eau) (ac. cyanh.) (sucre) (essence d'amande amère).

L'amygdaline et l'émulsine, prises à part, sont inoffensives; si, au contraire, on les introduit en même temps dans le corps, soit qu'on les injecte dans le sang ou qu'on mâche des amandes amères, etc., ces deux substances, réagissant alors l'une sur l'autre, en présence de l'eau, donnent lieu à un dégagement d'acide cyanhydrique et peuvent produire des accidents mortels.

L'acide cyanhydrique est un liquide incolore, mobile, qui se congèle à — 15° C. et bout à + 26° C.; il s'évapore donc rapidement à la température ordinaire, en absorbant fortement la chaleur. Son odeur est celle de l'essence d'amande amère. Ses propriétés acides sont très peu marquées; il rougit à peine le papier bleu de tournesol.

L'acide cyanhydrique ne se conserve pas longtemps; il se décompose de très bonne heure, en donnant lieu à la formation de sels d'ammonium; mais cette décompostion peut être retardée par l'addition de quelques gouttes d'un fort acide ou par une forte dilution dans l'eau.

Les préparations d'acide cyanhydrique actuellement officinales, l'eau d'amandes amères et de laurier-cerise, doivent contenir seulement 0,1 pour 100 d'acide cyanhydrique.

Action physiologique. — L'acide cyanhydrique est le plus violent de tous les poisons, surtout pour les animaux à sang chaud; il suffit de l'*inhalation* de quantités tout à fait *impondérables* de cette substance pour faire mourir de petits animaux; quand on fait respirer à de petits oiseaux, à de petits cochons d'Inde et autres animaux, un peu d'acide cyanhydrique, on voit, en moins d'une seconde, se manifester des phénomènes toxiques, et, 15 secondes après, l'animal est mort; quelques dixièmes de milligramme d'anhydride cyanhydrique suffisent pour tuer des oies, des hiboux, en une minute. 0gr,06 d'acide cyanhydrique anhydre, autrement dit une goutte, suffisent pour tuer un homme adulte (Preyer, Husemann). Les animaux à sang froid (grenouilles, poissons) succombent plus lentement que les animaux à sang chaud. Il n'est pas vrai que les hérissons soient insensibles à l'action de l'acide cyanhydrique (Preyer).

La *pénétration de l'acide cyanhydrique dans l'organisme* se fait avec une très grande rapidité; c'est par la peau intacte que s'absorbe le plus lentement ce poison volatil, et cette absorption a certainement lieu, ainsi que nous avons pu nous en convaincre par nos expériences; l'absorption se fait beaucoup plus rapidement quand le poison est injecté sous la peau ou appliqué sur une muqueuse quelconque; enfin elle se fait le plus rapidement, en quelques secondes, par les capillaires du poumon, par inhalation, ou par injection directe dans le sang. On croyait autrefois que l'acide cyanhydrique produisait une action instantanée, foudroyante, d'où l'on croyait pouvoir conclure qu'il tuait sans avoir été absorbé, et que les effets mortels produits sur le cerveau et la moelle y arrivaient par l'intermédiaire des nerfs, au lieu d'être déterminés par le contact direct de ces parties avec l'acide cyanhydrique circulant dans le sang ; mais des recherches exactes (Krimer, Preyer) ont démontré qu'il s'écoule toujours, entre le moment de l'introduction des plus fortes doses d'acide cyanhydrique et l'apparition des premiers phénomènes, un intervalle de temps suffisant (15 secondes en moyenne) pour permettre au sang de faire un tour complet dans l'organisme ; en outre, que les phénomènes toxiques et la mort se produisent tout de même, lorsque l'acide cyanhydrique a été offert à l'absorption dans une partie du corps dont les nerfs ont été préalablement sectionnés, tandis qu'ils ne se produisent pas si, les nerfs étant laissés intacts, les vaisseaux ont été liés ; enfin, que l'animal ne meurt nullement quand on plonge directement dans l'acide cyanhydrique le bout central d'un nerf mis à nu. Il est donc évident que l'acide cyanhydrique ne peut produire des effets toxiques et mortels qu'après avoir pénétré dans la circulation et être arrivé dans les organes centraux.

Ce que devient l'acide cyanhydrique dans l'organisme et son mode d'action fondamental

D'après Hoppe-Seyler, l'acide cyanhydrique se comporte à l'égard du sang et de l'hémoglobine autrement que les autres acides, même les plus faibles. Tous les autres acides détruisent l'hémoglobine ; l'acide cyanhydrique n'altère nullement l'hémoglobine, pas plus qu'il ne précipite les substances albumineuses ; il ne s'oppose nullement à la séparation de cristaux d'hémoglobine dans une solution de globules sanguins appartenant à des chiens. Les cristaux retirés d'un sang renfermant de l'acide cyanhydrique ressemblent, il est vrai, au point de vue cristallagraphique et optique, aux cristaux sanguins normaux ; mais ils contiennent de l'acide cyanhydrique dans un état de combinaison chimique assez intime, car on peut les dissoudre et les faire recristalliser à plusieurs reprises dans de l'eau chaude, on peut les dessécher avec la pompe à air, même au-dessus de zéro, sans qu'ils subissent aucune décomposition essentielle, comme le ferait l'hémoglobine normale, et sans qu'ils laissent échapper l'acide cyanhydrique qu'ils contiennent ; cet acide cyanhydrique ne devient libre que quand on les distille avec de l'acide phosphorique ou de l'acide sulfurique. D'après Hoppe-Seyler, la solution des cristaux d'hémoglobine contenant de l'acide cyanhydrique montre, au spectre, les raies d'absorption de l'oxy-hémoglobine ; si l'on conserve cette solution, ou du sang mêlé avec de l'acide cyanhydrique, dans un tube de verre, on constate que ces raies d'absorption restent visibles pendant des mois, tandis que, s'il n'y a pas d'acide cyanhydrique, on voit apparaître, au bout de peu de jours, les raies de l'hémoglobine réduite. D'après Preyer, qui confirme en général les données ci-dessus de Hoppe-Seyler, l'acide cyanhydrique se combine aussi bien avec l'hémoglobine réduite qu'avec l'oxy-hémoglobine ; mais l'hémoglobine réduite combinée avec l'acide cyanhydrique ne peut plus, dit-il, être transformée, par l'apport d'oxygène, en oxy-hémoglobine, comme le serait l'hémoglobine réduite pure. De même l'oxy-hémoglobine combinée avec l'acide cyanhydrique ne possède pas, comme l'oxy-hémoglobine ordinaire, ou l'hémoglobine-oxyde de carbone ou l'hémoglobine-bioxyde d'azote, la propriété de bleuir le gayac.

D'après Gäthgens, l'acide cyanhydrique ne fait pas perdre au sang privé d'oxygène sa propriété d'absorber l'oxygène de l'air environnant ; mais si l'on mêle l'acide cyanhydrique avec du sang frais saturé d'oxygène, on constate que ce sang ne laisse plus alors dégager d'oxygène dans le milieu ambiant, qu'il résiste davantage à l'action réductrice des agents avides d'oxygène, et qu'il ne laisse point dégager d'acide carbonique dans un milieu privé de ce gaz.

Il faut remarquer que toutes ces altérations du sang n'ont lieu que si l'acide cyanhydrique est mêlé directement avec le sang extrait de l'organisme ; dans le sang des animaux empoisonnés par l'acide cyanhydrique, on ne trouve point l'hémoglobine combinée avec cet acide, pas plus que les altérations spectroscopiques ci-dessus signalées (Preyer). Ce fait seul prouve que les phénomènes toxiques et la mort, provoqués par l'acide cyanhydrique, ne doivent pas être attribués à ces altérations du sang; et d'ailleurs, se formerait-il réellement dans le sang, chez les animaux empoisonnés, de l'hémoglobine cyanhydrique, la quantité en serait tout à fait insignifiante, vu la faible dose de poison employée, relativement aux quantités beaucoup plus grandes d'hémoglobine restée normale.

Schönbein a observé le premier qu'il suffisait de petites quantités d'acide cyanhydrique pour faire perdre au sang son pouvoir catalytique à l'égard du peroxyde d'hydrogène; tandis que du sang de bœuf frais, défibriné, mêlé avec 2 volumes d'eau, décompose tumultueusement le peroxyde d'hydrogène en eau et en oxygène libre, il suffit pour lui faire perdre à peu près ou entièrement cette propriété et pour le voir devenir brun et opaque, il suffit, dis-je, d'ajouter à ce sang quelques gouttes d'acide cyanhydrique; le brunissement du sang est encore appréciable, quand la quantité d'acide cyanhydrique ajoutée a été de **1 : 800000.** Mais le sang vivant, en circulation dans les vaisseaux, ne possédant absolument aucun pouvoir catalytique sur le peroxyde d'hydrogène (Asmuth), et n'acquérant ce pouvoir que lorsqu'il a été extrait du corps, on comprend que cette observation de Schönbein, pas plus que les résultats concluants obtenus par Hoppe-Seyler, ne puissent être appliqués à l'action de l'acide cyanhydrique sur l'organisme vivant.

Quand on empoisonne un animal avec de l'acide cyanhydrique, que cet animal soit à sang froid ou à sang chaud, on constate que son sang veineux prend une couleur rouge clair, plus brillante même que celle du sang artériel normal (Cl. Bernard, Kölliker, Hoppe-Seyler, Preyer). Chez les animaux à sang chaud, on voit toujours le sang veineux prendre cette coloration rouge vif, en même temps que la pression sanguine commence à subir un fort abaissement (Rossbach); à l'instant même où la plume du manomètre fixé à la carotide s'abaisse fortement, on voit la veine jugulaire s'enfler par l'afflux du sang rouge clair venant du cerveau; en même temps, l'animal est pris de convulsions; et l'on peut constater, à ce moment, que tout le sang veineux est devenu rouge clair, que le sang du cœur droit et celui du cœur gauche ne présentent plus aucune différence de couleur. Cette coloration rouge clair du sang veineux se produit chez les grenouilles que l'on maintient sous de l'huile pendant l'expérience, ainsi que chez les animaux à sang chaud dont on réduit la respiration à son minimum. Mais tandis que, chez les grenouilles, elle persiste plusieurs heures après la mort, chez les animaux à sang chaud, au contraire, elle disparaît très rapidement, et le sang veineux devient même plus sombre qu'auparavant (Preyer). Au spectroscope, le sang veineux rouge clair ne présente aucune modification particulière imputable à l'acide cyanhydrique; il présente tout à fait les caractères du sang artériel normal, de même que, quand il est devenu sombre, il ressemble absolument au sang privé d'oxygène des animaux asphyxiés.

Chez les animaux empoisonnés par des doses non mortelles d'acide cyanhydrique, les échanges gazeux respiratoires sont, d'après Gäthgens, modifiés de telle sorte que, au début de l'action du poison, c'est-à-dire au moment où du sang rouge clair circule dans les veines, l'acide carbonique expiré et l'oxygène absorbé par le sang sont en moindre quantité qu'à l'état normal; puis, très rapidement, par une sorte de compensation, les processus d'oxydation se mettent à s'accomplir avec une activité extrême; c'est là un fait qui pourrait rendre compte de la coloration rouge vif du sang veineux, laquelle, chez les animaux à sang chaud, se transforme ultérieurement en une coloration sombre; Gleinitz et Preyer, au contraire, croient devoir attribuer la coloration rouge clair du sang veineux, au moins chez les animaux à sang froid, aux changements de forme que l'acide cyanhydrique fait éprouver aux globules sanguins; on voit, en effet, ces globules prendre un aspect arrondi, dentelé, ponctué, ce qui leur permet de mieux réfléchir la lumière.

Bien que les observations ci-dessus (de Gäthgens) permettent d'admettre que l'acide cyanhydrique fait éprouver des altérations même au sang vivant, cependant les effets de l'acide cyanhydrique ne doivent pas être attribués uniquement à ces altérations, et les symptômes d'asphyxie observés ne doivent pas être uniquement mis sur le compte, comme le fait Schönbein, d'un obstacle apporté par l'acide cyanhydrique aux échanges gazeux des corpuscules sanguins ; on voit en effet les grenouilles, qui sont absolument insensibles aux poisons du sang, par exemple à l'oxyde de carbone, succomber sous l'influence de l'acide cyanhydrique ; il en est de même des grenouilles exsangues de Lewisson, chez lesquelles le sang a été remplacé par une solution de chlorure de sodium. L'action de l'acide cyanhydrique paraît donc dépendre principalement d'une altération de la substance nerveuse. Tout nerf placé dans une solution d'acide cyanhydrique meurt rapidement ; par suite de quel processus ? on n'en sait rien. Hermann fait intervenir une action de contact, un obstacle opposé aux processus respiratoires des cellules des tissus, surtout des cellules nerveuses ; mais il ne dit rien qui soit en dehors du champ des hypothèses. Wallach, d'après lequel l'acide cyanhydrique, dans ses diverses réactions chimiques, agirait à la fois comme agent oxydant et réducteur, pense que les effets physiologiques de ce poison doivent être attribués à un processus semblable à celui que Binz a admis plus tard pour le groupe de l'arsenic.

Que devient l'acide cyanhydrique après qu'il a été absorbé? Est-il détruit dans l'organisme, ou éliminé en nature par les poumons ? Rien de démontré là-dessus. Quelques observateurs prétendent en avoir perçu l'odeur dans l'air expiré, et Preyer regarde comme évidente son élimination en nature par les poumons. Schauenstein, au contraire, dit avoir trouvé, chez un jeune homme qui s'était empoisonné avec 15 grammes d'acide cyanhydrique assez concentré, tout (?) le poison absorbé transformé en formiate d'ammoniaque; mais la plupart des observateurs affirment avoir constaté, à l'aide de réactifs très sensibles, la présence de l'acide cyanhydrique dans le corps, plusieurs jours même après l'empoisonnement.

Symptômes de l'empoisonnement

Symptômes de l'empoisonnement. — Ils sont les mêmes chez les animaux à sang chaud et chez l'homme ; chez les animaux à sang froid, ils présentent quelques différences. On avait cru autrefois que par un long usage on pouvait s'habituer à ce poison ; Preyer démontre qu'au contraire on devient de plus en plus sensible à son action.

Si on l'applique sur la *peau*, si par exemple on humecte le bout d'un doigt avec une solution aqueuse (2 pour 100) d'acide cyanhydrique, on constate de l'engourdissement, de l'insensibilité de la partie humectée, et pendant trois à quatre jours le sens du toucher reste émoussé en ce point. On ne peut plus provoquer de réflexes sur une jambe de grenouille, plongée dans de l'acide cyandrique (Robiquet, Preyer).

Muqueuses. — L'acide cyanhydrique anhydre a une odeur de punaise (Coullon); l'acide cyanhydrique dilué a l'odeur de l'essence d'amande amère ; sur la langue et le pharynx il fait naître d'abord un goût amer, puis une sensation de brûlure, d'écorchure et, par action réflexe, une sécrétion plus abondante de salive; à cela succède, sur ces parties, une sensation d'engourdissement (Wedemeyer); dans l'estomac, on épouve de la chaleur. Appliqué sur la cornée, l'acide cyanhydrique concentré la rend trouble et provoque la formation d'une eschare.

Une dose très petite (0,001) ne produit, chez l'homme, que les modifications des muqueuses ci-dessus signalées ; si cette dose est répétée, soit ingérée par la bouche, soit inhalée, on voit apparaître les phénomènes suivants : nausées, vomissements, pesanteur de tête, céphalalgie; sentiment d'angoisse et d'oppression thoracique, gêne respiratoire; ralentissement des battements du cœur. Si la dose a été plus élevée (0,01), sans être mortelle, on voit se manifester les symptômes ci-dessus, mais plus accentués et, en outre, une forte dyspnée, un sentiment d'asphyxie, un grand affaiblissement musculaire, la dilatation des pupilles, de la stupéfaction, la perte complète de la connaissance, et des spasmes généraux, toniques et cloniques.

Si la dose a été mortelle (à partir de 0,05), les convulsions deviennent très intenses, si violentes, qu'elles déterminent l'expulsion de l'urine, du sperme, des matières fécales; l'animal tombe dans le collapsus et présente les symptômes de l'asphyxie: peau froide, couverte de sueur, cyanose générale, saillie des globes oculaires, et enfin mort.

La marche de l'empoisonnement est plus ou moins rapide, suivant que la dose a été plus ou moins élevée; si la dose a été très élevée, les premiers phénomènes de l'empoisonnement (relâchement musculaire, convulsions, etc.) peuvent ne pas se présenter; quinze à trente secondes après avoir pris le poison, l'individu tombe tout à coup, parfois en jetant un grand cri; la connaissance, la sensibilité ont disparu, les pupilles sont dilatées, pas trace de convulsions, la respiration est pénible, pleine de râles, ralentie; la face est cyanosée et la mort arrive au bout d'une à cinq minutes.

Chez les grenouilles, on observe, de même que chez les animaux à sang chaud, de la dyspnée, la paralysie de la respiration, la saillie des globes oculaires, la disparition des réflexes et des mouvements musculaires; mais *jamais* il ne se produit de convulsions.

Action sur les organes et les fonctions en particulier. — Nerfs et muscles. — De tout l'*appareil nerveux central*, c'est le centre respiratoire situé dans la moelle allongée qui éprouve de la part de l'acide cyanhydrique les effets les plus rapides et les plus intenses; il est d'abord excité, puis paralysé. De là les altérations suivantes de la respiration, altérations observées par Böhm et Knie sur des chats, par nous-mêmes sur des chiens et des lapins, et pouvant se présenter aussi chez les hommes : très peu de temps après l'injection de l'acide cyanhydrique, on voit se produire un petit nombre de mouvements respiratoires pénibles, puis une série de mouvements respiratoires très accélérés, dans lesquels l'expiration présente un caractère spasmodique très accentué, comme à la suite d'une faible excitation du nerf laryngé supérieur. Puis, apparition d'un spasme tonique général, et naturellement aussi d'un spasme inspiratoire; mais ce spasme inspiratoire ne s'observe jamais en dehors de la période des convulsions tétaniques. Si la dose a été considérable, l'animal succombe pendant ce spasme; il y survit, si la dose a été petite. Ce spasme cesse et fait place à une pause respiratoire prolongée, pendant laquelle le thorax est dans une situation d'équilibre; puis se produisent des inspirations faibles, superficielles, toujours séparées l'une de l'autre par des pauses prolongées, jusqu'à ce que, enfin, la respiration s'arrête pour toujours. Si la dose absorbée n'était pas mortelle, on voit, à mesure que l'animal se rétablit, les mouvements respiratoires augmenter peu à peu de fréquence. Ces phénomènes se produisent tout de même malgré la section préalable des pneumogastriques; par contre, l'excitation centripède du pneumogastrique, qui, chez les animaux sains, suivant qu'elle est faible ou énergique, rend les mouvements respiratoires plus rapides, plus intenses, ou fait arrêter la respiration dans un état d'inspiration tétanique, est tout à fait sans action dans les cas d'empoisonnement graves par l'acide cyanhydrique.

Les processus d'oxydation normaux de l'organisme animal diminuent donc de deux manières différentes dans l'empoisonnemeut par l'acide cyanhydrique : d'abord, la respiration étant insuffisante, l'absorption de l'oxygène et le dégagement de l'acide carbonique se font moins bien et, en second lieu, les altérations éprouvées par le sang font que son hémoglobine laisse plus difficilement dégager l'oxygène qui a été absorbé dans les poumons. Il doit résulter aussi de là nécessairement que les échanges organiques respiratoires dans les cellules des tissus éprouvent un amoindrissement considérable, et c'est là, d'après Hermann, la cause d'autres phénomènes, par exemple des spasmes tétaniques qui éclatent chez les animaux à sang chaud ; aussi voit-on ces spasmes ne pas se produire chez les animaux à sang froid, qui n'en présentent jamais, comme on sait, quel que soit l'obstacle qu'on oppose au jeu de la respiration, tandis que, chez les grenouilles, par exemple, on voit se manifester un violent tétanos sous l'influence des poisons qui provoquent directement une forte irritation de la moelle épinière ; ce n'est donc pas à une irritation de la moelle qu'il faut attribuer les phénomènes tétaniques provoqués, chez les animaux à sang chaud, par l'acide cyanhydrique.

La paralysie des autres appareils nerveux centraux, de la substance grise cérébrale, de la moelle épinière, paralysie se manifestant par la perte de la connaissance, des mouvements volontaires et de l'excitabilité réflexe, doit-elle être attribuée à une action directe de l'acide cyanhydrique ou à l'amoindrissement, à la suppression de la respiration des tissus ? C'est ce qui ne peut pas encore être décidé avec certitude.

Tandis que les nerfs périphériques, sensibles et moteurs, se paralysent rapidement par leur contact direct avec l'acide cyanhydrique, on voit, dans l'empoisonnement général, la mort des centres nerveux se produire à un moment où les nerfs périphériques sont encore à peine atteints ; aussi trouve-t-on, si la mort a été rapide, les nerfs moteurs et les muscles striés encore excitables ; si la dose de poison absorbée n'a pas été trop grande, et que l'empoisonnement marche lentement, on voit la paralysie des nerfs aller peu à peu du centre à la périphérie (Kölliker).

Circulation. — Le muscle cardiaque et les nerfs cardiaques sont les parties du corps qui résistent le plus à l'action de l'acide cyanhydrique ; ce poison agit avec beaucoup plus d'intensité et de rapidité sur le centre vaso-moteur dans la moelle allongée.

Chez les animaux à sang chaud, on observe, dès le début de l'action de l'acide cyanhydrique, le ralentissement du pouls et une forte élévation de la pression sanguine. Mais tandis que le ralentissement du pouls persiste, plus ou moins prononcé, pendant tout le temps de l'empoisonnement, que la dose du poison ait été petite ou grande, on voit, au contraire, la pression sanguine baisser aussi rapidement qu'elle était montée et arriver, en peu de secondes, au niveau et au-dessous de la normale ; c'est à ce moment que le sang veineux commence à prendre une coloration rouge clair. Puis cet abaissement de la pression sanguine s'interrompt pour faire place à une nouvelle élévation (expression des spasmes qui agitent le corps) ; la pression sanguine s'abaisse ensuite d'une manière continue, jusqu'à ce qu'elle ait atteint le zéro. Alors même qu'elle a déjà éprouvé un fort abaissement, le cœur continue encore de battre avec énergie, à moins que la dose du poison n'ait été très considérable. Tout le reste de l'organisme est déjà mort depuis longtemps, alors que le cœur manifeste encore quelques contractions faibles, ondulatoires. Si, au contraire, l'acide cyanhydrique est mis en contact direct avec le cœur, si, par exemple, on l'injecte directement dans cet organe à travers la veine jugulaire, on voit le cœur mourir plus tôt que les autres parties du corps.

Chez les animaux à sang froid, on observe d'abord des interruptions des battements du cœur en diastole ; puis les pulsations deviennent de plus en plus lentes, jusqu'à ce qu'elles s'arrêtent définitivement.

Même dans les plus forts degrés de l'empoisonnement, tant que le cœur palpite encore, les nerfs pneumogastriques ne sont pas paralysés ; après la mort générale, alors que le cœur est encore agité de quelques faibles mouvements ondulatoires, on peut provoquer dans cet organe des interruptions diastoliques, en excitant les nerfs pneumogastriques au niveau du cou ; mais ces nerfs ne sont nullement dans cet état d'excitation qu'admet Preyer, et sur lequel il se fonde pour expliquer le ralentissement du pouls ; car ce ralentissement n'est pas empêché ni arrêté par l'intervention de l'action de l'atropine.

L'élévation de la pression sanguine du début, et la dépression qui lui succède, proviennent de l'excitation, puis de la paralysie, du centre vaso-moteur. La cause du ralentissement du pouls n'est pas encore connue avec certitude. C'est une chose remarquable de voir, chez les animaux à sang froid ou à sang chaud, le cœur, très affaibli par l'action de fortes doses d'acide cyanhydrique, reprendre comme une nouvelle vie à la suite d'une injection d'atropine (Preyer, Rossbach).

Influence de l'acide cyanhydrique sur la température. — De la coloration rouge clair du sang veineux, dans les empoisonnements par l'acide cyanhydrique, Hoppe-Seyler avait conclu que les processus d'oxydation dans l'organisme subissaient une forte réduction et que, par suite, la production de chaleur devait être amoindrie. Zaleski, dans ses expériences sur des lapins, nota effectivement un abaissement de la température sous l'influence de l'acide cyanhydrique.

Plus tard, les expériences de Wahl sur des chiens firent voir que l'injection sous-cutanée de l'eau d'amande amère ne faisait pas constamment baisser la température, mais pouvait, au contraire, la faire monter.

Les expériences, encore plus exactes, de Fleischer, sur des lapins, ont démontré que l'acide cyanhydrique ne devait pas être considéré comme un agent antipyrétique et que la thérapeutique ne devait nullement compter sur lui à ce point de vue ; car il ne fait réellement baisser la température que lorsqu'il est injecté sous la peau à dose suffisante pour provoquer le collapsus et menacer la vie ; si la quantité injectée a été petite, au contraire, la température ne subit aucun changement, ou, si elle baisse légèrement, c'est pour remonter aussitôt après. Chez les animaux très sensibles à l'action de l'acide cyanhydrique, et chez lesquels de petites doses de ce poison suffisent pour provoquer des accidents toxiques, on peut donc observer un abaissement de la température, mais il est impossible de prévoir si cet abaissement aura lieu. L'inhalation des vapeurs cyanhydriques extrêmement atténuées peut bien faire baisser la température ; mais, dans beaucoup de cas, ces inhalations, prolongées même pendant plus de 20 minutes, n'ont fait subir à la température anale aucun changement appréciable. Si ces inhalations sont faites avec des vapeurs cyanhydriques plus concentrées, ou si le poison est inhalé ou injecté en assez grande quantité pour faire naître des convulsions tétaniques, on observe alors que, à la suite de ces convulsions, la température éprouve une élévation passagère, et que, chez les animaux qui ont succombé dans ces spasmes tétaniques, elle présente, *post mortem*, une élévation qui la fait monter au-dessus de 40 degrés.

La mort par l'acide cyanhydrique est une mort par asphyxie. On ne trouve, dans les cadavres, rien de caractéristique, sauf les altérations du sang ci-dessus analysées et sauf l'odeur de l'essence d'amandes amères.

Emploi thérapeutique. — L'acide cyanhydrique et ses préparations peuvent, à notre avis, être sans inconvénient rayés de la matière médicale ; ils ont un grand intérêt physiologique et toxicologique, mais aucune utilité thérapeutique avérée. Dans tous les cas où les préparations d'acide cyanhydrique sont encore habituellement employées, d'autres agents, particulièrement la morphine, peuvent rendre des services incomparablement plus précieux.

Le nombre des états morbides dans lesquels on employait l'acide cyanhydrique s'est de plus en plus restreint, et aujourd'hui on ne le met guère plus en usage que pour remplir quelques indications symptomatiques : ainsi on a encore l'habitude de s'en servir dans certaines formes de cardialgie, dans certains cas de vomissements, dans le but de modérer la toux, contre les palpitations avec anxiété précordiale. Mais il suffit de jeter un coup d'œil sur ses effets physiologiques pour se convaincre que son utilité, même dans ces cas, est tout à fait problématique. Employé à doses non toxiques, les seules évidemment dont il puisse être ici question, l'acide cyanhydrique excite d'abord les divers organes centraux (centres respiratoires, vaso-moteur et moteur); la respiration *s'accélère*, *devient plus pénible* (expiration spasmodique), la pression sanguine s'élève, des phénomènes spasmodiques se manifestent. Pour faire diminuer l'excitabilité de ces centres, il faut employer des doses élevées, dangereuses. Pour abattre l'excitabilité exagérée des nerfs périphériques, sensibles ou moteurs, il faut aussi avoir recours à des doses toxiques, et l'on trouve encore ces nerfs excitables, même après que le poison a entraîné la mort. Ajoutez à cela que l'action de petites doses d'acide cyanhydrique est extrêmement fugitive; ses effets, dans les maladies chroniques, ne peuvent donc pas avoir une grande valeur. D'ailleurs l'administration trop fréquente de ce poison équivaudrait à l'administration d'une dose toxique. (Voyez la partie physiologique.)

Si, laissant de côté ces considérations physiologiques, nous faisons appel aux résultats fournis par l'observation pratique, voici ce que nous remarquons : Le plus souvent l'acide cyanhydrique n'est pas employé pur, mais bien associé à d'autres agents à effets positifs, tels que la morphine et l'atropine; il est donc impossible alors de faire la part de ce qui est véritablement imputable à l'acide cyanhydrique. Dans ces dernières années nous avons souvent expérimenté, contre les états morbides ci-dessus mentionnés, l'acide cyanhydrique *seul*, *sans addition d'aucun autre médicament*, et nous ne lui avons reconnu aucune efficacité réelle. Nous croyons donc inutile d'insister sur une préparation qui est trop dangereuse pour qu'on puisse l'employer *ut aliquid fieri videatur*, et qui d'ailleurs peut toujours être très avantageusement remplacée par d'autres médicaments.

Pour ne pas rompre cependant d'une manière complète avec les usages habituellement reçus, nous jetterons un coup d'œil rapide sur les principaux cas dans lesquels l'acide cyanhydrique est encore communément employé. Il serait, dit-on, utile contre la gastralgie et les vomissements, surtout quand ces phénomènes ne dépendent pas d'une altération anatomique de l'estomac, mais se présentent, d'une manière purement sympathique, dans le cours d'autres affections, notamment chez les personnes nerveuses, anémiques ou qui ont été exposées à des influences épuisantes. — En second lieu, l'acide cyanhydrique est administré dans le but de modérer la toux, dans les cas où, malgré le peu d'abondance de la sécrétion, il existe une excitation continuelle à la toux (toux sèche, spasmodique); c'est dans ces mêmes circonstances que la morphine est particulièrement indiquée. Des observateurs distingués (West) disent avoir obtenu de l'acide cyanhydrique des résultats excellents dans certains cas de coqueluche, tandis que, dans d'autres cas, ce médicament restait entièrement inefficace; dans certaines épidémies, il produisait de bons effets; dans d'autres épidémies, il restait sans action, sans qu'on sache à quoi attribuer ces différences. On prescrit encore les préparations d'acide cyanhydrique dans les maladies du cœur, soit inorganiques, soit organiques, lorsqu'il existe une anxiété précordiale très marquée ou de la douleur (angine de poitrine); quant à son utilité dans les cas où l'anxiété précordiale, etc., dépend d'une altération valvulaire, à la période d'asystolie, personne n'y croit plus aujourd'hui; et son efficacité dans les formes purement « nerveuses » ne nous paraît pas mieux démontrée.

L'emploi de l'acide cyanhydrique à l'extérieur, dans le but de calmer les douleurs, ne présente aucun avantage, à cause de la facile volatilité de cet agent; d'autres médicaments mériteront toujours la préférence à cet égard.

Doses et préparations. — 1. *Acide cyanhydrique.* — Il n'est plus officinal;

0,0005-0,005 d'une solution alcoolique. Il a été à juste raison abandonné, à cause des graves dangers que pouvait entraîner la plus légère erreur de dosage.

2. *Eau d'amandes amères concentrée.* — Liquide limpide ou un peu trouble, d'une odeur d'acide cyanhydrique ; contenant, sur 1000 parties, 1 partie d'acide cyanhydrique anhydre. C'est la préparation qui est le plus souvent employée. Seule ou ajoutée à des potions ; 10-40 gouttes *pro dosi (jusqu'à* 2,0 *pro dosi ! jusqu'à* 8,0 *pro die !* d'après la pharmacopée allemande, *jusqu'à* 1,5 *pro dosi ! jusqu'à* 5,0 *pro die !* d'après la pharmacopée d'Autriche.

3. *Eau d'amandes amères diluée.* — 10,0-15,0 *pro dosi* (100 *pro die).*

4. *Eau de laurier-cerise.* — On l'extrait des feuilles du *Lauro-cerasus.* Même concentration et mêmes doses que pour l'eau d'amandes amères concentrée (2,0 *pro dosi !* 7,0 *pro die !)* ; on lui préfère avec raison l'eau d'amandes amères concentrée[1].

5. *Amandes amères* (de l'*Amygdalus amara).* — Elles contiennent, outre une huile grasse, semblable à celle des amandes douces, etc., un glycoside azoté, l'*amygdaline*, qui, après l'éloignement de l'huile, peut être extrait des amandes à l'aide de l'alcool ; il est cristallisé, inodore, faiblement amer, il se dissout facilement dans l'eau bouillante et dans l'alcool. Par lui-même il n'est pas toxique ; mais, mis en contact avec l'*émulsine*, ferment contenu aussi dans les amandes, et dans les conditions qui favorisent en général la fermentation, il se décompose en acide cyanhydrique et en essence d'amande amère. Les amandes amères, ingérées en trop grande quantité, peuvent donc être nuisibles ; on les a même vues, chez l'homme et chez les animaux, provoquer des accidents mortels. Elles ne sont pas employées en thérapeutique.

Traitement de l'empoisonnement par l'acide cyanhydrique. — Plusieurs antidotes ont été recommandés contre l'empoisonnement par l'acide cyanhydrique ; mais leur utilité est loin d'être démontrée par l'expérience, et d'ailleurs l'action du poison est tellement foudroyante, qu'on a rarement le temps de les mettre en usage. Parmi eux je citerai : le chlore et l'ammoniaque, beaucoup vantés autrefois, et qu'on peut administrer par la bouche ou en inhalations ; l'éther ; l'hydrate de peroxyde de fer avec la magnésie. Nous avons parlé plus haut (page 622) de l'utilité réelle des injections sous-cutanées d'atropine pour combattre l'affaiblissement de l'activité cardiaque résultant de l'action de l'acide cyanhydrique.

Quand l'empoisonnement ne marche pas d'une manière trop tumultueuse, on peut employer avantageusement les affusions froides, faites sur la tête et la partie supérieure du corps, pendant que le malade est plongé dans un bain chaud, et aider à l'action de ce moyen par de fortes irritations de la peau, et peut-être aussi par des injections sous-cutanées de camphre. Si la respiration est suspendue, on doit immédiatement avoir recours à la respiration artificielle ; Preyer a pu parvenir, par ce moyen, à rendre à la vie des animaux chez lesquels l'empoisonnement était si avancé, que la respiration était entièrement éteinte, la conjonctive tout à fait insensible, les pupilles excessivement dilatées, les globes oculaires saillants ; une condition nécessaire pour qu'on puisse arriver à ce résultat favorable, c'est que le cœur n'ait pas entièrement cessé de battre.

Schlagdenhauffen (F.), Faits relatifs à l'histoire de quelques composés du cyanogène, thèse de doctorat en médecine, in-4. Strasbourg, 1863. — Tardieu et Roussin, Etude médico-légale sur l'empoisonnement, 2e édition, 1875.

Preyer, Die Blausäure, physiol Unters. 2 Theile. Bonn, 1868 u. 1870 (Indicat. bibliographi-

[1] C'est cependant, en France, à l'eau de laurier-cerise que l'on donne, en général, la préférence. Mais l'eau de laurier-cerise française contient moitié moins de HCN que l'eau de laurier-cerise de la pharmacopée allemande. Tandis que cette dernière renferme, pour 1000 grammes, 1 gramme de HCN anhydre, la première ne doit en contenir que 0gr,50. Aussi peut-on la prescrire à doses doubles.

ques jusqu'à l'année 1870). — Böhm (R.), Ueber die physiologischen Wirkungen der Blausäure und den angeblichen Antagonismus von Blausäure und Atropin (Archiv für experimentelle Pathologie und Pharmakologie, Band II, S. 129. Leipzig, 1874) — Bunge, Ueber die Wirkungen des Cyans auf den thierischen Organismus (Archiv für experimentelle Pathologie und Pharmakologie, Band XII, Heft 1. Leipzig, 1880). — Gaehtgens, in Hoppe-Seyler's med. chemische Untersuchungen, S. 346. — Hiller, Centralblatt für die med. Wissenschaften, S. 577, 1877. — Preyer, Antagonismus der Blausäure und des Atropins (Archiv für experimentelle Pathologie und Pharmakologie, Band III, S 381. Leipzig, 1875). — Rossbach u. Papilsky, in Rossbach's pharmakologische Untersuchungen, Band III, 1877). — Picard (Henri), De l'acide cyandrique, thèse de doctorat, n° 51. Paris, 1868. — Schönbein, Nouveau réactif pour constater la présence de l'acide cyanhydrique, expérimenté par Scoutteten. Metz, 1868, et Bulletin de l'Académie de médecine, t. XXX, p. 715 — Bernard (Claude), Leçons sur les effets des substances toxiques et médicamenteuses, p. 351. Paris, 1857. — Buignet, Sur le cyanure double de potassium et de cuivre, suivi d'un procédé nouveau pour doser l'acide cyanhydrique (Bull. de l'Académie de médecine, 1857-1858, t. XXIII, p. 207, et Journal de pharmacie, 1859). — Alquier (Jules), De l'action physiologique de l'acide cyanhydrique, thèse de doctorat. Montpellier, 1875. — Gaehtgens, Zur Lehre der Blausäure-Vergiftung (Medic. chemische Untersuchungen, Heft 3, p. 325, 1868. — Hoppe-Seyler, Ueber die Ursache der Giftigkeit der Blausäure (Virchow's Archiv für pathologische Anatomie, Band XXXVIII, S. 435, 1867. — Fleischer, Ueber den Einfluss der Blausäure auf die Eigenwärme der Saugethiere (Pflüger's Archiv für gesammte Physiologie, S. 432-444, 1869). — Meuriot, Etude physiologique et thérapeutique sur l'acide cyanhydrique (Archives générales de médecine, mai 1868).

XII

ALCALOÏDES

Dans la plupart des végétaux toxiques, le principe toxique est représenté par un ou plusieurs corps basiques, combinés à des acides, et désignés sous le nom de *bases végétales* ou d'*alcaloïdes*. Tous sans exception sont azotés et forment, comme l'ammoniaque, des sels avec les acides. Un petit nombre seulement (nicotine, spartéine, coniine), dépourvus d'oxygène, sont liquides et volatils ; tous ceux, au contraire, qui contiennent de l'oxygène, sont cristallisables et non volatils. La plupart, à l'état de liberté, sont insolubles dans l'eau, solubles dans l'alcóol, l'éther, le chloroforme; leurs sels, au contraire, se dissolvent facilement dans l'eau ; tous ont une réaction fortement alcaline et une saveur amère.

La constitution chimique des alcaloïdes est inconnue ; dans ces derniers temps seulement elle a commencé à être éclairée d'une faible lumière, ce qui a permis d'admettre qu'un grand nombre d'entre eux se rapprochent beaucoup de la pyridine (C^6H^5N) et de la chinoline (C^9H^7N) et de leurs homologues, au moyen desquels on pourra très probablement les obtenir artificiellement dans un avenir qui ne paraît pas très éloigné[1].

Quant au rôle qu'ils jouent dans la plante elle-même, nous ne savons là-dessus à peu près rien ; tout ce que nous pouvons dire, c'est que des végétaux, entièrement identiques au point de vue botanique, contiennent des quantités très variables d'alcaloïdes, suivant le sol, suivant le climat où ils se sont développés; de sorte qu'ils sont tantôt très toxiques, tantôt entièrement inoffensifs. Peut-être les alcaloïdes sont-ils simplement des produits excrémentitiels de la plante, ou encore des sortes d'armes destinées à la protéger.

Absorbés par les animaux, ils produisent des effets très intenses et très remarquables ; ils fournissent les poisons les plus redoutables, les agents thérapeutiques les plus puissants.

La plupart exercent leur action sur le système nerveux, et sur des régions de ce système variables suivant les divers alcaloïdes; il n'en est qu'un petit nombre, la vératrine par exemple, qui agissent localement sur la peau et les muqueuses.

[1] Voyez Caféine, Atropine, Muscarine, etc.

Comment les alcaloïdes peuvent-ils, à doses relativement bien faibles, produire des effets si puissants, et en quoi consiste leur action fondamentale sur le substratum organique? Questions bien obscures et auxquelles on a répondu par les hypothèses les plus nuageuses. Dans ces derniers temps encore Schmiedeberg, étudiant l'action de la digitoxine sur le cœur de la grenouille, et voyant qu'il suffisait, pour produire des effets toxiques sur cet organe, de doses excessivement faibles de ce poison (1/2000 de milligramme), a cru pouvoir admettre que les poisons de ce genre n'agissaient pas sur le cœur en modifiant chimiquement la substance contractile, mais bien en altérant sa constitution *moléculaire;* les substances qui entrent dans la composition de la fibre musculaire (protoplasma, eau, sels, etc.) se trouvent l'une à l'égard de l'autre dans un certain état d'équilibre moléculaire, indispensable pour que le fonctionnement de la fibre soit dans toute son intégrité; or l'arrivée de cette quantité infinitésimale de digitoxine suffirait pour rompre cet équilibre et troubler l'activité physiologique de l'organe. Mais nous ne voyons pas trop comment, en invoquant une action de ce genre, on peut, mieux qu'en admettant une transformation chimique, se rendre compte des effets puissants produits par une quantité si minime de substance. Et, d'ailleurs, on peut demander à Schmiedeberg quelle est la force qui maintient si longtemps cette substance dans la cellule musculaire ou nerveuse.

Un alcaloïde et de l'albumine mis en présence peuvent réagir mutuellement l'un sur l'autre; ainsi l'on sait depuis longtemps que la fluorescence d'une solution de quinine disparaît quand on ajoute de l'albumine à cette solution. Nous avons soumis de l'albumine du blanc d'œuf, de l'albumine des muscles ou du sérum, à l'action de divers alcaloïdes, et nous avons trouvé que toutes ces solutions albumineuses, sous l'influence d'un alcaloïde, devenaient plus coagulables et moins solubles, les deux substances se combinant chimiquement l'une avec l'autre. Nous avons montré en outre que l'albumine, mêlée avec un alcaloïde, ne pouvait plus être transformée en peptone par le suc gastrique ou le suc pancréatique. Nous sommes arrivé à démontrer que, dans le corps vivant lui-même, la solubilité de l'albumine musculaire éprouvait une modification appréciable à la suite de l'empoisonnement par la vératrine. Tous ces faits parlent hautement en faveur d'une altération chimique de la molécule albumine sous l'influence des alcaloïdes.

Nous avons ensuite fait connaître un certain nombre de faits qui démontrent que cette altération chimique, produite dans l'intérieur des cellules vivantes par l'action des alcaloïdes, a pour conséquence un affaiblissement ou une cessation complète des processus d'oxydation, par conséquent de la vie des cellules : nous nous croyons donc autorisé à admettre que les alcaloïdes agissent sur l'organisme comme tous les autres poisons chimiques (alcalis, métaux, acides) et ne s'en distinguent que par leur degré et leur mode d'affinité pour les variétés si nombreuses d'albumine. Si donc les alcalis, les métaux et les acides ne provoquent pas aussi facilement que les alcaloïdes des phénomènes généraux graves, c'est que, en raison de leur grande affinité pour les tissus de la peau et des muqueuses, pour le sang, ils sont immédiatement fixés par ces tissus, ou bien encore qu'ils s'éliminent trop rapidement, de sorte qu'ils ne peuvent pas arriver en nature aux tissus nerveux plus éloignés. S'il était possible de faire arriver de la potasse caustique, de l'acide sulfurique, en contact direct avec le cerveau, avec la moelle, comme on y fait arriver les alcaloïdes, il en résulterait sans doute des effets au moins aussi intenses que ceux provoqués par ces derniers agents. Il suffit d'une très petite quantité d'un alcaloïde pour produire des effets très marqués, parce que l'alcaloïde injecté va agir en très grande partie sur le tissu pour lequel il a le plus d'affinité, sans avoir été fixé ailleurs. Une grande quantité d'acide sulfurique ayant été introduite dans l'estomac, il n'en arrive pas la moindre trace au cerveau ; tout est retenu par les parois stomacales ; tandis qu'une grande partie, sinon la plus grande partie, de la morphine ingérée pénètre jusqu'au tissu cérébral. Or il suffit, pour faire éprouver au cerveau des altérations très prononcées, de quantités extrêmement faibles d'une substance étrangère; l'action la plus légère est suffisante pour exciter fortement ou paralyser les nerfs; une très faible déperdition d'eau par évaporation, une goutte d'une solution concentrée de chlorure de sodium, un peu d'acide, sur un nerf mis à nu, altèrent l'excitabilité nerveuse aussi énergiquement que l'intervention d'un alcaloïde. Admettons que les alcaloïdes altèrent chimiquement certaines substances de l'organisme ; on comprend aisément, d'après ce que nous venons de dire, qu'il suffit de l'altération d'une très petite quantité de ces substances dans les nerfs, pour qu'il en résulte des troubles très marqués dans le fonctionnement des nerfs ainsi atteints ; pour modifier une faible trace de substance nerveuse, il ne faut qu'une faible trace du corps agissant sur cette substance ; si donc un dimilligramme d'un alcaloïde suffit pour provoquer des troubles nerveux, cela n'est pas plus surprenant que de voir un poids d'un dixième de milligramme suffire pour rompre l'équilibre d'une balance bien sensible.

Il ne faut pas que l'extrême variété des phénomènes toxiques dus aux divers alcaloïdes trouble le moins du monde l'imagination. Les nerfs, en effet, ne répondent à l'action des alcaloïdes, comme d'ailleurs à celle des autres agents, que de deux manières différentes : ou bien ils sont excités, ou bien ils sont paralysés. Mais cette excitation ou cette paralysie se traduisent, suivant le nerf intéressé, par des phénomènes variables : l'œil répond par une sensation de couleur ou d'étincelles ; la langue, par une sensation de goût ; les nerfs sensibles, par une sensation de tact ou de douleur ; les nerfs moteurs et les muscles, par une secousse convulsive, etc.

Chaque alcaloïde a des affinités bien déterminées pour tel ou tel organe, et ce n'est que lorsque cet organe a été, en quelque sorte, saturé par l'alcaloïde, que l'action de ce dernier s'étend aux autres organes ; c'est là encore une raison pourquoi il suffit d'une si petite quantité d'agent pour produire des effets très puissants.

C'est surtout le tissu nerveux qui éprouve de la part des alcaloïdes des modifications fonctionnelles prononcées. Cela peut provenir de ce que les nerfs, en vertu de leur plus grande affinité pour les alcaloïdes, attirent à eux la plus grande partie de la dose ingérée ; il est d'ailleurs possible que les autres tissus soient altérés en même temps, sans que nos moyens actuels d'investigation puissent nous permettre de nous rendre compte de cette altération. L'alcaloïde agit sur un tissu plus puissamment que sur l'autre, de la même manière qu'une même force impulsive, capable de déplacer un corps, ne peut imprimer qu'un déplacement moléculaire à un corps plus lourd.

Accoutumance. — Il y a un assez grand nombre d'alcaloïdes auxquels l'organisme peut s'accoutumer peu à peu, de telle sorte que les doses administrées peuvent sans danger être élevées progressivement. Cette accoutumance se produit avec une extrême rapidité; mais tous les organes ne s'habituent pas également à l'action des alcaloïdes; il en est qui restent toujours sensibles à cette action; d'autres ne tardent pas à y être insensibles. L'accoutumance a une limite; si cette limite est franchie, l'organisme éprouve des effets toxiques de la part du poison, alors même qu'il y était habitué depuis longtemps; cet effet peut se produire, soit que la dose administrée ait été trop élevée, soit que les doses, quoique petites, aient été trop longtemps continuées, de manière à influencer par sympathie un beaucoup plus grand nombre d'organes. Une fois l'accoutumance établie, le poison n'exerce plus aucune action fâcheuse sur l'organisme; il devient même nécessaire, indispensable au fonctionnement régulier des processus vitaux. L'organisme ne se trouve dans un état de bien-être que lorsqu'il a en lui la molécule toxique; dès qu'elle est éliminée, il se manifeste des symptômes morbides graves, qui ne disparaissent qu'après une nouvelle absorption du poison. Les causes de ce fait sont probablement multiples. Quelques observations permettent de supposer que, dans le cours de l'accoutumance, le poison se distribue autrement dans l'organisme, agit notamment sur un plus grand nombre d'organes, de sorte qu'alors, la dose toxique restant la même, les quantités qui arrivent au contact d'un organe donné deviennent de plus en plus petites; ou bien encore le poison est fixé par les organes pendant un temps de moins en moins long, s'élimine de plus en plus rapidement et ne peut donc pas s'accumuler en aussi grande quantité qu'auparavant.

Antagonisme. — Depuis bien longtemps on admet que certains alcaloïdes peuvent neutraliser les effets d'autres alcaloïdes, de telle sorte, par exemple, que la vie, menacée par l'un, puisse être sauvée par l'autre. Voici quels sont, à ce sujet, les résultats de nos nombreuses recherches (Rossbach et Fröhlich) : 1° L'antagonisme physiologique réciproque entre les effets de deux poisons n'existe pas. 2° Quand deux poisons agissent à l'encontre l'un de l'autre sur un même organe, l'un paralysant, l'autre excitant, le poison paralysant seul peut s'opposer aux effets du poison excitant; non pas que l'organe soit rendu à l'état normal; seulement cet organe, étant paralysé, perd son excitabilité ou son état d'excitation. 3° La réciproque n'est pas vraie : quand un organe, ou partie limitée d'un organe, a éprouvé l'influence paralysante d'un poison, l'action d'un poison exerçant une action excitante sur cet organe ne peut pas annuler l'effet paralysant. Il peut arriver qu'un poison paralysant, administré à très petite dose, ait paralysé les extrémités nerveuses d'un organe, tout en laissant intacte la partie cellulo-glandulaire ou musculaire de cet organe; si un poison excitant intervient et exerce une action excitante sur cette dernière partie, il peut sembler alors que les parties paralysées ont éprouvé de l'excitation, mais il n'en est rien. 4° Ce n'est donc que dans les cas où la vie serait mise en danger par l'action excitante d'un poison, que l'intervention d'un poison paralysant pourrait empêcher la mort; et le poison paralysant a alors pour effet, ou bien de ramener l'organe à son état d'excitation normal, ou bien de le paralyser; et il ne faut pas, bien entendu, que cette paralysie aille trop loin, devienne par elle-même une cause de danger. 5° On doit donc, quand on veut neutraliser les effets excitants d'un poison, n'administrer l'antidote qu'avec beaucoup de circonspection, de manière à ne pas provoquer une action paralysante dangereuse. 6° De ce que cet antagonisme s'exerce sur une certaine partie de l'organisme, il ne faut pas conclure qu'il puisse s'exercer sur toutes les autres parties.

Les alcaloïdes n'ayant aucune affinité particulière pour la peau, pour les muqueuses, ni pour le sang, il s'ensuit que les mêmes symptômes toxiques doivent se manifester, soit que le poison ait été introduit dans l'estomac, soit qu'il ait été injecté sous la peau ou directement dans le sang; c'est là une différence essentielle qui les distigue des alcalis, des métaux, des acides et des composés aromatiques. Schiff a avancé que certains alcaloïdes, la morphine, l'hyoscyamine, la nicotine, perdaient de leurs propriétés en traversant le système de la veine porte dans le foie; que leurs effets non seulement perdaient alors de leur intensité, mais devenaient autres; que le foie possédait la propriété de modifier et même de détruire les alcaloïdes toxiques; les observations de Heger et de Jacques ont confirmé en partie cette opinion, en montrant que certains organes, tels que le foie et les muscles, mais non les poumons, parcourus artificiellement par un courant sanguin, retenaient une grande partie de l'alcaloïde qui y arrivait avec le sang.

I. Alcaloïdes de l'écorce du quinquina

Quinine, cinchonine, quinidine, cinchonidine

Les *écorces de quinquina* proviennent de diverses espèces de *Cinchona*, de la famille des Rubiacées, de l'Amérique du Sud. Elle sont aujourd'hui cultivées dans beaucoup d'autres régions des tropiques.

La nouvelle pharmacopée allemande n'admet plus aujourd'hui diverses écorces contenant des proportions différentes de quinine; elle n'admet, d'une manière tout à fait générale, que l'écorce de quinquina, c'est-à-dire l'écorce des branches et des tiges des cinchonas *cultivés*, et principalement celle du cinchona succi rubra; cette écorce donne une poudre d'un rouge brun et doit contenir au moins 3,5 pour 100 d'alcaloïdes.

Pour obtenir les alcaloïdes du quinquina, on pulvérise l'écorce, on traite cette poudre par l'acide chlorhydrique très étendu, on filtre, on précipite par la soude, et l'on extrait les alcaloïdes du précipité au moyen de l'alcool bouillant.

Voici quels sont les principes les plus importants de l'écorce de quinquina :

1° *Quinine*, $C^{20}H^{24}N^2O^2$. Cet alcaloïde, précipité de sa solution dans un acide étendu par l'addition d'un excès d'ammoniaque, est amorphe, anhydre ; mais il ne tarde pas, en absorbant 3 H^2O, à se transformer en petits cristaux; il est peu soluble dans l'eau, facilement soluble dans l'alcool et dans l'éther ; ses solutions ont une réaction fortement alcaline et possèdent une saveur excessivement amère.

La quinine est une base monoacide et forme des sels bien cristallisés. Quand on la traite avec précaution par des agents d'oxydation, tels que l'acide chromique, il se forme des produits d'oxydation importants : une base, la chitenine, et plusieurs acides, les acides quininique, oxycinchoméronique et cinchoméronique; ces derniers sont de simples produits de substitution de la *pyridine* (C^6H^5N); par la distillation avec la potasse caustique prennent naissance la *quinoline* (C^9H^7N) et ses homologues.

Le *sulfate neutre de quinine*, $(C^{20}H^{24}N^2O^2)^2 . SO^4H^2 + {}^8H^2O$, se présente sous la forme d'aiguilles cristallines blanches, flexibles, d'un goût amer, qui se dissolvent dans 6 parties d'alcool bouillant, dans 25 parties d'eau bouillante et dans 800 parties d'eau froide; elles sont aussi facilement solubles dans l'eau acidulée. C'est le produit désigné dans le commerce sous le nom de quinine et employé le plus souvent en médecine; mais, si les acides gastriques font défaut, dans la fièvre par exemple, il s'absorbe difficilement et occasionne des vomissements.

Le *sulfate acide de quinine* (bisulfate de quinine), $C^{20}H^{24}N^2O^2 . SO^4H^2 + {}^7H^2O$, prend naissance quand on fait dissoudre du sulfate de quinine dans de l'eau acidulée avec de l'acide sulfurique; il se présente sous forme de prismes blancs, brillants, d'une saveur amère, qui donnent avec 11 parties d'eau et 32 parties d'alcool des solutions acides d'un bleu fluorescent et qui, à cause de leur facile solubilité, sont surtout employés pour les injections sous-cutanées. Conservé pendant quelque temps, il se couvre de végétations de moisissure.

Parmi les autres sels de quinine, la pharmacopée allemande a encore conservé le *chlorhydrate de quinine* et le *ferro-citrate de quinine*. Le *tannate de quinine*, recommandé récemment pour la médecine chez les enfants, n'est pas une préparation constante et n'est plus officinal. Le tannate de quinine chimiquement pur contient 30 pour 100 de quinine; l'ancien tannate de quinine officinal en contenait 22 pour 100; d'autres préparations, peu amères, n'en renferment que 7 à 8 pour 100.

2° *Cinchonine*, $C^{19}H^{22}N^2O$. Elle est, au point de vue chimique, très rapprochée de la quinine; elle fournit des produits d'oxydation qui sont analogues et, en partie, les mêmes; mais on n'est pas encore parvenu à la transformer en quinine. Elle est difficilement soluble dans l'eau, et son action est semblable à celle de la quinine, mais plus faible. Son sulfate neutre est beaucoup plus facilement soluble que le sel de quinine correspondant.

3° Mentionnons encore des bases isomères avec la quinine, la *quinidine* et la *quinicine*, ainsi que la *cinchonidine* et la *cinchonicine*, isomères avec la cinchonine.

On trouve encore dans le quinquina les substances suivantes:

4° *Quinovine*, $C^{30}H^{48}O^8$. C'est un glycoside amer, qui, chauffé avec de l'acide chlorhydrique, se dédouble en un sucre semblable à la mannitane et en *acide quinovique*, $C^{24}H^{38}O^4$, lequel se trouve également dans les écorces de quinquina.

5° *Acide quinique*, $C^7H^{12}O^6$. — Il existe dans l'écorce de quinquina, principalement combiné avec la quinine; on le trouve aussi dans le café, dans la bruyère herbacée et dans beaucoup d'autres végétaux. Il a beaucoup de rapport avec les dérivés de l'acide benzoïque, car, par la distillation sèche, il fournit de l'hydrochinon, de la pyrocatéchine, de l'acide benzoïque et du phénol; il se trouve dans l'urine à l'état d'acide hippurique.

6° *Acide quino-tannique*. — Combiné en partie avec les bases du quinquina; c'est un acide tannique qui colore en vert les sels ferriques. Les écorces de quinquina en renferment de 1 à 3 pour 100.

7° *Quinoïdine*. — Elle est connue dans le commerce sous le nom de *quinine amorphe*. C'est un résidu de la préparation de la quinine. C'est un mélange variable et souvent falsifié de quinine, de cinchonine, de quinidine et d'autres produits de transformation des bases du quinquina. La pharmacopée allemande admet aujourd'hui l'emploi de la préparation suivante : Masse résineuse brune ou d'un brun noirâtre, cassante, à cassure brillante, d'une saveur amère, peu soluble dans l'eau, mais facilement soluble dans l'eau acidulée et dans l'alcool. 1 gramme de quinoïdine doit donner dans un mélange froid de 1 gramme d'acide acétique dilué et de 9 grammes d'eau une solution limpide, tout au plus un très faible résidu ; sa combustion ne doit pas laisser plus de 0,5 à 0,7 pour 100 de cendres.

Tous les alcaloïdes du quinquina produisent les mêmes effets ; les propriétés de l'écorce sont aussi, en somme, semblables à celles des alcaloïdes, sauf que la présence de l'acide quino-tannique peut donner facilement lieu à des troubles digestifs ; enfin la quinine est de tous les alcaloïdes du quinquina celui qui possède les propriétés les plus actives. *C'est pour ces raisons que la quinine rend à peu près entièrement superflus, en thérapeutique, tous les autres alcaloïdes du quinquina, ainsi que l'écorce elle-même. Aussi n'étudierons-nous en détail que la quinine, nous contentant d'indiquer seulement, pour les autres alcaloïdes, les doses auxquelles on les prescrit.*

1. Quinine

La quinine pure se dissolvant difficilement dans l'eau, on lui préfère, pour les usages thérapeutiques, le *chlorhydrate* et le *sulfate*. D'après Binz, c'est au chlorhydrate qu'on doit s'adresser de préférence, parce qu'il contient une plus grande quantité de base que le sulfate (8 à 9 pour 100 de plus), et qu'il est par conséquent plus actif. Il présente encore les avantages : d'être plus soluble et mieux absorbable, de se moisir beaucoup moins facilement que le sulfate, et même de ne pas se moisir du tout, quand il est entièrement privé d'acide sulfurique et qu'il est prescrit dans une solution neutre ou faiblement basique.

Il est avantageux, à la suite de l'administration de ces préparations, de faire boire au malade un peu d'eau acidulée avec de l'acide chlorhydrique avec un peu de vin ou bien encore du Sodawasser.

Action physiologique. — Les effets de la quinine sur les processus de fermentation et de putréfaction, son action sur l'organisme sain ou malade, *ressemblent tellement à ceux des composés aromatiques, surtout de l'acide salicylique*, que nous n'hésitons pas à penser qu'*elle renferme un noyau de benzol.*

Nous avons déjà étudié, à propos des composés aromatiques, notamment du phénol et de l'acide salicylique, la plupart des effets, semblables à ceux de la quinine, que ces composés produisent sur les processus organiques; nous pouvons donc ici être plus brefs que d'habitude, d'autant plus que, même au point de vue thérapeutique, l'acide salicylique et le phénol (en partie à cause de leur prix moins élevé) ont absorbé une partie des indications de la quinine.

La quinine, notamment en *solution neutre*, à 0,2 pour 100, produit des effets *antiputrides* comparables à ceux du phénol (Binz); elle empêche aussi les *processus de fermentation*, surtout ceux provoqués par des ferments organisés, par exemple la fermentation alcoolique (Buchheim), la fermentation lactique et butyrique. Mais, d'après Binz, elle ne s'oppose pas d'une manière appréciable à l'action de l'émulsine sur l'amygdaline (formation d'acide prussique), ni à la transformation de l'amidon en sucre.

Tout en faisant les réserves indiquées à propos des composés aromatiques, on peut, avec Binz, expliquer ces propriétés antifermentescibles et antiputrides de la quinine, *en invoquant son action toxique sur les micro-*

organismes d'où dépendent ces processus, c'est-à-dire sur les bactéries, les vibrions et les cellules de la levûre.

En général, la quinine exerce sur la plupart des organismes inférieurs, non seulement sur ceux qui provoquent la putréfaction et la fermentation, mais encore sur les infusoires, des effets toxiques beaucoup plus intenses que sur les animaux supérieurs. Elle fait mourir les micro-organismes au milieu de phénomènes tout à fait semblables à ceux qui se produisent par suite de l'insuffisance ou du manque complet d'oxygène. D'autres poisons, très violents pour les animaux supérieurs, tels que l'atropine, la morphine, sont bien loin d'agir sur les organismes inférieurs d'une manière aussi puissante qu'une solution, même à 0,02 pour 100, de quinine (Rossbach). Il est cependant des micro-organismes qui résistent davantage à l'action de ce poison; tels sont les amibes, les eugléniens, vivant dans l'eau salée; le penicillium se développe très bien dans les solutions de sulfate de quinine (Binz). Il est probable, ainsi que nous l'avons fait remarquer dans les généralités sur les alcaloïdes, que tous ces effets dépendent d'une action particulière de la quinine sur les *substances albumineuses* (Rossbach).

Ce que devient la quinine dans l'organisme des animaux supérieurs. — La quinine ne s'absorbe pas par la peau intacte; mais elle s'absorbe par les plaies, par toutes les muqueuses et à la suite de l'injection sous-cutanée. Les sels neutres de quinine, arrivés dans l'estomac, y subissent l'action de l'acide chlorhydrique et de l'acide lactique du suc gastrique, deviennent plus solubles, et par suite plus absorbables. L'acide chlorhydrique et l'acide lactique possèdent en effet des propriétés dissolvantes particulièrement intenses sur la quinine. Le sulfate se dissout beaucoup moins bien que le chlorhydrate et le lactate, et dans la solution du sulfate il se développe plus facilement des moisissures que dans les solutions des deux autres sels (Binz); aussi ferait-on bien de laisser de côté le sulfate dans la pratique. Une grande partie de la quinine ingérée s'absorbe donc dans l'estomac. Dans l'intestin, l'alcalinité des sucs intestinaux et pancréatique ramènerait la solubilité des sels de quinine à celle de l'alcaloïde pur, sans l'intervention de l'acide carbonique qui fait partie des gaz de l'intestin. La bile met encore un obstacle à l'absorption de la quinine : car les sels résultant de la combinaison de ses acides avec la quinine sont très difficilement solubles, et ne peuvent devenir absorbables que peu à peu, grâce à la présence d'un excès de bile ou par l'action de l'acide carbonique intestinal (Kerner).

Dans tous les cas, la plus grande partie de la quinine ingérée pénètre dans la circulation; il ne s'en trouve que très peu, ou même n'en trouve-t-on pas du tout, dans les matières fécales (Kerner).

La quinine qui a été absorbée s'élimine par toutes les sécrétions, mais principalement avec l'urine; dix minutes après qu'elle a été ingérée, ce liquide en contient déjà ; et, au bout de douze heures, presque toute la quinine absorbée s'est éliminée par cette voie; c'est surtout pendant la sixième heure qui suit l'ingestion du médicament que cette élimination est abondante (Thau). On a cependant décelé, au moyen de réactifs très sensibles, la présence de traces de quinine dans l'urine quarante-huit à soixante heures après son ingestion (Kerner). Chose remarquable, la quinine est plus longtemps retenue dans le corps des fébricitants que dans celui des individus sains (Manasseïn).

La quinine ainsi éliminée avec l'urine s'y trouve en majeure partie à l'état amorphe; il n'en existe qu'une très faible quantité à l'état cristallisé; cette dernière, à cause de sa ressemblance avec un produit d'oxydation de la quinine par le permanganate de potasse, a été considérée par Kerner comme une *dihydroxyl-quinine*, $C^{20}H^{26}N^2O^4 + 4H^2O$, c'est-à-dire comme une quinine qui a reçu 2 (HO) dans sa constitution. La dihydroxyl-quinine est tout à fait sans action sur les animaux inférieurs ou supérieurs. D'après Personne, au contraire, la quinine se transforme en grande partie en substances résineuses.

Action sur les organes et les fonctions en particulier

Organes digestifs. — La quinine a une saveur amère très prononcée; même dans une solution de 1 : 10.000, elle présente cette amertume d'une manière très appréciable. Ce goût est très persistant et ne disparaît que lentement par les lavages de la bouche avec de l'eau; il faut donc admettre que la quinine s'attaque d'une manière assez tenace aux terminaisons nerveuses gustatives. Cette amertume donne lieu, par action réflexe, à une augmentation de la sécrétion de la salive; c'est, à la suite des modes d'administration ordinaires de la quinine, sa seule influence sur les glandes salivaires. Mais si une solution quinique est injectée dans un conduit excréteur de la salive, par exemple dans le canal de Warthon, il arrive alors, d'après Heidenhain, que les fibres sécrétoires de la corde se paralysent, tandis que les fibres dilatatrices vasculaires du même nerf, ainsi que les fibres sécrétoires du sympathique, restent excitables; ces dernières ont besoin, pour se paralyser, de doses très élevées de quinine.

La quinine, administrée à petite dose (0,01-0,05), ne provoque rien de bien marqué du côté de l'estomac. Il n'est nullement démontré qu'elle donne lieu à une augmentation de la sécrétion du suc gastrique; le fait, d'après les recherches de Buchheim, ne paraît même pas probable. On a dit que l'administration répétée de ces petites doses augmentait le sentiment de la faim, excitait la digestion, et que cet effet était dû à une action directe de la quinine; si ce fait se présente quelquefois, il doit être attribué à l'influence favorable de la quinine sur la maladie qui tenait sous sa dépendance les troubles de la digestion, et non à une action directe de la quinine sur l'estomac. Buchheim et Engel ont démontré, au contraire, que la présence de la quinine dans l'estomac, chez les animaux, avait pour résultat un ralentissement de la digestion des matières albumineuses, et nous avons constaté (Rossbach et Goldstein) que, dans du suc gastrique de chien, mêlé avec une très petite quantité de quinine (0,0002 pour 100), il y avait environ un dixième de moins d'albumine sèche digérée dans le même temps que dans le même suc gastrique ne contenant point de quinine. Il n'est donc pas vrai que cet alcaloïde, à petites doses, augmente directement l'appétit et favorise la digestion; au contraire, il provoque des nausées chez plusieurs personnes. L'administre-t-on à doses plus élevées (0,3-2,0), aux nausées peuvent alors succéder des vomissements; le sulfate produit surtout cet effet, qui se présente plus rarement avec le chlorhydrate. Ces troubles du côté de l'estomac sont plus fréquents et plus marqués quand la quinine est administrée à un individu fébricitant.

Buchheim et Engel affirment que la quinine ne fait pas augmenter la *sécrétion de la bile*; la fait-elle diminuer, ce qui pourrait paraître plus vraisemblable, vu ses effets sur la rate? Ils n'osent pas le décider.

Quant à son action sur les *sécrétions intestinales* et sur les *mouvements de l'intestin*, elle n'est pas connue.

Sang et glandes sanguines. — Voici tout ce que nous savons jusqu'ici sur ce sujet : sous l'influence de la quinine, l'oxygène se fixe d'une manière plus intime à l'hémoglobine du sang et ne peut par conséquent s'en dégager que plus difficilement (Bonwetsch, Binz, Rossbach). Si la dose administrée a été considérable, les globules rouges du sang deviennent plus volumineux; cette augmentation de volume est proportionnelle à l'abaissement de la température et résulte de la rétention dans les globules d'une plus grande quantité d'oxygène (Manasseïn). L'addition d'une quantité même minime d'un sel neutre de quinine à du sang qu'on vient de tirer d'un animal suffit pour amoindrir d'une manière très appréciable le développement énergique d'acides qui s'y effectue sous l'influence de l'air et avec le concours des globules rouges (Zuntz). La quinine affaiblit notablement la réaction d'ozone qu'on obtient en plongeant du papier de gayac dans le sang d'un animal, et cela aussi bien quand elle est ajoutée au sang récemment tiré des vaisseaux que lorsqu'elle est introduite dans le sang en circulation (A. Schmidt, Binz).

Les globules blancs du sang perdent leurs mouvements amœboïdes, se paralysent, sous l'influence de quantités même très petites d'une solution neutre de quinine; ils se comportent donc comme les infusoires. Chez les animaux à sang chaud, on voit la quinine, administrée à doses élevées (1/20.000 du poids du corps), faire diminuer d'un quart, en quelques heures, le nombre des globules blancs. L'émigration des globules blancs hors des vaisseaux sanguins du péritoine, etc., par conséquent aussi la suppuration, chez les animaux à sang froid, est retardée ou supprimée par l'injection sous-cutanée de la quinine (1/5000 du poids du corps); ce fait se produit bien que le cœur ait conservé toute son activité, et ne peut donc être la conséquence que de la paralysie des globules eux-mêmes (Binz et Scharrenbroich); Zahn et Köhler l'attribuent, au contraire, à un affaiblissement de l'activité du cœur.

La quinine fait diminuer le volume de la *rate*, chez les omnivores, et la rend dure et ferme, alors qu'auparavant elle était molle (Piorry, Küchenmeister, Mosler et Landois). Cet effet se produit même après la section des nerfs spléniques. Est-il dû à une contraction des éléments contractiles de la rate, ou à l'obstacle qu'oppose la quinine à l'hyperplasie cellulaire, ou à toute autre cause? On l'ignore.

Les *effets de la quinine sur la circulation* sont moins considérables et moins nets que ceux des poisons circulatoires proprement dits; aussi les observations faites sur cette question sont-elles en plusieurs points contradictoires. Voici ce que nous savons de plus positif là-dessus :

Schlokow, Block, Meissner et Jerusalimsky ont vu la quinine, administrée, chez des animaux à sang chaud bien portants, à doses modérées (jusqu'à 1 gramme) et à plusieurs reprises, faire augmenter le nombre des pulsations cardiaques et élever la pression sanguine; Jerusalimsky a observé le même fait chez des femmes en bonne santé, auxquelles il avait fait prendre de 0,3 à 0,6 du médicament. Il l'attribue à une action paralysante sur les appareils modérateurs du cœur et à une action excitante sur les appareils moteurs. Binz nie l'action sur les nerfs vagues, et n'admet que l'action excitante sur les appareils moteurs cardiaques; chez les grenouilles, la quinine, même à petites doses, produit toujours un ralentissement et un affaiblissement des contractions du cœur (Eulenburg).

Mais si les doses de quinine sont élevées (1,5-2 grammes et au-delà), chez l'homme et les animaux, sains ou malades, les contractions du cœur se ralentissent et la pression sanguine s'abaisse; la plupart des observateurs (Briquet, Duméril, Reil, Schlokow, Lewitzky, Schroff jeune, Liebermeister) regardent aujourd'hui ce fait comme indubitable et constant. Jerusalimsky a pourtant observé que, chez certains animaux (chiens), l'administration de doses élevées de quinine avait pour résultat d'accélérer les battements du cœur, de les rendre même deux fois plus fréquents qu'à l'état normal; il a vu la répétition de ces doses élevées rendre le pouls de plus en plus rapide, mais en même temps de plus en plus faible, de moins en moins sensible, et finir par le faire disparaître, par suite de la paralysie du cœur; la pression sanguine d'abord élevée, tombait ensuite. Mais ce fait observé par Jerusalimsky peut être considéré comme une exception. Chez les hommes fébricitants, on voit toujours le pouls se ralentir dans ces circonstances; soit, comme le veut Liebermeister, sous l'influence de l'abaissement de la température; soit, d'après l'opinion de la plupart des observateurs, par suite d'une action directe de la quinine.

Ce ralentissement des pulsations ne doit pas être attribué à une excitation des appareils modérateurs cardiaques, car il se manifeste même quand les deux pneumogastriques ont été préalablement sectionnés; et d'ailleurs, au moment où ce ralentissement existe, les nerfs modérateurs ne répondent que difficilement à l'excitation par le courant électrique, sans cependant être paralysés, dit Binz. Il est beaucoup plus probable que ce ralentissement a sa cause dans une diminution d'excitabilité des nerfs moteurs cardiaques et dans un affaiblissement du muscle cardiaque lui-même (Lewitzki, Eulenburg, Schlokow, etc.). L'abaissement de la pression sanguine tient en partie à cet affaiblissement du cœur, et en partie, mais seulement quand les doses ont été très élevées, à la dilatation des artères périphériques, consécutive à la paralysie du centre vaso-moteur et des nerfs vasculaires (von Schroff junior, Heubach); le fait est que des irritations très intenses de la sensibilité sont, à ce moment, à peu près entièrement impuissantes à relever la tension sanguine (Schroff).

Si la dose ingérée a été très forte, mortelle, les pneumogastriques se paralysent, mais seulement au bout de plusieurs heures et sans que les pulsations du cœur cessent d'être ralenties; ces pulsations deviennent de plus en plus faibles; puis le cœur s'arrête en diastole, et ne tarde pas à être tout à fait insensible aux excitations directes.

La paralysie du cœur est cependant précédée de la paralysie de la respiration (Binz, Heubach); c'est seulement quand des doses énormes de quinine sont injectées, à travers la veine jugulaire, dans le cœur, qu'on voit la paralysie cardiaque se manifester instantanément, et l'animal succomber alors dans des convulsions (par anémie cérébrale et par défaut d'oxygène).

La *température*, chez l'homme et les animaux à l'état de santé, n'éprouve, sous l'influence de la quinine, que des modifications insignifiantes. Liebermeister a constaté que 2 grammes de quinine, administrés dans l'espace de six heures, n'ont nullement fait varier la température; 2gr,50 donnèrent lieu à une élévation de 1 dixième de degré. Sidney et Ringer ont vu l'administration de 1,25 de quinine être suivie d'un abaissement de 0°,1. Jerusalimsky, dans le plus grand nombre de ses expériences avec de petites et de hautes doses de quinine, a observé un abaissement très léger de la température; d'autres fois, une élévation, qui même, dans trois cas, a été assez forte (jusqu'à 0°,7 C.). Sous l'influence de doses de quinine élevées, mais pas assez pourtant pour donner lieu à des troubles subjectifs ni à une modification de la fréquence du pouls, le tracé de la température tend à prendre le type de la ligne droite; la chaleur s'élève moins sous l'influence du travail, et s'abaisse plus vite quand le travail est achevé; la sueur, même pendant les grosses chaleurs de l'été, est moindre, ou même entièrement supprimée (Liebermeister, Kerner). Est-ce à dire que l'organisme à l'état de santé ne puisse pas être fortement refroidi par des doses très élevées de quinine? Nous ne le savons pas; nous tenons pourtant le fait pour vraisemblable.

Quelle est l'action de la quinine sur la température, chez les hommes et les animaux *fébricitants?* Les données des divers observateurs présentent à ce sujet de nombreuses contradictions. Il est certain que, dans une série de fièvres continues, la quinine fait le plus souvent baisser la température de 1 à 3 degrés C., tandis que, dans une autre série de maladies fébriles, cet effet est nul ou à peu près nul. Cette question est trop importante pour que nous ne jugions pas nécessaire de nous y appesantir un peu.

Chez des animaux chez lesquels ils avaient provoqué une *fièvre septicémique* en leur injectant des liquides ichoreux, Binz et Manasseïn ont vu la quinine produire des effets favorables. Binz a pu, grâce à ce médicament, retarder l'arrivée de la mort et même améliorer l'état général, faire baisser la température et sauver la vie. Manasseïn a pu parvenir au même résultat; mais il a fallu pour cela des doses très fortes, dangereuses par elles-mêmes. Popow, au contraire, n'est arrivé, ni par de petites doses, ni par des doses élevées, à triompher des effets des liquides septiques sur l'organisme; la quinine a été impuissante à faire baisser la température, et les guérisons n'ont pas été plus nombreuses que sans l'emploi de ce médicament. Contre la *septicémie traumatique*, chez l'homme, Socin a employé la quinine avec quelque avantage; mais il a fallu pour cela administrer de très hautes doses (6 à 7 grammes par jour), les continuer pendant longtemps, concurremment avec le vin. Hüter a constaté aussi que, dans les mêmes circonstances, la quinine à hautes doses faisait baisser la température, mais elle ne lui a jamais fourni aucun cas de guérison. Concluons que les résultats obtenus, à l'aide de la quinine, contre la septicémie, ne sont pas, en somme, bien merveilleux, et que l'emploi de l'alcool serait peut-être préférable.

Dans l'*érysipèle traumatique*, la température, dit Socin, n'a éprouvé aucun abaissement par l'action de la quinine, tandis que cet abaissement s'est manifesté sous l'influence de l'alcool à hautes doses. Busch est arrivé au même résultat, mais il a constaté de plus que la chute de la température sous l'influence de l'alcool n'était que très passagère, et devenait plus persistante par l'administration consécutive de la quinine.

Dans le *rhumatisme articulaire*, la quinine, d'après Liebermeister et d'autres observateurs, n'agit sur la fièvre que d'une manière tout à fait insignifiante ou nulle.

Contre la *fièvre récurrente*, tous les auteurs s'accordent à dire que la quinine ne produit aucune action.

Dans les *maladies exanthématiques fébriles*, telle que la variole, la quinine produit des résultats favorables, d'après les uns (Schullert, Steiner, Ladendorf); des résultats défavorables, d'après les autres (Maudeville, Popow).

Les *fièvres puerpérales* légères, sans localisation appréciable, dans lesquelles, par conséquent, il n'existe pas de centres d'infection toujours actifs, ces fièvres cèdent au traitement par la quinine; les fièvres plus graves résistent, au contraire (Conrad).

Dans la *pneumonie croupale*, la quinine, à doses élevées (jusqu'à 5 grammes), fait fortement baisser la température, d'après Jürgensen; nous pouvons nous-même confirmer ce fait; mais nous n'avons jamais vu qu'il en résultât un arrêt dans la marche du procesus.

Dans le *typhus*, la quinine à haute dose a fait baisser la température dans beaucoup de cas, mais non dans tous; c'est ce qui résulte des six cents observations faites par Liebermeister. L'abaissement de la température s'est montré plus accentué au moment de la rémission spontanée de la fièvre, c'est-à-dire le matin, la quinine ayant été administrée pendant la nuit, que le soir, la quinine ayant été administrée dans la journée. Dans les cas graves de typhus, la quinine n'a produit aucune action.

Contre les divers *états fébriles intermittents*, la quinine a toujours produit les meilleurs résultats; tout le monde est d'accord là-dessus.

Lorsque, dans une fièvre continue, la quinine fait baisser la température, cette action dure en général jusqu'à élimination du médicament hors de l'organisme, c'est-à-dire pendant douze à vingt-quatre heures (Thau). La dose nécessaire pour la production de cette action est en moyenne, chez l'adulte, de 1 à 2 grammes ; au-dessous de 1 gramme, l'effet antipyrétique ne se produit pas d'une manière appréciable; si la dose est élevée, mais administrée d'une manière fractionnée, au lieu de l'être en une fois, l'effet produit reste aussi insignifiant.

La quinine est donc, dans beaucoup de cas, un antipyrétique précieux; et parce qu'elle ne réussit pas dans tous, en particulier dans les fièvres graves, ce n'est nullement une raison pour ne pas y avoir recours. Il est des incendies que l'eau ne peut parvenir à éteindre. Mais faut-il pour cela la laisser de côté dans tous les cas? C'est pourtant ainsi que raisonnent ceux qui, voyant la quinine ne pas réussir partout et toujours à faire baisser la température, jugent, d'une manière absolue, son emploi inutile dans ce but.

Système nerveux. — Voici le résultat des observations faites sur les animaux à sang froid (grenouilles). Des doses petites de chlorhydrate de quinine amorphe (0,001–0,005) augmentent l'excitabilité réflexe ; des doses élevées, au contraire, la paralysent ; ce résultat est la conséquence, en partie de l'affaiblissement de l'activité cardiaque, en partie de la paralysie directe des ganglions de la moelle qui président aux réflexes ; même chez les grenouilles strychnisées, les réflexes ne tardent pas à être supprimés complètement par la quinine. Chaperon prétend que cette paralysie doit être attribuée à une excitation des centres modérateurs des réflexes dans le cerveau ; mais, outre que l'existence de ces centres est encore douteuse (même d'après Setschenow), Binz et Heubach sont arrivés à des résultats qui contredisent absolument cette manière de voir. Les mouvements volontaires ne peuvent être supprimés que par des doses très élevées de quinine. Les nerfs périphériques, moteurs ou sensibles, n'éprouvent, dans l'empoisonnement général par cette substance, aucune altération appréciable ; si, au contraire, le nerf moteur est directement placé dans une solution neutre de quinine, son excitabilité est d'abord exaltée, mais plus tard elle diminue plus rapidement que celle d'un autre nerf plongé, par comparaison, dans une solution de chlorure de sodium (Heubach).

Voici les effets que produit la quinine sur le système nerveux, chez les animaux à sang chaud, et particulièrement chez l'homme : à la dose de 1 à 2 grammes (la susceptibilité varie beaucoup suivant les individus), elle détermine d'abord, dit Thau, un sentiment de bien-être ; après quoi, on remarque que la sensibilité tactile est émoussée ; on éprouve des bourdonnements d'oreilles (voyez *Acide salicylique)* et de la pesanteur de tête. Peu à peu les idées deviennent confuses ; en même temps, céphalalgie, vertiges, sensation de fortes pulsations dans les carotides ; l'ensemble de ces phénomènes a reçu le nom d'ivresse quinique. Bourdonnements d'oreilles de plus en plus intenses, hallucinations de l'ouïe, diminution de l'acuité auditive. La vue baisse aussi, et le champ visuel paraît comme voilé ; les pupilles sont un peu dilatées. Enfin se manifestent de l'apathie, de l'assoupissement, une prostration générale. Si l'on cesse à ce moment l'administration de la quinine, tous ces phénomènes disparaissent au bout de quelques heures ; ce sont les bourdonnements d'oreilles et la céphalalgie qui durent le plus longtemps. Mais si les doses ci-dessus sont renouvelées, ou si l'on a administré en une fois une dose de 2 à 4 grammes, les accidents deviennent plus sérieux : la démarche est chancelante, le délire apparaît, la dureté de l'ouïe fait place à une surdité presque complète ; parfois même, cécité, aphasie. Puis tout rentre dans l'ordre ; on a vu cependant, dans quelques cas, la surdité et les troubles de la vue persister pendant plusieurs années.

Si la dose a été encore plus élevée (au-dessus de 4 grammes), la mort peut en être la conséquence ; elle est précédée de convulsions, ou d'un état de paralysie générale, d'un collapsus subit (observations faites chez l'homme, chez des chiens et des chats).

L'ivresse quinique doit vraisemblablement être attribuée à une altération directe, par la quinine, des ganglions cérébraux, plutôt qu'être mise sur le compte de l'abaissement de la pression sanguine.

L'action soporifique déterminée par des doses pas trop petites est indépendante de la température, soit chez les individus sains, soit chez les malades; dans certains cas où la morphine, le chloral, ont échoué, on peut y avoir recours avec avantage (Binz); mais elle fait défaut trop souvent. Albertoni a démontré que la cinchonidine, qui produit en somme des effets semblables à ceux de la quinine, mais un peu plus faibles, provoquait, chez les singes et chez les chiens, en excitant les centres nerveux, des accès épileptiformes et épileptiques.

Les troubles de l'ouïe doivent être attribués aux mêmes causes auxquelles sont dus ceux que détermine l'acide salicylique.

La diminution de la sensibilité tactile, l'apathie, la diminution de l'excitabilité réflexe, la démarche ataxique, etc., peuvent être attribuées à un amoindrissement final de la faculté conductrice des cordons de la moelle épinière, à une interruption des rapports qui unissent les éléments nerveux sensibles et moteurs; à l'appui de la première opinion vient l'observation directe d'Albertoni sur des chiens et des singes, chez lesquels la cinchonine augmente d'abord l'excitabilité réflexe, puis la fait diminuer, et enfin la supprime; cette opinion est encore corroborée par l'observation de Schroff sur les animaux à sang chaud, observation d'après laquelle les réflexes vasculaires produits par les irritations de la sensibilité cutanée sont affaiblis sous l'influence de la quinine.

Respiration. — De petites doses ne la modifient nullement chez les animaux à sang chaud; des doses moyennes l'accélèrent; des doses élevées et mortelles la rendent irrégulière et la ralentissent; ces effets peuvent être attribués à une excitation et à une paralysie finale des centres respiratoires de la moelle épinière. Quant à l'engorgement dans la petite circulation et aux hémorragies pulmonaires, phénomènes qui se manifestent quelquefois, on doit les mettre sur le compte des troubles de l'activité cardiaque.

Muscles striés. — La courbe musculaire, chez les animaux à sang froid, sous l'influence de la quinine, est le double de celle observée sur les mêmes muscles à l'état normal (Buchheim).

Peau. — Soit qu'elle ait été appliquée extérieurement, soit qu'elle ait été administrée à l'intérieur, la quinine, par suite évidemment d'une action directe sur les nerfs et vaisseaux cutanés, donne lieu aux éruptions les plus diverses (roséole, exanthèmes scarlatineux, purpura, eczéma).

Echanges organiques. — D'après les recherches de Kerner sur lui-même, de petites doses de quinine suffisent pour faire diminuer d'une manière appréciable l'élimination de l'azote par les urines; cette diminution, à la suite de l'ingestion en une fois de 1 à 2^{gr},5 de quinine, va jusqu'à 24 pour 100 dans un jour; la quantité d'acide sulfurique des urines, lequel, comme on sait, provient en très grande partie des albuminoïdes, cette quantité diminue aussi de 39 pour 100, tandis que la quantité d'eau éliminée par les reins augmente un peu. Zuntz a vu aussi l'élimination de l'urée diminuer de 39 pour 100 sous l'influence de 2 grammes de quinine. Dans les expériences de Kerner, des troubles gastriques assez intenses, quelques phénomènes d'empoisonnement se manifestèrent, et, la quantité d'azote absorbée n'ayant pas été déterminée, v. Böck a répété les mêmes expériences sur des chiens, en s'entourant de toutes les précautions recommandées par l'école de Voit; il est arrivé aux mêmes résultats, c'est-à-dire qu'il a noté un très notable ralentissement des combustions organiques. Dans l'espace de cinq jours, pendant lesquels la quinine était administrée à doses non toxiques, la quantité d'azote éliminée fut inférieure de 10 grammes à la quantité qui avait été ingérée dans le même temps. (Chose remarquable et encore inexplicable, Bauer et Künstle ont trouvé que, pendant que la température fébrile s'abaisse sous l'influence de la quinine, du salicylate de soude, du froid, etc., l'élimination de l'azote par les urines, au lieu de diminuer, subissait au contraire presque constamment un léger accroissement. H. Oppenheim a aussi noté, dans des expériences sur lui-même à l'état de santé, une augmentation de la production de l'urée).

Quant à l'influence de la quinine sur les échanges gazeux respiratoires, v. Bœck et Bauer ont trouvé, dans leurs expériences sur des chats et des chiens, que la quinine, à petites doses, faisait diminuer le dégagement de l'acide carbonique et l'absorption de l'oxygène; la diminution du dégagement de l'acide carbonique (9 pour 100) étant proportionnelle à celle de la désassimilation de l'albumine (14 pour 100), il est vraisemblable que la première dépend de la seconde; il n'est cependant pas prouvé que les substances non azotées n'y contribuent pas pour une légère part; mais ce qui est certain, c'est que ce n'est pas à un défaut d'absorption de l'oxygène qu'il faut attribuer cette diminution de l'élimination de l'acide carbonique : car le rapport entre l'absorption de l'oxygène et le dégagement de l'acide carbonique reste normal; v. Böck et Bauer sont persuadés que les mêmes résultats se produisent aussi chez l'homme, pourvu qu'un état d'inquiétude, de plus grands mouvements musculaires, n'interviennent pas comme conséquence de l'administration de la quinine; le même fait se produit d'ailleurs chez les animaux soumis à l'action de la quinine : l'intervention d'un état d'inquiétude, d'une plus grande activité des mouvements musculaires et respiratoires, a pour conséquence, chez eux aussi, d'accroître le dégagement de l'acide carbonique et l'absorption de l'oxygène.

Binz et Srassburg, dans leurs expériences sur des lapins, atteints de fièvre ou sans fièvre, n'ont noté aucun changement dans la quantité d'acide carbonique dégagée; mais il faut tenir compte ici du choix de l'animal et des conditions anormales dans lesquelles étaient faites les expériences.

Sécrétions. — Sous l'influence de la quinine, la sécrétion de la sueur est supprimée, même chez les ouvriers travaillant pendant les grosses chaleurs; la sécrétion urinaire est, au contraire, augmentée, au moins chez les individus en bonne santé (Kerner).

Théorie de l'action de la quinine. — Toutes les recherches ayant pour but de déterminer l'action de la quinine sur les éléments organiques et sur les processus simples de l'organisme animal, notamment sur l'albumine (Rossbach), sur les processus de putréfaction et de fermentation (Binz et ses élèves), sur les micro-organismes (Binz, Rossbach), sur les échanges organiques (Kerner, v. Bœck, Bauer), sur le sang (A. Schmid, Bonwetsch, Zuntz, Binz, Rossbach), toutes ces recherches, dis-je, nous montrent que l'action principale de la quinine s'exerce sur l'albumine cellulaire; celle-ci, sous l'influence de la quinine, résiste davantage à l'action de l'oxygène, ne s'oxyde pas et ne se désassimile pas aussi facilement qu'à l'état normal. Si la quinine introduite dans l'organisme vivant n'arrête pas complètement la désassimilation de l'albumine, comme elle arrête la fermentation, qui repose sur des processus semblables à ceux de la désassimilation organique, cela tient uniquement à ce que les doses employées sont insuffisantes pour produire ce résultat; dans les expériences de Kerner, quand les doses étaient élevées, des phénomènes d'empoisonnement apparaissaient et l'élimination de l'azote était réduite à son minimum. Il ne faut pas voir dans l'excitation produite par la quinine sur certains organes une contradiction avec cette action fondamentale; car toute diminution des échanges organiques dans les cellules, par exemple une brusque soustraction de sang, etc., peut avoir pour effet d'exciter momentanément le fonctionnement des organes.

Par quel mode d'action la quinine *fait-elle baisser la température?* Question très controversée et encore insoluble. Voici en quelques mots ce qu'on peut actuellement penser là-dessus.

L'abaissement de la température par la quinine se produisant chez les animaux enveloppés dans de l'ouate, chez lesquels par conséquent le rayonnement de la chaleur ne peut être augmenté; en outre, l'élévation de la température *post mortem*, qui se manifeste chez les animaux à la suite de la section de la moelle cervicale, et qui est la conséquence de la persistance des processus chimiques de calorification dans l'organisme, alors que le rayonnement de la chaleur par la peau s'est restreint, cette élévation de la température, dis-je, n'ayant pas lieu ou n'ayant lieu que d'une manière insignifiante, quand l'animal, avant l'opération, a été mis sous l'influence de la quinine; l'effet antipyrétique de la quinine étant donc indépendant, dans ce dernier cas, puisque l'animal est mort, d'une action indirecte de la circulation et du système nerveux; il s'ensuit que l'abaissement de la température par la quinine doit être attribué principalement à une action ralentissante sur les processus de calorification qui se passent dans l'intimité de l'organisme (Briquet, Liebermeister, Naunyn et Quincke, Binz). A l'appui de cette manière de voir vient encore le fait de la diminution des échanges azotés sous l'influence de la quinine. Quant à l'action de la quinine sur les centres nerveux, action faisant baisser ou monter la température, l'état de nos connaissances sur ce sujet est encore trop vague pour qu'il soit permis de baser là-dessus une explication de ses effets antipyrétiques.

L'influence exercée sur le système nerveux peut être, ou bien d'annuler cette action fondamentale, ou bien de la seconder. La quinine agissant tout d'abord sur les centres nerveux, l'excitation partie de ces centres doit avoir pour conséquence d'augmenter l'activité de certains groupes cellulaires, notamment des cellules musculaires; de là, mouvements plus actifs, pouls plus rapide, pression sanguine élevée, respiration accélérée, et, par suite, accélération de certains processus d'échanges organiques, élévation de la température. On s'explique ainsi pourquoi, chez les animaux en bonne santé, la quinine fait élever la température, ou n'exerce sur elle aucune modification. Mais pour cela il faut que la dose n'ait pas été assez forte pour aller influencer la plus grande partie des cellules de l'organisme; car, si la dose a été assez élevée, certaines fonctions sont alors tellement altérées (je ne signalerai que l'abaissement de la pression sanguine et l'apathie musculaire résultant de l'action stupéfiante), que l'action fondamentale de la quinine sur les cellules en est notablement accrue.

Si la quinine agit sur un organisme fébricitant, alors à cette action antipyrétique résultant de l'influence nerveuse (abaissement de la pression sanguine, etc.), et à l'action directe exercée sur les cellules et le protoplasma cellulaire, vient se joindre un troisième facteur, qui est la neutralisation de la cause de la fièvre, dans celle de la malaria par exemple ; « soit que cette cause réside dans un micro-organisme qui sort périodiquement, comme génération nouvelle, de son lieu d'incubation, des organes lymphatiques, de la rate, pour aller, par une irritation vaso-motrice, faire naître la série des phénomènes qui constituent la fièvre ; soit que cette cause consiste en un poison chimiquement dissous qui, en accumulant les irritations, donne lieu à des décharges nerveuses périodiques, à une désassimilation plus active de l'albumine organisée et à une élévation de la température » (Binz).

Ces hypothèses sont encore bien loin de pouvoir s'appuyer sur une démonstration scientifique rigoureuse ; mais on doit reconnaître que, dans l'état actuel de nos connaissances, il serait bien difficile de les remplacer par de meilleures. Elles peuvent notamment rendre assez bien compte de deux faits fort obscurs, à savoir : que la quinine n'exerce son action spéciale que sur l'organisme à l'état de fièvre, et qu'elle ne produit des effets antipyrétiques accentués que sur certaines fièvres, mais non sur d'autres. C'est que les causes de la fièvre peuvent être très variables, et que, parmi ces causes, il en est qui sont accessibles à la quinine, et d'autres qui résistent à son action. On pourrait invoquer, comme exemple à l'appui, les spirilles récurrents d'Obermeier : les solutions de quinine au-dessous de 1/2 pour 100 n'exercent sur eux aucune action nuisible ; il en est de même du phénol, du permanganate de potasse ; les sels de mercure soluble, au contraire, dilués dans la proportion de 1 : 3000-1 : 4000, suffisent pour les tuer ; la glycérine est aussi pour eux un très violent poison. Ne pourrait-on pas attribuer à ce fait de l'inactivité de la quinine sur les spirilles récurrents l'inefficacité bien connue de ce médicament contre la fièvre récurrente ? Le poison de la malaria, au contraire, serait très accessible à l'action de la quinine ; celui du typhus le serait moins, etc. ; on s'expliquerait ainsi pourquoi le rhumatisme musculaire cède à l'acide salicylique plutôt qu'à la quinine ; pourquoi, dans certaines maladies, il faut des doses élevées de quinine pour faire baisser la température, tandis que, dans d'autres, des doses moyennes sont suffisantes, etc.

L'abaissement de la température dans les maladies fébriles doit nécessairement avoir certaines conséquences avantageuses. Ainsi l'accélération du pouls, en tant qu'elle tient à l'élévation de la chaleur, devra devenir moindre, de même que dans tous les cas où la température s'abaisse, par exemple à la suite des bains froids ; il ne faut donc pas attribuer à une action directe tout l'effet que la quinine produit sur la circulation. La température s'abaissant, l'état subjectif du malade devra aussi devenir plus satisfaisant ; par exemple, chez les typhiques, le sensorium sera plus dégagé, l'appétit se réveillera un peu, les sucs digestifs sécrétés seront de meilleure qualité, les digestions deviendront plus faciles, les forces augmenteront. Mais c'est en tempérant la chaleur des cellules de l'organisme que la quinine aura produit cet effet, et non en agissant directement sur les cellules cérébrales, sur les glandes à suc gastrique, etc.

Résumant les effets principaux de la quinine, nous pouvons dire que c'est un agent enivrant et stupéfiant, en même temps qu'un antipyrétique ralentissant les processus de désassimilation organique. Pour produire le premier effet, elle doit être administrée à des doses beaucoup plus élevées que ne doivent l'être d'autres substances produisant une action semblable, la morphine par exemple; aussi donne-t-on la préférence à ces dernières quand il s'agit d'obtenir des effets narcotiques. Ces narcotiques puissants à faibles doses pourraient sans doute produire, comme il résulte de la similitude de leur action fondamentale et de l'observation directe, des effets antifébriles comparables à ceux de la quinine, s'il était possible de les administrer à doses suffisamment élevées; mais leur action paralysante sur le système nerveux supprime l'existence bien avant qu'on ait pu atteindre les doses nécessaires pour donner lieu à un ralentissement des processus d'oxydation. Si donc la quinine peut être employée dans ce dernier but, elle le doit à son innocuité relative sur le système nerveux, à des doses où elle agit puissamment sur les échanges organiques et sur la température.

La quinine ne peut tonifier l'organisme que d'une manière indirecte et dans certaines conditions. Elle ne peut jamais jouer le rôle d'un tonique direct : car une force réelle ne peut résulter que de la décomposition dans l'organisme de substances chimiques, telles que les matières alimentaires ou les médicaments à action analogue (huile de morue); or la quinine traverse l'organisme sans subir presque aucune décomposition. *Chez les individus à l'état sain*, elle n'est pas même un tonique indirect; loin d'augmenter l'appétit, de favoriser la digestion, elle les trouble, au contraire, provoque même des nausées; en faisant diminuer la quantité d'aliments absorbée, elle affaiblit plus les forces qu'elle ne les augmente en ralentissant les échanges organiques; d'après van Bœck, un chien auquel on administre des doses non toxiques de quinine n'économise en somme par jour que 57 grammes d'albumine. Et comme la quinine, à doses élevées, affaiblit la force du cœur, fait baisser la pression sanguine et laisse toujours après elle des troubles plus ou moins fâcheux, il s'ensuit qu'on doit la considérer comme déterminant, sur un organisme sain, un affaiblissement plutôt qu'un accroissement des forces. Mais il en est tout autrement sur *un organisme malade;* ici la quinine relève réellement et conserve les forces : en faisant tomber la fièvre, elle augmente chez le malade le désir des aliments et améliore l'appétit; en second lieu, dans les maladies épuisantes (Griesinger, Botkin), en modérant la consommation de l'albumine, les pertes organiques, elle retarde l'épuisement et rend la vie plus longtemps possible, à un moment où l'organisme, à cause de l'absence complète de l'appétit, à cause de la dépression des fonctions digestives, ne peut pas réparer par l'alimentation les pertes qu'il éprouve et que la fièvre rend encore plus rapides. Sous ce rapport, l'effet de la quinine ressemble beaucoup à celui de l'alcool.

Usages thérapeutiques. — La quinine est incontestablement un des agents les plus précieux de la thérapeutique; malgré les variations des théories et des systèmes, elle a toujours conservé sa place dans la matière médicale. Il a fallu pourtant, dans ces dernières années, poser à ses indications des limites plus étroites ; car, de même qu'à toutes les substances médicamenteuses, on lui avait attribué les propriétés curatives les plus variées et les plus fantaisistes; mais si le champ de son emploi a été borné d'un côté, il a pu s'étendre de l'autre; dans ces derniers temps, en effet, on lui a trouvé de nouvelles indications bien positives.

Deux indications se présentent en première ligne : 1° La quinine possède des propriétés particulières, spécifiques, contre l'empoisonnement par la malaria, contre toutes les formes morbides dépendant de cet empoisonnement. 2° Elle joue le rôle d'un antipyrétique contre beaucoup de maladies fébriles, mais non contre toutes.

L'influence de la quinine *dans les fièvres intermittentes et dans l'intoxication par la malaria en général* a été constatée un nombre infini de fois et ne peut être mise en doute. Sydenham n'employait primitivement l'écorce de quinquina que contre les fièvres quartes et surtout contre les fièvres intermittentes d'automne; dans la suite il étendit cet emploi à tous les cas de fièvre intermittente, à quelque saison qu'ils se manifestassent. Ce grand observateur formula une méthode rationnelle d'administration, qui porte son nom et qui est encore en usage. Il réfuta victorieusement les objections faites à l'emploi du quinquina, qu'on accusait de provoquer des tuméfactions de la rate, du foie, des hydropisies, objections que Stoll, de Haen et d'autres observateurs eurent aussi à combattre, et qui, chose étonnante, ont encore trouvé aujourd'hui quelques défenseurs. Certainement, les fièvres intermittentes peuvent parfois guérir à l'aide d'autres médicaments que la quinine, ou disparaître même spontanément, sans qu'aucun traitement soit intervenu; certainement aussi elles résistent, dans quelques cas, d'ailleurs rares, à l'emploi du quinquina, très rationnellement administré. Ces échecs peuvent venir de ce que l'organisme n'a pas été soustrait à l'action très intense des miasmes, ou de ce qu'il s'agissait, dans le cas donné, de tout autre chose que d'une intoxication par la malaria; d'autres fois, enfin, on ne saurait donner aucune raison de l'échec observé. Quoi qu'il en soit, le quinquina n'en reste pas moins le remède le plus actif et le plus précieux pour combattre les fièvres intermittentes.

Disons d'abord que, dans les régions marécageuses, par exemple sur la côte ouest de l'Afrique, dans le sud des États-Unis, la quinine a été employée avec succès comme prophylactique contre l'intoxication par la malaria; ce fait est appuyé sur tant d'observations concordantes, que nous pouvons le considérer comme incontestable.

La quinine réussit le mieux dans les cas d'intoxication paludéenne qui se présentent, comme c'est l'ordinaire, sous la forme d'une fièvre intermittente quotidienne ou tierce, avec intervalles d'apyrexie bien nets; le succès est moins certain, mais l'est encore assez, dans les cas de fièvre quarte. Les revers deviennent plus fréquents quand il s'agit de ces fièvres intermittentes dites pernicieuses, s'accompagnant de symptômes nerveux graves, de phénomènes chlolériformes, etc.; et cependant, dans ces cas encore, la quinine est le remède qui donne, en général, les résultats les plus favorables. Enfin, de toutes les formes de l'intoxication par la malaria, celle où la quinine réussit le moins bien, c'est la fièvre rémittente, consistant en paroxysmes dont les intervalles ne sont pas franchement apyrétiques. Plus la fièvre intermittente est récente, mieux elle cède à l'action de la quinine. Quant à la comparaison entre l'utilité de la quinine et celle de l'arsenic, dans le traitement des fièvres intermittentes, elle a été faite déjà à propos de cette dernière substance.

Ce ne sont pas seulement les accès de fièvre qui sont soumis à la puissance curative de la quinine; les autres formes et modes d'expression si variés de la malaria le sont également. Les tuméfactions de la rate et du foie, quand leur développement, consécutif aux accès de fièvre, ne date pas de trop longtemps, disparaissent fréquemment aussi sous l'influence de la quinine; il en est de même de ces hydropisies aiguës, sans albuminurie, dont l'essence est inconnue et qui succèdent aux fièvres intermittentes. L'action spécifique de la quinine s'exerce aussi sur cette série nombreuse de phénomènes qu'on connaît sous le nom de fièvres larvées. On a même été jusqu'à juger leur origine miasmatique ou non miasmatique, suivant qu'elles cédaient ou non à l'administration de ce médicament. Nous n'avons pas ici à énumérer tous ces symptômes; nous citerons seulement les névralgies intermittentes, les congestions intermittentes (ophtalmie, coryza, diarrhées, pneumonies), etc.

Les alcaloïdes du quinquina, et principalement la quinine, étant doués de la manière la plus nette et la plus franche de toutes les propriétés de l'écorce, ont fini par mériter la préférence sur les préparations anciennes à base de quinquina. Quand on compare entre elles les nombreuses observations faites à l'aide de ces préparations, on constate que la préparation la moins active est l'infusion de l'écorce; puis viennent, suivant leur degré d'activité, la décoction, le quinquina en substance et enfin l'alcaloïde. Mais ce n'est pas seulement à son degré plus élevé d'activité que la quinine doit d'être préférée; elle le doit encore à ce qu'elle incommode moins les fonctions digestives, si fréquemment troublées dans les fièvres intermittentes, que les préparations du quinquina en nature. On a dit cependant qu'une quantité déterminée d'alcaloïde, donnée seule, agissait moins activement que la même quantité contenue dans l'écorce et administrée sous la forme d'une préparation de quinquina. On a prétendu aussi que, dans le traitement des accidents consécutifs aux fièvres intermittentes, tels que la cachexie, l'atonie des voies digestives, les préparations de l'écorce réussissaient mieux que l'alcaloïde. Et il est même des praticiens qui soutiennent que le quinquina en substance est plus efficace que la quinine contre les accès de fièvre; ainsi Trousseau, tout en admettant que la quinine était plus propre que les préparations de quinquina à couper les premiers accès, concluait de ses observations que les récidives étaient moins fréquentes quand le traitemont avait consisté dans l'administration de l'écorce; et, tout récemment encore, Cattani déclare que le quinquina royal en poudre est la préparation qui convient le mieux pour un traitement prolongé chez les malades atteints de fièvre intermittente. Cependant le plus grand nombre des praticiens conviennent aujourd'hui que la quinine mérite toujours, dans le traitement de la malaria, la préférence sur les autres préparations.

La *méthode d'administration* a une très grande importance; aussi l'attention s'est-elle dès l'abord portée de ce côté. La première méthode, celle de Torti, ou méthode romaine, consistait à administrer l'écorce en une fois, et à dose élevée (8–10 grammes), *immédiatement avant* l'accès. Sydenham fit remarquer les inconvénients de cette méthode. D'abord elle a souvent pour résultat de provoquer des vomissements, et, en second lieu, elle n'atteint pas le but désiré, c'est-à-dire la suppression des accès. Il conseilla donc d'administrer le quinquina *le plus longtemps possible avant* l'arrivée présumée de l'accès, et d'en prescrire 30 grammes (1 once), à prendre en 12 doses, à un quart d'heure d'intervalle. Les récidives se produisant constamment après cette première administration, Torti et Sydenham conseillaient de continuer encore pendant plusieurs jours l'emploi du remède.

Aujourd'hui que la quinine a été généralement substituée à l'écorce, le mode d'administration a été un peu modifié, tout en restant basé sur les principes posés par Sydenham. Voici ce qui résulte de l'expérience de bons observateurs modernes, tels que Griesinger. Se trouve-t-on en présence d'une fièvre quotidienne ou tierce, simple et d'intensité moyenne, le mieux est d'administrer une dose élevée (0,5-1,0) de chlorhydrate de quinine en une fois, ou tout au plus en deux fois, et cela douze à six heures avant l'arrivée présumée de l'accès. Si l'on donnait par hasard la préférence à l'écorce, l'administration devrait se faire encore plus tôt avant l'accès. Si elle était administrée plus tard, c'est-à-dire à un moment plus rapproché de l'accès, la quinine ne pourrait que rarement en prévenir la manifestation ; elle ne ferait, en général, que le rendre moins intense ou plus tardif. Il est important de remarquer que l'administration de la quinine doit être continuée les jours suivants, même quand les accès ont été, en apparence, complètement supprimés. Quand la fièvre intermittente est déjà ancienne ou que le malade continue à être exposé aux exhalaisons miasmatiques, on pourra se conformer aux prescriptions de Bretonneau-Trousseau, d'après lesquelles la même dose administrée en premier lieu doit être renouvelée trois jours après, puis encore quatre jours après, puis encore cinq jours après, et ainsi de suite, pendant un à deux mois, en ajoutant chaque fois un jour à l'intervalle pendant lequel le malade ne prend pas de quinine ; nous nous sommes pourtant mieux trouvés, dans les cas de fièvres quotidiennes fortement enracinées, de renouveler pendant plusieurs jours de suite la dose prescrite en premier lieu.

Si le malade a de la tendance à vomir, on fera bien de suivre le conseil de Sydenham, c'est-à-dire de lui faire prendre, en même temps que la quinine, un peu de laudanum ou d'acide chlorhydrique. — On trouve déjà dans Stoll et de Haën le conseil d'après lequel on doit éviter d'administrer les évacuants après le dernier accès, de crainte d'augmenter ainsi les chances de récidive. — Ce n'est pas ici le lieu d'indiquer en détail les diverses circonstances qui peuvent faire varier le mode d'administration de la quinine. Nous nous contenterons de noter les points importants qui suivent. Dans les fièvres intermittentes, dans lesquelles les intervalles d'apyrexie ont une courte durée, on doit faire prendre la quinine immédiatement après un accès. On doit aussi, dans les formes malignes, administrer de hautes doses de quinine (2-5 grammes en 12 heures) pendant le court intervalle que présentent les accès, et même, si la vie est menacée, on ne doit pas hésiter à faire prendre la quinine pendant l'accès même. Enfin mentionnons encore la pratique ancienne qui consistait à faire précéder l'administration du fébrifuge d'une cure évacuante, « dissolvante ». Certainement, s'il existe des troubles gastriques bien accentués, cette pratique est utile, et elle était même nécessaire à l'époque où l'on faisait exclusivement usage des préparations de l'écorce de quinquina, qui troublent la digestion plus que l'alcaloïde. Mais il arrive souvent que l'affection gastrique, conséquence de l'intoxication paludéenne, est liée à l'existence des accès, et disparaît par conséquent quand ces derniers ont cédé à l'action du remède. Aujourd'hui, que l'on fait à peu près exclusivement usage de l'alcaloïde, cette pratique, tant recommandée par les anciens, a beaucoup perdu de son importance. — Dans les fièvres intermittentes, dans lesquelles les sueurs, qui terminent habituellement l'accès, font défaut, l'écorce, d'après les anciens médecins, refuse souvent ses services; il est rationnel, dans ces cas, d'administrer en même temps une boisson diaphorétique (Störck, de Haën).

Il a été question, dans la partie physiologique, de la manière dont on pouvait se représenter l'action de la quinine dans l'empoisonnement par la malaria; ce qu'il y a de plus probable, c'est qu'elle exerce une action directe sur le poison miasmatique; il est diffficile, dans l'état actuel de la science, de pouvoir admettre une autre opinion.

La quinine ayant une action si nettement efficace sur les fièvres intermittentes d'origine paludéenne, on a été naturellement porté à l'essayer contre les *accès fébriles intermittents* reconnaissant une autre origine. Tels sont, par exemple, les accès de fièvre, plus ou moins périodiques, qui se manifestent dans les suppurations profondes (abcès du foie, exsudats puerpéraux purulents), dans les processus de phtisie, dans les exsudations pleurétiques, etc. L'expérience apprend que la quinine, dans ces cas, peut *quelquefois* supprimer les accès ou au moins en affaiblir l'intensité; bien entendu qu'elle reste alors le plus souvent sans action sur le processus fondamental, même quand elle agit très efficacement sur la fièvre. Son efficacité sur la fièvre est même très incertaine; et souvent des doses très élevées restent tout à fait impuissantes sur les accès. De quoi dépend cette variabilité de l'action de la quinine dans ces circonstances? On ne sait. On pourrait croire que la quinine agit d'autant mieux que la périodicité de la fièvre est plus accentuée; mais ce serait une erreur. On observe, par exemple, des abcès du foie, s'accompagnant d'accès de fièvre à type quotidien très régulier, contre lesquels la quinine ne peut rien. Nous ferons remarquer en particulier que, dans les fièvres intermittentes, chez les phtisiques, l'administration même de doses élevées de quinine n'est que très rarement suivie de succès. On admet ordinairement, il est vrai, que la quinine agit dans ces cas efficacement; des observations nombreuses sur des phtisiques présentant le type fébrile intermittent, rémittent ou continu, nous ont cependant démontré que, dans aucun autre cas peut-être, l'action de la quinine n'était plus incertaine. Pendant la dernière guerre, des observations nombreuses ont permis de constater qu'en administrant de bonne heure la quinine, à *très haute dose*, contre les *processus septicémiques*, chez les blessés, on obtenait des résultats tout à fait satisfaisants; mais il fallait en même temps faire prendre au malade de grandes quantités de vin; de sorte que jusqu'ici l'efficacité de la quinine contre la septicémie ne doit pas être considérée comme aussi positive qu'on l'a prétendu.

Jusque dans ces derniers temps la quinine était considérée comme étant, de tous les remèdes employés dans le but de faire baisser la température, dans les *fièvres continues*, celui qui donnait les résultats les plus certains. L'acide salicylique est venu ensuite se placer à côté d'elle, et, tout récemment, d'autres fébrifuges, notamment l'antipyrine, la thalline, l'antifébrine, sont venus lui disputer le premier rang. La discussion théorique de cette question ayant été déjà faite dans la partie physiologique, nous nous bornerons ici à la considérer au point de vue purement pratique.

Et d'abord un mot sur l'*abus* que l'on fait de ce précieux médicament, abus qui, dans ces dernières années, s'est étendu dans des proportions incroyables. Très souvent dans la pratique on prescrit la quinine dans toutes les maladies fébriles aiguës sans distinction, et cela dès le premier ou le second jour de la maladie, souvent même alors qu'on n'a pas établi un diagnostic certain et que la température s'élève à peine jusqu'à 39°. Et il arrive souvent que, dans de tels cas, on n'administre pas même la quinine d'une manière rationnelle; on n'en donne, par exemple, que 0,1 toutes les deux heures. Cet emploi abusif de la quinine comme antipyrétique a contre lui une foule de raisons, et nous pouvons nous demander d'ailleurs jusqu'à quel point l'antipyrèse chimique est en général utile, question qui, comme on sait, est dans ces dernières années entrée dans une nouvelle phase.

On s'accorde généralement à reconnaître que l'action de la quinine est nulle dans les processus purement inflammatoires, tels que les inflammations des séreuses, les phlegmons, les inflammations articulaires, etc. La fièvre, dans ces cas, ne prend qu'exceptionnellement des proportions dangereuses; elle baisse en même temps que le processus inflammatoire diminue, et ce dernier exige un tout autre traitement que celui par le quinquina; si pourtant, la température étant très élevée, on essaye alors l'emploi de la quinine, on trouvera que, sous son influence, l'abaissement de la fièvre ne sera jamais que très minime, tout à fait passager et sans action essentielle sur l'état général.

C'est parmi les maladies dites « infectieuses » qu'on compte aujourd'hui toutes celles dans lesquelles la quinine agit plus ou moins efficacement comme antifébrile.

C'est, en première ligne, dans le *typhus abdominal* que ce médicament s'est montré le plus souvent et le plus nettement utile pour combattre la fièvre. Au sujet de l'antipyrèse, exercée, dans le typhus abdominal, par la thalline et l'antipyrine, employées à la place de la quinine, voyez ce qui a été dit sur ces nouveaux médicaments. Nous ferons remarquer toutefois que la quinine est encore aujourd'hui considérée comme ayant sur tous les autres fébrifuges les avantages suivants : Les phénomènes de collapsus coïncidant avec la chute de la température sont, à la suite de son emploi, plus faibles qu'à la suite de l'emploi des autres antifébriles, et l'abaissement de la température auquel elle donne lieu persiste plus longtemps. Ordinairement une dose de quinine, rationnellement administrée, fait baisser la température, en même temps qu'elle fait diminuer tous les phénomènes qui dépendent de la fièvre. On doit s'efforcer, autant que possible, de faire baisser la température presque jusqu'à la normale ou même tout à fait jusqu'à la normale, et pour cela on mesure la dose suivant le degré de la fièvre; cette dose devra surtout être élevée pendant les deux premières semaines. L'abaissement de la température commence quelques heures après l'administration du remède; il atteint son maximum au bout de huit à douze heures, et il est encore appréciable, dans les fièvres pas trop intenses, après vingt-quatre heures, quelquefois même après trente-six heures. (Comparez ce qui a été dit relativement à l'acide salicylique.)

Le *mode d'administration* présente ici encore une grande importance. L'expérience a suffisamment appris que, pour obtenir l'effet antipyrétique désiré, il ne faut pas se contenter des faibles doses (0,2–0,3) qui étaient conseillées autrefois, mais employer des doses très élevées, de 1 à 3 grammes, chez l'adulte; quelques médecins même, dans les cas graves et tenaces, vont jusqu'à 5 grammes [1]. Il est d'une nécessité absolue que cette dose de 1 à 3 grammes soit administrée en une fois ou en un temps très court, en une demi-heure ou tout au plus en une heure; la diviser et la faire prendre en une journée, c'est ne rien faire du tout. Pour atteindre le plus tôt et le mieux le but désiré, c'est-à-dire l'abaissement de la température, il faut administrer cette dose à un moment tel que le maximum de son action coïncide avec l'heure à laquelle la fièvre subit naturellement une détente, par conséquent, d'après ce que nous avons dit plus haut, le moment le plus favorable est entre six et neuf heures du soir. Nous n'avons trouvé aucune différence essentielle, au point de vue des effets produits, entre le sulfate et le chlorhydrate, pas plus qu'entre la solution et la poudre; cette dernière, pouvant être enveloppée dans du pain azyme ou dans des capsules, permet de masquer plus facilement l'amertume de la quinine. Il faut remarquer cependant que, dans les cas où les fonctions digestives ont subi une atteinte grave, l'administration de la quinine en poudre ne convient nullement; chez des typhiques, auxquels nous avions fait prendre des capsules de quinine trente-six à quarante-huit heures avant leur mort, nous avons trouvé ces capsules entièrement intactes dans leurs intestins. La dose sera répétée plus tôt ou plus tard suivant l'effet produit; on ne doit pas la renouveler avant vingt-quatre heures, et, s'il n'existe aucune élévation menaçante de la température, après avoir administré la dose de quinine pendant deux soirs de suite, on fera une pause le troisième soir; dans certains cas pressants, nous avons répété cette dose pendant quatre à six soirs de suite. En combinant ce traitement avec l'emploi des bains froids, on arrive plus rapidement, cela va sans dire, au but désiré. Il est évident aussi que, dans les empoisonnements particulièrement graves, la quinine peut ne produire aucun résultat, pas plus d'ailleurs que les bains froids, mais un esprit impartial se gardera bien de conclure de là que la quinine est superflue; tout au plus pourrait-il se prononcer dans ce sens, si nous avions en notre possession un remède spécifique contre le poison du typhus.

La quinine agit d'une manière bien moins efficace contre d'autres maladies infectieuses comprises sous la dénomination de « typhus ». Contre la fièvre *récurrente*, elle est entièrement ou à peu près entièrement sans utilité; contre

[1] [En France, on n'a pas l'habitude d'employer des doses si exagérées; on ne dépasse guère 2 grammes de sulfate de quinine par jour, en plusieurs fois; ce qui équivaut, d'après l'auteur allemand, à ne rien faire du tout. Il est d'ailleurs important de remarquer qu'on ne doit pas donner systématiquement la quinine dans toutes les formes de la fièvre typhoïde; dans la forme dite *adynamique*, quand il existe de la prostration, de la stupeur, une somnolence profonde, il est prudent de s'en abstenir.]

le *typhus exanthématique*, son efficacité n'est rien moins que démontrée. Quant à son action sur les *exanthèmes aigus fébriles*, les résultats obtenus jusqu'ici sont tout à fait discordants. Si l'on voulait employer la quinine contre une de ces affections, il faudrait se guider sur les principes exposés ci-dessus à propos du typhus abdominal. Dans la *pneumonie croupale*, on préfère aujourd'hui, et avec raison, la quinine aux autres antiphlogistiques habituellement mis en usage, tels que la digitale, la vératrine, etc. Quand on a en vue, dans cette maladie, d'obtenir un effet antipyrétique direct, ne pouvant pas avoir recours aux bains froids, on fait bien de s'adresser de préférence à la quinine, qui, à haute dose, fait le mieux baisser la température. Juergensen est même arrivé peu à peu à administrer des doses de 5 grammes. Mais ici encore la quinine a été récemment remplacée par la thalline, l'antipyrine, l'antifébrine.

Dans le *rhumatisme articulaire aigu*, la quinine a entièrement cédé la place à l'acide salycilique, du moins en Allemagne; nous ne mentionnons donc qu'au point de vue historique l'emploi de la quinine dans cette maladie. — Dans l'*angine catarrhale aiguë*, la quinine, d'après B. Fraenkel, aux doses de 0,75 à 1,0, serait en état d'amoindrir l'intensité des symptômes locaux et d'abréger la durée de l'affection.

L'écorce de quinquina a été prescrite, concuremment avec les acides minéraux, contre divers *états dits scorbutiques*, tels que la maladie de Werlhoff et autres états du même genre; on lui a attribué contre ces affections une efficacité presque spécifique; mais rien n'est moins démontré.

Les préparations de quinquina (l'écorce aussi bien que l'alcaloïde) sont très souvent employées dans le but *d'exciter l'appétit et comme toniques;* ainsi on les prescrit, mais à doses tout à fait faibles, dans les états cachectiques les plus variés, dans les dyspepsies simples, dans la dyspepsie symptômatique (atonie digestive) des phtisiques, chez les individus qu'ont épuisés des suppurations, des hémorragies abondantes, dans la convalescence du typhus, de la pleurésie, etc. Nous avons dit précédemment combien cette méthode était peu fondée au point de vue physiologique. Quant à la pratique, nous avions cru autrefois devoir la recommander. Nos observations ultérieures nous obligent à revenir de cette opinion. La quinine ne peut nullement être considérée comme un tonique direct; quand on voudra tonifier un convalescent du typhus, de la pleurésie, etc., on devra lui faire prendre de bons morceaux de viande, du vin, du lait, des œufs, au lieu de lui administrer du quinquina. Quant aux propriétés apéritives de ce médicament, elles ne sont pas plus marquées que celles des amers aromatiques, et nous avons vu que celles de ces derniers l'étaient en somme bien peu. Il faut donc, à notre avis, rabattre beaucoup de l'idée qu'on se fait généralement du quinquina comme apéritif et tonique. D'ailleurs, si l'on voulait l'employer, il ne faudrait en administrer que de légères doses.

On a encore cherché à opposer les alcaloïdes du quinquina à un certain nombre de maladies nerveuses, à certaines *névroses de la sensibilité ou de la motilité*. Quand ces affections (névralgies, convulsions) sont sous la dépendance d'une intoxication par la malaria et se manifestent sous forme d'accès périodiques, elles cèdent, comme nous avons déjà dit, à l'action du quinquina. L'expérience enseigne cependant qu'elles peuvent aussi être efficacement combattues par la quinine, même quand elles ne reconnaissent pas pour origine la malaria. Il n'est pas possible de fixer les conditions particulières qui peuvent alors faire espérer que la quinine réussira. C'est le plus souvent par hasard que ce médicament a été essayé, tous les autres remèdes usités dans ces circonstances ayant échoué. Les effets ont surtout été favorables dans les cas où la cause des névralgies n'avait pu être découverte; nous en dirons autant de certains états désignés sous le nom de « céphalalgie nerveuse ». Il faut beaucoup moins compter sur le succès quand il s'agit de névroses de la motilité (épilepsie, chorée). On cite pourtant des cas où le résultat a été surprenant : ainsi on a vu des hoquets très opiniâtres disparaître sous l'influence d'une dose élevée de quinine; nous-même avons observé un *delirium cordis* très intense, accompagné de palpitations, et qui probablement était la conséquence d'un empoisonnement chronique par la nicotine; il durait depuis plusieurs mois, sans présenter aucun caractère de périodicité : deux doses élevées de quinine (de 1 gramme chacune) suffirent pour le faire disparaître complètement pendant un grand nombre de jours. — Quant à la valeur de la quinine dans le traitement de la *maladie de Ménière* (Charcot), on ne peut pas encore porter là-dessus un jugement bien fondé; il faut attendre que les observations soient devenues bien plus nombreuses.

La quinine a été, dans ces derniers temps, recommandée par plusieurs observateurs (Binz, Breidenbach, Steffen, Letzerich, et autres) contre la *coqueluche;* elle aurait, dit-on, donné des succès surprenants; les doses doivent être assez élevées; elles doivent varier de 0,1 à 1,0, suivant l'âge de l'enfant et l'intensité du cas. On ne l'a pas seulement employée à l'intérieur dans le traitement de cette maladie ; on l'a encore préconisée en badigeonnages pratiqués sur le pharynx et l'orifice du larynx (Hagenbach), en insufflation dans le larynx et la trachée (Letzerich) et en inhalations. — Helmholtz rapporte qu'il se guérit d'une fièvre de foin en instillant dans les fosses nasales une solution de quinine; d'autres observateurs ont obtenu par le même moyen une diminution des accès, d'autres n'en ont obtenu aucun résultat.

Depuis longtemps on employait la quinine contre certaines *tuméfactions de la rate;* récemment elle a été essayée dans des cas où ces tuméfactions dépendaient d'une *leucémie.* Il semble en effet qu'on a pu parvenir quelquefois, par l'administration persévérante de hautes doses, à guérir le processus leucémique, pourvu que le traitement ait été commencé d'assez bonne heure (Mosler, Hewson et autres).

La quinine a été souvent employée par la *méthode hypodermique*, et cela à peu près exclusivement dans le traitement de la fièvre intermittente. Certainement on peut arriver par cette méthode à couper facilement les accès ; mais elle a plusieurs inconvénients, entre autres celui de nécessiter l'injection de quantités trop grandes de liquide. On est cependant obligé d'y avoir recours dans certains cas, quand la quinine ne peut être prise par l'estomac, qu'elle provoque constamment des vomissements, ou qu'il existe des troubles gastriques très accentués, les accès étant en même temps si menaçants (fièvre intermittente pernicieuse), qu'il n'est pas permis de différer. Peut-être la méthode de Harcke-Münnich permettra-t-elle d'employer ces injections sous cutanées d'une manière plus étendue. Autrefois on employait la quinine par la méthode endermique; les injections hypodermiques sont certainement préférables. Quant à l'application de la quinine sur la peau intacte, sous forme de pommade, et cela dans le but d'obtenir des effets généraux, je ne fais que la mentionner, cette question n'ayant qu'un intérêt purement historique. La quinine est encore administrée en lavements, dans le cas où, prise par la bouche, elle provoque constamment des vomissements.

Pour l'*usage externe*, c'est surtout l'écorce qui est employée. On en applique la poudre sur les ulcères flasques, à sécrétion de mauvaise nature, sur les parties gangrénées; elle entre dans la composition des poudres avec lesquelles on frotte les gencives facilement saignantes. Mais nous possédons des substances qui, dans ces cas, sont préférables au quinquina, tout en étant bien meilleur marché. On peut donc le considérer comme superflu pour l'usage externe.

Alcaloïdes du quinquina et leurs préparations (comparez page 630).— 1. *Quinine.* — Elle n'est pas employée en thérapeutique. Harcke-Münnich propose la manière suivante de faire prendre commodément l'alcaloïde du quinquina : La quinine, additionnée d'une petite quantité d'acide tartrique, se dissout déjà, au bout de quelque temps, dans l'eau de cristallisation de cet acide, et elle se dissout très rapidement par l'addition de quelques gouttes d'eau, de sorte qu'on peut préparer de cette manière les solutions les plus concentrées des sels de quinine pouvant servir aux injections sous-cutanées. Si au mélange de quinine et d'acide tartrique on ajoute du sucre, on peut préparer ainsi avec plusieurs grammes de quinine une pilule qui, malgré le volume primitif de la quinine employée, n'excédera pas la grosseur d'une petite cerise; cette pilule pourra être facilement avalée dans une gorgée d'eau, sans que la langue perçoive la saveur de la quinine.

2. *Sulfate de quinine.* — Petits cristaux prismatiques, incolores, d'un goût très amer, solubles dans environ 800 parties d'eau froide, 25 parties d'eau bouillante, dans 6 parties d'alcool bouillant, très faciblement solubles dans l'éther. Pour augmenter leur solubilité dans l'eau, on y ajoute ordinairement quelques gouttes d'acide sulfurique. Doses : comme tonique apéritif, 0,02-0,05 ; comme fébrifuge, 1-5 grammes, en poudre, pilules, capsules ou solution[1]. — Par la méthode hypodermique, depuis un quart jusqu'à la moitié de la quantité employée à l'intérieur.

3. *Chlorhydrate de quinine.* — Il cristallise en aiguilles blanches, soyeuses, qui se dissolvent assez facilement dans l'eau. On le prescrit sous les mêmes formes et aux mêmes doses que le sulfate; mais sa plus facile solubilité, rendue encore plus grande par l'addition d'un peu d'acide chlorhydrique, le rend particulièrement commode.

On a encore proposé un certain nombre d'autres sels de quinine; mais ils ne possèdent aucun avantage qui puisse les faire préférer à ceux dont je viens de parler. On les prescrirait d'ailleurs sous les mêmes formes et aux mêmes doses que les précédents. Voici ceux qui sont officinaux :

4. *Bisulfate de quinine.* — Il se distingue par sa solubilité relativement facile dans l'eau (11 parties), ce qui permet de l'employer avantageusement en lavements.

5. *Ferro-citrate de quinine.*

6. *Tannate de quinine.* — Il a été récemment recommandé pour la médecine chez les enfants à cause de sa faible amertume.

7. *Valérianate de quinine.*

8. *Sulfate de cinchonine.* — Cristaux prismatiques, incolores, très amers, solubles environ dans 60 parties d'eau, 7 parties d'alcool, insolubles dans l'éther.

[1] [La dose fébrifuge moyenne, qu'on ne dépasse pas généralement, varie entre 0,50 et 2 grammes. La dose maxima donnée par les auteurs français est de 4 grammes par jour.]

Leur solubilité dans l'eau est augmentée par l'addition de quelques gouttes d'acide sulfurique. Modes d'administration, les mêmes que pour le sulfate de quinine; doses deux fois plus élevées. Ce sel peut être employé dans les cas légers de fièvre intermittente ; il ne convient pas dans les cas graves, parce que son action est plus incertaine et moins rapide que celle de la quinine.

9. *Quinoïdine.* — Masse résineuse, sèche, d'une couleur brune; peu soluble dans l'eau, facilement soluble dans l'alcool. Cette préparation est un mélange de quinine, de cinchonine, de matière colorante rouge et de substances résineuses [1]. Son action est très incertaine, à cause de la variabilité de sa composition ; mais elle a l'avantage d'être très bon marché, ce qui peut autoriser son usage dans la clientèle des pauvres. La dose doit être plus élevée que celle des alcaloïdes purs (2 à 3 fois plus grande); on peut l'administrer en pilules ou en solution alcoolique.

10. *Teinture de quinoïdine.* — 2 parties de quinoïdine, 15 parties de vin rectifié, 1 partie d'acide chlorhydrique. Couleur d'un rouge brun. On la fait prendre par demi-cuillerées ou par cuillerées à café, dans des liquides aromatiques. Au sujet de sa valeur, mêmes remarques que pour la préparation précédente.

11. *Sulfate de quinidine.*

12. *Conquinine.* — Alcaloïde du quinquina récemment découvert (O. Hesse). Il cristallise sous forme d'aiguilles fines, longues, soyeuses, difficilement solubles dans l'eau, d'une saveur amère. D'après v. Bock et Ziemssen, elle agit comme la quinine sur la putréfaction et la fermentation, sur la fièvre intermittente, sur le typhus, la fièvre de l'érysipèle, de la pneumonie croupale et de l'état puerpéral, mais sans provoquer des phénomènes subjectifs (bourdonnements d'oreilles, etc.) aussi désagréables. Doses : de 1 à 3 grammes, à prendre sous forme de poudre.

Écorce de quinquina et ses préparations (voyez page 630). — 1. *Écorce de quinquina.*

2. *Écorce de quinquina calisaya.*

3. *Écorce brune ou grise de quinquina.*

4. *Écorce rouge de quinquina.*

L'écorce de quinquina n'est plus employée comme antipériodique; les hautes doses prescrites autrefois ne sont donc plus en usage. On ne l'emploie qu'à petites doses (0,3-0,5), en pilules, en poudre, le mieux en infusion ou en décoction; cette dernière est préférable, parce qu'elle contient une plus grande quantité de principes actifs. — A l'extérieur, en poudre ou en décoction (15,0-30,0 : 200,0).

5. *Extrait de quinquina brun.* — Poudre donnant avec l'eau une solution trouble; à l'intérieur, 0,5-1,5, en pilules ou en solution; plusieurs fois par jour.

6. *Extrait aqueux de quinquina.*

7. *Extrait alcoolique de quinquina.*

8. *Teinture de quinquina.* — Préparée avec le quina jaune. Couleur brun rougeâtre; 20-50 gouttes.

9. *Teinture de quina composée. Elixir roborans Whyttii.* — Écorce pulvérisée de quina brun, 6 parties; racine de gentiane, 2 parties; écorce d'orange, 2 parties; on fait macérer avec une partie de cannelle, dans 50 parties d'alcool étendu. Couleur brun-rougeâtre. 20 à 50 gouttes.

10. *Vin de quinquina.* — 5 parties de quina royal sur 100 parties de vin rouge. Par cuillerées à café ou à bouche. Préparation très employée, mais irrationnelle. Nous aimons mieux ne pas rendre amer le goût du vin, et, quand le vin et le quinquina sont indiqués, les faire prendre à part plutôt qu'ensemble.

[1] [C'est un résidu de la préparation de la quinine.]

Bauer u. Künstle, Ueber den Einfluss antipyretischer Mittel aut die Eiweisszersetzung (Deutsches Archiv für klinische Medicin, Band XXIV, S. 53. Leipzig, 1879). — Binz, Das Chinin. Berlin, 1875. — Zur Salicylsäure und Chinin Wirkung (Archiv für experimentelle Pathologie und Pharmakologie, Band VII, S. 275. Leipzig, 1877). — Appert (J.), Der Einfluss des Chinin auf die Auswanderung der weissen Blutkörper bei der Entzundung (Virchow's Archiv für pathologische Anatomie, Band LXXI, S 364. Berlin, 1877). — Hesse, Bericht der deutschen chem. Gesellschaft, X. — Heubach (H.), Beiträge zur Pharmakodynamik des Chinins (Archiv für experimentelle Pathologie und Pharmakologie, Band V. Leipzig, 1876). — Jerusalimsky, Ueber die phys. Wirkung d. Chinin. Berlin, 1875. — Oppenheim (H.), Die Beeinflüssung des Stoffwechsels in so weit er sich in der Harnstoff production aussert durch den Genuss von Chinin (Pflüger's Archiv für gesammte Physiologie, Band XXIII, S. 475. Bonn, 1880). — Personne, Recherches sur la quinine éliminée par les urines (Bullet. de l'Acad. de médecine, n° 35, 1878).

APPENDICE

Quinoline, C^9H^7N. — On lui a donné ce nom parce qu'elle a d'abord été obtenue en faisant chauffer de la quinine ou de la cinchonine avec de la potasse caustique; elle est donc un dérivé de la quinine. On peut aujourd'hui la préparer synthétiquement en faisant chauffer un mélange de nitrobenzol, d'aniline, de glycérine et d'acide sulfurique concentré. La quinoline est donc aussi un dérivé du benzol, un élément du goudron de houille, et elle se rapproche beaucoup de la pyridine; si on la traite par le permanganate de potasse à la température d'ébullition de l'eau, elle s'oxyde en donnant naissance à un acide pyridincarbonique, $C^5H^3N(COOH)^2$ (acide quinolinique).

La *quinoline* est une huile fluide, d'une saveur amère, d'une odeur désagréable très pénétrante, d'abord claire comme de l'eau, puis prenant à la lumière une teinte légèrement foncée, à peine soluble dans l'eau et possédant des propriétés fortement basiques; à cause de ces propriétés on ne peut guère en recommander l'usage dans la pratique. Mais on a fait des expériences avec son sel, le *tartratre de quinoline*, substance cristalline, non hygroscopique, d'une saveur de menthe poivrée et d'une odeur d'amande amère.

Action physiologique. — D'après Donat, le tartrate de quinoline, en solution à 0,2-0,4 pour 100 environ, supprime la putréfaction de l'urine, de la gélatine, du sang et se comporte à l'égard de l'albumine de la même manière que la quinine. Chez les animaux à l'état sain, il peut, d'après Donat, donner lieu à un abaissement de la température; mais cet effet ne peut se produire que sous l'influence de doses fortement toxiques; chez les lapins, des doses de 0,2 à 0,3 suffisent pour provoquer de l'abattement, de l'engourdissement, une diminution considérable de l'excitabilité réflexe; 0,6 à 1 gramme déterminent en quelques heures une paralysie complète des mouvements volontaires et réflexes, le collapsus et la mort (Biach et Loimann). La température, dans les affections fébriles, baisse, il est vrai, sous son influence; mais cet effet se produit beaucoup moins sûrement que par l'action de la quinine ou de l'acide salycilique. Les vomissements auxquels il donne lieu fréquemment, en irritant l'estomac, constituent un obstable à son emploi. Löw prétend l'avoir vu exercer, dans les fièvres intermittentes, une action antipériodique aussi avantageuse que celle de la quinine.

La quinoline absorbée ne se retrouve pas en nature dans les urines; Donat suppose qu'elle y existe à l'état d'acide pyridincarbonique, qui jouirait, d'après lui, des mêmes propriétés antiseptiques (?).

Emploi thérapeutique. — La quinoline n'a pas réalisé, comme antipyrétique, les espérances que quelques auteurs (Donat) avaient fondées sur elle. Les observateurs (Jacksch, Löw) s'accordent, il est vrai, à lui attribuer la propriété de faire baisser la température dans les maladies fébriles, mais cet abaissement de la température est beaucoup moindre que celui auquel donne lieu l'administration de doses égales de quinine. Les effets secondaires fâcheux que détermine cette substance, particulièrement les vomissements très intenses qui succèdent presque constamment à son emploi, seront toujours un obstacle à son admission et à sa généralisation dans la pratique.

Extérieurement, la quinoline, en solutions à 5 pour 100, a été employée, sous forme de badigeonnages, dans le traitement de la diphthérite (Seifert); mais ici encore on n'a observé aucun effet véritablement très accentué et pouvant permettre de recommander l'emploi de ce médicament; d'ailleurs cette application de la quinoline à l'extérieur n'est pas sans offrir quelques inconvénients : l'application d'un composé de quinoline sur des surfaces ulcéreuses peut suffire pour déterminer de violents phénomènes d'irritation du côté de l'estomac.

Doses et préparations. — Le chlorhydrate de quinoline se prescrit à l'intérieur aux doses de 1 à 2 grammes; le tartrate de quinoline, aux doses de 1 gramme à 1 gramme et demi, en solution dans l'eau, avec addition d'un correctif, ou dans du pain azyme.

Extérieurement : Quinoline pure, 5 pour 100 avec alcool, eau distillée āā 50 grammes, pour badigeonnages; ou bien, pour gargarismes : quinoline pure 1,0, eau distillée 500, alcool de vin 50, essence de menthe poivrée 2 gouttes.

Biach u. Loimann, Ueber die physiologische Wirkung des Chinolins (Virchow's Archiv für patholologische Anatomie, Band LXXXVI, S. 456. — Donath, Bericht der deutschen chemischen Gesellschaft, Band XIV. — Prager med. Wochenschrift, 28, S. 473, 1881. — Jaksch, Id., S. 231 u. 241, 1881.

Kaïrine. — C'est le chlorhydrate de l'hydrure d'oxyquinolinéthyle ($C^{11}H^{15}NO$). La quinine étant un dérivé de la quinoline, on avait cru que cette dernière pourrait être utilisée comme succédané de la première; certes l'expérience avait démontré qu'il n'en était rien ou du moins que la chose n'était vraie qu'en très petite partie. Cependant de nouvelles expériences et la richesse de la quinine en hydrogène ont conduit les chimistes à cette idée que, dans la molécule de quinoline, il ne faut pas admettre simplement une quinoline, mais un *noyau de quinoline hydraté*. Et, dans le fait, O. Fischer et W. König ont obtenu toute une série de substances de ce genre, et, parmi ces substances, Filehne a découvert un groupe, dont les membres, il est vrai, n'agissent pas comme la quinine, mais peuvent exercer une action fébrifuge certaine et radicale. Parmi ces substances, celle qui a d'abord été recommandée, la *kaïrine méthylique* (hydrure d'oxyquinolinméthyle, $C^{10}H^{13}NO$) n'a pas tardé à être supplantée par la *kaïrine éthylique* (hydrure d'oxyquinolinéthyle), dont l'action, quoique plus faible, est plus avantageuse.

Le chlorhydrate de kaïrine éthylique, obtenu pour la première fois par O. Fischer, est le seul de ces produits que l'on trouve actuellement dans le commerce (fabrique de produits chimiques de Meister Lucius et Brüning, à Höchst); on le désigne simplement sous le nom de *kaïrine*. Il se présente sous forme de beaux cristaux blancs, solubles dans l'eau, d'une saveur à la fois salée, amère et aromatique, saveur qui est désagréable pour la plupart des personnes, de sorte qu'il y a avantage à administrer ce médicament dans du pain azyme ou des capsules gélatineuses, en ayant soin de faire boire ensuite beaucoup d'eau au malade.

Effets physiologiques. — C'est Filehne qui le premier les a presque tous observés chez des individus atteints de fièvre. Les individus à l'état de santé et ceux qui, quoique malades, n'ont pas de fièvre, ne manifestent, à la suite de l'administration de doses de 1 gramme à 1gr,5, aucun abaissement de la température ni aucun phénomène toxique.

Les fébricitants, auxquels on a administré ce médicament non enrobé, se sont plaints d'une douleur intense dans le nez et dans la région frontale; si le médicament a été administré dans du pain azyme ou dans des capsules, on voit se produire assez fréquemment des phénomènes d'irritation du côté de l'estomac, de l'anorexie et des vomissements, de sorte que beaucoup de personnes ne peuvent tolérer le traitement par la kaïrine (Schütz) ; G. Merkel a aussi observé, à la suite de l'administration de cette substance en lavement, des vomissements et une diarrhée profuse.

On n'a jamais observé, même à la suite d'un traitement longtemps prolongé par la kaïrine, aucun *trouble de l'ouïe, de la vue ou de la sensibilité* ni aucun phénomène de collapsus. Dans les maladies fébriles les plus diverses, la kaïrine, aux doses de 0,50 à 1 gramme, se montre comme un agent antipyrétique très puissant et comme celui qui fait le plus sûrement baisser la température. Mais cette action s'éteint assez rapidement ; elle est cependant beaucoup plus prolongée avec la kaïrine éthylique qu'avec la kaïrine méthylique. Si l'on a administré cette dernière, on voit, environ 2 à 3 heures après la dernière dose, la température s'élever assez rapidement, au milieu de frissons, jusqu'à son degré primitif ; si l'on a employé la première, la seule d'ailleurs en usage aujourd'hui, les frissons, au moment où l'action cesse de se produire, font entièrement défaut ou ne sont qu'insignifiants et cèdent du reste facilement et rapidement à l'administration immédiate d'une nouvelle dose.

Le *cœur* ne subit aucune atteinte directe de la part du médicament, on voit seulement se manifester un ralentissement du pouls, dépendant de la chute de la température.

La *sécrétion sudorale* éprouve souvent une augmentation considérable.

L'*urine* devient d'un vert-sombre ; on y trouve souvent de l'albumine.

Emploi thérapeutique. — D'après les recherches qui ont été faites par Rheinfuss dans notre clinique (Nothnagel), et dont les résultats concordent d'ailleurs avec ceux obtenus par un très grand nombre d'autres observateurs, les effets secondaires fâcheux, qui succèdent presque toujours à l'administration de ce médicament, peuvent être considérés, malgré son efficacité indubitable en tant qu'antipyrétique, comme étant un obstacle à son introduction dans la thérapeutique. Ce pronostic, que nous formulions dans l'édition précédente de ce livre, s'est confirmé jusqu'ici de plus en plus, et la kaïrine a eu d'autant plus de peine à se faire admettre dans la pratique qu'elle a vu surgir, dans l'antipyrine, la thalline, l'antifébrine, des rivales qui lui sont supérieures.

Les phénomènes d'irritation du côté de l'estomac, les frissons qui se produisent quelquefois, les phénomènes de collapsus, qui parfois ne sont pas exempts de danger, imposent en tout cas la plus grande prudence dans l'emploi de ce médicament.

Doses. — En poudre ou dans du pain azyme, aux doses de 0,3-0,5 *pro dosi*, toutes les heures ou toutes les deux heures.

Filehne, Berliner klinische Wochenschrift, nos 6, 16, 45, 1883. — Renzi (de), Action physiologique et thérapeutique de la kaïrine (Revista clinica e terapeutica, no 6, p. 279, juin 1883 ; Paris médical, 1883 ; Bulletin de thérap., t. CVI, 1884. — Merkel, De la Kaïrine comme antipyrétique (Deutsches Archiv für klinische Medicin, Band XXXIV, S. 100 ; Gaz. hebd. de méd., Janv. 1884).

Hydrure de quinolinméthyle ou **kaïroline**. — Elle se distingue de la kaïrine, (substance oxygénée), au point de vue de ses effets, en ce que, à la dose de 0,3-1,0, dose à laquelle la kaïrine agit efficacement, la kaïroline, au contraire, est inactive ; des doses de 0,5, renouvelées chaque heure, ne produisent même aucun effet. Si l'on administre, au contraire, une dose de 1gr,5 à 2 grammes de kaïroline, on obtient alors une action qui se développe, il est vrai, lentement, mais qui dure longtemps, 6 heures, qui ne diminue qu'avec lenteur et qui, en somme, équivaut à celle de 3 ou 4 fois 0,5 de kaïrine.

Cette différence dans l'action de la kaïrine et de la kaïroline peut provenir de ce que tous les dérivés hydroxylés, non seulement de la quinoline, mais même du benzol, sont plus oxydables que les substances non oxygénées correspondantes.

C'est ainsi qu'on pourrait s'expliquer pourquoi la kaïrine (hydroxylée) agit plus facilement et plus rapidement, et pourquoi son action s'éteint aussi plus vite que celle de la kaïroline, laquelle, étant privée d'oxygène, offre plus de résistance et ne cède que peu à peu à l'influence oxydante de l'organisme.

Nous ne possédons pas encore assez d'observations sur l'emploi de cette substance pour pouvoir porter un jugement sur son utilité thérapeutique.

Antipyrine, $C^6H^5 - N \langle \begin{matrix} CO - CH \\ | \\ N - C \\ CH^3 \quad CH^3 \end{matrix}$

C'est aussi un dérivé de la quinoline. Elle prend naissance par la réaction réciproque de la phénylhydracine avec l'ester acétique et la méthylisation consécutive du produit de cette réaction ; sa dénomination scientifique est *diméthyloxypyrazol* ou *diméthylpyrazoline*. Cette base, obtenue pour la première fois par Knorr et introduite dans la thérapeutique par Filehne, se présente sous la forme d'une substance cristalline blanche, à peu près inodore, d'un goût amer, facilement soluble dans l'eau et dans l'alcool.

Action physiologique. — Sous l'influence d'une dose élevée d'antipyrine, les grenouilles et les lapins meurent par paralysie cardiaque ; à petites doses, elle exerce d'abord une action irritante sur les centres musculo- et vaso-moteurs (spasmes musculaires tétaniques, élévation de la pression sanguine), puis elle produit des effets paralysants (disparition de l'excitabilité réflexe, chute de la pression sanguine), mais en laissant le cœur entièrement intact (Demme).

Chez les chiens, l'antipyrine fait baisser la pression sanguine, fait élever la température de la peau et baisser la température intérieure du corps (Bettelheim). Chez l'homme, on a observé, en dehors de l'abaissement de la température fébrile, abaissement qui se produit d'une façon certaine et très prononcée, les phénomènes secondaires suivants : Sueurs abondantes, quelquefois vomissements, exanthèmes cutanés, diminution de l'appétit, paresthésies aux mains et aux pieds (Filehne, Guttmann, et autres).

Emploi thérapeutique. — Il y a quatre ans que Filehne a recommandé l'usage de l'antipyrine dans la pratique médicale, et l'on peut déjà dire aujourd'hui que ce médicament, à cause de ses excellents effets, est destiné à n'en plus sortir. L'antipyrine fait baisser la température dans les états fébriles *les plus divers*, et cet abaissement se produit avec certitude et d'une manière très accentuée. Pour en obtenir un effet complet, on doit en donner 2-4- 6 grammes dans l'espace de 1 à 3 heures. La défervescence se manifeste rapidement au bout de 1 à 4 heures et persiste pendant 4 à 10 heures, parfois même, dit-on, jusqu'à 18 heures ; c'est là un avantage que possède l'antipyrine sur la thalline. En général cette action antipyrétique ne s'accompagne d'aucun phénomène fâcheux ; on voit pourtant se produire parfois quelques frissons au moment où la température remonte, des vomissements, de légers phénomènes de collapsus, et surtout des sueurs pendant la chute de la fièvre ; on a même observé un cas de mort, survenu dans le collapsus, à la suite de l'administration d'une dose pas trop élevée pourtant ($2^{gr},6$) ; il s'agissait d'un cas de septicémie puerpérale. Il n'est pas rare encore de voir se produire, à la suite de l'usage de l'antipyrine, des exanthèmes rubéoliques ou parfois semblables à l'urticaire. Ce n'est que dans des cas tout à fait exceptionnels que l'action antipyrétique fait défaut. Mais ce fait, pas plus que les phénomènes secondaires ci-dessus signalés, ne doit nullement déprécier un médicament pouvant rendre de si grands services.

Jusqu'ici on n'a pas constaté avec une parfaite certitude que l'antipyrine pût exercer, à côté de son action antipyrétique, d'autres effets spécifiques ; cependant elle produit parfois, dans le traitement du *rhumatisme articulaire aigu*, une action avantageuse sur l'état local des articulations, et cela dans des cas où le salicylate de soude lui-même était resté inefficace.

L'antipyrine s'est déjà fait une telle réputation comme antipyrétique que beaucoup de médecins la mettent, sous ce rapport, même au-dessus de la quinine. Elle a l'avantage d'agir avec plus de certitude et d'une manière plus accentuée, sans donner lieu en même temps à aucun effet secondaire dangereux.

DOSES. — 1-2-4-6 grammes, en solution, en poudre, en capsules.

ALEXANDER, Ueber die Wirkung der Thallinsalze (Centralblatt für klinische Medicin, n° 6, 1885. — Ueber das Antipyrin und seine Wirkung bei fieberhaften Krankheiten (Breslauer arztl. Zeitschrift, nos 11 u. 14, 1884). — FILEHNE, Ueber das Antipyrin (Zeitschrift für klinische Medicin, Band VII, Heft 6). — CROLAS et HUGOUNENQ, Contribution à l'étude des effets physiologiques de l'antipyrine (Lyon médical, 3 mars 1889). — DENUX, De l'antipyrine, thèse. Paris, 1884. — GUTTMANN, Ueber die Wirkung des Antipyrins (Berliner klinische Wochenschrift, n° 20, 1884 u. nos 24 u. 25, 1885). — Deutsche medic. Wochenschrift, n° 11, 1884. — HENOCQUE, Gazette hebdomadaire de médecine, 1884. — HUCHARD, Union médicale, nos 169, 172, 1884. — RAPIN, Revue médicale de la Suisse normande, 1884. — SAYERS (P.), De l'action antifébrile de l'antipyrine (Annales de la Société médico-chirurgicale de Liège, 1884). — HUCHARD, Recherches thérapeutiques sur l'antipyrine (Union médicale, nov. et déc. 1884, reprod. in Bull. de thérapeut., t. CVII, p. 510. — ARDUIN (Léon), Thèse de doctorat. Paris, 1885; Contribution à l'étude physiologique et thérapeutique de l'antipyrine (Bullet. de thérapeutique, t. CVIII, p. 241, 1885).

Thalline. — La thalline, *tétrahydroparaquinanisol*, $C^{10}H^{13}NO$, est une base de quinoline, qui a été obtenue pour la première fois par Scraup et qui a été recommandée par Jaksch comme étant un bon et commode fébrifuge. Les sels qu'elle forme en se combinant avec les acides tartrique, sulfurique et chlorhydrique, sont facilement solubles dans l'eau et ont une saveur fortement aromatique et amère.

Emploi thérapeutique. — Les expériences faites jusqu'ici semblent démontrer que la thalline est destinée à être maintenue à côté de l'antipyrine dans la matière médicale. La thalline est un antipyrétique, dont l'action est énergique et sûre dans les états fébriles *les plus divers*. Cette donnée de Jaksch a déjà été confirmée par un grand nombre d'observateurs, et nous pouvons d'autant mieux lui donner notre approbation que ses observations ont été faites sur les malades de notre clinique. Sous l'influence de la thalline, la température s'abaisse rapidement et considérablement; de petites doses (0,25-0,5) suffisent pour produire ce résultat. Il est vrai que, dans le plus grand nombre des cas, elle se relève aussi avec rapidité, en général au bout de 1 à 4 heures; mais il est assez rare que cette ascension s'accompagne de frissons, et que la chute de la fièvre soit suivie de vomissements, de sueurs abondantes ou de phénomènes de collapsus. Cet avantage de la thalline, la certitude de son action et la dose relativement faible à laquelle elle produit ses effets, en font un médicament précieux, digne d'être compté parmi les bonnes acquisitions de la thérapeutique.

Tout récemment Ehrlich et Laquer ont proposé d'administrer la thalline par petites doses souvent répétées, afin d'éviter une action trop brusque du médicament. Ces doses répétées toutes les heures, oscilleraient entre 0,04 et 0,1; on irait même jusqu'à 0,2, suivant la réaction offerte par le malade, réaction qui doit d'ailleurs être tâtée avec soin par l'administration, au début, de doses tout à fait petites. Ehrlich et Laquer disent avoir vu cette thallinisation continue produire des effets particulièrement favorables dans le traitement du *typhus abdominal*, et les résultats de leurs expériences leur donnent même l'impression que la thalline, à côté de son action antipyrétique, possède encore une action spécifique contre le typhus. — Jaccoud attribue encore à la thalline un avantage important sur l'antipyrine : c'est que, une fois qu'on a déterminé la dose antipyrétique de thalline pouvant être supportée par un malade sans qu'il survienne de collapsus, on peut s'en tenir définitivement à cette dose, ce qui n'est nullement le cas pour l'antipyrine. Mais cette proposition nous semble encore un peu prématurée, et nous devons attendre des observations plus étendues.

Doses et préparations. — Les sulfate, tartrate, tannate de thalline, contiennent 77, 52, 33 pour 100 de base active; on les prescrit aux doses de 0,2-0,5, en solution, poudre ou pilules.

Jaksch (von), Ueber Thallin, ein neues Antipyreticum (Wiener medic. Wochenschrift, n° 48), 1884. — Welt (S)., Klinische Beobachtungen über die antifebrile Wirkung des Antipyrin und Thallin (Deutsche Archiv für klinische Medicin, Band XXXVIII, S. 81. Leipzig, 1886) — Fortschritte der Medicin, Band IV, 1886; III, 1885.

On a attribué aux substances suivantes des propriétés analogues à celles de la quinine :

Bébeerine. — Alcaloïde de l'écorce du *Nectandra Rodiæi*. D'après Binz, elle agit comme la quinine, au moins sur les processus de putréfaction et sur les organismes inférieurs. Quant à son action sur les animaux supérieurs, elle n'a été l'objet d'aucune recherche sérieuse. Une dose de 1 gramme, administrée à un chien, provoque, dit-on, des troubles gastriques (vomissements, diarrhée) et des phénomènes toxiques généraux (abattement, vertiges).

Entièrement superflue en thérapeutique.

Pipérine (voy. *Poivres*).

On a aussi proposé, comme succédanés de la quinine, diverses autres substances à meilleur prix, telles que la *salicine*, la *gentiane*, le *quassia*, etc.; mais on n'en retire pas le moindre résultat favorable.

II. Alcaloïdes du café, du thé de Chine et du Paraguay, du guarana, des graines de cacao, des feuilles de coca

Dans les feuilles et les graines du *caféier*, originaire des Indes occidentales et de l'Afrique orientale, dans le *thé de Chine*, dans le *thé du Paraguay*, boisson favorite des habitants de l'Amérique du Sud, dans le *paullinia*, arbrisseau dont les semences noires sont employées au Brésil pour préparer une limonade rafraîchissante, et enfin dans les *noix de Cola*, qui croissent en Guinée et avec lesquelles on prépare le café du Soudan, on trouve un seul et même alcaloïde, qu'on désigne actuellement sous le nom général de *caféine*, mais qui, autrefois, alors qu'on n'avait pas reconnu l'identité de cet alcaloïde dans ces différents produits végétaux, portait, suivant sa provenance, les noms de caféine, de théine ou de guaranine.

Dans les *graines de cacao* (du *Theobroma cacao*, Buttnériacées) se trouve comme alcaloïde, la *théobromine*, et dans les *feuilles de coca* (de l'*Erythroxylon coca*, Erythroxylées), la *cocaïne* et l'*hygrine*.

Tous les produits végétaux ci-dessus énumérés présentent ceci de commun, qu'ils sont devenus des *aliments d'agrément très recherchés*, grâce aux *propriétés agréablement excitantes de leurs alcaloïdes sur le système nerveux*, grâce à la *faiblesse de leur toxicité*, qui fait qu'*on peut sans inconvénient en faire usage pendant la vie entière*.

Ces produits ne doivent pas seulement leurs propriétés aux alcaloïdes; ils les doivent encore à leurs autres éléments; c'est ce qui fait que les substances contenant de la caféine se distinguent l'une de l'autre par des propriétés particulières; mais elles se distinguent encore davantage de celles qui contiennent de la théobromine ou de la cocaïne. Nous étudierons d'abord les alcaloïdes purs, et, à la suite, les produits qui les fournissent.

1. Caféine

La *caféine*, substance faiblement basique, $C^8H^{10}N^4O^2$, ou bien $C^5H(CH^3)^3N^4O^2$, peut être considérée comme un dérivé méthylisé de la xanthine et être encore désignée, d'après sa constitution, sous le nom de triméthylxanthine ou méthylthéobromine. Elle cristallise, avec une molécule d'eau, en prismes déliés, incolores, brillants, légèrement amers, difficilement solubles dans l'eau et l'alcool froids, facilement solubles dans l'eau et l'alcool bouillants. Elle forme avec les acides minéraux énergiques des sels facilement décomposables. Quand on la fait bouillir avec de l'eau de baryte, elle se transforme en une base forte, la *caféidine*, $C^7H^{12}N^4O$, qui, par une ébullition prolongée avec un excès de baryte, se décompose en ammoniaque, méthylamine, méthylglycocolle et acide formique.

Action physiologique. — L'impression reçue par le cerveau de la part de la caféine ressemble à celle que lui fait éprouver la morphine, sauf pourtant les différences suivantes : Pour produire des effets analogues, il faut des doses plus élevées de caféine que de morphine; l'excitation provoquée par la caféine est plus prolongée que celle provoquée par la morphine, tandis que le narcotisme l'est moins ; enfin, les résultats de l'action de la caféine disparaissent beaucoup plus rapidement que ceux produits par la morphine. Les effets de ces deux alcaloïdes sur la moelle épinière présentent aussi des analogies. Mais, tandis que la morphine n'exalte fortement l'excitabilité réflexe et ne provoque des phénomènes tétaniques que chez les grenouilles, ne donnant lieu, chez les animaux à sang chaud, qu'à une exagération de l'excitabilité réflexe (sans tétanos), à laquelle exagération ne tarde pas à succéder une dépression, l'action tétanisante de la caféine, au contraire, s'est manifestée chez tous les animaux à sang chaud sur lesquels l'expérience a été faite. Mais il faut, pour faire naître, à l'aide de la caféine, des effets tétaniques comparables à ceux de la strychnine, des doses beaucoup plus considérables de caféine que de strychnine, cent fois plus considérables chez les animaux à sang froid, plus de deux cent fois chez l'homme. On n'a même obtenu en réalité, chez l'homme, à l'aide de la caféine, qu'une exaltation de l'excitabilité réflexe; une dose énorme (1^{gr},25) a été impuissante à provoquer des effets tétaniques. La strychnine n'exerçant d'ailleurs aucune influence sur le cerveau ni sur le cœur, et agissant sur la pression sanguine tout autrement que la caféine, on comprend qu'il est plus rationnel de ranger ce dernier alcaloïde, au point de vue physiologique, à côté de la morphine, tout en reconnaissant d'ailleurs qu'il n'a point de véritable analogue.

Absorption et élimination. — La caféine pénètre dans l'organisme à travers toutes les muqueuses; on la retrouve ensuite dans divers organes; enfin, elle s'élimine avec l'urine, la bile, sans avoir subi aucune modification (Strauch).

Phénomènes généraux. — Ces phénomènes varient chez les grenouilles, suivant l'espèce qui sert à l'expérience. Chez la *Rana esculenta*, 0,002 de caféine provoquent une exaltation très marquée de l'excitabilité réflexe; il se manifeste de très bonne heure des spasmes tétaniques parfaitement caractérisés et qui rappellent ceux provoqués par la strychnine. Chez la *Rana temporaria*, au contraire, on n'observe, au début, pas la moindre trace d'excitation réflexe, pas le moindre spasme tétanique; mais on voit les muscles, au niveau du point d'application, devenir le siège d'une rigidité particulière, qui s'étend peu à peu et très lentement vers les endroits plus éloignés; de telle sorte qu'au moment où, en un point, les muscles sont contracturés, rigides, inexcitables, comme morts; en d'autres endroits, au contraire, ils conservent encore leur excitabilité et leurs caractères normaux. Dans la suite, au deuxième ou troisième jour de l'empoisonnement, ces différences s'effacent en partie : des phénomènes d'exaltation de l'excitabilité réflexe, de véritables spasmes tétaniques, se manifestent chez la *Rana temporaria*, et, au même moment, les muscles deviennent, chez la *Rana esculenta*, le siège d'une rigidité bien appréciable. Si d'ailleurs on empoisonne, par la voie stomacale, la *Rana esculenta* avec des doses très élevées de caféine (0,05-0,15), on voit se manifester chez elle les mêmes phénomènes de rigidité que chez la *Rana temporaria* (Filehne).

Tous les animaux à sang chaud qui ont été soumis à l'action de la caféine, les lapins sous l'influence de 0,12 injectés dans une veine, les chats et les chiens, à la suite de l'injection de 0,20, ont répondu par des tressaillements au moindre contact, à la moindre irritation, exactement comme s'ils avaient été empoisonnés avec de la strychnine; ou bien encore, ils ont présenté des spasmes tétaniques, qui apparaissaient même parfois sans choc préalable (Albers, Falck et Stuhlmann, Voit, Aubert et autres).

A ces phénomènes d'excitation, à ces spasmes tétaniques, succèdent, chez les grenouilles aussi bien que chez les animaux à sang chaud, pourvu que la dose ait été assez élevée, des phénomènes de paralysie générale, au milieu desquels les animaux succombent.

Chez l'homme, une dose de 0,30 de caféine ne produit aucun phénomène bien appréciable; sous l'influence d'une dose de 0,36, il se manifeste de la pesanteur de tête, qui disparaît en une heure; à la suite de l'administration d'une dose de 0,50, le pouls augmente de fréquence, mais très légèrement (de quatre pulsations seulement) et d'une manière tout à fait passagère; une heure après, la tête devient lourde, les mains commencent à trembler; mais ces phénomènes ne tardent pas à disparaître. A la suite de l'absorption de 1,22 de caféine, dans l'espace de six jours, l'expérimentateur vit apparaître tout à coup, le dixième jour, deux tumeurs hémorroïdales assez douloureuses (il n'était nullement sujet aux hémorroïdes), qui disparurent sans aucun traitement au bout de huit jours. Comme les chiens empoisonnés par la caféine ont présenté une forte dilatation des veines, surtout de celles dn mésentère, on peut être autorisé à mettre l'apparition de ces deux tumeurs hémorroïdales sur le compte de l'action de la caféine (Aubert). Le peu d'intensité des phénomènes provoqués par la caféine chez Aubert peut être attribué à ce que cet observateur faisait depuis longtemps un très fréquent usage du café; car d'autres expérimentateurs (C.-G. et J. Lehmann) ont éprouvé, sous l'influence des mêmes doses (0,3-0,6), des phénomènes toxiques beaucoup plus accentués : excitation violente des systèmes vasculaire et nerveux, pouls fréquent, irrégulier, souvent intermittent, oppression thoracique, céphalalgie, bourdonnements d'oreilles, photopsie, hallucinations, délire, insomnie, érections et envies fréquentes d'uriner; Caron, sous l'influence des mêmes doses (0,5), a noté les phénomènes suivants : céphalalgie, tremblements, nausées, somnolence continuelle, diminution de la fréquence du pouls (de 30 pulsations). Kelp a observé, chez une femme très nerveuse et très sensible, à la suite de l'absorption de $0^{gr},48$ de caféine, des phénomènes encore plus graves : vertiges, abattement, puis sensation intense d'angoisse précordiale, pouls très fréquent, pulsation abdominale, tremblements des membres, grincements des dents, pesanteur de tête, sensations spasmodiques au cou et à la nuque ; cet état dura trois heures et ne s'effaça entièrement qu'au bout de vingt-quatre heures. On doit donc être toujours prudent dans l'emploi de la caféine, non pas tant à cause d'un danger menaçant pour la vie, qu'à cause des phénomènes inquiétants qui peuvent survenir. La dose la plus élevée qui ait été prise jusqu'ici dans un but expérimental (1,5) l'a été par Frerichs : une heure après l'ingestion de cette dose, le pouls devient plein, dur et plus rapide (de 10 pulsations) ; la tête fut lourde et embarrassée ; vertiges, bourdonnements d'oreilles ; excitation, état d'inquiétude, tels, qu'il était tout à fait impossible à l'expérimentateur de fixer une idée ; au bout d'une heure, survinrent des vomissements, à la suite desquels tous les accidents disparurent peu à peu, sans laisser de traces.

Tous les animaux peuvent s'habituer progressivement à l'action de la caféine. La disparition des phénomènes toxiques graves se fait toujours rapidement.

Action de la caféine sur les organes et fonctions en particulier.

Système nerveux central. — D'après ce que nous venons de dire, on voit que la caféine excite d'abord, puis déprime l'activité cérébrale. Il ne faut pas être étonné que les phénomènes d'excitation et de narcose soient plus ou moins prononcés suivant les individus ; que, sous l'influence de la caféine, les uns présentent de l'insomnie, les autres, au contraire, de la somnolence, suivant l'état dans lequel ils se trouvent, suivant les dispositions résultant de l'habitude ; ce sont là des variations que l'on constate également dans l'action de toutes les substances du même genre, telles que la morphine, l'alcool, le chloroforme. Nous pouvons en dire autant de l'impressionnabilité différente du cerveau ou de la moelle, suivant qu'il s'agit de l'homme ou d'un animal : tandis que, chez le premier, le cerveau est plus vivement affecté que la moelle, c'est tout le contraire chez le second ; aussi voit-on les animaux présenter les signes d'une violente excitation de la moelle, avec phénomènes tétaniques, tandis que, chez l'homme, l'excitabilité réflexe n'est que modérément exaltée.

Les effets de la caféine sur le cerveau et la moelle ressemblant à ceux de la morphine, et, en partie aussi, à ceux de la strychnine, il est rationnel de leur attribuer la même origine qu'à ceux produits par ces derniers alcaloïdes, à l'étude desquels nous croyons donc devoir renvoyer pour la solution de cette question.

J'ai dit que la caféine excitait toujours l'activité réflexe de la moelle, chez la *Rana esculenta*, tandis qu'elle ne produisait pas la même action chez la *Rana temporaria*. Il ne faudrait pas conclure de là que chez l'une la moelle présentât des dispositions particulières à être affectée par la caféine, dispositions qu'elle ne présenterait pas chez l'autre ; car, chez toutes deux, elle est influencée de la même façon par la strychnine. On peut admettre avec plus de vraisemblance que, chez la *Rana temporaria*, la caféine est énergiquement fixée par les muscles ; qu'elle ne peut que difficilement s'en dégager pour aller attaquer la moelle, où elle n'arrive que lentement et en petite quantité ; aussi voit-on, tandis que les muscles voisins du point d'application sont devenus rigides, ceux plus éloignés rester longtemps encore à l'état normal.

Nerfs périphériques et muscles striés. — Quand la caféine a été administrée par l'estomac, le cerveau et la moelle en éprouvent l'influence beaucoup plus tôt que les nerfs périphériques; et l'on n'a pu même trouver alors aucune altération sur ces nerfs, pas plus sur les moteurs que sur les sensitifs ; Bennett est le seul qui ait signalé la paralysie de ces derniers. Lorsque, au contraire, un nerf moteur est plongé dans une solution de caféine, il ne tarde pas à être paralysé, et il en est de même des nerfs sensitifs voisins du point où la caféine a été injectée (Eulenburg).

L'altération que la caféine fait éprouver aux muscles striés, chez la *Rana temporaria*, est très digne d'attirer notre attention. Cette altération a été observée pour la première fois par Voit, et étudiée ensuite d'une manière spéciale par Johannsen. Elle se montre, ai-je dit, d'abord sur les muscles voisins du point d'application, et envahit ensuite avec une grande lenteur les muscles plus éloignés. Ces organes deviennent blancs, exsangues, rigides, plus courts, et présentent tout à fait l'aspect des muscles rendus rigides par l'action de la chaleur. Si l'on examine sous le microscope une fibre musculaire, pendant qu'on y ajoute de la caféine, on voit le mouvement qui s'opère dans l'intérieur de la cellule musculaire; on voit les stries transversales disparaître, les stries longitudinales devenir très nettes, la fibre se raccourcir presque de la moitié, le sarcolemme se détacher en quelques points; on observe les mêmes particularités sur les muscles empoisonnés chez l'animal vivant. La courbe des muscles ainsi traités par la caféine, mais non encore entièrement rigides, montre un allongement très considérable de la partie descendante (Buchheim et Eisenmenger) ; les muscles, devenus entièrement rigides, ont absolument perdu la propriété de se contracter spontanément. Le lavage des vaisseaux musculaires avec une solution à 0,6 pour 100 de chlorure de sodium ne supprime plus la coagulation. Il en est toujours ainsi, soit que les muscles communiquent encore par leurs nerfs avec le centre, soit que cette communication ait été interrompue par la section des nerfs. Les muscles, même chez les animaux curarisés, présentent ce même état; d'où il faut conclure qu'il s'agit bien là d'une action directe de la caféine sur le tissu musculaire. — Ainsi que nous l'avons déjà dit, ces effets de la caféine sur les muscles ne s'observent pas chez la *Rana esculenta*, ou ne s'observent que d'une manière très peu prononcée et seulement au bout de plusieurs jours.

Chez les animaux à sang chaud, cette rigidité musculaire sous l'influence de la caféine n'a été observée que par Johannsen sur des chats; et encore était-elle tout à fait faible. D'autres observateurs n'ont rien pu observer de semblable. Nous-mêmes (Rossbach et Harteneck), ayant fait des expériences sur des lapins, avons constaté que, à la suite de l'injection de 0,005 de caféine dans la veine jugulaire, il se produisait une accélération considérable dans la marche de la fatigue musculaire ; ainsi, par exemple, dans une de nos expériences, la hauteur de l'ascension du muscle encore peu fatigué, bien vivant, traversé par le courant sanguin, tomba, en 600 secondes, de 9 à 2 millimètres. Ce fait contredit la théorie donnée par Johannsen sur l'action musculaire de la caféine. « Sous l'influence de hautes doses, dit-il, il se produit une véritable rigidité cadavérique, et, par l'action de petites doses, il ne se forme que la première période de cette rigidité, c'est-à-dire celle de l'épanchement de myosine gélatineuse; si le processus chimique de la première période était, comme le pense Hermann, identique avec celui de l'activité, l'opinion d'après laquelle de petites quantités de caféine devraient rendre plus facile le travail musculaire, aurait pour elle beaucoup de vraisemblance. »

La *respiration* est d'abord accélérée, tant que les réflexes sont plus actifs; puis elle se ralentit; il se passe là évidemment, dans le centre respiratoire, des processus semblables à ceux qui ont lieu dans le reste de la moelle. D'après Uspensky et Aubert, la respiration artificielle peut faire cesser le tétanos provoqué par la caféine.

Circulation. — Chez les grenouilles empoisonnées par une haute dose de caféine, on voit les battements du cœur devenir de plus en plus lents et faibles; si le cœur, après avoir été excisé, est plongé dans une solution de caféine et de chlorure de sodium, on constate que ses contractions deviennent d'abord plus fréquentes; mais, une minute après, elles se ralentissent rapidement; elles ne tardent pas à s'interrompre, et le cœur est alors en systole, blanc, rigide, c'est-à-dire qu'il présente le même état que les autres muscles striés.

Chez les animaux à sang chaud, les battements du cœur, sous l'influence de doses petites ou moyennes de caféine, sont d'abord accélérés ; la pression sanguine s'élève (Binz). Si la dose a été très considérable, la fréquence du pouls devient moindre, descend au-dessous de la normale, les pulsations deviennent arythmiques, la pression sanguine diminue de plus en plus, jusqu'à ce que le cœur s'arrête en diastole et gorgé de sang. Si l'on injecte la caféine directement dans le sang, il suffit, pour tuer les lapins et les chats, de doses de $0^{gr},08$ à $0^{gr},1$ pour 1 kilogramme du poids de l'animal, et, pour tuer les chiens, d'une dose de 0,05 pour 1 kilogramme de chien.

Nous avons dit, dans l'étude des phénomènes généraux produits par la caféine, que, chez l'homme aussi, on observait l'accélération du pouls.

La *température* ne subit aucune modification de la part de la caféine administrée à petites doses; sous l'influence de doses moyennes, ne déterminant aucun phénomène spasmodique, elle s'élève de 0°,6 centigrades ; sous l'influence de doses élevées, donnant lieu à de la rigidité musculaire, à de l'inquiétude, à de la salivation, elle s'élève, dans l'espace de 1 à 2 heures, de 1° à 1°,5 C. (Binz).

L'action de la caféine sur les *organes digestifs* est très peu connue; d'après Hannon, Peretti, elle consiste dans une excitation des sécrétions salivaire et intestinale. On a vu souvent des doses élevées provoquer des vomissements. Les mouvements intestinaux n'éprouvent aucune modification (Nasse). Les veines du bas-ventre sont gorgées de sang; on ne sait pas trop pourquoi.

La *sécrétion urinaire* est, dit-on, activée; mais le fait aurait besoin d'être appuyé sur des observations plus précises[1].

Quant à l'action de la caféine sur les *échanges organiques*, nous ne possédons là-dessus que les expériences de Hoppe, de Rabuteau et de Roux, d'après lesquelles l'élimination de l'azote subirait une augmentation ou serait réduite d'une manière tout à fait insignifiante; mais ces expériences, ainsi que Voit le fait remarquer, sont loin d'être irréprochables; en tout cas les échanges organiques n'éprouvent de la part de la caféine qu'une influence bien peu marquée.

Emploi thérapeutique. — L'emploi de la caféine en thérapeutique est très limité. C'est surtout contre l'*hémicrânie* qu'elle s'est acquis de la réputation. D'après plusieurs observateurs, elle la guérit complètement dans quelques cas; mais plus souvent elle ne fait qu'abréger la durée des accès et en modérer l'intensité; et assez fréquemment elle reste entièrement inefficace. Ces différences d'action sont peut-être en rapport avec des formes différentes de migraine. Dans l'hémicrânie dite sympathico-tonique, la caféine ne nous a donné aucun bon résultat; on pourrait peut-être plutôt compter sur le succès dans les cas d'hémicrânie qui se présentent chez les hystériques et les anémiques, ou dans ceux dont la nature nous reste complètement obscure. Le mieux, d'après Eulenburg, serait d'administrer le remède à doses un peu élevées et dès le début de l'accès, au lieu de le faire prendre au moment du paroxysme, et à petites doses. La caféine agirait aussi favorablement, dit-on, contre les céphalalgies générales qui paraissent avoir leur siège dans l'intérieur du crâne (sans hyperalgésie cutanée), et dont souffrent si souvent les chlorotiques et les hystériques.

On a encore employé la caféine pour combattre divers autres états morbides, mais dans aucun d'eux elle ne s'est montrée sûrement efficace. On la prescrivait autrefois dans le traitement des *affections cardiaques*, s'accompagnant d'hydropisie générale, mais cet usage n'a pu se généraliser; tout récemment Lépine l'a de nouveau recommandée, dans ces cas, comme succédané de la digitale; la caféine, administrée à doses convenables (1,0-2,0 *pro die*), produirait ici, dit-il, d'excellents résultats. Des observations nombreuses ont démontré, en effet, que la caféine, à doses élevées, est un bon diurétique et peut même, parfois, provoquer de la diurèse dans des maladies du cœur accompagnées d'hydropisie, alors que la digitale n'est plus capable de produire cette action. Nous partageons entièrement cette manière de voir et nous admettons aussi que la caféine influence la diurèse beaucoup plus que l'activité cardiaque troublée et affaiblie. Nous devons faire remarquer que beaucoup de malades supportent mal l'usage prolongé de hautes doses de caféine; ils éprouvent, sous son influence, de l'insomnie et une excitabilité nerveuse excessive.

Doses. — La caféine se prescrit en nature ou à l'état de sel; c'est le citrate et le lactate qui sont le plus en usage. On donnait ces préparations à petites doses

[1] [Dans les expériences d'Eustratiadès sur lui-même, la quantité d'urine éliminée dans les vingt-quatre heures n'était nullement augmentée sous l'influence de la caféine (0,15-0,30), elle était même plutôt diminuée, mais les besoins d'uriner étaient plus fréquents. C'est peut-être à cette circonstance qu'est due l'opinion générale d'après laquelle le café jouirait de propriétés diurétiques.]

(0,05-0,1) *(jusqu'à 0,2 pro dosi ! jusqu'à 0,6 pro die !)*; mais nous commençons aujourd'hui à les prescrire à doses plus élevées (0,5) et nous allons jusqu'à 2,0. Les pastilles constituent le mode d'administration le plus rationnel de la caféine ; on peut cependant l'administrer aussi en poudre ou en pilules, ou faire prendre les sels à l'état de solution.

On fera bien de donner la préférence aux sels doubles de caféine ; ce sont :

Benzoate de caféine et de soude.	(45,8 pour 100 de caféine).
Cinnamylate de caféine et de soude. . . .	(62,5 — —)
Salicylate — —	(62,5 — —)
Bromhydrate — —	(52,0 — —)

Riegel prescrit la caféine pure à la dose de 0,8, et il s'élève jusqu'à 2 grammes *pro die* ; on peut, d'après cela, calculer facilement les doses correspondantes des sels doubles.

Aubert (H.), Ueber den Coffeingehalt des Kaffeegetrankes und über die Wirkungen des Coffeins (Pfluger's Archiv für gesammte Physiologie, Band V, S. 589. Bonn, 1872). — Binz (C.), Beitrag zur Kenntniss der Kaffeebestandtheile (Archiv für experimentelle Pathologie und Pharmakologie, Band IX, S. 31. Leipzig, 1878). — Brill, Inaugural Dissertation. Marburg, 1862. — Dictionnaire encyclopédique des sciences médicales, art. Café par Fonssagrives, 1re série, t. XI. — Dictionnaire de médecine et de chirurgie pratiques, art. Café par Léon Marchand. — Fonssagrives, Hygiène alimentaire des malades, des convalescents et des valétudinaires. Paris, 1881. — Graham, Stenhouse and Campbell, Chemical Report on the mode of detecting vegetable substances mixed with Coffee for the purpose of adulteration (Quarterly Journal of the Chemical Society, vol. IX, 1856). — Marvaud, Les aliments d'épargne. — Gubler et Labbée, Commentaires thérapeutiques du Codex medicamentarius, 3e édit., p. 588. Paris, 1885. — Johannsen, Inaugural Dissertation. Dorpat, 1869. — Landarrabilco (O.), Du café vert envisagé au point de vue de ses applications thérapeutiques dans le traitement de la goutte, de la gravelle, des coliques néphrétiques et de la migraine, thèse. Montpellier, 1866. — Leblond (E.), Etude physiologique et thérapeutique de la caféine, thèse de doctorat. Paris, 1883. — Offret (de Nantes), Observations sur l'action physiologique du café selon ses diverses torréfactions. Nantes, 1862. — Payen, Mémoire sur le café (Annales de chimie et de physique, 3e série, t. XXVI, 1840). — Oppenheim (H.), Beitrag zur Ermittelung des Einflusses vom Kaffeegenuss auf den Stoffwechsel (Pflüger's Archiv für gesammte Physiologie, Band XXX, S. 471. Bonn, 1880). — Penilleau, Etude sur le café au point de vue historique, physiologique, hygiénique et alimentaire, thèse. Paris, 1864. — Roux, Archives de physiologie, I, 592. Paris, 1874. — Stuhlmann u. Falck, Beiträge zur Kenntniss der Wirkungen des Kaffeins (Virchow's Archiv für pathologische Anatomie. Band XI, S. 324. Berlin, 1857). Ind. biblogr. — Voit, Ueber die Virkung des Kochsalzes und Kaffee's auf den Stoffwechsel. München, 1860.

1. PRODUITS CONTENANT DE LA CAFÉINE

1. Café

D'après les analyses de Brill et d'Aubert, la quantité de caféine contenue dans les graines de café *(Coffea arabica)* varie entre 0,2 et 0,8 pour 100.

La torréfaction, même exagérée, ne fait perdre au café qu'une très petite quantité de sa caféine, laquelle passe presque tout entière dans l'infusion faite avec les graines torréfiées et pulvérisées ; le résidu en contient à peine un cinquième (Aubert).

Une tasse de café, préparée avec 10 grammes de graines, pesées non torréfiées, renferme donc en moyenne de 0,1 à 0,12 de caféine (Aubert).

Outre la caféine (0,2-0,8 pour 100), on trouve encore dans les graines de café les principes suivants :

Légumine.	15	pour 100
Sucre, gomme.	55	—
Une huile grasse et une huile volatile.	13	—
Éléments des cendres (potassium, sodium, magnésium, peroxyde de fer, acide phosphorique, chlore). . . .	7	—
Tannin et acide caféique.	5	—

La combustion de la légumine, du sucre, pendant la torréfaction, a pour résultat la formation de certaines essences aromatiques et de caramel, auxquelles le café doit son odeur et sa saveur agréables.

Pendant la torréfaction, les graines de café perdent de 1/8-1/4 de leur poids, suivant l'intensité de la torréfaction (Aubert).

Action physiologique. — Dans les effets produits par le café, il ne faut pas seulement considérer l'action de la caféine ; il faut encore tenir grand compte des autres éléments absorbés en même temps, surtout des huiles aromatiques, des sels et de l'eau chaude. Aubert et Hasse *doutent même que la caféine soit le principe le plus actif de l'infusion de café.* Voici les raisons sur lesquelles ils appuient cette manière de voir : une infusion de café torréfié, contenant une quantité déterminée de caféine, produit, sur l'homme, des effets toxiques beaucoup plus accentués que la même quantité de caféine prise seule ; ainsi une infusion de café contenant 0,4 de caféine agit avec autant d'intensité que 1,5 de caféine pure. — Les lapins, dans la veine jugulaire desquels on injecte une infusion de café renfermant 0,04 de caféine, meurent en très peu de temps, en présentant une grande agitation, des tremblements et des convulsions ; tandis que 0,05 de caféine, injectés de la même manière, ne provoquent à peu près aucun accident. — La caféine, introduite dans le sang, chez les lapins, n'influence en rien les mouvements péristaltiques de l'intestin ; tandis que le café, administré de la même manière, provoque des contractions tétaniques, rapidement passagères, du tube intestinal. — Le résidu de l'infusion du café, ne contenant pas de caféine, donne lieu, chez les lapins, quand il est injecté dans une veine, à des convulsions, à *un arrêt rapide du cœur*, à de la dypsnée, mais nullement à du tétanos ; l'animal succombe très rapidement ; chez les grenouilles, ce même résidu produit des accidents plus intenses que ne ferait la caféine, et ici encore il ne se manifeste aucun phénomène tétanique.

Le résidu, exempt de caféine, de l'infusion de café, provoque donc des phénomènes très accentués, et tout autres que ceux de la caféine. Mais à quel principe sont dus ces phénomènes ? Aubert n'a pas pu le découvrir. Les graines torréfiées contenant 1,5 pour 100 de potassium, il crut, sous l'impression de l'idée exagérée qu'on se faisait à cette époque de la toxicité du potassium, que ce pouvait bien être là l'élément essentiellement toxique. Mais, comme nous l'avons fait voir à propos du potassium, la quantité de cette substance contenue dans le café est tout à fait insuffisante, au moins absorbée par l'estomac, pour produire des effets appréciables chez l'homme ou les animaux. Le peu d'acide tannique contenu dans le café ne doit pas non plus entrer en ligne de compte.

Il ne reste donc que les *substances empyreumatiques*, qui se forment par suite de la torréfaction, c'est-à-dire une huile éthérée, le caféol ($C^8H^{10}O^2$), de l'hydroquinon, de la méthylamine, du pyrrhol (Bernheimer). Ces substances, administrées seules, sans la caféine et sans les sels du café, déterminent, d'après Lehmann, Nasse, Marvaud et Binz, les phénomènes suivants : Excitation agréable de l'intelligence plutôt que de l'imagination, accélération des contractions cardiaques, mais abaissement de la pression sanguine, accélération et augmentation d'énergie de la respiration, suppression de la sensation de vacuité de l'estomac ; accélération des mouvements intestinaux ; augmentation de la quantité d'eau contenue dans l'urine, diminution des éléments solides et de l'urée. Ces substances se distinguent donc de la caféine, surtout en ce qu'elles exercent une influence sur le mouvement de l'intestin et qu'elles font baisser la température.

Bien que l'usage du café soit répandu depuis longtemps dans tout le monde civilisé, les recherches faites jusqu'ici sur son action physiologique sont encore très peu concluantes ; ce qui tient peut-être à ce que, les expérimentateurs étant habitués à l'usage quotidien du café, il faut, pour produire des effets appréciables, des doses tout à fait énormes. Aussi les résultats obtenus par Bœcker, Moleschott et Aubert, bien que justes en général, souffrent des exceptions nombreuses, variables suivant les individus.

L'infusion ordinaire, préparée avec 15 grammes de café torréfié, et bue chaude, a une saveur amère. Sous son influence, le pouls s'accélère, la sécrétion urinaire augmente, une sensation de chaleur générale se produit. La pensée devient plus active, l'imagination plus vive ; les sens sont plus impressionnables, le jugement plus pénétrant; mais, l'imagination étant devenue très mobile, les idées se succèdent trop rapidement, de telle sorte que l'usage du café est plus favorable à l'éclosion de nouvelles idées qu'à l'examen attentif des pensées déjà émises (?).

Le café combat efficacement les effets narcotiques produits par les boissons alcooliques ; aussi en fait-on un très grand usage à la suite des grands repas.

L'ingestion d'une très forte infusion de café (préparée avec 50 grammes de graines torréfiées) donna lieu, chez Aubert, à une accélération du pouls, qui alla peu à peu de 64 à 72 pulsations, à de la céphalalgie, des vertiges, des tremblements, de l'engourdissement aux mains et aux pieds, des nausées, et à une sensation de chaleur qui parcourait le corps à des intervalles réguliers. — Des doses élevées de café déterminent, chez certains individus, une sorte d'ébriété, avec excitation, insomnie ; chez d'autres, au contraire, elles produisent de la somnolence, du narcotisme. Tous ces phénomènes disparaissent d'ailleurs, très rapidement, comme ceux produits par la caféine.

Une femme, qui avait bu en une fois un café préparé avec 250 grammes de cette substance, fut prise d'une sensation d'angoisse très intense, de dyspnée, de secousses musculaires qui rappelaient la chorée, d'une inquiétude physique et morale excessive ; la respiration était pénible, courte et rapide (30 mouvements respiratoires à la minute) ; les battements du cœur étaient forts ; les artères très rétrécies ; le pouls dur, tendu. Une heure après l'ingestion du café survint, en même temps que des nausées, une diarrhée violente, accompagnée de coliques légères et d'un ténesme intense. Les envies d'uriner étaient fréquentes, se renouvelaient tous les quarts d'heure. Au bout de 48 heures, tous ces phénomènes d'empoisonnement avaient disparu (Curschmann).

Des quantités modérées de café peuvent, en général, être prises tous les jours, pendant toute la vie, sans inconvénient ; on finit même peu à peu par s'y habituer tellement, qu'on ne peut plus s'en passer ; et la privation entraîne certaines incommodités, notamment l'inaptitude et l'inapplication au travail de l'esprit. Mais des doses exagérées ont toujours des inconvénients ; elles finissent par troubler les digestions et déterminer un état d'excitabilité nerveuse très accentué.

Valeur nutritive. — On a prétendu que le café n'est pas seulement une boisson d'agrément, mais encore un agent nutritif. Les personnes qui boivent beaucoup de café, a-t on dit, n'ont pas besoin de prendre autant de nourriture, et, sous l'influence du café, la quantité d'urée éliminée devient moindre ; et de là on a tiré la conclusion, que le café ralentissait les échanges organiques, qu'il était un agent d'épargne. Les recherches de Voit sur les chiens contredisent cette théorie : elles montrent, en effet, que le café active les échanges organiques, au lieu de les ralentir. H. Oppenheim a constaté sur lui-même que le café donnait lieu à une augmentation considérable de la diurèse et à une diminution considérable de la quantité d'urée éliminée, mais qu'en revanche les matières fécales étaient plus riches en azote.

L'importance du café réside donc surtout dans la propriété qu'il possède d'exciter agréablement le système nerveux ; et cette excitation a pour résultat d'activer légèrement la combustion des tissus. Cette excitation, produite par le café pris à doses diététiques, ne se transforme pas en un état de dépression, ainsi que cela arrive pour d'autres agents excitants, pour l'alcool, par exemple; elle s'éteint petit à petit et fait place à l'état nerveux et psychique normal, ce qui constitue en faveur du café un avantage très appréciable.

Quant à l'albumine qui existe dans les graines de café, il est douteux qu'elle passe dans l'infusion, où des recherches directes n'ont pu en découvrir aucune trace; mais, en admettant qu'il s'y en trouvât, ce ne serait qu'en quantité tout à fait minime, et l'on ne devrait évidemment en tenir aucun compte au point de vue de la valeur nutritive du café.

Usages diététiques et thérapeutiques du café. — Bien que le café soit d'un usage extrêmement répandu, on ne peut citer aucun phénomène morbide qui ait pu lui être positivement attribué. Nous croyons donc que la condamnation absolue de son usage est une exagération. Pris avec modération, et en l'absence de certaines maladies, que nous spécifierons dans la suite, il constitue une boisson d'agrément, dont les effets bienfaisants sur l'organisme, et spécialement sur le système nerveux, ont été étudiés dans la partie physiologique.

Il est cependant une série de conditions qui nécessitent une grande modération dans son usage, ou qui même, selon nous, l'interdissent formellement. En première ligne nous devons placer l'*enfance ;* il ne devrait être permis à aucun enfant avant l'âge de la puberté, ou tout au moins avant l'âge de dix ans, de boire du café ; le lait et la soupe suffisent parfaitement. Nous sommes convaincus que l'usage prématuré du café est une des causes qui favorisent le plus le développement des névropathies, ou l'éclosion de ces affections chez les individus prédisposés par hérédité. Nous croyons aussi que l'usage du café doit être interdit à toutes les personnes adultes chez lesquelles il existe une *disposition névropathique*, du *nervosisme*, ou une *affection nerveuse* bien accentuée (surtout si elle ne s'accompagne d'aucune lésion matérielle). Les épileptiques, les hystériques, les individus atteints de névralgies chroniques, etc., devraient s'en abstenir absolument. Nous pouvons certifier qu'un assez grand nombre d'individus atteints d'affections de ce genre ont vu leur état s'améliorer notablement grâce à la seule observation d'un régime sévère, dans lequel l'abstention absolue de toute substance excitante jouait le principal rôle. — L'usage du café devra aussi être rejeté par les personnes atteintes de certaine affections cardiaques : telles sont les lésions valvulaires, arrivées même à la période de compensation, les hypertrophies du ventricule gauche, consécutives à une sclérose du rein ou à des efforts exagérés ; il en est de même des palpitations dites nerveuses, quelle qu'en soit la cause. Nous pouvons en dire autant de tous les individus sujets aux *fluxions artérielles vers la tête*, aux congestions cérébrales, aux épistaxis. Dans les *maladies chroniques (ou aiguës) de l'estomac*, l'usage du café pourra aussi être rationnellement interdit. Bien entendu, les personnes chez lesquelles l'usage du café donne régulièrement lieu à un état d'excitation désagréable, à une accélération trop forte du pouls, etc., feront bien aussi de renoncer à cette boisson. Le café trop fort, bu pendant trop longtemps, peut produire certains effets nuisibles; je citerai, parmi les plus habituels, les troubles digestifs, les palpitations de cœur, la surexcitation nerveuse, et en même temps la diminution des facultés intellectuelles.

On emploie le café noir, fort, comme remède excitant dans les *états de collapsus*, au même titre à peu près que l'alcool[1], avec lequel on le mélange souvent (café au rhum, au cognac). On le prescrit aussi contre la *somnolence*, le *coma, résultant de l'intoxication par des substances narcotiques*, telles que l'opium, l'alcool pris à trop hautes doses.

L'emploi du café est encore utile pour combattre l'*hypérémésie*, surtout quand elle est produite artificiellement par un vomitif ou qu'elle résulte d'un excès alcoolique; dans ce dernier cas on peut même, alors qu'il n'existe encore que des nausées, prévenir le vomissement à l'aide du café.

[1] Voy. p. 365.

Le café est encore un remède populaire pour combattre la *diarrhée* ; on voit en effet quelquefois, dans les catarrhes intestinaux aigus, provoqués par l'exposition à l'humidité, mais seulement dans les catarrhes dus à cette cause, la diarrhée disparaître sous l'influence du café. Comment cet effet se produit-il ? On ne saurait trop le décider. Peut-être que l'eau chaude ingérée joue ici le principal rôle; il faut avouer d'ailleurs que cet effet est loin d'être constant; il n'est nullement permis de compter sur le café comme agent constipant[1].

Marvaud, Les aliments d'épargne : alcool et boissons aromatiques (café, thé, etc.); effets physiologiques, applciations à l'hygiène et à la thérapeutique. Paris, 1874.

2. Thé de Chine

Le produit que nous recevons sous le nom de thé vert ou de thé noir provient de la même plante, du *Thea chinensis*. La différence de couleur est due simplement à une différence dans le procédé de dessiccation.

Le seul alcaloïde du thé est la *caféine*, qu'on appelait autrefois *théine*, alors que l'identité absolue de ces deux substances n'avait pas encore été découverte ; les feuilles de thé contiennent deux fois plus de caféine que les graines de café.

Elles renferment, en outre, de l'acide tannique, en partie combiné avec la caféine, et tout à fait semblable à celui du chêne ; de plus, une essence d'un jaune citron, qui donne au thé son odeur et en partie aussi son goût agréable, de l'albumine végétale, des sels et d'autres substances encore.

Voici la composition des feuilles de thé sèches (Stenhouse, Rochleder, Mulder).

Caféine	1,8	pour 100
Albumine	2,7	—
Dextrine	9,8	—
Cire	0,1	—
Chlorophylle	2,1	—
Résine	2,5	—
Acide tannique	15,7	—
Essence	0,7	—
Matière extractive	20,8	—
Éléments des cendres	5,4	—
Sels de potassium	3,1	—
Sels de fer, de calcium, de magnésium	1,7	—

Le thé dit noir, qui a été séché à une chaleur plus élevée que le thé vert, contient moins d'essence que ce dernier ; mais, dans l'un et dans l'autre, existe la même quantité de caféine.

Action physiologique. — Il faut tenir compte, dans l'action du thé, non seulement de la caféine, mais encore de l'essence et de l'acide tannique ; ce dernier ne peut d'ailleurs exister en quantité appréciable que dans la décoction des feuilles. L'action de l'essence n'a pas encore été étudiée, ce qui nous met dans l'impossibilité de séparer nettement, dans les effets produits par le thé, ceux de la caféine de ceux de l'essence. Le thé contient deux fois plus de caféine que le café ; mais la quantité de caféine absorbée avec une bonne tasse de thé n'est pas plus grande, en somme, que celle absorbée avec une bonne tasse de café, parce que la quantité de

[1] [Je signalerai encore l'emploi récent que Desprès a fait du café contre la *métrorragie*. Dans trois cas, qui avaient résisté à d'autres moyens de traitement, cet observateur a vu, sous l'influence de cinq à six tasses de café noir, l'hémorragie s'arrêter rapidement. Y a-t-il là simple coïncidence ou relation de cause à effet? L'avenir nous l'apprendra. En tout cas il serait bien difficile de se rendre compte de l'action avantageuse du café dans ces circonstances.]

substance qui sert à la préparation de l'une est à peu près deux fois moindre que la quantité de substance nécessaire à la préparation de l'autre. Leven prétendait que la caféine du café était plus active que celle du thé; mais, ces deux substances étant identiques, l'opinion de Leven ne peut qu'être erronée, et l'erreur provient de ce que cet expérimentateur faisait usage tantôt de la caféine à l'état de sel, tantôt de la caféine pure.

Le thé à haute dose produit sur l'organisme des effets semblables à ceux du café. La pensée devient plus active, plus vive; le sommeil moins facile; sentiment de bien-être plus marqué. Moleschott prétend que le thé excite moins vivement l'imagination que le café, de sorte que, sous son influence, la difficulté de fixer une idée avec attention serait moins grande que sous l'influence du café. Nous n'avons jamais pu observer sur nous cette différence.

Pris à doses trop fortes, le thé provoque, comme le café, de l'insomnie, une grande agitation, des tremblements, un sentiment de fatigue générale; à doses excessives, il détermine de la dyspnée, de l'anxiété, des tremblements qui peuvent même prendre le caractère convulsif[1].

Usages diététiques et thérapeutiques. — Nous renvoyons, sur ce sujet, à ce que nous avons dit à propos du café. L'infusion de thé jouit d'une réputation populaire comme diaphorétique, il la doit sans doute en grande partie à l'eau chaude ; on devra en tout cas, dans les maladies inflammatoires fébriles, s'adresser plutôt à l'infusion de tilleul ou de sureau.

3. Thé du Paraguay

Ce thé, constitué par les feuilles de l'*Ilex paraguayensis*, et qui remplace, dans l'Amérique du Sud, le thé de Chine, est intermédiaire, au point de vue de sa richesse en caféine, entre le thé de Chine et le café; il contient 1,2 pour 100 de caféine, et, en outre, de l'acide tannique.

Ses effets sont, dit-on, exactement ceux du thé de Chine.

4. Pâte de guarana

Cette pâte, obtenue en faisant sécher et pulvérisant les semences du *Paullinia sorbilis*, a un aspect brunâtre, une saveur amère et astringente. De tous les produits de cette catégorie, c'est celui qui contient le plus de caféine (5 pour 100). Il renferme, en outre, de l'acide tannique.

Bien que ses effets physiologiques n'aient pas été jusqu'ici bien étudiés, on peut admettre néanmoins, vu sa richesse en caféine, que c'est l'action de cet alcaloïde qui domine, comme dans le café et le thé.

La pâte de guarana, très peu employée chez nous, l'a été davantage en France. On s'en est surtout servi dans les blennorrhées des organes urinaires et dans les diarrhées, ainsi que dans les névralgies, notamment contre la migraine. Mais la caféine la rend superflue. On l'administre le mieux en poudre, aux doses de 0,5 à 2 grammes.

5. Théobromine

La *théobromine*, alcaloïde des graines de cacao (du *Theobroma cacao*),

[1] [L'usage abusif du thé peut donner lieu à un empoisonnement chronique, qui a surtout été observé chez les dégustateurs de thé, en Amérique (Morton, de New-York). Au début, excitation cérébrale agréable, congestion faciale, sentiment d'exagération des forces, puis céphalalgie. A cette période d'excitation succède plus tard une période de dépression : affaissement mental, sentiment général de refroidissement, système nerveux très impressionnable. La même cause continuant à agir, ces phénomènes s'accentuent de plus en plus : insomnie, terreurs, hallucinations de l'ouïe ; en même temps, dyspepsie persistante et augmentation de l'excrétion urinaire. Certaines variétés de thé, par exemple le thé du Japon, provoquent cette exagération de la diurèse d'une manière particulièrement marquée. A la longue, l'abus du thé finit par faire diminuer l'excrétion de l'urine.]

$C^7H^8N^4O^2 = {}^5H^2(CH^3)^2N^4O^2$, peut aussi être considérée comme un dérivé méthylisé de la xanthine (diméthylxanthine). C'est une poudre blanche, cristalline, légèrement amère, peu soluble dans l'eau, dans l'alcool, dans l'éther.

Action physiologique. — D'après Mitscherlich et, plus tard, Bennett, l'action de la théobromine ressemble à celle de la caféine; elle est seulement plus faible. La dose mortelle pour une grenouille, dit Mitscherlich, est de 0,05 ; pour un pigeon, de 0,5 ; pour un lapin, de 1,0.

Mitscherlich dépeint comme il suit les phénomènes de l'empoisonnement: Si l'absorption du poison a été lente, les grenouilles succombent en présentant les signes d'une paralysie de la moelle épinière et des pneumogastriques (?); si l'absorption s'est faite rapidement, la mort arrive au milieu de convulsions spinales. Buchheim et Eisenmenger ont trouvé la courbe musculaire de la théobromine entièrement semblable à celle de la caféine. Filehne a trouvé aussi que l'action de la théobromine sur les muscles et sur la moelle épinière était semblable à celle de la caféine, mais plus intense.

Chez les lapins on a noté les phénomènes suivants : grincement des dents, dépression de la respiration et de la température, contractions cardiaques plus fréquentes et plus faibles ; si l'absorption a été lente, paralysie lentement progressive ; si l'absorption a été rapide, phénomènes spasmodiques. Les sécrétions et excrétions ne seraient nullement modifiées.

Les mouvements péristaltiques de l'intestin et l'excitabilité musculaire se conservent longtemps après la mort. On a toujours retrouvé de la théobromine dans les urines.

Il serait à désirer que de nouvelles recherches fussent faites sur ce sujet.

La théobromine n'est pas employée en thérapeutique.

2. PRODUIT CONTENANT DE LA THÉOBROMINE

Chocolat, cacao

L'élément principal de tous les divers chocolats est la poudre des semences de cacao. Voici quels sont les principes les plus importants qui entrent dans la composition de ces semences :

Théobromine.	0,5- 1,0	pour 100
Graisse (beurre de cacao).	30,0-50,0	—
Amidon.	10,0-20,0	—
Albumine.	10,0-15,0	—
Sels..	2,9- 3,0	—
Gomme..	0,5- 1,0	—
Eau.	4,0- 6,0	—

Les résultats des diverses analyses sont d'ailleurs très variables.

Action physiologique. — Elle a été jusqu'ici peu étudiée. Elle est représentée, non seulement par celle de la théobromime, qui agit à la manière de la caféine, mais encore par celle de l'amidon, qui est une substance alimentaire, par celle du corps gras, qui fatigue d'ailleurs l'estomac et ne peut en être bien toléré qu'à la condition d'être associé avec des substances aromatiques.

Emploi diététique. — Le chocolat contenant de la théobromine, son usage doit être soumis aux mêmes restrictions que celles que nous avons signalées à propos du café et du thé. Il a sur ces derniers l'avantage de posséder une valeur nutritive réelle ; sa saveur agréable, sa forme en tablettes, qui permet de le transporter facilement en voyage, le rendent particulièrement précieux.

III. Cocaïne

La *cocaïne*, $C^{17}H^{21}NO^4$, est le principe actif des feuilles de coca, de l'*Érythroxilon coca* (Érythroxilées). Elle cristallise en gros prismes incolores, peu solubles dans l'eau, facilement solubles dans l'alcool, et qui, chauffés avec de l'acide chlorhydrique, se décomposent en acide benzoïque, en alcool méthylique et en un nouvel alcaloïde, l'*ecgonine*, $C^9H^{15}NO^3$. La quantité de cocaïne, contenue dans les feuilles de coca, est tout au plus de 0,2 pour 100.

Action physiologique. — La cocaïne est un alcaloïde enivrant et narcotique (Moréno, Schroff, Danini, Anrep).

Effets locaux. — Injectée sous la peau ou appliquée en badigeonnages sur les muqueuses, sur la langue, par exemple, elle donne lieu à une anesthésie locale, à la suppression de la sensibilité à la douleur. 15 minutes après cette application sur la muqueuse linguale, Anrep ne put, au niveau des points touchés, distinguer l'un de l'autre du sucre, des sels et des acides, tandis que l'autre côté de la langue, sur lequel les badigeonnages n'avaient pas été pratiqués, percevait normalement les saveurs ; la durée de cette insensibilité oscille entre 25 et 100 minutes.

Effets généraux. — Chez les animaux à sang froid et chez les animaux à sang chaud, c'est le système nerveux central qui subit de la part de la cocaïne les atteintes les plus marquées ; chez les animaux à sang froid, ce système est, dès le début, paralysé ; chez les animaux à sang chaud, il est d'abord fortement excité, et plus tard seulement affaibli. Les observations de Anrep, auxquelles nous avons participé, observations qui ont été faites sur des chiens, démontrent d'une manière évidente que c'est surtout sur les *fonctions mentales* que s'exerce l'influence de la cocaïne.

Un chien, à allures parfaitement paisibles à l'état normal, a subi une transformation complète sous l'influence de la cocaïne (0,01 pour un kilogramme de son poids). Presque immédiatement après l'injection, il se met à sauter, ne reste pas un instant en place, se tient d'abord sur les pattes de derrière, le corps droit, les pattes antérieures dressées, tournant en cercle autour de l'observateur. Tous ses muscles sont dans un état de mouvement incessant, notamment les muscles de l'abdomen et de la poitrine. Ces mouvements n'ont rien de spasmodique, ils ressemblent à ceux qu'exécute un chien qui tout à coup éprouve un transport de joie à la vue de son maître depuis longtemps absent. Ses allures, l'expression de sa physionomie, ne trahissent que la joie et nulle sensation douloureuse. Mais ce qui distingue l'état de ce chien placé ainsi sous l'influence de la cocaïne, c'est que ses transports, au lieu de ne durer qu'un moment, comme ceux d'un chien qu'excite une sensation normale de plaisir, *persistent pendant des heures entières*, sans cesser une seconde, pourvu qu'on le laisse librement s'y livrer ; si on lui met la main sur la tête ou sur le dos, il peut alors se tenir tranquille, et l'accélération persistante de ses mouvements respiratoires trahit seule l'état d'excitation dans lequel il se trouve. Cet état dure pendant

1 à 3 heures ; puis le chien se calme peu à peu et revient insensiblement à l'état normal, sans manifester alors aucun signe d'épuisement; il se montre, au contraire, plus vif, plus gai que d'habitude.

Sous l'influence d'une dose plus élevée (0,015 pour 1 kilogramme du poids de l'animal), la réaction est beaucoup plus vive : la physionomie du chien change brusquement, il ne reconnaît plus son maître, il devient inquiet, pousse des hurlements plaintifs et tremble de tous ses membres. Au moindre bruit il s'effraye, tressaille, tenant la queue entre ses jambes ; sa tête exécute un balancement continuel, qui devient de plus en plus vif, en même temps que son effroi et ses tressaillements augmentent d'intensité. On voit ensuite de brusques contractions envahir toujours de nouveaux groupes musculaires, de sorte qu'à la fin l'animal reste fixé à la même place, balançant la tête et exécutant avec tout le corps des mouvements ondulatoires rythmiques. En même temps la respiration est fortement accélérée, la pupille dilatée, la peau chaude, la muqueuse buccale sèche. Cet état dure environ 15 minutes; puis tout à coup le tableau change : à l'effroi, à l'angoisse, succède une gaîté turbulente ; le chien donne à son maître les signes les plus exaltés de son attachement. Cette seconde période dure encore environ 15 minutes, et alors commence une troisième période, marquée par un ensemble de symptômes tout particuliers. Comme entraîné par un charme magique, l'animal se met à sauter en cercle autour de l'observateur; ce n'est qu'à grand'peine que son maître parvient à le rappeler, non qu'il ne comprenne pas ou qu'il ne veuille pas entendre sa voix ; mais, malgré sa bonne volonté, il ne peut pas obéir : une force invisible semble le retenir auprès de l'expérimentateur ; on voit nettement qu'il lutte entre son désir d'obéir à la voix qui l'appelle et la force qui le retient au même endroit. L'animal parvient enfin à rompre le charme qui le dominait; il se précipite avec une rapidité et une joie extraordinaires au-devant de son maître et se met aussitôt à sauter autour de lui ; les phénomènes toxiques durent, en somme, 3 à 4 heures; puis le chien se calme peu à peu ; la respiration, fortement accélérée, revient à son état normal ; la température de la peau, considérablement élevée, tombe ; l'animal, épuisé de fatigue, s'assoupit; le sommeil est calme. Les muqueuses redeviennent humides ; la pupille reste encore pendant quelque temps dilatée. Quelques heures après, tout est rentré dans l'état normal, le chien a faim et mange de bon appétit.

Si la dose a été encore plus élevée (0,02 pour 1 kilogramme d'animal), on voit se manifester d'abord une excitation excessive des fonctions cérébrales et des appareils musculo-moteurs ; mais à cette excitation succède un état de faiblesse extrême, siégeant surtout sur les muscles; l'animal finit par ne pouvoir plus se tenir debout ; il est couché sur le côté, les jambes fléchies, et respirant difficilement. Il a conservé sa connaissance ; quand on l'appelle, il lève la tête et regarde l'observateur d'un œil languissant. Vingt minutes après le commencement de l'intoxication surviennent des spasmes cloniques intenses, les pattes postérieures exécutent des mouvements qui rappellent ceux de la natation, parfois aussi on observe des mouvements spasmodiques rotatoires et de l'opisthotonos. Les convulsions deviennent de plus en plus violentes ; la connaissance se perd, la tête va continuellement frapper sur le sol, et durant une heure le corps entier n'a pas un moment de repos. Puis arrivent quelques intervalles de tranquilité, dont la durée devient de plus en plus longue, et, trois à quatre heures après, l'animal s'est peu à peu rétabli; mais il reste encore, pendant assez longtemps, somnolent, dépourvu d'appétit et indifférent à tout ce qui l'entoure.

Les phénomènes que je viens de décrire ne sont pas constamment les mêmes chez tous les chiens; on observe, suivant qu'on expérimente sur tel ou tel animal, des différences assez considérables.

Effets produits par la cocaïne sur les divers organes. — Le *système nerveux central* est atteint dans presque toutes ses parties, et les phénomènes dont il est le siège ne dépendent nullement de troubles circulatoires, mais bien d'une action directe exercée sur les cellules nerveuses. Au début, ainsi que le montrent les symptômes observés, c'est surtout la substance grise du cerveau qui éprouve l'influence du poison, d'où résulte l'excitation psychique excessive qui se manifeste alors. L'exaltation des réflexes, l'accélération extraordinaire de la respiration, le balancement de la tête, les spasmes cloniques, la difficulté de se maintenir en équilibre, les mouvements rappelant ceux de la natation, les contractions incessantes, souvent rythmiques, de tous les muscles du tronc et des membres, montrent que tous les autres centres nerveux, les tubercules quadrijumeaux, le cervelet, la moelle allongée, la moelle épinière, éprouvent aussi les atteintes de la cocaïne. Elle a ceci de commun avec la caféine, que l'excitation est le plus souvent suivie d'un état normal parfait, et c'est seulement dans le cas où la dose administrée a été très considérable que le retour à l'état normal est précédé d'une période de faiblesse et de paralysie. Chose remarquable, les observations encore peu nombreuses faites sur l'homme signalent plutôt des phénomènes de paralysie que des phénomènes d'excitation; Schroff a constaté, seulement à la suite de l'administration de petites doses, une excitation de l'activité cérébrale; à la suite de l'administration de doses élevées, l'excitation était bientôt suivie de dépression et de sommeil; Fronmüller parle uniquement de vertiges, de délire, de bourdonnements d'oreilles, de sommeil; Ploss, de vertiges, de sentiment de faiblesse. D'après ce qu'avec Anrep nous avons observé chez tous les animaux (lapins, chats, chiens, pigeons), sur lesquels nous avons expérimenté, nous croyons que, chez un grand nombre d'hommes, des doses petites et moyennes de cocaïne doivent aussi donner lieu à des symptômes d'excitation, et que, si l'on n'a pas insisté sur ces symptômes, c'est que les observations faites sur l'homme sont encore trop peu nombreuses.

Les *pupilles* se montrent dilatées, soit que la cocaïne ait été appliquée localement, soit qu'elle ait été administrée à l'intérieur.

La *respiration* est constamment accélérée, et cette accélération est très considérable sous l'influence de doses élevées; on observe souvent un type respiratoire particulier : les mouvements respiratoires, après s'être interrompus, deviennent profonds et lents, puis de plus en plus rapides et superficiels, jusqu'à ce qu'enfin à une accélération tout à fait extraordinaire de la respiration succède une nouvelle interruption. Si les doses ont été très élevées, la respiration, après avoir été très accélérée, finit par devenir très difficile et par se paralyser.

Circulation. — Des doses petites laissent l'activité cardiaque intacte;

des doses moyennes l'accélèrent fortement; chez les chiens notamment, la fréquence du pouls peut devenir trois fois plus grande qu'à l'état normal; en même temps les pulsations ne sont pas plus faibles. Si les doses ont été élevées, on voit se manifester un notable ralentissement du pouls. Les fibres modératrices du pneumogastrique cardiaque se montrent déjà moins excitables à la suite de l'administration de petites doses; sous l'influence de doses moyennes, elles se paralysent complètement et d'une manière persistante, de sorte que, dans ce cas, de même qu'à la suite de l'emploi de l'atropine, l'accélération du pouls doit être mise sur le compte d'une paralysie du pneumogastrique. Ici encore, de même que dans l'empoisonnement par l'atropine, la pression sanguine s'élève sous l'influence de doses moyennes, s'abaisse rapidement sous l'influence de doses considérables.

La *température* cutanée subit constamment, chez les animaux, d'abord une élévation considérable; dans le rectum, on observe souvent, au début, un abaissement de 0,5 – 1° C.; mais pendant les spasmes, cet abaissement fait place à une élévation.

Les *muscles striés* restent à l'état normal; ils n'éprouvent aucune modification, ni dans leur contraction, ni dans leur élasticité (Rossbach et v. Anrep).

Les *mouvements de l'intestin*, aussi bien de l'intestin grêle que du gros intestin, éprouvent un accroissement d'intensité. Les intestins deviennent d'abord tout à fait pâles; puis se manifestent d'énergiques mouvements péristaltiques d'une durée de 5 à 10 minutes; les vaisseaux se dilatent ensuite, et les mouvements intestinaux deviennent très faibles ou s'arrêtent entièrement. Sous l'influence de doses élevées, on voit se produire, à la suite de contractions péristaltiques de courte durée, une dilatation des vaisseaux intestinaux, qui se montrent gorgés d'un sang à coloration veineuse, en même temps que les mouvements de l'intestin s'affaiblissent.

L'excrétion urinaire n'éprouve aucune modification essentielle. Quelquefois, mais seulement à la suite de spasmes d'une longue durée, on trouve dans l'urine de l'albumine et du sucre.

La *sécrétion de la salive et la sécrétion du mucus* deviennent moindres.

La *mort, dans l'empoisonnement par la cocaïne*, est déterminée, chez les animaux à sang chaud, par la paralysie de la respiration; le cœur continue à battre pendant quelque temps encore après que l'animal a cessé de vivre.

Anrep a trouvé que les lapins mouraient de faim dans le même temps ou à peu près dans le même temps, soit qu'ils eussent pris de la cocaïne, soit qu'ils n'en eussent pas pris; dans les deux cas aussi, leur perte quotidienne en poids oscillait dans les mêmes limites.

Emploi thérapeutique. — Cet alcaloïde, connu déjà depuis assez longtemps, a été récemment introduit dans la pratique par Koller, qui le premier l'a recommandé dans le but d'anesthésier la conjonctive et la cornée. Depuis lors l'usage de ce médicament s'est répandu avec une rapidité extraordinaire, et l'on peut aujourd'hui, en se fondant sur de nombreuses observations, formuler ses indications thérapeutiques générales. *La cocaïne est indiquée toutes les fois qu'il s'agit de provoquer une anesthésie locale, notamment sur l'œil et sur les muqueuses.*

C'est dans ce sens qu'on l'emploie surtout pour combattre les *affections oculaires* douloureuses les plus diverses, dans le traitement des lésions de la cornée. Grâce à la cocaïne, les opérations sur la conjonctive et la cornée peuvent être pratiquées sans douleur ou presque sans douleur, tandis que, dans les opérations de la cataracte ou du strabisme, l'emploi de la cocaïne ne suffit pas pour que la douleur fasse défaut. Quant aux résultats thérapeutiques qu'on pourrait attendre de sa propriété de faire rétrécir les vaisseaux, de diminuer la pression, de dilater les pupilles, nous ne possédons jusqu'ici là-dessus que de trop rares observations.

On peut encore obtenir des effets avantageux des badigeonnages à la cocaïne dans le but de provoquer l'anesthésie ou l'analgésie de la *cavité naso-pharyngienne et du larynx*. Grâce à ces badigeonnages on peut, chez les personnes très sensibles, faire facilement l'examen laryngoscopique, pratiquer diverses opérations sur ces parties, appliquer le galvano-cautère, enlever des polypes du larynx. Les douleurs souvent très vives et les difficultés extrêmes de la déglutition, qui accompagnent plusieurs processus inflammatoires ou ulcéreux localisés sur ces parties, ainsi que la stomatite mercurielle, peuvent, grâce à la cocaïne, être calmées pour un temps plus ou moins long. Bosworth a en outre signalé l'état exsangue que présente le tissu tuméfié des mollusques sous l'influence de l'application d'une solution de cocaïne à 2 pour 100, et il a utilisé cet effet dans le traitement des exacerbations de la fièvre de foin, pour supprimer la sensation d'obstruction des fosses nasales dans le coryza aigu, pour obvier au gonflement de la muqueuse à la suite de l'application du galvano-cautère dans le nez. On peut encore essayer l'emploi de la cocaïne pour combattre les éternuements spasmodiques réflexes ; on a aussi recommandé les badigeonnages à la cocaïne, pratiqués plusieurs fois par jour, sur la muqueuse du pharynx et du voile du palais, dans le but de prévenir les accès de toux convulsive. — On pourrait aussi, au moyen de la cocaïne, déterminer l'anesthésie de la *membrane et de la caisse du tympan ;* mais cet effet n'est qu'incertain et exceptionnel.

La cocaïne produit encore des effets favorables dans le traitement des *affections douloureuses de l'anus et de la partie inférieure du rectum*, dans la fissure anale, dans le cas où des tumeurs hémorroïdales rendent les selles extrêmement douloureuses. On pourra encore y avoir recours avec avantage pour combattre diverses affections douloureuses de l'appareil urogénital, chez l'homme et chez la femme ; mais il faut pour cela que la cocaïne puisse être appliquée localement. On en a aussi essayé l'emploi dans le but de calmer les douleurs et les démangeaisons qui accompagnent les affections cutanées. — Elle s'est aussi plusieurs fois montrée utile contre l'hyperémésie, chez les femmes nerveuses ou enceintes.

Quant aux *effets généraux* produits par ce médicament sur le système nerveux, on n'a pu jusqu'ici en obtenir que de très faibles avantages pratiques. Il n'est guère possible de déterminer *a priori* dans quels états pathologiques on pourrait compter sur ces avantages, l'action de ce médicament étant toujours extrêmement fugace ; dans les psychoses notamment, accompagnées de dépression, on ne peut guère s'attendre à le voir produire des effets curatifs. On avait espéré que ce médicament fournirait un bon moyen de soustraire les morphiomanes à leur funeste habitude ; mais ces espérances ne se sont réalisées que dans une bien faible mesure; de nombreuses observations démontrent d'ailleurs que le morphiomane peut aussi se laisser entraîner à faire un abus de la cocaïne; de sorte que l'usage prolongé de cette substance doit être surveillé avec le plus grand soin.

Doses. — Chlorhydrate de cocaïne, à l'intérieur, 0,03-0,05-0,1 *pro dosi*, en solution, en poudre, en pilules; pour l'anesthésie locale, en pommade, sous forme de suppositoires, le plus souvent en solution, dans les proportions de 2 à 5 pour 100, rarement en plus forte concentration.

ANREP (von), Ueber die physiologische Wirkung des Cocain (Pflüger's Archiv für gesammte Physiologie, Band XXI, S. 38. Bonn, 1880). — DEMARLE, Essai sur la coca du Pérou. Paris, 1862. — MORENO y MAIZ (T.), Recherches chimiques et physiologiques sur l'Erythroxylum coca du Pérou et la cocaïne, n° 6. Paris, 1868. — WEDDELL, Société d'agriculture, part. I. Paris, 1853.

1. PRODUIT CONTENANT DE LA COCAINE

1. Coca

Les feuilles de coca contiennent, outre la cocaïne, un second alcaloïde, l'*hygrine*, qui, d'après Wöhler, s'est montré entièrement inactif chez les lapins.

Action physiologique. — D'après les relations de voyageurs (Tschudi), les Indiens mâchent les feuilles de coca mêlées avec de la chaux, ce qui leur permet de supporter pendant longtemps de grandes fatigues, malgré l'insuffisance de l'alimentation.

D'après Gazeau, les feuilles de coca mâchées produiraient les phénomènes suivants (en partie contradictoires) : diminution de la sécrétion salivaire, diminution de la sensibilité de la bouche, du pharynx et de l'estomac, d'où possibilité de supporter plus longtemps la faim; d'un autre côté, accéléralion de la digestion, augmentation de la quantité de l'urine; point de phénomènes narcotiques[1].

Mantegazza a vu de petites doses exciter la digestion; des doses moyennes, exciter le système nerveux, augmenter la force musculaire; des doses élevées, accélérer la respiration et les contractions du cœur, provoquer de la fièvre, des hallucinations et du délire,

Schroff, ayant ingéré 9 grammes d'une préparation de coca supérieure, n'a observé aucune amélioration de la force digestive; sous l'influence de doses plus élevées, il s'est manifesté une excitation extraordinaire du système vasculaire et des fonctions cérébrales, avec accroissement de la force musculaire.

Des recherches plus exactes seraient nécessaires pour qu'il fût permis de porter un jugement. Il paraît certain que l'action de la cocaïne et celle de la coca ne sont pas entièrement identiques.

Quant à l'*emploi thérapeutique*, il a fait l'objet de quelques recherches, encore bien insuffisantes[2].

BEUGNIER-CORBEAU, Recherches historiques, expérimentales et thérapeutiques sur la coca et son alcaloïde (Bulletin de thérapeutique, t. CVII, p. 529, 1884).

[1] [Il résulte encore des recherches de Gazeau, faites sur lui-même, que la coca possède la propriété d'activer les combustions organiques. Sous son influence, l'élimination de l'urée a augmenté, le poids du corps a diminué notablement, la température s'est un peu élevée, le nombre des pulsations artérielles s'est accru, la respiration s'est accélérée. La coca activerait donc les combustions organiques.]

[2] [Les affections auxquelles on a opposé l'administration de la coca sont les suivantes : *stomatite mercurielle :* Gazeau prétend que la mastication des feuilles de coca produirait, dans ce cas, de meilleurs effets que le chlorate de potasse lui-même : *gingivites*, *dyspepsies*, et *gastralgie :* plusieurs résultats heureux ont été signalés. Enfin Rienzi a vu plusieurs cas de *vomis-*

IV. Alcaloïdes de l'opium

MORPHINE, CODÉINE, NARCÉINE, PAPAVÉRINE, NARCOTINE, THÉBAÏNE

Avant d'étudier l'opium lui-même, nous ferons l'étude de ses *alcaloïdes principaux à l'état de pureté;* ce qui nous permettra d'être plus bref à l'égard de l'opium et d'éviter les répétitions.

L'*opium*, suc qui découle d'incisions faites à la capsule verte du *Papaver somniferum*, est composé, comme tous les sucs végétaux, d'éléments très variés ; ses principes les plus actifs au point de vue physiologique appartiennent presque tous au groupe des alcaloïdes; on a compté dans l'opium jusqu'à vingt de ces principes.

Les mieux connus sont : *morphine, codéine, papavérine, narcotine, thébaïne, porphyroxine, opianine, métamorphine, cryptopine, hydrocotarnine, rhæadine, lauthopine, laudanine, laudanosine, protopine, codamine, méconidine.*

On trouve encore dans l'opium quelques acides, dont le plus important est l'*acide méconique*, avec lequel la plupart des alcaloïdes ci-dessus sont combinés. L'acide méconique n'a par lui-même qu'une action physiologique insignifiante.

Parmi ces nombreux alcaloïdes, il n'en est qu'un petit nombre dont on connaisse assez exactement les propriétés physiologiques; nous n'étudierons que ces quelques-uns.

1. Morphine

La *morphine*, $C^{17}H^{19}NO^{3} + H^{2}O$, obtenue par cristallisation de sa solution alcoolique, représente de petits prismes incolores, brillants, d'une saveur faiblement amère, d'un réaction alcaline. Il faut, pour les dissoudre, 500 parties d'eau bouillante, 1000 parties d'eau froide; ils sont tout à fait insolubles dans l'éther, le chloroforme, la benzine; ils se dissolvent assez facilement dans l'alcool.

La morphine semble se rapprocher du phénantrène ($C^{14}H^{10}$); car on obtient ce carbure d'hydrogène par la distillation rapide de la morphine avec de la poussière de zinc; il se produit en même temps de la pyridine, de la triméthylamine, etc.

La quantité de morphine contenue dans l'opium varie entre 5 et 20 pour 100.

La morphine étant difficilement soluble, on lui préfère, pour les usages thérapeutiques, ses sels, qui se dissolvent beaucoup mieux; le plus employé est le *chlorhydrate*, $C^{17}H^{19}NO^{3}HCl + 3H^{2}O$, qui se dissout dans 25 parties d'eau froide et dans 50 parties d'alcool; on emploie encore le *sulfate de morphine*, qui est soluble dans 14,5 parties d'eau.

Action physiologique. — La morphine est, de tous les alcaloïdes de l'opium, le plus important; il est celui qui y existe en plus grande quantité, et celui dont la thérapeutique tire le plus de services.

Mais ses effets sont très variables, suivant qu'on les considère chez telle ou telle classe d'animaux.

Les grenouilles, sous l'influence de la morphine, sont prises très souvent de spasmes tétaniques, qui ressemblent à ceux produits par la strychnine.

sements opiniâtres, chez des phtisiques, vomissements qui avaient résisté à divers moyens de traitement, disparaître avec rapidité sous l'influence d'une infusion à froid de feuilles de coca, prise avant le repas. Tous ces faits demandent confirmation.]

Parmi les animaux à sang chaud, ce sont les oiseaux qui sont le moins sensibles à l'action de la morphine : les pigeons et les poules supportent, sans accidents sérieux, des doses suffisantes pour donner la mort à un homme; ces doses sont, pour les pigeons, de 0,1, en injection sous-cutanée, et de 0,5, par l'estomac.

Pour amener le sommeil, chez les lapins, les chiens, les chats, il faut des doses de morphine capables de tuer un homme. Nous avons souvent, chez des chiens de grosseur moyenne, injecté dans une veine 1 gramme de morphine, sans pouvoir donner lieu à des phénomènes narcotiques bien accentués. Nous avons constaté que, pour obtenir ce résultat, pour amener le sommeil, il valait mieux injecter en une fois une certaine dose assez élevée, que d'injecter une dose beaucoup plus élevée, d'une manière fractionnée.

L'homme est beaucoup plus sensible à l'action de la morphine que tous les autres animaux sans exception ; *aussi faut-il bien se garder, ici plus que pour tout autre agent, de conclure des effets produits chez les animaux à ceux pouvant être produits chez l'homme.*

Il faut encore tenir grand compte de ce fait, savoir : que, chez l'homme et les animaux, les effets de la morphine présentent de grandes variétes suivant les individus, suivant l'âge, etc.

Les enfants, jusqu'à l'âge de cinq ans, sont excessivement sensibles à l'action de la morphine ; on a vu des enfants succomber sous l'influence de 0,001 de morphine, administré, il est vrai, sous forme d'opium; mais d'autres ont pu guérir, bien que la quantité absorbée eût été beaucoup plus grande.

La morphine, administrée à des adultes non habitués à son action, provoque, chez les uns, de l'excitation, de l'insomnie, tandis que la même dose fait tomber les autres dans un profond sommeil; on a observé que les hommes faibles, nerveux, éprouvent de la part de la morphine plutôt des effets excitants que narcotiques, tandis que le contraire arrive chez les hommes vigoureux. La dose mortelle, pour les individus non habitués, varie dans des limites très étendues; on cite des observations d'après lesquelles des adultes auraient été tués par 0,06 de morphine, tandis que d'autres, ayant absorbé jusqu'à 1 gramme de la même substance, seraient revenus à la santé, après avoir, il est vrai, passé par des accidents très graves.

Puisqu'il est impossible de prévoir, chez les divers individus, quelle est la dose qui peut être mortelle, il est donc de toute nécessité d'observer la règle suivante, qui est surtout importante à suivre chez les enfants : ne débuter que par des doses très petites, et ne les élever qu'avec la plus grande circonspection, jusqu'à ce qu'on ait atteint le résultat désiré.

L'*accoutumance* détermine encore des différences très considérables. L'homme et les animaux peuvent s'habituer peu à peu à l'action de la morphine, de même qu'à celle d'un grand nombre d'autres agents enivrants et narcotiques; par exemple, un homme chez lequel 0,01 de morphine suffit dès l'abord pour calmer une douleur, pour provoquer le sommeil, aura besoin, pour obtenir tous les jours le même résultat, d'élever progressivement cette dose; de sorte qu'à la fin il lui faudra une dose cent fois plus forte, 1 gramme au lieu de 1 centigramme; et cette dose énorme n'agira pas sur lui plus fortement que ne faisait la faible dose au début du traitement. Des faits d'accoutumance de ce genre ont aussi été observés chez les enfants.

Le *soir*, la morphine agit plus vivement, comme hypnotique, que le matin.

La morphine produit le plus rapidement son action *quand elle est injectée directement dans le sang;* il lui suffit alors de cinq à vingt secondes pour provoquer des vertiges, de la dyspnée, une grande anxiété, un sentiment de défaillance, sans que le danger de mort soit d'ailleurs plus grand, pourvu, bien entendu, que la dose ait été convenablement choisie, que si l'absorption s'était faite par tout autre moyen. Si le poison a été *injecté sous la peau,* l'action ne commence à se produire, en général, que cinq à dix minutes après l'injection. Si l'absorption s'est faite *par l'estomac*, la morphine ne commence à agir qu'un quart d'heure à une heure après, suivant que l'estomac était plein où vide. Donnée en lavement, elle s'absorbe aussi et produit des effets généraux.

Ce que devient la morphine dans l'organisme. — La morphine, de même que les autres alcaloïdes de l'opium, ne s'absorbe pas par la peau intacte. Son absorption par la muqueuse gastro-intestinale est relativement lente; Dragendorff et Kautzmann en ont trouvé de petites quantités dans l'estomac d'un homme quinze heures après son ingestion ; et, chez les chats, ils en ont trouvé dans l'intestin grêle au bout de quinze à dix-huit heures. La morphine ne paraît pas même être toujours absorbée complètement; Dragendorff a réussi à en découvrir de petites quantités dans les matières fécales.

Ainsi que Landsberg l'a le premier démontré par des expériences faites dans notre Institut (Rossbach), il n'est pas vrai que la morphine, ainsi qu'on l'admettait autrefois, traverse l'organisme sans se décomposer; lors même que la dose administrée a été de quelques décigrammes, on ne retrouve dans l'urine aucune trace de morphine en nature; mais on y trouve, comme l'a montré Eliassow, un produit de transformation, qui, dans l'extrait d'alcool amylique purifié, prend souvent avec le réactif de Fröhde une coloration verte ou vert bleuâtre intense. Même lorsque, au moyen du curare ou de la quinine, on fait diminuer les processus d'oxydation dans l'organisme, on ne parvient pas à constater le passage de petites quantités de morphine dans l'urine.

Dans le sang et dans les tissus du foie, du cerveau, chez les animaux morphinisés, Landsberg n'a pu trouver aucune trace de morphine en nature, et Marmé a constaté souvent dans le poumon et dans le foie, chez des chiens morphinisés, la présence de petites quantités d'un corps qui offre des réactions analogues à celles de l'*oxydimorphine*, $C^{34}H^{36}N^{2}O^{6}$, et l'on sait qu'en dehors même de l'organisme, la morphine, en solution alcaline, se transforme facilement en oxydimorphine sous l'influence de l'oxygène.

Cette absorption lente et cette transformation rapide expliquent, en partie pourquoi l'organisme peut s'habituer si facilement à la morphine, et pourquoi, quand elle a été prise à l'intérieur, ses effets ne se manifestent que lentement et non subitement, comme ceux d'autres violents poisons.

Phénomènes de l'empoisonnement aigu par la morphine. — Chez l'homme, on observe ordinairement, à la suite de l'administration de petites doses (0,01), d'abord des phénomènes d'excitation, tels que vivacité plus grande de l'esprit et du corps, insomnie, agitation, quelquefois même hallucinations; puis légère céphalalgie, embarras du sensorium, somnolence, sommeil profond et réveil pénible.

Si la dose a été moyenne (0,03), la période d'excitation est très courte ou même entièrement nulle; l'individu tombe très rapidement dans un état de narcotisme, dans un sommeil profond, d'où il est difficile de le faire sortir; en même temps se manifestent souvent des nausées, des vomissements, surtout si l'estomac était plein, envies fréquentes et difficulté d'uriner, picotements et éruptions à la peau.

Sous l'influence de doses élevées, dangereuses (à partir de 0,06), le sujet en expérience tombe dans un sommeil de plus en plus profond, dans un état de coma complet; les pupilles sont fortement rétrécies, la respiration est ralentie, pénible, irrégulière; les contractions cardiaques deviennent lentes, arrhythmiques et très faibles; les muscles sont complètement relâchés, les douleurs les plus vives ne sont plus senties; l'excitabilité réflexe, même celle des pupilles, a disparu. Le malade peut sortir peu à peu de cet état : la respiration et l'activité cardiaque s'améliorent, un sommeil ressemblant à un sommeil naturel succède à l'état comateux, enfin la connaissance revient; mais il reste de la fatigue, de la céphalalgie, des troubles nerveux, des nausées, de la constipation, de la rétention d'urine et des éruptions cutanées. Dans d'autres cas, au contraire, le pouls et la respiration deviennent de plus en plus faibles et superficiels, le sang se charge d'acide carbonique (cyanose) et le malade succombe, soit dans un collapsus subit, soit au milieu de convulsions cloniques et toniques, ayant sans doute pour cause un empoisonnement par CO^2.

Chez les animaux, les symptômes sont absolument semblables à ceux que nous venons de décrire; mais il faut, pour cela, des doses beaucoup plus élevées. L'excitation se manifeste chez les grenouilles, avons-nous déjà dit, sous forme de spasmes toniques. Les chiens, chez lesquels la morphine provoque si difficilement le sommeil, présentent, sous l'influence de très hautes doses, une allure assez semblable à celle d'un homme enivré par l'alcool : ils chancellent, traînent les pattes de derrière, tombent, ont le regard fixe et stupide. Ils vomissent d'ailleurs plus facilement que l'homme et, plongés dans une narcose profonde, il sont, comme lui, insensibles à toute excitation.

L'*empoisonnement chronique* par la morphine s'observe fréquemment aujourd'hui à la suite d'un usage trop prolongé des injections de morphine. Pendant un certain temps, cet usage a pour résultat d'inspirer au malade un certain sentiment de bien-être, de la gaieté même; mais, au bout de quatre à six mois, rarement au bout d'une année, se manifestent des accidents morbides : sécheresse à la bouche, soif, nausées, vomissements; le plus souvent, constipation; parfois dyspnée, battements de cœur; miction rare et difficile; dans les cas les plus graves, albuminurie, impuissance, aménorrhée, inquiétude, insomnie, hallucinations, humeur inconstante, hyperesthésies, névralgies, paresthésies, tremblement des mains. Si l'on interrompt subitement l'usage de la morphine, les accidents deviennent encore plus marqués, comme il arrive pour l'alcoolisme.

Les phénomènes toxiques qui se produisent à la suite de l'interruption de l'abus de la morphine sont attribués par Marmé à l'oxydimorphine qui se forme dans l'organisme; cette oxydimorphine, injectée directement dans le torrent circulatoire, chez les chiens, provoquerait des phénomènes toxiques analogues à ceux qui se manifestent à la suite de l'interruption de l'usage de la morphine, et ces phénomènes pourraient être supprimés sous l'influence d'une injection de morphine. Cette opinion ne concorde pas avec la donnée émise postérieurement par Marmé, d'après laquelle l'oxydimorphine existant dans l'organisme s'éliminerait avec une excessive rapidité.

Action de la morphine sur les organes en particulier. — Il peut paraître surprenant que, l'usage de la morphine étant si répandu, des recherches exactes plus nombreuses n'aient pas été faites sur les modifications qu'elle fait subir aux organes et aux fonctions. Mais ce fait s'explique quand on réfléchit à l'intensité des effets de cette substance sur l'homme et à son action beaucoup moindre sur les animaux; ce qui oblige à ne conclure qu'avec beaucoup de circonspection de ce qui se passe chez les uns à ce qui est possible chez l'autre.

Cerveau. — Les phénomènes psychiques que provoque la morphine semblent montrer que cette substance excite d'abord les cellules de l'écorce grise du cerveau, puis diminue leur excitabilité, et enfin les paralyse. Witkowski, se fondant sur ses recherches chez les animaux, et surtout chez la grenouille, nie que la paralysie des centres cérébraux soit précédée d'une période d'excitation. L'état d'excitation, d'inquiétude, consécutif à l'administration de la morphine, chez l'homme et chez les animaux, serait, en somme, d'après lui, assez rare; on pourrait l'expliquer par une diminution d'activité des centres psychiques les plus élevés, dont l'influence modératrice sur tout le reste du système nerveux perdrait de son énergie dans le cours de l'empoisonnement par la morphine et finirait même par cesser complètement; les troubles de la respiration et de la digestion, qui surviennent de bonne heure dans cet empoisonnement, pourraient, d'ailleurs, être considérés comme des circonstances capables de favoriser cet état d'inquiétude. Nous ne pouvons partager cette opinion de Witkoswki, laquelle, d'ailleurs, n'est basée sur rien de positif; de petites doses de morphine ont provoqué sur nous-même de l'insomnie, bien que, avant et après l'expérience, le sommeil fût chez nous parfaitement normal; nous avons vu de même de petites doses de morphine faire fuir le sommeil chez plusieurs de nos malades, alors que des doses plus élevées les faisaient tomber dans un sommeil profond; et nous ne pouvons nullement nous représenter comment l'insomnie pourrait être une conséquence de la diminution d'activité des centres psychiques les plus élevés. Bien que « d'innombrables observations, faites dans tous les hôpitaux et dans tous les établissements d'aliénés, mettent en relief le rôle prépondérant de la morphine dans le traitement des états d'excitation chez les femmes et principalement chez les hystériques » (Witkowski), il ne faut pas pour cela nier que ce médicament, administré à petites doses, puisse exciter les mêmes parties du cerveau, qu'il paralyse, au contraire, à doses plus élevées, semblable en cela à tant d'autres agents enivrants et stupéfiants.

Pendant le sommeil par la morphine, tantôt le cerveau contient beaucoup de sang, en est même gorgé, tantôt, au contraire, il n'en contient que très peu. Il ne paraît donc pas qu'il soit permis d'attribuer l'action hypnotique de la morphine à des modifications de la circulation cérébrale, ainsi qu'on l'admettait autrefois. Il est beaucoup plus rationnel de faire intervenir ici une altération directe des cellules cérébrales par la morphine. S'agit-il d'une combinaison de la morphine avec les substances albumineuses de ces cellules, ainsi que le fait a été observé pour l'albumine morte (Rossbach), ou s'agit-il simplement d'une action de contact? Nous n'en savons rien. Quoi qu'il en soit, l'altération éprouvée par ces cellules est profonde et persistante; ce que montrent et le sommeil prolongé qui en résulte et les troubles intellectuels qui, chez les morphiophages, persistent encore très longtemps après que l'usage de la morphine a été suspendu. Dragendorff n'a pu parvenir, jusqu'ici, à découvrir la présence de la morphine dans le cerveau des hommes ou des animaux qui avaient été soumis à l'action de cette substance; ce qui ne veut nullement dire qu'il ne puisse pas s'y en trouver. Binz, comparant sous le microscope trois morceaux de substance grise cérébrale, dont l'un avait été placé dans une solution de chlorure de sodium à 0,7 pour 100, le second dans une solution de sulfate d'atropine à 0,2 pour 100, le troisième dans une solution de sulfate de morphine à 0,2 pour 100, a trouvé, dans les deux premières préparations, les cellules claires, à contours vagues, la substance intercellulaire transparente, tandis que, dans la préparation qui était restée en contact avec la morphine, les cellules présentaient des contours nettement marqués, leur protoplasma était trouble et la substance intercellulaire obscurcie; cet obscurcissement, en regard d'une préparation-contrôle, était encore appréciable quand la solution de morphine n'avait été que de 0,02 pour 100. Binz a trouvé que les substances hypnotiques seules, telles que l'hydrate de chloral, le chloroforme, l'éther, étaient capables de donner lieu à cet aspect trouble des cellules cérébrales; les autres substances, telles que l'atropine, la caféine, le camphre, l'acide pyrogallique, ne produisent point cet effet.

Ce sont, en tout cas, les ganglions cérébraux qui, de tous les appareils nerveux, sont le plus tôt et le plus vivement atteints; le sensorium, chez l'homme et les animaux, est déjà notablement troublé, alors que les réflexes dépendants de la moelle n'ont encore éprouvé aucune atteinte appréciable.

Buchheim fait remarquer avec raison que les animaux les plus sensibles à l'action de la morphine sont ceux qui présentent le plus grand développement cérébral; que, parmi les hommes, les races particulièrement intelligentes, les Européens, éprouvent de la part de cet alcaloïde surtout des phénomènes narcotiques, tandis que les races inférieures réagissent plutôt par des phénomènes d'excitation; que les animaux à cerveau très peu développé ne peuvent être narcotisés que par des doses de morphine relativement très considérables et présentent plutôt des symptômes d'excitation de la moelle, pouvant aller jusqu'au tétanos; telles sont les grenouilles par exemple. Ces différences proviennent-elles de la quantité de la masse cérébrale? La qualité de la substance du cerveau ne joue-t-elle pas en cela un rôle important? On peut l'admettre avec vraisemblance, si l'on considère combien l'enfant est plus sensible que l'adulte à l'action de la morphine.

La *moelle épinière* ne subit l'atteinte de la morphine qu'après le cerveau, et, si la dose a été petite ou moyenne, cette atteinte se traduit par des phénomènes d'excitation. C'est surtout chez les animaux à sang froid que ces phénomènes d'excitation sont intenses; mais ils arrivent très rapidement à épuisement. On les observe aussi chez les animaux à sang chaud et chez l'homme, chez lesquels ils se traduisent par une exaltation de la sensibilité, par de la mobilité, de la jactation, des nausées et des vomissements. Il se produit donc, sous l'influence de la morphine, en même temps qu'une diminution ou une suppression de la sensibilité à la douleur, une exaltation de l'activité réflexe (Cl. Bernard). Witkowski a observé, chez les grenouilles soumises à l'action de la morphine, qu'après chaque accès spasmodique l'excitabilité réflexe s'éteint complètement pour quelque temps ; ce n'est qu'après un assez long intervalle de repos, ayant souvent une durée d'un grand nombre de secondes, qu'on voit se produire de nouveau une secousse réflexe d'une intensité anormale; la moelle épinière, sous l'influence de la morphine, de même que sous l'influence d'autres poisons convulsivants, la strychnine, par exemple, n'acquiert donc pas seulement une excitabilité plus grande, elle s'épuise encore avec une plus grande facilité. Il faut, pour paralyser la moelle, des doses de morphine beaucoup plus élevées que pour paralyser le sensorium ; et les diverses régions de la moelle présentent des différences d'impressionnabilité très marquées. Ce sont les ganglions intermédiaires des réflexes qui se paralysent les premiers. L'homme et les animaux peuvent respirer encore régulièrement, alors que la connaissance et les réflexes ont déjà disparu chez eux ; cela montre que les centres respiratoires conservent longtemps leur excitabilité. Mais alors même que, avec les progrès de l'intoxication, les centres respiratoires ont commencé à être moins excitables, que la respiration est devenue irrégulière, plus lente, superficielle, le centre vaso-moteur a conservé encore toute son excitabilité, ce que montre l'élévation réflexe de la pression sanguine sous l'influence des irritations de la sensibilité (Rossbach et Schneider). Nous avons injecté dans les veines, chez des chiens, 1 gramme de morphine, et nous avons ainsi supprimé chez eux la connaissance et la sensibilité, de sorte que les irritations douloureuses les plus intenses ne provoquaient chez eux aucun mouvement et aucune modification de la respiration ; et cependant, à ce même moment, une faible irritation du nerf sciatique déterminait toujours une prompte élévation de la pression sanguine.

La *respiration*, chez l'homme et les animaux, reste longtemps sans éprouver aucune atteinte appréciable ; on ne la trouve jamais accélérée, du moins par le fait de la morphine ; quand elle éprouve une modification, c'est toujours un ralentissement, consécutif à une diminution d'excitabilité du centre respiratoire ; Gscheidlen, injectant directement de la morphine dans la carotide, vers le cerveau, observait toujours, dès le début, une dépression respiratoire ; d'après Filehne, la respiration s'interrompt de temps en temps dans la première période de l'intoxication par la morphine, de sorte qu'à des pauses de 5 à 20 secondes succèdent deux ou trois mouvements respiratoires assez réguliers, séparés l'un de l'autre par des pauses plus courtes. A ces modifications périodiques de la respiration correspondent des modifications semblables de la pression sanguine. Les pauses respiratoires et l'abaissement de la pression sanguine sont, d'après Filehne, un phénomène purement apnéique, consécutif à une anémie de la moelle allongée, anémie déterminée par une contraction vasculaire. Dans les cas d'empoisonnement les plus intenses, l'inexcitabilité du centre respiratoire peut arriver à un tel point, que le besoin de respirer disparaisse entièrement et que la mort arrive au milieu d'une apnée complète.

Non seulement les centres nerveux, mais encore les nerfs sensibles périphériques des organes respiratoires, les nerfs du larynx, des bronches et du poumon, sont aussi soumis à l'influence déprimante de la morphine ; c'est ce que montre la sûreté avec laquelle la morphine, à des doses qui n'influencent pas le sensorium, supprime la violente excitation à la toux, déterminée par des causes périphériques, telles que l'inflammation, les ulcérations du larynx.

Les *nerfs périphériques* n'éprouvent de la part de la morphine, administrée par l'estomac, qu'une atteinte beaucoup plus faible que celle subie par les centres nerveux ; on n'a pas même pu démontrer que les nerfs *sensibles* de la peau fussent alors influencés ; car le siège de la sensation douloureuse dans le cerveau est déjà depuis longtemps paralysé, alors que le nerf périphérique conserve encore son pouvoir conducteur ; c'est ce que démontre la longue persistance des réflexes, alors que la connaissance a disparu. Mais si la morphine est mise, par injection sous-cutanée, en contact direct avec un nerf sensible, on voit alors des phénomènes de paralysie se manifester dans le domaine de ce nerf, alors que le cerveau n'est pas encore atteint ou ne l'est que très peu : la sensibilité au toucher, une douleur existante diminuent, disparaissent même dans le voisinage de l'endroit où a été faite l'injection, tandis que, dans les points symétriques, de l'autre côté, la sensibilité au toucher et surtout à la douleur, n'a encore éprouvé aucun amoindrissement essentiel et que la connaissance est encore entièrement intacte ; il suffit même de mettre un point d'un gros tronc nerveux en contact avec une solution de morphine pour faire diminuer notablement le pouvoir conducteur de ce nerf (Lichtenfels, Eulenburg).

Quant aux *nerfs moteurs*, les expériences de Gscheidlen sur des grenouilles démontrent que de petites doses de morphine augmentent d'abord leur excitabilité, puis la font diminuer, et que des doses élevées la font diminuer dès l'abord, sans l'avoir préalablement augmentée ; mais que, contrairement aux données d'Albers, cette diminution d'excitabilité ne va jamais jusqu'à la paralysie, même quand la dose employée a été énorme. Quand on veut, au moyen d'un appareil d'induction, provoquer des contractions dans les pattes d'une grenouille, en excitant le nerf sciatique, il faut rapprocher d'autant plus le circuit induit du circuit inducteur que l'excitation porte sur une partie du nerf plus rapprochée de la patte (Budge, Pflüger) ; il en est tout autrement quand l'animal est sous l'influence de la morphine : alors, en effet, il faut que le courant d'induction, pour provoquer des contractions musculaires, soit d'autant plus intense que l'excitation porte sur une partie plus rapprochée du centre. Chez les animaux à sang chaud, nous avons pu provoquer des contractions musculaires, en excitant les nerfs, à toutes les périodes de l'empoisonnement.

La *pupille* est, chez la plupart des hommes et des animaux, fortement rétrécie pendant presque tout le temps que dure l'action de la morphine; c'est ce qui fait qu'on a souvent compté la morphine parmi les médicaments myotiques, ce qui n'est pas tout à fait exact. Si l'on introduit de la morphine dans le sac conjonctival, on constate que, chez les lapins, il ne se produit point de rétrécissement, et que, chez les chats, il se produit un rétrécissement excessivement faible, pouvant être simplement mis sur le compte de l'irritation produite par l'injection; la mobilité de l'iris est en même temps parfaitement conservée. Il résulte donc déjà de cela que la morphine se distingue entièrement des médicaments qui, comme l'atropine, la physostigmine, agissent directement sur la pupille. En outre, le rétrécissement pupillaire, sous l'influence de l'action générale de la morphine, ne s'observe ni chez toutes les espèces animales, ni chez tous les individus de la même espèce, ni enfin dans toutes les périodes de l'empoisonnement chez le même individu. Un phénomène si inconstant ne peut pas être attribué à une irritation ou à une paralysie directes d'un organe déterminé, surtout d'un organe périphérique, ainsi qu'on est en droit de le faire pour les effets réguliers résultant de l'action de l'atropine, par exemple; il semble plutôt qu'il s'agit ici d'un processus central compliqué, pouvant, par le concours de certaines circonstances, rendre possible ce rétrécissement; il est probable que la morphine favorise le développement d'un rétrécissement pupillaire simplement en paralysant ces centres psychiques, dont l'activité a une influence mydriatique (Cl. Bernard, Witkowski). Avec le début du rétrécissement pupillaire coïncide un spasme de l'accommodation (Grafe).

L'excitabilité des *muscles volontaires* reste intacte, au moins chez les grenouilles (Gscheidlen); de même, chez les animaux à sang chaud, rien ne prouve que cette excitabilité subisse la moindre atteinte.

Organes de la circulation. — Sous l'influence de doses petites, médicinales, de morphine, les contractions cardiaques s'accélèrent, chez les animaux à sang chaud; cette accélération résulte, d'après les uns, d'une excitation des ganglions cardiaques musculo-moteurs; d'après les autres, d'une diminution d'activité du centre pneumogastrique. Si la dose a été élevée, cette accélération des mouvements du cœur ne dure que peu de temps, pour faire place à un ralentissement. Ce ralentissement est, au début, déterminé seulement par une excitation des appareils modérateurs dans le cerveau et dans le cœur; plus tard ces appareils se paralysent, mais le pouls continue encore à être ralenti, parce que en ce moment les ganglions musculo-moteurs du cœur s'affaiblissent. Le cœur est en tout cas un des organes qui résistent le plus à l'action de la morphine; il ne peut être tué que par les doses les plus élevées de ce poison, et il ne l'est que longtemps après la mort de tout le système nerveux central. D'après Witkowski, la morphine reste sans influence sur l'élévation du pouls, dans l'état fébrile, même en pleine narcose.

La *pression sanguine*, sous l'influence de petites doses de morphine, ne subit aucune modification ou n'éprouve qu'un abaissement très léger; l'élévation de pression, qu'on observe souvent, mais pas toujours, au début, chez les animaux à sang chaud, provient sans doute simplement de la douleur provoquée par la piqûre de la canule, et nullement de l'action de la morphine. Des doses plus élevées, toxiques, donnent lieu, chez plusieurs individus, hommes ou animaux, à un abaissement insignifiant de la pression sanguine; chez d'autres, cet abaissement est assez marqué, et il résulte évidemment d'un affaiblissement du centre vaso-moteur et de la dilatation consécutive des vaisseaux périphériques. Les muscles annulaires de ces vaisseaux n'éprouvent aucune influence appréciable, le sympathique conserve aussi son excitabilité normale. Chez l'homme, cette dilatation vasculaire se manifeste par l'apparition d'éruptions roséoliques, de congestions vers différents organes, notamment vers la tête. Le sentiment de bien-être, consécutif à l'action de la morphine, sentiment que plusieurs observateurs attribuent à la dilatation vasculaire, doit plutôt être considéré comme étant le résultat de la suppression des sensations désagréables qui troublent le sentiment général. En tout cas, on n'a pas à craindre, avec les doses médicamenteuses ordinaires, un affaiblissement essentiel des fonctions circulatoires.

C'est précisément à cette atteinte faible et tardive des organes de la circulation et de la respiration, et à la facilité avec laquelle la connaissance et la sensibilité sont influencées par la morphine, qu'est due la possibilité d'utiliser cette substance en thérapeutique. Il est des cas cependant où la circulation et la respiration éprouvent rapidement de la part de la morphine des atteintes profondes; mais c'est seulement lorsque ces fonctions sont déjà le siège d'altérations morbides.

La *température* s'élève, dit-on, tout d'abord, si la dose de morphine a été faible; elle s'abaisse, au contraire, et notablement, si la dose absorbée a été toxique; cet abaissement se ferait plus rapidement dans la cavité crânienne que dans le rectum (Mendel). Manassein pense que cette influence sur la température dépend seulement des modifications de la circulation; que, par conséquent, la température s'élève quand la pression sanguine s'élève, et qu'elle baisse quand la pression baisse; il ne s'agirait nullement ici, comme pour la quinine, d'une influence directe sur les processus ayant leur siège dans les éléments histologiques; les organismes inférieurs, la putréfaction, la fermentation, ne seraient pas influencés par la morphine, ou ne le seraient que très peu. La diminution de volume des globules rouges, sous l'influence de la morphine, dépendrait simplement du ralentissement du cours du sang dans les organes et de la moindre quantité d'oxygène qui lui est apportée, mais nullement d'une altération directe des globules par l'alcaloïde; cette diminution de volume marcherait donc parallèlement avec l'abaissement de la température et l'intensité de la narcose. On a parfois observé, à la suite d'une injection de morphine sous la peau, une température fébrile légère, conséquence de l'irritation locale. Nous avons déjà dit que la morphine, administrée dans le cours des maladies fébriles, n'avait aucune influence sur la température.

Organes de la digestion. — La morphine, prise par la bouche, donne lieu à une saveur amère; elle provoque, chez l'homme, de la sécheresse à la bouche; chez le chien, au contraire, elle active la sécrétion salivaire. Cette différence est sans doute simplement due à ce que, chez le chien, moins sensible à l'action de la morphine, les appareils sécréteurs des glandes salivaires sont excités, tandis qu'ils sont paralysés chez l'homme, beaucoup plus sensible à l'action de cet alcaloïde; il est probable qu'une dose suffisamment élevée pourrait, chez le chien aussi, paralyser ces appareils et produire de la sécheresse buccale. On a cependant observé parfois, chez l'homme, sous l'influence de doses faibles, une augmentation passagère de sécrétion de la salive.

Les nausées et les vomissements qui se manifestent, chez l'homme et le chien, à la suite de l'administration de la morphine, sont bien dus à l'action de cette substance, et nullement à de l'apomorphine qui y serait mêlée, suivant l'opinion de Pierce. Mais à cette excitation des nerfs sensibles de l'estomac ne tarde pas à succéder une paralysie de ces nerfs; alors le sentiment de la faim, les douleurs qui peuvent avoir leur siège à l'estomac, disparaissent; un vomitif, administré à ce moment, reste sans action; un caustique, du bichlorure de mercure par exemple, ingéré avec la morphine, provoque bien de la cautérisation, mais sans douleur. Le catarrhe chronique de l'estomac, consécutif à un usage prolongé de la morphine, dépend des troubles de la sécrétion gastrique et des décompositions anormales des aliments, qui en sont la conséquence.

Quelle est l'action de la morphine sur l'intestin? O. Nasse et Gscheidlen, ayant injecté dans une veine, chez des lapins, 0,025 de morphine, ont observé que les mouvements péristaltiques devenaient plus actifs et que l'excitabilité intestinale était exaltée, de sorte que plusieurs auteurs, refusant à la morphine toute action constipante, lui attribuent une action diarrhéïque, et, s'il se produit de la constipation, ils l'attribuent à ce que les nerfs sensibles intestinaux, intermédiaires des réflexes, ont perdu de leur excitabilité, malgré l'accélération des mouvements péristaltiques. D'après nos expériences (Nothnagel), l'action constipante de la morphine, chez les lapins, dépend en partie de ce que cette substance excite le nerfs modérateurs intestinaux. Mais comme ces nerfs se paralysent sous l'influence de très hautes doses de morphine, il faut admettre que la constipation dépend encore d'autres circonstances.

Nos observations sur l'homme nous ont permis de nous convaincre que les nerfs de l'intestin, de même que tous les autres nerfs étaient d'abord excités par la morphine. Mais l'apaisement produit par cet alcaloïde sur les coliques qui résultent d'un spasme intestinal, sur les diarrhées douloureuses, sur le ténesme rectal, sur tous les états morbides dépendant d'une excitation violente de l'intestin, démontre que la morphine, à petite dose, provoque secondairement, à haute dose, primitivement, un apaisement des mouvements péristaltiques anormalement excités, un état complet de calme dans l'intestin; c'est ce que démontrent d'ailleurs les expériences de Nasse sur des chiens. L'opium, sous ce rapport, agit mieux et plus vite que la morphine; l'explication du fait sera donnée dans la suite.

Les *sécrétions* éprouvent de la part de la morphine des modifications très variables. Sur la *peau* s'observent : une sensation de chaleur plus vive, des démangeaisons, parfois aussi des éruptions et une sécrétion plus abondante de sueur. Il a déjà été question de l'influence exercée sur la *sécrétion salivaire*. On admet généralement que la morphine fait diminuer la sécrétion des glandes digestives, petites ou volumineuses, du foie, etc. On a noté aussi le plus souvent, sous l'influence de doses élevées, une diminution de la quantité d'urine. Est-ce par suite de l'ingestion d'une moindre quantité d'eau ou de l'abaissement de la pression sanguine? On l'ignore. Cette diminution de la sécrétion urinaire s'observe aussi bien dans les conditions normales que dans les conditions anormales, dans la polyurie par exemple. On trouve souvent alors dans l'urine, chez l'homme et les animaux, une substance réductrice, qui paraît être du sucre. C. Eckhard a constaté, chez des lapins à l'état de santé, que des doses de 0gr,03 à 0gr,06 de sulfate de morphine, injectées dans la veine jugulaire, donnaient constamment lieu, au bout de une à deux heures, à un diabète manifeste, accompagné, en général, d'hydrurie; ce diabète persiste toujours trois ou quatre heures, souvent même plus longtemps. La constatation de la présence du sucre a été faite, avec les plus grandes précautions, au moyen de la liqueur de Fehling et au moyen de la fermentation.

L'action, d'abord excitante, puis paralysante, sur le muscle expulseur de la vessie, donne lieu d'abord à des envies fréquentes d'uriner, puis enfin à de la rétention d'urine.

Echanges organiques. — L'usage peu prolongé de la morphine (0,1 par jour), chez les chiens, ne fait diminuer que d'une manière insignifiante l'élimination de l'azote (von Bœck). L'élimination de l'acide carbonique, chez les chiens et les chats, s'accroît au moment où la morphine produit des effets excitants; diminue, au contraire, quand elle agit comme hypnotique; elle dépend donc uniquement de l'activité musculaire, et nullement d'une action particulière de l'alcaloïde (von Bœck). Chez l'homme, la morphine paraît ralentir les échanges organiques d'une manière beaucoup plus marquée que chez les chiens, qui sont beaucoup moins sensibles, sous tous les rapports, à l'action de cette substance, et qui d'ailleurs, dans ces expériences, n'avaient absorbé que des quantités de morphine bien faibles pour eux. Chez un diabétique traité d'abord par l'opium (contenant 13 pour 100 de morphine) et puis par la morphine, Kratschmer a vu l'élimination du sucre diminuer de plus en plus et finalement disparaître, l'élimination de l'urée diminuer aussi, et le poids du malade augmenter de plus de 2 kilogrammes.

L'amaigrissement, l'affaiblissement rapide des forces qui accompagnent l'empoisonnement chronique par la morphine, doivent être attribués à la diminution de l'appétit et à l'insuffisance de l'alimentation qui en résulte, et nullement à une plus grande rapidité de la désassimilation.

Usages thérapeutiques. — « Cette substance est un instrument si utile, si précieux, entre les mains d'un médecin habile et expérimenté, que, sans elle, la science thérapeutique serait incomplète et chancelante. Celui, en effet, qui sait l'employer convenablement, en retire plus de profit qu'on ne saurait en espérer d'un seul médicament. Et il est bien peu expérimenté, il connaît bien peu la puissance de cet agent, celui qui ne sait l'employer que pour provoquer le sommeil, pour calmer les douleurs, ou arrêter les diarrhées; car il est un grand nombre d'autres circonstances dans lesquelles il peut être utile (tonique du cœur, etc.). »

C'est ainsi que s'exprime Sydenham; et, en vérité, il n'est aucun médicament qui, au point de vue du nombre des indications, puisse être considéré comme plus important que la morphine.

L'usage de cet alcaloïde s'est, dans ces derniers temps, de plus en plus substitué à celui de l'opium. La morphine, en effet, peut remplir presque toutes les indications de l'opium, et cela d'une manière beaucoup plus positive; c'est, en outre, une préparation pure qu'on peut doser bien exactement, ce qui est impossible avec l'opium, dont la richesse en alcaloïdes, et principalement en morphine, est très variable. *Tout ce que nous allons dire se rapporte donc exclusivement à la morphine.* Les quelques cas dans lesquels l'opium peut être préféré, ou dans lesquels il a habituellement la préférence seront examinés plus tard dans l'étude de cette substance.

Il est bien peu d'états morbides dans lesquels un agent d'une si grande activité n'ait trouvé son emploi ; et il serait impossible de les passer ici tous en revue. D'un autre côté, il est bien difficile de considérer ses indications à un point de vue général. Une analyse exacte de tous les cas dans lesquels la morphine s'est montrée réellement efficace nous apprend que l'on peut compter sur cette efficacité lorsqu'il s'agit de faire diminuer l'excitabilité, soit du cerveau, soit de la moelle, soit des nerfs périphériques. L'action excitante de la morphine ne présente aucun avantage qui permette de l'utiliser; on cherche même à l'éviter autant que possible. Les indications générales pour l'emploi de ce médicament pourraient donc se formuler ainsi : *Activité exagérée du cerveau et des nerfs sensibles* (on l'emploie moins bien dans les affections des nerfs moteurs); *états dans lesquels, l'activité du cerveau et des nerfs sensibles étant même normale, on peut espérer un avantage de la diminution de cette activité* (pour provoquer le sommeil, par exemple). Il est cependant de la plus haute importance de remarquer que l'emploi de la morphine n'est pas permis dans tous les cas où ces indications se présentent; il est des circonstances, en effet, où cet emploi est formellement contre-indiqué.

Insomnie. — Les opiacés sont, dès la plus haute antiquité, les hypnotiques auxquels on a le plus souvent recours. Ils surpassent, sous ce rapport, les autres agents de ce genre, sauf pourtant le chloral, qui souvent, mais non toujours, produit des effets hypnotiques encore plus accentués, mais qui le cède de beaucoup à la morphine en ce que, étant hypnotique, il n'est pas en même temps anodin. La morphine provoque le sommeil de différentes manières : premièrement en calmant les douleurs, cause de l'insomnie; secondement, en agissant directement sur le cerveau. Enfin, on peut observer que, dans l'oppression, l'anxiété précordiale, telles qu'elles se présentent dans l'hydropisie générale, par exemple, la morphine fait d'abord cesser ces phénomènes, d'où possibilité pour le malade de dormir (voyez plus bas à propos des maladies du cœur). Quant à l'emploi de la morphine comme hypnotique dans les maladies aiguës fébriles, où l'insomnie est déterminée par l'excès de la fièvre, nous en parlerons dans la suite. — Il a été dit plus haut que les effets hypnotiques de la morphine se manifestaient le mieux quand cette substance était administrée le soir; si elle est administrée dans la journée, le sommeil se produit d'une manière beaucoup moins certaine; il est moins persistant et exige des doses plus élevées. La dose nécessaire pour produire cet effet dépend beaucoup des individus; en général, on fera bien de commencer par une petite dose (0,005–0,007) et, si le sommeil ne vient pas, on élèvera graduellement cette dose, jusqu'à ce qu'on ait atteint l'effet désiré.

Le chloral possède des propriétés hypnotiques encore plus accentuées que celles de la morphine; mais il échoue dans quelques cas dans lesquels la morphine réussit, et, ce qui est plus important, il est dépourvu des propriétés anodines de l'alcaloïde. La morphine produit habituellement des effets hypnotiques peu marqués, ou même nuls, chez les personnes nerveuses, excitables, et elle peut alors être avantageusement remplacée par le bromure de potassium. Mais cela ne diminue en rien sa valeur. Le seul inconvénient notable de son usage *longtemps continué* est la nécessité d'élever progressivement la dose, et le danger d'un empoisonnement.

Quant à l'emploi de la morphine dans le but de seconder la narcose chloroformique, voyez page 389.

Maladies mentales. — L'usage de la morphine, ou de l'opium, est depuis longtemps très répandu dans le traitement des psychopathies; lors de l'introduction du chloral dans la thérapeutique, cet usage se restreignit notablement; la morphine semblait décidément devoir être supplantée par le chloral; dans ces dernières années, une réaction s'est produite : la morphine reprend le dessus, et le chloral passe au second rang.

On admet assez généralement que la morphine est utile dans le traitement des mélancolies dites actives, alors que l'humeur sombre du malade s'accompagne d'inquiétude et d'excitation. Elle peut encore assez souvent rendre des services dans le traitement de plusieurs autres formes des maladies en question, dans l'excitation maniaque, dans les troubles psychiques hystériques, hypochondriaques, puerpéraux, de même que dans certains états d'affaiblissement de l'esprit bien accentués. On signale, comme étant une indication générale pour l'emploi de la morphine, l'existence d'une hyperesthésie accompagnée d'une exaltation de l'excitabilité réflexe, ces deux phénomènes étant pris dans l'acception la plus large (Schuele).

On a beaucoup discuté pour savoir quelle était des deux substances, morphine ou opium, celle qui devait être préférée; le débat paraît devoir être tranché en faveur de la morphine. Son administration à l'intérieur est utile, incontestablement; mais son emploi en injection sous-cutanée présente des avantages évidents. Tantôt on en administre des doses isolées, énergiques, dans le but de satisfaire à une indication bien déterminée, de prévenir un paroxysme menaçant, de provoquer rapidement le sommeil, etc.; tantôt on donne le médicament d'une manière méthodique, en élevant graduellement la dose, jusqu'à ce qu'on soit arrivé à obtenir le repos désiré. C'est dans ce sens que Schuele, a institué une méthode régulière de traitement par les injections sous-cutanées, méthode perfectionnée par Wolff, et préconisée par Auguste Voisin, médecin de la Salpêtrière, et d'autres observateurs. Ces injections, agissent le plus énergiquement, quand elles sont pratiquées sur les parties antérieure ou latérales du cou (voisinage du centre vaso-moteur), et quand elles sont faites avec une haute dose de substance (0,02 jusqu'à 0,08); des doses petites ne feraient qu'augmenter l'excitation du malade. C'est l'état du pouls qui indique la dose à employer. En présence de phénomènes de paralysie des vaso-moteurs, en présence d'un pouls lent, par conséquent, en général, chez les personnes âgées, on doit débuter par des doses faibles (0,007-0,01); si l'état du pouls est tout opposé, c'est-à-dire, en général, chez les personnes jeunes, en doit employer des doses élevées. C'est particulièrement dans la paralysie générale des aliénés qu'il faut se borner à de petites doses. — Je rappellerai encore ici qu'il est à l'emploi de la morphine certaines contre-indications dont il sera question dans la suite.

Délire. — Il est important ici, de même que dans les affections inflammatoires dont nous parlerons plus loin, de se conduire suivant les cas particuliers. Dans le *delirium tremens potatorum,* la morphine a été très souvent employée, et bien des auteurs l'ont, jusque dans ces derniers temps, tenue pour indispensable. On l'a prescrite à des doses énormes, jusqu'à production du sommeil. Voici ce que nous enseigne là-dessus l'expérience : Des doses faibles provoquent souvent une augmentation de l'excitation plutôt que de l'apaisement; des doses fortes amènent ordinairement un état comateux, d'où le malade sort, en général, fatigué et disposé aux récidives. Si le delirium tremens est accompagné d'une affection inflammatoire, cette dernière se trouve mal ordinairement de l'emploi de la morphine. En outre, plusieurs statistiques apprennent que l'emploi de cet alcaloïde ne diminue nullement la mortalité. Enfin on s'est de plus en plus convaincu, dans ces derniers temps, que la méthode de traitement qui convenait le mieux au delirium tremens, celle qui fournissait les résultats les plus favorables, était la méthode diététique expectante (L. Meyer et autres). On pourrait donc conclure de là que la morphine est superflue dans le traitement du delirium des buveurs ; si pourtant on voulait y avoir recours, il serait bon de remarquer que c'est dans les cas non compliqués de processus inflammatoires fébriles qu'elle paraît agir le plus favorablement. Du reste, cette question a beaucoup perdu de son importance depuis l'introduction du chloral dans la pratique. On pourrait encore remarquer que l'opium en substance a la réputation d'agir mieux, dans ce cas, que la morphine. — Dans les cas de *délire fébrile* qui surviennent pendant les maladies inflammatoires aiguës, et qui dépendent d'une élévation excessive de la température, la morphine n'est employée qu'exceptionnellement. Nous pouvons en dire autant du délire qui survient dans le typhus, dans les fièvres exanthématiques aiguës, en général dans toutes les maladies dites infectieuses. Aujourd'hui, d'ailleurs, grâce aux progrès du traitement antipyrétique, on est plus rarement appelé à combattre le délire fébrile. — La morphine est, au contraire, éminemment utile dans le *délire d'inanition.* Lorsque, à la suite de la chute de la température, dans la pneumonie, l'érysipèle, la fièvre à rechute, le malade, pâle et épuisé, tombe dans le délire, lequel peut être mis sur le compte d'une anémie cérébrale, alors on doit avoir recours à la morphine, en même temps qu'on cherche à relever les forces par un régime excitant et fortifiant (vin, bonne alimentation). Les délires de ce genre peuvent aussi survenir dans le cours d'autres affections fébriles de longue durée, par exemple dans le typhus abdominal, et même dans les maladies chroniques (phtisie, cachexie cancéreuse, etc.).

Névralgies. — De tous les remèdes qu'on a opposés à l'élément douleur, la morphine est certainement le plus actif, souvent même le seul qui, tout traitement causal étant resté impuissant, peut procurer, momentanément au moins, quelque repos au malade. Cette utilité de la morphine est devenue encore plus précieuse depuis que la pratique des injections sous-cutanées s'est généralement répandue. Ces injections ne guérissent que rarement; il est pourtant des névralgies récentes, idiopathiques, sans cause connue, qui disparaissent très bien à l'aide du seul traitement par ces injections. Est-il une forme déterminée de névralgies qui cède d'une manière particulièrement facile à l'action de la morphine? On ne saurait le soutenir. Peu importe, en effet, que le siège de la douleur soit sur tel ou tel nerf, que la névralgie soit d'origine périphérique ou centrale, qu'elle reconnaisse telle cause ou telle autre. Quant au mode d'administration de la morphine, dans ces cas, les injections sous-cutanées sont aujourd'hui reconnues préférables à l'administration du médicament par l'estomac ; car elles paraissent avoir l'avantage, tout en produisant des effets généraux, d'agir directement sur le nerf sensible, au voisinage duquel elles sont faites. On admet aussi qu'il est avantageux de pratiquer ces injections, non seulement dans la sphère du nerf affecté, mais encore au niveau des points douloureux à la pression (points de Valleix). Nous devons cependant faire remarquer que ces injections ne doivent être mises en usage qu'avec une certaine réserve; car l'abus, dans certains cas où le mal tient à une cause qui ne peut être supprimée, entraîne des inconvénients graves, un empoisonnement chronique, le morphinisme; aussi fera-t-on bien d'interrompre de temps à autre le traitement.

Douleurs. — Ce n'est pas seulement contre les névralgies, mais c'est aussi contre les douleurs en général que la morphine est le remède le plus souvent prescrit; et, sous ce rapport, elle a une action supérieure à tous les agents du même genre, pourvu qu'elle soit employée dans des conditions appropriées ; grâce à elle, on peut adoucir les souffrances des malheureux atteints de maux incurables ; sans elle, on ne voudrait pas être médecin. Les règles qui doivent diriger dans son emploi contre les douleurs dépendant d'une affection inflammatoire aiguë seront établies dans la suite. Nous remarquerons seulement ici, d'une manière générale, que la morphine est l'agent le plus efficace à opposer à *toutes* les affections douloureuses à marche chronique, quand elles résistent au traitement causal. Telles sont un grand nombre de maladies dites chirurgicales, que nous ne pouvons pas citer ici ; mentionnons seulement le carcinome, les douleurs provoquées par les calculs vésicaux, etc. Enfin la morphine est le médicament le plus utile pour *venir en aide au malade dans sa lutte contre la mort, pour soulager les souffrances des derniers moments.* — Dans la *gastralgie*, symptôme d'une altération anatomique de l'estomac (carcinome, ulcère), la morphine est toujours le remède le plus utile. L'administration à l'intérieur paraît ici être plus efficace que l'injection sous-cutanée. Gerhardt et Ziemssen conseillent cependant de ne prescrire la morphine, dans l'ulcère de l'estomac, que lorsqu'il existe des douleurs excessivement vives ; car, en supprimant artificiellement d'une manière complète les sensations douloureuses, on peut rendre le malade inattentif aux autres prescriptions diététiques et médicamenteuses. Les douleurs d'estomac qui accompagnent la gastrite aiguë, notamment la gastrite toxique, réclament souvent l'emploi de la morphine. — Il est assez rare qu'on soit obligé d'opposer ce médicament aux *entéralgies*, aux coliques ; en général ces phénomènes cèdent à un traitement dirigé contre le processus causal, traitement dont peut faire partie l'opium, ainsi que nous le verrons plus loin. La règle, d'après laquelle toute douleur intestinale devrait être traitée, en général, par les opiacés (Biermer), afin de ne pas provoquer, par d'autres méthodes de traitement, la perforation de quelque ulcération, jusque-là latente, de l'appendice vermiculaire, cette règle, dont l'application est d'ailleurs inoffensive, devrait être pourtant réservée pour les cas où l'on ne sait rien de bien précis sur la nature et la cause de la douleur de l'intestin. — Dans le traitement des *coliques de plomb*, la morphine joue un rôle assez considérable. De bons observateurs affirment son efficacité, surtout dans les cas graves s'accompagnant de douleurs très violentes. Tancquerel a traité par la morphine seule un grand nombre de coliques de plomb, et il se prononce en faveur de ce traitement, dont les avantages sont, d'abord, de calmer les douleurs, et secondement, en faisant cesser l'état spasmodique, de rendre possibles les évacuations alvines, loin de favoriser, comme on pourrait le croire, la constipation. — Dans les violents accès névralgiques qui accompagnent le passage des calculs biliaires et rénaux *(hépatalgie* et *néphralgie)*, la morphine est à peu près indispensable. — Dans l'*hémicrânie*, au contraire, elle est très incertaine et, le plus souvent, dépourvue d'efficacité.

Spasmes. — Dans le *tétanos*, la morphine est comptée, aujourd'hui encore, parmi les moyens employés contre cette redoutable affection. On ne peut certainement pas lui attribuer plus d'efficacité qu'aux autres médicaments ; mais il est incontestable qu'elle rend des services dans plusieurs cas, moins en exerçant une influence directe sur l'état pathologique de la moelle, qu'en retardant, par l'apaisement des convulsions, l'arrivée de l'épuisement final, et donnant ainsi à la maladie le temps de se résoudre naturellement. On ne peut pas spécifier les cas qui réclament son intervention plutôt que celle d'un autre remède; d'ailleurs cette question a perdu beaucoup de son importance depuis qu'on a trouvé, dans le chloral, un médicament, en général, préférable à tous les autres dans le traitement du tétanos. Disons encore que la morphine n'est souvent efficace, surtout chez les individus vigoureux, que lorsque son administration a été précédée d'une saignée. — Les injections de morphine sont très utiles, ainsi que de Gräfe l'a démontré, dans certaines formes de *spasmes réflexes*, par exemple dans le blépharospasme qui accompagne les inflammations de la cornée, etc. — Dans l'*épilepsie*, la morphine n'est d'aucune utilité ; tous les observateurs sont d'accord là-dessus. Parfois, il est vrai, elle diminue momentanément la fréquence des accès ; mais qu'elle puisse guérir la maladie, rien ne le démontre. Peut-être pourrait-elle être un peu efficace dans la vraie épilepsie réflexe, ayant son origine dans un état d'irritation d'un nerf sensible; il faudrait alors l'administrer en injections sous-cutanées. Contre la *chorée*, son utilité est encore moins démontrée. — De même qu'un grand nombre d'autres médicaments, elle a été essayée contre l'hydrophobie; son efficacité est ici bien faible ; on peut cependant recourir, dans cette maladie, aux injections morphinées, dans le but de procurer au malade un peu de repos. — La morphine trouve un emploi étendu pour combattre les *douleurs spasmodiques*, pendant l'accouchement, surtout quand ces douleurs sont très intenses et font craindre ce qu'on a appelé un tétanos utérin. Il faut employer ici des doses assez élevées.

De ce que nous venons de dire il résulte que, contre les spasmes, la morphine est, en général, moins efficace que contre les névralgies, et que son efficacité se manifeste le mieux dans les cas où elle peut, en influençant les nerfs sensibles, influencer indirectement les troubles moteurs, par conséquent dans les cas de spasmes réflexes bien caractérisés.

Processus inflammatoires aigus fébriles. — Les *douleurs* qui accompagnent un grand nombre de ces processus, et l'*insomnie* qui résulte de ces douleurs ainsi que de la fièvre, paraissent devoir indiquer fréquemment l'emploi de la morphine. Cependant des observations innombrables permettent d'établir, comme règle générale, que, pendant la période aiguë fébrile, *on doit éviter de prescrire cet alcaloïde.* D'abord, en effet, il arrive fréquemment que le but désiré n'est pas atteint, et que l'excitation du malade ne fait qu'augmenter; en second lieu, la morphine a souvent, dans ces cas, l'inconvénient, en faisant disparaître la douleur, de nous priver d'un point d'appui important pour l'appréciation exacte de la marche de l'affection. C'est surtout à ce point de vue qu'il faut juger l'abus que l'on fait si souvent de la morphine dans le rhumatisme aigu fébrile, le typhus, la pneumonie, la pleurésie, la bronchite aiguë, et un grand nombre d'autres états fébriles. Quand il s'agit d'une affection aiguë de l'appareil respiratoire, on emploie souvent la morphine dans le but de calmer la toux ; nous pouvons encore, à ce sujet, faire la même remarque que nous avons faite ci-dessus relativement aux douleurs. On a dit que l'administration de la morphine, dans les affections inflammatoires aiguës, pouvait avoir pour conséquence une augmentation de la fièvre. Cette question demanderait, pour être résolue, l'appui d'observations positives. Pour notre compte, nous ne croyons guère à cet effet de la part de la morphine; du moins nous n'avons jamais pu, dans les cas en question, constater, sous son influence, une élévation appréciable de la température.

Il est certaines circonstances qui établissent une exception à la règle générale ci-dessus énoncée sur l'emploi de la morphine dans les processus inflammatoires aigus. Cette question a une importance pratique si considérable; on est si souvent obligé de décider, au lit du malade, en présence d'une affection fébrile, s'il convient, ou non, d'administrer la morphine, que nous croyons devoir donner avec quelque développement les règles établies, depuis deux siècles, sur des observations rigoureuses, par les meilleurs observateurs. Aujourd'hui, il est vrai, depuis que l'on a appris à remplacer avec avantage, dans un grand nombre d'états morbides, la morphine par le chloral, la quinine, l'acide salicylique, les bains froids, cette question est loin d'avoir l'importance qu'elle avait autrefois; mais elle n'en est pas moins digne d'attirer notre attention.

Et d'abord, relativement au *typhus*, on peut suivre presque à la lettre les règles posées par Sydenham ; malgré les vicissitudes de la théorie, ces règles ont été confirmées par presque tous les bons observateurs. Deux symptômes peuvent particulièrement indiquer l'emploi des opiacés dans le typhus. Ce sont : une forte diarrhée et le délire, l'excitation, l'insomnie. En général, pour combattre la diarrhée, on s'adressera de préférence à d'autres médicaments, tels que la noix vomique, le tannin, etc.; si la température est élevée, l'excitation fébrile considérable, si surtout on se trouve en présence de phénomènes de stupeur bien prononcés, on devra éviter l'emploi de l'opium, qui serait ici franchement nuisible (Sydenham); mais si l'intensité de la diarrhée est telle qu'elle menace directement l'existence, s'il se produit en même temps des hémorragies intestinales, alors il ne faudra pas hésiter à avoir recours à l'opium; je dis à l'opium, car il est reconnu que la morphine, dans ces cas, agit moins favorablement que lui. La péritonite par perforation sera encore une indication à l'emploi des opiacés; il en sera question plus loin. Ajoutons encore ceci, qui résulte de nos observations personnelles (Nothnagel). Quand les évacuations alvines sont réellement menaçantes par leur fréquence et leur quantité, la morphine (opium) est, à notre avis, même dans le typhus, le seul moyen positif à leur opposer, et nous en avons retiré les meilleurs avantages, en y adjoignant, il est vrai, une antipyrèse énergique, dans les cas même où la fièvre est très élevée et le sensorium fortement atteint. La morphine est aussi, d'après nous, le meilleur moyen à employer, dans les hémorragies intestinales des typhiques pour rendre le calme à l'intestin. — Le délire, l'excitation, méritent d'être l'objet d'une détermination encore plus exacte. En présence de ces phénomènes, tant que la fièvre est à son summum, que la face est turgescente, les artères tendues, qu'il existe de la céphalalgie, il faut, sans hésiter, s'abstenir de l'emploi de la morphine; on doit faire de même quand les manifestations fébriles s'accompagnent, non d'un délire violent, mais plutôt d'une tendance à la somnolence avec mussitation. Lorsque, au contraire, ordinairement vers la fin de la deuxième semaine au plus tard, rarement plus tôt (Sydenham fixe même le 12 ou le 14e jour); lorsque, dis-je, la peau est plutôt fraîche que chaude, que la température axillaire est peu élevée, que le malade est pâle, anémique, profondément affaibli, que le pouls est accéléré, l'activité cardiaque ayant très peu d'énergie, et qu'il existe en même temps une grande excitation, avec insomnie et délire, alors l'intervention de la morphine, l'usage du vin et d'une alimentation fortifiante, peuvent rendre les plus grands services. Dans ces circonstances on constate, fait signalé par Reil, qu'une forte dose d'opium peut donner lieu au ralentissement du pouls. — Faut-il, dans ces cas, prescrire l'opium à dose élevée ou à dose faible? La plupart des observateurs se prononcent pour le choix d'une dose élevée. Mais Latham fait remarquer, avec raison, qu'on peut, en suivant ce précepte, conduire son malade à un sommeil éternel; la morphine, en effet, agit avec une grande énergie chez les individus anémiés. La prudence nous fait donc une loi de n'employer, chez eux, que des doses faibles.

Dans le traitement des *fièvres intermittentes paludéennes*, la morphine était fréquemment employée à l'époque où l'on ne connaissait pas encore la quinine; aujourd'hui son usage se borne aux cas suivants: Lorsque, dans les fièvres intermittentes légères ou moyennement graves, la quinine ne peut être tolérée et donne constamment lieu à des vomissements, il y a alors avantage à lui associer la morphine. Dans les fièvres paludéennes graves, dans les formes dites pernicieuses, alors que, pendant l'accès, se manifestent un frisson intense, une grande agitation, du délire, une fièvre violente, les meilleurs observateurs (Stoll, P. Frank, Reil, Griesinger et autres) s'accordent à admettre qu'il est alors nécessaire de prescrire les opiacés. On associe, dans ces cas, l'opium en substance (0,05-0,1 *pro dosi*) à la quinine. L'opium est encore utile dans les fièvres intermittentes tenaces, et, d'après Reil, dans celles où les accès se terminent sans sueurs. Il faut remarquer que, dans la forme algide bien caractérisée, les opiacés ne doivent être employés qu'avec beaucoup de circonspection.

Dans le cours de la *pneumonie croupale* et de la *pleuro-pneumonie*, plusieurs conditions peuvent indiquer l'emploi de la morphine : tels sont le délire avec insomnie, les douleurs, la toux, surtout lorsqu'à ces deux derniers phénomènes se joint la dypsnée. Quand le délire s'accompagne d'une forte fièvre et ne dépend pas de l'acoolisme chronique ; quand le malade est vigoureux, que la radiale est tendue, la face turgescente, alors un traitement antiphlogistique est à sa place, et la morphine ne le serait nullement ; quand il existe un point pleurétique, plutôt que d'employer les injections morphinées, on a recours aux évacuations sanguines locales, à l'application d'une vessie de glace, aux fomentations. S'agit-il, au contraire, de personnes faibles, anémiques, excessivement nerveuses, sensibles, alors qu'une antipyrèse énergique n'est pas indiquée et qu'un traitement antiphlogistique serait mal supporté, alors qu'il existe une insomnie persistante, une forte excitation à la toux, des douleurs intenses, dans ces cas on peut, on doit même, s'adresser à la morphine, dont l'effet sur de tels malades sera véritablement excellent. Les règles que je viens d'établir pour la pleuro-pneumonie s'appliquent aussi à la *pleurite* et à la *bronchite aiguë*.

La morphine était autrefois généralement rayée du traitement des affections inflammatoires du système nerveux central, notamment de la *méningite cérébrale* et de la *méningite spinale*. Cependant, comme l'ont fait remarquer Hope, Graves, et récemment Hasse, Leyden et autres, il est des circonstances qui, dans le cours de ces maladies, non seulement permettent, mais encore nécessitent l'emploi de la morphine. P. Frank et Stoll l'employaient dans la forme « asthénique » de ces inflammations. On doit toujours auparavant prescrire un traitement antiphlogistique ; mais lorsque, malgré ce traitement, une céphalalgie intense persiste, qui s'oppose au repos du malade et le maintient dans une grande agitation, il n'est pas rare alors de voir la morphine agir favorablement non seulement sur la céphalalgie, mais encore sur la marche générale de l'affection. Lorsque, en outre, après l'amendement des premiers phénomènes inflammatoires aigus, le malade se présente dans un état d'épuisement, auquel peut avoir contribué l'énergie du traitement antiphlogistique ; que la peau est pâle et fraîche, le pouls accéléré et petit ; que le délire apparaît (délire d'inanition), alors il faut avoir recours aux excitants et à la morphine.

Dans la *péritonite aiguë* l'emploi de l'opium a été vivement recommandé, d'abord par les médecins anglais (Graves et Stokes), puis par un grand nombre d'observateurs. S'agit-il d'une péritonite légère, circonscrite, d'une pérityphlite par exemple, on peut se passer de l'opium, bien que les observateurs ci-dessus le préconisent beaucoup dans ces cas, dans le but de donner du repos à l'intestin. Dans la péritonite diffuse par perforation, l'emploi de la morphine est le plus souvent indispensable. Elle a sans doute des inconvénients, qui se présentent dans toutes les inflammations, en général ; elle peut, en outre, assez souvent donner lieu à une augmentation du météorisme ; mais, d'un autre côté, elle constitue le seul moyen qu'on puisse opposer efficacement aux douleurs intolérables qui tourmentent le malade, et parfois même elle peut, en ralentissant les mouvements péristaltiques, avoir pour effet de favoriser l'occlusion de la perforation intestinale. — La péritonite diffuse, au contraire, qui se produit dans une forme déterminée de la fièvre puerpérale (la forme phlegmoneuse ou parenchymateuse), et qui résulte de l'extension au péritoine du processus inflammatoire qui a son siège dans le tissu conjonctif de l'utérus, cette péritonite réclame avant tout un traitement antiphlogistique énergique, et les injections morphinées ne pourraient alors être indiquées que par l'existence de douleurs très vives, d'une insomnie persistante, ou pour adoucir les derniers moments. — Quant au traitement de la diarrhée et de l'iléus, voyez plus loin l'article opium.

Dans le traitement du *rhumatisme articulaire aigu* la morphine est à peu près inutile, aujourd'hui que nous possédons contre cette affection l'acide salicylique. Nous croyons cependant utile de dire quelques mots sur ce sujet. L'opium était beaucoup employé par les médecins anciens contre le rhumatisme articulaire aigu, et Corrigan, Grisolle et autres en avaient même fait une méthode complète de traitement contre cette affection. Ces observateurs avaient pour but, en l'administrant, d'abréger la maladie et de la rendre plus bénigne ; ils voulaient surtout adoucir les douleurs et produire des effets sudorifiques. L'expérience démontre que cette méthode de traitement ne présente aucun avantage particulier, qu'elle peut même être nuisible en faisant augmenter la fièvre et, comme le fait remarquer Sydenham, en rendant plus obscurs les phénomènes inflammatoires ; de sorte que ce grand observateur « croyait devoir s'abstenir de l'emploi des opiacés, dans le rhumatisme aigu, alors même qu'il existait des douleurs très violentes ». Ce dernier symptôme peut cependant, dans certains cas, nécessiter l'administration, faite le soir, d'une dose de morphine. — Quant à son emploi dans l'*accès de goutte aigu*, la plupart des médecins (Garrod, Cullen et autres) conseillent de s'en abstenir ; on ne pourrait y avoir recours que dans les cas où les douleurs sont tellement vives qu'elles enlèvent tout repos au malade.

Nous ne pouvons pas ici énumérer toutes les affections fébriles aiguës et spécifier les circonstances où l'emploi de la morphine convient. Nous croyons que les remarques que nous avons faites peuvent suffire pour guider le médecin dans tous les autres cas.

Dans les *processus inflammatoires subaigus avec fièvre hectique* (suppurations, phtisie pulmonaire), la morphine est très souvent utile, lorsqu'il existe une grande excitation nerveuse et une insomnie persistante ; son emploi est alors le plus souvent indispensable.

Affections de l'appareil respiratoire. — La douleur et la toux sont, dans ces affections, les deux principaux symptômes qui indiquent l'administration de la morphine. Quand ces symptômes dépendent d'une maladie aiguë, on doit être très réservé dans l'emploi de ce médicament ; c'est ce dont il a déjà été question. Quand il s'agit d'un processus chronique, il est rare que les douleurs atteignent une haute intensité : de sorte que ce n'est guère que contre la toux que la morphine est alors prescrite ; mais elle ne peut l'être que dans certaines conditions : si la toux est entretenue par une sécrétion profuse, on doit éviter l'emploi de la morphine, parce qu'elle ne ferait que diminuer l'excitabilité des nerfs sensibles, paralyserait les efforts d'expectoration et pourrait donner lieu à une accumulation dangereuse des produits sécrétés ; elle serait encore plus nuisible dans les cas où, la sécrétion étant même modérée, l'expectoration est défectueuse par suite d'un affaiblissement des muscles expirateurs. Elle n'est réellement à sa place que lorsque, l'énergie des forces expectorantes étant normale, la sécrétion étant rare, il existe une excitation à la toux persistante, consécutive à une hyperesthésie des terminaisons nerveuses sensibles. Des conditions de ce genre se rencontrent fréquemment chez les phtisiques, chez les personnes atteintes d'un catarrhe bronchique ou d'une affection du larynx. Au sujet de l'asthme spasmodique, voyez plus haut. — L'utilité de la morphine dans la *coqueluche* est faible (Stoll et autres), et son usage est ici d'autant plus restreint que l'enfance constitue par elle-même une contre-indication assez considérable. — Dans l'*asthme bronchique*, les narcotiques et, avant tout, la morphine, agissent favorablement. Mais il faut, pour cela, d'après les meilleurs observateurs, tant anciens que contemporains (Heberden, Laennec et beaucoup d'autres), qu'on ait affaire à la forme désignée sous le nom d'*asthme nerveux*, indépendante d'une affection pulmonaire ou tout au plus accompagnée d'un emphysème reconnaissant pour cause un spasme des muscles bronchiques [1].

On prescrit aussi la morphine contre l'*hémoptysie*, et c'est, à notre avis, un des *meilleurs médicaments à employer dans ce cas*. Sans doute, il n'agit pas directement, et il est impuissant contre les hémorragies excessives; mais, quand il s'agit d'une hémoptysie légère, entretenue par une toux persistante, son administration devient alors nécessaire, et son utilité est plus marquée que celle de tous les styptiques.

L'emploi de la morphine dans les *maladies du cœur* mérite encore une mention particulière. En général, cet alcaloïde ne joue qu'un rôle secondaire dans les affections cardiaques organiques, et des observateurs très attentifs et très pratiques (Laennec et autres) en font à peine mention dans ces cas; la morphine des affections cardiaques, c'est la digitale. Son emploi serait même nuisible quand il existe une stase considérable dans le système veineux, de la cyanose. On ne peut le prescrire avec chance de succès que dans les cas où les malades, fatigués par l'insomnie et l'oppression, sont devenus pâles et anémiques, dans les cas où le sang n'est pas surchargé d'acide carbonique. Ces conditions se présentent le plus souvent dans l'insuffisance des valvules de l'aorte. On doit néanmoins être très circonspect et n'user que de doses petites. Mais toutes ces considérations disparaissent et l'emploi de la morphine devient indispensable, dans toutes les formes des maladies du cœur, quand le malade, à ses derniers moments, est tourmenté par l'angoisse et l'oppression.

Vomissements. — La morphine provoque parfois des vomissements, même quand on l'administre à faible dose. Elle a cependant pour action, dans

1 [Il faudra, dans le traitement des accès d'asthme par la morphine, s'adresser de préférence aux injections sous-cutanées. On parvient très fréquemment, en pratiquant une injection dès le début de l'accès, à faire disparaître rapidement la dyspnée. La dose de morphine injectée variera, suivant les cas, entre 0,005 et 0,015.]

beaucoup de cas, de modérer les nausées, d'arrêter des vomissements violents. Voici dans quelles circontances elle peut produire cet effet : Elle peut combattre efficacement les vomissements excessifs qui résultent de l'administration d'un émétique ou d'une substance caustique ; les vomissements qui constituent un symptôme d'une affection grave de l'estomac (ulcère, carcinome) ; ceux consécutifs à l'ingestion d'un excès d'alcool ; ceux qui, accompagnés d'insomnie ou d'un sommeil inquiet, se présentent chez des individus épuisés par un jeûne prolongé, par un excès de travail ou autres influences déprimantes (Budd) ; ceux enfin qui, désignés sous le nom de sympathiques, et indépendants de toute lésion de l'estomac, apparaissent dans diverses affections des viscères abdominaux.

Diarrhée. — Dans toutes les affections intestinales accompagnées de diarrhée, ce n'est pas la morphine qu'on emploie ; on donne presque toujours la préférence à l'opium. Cette question sera donc étudiée à propos de cette dernière substance.

Parmi les *contre-indications* de la morphine, ou du moins parmi les conditions qui obligent de ne prescrire ce médicament qu'avec la plus grande réserve, je citerai : En première ligne, l'enfance, surtout les deux ou trois premières années de la vie ; on fera bien, quand il n'y aura pas nécessité absolue, de s'abstenir de l'emploi de la morphine dans cette circonstance. En second lieu, un état de dépression très marquée des forces, surtout quand il existe en même temps une affection de l'appareil respiratoire. Puis l'existence d'une hyperhémie cérébrale. Les autres contre-indications ont été signalées dans le cours de la présente étude.

Doses et préparations. — 1. *Morphine (jusqu'à* 0,02 *pro dosi ! jusqu'à* 0,1 *pro die !).* Rarement employé ; on lui préfère ordinairement un de ses sels.

2. *Chlorydrate de morphine.* — 0,005-0,03 *pro dosi (jusqu'à* 0,03 *pro dosi ! jusqu'à* 0,1 *pro die !) ;* chez les enfants, 0,001-0,003 *pro die ;* en poudre, en pilules, gouttes, potions[1]. La méthode endermique usitée autrefois a fait entièrement place aujourd'hui aux injections sous-cutanées. Ces injections sont faites dans les cas où l'administration par la bouche est impossible, par conséquent, dans les cas de rétrécissement de l'œsophage, de vomissements violents, etc. On leur donne aussi la préférence quand on a besoin de produire un effet aussi rapide que possible, quand on veut obtenir une action locale en même temps que des effets généraux (dans les névralgies par exemple) ; quand il existe une complication grave du côté de l'estomac ; quand on veut éviter de troubler l'appétit, l'usage de la morphine devant être prolongé. Mêmes doses qu'à l'intérieur.

3. *Acétate de morphine* } aux mêmes doses.
4. *Sulfate de morphine* }

V. Des autres alcaloïdes de l'opium

Les alcaloïdes de l'opium peuvent être, au point de vue physiologique, divisés en deux groupes : dans le premier, se rangent les alcaloïdes qui agissent comme

[1] [Les *pilules* de chlorhydrate de morphine, du Codex français, contiennent chacune 0,01 de sel ; le *sirop* renferme 0,01 de sel de morphine pour 20 grammes, c'est-à-dire à peu près pour une cuillerée à bouche. — Les doses sont très variables suivant l'âge, le degré d'accoutumance, et un grand nombre d'autres conditions.]

la *morphine* et qui se distinguent par la prédominance des effets narcotiques ; ce sont la morphine et l'oxydimorphine. Au second groupe, appartiennent les alcaloïdes qui agissent comme la *codéine ;* la narcose est ici tout à fait au second plan, ce sont les phénomènes tétaniques qui dominent la scène ; ces alcaloïdes se rattachent donc à la strychnine ; ce sont : la papavérine, la codéine, la narcotine, la thébaïne ; on peut encore ranger ici l'hydrocotharnine, la laudanosine, la kryptopine, la codéthyline ; mais les effets de ces derniers alcaloïdes ne sont pas encore assez nettement établis pour qu'il soit possible de les classer (von Schröder). D'après cet observateur, dans les alcaloïdes (oxydimorphine et oxymorphine) qui prennent naissance par l'oxydation de la morphine, l'action narcotique diminue sans que les propriétés tétanisantes augmentent.

1. Narcotine.

La *narcotine*, $C^{22}H^{23}NO^{7}$, cristallise en prismes brillants, insipides, insolubles dans l'eau et les alcalins, solubles dans l'alcool et l'éther. C'est une base dont les sels, difficilement cristallisables, ont une saveur fortement amère.

C'est, après la morphine, l'alcaloïde qui existe en plus grande quantité dans l'opium, lequel en contient, suivant les différentes sortes, de 1 à 6 pour 100. Suivant Fronmüller, la richesse de l'opium en narcotine serait en raison inverse de sa richesse en morphine : les sortes d'opium qui contiennent beaucoup de morphine seraient pauvres en narcotine, et réciproquement.

Action physiologique. — Les observateurs paraissent s'être servis, dans leurs expériences, de préparations variables et souvent mêlées avec de la morphine. Presque tous, il est vrai, s'accordent à dire que de petites doses, administrées aux animaux, produisent des effets narcotiques et soporifiques, et que des doses élevées provoquent des secousses, des convulsions, et finalement la paralysie générale et la mort (Orfila, Cl. Bernard, Kauzmann) ; la plupart conviennent aussi que, pour provoquer des effets soporifiques et narcotiques, il faut administrer aux animaux et à l'homme plus de narcotine qu'il ne faudrait de morphine ; mais, sur la détermination de ces doses, les opinions varient beaucoup : ainsi Schroff a vu chez ses élèves 0,15 de narcotine amener le sommeil : Fronmüller n'a pu arriver au même résultat qu'à l'aide de 1 gramme à 1gr,50 ; ce dernier lui reconnaît d'ailleurs, abstraction faite de la nécessité de ces doses élevées, des propriétés hypnotiques parfaitement accentuées [1].

L'emploi de la narcotine en médecine ne s'est pas généralisé ; cet alcaloïde peut être considéré comme superflu.

2. Narcéine.

La *narcéine*, $C^{23}H^{29}NO^{9}$, cristallise en aiguilles blanches, déliées ; elle se dissout difficilement dans l'eau et dans l'alcool froid. Ses sels sont cristallisables et facilement décomposables ; l'eau suffit pour déterminer la séparation de la base et de l'acide.

L'opium contient une quantité extrêmement petite de narcéine, tout au plus 0,02 pour 100.

Action physiologique. — L'action de la narcéine est, dit-on, tout à fait semblable à celle de la morphine. Si plusieurs observateurs ont contredit ce fait, c'est qu'ils ont voulu, avec leurs expériences sur les animaux, aller à l'encontre des observations faites sur l'homme, ce qui n'est pas plus permis pour la narcéine que pour la morphine. Baxt n'a pu provoquer le sommeil chez les lapins en leur

[1] [Rabuteau déclare que la narcotine est dépourvue de propriétés soporifiques et analgésiques ; que ses effets toxiques sont très peu accentués ; 0,40, pris par lui, en une fois, n'ont à peu près produit aucune action. Administrée aux animaux à doses excessives, elle donne lieu à des convulsions.]

injectant sous la peau 0,1 de narcéine ; Mitchell a trouvé cette substance inactive chez les pigeons. Mais qu'est-ce à dire? Ne sait-on pas qu'il faut aussi, chez ces mêmes animaux, pour produire une action, des doses relativement énormes de morphine ?

Chez les animaux, des doses élevées de narcéine (0,1-0,3); chez l'homme, des doses plus faibles (0,03) amènent un sommeil profond, sans déterminer, d'après Cl. Bernard, les phénomènes d'excitation qui accompagnent l'action des autres alcaloïdes de l'opium ; l'homme peut aussi supporter jusqu'à 0,2 de narcéine sans être pris, aussi souvent qu'avec la morphine, de nausées, de vomissements et de pesanteur de tête. Ses effets sur la respiration, le pouls, sur les mouvements spasmodiques de l'intestin et la diarrhée, sur la production de la sueur, sur les reins et la vessie, sont semblables à ceux de la morphine, bien que moins intenses (Rabuteau, Eulenburg et autres).

Disons enfin que Fronmüller refuse à la narcéine toute importance pratique, abstraction faite de son prix élevé; à la dose même de 1 gramme, chez l'homme, elle ne produirait, dit-il, que des effets narcotiques peu marqués ; Schröder a aussi tout récemment émis la même opinon.

Elle a été, dans quelques cas, employée en médecine ; mais son usage ne s'est pas généralisé.

3. Codéine.

La *codéine*, homologue de la morphine (méthyl-morphine), $C^{18}H^{21}NO^{3}$, cristallise en octaèdres volumineux, quand elle a été obtenue à l'état anhydre, au moyen de l'éther ; quand elle contient une molécule d'eau, elle représente des prismes rhombiques; elle se dissout facilement dans l'alcool et dans 80 parties d'eau.

100 parties d'opium ne contiennent pas tout à fait 0,6 de codéine.

Action physiologique. — Les effets de la codéine ressemblent beaucoup à ceux de la morphine.

Chez les animaux à sang froid, elle détermine d'abord, comme la morphine, une augmentation de l'excitabilité réflexe et des spasmes tétaniques, et, finalement, la perte de la sensibilité et des mouvements, la circulation se maintenant encore (Albers, Falck, Wachs).

Chez les animaux à sang chaud, une petite dose de codéine donne lieu à un sommeil peu profond, pendant lequel l'animal manifeste facilement des mouvements de frayeur, qui s'accentuent davantage, chez les lapins et les chiens, quand la dose administrée a été élevée, toxique ; ces animaux éprouvent alors alternativement des spasmes cloniques et toniques, et finissent par mourir en présentant des symptômes de paralysie générale (Crum Brown et Fraser, Falck).

Chez l'homme, 0,10 de codéine, d'après Fronmüller, provoquent le sommeil et tous les autres effets de la morphine; mais, au bout de quatre heures, on voit apparaître, de même que chez les animaux, des tremblements intenses et persistants (Schroff et Heinrich).

Les effets de la codéine ressemblent donc à ceux de la morphine, sauf que, sous l'influence de la codéine, à l'engourdissement des fonctions cérébrales succède une exaltation de l'excitabilité réflexe de la moelle épinière; quand plusieurs doses de morphine sont données coup sur coup, on voit le sommeil, devenir de plus en plus profond, l'excitabilité réflexe de plus en plus faible ; lorsque, au contraire, c'est la codéine qui est donnée de cette façon, le sommeil, d'abord provoqué, ne tarde pas à s'interrompre et à faire place à un tremblement général et même à des convulsions intenses.

La dose hypnotique pour les chiens est de 0,05 ; pour l'homme adulte, de 0,1. Les enfants sont aussi très sensibles à l'action de la codéine.

Emploi thérapeutique. — On la prescrit parfois, dans le but de calmer la soif chez les diabétiques, et pour remplir d'autres indications, communes avec celles de l'opium. En poudre ou en pilules *(jusqu'à* 0,05 *pro dosi, jusqu'à* 0,2 *pro die!)*

4. Thébaïne

La propriété principale de la thébaïne consiste à provoquer des phénomènes spasmodiques, et, sous ce rapport, elle le cède peu à la strychnine; en tout cas, elle agit d'une manière beaucoup plus intense que la codéine, non seulement chez les animaux à sang froid, mais encore chez les animaux à sang chaud. La quantité de thébaïne qui existe dans l'opium ne dépasse guère 0,3 pour 100.

L'APOMORPHINE, qui n'existe nullement dans l'opium, mais qui est obtenue artificiellement en traitant la morphine par les acides, ne doit donc pas trouver place ici; elle sera étudiée à la suite de l'émétine.

OPIUM

L'*opium (Opium smyrnœum, Laudanum, Meconium)* s'obtient, comme il a déjà été dit plus haut, au moyen d'incisions faites à la capsule encore verte du *Papaver somniferum;* c'est le suc laiteux qui s'écoule de ces incisions. Ce mode d'extraction de l'opium laisse beaucoup à désirer au point de vue économique; car les alcaloïdes de l'opium existent, non seulement dans les capsules, mais encore dans la totalité de la plante; il serait donc plus rationnel de les retirer de toutes les parties du pavot encore vert.

On distingue, suivant les lieux de provenance, l'*opium de Smyrne*, l'*opium de Constantinople*, celui d'*Egypte*, celui des *Indes orientales*. L'opium est souvent livré falsifié par le commerce; et il est à espérer que bientôt nous pourrons, en Europe, le retirer de nos pavots indigènes, d'autant plus qu'ils fournissent un opium aussi riche en morphine (jusqu'à 20 pour 100) que le meilleur opium oriental.

Celui qui nous est apporté d'Orient a un aspect un peu variable suivant les diverses sortes; il présente, en général, la forme de pains allongés, bruns ou noirâtres, pesant un demi-kilogramme, enveloppés dans des feuilles de pavot et de rumex et parsemés de fruits de rumex. Ces pains sont durs extérieurement, humides à l'intérieur, mous, visqueux, composés de grains résineux fortement pressés les uns contre les autres, et qui ne sont autre chose que les larmes qui se sont écoulées des incisions faites à la capsule. Odeur fortement vireuse; goût amer, désagréable. L'opium n'est soluble qu'en partie dans l'alcool et dans l'eau.

Il contient, en dehors des éléments ordinaires des végétaux, les alcaloïdes dont il a été question précédemment. D'après la pharmacopée allemande, l'opium desséché et pulvérisé doit renfermer au moins 10 pour 100 de morphine.

Action physiologique. — L'opium provoque les *mêmes phénomènes aigus et chroniques que la morphine;* nous pouvons donc renvoyer à ce qui a été dit de cette dernière.

La ressemblance des effets de l'opium et de ceux de la morphine s'explique facilement, si l'on veut remarquer que l'opium le meilleur contient jusqu'à 20 pour 100 de morphine, et que les effets narcotiques de cet alcaloïde appartiennent aussi à la plupart des autres alcaloïdes qui entrent dans la composition de l'opium. On peut dire que la morphine et les alcaloïdes qui agissent comme elle forment à peu près les neuf dixièmes des principes actifs de l'opium et les quatre dixièmes de la totalité de cette substance. Mais l'intensité d'action de l'opium est égale à celle de la morphine qu'il contient plus celle des autres alcaloïdes du même genre. D'un autre côté, ces derniers ne produisent les mêmes effets que la morphine qu'à la condition d'être administrés à doses beaucoup plus élevées. On ne peut donc pas dire que l'intensité d'action de l'opium soit à celle de la morphine comme 4 est à 10, mais plutôt on doit dire qu'elle est comme 3 ou 2 sont à 10; en d'autres termes, le calcul aussi bien que l'expérience démontrent que 10 *parties du meilleur opium agissent à peu près comme 3 parties de morphine.* 0,20 centigrammes d'opium représentent la dose mortelle minimum pour un adulte; 0,06 centigrammes de morphine sont également la dose mortelle minimum pour un adulte; les doses médicinales trouvées empiriquement présentent aussi, pour l'opium et la morphine, les mêmes différences.

Les alcaloïdes convulsivants qui existent dans l'opium y sont en si minime quantité, que leur action ne se fait nullement sentir, même quand l'opium est donné à doses toxiques et mortelles, à plus forte raison quand il est administré à doses médicamenteuses. Parmi ces alcaloïdes, les principaux sont la codéine et la thébaïne; or, le premier possède en même temps des propriétés hypnotiques, et le second, d'après Fronmüller, ne produirait chez l'homme, jusqu'à la dose de 0,35, qu'une action narcotisante modérée, analogue à celle de la papavérine. Admettons que la quantité de ces alcaloïdes dans l'opium soit de 3 pour 100, ce qui est évidemment exagéré; 0,10 d'extrait d'opium, dose maxima permise chez l'adulte, ne contiendraient donc que 0,003 de ces alcaloïdes. Or, ces 0,003 milligrammes, donnés seuls à un homme, seraient impuissants à provoquer des phénomènes convulsifs; 0,003 milligrammes de thébaïne pure n'y suffiraient pas non plus. Ajoutez à cela que dans ces 0,10 centigrammes d'extrait d'opium existent à peu près 0,03 de morphine ou de substances à action semblable à celle de la morphine; or, à cette dose, la morphine a pour action assurée de déprimer ou paralyser l'excitabilité réflexe de la moelle; si donc les 0,003 milligrammes d'alcaloïdes convulsivants pouvaient suffire à exciter les propriétés réflexes de la moelle, cette excitation devrait être compensée et au delà par l'action paralysante de la morphine et des substances à action analogue.

Cette ressemblance des effets de la morphine et de ceux de l'opium subsiste, malgré les différences que Schroff a voulu établir entre ces effets, différences admises jusqu'ici par tous les médecins, et qui sont pourtant plus apparentes que réelles. Schroff a prétendu que 0,15 à 0,22 d'opium donnaient lieu à une narcose comateuse, disparaissant rapidement, il est vrai, et n'entraînant aucun accident, tandis qu'une quantité de morphine, plus considérable que celle pouvant être contenue dans 0,22 d'opium, 0,07 centigrammes par exemple, provoquait simplement le sommeil, mais point de narcose comateuse. Nos observations et l'expérience générale contredisent cette donnée de Schroff : 0,20 d'opium constituent bien certainement une dose dangereuse; mais assez souvent on a vu cette dose calmer simplement les douleurs, amener le sommeil, de la constipation, etc., sans provoquer de phénomènes comateux. De même une dose de morphine moitié moindre que celle employée par Schroff, à savoir 0,03 centigrammes *pro die*, et même à doses fractionnées, a suffi, chez des personnes libres de toute accoutumance, pour provoquer les mêmes phénomènes que ceux produits par les 0,20 d'opium, notamment un sommeil bienfaisant. D'un autre côté, la dose de 0,06 centigrammes de morphine doit être considérée comme la dose mortelle minima pour l'adulte; elle peut donc être capable de provoquer un état de coma, même très profond. — Schroff a prétendu encore que l'opium avait pour premier effet d'élever la température, et la morphine de l'abaisser. Les mensurations exactes pour résoudre cette question sont, en somme, assez peu nombreuses; cependant, on voit assez souvent des quantités petites de morphine faire monter la température, et des quantités moyennes ou élevées la faire baisser; des doses petites de morphine élèvent donc la température, comme des doses correspondantes d'opium; tandis que de hautes doses de morphine comme d'opium la font baisser. — L'opium, a-t-on dit aussi, a pour premier effet d'augmenter le nombre des pulsations; la morphine, de le diminuer : c'est encore là une erreur. Il est hors de doute que la morphine, de même que l'opium, accélère d'abord le pouls, et puis le ralentit. — Schroff a dit encore que l'opium produisait en général, sur l'estomac et l'intestin, des effets moins fâcheux que ne le fait la morphine; que l'alcaloïde troublait davantage les fonctions gastriques, provoquait plus souvent des nausées et des vomissements. Le fait est réel; mais on doit l'attribuer non pas à une différence dans la qualité de l'action; mais à la lenteur plus grande avec laquelle la morphine agit, quand elle se dégage de l'opium; depuis longtemps déjà on sait qu'une même quantité de morphine provoque facilement le vomissement, ou ne donne lieu à aucun trouble de ce genre, suivant qu'on l'administre en une fois ou qu'on la fait prendre en trois ou quatre fois, à intervalles de cinq minutes. Si l'action de l'opium sur l'intestin est plus avantageuse, cela provient peut-être de ce que les éléments actifs de l'opium, agissant en même temps que les éléments résineux, s'absorbent plus lentement et exercent, par conséquent, une action locale plus prolongée sur une étendue plus grande de l'intestin. De là vient aussi sans doute que les effets généraux de l'opium se manifestent plus lentement.

L'erreur de Schroff provenait donc de ce qu'il n'avait pas assez fait attention aux différences individuelles qui se présentent chez l'homme dans les effets de l'opium et de la morphine, au point de vue de la dose, des phénomènes d'excitation ou de paralysie, et de ce qu'il avait voulu tirer des conséquences trop générales d'observations beaucoup trop restreintes.

L'opium agissant donc qualitativement comme la morphine, sa richesse en principes actifs variant extrêmement suivant sa provenance, suivant les années; cette substance étant, en outre, soumise à de nombreuses falsifications, tellement que la quantité de morphine contenue dans les divers échantillons peut varier entre 5 et 20 pour 100; d'un autre côté, la morphine étant une substance chimiquement pure, facile à préparer, à effets certains et nettement calculables, il s'ensuit de toute nécessité que, d'une manière générale, *l'opium peut être considéré comme superflu et doit être entièrement remplacé par la morphine*, sauf pourtant peut-être, pour les raisons ci-dessus signalées, dans les affections de l'intestin, où il s'agit d'utiliser son action locale.

Nous devons à l'opium une grande reconnaissance, mais, en quittant la plante, mère, nous trouvons dans sa fille, la morphine, un produit plus pur, qui continuera à calmer les douleurs et à adoucir les tourments de l'insomnie.

Emploi thérapeutique. — Nous avons déjà dit que la morphine pouvait remplir presque toutes les indications de l'opium. Ce dernier est encore préféré par quelques médecins, dans certains cas, par exemple dans le traitement des psychopathies, du *delirium tremens*, etc. Mais cette préférence n'est pas justifiée par autre chose que par la coutume. Il en est tout autrement dans le traitement de la *diarrhée*. Ici l'opium paraît agir mieux que la morphine, à des doses au moins qui n'ont aucune influence bien marquée sur le sensorium. On comprend donc pourquoi l'opium a toujours été prescrit, de préférence à la morphine, dans le traitement de la diarrhée. C'est, en effet, un des meilleurs agents antidiarrhéiques que nous possédions; on peut même dire, en général, le meilleur, et il a encore sur les autres antidiarrhéiques le grand avantage de calmer en même temps les coliques. Un inconvénient de son emploi, c'est qu'il augmente souvent l'anorexie. On évitera encore de l'employer, de même, en général, que tout agent constipant, contre les diarrhées aiguës, consécutives à une indigestion. Comme contre-indication très importante, quelle que soit la forme de la diarrhée, mentionnons encore l'enfance, surtout la première enfance, les deux ou trois premières années de la vie; mais, même dans cette période, il est quelquefois indispensable d'y avoir recours quand on ne peut parvenir par aucun autre moyen à arrêter la diarrhée.

Parmi les formes morbides dans lesquelles il mérite particulièrement d'être prescrit comme antidiarrhéique, nous noterons les suivantes : D'abord le catarrhe intestinal, dit rhumatismal, se développant chez des individus sains, à la suite d'un refroidissement, et s'accompagnant souvent de coliques asssez violentes. L'emploi de l'opium peut laisser alors après lui, il est vrai, un peu de constipation, une légère anorexie; mais il a l'avantage de faire disparaître positivement la diarrhée et les coliques. Nous avons toujours observé qu'il était plus avantageux, dans ce cas, de prescrire une forte dose (15 gouttes de teinture thébaïque), à renouveler, s'il le faut, six à huit heures après, que de petites doses données successivement; on doit toujours tenir compte, bien entendu, des dispositions individuelles. L'opium agit encore favorablement dans les diarrhées qui succèdent à l'ingestion de substances corrosives; en outre, dans les catarrhes intestinaux, à marche ordinairement chronique, accompagnés d'ulcérations folliculaires; on le prescrit alors concurremment avec d'autres médicaments. La diarrhée, chez les phtisiques, est aussi très souvent combattue avec avantage par l'emploi de l'opium. On devrait s'en abstenir dans les cas où, la maladie étant encore récente, on se trouve en présence d'une diarrhée légère, représentant, soit une complication accidentelle, soit un symptôme d'affection intestinale. Car il est de la plus grande importance d'éviter, à ce moment, les troubles digestifs qui peuvent résulter de l'administration de l'opium, et l'on peut d'ailleurs combattre efficacement la diarrhée à l'aide d'autres moyens. Lorsque, au contraire, à une période déjà avancée de la phtisie, il survient une diarrhée épuisante, symptôme d'une ulcération tuberculeuse ou d'une dégénérescence amyloïde de l'intestin, alors l'emploi de l'opium devient nécessaire et indispensable. Il modère la diarrhée, calme les coliques et l'excès de sensibilité de l'abdomen; mais ces avantages ne sont malheureusement que passagers. Quant à son emploi dans les diarrhées des typhiques, voyez ce que nous en avons dit à propos de la morphine.

L'emploi de l'opium dans la *dysenterie* a eu des détracteurs et des prôneurs : parmi ces derniers il faut compter surtout Sydenham ; parmi les premiers, Heberden, qui l'interdit absolument pendant la période aiguë et ne le permet tout au plus que pour combattre le ténesme existant encore pendant la défervescence. Parmi les meilleurs observateurs peu partagent l'opinion de Heberden : tel est Cullen, par exemple; le plus grand nombre, surtout parmi les médecins allemands et anglais, considèrent l'opium comme un des meilleurs agents qu'on puisse opposer à la dysenterie. L'expérience apprend qu'il est très avantageux dans la forme sporadique ; il s'agit souvent ici, il est vrai, de cas qui suivent spontanément une marche favorable, à l'aide simplement d'un traitement diététique rationnel; mais il n'en est pas moins vrai que l'opium offre alors l'avantage de calmer les douleurs, le ténesme, la diarrhée, et d'abréger même souvent la durée de la maladie. Dans les cas graves de dysenterie épidémique, l'opium ne possède aucune action curative, il est vrai; mais, d'après la plupart des observateurs, son emploi, concurremment avec celui d'autres médicaments, est indispensable pour calmer les douleurs abdominales, le ténesme, et pour amener le sommeil; ce qui est certain, en tout cas, c'est que, pour obtenir ces résultats, il n'est aucun médicament qui lui soit préférable. Bien entendu que, dans la dysenterie de même que dans les diarrhées par indigestion, l'opium ne doit être administré que lorsque les matières solides de l'intestin ont été entièrement évacuées. Il est très avantageux, dans ce cas, de le donner en lavement, à moins qu'un ténesme trop intense ne s'y oppose.

Dans le *choléra nostras* l'opium constitue un excellent remède. Sa valeur est bien moins certaine dans le *choléra asiatique*. Certainement il est en général avantageux pour combattre la diarrhée prodromale; mais il reste très souvent sans effet contre l'attaque de choléra bien déclarée. Plusieurs observateurs prétendent même qu'il serait nuisible au moment où se manifestent les selles d'un aspect bien caractérisé d'eau de riz. Quoi qu'il en soit, on devra s'en abstenir dès qu'aura apparu le stade de réaction. Nous sommes d'ailleurs si dépourvus de moyens à opposer au choléra asiatique, que l'opium conserve toujours sa place, comme bon agent symptomatique, dans le traitement de cette redoutable maladie.

Quant à l'emploi des opiacés dans le but de calmer les mouvements intestinaux, indication qui se présente très souvent dans la *péritonite*, nous en avons déjà parlé précédemment. Nous croyons aussi que, dans les *hémorragies intestinales*, quelle qu'en soit la forme, à moins que ces hémorragies ne proviennent de la partie tout à fait inférieure de l'intestin et ne soient alors accessibles à un traitement local direct, l'administration de l'opium rend de meilleurs services que celle des agents hémostatiques. — Beaucoup de médecins expérimentés recommandent l'emploi de l'opium dans le traitement de l'*iléus aigu*. Leichtenstern dit avec raison, à notre avis, que l'opium est d'autant mieux indiqué, dans le traitement de cette maladie, que les symptômes, dès le début, sont plus aigus et plus graves, que les coliques sont plus intenses. Dans les cas d'iléus par paralysie, il faut en éviter l'emploi; en présence des symptômes d'un rétrécissement intestinal se développant peu à peu, il est bon d'avoir recours à une autre méthode de traitement.

Parmi les autres états auxquels on a encore opposé l'opium, à un point de vue purement empirique, signalons seulement le *diabète sucré*. Sa valeur thérapeutique est ici très contestable : tantôt on ne l'a prescrit que dans le but de calmer un peu la soif qui dévore le diabétique; tantôt on a voulu lui attribuer des effets directement curatifs sur la maladie. Telle a été dans ces derniers temps la prétention de Pavy, qui a observé, dit-il, la disparition complète du sucre et la guérison, à la suite de l'usage de l'opium ou de la morphine.

L'*action diaphorétique* de l'opium n'a guère été utilisée en thérapeutique, et cela avec raison, car cette action est en somme assez faible, et d'ailleurs c'est un médicament trop actif pour qu'on puisse en faire un usage habituel dans ce but.

Usage externe. — On donne l'opium en lavement, surtout dans la diarrhée, lorsque l'administration par la bouche est impossible ou qu'on veut éviter son influence fâcheuse sur la digestion. Employé par cette voie, il produit des phénomènes généraux presque aussi facilement et aussi nettement que lorsqu'il est administré par la bouche. — On l'ajoute parfois aux cataplasmes, aux fomentations, etc., dans les affections douloureuses. Si la peau est intacte, l'effet qu'on a en vue est nul, parce que l'opium ne traverse pas l'épiderme. On en fait un usage plus fréquent pour calmer les douleurs qui accompagnent les ulcères chroniques, la blennorragie, la conjonctivite. Dans ces cas, la teinture d'opium peut agir, non seulement sur la douleur, mais encore sur la sécrétion mordide.

Doses et préparations. — 1. *Opium pulvérisé.* — Intérieurement, 0,005 jusqu'à 0,1 *pro dosi* (0,15 *pro dosi !* 0,5 *pro die !*)[1], en poudre, pilules, rarement dans un liquide, à cause de la facilité avec laquelle il se précipite. En lavement, aux mêmes doses qu'à l'intérieur. Les inhalations et les fumigations constituent un moyen incertain et qui peut devenir dangereux.

2. *Extrait d'opium.* — Poudre d'un rouge brun, d'une saveur amère, donnant avec l'eau une solution trouble. Son action plus égale que celle de l'opium et sa solubilité plus grande le font généralement préférer à l'opium, dans la pratique. Doses et mode d'administration, les mêmes que pour l'opium pulvérisé (d'après la pharmacopée germaine : *jusqu'à* 0,15 *pro dosi ! jusqu'à* 0,5 *pro die !* d'après la pharmacopée d'Autriche : *jusqu'à* 0,1 *pro dosi ! jusqu'à* 0,4 *pro die !*)[2].

3. *Poudre d'ipéca opiacée, poudre de Dower.* — Sucre pulvérisé 8, poudre de racine d'ipéca 1, opium pulvérisé 1; 10 parties de cette poudre contiennent donc

[1] [Bien entendu qu'il serait imprudent de donner d'emblée ces doses extrêmes; mais on peut, dans certains cas, y arriver progressivement, et même les dépasser de beaucoup. Ainsi Gubler a connu un pharmacien qui était parvenu à prendre au moins 4 grammes d'extrait d'opium à la fois, et Trousseau cite un individu qui absorbait par jour 750 grammes de laudanum de Sydenham.]

[2] [L'*extrait d'opium* du Codex français a une activité double de celle de l'opium brut; il ne faut donc l'administrer qu'à doses moitié moindres. C'est une masse molle, tandis que l'extrait de la pharmacopée germaine est sec et en poudre; sous cette dernière forme, le dosage est certainement plus commode. Aussi serait-il à souhaiter que le Codex adoptât la proposition de la Société de pharmacie, qui conseille de préparer notre extrait d'opium avec l'opium sec, titré à 10 pour 100 de morphine, et de faire évaporer la préparation jusqu'à consistance d'extrait sec.]

1 partie d'opium [1]. Elle est employée, de préférence aux autres préparations opiacées, quand il s'agit de combattre la diarrhée ou de provoquer des effets diaphorétiques. Doses : 0,1-1,0, dans un véhicule liquide.

4. *Teinture d'opium simple, teinture thébaïque.* — Coloration rouge brunâtre foncée ; poids spécifique, 0,978-0,982. 10 parties de cette teinture renferment les éléments solubles de 1 partie d'opium pulvérisé ; 20 gouttes contiennent donc 0,1 d'opium [2]. A l'intérieur, 5-10-15 gouttes (*jusqu'à* 1,5 *pro dosi ! jusqu'à* 5,0 *pro die !* d'après la pharmacopée germaine ; *jusqu'a* 0,5 *pro dosi ! jusqu'à* 2,0 *pro die !* d'après la pharmacopée d'Autriche) ; seule ou ajoutée à des potions. En lavement, aux mêmes doses.

5. *Teinture d'opium safranée, laudanum de Sydenham.* — Opium 16, safran 6, girofle et cannelle 1 de chaque, vin de Xerès 152 [3]. Coloration jaune safranée, poids spécifique 1,018-1,022. 10 parties de cette tienture contiennent les éléments solubles de 1 partie d'opium ; 20 gouttes correspondent donc à peu près à 0,1 d'opium. Doses et mode d'administration, les mêmes que pour la teinture d'opium simple (*jusqu'à* 1,5 *pro dosi ! jusqu'à* 5,0 *pro die !* d'après la pharmacopée germaine ; *jusqu'à* 0,5 *pro dosi ! jusqu'à* 2,0 *pro die !* d'après la pharmacopée d'Autriche).

6. *Teinture d'opium benzoïque, élixir parégorique.* — Opium 1, acide benzoïque sublimé 4, camphre 2, essence d'anis 1, alcool rectifié 192 [4]. Coloration jaune brunâtre. 200 parties de cette teinture contiennent 1 partie d'opium. A cause de sa faible richesse en opium, le rôle de ce dernier s'efface ici devant celui de l'acide benzoïque et du camphre. On l'emploie en général, comme expectorant, dans les broncho-catarrhes chroniques, la phtisie. Dose : 30-50 gouttes, dans un sirop ou une potion (5,0 : 100,0).

L'emploi des *capsules de pavot*, à l'intérieur, sous forme de décoction, extérieurement, en addition à des cataplasmes, est entièrement superflu, et d'ailleurs très incertain, à cause de la richesse très variable de ces capsules en principes actifs. Nous pouvons en dire autant du *sirop de têtes de pavot* ou *sirop diacode.*

[1] [La composition de la *poudre de Dower*, telle qu'elle est prescrite par le Codex français diffère de celle du produit correspondant de la pharmacopée germaine. Au lieu de 8 grammes, de sucre, la première contient 4 grammes de sulfate de potasse et 4 grammes d'azotate de potasse, et, au lieu de 1 gramme d'opium pulvérisé, elle renferme 1 gramme d'extrait d'opium séché et pulvérisé. Donc, tandis que 1 gramme de poudre de Dower allemande contient 0,10 d'opium, 1 gramme de poudre de Dower française contient 0,10 d'extrait d'opium, qui équivalent, comme activité, à 0,20 d'opium brut. Les doses de la seconde devraient donc être, à ce point de vue, moitié moindres que celles de la première.]

[2] [La *teinture thébaïque* du Codex français se prépare avec 10 d'extrait d'opium pour 120 d'alcool à 60°. 20 gouttes, ou environ 1 gramme, de cette teinture, représentent à peu près les éléments solubles de 0,08 d'extrait d'opium ou de 0,16 d'opium brut. On voit donc qu'elle est notablement plus active que la teinture thébaïque de la pharmacopée germaine.]

[3] [La composition du *laudanum de Sydenham* du Codex français n'est pas tout à fait la même que celle du produit correspondant de la pharmacopée germaine. Le premier se prépare avec 16 parties d'opium, 8 de safran, 1,2 de girofle, 1,2 de cannelle et 128 parties de vin de Malaga. Notre laudanum de Sydenham est donc plus riche en opium que celui d'Allemagne, dans le rapport de $\frac{1}{8}$ à $\frac{1}{9,5}$. En d'autres termes, tandis que 1 gramme du second correspond à peu près à 0,10 d'opium ou 0,05 d'extrait d'opium, 1 gramme du premier correspond à 0,125 d'opium ou 0,0625 d'extrait d'opium. — Le Codex français admet encore le *laudanum de Rousseau*, qui est deux fois plus actif que celui de Sydenham, et dont on pourrait se passer sans inconvénient.]

[4] [La *teinture parégorique* du Codex français diffère notablement de celle-ci par sa composition. Pour 192 parties d'alcool à 60°, elle contient à peu près 0,90 d'extrait d'opium, ce qui équivaut à 1,80 d'opium brut, 0,90 d'acide benzoïque, 0,90 de camphre, 0,60 d'essence d'anis. On voit donc qu'elle est plus riche que la teinture parégorique allemande en principes solubles de l'opium, mais qu'elle contient beaucoup moins d'acide benzoïque, de camphre et d'essence d'anis. 10 grammes correspondent à peu près à 0,05 d'extrait d'opium.]

Traitement de l'empoisonnement par la morphine ou l'opium

Empoisonnement aigu. — Si l'empoisonnement a eu lieu par la voie stomacale, le premier soin du médecin doit être naturellement de faire évacuer le poison; et remarquez que cette indication existe encore même plusieurs heures après l'ingestion du composé toxique, car, ainsi que l'expérience le démontre, les opiacés, surtout l'opium en substance, séjournent longtemps dans l'estomac. Le moyen le plus rationnel pour provoquer cette évacuation, c'est l'emploi de la pompe stomacale; à son défaut, on aura recours aux vomitifs. Mais les vomissements peuvent avoir l'inconvénient d'accroître le collapsus, inconvénient dont il faut tenir grand compte au moment où déjà est arrivée la chute de l'activité cardiaque (v. Boeck); d'ailleurs il n'est pas rare de voir le vomitif rester sans action à ce moment où l'excitabilité nerveuse est fortement déprimée; on a conseillé de remplacer alors l'émétique par la moutarde, pratique qui mérite peu d'être recommandée. Puis on prescrit, comme antidote direct, une solution d'acide tannique ou toute autre préparation contenant du tannin; le tannate de morphine n'est pourtant pas absolument insoluble.

Lorsque les phénomènes dépendant de l'absorption de la morphine ont déjà fait leur apparition, on devra instituer un traitement symptomatique, qui variera suivant les cas. Tant que le malade n'est pas tombé complètement dans le coma, tant qu'il ne présente qu'une tendance à l'assoupissement, il faudra l'exciter à faire de l'exercice; les affusions froides seront ici parfaitement à leur place, comme plus tard, alors que le coma sera complet. En même temps on fera boire au malade du café noir très fort, on lui pratiquera une injection sous-cutanée de camphre. *Si la respiration est profondément déprimée, on s'adressera à la respiration artificielle.* La saignée, dans ces cas, est une arme à deux tranchants. Autrefois on y avait recours en vue de l'hyperhémie cérébrale; actuellement on évite de l'employer; les phénomènes cérébraux ne dépendent pas du tout, en effet, ou ne dépendent que d'une manière insignifiante, d'une hyperhémie cérébrale; d'ailleurs la saignée ne peut débarrasser l'organisme que d'une quantité tout à fait infinitésimale de morphine, et peut, au contraire, avoir pour conséquence d'accroître considérablement l'affaiblissement du cœur. Quant à l'utilité de la transfusion, les observations faites jusqu'ici sont trop insuffisantes pour nous permettre de la juger.

On a fait beaucoup de bruit, dans ces dernières années, sur la propriété que posséderait l'*atropine* d'être un *antidote direct de la morphine*. Nous renvoyons, à ce sujet, à ce que nous avons dit, dans les généralités, page 629, à propos de l'antagonisme de deux alcaloïdes; nous nous contenterons d'ajouter ici quelques observations :

Il n'y a point d'antagonisme entre la morphine et l'atropine. Quand on administre ces deux poisons en même temps, une observation attentive permet presque toujours, ainsi que l'a démontré Witkowski, de distinguer nettement les effets de l'un et les effets de l'autre ; parce que la pupille, rétrécie par la morphine, se dilate sous l'influence de l'atropine, il ne faut pas voir là un signe d'antagonisme, car ces deux poisons agissent par des points tout à fait différents sur le tissu musculaire de l'iris. Binz et Heubach, ayant constaté que la pression sanguine, fortement abaissée par la morphine, se relève sous l'influence de l'atropine, croient pouvoir déduire de là un antagonisme entre ces deux alcaloïdes ; mais en réalité leur observation prouve simplement que l'atropine fait monter la pression sanguine, soit qu'on l'administre à un animal à l'état normal, soit qu'on la fasse prendre à un animal morphinisé, soit que, dans l'organisme morphinisé, la pression sanguine fût normale, soit qu'elle fût abaissée ; ici encore les points d'attaque des deux poisons sur les appareils régulateurs de la pression sanguine sont différents, et d'ailleurs, dans beaucoup de cas, l'antagonisme, même apparent, fait défaut. La plupart des expérimentateurs ont donc été amenés à se prononcer contre l'existence d'un antagonisme effectif entre la morphine (ou l'opium) et l'atropine. On cite, il est vrai, un grand nombre d'exemples cliniques, paraissant parler en faveur de cet antagonisme; mais il en est d'autres, aussi nombreux, d'après lesquels des individus empoisonnés par la morphine ou l'atropine, et se trouvant en apparence dans un état désespéré, sont cependant revenus à la santé, sans que le contre-poison (morphine dans l'empoisonnement par l'atropine et réciproquement) eût été administré; et d'ailleurs il faut remarquer que les cas à issue mortelle sont naturellement bien moins souvent publiés que les cas heureux. L'atropine peut cependant, à un certain point de vue, être considérée comme pouvant exercer une action favorable chez les individus soumis à l'influence de doses médicamenteuses de morphine; elle a l'avantage d'empêcher souvent la production des vomissements et du gastricisme; d'après Witkowski, on devrait, dans ce but, associer l'atropine à la morphine dans la proportion de 1/25 de la première pour une partie de la seconde.

Empoisonnement chronique. — Il est rare de l'observer dans nos pays, où il y a bien peu de mangeurs ou de fumeurs d'opium. Le meilleur moyen, pour le combattre, est de suivre la règle indiquée contre le morphinisme résultant de l'abus des injections de morphine, mode d'empoisonnement qui s'est beaucoup répandu dans ces derniers temps; cette règle, recommandée par v. Boeck pour les personnes vigoureuses, et par Levinstein, d'une manière générale, consiste à supprimer tout d'un coup l'usage de la morphine. Le malade devra être l'objet d'une surveillance attentive et continue, qui le mette dans l'impossibilité de se procurer secrètement cette substance qui lui paraît indispensable. D'autres observateurs rejettent cette manière de procéder et veulent qu'au lieu de suspendre brusquement l'habitude de la morphine on la fasse perdre peu à peu. Nous avons vu ces deux méthodes conduire également à un bon résultat; ici, comme dans toute intervention thérapeutique, il faut tenir compte des circonstances, des différences individuelles; pourtant, d'après nos observations, nous donnerions, en principe, la préférence à la méthode qui consiste à faire perdre peu à peu au malade sa pernicieuse habitude.

Naturellement, on devra renoncer à combattre le morphinisme dans les cas où, le malade étant atteint d'une affection incurable et éprouvant des douleurs intolérables, la morphine constitue pour lui le seul moyen de soulagement et ne pourrait être remplacée que par des substances plus dangereuses, telles que l'hydrate de chloral, l'alcool à hautes doses.

Arzerouny, Etude expérimentale sur les effets physiologiqus et thérapeutiques de la thébaïne, thèse de Paris, 1872. — Albers, Archiv für pathologische Anatomie, Band XXVI. — Baxt, Wiener Sitzungsberichte, 2te Abtheilung, Band LVI; Archiv für Anatomie und Physiologie, 1869. — Bernard (Claude), Leçons sur les anesthésiques et sur l'asphyxie. Paris, 1875. — Boeck, Untersuchungen über d. Zersetz, d. Eiweiss. München, 1871. — Landsberg, Untersuchungen über das Schicksal des Morphins im lebenden Organismus (Rossbach's pharmakologische Untersuchungen, Band III. S. 210; Pfluger's Archiv für gesammte Physiologie, Band XXIII). — Müller, Thebaïn. Inaugural Dissertation. Marburg, 1868.

Calvet, Essai sur le Morphinisme aigu et chronique, thèse de doctorat. Paris, 1876. — Meihuizen, Pflügers Archiv für gesammte Physiologie, Band VII. — Schröder (v.), Die pharmakologische Gruppe des Morphins, Stassburger Habilitationsschrift, 1883. — Voisin (Aug.), Du traitement curatif de la folie par le chlorhydrate de morphine (Bull. de thérapeut, 1874 et Leçons cliniques sur les maladies mentales. Paris, 1883. — Witkowski, Morphin (Archiv für experimentelle Pathologie und Pharmakologie, Band VII, S. 247), Indic. bibliogr.

Dictionnaire de médecine et de chirurgie pratiques, art. Opium par Hirtz et Strauss. — Dictionnaire encyclopédique des sciences médicales, art. Narcéine et Narcotine par Gobley et Fonssagrives, 2e série, t. XI; art. Opium par Fonssagrives, t. XVI. — Laborde (J.-V.), De l'action physiologique et thérapeut. comparée des alcaloïdes de l'opium (Bull. de thérapeut., t. LXXV, p. 536). — Liné (Ch.), Thèse. Paris, 1865. — Eulenburg, Etude sur la narcéine

(Deutsches Archiv für klinische Medicin, Band I; Journal de médecine de Bruxelles, 1866). — Petit (A.), Observations sur le chlorhydrate de narcéine (Bull. de thérap., t. LXXXIII, p. 507, 1872). — Oettinger, Narcein. Inaugural Dissertation. Tubingen. 1866.

Bardet (G.), Étude physiologique et clinique sur la valeur thérapeutique des trois alcaloïdes soporifiques de l'opium (codéine, morphine, narcéine), thèse de doctorat. Paris, 1877. — Barnay (Marius), Étude expérimentale sur l'action physiologique et toxique de la codéine comparée à celle de la narcéine et de la morphine, thèse de doctorat. Paris. 1877.

Wachs, Ueber Codein, Inaugural Dissertation. Marburg. 1868.

Schrœder (W. von), Untersuchungen über die pharmakologische Gruppe des Morphins (Archiv für experimentelle Pathologie und Pharmakologie, Band XVII. Leipzig, 1883).

APPENDICE ; SUBSTANCES AGISSANT A LA MANIÈRE DE L'OPIUM

1. Chanvre indien, *Herba Cannabis indicæ*

Le chanvre qui croît chez nous est, au point de vue botanique, identique avec celui dit indien *(Cannabis sativa seu indica);* mais il ne possède à peu près aucune propriété enivrante, tandis que le second, qui croît dans des régions plus chaudes, possède cette propriété à un haut degré.

On ne connaît pas bien encore l'élément actif du chanvre indien ; selon les uns, c'est une résine amorphe, brune, non azotée *(cannabine)*, laquelle produirait déjà des effets enivrants à la dose de 0,05; selon d'autres, cette résine, privée des essences qu'elle contient, ne produit aucun effet, même quand on l'administre à une dose 10 fois plus forte, et c'est l'essence connue sous le nom de *cannabène* qui serait l'élément actif. Hay a trouvé dans quelques échantillons de cannabis indica une base donnant lieu à des effets tétaniques; E. Siebold y a trouvé un alcaloïde volatil (cannabinine).

Tout récemment Merck a découvert dans le cannabis une substance résineuse balsamique, insoluble dans l'eau, soluble dans l'alcool, l'éther, les huiles grasses et éthérées; cette substance, à laquelle il a donné le nom de *cannabinone*, serait, d'après lui, un excellent hypnotique, nullement identique avec la tétanine, à laquelle est due l'ivresse particulière au chanvre indien.

Action physiologique. — La résine, dont la meilleure sorte est appelée *momia*, et une sorte impure, *churrus*, ainsi que les sommités fleuries de la plante, sont connues sous le nom général de *hachisch;* on en use beaucoup dans les pays chauds, comme d'un agent enivrant; en Afrique, depuis le Maroc jusqu'au cap de Bonne-Espérance, en Perse, dans les Indes, en Turquie, 200 à 300 millions d'hommes sont les esclaves de cette habitude. Tantôt on fume la plante (la fumée a un goût extrêmement agréable), tantôt on fait, avec la résine et les rameaux fleuris, des préparations très variées, que l'on prend seules ou dans du café. Le hachisch proprement dit s'obtient en mettant les fleurs et les feuilles du *Cannabis indica* dans de l'eau, avec addition de beurre, faisant bouillir jusqu'à ce qu'on ait obtenu un produit ayant la consistance d'un extrait; pour rendre le goût meilleur, on y ajoute du sucre et des aromates.

Les données de l'observation sur les effets du *Cannabis indica* sont très diverses; ce qui provient de ce que les préparations mises en usage, les proportions des éléments actifs qu'elle contiennent, présentent de grandes variétés, sans compter les différences individuelles; cependant tous les observateurs, s'accordent à dire que le hachisch, par ses effets directs sur l'imagination, surpassse de beaucoup tous les agents à action analogue.

Ce sont les sommités fleuries qui provoquent le plus activement des hallucinations et de la gaieté; l'extrait alcoolique et le hachisch préparé avec des mélanges sucrés agissent moins vivement et produisent plutôt des effets narcotiques.

Le *Cannabis indica* agit autrement que l'opium; il enivre sans modifier, sans faire perdre la connaissance; les hallucinations qu'il provoque ont un caractère plus gai, et s'accompagnent d'une tendance à rire, à exécuter des mouvements musculaires plus vifs; il fatigue aussi moins la digestion, ne détermine pas de constipation et augmente la sécrétion de l'urine.

Voici, sur l'action aiguë de cette plante remarquable, les résultats d'observations rigoureuses, surtout de celles de v. Schroff et de Fronmüller.

4 grammes de cannabis indica, pris en infusion par un jeune homme très excitable, provoquèrent, d'après v. Schroff, les phénomènes suivants: peu de temps après l'ingestion, sérénité de l'humeur, tendance au mouvement ; yeux brillants, sensation de chaleur s'étendant à la poitrine et à la tête, laquelle paraissait alourdie; puis bourdonnement d'oreilles, diminution d'acuité de l'ouïe, engourdissement des mains et des pieds. Le pouls, qui, avant l'administration du cannabis, était de 80 pulsations à la minute, tomba à 66 pulsations, cinquante minutes après; puis il remonta à 73 pulsations. Une heure et dix minutes après la première dose, on en administra une seconde, qui fut double de la première, c'est-à-dire 8 grammes de *cannabis indica*, en infusion; le pouls se ralentit encore un peu tout d'abord, pour s'accélérer rapidement, au bout d'une demi-heure, et arriver à 114 pulsations à la minute. En même temps que le pouls devint ainsi rapide, se manifesta tout à coup un violent accès de délire, qui s'exprimait surtout par une puissante excitation de la force musculaire; d'abord le sujet en expérience riait, chantait, sautait, dansait, avec une grande vivacité; puis il fut pris d'un violent accès de manie destructive, pendant lequel trois hommes vigoureux ne pouvaient qu'à grand'peine le maintenir. La connaissance n'avait subi aucun trouble; à toutes les questions il faisait des réponses convenables. La sensibilité était très diminuée; il frappait à grands coups de poing sur une table, sans accuser aucune douleur.

Schroff, après avoir pris lui-même, le soir, 0,07 d'un hachisch d'Égypte, en ressentit subitement les effets au bout d'une heure; il éprouva la sensation d'un fort bourdonnement, non seulement dans les oreilles, mais dans toute la tête; il le compare au bruit de l'eau en ébullition ; puis il lui sembla que sa tête entière était entourée d'une auréole lumineuse et était devenue transparente; il éprouvait un plus vif sentiment de son existence, de sa personnalité, et il parcourait avec une facilité inaccoutumée de longues séries d'idées, qui lui paraissaient avoir la plus grande importance.

D'après Wood, ceux qui font usage du hachisch perdent souvent le sentiment du temps et de l'espace, de telle sorte, par exemple, qu'un petit espace leur paraît infiniment grand.

Fronmüller administra à un individu d'un esprit non cultivé 15 grammes d'une préparation de *cannabis indica* venue de l'Orient, et portant le nom d'*opiat de Madjum*. Le sujet en expérience éprouva d'abord un vertige tel qu'il ne put qu'à grand peine atteindre le lit; il ne pouvait plus se tenir debout, et pourtant il voyait et entendait tout ce qui se passait autour de lui, et s'entretenait avec les assistants. Son imagination flottait dans le ciel et sur l'eau; tantôt il jouait avec les anges, tantôt il voguait sur les flots avec de belles jeunes filles.

Heinrich a observé un empoisonnement avec un hachisch apporté de l'Orient sous le nom de *birmingi;* l'ingestion de 0,70 de ce hachisch donna lieu à une courte période d'excitation, à laquelle succéda immédiatement un affaiblissement très marqué et persistant de la circulation générale, une diminution extraordinaire du sentiment de l'existence et une angoisse extrême.

A la suite de l'administration de 0,5 à 1,0 de l'extrait alcoolique de *cannabis indica*, Schroff a observé les phénomènes suivants : chute du pouls, pesanteur de tête, céphalalgie, abattement, tendance au sommeil, sommeil profond, sans altération de la sensibilité générale, sans phénomènes fâcheux consécutifs.

Comme on le voit d'après les cas que nous venons de choisir, il n'est pas possible de tracer de l'action du *cannabis indica* un tableau scientifiquement uniforme. En comparant même entre elles les recherches faites avec des préparations à peu près les mêmes, on trouve encore de grandes différences ; car chaque individu, suivant son degré de culture, suivant ses idées favorites, etc., éprouve de la part du chanvre indien des effets différents ; on peut s'expliquer ainsi pourquoi les Orientaux font des rêves voluptueux sous l'influence du hachisch; tandis que les Occidentaux qui se sont soumis à ces expériences n'ont éprouvé rien de semblable. Le chanvre indien provoque très souvent le sommeil, lequel tantôt succède à une période d'excitation plus ou moins longue, tantôt arrive très rapidement dès le début. Les expériences sur les animaux confirment les données ci-dessus ; elles signalent des effets excitants, des effets soporifiques, mais sans apporter aucune explication satisfaisante.

Les effets produits par le chanvre indien sur les autres organes que le cerveau offrent aussi des variétés nombreuses. La sensibilité subit fréquemment une diminution très notable; toute la surface cutanée est le siège d'une sensation agréable de prurit et d'une sorte d'engourdissement ; à la fin disparaissent la sensibilité à la douleur et même la sensibilité musculaire. Les uns (Schroff, Moreau) ont trouvé l'activité cardiaque tantôt surexcitée, tantôt notablement déprimée (Heinrich) ; d'autres ne l'ont pas trouvée changée (Fronmüller). La pupille est, en général, dilatée ; la sécrétion de l'urine, augmentée. On a vu la température tantôt s'abaisser, tantôt s'élever, suivant que le sujet en expérience était excité ou assoupi.

L'usage habituel, *chronique*, des préparations de *cannabis indica*, détermine à la longue des troubles de la nutrition ; très souvent aussi il a pour conséquence des altérations graves de l'intelligence : débilité intellectuelle, imbécillité.

Emploi thérapeutique. — Les observations relativement rares que nous possédons jusqu'ici ne permettent pas de porter un jugement sur la valeur thérapeutique du chanvre indien, et il sera d'autant plus difficile de résoudre cette question que nous n'avons aucune préparation de chanvre uniforme, sur laquelle on puisse compter, et que d'ailleurs la susceptibilité des divers individus à l'action du chanvre est très variable.

Le *cannabis indica* a été employé dans un certain nombre d'affections morbides, notamment dans les névroses. On l'a surtout administré comme *hypnotique*, et les observations faites à ce point de vue par Fronmüller s'élèvent à un millier. Les malades qui en ont été l'objet étaient, en grande partie, des phtisiques (387), des individus atteints d'inflammations (104), de maladies chirurgicales (116), de rhumatismes (110), etc... ; 530 fois le chanvre indien a développé sa puissance hypnotique d'une façon complète ; 215 fois cet effet n'a été que partiel ; 255 fois il a été faible ou entièrement nul ; c'est chez les malades atteints de rhumatisme qu'il s'est le moins manifesté. La préparation le plus souvent employée a été l'extrait alcoolique ; la dose active minima a été de 0 gr,5. Ce n'est que dans un très petit nombre de cas que se sont produits, immédiatement après l'ingestion du remède, des phénomènes fâcheux (vomissements, vertiges, céphalalgie) ; un peu plus souvent, 12 fois sur 100 environ, il existait, le matin, au réveil, des vertiges et de la céphalalgie. Dans aucun cas on n'a vu la fréquence du pouls et de la respiration augmenter ; souvent, au contraire, on a noté un léger abaissement de la température (de 0°,5). Fronmüller conclut de ses observations que le *cannabis indica* est un hypnotique assez sûr, et que le sommeil qu'il procure est celui qui ressemble le plus au sommeil naturel. Il a sur les préparations d'opium l'avantage de ne pas troubler l'appétit, de ne pas produire de constipation, de n'exercer sur l'appareil circulatoire à peu près aucune action, ce qui fait qu'on pourrait l'administrer aux malades fébricitants. Il serait même parfois efficace alors que l'administration de la morphine est restée sans action; d'après Christison, il est surtout actif chez les opiophages. En revanche, la morphine a, dans les cas où l'on peut la prescrire, le grand avantage de produire des effets plus sûrs et plus puissants. D'ailleurs, depuis que nous avons à notre disposition le chloral, le *cannabis indica* a beaucoup perdu de son importance comme hypnotique.

Quant aux autres états morbides auxquels on a encore opposé l'emploi du chanvre indien (tétanos, psychopathies, surtout mélancolie [Moreau], *delirium tremens*, chorée, etc.), les observations sont trop peu nombreuses, et les résultats souvent trop contradictoires, pour qu'on puisse porter un jugement. Nous en dirons autant de son efficacité dans les métrorragies (avec ou sans altération de l'utérus). Relativement à l'emploi du chanvre indien dans les psychopathies, nous devons encore mentionner les résultats des observations de Clouston, lequel, dans la manie, soit chronique, soit aiguë, prétend avoir obtenu des effets très favorables de l'usage de la teinture de cannabis (pharm. ang.) associée au bromure de potassium (de chaque : 2 grammes trois fois par jour).

Pour l'usage externe, le *cannabis indica* a été employé comme anodin ; nous manquons là-dessus d'observations suffisantes.

Doses et préparations. — 1. *Cannabis indica.* — La plante elle-même est rarement prescrite; on se sert le plus souvent d'une préparation.

2. *Extrait ou résine de cannabis indica.* — Soluble dans l'alcool, insoluble dans l'eau; doses, d'après Fronmüller : 0,2-0,5 (la dose maxima officinale est seulement *jusqu'à* 0,1 *pro dosi ! jusqu'à* 0,4 *pro die !*); en pilules ou en solution alcoolique.

3. *Teinture de cannabis indica*, préparée avec l'extrait. — 5-20 gouttes (0,3-1,0), seule, sans addition.

2. Piper methysticum

La racine de cet arbrisseau, haut de 2 à 4 mètres, porte le nom de *kawa-kawa* et contient, d'après L. Lewin, une résine, qui provoque, comme la cocaïne, une *anesthésie locale* très accentuée, et qui, prise à l'intérieur, à doses modérées, donne lieu à un sentiment de bien-être, de vigueur et de contentement; à plus hautes doses, elle détermine un sommeil profond, non précédé d'excitation; aux doses les plus élevées, elle provoque des nausées, de la céphalalgie, un tremblement nerveux, de la parésie des membres et de la somnolence.

Les observations thérapeutiques font défaut.

3. Laitue vireuse

On fait avec la laitue vireuse, *Lactuca virosa*, deux préparations :

L'*extrait de laitue vireuse*, extrait du suc de la plante fraîche; il est brun, et donne avec l'eau une solution à peu près limpide.

Le *suc de laitue vireuse, lactucarium (germanicum)*, qu'on obtient simplement en faisant sécher le suc qui s'écoule d'incisions faites à la laitue. Il se présente sous la forme de masses irrégulières, sèches, friables, d'un brun jaunâtre, d'une forte odeur rappelant celle de l'opium, d'un goût amer, et donne avec l'eau une solution trouble, qui laisse déposer une matière visqueuse.

De ces deux préparations on a extrait toute une série de substances plus pures : la lactucine, la lactucapricine, le lactucon et l'acide lactucique. La *lactucine*, $C^{22}H^{13}O^{7}$ (Kromayer, Ludwig), substance cristalline, amère, soluble dans l'eau chaude et dans l'alcool, a été reconnue comme le principe actif le plus important de la *Lactuca virosa*.

Le *lactucarium (gallicum)* tiré de notre laitue pommée, *Lactuca sativa*, n'est plus officinal.

Action physiologique chez l'homme. — D'après les recherches de Fronmüller, la *lactucine* cristallisée produit des effets hypnotiques, mais pas d'une manière constante, quand on l'administre aux doses de 0,5 à 2,5; pas d'autres phénomènes narcotiques; un peu de constipation.

Le *lactucarium germanicum* a des propriétés hypnotiques plus puissantes que la lactucine (Fronmüller); cependant ces propriétés varient beaucoup suivant la préparation, à cause des proportions variables de principes actifs qui existent dans chacune d'elles. Outre l'action hypnotique, Fronmüller a vu se produire encore : des bourdonnements d'oreilles, des vertiges, de la céphalalgie et de la pesanteur de tête, la dilatation pupillaire, souvent des sueurs abondantes. Pour provoquer le sommeil, chez un homme adulte, il faut 0,5 à 1,8 de *lactucarium.*

Chez les animaux. — Nous ne mettrons à contribution que les récentes recherches de Skworzoff et Sokolowski, sur des animaux à sang froid et sur des mammifères; ces expériences ont été faites avec l'extrait de laitue vireuse, injecté sous la peau ou dans une veine. En voici le résultat :

Les mouvements volontaires et réflexes, de même que la sensibilité à la douleur, vont toujours en diminuant et finissent par s'éteindre.

On n'observe pas, chez les animaux, des effets, à proprement parler, hypnotiques; la somnolence et la dépression finales semblent dépendre moins d'un action directe du poison sur le cerveau que de l'affaiblissement de la circulation et de la respiration. La moelle épinière finit par se paralyser, la paralysie progressant de haut en bas.

La diminution d'excitabilité des nerfs moteurs va aussi du centre vers la périphérie.

Les muscles striés restent directement excitables.

L'activité cardiaque, d'abord stimulée, diminue ensuite. Les appareils modérateurs du cœur finissent par se paralyser. La pression sanguine diminue finalement, d'une part, à cause de la faiblesse cardiaque, d'autre part, à cause de la paralysie du centre vaso-moteur.

La respiration s'affaiblit aussi, après avoir été activée. La mort est le résultat de la paralysie cardiaque.

Nous ferons remarquer que, pour faire dormir les animaux, il faut aussi des doses énormes de morphine, et que par conséquent on ne peut établir aucun point de comparaison entre les animaux et l'homme, au point de vue des propriétés hypnotiques du lactucarium et de la morphine,

Emploi thérapeutique. — Le lactucarium peut être considéré comme entièrement superflu en médecine. Nous possédons, dans les préparations d'opium et de chloral, des hypnotiques plus puissants et mieux connus.

Doses. — Doses maxima officinales :

Pour l'*extrait de laitue vireuse (jusqu'à* 0,5 *pro dosi ! jusqu'à* 2,5 *pro die !).*

Pour le *lactucarium (jusqu'à* 0,3 *pro dosi ! jusqu'à* 1,2 *pro die !).*

4. Lupulin, poussière de houblon

Il est formé par les petites glandes qui se trouvent, à l'époque de la maturité, sur les fleurs ou cônes du houblon, et qu'on sépare en grande quantité à l'aide de la cribration. Le nom de *lupulin*, donné à cette poussière, a l'inconvénient de faire croire à première vue qu'il s'agit d'une substance simplement chimique.

Le lupulin est une poudre fine, d'un jaune rougeâtre, se laissant difficilement mouiller par l'eau, facilement par l'alcool. Chaque grain de cette poudre, vu au microscope, présente la forme d'un chapeau de champignon, a une structure cellulaire, et contient dans son intérieur une masse résineuse, jaune, amorphe ; l'odeur en est aromatique, stupéfiante; la saveur, amère, aromatique. L'odeur est due à un mélange composé d'une térébenthine et d'une essence oxygénée; ce mélange porte le nom d'*essence de houblon*. Il contient encore un principe amer, cristallin, insoluble dans l'eau, soluble dans l'alcool *(acide lupulique)*.

Action physiologique. — A petites doses, le lupulin donne lieu, d'après l'opinion générale, à une sensation de chaleur à l'estomac, à une augmentation de l'appétit, et à une accélération des évacuations alvines. S'il a été absorbé à doses plus élevées, ce sont les effets narcotiques qui dominent la scène; il suffit même de séjourner pendant quelque temps dans un milieu où se trouve du houblon et où l'air est imprégné d'essence de houblon, pour éprouver de la pesanteur de tête, de la céphalalgie, et même une légère stupéfaction, de la même manière que lorsqu'on séjourne dans une chambre dont l'air est imprégné d'essence de térébenthine ou d'autres huiles volatiles; cette céphalalgie est-elle simplement la conséquence d'une modification réflexe de la circulation dans le cerveau, ou un signe d'empoisonnement général? nous ne saurions le dire; à la suite de l'administration du lupulin à l'intérieur, la plupart des observateurs n'ont pas noté de céphalalgie. Le lupulin paraît dépourvu de toute propriété réellement hypnotique. Barbier, dans des recherches nombreuses sur des malades, a trouvé que le houblon ne déterminait pas le sommeil, ne faisait pas diminuer l'impressionnabilité, et, la digestion étant normale, n'attaquait, en général, ni le cerveau, ni la moelle épinière.

Fronmüller a fait prendre à plusieurs hommes bien portants la dose énorme de 30 grammes de lupulin, en deux fois, à quelques minutes d'intervalle, et il n'a observé aucun changement dans le pouls, dans la respiration et la température; les pupilles sont restées normales, et il ne s'est manifesté aucune tendance au sommeil; une fois seulement, un vertige rapidement passager s'est produit; l'appétit et les selles n'ont éprouvé aucune modification. Cependant on attribue les effets stupéfiants et hypnotiques de la bière aux éléments du houblon qu'elle renferme.

Les recherches que nous possédons jusqu'ici sur l'action physiologique du lupulin sont si superficielles et si contradictoires, qu'il serait à désirer que ce sujet fût de nouveau mis à l'étude.

Emploi thérapeutique. — Le lupulin a été employé contre la dyspepsie, de la même façon que les autres amers aromatiques; son efficacité est inférieure à celle de beaucoup d'entre eux; de sorte qu'on peut, sous ce rapport, le considérer comme superflu. Si l'on tenait à le prescrire, le mieux serait de l'administrer sous la forme d'une bonne bière bien houblonnée, en supposant que le cas particulier le permît. — Son emploi comme hypnotique et anodin est entièrement superflu, à cause de l'incertitude de ses effets. — Dans ces derniers temps, le lupulin a été souvent mis en usage dans le but de calmer l'excitabilité exagérée de l'appareil génital, par exemple dans les cas d'érections et de pollutions, notamment chez les onanistes, dans les cas de chaudepisse cordée, de satyriasis et nymphomanie. D'après un certain nombre d'observations, il aurait produit, dans ces circonstances, des résultats favorables. Dans quelles conditions particulières peut-il agir plus efficacement que d'autres agents, notamment que l'opium et la belladone? c'est ce que nous ne saurions dire.

Doses. — *Lupulin.* — 0,3-0,5 *pro dosi* (10,0 *pro die*); en poudre, en pilules, en solution alcoolique.

5. Gelsemium sempervirens et Gelseminine

La *gelseminine* (de Sonnenschein), est l'alcaloïde actif du rhizome du *Gelsemium sempervirens*, belle plante grimpante de l'Amérique. Le *chlorhydrate de gelseminine*, obtenu par Schuchardt, est une poudre d'un blanc jaunâtre, composée de cristaux déliés, facilement soluble dans l'alcool et dans la glycérine, peu soluble dans le chloroforme, insoluble dans l'éther. A la température de 15°C., ce sel se dissout dans l'eau dans le rapport de 1 : 40; cette solution est neutre, écume assez fortement quand on l'agite, se couvre à la longue de moisissures, mais reste limpide quand on y a ajouté de l'hydrate de chloral ou de l'acide salicylique (Moritz). La gelseminine de Tromsdorff, considérée autrefois comme un alcaloïde, est un produit impur et n'est sans doute qu'une substance extractive.

Action physiologique. — Voici quels sont, d'après Berger, Ott et Moritz, les principaux produits aussi bien par les extraits et teintures de gelsemium que par la gelseminine.

Chez les *animaux à sang chaud*, les phénomènes dominants qui se manifestent tout d'abord ont pour siège les appareils moteurs : la tête et les membres antérieurs, quelquefois aussi les membres postérieurs, sont agités de tremblements plus ou moins intenses, se produisant par accès; les membres antérieurs sont pris en même temps d'ataxie; on les voit tantôt glisser sur leur base, tantôt se rapprocher, en trébuchant, des membres postérieurs, tantôt se mouvoir en l'air d'une façon irrégulière. Bientôt se manifeste un affaiblissement de la motilité, qui va progressivement en augmentant ; et qui, avec la diminution de l'activité respiratoire, constitue le symptôme dominant des périodes ultérieures de l'empoisonnement. C'est seulement quand l'empoisonnement est très avancée qu'on voit se manifester une diminution de la sensibilité. En même temps que la respiration baisse, l'activité cardiaque se ralentit et le température subit un abaissement considérable. Quelquefois il se produit de la salivation, et, si le poison a été porté dans un des sacs conjonctivaux, on voit se manifester, de ce côté, de la mydriase et une paralysie de l'accommodation. La mort est toujours la conséquence d'une paralysie respiratoire.

Chez les *animaux à sang froid* (grenouilles), on observe des phénomènes semblables; mais chez eux les troubles moteurs primitifs sont moins accentués, et les conducteurs sensibles de la moelle épinière sont déjà paralysés à un moment où les conducteurs de la motilité se trouvent encore dans un état d'excitabilité exagérée.

Chez l'homme, plusieurs observateurs (Jurasz, Wickham, Legg, Thomson et autres) prétendent avoir vu des névralgies disparaître rapidement sous l'influence de la teinture de *Gelsemium sempervirens*; d'autres, notamment Berger, lui refusent cette propriété. Ce dernier observateur n'a vu se produire, sous l'influence de l'extrait ou de la teinture, que des phénomènes fâcheux : pesanteur de tête, vertiges, diplopie, difficulté des mouvements de la langue, tremblement des mains, engourdissement des doigts, nausées, vomissements, respiration pénible, sentiment général de froid.

Moritz a constaté que la *dose mortelle* de gelseminine pour un poids de lapin correspondant à 1 kilogramme, était de 0gr,0005-0,0006. Des expériences faites sur les animaux on peut conclure que les doses mortelles les plus petites, chez l'homme, seraient : pour la gelseminine de Sonnenschein, 0,03-0,06; pour la gelseminine de Tromsdorff, 0,3-0,4 ; pour le fluid extract of Gelsemine (Wormley), 0,3-0,4 ; pour la teinture de gelsemium, 36,0; pour les deux extraits, 1,8-2,0.

Emploi thérapeutique. — Le gelsemium a été proposé pour combattre le rhumatisme, la fièvre, les névralgies, surtout les douleurs dentaires indépendantes d'une inflammation du périoste et de la gencive. Nos expériences personnelles ne nous permettent pas d'admettre que cette substance ait une utilité vraiment positive, au moins dans le traitement des névralgies.

On prescit : 1° la *racine pulvérisée de gelsemium*, aux doses de 0,05-0,2, trois fois par jour ; la dose unique la plus élevée est de 0,25 ; la dose quotidienne la plus élevée, 1,0; 2° l'*extrait fluide de gelsemium*, aux doses de 0,05-0,2, trois fois par jour ; dose unique maxima, 0,25 ; dose quotidienne maxima, 0,75; 3° la *teinture de gelsemium*, à l'intérieur et à l'extérieur ; à l'intérieur, 0,5-1,0, toutes les cinq heures, dans de l'eau; dose unique maxima, 2,0 (50 gouttes); dose quotidienne maxima, 6,0. Ces diverses préparations semblent pourtant posséder une activité variable; aussi Moritz recommande-t-il, avant d'employer une préparation inconnue, d'en essayer l'activité sur des lapins.

6. Piscidia erythrina

C'est une écorce d'arbre, depuis longtemps employée dans la Jamaïque pour stupéfier les poissons; chez l'homme et chez les animaux, elle provoque une diminution de la sensibilité, l'anesthésie et le sommeil; aussi l'a-t-on considérée comme un succédané de l'opium. A doses élevées, elle fait augmenter la sécrétion de la sueur et de la salive et donne lieu à de la mydriase (J. Ott). Senator a constaté que l'*extrait de piscidia erythrina*, administré, le soir, aux doses de 0,3-0,5, était utile contre la migraine, et O. Seifert a vu cet extrait, administré à des phtisiques, calmer la toux et leur procurer le repos de la nuit. D'après Senator, le sommeil ainsi obtenu n'est pas aussi profond que celui déterminé par le chloral ou par la morphine, mais il est plus avantageux que celui qui succède à l'emploi de la paraldéhyde ou de la cannabine.

7. Écorces de coto, cotoïne et paracotoïne

Ce sont des écorces qui nous viennent de la Bolivie, et qui rappellent les écorces de quinquina; le commerce nous en fournit de deux sortes : l'écorce vraie de coto, et l'écorce de paracoto.

Toutes deux ont une odeur résineuse, aromatique; l'odeur de l'écorce de coto est plus pénétrante que celle de l'écorce de paracoto; il en est de même de leurs autres propriétés : La première développe une saveur âcre et mordicante, augmente la sécrétion salivaire, exerce une action fortement irritante sur les ulcérations et ne tarde pas à provoquer, chez l'homme, de la répugnance et des vomissements; dans la seconde, au contraire, ces propriétés sont à peine appréciables.

Leurs principes actifs sont : 1° dans l'écorce de coto, la *cotoïne*, $C^{22}H^{18}O^{6}$, à odeur balsamique pénétrante, difficilement soluble dans l'eau froide, facilement soluble dans l'eau chaude; 2° dans l'écorce de paracoto, la *paracotoïne*, $C^{19}H^{12}O^{6}$, à peu près entièrement insoluble dans l'eau, peu soluble seulement dans les solutions de potasse et de soude.

Ces deux substances n'ont produit, chez les lapins, aux doses même de 1 gramme, aucun effet appréciable. Des hommes à l'état de santé, auxquels on administrait, 5 à 6 fois par jour, des doses de $0^{gr},05$-$0^{gr},1$ de paracotoïne, ont accusé, comme unique effet physiologique, du retard dans les selles ou de la constipation; point d'autres symptômes, ni nausées, ni aucun trouble gastrique. L'élimination se faisait par les urines, en 4 à 6 heures (Burkart).

Chez l'homme à l'état de santé, la cotoïne, aux doses de 0,1 à 0,2, répétées plusieurs fois par jour, provoque une augmentation modérée de l'appétit (Albertoni).

Voici ce qui résulte des expériences de Pribram : 1° La cotoïne, même en petite quantité, supprime ou retarde la putréfaction du pancréas. 2° Elle retarde aussi l'acidification du lait et sa coagulation (fermentation lactique). 3° Elle ne met aucun obstacle à la digestion par la pepsine ou la diastase.

On n'a donc pas à craindre, pour ce dernier motif, que l'administration de la cotoïne provoque des troubles dans les processus digestifs s'accomplissant dans les premières voies et dans l'estomac; mais sa présence dans l'intestin grêle pourrait mettre obstacle aux processus de fermentation qui s'accomplissent là sous l'influence de la sécrétion pancréatique et prévenir peut-être de cette manière l'excitation des mouvements intestinaux par les produits aromatiques de la putréfaction du pancréas.

Une malade de Pribram, atteinte de tuberculose pulmonaire avancée (cavernes), avait depuis sept mois une diarrhée aqueuse très profuse, avec selles excessivement fétides. L'urine ayant été examinée à plusieurs reprises, on y trouva chaque fois beaucoup d'indican. A la suite de l'administration de la cotoïne (0 gr,05 toutes les trois heures), les évacuations alvines perdirent aussitôt leur odeur fétide, et la quantité d'indican contenue dans l'urine diminua considérablement; au bout de quelques jours, la diarrhée avait entièrement disparu, les selles étaient moulées et la quantité d'indican contenue dans l'urine était très faible.

Il est encore une circonstance qui favorise l'action de la cotoïne; c'est sa difficile solubilité dans l'acide chlorhydrique dilué et sa facile solubilité dans les liquides alcalins. Cette propriété autorise à admettre que les quantités relativement petites de cotoïne qu'on introduit dans l'estomac ne peuvent guère y être absorbées, mais arrivent à peu près intactes dans le duodénum et dans l'intestin grêle; se trouvant là en contact avec des liquides alcalins, elles s'y dissolvent, y exercent leur activité et probablement aussi s'y absorbent (il a été démontré que la cotoïne finissait par passer dans les urines). On peut espérer que sous forme de poudre elle pourra arriver complètement dans l'intestin.

La paracotoïne possède des propriétés analogues à celles de la cotoïne, mais beaucoup plus faibles; aussi Pribram, ainsi que Burkart, sont-ils d'avis de donner la préférence à la cotoïne pour les usages pratiques. Nous pouvons en dire autant pour la poudre et la teinture des écorces de coto, lesquelles d'ailleurs, quand on a de la cotoïne à sa disposition, ne méritent guère d'être employées.

Emploi thérapeutique. — On ne prescrit plus les écorces de coto. La cotoïne et la paracotoïne ont surtout été recommandées, notamment dans ces derniers temps, par Albertoni et Pribram, pour combattre les catarrhes primitifs aigus et chroniques, les diarrhées des enfants, des phtisiques et des aliénés. Dans les catarrhes gastro-intestinaux à marche très aiguë, accompagnés de violentes coliques, une émulsion d'opium agirait plus rapidement et plus sûrement, tandis que, dans les catarrhes intestinaux à marche subaiguë, la cotoïne et la paracotoïne agiraient efficacement là même où l'opium aurait échoué. On prescrit la cotoïne aux doses de 0,05 à 0,1, en poudre ou dans une émulsion gommeuse, en une fois ou en deux doses; la paracotoïne, aux doses de 0,1-0,2, toutes les deux ou trois heures, sous forme de poudre, mêlée avec du sucre, à cause de sa difficile solubilité; la teinture de coto, aux doses de 20 à 40 gouttes, deux fois par jour.

ALBERTONI, Centralblatt für klinische Medicin, n° 34, 1883. — BURKART (de Stuttgart), Berliner klinische Wochenschrift, S. 276, 1877. — FRONMULLER (de Furth) et BAELZ, Nouvelles recherches sur les propriétés de l'écorce de coto et de ses principes actifs. — JOBST, Berichte der deutschen chemischen Gesellschaft, n° 17, 1876. — PRIBRAM, Prager med. Wochenscrift, S. 324, 1880.

8. Aspidosperma quebracho et aspidospermine

L'aspidosperma quebracho (Fraude), probablement identique avec le loxopterigium Lorentii (Griesebach), est un arbre de la famille des apocynées, qui croît dans la province de Santiago; il fournit une écorce qui, dans le pays où on la récolte, est employée, à la manière de l'écorce de quinquina, pour combattre les fièvres intermittentes; son bois est importé chez nous comme matière servant au tannage. De cette écorce Baeyer a extrait un alcaloïde, l'*aspidospermine*, $C^{22}H^{28}N^{2}O^{2}$, qui se dissout facilement dans l'alcool et dans l'éther, et qui est très peu soluble dans l'eau; il a une saveur amère. Cet alcaloïde et l'extrait retiré par Penzoldt de l'écorce de quebracho produisent chez la grenouille des effets semblables. Le bois de quebracho, qui renferme beaucoup de tannin, paraît contenir aussi de l'aspidospermine, mais beaucoup moins que l'écorce; aussi ses effets sont-ils les mêmes, mais beaucoup moins prononcés.

Action physiologique. — Les recherches faites par Penzoldt avec un extrait d'écorce de quebracho ont donné les résultats suivants :

Chez les grenouilles, 0,5 d'écorce ont déterminé une paralysie motrice complète d'origine centrale; la paralysie des membres s'accompagnait d'une paralysie de la respiration. Les battements du cœur devenaient deux fois plus lents, par suite de l'affaiblissement des éléments moteurs de cet organe; l'excitabilité réflexe persistait d'ailleurs plus longtemps que les mouvements musculaires volontaires.

Chez les lapins, il se produisait aussi, sous l'influence de petites doses (correspondantes à 1 gramme d'écorce), injectées sous la peau, une paralysie des membres et de la dyspnée; sous l'influence de doses plus élevées (2,0), l'animal succombait au milieu d'une paralysie des mouvements volontaires, d'une dyspnée intense et de convulsions. Les mouvements respiratoires devenaient plus profonds et plus lents; le nombre des pulsations et la pression sanguine baissaient notablement, mais seulement à la suite de l'injection directe du poison dans une veine.

Les chiens présentaient les mêmes phénomènes; mais chez eux la dyspnée s'accompagnait d'un accroissement du nombre des mouvements respiratoires; il se manifestait en outre de la salivation.

La température, soit normale, soit fébrile (chez des hommes fébricitants et chez des chiens auxquels on avait communiqué artificiellement une fièvre putride), ne subissait aucune influence appréciable.

Enfin Penzoldt a constaté encore que l'écorce de quebracho jouissait de la propriété de retarder la putréfaction des substances protéiques, mais sans pouvoir y mettre complètement obstacle.

Emploi thérapeutique. — L'écorce de quebracho a été recommandée par Penzoldt comme un agent pouvant, sans donner lieu à aucun effet accessoire fâcheux, faire diminuer ou faire disparaître diverses formes de *dyspnée* dans diverses maladies de l'appareil circulatoire et des poumons; cet effet se produit le mieux chez les emphysémateux, moins sûrement chez les phtisiques, et d'une manière tout à fait incertaine chez les malades atteints de néphrite avec œdème. Il se manifeste par une diminution de la fréquence, souvent même de la profondeur, des mouvements respiratoires, par une diminution de la cyanose et surtout par un amoindrissement des troubles subjectifs.

Depuis que Penzoldt a fait connaître ces résultats de ses observations, un grand nombre de publications sont venues confirmer ces données dans ce qu'elles ont d'essentiel. Quelques observateurs n'ont pu obtenir des résultats bien convaincants; dans nos observations personnelles (Nothnagel), les résultats ont aussi été négatifs dans le plus grand nombre des cas. Mais ces insuccès autorisent d'autant moins à se prononcer contre l'efficacité de ce médicament que les produits fournis par le commerce paraissent être très différents, et que les expériences n'ont pas toutes été faites avec l'écorce; on a souvent employé le bois de quebracho, qui agit moins activement, ou bien un extrait de quebracho, dont l'action est encore plus incertaine.

Il est rationnel de réserver son jugement jusqu'à ce que des expériences nombreuses aient été faites avec la même préparation et mieux encore avec l'alcaloïde, l'aspidospermine. Et la continuation de ces expériences est encouragée par les résultats jusqu'ici obtenus, d'après lesquels nous posséderions dans le quebracho un agent jouissant d'une efficacité toute spéciale contre la dyspnée engendrée par l'accumulation de l'acide carbonique, par le défaut d'oxygène dans la circulation. Penzoldt fait d'ailleurs remarquer que l'on devrait s'assurer avec soin, dans chaque cas, de la dose qui convient pour produire les effets désirés.

Doses. — 1. *Ecorce de quebracho*, finement pulvérisée 10,0, faites macérer pendant sept jours dans un vase bien clos avec alcool rectifié 100,0; faites épaissir, dissolvez dans eau bouillante 20,0; filtrez. — 1 à 2 cuillerées à café, 1 à 3 fois par jour.

2. *Extrait de quebracho*, 0,1-0,3 *pro die*.

VI. Apomorphine, émétine et colchicine

L'*émétine*, alcaloïde de la racine d'ipécacuanha et l'*apomorphine*, produit de décomposition de la morphine, sont ordinairement, à cause de leur propriété la plus saillante, rangées à côté de l'émétique sous le titre de *vomitifs*. Mais il ne doit plus en être ainsi, car on a reconnu que *ces alcaloïdes exerçaient aussi une action très prononcée sur le système nerveux central, sur le cœur, sur la sécrétion du mucus et de la sueur et, en partie aussi, sur les muscles striés* (l'émétine, d'après Podwyssotzki, n'exerce aucune action paralysante sur les muscles de la *rana temporaria)*.

L'apomorphine et la morphine ont entre elles, au point de vue physiologique, une certaine analogie qu'il est impossible de méconnaître. La morphine produit tout d'abord des effets excitants; elle provoque des vomissements, l'accélération de la respiration; il en est de même de l'apomorphine, sauf pourtant que l'excitation à laquelle elle donne lieu est plus intense et les vomissements surtout plus marqués et plus certains. En outre, de même que la morphine, l'apomorphine paralyse finalement les organes centraux; mais la première exerce cette action plus vite et à plus petites doses que la seconde.

A côté de l'émétine se range, au point de vue des effets physiologiques, la *colchicine*. Le tartrate antimonio-potassique, étudié, page 233, provoque aussi sur la peau, sur le système nerveux, sur l'estomac, etc., les mêmes effets généraux et locaux (ces derniers seulement un peu plus intenses) que ceux provoqués par l'émétine.

Une action exactement semblable à celle de l'émétine et de l'apomorphine est attribuée à la *violine*, alcaloïde de la *Viola odorata*, à la *cyclamine*, provenant des racines du *Cyclamen europæum;* à *l'asclépiadine*, extrait des racines du *Vincetoxicum officinale*.

1. APOMORPHINE

L'*apomorphine*, $C^{17}H^{17}NO^{2}$, est une poudre blanche, soluble dans l'alcool et dans l'éther. Elle prend naissance par le dégagement d'une molécule d'eau de la morphine, quand on fait chauffer à 150 degrés cet alcaloïde avec de l'acide chlorhydrique concentré. Elle ne tarde pas à prendre, au contact de l'air et en solution aqueuse, une coloration grise, mais sans qu'elle perde pour cela ses propriétés caractéristiques.

Action physiologique. — Les animaux qui vomissent facilement (chiens, chats, homme) n'éprouvent, sous l'influence de petites quantités d'apomorphine, en dehors du vomissement, aucun autre phénomène bien saillant.

Il faut, pour faire vomir un homme adulte, 0,005 à 0,1 d'apomorphine, administrés par l'estomac ou par injection sous-cutanée; le vomissement se produit cinq à vingt minutes après, et il ressemble à celui provoqué par le tartre stibié ou l'ipécacuanha, sauf qu'il est un peu plus doux ; il est précédé de nausées, d'accélération du pouls et des mouvements respiratoires ; nous n'avons donc pas à insister ici sur ses symptômes et ses causes, car cette étude a déjà été faite à propos du tartre stibié. Le collapsus profond qui succède à l'action de ce dernier composé, ne se manifeste ordinairement, sous l'influence de l'apomorphine, que chez les enfants en bas âge. Si la dose a été petite, non vomitive, les nausées durent, en général, plus longtemps que si la dose a été assez forte pour déterminer le vomissement. Quelques minutes après que l'individu a vomi, un bien-être marqué peut se produire ; d'autres fois, le sujet en expérience éprouve de la fatigue et s'endort (Gee, Pierce, Siebert, et autres).

A doses très élevées (0,20 centigrammes), l'apomorphine paralyse manifestement les mêmes appareils qu'elle excite à petites doses, et dont l'excitation a pour conséquence la production du vomissement ; ainsi les chiens, qui vomissent si facilement sous l'influence d'une petite quantité d'apomorphine, ne le peuvent plus si la quantité a été considérable ; mais, au lieu de cela, ils tombent dans le coma, leurs membres postérieurs sont paralysés, les réflexes ont disparu (H. Köhler et Quehl).

Dans ses expériences sur des chats et des chiens, Siebert a vu 0,06 à 0,10 centigrammes de l'alcaloïde en question suffire pour déterminer, chez ces animaux, une grande timidité, des mouvements circulaires et bondissants, de la dilatation pupillaire, de la salivation. Des phénomènes du même genre se produiraient sans doute aussi chez l'homme, auquel on n'a jamais, que nous sachions, administré des doses assez élevées pour cela.

Chez les animaux qui ne peuvent pas vomir, par exemple chez les lapins, les phénomènes dominants sont ceux de l'excitation, puis de la paralysie, du système nerveux ; ce sont surtout les centres du cerveau et de la moelle allongée, appartenant à la sphère motrice, qui éprouvent cette influence ; ceux appartenant à la sphère sensible y participent aussi en partie : timidité excessive, mouvements incessants, action de mâcher, de ronger, accélération très considérable de la respiration, enfin convulsions, phénomènes de paralysie, dyspnée et mort.

L'action de l'apomorphine sur les organes et fonctions en particulier est donc la suivante :

Cerveau et moelle épinière. — Les organes centraux de la sensibilité sont excités chez les grenouilles, les lapins et les chats ; ce fait n'a pas été positivement établi pour les chiens et les cobayes. Chez les grenouilles et les lapins, les centres des mouvements volontaires sont extrêmement excités ; ils sont ensuite paralysés chez les grenouilles et, vraisemblablement aussi, chez l'homme et les chiens. Chez les lapins et chez les chiens, le centre respiratoire est fortement excité ; il se paralyse finalement chez les lapins ; chez le chien, il n'a pu se paralyser, même sous l'influence d'une dose de 60 centigrammes. De petites doses d'apomorphine excitent le centre vomitif ; il est vraisemblable que des doses élevées le paralysent.

Cet alcaloïde ne paralyse pas les *nerfs périphériques.* Il excite les nerfs accélérateurs du cœur ; de là l'accélération du pouls, la pression sanguine restant la même.

Les *muscles striés*, de même que le muscle cardiaque, se paralysent positivement, chez la grenouille, sans être pris de rigidité ; ce fait se produit-il aussi chez les mammifères et chez l'homme? On ne le sait pas avec certitude.

La *température* tombe peu à peu.

Emploi thérapeutique. — Jusqu'ici l'apomorphine n'a été prescrite que comme *vomitif*. Elle présente plusieurs avantages sur les substances vomitives habituellement employées (tartre stibié, ipécacuanha, sulfate de cuivre, sulfate de zinc); voici quels sont ces avantages : Premièrement, ses effets sont certains. En second lieu, elle peut être administrée hypodermiquement, et nous n'avons pas besoin de faire remarquer que cet avantage a une grande importance, puisqu'il permet de s'en servir dans certains cas (coma, affections mentales, etc.), dans lesquels l'administration d'un vomitif par la bouche serait impossible. Troisièmement, les phénomèmes qui précèdent le vomissement par l'apomorphine sont de très courte durée, et, si l'alcaloïde est bien pur, ils sont à peu près nuls. Enfin, le vomissement par l'apomorphine se produit ordinairement sans être accompagné ni suivi de ces troubles si désagréables, et parfois même dangereux, auxquels donnent lieu les autres vomitifs.

L'apomorphine a encore été recommandée comme *expectorant* dans le traitement du catarrhe bronchique (Jurasz); on l'a employée à peu près dans les mêmes circonstances que l'ipécacuanha. Kormann, Beck et surtout Rossbach, ont confirmé ces bons résultats, et nous nous associons entièrement à leur opinion. D'après Rossbach, son action principale consiste à provoquer la formation de masses muqueuses plus fluides, sans donner lieu en même temps à aucun trouble fâcheux; elle serait donc particulièrement indiquée dans les formes de catarrhes désignées sous le nom de catarrhe sec; elle serait utile également dans le traitement du vrai croup. S'il existe en même temps une forte excitation à la toux, on pourra l'associer à la morphine, sans préjudice de l'action spéciale à chacune de ces deux substances.

Doses. — *Chlorhydrate d'apomorphine*, aux doses de 0,002-0,005, chez les enfants; 0,005-0,01, chez les adultes; en solution aqueuse, en injection sous-cutanée, comme émétique. Chez les adultes, 0,1-0,15, administrés par l'estomac, 0,1-0,2, en lavement, suffisent pour provoquer des vomissements. Comme expectorant, en solution, à l'intérieur, aux doses quotidiennes de 0,03-0,05; on le prescrit simplement dans de l'eau avec addition de quelques gouttes d'acide chlorhydrique, à prendre dans de l'eau sucrée *(jusqu'à* 0,01 *pro dosi ! jusqu'à* 0,05 *pro die !)*. — L'apomorphine en solution n'a qu'une faible stabilité; Blaser prétend qu'une solution de chlorhydrate d'apomorphine dans du sirop simple, conservée à l'abri de l'air, peut rester pendant plusieurs semaines sans subir aucune altération.

2. ÉMÉTINE

L'*émétine pure*, $C^{20}H^{30}NO^{5}$, est un alcaloïde d'abord blanc, qui ne tarde pas à prendre une coloration jaune; elle est cristallisable, inodore, d'une saveur âcre et amère, peu soluble dans l'eau froide (1 : 1000), facilement soluble dans l'alcool, dans les huiles grasses, etc. Elle a une réaction alcaline; les acides la neutralisent, en formant avec elle des sels qui se dissolvent facilement dans l'eau, dans l'alcool et dans les huiles grasses.

Dans la *vraie racine d'ipécacuanha* on trouve 3/4-1 pour 100 d'émétine; dans les plus mauvaises sortes on n'en trouve que 1/4-1/2 pour 100.

L'*émétine impure (emetinum coloratum)* n'est qu'un extrait d'ipécacuanha.

Action physiologique. — L'émétine pure est une substance très toxique; 0,025 suffisent pour faire mourir un lapin ou un chat; 0,1-0,3, pour faire mourir un chien. Ses effets physiologiques ressemblent beaucoup à ceux du tartre stibié.

Effets locaux. — Appliquée sur la *peau*, elle y fait naître de l'inflammation et des pustules, qui guérissent sans laisser de cicatrices; mais lorsque cette application a été énergique et prolongée, le derme est envahi par la suppuration et des cicatrices se forment.

Sur toutes les *muqueuses*, elle provoque une vive inflammation. Administrée à un animal ou à un homme à une dose variant entre 0,005 et 0,1, elle donne lieu d'abord à une saveur âpre, amère, à de la salivation; puis elle détermine des nausées, des vomissements violents, de la diarrhée, et cela, soit qu'elle ait été administrée par la voie stomacale, soit qu'elle ait été injectée sous la peau.

Effets généraux. — Voici les résultats des expériences faites sur les animaux par Schroff, Schuchardt, Dyce-Duckworth et Podwyssotzki.

L'*action vomitive* de l'émétine, chez les animaux qui peuvent vomir, est loin d'être absolument certaine; chez les chats, par exemple, il arrive souvent que des doses même relativement élevées d'émétine ne provoquent point de vomissements, surtout quand le poison a été directement injecté dans une veine. Le vomissement se produit ordinairement dès la première heure, et il ne se manifeste pas plus vite quand l'alcaloïde a été administré à l'intérieur que quand il a été injecté sous la peau. Ce vomissement est sans doute la conséquence d'une action réflexe résultant de l'irritation des nerfs de l'estomac.

Les *troubles du côté de l'intestin*, à la suite de l'administration de l'émétine à l'intérieur, font quelquefois défaut, quand le poison a été rapidement rejeté par les vomissements. Chez quelques animaux pourtant, on voit se produire, pendant les vomissements, des évacuations alvines pulpeuses. Podwyssotzki a toujours vu les selles caractéristiques se manifester seulement au bout de dix-huit à vingt-quatre heures; les masses fécales diarrhéiques évacuées étaient alors souvent muqueuses et sanguinolentes. La muqueuse de l'intestin grêle, la muqueuse du gros intestin, mais celle-ci à un moindre degré, tantôt sont le siège d'un gonflement catarrhal et d'injections limitées, tantôt elles présentent sur toute leur étendue une coloration rouge sombre et sont couvertes d'une sécrétion muqueuse, purulente, faiblement adhérente; dans l'intestin grêle du chien on trouve encore, çà et là, des ulcérations arrondies à bords tranchants. L'intestin contient toujours en grande quantité des débris d'épithélium et des globules purulents.

L'existence d'*altérations bronchiques et pulmonaires* à la suite de l'administration de l'émétine a été constatée avec certitude par plusieurs observateurs; ces altérations consistent dans une rougeur intense des bronches (Schuchardt), dans une forte hyperhémie, un œdème et un épaississement du tissu pulmonaire (Duckworth, Podwyssotzki); il règne pourtant encore sur la production de ces altérations une obscurité complète; en tout cas, on ne peut pas les provoquer avec certitude chez tous les animaux (Schroff). De petites doses excitent la sécrétion du mucus, sans modifier l'état des vaisseaux de la muqueuse.

Quant à l'action de l'émétine sur le *système nerveux central*, on sait que, chez l'homme, elle rend inapte aux travaux de l'esprit et au travail manuel; mais cet effet dépend de l'acte du vomissement plutôt que d'une action directe de l'émétine. Une demi-heure à une heure et demie après l'injection de 0,005-0,01 d'émétine, on voit les grenouilles tomber dans une *paralysie générale*, consécutive à une paralysie du système nerveux central, sans qu'il se produise auparavant aucun phénomène d'irritation, ni spasmes fibrillaires, ni efforts de vomissements, de sorte que le tableau de l'empoisonnement est alors extrêmement uniforme. L'irritabilité des muscles, chez la *rana temporaria* du moins, n'éprouve aucune altération. Les contractions cardiaques ne tardent pas à devenir irrégulières, de plus en plus faibles, et le cœur finit par s'arrêter, paralysé, à l'état de diastole. Chez les mammifères aussi, on voit se manifester un état très prononcé de faiblesse et de débilité, accompagné d'un fort abaissement de la pression sanguine, l'activité cardiaque conservant son énergie et sa régularité; si les doses administrées ont été petites, la pression sanguine se relève rapidement. Pendant la période des nausées et des vomissements il se manifeste, chez l'homme et les animaux, d'abord une accélération, puis un ralentissement des mouvements respiratoires et des pulsations cardiaques (Ackermann); on observe en même temps un abaissement de la température. Souvent aussi se produisent des sueurs abondantes.

Il n'est pas encore possible, d'après les recherches faites jusqu'ici, de rapporter à leurs causes les phénomènes ci-dessus énumérés.

Si les doses ont été mortelles (voyez plus haut), il se produit une faiblesse musculaire extrême et la mort arrive au milieu de phénomènes de collapsus. On voit les chats tomber sur le côté et succomber, au milieu de convulsions très faibles, consécutivement à une paralysie du cœur.

3. RACINE D'IPÉCACUANHA

Cette racine, du *Cephœlis ipecacuanha* (Rubiacées), contient, outre l'*émétine* dont il vient d'être question, un acide tannique glycosidique, l'*acide ipécacuanhique*, de l'amidon et d'autres substances sans importance physiologique.

Action physiologique. — L'action physiologique de l'ipéca est à peu près celle de l'émétine ; elle est plus faible, cela va sans dire.

De très petites doses (0,01) exciteraient parfois, dit-on, l'appétit; mais le plus souvent ce sont des nausées qu'on observe.

Pour provoquer le vomissement, il est besoin de doses très variables d'ipéca, suivant la richesse en émétine de celui qu'on emploie ; ces doses varient entre 0,1 et 1,0.

L'ipéca ne donne pas lieu à de la diarrhée, comme le fait l'émétine.

De la poudre d'ipécacuanha mêlée avec de la bile, et directement introduite dans le duodénum, chez des chiens, provoque une forte injection de la muqueuse, fait augmenter la sécrétion du mucus et de la bile dans le duodénum, sans déterminer aucun effet purgatif (Rutherford).

L'inhalation de la poussière d'ipéca provoque des éternuements, de la toux, quelquefois même de la suffocation.

Usages thérapeutiques de l'émétine et de la racine d'ipécacuanha. — Jusqu'ici l'usage de l'*émétine* ne s'est pas généralisé; on lui préfère toujours les anciennes préparations d'ipéca. Aussi ignore-t-on, si, en dehors de ses effets vomitifs, cet alcaloïde ne peut pas remplir d'autres indications. Husemann admet qu'il peut, beaucoup plus facilement que la racine, provoquer des selles diarrhéiques. Aujourd'hui qu'on peut obtenir l'émétine à l'état de pureté (Podwyssotzki), il serait à souhaiter qu'on substituât entièrement dans la pratique l'emploi de cet alcaloïde à celui de la racine d'ipécacuanha, dont la richesse en émétine et, par conséquent, les effets, présentent de grandes variations.

L'*ipéca*, à dose élevée, est aujourd'hui encore un des *vomitifs* les plus employés ; chez l'adulte, on le prescrit souvent associé avec le tartre stibié ; chez l'enfant, on le prescrit seul. Nous ne pouvons naturellement donner ici toutes les indications des vomitifs, indications qui d'ailleurs sont bien plus restreintes aujourd'hui qu'autrefois. Nous signalerons seulement les particularités que possède l'ipéca comme vomitif : les efforts qui précèdent le vomissement sont peu intenses; il n'y a, en général, qu'un seul vomissement ou qu'un petit nombre de vomissements ; le collapsus qui succède au vomissement n'est jamais bien prononcé ; ce n'est qu'exceptionnellement qu'il se produit de la diarrhée. L'ipéca convient donc très bien, comme vomitif, aux enfants, aux vieillards, et en général à toutes les personnes affaiblies.

A *petites doses*, son usage est très répandu. Voici dans quels cas on le prescrit de préférence.

Dans le *catarrhe bronchique*, l'ipéca est un des remèdes les plus usités. Nous ferons remarquer que, dans le traitement de la bronchite, il n'agit que symptomatiquement, sans doute en excitant simplement la toux et en favorisant l'expectoration; il n'exerce aucune influence sur la marche des altérations anatomiques dont la muqueuse bronchique est le siège, il ne satisfait donc pas à l'indication morbide. Nous fondant sur des observations extrêmement nombreuses, nous devons avouer que l'efficacité de l'ipécacuanha dans le traitement du catarrhe bronchique, du moins aux doses usuelles auxquelles on l'emploie, ne nous semble pas parfaitement démontrée. Ce n'est pas que nous lui contestions absolument toute utilité ; mais nous n'avons pu parvenir à nous convaincre qu'une bronchite guérisse plus rapidement ou suive une marche plus bénigne quand on administre l'ipéca que quand on ne l'administre pas. Les conditions particulières dans lesquelles on est convenu de considérer l'ipécacuanha comme indiqué sont les suivantes : On le prescrit, quand le catarrhe est idiopathique et suit une marche aiguë, quand il existe de la fièvre, quand l'expectoration est nulle ou seulement rare et visqueuse ; on le prescrit encore dans le traitement du catarrhe dit suffocant, alors que sur un catarrhe chronique ancien, avec ou sans augmentation du volume des poumons, s'est greffé un catarrhe aigu, accompagné de dyspnée intense, de cyanose, de fièvre ; il est encore mis en usage dans la seconde période du catarrhe aigu ou dans le catarrhe subaigu, lorsque la sécrétion est visqueuse et rare. On peut encore l'employer dans les catarrhes secondaires, même chez les phtisiques, quand existent les conditions que je viens de signaler. — Dans l'asthme spasmodique, il n'agit, comme le fait déjà remarquer Laennec, que contre le catarrhe concomitant.

Contre le *catarrhe chronique de l'intestin*, quand il est simple, qu'il s'accompagne de ténesme et de coliques, et que l'appétit est conservé, l'administration de l'ipéca peut produire des effets favorables; dans ces circonstances on lui associe ordinairement l'opium. Dans le *catarrhe intestinal aigu, dit rhumatismal* (diarrhée consécutive à un refroidissement), on prescrit souvent l'ipéca, surtout sous forme de poudre de Dower. On doit remarquer que, chez les enfants, auxquels on doit éviter d'administrer l'opium, l'ipéca donné seul présente une moindre efficacité. — L'utilité de l'ipéca dans les *dyspepsies* est très douteuse ; son usage prolongé n'a en général pour effet que de faire diminuer davantage l'appétit.

La valeur de la racine d'ipéca dans le traitement de la *dysenterie (Radix antidysenterica)* a été jugée très diversement. La plupart des observateurs conviennent qu'elle est utile pendant les dernières périodes, dans les cas légers, et encore veulent-ils qu'on lui associe l'opium; dans ces derniers temps, plusieurs médecins l'ont, au contraire, vivement recommandée contre toutes les formes de la dysenterie, aiguës ou chroniques [1]. Quelques-uns la prescrivent à doses élevées (1,0-1,5), renouvelées toutes les douze ou vingt-quatre heures ; pour éviter les vomissements, ils ont recours au laudanum et aux sinapismes appliqués sur l'épigastre. D'autres le prescrivent en infusion, à doses petites ou moyennes. Wernich considère l'ipécacuanha comme particulièrement utile, dans la dysenterie, quand on peut admettre l'existence d'une certaine atonie de l'intestin.

Divers observateurs ont encore employé l'ipéca pour combattre les hémorragies des organes internes ; ils en ont, disent-ils, obtenu de bons effets, surtout contre les métrorragies, les hémoptysies ; ils lui associaient le plus souvent d'autres agents, tels que l'acétate de plomb, etc. Cette action favorable serait difficile à expliquer. — On l'a, en outre, prescrit, concurremment avec d'autres médicaments, dans les cas de contractions spasmodiques de l'utérus, pendant l'accouchement. Quant à ses effets favorables contre les autres états spasmodiques. ils sont loin d'être démontrés. Enfin son utilité comme diaphorétique est tout à fait insignifiante.

DOSES ET PRÉPARATIONS. — 1. *Émétine*. — Doses vomitives: 0,005-0,02, en poudre ou en solution; son emploi en injections sous-cutanées ne serait pas rationnel.

2. *Racine d'ipécacuanha*.— Comme vomitive : 0,3-1,5, toutes les dix à quinze minutes, associée habituellement avec le tartre stibié (ipéca pulvérisé 1,0, tartre stibié 0,05); chez les enfants, on prescrit la poudre d'ipéca seule : 1,0-2,0, à prendre en deux fois. On peut aussi la prescrire dans une potion, à agiter. — A doses réfractées : 0,01-0,05 *pro dosi* (en général, 0,5 : 150,0), en infusion, dans des potions à agiter, en poudre, en pilules.

3. *Poudre d'ipéca opiacée*. — Voy. *Opium*.

[1] [Pison, qui a introduit la racine d'ipéca dans la thérapeutique, vers le milieu du XVIIe siècle, l'avait déjà beaucoup recommandée contre la dysenterie.]

4. *Teinture d'ipéca.* — Coloration jaune brunâtre. On la prescrit, en général, à petites doses (10-30 gouttes); on l'ajoute à des potions (5,0-6,0 : 150,0).

5. *Sirop d'ipéca.* — Coloration brune claire. On l'ajoute à d'autres préparations médicamenteuses. On le prescrit par cuillerées à café.

6. *Vin d'ipéca.* — On le prépare en faisant macérer 1 partie de racine d'ipéca dans 10 parties de vin de Xerès. Doses : 10-30 gouttes.

7. *Pastilles d'ipéca.* — Chaque pastille, pesant 1 gramme, contient les éléments, solubles dans l'eau bouillante, de 0,005 de racine d'ipéca.

On a recommandé, dans le but de combattre l'*hyperémésie* (vomissements excessifs), surtout celle provoquée par l'émétine, l'emploi du tannin ou des substances qui en contiennent.

Dictionnaire encyclopédique des sciences médicales, art. ÉMÉTINE par LABBÉE, 1re série, t. XXXIV. — D'ORNELLAS, De l'action physiologique de l'Emétine. Contribution à l'étude thérapeutique de l'Ipécacuanha (Mémoires de la Société de thérapeutique, 1874). — GRASSET et AMBLARD, Emétine et Atropine, action isolée et comparée de ces deux substances sur la fréquence des battements cardiaques chez la grenouille (Montpellier médical, t. XLVII, 1881). — PODWYSSOTZKI, Beiträge zur Kenntniss des Emetins (Archiv für experimentelle Pathologie und Pharmakologie, Band XI, S. 131. Leipzig, 1879).

JACQUEMET (Ed.), Etude des Ipécacuanhas, de leurs falsifications et des substances végétales qu'on peut leur substituer, thèse de la Faculté de médecine de Lyon, 1888; nouvelle édition augmentée. Paris, 1889, J.-B. Baillière. — PECHOLIER, Recherches sur l'action physiologique de l'Ipécacuanha (Montpellier médical, 1862). — POLICHRONIE, Etude expérimentale sur l'action thérapeutique et physiologique de l'ipécacuanha et de son alcaloïde, thèse de Paris, 1874. — Dictionnaire de médecine et de chirurgie pratiques, art. IPÉCACUANHA par HERAUD (de Toulon). t. XIX. Paris, 1874.

4. COLCHICINE

Cet alcaloïde, $C^{17}H^{19}NO^5$, est le principe actif du *Colchicum autumnale* (Colchicacées); on le retire principalement des semences de cette plante. C'est une substance amorphe, blanc jaunâtre, amère, facilement soluble dans l'eau et dans l'alcool. D'après nos expériences (Rossbach et Wehmer), c'est un poison qui agit très lentement et qui, à doses relativement faibles, tue tous les animaux, à quelque classe qu'ils appartiennent; les plus sensibles à son action sont les carnivores purs (la dose mortelle minima pour un chat pesant 3 kilogrammes est de 0,005); les herbivores et les omnivores y sont moins sensibles (pour tuer un lapin, il faut 0,03; pour tuer un homme il faut aussi 0,03); ce sont les animaux à sang froid qui résistent le plus aux atteintes de ce poison (pour tuer une grenouille, 0,02 sont nécessaires). Quand les doses ont été beaucoup plus élevées que celles ci-dessus, les phénomènes toxiques n'en sont pas plus violents et la mort n'arrive guère plus tôt. La colchicine excite d'abord le système nerveux central, puis elle le paralyse. Ce sont les fonctions de la moelle épinière, chez les grenouilles, qui éprouvent le plus vivement l'action excitante de cet alcaloïde, action qu'elles traduisent par des spasmes d'extension; chez tous les animaux à sang chaud, au contraire, et chez l'homme, les signes d'excitation font défaut; la paralysie du système nerveux central finit toujours par être complète, quel que soit l'animal en expérience (perte de la connaissance et du sentiment, disparition des mouvements volontaires et réflexes, diminution, puis paralysie, de la respiration). Les terminaisons périphériques des nerfs sensibles se paralysent aussi; mais les nerfs moteurs et les muscles striés restent intacts. La circulation n'est que peu influencée, tant chez les animaux à sang chaud que chez les animaux à sang froid; le cœur continue à battre avec son énergie normale presque jusqu'au moment de la mort, et il se contracte encore longtemps après que les autres organes ont cessé de vivre; sa mort définitive paraît être déterminée, non par la colchicine, mais par les altérations secondaires du sang (acide carbonique); les modérateurs cardiaques ne se paralysent que sous l'influence de doses très élevées ; la pression sanguine se maintient longtemps à sa hauteur normale, pour ne baisser qu'à la fin de l'empoisonnement.

Les organes abdominaux éprouvent de la part de la colchicine des atteintes particulièrement profondes ; chez les animaux à sang chaud surtout, la muqueuse gastro-intestinale se montre énormément tuméfiée ; elle est le siège d'une injection telle que des hémorragies peuvent en être la conséquence ; en même temps se manifestent des coliques violentes, des vomissements et de la diarrhée. Le pneumogastrique abdominal et le nerf splanchnique restent sans se paralyser pendant la plus grande partie de l'empoisonnement. La sécrétion de l'urine est toujours diminuée. La mort est la conséquence de la paralysie de la respiration.

Emploi thérapeutique. — La colchicine n'est employée, d'une manière purement empirique, que dans un petit nombre d'états morbides. Dans le premier quart de ce siècle les médecins anglais l'ont beaucoup préconisée dans le traitement de la goutte ; des observateurs distingués, Home, Copland, Williams, la mirent en faveur, et depuis lors on y a eu souvent recours. Ne possédant sur cette question que peu de recherches personnelles, je parlerai d'après les communications des médecins anglais.

Quel serait le mode d'action de la colchicine dans la goutte ? On l'ignore ; on a fait intervenir une augmentation de l'élimination de l'acide urique, etc. ; mais ces hypothèses n'ont aucune base physiologique. D'après Todd, Garrod et autres, la colchicine peut réellement être utile dans les cas où la goutte vient d'attaquer, d'une manière aiguë, un individu robuste et jeune. Si le malade est affaibli ou âgé, on n'emploiera ce médicament qu'avec circonspection ; de même, dans la goutte chronique, on n'y aura recours que pendant les exacerbations. Les effets favorables se produisent, dans les conditions ci-dessus signalées, sans que se manifestent en même temps ni vomissements ni diarrhée ; au contraire, on doit, si l'indication d'une dérivation intestinale se présente, la remplir à l'aide d'un purgatif salin. Quelques médecins prescrivent au début une dose massive, 2 à 4 grammes de vin de semences de colchique en une fois, puis ils diminuent la dose ; d'autres, au contraire, débutent par de petites doses qu'ils élèvent ensuite progressivement. Les propriétés curatives de la colchicine s'exercent non seulement sur les accès de goutte vraie, mais encore sur les accès de goutte dite irrégulière (goutte céphalique, etc.). Elles ne s'adressent nullement au processus morbide qui tient la goutte sous sa dépendance, mais seulement aux accès eux-mêmes.

La valeur de la colchicine dans le traitement du *rhumatisme* est plus que douteuse. Quelques observateurs disent s'être bien trouvés de l'emploi de cette substance dans le rhumatisme articulaire ou musculaire aigu ; d'autres lui reconnaissent de l'efficacité contre le rhumatisme chronique ; les uns l'ont vue surtout réussir quand elle provoquait des évacuations ; les autres, au contraire, quand les évacuations n'avaient pas lieu : ainsi Eisenmann recommande, comme particulièrement efficace, l'administration simultanée de la colchicine et de l'opium, ce dernier ayant pour effet de modérer l'action évacuante de la colchicine. Skoda prétend aussi avoir obtenu de très bons résultats de l'emploi de cette substance dans le traitement du rhumatisme articulaire aigu : elle calmerait les douleurs et modérerait le processus inflammatoire. La statistique de Monneret n'est pas favorable à l'emploi de la colchicine dans le rhumatisme ; mais elle est trop restreinte pour qu'on puisse en faire la base d'un jugement. Il est bien difficile de se prononcer en présence des données empiriques et contradictoires que nous possédons sur cette question, surtout quand on voit un observateur comme Andral déclarer tout à fait incertaine l'utilité de cette substance, alors que Skoda la préconise beaucoup. On peut dire cependant, d'après les observations publiées, que l'efficacité de la colchicine contre le rhumatisme n'est rien moins que positive. Récemment Heyfelder a recommandé les injections sous-cutanées de colchicine contre le rhumatisme articulaire chronique et les névralgies rhumatismales ; il faudrait injecter 0,001 à 0,002 de cet alcaloïde au voisinage des parties affectées. Attendons de nouveaux faits. Le résultat des expériences de Rossbach est que la colchicine ne peut être employée utilement dans aucun cas, sauf peut-être pour déterminer une anesthésie locale, par exemple de la muqueuse pharyngienne ou laryngienne ; mais le bromure de potassium mériterait toujours la préférence, ne serait-ce que parce qu'il est plus inoffensif.

Doses et préparations. — 1. *Semences de colchique.* — 0,05-0,2 *pro dosi ;* en poudre, pilules, infusion. Elles sont rarement employées en nature ; on leur préfère les préparations suivantes :

2. *Teinture de colchique.* — A l'intérieur, 10-40 gouttes *pro dosi (jusqu'à* 2,0 *pro dosi ! jusqu'à* 5,0 *pro die !)* ; seule ou ajoutée à des potions. [La dose de cette teinture, prescrite par les auteurs français, est de 1 à 8 grammes par jour.]

3. *Vin de colchique.* — Mêmes doses que pour la teinture *(jusqu'à* 2,0 *pro dosi ! jusqu'à* 5,0 *pro die !).* — [Le vin de colchique se prescrit habituellement, en France, à des doses doubles de celles de la teinture.]

4. *Colchicine.* — 0,001-0,002, le mieux en injection sous-cutanée.

Traitement de l'empoisonnement par la colchicine — Cet empoisonnement est ordinairement provoqué par l'ingestion d'une préparation de colchique. Si la substance toxique n'a pas déterminé de vomissements, il faudra naturellement songer d'abord à l'évacuer. Puis, comme antidote chimique, on prescrira le tannin. Plus tard, l'intensité des vomissements et de la diarrhée pourra réclamer une intervention particulière ; on s'adressera donc, suivant la méthode ordinaire, à la glace, à l'opium, etc. Aux autres accidents on opposera un traitement symptomatique basé sur les principes généraux.

Goupil (de Rennes), Mémoire sur le colchique d'automne, son action physiologique et ses effets thérapeutiques dans le rhumatisme et dans la goutte (Archives de médecine, 1861). — Hammond (W.-A.), Experiments relating to the diuretic Action of Colchicum (Glasgow med. Journal, vol. IX, 1861). — Jolyet, De l'action physiologique de la colchicine chez la grenouille (Comptes rendus de l'Académie des sciences et Mémoires de la Société de biologie, 1867).

Roy (Ch.), Note relative à l'action du colchique sur le tube intestinal (Archives de physiologie, p. 648, Paris, 1878).

VII. Alcaloïdes de la belladone, du datura stramonium et de la jusquiame

Les alcaloïdes de la belladone *(atropine, belladonine)*, du datura stramonium *(daturine)*, de la jusquiame *(hyoscyamine, sikéranine)*, ainsi que la *duboisine*, ont entre eux des relations très intimes, tant au point de vue de leur constitution chimique qu'à celui de leurs effets physiologiques sur la pupille, le cœur et les glandes salivaires ; aussi a-t-on été jusqu'à les considérer comme entièrement identiques. Ils ont tous pour propriétés de dilater la pupille, de paralyser l'accommodation, ainsi que les appareils modérateurs cardiaques, les fibres modératrices splanchniques, les nerfs présidant à la sécrétion salivaire, etc. ; il n'y a quelque différence qu'entre les doses auxquelles il faut les administrer pour produire ces effets. Nous n'étudierons donc avec détail que l'*atropine*, passant rapidement sur les autres alcaloïdes et laissant entièrement de côté la belladonine.

L'atropine, la belladonine, la daturine, l'hyoscyamine et la duboisine peuvent être considérées comme une *tropine*, dans laquelle un atome d'hydrogène a été remplacé par le radical d'un acide, l'*acide tropique*.

L'hyoscyamine, la daturine et la duboisine sont, d'après Ladenburg, des substances entièrement identiques ; on devrait donc les désigner par un même nom, bien qu'elles proviennent de végétaux différents. L'atropine, au contraire, n'est pas identique avec l'hyoscyamine ; elle est seulement isomère avec elle ; mais elle fournit les mêmes produits de décomposition : les corps désignés autrefois sous les noms d'acide hyoscinique, daturique, etc., ne sont pas autre chose que l'acide tropique ; l'hyoscine est identique avec la tropine. Ladenburg est parvenu, dit-il, en traitant les produits de décomposition de l'atropine (tropine et acide tropique) par l'acide chlorhydrique dilué, à des températures inférieures à 100°, à obtenir par synthèse une atropine artificielle identique à l'atropine naturelle ; il a obtenu le même résultat avec les produits de décomposition de l'hyosciamine, et il a ainsi fait passer par une voie indirecte l'hyoscyamine à l'état d'atropine. De quelle manière faut-il comprendre l'isomérie de l'atropine, provenant de la belladone, et de l'hyoscyamine, provenant de la jusquiame, du datura et du duboisia ? C'est ce que les expériences de Landenburg ne permettent pas encore de juger définitivement ; peut-être faut-il considérer ces substances comme n'étant isomères que physiquement.

D'après les recherches de Fraser, Hellmann, Buchheim, F. Eckhard, la tropine, produit de décomposition de tous ces alcaloïdes, est dépourvue, employée même à doses élevées, de la propriété de faire dilater la pupille, et son action paralysante sur le pneumogastrique et la corde du tympan est extrêmement faible ; elle ne devient apte à faire dilater la pupille et n'acquiert des propriétés paralysantes plus intenses sur le pneumogastrique et la corde, que lorsqu'un de ses atomes d'hydrogène a été remplacé par une molécule d'acide tropique.

D'après Fraser, l'addition d'un radical alcoolique ne fait pas perdre à l'atropine son action sur la pupille et sur le pneumogastrique, mais elle la prive de ses effets sur les autres organes.

C'est déjà, comme on le voit, un pas vers la connaissance des rapports entre la composition chimique des alcaloïdes et leurs effets physiologiques.

1. ATROPINE ET BELLADONE

L'*atropine*, $C^{17}H^{23}NO^3$, existe dans toutes les parties de la belladone *(Atropa belladona)*. Elle se présente sous la forme de prismes déliés, incolores, d'une saveur âcre et amère. Elle est soluble dans 58 parties d'eau bouillante et dans 300 parties d'eau froide ; elle se dissout très facilement dans l'alcool. En solution, même quand elle est combinée avec un acide, elle se décompose facilement. Elle se décompose aussi par l'action de la chaleur.

Traitée par une solution de baryte, elle se dédouble en tropine et acide tropique :

$$C^{17}H^{23}NO^3 + H^2O = C^8H^{15}NO + C^9H^{10}O^3$$

Atropine. Tropine. Acide tropique.

On peut donc considérer l'atropine comme une tropine, dont un atome d'hydrogène a été remplacé par le radical de l'acide tropique. La tropine est isomère avec la vinyldiacetonamine (Heintz) ; il semble aussi qu'il existe une connexion étroite entre la collidine ($C^8H^{11}N$), la tropidine ($C^8H^{13}N$) et la coniine ($C^8H^{15}N$). — L'acide tropique ($C^9H^{10}O^3$) passe très facilement, en perdant de l'eau, à l'état d'acide atropique ($C^9H^8O^2$), lequel est isomère avec l'acide cinnamique et fournit par oxydation, comme ce dernier, de l'acide benzoïque.

La quantité d'atropine qui se trouve dans la belladone et dans les diverses parties de la plante varie entre 0,06 et 0,3 pour 100 (Günther, Procter).

Action physiologique. — La belladone produisant les mêmes effets physiologiques que l'atropine, effets naturellement beaucoup moins accentués que ceux de l'alcaloïde, nous nous contenterons d'étudier spécialement l'action de ce dernier.

Les divers animaux présentent des différences très grandes dans leur sensibilité à l'action de l'atropine. C'est l'homme qui en ressent le plus vivement les atteintes ; il suffit, chez lui, d'une dose de 0,005 milligrammes pour provoquer des phénomènes toxiques graves, et une dose de 0,10 centigrammes peut être considérée comme mortelle. Au contraire, les animaux non carnivores (cobayes, lapins, ânes, chevaux, pigeons) offrent à l'action de ce poison une force de résistance extrêmement remarquable : ainsi les lapins peuvent, pendant des semaines, se nourrir exclusivement avec des feuilles de belladone, sans qu'il en résulte aucun accident grave ; pour tuer ces animaux, il faut, en général, 1 gramme d'atropine, c'est-à-dire une dose dix fois plus grande que celle qui est nécessaire pour donner la mort à un homme. Si donc on mangeait la chair d'un animal de ce genre, qui se serait nourri de feuilles de belladone, à l'action toxique desquelles il aurait parfaitement résisté, on pourrait être pris d'accidents très graves et même mortels.

Chez les animaux *jeunes*, de même que chez les hommes jeunes, les effets de l'atropine, particulièrement les effets cérébraux, sont plus faibles que chez les hommes ou les animaux âgés (Albertoni). D'après Fuller, les enfants de quinze mois supportent très bien la teinture de belladone à une dose qui, chez les adultes, provoquerait des phénomènes toxiques assez accentués. Cela provient de ce que, dans l'enfance, le système nerveux est notablement moins excitable qu'à un âge avancé (Soltmann et autres).

Chez quelques espèces animales, par exemple chez les chiens, on a constaté que l'organisme peut s'habituer à des doses d'atropine progressivement croissantes (Anrep).

Absorption et élimination. — L'atropine ne peut pas passer à travers la peau intacte. Appliquée sur une muqueuse quelconque, injectée hypodermiquement, elle pénètre avec rapidité dans le torrent circulatoire et se répand dans tous les organes, où l'on peut en déceler la présence. Très peu de temps après, elle s'élimine en nature avec l'urine ; dix à vingt heures après son absorption, toute l'atropine a abandonné l'organisme (Dragendorff, Schmidt). C'est chez les herbivores que cette élimination a lieu le plus rapidement ; ce fait résulte déjà de la disparition rapide, chez ces animaux, des phénomènes toxiques, tels que la paralysie des vagues, etc. (Rossbach) ; il rend compte de leur résistance à l'action de ce poison.

La présence de l'atropine peut être décelée, même au bout de deux mois et demi, dans les matières organiques en putréfaction (Dragendorff).

Les *phénomènes de l'empoisonnement* se manifestent avec une très grande rapidité, même après l'absorption de faibles doses de cet alcaloïde ; s'il a été injecté directement dans le sang, l'explosion des accidents est instantanée ; s'il a été injecté sous la peau, les phénomènes toxiques se montrent au bout de deux à trois minutes ; s'il a été appliqué sur une muqueuse ou ingéré dans l'estomac, c'est au bout de cinq à dix minutes que ces phénomènes font leur apparition.

Voici en quoi ils consistent, chez l'homme. Nous ne donnons ici que les résultats des expériences faites sur eux-mêmes, avec différentes préparations de belladone, par seize médecins de Vienne, résultats publiés par Schneller et Flechner, et ceux obtenus par Lusanna, Schroff, Lichtenfels et Fröhlich, dans leurs expériences avec l'atropine. Les recherches faites sur les animaux ne seront étudiées qu'à propos des effets de cet alcaloïde sur les différents organes.

Sous l'influence de doses petites ou moyennes d'atropine (0,003-0,02) se manifestent les phénomènes suivants : sécheresse de la bouche et du pharynx, difficulté de la déglutition, enrouement, mouvements de la langue difficiles ; nausées, ralentissement, puis accélération du pouls ; sensation de pression au niveau de la région sus-orbitaire, vertiges, céphalalgie ayant son point de départ à la région occipitale ; troubles variés de la vision, objets vus colorés ou comme à travers un brouillard, diplopie, dilatation des pupilles, rougeur de la conjonctive; délire, triste ou gai, impulsion à détruire, mouvements choréiques, envies fréquentes d'uriner et miction difficile, rougeur et œdème cutanés.

Si la dose a été très élevée (0,05-0,1), les phénomènes que je viens de décrire augmentent rapidement de gravité. La sécrétion salivaire disparaît ; les mouvements de déglutition sont devenus impossibles, un effort pour les exécuter donne lieu à des convulsions générales qui rappellent l'hydrophobie; l'aphonie est complète; la respiration, accélérée et haletante; des tremblements se manifestent, et même des spasmes cloniques des muscles de la face et des membres ; la peau est chaude, sèche, couverte d'une rougeur scarlatiniforme. Plus tard cet état d'excitation fait place à la perte de la connaissance et de la sensibilité, à la paralysie des muscles des membres, à l'irrégularité, l'affaiblissement et le ralentissement des contractions du cœur, à l'évacuation involontaire de l'urine et des matières fécales ; enfin la mort vient terminer la scène.

Action de l'atropine sur les organes et fonctions en particulier

L'*activité cérébrale* éprouve d'abord une excitation des plus intenses. Von Bezold a émis l'opinion que les vertiges, les hallucinations, le délire, les accès de fureur, pourraient bien avoir pour cause la paralysie de certains centres modérateurs cérébraux ; l'atropine, à ce compte, supprimerait l'action modératrice de la conscience et de la volonté, de la même manière qu'elle supprime l'action des appareils modérateurs d'autres organes, du cœur par exemple, de sorte que les phénomènes d'ivresse, l'impulsion au mouvement, etc., ne dépendraient pas d'une excitation cérébrale, mais bien d'une paralysie des centres cérébraux, qui ont pour fonction de modérer les impulsions motrices et passionnelles. Malheureusement ces centres cérébraux sont loin d'être connus avec certitude, et l'opinion de von Bezold est loin aussi d'être appuyée sur des preuves suffisantes. Il est d'ailleurs un autre centre cérébral modérateur, celui-là parfaitement constaté, celui de l'origine des pneumogastriques, que von Bezold lui-même a trouvé excité sous l'influence de l'atropine chez des chiens et des lapins (voyez plus loin) ; l'opinion de cet observateur n'aurait donc pas même entièrement pour elle l'induction par analogie. Ajoutez à cela que, par des expériences directes sur des singes et des chiens, Albertoni a démontré que l'*atropine faisait croître l'excitabilité du cerveau, en même temps qu'elle exerçait sur cet organe une action excitante*, tandis que, pour produire une action paralysante, il fallait des doses très élevées et mortelles. — Cet état d'excitation psychique, quand il a duré un certain temps, fait place à un état tout opposé; l'animal, de plus en plus fatigué, s'endort profondément, tombe dans le coma, reste immobile, insensible à toute excitation, et s'éteint peu à peu.

Les effets de la belladone et de l'atropine sur le cerveau présentent donc une grande analogie avec ceux produits par les substances enivrantes, telles que l'alcool, l'opium, le haschich, etc. Si l'homme n'a pas utilisé ces effets, comme ceux de ces dernières substances, dans le but de se procurer les charmes de l'ivresse, c'est que, à côté de ces effets enivrants, la belladone et l'atropine produisent une action très fâcheuse sur la muqueuse buccale et sur le cœur : la soif inextinguible, résultant du défaut de sécrétion de la salive, et l'accélération considérable de la fréquence du pouls, sont des phénomènes extrêmement pénibles, que les autres agents enivrants n'ont pas l'inconvénient de provoquer.

L'action de l'atropine sur la *moelle épinière* n'a pas encore été nettement éclaircie; nos recherches sur des animaux à sang chaud nous permettent cependant de penser que cette action consiste d'abord dans une augmentation, et finalement, dans une paralysie de l'excitabilité réflexe. Les convulsions qui se produisent parfois peu avant la mort, alors que depuis longtemps déjà les phénomènes de paralysie générale existaient, ces convulsions doivent être considérées, non pas comme résultant d'une action directe de l'atropine, mais comme dépendant d'une accumulation d'acide carbonique dans le sang ; ce sont des convulsions d'asphyxie.

Chez les animaux à sang froid, il en est tout autrement : la moelle et le cerveau sont primitivement envahis par la paralysie, les mouvements volontaires et les mouvements respiratoires se suspendent, les réflexes disparaissent; les grenouilles restent immobiles pendant deux à trois jours, ne présentant, comme signes de vie, que la persistance des pulsations cardiaques et l'excitabilité directe de leurs muscles; puis elles se réveillent peu à peu, et c'est alors seulement que se manifestent quelques spasmes tétaniques.

Nerfs périphériques et muscles. — Chez les animaux à sang froid, il faut de très hautes doses d'atropine pour faire diminuer l'excitabilité des *nerfs sensibles*, et encore cette action n'est-elle pas rigoureusement établie (Bezold et Bloebaum). Chez les chiens, on voit se produire d'abord une augmentation de la sensibilité (V. Anrep). Chez l'homme, on a vu des douleurs disparaître sous l'influence directe de l'atropine, soit à la suite d'injections sous-cutanées de l'alcaloïde, soit à la suite d'applications de pommade belladonée, par exemple dans les cas de fissures douloureuses.

Les *nerfs moteurs*, chez la grenouille, exigent, pour se paralyser, des quantités considérables de poison; ce sont les terminaisons nerveuses intramusculaires qui paraissent être les premières atteintes par la paralysie, les cordons nerveux ne l'étant que plus tard. Est-ce à dire que l'atropine puisse être, sous ce rapport, mise à côté du curare? Assurément non. En effet, pour produire cette action, des doses relativement très élevées d'alcaloïde sont nécessaires, et, avant d'avoir commencé à paralyser les nerfs, le poison a depuis longtemps exercé son influence sur tous les autres organes; d'autre part, cette paralysie des nerfs moteurs ne se produit *jamais*, chez les mammifères, à la suite de l'introduction directe de l'atropine dans le torrent circulatoire; chez eux les nerfs moteurs et les muscles restent excitables pendant tout le temps de l'empoisonnement (von Bezold).

La substance des *muscles striés* du tronc et des membres conserve, dans l'empoisonnement par l'atropine, toute son excitabilité, aussi bien chez les animaux à sang froid que chez les animaux à sang chaud (von Bezold); c'est seulement quand le poison a été injecté directement dans le muscle à travers un vaisseau musculaire, qu'on voit la hauteur de contraction et la durée de la vie du muscle intoxiqué diminuer, sous l'influence même de très petites doses, beaucoup plus rapidement que celles d'un muscle à l'état normal pris comme comparaison (Rossbach).

L'atropine exerce une action toxique beaucoup plus intense sur la fibre musculaire lisse; elle la paralyse directement (Spielmann et Luchsinger).

Nerfs de l'œil et de la pupille. — Soit qu'une solution d'atropine ait été instillée dans le sac conjonctival, soit que le poison ait agi sur la totalité de l'organisme, on voit se produire une *dilatation puplilaire* et une *paralysie de l'accommodation.*

A la suite de l'instillation d'une solution d'atropine dans la conjonctive, on voit se produire, dans certains cas, une irritation de cette membrane; cette irritation dépend, en première ligne, de ce que la solution d'atropine n'avait pas été neutralisée avec soin, ou de ce que la préparation employée n'était pas entièrement pure; on constate, en effet, que ces phénomènes d'irritation se reproduisent chez tous les individus chez lesquels on emploie la même solution, et ils cessent de se manifester dès qu'on remplace cette solution par une autre. C'est à cette action irritante (transport par voie réflexe de l'irritation des fibres sensibles du trijumeau) qu'on peut attribuer le *rétrécissement pupillaire* précédant la dilatation, rétrécissement que nous avons observé les premiers sur des lapins, et que d'autres ont ensuite signalé sur l'homme. Si ces instillations faites avec des solutions irritantes sont continuées pendant un certain temps, elles finissent par donner lieu à une altération catarrhale de la conjonctive, à un catarrhe folliculaire de cette membrane.

C'est chez l'homme, les chats et les chiens, que la dilatation de la pupille se manifeste avec le plus d'intensité; elle devient telle, que l'iris n'est plus représenté que par un ourlet extrêmement étroit. Elle fait entièrement défaut chez les oiseaux (Kieser).

Pour provoquer cette dilatation, il suffit de doses extrêmement petites d'atropine : d'après Graefe, 0,0001 suffit amplement; d'après de Ruiter, il n'en faudrait même que 0,000005. Tous les observateurs (E.-H. Weber, de Ruiter, Grünhagen, Hirschmann, Bezold, et autres) s'accordent à reconnaître que cette dilatation résulte surtout d'une paralysie des terminaisons du moteur oculaire commun dans l'iris lui-même; on peut, en effet, en portant délicatement une quantité tout à fait minime d'une solution d'atropine sur un point limité du diaphragme irien, donner lieu à une dilatation partielle de la pupille, dilatation se faisant seulement au niveau du point qui a reçu l'impression de l'alcaloïde (Flemming). Aussi est-il impossible, au moment de la dilatation *maxima*, de faire rétrécir la pupille, soit en irritant l'oculo-moteur mis à nu, soit en provoquant, au moyen de la lumière par exemple, une excitation réflexe des rameaux ciliaires de l'oculo-moteur. — Le muscle constricteur de l'iris (sphincter de la pupille) reste pendant longtemps sensible aux excitations directes (Bernstein, Dogiel et autres); il ne perd son excitabilité que lorsque l'alcaloïde a agi sur lui à doses très élevées ou d'une manière longuement persistante (de Ruiter). — Cramer, Donders et de Ruiter pensent que la dilatation *maxima* de la pupille ne tient pas seulement à une paralysie des terminaisons iriennes du moteur oculaire commun, mais qu'il faut encore faire intervenir une excitation des rameaux terminaux du sympathique dans le muscle dilatateur pupillaire. En effet, disent-ils, l'interruption complète du pouvoir conducteur du moteur oculaire commun n'a jamais pour conséquence qu'une demi-dilatation de la pupille, et, s'il existe des synéchies postérieures, ces synéchies ne deviennent, dans cette circonstance, le siège d'aucun tiraillement appréciable; sous l'influence de l'atropine, au contraire, la pupille se dilate jusqu'au *maximum*, et, par suite de cette dilatation, les adhérences postérieures de l'iris sont tiraillées, rompues même, et les lignes arquées du bord pupillaire, situées entre les points soudés, se tendent fortement et deviennent droites (Stellwag). Ils invoquent encore l'observation de Schur, qui a vu, chez le lapin, la pupille, dilatée par l'action de l'atropine, subir un rétrécissement de 1 millimètre à 1 millimètre et demi à la suite de la section du sympathique cervical ou à la suite de la destruction du ganglion supérieur. On ajoute encore, pour soutenir cette manière de voir, que la dilatation pupillaire, provoquée par l'atropine, n'augmente pas par l'irritation du sympathique cervical ni par l'irritation directe de l'iris; mais ces derniers faits sont moins certains et d'ailleurs moins démonstratifs.

Un grand nombre d'observateurs refusent d'admettre que, pendant que les terminaisons du moteur oculaire commun sont paralysées par l'atropine, les terminaisons du sympathique soient excitées ou restent indemnes. Bezold cherche à tourner la difficulté en supposant qu'il existe, entre l'oculo-moteur et le sphincter de l'iris, des ganglions qui n'existeraient pas entre le sympathique et le muscle dilatateur irien, et alors, pour expliquer le mode de production de la mydriase, il n'y aurait qu'à admettre que ces ganglions intermédiaires sont seuls paralysés par l'atropine, le moteur oculaire commun et le sympathique restant tous les deux intacts. Mais toutes les difficultés renaissent si l'on considère l'action de l'atropine sur le cœur et l'intestin. Quant à nous, laissant de côté ces interprétations hypothétiques, nous déclarons simplement que la question ne nous paraît pas encore assez mûre pour recevoir une solution.

Conséquemment à la dilatation de la pupille, un trop grand nombre de rayons lumineux pénètrent dans l'œil et provoquent l'éblouissement.

La paralysie de l'accommodation ne tarde pas à succéder à la dilatation de la pupille. Elle doit être simplement attribuée à une paralysie des rameaux ciliaires de l'oculo-moteur. Le muscle ciliaire ne pouvant plus rapprocher ses deux points d'insertion, la courbure de la surface antérieure du cristallin cesse de pouvoir se modifier suivant que l'objet que l'on fixe est éloigné ou rapproché. Les symptômes de cette perte de l'adaptation varient naturellement suivant l'état de réfringence des milieux de l'œil : un œil normal (emmétrope) continue à distinguer les objets éloignés, car il suffit, pour cela, que la lentille se trouve simplement à l'état de repos, mais il ne peut plus voir distinctement à une courte distance. Un œil myope est d'autant moins altéré dans sa faculté visuelle, que la myopie est plus accentuée, car sa portée la plus éloignée reste la même, et il continue à bien distinguer les objets à cette distance. C'est l'œil hypermétrope, c'est-à-dire celui dont la réfringence est telle, que les rayons lumineux parallèles vont former foyer derrière la rétine, qui éprouve, à la suite de la perte de l'adaptation, les troubles les plus marqués ; la vision des objets éloignés ne lui est plus possible qu'avec le secours des verres convexes.

La *pression intra-oculaire* s'accroît sous l'influence de petites doses d'atropine, telles que celles qui sont nécessaires pour produire la mydriase (Graser).

La *respiration* est d'abord un peu ralentie, parce que l'atropine circulant dans le poumon a pour premier effet de diminuer l'excitabilité des terminaisons pulmonaires du pneumogastrique. Puis, le poison quittant de plus en plus la circulation pulmonaire et arrivant peu à peu en plus grande quantité dans le cerveau, l'excitabilité du pneumogastrique pulmonaire semble se relever, en même temps qu'apparaissent les signes d'une forte excitation du centre respiratoire dans la moelle allongée par les quantités de plus en plus considérables de poison, qui s'y accumulent ; on voit constamment, en effet, la respiration devenir très accélérée. Cette accélération se manifeste, soit que la pression sanguine présente une élévation, soit qu'elle présente un abaissement ; on ne peut donc pas l'attribuer à un apport insuffisant d'oxygène, consécutif à une dépression circulatoire ; la plus forte accélération arrive au moment où la pression sanguine très abaissée commence à se relever ; en devenant plus rapides, les mouvements respiratoires deviennent en même temps plus superficiels. L'irritation de l'origine centrale du pneumogastrique et l'irritation du nerf laryngé supérieur agissent cependant, chez l'animal empoisonné par l'atropine, comme chez l'animal à l'état normal (Keuchel). Si la dose a été très élevée, la respiration finit par se paralyser et la mort arrive (v. Bezold).

L'enrouement et l'aphonie, phénomènes qui s'observent fréquemment, doivent être attribués à la sécheresse de la muqueuse laryngienne, à laquelle contribuent la cessation des sécrétions salivaire et muqueuse et l'accélération des mouvements respiratoires.

Circulation et pneumogastrique. — Sous l'influence de très petites doses d'atropine ou au début de l'action de doses plus élevées, il se produit, surtout chez l'homme, mais aussi chez les animaux (grenouilles, lapins), un *ralentissement* passager des contractions cardiaques. Cette période de ralentissement du pouls dure d'autant moins de temps, chez l'homme, que la dose d'atropine administrée a été plus élevée ; chez les grenouilles, on peut voir le cœur s'arrêter en diastole pendant un intervalle assez long. Ce ralentissement résulte d'une excitation produite primitivement par l'atropine sur le centre cérébral du pneumogastrique et sur les appareils modérateurs intra-cardiaques. Dans ces derniers temps, Harnack a combattu, à l'aide d'une argumentation non toujours exempte de préjugés, les données que nous venons de rapporter; mais à ses observations nous pouvons opposer celles, parfaitement concordantes, d'un très grand nombre d'expérimentateurs : Schneller et Flechmer, Wertheim, Lusana, Schroff, Lichtenfels et Fröhlich, v. Bezold et Blöbaum, Rossbach.

Ce ralentissement du pouls n'est jamais que momentané, et il ne se présente pas même d'une manière constante; il ne constitue donc pas un caractère essentiel de l'empoisonnement par l'atropine. Les deux symptômes qui caractérisent cet empoisonnement sont : l'*accélération énorme des contractions cardiaques* et l'*ascension de la pression sanguine*. L'accélération des contractions cardiaques se manifeste particulièrement chez l'homme, chez les chiens; elle est moins marquée chez les chats ; elle atteint des proportions telles, que les pulsations deviennent deux fois, trois fois plus fréquentes qu'à l'état normal. Elle ressemble exactement à celle qui résulte de la section des pneumogastriques à la région cervicale, et elle doit être attribuée à la paralysie des dernières terminaisons des pneumogastriques dans le cœur (v. Bezold et Blöbaum). Cette accélération se produit avec d'autant plus d'intensité que le cœur éprouvait déjà, de la part de ses organes modérateurs, une action plus puissante, de sorte qu'on peut la considérer comme donnant, en quelque sorte, la mesure de ce qu'on a appelé la tonicité des pneumogastriques. Chez les lapins et les grenouilles, par exemple, cette tonicité est à peu près nulle; dans les circonstances normales aucune excitation ne passe jamais, chez eux, à travers les pneumogastriques pour aller au cœur; aussi observe-t-on que, chez ces animaux, l'atropine est impuissante à accélérer les contractions cardiaques, et c'est peut-être là une circonstance qui pourrait servir à nous rendre compte du peu de sensibilité des herbivores à l'action de cet alcaloïde. Pendant que les pulsations sont ainsi accélérées, les irritations, même les plus vives, des pneumogastriques, à la région cervicale, ne peuvent plus les faire ralentir; au contraire, Keuchel et Bidder ont constaté souvent que ces irritations ne faisaient qu'augmenter la fréquence du pouls, ce qu'ils attribuent à ce que les fibres modératrices seules sont, à ce moment, paralysées, les nerfs cardiaques accélérateurs conservant encore leur excitabilité.

L'élévation de la pression sanguine, qui accompagne l'accélération des pulsations, résulte : d'une part, d'une irritation du centre vaso-moteur et du rétrécissement consécutif des petites artères périphériques; d'autre part, de la rapidité plus grande des contractions du cœur; ces contractions, quoique énormément accélérées, n'ont, en effet, rien perdu de leur force, pourvu que la dose de poison n'ait pas été trop élevée. Ces effets caractéristiques de l'atropine sur les dernières terminaisons intra-cardiaques des pneumogastriques se manifestent, chez les chats, les chiens et l'homme, à l'état adulte, sous l'influence d'une dose de poison ne dépassant pas, en moyenne, 1 milligramme.

Si la dose est plus élevée, toutes les autres parties de l'appareil circulatoire ressentent peu à peu l'influence de l'alcaloïde. L'excitabilité du centre vaso-moteur, d'abord exaltée, diminue ensuite progressivement, de sorte que les artères périphériques, rétrécies au début, se dilatent plus tard, et la pression sanguine, d'abord élevée, s'abaisse de plus en plus. Les ganglions excito-moteurs du cœur, après être restés longtemps intacts, manifestent une moindre excitabilité et, finalement, se paralysent; l'accélération primitive des pulsations, qui était l'expression directe de l'activité de ces ganglions excito-moteurs, fait place, à mesure qu'ils se paralysent, à un ralentissement progressif, en même temps que les contractions du cœur s'affaiblissent de plus en plus; à cet effet contribue encore un amoindrissement de l'excitabilité du muscle cardiaque lui-même. Enfin, le cœur, paralysé dans toutes ses parties, s'arrête à l'état de diastole, et la vie s'éteint (v. Bezold et Blöbaum).

L'atropine et les nerfs vagues présentent une importance physiologique tellement considérable, que les relations exactes entre ce poison et les diverses fibres de ce nerf nous paraissent dignes d'attirer encore un moment notre attention. L'atropine, à très petites doses (en moyenne 1 milligramme), paralyse l'expansion périphérique des fibres sensibles des pneumogastriques dans les poumons; elle paralyse les dernières terminaisons périphériques des fibres cardiaques modératrices des pneumogastriques, après les avoir excitées d'une manière tout à fait momentanée. A cette même dose, elle laisse intactes les fibres du *tronc* même du pneumogastrique, aussi bien celles des rameaux centripètes pulmonaires et laryngés, que celles des rameaux centrifuges modérateurs; à cette même dose, elle est aussi sans action sur les nerfs accélérateurs cardiaques, qui se trouvent dans le tronc pneumogastrique, ainsi que sur les dernières terminaisons de ces nerfs dans le muscle cœur (Keuchel); enfin, à cette même dose, elle n'attaque pas l'excitabilité des fibres vaso-motrices qui se répandent dans les organes abdominaux (Rossbach). Ces dernières fibres ne se paralysent, chez les chiens, que si la quantité d'atropine absorbée dépasse 8 milligrammes. Quant aux doses nécessaires pour paralyser les autres fibres, elles ne sont pas encore exactement connues.

L'action dépressive de la tension sanguine, exercée par les fibres modératrices des nerfs dépresseurs, qui se rendent au cerveau, n'est pas empêchée par l'atropine (Keuchel).

L'*action de l'atropine sur les vaisseaux* est encore l'objet de contestations. Les uns, se fondant sur la rougeur cutanée déterminée par l'action de l'atropine, admettent que cet alcaloïde fait dilater les vaisseaux; d'après les autres, il les fait rétrécir (d'où, comme conséquence, élévation de la pression sanguine). Albertoni a montré que l'atropine, à une certaine dose, provoquait en même temps un *rétrécissement vasculaire* dans quelques parties du corps (dans la cavité crânienne) et une *dilatation vasculaire* dans d'autres parties (peau), qu'elle excitait donc aussi bien les centres vaso-constricteurs que les centres vaso-dilatateurs. Il tire cette conclusion de ce que les effets vasculaires de l'atropine (rétrécissement et dilatation des vaisseaux) cessent de se produire dès que les nerfs émergeant des centres ont été sectionnés.

Une petite dose d'atropine élève la *température;* une forte dose la fait toujours baisser. Il n'est pas difficile de se rendre compte de ces effets d'après les troubles respiratoires et circulatoires.

Organes digestifs. — La sécheresse de la bouche et du pharynx provient peut-être un peu de la suppression de la sécrétion du mucus ; mais elle est due, en majeure partie, à la disparition complète de la sécrétion salivaire.

La *sécrétion salivaire* est suspendue, d'après les recherches approfondies de Keuchel, et surtout de Heidenhain, par suite de la paralysie des fibres sécrétoires de la corde du tympan, ou plutôt par suite de la paralysie d'un appareil ganglionnaire situé entre les terminaisons des fibres sécrétoires de la corde et les cellules des glandes salivaires; mais l'existence de ces ganglions intermédiaires n'a pas été jusqu'ici positivement démontrée. Ces expérimentateurs ont prouvé, en outre, que les fibres nerveuses vaso-dilatatrices qui, faisant partie de la corde du tympan, vont se répandre dans les glandes salivaires, ne subissent pas l'influence paralysante de l'atropine, et qu'il en est de même des fibres sécrétoires du sympathique, qui vont se rendre dans les glandes salivaires. Il résulte de là que, chez l'animal atropinisé, tandis que l'irritation de la corde du tympan ne donne pas lieu à la moindre sécrétion de salive, cette même irritation a pour conséquence, exactement comme chez l'animal à l'état normal, une accélération de la circulation veineuse, de telle sorte que le sang s'écoule de la veine, rouge clair, et en un jet dont l'intensité est isochrone avec les contractions du cœur; dans les mêmes circonstances, l'irritation du sympathique cervical a pour résultat de provoquer une sécrétion de salive. — Michel a d'ailleurs fait connaître un fait intéressant, dont nous avons pu nous convaincre par plusieurs expériences; c'est que, chez les chats, à la suite de l'introduction dans le sac conjonctival de petites doses d'atropine, juste suffisantes pour donner lieu à de la mydriase, il se produit constamment une sécrétion profuse de salive.

Tout ce que nous savons de l'action exercée par l'atropine sur l'*estomac* et l'*intestin*, c'est que, à la suite de l'empoisonnement par cet alcaloïde, il se manifeste fréquemment des nausées et des vomissements. Nous ignorons quelle est l'influence exercée sur la sécrétion de la bile et sur les autres sécrétions intestinales. Mais nous posssédons des recherches touchant les effets produits par l'atropine sur les fibres du pneumogastrique et du splanchnique, qui se répandent dans les organes abdominaux. Les nerfs vasculaires qui, appartenant au pneumogastrique, se rendent à l'estomac et à l'intestin, conservent leur excitabilité, malgré l'absorption de doses relativement considérables d'atropine, et ils ne se paralysent (chez les chiens) que lorsque la dose absorbée a été de 8 milligrammes. Ce fait permet d'expliquer pourquoi l'irritation du pneumogastrique cervical détermine une ascension de la pression sanguine, l'activité cardiaque restant la même, à un moment où tous les nerfs modérateurs du cœur sont paralysés ; c'est précisément parce que, à ce moment, il se produit une contraction des vaisseaux fournis par le pneumogastrique abdominal (Rossbach et Quellhorst). Quant à l'influence de l'atropine sur les ganglions intestinaux et sur le nerf splanchnique, von Bezold et Keuchel sont, sur ce sujet, entièrement en désaccord. Nous avons cherché à éclaircir la question, et nos expériences nous permettent de nous ranger à l'opinion de Keuchel, qui admet que, chez les lapins, de petites doses d'atropine rendent plus vifs les mouvements intestinaux, au lieu de les ralentir, comme le veut von Bezold, et font perdre aux nerfs splanchniques leur action modératrice sur les centres des mouvements péristaltiques de l'intestin. L'action de l'atropine sur les nerfs splanchniques ressemble donc à celle exercée sur les nerfs pneumogastriques; chez les premiers, en effet, de même que chez les seconds, cet alcaloïde, à très petite dose, paralyse les fibres modératrices, tandis que, au même moment, tous les autres nerfs, toutes les autres fibres (sensibles et motrices) du splanchnique lui-même conservent leur activité. La section du splanchnique continue à donner lieu, chez l'animal traité par l'atropine, à des manifestations douloureuses intenses et à la chute de la pression sanguine; l'irritation du bout périphérique de ce nerf continue à provoquer une ascension très accentuée de cette pression (Keuchel). Des doses très élevées d'atropine peuvent-elles, comme l'admet von Bezold, finir par paralyser les ganglions moteurs de l'intestin? Nous n'avons pas cherché à résoudre cette question.

Quant à l'action de l'atropine sur la sécrétion urinaire, il n'existe là-dessus aucune observation bien probante. Gray a trouvé la quantité d'urine augmentée; Harley a noté une augmentation de l'élimination de l'azote, de l'acide sulfurique et de l'acide phosphorique, et une diminution des chlorures.

La *peau* devient chaude, rouge, très vascularisée, par suite de l'action excitante de l'atropine sur les nerfs vaso-dilatateurs (le cerveau devient en même temps plus pauvre en sang, malgré l'élévation de la pression sanguine générale, Albertoni); la *sécrétion de la sueur* se supprime complètement sous l'influence des plus petites doses, et elle ne peut plus être provoquée par l'irritation des nerfs excitateurs de la sécrétion sudorale (Luchsinger).

La *mort par l'atropine* est déterminée, avant tout, par la paralysie finale du cœur.

Usages thérapeutiques. — L'atropine, de même que tous les médicaments à activité énergique, a été employée contre un très grand nombre d'affections. Voici le jugement que nous croyons devoir porter, d'une manière générale, sur sa valeur : *Elle n'est positivement utile et indispensable que comme mydriatique.* En outre, elle produit souvent des effets avantageux dans les cas où il s'agit de modérer une sécrétion exagérée de la sueur ou de la salive. Troisièmement, on peut mettre à profit avec quelque avantage ses effets sur les nerfs sensibles; *mais la morphine est ici certainement plus efficace.* Enfin, dans toutes les autres affections auxquelles on l'a encore opposée, il est bien rare qu'elle puisse rendre de réels services.

Dans la *thérapeutique oculaire*, l'atropine constitue un des médicaments les plus employés et les plus précieux. On peut s'en servir dans deux buts différents : pour *faciliter l'examen* et pour *amener la guérison.*

Pour *faciliter l'examen ophtalmoscopique*, on fait dilater la pupille au moyen de l'atropine dans les cas où l'orifice pupillaire est très étroit, où les milieux réfringents de l'œil sont le siège d'opacités, dans les cas où l'on veut se servir de l'éclairage oblique, surtout pour établir le diagnostic des opacités du cristallin. Pour ne pas provoquer une dilatation trop prolongée de la pupille, on se sert alors des solutions les plus étendues; quand le bord pupillaire est libre, il suffit d'une goutte de la solution ordinaire (sulfate d'atropine 0,05 : 2,0-3,0 d'eau, pour une cuillérée à café d'eau). —

La dilatation pupillaire artificiellement obtenue est encore mise à profit, dans le but de supprimer l'accommodation, quand on veut examiner l'état de réfringence des milieux de l'œil; il faut alors se servir des solutions les plus concentrées, car il s'agit d'obtenir une paralysie complète du muscle ciliaire.

Dans le but d'*obtenir des effets curatifs*, dans le traitement des maladies des yeux, les usages de l'atropine sont encore plus nombreux [1].

Quelque importante et indispensable que soit l'atropine dans la thérapeutique oculaire, on doit cependant ne l'employer qu'avec prudence, parce qu'une instillation d'atropine dans l'œil peut donner lieu à une attaque de glaucome aigu; cette attaque se produit toujours rapidement, ordinairement au bout de quelques heures, et présente une intensité plus ou moins grande. Cet effet d'une seule instillation d'atropine se manifeste principalement quand la pression intra-oculaire se trouve sur la limite de la normale, alors qu'existent les conditions pouvant favoriser le développement d'un glaucome. Dans le cas où l'on constate l'existence de ces conditions, il est donc prudent de s'abstenir des instillations d'atropine, et l'on devra se les interdire, soit qu'il s'agisse d'agrandir le champ pupillaire dans les opacités cristallines, soit qu'il s'agisse d'examiner l'état de la réfraction, soit que l'on ait en vue un but thérapeutique.

On emploie l'atropine dans le traitement des affections superficielles de la cornée, accompagnées d'une photophobie intense, et, en général, de phénomènes d'excitation, alors que l'iris a déjà été envahi ou qu'il s'agit de prévenir son envahissement; tel est, par exemple, le cas de la kératite parenchymateuse. L'atropine est contre-indiquée dans les ulcérations profondes de la cornée, alors qu'il y a menace de perforation, ainsi que dans les affections cornéennes qui s'accompagnent d'une élévation de la pression intra-oculaire. Si l'on emploie l'atropine dans les cas de ce genre, il peut se produire une nécrose extrêmement rapide de la cornée.

L'atropine trouve son usage le plus important dans les affections de l'iris; on fait des instillations d'atropine, dans un but prophylactique, lorsqu'on craint que, par suite d'une opération (extraction de cataracte, discissions), l'iris, le bord pupillaire, n'éprouvent de la part des débris du cristallin une irritation mécanique. Dans les cas d'iritis aiguë ou chronique, on a en vue de provoquer, au moyen de ces instillations, une déchirure des synéchies postérieures, c'est-à-dire des adhérences du bord pupillaire avec la face antérieure de la capsule cristalline. Dans certains cas, où les phénomènes inflammatoires ont disparu, on emploie en général alternativement la physostigmine et l'atropine. C'est ce qu'on fait le plus souvent quand il existe des adhérences de l'iris avec une cicatrice de la cornée (synéchies antérieures). La plupart des observateurs admettent que, sous l'influence de l'atropine, le champ visuel s'élargit ; dans ces derniers temps, le contraire a été soutenu (Förster).

Pour obtenir des effets avantageux de ces instillations, il faut avoir soin de ne pas les faire trop fréquentes, mais de les séparer par des intervalles réguliers ; l'étendue de ces intervalles dépendra de l'altération anatomique dans chaque cas en particulier. Le traitement par l'atropine a été recom-

[1] Nous devons cet article à M. le professeur Michel, de Würzburg.

mandé dans les cas de myopie progressive du jeune âge ; ce traitement a une certaine valeur et présente au moins l'avantage de s'opposer pour un temps assez long aux progrès de la myopie (Michel).

Dans ces derniers temps, l'atropine a été recommandée pour modérer les *sueurs excessives, pathologiques*, celles, par exemple, qui affligent les phtisiques (Sidney Ringer, Fräntzel et autres). Ce moyen n'est certainement pas infaillible ; mais il faut convenir qu'il réussit mieux que toutes les autres méthodes de traitement qui ont été dirigées contre ce symptôme si fâcheux ; on voit parfois, sous son influence, les sueurs nocturnes de la phtisie pulmonaire disparaître avec une rapidité surprenante ; mais il va sans dire que cette disparition n'est que passagère [1].

Ebstein a combattu, à l'acide de la l'atropine, la *salivation* exagérée ; il a pu, par exemple, chez un hémiplégique, la faire ainsi disparaître passagèrement. C'est à des observations ultérieures à nous apprendre dans quelles circonstances particulières ce moyen a chance de réussir. Quant à nous, nous n'en avons retiré aucun avantage ou nous n'en avons obtenu que des avantages insignifiants ; tel est le cas, par exemple, d'un vieillard qui présentait une salivation abondante, dont nous ne pûmes découvrir la cause, la cavité buccale, notamment, et les glandes salivaires n'étant le siège d'aucune altération appréciable ; il en fut de même dans d'autres cas de salivation, chez un hémiplégique et chez plusieurs individus atteints d'affections nerveuses.

Tout récemment on a recommandé l'atropine en injections sous-cutanées (0,0003-0,0005) dans le traitement de l'*hémoptysie* (Hausmann). Nous manquons encore sur ce sujet d'un nombre suffisant d'observations.

L'atropine, ou plutôt la belladone et ses préparations, sont fréquemment prescrites dans des cas où il s'agit de calmer l'excitabilité exaltée des nerfs sensibles périphériques, soit que cette exaltation se traduise directement par de la douleur, soit que, se transmettant par voie réflexe, elle donne lieu à des phénomènes moteurs. On ne peut contester que la belladone ne présente quelque efficacité dans les cas de ce genre ; mais il est certain que cette efficacité est moins positive que celle qu'on est en droit d'attendre, dans les mêmes circonstances, de l'emploi de la morphine ou des préparations opiacées. Nous n'hésiterons donc pas, le cas échéant, *à donner la préférence à ces dernières*. Cependant, pour être complet, nous mentionnerons les cas principaux dans lesquels on aime à s'adresser aux préparations de belladone.

Pour combattre la *gastralgie*, qu'elle dépende ou non d'une altération anatomique de l'estomac (ulcère, etc.), on emploie souvent l'extrait de belladone, auquel on associe, en général, d'autres médicaments, tels que le sous-nitrate de bismuth, l'eau d'amandes amères, etc. La valeur de ces derniers, dans ces circonstances, a déjà été jugée en son lieu. — Dans la

[1] [Vulpian et un grand nombre d'autres observateurs ont obtenu de l'emploi de l'atropine contre les sueurs pathologiquement exagérées des avantages très marqués. La dose doit être très faible au début : le mieux est de prescrire un granule d'un demi-milligramme de sulfate d'atropine, deux ou trois heures avant l'arrivée présumée des sueurs ; si l'effet n'a pas été suffisant, le lendemain, on fait prendre au malade deux granules, en mettant entre chaque prise un intervalle d'une à deux heures. Dans le cas où 0,001 de sulfate d'atropine n'aurait pas suffi pour produire l'effet désiré, on pourrait arriver jusqu'à 1 milligramme et demi, c'est-à-dire prescrire trois granules d'un demi-milligramme, en laissant entre l'ingestion de chaque granule un intervalle d'au moins deux heures].

fissure à l'anus, l'application d'une pommade belladonée calme souvent les violentes douleurs qui accompagnent cette maladie. — La belladone est souvent employée contre les *névralgies*, surtout contre les névralgies du trijumeau ; on l'a prescrite aussi contre la sciatique, etc. Il résulte des observations publiées que ce médicament ne possède que des avantages peu marqués ; d'ailleurs, il a rarement été employé seul dans ces cas ; on lui a presque toujours adjoint d'autres moyens, tels que l'application de vésicatoires, etc. D'après Béhier, l'atropine ne se montre préférable aux autres médicaments, dans le traitement de la sciatique, que lorsqu'on l'injecte hypodermiquement. Il faudrait, d'ailleurs, pour calmer la douleur, que la dose injectée fût assez élevée pour provoquer des symptômes d'intoxication. Employée extérieurement, dans les névralgies, la belladone ne réussit pas mieux qu'administrée à l'intérieur. — Elle a encore été employée localement comme agent *anodin*, dans les cas de tumeurs douloureuses, de douleurs rhumatismales et autres états analogues ; mais son efficacité est ici inférieure à celle du chloroforme, de la chaleur humide, etc. — On enduit parfois les sondes avec une pommade belladonée, dans le but de rendre le cathétérisme moins douloureux.

Quant aux états morbides dans lesquels l'excitabilité exaltée se traduit par des phénomènes réflexes, voici quels sont, parmi eux, ceux auxquels on a opposé la belladone avec plus ou moins d'avantages, sans en retirer toutefois autant d'utilité que de l'opium. Citons d'abord les *forts accès de toux ;* les circonstances particulières dans lesquelles on l'emploie sont les mêmes que celles qui ont déjà été signalées à propos de la morphine. La belladone, en modérant l'excitation à la toux, peut encore rendre quelque service dans le traitement de l'*asthme nerveux* (spasmodique). C'est encore à cette même propriété de calmer la toux qu'elle doit sans doute les éloges dont elle a été l'objet dans le traitement de la *coqueluche*. L'observation rigoureuse démontre qu'elle n'abrège nullement la durée de la maladie ; quant à guérir la coqueluche au moyen de la belladone, personne sans doute n'a jamais compté là-dessus. Les anciens observateurs font remarquer qu'on ne doit jamais prescrire la belladone pendant la période catarrhale aiguë de la coqueluche, qu'on ne doit l'administrer que dans la période « purement spasmodique » ; ils ajoutent qu'il faut s'abstenir de donner ce médicament aux enfants bien nourris, « pléthoriques », surtout quand ils présentent en même temps des symptômes d'une hyperhémie cérébrale, active ou passive. — La belladone se montre parfois utile pour combattre les *vomissements*, soit qu'ils dépendent d'une lésion chronique de l'estomac (ulcère), soit qu'ils présentent un caractère « purement nerveux », comme chez les hystériques, les anémiques, soit qu'ils se produisent pendant la grossesse. — Elle est souvent employée avec avantage, en applications locales, contre la *contracture spasmodique du sphincter anal*, telle qu'elle se manifeste surtout sous l'influence de la fissure à l'anus. Une application de pommade belladonée se montre aussi très efficace, d'après un grand nombre d'accoucheurs, pour faire cesser la *contracture spasmodique du col utérin*, pendant l'accouchement ; d'autres observateurs n'ont pu en retirer les mêmes services ; les conditions qui réclameraient son emploi n'ont pas encore été rigoureusement établies.

Bretonneau et Trousseau ont préconisé l'emploi de la belladone contre la constipation habituelle ; on ne peut pas déterminer les conditions particulières dans lesquelles ce médicament a chance de réussir. Cependant, comme divers observateurs en ont constaté les effets favorables, on fera bien, le cas échéant, de suivre le conseil des deux praticiens distingués [1].

Contre l'*épilepsie*, la belladone a été recommandée par plusieurs médecins anciens (Theden, Stoll, Hufeland) ; plusieurs médecins modernes (Trousseau, Skoda et un grand nombre de médecins italiens) ont préconisé, dans le traitement de cette maladie, l'emploi de l'atropine. Les observations faites jusqu'ici ne permettent nullement de spécifier les cas qui indiquent particulièrement l'administration de ce médicament. Nous avons vu plusieurs fois, dans des épilepsies anciennes, à étiologie obscure, les accès s'interrompre pendant des mois sous l'influence d'injections sous-cutanées d'atropine, mais jamais nous n'avons pu arriver à une entière guérison de la maladie ; le même résultat se dégage de l'examen de presque toutes les observations faites par les médecins anciens, par exemple de celles de Stoll. Dans ces derniers temps, on a prétendu, au contraire, que le traitement de l'épilepsie par l'atropine pouvait avoir pour résultat la guérison complète de cette affection ; mais cette assertion est loin encore d'être appuyée sur un nombre suffisant d'observations parfaitement convaincantes.

Ce que nous venons de dire de la valeur de l'atropine dans l'épilepsie peut s'appliquer à l'emploi de ce remède contre la *chorée*. Ici encore on cite des cas de guérison, mais il s'agissait, le plus souvent, de cas aigus, lesquels suivent spontanément une marche favorable. Michéa et autres ont attribué spécialement au valérianate d'atropine une efficacité tout à fait extraordinaire dans le traitement de cette maladie ; mais ces bons résultats n'ont pas été confirmés. — Quelques auteurs ont vanté la belladone comme très utile dans le traitement de plusieurs formes de paralysies ; Brown-Séquard, notamment, l'a employée dans certaines paralysies médullaires ; on l'a prescrite dans les mêmes conditions dans lesquelles on administre l'ergot de seigle (voyez l'étude de ce médicament) ; nous manquons, à ce sujet, d'expériences suffisamment positives. Quant aux communications des auteurs anciens (Schmucker et autres) sur les propriétés curatives de la belladone dans les hémiplégies, elles sont entièrement sans valeur.

Tout récemment, R. Weber a prétendu avoir retiré de très bons avantages de l'emploi de l'extrait de belladone, à petites doses, comme agent d'excitation dans certains cas de collapsus, survenus dans différentes circonstances, dans le cours d'un iléotyphus avec bronchite très intense (et péritonite?), dans une gastro-entérite (et péritonite ?), et, paraît-il aussi, dans un empoisonnement par la digitale. Laissant de côté l'explication théorique de Weber, nous attendrons que d'autres faits viennent confirmer cette action stimulante de la belladone.

1 [Trousseau faisait préparer des pilules contenant chacune 0,01 d'extrait de belladone et autant de poudre de belladone. Il en faisait prendre une, deux, jusqu'à quatre, le soir, recommandant au malade de se présenter chaque jour, à la même heure, à la chaise. Si l'effet produit n'était pas suffisant, il adjoignait à l'ingestion des pilules celle d'une cuillerée d'huile de ricin ou de magnésie. Une fois les garde-robes régularisées, il suspendait l'emploi de l'huile de ricin, et diminuait progressivement la dose de belladone.]

Doses et préparations. — 1. *L'atropine pure* n'est presque jamais employée; on lui préfère le sulfate. Ses doses seraient d'ailleurs les mêmes que celles de ce dernier *(jusqu'à* 0,002 *pro dosi! jusqu'à* 0,006 *pro die!* d'après la pharmacopée autrichienne).

2. *Sulfate d'atropine.* — Prismes déliés, d'un blanc brillant, facilement solubles dans l'eau et dans l'alcool. A l'intérieur et en injections sous-cutanées, 0,0005-0,001 *pro dosi (jusqu'à* 0,001 *pro dosi! jusqu'à* 0,003 *pro die!* d'après la pharmacopée allemande; *jusqu'à* 0,002 *pro dosi! jusqu'à* 0,006 *pro die!* d'après la pharmacopée autrichienne); en poudre, pilules, solutions aqueuse ou alcoolique. Collyre au sulfate d'atropine : 0,05 : 2,0-3,0.

3. *Racine de belladone.* — A l'intérieur, 0,015-0,1 *pro dosi (jusqu'à* 0,07 *pro dosi! jusqu'à* 0,3 *pro die!* d'après la pharmacopée autrichienne), deux à quatre fois par jour, en infusion, poudre, pilules.

4. *Feuilles de belladone.* — Elles contiennent un peu moins d'atropine que la racine; on doit donc les prescrire à doses un peu plus élevées : 0,03-0,2 *pro dosi (jusqu'à* 0,2 *pro dosi! jusqu'à* 0,6 *pro die!* d'après la pharmacopée allemande, *jusqu'à* 0,15 *pro dosi! jusqu'à* 0,6 *pro die!* d'après la pharmacopée autrichienne); mêmes formes que pour la racine. La poudre de racine ou de feuilles de belladone est employée à l'extérieur, en pommade (1 partie : 6 à 8 parties d'axonge) ou en infusion (0,5-1 : 100).

5. *Extrait de belladone.* — Il est de consistance épaisse. Sa solution aqueuse est trouble et brunâtre. Il n'est que peu soluble dans les liquides alcooliques; on doit donc éviter de l'ajouter aux teintures. A l'intérieur, 0,01 à 0,1 *pro dosi* (d'après la pharmacopée allemande; *jusqu'à* 0,05 *pro dosi! jusqu'à* 0,2 *pro die!* d'après la pharmacopée autrichienne, extrait de feuilles de belladone, *jusqu'à* 0,1 *pro dosi! jusqu'à* 0,4 *pro die!* Extrait de racine de belladone, *jusqu'à* 0,05 *pro dosi! jusqu'à* 0,2 *pro die!)*, en poudre, piulles. — Pour l'usage externe, en pommade (5,0 : 30,0 d'axonge); pommade ophtalmique, 0,1-0,5 : 5,0. On se servait autrefois de collyres à l'extrait de belladone; aujourd'hui, c'est la solution de sulfate d'atropine qui est exclusivement employée.

6. *Teinture de belladone.* — *Jusqu'à* 1,0 *pro dosi! jusqu'à* 4,0 *pro die!* [La dose de cette teinture, ordinairement prescrite en France, est de 0,2 à 0,5, dans une potion.]

V. Anrep, Ueber chronische Atropinvergiftung (Pfluger's Archiv für gesammte Physiologie, Band XXI, S. 185). — V. Bözold u. Blöbaum, Untersuchungen a. d. physiolog. Laboratorium in Würzburg, Band I, 1867. — Böhm, Studien über Herzgifte, Würzburg, 1871. — Botkin (S.), Ueber die physiologische Wirkung des schwefelsaüren Atropins (Virchow's Archiv für pathologische Anatomie, Band XXIV, S. 83. Berlin, 1862). — Eckhard, Habilitationsschrift Giessen, 1877. — Gnauck, Ueber die Unterschiede der Wirkung des Atropins und Hyoscyamins (Verhandlungen der physiologischen Gesellschaft zu. Berlin, nos 17, 18, 1881. — Gubler et Labbée, Commentaires thérapeutiques du Codex medicamentarius. Paris, 1885. — Heidenhain (R.), Ueber die Wirkung einiger Gifte auf die Nerven der Glandula submaxillaris (Pflüger's Archiv für gesammte Physiologie, Band V. Bonn, 1872). — Keuchel, Das Atropin und die Hemmungs nerven, Inaugural Dissertation. Dorpat, 1868. — Ladenburg, Bericht d. deutschen chemischen Gesellschaft, Jahrgang XII, S. 941, 1879. — Lichtenfels u. Fröhlich, Denkschriften der Wiener Akademie. Mathematisch-naturwissensch. Classe. 1852. — Nouveau Dictionnaire de médecine et de chirurgie pratiques, art. Atropine par Buignet; art. Belladone par Hirtz, t. IV. — Rossbach, Pharmakologische Untersuchungen, Band I, II, III. Wurzburg, 1873. — Schroff, Zeitschrift d. Wiener Aerzte, 1852. — Dictionnaire encyclopédique des sciences médicales, art. Atropine et art. Belladone (thérapeutique), par Gubler; art. Atropine (toxicologie) par Orfila, t. VII, t. IX. Paris, 1868. — Meuriot, De la méthode physiologique et thérapeutique et de ses applications à l'étude de la belladone, thèse de doctorat. Paris, 1868. — Tangeman (de Cincinnati), De l'atropine et des agents synergiques dans la pratique ophtalmologique (The Therapeutic Gazette, juin. 1884). — Trousseau, Clinique médicale de l'Hôtel-Dieu.

APPENDICE

1. Hyoscyamine

Dans la *jusquiame (Hyoscyamus niger*, solanées) se trouvent un alcaloïde cristallisé et un alcaloïde amorphe.

L'hyoscyamine cristallisée, $C^{15}H^{23}NO^{3}$ (Geiger et Hesse), chauffée avec de l'eau de baryte, se dédouble, de même que l'atropine, en tropine et acide tropique.

Action physiologique. — L'hyoscyamine agit comme l'atropine. Sous son influence la dilatation pupillaire se produit un peu plus rapidement et disparait aussi un peu plus vite; un des pôles de l'iris est toujours plus fortement atteint, de sorte que la pupille dilatée offre une forme ovale (Wecker, Königstein).

Quant à l'action de la *sikéranine*, alcaloïde amorphe de la jusquiame (Buchheim), elle n'est pas encore connue.

De même que les effets physiologiques de l'hyoscyamine se confondent avec ceux de l'atropine, de même les *indications thérapeutiques* du premier de ces alcaloïdes doivent être considérées comme étant les mêmes que celles du second; dans la thérapeutique oculaire, on en a recommandé l'emploi dans les cas où l'on désire obtenir une dilatation rapide, mais de courte durée, de la pupille, ainsi qu'une rapide paralysie du muscle ciliaire.

On attribuait autrefois à la jusquiame une influence considérable sur les névralgies, particulièrement sur les névralgies du trijumeau; on la prescrivait surtout sous la forme des pilules de Méglin, mélange de jusquiame et d'oxyde de zinc (Méglin, Valleix et autres). Les avantages qu'on lui attribuait n'ont pu être confirmés par les observations plus récentes: l'hyoscyamine n'agit pas mieux, dans ces cas, que l'atropine, et son utilité est bien inférieure à celle de la morphine; il n'est aucun cas de névralgies dans lequel le premier de ces alcaloïdes se soit réellement montré préférable aux deux derniers. — La jusquiame était autrefois employée comme hypnotique; Fronmüller l'a encore récemment préconisée à ce point de vue, mais sans pouvoir démontrer qu'elle ait une réelle importance. — Mentionnons encore l'usage de la jusquiame dans le traitement de l'*épilepsie*. Stoerck et d'autres praticiens prétendaient en avoir obtenu des avantages signalés; P. Frank. niait ces avantages; Herpin vint ensuite et reprit l'administration de la jusquiame, qu'il associait avec de l'oxyde de zinc. Des observations rigoureuses, faites avec la jusquiame seule, notamment par R. Reynolds, ont démontré que cette substance pouvait faire diminuer la fréquence et l'intensité des accès, mais qu'elle était absolument incapable d'amener une guérison définitive de la maladie. — Oulmont a récemment trouvé à la jusquiame une certaine utilité contre les tremblements mercuriel et sénile.

Récemment l'*iodhydrate d'hyoscine* a été expérimenté par Edlefsen, Gnauck, dans le traitement de la coqueluche, de l'asthme bronchique, de l'entéralgie, de l'épilepsie; ces essais n'ont pas donné des résultats assez positifs pour qu'il soit permis d'administrer régulièrement cette préparation dans les cas en question. Fräntzel l'a encore prescrite contre les sueurs nocturnes des phtisiques, et il conseille d'en essayer l'emploi dans les cas où l'atropine a déjà été administrée sans succès.

L'*usage externe* de la jusquiame, dans le traitement des affections douloureuses, est complètement superflu.

Doses et préparations. — 1. *Feuilles de jusquiame.* — A l'intérieur, 0,05 jusqu'à 0,3 *pro dosi*, en poudre, pilules, infusion.

2. *Extrait de jusquiame.* — Il est de consistance épaisse, d'un brun sombre, tirant un peu sur le vert; il donne avec l'eau une solution brune, trouble. A l'intérieur, 0,01-0,2 *pro dosi (jusqu'à* 0,2 *pro dosi! jusqu'à* 1,0 *pro die!* d'après la

pharmacopée germaine; *jusqu'à* 0,15 *pro dosi! jusqu'à* 0,8 *pro die!* d'après la pharmacopée d'Autriche); en poudre, pilules, looch, potion.

3. *Huile de jusquiame.* — Coloration verdâtre. Usage externe. Appliquée sur la peau non privée de son épiderme, elle n'a pas d'autre action que celle d'une huile grasse simple.

4. *Hyoscyamine.* — On devrait l'employer aux mêmes doses que l'atropine.

5. *Iodhydrate d'hyoscine*; 0,0005, en pilules ou en injections sous-cutanées.

Dictionnaire de médecine et de chirurgie pratiques, art. Jusquiame par Héraud, t. XIX. — Clin, De l'hyosciamine, thèse de l'Ecole de pharmacie de Paris, 1868. — Gubler et Labbée, Commentaires thérapeutiques du Codex médicamentarius, art. Hyoscyamine, p. 776, 3e édition. Paris, 1885. — Hirtz, Etude clinique sur la valeur des extraits les plus usités (Bulletin général de thérapeutique, t. LX. — Lemattre (G.), Recherches expérimentales et cliniques sur les alcaloïdes de la famille des Solanées (Archives de médecine. Paris, 1865.). — Laurent, De l'hyoscyamine et de la daturine, thèse de doctorat. Paris, 1870. — Oulmont, De l'hyosciamine et de son action dans les névroses spasmodiques et convulsives, tremblement mercuriel et tétanos. Mémoire lu à l'Académie de médecine (Bulletin général de thérapeutique, t. LXXXIII, 1872). — Schroff, Expériences sur l'action physiologique de la jusquiame et sur la valeur de ses extraits (Union médicale, décembre 1865).

2. Daturine

La *daturine*, alcaloïde qu'on retire des feuilles et des semences du *Datura stramonium*, solanées, est identique avec l'hyoscyamine (Ladenburg). Ses effets physiologiques ressemblent, qualitativement, à ceux de l'atropine; des doses plus faibles seraient cependant suffisantes, d'après v. Schroff, pour provoquer la manifestation de ces effets.

Il nous paraît inutile, pour les raisons déjà alléguées, de décrire les *effets physiologiques* de la daturine; nous pouvons aussi nous dispenser d'étudier ses *usages thérapeutiques*. Nous devons cependant dire quelques mots de son emploi dans le traitement de l'*asthme*, dans lequel les fumigations avec les feuilles de datura constituent encore aujourd'hui un des moyens les plus en usage. Un très grand nombre d'observations démontrent, à n'en pouvoir douter, que ces fumigations produisent parfois des résultats surprenants dans les cas d'asthme purement nerveux, c'est-à-dire quand les accès de dyspnée ne peuvent être rattachés à aucune altération matérielle des appareils respiratoire ou circulatoire; plusieurs médecins (Namias et autres) citent même des cas d'accès de dyspnée très intenses, avec augmentation de volume du poumon, catarrhe bronchique chronique, dans lesquels les feuilles de datura fumées firent rapidement disparaître les accidents, qui avaient déjà résisté à d'autres médications (saignées, vésicatoires, ipécacuanha, etc.). En tout cas, les résultats obtenus ne sont jamais que passagers, ce qui, joint à la facilité avec laquelle peuvent survenir des phénomènes toxiques, doit s'opposer à ce que l'usage du datura dans le traitement de l'asthme se généralise beaucoup. Si l'on veut essayer ce moyen, il faudra avoir soin d'en suspendre l'emploi aussitôt qu'apparaîtront les premiers vertiges.

Doses et préparations. — *Feuilles de datura stramonium.* — A l'intérieur, 0,03 jusqu'à 0,15 *(jusqu'à 0,2 pro dosi! jusqu'à 1,0 pro die!)*, en poudre, pilules, infusion.

Dictionnaire de médecine et de chirurgie pratiques, art. Datura par Hirtz. — Gubler et Labbée, Commentaires thérapeutiques du Codex medicamentarius, art. Stramoine, p. 384, 3e édition. Paris, 1885. — Hirtz, Etude clinique sur la valeur des extraits les plus usités (Gazette médicale de Strasbourg et Bulletin de thérapeutique, t. LX, p. 126, 1861). — Lemattre (G.), Recherches expérimentales et cliniques sur les alcaloïdes de la famille des solanées (Archives de médecine, 1865). — Schroff, Ueber Belladona, Atropin und Daturin (Wiener Zeitschrift, Band VIII, 1852, et Schmidt's Jahrbücher der gesammten Medicin, Band LXXVII. Leipzig, 1852. — Tardieu et Roussin, Etude médico-légale et clinique sur l'empoisonnement, p. 888, 2e édit. Paris, 1875.

3. Duboisine

Cet alcaloïde a été extrait par Gorrard, de Londres, du Duboisia myoporoïdes, arbre d'Australie. Elle est identique avec l'hyoscyamine, et ses effets ressemblent à ceux de l'atropine; mais, pour produire ces effets, il faut des doses plus petites de duboisine que d'atropine.

La duboisine étant identique avec l'hyoscyamine, et son prix étant d'ailleurs plus élevé, il n'y a point de motif d'introduire cet alcaloïde dans la pratique. Il est donc rationnel de donner la préférence à l'hyoscyamine dans tous les cas où la duboisine a été recommandée.

4. Homatropine *(oxytoluyltropéine)*

Elle prend naissance quand on traite l'amygdalate de tropine par l'acide chlorhydrique (Ladenburg). Ses effets sur tous les organes ressemblent à ceux de l'atropine, mais ils sont plus faibles et plus fugitifs; la mydriase déterminée par l'homatropine disparait cinq heures plus tôt que celle provoquée par l'atropine; on pourrait donc donner la préférence à l'homatropine dans les cas où l'on veut obtenir la mydriase en vue d'un examen ophtalmoscopique (Völkers, Bertheau).

La *bromhydrate d'homatropine* est soluble dans 10 parties d'eau, et la solution se conserve pendant longtemps.

5. Oxaléthyline ($C^6H^{10}N^2$)

C'est un liquide huileux, clair comme de l'eau, d'une odeur fortement stupéfiante; il se dissout facilement dans l'eau; il exerce sur le pneumogastrique, sur la pupille, sur le cerveau, une action semblable à celle de l'atropine. Chose intéressante à observer, la substitution du chlore à un atome d'hydrogène, dans l'oxaléthyline, donne naissance à un corps, la *chloroxaléthyline*, qui ne dilate plus la pupille, qui exerce sur le cerveau une action narcotique semblable à celle de la morphine, et qui ne ressemble à l'oxaléthyline que par son action paralysante sur le pneumogastrique.

Traitement de l'empoisonnement par l'atropine. — En présence d'un empoisonnement par l'atropine ou par des produits végétaux qui en renferment, le poison ayant été introduit dans l'estomac, le premier soin du médecin doit être de l'évacuer; pour cela, on se sert des mêmes moyens qui ont été indiqués à propos de la morphine. Comme antidotes directs, on a recommandé le tannin, le charbon animal, l'iode; on n'y aura naturellement recours qu'autant qu'il sera permis d'admettre qu'il se trouve encore dans l'estomac une certaine quantité de poison. L'utilité de ces antidotes n'a pas d'ailleurs été positivement établie au point de vue pratique.

Les phénomènes toxiques dépendant de l'absorption de l'atropine ont-ils déjà fait leur apparition, on pourra alors s'adresser au traitement symptomatique dont il a été question à propos de l'empoisonnement par la morphine. On a encore préconisé, comme antidotes physiologiques, de la physostigmine, l'acide cyanhydrique, la morphine (voyez, à ce sujet, ce que nous avons déjà dit, page 712.) Les observations cliniques sur l'emploi de la physostigmine dans ces circonstances sont extrêmement clair-semées; celles sur l'emploi de l'acide cyanhydrique sont entièrement nulles. Quant à l'efficacité des injections sous-cutanées de morphine pour combattre l'empoisonnement par l'atropine, elle a été appuyée sur un certain nombre d'observations. Mais remarquez qu'il est beaucoup d'empoisonnements graves par l'atropine, qui ont pu guérir sans l'intervention de la morphine et sans celle d'aucun autre traitement; remarquez en outre que, dans aucun des cas traités par la morphine, il n'a été positivement démontré que la quantité de poison absorbée eût été assez élevée pour déterminer fatalement la mort sans l'intervention de l'antidote; et l'on sera amené à conclure qu'il serait au moins prématuré, dans l'état actuel de la science, de prononcer un jugement sur cette question.

VIII. Alcaloïdes de la fève du Calabar, des feuilles de jaborandi et de l'amanita muscaria

L'alcaloïde de la fève du Calabar *(physostigmine)*, celui des feuilles de jaborandi *(pilocarpine)* et celui de l'*Amanita muscaria (muscarine)* exercent tous trois une action semblable sur l'organisme animal et présentent dans leur action physiologique un contraste frappant avec les alcaloïdes du groupe que nous venons d'étudier (atropine, daturine et hyoscyamine). Les organes, ou parties d'organe, que ces derniers paralysent, sont excités par les premiers, qui jouissent ainsi de la propriété de rétrécir la pupille, de ralentir les contractions cardiaques, d'arrêter même les mouvements du cœur, de provoquer une salivation abondante, etc.

Il résulte de cette opposition d'effets physiologiques qu'un grand nombre de phénomènes produits par les alcaloïdes appartenant au groupe en question peuvent être supprimés au moyen des alcaloïdes du groupe précédent, peuvent même être entièrement remplacés par des phénomènes contraires, par des phénomènes de paralysie.

Plusieurs observateurs ont prétendu que, réciproquement, les phénomènes de paralysie déterminés par l'action de l'atropine pouvaient disparaître sous l'influence excitante des alcaloïdes dont il s'agit, que, par conséquent, un antagonisme réciproque existait entre ces deux groupes d'alcaloïdes. Des doses mortelles d'atropine pourraient, d'après cela, être rendues inoffensives au moyen de la physostigmine, par exemple; de même que des doses mortelles de physostigmine seraient rendues inoffensives au moyen de l'atropine.

Nous avons déjà parlé dans l'introduction aux alcaloïdes des résultats de nos expériences sur cette question, résultats qui nous permettent de contester la possibilité d'un véritable antagonisme physiologique réciproque entre deux poisons. Nous consignerons ici les faits les plus importants relatifs à l'antagonisme des séries atropine et physostigmine dans leurs effets sur les glandes sudoripares, salivaires et sur la pupille : 1° Des doses relativement très faibles de ces poisons suffisent pour attaquer les terminaisons nerveuses des glandes sudoripares et salivaires; l'atropine les paralyse, la pilocarpine et la physostigmine les excitent. Ces doses extrêmement faibles laissent intactes, au contraire, les cellules glandulaires. L'atropine, aux doses les plus petites, supprime donc la sécrétion de la sueur et de la salive, simplement en paralysant les appareils nerveux des glandes; la pilocarpine et la physostigmine, aux doses les plus petites, provoquent, au contraire, une sécrétion plus abondante de la sueur et de la salive, simplement en excitant les mêmes parties nerveuses des glandes. — 2° Des doses relativement élevées de ces poisons attaquent, non seulement les parties nerveuses de ces glandes, mais encore leurs parties cellulaires; des doses élevées d'atropine suppriment donc la sécrétion de la sueur et de la salive, en paralysant à la fois les parties nerveuses et les parties cellulaires des glandes; des doses élevées de pilocarpine ou de physostigmine provoquent, au contraire, une sécrétion plus abondante de ces glandes, en excitant à la fois leurs parties nerveuses et leurs parties cellulaires. — 3° L'atropine produit d'ailleurs les effets ci-dessus indiqués à doses beaucoup plus faibles que ne font la pilocarpine et la physostigmine; en d'autres termes, les glandes dans leur ensemble sont beaucoup plus sensibles à l'action du premier de ces poisons qu'à l'action des deux derniers, de sorte que les doses *minima* et *maxima* du premier doivent être beaucoup plus petites que les doses *minima* et *maxima* des seconds. — 4° Des doses petites ou élevées d'atropine peuvent toujours neutraliser dans leurs effets des doses petites ou élevées de pilocarpine et de physostigmine. — 5° L'action de l'atropine l'emporte donc constamment sur celle des deux autres alcaloïdes, soit que l'organisme reçoive en même temps, soit qu'il reçoive successivement des doses petites ou élevées d'atropine et des doses petites ou élevées de pilocarpine ou de physostigmine. La chose est vraie, soit que ces doses relativement égales aient été portées dans la circulation, soit qu'elles aient simplement été appliquées localement. Les deux séries de poisons agissent toujours, dans ces cas, exactement sur les mêmes parties organiques parfaitement distinctes; les petites doses, sur la partie nerveuse des glandes; les doses élevées, à la fois sur la partie nerveuse et sur la partie cellulaire. — 6° C'est seulement dans le cas où l'atropine, ayant été administrée à doses excessivement petites, a paralysé uniquement la partie nerveuse des glandes sudoripares et salivaires, c'est dans ce cas seulement que des doses élevées de pilocarpine ou de physostigmine, en excitant les parties cellulaires, restées intactes, de ces glandes, peuvent donner lieu à une excitation rapidement passagère de la sécrétion et faire croire ainsi à un antagonisme physiologique réciproque. — 7° La pupille éprouve des effets analogues de la part de l'atropine et de la physostigmine. — 8° Mais la pilocarpine ne peut point, quel que soit son mode d'application, supprimer l'action de l'atropine sur la pupille. — 9° La muscarine excite exactement les mêmes organes que l'atropine paralyse; cette dernière peut donc seule supprimer les effets de la première; mais la muscarine ne peut nullement supprimer les effets de l'atropine; ici encore point d'antagonisme réciproque.

1. Physostigmine, calabarine et fève du Calabar

La *fève du Calabar* est la graine mûre d'une légumineuse qui vit dans les zones du sud, du *Physostigma venenosum.*

Son principe actif le plus important est la *physostigmine* (ou *ésérine*), $C^{15}H^{21}N^{3}O^{2}$. Cet alcaloïde a été obtenu, par Jobst et Hesse, sous la forme d'une masse incolore, à cristallisation indistincte; par Amédée Vée, sous forme de croûtes cristallines ou de lamelles rhomboïdales; plus tard, d'autres observateurs n'ont pu l'obtenir à l'état cristallisé, mais seulement sous la forme d'une masse sirupeuse, claire, plus ou moins jaune rougeâtre, devenant cassante par la dessiccation. La physostigmine est peu soluble dans l'eau; elle se dissout plus facilement dans l'eau acidulée, et très facilement dans l'alcool, l'éther, le chloroforme; on peut donc, au moyen de l'alcool, l'extraire très aisément des graines du physostigma. Ses solutions, d'abord peu colorées, prennent une teinte de plus en plus rougeâtre, par suite du développement de produits de décomposition ; ce fait, qui se manifeste dans les solutions alcalines, est encore plus accentué dans les solutions acides.

La fève du Calabar renferme encore un autre alcaloïde auquel on donne le nom de *calabarine*, et qui se distingue de la physostigmine par son insolubilité dans l'éther et par ses effets physiologiques.

La physostigmine et les extraits de fève du Calabar, qui se trouvent dans le commerce, présentent, au point de vue de leur richesse en physostigmine et en calabarine, de très grandes variations.

Action physiologique de la physostigmine. — Les résultats des nombreuses recherches faites sur cette question par Fraser, Harley, Lenz, Vintschgau, Bauer, Laschkewitsh, Bezold et Götz, Arnstein et Sustschinsky, Röber, Böhm, Schiff, Heidenhain, Köhler, Rossbach, Damourette et autres, présentent plusieurs contradictions, qui doivent être attribuées, en partie, à ce que les préparations employées par ces observateurs n'avaient pas la même composition. Il faut savoir, en effet, que deux alcaloïdes sont contenus dans la fève du Calabar : l'un, qui paralyse les centres nerveux : c'est la physostigmine; l'autre, qui excite la moelle épinière : c'est la calabarine; on conçoit donc que la préparation de fève du Calabar employée pourra produire des effets un peu différents, suivant qu'elle contiendra plus ou moins de l'un ou de l'autre de ces alcaloïdes. Cependant toutes les préparations de fève du Calabar, quelles qu'elles soient, agissent essentiellement de la même manière sur l'œil, les glandes salivaires, la respiration, le cœur, l'intestin; ce en quoi elles diffèrent uniquement, c'est en ceci : que, suivant qu'elles sont plus ou moins riches en physostigmine ou en calabarine, elles exercent, les unes, une influence tétanisante, les autres, une influence paralysante sur la moelle épinière; nous avons même vu l'emploi de la même préparation, chez la même espèce animale, produire sur la moelle des effets opposés.

Intensité d'action de la physostigmine. — De tous les animaux, ce sont ceux à sang froid qui sont le moins sensibles à l'action de la physostigmine : pour empoisonner une grenouille, il faut 0,002-0,005 de cet alcaloïde. Parmi les animaux à sang chaud, ce sont les chats qui éprouvent le plus vivement l'influence de ce poison : 0,002 à 0,003 suffisent pour tuer un chat, 0,003 font mourir un lapin, 0,004 à 0,005 peuvent donner la mort à un chien. La dose mortelle pour un homme n'a pas été déterminée; on peut dire cependant que 0,0005 à 0,001 suffisent pour provoquer des phénomènes toxiques. — Quant aux doses toxiques des divers extraits de fève du Calabar et des fèves du Calabar elle-mêmes, il serait bien difficile de les fixer avec certitude.

Absorption de la physostigmine, ce qu'elle devient dans l'organisme, son élimination. — L'absorption de la physostigmine peut se faire par toutes les muqueuses, par les plaies; cet alcaloïde se retrouve ensuite dans le sang, dans le foie et les autres organes; puis il s'élimine avec la salive, avec la bile; on n'a jamais pu en constater la présence dans l'urine (Laborde et Léven, Dragendorff et Pander).

Voici quels sont les *phénomènes toxiques* que de faibles doses provoquent chez l'homme; ils ont surtout été étudiés par Fraser, dans des expériences sur lui-même : douleurs abdominales, vomissements, difficulté de la respiration, vertiges, sentiment de faiblesse extrême. Si la dose a été un peu plus élevée, les phénomènes ci-dessus s'accentuent davantage, et en même temps apparaissent : myose, salivation, sueurs, spasmes respiratoires, ralentissement du pouls. Evans a observé une paralysie complète des muscles et un collapsus très prononcé.

Les *principaux effets produits sur les organes et les fonctions*, chez les animaux et chez l'homme, sont les suivants :

Système nerveux central. — Chez les animaux à sang froid, le cerveau se paralyse, sans avoir été préalablement excité, de sorte que la sensibilité et les mouvements volontaires ont disparu, alors que les mouvements réflexes persistent encore. Puis la respiration se suspend, et ce n'est que plus tard que disparaît l'excitabilité réflexe. Le cerveau se paralyse donc beaucoup plus tôt que la moelle épinière.

Chez les animaux à sang chaud, la physostigmine produit des effets qui sont très variables, suivant l'espèce d'animal qui est le sujet de l'expérience; il est donc impossible de tracer de ces effets un tableau unique pouvant s'appliquer à tous les animaux à sang chaud. En général, les appareils nerveux centraux, sensibles ou moteurs, se paralysent primitivement, c'est-à-dire sans avoir été préalablement excités ; ce n'est que chez les chats, chez les cobayes et chez quelques individus prédisposés, par exemple chez les épileptiques, que se manifestent dès le début des phénomènes de vive excitation. Les chats courent çà et là avec violence; ils exécutent des mouvements variés et le plus souvent non motivés ; ils se montrent sauvages et très impressionnables. Les cobayes auxquels on a, d'après la méthode de Brown-Séquard, lésé la moelle et sectionné les sciatiques, dans le but de les prédisposer aux accès d'épilepsie, sont pris, quelques heures après avoir été empoisonnés par la physostigmine, d'accès violents qui se renouvellent souvent à intervalles très rapprochés. A un idiot épileptique on administra, pendant trois jours consécutifs, tous les jours, 0,0005 de physostigmine : sous l'influence de ce traitement, ses accès augmentèrent énormément de fréquence : une nuit même, ils se succédèrent presque sans interruption, laissant à peine entre eux un quart d'heure d'intervalle; des phénomènes d'excitation psychique se manifestèrent en même temps.

Il est possible que l'excitation primitive, observée chez les animaux dont il vient d'être question et chez l'homme, soit déterminée plutôt d'une manière secondaire, à la suite des altérations respiratoires et circulatoires, que d'une manière directe, par l'action du poison sur les ganglions du cerveau et de la moelle épinière. Mais la paralysie finale ne peut être considérée que comme étant le résultat d'une action directe.

Nerfs périphériques et muscles striés. — D'après Harnack, la physostigmine, employée à des doses pouvant aller jusqu'à 0,01, ne paralyse pas les terminaisons des nerfs moteurs chez les grenouilles. Cependant Harley, Röber, Fraser, Martin-Damourette et nous-mêmes avons observé, en nous servant, il est vrai, de préparations différentes de la physostigmine de Harnach, que, à un moment donné, l'empoisonnement ayant déjà duré un certain temps, les nerfs avaient perdu la propriété de transmettre aux muscles l'excitation qu'on leur faisait subir. Nous croyons donc devoir laisser indécise cette question de l'influence de la physostigmine sur les nerfs moteurs. Quant à l'action exercée sur les nerfs sensibles chez les grenouilles, et sur les nerfs sensibles et moteurs chez les animaux à sang chaud, elle n'est pas encore positivement connue.

Les *muscles striés*, chez les animaux à sang froid, n'éprouvent de la part de la physostigmine, même injectée directement à travers une artère musculaire, aucune modification essentielle, ni dans la forme de la courbe, ni dans le degré et la durée de l'excitabilité; l'allongement de la partie descendante de la courbe de contraction des muscles qui se trouvent sous l'influence de la physostigmine ne peut pas être mis sur le compte de cet alcaloïde, car il se manifeste quelquefois sur les muscles normaux (Rossbach). Harnack signale une augmentation notable de l'excitabilité directe des muscles; nous n'avons jamais pu observer ce fait; nous avons observé, au contraire, un allongement du muscle, résultant de la suppression par la physostigmine de la tonicité musculaire, et une augmentation de l'élasticité des muscles, résultant d'une action sur la substance contractile même (Rossbach et Anrep). Chez les animaux à sang chaud, on voit souvent tous les muscles du corps être le siège de spasmes fibrillaires intenses; Fraser, qui les observa le premier, les attribue à une excitation directe de la substance des muscles striés. Harnack fait remarquer que cette interprétation ne doit pas être considérée comme bien établie, car les spasmes fibrillaires en question disparaissent peu à peu complètement à la suite de l'empoisonnement par le curare. Plusieurs observateurs et nous-mêmes ayant trouvé, chez les grenouilles, les terminaisons nerveuses motrices paralysées, alors que l'excitabilité musculaire était encore conservée (voyez plus haut), il nous paraît plus rationnel d'admettre que, chez les animaux à sang chaud, les terminaisons des nerfs dans les muscles éprouvent d'abord de la part de la physostigmine une action excitante, et que les spasmes fibrillaires dont il s'agit sont l'expression de cette excitation nerveuse.

Les *nerfs de l'œil et de la pupille* éprouvent, de la part de la physostigmine instillée dans le sac conjonctival, des effets extrêmement marqués; ces effets se manifestent avec beaucoup moins d'intensité sous l'influence de l'empoisonnement général par cet alcaloïde. Cinq à quinze minutes après l'instillation de la physostigmine dans l'œil, la pupille commence à se rétrécir fortement; mais elle continue à manifester une certaine réaction à la suite de l'impression d'une lumière éclatante, alors même qu'elle a atteint, sous l'influence du poison, son maximum de rétrécissement. Peu de temps après le début de la myose, il se produit une augmentation d'énergie de la faculté accommodatrice : ainsi Kreuchel a pu, au moyen de la physostigmine, rapprocher de beaucoup le point de la vision distincte le plus proche, sans qu'il existât la moindre trace de myopie. Ce n'est que plus tard que se manifeste un véritable spasme de l'accommodation; nous verrons que c'est tout l'inverse qui s'observe avec la muscarine. Le spasme de l'accommodation persiste beaucoup moins de temps que la myose; deux heures après son début, il a déjà disparu. Pendant qu'il existe, on voit l'appareil de l'accommodation être le siège des mêmes modifications que pendant les efforts naturels d'adaptation; ces modifications seraient même plus accentuées dans le premier cas que dans le second; les procès ciliaires s'avancent nettement vers l'axe oculaire, et la ligne circulaire, sombre, qui correspond au bord de la lentille, apparaît encore un peu plus large et plus marquée que dans l'accommodation naturelle. Nous avons vu, chez des lapins, à la suite d'instillations prolongées de très hautes doses de physostigmine, la myose finir par faire place à de la mydriase (Rossbach).

On ne peut presque plus mettre en doute que ce rétrécissement pupillaire et ce spasme de l'accommodation ne dépendent d'une contraction spasmodique du sphincter pupillaire et du muscle ciliaire, contraction spasmodique déterminée par l'excitation des terminaisons du moteur oculaire commun. A l'appui de cette opinion nous pouvons citer le fait, parfaitement constaté, de la suppression de l'effet de la physostigmine au moyen de l'atropine; mentionnons encore, bien que moins démonstrative, l'observation de Engelhardt, qui a vu la pupille, rétrécie au maximum par la physostigmine, se dilater sous l'influence d'une irritation directe de l'iris. En tout cas, le sympathique et le muscle dilatateur de la pupille ne se paralysent nullement sous l'influence de la physostigmine; le rétrécissement pupillaire ne peut donc pas être attribué, comme le voulait Fraser, à une paralysie de ce genre. Nous avons vu en effet, la pupille rétrécie à 3 millimètres par la physostigmine, se dilater jusqu'à 8 millimètres, à la suite de l'irritation du sympathique cervical; en outre, le rétrécissement pupillaire n'est jamais aussi intense après la section du sympathique que lorsque le sympathique est intact. Des doses plus élevées ont aussi une action excitante sur le muscle constricteur de l'iris.

La physostigmine a encore pour effet une augmentation de la pression intra-oculaire; mais, au bout d'une heure tout au plus, on voit constamment, après que la myose s'est développée, la pression intra-oculaire descendre au-dessous de la normale (Graser). On observe, en outre, un état spasmodique du muscle orbiculaire et une hémicrânie unilatérale.

La *respiration*, chez les animaux à sang chaud, est d'abord accélérée. Cette accélération, d'après Bauer, pourrait être attribuée à un spasme des muscles bronchiques; d'après Bezold et Götz, elle serait la conséquence d'une excitation des terminaisons des nerfs pneumogastriques dans les poumons; aussi remarque-t-on qu'elle ne se manifeste pas après la section des pneumogastriques. La respiration et son centre se paralysent à la fin; de sorte que, à ce moment, les excitants respiratoires, tels que l'apomorphine, restent sans action (Harnack), et les animaux peuvent être encore maintenus en vie, pendant un certain temps, au moyen de la respiration artificielle (F. Bauer).

Circulation. — Les contractions du cœur, chez les grenouilles, se ralentissent sous l'influence de petites doses de physostigmine (0,0005); le cœur s'arrête même à l'état de diastole, si la dose a été un peu plus élevée. En même temps que les contractions cardiaques se ralentissent, les mouvements de systole deviennent plus énergiques, et les tracés de la courbe présentent, non seulement plus de hauteur et d'étendue, mais encore une largeur plus grande des extrémités supérieures. On voit fréquemment les interruptions diastoliques alterner avec des interruptions systoliques (Rossbach).

Chez les animaux à sang chaud (lapins, chats, chiens), les mouvements cardiaques se ralentissent aussi sous l'influence de la physostigmine, en même temps que la pression sanguine s'élève.

Tels sont les résultats, très concordants, obtenus par le plus grand nombre des observateurs. La difficulté est de les expliquer, de les rapporter à l'action de la physostigmine sur les nerfs cardiaques et vasculaires ; cette difficulté est d'autant plus grande, qu'on ne connaît encore que très imparfaitement la physiologie du cœur. Nous n'avons nullement l'intention de rapporter ici toutes les hypothèses, souvent purement gratuites, que l'on a proposées sur cette question. Nous dirons seulement que nos recherches nous autorisent à penser que la cause des effets dont il s'agit réside, pour les animaux à sang froid, dans une excitation simultanée des centres modérateurs et musculo-moteurs cardiaques, et, pour les animaux à sang chaud, dans une excitation des pneumogastriques. D'autres, au contraire, s'autorisant de la comparaison des effets simultanés produits sur l'activité du cœur par divers poisons, tels que l'atropine, la muscarine, etc., dont l'action cardiaque reste d'ailleurs encore dans le domaine des hypothèses, admettent que, chez les animaux à sang froid, la physostigmine exerce une action tout à fait particulière sur le muscle cardiaque lui-même, mais que l'on ne peut pas décider s'il en est de même chez les animaux à sang chaud. On admet aujourd'hui généralement, suivant en cela notre manière de voir, qu'il n'existe pas d'antagonisme réciproque, au point de vue des effets produits sur le cœur, entre la physostigmine et l'atropine.

Mentionnons encore ici l'observation remarquable de F. Bauer, qui a vu les veines du mésentère, chez les chats, devenir, sous l'influence de la physostigmine, le siège de contractions partielles; ces vaisseaux offraient alternativement des contractions filiformes et des dilatations variqueuses.

La *température* tombe peu à peu avec les progrès des altérations respiratoires et cardiaques (H. Köhler).

Organes digestifs. — Sous l'influence de faibles doses de physostigmine, la sécrétion salivaire augmente pendant un certain temps, chez les chiens, les chats, et chez l'homme; cette augmentation doit être attribuée, d'après Heidenhain, à une excitation de l'origine centrale des fibres de la corde du tympan. Des doses plus élevées de cet alcaloïde ont pour effet de ralentir le courant sanguin dans les glandes salivaires, aussi bien en excitant le centre vasculaire du sympathique dans la moelle épinière, qu'en excitant le centre vaso-moteur intra-glandulaire; elles peuvent même déterminer une interruption complète de la circulation dans ces glandes et l'entière cessation de la sécrétion de la salive : ce dernier fait n'est que la conséquence de la paralysie des glandes devenues exsangues.

Le *canal intestinal* tout entier, depuis l'estomac jusqu'au rectum, est mis par la physostigmine dans un état de spasme tétanique très prononcé. Cet état, observé pour la première fois par Bauer chez des lapins, présente surtout une grande intensité chez les chats; ses conséquences sont : des nausées, des vomissements, des selles fréquentes, aqueuses, mucoso-sanguinolentes. Bauer, Westermann, von Bezold et Gœtz l'attribuent à une excitation des ganglions intestinaux; Harnack, à une excitation des muscles mêmes de l'intestin. Pendant qu'il est dans cet état de spasme tétanique, l'intestin est pâle, et les veines du mésentère offrent les contractions partielles décrites ci-dessus. Bauer a observé encore un état de contraction de la rate.

Sécrétions. — La physostigmine active-t-elle les sécrétions de la sueur, des larmes, de l'urine? On ne le sait pas d'une manière positive.

La *cause de la mort* est toujours la paralysie finale de la respiration (Harley, Bauer et autres).

De ce qui précède il résulte, en somme, que, pour expliquer les effets physiologiques de la physostigmine, deux opinions opposées se trouvent en présence : d'après l'une, cet alcaloïde agit sur le système nerveux central et sur les nerfs périphériques : sur le système nerveux central, il exerce, en général, une action paralysante; sur les nerfs périphériques, il provoque d'abord des effets d'excitation, puis des effets de paralysie. D'après l'autre opinion, la physostigmine paralyse bien le système nerveux central, mais, au lieu d'agir sur les nerfs périphériques, elle va exciter la substance même des muscles, soit lisses, soit striés.

Emploi thérapeutique. — On a employé les préparations de fève du Calabar contre plusieurs affections nerveuses, particulièrement contre celles qui s'accompagnent ou qui dépendent d'une activité exagérée des réflexes. On a prescrit le plus fréquemment ces préparations dans le traitement du tétanos, et quelques observateurs citent des cas dans lesquels elles ont agi favorablement; d'autres, au contraire, n'en ont obtenu aucun avantage. Il n'est pas possible actuellement de juger cette question ; d'ailleurs ce jugement ne pourrait avoir une importance pratique considérable, depuis que le chloral et le bromure de potassium ont à peu près entièrement pris la place des autres médications dans le traitement du tétanos. Quant à l'emploi de la physostigmine contre les autres névroses spasmodiques, il n'a été l'objet que d'un nombre d'observations très restreint; et, pour ce qui est de l'épilepsie, les communications de Harnack et Witkowski ne sont nullement de nature à nous encourager à employer cet alcaloïde dans le traitement de cette affection.

Subbotin, Schaefer, ont publié des observations, d'après lesquelles l'extrait de fève du Calabar exercerait une action très favorable dans le traitement de l'atonie du canal intestinal et des phénomènes qui en résultent; mais nous manquons encore sur ce sujet d'expériences suffisamment nombreuses.

Dans la *thérapeutique oculaire*, voici quelles sont les circonstances où la physostigmine a été essayée : D'abord, pour faire disparaître la mydriase provoquée par l'atropine ; mais l'expérience, d'accord en cela avec les résultats des recherches de Rossbach, nous apprend que l'alcaloïde en question n'a, dans ce sens, que bien peu d'efficacité. Son action est beaucoup plus favorable contre la paralysie de l'accommodation, soit qu'elle résulte d'un traumatisme, soit qu'elle succède à la diphthérie. On se sert encore de la physostigmine pour rompre les synéchies postérieures, surtout quand le bord pupillaire est fixé du côté de la périphérie ; parfois on fait alterner, dans ce but, les instillations de physostigmine et celles d'atropine. Le même moyen est encore employé quand il existe des synéchies antérieures. Laqueur et Weber ont encore essayé, avec quelque succès, l'emploi de la physostigmine dans le but de faire diminuer la pression intra-oculaire, surtout dans le traitement du glaucome, lorsque l'iridectomie n'est pas praticable, ou qu'elle a été pratiquée sans résultat suffisant ; ils en ont aussi obtenu quelques bons effets dans les cas de staphylôme total, avec accroissement considérable de la pression intra-oculaire. Récemment la physostigmine a été employée avec succès par plusieurs observateurs dans le traitement de diverses affections de la cornée : Kératite superficielle et parenchymateuse, hypopyon-kératite, plaies et perforations de la cornée.

DOSES ET PRÉPARATIONS. — 1. *Fève du Calabar*. Elle n'est pas employée.

2. *Salicylate de physostigmine*. Soluble dans 150 parties d'eau et dans 12 parties d'alcool. Doses : 0,0005 (*jusqu'à* 0,001 *pro dosi! jusqu'à* 0,003 *pro die!*).

3. *Extrait de fève du Calabar*. — En poudre, pilules, solution dans l'alcool ou dans la glycérine. 0,005-0,01 *pro dosi*.

Pour instillations dans l'œil, on peut se servir d'une solution de 0,2 d'extrait de fève du Calabar dans 10,0 de glycérine, ou encore d'une solution, à 1/3 ou 1/2 pour 100, de salicylate de physostigmine; on instillera, de la première solution, 4 à 8 gouttes ; de la seconde, 2 à 4 gouttes.

Traitement de l'empoisonnement par la physostigmine. — L'empoisonnement résulte-t-il de l'ingestion de fèves du Calabar, et c'est ainsi qu'il s'est produit dans presque tous les cas connus jusqu'ici, la première indication doit être évidemment de débarrasser l'estomac du poison, soit en provoquant le vomissement, soit en se servant de la pompe. Si l'absorption s'est déjà produite, les accidents, notamment l'asphyxie et l'affaiblissement du cœur, seront combattus d'après les règles générales déjà connues. — Quant à l'efficacité de l'atropine, qui, d'après ce que nous avons dit, doit être considérée comme un antidote physiologique rationnel de la physostigmine, aucune observation sur l'homme n'a jusqu'ici permis de la juger.

2. Calabarine

C'est un second alcaloïde contenu dans la fève du Calabar. D'après Harnack, il provoque, chez la grenouille, des phénomènes tétaniques; c'est à sa présence, en proportions variables, dans les divers extraits de fève du Calabar, que ces préparations doivent de ne pas toujours produire les mêmes effets sur la moelle épinière. Voilà tout ce qu'on sait jusqu'ici de cet alcaloïde.

DAVREUX, Action physiologique et thérapeutique de la fève de Calabar (Annales de la Société médico-chirurgicale de Liège, 1868). — Nouveau Dictionnaire de médecine et de chirurgie pratiques, art. FÈVE DE CALABAR par A. LE DENTU, t. XIV. Paris, 1871. — Dictionnaire encyclopédique des sciences médicales, art. CALABAR (fève de) par Léon LE FORT, t. XI. Paris, 1870. — GUBLER et LABBÉE, Commentaires thérapeutiques du Codex medicamentarius, art. FÈVE DU CALABAR, 3e édit. Paris, 1885. — HARLEY, On the ordeal Bean of old Calabar its action on animal body compared with that of Woorara and Conia (The Lancet, 1863, vol. I, p. 717. — Medical Times and Gazette, vol. I, 1864). — HARNACK (E.), Ueber einige das Physostigmin betreffenden pharmakologischen und chemischen Fragen (Archiv für experimentelle Pathologie und Pharmakologie, Band XII, S. 334; Band V, S. 401. Leipzig, 1880. — LOPES (José-Carlos), Etude sur la fève de Calabar, thèse de doctorat. Paris, 1864. — NAVARRO (Francisco de Paula), Etude sur la fève de Calabar, thèse de doctorat. Paris, 1869. — WARLOMONT, La fève de Calabar, ses propriétés physiologiques et ses applications à la thérapeutique (Annales d'oculistique 1863, et tirage à part. Paris, J.-B. Baillière).

3. Pilocarpine et feuilles de jaborandi

On donne le nom de *jaborandi* aux feuilles et aux extrémités des rameaux du *Pilocarpus pinnatus*, rutacée qui vit dans l'Amérique du Sud. C'est Cutinho qui, tout récemment, a introduit le jaborandi dans la pratique médicale.

Du jaborandi dit de Pernambuco, Merk a extrait un alcaloïde, à l'état de chlorhydrate : c'est le *chlorhydrate de pilocarpine*. Il se présente sous la forme de cristaux blancs, transparents, d'une saveur légèrement amère, astringente. Il se dissout dans l'eau, à parties égales, et donne une solution incolore. Il constitue, d'après A. Weber, le principe actif des feuilles de jaborandi ; 0,02 de cet alcaloïde produisent des effets aussi intenses qu'une infusion de 5,0 de feuilles de jaborandi dans 120,0 d'eau.

Action physiologique. — L'ingestion d'une infusion de feuilles de jaborandi donne lieu très fréquemment à des nausées, à des vomissements et à un sentiment d'extrême faiblesse, ayant une durée de quatre à six heures. C'est surtout ce dernier phénomène, fort désagréable, qui a contribué à faire tomber en discrédit l'infusion de jaborandi ; il est probablement dû à la présence, dans ces feuilles, d'une huile éthérée encore inconnue.

Ces inconvénients, la pilocarpine ne les a pas, ou du moins ne les a qu'à un degré insignifiant ; elle ne provoque jamais de vomissements, et elle ne donne lieu à des nausées que lorsque l'individu soumis à son influence a avalé une trop grande quantité de salive. Comme elle possède en même temps toutes les propriétés du jaborandi, utilisables en thérapeutique (A. Weber), il en résulte qu'elle mérite d'être préférée aux feuilles, pour les usages médicinaux.

D'après Albertoni, les effets de toutes les feuilles de jaborandi ne sont pas exactement les mêmes, et il existe aussi des variétés dans l'action des différentes pilocarpines.

Nous allons étudier les effets physiologiques de la pilocarpine, en prenant surtout pour base les données qui résultent des expériences de A. Weber, Marmé, Lewin, et autres.

Œil. — Quand on a instillé dans le sac conjonctival 0,001 de pilocarpine en solution, on constate que, dix minutes après, la pupille commence à se rétrécir ; au bout de vingt à trente minutes, ce rétrécissement a atteint son maximum. Ce rétrécissement maximum persiste pendant trois heures ; après quoi, il se met à diminuer. Au bout de vingt-quatre heures, la pupille a repris sa dilatation normale. Albertoni a expérimenté avec une préparation qui, après avoir déterminé une myose d'une durée de deux heures, provoquait une mydriase qui persistait pendant vingt heures.

D'après Tweedy, il se produit, quinze minutes après l'instillation de la solution de pilocarpine, un spasme de l'accommodation qui persiste pendant quatre-vingt-dix minutes, et qui s'accompagne d'une diminution d'acuité de la vision.

Sécrétion de la salive. — Il suffit d'injecter hypodermiquement, au niveau du bras, 0,0005 de pilocarpine, pour voir se produire, cinq minutes après, une augmentation de la sécrétion salivaire ; cette sécrétion devient naturellement d'autant plus abondante que la dose injectée a été plus élevée. D'après Oehme et Lohrisch, qui n'ont fait leurs expériences qu'avec des feuilles de jaborandi, l'homme, sous l'influence de ces feuilles, sécrète, en moyenne, dans l'espace de deux à trois heures, 350 grammes de salive ; la quantité de salive sécrétée dans le même temps a pu aller jusqu'à 750 grammes ; cette salive a une réaction acide, et elle conserve ses propriétés spéciales. L'augmentation de la sécrétion salivaire dure, en général, plus longtemps que celle de la sécrétion sudorale ; elle dure en moyenne de une à deux heures, parfois jusqu'à huit heures.

Cette action de la pilocarpine dépend surtout de l'excitation périphérique des fibres sécrétoires des glandes salivaires (Carville) ; mais il se produit aussi une excitation du centre salivaire dans la moelle allongée (Marmé).

Sécrétion de la sueur. — Une dose très faible de pilocarpine (0,0005) ne rend pas cette sécrétion plus abondante. Si la dose injectée a été suffisante, on constate que, quelques minutes (6 minutes en moyenne) après le commencement de la salivation, la sécrétion sudorale augmente, d'abord à la tête, puis, peu à peu, sur toute la surface du corps. Il n'est pas rare de voir, à ce moment, le malade éprouver un violent frisson, claquer des dents. Sous l'influence d'une dose de 2 centigrammes de pilocarpine, quantité équivalente à 5 grammes de feuilles de jaborandi, ces sueurs abondantes persistent pendant une heure, si le malade est resté hors du lit; pendant deux à trois heures, s'il s'est tenu au lit. D'après des expériences faites sur les pattes des chats, la pilocarpine produit ces effets sudorifiques en excitant périphériquement les fibres sudoripares dont Luchsinger a démontré l'existence, ainsi qu'en excitant le centre sudoripare dans la moelle épinière (Luchsinger, Naurowski, Marmé). Très fréquemment on peut observer chez l'homme une rougeur de la peau, comme conséquence de l'action de la pilocarpine.

La *perte de poids* éprouvée par le corps, après une durée de deux à trois heures de cette augmentation des sécrétions salivaire et sudorale, s'élève, en moyenne, à 2 kilogrammes; elle peut même aller jusqu'à 4 kilogrammes; la perte se faisant par la peau et les poumons seuls peut aller jusqu'à 350 à 930 grammes (Lewin). On comprend aisément qu'il doive se produire, comme conséquence, une forte excitation des *échanges organiques.*

D'après les expériences très bien faites d'Albert Robin, professeur agrégé à la Faculté de médecine de Paris, Marmé, Lewin et autres, de petites doses de pilocarpine font encore augmenter les sécrétions suivantes :

La sécrétion des *glandes cérumineuses*, chez les chats;

La sécrétion des *glandes lacrymales;* cette augmentation de sécrétion est le résultat d'une excitation des appareils nerveux lacrymaux, périphériques et centraux;

La sécrétion de la *muqueuse nasale;* cette augmentation de sécrétion est le plus souvent insignifiante;

La sécrétion de la *muqueuse bronchique;* cette augmentation de sécrétion est très considérable chez les animaux vigoureux; le mucus sécrété est très fluide, d'apparence séreuse, et il s'en produit en si grande abondance que des phénomènes d'un œdème pulmonaire peuvent se manifester. Chez les animaux faibles, débiles, on a constaté l'absence, non seulement de cette augmentation de sécrétion bronchique, mais encore de l'augmentation de sécrétion de la sueur.

La *sécrétion lactée* n'éprouve qu'une augmentation insignifiante et très incertaine; d'après Röhrig, cette augmentation serait simplement la conséquence de l'élévation de la pression sanguine.

La *sécrétion et l'excrétion urinaires* augmentent aussi sous l'influence de petites doses de pilocarpine; mais cette augmentation se fait dans de moindres proportions que celles de la plupart des autres sécrétions. Des doses élevées rendent l'excrétion difficile, l'empêchent, mais sans supprimer la sécrétion.

Les *sécrétions des glandes intestinales* éprouvent, sous l'influence de doses élevées de pilocarpine, un accroissement considérable; il en est de même des *mouvements péristaltiques de l'intestin*; on voit se produire, comme conséquence, des évacuations alvines, qui peuvent même être très aqueuses. Chez l'homme, au contraire, Lewin et d'autres observateurs n'ont vu se manifester, à la suite de l'administration des doses ordinaires de pilocarpine (0,01), aucune modification bien marquée des fonctions intestinales; Lewin aurait même plutôt noté une légère constipation.

Pélicier a constaté, sur des chiens auxquels il avait pratiqué des fistules stomacales, que le jaborandi donnait lieu à une *augmentation de la sécrétion du suc gastrique*, mais qu'il ne produisait nullement cet effet sur la *sécrétion de la bile*. Lewin n'a jamais pu constater, chez l'homme, une altération de l'appétit; tous les malades éprouvaient de l'appétit aux heures des repas; cependant il est assez fréquent de voir se produire, immédiatement après une injection de pilocarpine, des nausées et des vomissements, qui doivent être mis sur le compte, non de la salive avalée en trop grande abondance, mais bien d'une excitation des rameaux gastriques du pneumogastrique; mais, dans ces cas même, l'appétit ne tardait pas à revenir.

On n'a pu encore jusqu'ici constater aucun effet de la pilocarpine sur la *menstruation*.

Toutes les sécrétions augmentées par la pilocarpine, même celle de la muqueuse nasale, peuvent être arrêtées par l'atropine.

La pilocarpine accélère-t-elle la croissance des poils? Schmitz l'admet.

La *respiration* ne subit aucune atteinte de la part de la pilocarpine.

Le nombre des *pulsations* s'accroît, au début, de 10 à 25 par minute, et en même temps le pouls devient plus plein, plus ample, plus élevé, et parfois même nettement dicrote (Leyden); il est très rare de le trouver plus serré et plus tendu; au bout de une à deux heures, il revient à son état normal. D'après Langley, le nitrate de pilocarpine de Gerrard aurait la propriété d'exciter, puis de paralyser les pneumogastriques chez les animaux à sang froid, tandis que, chez les animaux à sang chaud, il n'exercerait sur ces mêmes nerfs qu'une action paralysante; malgré cette paralysie, les contractions cardiaques ne seraient pas accélérées chez les animaux à sang chaud. Chez les chiens, Leyden a vu se produire, sous l'influence de petites doses de pilocarpine, un accroissement de la fréquence du pouls et un léger abaissement de la pression sanguine; sous l'influence de doses plus fortes, un accroissement de la fréquence du pouls et une élévation modérée de la pression; sous l'influence de doses encore plus considérables, un abaissement de la pression et un ralentissement du pouls. L'accroissement de la fréquence du pouls proviendrait d'une irritation des terminaisons du pneumogastrique dans le cœur; le muscle cardiaque lui-même ne subirait aucune atteinte.

La *température* s'élève, pendant la période des frissons, de 5 dixièmes de degré à 1 degré (Weber); puis, pendant que les sueurs sont abondantes, elle tombe en moyenne de 0°,2 (Ringer, Lewin); on a souvent observé aussi, chez les fébricitants, une chute de la température.

Les injections sous-cutanées de cet alcaloïde ne sont nullement douloureuses et ne laissent après elles aucune conséquence fâcheuse.

Si le traitement par la pilocarpine dure trop longtemps, la plupart des malades se plaignent d'un sentiment de plus en plus accentué de faiblesse et de langueur ; on voit souvent se produire de la pâleur à la peau, de la faiblesse cardiaque, de la somnolence, et parfois même un collapsus grave (Lewin).

Emploi thérapeutique. — Les feuilles de jaborandi n'ont pu acquérir, dans la pratique médicale, qu'une importance tout à fait passagère. Sans doute, elles ont manifesté, contre les états pathologiques auxquels on les a opposées, des propriétés qui les caractérisent ; mais elles ont en même temps donné lieu à des phénomènes tellement fâcheux, que leur emploi s'est restreint de plus en plus et a même été considéré comme n'étant pas exempt de danger.

Mais il paraît en être autrement de la pilocarpine introduite par Weber dans la pratique. Cet alcaloïde peut certainement, surtout à la suite d'un usage prolongé, provoquer des vomissements et des phénomènes de collapsus ; mais ces inconvénients se présentent si rarement, qu'ils ne paraissent pas devoir s'opposer à la généralisation de cet alcaloïde dans la pratique médicale.

Il semble avant tout indiqué dans les cas *où l'on peut attendre un effet curatif de la provocation d'une abondante sécrétion salivaire ou sudorale.* Dans presque tous les cas, on ne peut l'employer que pour remplir une indication *symptomatique*, sans espérer lui voir exercer une influence directe sur les états pathologiques eux-mêmes. Il est bien rare qu'on ait besoin de provoquer, dans un but thérapeutique, une abondante salivation ; tout au plus si le cas peut se présenter dans le traitement de la parotite, et Leyden cite, en effet l'observation d'un malade chez lequel le médicament en question agit très favorablement. Ce n'est donc guère que dans ses propriétés sudorifiques que le médecin pourra trouver une ressource plus ou moins précieuse ; et il pourra les utiliser, avant tout, dans le traitement des *hydropisies*. Bardenhewer, Curschmann, Leyden, et nous-mêmes avons pu, en effet, en constater les avantages.

Et, avant tout, il s'agit des épanchements hydropiques dépendant d'*affections rénales*. Naturellement, on ne peut attendre de ce médicament qu'une utilité purement symptomatique, et nullement une action curative sur l'affection fondamentale ; il est cependant certaines circonstances, telles qu'une diminution très considérable de la sécrétion urinaire ou une anurie complète, dans lesquelles il pourra prévenir la mort du malade, en provoquant une forte sécrétion sudorale et donnant ainsi à la néphrite aiguë le temps d'accomplir sa marche régressive. La plupart des observateurs déclarent ne l'avoir jamais vu produire des effets diurétiques ; Leyden parle pourtant d'un malade chez lequel ces effets se produisirent ; mais il est douteux qu'ils fussent bien dus à l'action de la pilocarpine. Nous-mêmes, dans un cas d'hydropisie générale, conséquence d'une néphrite chronique, avons vu l'administration à l'intérieur de la pilocarpine (0,01 toutes les trois heures) donner lieu à une augmentation remarquable de la sécrétion urinaire ; vingt-quatre heures après le début de ce traitement, la quantité d'urine, qui était de 500 à 900 centimètres cubes, s'éleva à 2000 centimètres cubes environ, sans qu'il y eût en même temps augmentation notable de la sécrétion sudorale; quarante-huit heures après, la quantité d'urine éliminée était de 5200 centimètres cubes; elle se maintint encore quelques jours, pendant lesquels on continua l'usage du remède, entre 3000 et 5000 centimètres cubes; dans cet intervalle l'hydropisie avait disparu. — Récemment on a publié quelques observations, d'après lesquelles les injections de pilocarpine, dans des cas de *convulsions urémiques*, auraient rapidement provoqué une abondante sécrétion sudorale et fait cesser les convulsions (Bögehold). Divers observateurs ont vu aussi la pilocarpine agir efficacement dans le traitement de *l'éclampsie des parturientes* : mais Sänger fait observer qu'on ne doit administrer la pilocarpine que tout à fait au début, après les premières attaques, et tant que le coma n'a pas encore fait son apparition; car autrement il pourrait facilement se produire des phénomènes extrêmement menaçants du côté de l'appareil respiratoire.

On peut aussi, d'après Leyden, essayer l'emploi de la pilocarpine contre les œdèmes qui dépendent d'affections cardiaques; nos expériences personnelles nous permettent de nous associer à cette manière de voir; d'après Leyden, la pilocarpine ne produit, dans ces cas, aucun effet fâcheux sur le cœur; d'ailleurs, dit-il, les autres diaphorétiques habituellement prescrits, quand la digitale a échoué, présentent au moins autant d'inconvénients et de dangers que la pilocarpine, et leur administration n'est pas toujours possible; Kahler conseille cependant de se méfier de cet alcaloïde dans les circonstances de ce genre [1]. L'hydropisie cachectique, au contraire, ne pourrait que dans des cas tout à fait exceptionnels, donner lieu à un traitement par la pilocarpine. — Ce médicament peut encore être employé, dans certains cas, pour provoquer les sueurs dans le rhumatisme articulaire aigu; on peut encore l'essayer dans le but d'activer la résorption des exsudats pleurétiques; mais les expériences que nous avons faites à ce sujet ne nous ont donné aucun résultat positif.

Dans la *diphthérie*, la pilocarpine a été souvent expérimentée dans ces dernières années. Les communications publiées jusqu'ici sont loin d'être concordantes; préconisé par les uns, ce médicament est considéré par d'autres non seulement comme inefficace, mais encore comme dangereux chez les enfants. On peut conclure, en tout cas, des observations publiées jusqu'ici, que l'emploi de la pilocarpine dans le traitement de cette maladie n'offre rien de positivement avantageux. — Il est encore d'autres circonstances (traitement diaphorétique de la syphilis, diabète, coqueluche, etc.) dans lesquelles on a employé la pilocarpine, mais sans en retirer aucun résultat nettement favorable. — Quant à la propriété que possède la pilocarpine de faire rétrécir la pupille, elle ne mérite nullement d'être utilisée en thérapeutique, car nous possédons dans la physostigmine un agent bien préférable sous ce rapport. Weber a cependant préconisé l'alcaloïde du jaborandi dans le traitement des opacités du corps vitré, consécutives à l'irido-choroïdite.

[1] [Kahler a raison; car les accidents qu'ont provoqués, en France, les injections de pilocarpine, ont été surtout observés chez des individus atteints d'affections cardiaques. Chez un de ces malades, Leudet a vu se produire une syncope grave; chez un autre, affecté d'une ascite d'origine cardiaque, une injection de 0,02 de chlorhydrate de pilocarpine donna lieu à une syncope qui se termina par la mort un quart d'heure après (Massart).]

Dans ces dernières années, on a souvent expérimenté la pilocarpine dans la pratique *obstétricale*. En dehors de son emploi, déjà mentionné, dans le traitement de l'éclampsie puerpérale, on l'a encore essayée : 1° dans la grossesse, pour déterminer l'accouchement prématuré ; 2° pendant le travail ; et 3° après l'accouchement, dans le but de stimuler l'activité des contractions. On cite quelques résultats favorables et un grand nombre de résultats négatifs. Cette question ayant donc besoin d'être éclaircie par des expériences plus nombreuses, nous croyons pouvoir nous dispenser d'entrer dans les détails à ce sujet.

Le chlorhydrate de pilocarpine a été encore récemment employé dans le traitement des *maladies de l'oreille*. Adam Politzer l'a recommandé d'abord contre la syphilis récente du labyrinthe, puis contre les formes récentes et même anciennes des affections labyrinthiques et, en outre, dans le but de faire résorber les exsudats visqueux de la cavité du tympan. Les résultats favorables qu'il a publiés relativement à la guérison ou à l'amélioration de troubles plus ou moins graves de l'ouïe ont été confirmés par plusieurs observateurs, par Luca, Moos, Oscar Wolf, Kosegarten.

Politzer emploie une solution de chlorhydrate de pilocarpine à 2 pour 100 ; il en injecte 3 à 5 gouttes sous la peau de l'avant-bras. Le nombre des injections varie entre 10 et 30.

Doses et préparations. — 1. *Feuilles de jaborandi*. — Il convient de s'abstenir de les employer. En infusion, 5,0 : 150-200,0.

2. *Chlorhydrate de pilocarpine*. — On l'emploie en solution, soit par la voie stomacale, soit, plus rationnellement, en injections hypodermiques. 0,01-0,03 *pro dosi (jusqu'à* 0,03 *pro dosi ! jusqu'à* 0,06 *pro die !)*.

Bochefontaine, Revue bibliographique générale sur le jaborandi (Revue des sciences médicales d'Hayem, t. VI. Paris, 1875). — Lewin, Charité Annalen. Berlin, 1880. — Hardy (Er.), Revue bibliographique (Revue des sciences médicales d'Hayem, t. XI. Paris, 1878. — Gillet de Grandmont, Action physiologique du nitrate de pilocarpine et effets thérapeutiques, Paris, 1879. — Gubler et Labbée, Commentaires thérapeutiques du Codex medicamentarius. p. 885, 3e édit. Paris, 1885. — Dictionnaire de médecine et de chirurgie pratiques, art. Pilocarpine par E. Ory, t. XXVIII. Paris, 1880. — Luchsinger, Die Wirkungen von Pilocarpin und Atropin auf die Schweissdrusen der Katze (Pfluger's Archiv für gesammte Physiologie, Band XV, 1877). — Nawrocki, Einwirkund der Pilocarpinum muriaticum auf den thierischen Organismus (Centralblatt für medicin. Wissenschaften. Berlin, 1878. — Robin (Albert), Etude physiologique et thérapeutique sur le Jaborandi (Journal de thérapeutique de Gubler. Paris, 1876). — Marmé, Experimentelle Beiträge zur Wirkung des Pilocarpin (Gœttinger Nachrichten, p. 102, 1878). — Straus (Is.), Action et antagonisme locaux des injections hypodermiques de pilocarpine et d'atropine (Comptes rendus de l'Académie des sciences, 7 juillet 1879). — Des modifications dans la sudation de la face à l'aide de la pilocarpine (Gazette médicale de Paris, 1880); Nouveau Dictionnaire de médecine et de chirurgie pratiques, art. Sueur.

4. Muscarine et amanita muscaria

L'*Amanita muscaria*, champignon du genre Amanite, contient deux bases : l'une fortement toxique, la *muscarine*, l'autre *(amanitine)* dépourvue de toute activité physiologique.

La *muscarine* libre, $N \begin{cases} (CH^3)^3 \\ C^2H^5O^2 \\ OH \end{cases}$, est, abstraction faite du nombre des atomes H, isomère avec la bétaïne (oxyneurine) ; elle donne, par l'action de la chaleur, une base volatile, la triméthylamine ; elle est donc une base de triméthyl-ammonium ; la choline, ou triméthyl-hydroxéthylène-ammonium, ne s'en distingue, de même que de la bétaïne, qu'en ce qu'elle contient un atome O en moins. Les bases retirées des principes animaux ou végétaux, telles que la choline, neurine ou sinkaline, la base qui, outre la muscarine, existe dans l'*Amanita muscaria*, c'est-à-dire l'*amanitine*, et, de plus, la base hydroxéthylène-ammonium, la choline obtenue synthétiquement, toutes ces bases sont identiques, sont représentées par la formule $N \left\{ \begin{array}{l} (CH^3)^3 \\ CH^2{-}CH^2.OH \\ OH \end{array} \right.$, et donnent naissance, par oxydation, à la muscarine artificielle, laquelle est sans doute identique avec celle retirée de l'*Amanita muscaria*. De même que la muscarine peut être obtenue par oxydation de la choline ou de l'amanitine, de même elle peut, par réduction, être transformée en ces dernières.

Non seulement les bases triméthylammoniacales oxygénées (muscarine), mais encore quelques bases triméthylammoniacales dépourvues d'oxygène, par exemple le bichlorure d'isoamyltriméthyl-ammonium, le bichlorure de valéryltriméthyl-ammonium, produisent des effets semblables sur l'organisme animal.

Action physiologique. — Les effets physiologiques de la muscarine présentent une grande ressemblance, mais non une identité complète, avec ceux de la physostigmine et de la pilocarpine.

Les phénomènes de l'empoisonnement par l'*Amanita muscaria* sont les mêmes que ceux provoqués par la muscarine : à la suite de l'ingestion de ces champignons se manifestent d'abord des douleurs abdominales violentes, des vomissements et de la diarrhée; puis apparaissent des phénomènes d'ivresse, qui s'élèvent jusqu'au délire furieux. On pense que les accès de fureur des anciens Berserques du Nord étaient dus à l'ingestion de champignons de ce genre. Enfin, à ces phénomènes succède la stupeur; la respiration, le pouls, s'affaiblissent de plus en plus, jusqu'à ce que le malade succombe.

Pour provoquer des accidents graves, chez l'homme, il suffit d'une dose de 0,005 de muscarine pure; 0,003 à 0,01 suffisent pour faire mourir un chat.

Absorption et élimination. — La muscarine s'absorbe très facilement; elle ne se décompose pas dans l'organisme et s'élimine en nature par les reins.

Influence exercée sur les organes et les fonctions. — Nous devons être bref sur ce sujet; car nous ne pourrions que répéter en grande partie ce que nous avons déjà exposé avec détail à propos de la physostigmine; nous nous contenterons de relever ici les différences qui distinguent ces deux alcaloïdes.

L'action de la muscarine sur le cerveau se rapproche bien plus de celle de l'alcool et du chanvre indien que de celle de la physostigmine. Aussi plusieurs peuplades de l'Asie orientale ont-elles utilisé les propriétés enivrantes de l'*Amanita muscaria*, comme ailleurs on met à profit celle du chanvre indien et de l'alcool. Sans doute, dans les cas que nous avons eu l'occasion d'observer, ce sont des phénomènes désagréables, les nausées, les vomissements, qui dominent la scène; mais il faut remarquer que le premier cigare que l'on fume, le premier verre d'alcool que l'on boit, provoquent aussi des nausées et des vomissements; ce n'est que plus tard, quand l'habitude a été prise, que les effets du tabac et de l'alcool sur le système nerveux deviennent agréables. Il peut en être de même de la muscarine et de l'*Amanita muscaria;* loin de nous cependant l'idée de mettre les propriétés de ces substances en parallèle avec les qualités précieuses de l'alcool.

Chez les animaux, les phénomènes intenses qui se manifestent du côté de l'abdomen, du côté de la respiration et de la circulation, dominent la scène et empêchent de distinguer les troubles dont peut être atteinte l'activité du cerveau et de la moelle; mais si l'on a soin, au moyen de l'administration préalable de l'atropine, d'exclure les phénomènes prédominants, on observe alors, chez les grenouilles, que les mouvements volontaires se paralysent sous l'influence de la muscarine, tandis que les centres de l'activité réflexe et de la respiration se montrent exempts d'altération.

Les *nerfs moteurs* périphériques et les *muscles striés* ne présentent aussi rien de particulier.

Les effets de la muscarine sur l'*œil* ressemblent à ceux de la physostigmine; ils consistent en un rétrécissement de la pupille et en un spasme de l'accommodation. Voici cependant les différences qui distinguent, à ce point de vue, ces deux alcaloïdes : 1° La physostigmine exerce le plus facilement son action sur la pupille, elle n'agit sur l'accommodation qu'à la condition d'avoir été employée à doses assez élevées; les effets de la muscarine, au contraire, se manifestent avec le plus d'activité et de rapidité sur l'état de réfringence de l'œil; le rétrécissement de la pupille est tout à fait incertain, chez plusieurs personnes il fait entièrement défaut; mais quand il se produit, il dure plus longtemps que celui déterminé par la physostigmine. 2° Tandis que la physostigmine a pour effet de stimuler le fonctionnement normal du muscle ciliaire et ne donne lieu à un véritable spasme de ce muscle que si elle a été employée à doses élevées, la muscarine, au contraire, met d'abord le muscle ciliaire dans un état de spasme, et c'est seulement lorsque ce spasme a disparu progressivement que l'activité de l'accommodation se montre excitée (Krenchel). Le spasme de l'accommodation provoqué par la muscarine met à peu près deux fois plus de temps à diminuer qu'à augmenter.

Nous avons vu (Rossbach et Fröhlich) se produire, à la suite de la période de rétrécissement pupillaire, une dilatation de la pupille, soit que le rétrécissement eût été provoqué par la muscarine, soit qu'il l'eût été par la physostigmine.

En faisant agir en même temps, à une certaine dose, l'atropine et la muscarine, on peut donner lieu à la production simultanée d'un spasme de l'accommodation et d'une dilatation pupillaire; si l'on élève un peu davantage la dose d'atropine, les effets de la muscarine sur l'œil sont annulés : la mydriase et la paralysie de l'accommodation sont les seuls phénomènes qui se développent.

Sous l'influence de la muscarine, de même que sous celle de la physostigmine, la *respiration* s'accélère d'abord, puis se ralentit, et enfin se paralyse.

0,0001 de muscarine suffit pour faire arrêter le *cœur* à l'état de diastole, chez les grenouilles; cette suspension des pulsations peut durer une demi-heure. Si, pendant qu'elle existe, on irrite le cœur, on voit toujours se produire une ou plusieurs systoles énergiques. Cet arrêt des contractions cardiaques est attribué par Schmiedeberg et Koppe à un état d'excitation des appareils modérateurs du cœur.

Chez les animaux à sang chaud (chiens), v. Basch et Weinzweig ont observé : 1° une période d'arrêt du cœur, d'une durée de 20 à 30 secondes; 2° une période de ralentissement du pouls; 3° une période d'arythmie, et 4° une période de retour à l'état normal. Dans la période de ralentissement, les irritations, même les plus intenses, des pneumogastriques restent sans influence sur le nombre des battements du cœur; l'influence de ces irritations ne se manifeste que dans les deux dernières périodes. Pendant que l'irritation du pneumogastrique est ainsi dépourvue de toute action, les excitations de l'accélérateur, au contraire, s'accompagnent de résultats bien nets. La muscarine exerce donc son action sur ces appareils cardiaques qui reçoivent et transmettent l'excitation (ganglions ou muscles), et elle les modifie de telle sorte que les contractions cardiaques cessent ou deviennent plus rares. Mais la faculté contractile du cœur reste intacte. La muscarine a encore pour effet de supprimer le fonctionnement de ces appareils, par l'intermédiaire desquels l'irritation du pneumogastrique donne lieu, sur le cœur normal, à un arrêt ou à un ralentissement des contractions; tandis que les appareils, par l'intermédiaire desquels l'irritation de l'accélérateur rend plus fréquentes les contractions cardiaques, conservent sans interruption leur aptitude fonctionnelle.

La *pression sanguine* baisse d'abord, pour se relever plus tard. Les vaisseaux périphériques se dilatent.

Les *organes digestifs* éprouvent de la part de la muscarine les mêmes effets que de la part de la physostigmine : la salive est sécrétée en plus grande abondance; des vomissements et de la diarrhée se manifestent, reconnaissant pour cause, comme ceux de la physostigmine, un état tétanique de l'intestin. La bile, le suc pancréatique, sont éliminés en plus grande abondance. La *sécrétion* des glandes lacrymales, salivaires, muqueuses, ainsi que celles du foie, est considérablement augmentée; la sécrétion de l'urine, au contraire, est notablement diminuée (Prévost).

La mort par la muscarine résulte soit d'une paralysie du cœur, soit d'une paralysie de la respiration.

L'atropine neutralise les effets de la muscarine sur l'œil, le cœur, l'intestin, les glandes salivaires, etc. La réciproque n'est pas vraie.

Emploi thérapeutique. — La muscarine n'a pas été encore employée en médecine. Il ne paraît pas qu'elle mérite d'entrer dans la thérapeutique, au moins dans la thérapeutique oculaire (d'après Krenchel), car la physostigmine lui est préférable à tous les points de vue. Donders a pensé qu'elle pourrait peut-être servir à déterminer la courbure du cristallin dans l'état de contraction du muscle ciliaire et la dilatation de la pupille.

Quant aux *doses* auxquelles il faudrait la prescrire, on se baserait, pour cela, sur les expériences physiologiques.

Traitement de l'empoisonnement par la muscarine. — Ces empoisonnements sont assez fréquents, non pas par la muscarine pure, mais par les champignons qui en contiennent. Le premier soin du médecin doit être de chercher à débarrasser l'estomac du poison au moyen des vomitifs ou de la pompe gastrique ; puis, de s'efforcer, au moyen de purgatifs huileux, de l'évacuer par les voies inférieures. Si déjà se sont manifestés des accidents, consécutifs à l'absorption de la substance toxique, on leur opposera, se fondant sur les expériences faites sur les animaux, l'emploi de l'antidote physiologique, c'est-à dire de l'atropine, que l'on injectera sous la peau à doses convenables. On se comportera, pour le traitement symptomatique, d'après les phénomènes existants.

Dictionnaire encyclopédique des sciences médicales, art. AMANITES par BERTILLON, t. III, p. 478 et 504, 1865.

IX. Alcaloïde du tabac

1. NICOTINE

La *nicotine* $C^{10}H^{14}N^2$, est un liquide qui, d'abord incolore, acquiert plus tard, par suite d'une décomposition partielle, une coloration brunâtre. Son odeur ressemble à celle du tabac ; elle a une réaction alcaline ; elle se dissout facilement dans l'eau, de même que ses sels.

C'est un des principes actifs qui existent dans les feuilles et les semences de diverses sortes de tabac *(Nicotiana tabacum, rustica, macrophylla)*. Les tabacs qui flattent le plus le goût, ceux qui sont le plus recherchés, par exemple celui de la Havane, sont aussi ceux qui contiennent le moins de nicotine (2 pour 100). Les tabacs communs sont plus riches en cet alcaloïde ; ils en renferment de 4 à 8 pour 100. Ces chiffres nous paraissent cependant exagérés.

Action physiologique. — La nicotine doit être comptée parmi les plus violents poisons; la violence de ses effets toxiques, la rapidité avec laquelle ils se manifestent, permettent de la comparer à l'acide cyanhydrique. L'inhalation de quantités tout à fait impondérables de nicotine, s'évaporant de quelques gouttes de cet alcaloïde, mises sous le bec d'un petit oiseau, suffit pour donner la mort à cet animal. 0,05 suffisent pour tuer les lapins, les chats, les chiens; il n'en faut pas beaucoup plus sans doute pour faire mourir un homme, car, chez lui, des accidents toxiques graves se manifestent déjà sous l'influence de 0,003 de cet alcaloïde.

Au point de vue de la qualité de ses effets, la nicotine se rapproche beaucoup du groupe de la physostigmine.

Absorption de la nicotine; ce qu'elle devient dans l'organisme. — L'absorption de la nicotine peut se faire par la peau intacte (Röhrig); elle se fait très rapidement par toutes les muqueuses; cette rapidité est telle que la mort peut arriver vingt à trente secondes après l'ingestion du poison.

La nicotine ne se décompose pas dans l'organisme; on la retrouve en nature dans tous les organes (estomac, intestin, sang, foie, rate, reins, cerveau) et dans tous les produits de sécrétion (urine, salive) (Dragendorff); elle se conserverait même pendant longtemps dans le cadavre en putréfaction des animaux morts sous son influence (Melsens).

Phénomènes généraux de l'empoisonnement. — Les grenouilles, traitées par la nicotine, à dose peu élevée, manifestent d'abord de l'inquiétude, parfois de la douleur; très peu de temps après, apparaissent des phénomènes de violente excitation, auxquels succède très rapidement un état particulier, pendant lequel l'animal, comme privé de connaissance, présente des spasmes cloniques intenses, suivis d'un état d'immobilité; les pattes de devant offrent, en quelque sorte, l'attitude de la prière; elles sont appliquées l'une contre l'autre ou le long du corps, les cuisses à angle droit avec l'axe, les jambes complètement fléchies. Cette période, durant laquelle la tête est inclinée, les pupilles et la membrane clignotante, insensibles aux excitations, les mouvements volontaires et la respiration, suspendus, fait place à une autre période, pendant laquelle on observe des contractions fibrillaires des muscles, une diminution considérable de l'excitabilité réflexe, puis un relâchement des muscles et une paralysie générale. Le cœur, continue, en général, à battre encore quelque temps après la mort.

Chez les petits animaux à sang chaud, par exemple chez les petits oiseaux, des doses relativement faibles de nicotine provoquent, en quelques instants, une paralysie générale et la mort; si la dose a été encore plus faible, l'animal manifeste d'abord une grande faiblesse; puis il se met à battre des ailes, offre de la rigidité tétanique des jambes, respire péniblement et meurt.

Les animaux à sang chaud de plus forte taille, les chiens, les chats, traités par des doses très élevées de nicotine, tombent, paralysés ou morts, au bout de vingt à trente secondes, sans présenter de phénomènes spasmodiques. Si la dose a été élevée, mais sans être immédiatement mortelle, ces animaux poussent d'abord des cris de douleur, mais ne tardent pas à perdre connaissance; puis, ils sont pris de convulsions violentes; aux spasmes cloniques succèdent des spasmes toniques, et les accès se renouvellent à courts intervalles, jusqu'à ce que la mort arrive, soit dans un tétanos inspiratoire, qui provoque l'asphyxie, soit dans un état de paralysie générale. Si la dose a été assez petite pour ne pas être mortelle, il se manifeste aussi des convulsions, auxquelles succède une faiblesse telle, que les animaux sont dans l'impossibilité de se tenir debout; ce n'est que très lentement qu'ils se rétablissent.

Chez l'homme, il suffit de très petites doses de nicotine (0,001-0,003) pour déterminer des accidents toxiques graves et persistants. Dworzok et Heinrich décrivent de la manière suivante ces accidents, tels qu'ils les ont éprouvés. Tout d'abord, sensation de brûlure à la langue et de râclement au pharynx, salivation; puis céphalalgie, vertiges, somnolence, oreille dure, vision indistincte; sentiment d'extrême faiblesse et lypothymies; oppression respiratoire; visage pâle et décomposé, mains et pieds glacés; nausées, vomissements, expulsion de flatuosités, ténesme; tremblement des membres et secousses de tout le corps; spasmes cloniques, surtout des muscles respiratoires; consécutivement, la respiration devient difficile et anxieuse; chaque mouvement respiratoire est composé de secousses rapides, de sorte que l'air pénètre dans la poitrine et en sort, pour ainsi dire, par soubresauts. Ces terribles accidents, qui mirent les intrépides expérimentateurs dans un état voisin du désespoir, persistèrent pendant trois jours entiers. Quand les doses sont très élevées, elles provoquent les mêmes phénomènes que chez les autres animaux à sang chaud.

Des doses de nicotine tout à fait faibles, entièrement inoffensives, paraissent stimuler les facultés intellectuelles et les forces physiques, ainsi que l'excitabilité réflexe; elle semblent aussi faire diminuer l'appétit et exciter les mouvements de l'intestin.

Si l'on débute par de petites doses de nicotine, on peut accoutumer l'organisme des animaux (lapins, dans les expériences d'Anrep) à des doses de plus en plus élevées. Si, au contraire, on administre dès l'abord à des grenouilles ou à des lapins une haute dose de nicotine, on voit ces animaux réagir ensuite à l'égard d'intoxications répétées par la nicotine tout autrement que des animaux à l'état normal, n'ayant pas encore été soumis à l'influence de ce poison; bien qu'ils paraissent s'être entièrement remis de leur premier empoisonnement et qu'ils ne se distinguent en rien des animaux se trouvant à l'état normal, on ne voit plus cependant se manifester chez eux, à la suite de l'administration d'une seconde dose de nicotine égale à la première, certains phénomènes toxiques, qui ne manquent jamais de se produire dans une première intoxication; on n'observe plus, par exemple, ni convulsions, ni contractions fibrillaires des muscles, mais bien un arrêt de la respiration, la perte des mouvements volontaires, une paralysie générale; en outre, cette seconde dose exerce une influence puissante sur le cœur, chez les grenouilles; sur le centre respiratoire, chez les animaux à sang chaud. La cause de ce fait dépend probablement de ce que, malgré l'aspect normal de ces animaux, les organes qui ont subi surtout l'influence de la nicotine ne sont pas entièrement revenus à leur état normal : le cœur, chez les grenouilles, et le centre respiratoire, chez les lapins, sont restés affaiblis, et une nouvelle dose a fait augmenter cet état d'affaiblissement; le centre des mouvements spasmodiques a été aussi tellement affaibli par la première dose, qu'une seconde dose n'est plus assez puissante pour réveiller dans ce centre de nouvelles excitations; si cette seconde dose est trois ou quatre fois plus élevée que la première, alors des phénomènes spasmodiques peuvent de nouveau se manifester, mais ils sont plus faibles que la première fois (Anrep).

Action de la nicotine sur les organes en particulier. — L'action de la nicotine, de même que celle des autres alcaloïdes, paraît s'exercer directement sur la substance nerveuse; c'est ce qui résulte de toutes les observations faites jusqu'ici; en tout cas, les troubles qu'elle provoque ne peuvent pas être mis sur le compte d'une altération du sang. La coloration rouge sombre que présente ce liquide dépend simplement des troubles respiratoires. Il est vrai que, lorsqu'on mélange directement du sang avec de la nicotine, les globules se détruisent rapidement; mais cette destruction doit être attribuée uniquement à la forte alcalinité de la substance toxique.

Cerveau. — On sait que le tabac a pour effet de faciliter les conceptions intellectuelles, de rendre plus appliqué aux travaux de l'esprit, de détourner du sommeil; il est probable que la nicotine, absorbée à doses extrêmement faibles, possède les mêmes propriétés ; mais jusqu'ici l'expérience directe fait défaut. A doses un peu plus élevées, elle provoque, chez les animaux à sang chaud aussi bien que chez les animaux à sang froid, des phénomènes d'excitation manifeste des fonctions cérébrales ; mais ces phénomènes d'excitation disparaissent très rapidement pour faire place à des phénomènes tout opposés : le cerveau se paralyse, et l'animal tombe sans connaissance.

Moelle épinière. — Freusberg soutient avec raison que de faibles doses de nicotine excitent d'abord toutes les parties de la moelle épinière, même, et principalement, les appareils intermédiaires des réflexes. Il faut avoir soin de ne pas se laisser induire en erreur par ce fait, à savoir, que les grenouilles se montrent entièrement insensibles aux irritations pendant qu'elles sont dans le tétanos. Les expériences de Freusberg sur des grenouilles décapitées sont, à ce sujet, particulièrement importantes et instructives. Ces animaux, vingt-quatre heures après la décapitation, au moment où les réflexes avaient, chez eux, presque entièrement disparu, pouvaient être revivifiés, en quelque sorte, au moyen de la nicotine : une heure après l'injection du poison, ils répondaient par des mouvements réflexes très accentués aux irritations cutanées qu'on leur faisait subir. Cette revivification de la moelle épinière persistait pendant un jour à trois jours ; des irritations se succédant très rapidement parvenaient, il est vrai, à l'épuiser, mais elle ne tardait pas à reparaître. Les cadavres des grenouilles nicotinisées conservaient, pendant un temps remarquablement long, une apparence de fraîcheur. — D'après Anrep, les contractions fibrillaires des muscles, qu'on voit se produire constamment chez les grenouilles intoxiquées par la nicotine, ont surtout une origine centrale.

Cette excitation de la moelle épinière s'élève au point de donner lieu à des spasmes toniques et cloniques, qui, d'après Freusberg, persistent ou prennent naissance, avec leurs caractères particuliers, malgré la décapitation ; la respiration artificielle ne les fait pas cesser. Ce dernier fait ainsi que la production de ces spasmes chez les animaux à sang froid montrent bien qu'ils ne dépendent pas de troubles circulatoires (Uspensky).

A cette excitation de la moelle épinière succèdent, plus rapidement qu'à celle provoquée par la strychnine, une insensibilité à l'égard des irritations directes et réflexes, et une paralysie générale.

Les effets produits par la nicotine sur les *nerfs périphériques* ont été exactement étudiés chez les animaux à sang froid. La nicotine excite d'abord les terminaisons intra-musculaires de ces nerfs (d'où production de légères contractions fibrillaires des muscles, même après la section de la moelle épinière), puis elle les paralyse, tandis que leurs troncs conservent encore longtemps leurs propriétés électro-motrices (Rosenthal). Elle détermine constamment un rétrécissement pupillaire, lequel paraît devoir être attribué à une excitation du nerf moteur oculaire commun. Les nerfs sensibles éprouvent l'influence de la nicotine plus tôt que les nerfs moteurs, et cette influence est plus intense et plus persistante (Anrep).

L'*excitabilité musculaire* directe se maintient intacte pendant longtemps. Les pattes antérieures des grenouilles tombent constamment dans un état cataleptique et, durant 20 à 45 minutes, restent raides, semblables à de la cire ; elles conservent alors toutes les situations qu'on leur fait prendre ; cet état est la conséquence d'une modification de la substance musculaire même (Anrep).

La *respiration* éprouve d'abord des effets d'excitation ; elle est plus rapide, haletante, sifflante, interrompue par des spasmes tétaniques inspiratoires et glottiques ; ces effets se produisent même après la section des pneumogastriques à la région cervicale. Finalement, elle se ralentit et se paralyse. Ces phénomènes sont dus très probablement à une excitation et à une paralysie du centre respiratoire dans la moelle allongée.

Les *organes circulatoires* éprouvent les modifications suivantes :

Sous l'influence de petites doses de nicotine (0,0001), le cœur, chez les grenouilles, se contracte de plus en plus lentement et finit par s'arrêter à l'état de diastole ; il éprouve cet effet par suite d'une excitation de ses appareils modérateurs. Cette période ne tarde pas à faire place à une autre, pendant laquelle les appareils modérateurs cardiaques subissent une influence paralysante, pendant laquelle, par conséquent, les contractions du cœur recommencent, régulières, mais un peu plus faibles. Ce second effet ressemble donc à celui de l'atropine, avec cette différence, pourtant, que s'il est dû à la nicotine, l'irritation des pneumogastriques ou l'empoisonnement par la muscarine peuvent encore faire arrêter les pulsations, tandis que, s'il est dû à l'atropine, cet arrêt des pulsations ne peut plus avoir lieu. On a conclu de là que les points d'attaque de la nicotine et de l'atropine dans les appareils modérateurs cardiaques ne doivent pas être les mêmes ; on admet que la nicotine exerce son action paralysante uniquement sur un ganglion hypothétique situé dans le cœur, entre le tronc du pneumogastrique et les centres nerveux modérateurs intra-cardiaques, tandis que l'atropine paralyse ces centres modérateurs proprement dits.

Chez les animaux à sang chaud, la nicotine a aussi pour premier effet, en excitant les pneumogastriques, de ralentir les battements du cœur ; après quoi, ces battements s'accélèrent, lorsque les pneumogastriques ont été paralysés, et enfin ils se ralentissent de nouveau, par suite de l'affaiblissement de l'excitabilité des appareils moteurs cardiaques. — La pression sanguine baisse, tant que dure l'excitation des pneumogastriques, puis elle s'élève, et enfin retombe.

Les *vaisseaux*, au moins ceux de la peau des membres, éprouvent de la part de la nicotine une influence semblable à celle qu'ils éprouvent de la part de l'atropine ou de l'acide carbonique. Ils se dilatent, consécutivement à une irritation de leurs fibres nerveuses dilatatrices (Ostroumoff).

La *température*, d'après Ostroumoff, s'élève à la surface du corps ; d'après d'autres observateurs, elle baisse et n'éprouve une élévation légère et passagère que pendant les convulsions.

Voies digestives. — Sous l'influence des moindres doses de nicotine, la sécrétion salivaire augmente par action réflexe, le sentiment de la faim diminue, les mouvements intestinaux deviennent plus énergiques et s'accélèrent. A la suite de l'injection d'une quantité minimum de cet alcaloïde dans la veine jugulaire, on voit l'intestin, depuis l'estomac jusqu'au rectum, mais surtout l'intestin grêle, se contracter avec tant d'intensité, que la lumière s'en efface presque complètement ou même complètement, les gaz et les matières fécales sont poussés avec une grande rapidité vers l'anus ; une sorte de tétanos intestinal se manifeste, que ne peuvent faire diminuer ni la section des pneumogastriques, ni la compression de l'aorte abdominale, et sur lequel l'action modératrice du splanchnique ne peut rien (Nasse) ; ce tétanos s'accompagne de pâleur de l'intestin. Puis arrive une période pendant laquelle l'intestin se calme, les vaisseaux s'emplissent de nouveau ; des mouvements péristaltiques tumultueux viennent enfin terminer la scène. Plus la dose de nicotine a été élevée, plus cet effet est rapide et intense (Nasse, v. Basch et Oser). Le tétanos de l'intestin provient d'une excitation violente des ganglions intestinaux (Nasse) ; les mouvements péristaltiques tumultueux, qui arrivent plus tard, sont dus à l'excitation d'un centre moteur intestinal situé dans la moelle épinière ; ils se produisent en effet, même après la ligature de l'aorte, le poison ayant été injecté dans la carotide vers le cerveau et la moelle (v. Basch).

La *vessie* et l'*utérus* seraient aussi le siège des contractions (Nasse).

La nicotine n'est pas employée en médecine.

2. TABAC

Action physiologique. — Depuis l'année 1560, l'usage du tabac, sous diverses formes (tabac à fumer, à priser, à chiquer), s'est étendu dans le monde entier ; et il n'est nullement permis d'attribuer cette extension uniquement à l'esprit d'imitation, mobile de bien des actions humaines : les propriétés physiologiques du tabac y ont certainement contribué pour une forte part.

L'action principale du tabac, aussi bien du tabac à priser et à chiquer que du tabac à fumer, doit être mise sur le compte de la *nicotine* contenue dans les feuilles de tabac, et dont l'étude détaillée a été faite ci-dessus. Il faut peut-être aussi prendre en considération la présence dans le tabac de la *nicotianine*, $C^{23}H^{32}N^{2}O^{3}$, substance très volatile, d'une saveur amère, d'une odeur de tabac ; cette substance, administrée isolément, provoque des éternuements, de la céphalalgie, des nausées et des vomissements ; il est bien possible qu'elle ne soit qu'une combinaison de nicotine avec un acide volatil (Hermbstædt, Landerer, Buchner). Enfin, il faut encore tenir compte, dans l'action générale du tabac, de celle d'un grand nombre d'autres substances très actives qui se développent pendant la préparation du tabac, pendant sa combustion, etc.

La *fumée de tabac*, d'après Vohl et Eulenberg, ne contient point de nicotine ; Heubel, au contraire, affirme qu'il s'y en trouve. « Certainement, dit ce dernier observateur, la nicotine pure se décompose sous l'influence de températures non très élevées, et même par la simple évaporation à l'étuve ; mais la nicotine existe, dans les feuilles de tabac, principalement à l'état de sel stable, et une température élevée ne fait perdre à ce sel qu'une petite partie de son activité. Quoi qu'il en soit, ce qui est certain, c'est qu'il se forme, pendant la combustion du tabac, un certain nombre de bases volatiles, qui, à l'exception de l'ammoniaque, sont toutes des bases de pyridine (pyridine $C^{5}H^{5}N$, picoline $C^{6}H^{7}N$, lutidine $C^{7}H^{9}N$, collidine $C^{8}H^{11}N$) ; ces bases, d'après Vohl et Eulenberg, produisent des effets semblables à ceux de la nicotine, mais moins accentués (rétrécissement de la pupille, spasmes, etc.). Les substances qu'on a encore trouvées dans la fumée de tabac sont les suivantes : acide cyanhydrique, acide sulfhydrique, oxyde de carbone, protocarbure d'hydrogène, azote et oxygène ; les proportions en sont très faibles et extrêmement variables. On sait qu'un tabac très fort peut être fumé sous forme de cigare, tandis que, fumé à la pipe, il serait très difficilement supporté. On peut se rendre compte de ce fait, en considérant qu'une combustion incomplète, telle que celle qui a lieu dans la pipe, donne naissance surtout à de la pyridine, substance éminemment volatile et stupéfiante ; tandis que la combustion complète d'un bon cigare, fournissant une cendre bien blanche, produit principalement de la collidine, beaucoup moins active que la pyridine.

Les *effets physiologiques* résultant de l'action de fumer sont dus par conséquent à tous les éléments dont il vient d'être question ; il faut aussi tenir compte du jus de tabac que l'on ingère, par exemple en tenant le cigare à la bouche, et qui, de même que celui qui provient du culot de la pipe, doit naturellement posséder une activité toxique plus grande que celle de la fumée.

Les personnes qui fument pour la première fois éprouvent des symptômes d'empoisonnement assez intenses, qui ressemblent beaucoup à ceux éprouvés par Dworzak et Heinrich, dans leurs expériences sur eux-mêmes avec de la nicotine. Mais, peu à peu, on s'habitue à l'action du tabac, et l'on n'en ressent plus alors que les effets agréables et utiles, effets qui ont répandu si rapidement cette habitude dans le monde entier : L'esprit devient plus actif, l'humeur plus agréable ; on se sent porté avec plus d'ardeur aux travaux intellectuels et physiques. Une personne depuis longtemps habituée à fumer, et que l'on prive tout d'un coup de l'usage du tabac, voit son état moral se troubler, se sent moins portée au travail. Ce n'est pas sans raison que, dans nos expéditions militaires, nous avons soin de tenir les soldats pourvus de tabac à fumer ; on a remarqué, en effet, que, grâce à cela, ils supportent de plus grandes fatigues, sans avoir besoin d'autant de nourriture, et se prêtent aux travaux avec plus de plaisir et d'ardeur.

On peut arriver, par l'habitude, à fumer impunément de grandes quantités de tabac. Il y a cependant une limite, au delà de laquelle apparaissent des troubles variés : diminution de l'appétit, catarrhe chronique du pharynx et du larynx, inflammation chronique de la conjonctive ; quelquefois, mais rarement, battements de cœur et *delirium cordis*, tremblements des membres, humeur hypochondriaque, grande susceptibilité psychique. D'après Hirschberg, il existe aussi une amblyopie déterminée par le tabac ; il se développe, comme trouble visuel très caractéristique, toujours bilatéral, un scotome paracentral, nettement circonscrit, qui occupe le point visuel et qui s'étend de là sur la tache de Mariotte ; ce scotome, d'après Weiss, n'est qu'un scotome relatif, jamais un scotome absolu ; l'acuité visuelle tombe donc à 1/3-1/30 de la normale ; il ne se produit jamais d'amaurose ; la pupille paraît d'abord normale, elle est plus tard légèrement altérée dans sa couleur au niveau de la moitié occupée par la tache.

On connaît peu de cas de mort par le tabac : on cite celui d'un jeune homme qui mourut après avoir fumé ses deux premières pipes ; celui de deux jeunes gens qui avaient fumé sans interruption dix-sept à dix-huit pipes.

Le *tabac à priser* contient, d'après Schlösing, 2 de nicotine pour 100 ; d'après Vohl et Eulenberg, il n'en contient que 0,03 à 0,06 pour 100. Ces variations s'expliquent d'après les différences que présentent les diverses préparations et les falsifications nombreuses qu'on leur fait fréquemment subir. Introduit, suivant l'habitude, dans la cavité nasale, le tabac à priser ne provoque guère que des phénomènes locaux : augmentation de sécrétion du mucus nasal, éternuements violents, diminution de l'odorat; il pénètre toujours un peu de tabac dans le pharynx, l'œsophage, l'estomac : d'où résulte parfois le développement d'un catarrhe pharyngien ou gastrique. Si la quantité qui a pénétré dans l'estomac a dépassé une certaine limite, les phénomènes de l'empoisonnement par la nicotine apparaissent; on a même vu 2 à 4 grammes de tabac à priser, ingérés de cette manière, déterminer la mort.

Le tabac, *chiqué*, produit des effets différents, suivant que les feuilles mêmes de tabac, par exemple un cigare, ont servi à cet usage, ou qu'on s'est servi d'un tabac particulier connu sous le nom de *tabac à chiquer*. Dans le premier cas, des accidents graves peuvent se manifester; on a même vu un empoisonnement par la nicotine, et la mort survenir chez un individu qui avait chiqué la moitié d'un cigare. Le tabac à chiquer, au contraire, grâce à son mode de préparation et à son mélange avec d'autres parties végétales inoffensives, n'a que des propriétés toxiques faibles; il provoque, avant tout, des symptômes de catarrhe buccal et gastrique. On a observé, chez plusieurs chiqueurs, de la faiblesse de la volonté, divers troubles intellectuels : ces phénomènes doivent-ils être attribués à la vilaine habitude de ces individus? Nous ne saurions le décider.

Usages diététiques et médicaux du tabac. — On vient de voir que le tabac jouit de propriétés particulières auxquelles il a dû sa rapide extension. Nous reconnaissons, cela va sans dire, que l'on peut se passer de ces propriétés, et nous n'avons nullement l'intention de soulever ici une polémique avec les adversaires déclarés de cette substance. Mais ce sur quoi nous tenons à insister, c'est que l'usage *modéré* du tabac ne présente, comme l'apprend l'expérience de tous les jours, aucun inconvénient appréciable. Les cas d'empoisonnement chronique, qu'on a cités, n'ont été observés que chez des individus qui faisaient abus du tabac; si l'on en signale quelques-uns chez des personnes usant modérément de cette substance, il faut convenir qu'ils sont excessivement rares, et qu'ils ne doivent être attribués qu'à une disposition individuelle tout à fait exceptionnelle.

Ce qui doit surtout attirer notre attention, ce sont les conditions qui contre-indiquent l'usage du tabac. En première ligne, nous citerons les affections catarrhales et inflammatoires, chroniques ou aiguës, de la bouche et du pharynx, et nous croyons devoir ajouter les états dyspeptiques et les catarrhes de l'estomac. L'existence d'une conjonctivite ou d'autres inflammations oculaires constitue encore une contre-indication à l'usage du tabac; on sait, en effet, que cette substance, surtout si elle est fumée dans un espace clos, peut donner lieu à un catarrhe de la conjonctive. L'influence que peut exercer l'action de fumer sur les affections pulmonaires a été l'objet de discussions nombreuses. A notre avis, ce n'est que par exception qu'elle peut provoquer un catarrhe bronchique, lequel résulte alors d'une propagation vers les bronches d'un catarrhe chronique du pharynx. Tout individu atteint d'une affection pulmonaire devra néanmoins s'abstenir de fumer, pour la bonne raison que le séjour dans une atmosphère pure et saine est, dans ces cas, une des conditions essentielles du traitement. Les personnes atteintes d'affections cardiaques devraient aussi renoncer à l'usage du tabac, dès qu'elles s'aperçoivent, ce qui est loin d'être toujours le cas, que cet usage est pour elles une cause de palpitations. Comment doit-on se comporter s'il s'agit d'états névropathiques? Faut-il permettre ou interdire le tabac? Nous ne croyons pas qu'il soit encore possible de porter là-dessus un jugement.

Les usages *médicaux* du tabac sont tout à fait insignifiants.

C'est dans les *étranglements intestinaux*, externes ou internes, qu'on employait autrefois le plus fréquemment cette substance. Les lavements de tabac sont aujourd'hui assez généralement abandonnés; leurs résultats sont beaucoup trop incertains, et si l'on tient compte du danger, toujours menaçant, d'une intoxication, on reconnaîtra qu'il convient d'y renoncer entièrement.

Le tabac a été encore préconisé dans le traitement de la constipation chronique, sans qu'on ait précisé les cas particuliers qui se prêteraient le mieux à son emploi. Il paraît certain que, chez plusieurs personnes, l'usage du tabac à fumer, le matin, a pour résultat de régulariser les selles. Hors de là, l'usage du tabac, comme médicament, est entièrement inusité dans le traitement de la constipation.

La valeur du tabac dans le traitement des spasmes glottiques, de l'asthme bronchique, de la coqueluche, est entièrement incertaine; il en est de même de sa valeur dans les cas de hoquet nerveux.

Doses. — *Feuilles de tabac.* — A l'intérieur, en infusion; 0,02-0,15 *pro dosi.* En lavements, le tabac a été employé tantôt sous forme de fumée, tantôt en infusion (0,5-1,0 : 120-200).

Traitement de l'empoisonnement par la nicotine. — Si le poison a été introduit dans l'estomac, il faudra d'abord chercher à l'évacuer; le mieux pour cela serait de se servir de la pompe gastrique; l'emploi du tannin, dans ces circonstances, mérite aussi d'être recommandé. Les phénomènes consécutifs à l'absorption exigent un traitement symptomatique, qui s'adressera au collapsus, aux troubles respiratoires, etc.

Quant au traitement des phénomènes morbides dépendant de l'abus habituel du tabac, la première indication à remplir c'est de renoncer à l'usage de cette substance, ce qui suffit ordinairement pour amener la guérison.

Albers, Deutsche Klinik, 1851. — Anrep (von), Neue Erscheinungen der Nicotinvergiftung (Dubois Reymond's Archiv für Anatomie u. Physiologie : Physiologische Abtheilung, 1879, Supplement Band. S. 167; 1880, S. 209. Leipzig). — Basch-Oser (von), Wiener med. Jahrbücher, 1872. — Bernard (Cl.), Leçons sur les substances toxiques et médicamenteuses. Paris, 1857. — Blatin, Recherches physiologiques et cliniques sur la nicotine et le tabac. Paris, 1870. — Böhm, Herzgifte. Wurzburg, 1871. — Dictionnaire encyclopédique des sciences médicales, art. Nicotine par Bordier, 2e série, t. XIII, 1879. — Eulemberg u. Vohl, Vierteljahrsschrift für gerichtliche Medicin, Band XIV. — Fageret (Mathieu), Du tabac, son influence sur la respiration et la circulation. 1867. — Foussard (Eug.), De la nicotine, thèse de Paris, 1876. — Nasse (O.), Beitrag zur Darmbewegung. Leipzig, 1866. — Ostroumoff, Versuche über die Hemmungsnerven der Hautgefässe (Pflüger's Archiv für gesammte Physiologie, Band XII, S. 219. Bonn, 1876). — Praag (L. v.), Nicotin Toxikologisch-pharmakodynamische Studien (Virchow's Archiv für pathologische Anatomie. Band VIII, S. 56. Berlin, 1855). — Rosenthal, Société de biologie. Paris, 1867. — Schmiedeberg, Sitzungsberichte der k. Sachsischen Akademie, 1870. — Tardieu, Etude médico-légale et clinique sur l'empoisonnement, p. 927. Paris, 1875. — Trubart, Inaugural Dissertation. Dorpat, 1869.

Tabac indien, de la *Lobelia inflata* (Lobéliacées)

Son principe actif et ses propriétés physiologiques étant inconnus, son utilité très douteuse, et son activité toxique très marquée, nous croyons devoir passer rapidement sur l'étude de cette substance.

Elle n'est plus recommandée aujourd'hui que dans le traitement des affections pulmonaires, comme agent expectorant; on lui attribue aussi des propriétés avantageuses contre les « accès d'asthme » et les « toux spasmodiques ». Les médecins anglais et américains, ainsi que quelques médecins allemands, admettent que le lobelia peut rendre des services, comme palliatif, dans le traitement de toutes les formes de dyspnée et dans celui des violents accès de toux, pourvu que ces symptômes soient de « nature nerveuse » et ne dépendent pas d'une altération matérielle de l'appareil respiratoire. Dans les cas même où ces symptômes sont secondaires à d'autres états morbides (affections cardiaques, catarrhe bronchique chronique, etc.), la lobelia aurait encore l'avantage de calmer l'oppression, de modérer la violence des accès de toux. D'autres observateurs n'ont pu confirmer ces bons résultats.

DOSES ET PRÉPARATIONS. — 1. *Lobelia inflata.* — 0,05-0,15 *pro dosi* (2,0 *pro die)*; en poudre, infusion, décoction.

2. *Teinture de Lobelia inflata.* — 5 à 30 gouttes *pro dosi (jusqu'à* 1,0 *pro dosi ! jusqu'à* 5,0 *pro die !)*.

Nouveau dictionnaire de médecine et de chirurgie, art. LOBÉLIE par BARRALLIER, t. XX, 1875.

X. Alcaloïdes du curare, de la grande ciguë, de la cynoglosse, et dérivés alkyliques d'un grand nombre d'alcaloïdes

Les alcaloïdes et dérivés alkyliques d'un grand nombre d'alcaloïdes appartenant à ce groupe produisent sur l'organisme animal des effets analogues ; ils ont pour caractère principal de *paralyser les terminaisons intra-musculaires des nerfs moteurs, tout en laissant intacte l'excitabilité de la substance musculaire.* Voici l'énumération de ces composés : *Curarine*, alcaloïde du curare, poison qui provient de divers strychnos et cocculus ; *coniine,* alcaloïde retiré du *Conium maculatum* (Kölliker), et *conydrine* ($C^8H^{17}NO$) ; principes, encore peu connus, de plusieurs *Borraginées*, du *Cynoglossum officinale* (cynoglossine), de l'*Anchusa officinalis* et de l'*Echium vulgare;* un produit de dédoublement de la narcotine, la *cotarnine*, $C^{12}H^{13}NO^3 + H^2O$; *dérivés alkyliques d'un grand nombre d'alcaloïdes*, c'est-à-dire d'alcaloïdes dans lesquels H est remplacé par un radical d'éthyle, de méthyle ou d'amyle ; ces dérivés alkyliques sont : méthyl delphinine, méthyl-strychnine, méthyl-brucine, méthyl-atropine, méthyl-quinidine, méthyl-quinine, méthyl-cinchonine, méthyl-vératrine, méthyl-nicotine, éthyl-strychnine, éthyl-brucine, éthyl-nicotine, amyl-cinchonine, amyl-vératrine ; enfin, mentionnons encore les *bases ammoniacales des hydrocarbures simples*, par exemple l'iodure de tétraméthyl-ammonium. Hermann et V. Meyer ont trouvé, en outre, dans plusieurs bières une substance agissant à la manière du curare, mais ils n'ont pas pu déterminer de laquelle des matières végétales employées dans la fabrication de la bière cette substance provient.

Parmi ces substances, celle qui provoque avec le plus d'intensité l'effet caractéristique ci-dessus signalé est, sans contredit, la *curarine ;* une dose tout à fait infinitésimale (0,000005) suffit pour produire l'effet en question. C'est donc la curarine qui sera l'objet d'une étude détaillée. Parmi les autres composés appartenant au même groupe, la coniine seule nous paraît digne d'attirer un moment notre attention, bien que ses usages thérapeutiques soient fort peu étendus.

1. CURARINE ET CURARE

Sous le nom de *curare (Worara, ourari)* on désigne un poison qui provient de diverses espèces de strychnos, de cocculus, de paullinia (?), et dont les naturels de l'Amérique du Sud enduisent leurs flèches. Ce poison nous arrive contenu dans des calebasses ou dans des pots d'argile. C'est en 1595 qu'il fut apporté pour la première fois en Europe, par Walter Raleigh. Il se présente sous la forme de masses résineuses, brunes, mêlées avec beaucoup d'impuretés; aussi sa richesse en principes actifs est-elle extrêmement variable. On doit donc toujours, avant de l'employer, avoir soin d'essayer sur des grenouilles l'intensité de ses effets. La même préparation peut aussi éprouver avec le temps des modifications considérables dans la puissance de son action ; ces modifications sont surtout déterminées par le développement de champignons.

La *curarine*, obtenue pour la première fois par Preyer, doit être, d'après Th. Sachs, représentée par la formule $C^{18}H^{35}N$. La préparation que l'on trouve dans le commerce sous le nom de curarine est très souvent impure; c'est même, dans quelque cas, tout autre chose que de la curarine, par exemple, du phosphate de chaux.

Action physiologique. — Le curare provoque, chez les grenouilles et chez les animaux à sang chaud, à peu près les mêmes effets, soit qu'il ait été injecté sous la peau, soit qu'il ait été introduit directement dans le sang. Mais s'il est ingéré dans l'estomac, il faut, pour qu'il puisse exercer la même action, que la quantité administrée ait été très considérable. Si cette quantité a été faible, ses effets toxiques sont nuls, parce que, aussitôt après sa pénétration dans le sang, elle s'élimine par les reins ; l'absorption qui se fait par les muqueuses étant très lente et l'élimination très rapide, la quantité existant dans le sang à un moment donné ne peut jamais être assez considérable pour donner lieu à des phénomènes d'empoisonnement. Mais le curare, absorbé par une muqueuse, détermine rapidement des accidents toxiques, si l'on a eu soin de lier préalablement les artères rénales (Bernard, Hermann). Pourquoi les effets produits par ce poison, injecté sous la peau, persistent-ils si longtemps, malgré la rapidité avec laquelle se fait l'élimination ? Il nous est impossible de donner à cette question une réponse satisfaisante. Hermann attribue ce fait à ce que les altérations des terminaisons nerveuses intra-musculaires, une fois développées, ne peuvent plus régresser que lentement, et persistent encore longtemps après que la substance toxique a entièrement abandonné l'organisme; mais il n'est nullement démontré que cette élimination soit complète au moment où persistent encore les accidents; et, à ce compte, nous pouvons admettre avec autant de raison que, une fois fixé dans la substance des terminaisons nerveuses, le curare ne peut s'en dégager qu'avec la plus grande lenteur.

L'action du curare sur les nerfs moteurs est d'autant plus lente que l'animal sur lequel elle s'exerce appartient à une classe plus inférieure. Chez les poissons, le curare exerce d'abord une action paralysante sur les organes centraux du mouvement volontaire et de la respiration ; ces organes sont déjà depuis longtemps paralysés, alors que les mouvements réflexes sont encore possibles, et ce n'est que très tard que les terminaisons des nerfs moteurs se paralysent à leur tour; les poissons qui peuvent continuer à vivre hors de l'eau, les anguilles par exemple, n'éprouvent pas de la part du curare des effets plus accentués, quand ce poison leur a été injecté pendant qu'ils étaient hors de l'eau, que lorsque l'injection leur a été faite pendant qu'ils étaient plongés dans le liquide; on ne peut donc pas attribuer les différences que présente l'action du curare, chez les poissons et chez les animaux vivant dans l'air, à une élimination plus rapide de la substance toxique par les branchies baignant dans l'eau. Chez la raie électrique, la paralysie des nerfs électriques est postérieure à celle des nerfs moteurs. Chez les escargots, les astéries, les holothuries, la paralysie par le curare n'atteint que l'organe central des mouvements volontaires et laisse intactes les terminaisons des nerfs moteurs: ces animaux ne possédant que des muscles lisses, point de muscles striés, il semble qu'on pourrait établir en principe que, chez les animaux supérieurs aussi bien que chez les animaux inférieurs, les nerfs seuls qui se rendent aux muscles striés sont attaqués par le curare (Steiner). Chez les grenouilles aussi, l'injection directe de ce poison dans le sang paralyse d'abord, et avec une rapidité remarquable, l'organe central du mouvement volontaire, et ce n'est que plus tard que la paralysie atteint les terminaisons des nerfs moteurs (Kölliker).

Absorption et élimination. — Ainsi que nous l'avons dit plus haut, l'absorption du curare par les muqueuses se fait avec tant de lenteur, que l'on peut, sans qu'il y ait du danger, sucer une plaie imprégnée de ce poison; il faut, pour provoquer des accidents toxiques, introduire dans l'estomac de si hautes doses de curare, que l'on a cru pendant longtemps que cette substance, administrée par la voie gastrique, était entièrement inoffensive. L'élimination se fait par les reins ; on peut, avec l'urine d'un animal curarisé, empoisonner d'autres animaux.

Nous allons décrire seulement les *phénomènes* toxiques observés chez les grenouilles et chez les animaux à sang chaud ; il a déjà été question des différences que présentent les effets de l'empoisonnement chez les animaux inférieurs.

Voici quels sont les phénomènes observés, chez l'homme, par Preyer et d'autres physiologistes, à la suite de l'absorption de faibles doses de curare (0,01-0,05) : congestion cérébrale, céphalalgie violente mais passagère, sentiment de fatigue, apathie, augmentation considérable de la sécrétion de la salive, des larmes, de la sueur, de l'urine et du mucus nasal, sucre dans les urines, pouls plus fort et plus rapide, respiration plus fréquente, élévation de la température. Sous l'influence de doses plus élevées (0,1) les phénomènes suivants se manifestent, chez l'homme, d'après Voisin et Liouville : frisson, contractions cardiaques accélérées et plus faibles, élévation de la température, augmentation des sécrétions, angoisse et troubles visuels, paralysie des membres inférieurs, céphalalgie intense, conservation de la connaissance et de la sensibilité.

Peu de temps après qu'on leur a injecté hypodermiquement le poison, on voit les grenouilles, de même que les animaux à sang chaud, tomber comme épuisées de fatigue; elles font d'abord quelques vains efforts pour se relever, et finissent par rester immobiles et sans respirer ; à ce moment, les atteintes douloureuses les plus vives sont impuissantes à provoquer le moindre mouvement. Chez les animaux à sang chaud, l'accumulation de l'acide carbonique dans le sang, consécutive à la paralysie de la respiration, donne lieu alors à l'arrêt définitif des contractions cardiaques ; de sorte que ce n'est pas le curare qui, chez eux, détermine directement la mort, c'est cette accumulation d'acide carbonique dans le sang. Chez les grenouilles, au contraire, qui, privées de poumons, peuvent encore, comme on le sait, absorber par la peau une suffisante quantité d'oxygène, les battements du cœur persistent encore longtemps après la paralysie de la respiration ; aussi voit-on parfois ces animaux finir par se rétablir, sans qu'on ait eu besoin de venir à leur secours.

Action du curare sur les organes et les fonctions, chez les grenouilles et les animaux à sang chaud. — Le premier effet, et le plus important, produit par le curare, agissant même à doses excessivement faibles, est celui qui s'exerce sur les *terminaisons des nerfs moteurs dans les muscles striés ;* ces terminaisons nerveuses se paralysent complètement, pendant que les troncs des nerfs moteurs, les organes centraux situés dans la moelle épinière et le cerveau, la substance même des muscles striés, conservent encore leur excitabilité. Ce fait, dont l'importance est capitale pour l'étude de l'irritabilité musculaire, a été découvert par Kölliker, puis confirmé par Bernard et par Funke, et établi sur un très grand nombre d'expériences. Si, chez une grenouille, après avoir lié l'artère principale d'un membre, on injecte le poison sous la peau du dos, on constate que les mouvements volontaires et réflexes ont disparu dans toutes les parties du corps, sauf dans le membre qui a été, au moyen de la ligature, isolé de la circulation générale ; ce membre conserve ses mouvements tant que le curare n'est pas parvenu à l'envahir par diffusion. Ce qui prouve que ce ne sont pas les troncs nerveux qui sont paralysés par le poison, c'est que, à ce moment, les propriétés électro-motrices de ces troncs nerveux, non seulement sont intactes, mais encore surexcitées (Funke, Röber), et que, plongé dans une solution de curare, un nerf peut encore transmettre aux muscles qu'il anime les excitations qu'on lui fait subir. Enfin, ce n'est pas non plus la substance même des muscles qui est atteinte de paralysie, car cette substance reste directement excitable ; ce ne peut donc être que les dernières terminaisons des nerfs moteurs dans les fibres musculaires ; ce sont donc ces terminaisons qui constituent le point d'attaque de l'action paralysante du curare.

Les *nerfs sensibles et leurs terminaisons*, la *moelle épinière* et le *cerveau*, n'éprouvent aucune atteinte de la part de doses de curare qui ont suffi à paralyser complètement les terminaisons intra-musculaires des nerfs moteurs. Ce qui le démontre, c'est que les irritations de la sensibilité cutanée, en des points du corps où le poison a pénétré, provoquent des mouvements réflexes dans le membre isolé de la circulation générale ; c'est que ce membre, auquel le curare n'a pu faire sentir ses effets, continue encore à être le siège de mouvements volontaires ; il ne pourrait évidemment pas en être ainsi si la paralysie avait atteint les terminaisons des nerfs sensibles, les organes centraux moteurs et réflexes, et avait supprimé les propriétés conductrices des nerfs. On peut donc admettre avec beaucoup de vraisemblance que les animaux à sang froid ou à sang chaud, curarisés, continuent à percevoir, pendant quelque temps au moins, les impressions douloureuses qu'on leur fait subir en expérimentant sur leur corps. Nous admettons cependant, avec v. Bezold et Lange, dont nous avons contrôlé les expériences sur des grenouilles, que les appareils de sensibilité, intermédiaires des réflexes, situés dans la moelle épinière, ne restent nullement à l'abri des atteintes du curare; les réflexes, d'abord plus actifs, prennent bientôt un caractère tétanique, s'affaiblissent ensuite de plus en plus et finissent par disparaître complètement. Quant aux terminaisons cutanées des nerfs sensibles, Lange pense aussi que leur excitabilité finit par être amoindrie; mais les expériences à l'appui de cette opinion nous paraissent encore insuffisantes.

Les *muscles striés* conservent encore leur excitabilité, comme nous l'avons déjà dit. Chez les animaux à sang froid, ils répondent cependant moins bien que les muscles normaux aux excitations faradiques (G. Rosenthal); mais leur activité fonctionnelle n'en est nullement amoindrie (Kölliker et Pelikan); au contraire, ils se fatiguent plus lentement, à la suite d'une longue série de contractions, et reprennent plus rapidement et mieux leur activité que les muscles à l'état normal (Funke). Chez les animaux à sang chaud aussi, de très petites doses de curare ont pour premier effet de rendre les contractions musculaires plus actives et plus rapides (Rossbach). Est-ce, comme le veut Röber, par suite d'un afflux plus abondant de sang dans le muscle curarisé, ou bien par suite d'une action excitante directe du poison sur les appareils nerveux musculaires, que le curare paralyse finalement? Nous ne saurions le dire. Nos observations (Rossbach et v. Anrep), d'après lesquelles le muscle vivant n'éprouve aucune altération dans son élasticité de la part de la curarine, démontrent aussi que le curare ne porte point atteinte à la substance même du muscle.

Cette action de petites doses de curare, limitée aux terminaisons périphériques des nerfs moteurs, et laissant intacts les autres organes importants, explique de la manière la plus simple pourquoi les mouvements respiratoires, les mouvements volontaires et réflexes, ont entièrement disparu, alors que les contractions cardiaques, l'innervation vasculaire, persistent encore; pourquoi les animaux à sang froid, empoisonnés par le curare, peuvent d'eux-mêmes revenir à la vie; pourquoi enfin les animaux à sang chaud peuvent être maintenus vivants au moyen de la respiration artificielle.

Les *terminaisons intra-vasculaires des nerfs vaso-moteurs* ne se paralysent, et les vaisseaux sanguins ne se dilatent, que sous l'influence de doses de curare bien supérieures à celles qui suffisent pour paralyser les terminaisons nerveuses intra-musculaires (Bidder); mais les terminaisons des nerfs vaso-moteurs finissent aussi par se paralyser, la pression sanguine tombe, et, à ce moment, les vaisseaux ne peuvent plus se contracter, même sous l'influence d'une irritation directe des nerfs vasculaires; l'irritation du sympathique est impuissante aussi, à ce même moment, à provoquer la dilatation de la pupille (Kölliker).

L'*augmentation de toutes les sécrétions* et la présence du sucre dans l'urine, effets observés principalement chez les animaux à sang chaud maintenus vivants à l'aide de la respiration artificielle, n'ont pu recevoir jusqu'ici une explication satisfaisante; on les a attribués, faute de mieux, à un afflux plus abondant de sang vers les organes sécréteurs, afflux consécutif à la paralysie des vaisseaux. La sécrétion plus active de la salive a été encore mise sur le compte d'une paralysie des nerfs sécrétoires des glandes salivaires.

Le *cœur* reste longtemps sans subir aucune altération appréciable ; il n'y a que les terminaisons des pneumogastriques qui éprouvent une action paralysante, et encore le fait est loin d'être constant ; cette paralysie a pour conséquence une accélération des pulsations. A ce moment, l'irritation des pneumogastriques ne peut plus donner lieu à un ralentissement des contractions cardiaques; elle détermine parfois une accélération de ces contractions, parce que les fibres accélératrices des pneumogastriques ne sont pas comprises dans la paralysie (Wundt, Böhm). Il faut, pour affaiblir un peu l'énergie des contractions du cœur, des doses très élevées de curare ; le cœur est toujours l'organe qui résiste le plus longtemps à l'action de ce poison.

De même que les mouvements du cœur, ceux des intestins deviennent aussi, sous l'influence du curare, plus accélérés et plus énergiques, par suite de la paralysie du splanchnique.

La *température* s'élève toujours (chez l'homme) sous l'influence de petites doses de curare ; on n'a pu pénétrer jusqu'ici la cause de cette élévation. Si l'observation est prolongée, on constate que la température s'abaisse, et cet abaissement dépend sans doute du ralentissement des combustions organiques.

Les *combustions organiques* subissent, en effet, par l'action du curare, une diminution surprenante. D'après Röhrig et Zuntz, les chiffres de la consommation de l'oxygène et de l'élimination de l'acide carbonique s'abaissent au point de n'être plus qu'une minime fraction des chiffres normaux, et cela, bien que la circulation soit restée entièrement intacte. Ces observateurs admettent que cet énorme ralentissement des échanges nutritifs ne peut être que la conséquence de la suppression de l'innervation des muscles striés ; la plus grande partie des processus d'oxydation des muscles dépendrait, d'après eux, de leur innervation, de sorte que l'annulation de cette innervation par le curare aurait naturellement pour résultat un ralentissement considérable des processus d'oxydation ; la régularisation de la chaleur tiendrait aussi à une excitation réflexe des nerfs moteurs, excitation s'accroissant normalement à mesure qu'augmenterait la différence de température entre l'organisme animal et le milieu ambiant ; l'action du curare aurait donc pour conséquence de réduire à son minimum cette régularisation de la chaleur.

La *mort par le curare*, chez les animaux à sang chaud, résulte de la paralysie de la respiration : c'est une véritable asphyxie ; les convulsions qui se manifestent un peu avant la mort indiquent que les terminaisons nerveuses intra-musculaires ont peu à peu recouvré de leur excitabilité, ce qui permet aux excitations produites sur la moelle épinière par l'acide carbonique accumulé de réveiller des spasmes musculaires (convulsions de l'asphyxie).

Emploi thérapeutique. — L'emploi du curare comme agent curatif est resté jusqu'ici très limité, et les expériences qu'on a faites sur sa valeur ne sont nullement de nature à encourager les médecins à s'adresser à ce poison. Il a été surtout recommandé dans le traitement du *tétanos*, soit traumatique, soit « rhumatismal ». Quelques observations semblent parler en faveur de son efficacité, mais elles sont si clairsemées, qu'elles ne permettent nullement de porter un jugement sur cette question ; il est bien rare, en somme, qu'on ait recours au curare dans le traitement du tétanos. On l'a encore préconisé, se fondant sur les expériences faites chez les animaux et sur quelques cas observés chez l'homme, contre le tétanos résultant de l'empoisonnement par la strychnine (Voyez, à ce sujet, ce que nous disons du traitement de cet empoisonnement). Offenberg a publié une observation, d'après laquelle il aurait guéri, au moyen du curare, un individu atteint de la *rage*, maladie considérée jusqu'ici comme absolument mortelle. Les doses employées par Offenberg furent remarquablement élevées : cet observateur injecta, dans l'espace de 4 heures, en 7 injections, 0,19 de curare en solution à 5 pour 100 ; et, 30 heures après, les accidents spasmodiques menaçant de revenir, il injecta encore 0,03 de curare. On a mis en doute l'exactitude du diagnostic dans le cas de Offenberg, et quelques communications récentes, celle de Penzoldt, par exemple, notent bien une influence calmante exercée par le curare sur les spasmes pharyngiens et respiratoires, mais ne parlent nullement de guérison, bien qu'on eût employé des doses encore plus élevées que celles d'Offenberg. — Kunze dit avoir obtenu des résultats favorables de l'emploi du curare, en injections sous-cutanées, chez un certain nombre d'*épileptiques*, et il compte même le curare parmi les médicaments les plus efficaces dans le traitement de l'épilepsie. Quant à nous, nous n'avons malheureusement jamais vu le retour des accès être influencé par le curare, bien que nous nous fussions servi d'une préparation dont l'activité avait été éprouvée dans le laboratoire de physiologie.

Doses. — Le *curare* a été employé par la méthode endermique. Dose : 10 gouttes d'une solution aqueuse à 1 pour 100. On l'a encore injecté hypodermiquement ; on commence par 0,03-0,05 *pro dosi* (d'après Voisin et Liouville) ; d'après Kunze, 0,5 de curare sur 5,0 d'eau distillée avec 1 goutte d'acide chlorhydrique, solution dont on injecte environ 8 gouttes tous les 5 à 6 jours. — Jusqu'ici la *curarine* n'a guère été mise en usage.

Traitement de l'empoisonnement par le curare. — Cet empoisonnement ne peut guère s'observer, chez nous, que dans les laboratoires de physiologie. Si le poison a été introduit dans l'estomac, on devra chercher à l'évacuer par les vomissements. S'il a pénétré par une plaie, il faudra, autant que possible, faire une ligature au-dessus de la plaie, et relâcher de temps en temps cette ligature, afin qu'il ne puisse pénétrer à la fois dans la circulation que des quantités de poison assez petites pour qu'il soit possible d'en combattre les effets avec succès. Les accidents d'asphyxie sont-ils menaçants, on s'empressera d'avoir recours à la respiration artificielle.

Buchheim u. Loos, Ueber die pharmakologische Gruppe des Curarins, Inaugural Dissertation. Giessen, 1870. — Bernard (Claude), Leçons sur les substances toxiques, p. 338. Paris, 1857. — Leçon sur le curare considéré comme moyen d'investigation physiologique (Revue des cours scientifiques, 2e année, 1864-1865). — Bezold, Reichert's u. Du Bois Reymond's Archiv für Anatomie, 1869. — Colasanti, Pflüger's Archiv für gesammte Physiologie, Band XVI, S. 157. Bonn. — Nouveau Dictionnaire de médecine et de chirurgie pratiques, art. Curare par Bert et Aug. Voisin, t. X. Paris, 1872. — Dictionnaire encyclopédique des sciences médicales, art. Curare par H. Liouville. — Dieu (Alphonse) de Metz, Histoire du curare, thèse de doctorat.

n° 709. Strasbourg, 15 décembre, 1863. — Du Cazal, Du curare et de son emploi thérapeutique, thèse de doctorat. Strasbourg, 1867. — Eckhardt, Beitrag zur Anatomie und Physiologie, Band VIII, Giessen, 1877. — Funke, Berichte der k. Sachsischen Akademie. Leipzig, 1869. — Gubler et Labbée, Commentaires thérapeutiques du Codex medicamentarius Paris, 1885. — Hermann (L.), Gifte der Curare Gruppe (Pflüger's Archiv für gesammte Physiologie, B. XVIII, S. 458. Bonn, 1878). — Kölliker (A.), Physiologische Untersuchungen über die Wirkung einiger Gifte (Virchow's Archiv für pathologische Anatomie, Band X, S. I. Berlin, 1856). — Kühné (W.), Ueber die Wirkung des amerikanischen Pfeilgiftes (Reichert's und du Bois Reymond's Archiv für Anatomie, S. 477. Leipzig, 1860). — Reynoso (A.), Recherches natur., chim. et physiologiq. sur le curare. Paris, 1855. — Röhrig u. Zuntz, Zur Theorie der warme Regulation und der Balneotherapie (Pflüger's Archiv für gesammte Physiologie, Band IV, S. 57. Bonn, 1871). — Steiner (I.), Reichert's und Du Bois Reymond's Archiv für Anatomie, S. 145, 1875. — Tardieu et Roussin, Etude médico-légale et clinique sur l'empoisonnement, 2e édit., p. 979. Paris, 1875. — Vulpian, Societé de biologie 1854, 1856, 1859, Leçons sur la physiol. du syst. nerveux, leçons IX et X. Paris, 1866. — Zuntz, Pflügers Archiv für gesammte Physiologie, Band VII, S. 522. Bonn, 1876.

1. Coniine

La *coniine*, $C^{16}H^{15}N$, connue encore sous les noms de *cicutine*, *conicine*, est le principe actif de la grande ciguë, *Conium maculatum* (Ombellifères). C'est un liquide incolore, peu soluble dans l'eau, d'une odeur désagréable, d'une saveur âcre. Il se rapproche beaucoup, au point de vue chimique, de la pipéridine (voyez page 524).

Action physiologique. — De même que le curare, la coniine paralyse les terminaisons intra-musculaires des nerfs moteurs, tout en laissant leur excitabilité aux muscles eux-mêmes (Kolliker) ; ce n'est que plus tard que la paralysie atteint les centres moteurs dans le cerveau et la moelle épinière (Damourette). L'envahissement de la sphère respiratoire par la paralysie motrice a pour conséquence la mort par asphyxie : les animaux à sang froid meurent sans présenter de convulsions ; les animaux à sang chaud succombent quelquefois au milieu de phénomènes convulsifs. La coniine, d'après Böhm, exerce une influence paralysante sur les terminaisons du pneumogastrique dans le cœur ; cet organe est celui qui reste le plus longtemps en vie.

Appliquée localement, la coniine paralyse les terminaisons des nerfs sensibles ; l'application des pommades, et autres préparations analogues, de ciguë a donc pour effet de provoquer l'insensibilité des parties sur lesquelles ont été faites les frictions.

On peut dire, en somme, que la coniine, au point de vue de ses effets physiologiques, tient le milieu entre la nicotine et la curarine.

Le *traitement de l'empoisonnement par la coniine* est exactement le même que celui de l'empoisonnement par la curarine ; ici encore la respiration artificielle sera le moyen par excellence pour maintenir vivants les individus empoisonnés.

Emploi thérapeutique. — Dans les temps anciens, la ciguë était très fréquemment mise en usage ; mais c'est Störk qui en été le véritable promoteur. Malgré la puissante autorité de de Haen et d'autres observateurs qui combattaient énergiquement les assertions de Störk, l'emploi de la ciguë se répandit ; et jusqu'au commencement de ce siècle, du temps même de Hufeland, elle était prescrite dans le traitement des affections les plus variées. Aujourd'hui, ses usages se sont bien limités, et il est probable que, malgré quelques chauds partisans qu'elle conserve encore (par exemple Murawjew), elle ne reprendra jamais dans la thérapeutique le rang qu'elle y a occupé. Une observation impartiale démontre, en effet, qu'il n'est aucun cas dans lequel elle présente un avantage réel sur d'autres médicaments, préférables aussi en ce sens qu'ils sont moins dangereux ; en outre, la coniine a l'inconvénient de se décomposer très facilement, et les parties mêmes de la plante, une fois desséchées, ont souvent perdu toute leur activité. Nous pouvons donc nous dispenser d'énumérer tous les états morbides auxquels l'emploi de la ciguë a été opposé. Nous dirons seulement que, dans ces dernières années, on l'a beaucoup préconisée dans le traitement de l'ophtalmie scrofuleuse. Autrefois toutes les manifestations de la scrofulose dite éréthique étaient combattues à l'aide des préparations de ciguë; aujourd'hui, on en a borné l'emploi aux manifestations ophtalmiques, et on les a prescrites à l'intérieur et à l'extérieur. Mentionnons encore l'usage qu'on en fait contre les névralgies (Nega, Murawjew) ; si l'on veut les essayer dans ces cas, quoique nous ayons à notre disposition des médicaments d'une efficacité bien plus avérée, on devra suivre la règle qui découle des observations de Reil, c'est-à-dire éviter de les administrer aux anémiques et aux chlorotiques. — Dans le traitement de la coqueluche, la valeur de la coniine est encore moins démontrée que celle de l'atropine.

Récemment H. Schulz, se fondant sur ses observations expérimentales, a conseillé d'essayer le bromhydrate de coniine dans tous les cas où actuellement on emploie le curare, substance qui, au point de vue chimique, offre beaucoup d'incertitude; on devrait aussi, d'après lui, l'essayer dans le traitement des spasmes localisés. Les observations cliniques font défaut jusqu'ici.

L'usage de la ciguë *à l'extérieur* semble réellement mériter d'être conservé. Il a pour effet d'émousser la sensibilité, de calmer les douleurs. C'est dans ce but qu'on applique certaines préparations de ciguë, soit sur des parties qui sont le siège de névralgies, soit sur des tumeurs douloureuses, etc.

Doses et préparations. — 1. *Coniine.* — A l'intérieur, 0,0001-0,001 *(jusqu'à* 0,001 *pro dosi! jusqu'à* 0,003 *pro die!);* en élixir ou en potion. Pour l'usage externe, doses doubles, en addition à des pommades, à des liniments.

2. *Ciguë.* — 0,05-0,3 *pro dosi (jusqu'à* 0,3 *pro dosi ! jusqu'à* 2,0 *pro die!),* en poudre ou pilules. Pour l'usage externe, on en fait des cataplasmes, ou des infusions (5,0 jusqu'à 10,0 : 120,0-200,0), pour fomentations, injections.

3. *Extrait de ciguë.* — Soluble dans l'eau. En pilules, en solution. Doses : 0,03-0,15 *(jusquà* 0,13 *pro dosi ! jusqu'à* 0,6 *pro die!).*

4. *Emplâtre de ciguë.* — Employé comme calmant.

Casaubon, Étude physiologique de la conicine, n° 281. Paris, 1868. — Christison (Ed.), Transactions of the royal Society of Edinburgh, vol. XIII, p. 383, 1836. — Damourette et Pelvet, Etude de physiologie expérimentale et thérapeutique sur la ciguë et son alcaloïde (Gazette médicale de Paris, 1870, n° 9 et suiv.) ; Action de la ciguë et de la cicutine sur l'homme (Bullet. de thérapeutique, t. LXXIX, p. 14 et suiv., 1870). — Devay et Guillermond, Recherches nouvelles sur le principe actif de la ciguë (Conicine) et de son mode d'application aux maladies cancéreuses et aux engorgements réfractaires (Gazette médicale de Lyon, n° 2, p. 35); Union médicale, p. 134, 1857). — Fliess, Ueber die Wirkung des Piperidin u. Coniin (Verhandlungen der phys. Gesellschaft in Berlin, 9te Sitzung, 1882). — Gubler et Labbée, Commentaires thérapeutiques du Codex medicamentarius, 3e édit., 1885. — Guttmann (P.), Untersuchungen über die Wirkung des Coniins auf das Nervensystem (Berliner klinische Wochenschrift, nos 5 et 8. — Nouveau Dictionnaire de médecine et de chirurgie pratiques, t. VII, p. 615. — Kölliker, Physiologische Untersuchungen über die Wirkung einiger Gifte (Virchow's Archiv für pathologische Anatomie, Band X, S. 235. Berlin, 1856). — Schulz (H.). Ueber den Parallelismus d. Coniin und Curarewirkung (Zeitschrift für klin. Medicin, Band III, S. 10. Berlin, 1881).

2. Spartéine, $C^{16}H^{12}N$

C'est l'alcaloïde volatil du *Spartium scoparium.* Ses effets physiologiques se rapprochent beaucoup de ceux de la coniine (J. Fick).

L'*emploi thérapeutique* de la spartéine a été récemment recommandé par Germain Sée dans les affections du muscle cardiaque, accompagnées ou non de lésions valvulaires ; sous l'influence de ce médicament, l'activité cardiaque déprimée se relèverait, le rythme des contractions se régulariserait, et, le cœur se trouvant dans un état d'atonie grave avec ralentissement du pouls, les pulsations augmenteraient de fréquence. D'après les expériences faites dans notre clinique (Nothnagel) par H. Voigt, nous pouvons, d'une manière générale, confirmer ces données de G. Sée; quand l'effet se produit, cet effet se manifeste rapidement, au bout d'une heure, et il persiste souvent pendant vingt-quatre heures et au delà. Après avoir administré ce médicament pendant plusieurs jours, il est rationnel de laisser un intervalle de repos avant d'en reprendre l'usage.

Doses. — Les doses employées dans notre clinique ont été de 0,001-0,005 *pro die;* la dose quotidienne fixée par Laborde est beaucoup plus considérable; elle est de 0,01-0,25. En solution ou en pilules.

Fick (J.), Ueber die Wirkung des Sparteins auf den thierischen Organismus (Archiv für experimentelle Pathologie, Band I, S. 397, 1873). — Harnack u. Meyer (Id.. Band XII, S. 392, 1880). — Legris, Sulfate de spartéine comme médicament cardiaque, thèse de doctorat. Paris, 1885-1886 nº 173. — Rymon (E. de), La spartéine et son sulfate, étude expérimentale, thèse de doctorat. Paris, 1880.

XI. Alcaloïdes tétanisants des semences et de l'écorce de diverses espèces de strychnos, des fèves de Saint-Ignace et de l'opium

Les alcaloïdes de la *noix vomique*, c'est-à-dire des *graines du Strychnos nux vomica*, de l'*écorce* de cet arbre *(Lignum colubrinum)*, et des *fèves de Saint-Ignace*, c'est-à-dire des graines de l'*Ignatia amara*, sont: la STRYCHNINE $C^{21}H^{22}N^2O^2$ et la BRUCINE $C^{23}H^{26}N^2O^4 + {}^4H^2O$. L'alcaloïde tétanisant de l'*opium* est la THÉBAÏNE[1].

Ces alcaloïdes produisent des *effets qualitativement semblables:* ils provoquent des *phénomènes tétaniques, sans paralyser, au moins directement, la connaissance.* Aussi les comprend-on généralement sous la dénomination de *poisons tétanisants*.

Mais si les effets des alcaloïdes en question se ressemblent *qualitativement*, ils sont loin de se ressembler *quantitativement*. D'après les recherches exactes de Falck jeune, la puissance tétanisante de la strychnine est de beaucoup supérieure à celle des alcaloïdes qui jouissent de la même propriété: ainsi, elle est 24 fois plus énergique que celle de la thébaïne, 38 fois plus énergique que celle de la brucine, 49 fois plus énergique que celle de la laudanine, 85 fois plus énergique que celle de la codéine, 340 fois plus énergique que celle de l'hydrocotarnine; tandis que la dose de nitrate de strychnine suffisante pour tuer un lapin du poids de 1 kilogramme est de 0,0006, il faut, pour produire le même effet, 0,023 milligrammes de nitrate de brucine. L'intervalle qui sépare le moment de la mort du moment où le poison a été administré diffère aussi beaucoup suivant que l'on s'est servi de l'un ou de l'autre de ces alcaloïdes: ainsi, la dose mortelle minima de strychnine tue trois fois plus rapidement que la dose mortelle minima de brucine; et cette différence ne paraît nullement tenir à une plus rapide absorption de la strychnine que de la brucine: elle semble plutôt être due à ce que, pour produire des effets toxiques, la brucine a besoin de se trouver dans le sang en quantité plus considérable, d'une manière absolue.

Tous les alcaloïdes de ce groupe produisant exactement les mêmes effets

[1] Voy. page 705.

physiologiques, il nous suffira de faire une étude détaillée de la strychnine, d'autant plus que c'est le seul de ces alcaloïdes qui soit employé en médecine. On prescrit aussi de temps en temps des préparations faites avec la plante mère ; mais la richesse en strychnine des divers échantillons de noix vomique présentant des variations très considérables, on fera bien de n'employer en médecine que l'alcaloïde.

1. STRYCHNINE ET NOIX VOMIQUE

La *strychnine*, $C^{21}H^{22}N^2O^2$, se présente sous la forme de prismes incolores, d'une saveur excessivement amère. Il faut, pour la dissoudre, 6500 parties d'eau froide, 2500 parties d'eau bouillante ; ces solutions ont une réaction alcaline ; l'alcool dilué bouillant, la benzine, le chloroforme, la dissolvent plus facilement. Les sels cristallisables de strychnine, par exemple le nitrate, $C^{21}H^{22}N^2O^2.HNO^3$, se dissolvent assez bien, au moins dans l'eau bouillante.

Les proportions de strychnine contenues dans la noix vomique varient entre 0,2 jusqu'à 0,5 pour 100.

Action physiologique. — Tous les animaux, à quelque classe qu'ils appartiennent, éprouvent de la part de la strychnine des effets extrêmement intenses et toujours les mêmes. Le tableau ci-dessous indique quelles sont les doses les plus faibles qui, injectées sous la peau, suffisent pour donner la mort à diverses espèces animales :

	Poids de l'animal en grammes	Dose mortelle minima	
Grenouille	25	0,00005	D'après F. A. Falck
Souris	25	0,00005	— —
Lapin	1000	0,0006	— —
Coq	380	0,00076	— —
Ablette	80	0,001	— —
Chat	2080	0,0016	— —
Chien	3000	0,0025	— —
Pigeon	270	0,004	— —
Homme	70000	0,030	D'après Husemann.

On voit qu'il suffit, pour tuer les grenouilles et les souris, de doses infinitésimales de strychnine : aussi la grenouille, chez laquelle la période tétanique se prolonge beaucoup, peut-elle être considérée comme un réactif physiologique extrêmement sensible, au moyen duquel il est possible de déceler la présence de la strychnine. Les oiseaux alectorides résistent souvent à des doses très élevées de cet alcaloïde introduites dans leur jabot ; cette résistance, dont la cause réside sans doute dans une absorption très lente du poison, avait même fait penser que ces animaux étaient réfractaires à l'action de la strychnine (Leube) ; mais il n'en est rien ; il est facile, en effet, de s'assurer que l'injection sous-cutanée de doses relativement faibles les fait toujours succomber. Les lapins, au contraire, meurent plutôt quand le poison a été introduit dans l'estomac, que lorsqu'il a été injecté hypodermiquement.

Si des doses si minimes sont suffisantes pour faire mourir les grenouilles et les souris, c'est parce que le poids de ces animaux est extrêmement faible relativement à celui des autres. Ils ne sont pas, en effet, les plus sensibles à l'action de la strychnine; c'est l'homme qui est le plus sensible à cette action; les moins sensibles sont le coq, la grenouille. C'est ce qui ressort des chiffres suivants, calculés d'après le même poids d'animal :

Dose mortelle minima	Pour 1 kilogramme de
0,0004	Homme.
0,0006	Lapin.
0,00075	Chat.
0,00075	Chien.
0,002	Coq.
0,0021	Grenouille.

On voit que la dose mortelle minima pour 1 kilogramme de coq est de 2 milligrammes injectés sous la peau; mais, si le poison était introduit dans le jabot, au lieu de 2 milligrammes, c'est 50 milligrammes qui seraient nécessaires pour produire le même effet.

C'est seulement sur les *animaux invertébrés* que la strychnine se montre entièrement inoffensive. Si, chez des écrevisses, on remplit le canal intestinal d'une solution de strychnine, l'animal continue à vivre et ne manifeste pas le moindre accroissement de l'excitabilité réflexe, alors même que l'injection du poison a été renouvelée à plusieurs reprises. De grands coléoptères aquatiques, que l'on rassasie de viande de grenouille fortement strychnisée et que l'on porte dans une eau fortement saturée de strychnine, continuent à vivre et conservent entièrement intacte leur mobilité, alors même qu'on les soumet à la même alimentation et qu'on les laisse séjourner dans la même eau pendant des mois entiers (Cl. Bernard, Walton).

Absorption et élimination. — La strychnine pénètre rapidement dans la circulation à travers toutes les muqueuses, à travers le tissu cellulaire sous-cutané. On a pu jusqu'ici la retrouver dans le sang (en quantité tout à fait minime), dans la moelle épinière, dans la moelle allongée et dans le pont de Varole, mais seulement dans la substance grise de ces parties; c'est la moelle allongée qui en contient le plus (Gay); on a pu encore en déceler la présence dans le foie, la vésicule biliaire et les reins. La strychnine s'élimine en nature avec l'urine et la salive; cette élimination ne commence à se faire (chez les chiens) que plusieurs jours après l'absorption, et elle exige deux à trois jours, en tout, pour être complète (Dragendorff et Masing, Gay). Si donc on administre à un homme ou à un animal, pendant quelque temps et tous les jours, des doses faibles de strychnine, il peut arriver que, la quantité de poison s'accumulant dans le sang, une dose entièrement inoffensive par elle-même puisse, à un moment donné, provoquer des phénomènes tétaniques; cette propriété cumulative de la strychnine doit nous rendre très prudents dans l'administration de ce poison et nous empêcher de le prescrire pendant trop longtemps, sans interruption. Tel est le principe auquel se rallient le plus grand nombre des observateurs; Leube et Rosenthal refusent d'y souscrire, et admettent, au contraire, que l'on peut, par un usage prolongé de la strychnine, s'habituer à son action et en absorber impunément des doses de plus en plus considérables.

On a fait des expériences dans le but de savoir pendant combien de temps la présence de la strychnine se laissait constater dans les cadavres de chiens empoisonnés par cet alcaloïde, et l'on a trouvé que, ces cadavres ayant été enterrés depuis 330 jours, on pouvait encore y démontrer la présence de la strychnine, non pas chimiquement, mais physiologiquement (saveur amère de l'extrait et tétanos chez les grenouilles). C'étaient les extraits préparés au moyen du foie et de la rate qui donnaient lieu aux effets physiologiques les plus accentués (Ranke).

Les *phénomènes de l'empoisonnement par la strychnine* étant essentiellement les mêmes chez tous les animaux, à quelque classe qu'ils appartiennent, nous les décrirons ici surtout d'après les observations faites sur l'homme; nous passerons ensuite en revue chacun des effets de la strychnine sur les différents organes, d'après les expériences faites sur les animaux.

La strychnine a une saveur excessivement amère perceptible encore dans des solutions à 1/50.000.

Sous l'influence de doses *très faibles* (0,001–0,003), renouvelées plusieurs fois par jour, l'appétit, dit-on, et les digestions s'améliorent, comme à la suite de l'ingestion de petites doses de quinine. Pour les motifs déjà exposés dans l'étude de ce dernier alcaloïde et dans celle des médicaments amers, nous avons bien de la peine à ajouter foi à cette amélioration de l'appétit et des digestions. La seule chose certaine, c'est que la strychnine, à petites doses, fait augmenter la sécrétion de la salive, et que son usage prolongé trouble essentielement l'appétit. On a dit encore que l'usage prolongé de la strychnine avait pour conséquence de rendre les envies d'uriner plus fréquentes, d'exalter l'impressionnabilité des organes des sens, surtout de la vue et de l'ouïe, et de donner lieu ainsi à une certaine incommodité. Meschede a vu se produire, chez un homme, sous l'influence d'injections de 0,001-0,004 de strychnine, des effets soporifiques, de l'euphorie subjective et une amélioration de l'humeur.

A la suite de l'administration de *doses moyennes* (0,005-0,01) apparaissent progressivement, ou subitement (expression d'une action cumulative), les phénomènes qui suivent : tout d'abord, exaltation de la sensibilité tactile; le contact le plus léger est ressenti vivement et d'une manière persistante; fourmillements (Lichtenfels); puis, hyperesthésie de la rétine; les chiens fuient la lumière, recherchent les endroits obscurs; dans un cas, les objets paraissaient colorés en vert (Hemenway); troubles de l'odorat; Fröhlich rapporte que, se trouvant une fois sous l'influence de la strychnine, des substances à odeur repoussante, telles que l'asa fœtida, l'ail, lui parurent douées d'une agréable odeur. — Ensuite, se manifestent une vive incommodité, de l'inquiétude, de l'anxiété. Enfin, on commence à ressentir une certaine tension dans les muscles : les mouvements, surtout ceux du thorax, et la déglutition, ne s'exécutent plus que difficilement; quelques muscles, surtout les extenseurs, se mettent à tressaillir; ces tressaillements s'étendent ensuite progressivement à un très grand nombre de muscles; chez les paralytiques eux-mêmes, on voit les muscles paralysés répondre par des contractions à des irritations légères. Ces phénomènes spasmodiques se manifestent au plus léger contact et finissent par prendre le caractère tétanique; le trismus, l'opisthotonos, la rigidité des membres, entrent en scène : la respiration devient très pénible, par suite du spasme des muscles respiratoires; elle s'interrompt même parfois, pendant les accès tétaniques. La contraction des muscles du visage fait prendre à la physionomie une expression anxieuse et grimaçante. D'après plusieurs observateurs, le pénis deviendrait en même temps le siège d'une érection douloureuse et les désirs sexuels seraient excités. La connaissance reste toujours intacte. Ces accidents persistent plusieurs heures ou quelques jours et se terminent presque constamment, chez l'adulte, par un retour complet à la santé.

Sous l'influence de doses élevées, mortelles (depuis 0,03), les accidents toxiques débutent, en général, quelques minutes après l'ingestion du poison, et se terminent par la mort au bout de cinq minutes à cinq heures. Les troubles fonctionnels sont les mêmes que ceux provoqués par des doses moyennes; leur intensité est seulement beaucoup plus grande : anxiété extrême, salivation, parfois vomissements. Tout d'un coup l'animal, comme frappé de la foudre, et jetant quelquefois un grand cri, tombe dans un terrible accès de tétanos : les dents se serrent spasmodiquement; la colonne vertébrale se courbe fortement en arrière; les muscles des membres, de la poitrine, de l'abdomen, sont raides comme du bois; le corps tout entier forme un arc tendu à concavité postérieure; la respiration est complètement impossible; la face est devenue d'un rouge sombre, les veines sont enflées; les yeux semblent sortir de leurs orbites, les pupilles sont dilatées.

L'accès dure de quelques secondes jusqu'à cinq minutes. La respiration revient; mais l'excitabilité réflexe continue à être extrême; il suffit de l'irritation la plus légère, d'un bruit, d'un souffle, pour provoquer un nouvel accès de tétanos. L'homme ne survit pas à trois ou quatre de ces accès : ou bien il meurt asphyxié pendant une de ces attaques, ou bien il succombe à la paralysie générale qui leur succède finalement.

Action de la strychnine sur les divers organes et les diverses fonctions. — Cerveau et moelle épinière. — La connaissance se maintient intacte presque jusqu'au moment de la mort; elle ne se paralyse que lorsque, par les progrès de l'asphyxie, un nouveau poison intervient, c'est-à-dire lorsqu'une trop grande quantité d'acide carbonique s'est accumulée dans le sang. On voit les lapins, chez lesquels on a séparé la moelle épinière du cerveau, et que l'on maintient en vie par la respiration artificielle, continuer à ronger paisiblement la nourriture qu'on leur présente, tandis que leur tronc est agité de spasmes tétaniques violents (Rossbach).

Dans la moelle allongée et dans la moelle épinière les ganglions de la substance grise, les ganglions vaso-moteurs et respiratoires, aussi bien que les ganglions intermédiaires des réflexes, ont leur excitabilité très exaltée par la strychnine. Les conséquences de cet état des ganglions vaso-moteurs et respiratoires seront étudiées à propos de la circulation et de la respiration; il ne sera question ici que des effets qui résultent de l'exaltation de l'excitabilité des ganglions intermédiaires des réflexes. Les phénomènes spasmodiques provoqués par la strychnine ne dépendent nullement d'une paralysie des centres modérateurs réflexes situés dans le cerveau; pour en être convaincu, il suffit de considérer que ces phénomènes spasmodiques se manifestent avec tous leurs caractères chez les animaux décapités (animaux à sang froid ou à sang chaud); que, chez l'homme, la force de la volonté peut, jusqu'à un certain point, en empêcher l'explosion; enfin, que les animaux à sang chaud, auxquels on a sectionné la moelle cervicale et que l'on maintient vivants au moyen de la respiration artificielle, présentent ces spasmes tétaniques à un degré plus intense que lorsque la moelle est encore en connexion avec le cerveau (Rossbach). Mais s'agit-il ici, comme l'a avancé Nothnagel, d'une paralysie des centres modérateurs réflexes situés dans la moelle épinière? S'agit-il, comme l'a prétendu Bernstein, d'une diminution des résistances réciproques qu'opposent normalement à leur conductibilité excitatrice les divers groupes ganglionnaires? Ces questions sont insolubles, dans l'état actuel de la science. L'explication la plus simple nous paraît aussi la meilleure, et nous admettrons, comme nous l'avons déjà fait entrevoir, que l'action de la strychnine s'exerce directement sur les ganglions intermédiaires des réflexes, dont elle augmente l'excitabilité. Une irritation légère de la sensibilité, ne provoquant, chez un animal à l'état normal, qu'une secousse insignifiante, suffira donc, si elle s'exerce sur un animal strychnisé, à faire éclater, par action réflexe, un violent accès de tétanos. C'est toujours la même excitation, seulement elle plus intense, ressentie plus vivement (Freusberg). Irritez modérément le nerf sciatique chez une grenouille à l'état normal : vous provoquerez des spasmes cloniques; appliquez sur le même nerf une forte irritation électrique, des spasmes tétaniques apparaîtront (Volkmann). A l'état normal, la grenouille répond à toute excitation de la sensibilité des pattes postérieures par un mouvement de flexion; on ne voit se produire, au contraire, que des mouvements d'extension, quand la grenouille est sous l'influence d'un empoisonnement par la strychnine; cette différence provient de ce que la strychnine a pour effet de rendre plus facile la propagation des réflexes à des voies conductrices, qui, à l'état normal, offrent une plus grande résistance (J. Rosenthal). Si on laisse en repos pendant un temps assez long une grenouille strychnisée, on constatera qu'alors l'irritation la plus faible provoquera un accès tétanique d'une intensité maxima; si, au contraire, immédiatement après un accès tétanique, on fait agir une nouvelle irritation, on verra alors des irritations même intenses donner lieu seulement à une faible attaque de tétanos, dont l'intensité croîtra à mesure que l'intensité de l'irritation deviendra plus considérable. Il résulte de là que la facilité avec laquelle l'excitation réflexe se propage à travers la moelle épinière est indépendante de son excitabilité par les irritations sensibles (Walton).

Il n'est pas probable que le tétanos de la strychnine reçoive son impulsion d'une excitation partie du centre lui-même ; c'est toujours sans doute d'une manière réflexe qu'il se produit. Sectionnez, chez une grenouille, les racines postérieures sensibles de la moelle épinière (H. Meyer), ou bien isolez l'animal avec le plus grand soin, de manière à le mettre à l'abri de toute irritation extérieure, et vous verrez, dans les deux cas, que la strychnine ne provoque point de tétanos; réciproquement, vous pourrez toujours, chez un animal strychnisé, déterminer, au moyen d'une irritation quelconque, l'explosion de phénomènes tétaniques.

S. Mayer avait cru que la strychnine agissait primitivement, d'une manière spéciale, sur la moelle allongée; il n'en est rien : la strychnine agit sur la moelle épinière tout entière. Ce qui avait induit Mayer en erreur, c'est qu'il faisait ses expériences sur des animaux auxquels il venait de sectionner la moelle; or, cette action a toujours pour résultat de modifier pendant un certain temps l'activité des parties en expérience. Freusberg, ayant expérimenté sur des animaux auxquels il avait sectionné la moelle quelques jours auparavant, a constaté que le segment antérieur aussi bien que le segment postérieur de l'animal étaient pris en même temps de spasmes tétaniques.

Si les animaux traités par la strychnine ne meurent pas dans un attaque de tétanos, ce qui arrive, par exemple, aux grenouilles, qui, comme on le sait, ne peuvent pas être asphyxiées, ils finissent par succomber, en admettant que la dose de poison ait été mortelle, aux progrès de la paralysie des mêmes parties centrales, qui, au commencement de l'empoisonnement, avaient manifesté une grande exaltation de leur excitabilité.

Nerfs périphériques. — Les terminaisons des nerfs *sensibles* éprouvent de la part de la strychnine une augmentation de leur impressionnabilité; c'est ce que rendent très vraisemblable le fait, déjà mentionné, de l'exaltation de la sensibilité tactile, et les modifications dont les sens de l'odorat et de la vue sont le siège. Le sens de la vue présente, d'après v. Hippel, à la suite des injections de strychnine, les particularités suivantes : le champ chromatique est agrandi pour le bleu, mais non pour le blanc (Cohn), et cet agrandissement n'a lieu que pour l'œil du côté où a été faite l'injection; l'acuité de la vue est passagèrement augmentée; la limite pour la distinction de points isolés est étendue davantage; le champ visuel éprouve un agrandissement persistant. Ce qui parlerait encore en faveur d'une action directe de la strychnine, ce sont les résultats favorables obtenus à l'aide de cet alcaloïde dans le traitement de l'amaurose (Nagel); les guérisons de surdité nerveuse rapportées par le même observateur viendraient aussi à l'appui de cette opinion. Walton, pourtant, a démontré pour les nerfs sensibles cutanées de la grenouille, que leurs terminaisons n'étaient pas élevées par la strychnine à un plus haut degré d'excitabilité.

Les nerfs *moteurs* et leurs terminaisons, ainsi que les *muscles*, n'éprouvent de la part de la strychnine aucune influence appréciable. Les spasmes ne se produisent pas dans un membre dont les nerfs ont été sectionnés. C'est seulement à la suite des plus violents accès tétaniques que la paralysie se manifeste, et elle est ici, comme à la suite de tout effort trop intense et trop prolongé, le résultat d'un excès d'excitation. Les muscles, immédiatement après la mort, offrent une réaction acide; nous avons même observé cette réaction acide des muscles, pendant que le cœur battait encore, chez des animaux maintenus vivants par la respiration artificielle. La rigidité cadavérique se manifeste, en général, avec une grande rapidité chez les animaux empoisonnés par la strychnine.

Le centre qui préside à la *respiration* éprouve une excitation violente; consécutivement, si la dose a été faible, la respiration devient pénible; si la dose a été élevée, on voit survenir un spasme tétanique des muscles inspirateurs, un spasme glottique (Falck); les mouvements respiratoires s'interrompent à l'état d'inspiration, et la mort arrive par asphyxie.

La *circulation* est le siège des altérations suivantes : rétrécissement de tous les vaisseaux périphériques (véritable spasme tonique des artères, chez les animaux à sang froid aussi bien que chez ceux à sang chaud), énorme élévation de la pression sanguine. Plusieurs causes concourent à déterminer cette élévation de la tension du sang : c'est, d'abord, la contraction énergique et persistante de tous les muscles striés, contraction ayant pour conséquence de comprimer les gros troncs vasculaires et d'augmenter les résistances au cours du sang dans les muscles eux-mêmes (Sadler) ; c'est, en second lieu, la pauvreté du sang en oxygène et sa richesse en acide carbonique, pendant les interruptions respiratoires, conditions qui, à elles seules, sont capables de faire monter la pression sanguine ; c'est, enfin, la vive excitation provoquée par la strychnine sur le centre vaso-moteur lui-même. Cette dernière cause a été mise en lumière surtout par S. Mayer, qui, expérimentant sur des animaux curarisés et maintenus en vie par la respiration artificielle, chez lesquels, par conséquent, les causes ci-dessus signalées (spasmes, état dyspnéique du sang) ne pouvaient pas intervenir pour faire monter la pression sanguine, a cependant vu cette pression s'élever d'une manière très accentuée. Nous avons répété les expériences de Mayer, et nous avons obtenu exactement les mêmes résultats : après la section de la moelle épinière au-dessous du centre vaso-moteur, chez les animaux curarisés, l'élévation de la pression sanguine est nulle ou à peine appréciable.

Les contractions cardiaques, chez les grenouilles, éprouvent, pendant les convulsions, un ralentissement très notable, pouvant aller jusqu'à de véritables interruptions diastoliques. Chez les animaux à sang chaud, au contraire, les contractions du cœur s'accélèrent dans les mêmes circonstances. Cette accélération doit être attribuée, avec beaucoup de vraisemblance, aux efforts musculaires énormes de l'animal ; elle est de même nature que celle qui se produit à la suite de tout mouvement excessif, par exemple après les exercices gymnastiques, après une course prolongée. Si l'on opère, comme l'a fait S. Mayer, sur des animaux curarisés, par conséquent non susceptibles d'éprouver des mouvements spasmodiques, on constate que cette accélération des battements cardiaques fait alors défaut ; c'est, au contraire, un ralentissement que l'on observe, ralentissement résultant d'une irritation des organes modérateurs cardiaques.

La *température* s'élève pendant les convulsions tétaniques ; cette élévation est parfois de 2° C. (Falck).

Organes digestifs. — Il est douteux que la strychnine, à faibles doses, jouisse de la propriété d'améliorer l'appétit (voyez plus haut). Ce qui a été positivement observé jusqu'à présent, c'est que ces faibles doses de strychnine ont pour conséquence d'activer le flux salivaire, de faire pâlir la muqueuse de l'estomac et de l'intestin, par suite d'une contraction des artères, et de faire contracter la rate. Rendent-elles les mouvements péristaltiques de l'intestin plus énergiques et plus accélérés ? Non.

Les *sécrétions* de l'urine, de la sueur et de la salive éprouvent, a-t-on dit, une augmentation.

La *mort*, dans l'empoisonnement par la strychnine, peut arriver de deux manières différentes : ou bien par asphyxie, pendant un accès de tétanos ; ou bien par suite de la paralysie générale finale. Le cœur est l'organe qui reste le plus longtemps vivant.

Mode d'action de la strychnine. — La strychnine possède des propriétés antiputrides et antifermentescibles aussi prononcées, plus prononcées même que celles de la quinine; elle produit aussi sur les micro-organismes des effets toxiques plus intenses que ceux produits par la quinine; son action sur les substances albuminoïdes est aussi la même que celle décrite dans les généralités sur les alcaloïdes. Il n'y a donc aucune raison pour interpréter ses effets sur les cellules, même chez les animaux supérieurs, autrement que ceux des autres alcaloïdes. Si l'on ne peut pas utiliser l'action antifermentescible et antiputride de la strychnine, comme l'on fait celle de la quinine, c'est que les violentes propriétés toxiques dont jouit le premier de ces alcaloïdes à l'égard de l'organisme des animaux supérieurs s'y opposent formellement.

Harley a démontré que, lorsqu'on mélange du sang avec de la strychnine, les éléments sanguins sont mis dans l'impossibilité d'absorber l'oxygène et de dégager l'acide carbonique; il a constaté que le même fait pouvait se produire dans le sang vivant en circulation. Ce n'est pas cependant à cette altération de l'état du sang que l'on peut attribuer l'action tétanisante de la strychnine; car les grenouilles auxquelles on a extirpé le cœur ou chez lesquelles on a, d'après la méthode de Bernstein-Lewisson, remplacé le sang par une solution chloruro-sodique, ces grenouilles, dis-je, présentent des spasmes tétaniques, aussi bien que celles chez lesquelles la circulation normale s'accomplit. Il ne nous est donc pas davantage permis d'attribuer les spasmes de la strychnine à l'hyperhémie, souvent observée, de la moelle épinière.

Il ne reste, par conséquent, comme cause possible de ces spasmes, qu'une action directe exercée par la strychnine sur les ganglions réflexes médullaires. A cette action directe viennent se joindre, pour la seconder et l'accroître, diverses circonstances et conséquences déjà signalées de cette action : telle est, par exemple, l'accumulation de l'acide carbonique dans le sang, accumulation qui, à elle seule, fait monter la pression sanguine et provoque des spasmes généraux; tels sont encore les effets produits par l'acide carbonique, par les muscles contractés tétaniquement, etc.

Nous avons observé, après Falck, qui, croyons-nous, en a fait le premier la remarque, que, à la fin des spasmes tétaniques, pouvaient se manifester quelques spasmes cloniques; longtemps nous avons considéré ces spasmes cloniques comme étant l'expression de l'action de l'acide carbonique, comme étant, par conséquent, de simples spasmes d'asphyxie. Mais nous avons remarqué plus tard que ces spasmes cloniques se produisaient aussi chez les animaux pendant que nous pratiquions la respiration artificielle; ce ne sont donc pas des spasmes d'asphyxie; peut-être faut-il voir en eux l'expression du calme qui succède peu à peu à la violente exaltation de l'excitabilité.

Usages thérapeutiques. — Se fondant sur les propriétés physiologiques de la strychnine, on prescrivait beaucoup autrefois cet alcaloïde dans le traitement des *paralysies*. Cet usage s'est de plus en plus restreint, et, à notre avis, c'est avec raison. D'abord, les effets curatifs de la strychnine dans les paralysies sont bien faibles; en outre, l'emploi de ce médicament est loin d'être exempt de dangers, surtout à cause de son action cumulative; enfin, nous possédons dans l'électricité un moyen qui, tout en étant plus inoffensif, rend certainement de meilleurs services. Chaque année, il est vrai, et même dans ces derniers temps, de bons observateurs publient des cas de guérison de paralysies spinales et périphériques, obtenus surtout au moyen des injections de strychnine. Mais ces cas sont si rares relativement au grand nombre des insuccès, qu'ils ne peuvent guère infirmer l'opinion que nous venons d'émettre; ils doivent cependant nous engager à faire sur ce sujet, en nous aidant des moyens précis de diagnostic aujourd'hui à notre disposition, de nouvelles expériences aussi nombreuses que possible, dans le but d'établir avec exactitude les cas particuliers se prêtant spécialement à un traitement par la strychnine. Nous laisserons de côté les indications *a priori* tirées des effets de la strychnine sur l'organisme sain, n'insistant que sur les résultats positifs fournis par l'expérience.

Dans les paralysies d'origine cérébrale, l'alcaloïde en question ne s'est montré utile qu'exceptionnellement ; il s'est montré bien plus souvent nuisible, surtout lorsque, dans les cas de lésions matérielles du cerveau, notamment dans les cas d'hémorragie, il a été administré de trop bonne heure. La plupart des observateurs s'accordent aujourd'hui à admettre que l'emploi de la strychnine doit être évité dans le traitement des affections et paralysies spinales présentant un caractère d'irritabilité et de progression, c'est-à-dire dans les diverses formes de myélite, le tabes dorsalis, l'irritation spinale. C'est seulement dans les cas où ces processus sont nettement circonscrits qu'on pourra essayer l'emploi de la strychnine, et quelquefois peut-être avec chance de succès. Quant à son utilité dans le traitement des paralysies dites « réflexes », nous pouvons dire que, malgré les éloges que lui prodigue Brown-Séquard, cette utilité est loin encore d'être basée sur un nombre suffisant d'observations rigoureuses. Les premiers signes qui indiquent que le remède agit se manifestent du côté des parties paralysées, et consistent en une sensation de tension et en de légères secousses. — Parmi les paralysies périphériques, les seules qui paraissent avoir été avantageusement modifiées par la strychnine sont les paralysies saturnines (Tanquerel, Andral); on pourra donc, dans ces cas, si les autres moyens, tels que l'électricité, ont échoué, avoir recours à ce médicament. Il a, dit-on, rendu aussi quelques services dans le traitement des paralysies rhumatismales. Barwel a publié quelques cas heureux qui, au point de vue étiologique, n'offrent pourtant pas une parfaite netteté ; ce médecin conseille de faire des injections locales au niveau du siège de l'affection et d'injecter chaque fois une petite quantité d'une solution relativement très concentrée. — Quelques observateurs ont vu la strychnine produire de bons effets contre le prolapsus du rectum, chez les enfants aussi bien que chez les adultes, et contre l'incontinence d'urine, déterminée par l'affaiblissement du tissu musculaire de la vessie. — Dans les anesthésies, la strychnine n'a été que rarement expérimentée; il serait réellement bien difficile, vu ses propriétés physiologiques, de comprendre qu'elle pût être utile dans ces cas. D'après quelques publications, elle aurait quelquefois exercé une influence favorable sur les violentes douleurs excentriques des tabétiques. — Quant aux autres états morbides auxquels elle a encore été opposée, signalons seulement la chorée, contre laquelle Trousseau surtout l'a préconisée. D'autres observateurs (Sée, Sandras) déclarent, au contraire, n'avoir jamais pu en obtenir de bons résultats.

L'emploi thérapeutique de la strychnine s'est ouvert, dans ces derniers temps, de nouveaux horizons. Plusieurs médecins, particulièrement les médecins anglais, l'avaient autrefois essayée dans quelques cas isolés « d'*amaurose* » ; Nagel a publié une étude détaillée des effets de ce médicament dans le traitement de ces affections, et il déclare que ces effets sont parfois réellement surprenants. La strychnine (injectée hypodermiquement au niveau de la région temporale) serait, d'après lui, particulièrement indiquée dans la plupart des amauroses essentielles, indépendantes de toute altération matérielle du nerf optique, dans les amblyopies et amauroses toxiques et traumatiques (anesthésie de la rétine). Quelquefois même, dit-il, dans des cas où la papille optique est déjà devenue le siège d'un commencement de dégénérescence atrophique, l'acuité de la vision augmente très sensiblement sous l'influence de la strychnine, et les altérations ophtalmoscopiques régressent en partie.

Comme le fait remarquer Leber, cette heureuse influence ne peut se produire que lorsque le processus pathologique est en voie de décroissance ; s'il est en voie de progrès, au contraire il n'y faut pas compter. Cette action curative de la strychnine a trouvé quelques contradicteurs ; on ne peut douter cependant, en présence des observations publiées, que, dans un grand nombre de cas d'amblyopie, la guérison ne doive être réellement attribuée à l'action de la strychnine. On a vu, dans la partie physiologique, que cette action peut être considérée comme s'exerçant directement sur le nerf optique lui-même. — Le mode d'administration le plus rationnel de la strychnine, dans les cas en question, consiste à injecter le médicament sous la peau, au voisinage de l'œil affecté ; la dose pour chaque injection doit aller progressivement de 0,001 à 0,005 ; on ne fera par jour qu'une seule injection. Si, au bout de quelques jours, on n'a obtenu aucun effet favorable, on peut renoncer, en général, à cette médication.

Les préparations de noix vomique sont fréquemment prescrites, au même titre que la quinine et les médicaments amers (aromatiques), contre les *états dyspeptiques*. Nous renvoyons, pour les détails, à ce que nous avons déjà dit là-dessus dans l'étude de la quinine ; nous nous bornerons à faire remarquer ici que la valeur de la strychnine, comme « stomachique », est aussi peu fondée que celle des autres médicaments vantés dans le même but; ajoutez à cela que son emploi est loin d'être exempt de dangers. On prescrit souvent aussi les préparations de strychnine dans le traitement de la *diarrhée*, particulièrement dans le catarrhe intestinal chronique, s'accompagnant de selles fréquentes et liquides. On en a beaucoup vanté l'efficacité ; mais il serait difficile de porter un jugement sur sa valeur, parce que, dans presque tous les cas, on lui a associé l'opium. L'emploi de la strychnine n'a pas moins été préconisé dans le traitement de la constipation chronique ; ici encore règne la même incertitude sur son utilité, parce qu'elle a toujours été administrée concurremment avec d'autres médicaments, tels que l'aloès, la rhubarbe, etc. Si donc nous considérons l'incertitude de son efficacité dans ces cas, les dangers auxquels peut exposer son administration, et la possibilité d'avoir recours à d'autres remèdes moins énergiques, tout en étant plus efficaces, nous conclurons que l'on fera bien de s'abstenir, en général, de l'emploi de la strychnine dans les états morbides en question.

Doses et préparations. — 1. *Strychnine*. — 0,001-0,005 *(jusqu'à* 0,007 *pro dosi ! jusqu'à* 0,02 *pro die !).*

2. *Nitrate de strychnine*. — Cristaux blancs, déliés, flexibles, soyeux, d'une aveur extrêmement amère; ils se dissolvent dans 3 parties d'eau bouillante, dans 60 parties d'eau froide; ils sont très difficilement solubles dans l'alcool absolu, plus facilement dans l'alcool étendu d'eau. La solution aqueuse a une réaction neutre. Le nitrate de strychnine s'administre en poudre, pilules, en solution. Doses : 0,001 jusqu'à 0,005 *pro dosi*, deux fois par jour ; on peut élever ensuite progressivement la dose *(jusqu'à* 0,01 *pro dosi! jusqu'à* 0,02 *pro die !* d'après la pharmacopée allemande; *jusqu'à* 0,007 *pro dosi! jusqu'à* 0,02 *pro die!* d'après la pharmacopée autrichienne); chez les enfants, 0,00025-0,0005. La susceptibilité des divers individus à l'action de la strychnine est extrêmement variable; on ne devra donc jamais se départir d'une grande prudence dans l'administration de ce remède, d'autant plus que sa propriété cumulative ajoute encore au danger. Pour injections sous-cutanées, mêmes doses que ci-dessus.

Le sulfate de strychnine, le chlorhydrate, l'acétate de strychnine, ne sont pas officinaux. On pourrait les prescrire aux mêmes doses que le nitrate [1].

3. *Semences de strychnos (noix vomique)*. — Leur richesse en strychnine étant très variable, on ferait bien de renoncer à cette préparation *(jusqu'à* 0,1 *pro dosi ! jusqu'à* 0,2 *pro die!* d'après la pharmacopée germaine; *jusqu'à* 0,12 *pro dosi ! jusqu'à* 0,5 *pro die!* d'après la pharmacopée autrichienne).

4. *Extrait de noix vomique*. — Brun, très-amer, donnant avec l'eau une solution trouble. A l'intérieur, en poudre, pilules, solution, aux doses de 0,01-0,05 *(jusqu'à* 0,05 *pro dosi ! jusqu'à* 0,15 *pro die!* d'après la pharmacopée germaine; *jusqu'à* 0,04 *pro dosi! jusqu'à* 0,2 *pro die!* d'après la pharmacopée autrichienne). Chez les enfants, 0,0005-0,005.

5. *Teinture de noix vomique*. — 5-10 gouttes plusieurs fois par jour *(jusqu'à* 1,0 *pro dosi! jusqu'à* 2,0 *pro die!* d'après la pharmacopée germaine; *jusqu'à* 0,5 *pro dosi ! jusqu'à* 1,5 *pro die !* d'après la pharmacopée autrichienne).

Traitement de l'empoisonnement par la strychnine. — Deux indications se présentent: 1° débarrasser l'estomac du poison qu'il contient; 2° combattre les phénomènes qui succèdent à l'absorption de la substance toxique. Pour remplir la première de ces indications, on aura recours, cela va sans dire, aux vomitifs, ou plutôt à la pompe gastrique; mais si les accidents tétaniques ont déjà fait leur apparition, il faudra s'abstenir de l'usage de la pompe, car, à ce moment, la moindre irritation de la sensibilité a pour conséquence une explosion plus violente des accès. Comme antidote direct de la strychnine encore contenue dans l'estomac on a conseillé l'acide tannique et les substances riches en tannin: l'acide tannique donne, en effet, naissance, par sa combinaison avec la strychnine, à un composé difficilement soluble dans l'eau, il est vrai, mais facilement soluble dans les liquides acides (suc gastrique) et dans l'alcool; il faudra donc toujours s'empresser d'évacuer ce composé au moyen d'un vomitif. Comme antidote direct, on a encore préconisé la teinture d'iode (dès le début, 10 à 20 gouttes, toutes les dix minutes, dans de l'eau). Il faudrait, après les vomitifs, s'adresser aux purgatifs, surtout aux purgatifs huileux, à l'huile de ricin et à l'huile de croton.

Les moyens proposés pour combattre les accidents tétaniques sont extrêmement nombreux.

On a proposé la saignée, qui, chez les lapins, retarde l'explosion des accès tétaniques (Vierordt, Kaupp), mais qui ne les supprime nullement; ce moyen paraît donc inutile. Kunde a observé que, dans l'empoisonnement par de petites doses de strych-

[1] [Le sel de strychnine officinal en France est le sulfate; on le prescrit surtout sous forme de granules, qui contiennent chacun 1 milligramme de principe actif.]

nine, l'arrivée des accès tétaniques était favorisée par la soustraction de chaleur, et que, au contraire, dans l'empoisonnement par de hautes doses de cet alcaloïde, c'était l'augmentation de la température qui favorisait l'explosion des accès. Cette observation peut-elle être mise à profit, au point de vue pratique? Il ne le paraît guère. L'emploi de la respiration artificielle, proposé d'abord par Richter, puis étudié par Rosenthal, Leube, Uspenski, Ebner, paraît avoir une importance considérable. Les expériences de Rossbach et Jochelsohn démontrent cependant que, par ce moyen, on peut bien faire diminuer la violence des accès et prolonger la vie, mais qu'on n'empêche pas les animaux de mourir. Cette question n'a pas d'ailleurs reçu encore une solution pratique. Nous pouvons en dire autant de l'observation faite par J. Ranke, qui a vu, chez les animaux, l'application du courant galvanique continu sur la colone vertébrale donner lieu à la suppression des accès tétaniques provoqués par la strychnine.

L'emploi des substances médicamenteuses a fourni, contre cet empoisonnement, des résultats bien plus encourageants. On a essayé la plupart des médicaments dits narcotiques, l'atropine, l'hyoscyamine, l'aconitine, la physostigmine, la nicotine, la morphine, le chanvre indien, le bromure de potassium, le curare; aucun de ces remèdes n'a donné des résultats réellement satisfaisants, pas même le curare, qui, il y a une vingtaine d'années, avait pourtant fait concevoir les plus belles espérances. Tous ces médicaments peuvent donc être considérés comme inutiles. Mais il n'en est pas de même du *chloroforme*, en inhalations, et de l'*hydrate de chloral*. Les expériences de Liebreich, confirmées par celles de Rajewski, de Schroff, démontrent que les animaux empoisonnés par des doses mortelles de strychnine peuvent être ramenés à la vie par l'intervention immédiate de l'hydrate de chloral. Faucon a récemment publié un cas de guérison, dans lequel, 0,4 de strychnine ayant été avalés, on eut recours à l'emploi thérapeutique du chloral; mais il fallut administrer au malade, pendant les premières vingt-une heures, 34 grammes de chloral.

Boutmy, De l'expérimentation physiologique comme preuve de l'empoisonnement par les alcaloïdes organiques (Annales d'hygiène publique et de médecine légale, t. IV, p. 193, 1880), — Caussé et Bergeron (G.), Contribution à l'étude de l'empoisonnement par la strychnine (Annales d'hygiène publique et de médecine légale, t. L, p. 272, 1878). — Dictionnaire encyclopédique des sciences médicales, art. Strychnine par E. Labbée, 3e série, t. XII, 1883. — Dictionnaire de médecine et de chirurgie pratiques, art. Strychnées par Chapuis et Vinay, t. XXIII. Paris, 1882. — Duriau, Etude clinique et médico-légale sur l'empoisonnement par la strychnine (Annales d'hygiène publique et de médecine légale, 2e série, t. XVII, 1862. — Falck (F.-A.). Toxikolog. Studien über das Strychnin (Vierteljahrsschrift für gerichtliche Medicin, neue Folge Band XX, S. 193; XXI, S. 12); Brucin und Strychnin (Id., Band XXIII. Berlin, 1874, 1875. — Freusberg (A.), Ueber die Wirkung des Strychnins (Archiv für experimentelle Pathologie und Pharmakologie, Band III, S. 204 u. 348. Leipzig, 1875). — Gallard (T.), De l'empoisonnement par la strychnine, mémoire lu à l'Académie de médecine, septembre et octobre 1862 (Ann. d'hygiène publique et de méd. légale, t. XXIII. 1865). — Grosskost, De l'action physiologique de la strychnine comparée à celle du curare, thèse de Paris, 1880. — Henneguy, Etude physiologique sur l'action des poisons, thèse de doctorat. Montpellier, 1875. — Husemann (von), Studien über Krampfgifte im weiteren Sinne (Archiv für Pharmak., Band VIII, Heft 3. S. 102. Leipzig, 1877). — Jochelsohn, Rossbach's pharmakologische Untersuchungen, Band I. — Kruger et Husemann, Antagonistische und antidotarische Studien : Strychnin und Chloral (Archiv für experimentelle Pathologie und Pharmakologie, Band VI, S. 345. Leipzig, 1878); Strychnin und Alkohol (Id., Band X, S. 104. Leipzig, 1879). Annales d'hygiène publique et de médecine légale, 3e série, t. VI. p. 454, 1881. — Lange (F.), Inaugural Dissertation, Königsberg, 1874. — Leube, Archiv für Anatomie und Physiologie, S. 629, 1867. — Martin-Magron et Buisson, Action comparée de l'extrait de noix vomique et du curare sur l'économie animale (Journal de la physiologie de l'homme et des animaux, 1859 et 1860. — Mayer (S.), Sitzungsberichte der Wiener Akademie. Mathematisch naturwissenschaftl. Classe, 3te Abtheilung, 1871. — Meschede (F.), Ein Fall von beiderseitiger Lähmung der Glottis-Erweiterer (Berliner klinische Wochenschrift, no 24, S. 349, 1878). — Ranke (H.), Versuche über die nachweisbarkeit des Strychnins in verwesenden Cadavern (Virchow's Archiv für pathologische Anatomie, Band LXXV, S. 1. Berlin, 1879). — Ranke, Buchner, Gorup-Besanez, u. Wislicenus, Versuche über die

Nachweisbarkeit des Strychnins in verwesenden Cadavern (Virchow's Archiv für patholog. Anatomie, Band LXXV, pl. I. 1879, et Annales d'hygiène publique et de médecine légale, 3e série, t. V, 1881). — RICHET (Ch.), De l'action de la strychnine à haute dose sur les mammifères (Comptes rendus de l'Acad. des sciences, t. XCI). — RICHTER (R.), Die Wirgung des amerikanischen Pfeilgiftes und der kunstlichen Respiration bei Strychnin-Vergiftung (Zeitschrift für rationnelle Medicin, IIIte Reihe, Band XVIII, S. 76. Leipzig u. Heidelberg, 1863). — TARDIEU et ROUSSIN, Etude médico-légale et clinique sur l'empoisonnement. Paris, 1875. — THIBAULT, Des alcaloïdes des strychnées, thèse de concours pour l'agrégation (sciences physiques). Paris, 1886. Lille, impr. Verly, Dubar. — USPENSKY (P.), Der Einfluss der kunstlichen Respiration auf die nach Vergiftung eintretenden Krampfe (Archiv für Anatomie und Physiologie. Leipzig, 1868). — WALTON (G.-L.), Ueber Reflexbewegung des Strychninfrosches (Archiv für Anatomie und Physiologie, physiolog. Abtheil., S. 46. Leipzig, 1882).

XII. Alcaloïdes de quelques espèces de veratrum

Le *rhizome du Veratrum album* (racine d'ellébore blanc[1], Colchicacées), les *semences du Sabadilla officinalis* (cévadille du Mexique, Colchicacées), le *Veratrum viride* (Colchicacées), renferment, comme principe actif le plus important, un même alcaloïde, la *vératrine*. Ce qui caractérise cet alcaloïde et le distingue de tous les autres poisons, c'est son *action extrêmement remarquable sur la substance des muscles striés ; cette action a pour résultat un allongement énorme de la courbe de contraction de ces muscles*. Buchheim et Weyland avaient cru pouvoir démontrer que la sabadilline, la delphinine, l'émétine, l'aconitine et la sanguinarine, possédaient aussi cette même propriété ; d'après Böhm et Ewers, c'est là une erreur.

Les opinions émises au sujet des alcaloïdes du *veratrum Sabadilla* diffèrent extrêmement les unes des autres, sans doute parce que ces alcaloïdes éprouvent, pendant qu'on les extrait et qu'on les purifie, diverses modifications et décompositions. Wright et Luff préparent ces alcaloïdes en traitant les semences de cévadille, triturées, par de l'alcool contenant de l'acide tartrique, filtrant, faisant évaporer, séparant la résine, et agitant fréquemment la solution avec de l'éther. Ils ont obtenu par ce moyen trois alcaloïdes différents : 1° la *vératrine*, $C^{37}H^{53}NO^{11}$, identique avec celle décrite par Conerbe ; elle donne, par la saponification, de l'acide diméthylprotocatéchique (identique avec l'acide vératrinique de Merk) et une nouvelle base, la *vérine*, $C^{18}H^{45}NO^{8}$; 2° la *cévadine* (vératrine de Merk) $C^{27}H^{49}NO^{9}$; saponifiée, elle donne de l'acide méthylcrotonique et de la cévine, $C^{27}H^{43}NO^{8}$; 3° la *cévadilline*, $C^{34}H^{53}NO^{8}$.

O. Hesse donne aux alcaloïdes des semences de cévadille les formules suivantes ; *sabadilline*, $C^{21}H^{35}NO^{7}$, *sabatrine*, $C^{26}H^{45}NO^{9}$, et *vératrine*, $C^{32}H^{51}NO^{9}$.

Les plantes mères ne sont plus employées en thérapeutique, car leur richesse en principe actif est extrêmement variable, et d'ailleurs il est si facile de se procurer la vératrine.

1. VÉRATRINE

La *vératrine* se présente sous la forme, soit d'une poudre fine, cristalline, soit de prismes incolores, allongés, efflorescents. Elle n'est pas soluble dans l'eau

[1] L'ellébore noir agit d'une manière entièrement différente.

froide; elle est peu soluble dans l'eau bouillante (1 : 1000); elle se dissout facilement dans l'alcool et dans l'éther. Elle se combine avec les acides (1 équivalent), en donnant naissance à des sels d'un aspect cristallin ou gommeux; ces sels se dissolvent facilement dans l'eau.

Action physiologique. — La vératrine fait partie de ce petit nombre d'alcaloïdes qui, non seulement exercent leur action sur le système nerveux et les muscles, mais provoquent encore des effets inflammatoires sur la peau et les muqueuses.

Tous les animaux, à quelque classe qu'ils appartiennent, sont sensibles à son action. Il suffit de doses de 0,005 à 0,01 pour produire des phénomènes toxiques très accentués, soit chez les animaux à sang froid ou à sang chaud, soit chez l'homme : 0,03 font mourir un lapin en quelques minutes; un chat succombe en deux heures à l'action d'une dose de 0,005; la dose mortelle pour l'homme n'a pas encore été déterminée; mais, ce qui est certain, c'est que 0,005-0,01 suffisent pour déterminer des accidents.

Absorption et élimination de la vératrine. — La vératrine peut-elle être absorbée par la peau intacte? Le fait n'est pas certain; mais on peut le tenir pour vraisemblable, si l'on considère que des frictions faites avec des pommades à la vératrine donnent lieu à une irritation intense des nerfs cutanés sensibles; ce qui ne pourrait pas être évidemment, si le poison ne pénétrait pas jusqu'à ces nerfs; on a admis aussi que ces frictions avec la vératrine pouvaient être suivies de l'apparition de phénomènes généraux. L'absorption de cet alcaloïde se fait facilement par les muqueuses, bien qu'avec assez de lenteur. On a pu le retrouver dans un grand nombre d'organes internes; on a constaté aussi qu'il s'éliminait rapidement par les reins.

Phénomènes observés chez l'homme. — Appliquée sur la *peau*, sous forme de pommade, la vératrine provoque une sensation de chaleur, de picotement, de brûlure; parfois même la peau devient rouge et se couvre de vésicules; la sensibilité en est d'abord exaltée, puis émoussée.

Introduite dans le *nez*, elle provoque des éternuements violents et persistants, des épistaxis et du coryza; inhalée, elle fait naître une toux sèche, spasmodique, persistante.

Dans la *bouche* et le *pharynx* se produisent, sous l'influence de la vératrine, une saveur âcre, une augmentation réflexe de la sécrétion salivaire, une soif inextinguible; les douleurs deviennent parfois si vives dans le pharynx, que la déglutition en est rendue très difficile ou même impossible.

Dans l'*estomac*, une dose faible de vératrine (0,003), et, à plus forte raison, une dose élevée (0,005-0,03), donnent lieu à une sensation de chaleur, qui devient bientôt une sensation de brûlure; en même temps se manifestent des nausées et des vomissements intenses. Le poison ne s'absorbant que lentement, il en résulte que la plus grande partie de la dose ingérée peut être rejetée par ces vomissements. Un peu plus tard apparaissent des douleurs abdominales violentes, de la diarrhée; et il n'est pas rare de trouver du sang mélangé avec les déjections alvines, de même qu'avec les matières vomies.

La sensation de picotement et de brûlure, qui a son siège dans l'estomac, ne tarde pas à s'étendre par tout le corps; fourmillements dans les membres. Les mouvements respiratoires deviennent rares et pénibles ; le pouls, lent et irrégulier ; la température baisse. Céphalalgie violente, avec conservation de la connaissance, dilatation des pupilles, contractions musculaires involontaires dans diverses régions du corps, collapsus et défaillances. On ne connaît jusqu'ici que deux cas de mort : ils ont été observés par Nivet et Girand chez deux jeunes hommes empoisonnés par leur sœur : la mort fut précédée de défaillances, de syncopes ; le pouls était devenu presque imperceptible.

Effets de la vératrine sur les organes et fonctions en particulier, chez les animaux et chez l'homme. — Nous étudierons d'abord, comme particulièrement caractéristiques, les effets que cet alcaloïde produit sur les nerfs périphériques, sur les muscles striés et sur le cœur.

La plupart des autres alcaloïdes, comme nous avons vu, exercent d'abord leur action sur le système nerveux central; ils portent une atteinte si profonde au foyer de perception des sensations douloureuses, que l'influence éprouvée par les nerfs sensibles périphériques, au point de vue de leur excitabilité, paraît entièrement insignifiante. Il n'en est plus de même pour la vératrine : elle détermine des symptômes d'excitation très intenses dans les *terminaisons sous-cutanées et muqueuses des nerfs sensibles* et donne lieu ainsi, par action réflexe, à des éternuements, à de la toux, à une sensation de picotements, de brûlure, de démangeaison sur toute la surface de la peau et sur les muqueuses; phénomènes qui se produisent quand le poison est appliqué directement ou quand il est porté par l'intermédiaire du sang.

Mais, parmi les phénomènes provoqués par la vératrine, ceux qui présentent le plus grand intérêt sont ceux qui s'observent sur les *muscles striés* et sur les *nerfs moteurs*, chez les animaux à sang froid aussi bien que chez les animaux à sang chaud. Voici en quoi consistent ces phénomènes, observés pour la première fois par Kölliker : Lorsque, chez une grenouille, on injecte hypodermiquement une dose extrêmement faible de vératrine (0,00005), on voit se produire des modifications très remarquables dans les mouvements; il semble réellement que l'on a affaire à un autre animal : la grenouille, auparavant très vive, faisant des bonds continuels, rampe maintenant avec la plus grande peine; lui met-on un membre postérieur à l'état de flexion, ce n'est qu'après plusieurs secondes d'efforts qu'elle parvient à étendre le membre qu'on lui a fléchi; ses mouvements sont puissants et énergiques, mais ils ne peuvent lui servir à la faire changer de place. Ce n'est pas que l'impulsion au mouvement soit le moins du monde ralentie : si on lui fléchit entièrement un membre postérieur, de manière à l'appliquer sur l'abdomen, on peut voir nettement à travers la peau les muscles extenseurs travailler à remettre le membre dans l'extension ; mais comme, à ce moment, les muscles fléchisseurs sont encore fortement contractés, il se produit une sorte d'équilibre, par suite duquel le membre reste dans une position moyenne, et ce n'est que par un mouvement lentement progressif qu'il parvient à une réelle extension. Cette lenteur dans les mouvements donne à la grenouille un aspect étrange, presque pénible; on croirait assister à une transformation subite de tous les muscles striés en muscles lisses. La contraction musculaire n'est pas ralentie, mais le passage de l'état de raccourcissement à celui de relâchement et de repos est difficile et retardé (von Bezold). Les phénomènes que je viens de décrire ne se manifestent pas avec autant de netteté si la dose injectée a été plus considérable, parce qu'alors le cœur se paralyse rapidement, et la vie s'éteint avant que les muscles aient pu nettement subir l'influence du poison. — Chez les animaux à sang chaud, on voit aussi les muscles devenir rigides ; un état spasmodique se manifeste, qui persiste pendant quelque temps, et fait place plus tard à un affaiblissement très marqué des mouvements.

Si l'on examine un muscle de grenouille dans cet état, on constate que le tracé de la courbe de contraction de ce muscle a éprouvé les modifications suivantes : La période de l'excitation latente présente sa longueur normale ; le muscle se contracte jusqu'au maximum, soit rapidement, soit d'abord rapidement, puis un peu plus lentement; en tout cas, le temps que met le muscle à atteindre son plus grand raccourcissement n'est pas plus long que celui que met un muscle à l'état normal ; mais *la période du retour du muscle à son état primitif, c'est-à-dire la ligne descendante du tracé de la contraction musculaire, est 40 à 60 fois plus longue que celle d'un muscle à l'état normal ; cette ligne ne se rapproche donc qu'avec une extrême lenteur de la ligne de repos* (Kölliker, von Bezold, Fick et Böhm). Ce tracé caractéristique de la vératrine se produit, soit que l'excitation ait porté directement sur le muscle lui-même, soit qu'elle lui soit parvenue par l'intermédiaire d'un nerf. Mais si les excitations sont trop fréquentes ou trop rapprochées, on constate que le tracé de la contraction musculaire finit par prendre ses caractères normaux, c'est-à-dire qu'à des excitations instantanées succèdent des contractions, des secousses rapides ; puis, si on laisse le muscle se reposer pendant quelque temps, le tracé caractéristique de la vératrine se reproduit (von Bezold, Fick et Böhm). Les contractions des muscles imprégnés de vératrine, chez les animaux à sang chaud aussi bien que chez les animaux à sang froid, ne sont pas seulement plus prolongées; *elles sont encore plus intenses, plus énergiques*, de sorte que le tracé de la contraction, et ceci s'observe surtout chez les animaux à sang chaud (lapins, chats, chiens), atteint une hauteur double, triple, de celle présentée par le tracé d'un muscle normal se contractant sous l'influence d'une excitation semblable. De même, *un muscle épuisé par des milliers d'excitations excessives peut se rétablir sous l'influence d'une faible dose de vératrine*, et exécuter alors des contractions quatre fois plus énergiques qu'avant l'intervention de l'alcaloïde ; ce rétablissement du muscle sous l'influence de la vératrine dure souvent pendant un temps très long, et la hauteur de la courbe ne revient qu'avec beaucoup de lenteur au degré où elle se trouvait alors que le muscle épuisé n'avait pas encore éprouvé l'influence de la vératrine (Rossbach et Harteneck). La contraction musculaire, chez la grenouille placée sous l'influence de cet alcaloïde, donne beaucoup plus de chaleur que la contraction des muscles à l'état normal (Fick et Böhm). — Le muscle de grenouille vivant, parcouru par du sang en circulation, et à l'état de repos, s'allonge d'abord, à la suite de l'empoisonnement par la vératrine, puis se raccourcit ; on constate que, dans ces deux états, son élasticité est devenue moindre, et cela uniquement par suite de modifications subies par la cellule contractile même (Rossbach et von Anrep).

On crut d'abord que l'état de contraction des muscles sous l'influence de la vératrine devait être considéré comme un véritable état tétanique; on admit, à ce point de vue, que la ligne descendante du tracé était le résultat de la fusion d'un certain nombre de contractions trop rapides pour pouvoir se traduire par des courbes ondulées. Mais c'était là une erreur. En effet, si la contraction du muscle vératrinisé représentait un tétanos réel, ce muscle, mis en rapport avec les nerfs d'une cuisse de grenouille, devrait provoquer dans cette cuisse un tétanos secondaire (contraction induite); or, il n'en est rien : Fick et Böhm ont fait bien des fois cette expérience et jamais ils n'ont pu observer la moindre trace de tétanos secondaire. La contraction du muscle vératrinisé n'est donc pas autre chose qu'une contraction simple; seulement cette contraction est très prolongée.

La modification des manifestations vitales du muscle vératinisé provient simplement d'une altération de l'état de la substance musculaire; elle ne doit pas être attribuée à une modification du courant nerveux ou à toute autre cause. Pour être convaincu de la vérité de cette proposition, il suffit de considérer que les muscles curarisés, dans lesquels par conséquent les terminaisons nerveuses intra-musculaires sont paralysées, éprouvent de la part de la vératrine les mêmes effets que les muscles normaux; comme eux, ils présentent dans leur graphique de contraction exactement les mêmes modifications que nous venons de décrire (Kölliker). De même le courant nerveux d'un nerf appartenant à un animal vératrinisé ne diffère nullement de celui d'un nerf appartenant à un animal à l'état normal (Fick et Böhm). L'altération de l'activité musculaire, chez l'animal vératrinisé, ne peut pas non plus être considérée comme le résultat d'une altération d'innervation d'origine médullaire; car le graphique de contraction des muscles imprégnés de vératrine apparaît avec tous ses caractères chez l'animal auquel on a détruit la moelle épinière; il apparaît également dans les parties dont les nerfs moteurs ont été préalablement sectionnés.

En quoi consiste l'état du muscle vératrinisé? Là-dessus deux opinions peuvent être émises : ou bien la présence de la vératrine dans le muscle a pour résultat de favoriser le premier acte du processus chimique, qui détermine la contraction, de sorte que, sous l'influence d'une excitation instantanée la substance raccourcissante se formerait en plus grande abondance : ou bien le processus de restitution, qui donne lieu au relâchement du muscle, serait rendu plus difficile et serait retardé par la présence de la vératrine. Fick, se fondant sur son observation, d'après laquelle la contraction du muscle vératriné s'accompagne d'un plus grand développement de chaleur que la contraction d'un muscle normal, se prononce pour la première hypothèse; à l'appui de cette même opinion on pourrait invoquer encore le fait, observé par nous, de l'accroissement considérable qu'acquiert l'énergie de contraction des muscles sous l'influence de la vératrine. Est-ce à dire que la seconde hypothèse doive être absolument rejetée? Nullement. Rien n'empêcherait même d'admettre que les deux processus interviennent également pour faire naître dans le muscle vératrinisé l'état caractéristique en question.

Sous l'influence de doses relativement très élevées (0,003-0,005), le muscle finit par ne plus être directement excitable et par se paralyser.

De petites doses de vératrine ne portent aucune atteinte à l'excitabilité des nerfs moteurs. Von Bezold a prétendu que l'excitabilité des terminaisons périphériques des nerfs moteurs était primitivement exaltée sous l'influence de cet alcaloïde; nos observations, croyons-nous (Rossbach et Clostermeyer), s'opposent à ce qu'on admette cette opinion : Curarisez un lapin assez faiblement pour que la secousse d'ouverture du courant électrique, s'exerçant par l'intermédiaire d'un tronc nerveux, puisse faire naître encore de légères contractions dans le muscle correspondant; puis, injectez sous la peau de l'animal une petite dose de vératrine; vous constaterez que l'excitation indirecte du muscle provoque alors des contractions qui, loin d'être plus énergiques qu'auparavant, sont, au contraire, un peu peu plus faibles; tandis que l'irritation directe du muscle donne lieu à des contractions beaucoup plus intenses qu'auparavant, à des contractions ayant tout à fait le caractère des contractions caractéristiques des muscles vératrinisés. Lorsque l'empoisonnement est arrivé à un degré très avancé, alors, et seulement alors, les terminaisons intra-musculaires des nerfs moteurs se paralysent, exactement comme sous l'influence du curare, tandis que le muscle lui-même peut enore répondre par de légères secousses aux irritations directement portées sur lui, et que le tronc nerveux manifeste encore l'oscillation négative tout à fait normale.

Muscle cardiaque et circulation. — Chez les animaux à sang froid, le muscle cardiaque éprouve de la part de la vératrine exactement la même influence que celle éprouvée par les autres muscles striés de l'organisme. Si, après avoir excisé le cœur, on le place, d'après la méthode de Coats, dans une position telle qu'il puisse inscrire ses contractions, on constate que la courbe qu'il trace ressemble, à s'y méprendre, au graphique de contraction des autres muscles vératrinisés; et l'on constate aussi que, pas plus pour le muscle cœur que pour les autres muscles, ce tracé ne représente nullement des contractions tétaniques (Böhm). Empoisonnez une grenouille avec une dose de vératrine pouvant aller de 0,0005 à 0,05, vous remarquerez que, vingt à trente secondes après l'injection du poison, le nombre des contractions cardiaques commence à diminuer; les contractions systoliques durent pendant un temps de plus en plus long, et finalement se manifestent de véritables interruptions systoliques, ayant une durée de vingt à trente secondes; à ce moment la lenteur des pulsations est devenue telle, que leur fréquence n'est que la moitié de la fréquence normale. La mort du cœur n'arrive que deux à trois heures plus tard, alors que la vie est déjà depuis longtemps éteinte dans le reste de l'organisme; mais, chose remarquable, il arrive, à la fin, à un moment où le cœur se contracte encore spontanément, une période pendant laquelle les irritations extérieures les plus intenses ne peuvent plus réveiller aucune contraction. L'irritation des pneumogastriques mis à nu, l'irritation du sinus veineux, et enfin l'empoisonnement par la muscarine, n'exercent pas la moindre modification sur l'activité du cœur vératrinisé; l'intervention de la vératrine fait cesser immédiatement l'arrêt du cœur, déterminé par la muscarine. L'empoisonnement par la physostigmine, l'empoisonnement par l'atropine ou par la curarine, ne peuvent pas non plus exercer la moindre modification sur les phénomènes toxiques caractéristiques de la vératrine (Böhm). Le cœur de la *rana esculenta* offrirait à l'action de la vératrine une résistance beaucoup plus grande que celui de la *rana temporaria* (Prévost).

Chez les animaux à sang chaud (lapins, chiens), une très petite dose de vératrine (0,0001 injecté dans une veine, 0,001 injecté sous la peau) donne lieu immédiatement à une accélération des contractions cardiaques et à une élévation de la pression sanguine; l'action d'une dose moyenne ou élevée (0,001 injecté dans une veine, 0,005 injectés sous la peau, jusqu'à 0,01 injecté dans une veine, 0,04 injectés sous la peau) a pour résultat immédiat un ralentissement des pulsations, un abaissement de la pression sanguine, et finalement, l'irrégularité des contractions cardiaques et la paralysie du cœur. Bezold et Hirt, sans faire attention qu'ils s'engagent dans des contradictions multiples, attribuent toutes ces modifications à une excitation primitive et à une paralysie ultérieure des appareils nerveux moteurs cardiaques et du centre vaso-moteur. Des expériences très exactes de Braun tendent à démontrer l'absence de la paralysie du centre vaso-moteur. Il est donc vraisemblable que, chez les animaux à sang chaud, de même que chez les animaux à sang froid, l'action principale de la vératrine s'exerce sur le muscle cœur, et nullement sur les nerfs.

Chez les hommes fébricitants, la vératrine donne lieu à une forte diminution de la fréquence du pouls ; le nombre des pulsations diminue de vingt à soixante.

Système nerveux central. — Les effets de la vératrine sur le système nerveux central sont à peu près inconnus, parce que les altérations qui se produisent à la périphérie, dans les muscles, ne permettent pas au centre de manifester une réaction nette. Autrefois les modifications remarquables observées dans les mouvements, chez les animaux vératrinisés, étaient considérées comme ayant une origine centrale ; mais cette opinion est certainement erronée. Cependant on ne peut s'empêcher d'admettre que le cerveau et la moelle épinière éprouvent aussi de la part de la vératrine une certaine influence ; ces organes finissent, en effet, par être paralysés, dans l'empoisonnement par cet alcaloïde, et certaines parties de ces centres, par exemple le centre du pneumogastrique dans le cerveau, ainsi que les centres vaso-moteur et respiratoire, éprouvent d'abord des effets excitants, avant d'être paralysés ; mais quelle part faut-il faire, dans ces effets, à l'action même de la vératrine ; quelle part à l'état d'affaiblissement de la circulation ? C'est ce que de nouvelles recherches auront à nous apprendre. La connaissance se conserve toujours pendant très longtemps, jusqu'aux approches mêmes de la mort.

La *respiration*, chez l'animal intact, s'accélère d'abord sous l'influence de très faibles doses de vératrine; cette accélération disparaît peu à peu. Bezold l'attribue à une excitation des terminaisons des nerfs sensibles dans les poumons ; cette accélération fait défaut, en effet, après la section des nerfs pneumogastriques cervicaux. Des doses élevées de vératrine donnent constamment lieu à un ralentissement et, finalement, à une cessation complète des mouvements respiratoires, effets qui sont la conséquence d'une paralysie du centre respiratoire situé dans la moelle allongée, ainsi que du pneumogastrique pulmonaire. D'après Bezold, les mouvements respiratoires, dans l'empoisonnement par la vératrine, deviennent profonds et spasmodiques; ils s'accompagnent de pauses expiratoires très prolongées; ils ressembleraient beaucoup aux mouvements respiratoires qui se produisent à la suite de la section des pneumogastriques. Bien que l'aération pulmonaire devienne, dans cet empoisonnement, de plus en plus incomplète, le sang ne paraît pas cependant, d'après Bezold, devenir aussi rapidement rouge sombre que celui d'un animal qui, dans des conditions d'ailleurs normales, ne respirerait qu'incomplètement.

La *température* baisse sous l'influence de la vératrine, chez les animaux à l'état de santé (Braun), ainsi que chez les animaux fébricitants (Drasche, Kocher); chez ces derniers, l'abaissement de la température peut être de 1 à 3° C.; elle est probablement la conséquence de l'affaiblissement de la circulation.

Organes digestifs. — L'augmentation de la sécrétion salivaire est toujours l'effet d'une action réflexe. Les vomissements et la diarrhée doivent être attribués en partie à une irritation violente, à un état d'hyperhémie des muqueuses; les matières évacuées sont, en effet, fréquemment sanguinolentes. Les vomissements et la diarrhée peuvent cependant se manifester à la suite de l'injection hypodermique du poison.

Emploi thérapeutique. — L'emploi de la racine du *Veratrum album*, très en faveur autrefois, du temps même d'Hippocrate, a été, dans ces derniers temps, complètement abandonné. Il a été remplacé par celui de la vératrine, laquelle, très fréquemment prescrite, il y a une dizaine d'années, surtout dans le traitement de la pneumonie, a fini à son tour, et avec raison, par être généralement délaissée. Nous admettons aujourd'hui qu'il n'est aucun état morbide dans lequel ce médicament puisse rendre des services positifs, ou du moins plus certains que ceux pouvant être rendus par d'autres substances.

Voici quels sont les états morbides auxquels on oppose encore de temps en temps l'emploi de la vératrine : Dans le traitement des *névralgies*, son administration à l'intérieur est sans utilité; appliquée extérieurement, elle peut quelquefois modérer l'intensité des douleurs. Elle a surtout été recommandée contre les névralgies de la cinquième paire; peut-elle, dans certaines formes, par exemple dans les névralgies dites rhumatismales, agir plus favorablement que dans d'autres? C'est ce qui n'a jamais été bien établi. L'expérience apprend que la vératrine ne guérit pas la maladie; elle ne fait que calmer les douleurs, et encore pas toujours; cette action calmante se produit surtout lorsque le remède fait naître une sensation de chaleur et des picotements à la peau. Il est bien difficile de porter un jugement sur la valeur de ce médicament à ce point de vue; car ici, comme dans un grand nombre de cas, on se trouve en présence de données entièrement contradictoires. Tandis que Turnbull, Oppolzer et beaucoup d'autres, préconisent beaucoup la vératrine dans le traitement des névralgies, d'autres observateurs, tels que Hasse, Romberg et autres, déclarent qu'ils ne lui ont jamais reconnu qu'une utilité purement palliative ou même entièrement insignifiante. Pour notre compte, nous n'avons nullement à nous en louer. Concluons, en somme, qu'on pourra avoir recours à la vératrine dans le traitement des névralgies, mais seulement quand on aura échoué avec d'autres médications plus éprouvées.

L'emploi de la vératrine, comme antifébrile, dans les affections inflammatoires aiguës, particulièrement dans la pneumonie croupale, est aujourd'hui entièrement abandonné; nous avons actuellement en notre possession plusieurs antipyrétiques, qui agissent plus sûrement que la vératrine, sans en avoir les inconvénients.

Toutes les autres propriétés dont on a voulu doter la vératrine, par exemple la propriété diurétique, ou bien ont été démontrées nulles, ou bien peuvent êtres fournies par des médicaments moins dangereux.

Extérieurement, la vératrine peut, comme nous avons déjà dit, être utilisée pour calmer les douleurs névralgiques. Le rhizome du *Veratrum album* constitue encore un puissant sternutatoire. On s'en servait aussi autrefois dans le traitement de la gale; il est remplacé aujourd'hui par des médicaments plus efficaces et moins dangereux.

DOSES ET PRÉPARATIONS. — 1. *Rhizome de Veratrum album.* — A l'intérieur, 0,03-0,2 *pro dosi*, en poudre, pilules, infusion, décoction. Extérieurement, en pommade (1 partie sur 6 à 8 parties d'axonge), poudre sternutatoire (1 : 15-20 d'une poudre indifférente).

2. *Vératrine.* 0,001-0,005 *pro dosi (jusqu'à* 0,005 *pro dosi ! jusqu'à* 0,02 *pro die !* d'après la pharmacopée allemande; *jusqu'à* 0,01 *pro dosi ! jusqu'à* 0,03 *pro die !* d'après la pharmacopée d'Autriche), en pilules ou en pastilles. On évitera de la prescrire en poudre ou en solution à cause de ses effets irritants locaux sur la muqueuse buccale et pharyngienne. Extérieurement, en pommade (0,2-0,3:5,0) ou en solutions alcooliques (1,0 : 15,0).

3. *Les semences du Sabadilla officinalis* (cévadille du Mexique) ne sont employées qu'extérieurement. On en fait des décoctions (5,0:200,0 d'eau ou de vinaigre), dont on se sert, en lotions, pour tuer les poux de la tête. Ces lotions ne doivent être faites qu'avec beaucoup de prudence sur les parties de la peau qui présentent des excoriations, car l'absorption du principe actif pourrait donner lieu à des accidents toxiques graves.

4. *Pommade de cévadille.*

Traitement de l'empoisonnement par la vératrine. — Si la vératrine a été introduite dans l'estomac, sa présence dans ce viscère suffit, en général, pour provoquer des vomissements intenses, qui ont pour résultat d'évacuer une grande partie du poison. On pourra ensuite administrer du tannin. Si la diarrhée est excessive, il y aura avantage à avoir recours à l'opium. Après quoi il faudra surtout se préoccuper de l'état d'affaiblissement du cœur; on le combattra à l'aide des excitants les plus énergiques.

BINZ (C.), Vorlesungen über Pharmakologie, etc., I Abtheilung, S. 156. Berlin, 1883. — BEZOLD (von) u. HIRT, Untersuchungen aus dem Wurzburger physiolog. Laboratorium, Band I, 1869. — BOUCHARD (Ch.), Action de la vératrine, revue (Gazette hebdomadaire, p. 323, 1869). — Dictionnnaire de médecine et de chirurgie pratiques, art. VÉRATRINE par C. VINAY, t. XXXIX, 1886. — Dictionnaire encyclopédique des sciences médicales, 5e série, t. III. — FAUCHEY (A.-M.), Recherches sur les propriétés physiologiques et thérapeutiques de la vératrine, these de Paris, 1866 — FICK u. BÖHM, Verhandlungen der phys. natur. Gesellschaft in Wurzburg, neue Folge, Band III, S. 198, 1872. — GUTTMANN, Ueber die physiologische Wirkung des Veratrin (Archiv für Anatomie und Physiologie, Band IV, S. 494, 1866). — GUBLER et LABBÉE, Commentaires thérapeutiques du Codex medicamentarius, 3e édit, Paris, 1885. — HIRTZ, De l'indication du Veratrum viride dans la pneumonie (Bulletin de thérapeutique, t. LXXVI, p. 468, 1869). — LABBÉE, De l'action du Veratrum viride sur la température et sur le pouls dans quelques maladies (Gazette médicale de Paris, p. 584, 1868). — LINON (L.-J.-J.), Essai sur le Veratrum viride comme agent antipyrétique, thèse de doctorat, n° 114. Strasbourg, 1868. — MOSSEL (A.), Essai sur la vératrine, thèse de doctorat, n° 78. Paris, 1868. — OULMONT, Du veratrum viride et de son action physiologique et thérapeutique (Bulletin de thérapeutique t. LXXIV, p. 145, Paris, 1868.) — PÉCHOLIER (C.) et REDIER (L.), Nouvelles recherches expérimentales sur l'action physiologique de la vératrine. Paris, 1883. — PREVOST (J.-L.), Recherches expérimentales relatives à l'action de la vératrine. Paris, 1867. — ROSSBACH, CLOSTERMEYER u. HARTENECK in Rossbach's pharmakologische Untersuchungen, B. III. u. Pflüger's Archiv für gesammte Physiologie, Band XIII, S. 607, 1876; Band XV, S. 1, 1877. — URPAR (J.), Recherches sur l'action physiologique et l'action toxique de la vératrine et des alcaloïdes qui l'accompagnent (Montpellier médical 1883 et thèse de Montpellier).

SUPPLÉMENT AUX ALCALOÏDES

Nous venons d'étudier en détail les alcaloïdes les plus intéressants au point de vue physiologique et les plus importants au point de vue thérapeutique; nous allons passer rapidement en revue les alcaloïdes dont l'importance physiologique et thérapeutique n'est que secondaire.

1. Aconitine

C'est le principe actif de l'*Aconitum napellus* (Renonculacées); il existe aussi dans beaucoup d'autres espèces d'aconits; ce sont les racines qui en contiennent le plus. A côté de l'aconitine, $C^{30}H^{47}NO^{7}$, se trouvent, dans l'aconit, plusieurs autres substances très actives, mais qui ne sont pas encore bien connues (aconelline, acolyctine). Il existe aujourd'hui une aconitine allemande (de Schuchardt, à Görlitz), qui est supérieure en activité à l'aconitine anglaise (de la même source); mais toutes deux le cèdent beaucoup en activité à l'aconitine de Duquesnel (von Anrep).

Action physiologique. — Cet alcaloïde provoque des effets toxiques mortels, chez la grenouille, à la dose de 0,01; chez les lapins, à la dose de 0,05.

Pris à l'intérieur, il donne lieu à une douleur brûlante dans la bouche, l'œsophage, l'estomac; à des nausées, des éructations, des coliques; plus tard, à une sensation de chaleur générale, à de la rougeur de la face; au bout d'une heure se manifestent des fourmillements par tout le corps et d'autres sensations étranges qui font place ensuite à une anesthésie générale; puis apparaissent des douleurs lancinantes dans la première branche du trijumeau, de la céphalalgie, des vertiges, bourdonnements d'oreilles, photophobie, dilatation des pupilles, apathie, perte de la connaissance.

Les contractions du cœur s'accélèrent d'abord d'une manière passagère; puis elles deviennent de plus en plus lentes, sans qu'on sache bien à quel trouble de l'innervation cardiaque doivent être attribués ces phénomènes; elles présentent ensuite de l'irrégularité et finissent par s'arrêter complètement. La pression sanguine baisse d'une manière continue.

La respiration se ralentit dès le début; en même temps elle est plus profonde (expiration spasmodique); elle devient toujours de plus en plus lente et finit par s'arrêter.

La température du corps, intérieure et extérieure, baisse aussi progressivement.

L'abattement profond, l'affaiblissement musculaire, une sensation de raideur dans les muscles, rendent la marche et la station debout impossibles; ces effets sont dus vraisemblablement à une paralysie des terminaisons nerveuses motrices.

Les effets de l'aconitine sur le cerveau et sur les nerfs sensibles n'ont jusqu'ici été l'objet d'aucune recherche rigoureuse; la connaissance se conserve pendant longtemps. Chez les grenouilles, les organes des mouvements volontaires et réflexes ne tardent pas à se paralyser.

2. Pseudaconitine

Connu autrefois sous le nom d'aconitine anglaise, napaline ou nappelline, cet alcaloïde se trouve dans les racines de l'*Aconitum ferox*. Son action est la même que celle de l'ancienne aconitine allemande, sauf qu'elle est dix-sept fois plus énergique. Appliquée localement, elle fait diminuer la sensibilité tactile et la sensibilité à la chaleur; l'aconitine précédente possède cette même propriété.

Le *traitement de l'empoisonnement par l'aconitine* est le même que celui de l'empoisonnement par la nicotine; je renvoie donc à ce que j'ai dit de ce dernier.

Emploi thérapeutique. — L'aconitine est un médicament tout à fait superflu ; et il mérite même d'être entièrement rejeté à cause des différences considérables qui existent entre les diverses préparations et de l'intensité de leurs propriétés toxiques. Dernièrement un médecin en a été la victime : il avait pris de l'aconitine française, croyant prendre de l'aconitine allemande, et il est mort empoisonné.

Préconisée d'abord avec enthousiasme par Störk dans le traitement des états morbides les plus divers, elle a peu à peu perdu de sa faveur première, et aujourd'hui il n'est guère que deux formes morbides auxquelles on l'oppose encore avec des résultats qui sont loin d'être constants. On la prescrit d'abord contre les *névralgies*, surtout contre les névralgies du trijumeau. Les observations publiées jusqu'ici ne permettent nullement de formuler des indications spéciales pour l'emploi de cette substance; on l'a administrée parfois avec succès dans des cas de névralgie auxquels on attribuait « une origine rhumatismale », et contre des névralgies tout à fait anciennes, qu'on ne pouvait rattacher à aucune cause bien précise. Ce sont les médecins anglais et américains (Brodie, Turnbull, Watson) qui l'ont surtout préconisée; tantôt ils l'ont administrée à l'intérieur, tantôt ils l'ont appliquée localement sous forme de pommade. Les anciens médecins allemands, par exemple J. Frank, l'ayant essayée dans le traitement des névralgies de la cinquième paire, dans le traitement de la sciatique, ne lui ont absolument reconnu aucune efficacité; à notre époque, elle a été peu employée, et ceux qui en ont fait l'essai n'ont pas eu beaucoup à s'en louer (Erlenmeyer, Pletzer et autres). Je ferai remarquer, relativement à son emploi à l'extérieur, que l'aconitine allemande, appliquée sur la peau intacte, est entièrement dépourvue d'activité. En somme, l'aconitine ayant quelquefois réussi dans le traitement des névralgies, on pourra y avoir recours dans les cas où d'autres médicaments seront restés sans efficacité.

L'usage de l'aconitine dans le traitement du *rhumatisme* était autrefois extrêmement répandu. On le recommandait contre le rhumatisme articulaire ou musculaire, aigu ou chronique; sous son influence, dit-on, les douleurs s'apaisent, la fièvre diminue. Aujourd'hui l'acide salicylique le rend entièrement superflu. Dans les cas chroniques, son efficacité est d'ailleurs plus que douteuse. — Sa valeur dans le traitement de la *goutte* est aussi, d'après l'opinion de Garrod, bien loin d'être suffisamment établie.

Doses et préparations [1]. — 1. *Racine d'aconit.* 0,03-0,1 *pro dosi*, en poudre

[1] [Les préparations d'aconit sont très infidèles et leurs effets très irréguliers. D'après les expériences d'Oulmont, l'alcoolature du Codex, préparée avec les feuilles et les fleurs d'aconit, a pu être administrée à des malades atteints de pleurésie aiguë, aux doses de 18, 20, jusqu'à 45 grammes, sans donner lieu à aucun phénomène bien marqué. L'alcoolature de racines fraîches s'est montrée beaucoup plus active. Les diverses teintures d'aconit, essayées sur les animaux, ont manifesté une grande énergie d'action, mais cette énergie était très inégale. L'extrait du suc des feuilles d'aconit, du Codex, ne possède qu'une activité très faible. L'extrait préparé avec les racines sèches possède, au contraire, une grande énergie, laquelle d'ailleurs est très variable suivant la provenance de la plante. Concluons de là que les préparations d'aconit ne méritent qu'une confiance bien limitée, et que l'on doit toujours donner la préférence à l'aconitine. Et encore faut-il distinguer diverses aconitines. L'aconitine allemande, d'après Gubler, n'est qu'un

ou pilules (*jusqu'à* 0,1 *pro dosi! jusqu'à* 0,5 *pro die!* d'après la pharmacopée allemande; *jusqu'à* 0,12 *pro dosi! jusqu'à* 0,6 *pro die!* d'après la pharmacopée d'Autriche).

2. *Aconitine allemande.* — Peu employée à l'intérieur (*jusqu'à* 0,007 *pro dosi! jusqu'à* 0,04 *pro die!*).

3. *Extrait d'aconit*, en pilules ou solution (*jusqu'à* 0,02 *pro dosi! jusqu'à* 0,1 *pro die!* d'après la pharmacopée allemande; *jusqu'à* 0,3 *pro dosi! jusqu'à* 0,12 *pro die!* d'après la pharmacopée d'Autriche).

4. *Teinture d'aconit.* — 5-15 gouttes (*jusqu'à* 0,5 *pro dosi! jusqu'à* 2,0 *pro die!* d'après la pharmacopée allemande; *jusqu'à* 0,5 *pro dosi! jusqu'à* 1,5 *pro die!* d'après la pharmacopée d'Autriche).

ACHSCHARUMOW, Untersuchungen über die toxicologischen Eigenschaften des Aconitins (Reichert's und Du Bois Reymond's Archiv für Anatomie, S. 255, Leipzig, 1866). — ANREP (R. von), Versuche über die physiologischen Wirkungen des deutschen, englischen und Duquesnel'schen Aconitins (Archiv für Anatomie und Physiologie, 1880, Supplément Band, S. 161. Leipzig). — BÖHM und EWERS, Ueber die physiologischen Wirkungen des Pseudo aconitin (Archiv für experimentelle Pathologie und Pharmakologie, Band I, S. 385. Leipzig, 1873). — BÖHM u. WARTMANN, Verhandlungen der physikal. med. Gesellschaft. in Wurzburg, neue Folge, Band III. — Dictionnaire encyclopédique des sciences médicales, art. ACONITINE par REVEIL et DEBOUT, 1864. — DUQUESNEL (H.), De l'aconitine cristallisée et des préparations d'aconit, étude chimique et pharmacologique. Paris, 1872. De l'aconitine cristallisée, caractères, applications thérapeutiques, mode d'emploi. Paris, 1885. — GUBLER et LABBÉE, Commentaires thérapeutiques du Codex médicamentarius, 3e édition. Paris, 1885. — GUBLER (A.), Action thérapeutique de l'aconitine (Bulletin de thérapeutique, t. LXVI, p. 385, 1864). — HOTTOT (E.), De l'aconitine et de ses effets physiologiques, in-4, thèse. Paris, 1863. — LIEGEOIS et HOTTOT, Action de l'aconitine sur l'économie animale (Journal de physiologie de Brown-Sequard, t. IV, p. 520, 1861).

Les *graines de staphisaigre*, *Semina Staphisagriæ*, du *Delphinium staphisagria* (Renonculacées), contiennent, d'après Dragendorff, quatre alcaloïdes : la *delphinine*, la *staphisagrine*, la *delphinoïdine*, la *delphisine*.

La *delphinine*, $C^{22}H^{35}NO^{6}$, exerce ses principaux effets sur la respiration (mort par asphyxie), sur les organes respiratoires (arrêt du cœur en diastole), sur la moelle épinière (convulsions avec paralysie et anesthésie générales rapidement progressives); les nerfs moteurs ne se paralysent que plus tard; les muscles sont le siège de secousses fibrillaires intenses. La delphinine se rapproche beaucoup, au point de vue de ses effets toxiques, des alcaloïdes de l'aconit; elle ne s'en distingue que par son action énergique sur les nerfs vasculaires, action que l'aconit ne possède qu'à un faible degré.

La *staphisagrine*, $C^{2?}H^{35}NO^{4}$, exerce, chez les grenouilles, une influence paralysante analogue à celle du curare; elle ne provoque, chez ces animaux, point de vibrations musculaires, point d'interruptions cardiaques. Chez les animaux à sang chaud, elle ne donne pas lieu aux convulsions intenses que produit la delphinine; mais, comme pour cette dernière, la mort est la conséquence de l'asphyxie.

Nous manquons de recherches sur la *delphinoïdine* et la *delphisine*.

Tous ces alcaloïdes et les plantes qui les fournissent sont restés jusqu'ici sans usages thérapeutiques.

produit impur, dont l'activité est 20 à 30 fois moindre que celle de la véritable aconitine obtenue à l'état cristallisé, par Duquesnel. C'est l'azotate de cette dernière qui a été l'objet des expériences d'Oulmont et d'autres observateurs, qui lui ont reconnu une efficacité réelle contre certaines formes de névralgie, surtout contre la névralgie faciale essentielle. La dose, au début, ne doit pas dépasser un quart de milligramme; cette dose, administrée sous forme de granules, doit être répétée deux ou trois fois par jour; on peut l'élever progressivement, mais avec beaucoup de circonspection, jusqu'à apparition de phénomènes physiologiques. Il sera prudent de ne pas dépasser 2 milligrammes *pro die*, car son activité est de beaucoup supérieure à celle de l'aconitine allemande.]

XIII

GLYCOSIDES

A ACTION PHYSIOLOGIQUE PUISSANTE

Les corps que la chimie désigne sous le nom de *glycosides*, et qui sont la plupart fournis par le règne végétal, ont pour caractère commun de se dédoubler, quand on les fait bouillir avec des acides dilués ou qu'on fait agir sur eux des ferments organiques, en sucre et en une substance, qui, dans les divers glycosides, peut être d'une nature entièrement différente. Mais autant ils s'éloignent l'un de l'autre par leurs autres propriétés chimiques, autant ils offrent dans leurs propriétés physiologiques des différences considérables : les uns n'exercent sur l'organisme animal qu'une influence très faible ou même nulle; d'autres, au contraire, sont aussi toxiques que les alcaloïdes les plus puissants. Parmi les glycosides à action faible, les uns, ceux qui donnent comme produits de dédoublement des corps du groupe des dérivés du benzol, par exemple la salicine, le tannin, ont été rangés parmi ces dernières substances; les autres, comme la convolvuline, la jalapine, ont été, à cause de leurs effets physiologiques, considérés comme faisant partie des composés purgatifs, etc.

Nous étudierons ici seulement les glycosides qui possèdent des propriétés toxiques très accentuées; ils se rattachent intimement, à plusieurs points de vue, aux poisons alcaloïdiques; comme eux, ils ne produisent, en général, que des effets locaux faibles ou même nuls, mais ils donnent lieu à des effets généraux tout particuliers.

Il est impossible actuellement de classer ces glycosides à un point de vue purement chimique; nous croyons donc pouvoir utiliser, comme base suffisante de classification, leurs propriétés physiologiques.

I. Glycosides de la digitale pourprée

Les végétaux appartenant à ce groupe n'agissent presque exclusivement que sur le cœur, sur lequel ils exercent une influence tout à fait particulière : *ils ralentissent le pouls, élèvent la pression sanguine et déterminent la mort en donnant lieu à l'interruption des contractions cardiaques; en outre, ils produisent une action paralysante sur les muscles striés*. On peut donc avec raison les appeler « poisons cardiaques ». Ils ne troublent pas la connaissance, ne provoquent pas de convulsions, du moins directement, par une action exercée sur le cerveau et la moelle épinière. Si, un peu avant la mort, la perte de la connaissance et des convulsions se manifestent, il faut simplement les attribuer à un empoisonnement par l'acide carbonique, consécutif à l'affaiblissement et à la paralysie du cœur. Tous ces poisons cardiaques possèdent des propriétés vomitives; on n'a pu jusqu'ici découvrir la cause exacte à laquelle ils doivent ces propriétés. Il est beaucoup d'autres substances toxiques qui agissent très énergiquement sur le cœur; tels sont : l'alcool, le chloroforme et les composés analogues, l'atropine, la muscarine, la physostigmine, la nicotine, la vératrine, etc.; mais toutes ces substances, en même temps qu'elles agissent sur le cœur, produisent des effets très prononcés sur la plupart des autres organes, sur le cerveau et la moelle épinière, sur la respiration, sur l'intestin; il ne serait donc pas permis de les désigner spécialement sous le nom de poisons cardiaques.

Tous les principes possédant cette propriété bien limitée sur l'activité cardiaque sont des glycosides.

D'après les recherches de Husemann, des glycosides de ce genre existent dans un grand nombre de végétaux et de familles végétales; en voici l'énumération : En première ligne, il faut placer la digitale pourprée *(Digitalis purpurea)*, de la famille des Scrofulariées; ses trois principes cardiotoxiques sont : la *digitaline*, la *digitaléine* et la *digitoxine*. Puis viennent plusieurs ellébores *(Helleborus viridis*, *Helleborus niger* et *Helleborus fœtidus*, Renonculacées), qui tous renferment un même principe cardiotoxique, l'*elléboréine*. En troisième lieu, mentionnons la scille *(Scilla maritima)*, qui appartient à la famille des Liliacées, et qui renferme un principe toxique, la *scillaïne*, dont les effets ressemblent à ceux de la digitale; puis, l'*Adonis vernalis*, qui fournit l'*adonidine*. La famille des Apocynées fournit plusieurs poisons cardiaques qui sont très probablement de la nature des glycosides; ce sont : la *tanghicine* (?), trouvée dans le *Tanghinia venenifera;* la *thévétine*, et son produit de dédoublement, la *thévérésine*, retirées du *Thevetia neriifolia;* la *strophantine* (?) qui existe dans l'*inée* (onage ou kombe), poison dont certaines peuplades d'Afrique imprègnent leurs flèches et que fournit le *Strophantus hispidus;* à ces végétaux il faudrait peut-être ajouter le laurier-rose *(Nerium oleander)*, l'*Apocynum cannabinum*, la grande pervenche *(Vinca major)*. La famille des Artocarpées fournit un glycoside cardio-toxique, l'*antiarine*, qui existe dans une substance vénéneuse *(Upas antiar)*, dont les habitants des îles de la Sonde se servent pour empoisonner leurs flèches; cette substance vénéneuse provient de l'*Antiaris toxicaria*. Enfin, notre muguet *(Convallaria maialis)*, de la famille des Smilacées, renferme, à côté d'un glycoside (convallarine) doué de propriétés purgatives énergiques, un poison cardiaque désigné sous le nom de *convallamarine*.

Nous n'étudierons avec détail, parmi ces nombreux glycosides, que ceux dont les effets physiologiques et les usages thérapeutiques présentent une certaine importance. Il ne sera donc question ici que de la digitale pourprée, de la scille, de l'*Adonis vernalis*, de la racine d'ellébore vert, et de leurs glycosides à action cardiaque.

1. DIGITALE POURPRÉE (*Folia digitalis purpureæ*) ET SES GLYCOSIDES ACTIFS

La *digitale pourprée* (Scrofulariées), remarquable par ses belles fleurs rouges, en forme de doigt de gant, renferme plusieurs principes, qui diffèrent au point de vue chimique, mais qui se ressemblent au point de vue physiologique. Il n'y a pas longtemps qu'on distinguait ces principes d'après leur solubilité différente dans l'eau et dans l'alcool : c'est ainsi qu'on distinguait une digitaline soluble (Walz), une digitaline insoluble, non cristallisable (Homolle et Quevenne), et une digitaline cristallisée (Nativelle).

Ces trois digitalines, loin de représenter des composés chimiquement purs, ne sont que des mélanges de plusieurs substances préexistant dans la plante ou constituant des produits de décomposition. Les principes actifs que l'on peut actuellement considérer comme purs sont les suivants : 1° la *digitonine*, $C^{31}H^{53}O^{17}$, glycoside qui se rapproche beaucoup de la saponine, tant au point de vue chimique qu'au point de vue physiologique ; 2° la *digitaline*, $C^5H^8O^2$, glycoside insoluble dans l'eau ; 3° la *digitaléine*, qui est aussi un glycoside, et qui se distingue des précédentes surtout par sa facile solubilité dans l'eau ; elle réunit les propriétés de la digitonine et de la digitaline ; 4° la *digitoxine*, $C^{21}H^{32}O^7$; c'est elle qui produit les effets les plus énergiques. Ces quatre principes, auxquels il faut encore ajouter un grand nombre de produits résultant de leur décomposition (*toxirésine*, produit de décomposition de la digitoxine, *digitalirésine*, produit de décomposition de la digitaline, etc.), constituent la masse principale des anciennes digitalines.

Action physiologique. — A. *Des principes chimiquement purs de la digitale.* — 1. La *digitonine* exerce la même action que la saponine ; nous renvoyons donc à l'étude de cette dernière.

2. La *digitoxine*, la *digitaline* et la *digitaléine* produisent, d'après Hoppe, des effets qui ressemblent beaucoup à ceux de la plante mère, à ceux des feuilles de digitale. C'est la digitoxine qui possède les propriétés toxiques les plus intenses ; ses effets sont six à dix fois plus énergiques que ceux des deux autres glycosides ; pour tuer 1 kilogramme de chat, il suffit de 0,0004 de digitoxine ; pour 1 kilogramme de chien, 0,0017 sont suffisants ; pour 1 kilogramme de lapin, il en faut 0,0035. Chez l'homme, 0,002 suffisent pour donner lieu à des accidents très graves et persistant pendant plusieurs jours ; l'homme est donc encore plus sensible à ce poison que les chats.

Tandis que la digitaline et la digitaléine ne produisent aucune action *locale*, la digitoxine, au contraire, injectée sous la peau, même à dose extrêmement faible, donne lieu à une inflammation phlegmoneuse, suivie de suppuration ; c'est probablement à une action locale de ce genre que sont dus les vomissements violents et la diarrhée qui se manifestent à la suite de l'ingestion de la digitoxine : le fait est que ces deux symptômes n'ont pas une origine centrale.

Les trois principes en question agissent sur le *cœur* de la même manière que les feuilles de digitale dont il sera parlé ci-après : ils élèvent la pression sanguine et diminuent la fréquence du pouls, puis ils font baisser la pression sanguine et augmentent la fréquence du pouls, chez le chien ainsi que chez l'homme.

Ils paralysent directement les *muscles* à insertions osseuses, chez l'homme et chez tous les animaux, à quelque classe qu'ils appartiennent; c'est la digitoxine qui produit, sous ce rapport, les effets les plus accentués.

Ils n'exercent aucune influence directe sur le système nerveux central ni sur la respiration; s'ils déterminent des troubles de ce côté, ce n'est qu'indirectement, par suite de leur action sur le cœur, sur la circulation et sur les muscles.

La cause de la mort doit très vraisemblablement être attribuée à la paralysie cardiaque.

3. Parmi les divers produits de décomposition, deux seulement ont été l'objet de recherches physiologiques : c'est la *toxirésine* et la *digitalirésine;* les effets de ces deux produits se ressemblent entièrement, sauf que ceux du premier sont un peu plus énergiques que ceux du second (Perrier).

Tous deux, de même que la picrotoxine, excitent certains appareils nerveux situés dans la moelle allongée, et provoquent par suite des spasmes cloniques et toniques.

Sous leur influence, l'excitabilité réflexe augmente d'abord, pour diminuer ensuite jusqu'à l'arrivée des spasmes, pendant lesquels elle augmente de nouveau, après quoi elle ne tarde pas à se paralyser complètement. Les muscles striés perdent leur excitabilité. Les mouvements respiratoires s'accélèrent; le pouls, au contraire, se ralentit et s'affaiblit; souvent le cœur cesse de battre, par suite de la paralysie de son tissu musculaire.

Les animaux meurent asphyxiés et paralysés.

Que deviennent dans l'organisme les principes actifs de la digitale ? Tout ce qu'on sait là-dessus, c'est que Dragendorff a pu retrouver dans l'urine des traces de l'un d'eux.

Du moment qu'on n'emploie les feuilles de digitale qu'en vue de leurs effets sur le cœur, il serait à désirer qu'on pût remplacer leur usage par celui d'un des trois glycosides qui exercent leur action sur l'activité cardiaque; on pourrait ainsi laisser de côté la plante mère, et éviter les effets fâcheux des autres composés chimiques qu'elle renferme.

Malheureusement il est à craindre qu'aucun des trois principes actifs en question ne puisse être utilisé dans la pratique; la digitoxine serait, de ces trois principes, celui qui paraîtrait le plus propre aux usages thérapeutiques; elle produit, en effet, à très petite dose (0,001), l'action caractéristique de la digitale, et, bien qu'elle existe en petite quantité dans la plante, il est cependant assez facile de l'obtenir à l'état de pureté ; mais sa complète insolubilité dans l'eau et les doses tout à fait minimes auxquelles il faut l'administrer pour produire des effets thérapeutiques ne permettent pas de compter sur une absorption régulière, de sorte qu'on ne pourrait pas régler, comme on voudrait, l'intensité de son action ; ajoutez à cela l'inconvénient qu'elle a de produire des effets vomitifs. — La digitaline et la digitaléine sembleraient se prêter encore mieux aux exigences de la pratique médicale, car, tout en possédant les propriétés caractéristiques de la digitale sur l'activité cardiaque, elles sont dépourvues des propriétés irritantes locales de la digitoxine; malheureusement il est difficile de les obtenir à l'état de pureté.

Quant aux digitalines impures qui existent dans le commerce, leur composition extrêmement variable est un motif suffisant pour que nous n'en recommandions pas l'emploi.

En somme, nous arrivons à ce résultat vraiment surprenant, que, étant enfin parvenus à obtenir à l'état de pureté les principes actifs de la digitale, nous sommes encore réduits, en attendant, à conseiller l'usage de la plante mère. Aussi sera-ce de cette dernière que nous étudierons en détail les effets physiologiques.

B. *Des feuilles de la digitale.* — Les principes actifs de la digitale peuvent pénétrer dans la circulation à travers toutes les muqueuses; mais cette absorption se fait assez lentement. Quant à la possibilité d'une absorption par la peau intacte, nous ne pouvons pas y croire.

La digitale exerce, chez tous les animaux, à quelque classe qu'ils appartiennent, une action toxique sur le cœur, qu'elle finit par paralyser ; le premier organe qu'elle tue est toujours le cœur ; la respiration ne s'arrête que lorsque le cœur a cessé de fonctionner.

Si les grenouilles résistent plus longtemps que les animaux à sang chaud, c'est qu'elles peuvent vivre encore quelque temps privées du cœur et de la circulation.

Parmi les animaux à sang chaud, ce sont les carnivores et l'homme qui sont le plus sensibles à l'action de la digitale.

La digitale a une action cumulative, c'est-à-dire que, administrée pendant longtemps à très petites doses, elle produit, à un certain moment, la même action que si l'on avait donné en une fois une dose élevée.

Voici quels sont les *phénomènes et troubles fonctionnels que détermine la digitale sur les divers organes.*

Cerveau et moelle épinière. — Si la digitale a été administrée à dose thérapeutique, ces organes n'éprouvent dans leurs fonctions aucune altération appréciable. Si son usage a été prolongé, ou si la dose a été considérable, les troubles suivants se manifestent, produits secondairement, par suite de l'affaiblissement de la circulation et de l'accumulation de l'acide carbonique dans le sang : vertiges, céphalalgie, douleur faciale, pesanteur de tête, vision indistincte, dilatation pupillaire, bourdonnement d'oreille, hallucinations, syncope. Les convulsions qui s'observent, au moment de la mort, chez les animaux à sang chaud, sont aussi le résultat d'un empoisonnement par l'acide carbonique qui s'accumule dans le sang à la suite de l'arrêt de la circulation. — Chez les grenouilles on a vu se produire, sous l'influence de ces mêmes causes secondaires, une diminution de l'excitabilité réflexe de la moelle.

Muscles — Weyland avait signalé un allongement, sous l'influence de la digitale, de la courbe des contractions musculaires ; Evers n'a pas pu confirmer ce fait. D'après Koppe, la digitale exerce une action paralysante sur tous les muscles striés. Chez la grenouille, la digitaline détermine un allongement du muscle et une augmentation de son élasticité, et ces deux effets résultent uniquement d'altérations de la substance contractile même (Rossbach et v. Anrep).

Cœur, circulation et température. — Chez l'homme à l'état de santé, aussi bien que chez l'homme atteint de fièvre ou d'une affection cardiaque, de même que chez les mammifères (chiens), on peut distinguer trois périodes dans l'action de la digitale sur la circulation et la température, soit que cette substance ait été administrée par l'estomac, soit qu'elle ait été injectée sous la peau (Traube, Ackermann, Böhm) ; ces périodes offrent d'ailleurs, dans leur intensité et leur durée, de grandes différences individuelles. Si la digitale a été prescrite à faible dose, on n'observe que la première période; si elle a été administrée à dose élevée, la première période est très courte et tout à fait incomplète, tandis que la seconde dure longtemps; enfin, si la dose a été mortelle, la troisième période survient avec une très grande rapidité.

Première période. — *Ralentissement très marqué du pouls*, résultant d'une excitation intense des appareils modérateurs (pneumogastriques) dans le cerveau et dans le cœur. En même temps, *élévation considérable de la pression artérielle*, et rétrécissement des artères périphériques, surtout dans la cavité abdominale, phénomènes qui doivent être attribués à une excitation du centre vaso-moteur et des appareils nerveux vasculaires périphériques, peut-être aussi à une contraction plus énergique et à un travail plus intense du cœur.

Deuxième période. — *Accélération subite et considérable du pouls*, consécutive à la paralysie des appareils modérateurs cardiaques, qui étaient surexcités pendant la première période, peut-être aussi à une excitation des nerfs accélérateurs du cœur. *La pression sanguine, après de fréquentes oscillations, baisse peu à peu*, par suite d'un commencement d'affaiblissement du cœur.

Troisième période. — *Irrégularité très marquée et ralentissement progressif des contractions cardiaques;* ce ralentissement n'est pas dû, comme celui de la première période, à une excitation des pneumogastriques, mais à l'affaiblissement des nerfs moteurs cardiaques et du muscle cœur. La *pression sanguine baisse de plus en plus; enfin le cœur, paralysé, s'arrête à l'état de diastole;* désormais les plus fortes irritations restent impuissantes à le faire contracter,

Les effets de la digitale sur le *cœur, chez les grenouilles*, sont extrêmement ramarquables (Dybkowsky et Pelikan, Meyer, Fothergill, Böhm); ces effets s'observent surtout chez la *Rana temporaria*, moins bien sur la *Rana esculenta*. Voici en quoi ils consistent : Sous l'influence de très petites doses, les contractions cardiaques manifestent une plus grande énergie ; sous l'influence de doses élevées, elles deviennent irrégulières, inégales, ondulées, péristaltiques, et le cœur finit par s'arrêter dans un état de systole si complet que la cavité ventriculaire disparaît entièrement par l'accolement de ses parois. Les oreillettes, dont les contractions ne s'interrompent que plus tard, se présentent, si elles ne sont pas distendues par le sang, dans un état moyen de dilatation. Cet arrêt systolique du cœur, provoqué par la digitale ou par ses glycosides cardio-toxiques, disparaît sous l'influence paralysante qu'exercent sur le muscle cœur l'acide cyanhydrique, la saponine, l'apomorphine, etc. ; on peut aussi la faire disparaître en maintenant pendant quelque temps le cœur vide de sang, ou en le distendant violemment au moyen d'un liquide nutritif. Cet arrêt systolique du cœur est le résultat d'un spasme tétanique du muscle cardiaque ; la tendance à manifester la plus haut degré possible de rétraction est, en effet, particulière au muscle ventriculaire même privé de vie ; il semble plutôt que, sous l'influence de la digitale, l'élasticité du muscle soit devenue plus considérable, et que, avec cet accroissement d'élasticité, le passage spontané du muscle cardiaque à l'état de diastole soit devenu de plus en plus difficile.

Il faut bien se garder de conclure de la grenouille aux animaux à sang chaud relativement à cette action de la digitale sur le cœur ; les effets sont bien différents suivant qu'on les considère chez les premiers de ces animaux ou chez les seconds.

Sous l'influence d'une petite dose de digitale, ou pendant la première période de l'empoisonnement par cette substance, la *température* baisse à l'intérieur, et s'élève à la surface du corps. Ackermann explique cet effet en disant que, par suite de l'augmentation de la pression artérielle, la circulation cutanée s'accélère ; de là, rayonnement de calorique plus rapide et plus intense, et refroidissement des parties intérieures de l'organisme. Quant à la chute de la température pendant les périodes ultérieures et dans les maladies fébriles, on n'a pu encore en découvrir la cause d'une manière positive.

Organes digestifs. — Des doses très petites n'exercent que rarement sur eux une action appréciable ; toutefois, chez les individus atteints d'une affection cardiaque, chez lesquels l'activité du cœur est très affaiblie et la digestion languissante, on voit cette dernière se relever par suite des modifications favorables éprouvées par la circulation et la pression sanguine, et par suite de l'augmentation de sécrétion du suc gastrique qui en est la conséquence.

Sous l'influence de l'usage trop prolongé de ces petites doses (0,001 de l'ancienne digitaline par jour, pendant dix-huit jours), se manifestent, dès le cinquième jour, une saveur amère désagréable et des nausées ; le douzième jour, l'appétit commence à diminuer, et les selles deviennent rares et dures (Stadion).

Si la dose administrée a été moyenne ou élevée (0,1-0,3 de feuilles de digitale, ou 0,005 d'une ancienne digitaline, ou 0,002 de digitoxine), on voit se produire de la sécheresse pharyngienne, des nausées, des vomissements, des éructations, une perte persistante de l'appétit, des coliques plus ou moins violentes, de la diarrhée.

Ces derniers symptômes se manifestent même quand la digitale a été injectée directement dans le sang ; il est donc encore difficile d'en établir sûrement la cause. Plusieurs observateurs disent avoir observé, chez les animaux, à la suite de l'administration de la digitale, un état inflammatoire de la muqueuse de l'estomac et de l'intestin ; Nasse a vu l'intestin fortement contracté.

Excrétion urinaire. — Chez l'homme sain, l'usage, même prolongé, de doses faibles ou élevées de digitale, n'exerce aucune modification ni sur la quantité d'urine excrétée ni sur la composition de ce liquide ; chez les animaux à l'état de santé, Lauder-Brunton a trouvé que, sous l'influence de la digitale, la sécrétion urinaire cessait d'abord entièrement et ne recommençait que lorsque la pression sanguine était de nouveau tombée. Chez l'homme aussi, lorsque des phénomènes toxiques généraux apparaissent, on constate une légère diminution de la quantité d'urine, de son poids spécifique et de sa richesse en urée, en acide phosphorique, en acide sulfurique et en chlorure de sodium ; on n'a noté une augmentation que de l'acide urique (Stadion, Mégerand).

Mais il n'en est pas de même chez les individus atteints d'une affection cardiaque, surtout chez les hydropiques; chez eux, la digitale produit des effets diurétiques très marqués, non pas en excitant le parenchyme rénal, mais en agissant de la façon suivante : La plupart des maladies du cœur s'accompagnent d'une exsudation aqueuse abondante, consécutive à la stase du sang dans le système veineux. Or, la digitale, *en régularisant la distribution du sang, en faisant disparaître cette stase veineuse*, donne lieu à une résorption des exsudats séreux; le sang devient, par suite, plus aqueux, et en même temps, la pression dans le système artériel et dans les artères rénales éprouvant une élévation, il en résulte naturellement que l'*excrétion de l'urine augmente*.

Les *échanges organiques* éprouvent des modifications entièrement dépendantes des effets exercés sur la circulation : tant que la pression sanguine est élevée, l'élimination de l'urée et de l'acide carbonique est plus considérable ; quand la pression sanguine baisse, l'élimination de l'urée et de l'acide carbonique diminue dans les mêmes proportions (v. Boeck).

Usages thérapeutiques. — Certes la digitale ne peut plus prétendre aujourd'hui à ces usages si étendus qu'on avait laissés s'introduire peu à peu dans la thérapeutique, depuis le siècle dernier, après que Withering l'eut recommandée contre les « hydropisies » ; dans un grand nombre de cas, en effet, notamment dans les affections fébriles, on peut et l'on doit s'adresser de préférence à des médications d'une efficacité plus avérée. La digitale n'en est pas moins un de nos médicaments les plus précieux, et, dans *le traitement de certaines affections cardiaques, elle constitue un agent thérapeutique unique, ne pouvant être remplacé par aucun autre.* C'est donc cet emploi dans les maladies du cœur que nous placerons en première ligne.

L'importance de la digitale dans le traitement des affections cardiaques était déjà établie au commencement de ce siècle (Kreyssig). Mais il faut bien remarquer que tous les cas ne se prêtent pas également à son usage ; il est des circonstances dans lesquelles elle serait non seulement inutile, mais encore nuisible. On peut dire, en général, qu'elle est principalement indiquée lorsqu'il s'agit de combattre, *dans les affections cardiaques, l'affaiblissement du muscle cœur* et les troubles qui en sont la conséquence. Cette indication se présente le plus souvent dans les *lésions valvulaires;* mais ici encore il est nécessaire d'établir des distinctions.

La digitale est contre-indiquée : premièrement, lorsque le malade se trouve dans la période de la compensation complète, la lésion organique valvulaire existant bien, mais étant neutralisée par l'hypertrophie du ventricule correspondant ; secondement, dans la plupart des cas où, une lésion valvulaire venant de se développer, par exemple à la suite d'un rhumatisme aigu, l'hypertrophie compensatrice du ventricule commence à s'établir ; ici, en effet, il est d'autres moyens auxquels on doit recourir de préférence. Enfin, on devra éviter d'employer la digitale dans les cas où, bien que la compensation soit troublée, bien que le malade présente de l'hydropisie, de la cyanose, de la dyspnée, il existe en même temps une augmentation de la tension du sang dans le système artériel, quelle que soit la cause qui tient sous sa dépendance cette augmentation de tension. Si, en effet, on prescrivait la digitale dans ces cas, on risquerait d'élever encore davantage la pression sanguine, et de provoquer le développement d'une hémorragie cérébrale (Traube).

La digitale est indiquée, au contraire, dans les cas où, la lésion valvulaire étant même suffisamment compensée, il survient, sous l'influence, par exemple, d'une émotion ou d'un effort, un état de surexcitation de l'activité cardiaque, avec pouls très fréquent, parfois intermittent, palpitations de cœur, dyspnée considérable. Mais ses effets se montrent surtout nettement favorables, dans les affections du cœur, pendant la période de la compensation troublée, alors que, le muscle cardiaque ne fonctionnant qu'imparfaitement et ayant perdu sa force d'impulsion normale, ont apparu les symptômes suivants: hydropisie générale, excrétion urinaire diminuée, dyspnée considérable, perte de l'appétit, pouls fréquent et irrégulier et, *en même temps, diminution du calibre et de la tension des artères*. Sous l'influence de la digitale, tous ces phénomènes disparaissent, parfois avec une rapidité surprenante. Mais, *chose importante, il faut bien se garder de continuer trop longtemps l'usage du médicament*, si l'on ne veut pas voir survenir à un moment donné des effets tout opposés aux effets bienfaisants du début. Il est donc prudent d'interrompre l'administration du remède dès que s'est manifestée bien nettement son influence favorable. Le trouble de la compensation dépend-il d'une augmentation accidentelle des résistances que la circulation a à vaincre, par exemple du développement subit d'un catarrhe bronchique, il faudra d'abord penser à traiter par les moyens rationnels cette complication, et ici encore l'administration de la digitale pourra rendre des services précieux. — Toutes les fois que les conditions que je viens de décrire se présentent, on doit administrer la digitale, quelle que soit la lésion valvulaire qui tienne les accidents sous sa dépendance; j'insiste expressément là-dessus, parce que les médecins anglais, notamment Corrigan et Sidney Ringer, ont prétendu que ce médicament ne devait être prescrit qu'avec une grande circonspection, ou même devait être entièrement laissé de côté, dans les cas de lésions valvulaires aortiques. L'expérience est entièrement opposée à cette opinion[1]. Dans les lésions valvulaires du cœur, on ne doit prescrire la digitale qu'à petites doses (0,03, jusqu'à 0,05 *pro dosi*, toutes les deux à trois heures), pour des motifs qui ressortent nettement de

[1] [Cette question des indications et contre-indications de la digitale suivant la lésion anatomique du cœur a été embrouillée comme à plaisir par la plupart des auteurs, les uns considérant ce médicament comme particulièrement approprié au traitement des lésions mitrales et le rejetant du traitement des lésions aortiques, les autres se prononçant dans un sens opposé. A la dernière réunion, à Paris, de l'Association française pour l'avancement des sciences, Teissier (de Lyon) a déclaré que, après une expérience clinique de trente-cinq années, il était arrivé à conclure que la digitale pouvait être indiquée dans toutes les affections cardiaques, quel que fût le siége de la lésion. Des tracés sphygmographiques, pris dans les cas les plus variés de lésions valvulaires, ont toujours montré un rapprochement du pouls vers le type normal, sous l'influence de la digitale. Les contre-indications de ce médicament ne doivent donc pas être basées sur la lésion anatomique du cœur, mais bien sur les circonstances signalées ci-dessus par Nothnagel.]

ce qui a été dit dans la partie physiologique. Cependant dans certains cas où le danger est pressant, et où ces petites doses sont restées sans résultat, on peut et l'on doit essayer d'administrer des doses plus élevées (0,1 et plus), et l'on voit parfois les troubles de l'activité cardiaque s'amender sous leur influence.

Il est évident que la digitale, aux mêmes doses, devra aussi être administrée dans tous les cas où, *en l'absence de toute altération de l'appareil valvulaire, se manifesteront les conséquences*, ci-dessus signalées, *d'une insuffisance du muscle cardiaque*. Ces cas peuvent se présenter dans le cours de l'hypertrophie cardiaque dite idiopathique, conséquemment à un travail excessif du cœur, dans la myocardite, dans le cœur gras, etc.

Nous insisterons encore sur l'emploi de ce médicament dans les cas où, sous l'influence d'un ancien catarrhe bronchique, accompagné d'emphysème, se manifestent les signes d'une stase dans le système veineux (hydropisie, etc.). Ces phénomènes sont alors sous la dépendance immédiate de l'insuffisance du ventricule droit hypertrophié; la digitale sera donc un des meilleurs médicaments qu'on puisse leur opposer. — Dans les palpitations cardiaques, qui ne reconnaissent pas pour cause une lésion valvulaire, la digitale peut être d'une utilité palliative et passagère dans les cas où ces palpitations se présentent chez des individus irritables, « nerveux », sous l'influence d'affections psychiques.

Mentionnons encore ici la *péricardite*, dans le traitement de laquelle, surtout dans les cas aigus, récents, la digitale constitue un des agents thérapeutiques les plus importants. L'influence avantageuse du médicament se fait sentir ici sur l'activité du cœur plutôt que sur la fièvre; en calmant l'activité cardiaque surexcitée, la digitale influence favorablement le processus inflammatoire.

La digitale a été beaucoup préconisée comme *diurétique*. Nous avons déjà dit plus haut qu'elle n'agissait dans ce sens qu'en élevant la tension dans le système aortique. D'où il suit qu'on ne doit pas s'attendre à la voir produire une action diurétique dans les cas d'hydropisie, où la tension dans le système artériel est normale ou au-dessus de la normale, ainsi qu'on peut l'observer, par exemple, dans la néphrite chronique. Son emploi comme diurétique trouvera, au contraire, sa place dans tous les cas où l'hydropisie sera sous la dépendance d'un affaiblissement de l'activité cardiaque, surtout dans les lésions valvulaires, mais aussi, en partie, dans les cas d'anasarque survenant chez des personnes atteintes de catarrhe bronchique et d'hypertrophie consécutive du ventricule droit, alors que, ce ventricule ne pouvant plus fonctionner avec assez d'énergie, la compensation qui résultait de son hypertrophie commence à devenir insuffisante; ces indications, comme on le voit, se confondent avec celles qui se présentent dans les maladies du cœur. Si l'hydropisie reconnaît pour cause une simple hydrémie, l'administration de la digitale ne produira que de faibles avantages. — Dans ces derniers temps on a de nouveau assez fréquemment prescrit la digitale dans le traitement de la néphrite et de l'hydropisie, et principalement au début des symptômes urémiques.

Dans le traitement des *affections aiguës fébriles* (inflammatoires), la digitale était déjà employée par Currie, Kreyssig; mais ce sont les médecins dits « contro-stimulistes », Rasori, Brera et autres, qui en ont fait l'usage le plus étendu. Aujourd'hui cet usage se restreint tous les jours de plus en plus ; nous possédons, en effet, des antipyrétiques plus énergiques et à effets plus positifs, et, d'ailleurs, si la digitale possède réellement des propriétés antifébriles, il faut reconnaître que ces propriétés ne s'exercent qu'avec beaucoup de lenteur et en s'accompagnant parfois de phénomènes extrêmement fâcheux. La digitale était, il y a une quinzaine d'années, très souvent prescrite dans le traitement de la *pneumonie croupale*. Nous savons aujourd'hui que les cas, même graves, de cette maladie, entièrement abandonnés à eux-mêmes, suivent une marche favorable, pourvu, bien entendu, qu'aucune complication n'intervienne. La digitale n'abrège nullement la durée de la maladie; elle s'est aussi montrée impuissante à prévenir la mort déterminée par une élévation excessive de la température ou par un accroissement excessif de la fréquence du pouls. Enfin, ce médicament n'a manifesté aucune influence appréciable sur le processus anatomique. Il résulte, en somme, des observations publiées, que l'action de la digitale, dans la pneumonie, se bornerait à modérer les symptômes fébriles les plus importants, notamment le pouls; moins, la température. On pourrait, d'après cela, la prescrire lorsque la pneumonie est accompagnée d'une élévation considérable de la température et, principalement, d'une grande accélération du pouls.

Dans le *typhus abdominal*, on ne pourrait prescrire la digitale que chez des individus vigoureux, présentant une fièvre très résistante, sans fréquence anormale du pouls, et concurremment avec la quinine (Liebermeister). La valeur de la digitale dans le traitement du rhumatisme aigu, de l'érysipèle, de la pleurite, prêterait aux mêmes considérations que nous venons de développer. Disons encore que quelques médecins anciens, Goelis, Formey et autres, ont aussi employé la digitale dans certains cas de méningite, sans en retirer naturellement aucun avantage positif.

Si l'on voulait prescrire la digitale dans un cas de ce genre, la dose devrait varier suivant la maladie fébrile à laquelle on aurait affaire et suivant la période de l'affection. En général, on prescrirait des doses moyennes : faibles dans les cas à marche traînante (typhus); plus élevées dans les maladies de courte durée; plus élevées encore au moment où l'affection est à son apogée, alors que l'action du remède trouve des résistances plus considérables (3,0-5,0 : 200,0).

Il est encore un grand nombre d'états morbides auxquels on a opposé autrefois, ou dans ces derniers temps, l'administration de la digitale. Dans tous ces cas, l'expérience nous autorise à le déclarer, *ce médicament est entièrement sans utilité ou peut être avantageusement remplacé par d'autres*. Mentionnons seulement, parmi ces états morbides, quelques-uns des plus importants, et d'abord la phtisie pulmonaire. Il n'est qu'une forme de cette affection dans laquelle la digitale puisse rendre quelques services, en faisant baisser la température et diminuant la fréquence du pouls : c'est la pneumonie caséeuse à marche subaiguë ; mais tout praticien qui connaît cette forme de fièvre aura bien de la peine à fonder quelque espérance sur l'efficacité de ce médicament, sans compter que son usage prolongé a l'inconvénient de troubler les fonctions digestives. Dans le traitement de l'hémoptysie, on peut aussi le considérer comme superflu.

Dans le *delirium tremens*, la digitale a été employée pour la première fois par Jones, avec des résultats très avantageux, d'après cet observateur. Des observateurs anglais et suédois les ont, en partie, confirmés. Il est pourtant difficile de dire quelles sont les conditions particulières dans lesquelles ce médicament peut être employé avec plus d'avantage que d'autres ou même que l'expectation pure et simple ; d'après Fothergill, il est surtout indiqué quand l'activité cardiaque est affaiblie, que le pouls est petit et irrégulier. En tout cas, ce traitement du delirium tremens ne peut pas être érigé en une méthode générale ; ce n'est que dans certains cas particuliers qu'il peut être appliqué.

Doses et préparations. 1. *Feuilles de digitale.* — Ainsi que nous l'avons déjà dit, la digitale est un médicament à action cumulative ; il faut donc en surveiller très attentivement les effets. Le malade doit être vu tous les jours, deux fois par jour, si c'est possible ; et, aussitôt que les signes d'intolérance ont fait leur apparition (ralentissement notable du pouls, irrégularité des contractions cardiaques, vomissements), il faudra suspendre l'usage du remède. Si cet usage doit être continué pendant longtemps, comme il arrive parfois dans le traitement des affections cardiaques, il sera prudent de l'interrompre de temps à autre pendant quelques jours. Il a été dit plus haut dans quels cas les doses doivent être petites, dans quels cas elles doivent être plus élevées. Les doses les plus élevées sont de 0,1-0,3 (*jusqu'à* 0,2 *pro dosi! jusqu'à* 1,0 *pro die !* d'après la pharmacopée allemande ; *jusqu'à* 0,2 *pro dosi! jusqu'à* 0,6 *pro die!* d'après la pharmacopée d'Autriche) ; les doses les plus faibles sont de 0,03-0,05, le mieux en poudre ou en infusion. Chez les enfants, seulement en infusion : 0,05-0,5 : 120,0. L'emploi des glycosides n'est pas rationnel (voyez la partie physiologique).

2. *Extrait de digitale.* — Epais, brunâtre ; il donne avec l'eau une solution trouble, d'un brun jaunâtre. A l'intérieur, 0,03-0,2 (*jusqu'à* 0,2 *pro dosi! jusqu'à* 1,0 *pro die!*), en pilules ou en solution. Chez les enfants, 0,003-0,05 *pro dosi.*

3. *Digitaline* (*jusqu'à* 0,002 *pro dosi! jusqu'à* 0,01 *pro die!*).

4. *Vinaigre de digitale.* — 10 à 30 gouttes. Préparation qui a l'avantage de troubler assez peu la digestion (*jusqu'à* 2,0 *pro dosi ! jusqu'à* 10,0 *pro die !*)

5. *Teinture de digitale.* — Feuilles de digitale 5 parties, alcool 6 parties. Coloration vert brunâtre. 10-30 gouttes (*jusqu'à* 1,5 *pro dosi! jusqu'à* 5,0 *pro die!* d'après la pharmacopée allemande ; *jusqu'à* 1,0 *pro dosi ! jusqu'à* 4,0 *pro die!* d'après la pharmacopée d'Autriche).

6. *Teinture éthérée de digitale.* — Feuilles de digitale 1, alcool éthéré 10. Coloration verdâtre. 5-15 gouttes (*jusqu'à* 1,0 *pro dosi! jusqu'à* 3,0 *pro die!*) [1].

[1] [Quelle est la meilleure préparation de digitale? D'après Hérard, c'est la macération à froid de la poudre de feuilles de digitale (0,25 dans 200 grammes d'eau, pendant douze heures) ; le liquide filtré est administré au malade en cinq ou six fois dans la journée, à une distance assez éloignée des repas. L'infusion est aussi une préparation à recommander. La poudre, en pilules, ne mérite pas la même confiance ; ces pilules ont l'inconvénient, d'après Dujardin-Beaumetz, de provoquer facilement des vomissements, si elles sont bien préparées, et si elles sont mal préparées, elles peuvent traverser le tube intestinal sans manifester aucune action. Quant aux préparations alcooliques, elles ont une très grande activité, variable d'ailleurs suivant la provenance de la plante, de sorte qu'on ne doit jamais les administrer qu'avec les plus grandes précautions. Duroziez fait remarquer à ce sujet combien il est imprudent de prescrire le *vin diurétique de Trousseau* aux doses indiquées généralement par les auteurs (20 à 60 grammes et au-dessus). Il ne faut pas oublier que ce vin se prépare en faisant macérer 6 grammes de feuilles de digitale, 3 grammes de scille, 30 grammes de baies de genièvre, dans 400 grammes de vin blanc et 50 grammes d'alcool à 90°. Par conséquent 100 grammes de ce vin représentent à peu près

Traitement de l'empoisonnement par la digitale. — L'empoisonnement par l'ingestion de grandes quantités de digitale ne se présente que rarement. En présence d'un cas de ce genre, il faudrait d'abord songer à évacuer le poison par les moyens ordinaires; puis on administrerait du tannin. Si les phénomènes résultant de l'absorption de la substance toxique ont déjà fait leur apparition, on sera réduit, les antidotes physiologiques faisant défaut, à combattre les symptômes ; on prescrira donc les excitants, on traitera le collapsus, etc.

ACKERMANN, Deutsches Archiv für klinische Medicin, Band XI. — BÖHM, Pflüger's Archiv für gesammte Physiologie, Band V. Bonn. — Dictionnaire de médecine et de chirurgie pratiques, art. DIGITALE par HIRTZ, t. XI. Paris. — GUBLER et LABBÉE, Commentaires thérapeutiques du Codex medicamentarius, 3e édition. Paris, 1885. — HARDY (Ern.), Des effets toxiques de la digitaline (Archives générales de médecine, 6e série, t. III, p. 749). — HOMOLLE et QUEVENNE, Mémoire sur la digitaline et la digitale (Archives de physiologie. Paris, 1854). La digitaline au point de vue chimique, physiologique et toxicologique (Moniteur scientifique, juin 1864). — HOPPE, Die specifische Wirkung der Digitalin (Memorabilien, S. 131 Canstall's Jahresbericht über die Fortschritte in der gesammten medicin, I, S. 472. Berlin, 1868). — KOPPE, Archiv für experimentelle Pathologie und Pharmakologie, Band IV, S. 274. Leipzig. — LAUDER BRUNTON, Centralblatt für die medicin. Wissenschaften, S. 498, 1874. — LEGROUX, Essai sur la digitale et son mode d'action, thèse, ind. bibliogr. Paris. 1867. — LELICN, Etude physiologique et thérapeut. de la digitale. Paris, 1867. — PERRIER, Archiv für experimentelle Pathologie und Pharmakologie, Band VI, S. 191. — STANNIUS, Recherches sur la digitale et la digitaline (Archiv für physiologische Heilkunde, Band X, 1851). — SCHMIEDEBERG, Archiv für experimentelle Pathologie und Pharmakologie, Band IV, S. 16. — TARDIEU et ROUSSIN, Relation médico-légale de l'affaire Couty de Pommerais, empoisonnement par la digitaline (Annales d'hygiène publique et de médecine légale, t. XXII, 1864); Etude médico-légale et clinique sur l'empoisonnement. Paris, 1875. — TRAUBE, Annalen de Charité Krankenhauses in Berlin, Band II, 1851.

1. Scille

La *scille* (squames du bulbe de l'*Urginea scilla*, Liliacées) contient un glycoside non azoté, la *scillaïne*, que Jammersted a obtenu sous forme d'une substance légère, poreuse, pulvérisable, incolore ou légèrement jaunâtre. Ce glycoside a une saveur amère ; il est très peu soluble dans l'eau, mais il se dissout facilement dans l'alcool. Le produit désigné dans le commerce sous le nom de *scillitine* n'est qu'un extrait, dont la composition est extrêmement variable. La scille renferme en outre une forte proportion d'oxalate de chaux (5-10 pour 100), du sucre, du mucilage.

Action physiologique. — La scille fraîche exerce sur la peau et les muqueuses une action fortement irritante : sur la peau elle provoque de la rougeur et même de la vésication ; dans l'estomac et l'intestin, elle donne lieu à une vive inflammation.

La *scillaïne* exerce sur les animaux à sang froid et sur les animaux à sang chaud une action qui ressemble essentiellement à celle de la digitaline, et qui, au point de vue de l'intensité des effets, ne le cède nullement à celle de la digitoxine. Comme cette dernière, elle donne lieu à des vomissements, à de la diarrhée, à de la paralysie musculaire, etc. Son influence sur la circulation, sur la pression sanguine et la fréquence du pouls, ressemble exactement à celle de la digitale; les courbes du pouls, sous l'influence de la scille, diffèrent cependant de celles auxquelles la digitale donne lieu (Leyden-Röhmann), de sorte que ces deux substances agissent peut-être d'une manière différente sur le cœur. La scillaïne fait aussi augmenter la diurèse, et cette augmentation peut bien aussi dépendre uniquement des mêmes modifications de la circulation, desquelles dépend la diurèse produite par la digitaline. La scillaïne détermine-t-elle une altération du système nerveux central?

les principes actifs de 1gr,30 de feuilles de digitale, dose énorme, pouvant provoquer des accidents toxiques; 20 grammes, représentant les principes actifs de 0,25 de feuilles de digitale, constituent déjà une dose d'une certaine énergie.]

C'est ce qui n'a pas encore été constaté. Elle ne donne lieu, aux points où elle a été injectée, à aucune inflammation phlegmoneuse, ce qui arrive constamment à la suite des injections faites avec la digitoxine (Jammersted). La dose mortelle, pour 1 kilogramme d'animal, est : chez les lapins, 0gr,0025 ; chez les chats, 0gr,002 ; chez les chiens, 0gr,001.

Emploi thérapeutique. — La scille jouit depuis longtemps de la réputation d'être un bon *diurétique*, réputation qu'elle mérite en partie. Nous avons eu souvent l'occasion de nous convaincre de son efficacité dans ce sens ; l'usage pendant deux jours de ce médicament a pu suffire pour faire augmenter la quantité d'urine excrétée de 300-400 centimètres cubes à 1500-2000. On la prescrit dans le traitement des *hydropisies ;* mais il n'est pas encore possible d'établir bien positivement les conditions dans lesquelles on peut l'administrer avec certitude du succès ; d'après les observations de Husemann, ces conditions seraient les mêmes que celles qui réclament l'emploi de la digitale. L'expérience nous apprend qu'il faut éviter de prescrire la scille dans les cas où il existe un état inflammatoire du parenchyme rénal ; il faut donc surtout s'en abstenir dans le traitement de la néphrite aiguë. Sa valeur est tout à fait secondaire dans le traitement de l'hydropisie anémique ou cachectique. Dans les hydropisies qui se développent, sous l'influence d'une lésion cardiaque, pendant la période de la compensation troublée, son utilité est aussi bien moins accentuée que celle de la digitale ; cependant l'association de ces deux remèdes peut souvent, dans ces cas, présenter quelque avantage.

L'emploi de la scille exige que l'appareil digestif se trouve à l'état normal. L'expérience apprend encore que, si ce médicament détermine dès l'abord de la diarrhée, c'est en vain qu'on en attendra des effets diurétiques. Remarquons enfin que son usage ne doit pas être continué pendant trop longtemps, même quand les fonctions digestives n'en éprouvent aucune action fâcheuse. Ou bien, en effet, se manifestent des symptômes d'une affection rénale, qui imposent la nécessité de suspendre l'emploi du remède ; ou bien l'excrétion urinaire diminue, sans que d'ailleurs l'état de l'urine ait éprouvé aucune modification ; nous avons pu cependant nous convaincre dans maintes circonstances que, après une interruption pendant quelques jours du traitement, l'action primitivement favorable du remède pouvait encore se reproduire.

La scille a été encore prescrite comme expectorant ; présente-t-elle réellement, sous ce rapport, une certaine valeur ? La chose est loin d'être démontrée. Enfin on l'a encore employée comme médicament vomitif ; mais nous avons à notre disposition tant d'autres vomitifs plus certains et plus énergiques, que nous pouvons considérer la scille, à ce point de vue, comme entièrement inutile. On la prescrit cependant encore parfois, associée à d'autres vomitifs, surtout chez les enfants.

Doses et préparations. — 1. *Bulbe de scille.* — 0,02-0,2 *pro dosi* ; en infusion, décoction, pilules.

2. *Vinaigre scillitique.* — Bulbe de scille 1 partie, vinaigre 9 parties, alcool 1 partie. Liquide jaune clair. A l'intérieur, 1 à 5 grammes *pro dosi*, ordinairement en potion ou saturation. Pour le prescrire sous cette dernière forme, il faut, après avoir exactement déterminé la quantité de vinaigre scillitique, ajouter le carbonate jusqu'à complète saturation.

[Ces saturations ne sont pas usitées en France ; c'est d'ailleurs une forme pharmaceutique qui ne présente aucun avantage particulier.]

3. *Oxymel scillitique.* — Vinaigre scillitique 1 partie, miel 2 parties. Liquide clair, d'un brun jaunâtre, d'une saveur acide et amère. 5,0-10,0 *pro dosi*, pur ou ajouté à des potions. On le prescrit surtout comme vomitif chez les enfants.

[L'oxymel scillitique du Codex français se prépare avec 1 partie de vinaigre scillitique, lequel a à peu près la même composition que le vinaigre scillitique allemand, sur 4 parties de miel. On voit donc qu'il est à peu près deux fois moins actif que la préparation correspondante de la pharmacopée germaine.]

4. *Teinture de scille.* — Liquide clair, jaune. 10 à 20 gouttes, pur ou ajouté à des potions.

5. *Extrait de scille.* — Poudre jaunâtre. 0,02-0,2 *pro dosi*, en solution *(jusqu'à* 0,2 *pro dosi ! jusqu'à* 1,0 *pro die !).*

CHATEAU, Essai sur les préparations de scille (Archives génér. de médecine, janvier 1854). — Dictionnaire encyclopédique des sciences médicales, art. SCILLE et SCILLITINE par E. LABBÉE, 3e série, t. VII. — DROUOT (Max), De la scille comme agent diurétique. Contribution à l'étude de son action physiologique et thérapeutique, thèse de doct. en méd., 1re série, no 64. Nancy, 1878. — JARMERSTED (E. v.), Ueber das Scillaïn (Archiv für experimentelle Pathologie und Pharmakologie, Band XI, S. 22, 1879). — KÖNIG, Inaugural Dissertation, Göttingen, 1875. — MANDET, Mémoire sur l'emploi thérapeutique de la scillitine, 1851, 1853, 1862; Comptes rendus de l'Académie des sciences, t. LI, p. 87, 1860. — MARAIS (H.), Recherches sur la scille, thèse de pharmacie. Paris, 1856. — OTTO (de Pforzheim), Deutsches Archiv für klinische Medicin, Band VI, S. 140, 1875. — ROHMANN, Zur Lehre v. d. Diureticis, Inaugural Dissertation. Berlin, 1880. — SCHROFF, Wiener mediz. Wochenschrift, no 43, 1864. — HUSEMANN, Contribution à l'étude de la scille (Deutsche medizinische Wochenschrift für prakt. Aerzte, 1876)

2. Adonis vernalis

C'est une renonculacée, qui, d'après Cervello, contient, mais seulement en très petite quantité, un glycoside toxique, l'*adonidine*.

L'*adonidine* est une substance non azotée, amorphe, incolore, inodore, très amère ; elle se dissout facilement dans l'alcool, très difficilement dans l'éther et dans l'eau.

L'*action physiologique* de l'adonidine ressemble entièrement à celle de la digitaline, sauf qu'elle est beaucoup plus énergique. Tandis que le glycoside le plus puissant de la digitale, la *digitoxine*, doit être employé aux doses de 0,001 à 0,0015, pour donner lieu à l'arrêt du cœur, chez la rana esculenta, l'*adonidine* produit le même effet à des doses dix fois moindres, aux doses de 0,0001 à 0,00015.

L'adonis vernalis semble donc devoir être employé avantageusement comme succédané de la digitale, et son emploi paraît surtout très rationnel à la suite d'un usage prolongé de ce dernier médicament ; il n'a pas une action cumulative, comme celle de la digitale, et on peut le prescrire à doses assez élevées (3,0 jusqu'à 7,0 : 150,0). Nous déclarions autrefois (Nothnagel) que l'adonis ne nous avait donné aucun résultat avantageux ; c'est évidemment parce que nous l'administrions à trop faibles doses. Dans ces dernières années, nous avons prescrit des doses plus élevées, commençant par 3,0 *pro die* et nous élevant jusqu'à 5 grammes ; il a donné lieu alors à des effets semblables à ceux de la digitale, il a fait augmenter la pression sanguine ainsi que la diurèse, dans des cas même où la digitale était restée inactive. Mais, dans les lésions valvulaires, l'adonis a souvent échoué, alors que la digitale agissait favorablement. Nous conseillerons donc de n'avoir recours à l'adonis que dans les cas où la digitale, par laquelle il faut toujours débuter, se sera montrée inefficace.

CERVELLO, Ueber Adonis vernalis (Archiv für experimentelle Pathologie und Pharmakologie, Band XV, S. 235, 1882). — DURAND (Armand) de Lille, Thèse. Paris, juillet, 1885 ; De l'adonide et de son principe glycosique, l'adonidine ; étude physiologique et thérapeutique (Bulletin de thérapeutique, t. CX, p. 63, 1886). — HUCHARD, Société de thérap., 23 décembre, 1885.

3. Racine de l'ellébore vert

La racine de l'*Helleborus viridis* et de l'*Helleborus niger* (Renonculacées) renferme, d'après Husemann et Marmé, deux glycosides : l'*elléboréine* et l'*elléborine*.

L'elléboréine est un poison cardiaque violent, dont les effets sur la peau, sur les muqueuses et sur le cœur, ressemblent entièrement à ceux de la digitoxine.

L'elléborine a sur le cœur une action beaucoup plus faible ; mais elle possède des propriétés stupéfiantes et anesthésiques très accentuées.

Emploi thérapeutique. — Entièrement superflu.

4. Convallamarine

C'est le glycoside du *Convallaria mâjalis*. Il a été vivement recommandé par Sée, surtout sous forme d'extrait ; c'est un poison cardiaque puissant, qui, à faibles doses, paralyse à l'état de systole le cœur des animaux à sang froid, à l'état de diastole le cœur des animaux à sang chaud ; qui, à doses petites, excite les pneumogastriques, qu'il paralyse à doses plus élevées ; chez l'homme, non seulement il n'a pas agi favorablement dans les cas où la digitale était utile, mais encore il a donné lieu à une aggravation des symptômes dans des cas d'affections cardiaques, dans lesquelles la digitale, administrée ensuite, a agi très efficacement (Leubuscher).

II. Glycoside de la racine du Polygala senega

1. SAPONINE

La *racine du Polygala senega* (Polygalées) contient, comme principe actif, un glycoside désigné sous le nom de *saponine*. Ce glycoside, $C^{32}H^{54}O^{18}$ (?), représente une poudre amorphe, incolore, soluble dans l'eau, avec laquelle elle donne un liquide mousseux. Traitée par l'acide chlorhydrique, la saponine se dédouble en un sucre non cristallisable et en sapogénine, $C^{14}H^{22}O^{4}$.

Action physiologique. — SAPONINE. — Son goût, d'abord douceâtre, devient ensuite âcre et amer. Inhalée, elle provoque des éternuements ; injectée sous la peau, elle donne lieu à la formation d'un abcès. D'après Pelikan et H. Köhler, une solution de saponine à 5 pour 100, injectée sous la peau d'une grenouille, détermine tout d'abord une paralysie des nerfs sensibles et moteurs voisins du point où a été pratiquée l'injection ; quand le poison a agi sur eux pendant un certain temps, ces nerfs ont entièrement perdu leur vitalité. Ce n'est que plus tard que la moelle épinière est à son tour atteinte par la paralysie. Mais si elle est soumise primitivement aux atteintes du poison, on constate que la paralysie, précédée de quelques spasmes toniques passagers, débute par les parties centrales, pour s'étendre ensuite peu à peu vers la périphérie. Tous les muscles de l'organisme, les muscles striés des membres et le cœur, aussi bien que les muscles lisses de l'estomac et de l'intestin, éprouvent l'influence paralysante de la saponine ; de sorte que, à la suite de son introduction dans les voies digestives, le tissu musculaire de l'estomac et de l'intestin perd très rapidement son excitabilité, et le cœur ne tarde pas à s'arrêter, paralysé, à l'état de diastole.

Chez les animaux à sang chaud, de même que chez ceux à sang froid, tous les muscles de l'organisme se paralysent sous l'influence de la saponine ; les nerfs périphériques éprouvent la même action, et d'abord ceux qui se trouvent au voisinage du point où a été faite l'injection. Les nerfs modérateurs et accélérateurs du cœur, ainsi que le muscle cardiaque, se paralysent également, et, en même temps, la pression sanguine, la température, baissent, et la respiration se déprime.

Si la saponine, au lieu d'avoir été injectée sous la peau ou dans le sang, a été introduite dans l'estomac, les nerfs périphériques, sensibles et moteurs, ainsi que les muscles striés, semblent alors ne manifester aucun signe de paralysie. Schroff a vu la saponine provoquer de la toux, faire augmenter la sécrétion du mucus dans les canaux aériens; il n'a pas constaté qu'elle accrût la sécrétion de la sueur et de l'urine. Si Schroff, à la suite de l'administration, à l'intérieur, chez des hommes, de doses de $0^{gr},2$ de saponine, n'a constaté l'apparition d'aucun phénomène toxique grave, cela peut bien tenir au faible pouvoir de diffusion de cette substance et peut-être aussi à sa difficile solubilité dans les liquides digestifs. Injectée sous la peau, cette dose aurait immanquablement provoqué la mort par suite d'une paralysie du cerveau et du cœur; c'est ce qui ressort nettement des expériences faites par Keppler sur lui-même : cet observateur, s'étant injecté sous la peau une dose de $0^{gr},1$ de saponine, vit se produire une violente inflammation érysipélateuse au niveau du point où avait été faite la piqûre; il éprouva d'horribles douleurs, fixées au côté gauche, dans la tête, dans l'œil et dans les membres, une dépression physique et morale excessive, avec chute extraordinaire de la température; pendant cinq jours il resta couché dans le lit, entre la vie et la mort.

Racine de senega. — Elle a une saveur amère, âcre; administrée à petites doses (0,3-0,5), toutes les heures, elle ne trouble pas l'appétit, mais elle donne lieu à un léger ralentissement du pouls, provoque de la toux et une expectoration muqueuse (Böcker). Sous son influence, d'après ce même observateur, la quantité d'acide carbonique expirée deviendrait plus considérable, l'urine serait excrétée en plus grande abondance et contiendrait une plus forte proportion d'urée, d'acide urique et de phosphates; mais les méthodes d'expérimentation dont s'est servi Böcker ne nous paraissent pas avoir été assez exactes pour que ces faits puissent être considérés comme positifs.

La racine de senega, ingérée à doses élevées (1 gramme toutes les deux heures), provoque de la salivation, une sensation de brûlure à l'estomac, des nausées, des vomissements, des évacuations alvines liquides. La peau devient chaude et humide; l'excrétion de l'urine augmente (Sundelin).

Emploi thérapeutique. — Le senega n'est plus employé aujourd'hui que comme *expectorant*, et il est certain que, lorsqu'il est prescrit dans des conditions convenables, il peut rendre de bons services. Son emploi, dans ce sens, repose uniquement sur l'expérience; voici ce qu'elle nous enseigne : Le senega convient, comme expectorant, dans les cas où les bronches sont le siège d'une accumulation de produits de sécrétion mucoso-purulents, se traduisant, à l'auscultation, par des rhonchus humides; sous son influence, l'expulsion de ces produits de sécrétion se fait plus facilement. L'administration du senega produira donc des résultats favorables surtout dans la seconde période du catarrhe bronchique aigu, dans le traitement du catarrhe bronchique chronique, de la broncho-blennorrhée; elle pourra encore être utile dans le traitement de la pneumonie, pendant la période de résolution, au moment où, la fièvre étant tombée, se présentent les signes, ci-dessus signalés, d'une abondante accumulation de produits de sécrétion dans les bronches. L'emploi de ce médicament exige encore l'existence d'autres conditions : c'est d'abord un état normal des fonctions digestives, la conservation de l'appétit ; si de petites doses n'exercent aucune action fâcheuse sur la digestion, ces mêmes doses, administrées à un individu qui a perdu l'appétit, produiront des effets désavantageux ; c'est, en second lieu, l'absence de fièvre ; au moins faut-il que l'élévation de la température ne soit que très légère. — Prescrit dans les conditions que je viens d'indiquer, le senega facilite réellement l'expectoration, et de bons observateurs, Stokes par exemple, n'hésitent pas à le mettre, à ce point de vue, au-dessus de tous les autres médicaments. Exerce-t-il son influence sur le processus pathologique lui-même? Cela n'est pas probable ; d'ailleurs les recherches exactes manquent à ce sujet. Faisons remarquer encore qu'on doit éviter de prescrire le senega, comme expectorant, chez les phtisiques ; c'est ce qui ressort nettement des enseignements de l'expérience,

La propriété que possède la saponine de déterminer une anesthésie locale, propriété qui a été reconnue par Pelikan et Köhler, ne peut pas être utilisée pratiquement ; c'est ce que démontrent quelques expériences cliniques d'Eulenburg et de Keppler. L'endolorissement qui se produit au niveau du point où a été faite la piqûre est extrêmement intense, l'anesthésie consécutive est tout à fait insignifiante, et les phénomènes généraux qui se manifestent ensuite sont si fâcheux et même si dangereux, que Keppler faillit en être la victime. Ces dangers s'opposeront encore à ce que la saponine puisse, ainsi que l'espère Keppler, être utilisée comme antipyrétique, à cause de sa propriété de faire baisser la température ; la saponine, à ce point de vue, n'a pas plus de chance que la vératrine de se faire admettre dans la pratique médicale.

DOSES ET PRÉPARATIONS. — 1. *Racine de Polygala senega*, 0,3-0,5 *pro dosi*, en infusion ou décoction.

[La *tisane de Polygala* du Codex français se prépare avec 10 grammes de racine de *Polygala senega* sur 1000 grammes d'eau.]

2. *Sirop de Polygala senega.* — Par cuillerées à café ; seul ou ajouté à des potions expectorantes.

3. *Saponine.* — A l'intérieur, aux doses de 0,03-0,1 ; en injections sous-cutanées, 0,01-0,03

BUCHHEIM u. EISENMENGER, Eckhardt's Beiträge, Band III. Giessen. 1869. — KEPPLER (Fr.). Die acute Saponinvergiftung und die Bedeutung des Saponins als localen Anästheticums (Berliner klinische Wochenschrift, nº 32, S. 475 ; nº 33, S. 494 ; nº 34, S. 511, 1878). — KÖHLER, Die locale Anästhesirung durch Saponin. Experimentelle pharmakologische Studien, in-8. Halle, 1873. — Ueber den Antagonismus der physiologischen Wirkungen des Saponin und Digitalin (Archiv für experimentelle Pathologie und Pharmakologie, Band I, Heft 2, S. 128). — L'HOMME (J.), Etude expérimentale sur l'action physiologique de la Saponine, thèse de doctorat, nº 382. Paris, 29 juin 1883. — LOQUE (Marius), De la saponaire et de la saponine, thèse de l'Ecole de pharmacie. Paris, 1882. — PELIKAN, Sur un nouveau mode d'action des poisons ; paralysie locale produite par la saponine et les corps identiques (Gazette médicale de Paris, p. 687, t. XXII, 1867). — PELIKAN, Berliner klinische Wochenschrift, nº 36, 1867 (Bulletin de l'Académie de Saint-Pétersbourg, t. XII, p. 253, 1867).

Il est encore d'autres végétaux ou parties végétales qui ont la même action que la racine du *Polygala senega*, et qui, comme elle, contiennent de la saponine. Ce sont les suivants : *Racine de saponaire*, du *Saponaria officinalis* (Silénées ou

Caryophyllées); *Racine du Gypsophila Struthium* (Silénées), et d'autres plantes appartenant à la même famille; *écorce du Quillaia saponaria* (Spiréacées); *écorce de monésia*, du *Chrysophyllum glycyphlœum* (Sapotées).

Des effets analogues à ceux de la saponine pourraient encore, dit-on, être produits par la *smilacine*, qui existe dans la *racine de salsepareille*, et par la *cyclamine*, qu'on trouve dans le *Primula veris* et le *Cyclamen europœum*.

SUPPLÉMENT AUX GLYCOSIDES

1. Picrotoxine

C'est le principe actif, très amer, de la *Coque du Levant* ou *des pêcheurs (Semina cocculi*, de l'*Anamirta cocculus*, Ménispermées). Elle a été récemment recommandée, au même titre que l'atropine et l'agaricine, dans le but de combattre les sueurs nocturnes des phtisiques; on l'a prescrite aux doses de 0,008-0,01.

2. Cicutoxine, (Böhm)

Principe actif résineux de la *ciguë aquatique (Cicuta virosa)*.

Ces deux principes, picrotoxine et cicutoxine, offrent de très grandes ressemblances dans leurs effets physiologiques : ils provoquent une vive excitation dans la moelle allongée et donnent lieu, consécutivement, à des phénomènes spasmodiques, à l'accélération et à l'arrêt de la respiration, à une élévation de la pression sanguine; ils excitent aussi les pneumogastriques. Le cerveau et la moelle épinière restent en dehors de leurs atteintes, ou du moins ne sont atteints que secondairement.

3. Solanine, $C^{43}H^{71}NO^{16}$ (?)

Alcaloïde glycosidique d'un grand nombre de Solanées, particulièrement de la *douce-amère (Stipites dulcamaræ)*. Elle exerce, chez les animaux à sang froid et chez ceux à sang chaud, une action paralysante qui se fait sentir surtout sur les appareils nerveux centraux; c'est ainsi qu'elle donne lieu à une paralysie générale, à un affaiblissement de la respiration et de l'activité cardiaque. Les animaux à sang chaud succombent en présentant des spasmes asphyxiques; des effets semblables se manifestent aussi chez l'homme (Husemann, Schroff, Fronmüller), chez lequel elle provoque encore des nausées.

XIV

MATIÈRES PROTÉIQUES

I. Albumine et peptone

Les *substances albuminoïdes* (albumine) sont des éléments essentiels de l'organisme animal ; elles se trouvent dans ses liquides aussi bien que dans ses tissus. Elles ne se forment que dans les végétaux, d'où elles pénètrent, avec l'alimentation, dans le corps des animaux, directement chez les herbivores, indirectement chez les carnivores. La plupart des substances albuminoïdes sont amorphes et renferment du carbone, de l'hydrogène, de l'oxygène, de l'azote et du soufre, dans des proportions qui sont à peu près les mêmes chez les divers albuminoïdes ; aussi les différences que présentent ces substances peuvent-elles être considérées comme presque insignifiantes : une variété se transforme en une autre, dans l'organisme, et une même albumine alimentaire est la source d'où découlent toutes celles que l'on rencontre dans les divers tissus du corps.

Voici, faisant abstraction des éléments des cendres, quelles sont les étroites limites entre lesquelles oscille la composition des diverses substances albuminoïdes :

Carbone.	50 -54	pour 100
Hydrogène.	6 - 7	—
Azote.	12 -18	—
Soufre.	0,4- 1,7	—
Oxygène..	20 -26	—

Ainsi qu'on le voit d'après ces chiffres, l'albumine contient, pour un atome de soufre, jusqu'à 300 atomes de carbone, jusqu'à 600 atomes d'hydrogène, et au delà ; sa molécule doit donc être d'une grandeur énorme et sa constitution extrêmement compliquée ; ses divers produits de décomposition n'en donnent qu'une faible idée.

Les substances albuminoïdes sont comptées, avec les corps gras et les carbo-hydrates, les sels et l'eau, parmi les aliments les plus importants, sans lesquels l'entretien de la vie ne serait pas possible. Au point de vue thérapeutique, il faut savoir choisir, parmi ces substances, celles qui conviennent à l'organisme, suivant l'état dans lequel il se trouve ; il faut savoir sous quelle forme elles seront le plus facilement absorbées, par exemple par l'estomac malade, ou par le rectum, quand un rétrécissement de l'œsophage rend impossible l'alimentation par la bouche. Telle est la tâche que nous

nous proposons ici. Quant à l'étude de la nutrition, elle n'entre pas dans le plan de notre travail ; nous n'aurons donc à nous en occuper qu'autant qu'il sera nécessaire pour rendre intelligibles les questions que nous allons traiter.

Nous n'ingérons jamais à l'état de pureté les diverses albumines (albumine de l'œuf, du sérum, albumine végétale), la globuline (vitelline, myosine, fibrine), les albuminates alcalins (caséine) ; nous les prenons toujours sous forme de viande, d'œufs, de lait, de fromage, de sang, etc., c'est-à dire mêlés avec divers autres éléments nutritifs ; ce sont donc ces mélanges qui feront plus particulièrement l'objet de cette étude ; il sera question, en outre, d'un ferment albuminoïde, la pepsine, et de l'albumine digérée, c'est-à-dire la peptone.

Considérations physiologiques.

Les substances albuminoïdes pures sont insipides ; elles ne peuvent donc pas stimuler la sécrétion des sucs digestifs et ne se digèrent que difficilement ; dans leur état naturel, au contraire, elles sont mêlées avec des quantités plus ou moins abondantes de sels, ce qui rend leur digestibilité plus facile ; l'homme augmente encore cette digestibilité par la cuisson, par l'addition d'autres sels et d'aromates.

L'albumine passe, dans l'estomac, sous l'influence de la pepsine et de l'acide chlorhydrique du suc gastrique, à l'état de peptone ; sous cette nouvelle forme, elle est plus apte à être digérée, elle se dissout mieux dans l'eau, n'est plus coagulable par la chaleur de l'ébullition, se diffuse plus facilement à travers les membranes animales et passe, par conséquent, avec une très grande rapidité dans le torrent circulatoire. Pendant longtemps on a cru que les peptones n'étaient plus de l'albumine ; on les regardait comme des produits de décomposition, qui ne pouvaient plus se régénérer en albumine dans l'organisme (Tiedemann et Gmelin), qui ne jouaient dans la nutrition qu'un rôle secondaire, ne contribuaient en rien à la reconstitution des tissus et qui, arrivés dans le sang, se désagrégaient aussitôt en urée (Brücke, Voit, Fick). Hermann, tout en admettant que les peptones représentaient des produits de décomposition des albuminoïdes, pensait que ces produits se combinaient de nouveau dans l'organisme, pour donner naissance à la molécule albumine. Plus tard, Plosz et Maly démontrèrent que les peptones jouissaient des mêmes propriétés nutritives que l'albumine ; des animaux, dans l'alimentation desquels on avait remplacé l'albumine par la peptone, non seulement conservaient tout leur poids, mais croissaient encore en vigueur et présentaient l'aspect le plus florissant. L'albumine faisant entièrement défaut dans leur alimentation, ces animaux n'avaient pu, évidemment, emprunter qu'à la peptone les matériaux qui leur avaient été nécessaires pour réparer les pertes occasionnées par les échanges organiques et pour fournir à l'accroissement de leurs tissus. Si l'on nourrissait ces animaux alternativement avec de l'albumine et avec une quantité égale de peptone, on constatait que, dans ce dernier cas, ils présentaient toujours un état plus florissant que lorsqu'ils avaient été nourris avec de l'albumine. Adamkiewicz a montré aussi que la peptone est apte à pénétrer dans les humeurs, à être élaborée par les cellules ; qu'elle représente, de la même manière que l'albumine, une substance propre à la formation des cellules et des tissus.

Les travaux les plus récents n'ont pu parvenir à nous donner une idée bien nette des peptones ; mais les analyses comparatives des albuminoïdes et des peptones nous permettent d'admettre avec vraisemblance que ces composés doivent être considérés comme les isomères d'une même substance, les peptones ne pouvant pas être regardées comme un mélange de produits de décomposition (Lehmann, Thiry, Kühne, Maly). Kessel confirme l'opinion déjà auparavant exprimée, d'après laquelle la molécule albumine s'appauvrit, pendant la digestion, en carbone et en azote, éprouve, par conséquent, une hydratation ou une oxydation. Herth admet que la molécule albumine, dans sa métamorphose en peptone, éprouve simplement une sorte de dérangement de ses éléments constituants et que, dans le sang ainsi que dans les tissus, ces éléments se rétablissent dans leur état primitif, pour reconstituer la molécule albumine.

La digestion de l'albumine non digérée dans l'estomac se continue dans l'intestin, surtout par l'action du suc pancréatique ; mais la molécule albumine paraît éprouver alors des dédoublements beaucoup plus profonds, qui ont pour conséquence la formation de substances un peu différentes des peptones dont il vient d'être question.

L'albumine pénètre dans le sang, partie en nature (Brücke), en majeure partie à l'état de peptone ; arrivée là, elle sert à remplacer les éléments albumineux des cellules, qui ont été consommés, et, en outre, elle éprouve de nouvelles décompositions qui ont pour conséquence la formation de groupes atomiques azotés et non azotés ; parmi les premiers, les plus importants sont la leucine et la tyrosine, qui, plus tard, se désagrègent en urée (Schultzen et Nencki) : les seconds doivent former la base principale des corps gras, peut-être aussi du glycogène hépatique. Dans le sang, la peptone absorbée par le canal gastro-intestinal disparaît avec une si grande rapidité, qu'on n'arrive que très difficilement à y en découvrir des traces, alors même que la quantité absorbée avait été très abondante.

Faisons encore remarquer que, si l'on injecte directement dans le sang, à un animal, de l'albumine d'œuf dissoute, non digérée, on voit constamment se manifester, à la suite de cette injection, de l'albuminurie. Cette albumine existant dans l'urine représente-t-elle l'albumine même qui avait été injectée ? C'est ce qu'il n'est pas encore permis de décider ; et ce qui rend la chose douteuse, c'est que tous les observateurs ont trouvé dans l'urine une quantité d'albumine plus considérable que celle qu'ils avaient injectée. L'albumine du sérum, injectée de la même manière, de même d'ailleurs que la peptone, ne reparaît plus dans l'urine, à moins que, par suite de l'injection, il ne se soit produit secondairement une affection des reins.

L'albumine qui a pénétré dans les cellules, et qui résulte de la reconstitution de la peptone, éprouve aussi, sous l'influence des processus vitaux, de nouvelles décompositions ; mais ces décompositions sont loin de s'accomplir avec autant de rapidité qu'on le croyait autrefois : pour les cellules musculaires, notamment, les recherches de Fick et Wislicenus rendent très vraisemblable l'opinion exprimée pour la première fois par Traube, d'après laquelle la force vivante nécessaire au travail des muscles est fournie par la désassimilation d'un composé non azoté, tandis que le groupe atomique azoté de la molécule albumine ne s'use alors que d'une manière insignifiante.

Si l'on calcule, d'après la quantité d'azote éliminée chaque jour par un homme adulte (18gr,3), la quantité d'albumine nécessaire pour compenser cette perte en azote, on arrivera au chiffre 118 grammes (Forster, Voit) ; or, la quantité d'albumine ingérée par jour avec les aliments est, d'après une moyenne prise par diverses personnes, de 131 grammes (Voit).

Voici, en quelques mots, quelle est l'importance physiologique des substances albuminoïdes introduites par l'alimentation dans l'organisme :

1. Une seule espèce d'albumine, par exemple la caséine du lait, ou les deux variétés d'albumine de l'œuf de poule, peut donner naissance à toutes les variétés d'albumine qui existent dans l'organisme, et qui s'y trouvent par milliers, parce que chaque groupe cellulaire exerçant des fonctions différentes présente dans ses éléments albumineux des différences plus ou moins appréciables.

2. La gélatine, la mucine et l'urée tirent aussi leur origine des substances albuminoïdes ingérées.

3. Une grande partie de la graisse de l'organisme, le glycogène, les éléments de la bile, proviennent aussi, en grande partie, de l'albumine.

4. Il est donc permis de dire que c'est grâce à la présence des substances albuminoïdes que tous les organes et tous les tissus peuvent se développer, et que ces substances albuminoïdes représentent les éléments les plus importants pour la plupart des fonctions cellulaires.

Élimination. — Il n'y a que de petites quantités d'albumine qui abandonnent l'organisme en nature : telle est l'albumine qui s'élimine avec la chute des poils, des ongles, des écailles épidermiques, avec le mucus, la semence; dans les cas pathologiques, avec le pus, avec les urines albumineuses. La plus grande partie se décompose, après avoir rempli son rôle, en donnant naissance à des composés de plus en plus simples, de plus en plus riches en oxygène. L'azote de l'albumine finit par se retrouver presque entièrement dans l'urine, à l'état d'urée, d'acide urique, de créatine, de créatinine; le soufre se retrouve aussi dans l'urine, à l'état d'acide sulfurique; l'hydrogène et le carbone s'éliminent à l'état d'eau et d'acide carbonique, en partie avec les urines, en partie avec l'air expiré, avec la sueur.

Usages diététiques et thérapeutiques des substances alimentaires albumineuses. — Nous avons à examiner ici, au point de vue clinique, dans quelles circonstances les substances albuminoïdes doivent former la partie principale de l'alimentation, et dans quelles circonstances leur usage doit, autant que possible, être évité.

Il faut fournir à l'organisme une *alimentation riche en albuminoïdes* dans tous les cas où il s'agit d'aider à la reconstitution des tissus. C'est ce qu'on doit faire d'abord pendant la période de croissance, principalement ches les *jeunes enfants*. La même indication se présente encore chez les *convalescents* de maladies fébriles aiguës ou subaiguës, ou chez les personnes épuisées par d'abondantes sécrétions pathologiques, amaigries par des affections chroniques. La viande, les œufs, le lait, tels sont les éléments essentiels d'un bon régime « fortifiant », et, toutes les fois que l'appétit est bon, que les digestions sont normales, c'est à ces substances qu'il faut avoir recours plutôt qu'aux remèdes de la pharmacie. Nous n'avons pas à exposer ici en détail les particularités de ce régime. Nous nous contenterons de poser les règles suivantes : D'abord, les aliments albuminoïdes ne doivent jamais être donnés en quantités trop abondantes à la fois : repas petits, fréquemment répétés, tel est le principe. Secondement, il faut les faire prendre aussi finement divisés que possible ; ainsi, on conseillera la viande de bœuf crue et râpée, ou très légèrement rôtie, le jambon, la viande de pigeon ou de poulet coupée en très petits morceaux, le jaune d'œuf dans du bouillon de viande, etc. Enfin on devra s'assurer de la bonne qualité de ces aliments, et en faire, sous ce rapport, un choix minutieux.

Les mêmes règles s'appliquent au traitement des *états anémiques*, même de ceux qui ne s'accompagnent pas d'amaigrissement ; on administre en même temps les préparations ferrugineuses.

Dans le traitement du *diabète sucré*, l'alimentation doit être composée en très grande partie, ou même exclusivement, de substances albumineuses (et grasses) ; nous n'avons pas besoin d'insister là-dessus ; on sait aussi que, dans ce cas, on doit éviter, parmi ces aliments, l'usage de ceux qui contiennent une trop forte proportion de sucre ou d'amidon, de dextrine (lait, céréales, etc.).

Le régime le plus rationnel qu'on puisse opposer à la tendance à l'*obésité* est celui qui consiste dans l'usage d'une alimentation principalement composée de substances albumineuses, et d'où l'on exclut, autant que possible, les corps gras, les carbohydrates, la gélatine. Harvey a récemment établi, dans ce sens, un traitement méthodique, qui est connu sous le nom de *système de Banting :* ce traitement consiste à éviter, autant que possible, même l'usage du lait et des œufs, et à ne permettre que les viandes les plus maigres, les plus pauvres en corps gras. Jusqu'ici on avait soin d'éviter l'usage de la graisse dans le traitement de l'obésité ; Ebstein a récemment prétendu que l'addition de la graisse aux aliments avait une certaine importance dans ce traitement.

Ces prescriptions diététiques, qui n'autorisent presque exclusivement que les substances purement albumineuses, peuvent avoir pour résultat de provoquer quelques légers troubles digestifs, auxquels le médecin doit naturellement prêter la plus grande attention ; il les évitera le plus sûrement en modifiant, de temps en temps, pendant plusieurs jours, le régime prescrit.

Une pratique bien ancienne nous apprend que l'*état fébrile* contre-indique une alimentation riche en substances albumineuses ; dès le temps même d'Hippocrate, le régime des fébricitants était déjà très rationnellement fixé dans les points essentiels [1]. Aujourd'hui cependant on a renoncé avec raison à la règle trop absolue qui veut que, dans les cas en question, les aliments albumineux soient formellement interdits ; des expériences pratiques parlent en faveur d'une administration rationnelle des albuminoïdes dans ces circonstances, et les recherches faites à la clinique de Ziemssen ont démontré que, alors même que la fièvre est dans toute son intensité, les substances albumineuses, données sous une forme convenable, étaient absorbées. Certes on n'ira pas nourrir un typhique, pendant qu'il est au summum de la fièvre, avec du rôti de lièvre ou du gigot de mouton ; mais est-ce à dire qu'il faille priver les fébricitants de toute alimentation albumineuse ? Evidemment non.

[1] Voy. Hippocrate, *Œuvres*, traduction Littré.

L'expérience a démontré, dans ces dernières années, qu'on peut leur administrer de l'alcool, non seulement sans inconvénient, mais même avec avantage ; elle nous a appris aussi que, dans les maladies fébriles qui durent un certain temps, au delà d'une semaine, les aliments riches en albumine, administrés sous une forme convenable, c'est-à-dire à l'état liquide, non seulement ne font pas augmenter la fièvre, mais contribuent, au contraire, d'une manière très prononcée, au retour de l'organisme à l'état normal. En faisant prendre, tous les jours, à un typhique, un à deux litres de lait, quatre à six jaunes d'œuf broyés dans du bouillon de viande, on ne donne nullement lieu à une élévation de la température, à une aggravation de la maladie; on ne fait que rendre l'amaigrissement moins rapide et hâter l'arrivée de la guérison. Nous pouvons en dire autant des malades atteints de fièvre pyohémique, des phtisiques, etc.

ADAMKIEWICZ, Die Natur und der Nährwerth des Peptons. Berlin, 1877. — BERNARD (Claude), Leçons de physiologie expérimentale appliquée à la médecine, t. II. Paris, 1856. — BUSCH, Archiv für pathologische Anatomie, Band XIV, S. 140, 1858. — CATILLON (A.), Des peptones (Bulletin de thérapeutique, t. LXXXVIII, p. 116 et 169, 1880). — DAREMBERG, De l'alimentation par les peptones (Gazette hebdomadaire, 1879). — DUJARDIN-BAUMETZ, Bulletin de thérapeutique, 15 janvier 1880. — DEFRESNE, Etude physiologique des peptones (Bulletin de thérapeutique, t. LXXXXIX, p. 453, 1880); Dosage des peptones (Id. t. C, p. 507); Nouvelles études sur les peptones. Paris, 1881, J.-B. Baillière. — Dictionnaire encyclopédique des sciences médicales, art. PEPTONES par COULIER, 2e série, t. XII, 1888. — FUNKE (Otto), Ueber das endosmotische Verhalten der Peptone (Virchow's Archiv für pathologische Anatomie, Band XIII, S. 449, 1858). — HENNINGER (A.), De la nature du rôle physiologique des peptones, thèse de doctorat, nº 193. Paris, 1878. — HERTH (Rob.), Ueber die chemische Natur des Peptons und sein Verhältniss zum Eiweiss (Zeitschrift für physiologische Chemie, Band I, S. 277. Strassburg, 1878). — LEUBE, Ueber die Ernährung der kranken von Mast darm aus (Deutsches Archiv für klinische Medicin, Band X. Leipzig, 1872); Centralblatt für die med. Wissenschaften, S. 126, 465, 473, 1872. — MALY, Pfluger's Archiv für gesammte Physiologie. Band IX, S. 585, 1874 p. 838. — PENZOLDT (Fr.), Pflanzenpeptoneiweisslösung und deren Verwendung zur Krankenernährung (Deutsche medizinische Wochenschrift, Band IV, nºs 33, 34, S. 414, 425. Berlin, 1878). — PLOZ (P.), Ueber Peptone und Ernahrung mit den selben (Archiv für gesamme Physiologie, Band IX, S. 323. Bonn, 1875). — PLOZ und GYERGYAI, Ueber Peptone und Ernahrung mit den selben (Id. B. X, S. 536. Bonn, 1875). — SCHMIDT, Mulheim zür kenntniss der Peptons and seiner physiologischen Bedeutung (Du Bois Reymond's Archiv für Anat. und Physiol., Physiolog. Abtheilung, S. 33-56, 1880). — WASSERMANN (Max), Physiologie de peptones, thèse de doctorat, nº 185. Paris, 20 avril 1885. — WITTICH, Weitere Mittheilungen über Verdanungs fermente (Pflüger's Archiv für gesammte Physiologie, B. III. Bonn, 1869).

II. Substances alimentaires et médicamenteuses contenant de l'albumine

Les plus importantes de ces substances, la viande, les œufs, le lait, contiennent, outre l'albumine, tous les autres éléments (gélatine, corps gras, sucre, sels) nécessaires à la nutrition du corps; aussi forment-elles l'alimentation exclusive d'un grand nombre d'animaux.

1. Viande

Voici quelle est, d'après Moleschott, la composition moyenne de la viande des mammifères, des oiseaux et des poissons :

	Mammifères	Oiseaux	Poissons
Albumine soluble et hématine.	2,17	3,13	360
Matières albuminoïdes insolubles et dérivés de l'albumine.	15,25	17,13	10,13
Substances collogènes.	3,16	1,40	4,39
Corps gras.	3,71	1,95	4,59
Matières extractives.	1,59	1,92	1,60
Créatine.	0,09	0,19	0,09
Cendres (Chlorure de sodium, K, Na, Ca, Mg, fer, phosphore, soufre).	1,14	1,80	1,43
Eau.	72,87	72,98	74,08

Les opinions au sujet de la digestibilité des différentes sortes de viandes sont loin d'être concordantes. Les uns admettent que c'est la viande crue qui se digère le plus facilement ; les autres, et c'est l'opinion ancienne, admettent que la viande crue est moins digestible que la viande bouillie ou rôtie. Celles qui conviennent le mieux aux malades sont les viandes tendres, autant que possible privées de graisse, celles appartenant aux herbivores sauvages, aux poules, les viandes de bœuf, de veau ; celles de porc, de mouton, d'oie, sont fortement chargées de graisse et se digèrent beaucoup plus difficilement. La viande modérément rôtie conserve sa plus grande valeur nutritive ; c'est aussi la plus savoureuse. La viande bouillie a perdu une grande partie de ses éléments nutritifs, qui sont passés dans le bouillon (voy. *Bouillon de viande).*

2. Solution de viande

La *solution de viande*, proposée par Leube et Rosenthal, se prépare de la manière suivante : Hachez 1000 grammes de viande de bœuf, privée de graisse et d'os ; mettez-la dans un pot d'argile ou de porcelaine, et ajoutez 1000 centimètres cubes d'eau et 20 grammes d'acide chlorhydrique pur. Introduisez ensuite le vase de porcelaine dans une marmite de Papin, fermez hermétiquement, faites chauffer pendant dix à quinze heures, en agitant de temps en temps durant la première heure. Au bout de ce temps, tirez du pot la masse cuite, triturez-la dans un mortier, jusqu'à ce qu'elle ait pris l'aspect d'une émulsion. Après quoi, faites-la cuire encore pendant quinze à vingt heures, sans soulever durant ce temps le couvercle de la marmite de Papin ; ajoutez ensuite du carbonate de potasse pur, jusqu'à neutralisation presque complète, comme pour une saturation, et enfin faites évaporer jusqu'à ce que la masse ait pris une consistance de bouillie ; divisez-la alors en quatre portions, chacune représentant 250 grammes de viande, et faites-la prendre dans du bouillon.

Cette préparation est très bien supportée par un grand nombre d'estomacs malades, ce qu'elle doit à son état d'émulsion et à ce que la viande est ainsi offerte dans un état qui se rapproche beaucoup de celui où elle se trouve pendant la digestion ; elle n'exige qu'une faible intervention de l'estomac, s'absorbe dans cet organe, ou passe, sans avoir été modifiée, dans l'intestin grêle (Leube).

Elle peut donc être employée avec avantage dans tous les cas où, l'activité physiologique de l'estomac étant affaiblie, il y a indication de ménager, autant que possible, cet organe. On y aura donc recours surtout dans les maladies de l'estomac, principalement dans l'ulcère simple ; en outre, dans le cours des affections fébriles aiguës ou chroniques. Malheureusement il arrive souvent, au moins d'après notre expérience, que cette solution de viande inspire aux malades, quelquefois de très bonne heure, une aversion insurmontable qui oblige d'y renoncer.

3. Lavements à la viande et au pancréas

Voici comment Leube prescrit de les préparer : Prenez 150 à 300 grammes de viande hachée le plus finement possible, 50 grammes de pancréas de bœuf, haché très menu ; broyez-les dans 100 à 150 grammes d'eau tiède, jusqu'à ce que vous ayez obtenu une sorte de bouillie, que vous injectez dans le rectum, aussi haut que possible, après avoir préalablement nettoyé l'intestin au moyen d'un lavement aqueux. Il y a avantage, d'après le conseil de Kunkel, à ajouter à ce mélange quelques gouttes d'une solution de carbonate de soude et un peu de chlorure de sodium, parce que, d'après Voit et Bauer, la présence du chlorure de sodium fait que les solutions albumineuses s'absorbent plus facilement par le gros intestin.

Sous l'influence de la pancréatine, l'albumine passe à l'état de peptone, même dans les humeurs alcalines de l'intestin ; elle peut donc alors pénétrer en grande partie dans la circulation.

Ces lavements peuvent être utilement administrés dans les cas où une affection de l'estomac, notamment un ulcère, s'oppose à l'alimentation normale; dans les cas où un rétrécissement du canal digestif rend très difficile ou même impossible l'ingestion des aliments par la bouche. Ils permettent de prolonger la vie pendant quelque temps.

4. Bouillon de viande

La viande, bouillie dans de l'eau, perd et cède au bouillon à peu près 15 pour 100 de son poids. 100 grammes de bouillon renferment environ 1gr,5 de matières organiques (0gr,1 de gélatine, un peu de créatine, de créatinine, de sarcosine,) matières d'une valeur nutritive insignifiante, et, en outre, 1 gramme de sels; la richesse en sels de la viande bouillie n'est plus que le cinquième de sa richesse primitive.

La saveur agréable du bouillon de viande en fait un aliment d'agrément; sa valeur comme substance nutritive n'est que secondaire. Il présente un excellent véhicule pour diverses substances jouissant de propriétés réellement nutritives, surtout pour le jaune d'œuf. Les bouillons les meilleurs et les plus employés sont ceux préparés avec de la viande de poulet, de bœuf ou de veau.

5. Bouillon de viande préparé à froid (Liebig)

Il se prépare en faisant macérer, pendant une demi-heure à une heure, de la viande hachée menu avec 0,1 pour 100 d'acide chlorhydrique; après quoi, on décante. Il faut éviter d'ajouter du chlorure de sodium, qui aurait pour effet de faire précipiter une grande partie de l'albumine dissoute.

C'est une préparation irrationnelle, qui ne contient en dissolution qu'une bien faible proportion d'albumine (1,5 pour 100).

6. Extrait de viande

L'extrait de viande de Liebig ne renferme ni les substances albuminoïdes, ni la gélatine, ni les corps gras, c'est-à-dire aucun des principes véritablement nutritifs de la viande; il n'en contient simplement que les matières extractives savoureuses et les sels.

ANALYSE DE L'EXTRAIT DE VIANDE, d'après Bunge

Eau	17,9
Éléments des cendres	21,9
Éléments organiques	60,2

COMPOSITION DES ÉLÉMENTS DES CENDRES

KO	46,12
NaO	10,45
MgO	1,96
CaO	0,23
Fe^2O^3	traces
PO^5	36,04
Cl	6,39
SO^3	0,27
	101.46
Équivalent oxygéné de Cl	1,46
	100,00

Liebig avait prétendu que son extrait de viande, ajouté à des aliments végétaux, leur donnait la valeur nutritive de la viande fraîche; cette assertion a été victorieusement réfutée par Voit. Liebig avait dit aussi que les matières extractives (créatine et créatinine) qui existent dans son extrait répresentaient des éléments d'une certaine importance, utilisables pour le développement de la force musculaire; Messner et Voit ont démontré, contrairement à cette opinion, que la créatine et la créatinine étaient entièrement éliminées avec les urines, sans avoir subi aucune modification, vingt-quatre heures après avoir été absorbées. Quant à la richesse de cet extrait en sels alimentaires, elle n'a aucune importance essentielle, car les aliments végétaux fournissent à eux seuls une quantité de sels nutritifs parfaitement suffisante. L'opinion de Kemmerich, d'après laquelle la forte proportion de potassium contenue dans l'extrait de viande aurait pour résultat d'exciter l'activité cardiaque, a été suffisamment réfutée par Bunge.

En somme, l'extrait de viande de Liebig ne présente pas d'autre importance que celle d'un aliment d'agrément savoureux; cette importance n'est certainement pas à dédaigner, ainsi que nous avons eu l'occasion de le dire dans plusieurs circonstances, particulièrement à propos de l'alcool.

Il ne peut donc être question de cet extrait comme d'un élément d'un bon régime tonique, fortifiant; les services qu'il peut rendre sont essentiellement les mêmes que ceux qu'on est en droit d'attendre d'un bon bouillon de viande. Il a pour plusieurs personnes l'avantage d'une saveur plus agréable; et il a encore celui de pouvoir être facilement transporté partout, d'être toujours sous la main et de pouvoir être longtemps conservé. La forme sous laquelle on l'administre est connue de tout le monde. Kemmerich l'a prescrit, chez les adultes, à la dose quotidienne de 5 à 10 grammes.

7. Œufs

Les éléments organiques et inorganiques qui entrent dans la composition des *œufs de poule* sont les mêmes, et dans les mêmes proportions, que ceux qui existent dans la viande; mais les œufs sont moins riches en sels, et présentent des propriétés savoureuses moins accentuées.

Nous renvoyons, pour ce qui est de leurs usages diététiques, à ce que nous avons dit page 836. Il arrive souvent que, au lieu de se servir de l'œuf entier, on ne fait prendre que le roux, particulièrement chez les enfants atrophiés, chez les typhiques, et autres individus dans des états analogues. Ce sont les œufs durcis qui se digèrent le plus difficilement, si l'on n'a pas pris soin de les broyer très finement.

Les œufs peuvent être employés avantageusement, comme substances médicamenteuses, dans les empoisonnements par les caustiques. Ils servent encore à la préparation de divers médicaments (émulsions, liniments, pommades).

8. Sang

Le sang contient aussi les éléments nutritifs et tous les sels qui se trouvent dans la viande; mais il est de digestion beaucoup plus difficile; une grande partie abandonne même l'organisme avec les matières fécales, sans avoir subi aucune modification; il n'y a donc pas lieu de lui donner la préférence sur la viande. Ses usages thérapeutiques sont aujourd'hui à peu près entièrement abandonnés.

9. Lait

Voici quelle est, d'après Gorup-Besanez, la composition du lait, chez diverses espèces animales. 100 parties de lait renferment :

	Chez la femme	Chez la vache	Chez la chèvre
Eau	88,9	85,7	86,4
Éléments solides	11,1	14,3	13,6
Caséine	3,9	4,8	3,4
Albumine	—	0,6	1,3
Beurre	2,6	4,3	4,3
Sucre de lait	4,4	4,0	4,0
Sels	0,1	0,5	0,6

Le lait est donc, comme la viande, une substance alimentaire qui renferme tous les éléments nécessaires à la nutrition; aussi son usage exclusif peut-il, notamment chez les enfants, suffire au développement de l'organisme.

En dehors de son utilité comme substance alimentaire normale chez les enfants, le lait possède encore une certaine importance au point de vue thérapeutique. Son usage est presque indispensable dans le traitement de *divers processus pathologiques*, parmi lesquels il convient de citer d'abord la *phtisie pulmonaire*. De même que le koumis et l'huile de foie de morue, le lait ne doit être administré aux phtisiques que dans certaines conditions bien déterminées; il s'agit ici du *régime lacté systématique*, de ce qu'on a appelé la *cure lactée*. On doit donc éviter d'y avoir recours tant qu'il existe une fièvre vive, continue, tant que la maladie suit une marche rapidement progressive. Une autre condition, sans laquelle l'usage de la cure lactée ne peut pas être autorisé, c'est que l'appétit soit conservé, que les fonctions digestives soient dans un bon état; cette condition ne s'applique pas seulement à la phtisie, mais à tous les autres états morbides auxquels le régime lacté peut être opposé. S'agit-il, au contraire, de faire prendre le lait à petites doses, au lieu d'administrer les quantités considérables que comporte la cure lactée, alors cet aliment n'est nullement contre-indiqué par la présence d'une fièvre vive; c'est, au contraire, celui qui se montre de tous le plus digestible et le plus bienfaisant.

La diète lactée est encore indiquée dans d'autres affections pulmonaires consomptives, par exemple dans la broncho-blennorrhée. Elle peut encore être utile, associée à des prescriptions médicamenteuses convenables, dans le traitement des cachexies qui succèdent aux fièvres intermittentes graves, aux affections fébriles aiguës de longue durée (typhus, etc.), aux suppurations abondantes. Elle donne parfois, chez les chlorotiques, des succès surprenants, bien supérieurs à ceux que peut fournir une excellente alimentation composée de viande.

La diète lactée, à l'exclusion de toute intervention de médicaments, était beaucoup préconisée autrefois, et l'a été encore dans ces derniers temps, dans le traitement des « hydropisies », spécialement de la *néphrite chronique*. Non seulement, a-t-on dit, elle fait disparaître les phénomènes hydropiques, soulage les souffrances du malade, améliore la nutrition, mais elle fait même diminuer la quantité d'albumine contenue dans les urines. Plusieurs observateurs disent cependant n'en avoir pas retiré de meilleurs résultats que d'autres méthodes de traitement; le lait n'aurait pas alors d'autre utilité que celle d'un bon aliment. — Quant aux avantages de la diète lactée dans le traitement du *diabète sucré*, les observations sont encore trop peu nombreuses pour qu'il soit permis de porter un jugement sur cette méthode.

On a recours encore avec succès au régime lacté exclusif dans certaines *affections chroniques graves de l'estomac*, notamment dans le traitement de l'ulcère de cet organe; on a pour but de fournir, par ce moyen, à l'estomac une substance alimentaire qui, associée à une petite quantité d'autres aliments, suffit pour entretenir la vie, tout en n'exerçant sur la surface de l'ulcère qu'une irritation très légère, ce qui lui permet d'arriver à la cicatrisation. Je ferai remarquer, que, dans ce cas, il est bon de faire prendre le lait refroidi, afin d'éviter les vomissements, tandis que, dans les cas spécifiés plus haut, on l'administre ordinairement chaud ou tiède. — Dans le traitement des catarrhes gastro-intestinaux chroniques, même quand ils s'accompagnent de diarrhée, le régime lacté exclusif peut aussi rendre parfois d'excellents services; on est souvent obligé alors de débuter par de très petites doses, de ne faire prendre le lait que par cuillerées à bouche, à intervalles plus ou moins longs.

Le lait joue encore un rôle important, comme matière alimentaire, dans les affections fébriles aiguës de longue durée, par exemple dans le typhus, la fièvre puerpérale, etc. S'il existe de la diarrhée, on le fait bouillir avec des substances mucilagineuses. Il va sans dire qu'il ne peut pas être question, dans ces cas, d'une cure lactée systématique, mais simplement de l'administration de petites doses de lait.

Rappelons encore l'usage du lait dans le traitement de divers *empoisonnements par des substances caustiques*. Le lait peut jouer ici un double rôle : d'abord, il peut agir comme antidote direct dans un grand nombre de ces empoisonnements, par exemple dans ceux par les sels métalliques caustiques, sa caséine entrant en combinaison avec ces sels; en second lieu, il peut former en même temps une couche protectrice sur les muqueuses et sur les parties cautérisées.

Il est un certain nombre de circonstances dans lesquelles on administre du lait chaud, non pas tant pour retirer de cette substance des avantages qu'elle ne devrait qu'à elle-même, que pour utiliser sa température élevée. C'est ainsi que, chez les enfants atteints subitement, pendant la nuit, d'accès de pseudo-croup, on fait boire du lait bien chaud; c'est ainsi que, dans le traitement du catarrhe bronchique, on prescrit l'usage du lait chaud, mêlé ordinairement avec de l'eau de Seltz.

Le lait est aussi employé pour l'usage externe dans certaines circonstances ; on s'en sert pour la préparation de fomentations chaudes, par exemple dans le traitement d'un grand nombre d'affections inflammatoires aiguës ayant leur siège dans la cavité bucco-pharyngienne, dans le conduit auditif externe. On en prépare aussi des lavements légèrement laxatifs, auxquels on ajoute d'ordinaire du miel, du sucre ; mais ces lavements ne présentent aucun avantage sur ceux préparés avec une infusion de camomille ou avec de l'eau simple.

Quant aux préparations lactées qui peuvent être employées en thérapeutique, le petit-lait fera l'objet d'une étude spéciale (voyez plus loin). Mentionnons ici le *lait de beurre*. Le lait de beurre *doux* est assez fréquemment prescrit à la place du lait, sans qu'il présente sur lui aucun avantage; le lait de beurre *acide* ne doit être administré qu'avec beaucoup de prudence, parce qu'il donne facilement lieu à des troubles digestifs et à de la diarrhée.

10. Lait condensé

On le prépare en faisant évaporer le lait dans le vide et en ajoutant du sucre de lait : on le mêle, au moment de s'en servir, avec 3 à 4 parties d'eau. Il ne mérite d'être employé que dans les cas où l'on est dans l'impossibilité de se procurer du bon lait frais.

11. Petit-lait

Le *petit-lait*, désigné parfois, à tort, sous le nom de sérum du lait, s'obtient en ajoutant à du lait de vache de la présure ou un acide organique. Ses principes les plus importants sont les sels du lait et le sucre de lait; mais il contient aussi de petites quantités d'albumine et de caséine. C'est un liquide d'un blanc verdâtre, d'une saveur douce et salée.

D'après les recherches de J. Lehmann, voici quelle est la composition du petit-lait, comparée à celle du lait :

	Lait de chèvre	Petit-lait préparé avec le même lait de chèvre
Substances albumineuses	27,78	5,81
Beurre	38,30	0,20
Sucre de lait	42,47	49,69
Sels	7,43	6,65
Eau	883,94	937,65
	1000,00	1000,00

Dans les sels se trouvent du potassium, du sodium, de la chaux, de la magnésie, de l'acide phosphorique, de l'acide sulfurique, du chlore et de l'acide carbonique, principalement à l'état de chlorure de sodium, de chlorure de potassium, de phosphates de potasse, de chaux et de magnésie.

Pris en petite quantité (100 grammes), le petit-lait ne produit aucun effet appréciable. Ingéré en quantité considérable (500 à 1000 grammes), il rend les évacuations alvines plus faciles, parfois même plus fréquentes, fait augmenter l'élimination de l'urine et, s'il a été pris chaud, celle de la sueur.

Nous n'avons aucune recherche exacte au sujet de l'action qu'il exerce sur les échanges organiques.

Le petit-lait, au point de vue de son importance physiologique et thérapeutique, n'offre donc à considérer que les sels et le sucre de lait qui y sont contenus. Le sucre de lait, en se décomposant dans l'organisme, retarde la décomposition de l'albumine, de la graisse et du glycogène, sert ainsi à la conservation de l'organisme, dans les cas surtout où cet organisme, dans un état morbide, n'a plus la possibilité de recevoir une quantité suffisante de matériaux alimentaires ; l'action du sucre est alors analogue à celle de l'alcool. S'il n'est pas nécessaire de fournir à l'organisme sain un excès de sels, cela peut devenir nécessaire dans certains états morbides (fièvre, suppurations, exsudats, secrétions catharrhales de longue durée, sueurs profuses), qui s'accompagnent d'une perte abondante d'éléments salins (May).

Parmi les états pathologiques auxquels on a opposé un traitement méthodique par le petit-lait, il convient de citer en première ligne diverses affections chroniques de l'appareil respiratoire, avant tout la phtisie. On fait prendre le petit-lait, en général, dans la première période de l'affection, alors que l'expectoration est rare et que les phénomènes locaux sont très peu avancés. Une condition essentielle, sans laquelle ce traitement ne serait pas autorisé, c'est que l'appétit et les digestions soient dans un état satisfaisant et qu'il n'existe aucune tendance à la diarrhée. Une légère fièvre, pendant cette période, ne paraît pas contre-indiquer l'usage du petit-lait en petites quantités. Lorsque, au contraire, l'affection locale est déjà avancée, que la fièvre est intense, hectique, qu'il existe une disposition prononcée aux sueurs, alors le traitement par le petit-lait ne peut pas être permis. — L'emploi méthodique du petit-lait *chaud* a rendu parfois de bons services dans les catarrhes bronchiques chroniques simples, dans les catarrhes chroniques du larynx; mais c'est la température de cette boisson qui joue sans doute ici le rôle le plus important.

Nous ne doutons pas que les effets favorables observés à la suite du traitement par le petit-lait ne soient dus, en grande partie, à d'autres circonstances qui interviennent pendant ce traitement. Je signalerai avant tout les conditions climatériques nouvelles dans lesquelles se place le malade qui veut faire usage du petit-lait, le séjour dans des contrées montagneuses, au milieu d'une atmosphère très pure; puis le changement de vie, les diversions apportées à une existence plus ou moins monotone. Ajoutez à cela que, dans un grand nombre de cas, on associe au traitement par le petit-lait l'usage d'une eau minérale prise à la source même, soit d'une eau ferrugineuse, soit d'une eau chargée d'acide carbonique. En somme, les faits observés sont loin d'être suffisants pour permettre de décider si le traitement par le petit-lait est capable, par lui-même, en dehors de toute autre intervention, d'exercer les effets favorables signalés dans les maladies dont il vient d'être question.

Quelquefois encore on soumet à l'usage du petit-lait les individus affectés de maladies du cœur, particulièrement de lésions des valvules auriculo-ventriculaires, lorsque, pendant la période de compensation, il existe une constipation plus ou moins prononcée. On devra, dans ces cas, cela va sans dire, ne faire prendre le petit-lait que modérément chauffé. L'expérience enseigne que la constipation résiste assez souvent à ce traitement, et que l'ingestion de quantités un peu considérables de petit-lait a parfois alors pour résultat de troubler l'appétit et les digestions, sans produire sur les évacuations alvines les effets désirés.

Quant à l'emploi du petit-lait dans les cas de dispositions à la goutte, dans les cas de « pléthore l'abdominale », observation démontre qu'il ne produit que des résultats inférieurs à ceux fournis par d'autres méthodes de traitement.

L'emploi du petit-lait à l'extérieur a été essayé sous diverses formes (bains, lavements, injections); aucune observation positive ne parle en sa faveur.

Relativement aux doses, au mode d'emploi du petit-lait, ils présentent, suivant chaque cas particulier, des différences plus ou moins considérables. On est généralement revenu de l'habitude d'administrer le petit-lait à doses énormes, et on ne dépasse guère aujourd'hui la dose de 1 litre à 1 litre et demi.

ADAM (Amand). Étude sur les principales méthodes d'essai et d'analyse du lait, suivi de la description d'un nouveau procédé pour l'analyse complète de ce liquide, thèse de doctorat, janvier 1879, et Annales d'hygiène, 1870. — ADRIAN (L.-A.), Recherches sur le lait au point de vue de sa composition et de son analyse, 1859. — BOUCHARDAT et QUEVENNE, Du lait. Paris, 1857. — BERTRAND (C.), Essai sur le lait considéré au point de vue de sa puissance nutritive, de sa valeur réelle. Grenoble, 1860. — Dictionnaire de médecine et de chirurgie pratiques, art. LAIT par DUQUESNEL et STRAUS, t. XX, 1875. — Dictionnaire encyclopédique des sciences médicales, art. LAIT par COULIER, BEAUGRAND et DECHAMBRE, 2e série, t. I, 1868; art. PETIT-LAIT. — GUILLOT (L.-Ad.), Étude générale des propriétés normales et des altérations pathologiques du lait de femme, thèse de doctorat, n° 226. Paris, 1867. — JACQUEMIN (E.), Du lait au point de vue de sa conservation (Annales d'hygiène, 2e série, t. XXIX, 1868). — JOLY et FILHOL, Recherches sur le lait, mémoire couronné (Mémoires des savants étrangers, Académie royale de médecine de Belgique, t. III. Bruxelles, 1855). — LIEBIG (J.), Sur la préparation d'un lait artificiel offrant un aliment plus approprié que la bouillie aux besoins des enfants (Comptes rendus de l'Académie des sciences, t. LXIV, p. 997, 1867), et discussion à l'Académie de médecine (Bulletin, t. XXXII, 1867). — QUESNEVILLE (G.), Détermination de ses éléments. Falsifications, thèse de doctorat en médecine. Paris, 1884. — REVEIL (O.), Du lait, thèse de concours pour l'agrégation, in-4. Paris, 1856. — DUCLAUX, Le lait 1886.

12. Peptone de viande

Nous étudierons particulièrement ici la peptone obtenue au moyen d'une bonne viande de bœuf, privée de graisse, en traitant cette viande par la pepsine (partie active du suc gastrique extrait de l'estomac de veaux ou de porcs) et ensuite par la pancréatine (fournie par des pancréas de bœufs). Cette peptone est en solution aqueuse et dans un état de concentration tel, que 1 partie équivaut à 3 parties d'une bonne viande de bœuf, privée d'os, de tendons et de graisse; dans cet état de concentration, elle ne s'altère pas, même quand elle reste exposée pendant des années à l'accès de l'air.

Cette peptone véritable se dissout rapidement et complètement dans l'eau froide aussi bien que dans l'eau chaude; les acides ne la précipitent nullement de ses solutions; elle se diffuse très rapidement à travers le parchemin et à travers les membranes animales, et, injectée dans le sang, elle ne se retrouve point dans l'urine. La peptone se dissout facilement dans l'alcool pas trop concentré; l'alcool absolu, au contraire, la précipite, mais non complètement. Quand elle est sèche, elle attire aisément la vapeur d'eau de l'air atmosphérique. En solution aqueuse, elle ne se précipite ni sous l'influence de la chaleur de l'eau bouillante, ni par l'action des acides minéraux, ni quand on la traite avec précaution par l'acide acétique dilué, ni enfin par l'action des alcalis. En solution neutre, elle est précipitée par l'acide tannique, le bichlorure de mercure et l'acétate basique de plomb.

Voici quelles sont, d'après Sanders-Ezn, les indications de la peptone de viande: elle se recommande, comme agent alimentaire excellent, dans les circonstances suivantes: 1° dans les affections des organes digestifs; 2° dans tous les cas où il est nécessaire de fournir rapidement une alimentation fortifiante à un malade, chez lequel les organes de la digestion ne peuvent pas développer une activité suffisante (états fébriles, convalescences, etc.); 3° dans tous les cas où il est nécessaire d'alimenter un malade au moyen de lavements. Diverses communications confirment l'importance de la peptone de viande dans les circonstances ci-dessus énumérées; elle n'a que l'inconvénient d'inspirer de la répugnance à plusieurs malades. Pour l'entretien d'un individu adulte, il faut environ 200 grammes de peptone de viande par jour.

13. Solution albumineuse peptonisée végétale

Cette solution, qui convient aux convalescents, aux individus affectés d'une maladie de l'estomac ou de l'intestin, doit, d'après Penzoldt, être préparée de la manière suivante : Mêlez ensemble 250 grammes de farine de pois finement pulvérisée, 1 litre d'eau, 1 gramme d'acide salicylique (lequel jouit de propriétés digestives semblables à celles de l'acide chlorhydrique et s'oppose en même temps plus énergiquement aux fermentations) et 0gr,5 de bonne pepsine; laissez ce mélange, pendant vingt-quatre heures, dans un endroit chaud (il ne faut pas que la chaleur dépasse 30° R.), et ayez soin de le remuer fréquemment; puis passez-le et faites-le un peu concentrer à une douce chaleur. Le potage obtenu devra être relevé et rendu savoureux au moyen de sel, d'aromates, d'extrait de viande, suivant les goûts.

On peut aussi obtenir, en traitant de la farine de pois par du ferment pancréatique, une bonne solution albumineuse peptonisée, qui convient pour la préparation de lavements alimentaires; pour cela, on fait digérer, pendant vingt-quatre heures, 250 grammes de farine de pois, 500 grammes d'eau, 1 gramme d'acide salicylique et 10 gouttes de glycérine pancréatique, puis on décante.

1. FERMENTS ALBUMINEUX

1. Pepsine

Poudre fine, presque blanche, non hygroscopique, à peu près inodore et insipide, donnant avec l'eau une solution dépourvue de limpidité. L'addition de 2 gouttes d'acide chlorhydrique clarifie un peu cette solution. 0gr,1 de pepsine, en solution dans 150 grammes d'eau additionnée de 2gr,50 d'acide chlorhydrique, doit, dans l'espace de 4 à 6 heures, à la température de 40°, dissoudre en un liquide faiblement opalin 10 grammes d'albumine cuite, coupée en morceaux gros comme des lentilles; il faut avoir soin d'agiter fréquemment et fortement ce mélange.

La pepsine est le ferment gastrique retiré artificiellement, par des moyens variables, du suc gastrique ou de la muqueuse de l'estomac. De même que celle qui agit naturellement pendant l'acte de la digestion, elle jouit de la propriété de dissoudre, dans les solutions acides, les substances albuminoïdes, de les transformer en peptone. La rapidité de cette transformation dépend, jusqu'à une certaine limite, de la quantité de pepsine employée ; cependant une même dose de pepsine, intervenant dans plusieurs digestions successives, suffit toujours pour dissoudre de nouvelles quantités de substances albuminoïdes, pourvu qu'on ait soin de remplacer au fur et à mesure l'acide chlorhydrique qui se consomme. De même que les autres ferments digestifs (ptyaline, pancréatine, trypsine), la pepsine pénètre du tube intestinal dans le sang, est absorbée, et se retrouve ensuite dans les organes les plus divers (muscles, foie, sang) (Brücke, Cohnheim). Ayant injecté dans le sang en circulation, chez des chiens, une quantité suffisante de bonne pepsine, Albertoni a trouvé que le sang se coagulait très lentement et incomplètement, et il a trouvé que ce sang contenait une quantité de fibrine beaucoup moindre qu'avant l'injection.

Il est facile de formuler théoriquement des indications pour l'emploi thérapeutique de la pepsine; ainsi on est tout naturellement amené à la prescrire contre les dyspepsies qui reconnaissent pour cause, soit une insuffisance, soit un état anormal, de la pepsine développée dans l'estomac. Mais il en est tout autrement dans la pratique : il n'est possible, dans aucun cas, de juger, d'après les symptômes, si l'administration de la pepsine convient ou ne convient pas. Le moyen que Leube a proposé, et qui consiste à recueillir du suc gastrique avec la pompe stomacale, et à en examiner expérimentalement les propriétés digestives, ce moyen, outre qu'il est bien peu pratique, est loin de fournir toujours des résultats certains. On est donc réduit, dans l'emploi thérapeutique de la pepsine, à user de tâtonnements. Ce médicament se montre, dit-on, efficace dans le traitement des dyspepsies chez les anémiques, les tuberculeux, les scrofuleux, chez les personnes âgées, dans le traitement des catarrhes chroniques de l'estomac. — Quant aux autres états morbides auxquels on a voulu encore l'opposer, on peut dire qu'il est entièrement superflu.

Il existe dans le commerce plusieurs sortes de pepsine. La dose quotidienne à laquelle on les prescrit oscille entre 0,05 et 5,0. D'après les expériences de Ewald, les diverses pepsines fournies par l'industrie sont loin de posséder la même puissance peptonisante.

ALBERTONI, Centralblatt für medic. Wissenschaften, S. 641, 1878. — CATILLON (A.), Société de thérapeutique, 1877. De la pepsine (Bulletin de thérapeutique, t. XCVII, p. 357, 1879). — CORVISART (Lucien), Ressources que la poudre nutrimentive (pepsine acidifiée) offre à la médecine pratique. Paris, 1854; Gazette hebdomadaire de médecine, 1854; Bulletin de thérapeutique, 1854. — Dictionnaire encyclopédique des sciences médicales, art. PEPSINE. 2e série, t. XXII, 1886. — EWALD, Frerichs und Leyden's Zeitschrift für klinische Medicin, Band I, S. 231. — MIALHE et PRESTAT, De la pepsine et de ses propriétés digestives. Paris, 1860.

2. Vin de pepsine

Le *vin de pepsine* officinal se prépare de la manière suivante : on broie 20 parties de pepsine avec 50 parties de glycérine et 50 parties d'eau, de manière à obtenir une bouillie fluide. On y ajoute 1845 parties de vin blanc et 5 parties d'acide chlorhydrique. Liquide limpide, jaunâtre.

Les indications thérapeutiques sont les mêmes que celles de la pepsine. La glycérine seule est à même de bien conserver la pepsine, l'alcool ne le peut pas; aussi les vins de pepsine, surtout ceux qui ont été conservés pendant longtemps, présentent-ils une activité tout à fait incertaine, et peut-être doivent-ils alors leur efficacité à l'alcool qu'ils contiennent, et non à la pepsine. Dans tous les cas, les teintures de pepsine agissent, dans les mêmes conditions expérimentales, presque deux fois moins énergiquement que la pepsine pure (Ewald). — DOSES : 1,0-5,0 *pro dosi*, 15,0 *pro die*.

3. Pancréatine

La *pancréatine* est le ferment du pancréas. Ce ferment, dans les solutions alcalines, peptonise les substances albuminoïdes, transforme l'amidon gonflé en dextrine et en sucre, et décompose en glycérine et en acides gras les graisses émulsionnées dans le suc pancréatique.

Les expériences pratiques sur la valeur de cette préparation, qui d'ailleurs est aussi un produit industriel à activité variable, sont encore trop insuffisantes pour qu'il nous soit permis de porter là-dessus un jugement.

4. Papayotine

Quant on fait des incisions dans le tronc et dans les fruits du papayer commun *(carica Papaya)*, arbre qui croît dans l'Amérique du Sud, on en voit jaillir un suc laiteux, qui se coagule rapidement au contact de l'air, de manière à donner naissance à une sorte de moelle blanche, que Peckalt a appelée *papayotine*, et à une petite quantité d'un sérum incolore.

Si l'on précipite ce suc laiteux par l'alcool, on obtient le ferment digestif, auquel Wurtz et Bouchut ont donné le nom de ***papaïne***. Ce ferment peut digérer mille fois, et même deux mille fois, son poids de fibrine humide.

Voici quels sont, d'après nos expériences (Rossbach), les effets digestifs de la *papayotine :* Des solutions de papayotine à 5 pour 100 ramollissent, dans l'espace d'une demi-heure, la chair musculaire de lapins tout récemment tués; cette chair peut s'étirer en fils et ne tarde pas à se dissoudre entièrement en une bouillie opaque; les membranes croupales se dissolvent aussi entièrement dans ces solutions au bout de deux heures. Les solutions très faibles ne possèdent, au contraire, qu'une très légère puissance digestive; une solution à 1/2 pour 100 n'a qu'une activité digestive à peine appréciable. L'acide chlorhydrique ou le phénol, ajoutés à la papayotine, en diminuent, il est vrai, la force digestive, mais ne la suppriment pas entièrement, même quand on les ajoute dans la proportion de 4 pour 100.

La papayotine, administrée à l'intérieur, seconde le pouvoir digestif de l'estomac et peut même, dans des estomacs malades, privés de suc gastrique, déterminer la digestion de grandes quantités de viande; injectée sous la peau, elle donne lieu à un ramollissement, à une sorte de digestion, du tissu sous-cutané; injectée directement dans le sang, elle amène la mort par paralysie du cœur.

Emploi thérapeutique. — La papayotine a été recommandée contre diverses éruptions cutanées (Griffith Hughes), pour faire dissoudre les nodosités cancéreuses de la peau (Bouchut), pour faire dissoudre les membranes diphthéritiques et croupales (Rossbach), pour faciliter la digestion de la viande dans les dyspepsies (Albrecht), et enfin contre les vers intestinaux (Tussac).

On ne doit employer que les préparations jouissant de propriétés actives bien accentuées, et il faudra avoir soin de s'assurer auparavant de leur activité; on emploiera les solutions à 5 pour 100; on peut aussi prescrire la papayotine, à l'intérieur, sous forme de poudre.

III. Substances gélatineuses

Les tissus collogènes (cartilages, tendons, ligaments, membranes séreuses, derme) n'existent que dans l'organisme animal. Ils sont insolubles dans l'eau froide et dans l'eau chaude; mais, soumis à une ébullition prolongée dans l'eau, ils passent à l'état de gélatine. On distingue la gélatine des os (glutine) et la gélatine des cartilages (chondrine). Toutes deux dérivent des substances albuminoïdes, dont elles se distinguent par une richesse un peu plus considérable en azote et un peu plus faible en carbone.

Considérations physiologiques générales.

Parmi les tissus collogènes, les cartilages et les tendons ne se digèrent que peu dans l'estomac et l'intestin; les membranes séreuses, au contraire, s'y dissolvent en grande partie.

La gélatine est insipide; elle se transforme, dans l'estomac, en une substance liquide, la gélatino-peptone; elle pénètre dans la circulation, d'après Voit, et se décompose rapidement et complètement dans l'organisme; elle donne lieu à une augmentation de la quantité d'urée éliminée.

De petites doses ne produisent absolument aucun effet appréciable; des doses élevées troublent la digestion.

La valeur nutritive de la gélatine n'est pas aussi considérable qu'on le croyait autrefois; voici à quoi se réduit, d'après Voit, son importance à ce point de vue : 1° La gélatine se décompose à la place de l'albumine en circulation dans le sang ; cette albumine est ainsi économisée et celle des organes ne se consomme, par suite, que plus lentement. 2° La gélatine empêche aussi la destruction d'une petite partie de la graisse de l'organisme. — Mais elle ne peut nullement contribuer à la formation de l'albumine des organes, elle ne peut pas servir à la reconstitution des cellules ; elle joue donc, dans les échanges organiques, un rôle analogue à celui des corps gras ou des carbohydrates.

Emploi thérapeutique. — L'administration de la gélatine à l'intérieur, dans un but thérapeutique, ne présente aucun avantage particulier. On l'a prescrite dans le traitement des affections inflammatoires du canal digestif, comme agent protecteur contre les irritations pouvant s'exercer sur les muqueuses enflammées ; mais elle ne vaut pas mieux, à ce point de vue, que les substances mucilagineuses ou les corps gras. Quant à son utilité dans les maladies de l'appareil respiratoire, elle n'est rien moins que démontrée.

Comme agent alimentaire, la gélatine n'est jamais employée isolément. Ajoutée à d'autres substances, elle peut cependant, dans certaines circonstances, présenter quelque avantage ; c'est ce que l'expérience a appris et à quoi les recherches de Voit semblent fournir un appui. Ainsi on a constaté que les enfants atrophiés, scrofuleux, rachitiques, se développaient mieux quand on les nourrissait avec du lait auquel on avait ajouté du bouillon de viande de veau (en général, le plus riche en gélatine) que lorsqu'on leur faisait prendre du lait seul. Senator a aussi recommandé tout récemment la gélatine comme substance alimentaire chez les individus atteints de maladies fébriles.

Extérieurement, la gélatine est fréquemment employée comme moyen de protection, comme agent agglutinatif ; on s'en sert en pharmacie pour la préparation des capsules gélatineuses, dans lesquelles on enferme des médicaments qui ont une saveur désagréable ou qui pourraient exercer une action fortement irritante sur la muqueuse buccale.

1. Gélatine blanche

On la prépare avec des cartilages frais, avec des pieds de veau ; elle existe dans le commerce sous la forme de petites plaques incolores.

On peut lui appliquer tout ce qui a été dit ci-dessus. — Elle a été employée pour préparer des bouillons. En pharmacie on s'en sert pour fabriquer les capsules dites gélatineuses, pour enduire les pilules d'une couche protectrice.

2. Colle de poisson *(ichthyocolle)*

On la retire de la vessie natatoire de plusieurs espèces d'esturgeon *(Acipenser huso)*.

C'est une substance absolument sans utilité pour l'usage interne ; tout au plus s'en sert-on dans les cuisines pour la préparation des gelées. Si l'on voulait la prescrire, ce serait dans les proportions de 5,0 : 200,0-400,0.

Pour l'usage externe, l'ichthyocolle est utilisée pour la fabrication de l'emplâtre agglutinailf dit *taffetas d'Angleterre.*

3. Taffetas d'Angleterre

Se prépare de la manière suivante : on fait bouillir 1 partie d'ichthyocolle avec une quantité d'eau suffisante pour obtenir 12 parties de colature ; la moitié de ce liquide est appliquée sur du taffetas de soie ou sur de la baudruche ; l'autre moitié est mélangée avec 4 parties d'alcool et 1/16 de partie de glycérine, puis étendue aussi sur le taffetas, qui sera d'autant plus solide et adhésif, que les couches de l'enduit seront plus fines et plus nombreuses. On badigeonne enfin l'autre face de l'emplâtre avec de la teinture de benjoin.

CHEVREUL, Résumé historique des travaux dont la gélatine a été l'objet (Comptes rendus de l'Académie des sciences, t. LXXI. p. 855 et 912; t. LXXII, p. 44 et 67, 1870). — Dictionnaire encyclopédique des sciences médicales, art. GÉLATINE par WILLM et COULIER, 4e série, t. VII. — EDWARDS (Milne), Note sur les propriétés nutritives des substances organiques tirées des os (Comptes rendus de l'Académie des sciences, t. LXXI, 1870). — GUÉRARD (Alph.), Observations sur la gélatine et les tissus organiques d'origine animale qui peuvent servir à la préparer (Annales d'hygiène publique, t. XXXVI, 1871); Note sur les usages physiologiques et économiques de la gélatine (Annales d'hygiène publique, 2e série, t. XXXI, p. 315, 1871).

IV. Substances cornées

1. Kératine

C'est la substance propre de la corne ; elle constitue l'élément principal des poils, des plumes, des ongles, des sabots, des cornes, de l'épiderme et des épithéliums des animaux supérieurs.

Unna a préparé avec la kératine une masse insoluble dans le suc gastrique, et avec laquelle il recouvre les pilules auxquelles il a donné le nom de pilules de l'intestin grêle. Il prend la matière cornée brute, qui se détache, sous forme de copeaux, des cornes des bœufs, et il la fait d'abord digérer au moyen d'un suc gastrique artificiel ; puis il la fait dissoudre peu à peu au moyen d'une macération, prolongée pendant des semaines, dans de l'ammoniaque ; il fait ensuite évaporer l'ammoniaque, et il obtient ainsi une solution de kératine à aspect gommeux. Il prend le médicament qu'il s'agit d'employer ; il le broie intimement avec de la poudre de guimauve ou de réglisse, ou avec du charbon, avec addition de quelques gouttes d'huile d'amande ; puis, à l'aide de corps gras fondus, de beurre de cacao et de suif, il en fait une masse pilulaire, qu'il enduit encore de beurre de cacao ; lorsqu'elle est sèche, il l'enduit deux ou trois fois avec la solution de kératine, puis il la fait sécher.

Voici quels sont, d'après Unna, les médicaments qu'il convient d'administrer sous la forme de pilules kératinisées : 1° ceux dont l'administration prolongée a pour conséquence d'irriter la muqueuse gastrique ; tels sont, par exemple, l'acide salicylique, le copahu, le cubèbe, le perchlorure de fer, le sublimé ; 2° ceux qui troublent la digestion en précipitant la pepsine et les peptones ; tels sont l'alun, le tannin ; 3° ceux qu'on veut faire arriver dans l'intestin aussi concentrés que possible, les vermifuges, par exemple, etc.

XV

GLYCÉRINE ET CORPS GRAS

I. Glycérine

La *glycérine*, $C^3H^8O^3$ (alcool dioxy-isopropylique), est un liquide épais, incolore, inodore, d'une saveur sucrée. Elle se dissout facilement dans l'eau et dans l'alcool; elle est peu soluble dans l'éther, le chloroforme, les huiles grasses. On peut l'obtenir, de différentes manières, en décomposant les corps gras, qui ne sont pas autre chose que des éthers composés de la glycérine, ou encore au moyen des composés allyliques; de petites quantités de glycérine prennent aussi naissance pendant la fermentation alcoolique du sucre; c'est pourquoi l'on trouve souvent de la glycérine parmi les éléments des boissons alcooliques. Poids spécifique = 1,225-1,235.

Action physiologique. — Nous ingérons de la glycérine avec un grand nombre de substances alimentaires, par exemple avec le vin, la bière, la viande rôtie; il s'en produit encore une quantité considérable dans l'intestin par suite de la décomposition de la graisse alimentaire par le suc pancréatique ou dans la putréfaction du résidu de la digestion.

La glycérine est une substance très hygroscopique; c'est à cela qu'elle doit une partie du petit nombre de propriétés qu'on lui connaît jusqu'ici, par exemple ses propriétés antizymiques et antiputrides.

Appliquée sur la *peau*, elle la rend molle et onctueuse, et elle s'absorbe facilement. Sur les *muqueuses* et les *surfaces ulcérées*, elle provoque, quand elle est fortement concentrée, une sensation de brûlure, une légère inflammation.

Exerce-t-elle, à l'état de dilution, une certaine action sur l'*estomac* et l'*intestin ?* On l'ignore; le fait est qu'on n'a rien observé d'anormal à la suite de l'ingestion de 15 grammes de glycérine. Il est probable que, dans l'intestin, elle pénètre très facilement dans les vaisseaux sanguins et chilifères; la glycérine est, en effet, un produit constant de la digestion normale des graisses dans l'intestin grêle, le suc pancréatique décomposant tous les corps gras en glycérine et acides gras.

Rien ne démontre jusqu'ici que la glycérine puisse se transformer, dans le sang et les tissus, en glycogène ou autres corps formant du sucre ou analogues au sucre. Deen avait prétendu que, sous l'influence de l'acide nitrique, la glycérine pouvait passer partiellement à l'état de sucre, et Berthelot avait avancé que cette transformation pouvait aussi avoir lieu sous l'influence d'un ferment testiculaire ; ces assertions ont été reconnues fausses. Huppert, Pels, ont démontré que la substance réductrice que Deen prenait pour du sucre n'était nullement du sucre, mais un corps volatil. Quant à la donnée de Berthelot, ce qui a probablement induit en erreur cet observateur, c'est la présence du sucre auquel donne naissance la matière glycogène du testicule abandonné pendant quelque temps à lui-même.

Schultzen avait prétendu que la glycérine favorisait la combustion du sucre dans l'organisme animal, qu'elle constituait par conséquent le meilleur agent à opposer au diabète sucré ; cette opinion a été réfutée par le plus grand nombre des expérimentateurs.

Voici quels sont, d'après Luchsinger et Ustimowitsch, les effets auxquels donne réellement lieu la glycérine :

Introduite dans l'estomac ou injectée directement dans le sang, elle provoque, au bout de quatre à quinze minutes, une accélération et une *augmentation de la secrétion de l'urine*, qui devient claire comme de l'eau ; cet effet, qui se manifeste un peu moins bien dans le second cas que dans le premier, résulte, en partie, des propriétés hygroscopiques de la glycérine, en partie de la dilution du sang, à laquelle elle donne lieu.

Lorsque la sécrétion urinaire a atteint son maximum de rapidité, on voit l'urine, même quand la glycérine a été injectée hypodermiquement, se colorer peu à peu de plus en plus ; ce liquide, d'abord clair comme de l'eau, prend une couleur jaune de paille, qui progressivement passe au rougeâtre, puis finalement au rouge de vin ou de sang. *Cette coloration est due à la présence de l'hémoglobine dans l'urine;* et cette présence de l'hémoglobine dans l'urine résulte de l'action destructive que la glycérine exerce peu à peu sur les globules rouges du sang. On constate qu'un grand nombre de globules sanguins ont diminué de volume, que le nombre des globules intacts est devenu moindre, que le sérum est fortement coloré en rouge (expériences sur des grenouilles, des lapins, des chiens, sur l'homme). — Chose remarquable, la même quantité de glycérine étendue d'eau, quantité qui, introduite dans l'organisme par l'intestin ou par le tissu cellulaire sous-cutané, donne sûrement lieu à de l'hémoglobinurie, ne produit nullement cet effet, quand elle a été injectée directement dans le sang, chez des chiens ou des lapins ; cette même glycérine, mêlée directement avec le sang, n'exerce aucune influence essentielle sur la forme et la couleur des globules sanguins ; mise, au contraire, en rapport de diffusion avec le sang, elle soustrait au plasma sanguin un certain nombre de substances, notamment des chlorures métalliques et des sulfates, qui sont nécessaires à l'entretien de l'intégrité des globules sanguins, et elle détermine ainsi (et c'est là la cause la plus probable du fait remarquable ci-dessus signalé) une solution immédiate de l'hémoglobine et la coloration laque du sang (Eckhardt et Schwahn).

L'urine sécrétée sous l'influence de la glycérine présente encore une autre particularité : elle *réduit* le bioxyde de cuivre, et il lui suffit pour cela de l'intervention d'une douce chaleur ; cette urine, soit celle qui est claire comme de l'eau, soit celle dont la coloration est rougeâtre, est fermentescible et laisse dégager de l'acide carbonique sous l'influence de la levûre ; mais la substance réductrice à laquelle elle doit ces propriétés n'est nullement du sucre ; c'est probablement un produit de décomposition, encore inconnu, de la glycérine (Ustimowitsch).

Ces effets de la glycérine paraissent être les mêmes chez les animaux sains et chez les animaux diabétiques.

Quant à ses autres effets, tout ce que l'on sait, c'est que la glycérine, en vertu de ses propriétés hygrométriques, agit sur les grenouilles à la manière du chlorure de sodium ou du sucre, mais sans déterminer de cataracte (Husemann), et que, à l'état de concentration, elle provoque, en agissant sur les nerfs, des phénomènes tétaniques, tandis que, en agissant sur les muscles isolés des nerfs, elle ne donne pas lieu au moindre spasme (Kühne).

Quant à ce qui est de l'importance de la glycérine au point de vue de la *nutrition* et des *échanges organiques*, il faut d'abord se rappeler que les corps gras ingérés se dédoublent, dans l'intestin grêle, en acides gras et glycérine, lesquels doivent donc se recombiner dans l'organisme, dans les cellules graisseuses, ainsi que nous l'expliquerons ci-après. Radziejewsky et Kühne ont démontré qu'il se formait dans le corps des dépôts abondants de graisse, alors même que toute l'alimentation se réduisait à l'usage des acides gras et de la viande maigre ; ce qui montre que la glycérine peut aussi se développer dans l'organisme aux dépens de l'albumine.

D'après J. Munk, la glycérine, par sa décomposition dans l'organisme, peut tout au plus jouer le rôle d'un agent de calorification ; elle est incapable de préserver de la désagrégation la moindre parcelle d'albumine ; elle est donc dépourvue, d'après lui, de toute valeur nutritive. D'après L. Lewin, l'administration de la glycérine ne fait nullement diminuer la décomposition de l'albumine ; on voit, au contraire, cette décomposition augmenter légèrement sous son influence, à la suite du moins de l'administration de doses élevées ; cette augmentation, qui a été environ de 1 gramme par jour, comme moyenne de onze observations, doit être attribuée, d'après Lewin, à l'avidité de la glycérine pour l'eau et à l'élimination plus abondante d'urine, qui en est la conséquence, l'augmentation de la quantité d'eau qui circule dans l'organisme suffisant, d'après Voit, pour faire accroître la désagrégation de l'albumine. Lewin se voit donc obligé de nier que la glycérine puisse jouer le rôle d'agent d'épargne à l'égard de l'albumine ; mais il ne refuse pas à la glycérine la possibilité de s'opposer à l'appauvrissement de l'organisme en corps gras et de jouer ainsi le rôle d'un agent nutritif analogue aux graisses ou aux carbohydrates.

Que devient la glycérine devenue libre, dans l'organisme, par la décomposition des corps gras ? La solution de cette question peut être trouvée dans les résultats des recherches de Gorup-Besanez, d'après lesquels la glycérine, en solution alcaline, se tranforme très rapidement, sous l'influence de l'oxygène actif, en acides propionique, formique, vraisemblablement aussi en acide acrylique.

Emploi thérapeutique. — L'emploi de la glycérine a été essayé contre diverses affections. Ainsi on l'a recommandée, comme succédané de l'huile de foie de morue, dans le traitement de la scrofulose et de la tuberculose ; les observations à l'appui sont loin jusqu'ici d'être suffisantes. On a encore conseillé de l'employer, comme enduit protecteur, dans les cas de processus ulcéreux du larynx, dans les cas de catarrhe intestinal, d'ulcérations ayant leur siège sur la muqueuse intestinale; rien ne démontre que la glycérine présente alors des avantages particuliers qui puissent la faire préférer à d'autres médications. — Schultzen l'a préconisée dans le traitement du diabète sucré. Les observations qu'il rapporte démontrent, en effet, que parfois, sous son influence, l'élimination du sucre diminue; mais ces cas sont rares; le plus souvent ni l'élimination du sucre, ni les autres symptômes de la maladie n'éprouvent de la part de la glycérine aucune influence. En présence du rôle pratique à peu près insignifiant que joue la glycérine dans le traitement du diabète, il nous paraît superflu d'entrer dans des détails au sujet des débats théoriques, auxquels a donné lieu la recommandation de Schultzen.

Extérieurement la glycérine a été très fréquemment mise en usage, notamment dans presque tous les cas dans lesquels on a employé les huiles grasses ordinaires. Possède-t-elle sur ces dernières les avantages merveilleux qu'on a voulu lui attribuer dans ces derniers temps ? Evidemment non. Le seul avantage qu'elle présente positivement, c'est celui de ne pas rancir.

Elle doit de jouer un rôle important en pharmacie à sa propriété de dissoudre un très grand nombre de médicaments actifs (alcaloïdes, extraits végétaux, sels métalliques solubles dans l'eau).

Doses et préparations. — 1. *Glycérine.* — 1,0-5,0; pure ou mêlée avec de l'eau.

2. *Pommade à la glycérine, glycéré d'amidon.* — D'après la pharmacopée allemande, 1 partie de gomme adragant, 5 parties d'alcool, 50 parties de glycérine; d'après la phamacopée d'Autriche, 4 parties d'amidon et 60 parties de glycérine. Cette pommade peut être employée seule ou servir de véhicule pour diverses substances.

Catillon, Etude des propriétés physiologiques et thérapeutiques de la glycérine (Archives de physiologie, nos 1 et 2, 1877); Sur les propriétés physiologiques et thérapeutiques de la glycérine (Comptes rendus de l'Académie des sciences, t. LXXXIV. p. 194, 1877); Bulletin de thérapeutique. t. XCVII, p. 357, 30 octobre, 1879. — Davasse (J.), Notes de matière médicale et de thérapeutique sur la glycérine. Paris 1869. — Demarquay, De la glycérine, de ses applications à la chirurgie et à la médecine, 3e édition. Paris, 1867. — Dictionnaire encyclopédique des sciences médicales, 4e série, t. IX, art. Glycérine par E. Labbée, 1883. — Dujardin-Beaumetz et Audigé, Sur les propriétés toxiques de la glycérine (Union médicale, t. XXII, no 143, 145, 147, décembre 1876. — Duquesnel (H.), Applications de la glycérine (Bulletin de thérapeutique, t. LXXVII, p. 410, 1869); Des glycéro-extraits ou de la conservation des extraits par la glycérine (Ib., t. LXXIX, p. 164). — Gubler et Labbée, Commentaires thérapeutiques du Codex médicamentarius, 3e édition. Paris, 1885. — Harnack (D.), Deutsches Archiv für klinische Medicin, Band III, S. 593. — Jacobs, Virchow's Archiv für pathologische Anatomie, Band LXV, Heft 4, et Bulletin de thérapeut., t. XC, p. 526. — Lewin (L.), Ueber den Einfluss des Glycerins auf den Eiweissumsatz (Zeitschrift für Biologie, Band XV, S. 243. München, 1879). — Mayet (H.), Etude sur la glycérine officinale, thèse de pharmacie. Paris, 1873. — Mendelssohn, Journal de médecine et de chirurgie pratiques, 1880. — Munck (I.), Zur Kenntniss der Bedeutung des Fettes und seiner Componenten für den Stoffwechsel (Archiv für pathologische Anatomie und Physiologie, Band LXXX, p. 39, 1880); Verhandlungen der physiologischen Gesellschaft zu Berlin, 13 décembre, 1878. — Plosz, Pfluger's Archiv für gesammte Physiologie, Band XVI, S. 153. — Prunier (L.), Etude chimique et thérapeutique sur les glycérines, thèse de doctorat en médecine, no 371. Paris, 1875. — Puana, De la glycérine, in-8, Lyon, 1877. — Schwahn, Eckhardt's Beiträge zur Anatomie und Physiologie, VIII, S. 167. — Schulzen, Berliner klinische Wochenschrift, no 35, 1872. — Tisné, Thèse de doctorat, no 234. Paris, 1882. — Tschirwinsky, Ueber den Einfluss des Glycerins auf die Zersetzung des Eiweisses (Zeitschrift für Biologie, Band XV, S. 243, 1879). — Ustimowitsch, Pflüger's Archiv für gesammte Physiologie, Band XIII, S. 453. Bonn.

II. Corps gras

Parmi les divers corps gras qui existent dans la nature, les uns sont solides (suif), les autres demi-solides (beurre, axonge), les autres liquides (huiles); mais les premiers deviennent aussi liquides sous l'influence d'une température élevée. Tous sont plus légers que l'eau et sont insolubles dans ce liquide; tous se dissolvent dans l'éther; un petit nombre seulement, dans l'alcool. Aucun corps gras n'est volatil.

Tous les corps gras sont des éthers composés *(esters)* neutres, résultant de la combinaison de la glycérine, $C^3H^5(OH)^3$, avec des acides gras $C^nH^{2n-1}O.OH$, ou des acides oléiques, $C^nH^{2n-3}O.OH$, notamment les acides palmitique, stéarique et oléique. Leur composition générale peut donc être représentée par la formule $C^3H^5(O.C^nH^{2n-1}O)^3$ ou $C^3H^5(O.C^nH^{2n-3}O)^3$. Il n'existe cependant aucun corps gras naturel qui représente l'ester d'un seul acide gras; tous sont le résultat du mélange de plusieurs esters.

Chauffés avec des alcalins fortement basiques, les corps gras se décomposent en sels gras alcalins solubles, c'est-à-dire en savons et en glycérine libre. Quand on fait chauffer les corps gras avec de l'eau et de l'oxyde de plomb, il se forme des sels gras plombiques insolubles (emplâtre de plomb), et la glycérine reste en dissolution dans l'eau.

Exposés à l'air, les corps gras se décomposent aussi, sans qu'on sache exactement de quelle manière, en glycérine et acides gras, lesquels sont soumis encore à des décompositions ultérieures; c'est ainsi que les corps gras deviennent rances. Ils se dédoublent aussi, dans l'intestin, en leurs deux éléments, sous l'influence du ferment pancréatique.

Tous les corps gras, tant qu'ils sont purs, sont incolores, inodores et insipides. Dans leur état naturel, ils représentent des mélanges très variables, et offrent alors une coloration, une odeur, une saveur, différentes suivant les matières qui entrent dans leur composition.

Importance et effets physiologiques. — Les corps gras, qui se trouvent en grande quantité dans les organes les plus divers de l'économie, proviennent en partie des graisses, en partie des carbohydrates, en partie des substances albuminoïdes. Les corps gras ingérés pénètrent réellement dans l'organisme; c'est ce qui a été sûrement établi, surtout par F. Hoffmann. Les carbohydrates et les substances albuminoïdes contribuent-ils aussi à la formation de la graisse du corps ? Ce fait n'est pas absolument certain, mais il peut être considéré comme extrêmement vraisemblable. Voici quels sont les arguments sur lesquels se fonde cette vraisemblance : 1° Pour ce qui est des carbohydrates, remarquez que l'usage d'aliments amylacés et sucrés, sans augmentation de l'alimentation par les albuminoïdes, peut avoir pour conséquence un rapide engraissement; que les grandes quantités de graisse qui se trouvent dans l'organisme ne peuvent pas être considérées comme provenant uniquement des corps gras ni des substances albuminoïdes introduits dans le corps par l'alimentation; enfin que les abeilles, nourries exclusivement avec du sucre, n'en continuent pas moins à produire de la cire. 2° Ce qui permet d'admettre avec le plus de vraisemblance que les albuminoïdes contribuent aussi à la formation de la graisse de l'économie, c'est que, dans l'alimentation par la viande, le carbone s'accumule dans l'organisme, tandis qu'en même temps tout l'azote s'élimine (Voit); qu'une alimentation exclusivement composée d'albumine donne lieu à une production abondante de graisse; enfin on trouve encore un argument, mais moins démonstratif que les précédents, dans le développement des diverses dégénérescences graisseuses des cellules musculaires.

Ce que deviennent les corps gras dans l'organisme. — Dans la bouche, le pharynx et l'estomac, les corps gras ne paraissent être nullement modifiés, ou du moins ils n'éprouvent que de très légères modifications; dans l'intestin, au contraire, au contact de la bile et du suc pancréatique, une partie s'émulsionne, c'est-à-dire se transforme en fines goutelettes graisseuses; une autre partie se dédouble en glycérine et en acides gras. Les acides gras devenus libres s'unissent à l'alcali des humeurs intestinales, pour donner naissance à des savons, et émulsionnent la graisse qui n'avait pas encore été modifiée. Les fines gouttelettes graisseuses résultant de l'émulsion pénètrent par des voies non encore parfaitement connues dans les vaisseaux chylifères et, de là, dans le sang; la glycérine, résultant du dédoublement des corps gras, et les savons produits par la combinaison des acides gras avec l'alcali des liquides intestinaux, pénètrent aussi dans la circulation; aussi est-il impossible de retrouver dans les parties inférieures de l'intestin, pourvu que la quantité de graisse ingérée n'ait pas été excessive, ni corps gras ni aucun de leurs éléments.

Les corps gras qui ont pénétré dans la circulation vont se déposer, en grande partie, dans des cellules spéciales, dans les cellules adipeuses; mais on trouve aussi de la graisse dans beaucoup d'autres cellules, par exemple dans les cellules musculaires. Quant à la glycérine et aux corps gras absorbés, ils peuvent en partie se recombiner dans les cellules dont il vient d'être question; mais une autre partie, de même d'ailleurs que les corps gras eux-mêmes, est oxydée, brûlée, donne ainsi naissance à divers acides gras, finalement à de l'acide carbonique et à de l'eau, et s'élimine sous cette forme. Bientôt après qu'on a injecté simultanément dans l'intestin du savon médicinal dégraissé et de la glycérine, on constate que les villosités se montrent remplies de graisse moléculaire, et le chyle présente le même aspect qu'à la suite d'une alimentation par les corps gras (Perewoznikoff).

Une partie de la graisse de l'économie peut aussi s'éliminer en nature, sans avoir subi aucune modification, notamment avec le lait et le sebum cutané; on ne trouve de la graisse dans l'urine que lorsque la quantité d'aliments gras ingérée a été excessive.

Action des corps gras sur la peau et sur les voies digestives. — Appliqués sur la peau, les corps gras la rendent plus molle, plus onctueuse et empêchent l'évaporation. Les substances huileuses traversent toutes sans obstacle les téguments intacts, même quand ces téguments n'ont pas été épilés; elles pénètrent ensuite dans les voies lymphatiques et dans les vaisseaux sanguins et s'éliminent enfin dans les reins. Des lapins, dont la peau a été badigeonnée ou arrosée avec de l'huile de navette, de l'huile d'olive, de l'huile de foie de morue, offrent leur sérum sanguin et chacun de leurs organes véritablement imprégnés d'une émulsion de l'huile dont on s'est servi. Chez un lapin ainsi traité par l'huile de foie de morue, on constate que tous les organes ont à un haut degré l'odeur de cette huile; le foie, les poumons, les reins, sont pénétrés d'innombrables gouttelettes graisseuses, les canalicules urinaires sont dilatés par des gouttes volumineuses du médicament dont l'animal a été barbouillé, et c'est le tissu cellulaire sous-cutané qui en est le plus abondamment imprégné. Les huiles et corps gras indifférents, les glycérides non siccatives de l'acide oléique (huile d'olive, huile de navette, huile de foie de morue), traversent, sans occasionner aucun dommage, les épithéliums rénaux; les huiles siccatives, au contraire, entre autres l'huile de lin, exposées à l'air ou mises, de quelque autre façon, en contact avec l'oxygène (par conséquent aussi dans le sang), subissent une oxydation et une résinification rapide et doivent exercer sur le tissu du rein la même action nuisible que le pétrole ou la teinture de cantharides.

Quand on maintient pendant quelque temps toute la surface cutanée enduite d'un corps gras, on voit se manifester, d'après Fourcault, des phénomènes semblables à ceux qui se produisent à la suite de l'application d'un vernis sur toute la surface de la peau : abaissement de la température, augmentation de l'excrétion urinaire, albuminurie, ralentissement progressif de la respiration et des contractions cardiaques, mort. La cause de ces effets remarquables n'est pas encore connue avec certitude; d'après Laschkewitsch, il faudrait la chercher vraisemblablement dans un refroidissement énorme, consécutif à une dilatation des vaisseaux cutanés. Lassar attribue l'albuminurie à ce que les épithéliums, traversés par des substances graisseuses irritantes (résines), sont devenus plus perméables; il se fonde sur des expériences faites en injectant du bleu d'aniline et du carmin d'indigo non diffusibles, non toxiques; les troubles circulatoires dans le système vasculaire ne sont pour rien dans cette albuminurie.

Lassar appelle, à ce sujet, l'attention sur l'habitude, devenue populaire, de quelques médecins anciens, qui prescrivent aux phtisiques, auxquels on ne peut pas faire prendre des corps gras à l'intérieur, des frictions avec de la graisse ou avec de l'huile de foie de morue; il signale en même temps le danger auquel peut exposer l'application extérieure inconsidérée de substances qui, comme le pétrole, les cantharides, la pommade contre les pustules varioliques, s'absorbent facilement et peuvent par conséquent exercer sur les épithéliums si délicats des reins leurs funestes et irréparables effets.

Les corps gras ingérés en petite quantité ne donnent lieu à aucun phénomène morbide; ingérés en grande quantité, au contraire, ils troublent l'appétit, provoquent des nausées, même des vomissements; l'alcool peut faire disparaître ou amoindrir ces effets fâcheux. Toute la quantité de graisse ingérée, si elle a été trop considérable, n'est pas soumise à l'absorption; une partie abandonne le tube intestinal avec les matières fécales, qu'elle lubrifie, et dont elle rend l'expulsion plus rapide.

Si une quantité trop abondante de graisse pénètre dans la circulation, provenant par exemple, par résorption, de grands foyers purulents, il peut en résulter des embolies graisseuses dans les vaisseaux pulmonaires, et la mort peut en être la conséquence.

Influence sur la nutrition et les échanges organiques. — Une alimentation composée exclusivement de corps gras ne peut pas entretenir la vie; soumis à ce régime, les animaux perdent l'appétit et meurent par inanition.

Les corps gras, ajoutés aux aliments albumineux, font augmenter la graisse de l'organisme.

L'élimination de l'urée, chez les chiens à jeun, reste quotidiennement la même, tant que la graisse du corps n'a pas été entièrement consommée; aussitôt que cette graisse fait défaut, la quantité d'azote qui s'élimine par jour commence à augmenter extraordinairement. On constate, au contraire, que l'élimination de l'urée diminue dès qu'on fournit à l'animal des aliments gras en plus grande abondance, l'alimentation albumineuse restant d'ailleurs la même.

La graisse du corps, étant très riche en carbone et en hydrogène, consomme, jusqu'à sa désassimilation finale en acide carbonique et en eau, d'énormes quantités d'oxygène. Si donc l'organisme est abondamment pourvu de graisse, l'oxygène qui arrive par la respiration trouvera dans cette graisse un combustible excellent, dont la combustion, c'est-à-dire la transformation en acide carbonique et en eau, aura pour résultat, comme toute combustion, de donner lieu à un dégagement abondant de chaleur. Voilà pourquoi, dans les zones glaciales et pendant les hivers rigoureux, on recherche avec prédilection les aliments gras. Ajoutez à cela qu'une couche épaisse de graisse sous la peau met un certain obstacle au rayonnement du calorique et conserve ainsi à l'organisme sa chaleur naturelle. L'oxygène, trouvant une suffisante quantité de graisse, consommera donc moins d'albumine; aussi voit-on, comme je l'ai dit plus haut, qu'une alimentation riche en corps gras fait diminuer l'élimination de l'azote, tandis que l'insuffisance de la graisse fait, au contraire, augmenter cette élimination. Il faut conclure de là que les corps gras sont des *aliments d'épargne* excellents; en ralentissant la consommation de l'albumine, ils font que l'organisme a moins besoin d'aliments albumineux.

Les *acides gras* possèdent, comme aliments d'épargne, la même importance que la graisse; un chien nourri avec de la viande et de la graisse, et dont l'organisme, avec cette alimentation, se trouve, au point de vue de sa richesse en éléments azotés, dans un état d'équilibre, se maintient dans cet état d'équilibre, alors même que, durant vingt et un jours, on lui fait prendre, au lieu de graisse, simplement les acides gras qui y sont contenus. Ces acides gras s'absorbent surtout à l'état d'émulsion, et l'on constate qu'ils ont déjà subi, dans leur passage de la cavité intestinale au canal thoracique, une transformation en graisse, par conséquent une synthèse; d'où l'organisme tire-t-il la glycérine nécesaire pour cette synthèse? la chose est encore obscure (J. Munk).

Il n'y a entre les corps gras végétaux et animaux aucune différence physiologique essentielle.

Emploi thérapeutique. — Les corps gras, outre leur importance physiologique considérable, présentent encore, au point de vue thérapeutique, un certain intérêt. On les emploie comme substances nutritives dans plusieurs états pathologiques, particulièrement dans les *affections chroniques de l'appareil respiratoire*, dans les *états de phtisie*, qui s'accompagnent d'amaigrissement et d'atrophie du pannicule adipeux et du tissu musculaire. C'est surtout à l'huile de foie de morue que l'on donne la préférence dans ces cas : on s'adresse aussi au lait riche en matières grasses, au beurre et à bien d'autres corps gras, variables suivant les pays (graisses de porc, de chien, de buffle, d'ours, etc.). On trouvera les particularités de ce traitement par les corps gras, et les conditions qui en indiquent l'usage, aux articles *Lait* et *Huile de foie de morue*. On vient de voir, dans la partie physiologique, que la grande importance des corps gras dans l'alimentation dépend de la propriété qu'ont ces substances d'empêcher une trop rapide consommation des matériaux azotés de l'organisme. A notre avis, l'usage des corps gras ne présente pas cependant une importance spéciale dans le traitement des maladies consomptives de l'appareil respiratoire. Il peut aussi se montrer avantageux dans tous les cas où une désassimilation exagérée, des pertes abondantes de matériaux nutritifs, donnent lieu à une disparition atrophique du pannicule adipeux et du tissu musculaire. C'est ainsi qu'on peut voir l'administration de l'huile de foie de morue agir efficacement contre les suppurations osseuses, par exemple. Si ce traitement ne convient pas aux affections fébriles de longue durée, aux diarrhées épuisantes et autres maladies de ce genre, c'est que, dans ces cas, l'état de l'appareil digestif est trop compromis pour qu'il puisse permettre l'ingestion des aliments gras.

Il est cependant certains états pathologiques de l'appareil digestif, dans lesquels les substances en question peuvent être employées ; tels sont, par exemple, les cas de *cautérisation aiguë de la muqueuse digestive* dans les empoisonnements par les acides ou les alcalis caustiques ; les corps gras peuvent servir alors à envelopper le poison, à mettre les muqueuses à l'abri de ses atteintes ; mais ils ne constituent, cela va sans dire, qu'un moyen de traitement secondaire, qui ne doit venir qu'après l'administration d'un contre-poison approprié. Inutile aussi d'insister sur la nécessité de faire prendre, dans ces cas, des quantités abondantes de matières grasses.

Dans toutes les autres affections inflammatoires, dyspeptiques ou autres, de l'estomac, l'usage des corps gras doit être évité, parce qu'il aurait pour conséquence de troubler encore davantage l'appétit et la digestion. Il ne peut être autorisé, d'après Traube, que dans une seule circonstance, que voici : Dans le cours de certaines maladies, surtout de la phtisie, se présente parfois un état particulier dans lequel l'appétit est diminué, rarement supprimé d'une manière complète ; la région épigastrique est le siège de sensations désagréables qui se manifestent surtout au moment de la digestion ; la langue, et c'est ici le signe le plus important, au lieu d'être chargée, est, au contraire, lisse, rouge, brillante, quelquefois même comme vernissée ; on ne connaît pas encore les causes de ces phénomènes. Or, dans cet état, quand il n'est pas trop avancé, surtout lorsqu'il n'existe aucune tendance à la diarrhée, l'usage d'un corps gras à petites doses, le mieux sous la forme d'une émulsion huileuse, se montre souvent très avantageux.

Comme purgatifs directs, les corps gras ordinaires sont rarement employés seuls, parce qu'ils agissent fort faiblement ; mais on peut les prescrire pour seconder l'action d'autres purgatifs plus énergiques, notamment dans le cas où il s'agit d'expulser des masses fécales accumulées dans l'intestin. Ils peuvent contribuer à cette expulsion d'une manière purement mécanique, en lubrifiant les parois intestinales et favorisant le glissement des matières. Il va sans dire qu'il faut les administrer alors à doses considérables.

On oppose souvent l'administration des huiles grasses aux *accès de toux intenses;* on prescrit, dans ces cas, en général, une émulsion à laquelle on ajoute une substance narcotique. Sous l'influence de ce traitement, il arrive fréquemment que la toux se modère. Cet effet favorable pourrait bien dépendre du contact direct du corps gras avec le pharynx et la face supérieure de l'épiglotte ; il nous paraît cependant qu'il doit être plutôt attribué au médicament narcotique (morphine, atropine, etc.) prescrit concurremment. On a prétendu que les huiles pouvaient agir avantageusement dans le traitement de la blennorragie, de la cystite; le fait est très invraisemblable; les huiles, prises par l'estomac, ne pénètrent pas dans la vessie, cela est certain; d'ailleurs, on prescrit presque toujours en même temps d'autres agents médicamenteux, ce qui s'oppose à ce qu'on attribue au corps gras les résultats obtenus.

Pour éviter les répétitions, nous renvoyons à l'article *Huile de foie de morue* l'étude des conditions qui contre-indiquent l'emploi des corps gras.

Extérieurement, les usages des corps gras sont extrêmement nombreux, abstraction faite de leurs usages pharmaceutiques. Nous renvoyons, sur ce sujet, à ce qui a été dit dans la partie physiologique, à propos des résultats des expériences de Lassar, qui démontrent nettement que les corps gras peuvent être absorbés par la peau. On s'en est d'abord servi, comme d'une couche protectrice, dans le traitement d'un grand nombre d'affections accompagnées de chute de l'épiderme : ainsi, par exemple, dans le traitement des plaies récentes, des plaies suppurantes, quand elles sont enflammées et que leur sécrétion est rare, dans le traitement des brûlures. On les emploie encore dans un grand nombre d'affections cutanées, soit pour donner lieu à la formation d'une couche protectrice, soit pour rendre l'épiderme plus souple; on les oppose aussi à plusieurs inflammations de la peau, sans qu'on sache exactement à quoi leurs effets favorables doivent être attribués, dans ces cas. — Les frictions avec des corps gras ont encore été conseillées dans le but de modérer les sueurs ; leur utilité n'est que secondaire et se borne peut-être à adoucir la peau qui, dans l'intervalle des sueurs, présente de la raideur et de la sécheresse. — Les frictions avec les corps gras chauffés sont encore mises en usage dans les inflammations de tissus plus ou moins profondément situés, même dans la pleurésie, la péritonite. Les effets favorables qu'elles produisent doivent certainement être mis en partie sur le compte de l'acte mécanique de la friction ; mais la part principale doit être faite à la couche de graisse qui, déposée sur la peau, en conserve la chaleur, surtout si, comme on fait d'ordinaire, on recouvre cette couche d'une plaque d'ouate. — Quant aux frictions générales avec les corps gras, telles qu'elles ont été pratiquées notamment dans la scarlatine, voyez, plus bas, l'étude du lard.

Intérieurement, les corps gras sont administrés, suivant les cas, soit purs, soit en émulsion ; extérieurement, on les applique purs, ou sous forme de pommades, de liniments.

1. CORPS GRAS, ALIMENTAIRES ET MÉDICAMENTEUX, TIRÉS DU RÈGNE ANIMAL

Parmi les aliments gras tirés du *règne animal*, le lait et les graisses de la viande ont été étudiés à propos des substances alimentaires albumineuses. Nous avons à examiner ici les corps gras suivants :

1. Beurre

C'est un mélange d'un grand nombre de glycérides, dans la composition desquelles entrent des acides gras très divers, solides, liquides, volatils, qui, en se dégageant de leur combinaison, donnent au beurre une saveur rance.

2. Lard

Ce n'est que comme remède populaire qu'il est administré, dans certains pays, de même que l'axonge, dans le traitement de la phtisie pulmonaire.

Dans ces derniers temps, il a été employé, en frictions méthodiques, dans le traitement de la scarlatine. Schneemann, qui a proposé cette pratique, lui attribue les avantages suivants : Sous son influence, la fièvre serait plus modérée, la température serait moins élevée et le pouls moins fréquent, les complications et conséquences fâcheuses de la période de desquamation seraient empêchées, la contagiosité de la scarlatine serait amoindrie. D'autres médecins, ayant, dans d'autres épidémies, employé la méthode de Schneemann, n'ont pu obtenir les résultats remarquables signalés par cet observateur. D'ailleurs on sait combien les diverses épidémies de scarlatine diffèrent entre elles ; dans les unes, certaines complications (diphthérite, néphrite) sont extrêmement fréquentes, tandis que, dans d'autres, elles font presque entièrement défaut ; il est possible que Schneemann ait rencontré une de ces épidémies favorables. Ajoutez à cela que les succès qu'il a obtenus peuvent aussi être mis sur le compte des autres moyens prescrits par lui (fortes ventilations, maintien de l'atmosphère de la chambre à une température peu élevée, même à 10 degrés). En somme, le seul avantage parfaitement avéré que présentent les frictions avec du lard dans le traitement de la scarlatine consiste à rendre plus souple la surface cutanée. Ce que nous venons de dire de la scarlatine peut s'appliquer aussi à la rougeole.

Mentionnons encore la pratique populaire qui consiste à appliquer une couenne de lard, du côté de la surface graisseuse, sur la peau du cou, dans les cas de laryngite ; cette couenne agit ici en maintenant la chaleur et en provoquant une légère irritation cutanée ; on voit, en effet, à la suite de cette application, la peau rougir et de petites papules se développer.

3. Axonge

Graisse de porc préparée. Quand elle est fraîche et pure, elle est blanche, inodore et insipide.

Elle est surtout employée pour préparer les pommades ; c'est l'agent le plus commode dans ce but ; mais elle a l'inconvénient de rancir facilement.

Pommade rosat. — Axonge 600 parties, cire blanche et eau de rose ââ 150 parties, essence de bergamote et de girofle ââ 3 parties.

Outre la graisse de porc, on emploie, chez nous, comme remède populaire, surtout dans les maladies de l'appareil respiratoire, la *graisse d'oie* ou la *graisse de chien ;* dans d'autres pays on se sert, de la même manière, de la *graisse de buffle* ou *d'ours.*

4. Suif

C'est une graisse fournie par les ruminants, surtout par le mouton, le bœuf, le cerf. Elle doit sa consistance à sa richesse en stéarine. Le suif de bœuf est officinal; il n'est employé qu'en pharmacie.

5. Moelle de bœuf

C'est la moelle, purifiée, extraite des grands os longs du bœuf. Elle sert surtout à préparer des pommades.

6. Lanoline

Liebreich a désigné sous ce nom une substance résultant de l'union avec l'eau d'une chlolestérine extraite de la laine de brebis. C'est une masse solide, molle, d'un gris jaunâtre clair, d'une odeur faible, d'une réaction neutre; elle s'unit facilement avec la glycérine, et, ainsi mélangée, avec tous les autres corps gras. Elle pénètre dans la peau plus facilement que toutes les autres graisses, et elle peut ainsi rendre plus rapide l'absorption des médicaments, tels que le mercure, l'acide phénique, avec lesquels elle est mélangée.

Emploi thérapeutique. — La lanoline fournit un *excellent excipient pour pommades :* elle ne rancit pas, elle se mélange bien avec les substances médicamenteuses, elle pénètre mieux que toute autre graisse à travers le tissu épidermique cutané et n'irrite pas la peau. On peut donc l'employer dans tous les cas où l'on veut oindre la peau ou faire pénétrer des médicaments à travers cette membrane.

Il est nécessaire que cette préparation soit chimiquement pure.

7. Savon mou

Il est composé de 100 parties de graisse, 40 parties de lessive et 30 pour 100 de glycérine; il possède donc une consistance uniformément molle, qui le rend agréable. Sa couleur est d'un blanc jaunâtre mat. On en débarrasse facilement la peau, en la lavant simplement avec de l'eau froide ou chaude.

8. Huile de foie de morue

C'est un corps gras liquide, qu'on retire principalement du foie du *Gadus morrhua;* d'autres poissons de la tribu des Gadoïdes en fournissent également.

Il faut distinguer diverses sortes d'huiles de foie de morue : 1° Une huile incolore ou légèrement jaune, d'une odeur de poisson très peu prononcée, d'une saveur douce, peu désagréable, d'une réaction neutre ou faiblement acide; cette huile, qui s'écoule des foies de morue frais, quand on les fait chauffer, est connue sous le nom d'*huile de foie de morue blanche.* — 2° Une huile jaunâtre, limpide, d'une odeur de poisson beaucoup plus prononcée, d'une saveur âcre, désagréable, d'une réaction acide; elle s'écoule spontanément des foies entassés dans des tonneaux : elle porte le nom d'*huile de foie de morue demi-brune* ou *blonde.* — 3° Une huile brunâtre, qu'on extrait par l'ébullition des foies; c'est l'*huile de foie de morue brune :* elle a une odeur et une saveur d'autant plus repoussantes que sa coloration brune est plus prononcée.

La pharmacopée allemande ne fait aucune distinction entre ces trois sortes d'huiles de foie de morue. Il arrive trop fréquemment que ces huiles sont falsifiées avec des huiles végétales; aussi doit-on s'assurer avec soin de leur provenance.

D'après Buchheim, ce qui distingue l'huile de foie de morue de la plupart des autres huiles grasses, c'est qu'elle contient, à côté des glycérides (particulièrement de l'*oléine)*, des *acides gras en liberté (acides oléique, palmitique, stéarique)*; la quantité de ces acides libres, moindre dans les huiles claires que dans les huiles foncées, est en moyenne de 5 pour 100.

Naumann admettait que dans l'huile de foie de morue se trouvaient les *éléments de la bile*. Buchheim combat cette opinion, se fondant sur des recherches directes qui lui ont toujours donné des résultats négatifs, et sur cette simple considération, que, à l'exception de la cholestérine, tous les éléments de la bile sont insolubles dans les huiles grasses.

On trouve encore dans l'huile de foie de morue une très petite quantité d'*iode* (0,02 pour 100), de *brome* et de *triméthylamine*.

Action physiologique. — L'huile de foie de morue ne peut pas évidemment, comme on le croyait autrefois, devoir ses propriétés aux faibles traces d'iode et de brome qu'elle contient; il est inutile aujourd'hui d'insister là-dessus. On ne peut donc pas davantage attribuer ses effets à la présence des éléments biliaires; car, d'après Buchheim, ces éléments n'entrent pas dans sa composition. Il n'est donc plus permis de partager l'opinion de Klenke, qui allait jusqu'à prétendre que l'huile de foie de morue pouvait être considérée comme une sorte de succédané de la bile.

O. Naumann, le premier, a fait connaître la propriété que possède l'huile de foie de morue de traverser les membranes animales, plus facilement que les autres huiles grasses; c'est à cette propriété qu'elle doit de s'absorber plus facilement que ces dernières.

Cette propriété était attribuée par Naumann à la présence de la bile dans l'huile de foie de morue. Radziejewski émit ensuite l'opinion que l'utilité thérapeutique de cette huile devait peut-être être mise sur le compte de sa richesse en acide oléique. Buchheim vint enfin démontrer que ce que Naumann avait pris pour de la bile n'était rien autre que des acides gras en liberté, et que c'était à la présence de ces acides que l'huile de foie de morue devait sa propriété d'être absorbée facilement.

Les expériences de Radziejewski et de Kühne ont démontré que l'association des acides gras simples ou des savons (palmitate de sodium) avec une alimentation maigre donne lieu à un développement considérable de la graisse de l'organisme, bien qu'on n'ait pas adjoint à celle alimentation l'usage de la glycérine; d'où il résulte que la glycérine peut être fournie par le dédoublement de l'albumine du corps; on sait, d'un autre côté, que l'huile de foie de morue, à cause du nombre toujours considérable de glycérides qu'elle renferme, occasionne souvent des troubles digestifs. Se fondant sur ces considérations, Buchheim se demande s'il ne serait pas avantageux d'éviter l'emploi de ces glycérides, et de substituer à l'huile de foie de morue les acides gras en liberté, qui présentent d'ailleurs l'avantage d'une plus rapide absorption; il conseille d'expérimenter à ce point de vue l'acide oléique pur ou mélangé, dans les proportions les plus convenables, avec des glycérides; on obtiendrait probablement par ce moyen, dit-il, des effets plus positifs, et l'on pourrait ainsi renoncer à l'usage de l'huile de foie de morue, qui, à cause de sa richesse très variable en acides gras, présente l'inconvénient d'être incertaine dans son action.

L'éther, administré à l'intérieur, jouissant, d'après Cl. Bernard, de la propriété d'activer la sécrétion du suc pancréatique, Foster conseille, dans le but de faciliter la digestion de l'huile de foie de morue, d'administrer en même temps que cette huile, ou peu de temps après, une petite quantité d'éther.

En somme, l'huile de foie de morue ne présente pas d'autre importance que celle d'un médicament diététique, et un traitement par cette huile équivaut essentiellement à un traitement par les corps gras (Buchheim).

Emploi thérapeutique. — L'usage de l'huile de foie de morue, très ancien dans les pays où on la prépare, a pris dans ces derniers temps une extension extraordinaire. Les états morbides auxquels on peut l'opposer avec le plus de chance de succès sont les suivants :

En première ligne plaçons les *maladies chroniques consomptives*, surtout celles qui s'accompagnent d'une destruction du parenchyme pulmonaire, c'est-à-dire les diverses formes de la *phtisie pulmonaire*.

L'huile de foie de morue ne peut pas exercer une action curative directe sur le processus morbide dans les poumons; il n'est plus besoin aujourd'hui d'insister là-dessus; elle n'exerce pas même une influence immédiate sur les symptômes qui se manifestent du côté de l'appareil respiratoire. Le chiffre de la mortalité par la phtisie s'est-il abaissé depuis l'introduction de l'huile de foie de morue dans la thérapeutique? Aucune statistique n'est venue le démontrer; et il n'est certainement aucun praticien qui, se fondant sur son expérience personnelle, puisse soutenir qu'il a arraché à la mort plus de phtisiques à l'aide de l'huile de foie de morue que sans ce médicament. Tous ses avantages, dans le traitement de la phtisie, se bornent à ce qu'elle représente un agent alimentaire excellent, qui, employé dans des conditions convenables, peut ralentir les progrès rapides de la consomption : *le traitement par l'huile de foie de morue n'a donc pas d'autre importance que celui par les corps gras en général* (comp. page 858).

Cependant l'administration de l'huile de foie de morue suppose l'existence de certaines conditions : On doit éviter de prescrire l'huile de foie de morue tant qu'il existe de la fièvre, tant que l'affection locale marche rapidement en avant. Mais quand la fièvre est nulle, quand les phénomènes inflammatoires aigus se sont éteints, quand le malade est pâle et maigrit, alors l'huile de foie de morue est à sa place, pourvu cependant que l'appétit soit bien conservé et qu'il n'existe aucune tendance à la diarrhée. Peu importe la période à laquelle se trouve le processus; qu'une caverne considérable se soit déjà développée, ou que les signes physiques de l'affection soient à peine appréciables, l'huile de foie de morue manifeste, dans tous les cas, ses propriétés nutritives, pourvu qu'existent les conditions ci-dessus spécifiées. (Traube).

Cette huile a aussi été prescrite dans divers autres états morbides s'accompagnant d'une diminution du poids du corps ; mais ses effets se sont montrés ici moins avantageux; il faut d'ailleurs tenir compte, encore dans ces cas, des contre-indications déjà signalées.

Parmi les médicaments opposés à la *scrofulose*, l'huile de foie de morue et l'iodure de potassium sont ceux qui tiennent le premier rang. Mais l'huile de foie de morue, ainsi qu'il résulte d'un grand nombre d'observations, d'ailleurs contradictoires sur quelques points, ne doit pas être prescrite ici indifféremment dans tous les cas; elle convient surtout, pour me servir de l'expression ancienne, dans la forme de la scrofulose dite « éréthique », c'est-à-dire que son indication se confond, à ce point de vue, avec celle de l'iode (comp. page 273). Elle est utile, avant tout, dans les cas d'altérations osseuses de nature scrofuleuse (carie, nécrose, spina ventosa); puis, dans les cas d'éruptions cutanées reconnaissant la même cause (impétigo, surtout lupus); puis encore, dans les cas d'affections ulcératives des muqueuses, ayant la même origine (ozène, etc.). Ses effets contre les altérations scrofuleuses des glandes, surtout si elles ne s'accompagnent pas d'ulcération, sont beaucoup moins avantageux.

Il est encore un certain nombre de circonstances qui constituent des *contre-indications* formelles à l'emploi de ce médicament, et remarquez que ces contre-indications peuvent aussi s'appliquer à d'autres corps gras que l'huile de foie de morue et à d'autres états morbides que la scrofulose.

Disons d'abord que les enfants, dans les premiers mois de la vie, jusqu'à la fin du septième mois, supportent très mal l'huile de foie de morue; le mieux est donc de s'en abstenir chez eux. On évitera aussi de prescrire ce médicament, ou du moins ne le prescrira-t-on qu'avec beaucoup de modération, dans les cas où le malade présente une certaine tendance à l'obésité, ce qui arrive parfois dans la forme de la scrofulose désignée par le mot de « torpide ». L'huile de foie de morue se montrerait aussi peu utile, ou même quelquefois nuisible, lorsque l'activité fonctionnelle de la peau est déprimée, quand la surface cutanée est rude et sèche. Elle produit encore de mauvais résultats quand il y a « tendance aux inflammations », aux hémorragies, quand existe l'état que les anciens désignaient sous le nom de « pléthore générale ». Elle est aussi formellement contre-indiquée en présence de troubles digestifs, quels qu'ils soient, en présence d'une disposition à la diarrhée. Enfin l'expérience a appris que, dans les cas où les malades ont une grande répugnance pour cette huile, dans les cas où, après huit jours d'essais, son ingestion provoque toujours des nausées et des vomissements, on doit cesser d'insister sur son administration, si l'on ne veut pas s'exposer à des inconvénients plus ou moins fâcheux.

Le *rachitisme* peut aussi, comme la scrofulose, être favorablement influencé par l'usage de l'huile de foie de morue. Son utilité se manifeste le plus nettement dans les cas où l'altération osseuse constitue le symptôme prédominant, les phénomènes du côté du canal digestif n'étant que peu accentués. Dans le rachitisme dit aigu, accompagné de troubles intestinaux très intenses, on doit éviter l'emploi de l'huile de foie de morue, emploi soumis d'ailleurs aux mêmes contre-indications signalées déjà à propos de la scrofulose.

Doses. — La plupart des personnes aiment mieux boire de l'huile de foie de morue à l'état de pureté; il n'y a aucun avantage à la prendre sous forme d'émulsion, de looch, etc. Pour en masquer la saveur désagréable, on fait prendre immédiatement après, soit un peu de café, soit un oléo-sucre (menthe poivrée, citron). — Il est rationnel de débuter par une faible dose (une demi-cuillerée à bouche deux fois par jour, chez l'adulte; une demi-cuillerée à café à deux cuillerées à café, suivant l'âge, chez les enfants). Il est extrêmement rare qu'on puisse, sans provoquer des troubles digestifs, dépasser la dose de quatre cuillerées à bouche.

Parmi les nombreuses sortes d'huiles de foie de morue qui existent dans le commerce, celle qui, d'après les données de Almén et Husemann, occupe actuellement le premier rang, est celle que H. Meyer, de Christiania, a désignée sous le nom de « huile de foie de morue naturelle, *oleum jecoris aselli naturale* ».

Cazin (de Boulogne-sur-mer), Des différentes espèces d'huile de foie de morue, de l'espèce et de la variété qui conviennent le mieux pour l'usage médical (Bulletin de thérapeutique, t. LXXIII, 1867). — Dictionnaire de médecine et de chirurgie pratiques, art. Huiles par Jeannel, indic. bibliogr., t. XVII, 1873. — Dictionnaire encyclopédique des sciences médicales, art. Morue (foie de) par Delioux de Savignac, 2e série, t. X, 1876. — Despinoy (de Lille) et Garreau, Composition et propriétés des eaux et extraits de foie de morue, rapport par Bouilland (Bulletin de l'Académie de médecine, t. XXVIII, 1862). — Dubois (Fr.), De l'huile de foie de morue et de ses succédanés. Tournai, 1861. — Fonssagrives, Thérapeutique de la phtisie pulmonaire, p. 169. Paris, 1866. — Gubler et Labbée, Commentaires thérapeutiques du Codex medicamentarius, 3e édition, p. 182. Paris, 1885.

2. SUBSTANCES CIREUSES TIRÉES DU RÈGNE ANIMAL

1. Cire des abeilles, cire blanche ou jaune

C'est une substance de la nature des corps gras; mais elle diffère de la plupart d'entre eux en ce qu'elle ne contient point de glycérine, et qu'elle est surtout constituée par un mélange d'*acide cérotinique* $C^{27}H^{54}O^{2}$), soluble dans l'alcool, et d'un éther insoluble dans l'alcool, le palmitinate d'oxyde de métyle.

La cire ne s'absorbe pas dans le canal gastro-intestinal; elle est évacuée, sans avoir été modifiée, avec les matières fécales. — On ne s'en sert qu'en pharmacie, pour préparer les cérats, pommades, emplâtres, pour fabriquer le papier ciré, des bougies, etc.

Cérat. — Huile d'olive 7 parties, cire jaune 3 parties.

2. Blanc de baleine *(sperma ceti)*

C'est un corps gras que l'on retire de divers cétacés, par exemple, du cachalot, *Physeter macrocephalus*. Il représente une masse cristalline, blanche, brillante, offrant la consistance de la cire. Il ne contient pas non plus de glycérine, mais un éther de l'acide palmitinique, la palmitinate d'oxyde de cétyle (cétine), $C^{15}H^{31}COOC^{16}H^{33}$.

Prescrit autrefois à l'intérieur, dans le traitement de la bronchite, de la phtisie, il est considéré aujourd'hui comme entièrement sans utilité. On ne s'en sert que pour la préparation d'emplâtres, de pommades.

Préparations. — 1. *Cérat de blanc de baleine, emplâtre de sperma ceti.* — Cire blanche, blanc de baleine, huile d'amandes ââ parties égales. On l'applique sur les surfaces privées d'épiderme.

2. *Cold-cream.* — Blanc de baleine 5 parties, cire blanche 4 parties, huile d'amandes 32 parties, eau de roses 16 parties, essense de rose 1 goutte.

3. CORPS GRAS, ALIMENTAIRES ET MÉDICAMENTEUX, TIRÉS DU RÈGNE VÉGÉTAL

1. Huile d'olive

On la retire des olives, fruit de l'olivier *(Olea europæa)*; on en distingue deux sortes : l'*huile de Provence (oleum olivarum optimum seu provinciale)*, et l'*huile d'olive commune (oleum olivarum commune)*. C'est la *glycéride de l'acide oléique* qui constitue la plus grande partie de l'huile d'olive.

Quant aux effets et aux usages thérapeutiques de cette huile, nous n'avons qu'à renvoyer à ce sujet aux généralités sur les corps gras; tout ce que nous en avons dit peut s'appliquer, sauf indication contraire, à l'huile d'olive.

Cette huile s'emploie à l'intérieur, soit pure, soit sous forme d'émulsion (2 parties d'huile pour 1 partie de gomme arabique).

2. Huile d'amandes

On l'extrait des amandes douces ou amères *(Amygdalus communis)*; c'est, parmi les huiles végétales, celle qui a la saveur la plus agréable.

Ses effets et ses usages thérapeutiques sont les mêmes que ceux de l'huile d'olive ; elle n'a que l'inconvénient d'être beaucoup plus chère.

3. Amandes douces

Elles contiennent, outre l'huile que je viens de mentionner, des substances albuminoïdes; on ne peut donc pas les considérer comme un aliment gras pur.

On peut en préparer directement, sans addition de gomme, une véritable émulsion (15,0-30,0 : 200,0).

On a recommandé, pour remplacer le pain ordinaire, dans la méliturie, l'usage d'un pain préparé avec des amandes douces (Pavy).

Préparations. — 1. *Sirop d'amandes.* — Sirop préparé avec des amandes douces, avec addition d'amandes amères et d'eau de fleurs d'oranger. Employé comme correctif.

2. *Émulsion d'amandes composée.* — Amandes douces 4 parties, semences de jusquiame 1 partie, eau d'amandes amères 64 parties, sucre 6 parties, magnésie calcinée 1 partie.

4. Huile de pavot, œillette

C'est une huile que l'on extrait par expression des semences du pavot. Elle a une odeur faible, une saveur qui n'est pas désagréable. Semblable à la précédente.

5. Semences du pavot, du *Papaver somniferum*

Elles contiennent 50 pour 100 d'huile de pavot, 10 pour 100 d'albumine. S'y trouve-t-il aussi des alcaloïdes de l'opium? Cela n'est nullement prouvé; en tout cas, on n'y en trouverait que de faibles traces.

Les semences de pavot peuvent servir, de même que les amandes, à préparer de véritables émulsions; mais leur saveur est un peu désagréable.

6. Huile de lin

On l'extrait des semences du *Linum usitatissimum.* — Cette huile n'est pas employée à l'intérieur. On pourrait l'employer aux mêmes usages extérieurs que les autres corps gras.

7. Semences de lin

Elles donnent, après qu'on en a extrait l'huile, une sorte de gâteau *(gâteau de graines de lin)* qui est beaucoup employé pour la confection des cataplasmes. On les a prescrites en décoction (15,0 : 150,0); mais elles sont entièrement superflues.

Il est encore d'autres corps gras d'origine végétale qui peuvent être employés comme ceux dont il vient d'être question. Corps gras liquides à la température ordinaire : *huile de noix*, extraite des fruits du noyer *(Juglans regia)*; *huile de navette,* fournie par les graines du chou navet. Corps gras solides à la température ordinaire : *Beurre de coco (oleum cocoïs); beurre de muscade (oleum, butyrum nucistæ); beurre de cacao (oleum, butyrum cacao): huile de laurier (oleum lauri).*

Mentionnons encore : la *cire du Japon,* corps gras végétal de la nature des cires.

On peut encore citer ici, à cause de sa richesse en huile, la

8. Poudre de lycopode

Elle est formée par les spores du *Lycopodium clavatum.* Elle est d'un jaune pâle, extrêmement fine, très mobile; elle nage sur l'eau. Elle contient une huile grasse et du sucre.

Les effets de cette poudre, administrée à l'intérieur, sont analogues à ceux des corps gras; mais elle est, à ce point de vue, entièrement superflue. On la prescrit fréquemment à l'extérieur; on en saupoudre les eczémas humides; c'est le remède populaire le plus usité dans le traitement de l'intertrigo des enfants. — On s'en sert en pharmacie pour rouler les pilules.

4. CORPS GRAS TIRÉS DU RÈGNE MINÉRAL

1. Paraffine

Ce nom a été d'abord donné par Reichenbach à une substance extraite du goudron de bois de hêtre; on l'extrait aujourd'hui principalement des hydrocarbures fossiles, par exemple du pétrole et des schistes bitumineux. C'est un mélange variable d'hydrocarbures de la série éthane, C^nH^{2n+2}, dont le point de fusion oscille entre 50 et 60°. Elle est insoluble dans l'eau, difficilement soluble dans l'alcool, facilement soluble dans l'éther, le chloroforme, le pétrole, et bien miscible avec toutes sortes de corps gras.

La *paraffine liquide* est un liquide limpide, oléagineux, que l'on retire du pétrole, après l'avoir débarrassé des parties qui entrent en ébullition à une température peu élevée; son poids spécifique est de 0,840.

La *paraffine solide* est une masse solide, blanche, micro-cristalline, inodore, que l'on retire aussi des minéraux combustibles; elle entre en fusion à une température qui varie entre 74° et 80°.

La *pommade à la paraffine* se prépare au moyen de 1 partie de paraffine solide et de 4 parties de paraffine liquide; c'est une pommade blanche, translucide, qui, sous le microscope, se montre traversée par de petits cristaux; elle se liquéfie entre 35 et 45°. C'est la même préparation que le commerce nous a fournie jusqu'ici, sous le nom de *vaseline*, sous des aspects très variables, tantôt blanche, tantôt jaune orangé, jaune de cire.

Dictionnaire encyclopédique des sciences médicales, art. CORPS GRAS par GOBLEY, t. XX, 1877; art. SAPONÉS par DECHAMBRE, 3e série, t. VI; art. SAVONS par LUTZ et DECHAMBRE, 3e série, t. VII. — FONSSAGRIVES, Hygiène alimentaire des malades, des convalescents et des valétudinaires, 1881. — LASSAR, Berliner klinische Wochenschrift, n° 18, S. 261, 1879. — MUNCK (J.), Verhandlungen der physikal. Gesellschaft in Berlin, Jahrg., n° 13, 1878-1879.

XVI

CARBO-HYDRATES

Les *carbo-hydrates* (sucre, amidon, gomme, mucilage) représentent principalement des produits végétaux; leur importance thérapeutique est bien inférieure à leur importance alimentaire. Ils présentent tous les propriétés des alcools polyatomiques, dont ils sont les dérivés; on les divise, d'après leur composition, en trois groupes: 1° groupe du sucre de raisin, $C^6H^{12}O^6$; 2° groupe du sucre de canne, $C^{12}H^{22}O^{11}$; 3° groupe de la cellulose, $C^6H^{10}O^5$. Les corps appartenant aux deux derniers groupes se transforment facilement en ceux du premier, dont ils peuvent être considérés comme les anhydrides; car ils éprouvent cette transformation en absorbant de l'eau, sour l'influence de certains ferments.

I. Sucres

Au point de vue chimique, on peut distinguer deux groupes de sucres: au premier groupe, représenté par la formule $C^6H^{12}O^6$, appartiennent: *a.* le *sucre de raisin* ou *de fruit* et la *galactose*, qui se dédoublent, par la fermentation, en alcool et acide carbonique; *b.* l'*inosite*, la *sorbine*, le *sucre de gomme*, etc., qui ne sont pas fermentescibles. Au second groupe, représenté par la formule $C^{12}H^{22}O^{11}$, appartiennent principalement le *sucre de canne* et le *sucre de lait*, qui, sous l'influence de la levûre, s'intervertissent d'abord, c'est-à-dire se transforment en membres dn premier groupe, et puis se dédoublent, comme ces derniers, en alcool et acide carbonique.

Action physiologique. — Les effets physiologiques des divers sucres sont, en tous points, à peu près les mêmes; le sucre de canne et le sucre de lait se transforment, dans l'intestin, en sucre de raisin, et donnent lieu par conséquent aux mêmes effets que ce dernier.

La plus grande partie du sucre qui existe dans l'organisme y est introduite avec les aliments, soit à l'état de sucre proprement dit, soit à l'état de substances amylacées, lesquelles, sous l'influence de la salive et du suc pancréatique, se transforment en sucre. Il est encore un certain nombre de sucres, par exemple, le sucre de lait, l'inosite, qui se forment dans les tissus mêmes du corps.

Ce que devient le sucre dans l'organisme. — Une partie du sucre introduit dans l'estomac et l'intestin s'y transforme, sous l'influence des ferments intestinaux non organisés, peut-être aussi sous l'influence de ferments organisés, par exemple de bactéries (Leube), en acides lactique et butyrique ; voilà pourquoi, à la suite de l'ingestion d'une grande quantité de sucre, les liquides de l'intestin grêle présentent une réaction acide, ceux des régions supérieures de l'intestin contenant beaucoup d'acide lactique, ceux des régions inférieures renfermant surtout de l'acide butyrique. Ces acides, de même que le sucre qui n'a éprouvé aucune modification, pénètrent ensuite assez rapidement dans le sang, où ils ne tardent pas à être brûlés, à être transformés en acide carbonique et en eau. Aussi, dans les cas où la quantité de sucre ingérée n'a pas été trop abondante, ne trouve-t-on jamais de sucre dans l'urine ; mais on constate que l'acide carbonique s'est plus abondamment développé, et que la proportion de cet acide s'échappant avec l'air expiré est devenue plus considérable (Gorup-Besanez, Seegen, Pettenkofer, Voit). C'est seulement lorsque les aliments sucrés ont été ingérés en quantités excessives, ou encore lorsqu'il existe certains états pathologiques, tels que le diabète sucré et un grand nombre d'autres maladies, que l'on trouve du sucre dans les urines.

Effets produits par les sucres. — Introduit dans la bouche, le sucre développe la saveur que tout le monde connaît, et détermine, par action réflexe, une augmentation de la sécrétion salivaire. L'usage prolongé du sucre donne lieu, surtout sur les dents privées de leur émail, au développement de la carie dentaire.

L'ingestion de quantités modérées de sucre ne provoque aucun phénomène fâcheux du côté des organes digestifs ; tout au plus observe-t-on une évacuation un peu plus facile des selles ; le poids du corps éprouve une certaine augmentation, l'alimentation par les albumineux étant d'ailleurs restée la même.

L'ingestion de quantités considérables finit, au contraire, par donner lieu à de l'anorexie, à des troubles digestifs, nausées, éructations acides, à du pyrosis, à des douleurs abdominales et à de la diarrhée ; ces phénomènes sont la conséquence d'un développement abondant d'acides lactique et butyrique.

Les animaux nourris exclusivement avec du sucre meurent au bout de quelques semaines, en présentant les phénomènes de l'inanition. Stark, qui a fait sur lui-même des expériences consistant à ne prendre pour toute nourriture que des substancss sucrées ou amylacées, éprouva les accidents suivants : troubles digestifs, diarrhée, gonflement des gencives, développement d'ulcérations dans la cavité buccale, hémorragies intra-cutanées, amaigrissement ; on dit même que sa mort a été la conséquence de ces expériences.

A quoi tient l'augmentation de la graisse de l'organisme, qui succède, l'alimentation albumineuse restant d'ailleurs la même, à l'absorption d'une nourriture sucrée abondante ? Est-elle le résultat d'une transformation des carbohydrates en graisse, ou bien se fait-elle indirectement, la combustion des carbohydrates économisant celle des corps gras déjà formés et des substances albuminoïdes ? Cette question n'est pas encore résolue d'une manière positive.

Emploi thérapeutique. — Le sucre est, comme on sait, un *aliment* très usité ; nous n'avons pas à nous en occuper à ce point de vue, car, dans aucun cas, son emploi ne constitue une méthode d'alimentation particulière. Nous nous contenterons de mentionner les *contre-indications* qui s'opposent à son usage. Parmi ces contre-indications, citons d'abord les affections catarrhales et, en général, dyspeptiques, de l'estomac ; le sucre, en effet, administré dans ces conditions, subirait des fermentations anormales et ne ferait qu'augmenter les troubles digestifs. En second lieu, l'usage du sucre doit, autant que possible, être interdit quand il existe de la diarrhée ou une disposition à la diarrhée. Troisièmement, l'obésité constitue une contre-indication importante à l'usage des aliments sucrés, et Harwey les exclut entièrement du régime qu'il prescrit aux individus obèses (voyez *Méthode de Banting*, page 837). Quatrièmement, dans le rachitisme, dans l'ostéomalacie, l'alimentation sucrée ne doit venir que bien après celle par les substances albuminoïdes. Enfin, le sucre doit être interdit, autant que possible, ou même d'une manière absolue, aux individus affectés de diabète ; la justesse de cette manière de voir, bien que contestée par quelques observateurs, est basée sur une expérience extrêmement étendue.

Le sucre est rarement employé comme *médicament*. On le prescrit, sous forme d'eau sucrée, dans les maladies fébriles ; mais, outre que cette boisson ne modère pas la soif aussi bien que les boissons acidules, l'existence de la diarrhée ou simplement une disposition à la diarrhée en contre-indiquent l'emploi ; le sucre n'en conserve pas moins, dans ces cas, une certaine importance comme agent alimentaire. — Assez souvent on administre du sucre, particulièrement chez les enfants, dans le but de provoquer de légers effets laxatifs (manne). — Dans les empoisonnements par les substances caustiques, surtout par les sels métalliques, particulièrement par les sels de cuivre, il peut y avoir avantage, lorsqu'on n'a pas sous la main d'autre antidote plus approprié, à faire prendre au malade de grandes quantités d'eau sucrée, dans le but d'envelopper le poison. — On prescrit encore assez souvent des solutions sucrées dans le traitement des catarrhes aigus légers de l'appareil respiratoire (catarrhes laryngien, bronchique) ; on prétend, en agissant ainsi, favoriser « la dissolution des produits de sécrétion ». Les liquides sucrés possèdent-ils réellement cette propriété ? C'est plus que douteux. — On sait que le sucre sert principalement, dans les préparations pharmaceutiques, à masquer la saveur désagréable de certains médicaments.

Extérieurement, le sucre est fréquemment employé, dans la médecine populaire, comme irritant léger, dans le traitement des ulcérations torpides, ou encore pour réprimer les bourgeons charnus exubérants.

1. SUBSTANCES SUCRÉES

Sucre de canne *(saccharum album)*. — Ce sucre, $C^{12}H^{22}O^{11}$, existe dans le suc d'un grand nombre de fruits et se trouve surtout dans les cannes à sucre, dans l'érable à sucre, dans les betteraves, etc. A l'état de sucre en pain, il forme un agrégat incolore de petits cristaux, qui sont plus volumineux dans le sucre candi. Il se dissout très facilement dans l'eau, difficilement dans l'alcool ; il ne réduit pas la solution cuivrique alcaline.

Il a une saveur sucrée très prononcée ; il se transforme dans l'intestin en sucre de raisin, et produit alors tous les effets dont il a été question dans les généralités. — Doses, *ad libitum*. Ordinairement on l'ajoute à des potions, pour en corriger la saveur, dans la proportion de 15 à 30 sur 150 à 200.

Sirop simple. — Sucre 9 parties, eau 5 parties. Le *sirop commun* est le liquide sucré qui forme le résidu de la préparation du sucre raffiné.

Sucre de lait *(saccharum lactis)*. — Ce sucre, $C^{12}H^{22}O^{11}+H^2O$, ne se trouve que dans le lait des mammifères ; il y existe en simple solution. Il prend naissance dans la glande mammaire même, probablement aux dépens du sucre ordinaire ingéré avec les aliments. Il cristallise en prismes incolores ; il est beaucoup moins soluble dans l'eau que le sucre de canne ; il réduit la solution cuivrique alcaline. Il a une saveur sucrée bien moins prononcée que celle du sucre de canne ; il se transforme dans l'intestin en sucre de raisin, et donne ensuite lieu aux effets étudiés dans les généralités.

Moritz Traube recommande, comme léger laxatif, dans le traitement de la constipation habituelle, une solution de 10 à 15 grammes de sucre de lait dans un verre de lait ; à boire le matin, à jeun.

Un avantage qu'il présente sur le sucre de canne, c'est qu'il ne devient pas humide au contact de l'air, ce qui arrive facilement, comme on sait, au sucre ordinaire finement pulvérisé. On peut donc donner la préférence au sucre de lait pour la préparation des poudres médicamenteuses. Il serait irrationnel de l'employer dans le but de corriger la saveur désagréable des médicaments, car son goût sucré est faible.

Sucre de raisin, glycose. $C^6H^{12}O^6$. — C'est le sucre le plus important au point de vue physiologique. Il n'est pas employé en thérapeutique.

Mannite, $C^6H^{14}O^6 = C^6H^8(CH)^6$. — C'est le principe sucré de la manne ; il peut aussi être obtenu par la réduction, au moyen d'un amalgame de sodium, du sucre de raisin, qui peut être considéré comme son aldéhyde. En dehors de ses autres propriétés déjà décrites (voyez page 587), la mannite semble encore devoir acquérir une certaine importance dans le traitement du diabète sucré, car, de même que l'albumine, elle ne donne naissance, dans l'organisme, à aucune quantité appréciable de glycogène ni de sucre de raisin. D'après Külz, la mannite, ainsi que l'inuline, la lévulose et l'inosite, même chez les diabétiques qui, soumis à une alimentation exclusivement animale, éliminent encore du sucre, s'assimilent complètement et sont utilisées dans l'organisme, sans donner lieu à une augmentation de la quantité de sucre contenue dans l'urine. On peut donc sans inconvénient permettre aux diabétiques d'ajouter à leur nourriture, si uniforme, la mannite et les autres substances ci-dessus énumérées. La mannite, à la dose de 30 grammes, produisant des effets laxatifs (voyez page 587), les diabétiques ne devront la prendre qu'à des doses inférieures.

Inosite. $C^6H^{12}O^6 + 2H^2O$. — Cette substance, quoique ayant la même composition que le sucre de raisin, n'est cependant pas susceptible de fermentation, ni directement ni indirectement. Elle se trouve dans l'organisme animal, par exemple dans le foie, dans les reins, dans le muscle cardiaque, ainsi que dans beaucoup de végétaux, par exemple dans les haricots, les lentilles, n'ayant pas atteint leur maturité. Elle a une saveur douce, très prononcée, elle ne réduit pas la solution de Fehling, et elle ne subit aucune modification, quand on la fait bouillir avec les acides dilués. On ne sait pas encore, il est vrai, si elle forme du glycogène dans l'organisme ; mais on sait bien qu'elle est assimilée chez tous les diabétiques et qu'elle peut, par conséquent, leur être donnée à la place du sucre.

Miel. — Produit fourni par les abeilles. C'est un mélange de plusieurs espèces de sucres *(sucre de canne, sucre interverti*, principalement *sucre de raisin)* ; il contient, en outre, divers éléments végétaux, du pollen, de la cire. On distingue le miel commun, retiré par expression des alvéoles de la cire, et le miel dépuré.

Il agit comme le sucre, et peut être prescrit comme laxatif à la dose de 50 grammes.

Il est assez souvent employé à l'extérieur. On l'applique à l'état de pureté, ou mélangé avec de la farine, sur les petits furoncles; on en prépare, en le mêlant surtout avec une infusion de sauge, des gargarismes très usités dans le traitement des angines et des catarrhes pharyngiens; mêlé avec du borax, il constitue un remède dont on se sert beaucoup, dans la médecine populaire, en badigeonnage sur les aphtes. Cette pratique n'est pas rationnelle, car le séjour de ce miel dans la bouche peut avoir l'inconvénient d'y provoquer des processus de fermentation qu'il est important d'éviter avec le plus grand soin.

Préparations. — 1. *Miel rosat.* — On le prépare en ajoutant 12 parties de miel dépuré à une infusion de 1 partie de roses sur 6 parties d'eau; on soumet ensuite ce mélange à l'évaporation, jusqu'à ce qu'il ait acquis la consistance d'un sirop. Employé seulement à l'extérieur, en gargarismes.

2. *Oxymel.* — Vinaigre 1 partie, miel dépuré 2 parties. Préparation superflue. Elle ne convient nullement comme correctif édulcorant.

Racine de réglisse. Du *Glycyrrhiza glabra* ou *echinata* — Ses principes actifs sont : *sucre de raisin; glycyrrhizine*, $C^{24}H^{36}O^{9}$, glycoside amorphe, d'un jaune clair, dont la saveur, d'abord douceâtre, s'accompagne ensuite d'âcreté; asparagine, amidon et acides organiques.

Au point de vue physiologique, elle possède les propriétés du sucre ordinaire; elle produit cependant des effets laxatifs un peu plus accentués, ce qu'elle doit à la présence de la glycyrrhizine, laquelle, prise pure, à la dose de 10 à 15 grammes, purge légèrement. L'action que lui attribue la médecine populaire sur la muqueuse du pharynx et du larynx provient simplement de la propriété qu'elle possède, comme toutes les substances sucrées, d'exciter un peu la sécrétion de la salive.

La réglisse est très souvent employée en pharmacie pour la préparation des pilules; elle constitue un des meilleurs correctifs pour un très grand nombre de médicaments (chlorhydrate d'ammoniaque, sénéga, jusquiame, etc.).

Doses et préparations. — 1. *Racine de réglisse.* — En nature ou en décoction (25,0 : 150,0).

2. *Racine de réglisse mondée.* — Comme la précédente.

3. *Suc de réglisse brut.* — Cylindres noirs, durs. Employé seul (10,0 : 150,0), ou en addition à des potions, à des pilules, pastilles.

4. *Suc de réglisse dépuré.* — Poudre brune, employée comme le précédent.

5. *Extrait de racine de réglisse.* — Superflu.

6. *Sirop de réglisse.* — On le prépare en faisant macérer la racine, et ajoutant du sucre et du miel; comme correctif (15,0 : 200,0). Superflu.

7. *Elixir au suc de réglisse.* — Suc de réglisse et alcoolé d'ammoniaque anisé āā 2 parties, faites dissoudre dans 6 parties d'eau de fenouil.

8. *Pâte de réglisse.* — Superflue.

Mentionnons enfin, comme substances sucrées parfois employées, mais entièrement superflues en thérapeutique, les fruits suivants :

Carotte. — Racine du *Daucus carota* (Ombellifères). Elle contient une grande quantité de sucre de canne, de la mannite et des substances albuminoïdes.

Chiendent *(Rhizoma graminis).* — Racine de l'*Agropyrum repens* (Graminées). Il contient jusqu'à 20 pour 100 de *sucre* (sucre de raisin et mannite).

Extrait de chiendent. — Il n'est employé que comme excipient pilulaire.

Figues (caricæ) et *caroubes (fructus ceratoniæ).*

Dictionnaire encyclopédique des sciences médicales, art. Sucre. — Fonssagrives, Hygiène alimentaire des malades, des convalescents et des valétudinaires, 3e édit., p. 251. Paris, 1881.

II. Amidon et substances amylacées

L'*amidon* $(C^6H^{10}O^5)x$, est extrêmement répandu dans le règne végétal (graines des céréales, légumes, châtaignes, pommes de terre, la plupart des racines, fruits). Il se présente sous la forme de petits grains composés de couches concentriques disposées autour d'un point de la circonférence. Il est inodore, insipide, insoluble dans l'eau froide, dans l'alcool et dans l'éther; il se gonfle dans l'eau chaude en donnant naissance à une sorte de colle qui, par le dessèchement se fige en une masse dure, transparente.

Chauffé à 200 degrés, l'amidon se transforme en dextrine. Divers ferments, celui de l'orge germée (diastase), celui de la salive (ptyaline), le font d'abord passer à l'état d'*amidon soluble*, qui se dissout dans l'eau froide ou chaude, puis le transforment en *dextrine*, *maltose*, et enfin en *sucre de raisin*.

Il est encore d'autres variétés d'amidon : l'*inuline*, que l'on trouve dans les dahlias et dans plusieurs espèces d'héliotrope; la *lichénine*, dans la mousse d'Islande; le *glycogène*, amidon qui existe dans l'organisme animal, dans le foie et les muscles. Ces trois sortes d'amidon ont aussi la formule $C^6H^{10}O^5$; mais ils se distinguent de l'amidon ordinaire en ce qu'ils sont amorphes et que l'iode ne les colore pas en bleu.

Action physiologique. — Sous l'influence de la salive fournie par les diverses glandes salivaires, toutes les substances amylacées se transforment, avec une rapidité variable, en dextrine et en sucre (maltose). Cette transformation s'accomplit, bien que la salive buccale, naturellement alcaline, ait été neutralisée ou rendue acide ; elle se continue ensuite dans l'estomac, où elle ne peut être suspendue que momentanément par la présence d'acides en excès. Mais le suc gastrique sans salive est incapable d'opérer cette transformation ; tout au plus peut-il y contribuer en facilitant la désagrégation des grains d'amidon. La partie de l'amidon, qui a échappé à l'action de la salive buccale, arrive dans l'intestin grêle, où elle se transforme complètement, sous l'influence du suc pancréatique (salive abdominale), peut-être aussi des autres sucs intestinaux, en dextrine, maltose et sucre de raisin, dont une partie s'absorbe en nature, tandis qu'une autre partie se décompose en acides lactique et butyrique. La bile fraîche paraît être entièrement dépourvue du pouvoir saccharifiant. Dans les matières fécales de l'homme à l'état de santé, on ne trouve point d'amidon non digéré, ou l'on n'y en trouve tout au plus que des traces insignifiantes. On constate même que, dans les maladies de l'intestin, les amylacés se digèrent mieux que la viande (Nothnagel).

On voit donc que l'amidon et les aliments amylacés présentent, au point de vue de la nutrition, la même importance que le sucre.

Emploi thérapeutique. — Voici quels sont les états pathologiques qui peuvent indiquer l'usage des amylacés, soit comme aliments, soit comme médicaments.

D'abord ils jouent un certain rôle dans le *régime des fébricitants*. L'expérience a appris depuis bien des siècles que, durant les affections fébriles aiguës, il était rationnel de faire un usage modéré des aliments albumineux, et de leur préférer, non pas les corps gras, qui auraient l'inconvénient de troubler davantage les fonctions digestives déjà plus ou moins compromises, mais bien les aliments féculents et sucrés. Bien entendu il ne s'agit ici que des états fébriles de courte durée, accompagnés d'une élévation considérable de la température et de tous les autres signes d'une fièvre intense. Lorsque, au contraire, le processus qui tient la fièvre sous sa dépendance présente une longue durée, et lorsque des phénomènes d'inanition se manifestent, alors le régime des amylacés n'est plus suffisant; il faut lui adjoindre l'usage des aliments albumineux.

Un second état, qui indique encore le régime amylacé est celui désigné sous le nom de *pléthore vraie;* il s'agit ici d'individus qui, sans présenter aucune tendance particulière à l'obésité, peuvent être caractérisés par la dénomination ancienne de « sanguins, pleins de sève ». L'usage des aliments azotés doit, dans ces cas, être modéré, et céder la place à un régime composé surtout de végétaux, de substances amylacées et sucrées. Ce régime convient aussi, comme l'expérience le démontre, aux individus qui présentent les signes de la « diathèse urique », ou qui sont prédisposés à l'arthritis. — Les amylacés, pris sous des formes convenables, constituent aussi une partie de l'alimentation qui convient dans le traitement des affections inflammatoires aiguës de la muqueuse gastro-intestinale.

On a prétendu que certains produits féculents pouvaient exercer une influence avantageuse sur le rachitisme et la scrofulose; il n'en est rien; il est évident que ces affections ne peuvent nullement être arrêtées dans leur marche par l'usage d'une alimentation composée principalement d'arrow-root, par exemple.

D'un autre côté, il est certains états qui *contre-indiquent* absolument, ou n'autorisent que dans d'étroites limites, l'usage des aliments amylacés; ce sont en partie les états que nous avons déjà signalés dans l'étude du sucre. Citons d'abord les affections catarrhales chroniques de l'estomac, avec tendance aux fermentations acides; puis une disposition très accentuée à l'obésité. En outre, il faut que l'alimentation féculente cède toujours le pas à l'alimentation azotée dans les cas où il s'agit de reconstituer la substance musculaire, ce qui arrive surtout à la suite des maladies épuisantes (typhus, suppurations, etc.), et pendant la période de la vie où la croissance est le plus active. A notre avis, l'usage des féculents doit être mis entièrement de côté pendant la première année de l'existence. Il ne doit aussi être permis qu'avec la plus grande réserve chez les rachitiques, les scrofuleux, enfin chez les diabétiques. Chez ces derniers on peut le remplacer par celui de l'inuline et de la saccharine.

Extérieurement, l'amidon est employé pour préparer des lavements destinés à combattre la diarrhée; il sert aussi à saupoudrer les surfaces cutanées atteintes d'intertrigo, d'eczéma. On s'en est encore servi pour faire des bandages collés.

1. SUBSTANCES CONTENANT DE L'AMIDON

Amidon de froment. — Du *Triticum vulgare* (Graminées).

Amidon de pomme de terre. — Du *Solanum tuberosum* (Solanées).

Arrow-root. — Amidon extrait du rhizome du *Maranta arundinacea* (Marantacées).

L'arrow-root jouit d'une grande réputation comme agent alimentaire chez les enfants ; mais rien ne prouve qu'il mérite d'être préféré à nos amidons indigènes. On doit d'ailleurs lui appliquer les contre-indications que nous avons signalées dans l'étude générale des substances amylacées, et particulièrement les contre-indications qui regardent le jeune âge. Si l'on voulait s'en servir pour l'alimentation des enfants, on en ferait prendre quelques cuillerées à café par jour, et il serait rationnel de le délayer dans du lait ou du bouillon.

Ce que nous venons de dire de l'arrow-root s'applique aussi à l'amidon fourni par la *racine de manioc* (Euphorbiacées), ainsi qu'à tous les autres produits amylacés exotiques. Celui dont l'usage diététique est le plus répandu est le ***sagou***, qu'on retire de la moelle de plusieurs espèces de palmiers.

Dextrine $(C^6H^{10}O^5)x$. — C'est le premier produit de transformation de l'amidon sous l'influence des acides dilués ou de la diastase. Dans les liquides digestifs, elle passe, de même que l'amidon, à l'état de sucre de raisin ; mais cette transformation se fait naturellement avec une plus grande rapidité ; une partie arriverait aussi, dit-on, en nature dans le torrent circulatoire. D'après Ranke et Schiff, la digestion de toutes les substances alimentaires dans l'estomac est accélérée par la présence de la dextrine. On a surtout cherché à l'utiliser dans l'alimentation des enfants, parce que, chez eux, les salives buccale et abdominale (suc pancréatique) n'ont qu'un pouvoir saccharifiant relativement faible, et que la dextrine passe, mieux que l'amidon, à l'état de sucre absorbable.

Nombre de substances doivent principalement leurs propriétés à l'amidon qu'elles contiennent : le riz, le maïs, le millet, les légumes, un grand nombre de préparations alimentaires (pain, légumes, bière, etc.), ou de compositions d'un prix plus élevé (*revalenta arabica*, léguminose, préparation de Hoff).

Fonssagrives, Hygiène alimentaire des malades, des convalescents et des valétudinaires, 1881, p. 149 (arrow-root) ; p. 271 (dextrine).

III. Mucilages et Gommes

Les *mucilages* (bassorine) et les *gommes*, $(C^6H^{10}O^5)x$, sont des produits végétaux très rapprochés l'un de l'autre. A l'état naturel, ils existent toujours à l'état de sels de potassium, de calcium, de magnésium, sels dont l'acide est l'acide gummique. Les mucilages ne font que se gonfler dans l'eau, tandis que les gommes se dissolvent dans ce liquide. Chauffés avec de l'acide azotique, ces produits, les mucilages et les gommes, se décomposent en acides mucique, saccharique, tartrique ou oxalique.

Importance physiologique. — Les mucilages et les gommes se gonflent ou se dissolvent dans les sucs digestifs. Voit a démontré que, dans une solution acide de suc gastrique, surtout en présence de la pepsine, ainsi que dans un liquide intestinal alcoolisé, en présence de la pancréatine, les gommes se transformaient partiellement en sucre, avec une assez grande rapidité ; que, dans les mêmes conditions, les mucilages, au lieu de passer à l'état de sucre, subissaient la fermentation acide ; enfin, que les gommes et les mucilages, de même que leurs produits de décomposition, étaient ensuite absorbés. Il paraît donc établi que ces deux genres de substances (gommes et mucilages) possèdent une certaine valeur nutritive, mais très peu accentuée.

Prises en trop grande quantité, elles troublent l'appétit, déterminent une sensation de plénitude à l'estomac; on ne connaît pas leurs autres effets.

Emploi thérapeutique. — Les substances mucilagineuses (mucilages d'avoine, de riz) jouent, depuis la plus haute antiquité, un certain rôle dans le régime alimentaire des fébricitants. On voit, d'après ce qui précède, qu'on ne peut pas leur contester toute valeur nutritive; mais, comme nous l'avons déjà fait remarquer, il faut, dans les fièvres de longue durée, accompagnées de consomption, faire intervenir dans une certaine mesure les aliments albumineux.

Les substances mucilagineuses sont fréquemment prescrites contre les diarrhées, quelle qu'en soit la cause, soit qu'il s'agisse d'un catarrhe simple, soit qu'on ait affaire à un processus ulcéreux. Doit-on leur attribuer dans ces cas une action curative particulière? Rien ne le démontre positivement. Nous croyons, pour notre part, que leur utilité n'est qu'indirecte : l'usage des boissons mucilagineuses, prises ordinairement alors à une température qui n'est pas trop basse, apaise la soif des malades et les dispense d'ingérer de l'eau froide, qui ne ferait qu'accélérer les mouvements péristaltiques de l'intestin. L'administration des boissons mucilagineuses dans le traitement des affections inflammatoires des voies urinaires et des organes de la respiration ne présente aucune utilité.

L'usage des mucilages à l'extérieur et leur emploi en pharmacie seront mentionnés spécialement à propos de la gomme arabique.

1. SUBSTANCES MUCILAGINEUSES ET GOMMEUSES

Salep. — Ce sont les tubercules de diverses Orchidées. Il contient 50 pour 100 de *mucilage*, 30 pour 100 d'*amidon*, 5 pour 100 de *substances albuminoïdes*, 1 pour 100 de *sucre*, et des *sels*.

On prescrit le salep à l'intérieur suivant les indications ci-dessus mentionnées. Son importance comme aliment est tout à fait secondaire, bien qu'on le prescrive encore assez souvent comme tel chez les enfants atteints de diarrhée.

Il n'est pas rationnel de le faire prendre sous forme de poudre. Le mieux est d'en faire une décoction dans l'eau, le lait ou le bouillon de viande, dans la proportion de 1 cuillerée à café pour 2 ou 3 tasses de liquide (5,0 : 150,0 jusqu'à 200,0).

Le *mucilage de salep* est officinal ; on l'ajoute à des potions.

Racine de guimauve. De l'*Althœa officinalis* (Malvacées). — Elle renferme des quantités à peu près égales (30 pour 100 de *mucilage* et d'*amidon*, un peu d'*asparagine*, *sucre*, *huiles grasses* et *sels*; elle jouit donc à peu près des mêmes propriétés que le salep,

1. *Sirop de guimauve.* — C'est un remède populaire très employé, surtout chez les enfants, contre les catarrhes bronchiques et laryngiens; il a au moins l'avantage d'être inoffensif.

2. *Espèces émollientes.* — Feuilles de guimauve et de mauve, mélilot, fleurs de camomille, semences de lin ââ parties égales.

Mousse d'Irlande, lichen carrageen. — C'est un mélange de plusieurs algues marines. Il contient une très grande quantité de *mucilage*, un peu d'*amidon*, et des traces d'*iode* et de *brome*.

Semences de coing. Du *Cydonia vulgaris* (Pomacées). — Elles contiennent 20 pour 100 de mucilage.

Mentionnons encore ici les *fleurs* et *feuilles de mauve*, de plusieurs sortes de mauves; les *fleurs de bouillon-blanc*, du *Verbascum thapsiforme;* la *linaire*, du *Linaria vulgaris;* les *fleurs de coquelicot*, du *Papaver rhœas*.

Gomme arabique. — C'est le suc durci, fourni par un grand nombre de plantes du genre Acacia (Mimosées). Elle est soluble dans l'eau. Son élément le plus important est le *gummate de calcium*. En traitant cette gomme par les acides minéraux et ajoutant de l'alcool, on peut mettre en liberté l'*acide gummique*, $C^{16}H^{10}O^{15}$, encore connu sous le nom d'*arabine*.

La gomme arabique est souvent employée à l'extérieur comme agent adhésif; on l'applique aussi, comme enduit protecteur, sur les surfaces qui sont le siège de brûlures, d'excoriations. On s'en sert fréquemment en pharmacie pour préparer des émulsions avec des corps gras; pour maintenir en suspension dans l'eau certaines substances, telles que le soufre doré d'antimoine, le camphre, qui sont insolubles dans ce liquide; pour envelopper des médicaments à effets locaux irritants.

Doses et préparations. — 1. *Gomme arabique*. — A l'intérieur, en poudre, solutions (10,0-30,0 : 200,0).

2. *Mucilage de gomme arabique*. — Gomme arabique 1 partie, eau distillée 2 parties.

3. *Poudre de gomme arabique*. — Gomme arabique 3, poudre de racine de réglisse 2, sucre 1.

4. *Pâte de gomme arabique, ou de guimauve*. — Gomme arabique et sucre ââ 200 parties, eau distillée 600 parties, albumine 150 parties, oléosucre de fleurs d'oranger 1 partie.

Gomme adragant. — C'est le suc, durci, qui s'écoule d'un grand nombre d'*Astragalus* (Légumineuses). Elle représente une masse légèrement jaunâtre, tenace, difficile à pulvériser. Elle est constituée par un mélange de mucilage et de gomme; elle n'est donc soluble que partiellement dans l'eau. — Mêmes usages que ceux de la gomme arabique.

Dictionnaire encyclopédique des sciences médicales, art. Salep par P. Coulier, 3e série, t. VI, 1878. — Fonssagrives, Hygiène alimentaire des malades, des convalescents et des valétudinaires, 3e édition, p. 151. Paris, 1881.

XVII

PRODUITS VÉGÉTAUX

EMPLOYÉS A L'EXTÉRIEUR (EN CHIRURGIE)

Agaric des chirurgiens. — C'est la partie la plus molle, la plus spongieuse, se laissant exciser, en lambeaux brunâtres, du chapeau d'un champignon, le *Polyporus fomentarius*, qui croît sur les chênes et les hêtres. Il consiste microscopiquement en cellules filamenteuses, et il doit absorber rapidement le double de son poids d'eau. Appliqué sur les plaies saignantes, par exemple sur les piqûres de sangsue, il fait rapidement coaguler le sang, en absorbant la partie liquide, et contribue ainsi à arrêter l'hémorragie.

L'agaric, désigné sous le nom d'*amadou*, et préparé en l'imbibant d'une solution de salpêtre et d'autres sels, ne doit pas être employé.

Penghawar Djambi. — Ce sont les filaments des tiges de grandes fougères. Il jouit de propriétés hémostatiques semblables à celles de l'agaric des chirurgiens.

Coton purifié *(Gossypium depuratum).* — Ce sont les filaments de graines du gossypium herbaceum, du gossypium arboreum et d'autres malvacées des régions tropicales. Il doit être blanc, complètement pur de tout mélange, et presque entièrement privé de corps gras.

Il constitue un bon agent de pansement. Imbibé de substances antiseptiques, il est employé, dans le pansement des plaies, sous le nom de *coton phéniqué, coton salicylé;* imbibé d'une solution étendue de perchlorure de fer, il est utilisé, comme hémostatique *(coton hémostatique);* imbibé d'iode, il forme le *coton iodé*, qu'on emploie dans le traitement des maladies du vagin et de l'utérus ; on s'en sert enfin comme de filtre à air.

Charpie *(Linteum carptum germanicum).* — C'est de la vielle toile effilée ; on s'en servait beaucoup autrefois dans le pansement des plaies ; elle est abandonnée aujourd'hui, parce qu'il est démontré qu'elle peut être chargée de substances septiques.

Dictionnaire de médecine et de chirurgie pratiques, art. CHARPIE par DE SAINT-GERMAIN, t. VII, 1862. — Dictionnaire encyclopédique des sciences médicales, art. CHARPIE par GILLETTE, 1re série, t. XV, 1874.

Charpie anglaise, lint anglais *(Linteum carptum anglicum).* — C'est une matière blanche, composée de fils déliés. On peut l'employer avec avantage pour faire des sétons, et pour remplacer la charpie.

Jute. — Filaments de l'écorce du *Corchorus capsularis* et du *Corchorus olitorius*. Il absorbe très facilement les liquides et s'emploie fréquemment, à l'état de *jute phéniqué*, *jute salicylé*, comme agent de pansement antiseptique.

Papier de gutta-percha *(Percha lamellata)*. — C'est le suc laiteux, desséché et aplani en lames très minces, du dichopsis gutta. Il est brun rougeâtre, translucide, très élastique et non adhésif ; l'eau ne le pénètre pas ; on s'en sert souvent pour le pansement des plaies. On peut facilement le rendre agglutinatif au moyen du chloroforme.

Traumaticine. — Solution de 1 partie de gutta-percha dans 10 à 15 parties de chloroforme. Appliquée à la surface du corps, elle forme, après l'évaporation du chloroforme, une pellicule mince, qui adhère mieux que le collodion, et qui n'a pas, comme ce dernier, l'inconvénient de se reserrer.

Laminaria, tiges de laminaria. — Tiges du thallus foliacé, du *Laminaria Clouston*i. Ce sont des cylindres d'un brun grisâtre, creusés de rides longitudinales ; leur longueur est de plusieurs centimètres, leur épaisseur peut atteindre 1 centimètre. Ils se gonflent considérablement dans l'eau et peuvent, par conséquent, être utilisés notamment pour provoquer la dilatation du col utérin.

DOSES MAXIMA DES MÉDICAMENTS

EMPLOYÉS A L'INTÉRIEUR

L'indication de ces doses maxima a principalement pour but de servir de guide aux pharmaciens. Elle n'a aucune importance scientifique, parce qu'elle ne tient compte ni de l'âge, ni du poids du corps, ni de l'accoutumance, et que d'ailleurs elle n'a en vue qu'un seul mode d'administration des médicaments; ces doses maxima n'ont donc qu'une valeur approximative pour le médecin, qui peut les dépasser, quand il trouve que, chez un malade, elles n'ont pas donné à un degré suffisant les effets désirés. C'est pour cela que la pharmacopée allemande fait remarquer expressément que les doses maxima indiquées dans le tableau ci-dessous n'ont été calculées que pour les adultes, et qu'on ne doit pas les dépasser, pour l'usage à l'intérieur, quand elles sont marquées d'un point d'exclamation.

	PHARMACOPÉE D'ALLEMAGNE		PHARMACOPÉE D'AUTRICHE	
	DOSE ISOLÉE MAXIMA	DOSE QUOTIDIENNE MAXIMA	DOSE ISOLÉE MAXIMA	DOSE QUOTIDIENNE MAXIMA
Acétate de cuivre, émétique. .	—	—	0,4	—
Acétate de morphine.	—	—	0,03	0,12
Acétate de plomb.	0,1	0,5	0,07	0,5
Acétate de zinc.	—	—	0,05	0,3
Acide arsénieux.	0,005	0,02	0,006	0,012
Acide phénique.	0,1	0,5	—	—
Aconitine.	—	—	0,007	0,04
Atropine.	—	—	0,002	0,006
Bichlorure de mercure. . . .	0,03	0,1	0,01	0,04
Biiodure de mercure.	0,03	0,1	0,01	0,04
Bioxyde de mercure.	0,03	0,1	0,03	0,1
— — prép. p. voie humide.	0,03	0,1	—	—
Caféine.	0,2	0,6	—	—
Cantharides.	0,05	0,15	0,07	0,2
Chlorhydrate d'apomorphine. .	0,01	0,05	—	—
Chlorhydrate de morphine. . .	0,03	0,1	0,03	0,12
Chlorhydrate de pilocarpine. .	0,03	0,06	—	—
Chlorure d'or et de sodium. .	0,05	0,2	0,03	0,10
Ciguë.	0,3	2,0	—	—
Codéine.	0,05	0,2	—	—
Coloquinte.	0.3	1.0	0,3	1,0
Coniine.	—	—	0,001	0,003
Créosote.	0,1	0,5	0,04	0,16
Cyanure de mercure.	0,03	0,1	—	—
Cyanure de zinc.	—	—	0,005	0,3
Digitaline.	—	—	0,002	0,01
Eau d'amande amère.	2,0	8,0	1,5	5,00
Eau de laurier-cerise.	—	—	1,5	5,00
Ergot de seigle.	1,0	5,0	—	—
Extrait d'aconit.	0,02	0,1	0,03	0,12
— de belladone.	0,05	0,2	—	—
— — feuilles. . .	—	—	0,1	0,4
— — racines. . .	—	—	0,05	0,2
— de chanvre indien. . .	0.1	0,4	—	—
— de ciguë.	—	—	0,18	0,6

	PHARMACOPÉE D'ALLEMAGNE		PHARMACOPÉE D'AUTRICHE	
	DOSE ISOLÉE MAXIMA	DOSE QUOTIDIENNE MAXIMA	DOSE ISOLÉE MAXIMA	DOSE QUOTIDIENNE MAXIMA
Extrait de coloquinte	0;05	0,2	0,10	0,4
— de digitale	0,2	1,0	—	—
— de jusquiame	0,2	1,0	0,15	0,8
— de noix vomique	0,05	0,15	0,04	0,2
— d'opium	0,15	0,5	0,1	0,4
— de scille	0,2	1,0	—	—
Feuilles de belladone	0,2	0,6	0,15	0,6
— de datura stramonium	0,2	1,0	—	—
— de digitale	0,2	1,0	0,2	0,6
Gomme-gutte	0,3	1,0	—	—
Huile de croton	0,05	0,1	0,06	0,3
Hydrate de chloral	3,00	6,00	—	—
Iode	0,05	0,2	0,03	0,12
Iodoforme	0,2	1,0	—	—
Jusquiame	0,3	1,5	—	—
Lactucarium	0,3	1,0	—	—
Laudanum de Sydenham	1,5	5,0	0,5	2,0
Liqueur de Fowler	0,5	2,0	0,5	1,2
Morphine	—	—	0,02	0,1
Nitrate d'argent	0,03	0,2	0,03	0,20
Nitrate de strychnine	0,01	0,02	0,007	0,02
Noix vomique	0,1	0,2	0,12	0,5
Opium	0,15	0,5	0,15	0,5
Phosphore	0,001	0,005	0,001	0,005
Protoiodure de fer	—	—	0,06	0,24
Protoiodure de mercure	0,05	0,2	0,06	0,4
Racine d'aconit	0,1	0,5	0,12	0,6
Racine de belladone	—	—	0,07	0,3
Salicylate de physostigmine	0,001	0,003	—	—
Santonine	0,1	0,3	—	—
Sommités de sabine	1,0	2,0	—	—
Sulfate d'atropine	0,001	0,003	0,002	0,006
Sulfate de cuivre	1,0	—	—	—
Sulfate de morphine	0,03	0,1	—	—
Sulfate de zinc	1,0	—	0,05	0,3
— — comme émétique	—	—	0,8	—
Tartre stibié	0,2	0,5	0,3	1,0
Teinture d'aconit	0,5	2,0	0,5	1,5
— de belladone	—	—	1,0	4,0
— de cantharide	0,5	1,5	0,5	1,0
— de colchique	2,0	6,0	1,0	3,0
— de coloquinte	1,0	3,0	—	—
— de digitale	1,5	5,0	1,0	4.0
— d'iode	0,2	1,0	0,3	1,0
— de lobélia	1,0	5,0	—	—
— de noix vomique	1,0	2,0	0,5	1,5
— d'opium simple	1,5	5,0	0,5	2,0
Vératrine	0,005	0,02	0,01	0,03
Vinaigre de digitale	2,0	10,0	—	—
Vin de colchique	2,0	6,0	1,0	3,0

TABLE DE SOLUBILITÉ D'UN CERTAIN NOMBRE DE SUBSTANCES

EMPLOYÉES EN PHARMACIE

UNE PARTIE EST SOLUBLE DANS :	EAU A 15°	EAU A 100°	ALCOOL A 90°	ÉTHER	CHLOROFORME	GLYCÉRINE D = 1,242
Acétate de cuivre neutre	13	5	15	»	»	10
— de morphine	12	1,5	68	»	60	5
— de plomb neutre	1,69	»	8	»	»	5
Acide arsénieux opaque	80	9	140,83	»	»	5
— arsénique	2	»	»	»	»	5
— benzoïque	400	12,03	2,40	3,18	»	10
— borique cristallisé	30	3,5	16	»	»	10
— chromique	très sol.	»	*décomp.*	»	*insoluble*	*décomp.*
— citrique	0,75	0.50	1,89	44,15	»	toute pr.
— oxalique	8,71	1	6,8	78,9	»	7,50
— phénique	16	»	toute pr.	toute pr.	»	très sol.
— salicylique	413,22	12,6	2,37	1,98	»	»
— succinique	18,86	0,83	7,94	78,9	»	»
— tartrique	0,66	0,50	2,43	250	»	toute pr.
Arséniate de soude	4	»	60	»	»	2
Arsénite de potasse	très sol.	»	»	»	»	»
— de soude	200	50	1,33	»	»	»
Atropine	500	33,3	8	59,8	3	33,3
Azotate d'argent	1	0,50	10	»	»	toute pr.
— de baryte	20	2,84	insoluble	»	»	»
— de plomb	7,5	»	insoluble	»	»	»
— de potasse	3,94	0,4	»	»	»	»
— de strychnine	90	3	60	insoluble	15	25
Baryte hydratée cristallisée	25	10	insoluble	»	»	»
Benzine	»	»	»	»	»	insoluble
Borate de soude prismatique	22	2	insoluble	»	»	1,66
Brome	30,09	»	soluble	très sol.	fac. sol.	toute pr.
Bromoforme	tr. p. sol.	»	soluble	soluble	»	»
Bromure de potassium	1,6	0,98	peu sol.	insoluble	»	4
Brucine	850	500	très sol.	»	»	44,4
Caféine	50	très sol.	soluble	peu sol.	10	»
Camphre	840	»	0,83 (al. à 80)	soluble	soluble	insoluble
Cantharidine	insoluble	»	peu sol.	soluble	fac. sol.	insoluble
Carbonate d'ammoniaque	3,6	»	insoluble	insoluble	»	5
— de potasse	0,92	»	insoluble	insoluble	insoluble	»
— de potasse (bi-) cristall.	4	décomp.	»	»	»	»
— de soude cristallisé	2	0,22	»	»	»	1,02
— de soude (bi-)	13	décomp.	»	»	»	12,50
Chaux	781	1270	»	»	»	»
Chlorate de potasse	16,6	1,66	»	»	»	30,3
— de soude	3	0,5	»	»	»	»
Chlorhydrate d'ammoniaque	2,72	1	8,3	»	»	5
— de morphine	20	1	50	»	»	5
— de quinine	25	5	3	»	10	»
Chloroforme	100	»	toute pr.	toute pr.	»	insoluble
Chlorure d'antimoine	»	»	»	»	»	toute pr.
— de baryum	2,5	1,3	»	»	»	10
— de fer (per-)	très sol.	»	très sol.	très sol.	insoluble	toute pr.
— de mercure (bi-)	15,2	1,85	3,61	4,10	»	13,33
— de potassium	3	1,68	»	»	»	»
— de sodium	2,79	2,47	»	»	»	5
— de zinc	toute pr.	»	très sol.	»	»	2
Chromate de potasse (bi-)	10	»	décomp.	insoluble	»	décomp.
Cinchonine	pr. insol.	2500	140,8 (al. à 85)	384,62	40	200
Cire	»	»	s. à chaud	soluble	fac. sol.	»

UNE PARTIE EST SOLUBLE DANS :	EAU A 15°	EAU A 100°	ALCOOL A 90°	ÉTHER	CHLOROFORME	GLYCÉRINE D = 1,242
Codéine	60	1,7	soluble	soluble	»	toute pr.
Conicine	90	peu sol.	toute pr.	6	»	»
Créosote	80 à 90	»	fac. sol.	»	»	toute pr.
Cyanure de mercure	8	2,7	20	»	»	3,73
— de potassium	très sol.	»	83	»	»	3,12
Digitaline	pr. insol.	250	soluble	insoluble	85	»
Essence d'amandes amères	33,3	»	toute pr.	très sol.	»	»
Ether officinal à 0,720	9	»	tonte pr.	»	»	insoluble
Huiles fixes	»	»	»	»	»	insolubles
— volatiles	»	»	»	»	»	insolubles
Iode	7000	»	très sol.	très sol.	très sol.	52,63
Iodoforme	insoluble	»	très sol.	»	»	»
Iodure de potassium	0,71	0,45	18	»	»	2,50
Lactate de fer	48	10	»	»	»	6,25
— de zinc	60,2	6,02	»	»	»	»
Morphine cristallisée	insoluble	500	40	traces	60	222,2
Narcotine	»	7000	60	33	40	»
Nicotine	soluble	»	soluble	soluble	soluble	»
Oxalate (bi-) de potasse	40	5,55	insoluble	»	»	»
Papavérine	»	»	»	soluble	soluble	»
Paraffine	»	»	3400	80	soluble	»
Permanganate de potasse	15,15	»	décomp.	»	»	*décomp.*
Phosphate de soude cristallisé	4	2	»	»	»	»
Phosphore	insoluble	»	insoluble	142	»	500
Potasse pure	1	»	soluble	»	»	toute pr.
Quinine hydratée	1670	200	2,13 (alc. abs.)	5	7	200
Quinoïdine	insoluble	»	6	soluble	5	»
Salicine	17,80	très sol.	soluble	insoluble	500	»
Santonine	diff. sol.	250	44	70	5	»
Soude pure	1	»	fac. sol.	»	»	toute pr.
Strychnine	7000	2500	soluble	traces	8	»
Sucre de canne	0,45	0,2	111	insoluble	»	»
— de lait	5	2,5	insoluble	insoluble	»	»
Sulfate d'alum. et de potasse (alun)	10,5	0,3	insoluble	insoluble	»	2,50
— d'atropine	0,4	très sol.	6,5	tr. p. sol.	»	3,03
— de chaux	382	400	»	»	»	»
— de cinchonine	96	soluble	très sol.	insoluble	»	»
— de cinchonidine basique	65	14	5,8 (alc. à 80)	»	60	14,92
— de cuivre cristallisé	4	2	»	»	»	3,38
— de fer cristallisé	2	0,3	»	»	»	4
— de magnésie	1	0,15	»	»	»	»
— de potasse	9,46	3,79	»	»	»	»
— de quinidine	110	très sol.	très sol.	insoluble	19,5	»
— de quinine ordinaire basique	755	30,76	80 (al. à 80)	»	»	36,36
— de quinine neutre	10,9	très sol.	32	»	»	»
— de soude	2,8	0,5	insoluble	»	»	0,86
— de strychnine offic.	10	2	75	»	»	4,44
— de zinc	0,74	0,15	insoluble	»	»	»
Sulfure de carbone	»	»	»	»	»	insoluble
Tannate de quinine	peu sol.	»	très sol.	»	»	200
Tannin	6	très sol.	0,6	peu sol.	»	2
Tartrate d'antim. et de pot. (émétiq.)	14	1,8	»	»	»	18,18
Tartrate borico-potassique	0,75	0,25	»	»	»	»
— de potasse acide	250	15,01	»	»	»	»
— de potasse neutre	4	toute pr.	»	»	»	»
— de potasse et de fer	»	»	»	»	»	12,50
— de potasse et de soude	1,2	toute pr.	insoluble	»	»	»
Urée	1	»	5	tr. p. sol.	»	2
Valérianate d'ammoniaque	très sol.	»	très sol.	»	»	»
— de quinine	110	40	6	tr. p. sol.	»	»
Vératrine	insoluble	1000	toute pr.	6,06	1,72	100

LA THÉRAPEUTIQUE JUGÉE PAR LES CHIFFRES

Par les docteurs BOURGOIN et de BEURMANN

Les chiffres que nous publions nous ont été fournis par la Pharmacie centrale des hôpitaux et hospices civils de Paris. Cette institution centralise la préparation, l'achat et la distribution de tous les médicaments, sans exception, employés dans les établissements hospitaliers de la ville de Paris ; elle a, de plus, été appelée à fournir successivement les bureaux de bienfaisance, les prisons de la Seine et enfin un certain nombre d'institutions charitables, reconnues d'utilité publique ; ses produits sont donc destinés à servir à l'exécution des prescriptions d'un très grand nombre de médecins. Les chiffres qui correspondent à la consommation annuelle de chaque base médicamenteuse échappent ainsi aux oscillations qui pourraient être dues à des causes fortuites, et représentent d'une manière assez exacte la pratique médicale courante à Paris.

Nous nous sommes servis des relevés des substances entrées et sorties qui sont dressés chaque année, conformément aux règles administratives, pour asseoir la comptabilité de la Pharmacie centrale. Notre travail a porté sur les dix années comprises entre 1876 et 1885. Une période de dix ans nous a paru suffisante pour fournir des indications intéressantes sur les modifications survenues dans les habitudes thérapeutiques du corps médical. Nous avons eu recours, comme terme de comparaison, aux chiffres publiés par Lasègue et Regnauld. Si une statistique du même genre était produite régulièrement tous les dix ans, ces matériaux, accumulés, pourraient donner lieu à des constatations de plus en plus fructueuses.

Nous avons essayé de grouper les principaux médicaments suivant leurs propriétés, de manière à faire mieux ressortir quelles sont les indications thérapeutiques qui ont prévalu ou qui, au contraire, ont été discréditées pendant la période que nous venons de traverser.

L'introduction de l'antisepsie dans la thérapeutique marque certainement, au point de vue auquel nous nous plaçons, la révolution la plus importante et la plus fructueuse de ces dernières années.

L'acide phénique, l'acide borique, l'acide thymique, le thymol, le permanganate de potasse sont réunis dans le même tableau [1] :

	1876	1877	1878	1879	1880	1881	1882	1883	1884	1885
Acide phénique. . . kg.	369	1258	1179	1625	2876	3700	5782	11518	11955	11217
Acide borique.	10	2.500	17	43	101	192	237	502	1057	1909
Acide thymique.	0.250	0.600	2.325	2.460	3.673	4.200	8.855	11.775	28	12.420
Thymol.	»	»	»	»	1.250	0.750	0.250	1.250	10.400	3.950
Permanganate de pot. .	8.350	12	13	13	5	17	16.750	22.700	23.710	28

L'acide phénique, qui figurait pour la première fois dans les comptes de la Pharmacie centrale pour 100 grammes seulement en 1862, qui ne s'élevait qu'à 260 gram-

[1] Les chiffres simples sont des kilogrammes ; les chiffres placés après un point sont des fractions de kilogramme. Le lecteur attentif rectifiera ce que la disposition des tableaux peut présenter de défectueux.

mes en 1870, monta de 369 kilogrammes en 1876 à 11 217 kilogrammes en 1885. L'acide borique, l'acide thymique, etc., suivent la même proportion.

Ce sont les propriétés antiseptiques du sublimé et de l'iodoforme qui ont fait augmenter la demande de ces substances.

	1876	1877	1878	1879	1880	1881	1882	1883	1884	1885
Sublimé corrosif. . kg.	102	111	110	140	197	176	171	225	329	314
Iodoforme.	22	30	34	37	84	124	208	174	289	533

Le sublimé reste toujours un excellent antisyphilitique; mais ce n'est pas à ce titre que sa consommation a triplé en dix ans, tandis que l'emploi de la liqueur de Van Swieten, comme liquide de pansement chirurgical et obstétrical, explique fort bien cette progression. L'iodoforme, proposé au début comme anesthésique local, employé plus tard comme pansement dans des cas tout à fait spéciaux, n'a vu son domaine s'accroître que depuis qu'il est employé comme agent antiseptique général. C'est depuis qu'il sert aux pansements qu'on le voit atteindre les chiffres de 100, 200 et même 533 kilogrammes en 1885.

Bien que les doses prescrites par les médecins ne puissent entrer en comparaison avec ces quantités énormes, il faut tenir compte aussi de son emploi dans la thérapeutique interne. En effet, c'est une des substances auxquelles on a eu le plus souvent recours dans les remarquables tentatives d'antisepsie médicale poursuivies jusqu'à présent, soit qu'on l'ait envisagée comme un topique destiné à combattre les fermentations et à détruire les organismes qui se développent à la surface du tube digestif, soit qu'on ait cherché à utiliser ses propriétés antizymotiques, après son absorption, sous forme d'iode, dans la circulation générale. A ce double point de vue, les salycilates pourraient être rapprochés des antiseptiques vrais.

	1876	1877	1878	1879	1880	1881	1882	1883	1884	1885
Acide salicylique. . kg.	20	65	16	5.600	6.150	6.150	31	27	27	7
Salicylate de soude. . .	»	182	223	261	324	348	391	239	287	355
Salicylate de bismuth. .	»	»	»	»	»	1.705	9.350	3.200	27.550	18

L'acide salycilique subit des oscillations qui indiquent que l'opinion n'est pas encore bien fixée, en France, sur les circonstances particulières dans lesquelles il doit être employé, soit comme antiseptique, soit comme antipyrétique.

Le salycilate de soude, au contraire, arrive presque immédiatement à un taux élevé auquel il se maintient, grâce à son succès merveilleux dans le traitement du rhumatisme articulaire aigu. Quant au salicylate de bismuth, son introduction est encore trop récente pour qu'on puisse savoir s'il se maintiendra parmi les médicaments définitivement acquis à la pratique courante. En tout cas, il paraît être destiné à remplacer, dans une large mesure, le sous-nitrate de bismuth dans le traitement de la diarrhée simple. Cependant la consommation de ce dernier a augmenté d'une façon assez régulière jusqu'en 1885 :

	1876	1877	1878	1879	1880	1881	1882	1883	1884	1885
Sous-nitr. de bism. kg.	347	282	381	364	469	554	528	506	573	419

Bien que l'action spécifique du sulfate de quinine contre l'agent de l'infection palustre n'ait que bien rarement l'occasion d'être invoquée à Paris, sa consommation ne cesse d'augmenter, et il est probable que son accroissement est dû, pour une part, à la déchéance des moyens autrefois employés pour combattre les températures élevées, tels que les émissions sanguines et les antimoniaux, et, d'autre part, à ce que ses propriétés antizymotiques sont de plus en plus invoquées et utilisées.

Le tableau suivant comprend l'ensemble des préparations de quinine :

	1876	1877	1878	1879	1880	1881	1882	1883	1884	1885
Sulfate de quinine. kg.	47.290	52	46	52.645	65	68.460	88	83.515	73.485	70
Sulfate de cinchonine. .	»	»	0.900	»	»	»	»	»	»	»
Quinquina gris.	7749	8232	8337	8902	9767	9916	10064	10370	8273	7325
Quinquina loxa.	2610	3110	2550	3088	4685	5300	4790	5568	4487	4078
Quinquina jaune.	91	136	172	100	184	163	163	118	125	164

On voit que, loin de nuire à la quinine, l'avènement de l'antisepsie a encore contribué à en étendre l'usage. Cependant il subit une diminution légère et peut-être temporaire pendant les deux dernières années.

Les différentes sortes de quinquina sont employées surtout à préparer le vin et les extraits de quinquina. La vogue de ces préparations, a été considérable ; elle est indiquée par les chiffres de notre tableau, qui vont en croissant jusqu'en 1883. En 1884 et en 1885 il se produit, au contraire, une diminution rapide, qui les ramène à peu près à ce qu'ils étaient en 1876.

Les préparations ferrugineuses restent stationnaires dans leur ensemble.

	1876	1877	1878	1879	1880	1881	1883	1884	1884	1885
Fer div (porphyrisé). kg.	45	40	41	55	50	37.500	65	60	25	50
Carbonate ferreux. . . } Hydrate ferreux. . . . }	74	62	86.875	36	50.325	67.375	48.525	39.780	48.850	75
Lactate ferreux.	1.500	1.125	1.575	1.600	1.300	8.450	3.325	4.050	1.550	2.150
Chlorure ferreux.	2.620	0.420	2.535	0.252	2	0.210	0.230	0.760	0.250	0.550
Iodure ferreux.	0.500	0.450	0.500	0.150	0.300	5.850	0.100	0	0	0
Tartrate ferrico-potas. .	21.860	31	39	47	46.510	61.622	63.925	49.780	55	49
Perchlorure de fer. . . } Solution officinale. . . }	150	187	147	143	180	187	184	181	123	136
Sirop d'iodure de fer. .	87.125	95.200	99.224	103.700	102	100	102.680	110.160	109.900	115.700

Le sirop d'iodure de fer est en progrès constant, et il doit probablement la plus grande partie de ses succès à ce qu'il représente, aux yeux de la majorité des médecins, un médicament mixte, dans lequel l'iode joue un rôle au moins aussi considérable que le fer.

Les préparations arsénicales sont données dans des circonstances si diverses et avec des indications si multiples et si peu précises, qu'il est assez difficile de se rendre compte des raisons qui ont pu en faire augmenter ou diminuer l'usage.

L'acide arsénieux, qui sert à la conservation des pièces anatomiques, à la destruction des animaux nuisibles, doit être mis à part, d'autant plus que les très minimes doses qui sont utilisées dans la thérapeutique interne disparaissent au milieu des quantités beaucoup plus considérables qui sont consacrées aux usages extra-médicaux. Les granules d'acide arsénieux restent à peu près invariables. La liqueur de Fowler et les granules d'arséniate de soude montent d'une façon continue et dans des proportions vraiment remarquables. La première passe de 11 kilogrammes à 44 kilogrammes, et les seconds de 2k,800 à 7 kilogrammes. Pour la liqueur de Pearson, l'accroissement est continu depuis 1885; au contraire, pour l'arséniate de soude, il y a, d'une année à l'autre, des variations considérables, qui n'obéissent à aucune loi générale.

	1876	1877	1878	1879	1880	1881	1882	1883	1884	1885
Acide arsénieux. . . kg.	23	30	44	28.700	54	36	62	79	63	35
Granules d'acide arsén.	10.250	13.935	11.900	12.550	11.200	12.475	10.830	12.375	12.075	12.855
Granules d'ars. de soude.	2.850	2.625	3.900	4.670	4.700	5.450	3.920	9.035	6	7
Liqueur de Fowler. . . .	11.050	14.625	20	19.250	15.725	25	27	43	42	44
Liqueur de Pearson. . .	1.800	0.500	1	0.500	0.300	2.100	1	1	7.500	8.500
Arséniate de soude. . .	8	3	4.700	4.300	2.500	2	3.500	1	2.600	7

Pour des motifs analogues à ceux que nous avons indiqués à propos des arsénicaux, les relevés relatifs aux alcalins ne peuvent nous renseigner d'une manière bien exacte sur la fortune de la médication dont ils sont les bases chimiques. D'énormes quantités de carbonate de soude sont employées dans les buanderies hospitalières; le reste est utilisé sous forme de bains. Le carbonate de potasse, rarement prescrit en solution aqueuse, entre en forte proportion dans la composition des pommades alcaline et sulfo-alcaline. Par contre, le bicarbonate de soude, qui était autrefois employé comme générateur d'acide carbonique dans les appareils gazogènes des salles de malades, ne sert plus à cet usage depuis que ces appareils ont été supprimés et remplacés par des siphons fournis par le commerce à l'administration. L'augmentation de la consommation de ce sel est donc en réalité plus considérable qu'elle ne paraît. Pour que la comparaison entre les chiffres des années anciennes et les nôtres fût exacte, il faudrait ajouter à ces derniers les 1500 kilogrammes représentant les 75.000 doses de 20 grammes qui servaient autrefois à charger les appareils gazogènes. En tenant compte de ces diverses considérations, on voit que la médication alcaline est toujours bien assise et même en notable progrès.

	1876	1877	1878	1879	1880	1881	1882	1883	1884	1885
Bicarbon. de soude. kg.	735	744	933	1094	1028	1017	1019	1425	1456	1332
Carbonate de soude sec.	16.120	15.963	14.415	15.340	16.994	15.483	18.427	18.603	20.312	17.674
Carbon. de soude cristal.	6.127	6.536	6.603	6.649	7.151	6.568	9.172	11.908	11.220	12.958
Carbonate de potasse .	780	1033	1178	665	1191	786	1000	1046	1455	804
Carbonate de lithine.. .	0.225	1.240	0.910	1	0.810	1.150	1.050	1.345	1.450	1.985

Nous avons rapproché, le carbonate de lithine des autres carbonates alcalins. Ce sel a fait son apparition dans les relevés de la Pharmacie centrale en 1864; depuis cette époque jusqu'en 1876 la moyenne annuelle de sa consommation était de 300 grammes, avec un minimum de 30 grammes en 1876 et un maximum tout à fait exceptionnel de 840 grammes en 1874. On voit que, dans les dix dernières années, ce maximum a été constamment dépassé, et que le chiffre atteint en 1885 est presque de 2 kilogrammes. Il est donc permis de dire que, sans être devenu un remède courant, le carbonate de lithine tend à prendre rang dans la pratique hospitalière, surtout si l'on tient compte de la faiblesse des doses journalières, qui ne dépassent guère 25 à 30 centigrammes.

Les sels neutres alcalins, employés le plus souvent à cause de leurs propriétés purgatives, doivent aussi, dans un certain nombre de circonstances, être considérés comme des agents de la médication alcaline: mais c'est surtout à cause de leur action sur le tube digestif qu'ils sont administrés; aussi doit-on, dans une statistique générale, les envisager uniquement à ce point de vue. Nous les avons réunis dans le même tableau que les autres purgatifs, en omettant toutefois ceux qui trouvent naturellement leur place dans une autre catégorie, comme le calomel, qui sera joint aux mercuriaux, etc.

	1876	1877	1878	1879	1880	1881	1882	1883	1884	1885
Sels purgat. en bloc kg.	93.500	94.830	66.200	95.975	70.250	54.325	46.925	24.750	65.300	55
Sulfate de soude.	1002	951	1117	1072	1770	1351	1451	1585	1491	1525
Sulfate de magnésie. . .	2683	2720	2562	2799	2988	2885	3192	3162	2920	2632
Magnésie calcinée. . . .	89.900	136	94.800	108	94.860	76.800	85.500	117	138	90
Huile de ricin.	3298	3407	3484	3944	4006	3849	3925	3635	4020	3760
Tamarin.	21	17.350	2.750	5	6.500	2.700	1.050	3.225	1.600	2.100
Manne en sortes.	193	202	194	140	169	108	104	85	68	50
Manne en larmes. . . .	12.500	9.700	5.500	9	8	3.500	2.750	2	3	3
Rhubarbe.	144	72	135	124	89	151	130	98	134	81.500
Séné.	136	149	152	127	186	142	128	141	136	150.600
Aloès.	16.300	17.595	24	27	23	31.215	17.780	31.780	29	33
Gomme gutte.	5.250	4.250	6.700	5.950	2.750	6.125	3.500	3.600	11.500	4.750
Jalap-racine..	14	18	14.220	15.200	24.600	24	29.230	21.600	15.400	28
Scammonée.	13.200	9	6.280	8.600	14	23.600	5.510	10.400	4.550	6
Huile de croton..	4.020	5.760	4.325	3.860	5.850	5.115	2.426	2.145	3.195	4.816

Ce qu'il y a de plus frappant dans ce tableau, c'est l'uniformité de la consommation des principaux purgatifs pendant les dix dernières années.

En comparant cette série aux années précédentes, on voit que cette absence de variations remonte déjà à une vingtaine d'années. Les purgatifs salins, les purgatifs végétaux et les drastiques sont employés dans les mêmes proportions, et, en somme, la médication purgative est une de celles dont la stabilité paraît le mieux assurée. Un des motifs qui ont le plus fait augmenter la consommation des purgatifs est l'usage adopté par la plupart des médecins de s'en servir comme d'adjuvant préalable dans un grand nombre de cas. Presque tous les grands traitements débutent par des évacuations intestinales, qui précèdent toute autre intervention thérapeutique. De plus, les innombrables indispositions ou maladies légères réunies sous le vocable d'*embarras gastrique*, sont considérées comme justiciables du même traitement. Ces raisons font comprendre que les différentes sortes de purgatifs soient toujours employées en grande quantité. Cependant, on remarquera que, si les chiffres d'il y a dix ans se maintiennent, ils ne tendent pas à augmenter, et, en effet, on peut déjà voir se dessiner un mouvement de réaction contre l'emploi banal des purgatifs.

Dans les maladies infectieuses dont l'inoculation se fait par le tube digestif, la fièvre typhoïde par exemple, on a remarqué avec raison que si ces médicaments sont indiqués comme évacuants, ils peuvent, d'autre part, en desquamant la muqueuse intestinale, en la vascularisant, favoriser une inoculation encore imparfaite. C'est pourquoi on attache plus d'importance actuellement aux médications destinées à désinfecter le contenu de l'intestin, à enrayer la pullulation des ferments qui y ont été introduits, qu'à obtenir une évacuation trop souvent tardive et insuffisante. De même les états gastriques, relevant d'altérations stomacales causées et entretenues par des erreurs d'hygiène, habituelles ou accidentelles, c'est surtout au régime qu'il sera rationnel d'avoir recours pour les combattre, tout en se servant modérément des évacuants. Ces diverses raisons font prévoir que les purgatifs, arrivés au point où nous les voyons se maintenir depuis nombre d'années, ne sont pas destinés à augmenter dans l'avenir.

Les alcooliques continuent à croître dans leur ensemble jusqu'au milieu de la dernière série décennale. Ils atteignent leur maximum vers 1880, mais depuis, ils subissent une diminution appréciable. Faut-il en conclure que les idées, sous l'influence desquelles la médication par l'alcool a été si souxent employée, tendent à perdre du terrain ? Envisagée à ce point de vue, la décroissance des alcooliques pourrait être considérée comme un signe de la renaissance de la thérapeutique active substituée à l'emploi banal des toniques.

	1876	1877	1878	1879	1880	1881	1882	1883	1884	1885
Alcool à 90°. . . . . kg.	30007	45039	59740	54398	68309	67879	77755	77711	83907	67836
Alcool de l'Entrepôt. . . .	8622	7265	8617	9027	6960	10142	9343	9704	9039	7830
Eau-de-vie.	4674	6265	6388	8434	10214	11405	16347	11963	7339	4490
Rhum.	7775	8302	10637	14129	20227	24214	32298	41050	34786	29892
Vin rouge.	168455	177567	184546	201010	215995	224308	223246	233613	178948	175750
Vin blanc.	6187	7081	6801	8316	7173	7588	8955	7502	7825	8241
Banyuls.	3621	4172	4590	4169	7253	3915	1043	1018	997	775

L'alcool à 90 degrés est employé soit tel que, soit après avoir été ramené à 80 ou 60 degrés à la préparation des médicaments pour lesquels un produit pur est nécessaire. L'alcool de l'Entrepôt additionné de 5 pour 100 d'alcool méthylique est employé à la confection des médicaments pour lesquels la pureté n'est pas nécessaire, tels que les solutions de sublimé par exemple. Cet alcool dénaturé, étant frappé de droits beaucoup plus faibles que ceux qui atteignent l'alçool à 90 degrés, permet à l'administration de réaliser sans inconvénient une économie considérable.

Le rhum, l'eau-de-vie sont délivrés en nature et entrent dans la composition des potions alcoolisées ; ce sont eux qui sont les principaux agents de la médication alcoolique proprement dite. Le vin de Banyuls est aussi livré en nature. Les vins blancs et rouges servent à la préparation des vins médicinaux : vin de quinquina, vin de gentiane, vin diurétique, etc.

Les caféiques, comme les alcooliques, ne répondent pas à des visées thérapeutiques bien nettes; ils sont donnés à titre de réconfortants plutôt que pour satisfaire à des indications déterminées et font partie des habitudes hygiéniques du temps présent.

	1876	1877	1878	1879	1880	1881	1882	1883	1884	1885
Café.......... kg.	6337	6653	7519	8809	10135	8926	11.570	11.422	8575	5611
Thé............	308	250	327	327	414	455	541	640	766	584
Caféine..........	0.010	0.020	0.160	0.530	0.505	0.745	2.790	3.515	4.660	5.790

Contrairement aux excitants dont la progression semble arrêtée, les anesthésiques continuent leur marche ascendante. L'éther sulfurique qui était monté, pendant les vingt années précédentes, de 181 à 614 kilogrammes, double presque ce dernier chiffre et atteint 1145 kilogrammes en 1885. La consommation du chloroforme ne cesse de croître et fait plus que doubler en dix ans. La multiplication des grandes opérations pendant lesquelles l'anesthésie est maintenue pendant une demi-heure, une heure, et même plus, explique ce résultat qui se rattache aux progrès réalisés en chirurgie par suite de l'introduction de l'antisepsie.

	1876	1877	1878	1879	1880	1881	1883	1883	1884	1885
Éther sulfurique... kg.	629	683	816	771	768	931	1020	1239	1162	1145
Chloroforme........	329	368	432	397	450	530	621	648	680	787

Le chloroforme fourni par la Pharmacie centrale est toujours pur et les déboires auxquels il a pu donner lieu tiennent au manque de précaution avec lequel il est conservé dans les services hospitaliers.

Nous avons réuni dans un même tableau les principaux médicaments hypnotiques : les vieux végétaux narcotiques et leurs dérivés d'une part, et d'autre part les agents chimiques dont l'introduction est relativement récente. Il faut ajouter à cette liste les nouveaux venus de la thérapeutique analgésique.

	1876	1877	1878	1879	1880	1881	1882	1883	1884	1885
Opium......... kg.	199	205	124	227	239	203	320	264	263	199
Morphine.........	10.920	9240	16.717	12.095	13.034	17667	20320	19074	17030	17060
Codéine..........	1152	0770	1240	0860	0.773	1765	1838	2675	2172	2825
Narcéine..........	0.013	0.025	»	0.018	0.002	0.010	0.022	0.005	»	»
Aconit, feuilles......	»	6	3	1.15	4	1	13	»	10	»
Aconitine..........	0.005	0.004	0.006	0.015	0.008	»	0.015	0.022	0.003	0.050
Granules d'aconitine...	»	0.475	0.475	0.600	0.850	7.700	1.275	2	1	1.100
Ciguë............	39.500	»	26	19	0.50	0.50	6	28	35	19.500
Conicine..........	»	»	»	0.010	0.002	»	1.010	»	0.060	»
Belladone.........	228	142	85	111	106	65	121	166	159	149
Sulfate d'atropine....	0.294	0.562	0.630	0.667	0.624	0.787	0.825	0.835	0.481	0.350
Granules d'atropine...	0.325	»	3	3.275	3.100	4.450	2.625	6.875	3.325	3.420
Datura, feuilles......	34	68	39	46	56.500	65	80	59	90	60
Jusquiame, feuilles....	19.5	33	6	88	25	29	99	34	44	30
Jusquiame, semences..	»	15	0.5	»	15	»	»	20	10.5	15
Chloral..........	351	471	462	511	708	670	818	786	684	842
Bromure de potassium.	813	941	1079	1285	1465	1527	1637	1722	1828	1886
Bromure de sodium...	9.250	21.625	11.500	»	»	12	22.470	27.385	53.850	39.450
Bromure d'ammonium..	0.125	2.850	2.250	6.225	10	25.775	48.425	68.875	31.875	37.375

L'antipyrine, dont il est entré 725 grammes en 1884 et 26^{kg},400 en 1885, n'était employée, à cette époque, que comme antithermique, ses propriétés analgésiques, si heureusement mises en lumière par G. Sée, n'étant pas encore connues.

Les antispasmodiques peuvent se placer à côté des hypnotiques auxquels ils sont souvent associés. Ils n'ont, du reste, subi, comme on le verra par notre tableau, aucune variation digne d'intérêt. Il y a même lieu de s'étonner que des médicaments si incertains dans leurs effets soient encore consommés en quantités aussi considérables. Réservons l'eau de laurier-cerise, employée souvent à titre d'excipient, pour faire des solutions médicamenteuses, destinées aux injections hypodermiques par exemple, ou, utilisée comme correctif, pour masquer le goût des médicaments à saveur désagréable. Faisons aussi exception pour le camphre, qu'on emploie le plus souvent sous forme d'alcool camphré; ces substances, véritablement superflues, administrées tantôt à titre de calmants; tantôt à titre d'excitants, mériteraient de disparaître de la pharmacopée des hôpitaux.

	1876	1877	1878	1879	1880	1881	1882	1883	1884	1885
Acide cyanhydrique. kg.	0.050	0.150	0.115	0.100	0.140	»	»	»	0.260	0.030
Eau de laurier-cerise . .	528	543	557	603	691	638	750	1017	847	800
Camphre.	985	1023	1046	1167	1219	1313	1294	1264	1294	1333
Valériane.	140	269	302	209	140	164	131	144	155	209
Asa fœtida.	2.670	3.325	6.300	1.900	0.220	2.100	2.300	0.850	2	3
Musc.	1.553	0.729	0.664	1.185	1.675	1.484	2.305	1.706	1.070	0.936
Castoréum.	2.650	5	1	»	»	0.100	4.500	»	4.125	4.275

Les excitants du système musculaire jouissent, au contraire, de propriétés physiologiques aussi puissantes que bien définies. Malheureusement, leur action thérapeutique ne répond pas toujours aux espérances que ces propriétés avaient fait naître. C'est ainsi que la vératrine a presque complètement disparu, et n'est plus demandée que de temps en temps, en quantités insignifiantes. La brucine n'a jamais pénétré dans la pratique courante; la noix vomique, la fève de Saint-Ignace et la strychnine semblent être en faveur, si l'on en juge d'après les dix dernières années. Cependant leur consommation subit des variations inexpliquées et elle reste fort au-dessous des chiffres atteints en 1856, 1857, 1858, 1859, etc.

	1876	1877	1878	1879	1880	1881	1882	1883	1884	1885
Noix vomique. . . . kg.	4	4	»	3	4	4	8	17	10	6.100
Fève de Saint-Ignace. .	2.500	6	5.500	5.500	14	13	25	20	13	16.150
Strychnine.	0.011	0.005	0.023	0.010	0.100	0	0.002	0.055	0.150	0.110
Granules de strychnine.	»	0.200	0.850	0.600	0.400	1.850	2.325	0.575	1.835	0.325
Brucine.	»	0.010	0.010	»	0	0.011	0.002	0	0.125	0.068
Ergot de seigle.	107	132	130	307	162	142	279	205	225	259
Ergotine.	11.600	11.600	19.850	22.850	18	27	27	22	22	14
Ergotine de Yvon. . . .	»	0	»	1.545	11.125	30.875	34	55	64	59
Ergotine Tanret.	»	»	»	»	»	»	»	»	200 fl.	194 fl.
Vératrine.	0.004	»	0.055	»	»	0.002	»	»	0.056	0.083
Granules de vératrine. .	»	»	»	0.350	»	»	»	0.085	0.325	0.200
Cèvadille.	»	»	»	16	20	7	25	25	29	4

Depuis les progrès que l'anatomie pathologique a fait faire à la connaissanoe des maladies du système nerveux, on a cessé de compter sur l'efficacité des substances tétanisantes pour combattre les troubles de la locomotion. Il faudrait être édifié sur la pathogénie de ces affections pour pouvoir diriger contre elles une thérapeutique rationnelle. La strychnine est donc descendue au rang de médicament de second ordre, ce qui fait comprendre les oscillations qu'elle subit.

L'ergotine, au contraire, est en progrès constant, de même que l'ergot de seigle. La valeur incontestée de ces substances, comme excitants des fibres musculaires lisses, et les nombreuses applications dont elles ont été l'objet à ce titre, justifient cette marche ascendante. L'ergotine ne figure que pour mémoire dans notre tableau; il est probable qu'elle participera dans l'avenir au succès de ses congénères, et qu'elle les remplacera même dans un grand nombre de cas.

Les amers à activité physiologique faible sont surtout administrés comme eupeptiques. A ce titre, on peut les rapprocher des préparations de noix vomique qui, pour beaucoup de médecins, conservent la première place parmi les toniques digestifs.

	1876	1877	1878	1879	1880	1881	1882	1883	1884	1885
Houblon. . . . . kg.	3310	3557	3187	3186	3557	3436	3138	1941	2950	1591
Gentiane.	1355	1498	1505	1652	1247	1784	1689	1893	1827	2186
Quassia.	413	344	244	230	272	316	196	261	160	146
Colombo.	33.500	63	42	38.500	60	59.500	86.500	101	99.500	120

Les amers sont en décroissance notable, l'augmentation du colombo et de la gentiane ne compensant pas la diminution si considérable du houblon et du quassia. Cette chute tient peut-être au discrédit des tisanes et des infusions qui ne sont plus que rarement prescrites à Paris.

Les antimoniaux et l'ipéca n'éprouvent que des variations annuelles sans signification. S'il y a une différence digne d'être notée, elle porte sur le tartre stibié qui semble moins employé. Ce sont donc des médicaments classés.

	1876	1877	1878	1879	1880	1881	1882	1883	1884	1885
Tartre stibié. . . . . kg.	2.970	4.060	2.807	3.193	2.815	1.410	2.500	2.125	1.625	2.490
Oxyde blanc d'antimoine.	9.925	12.980	13.580	20	25.125	36	22	20.450	13	19
Kermès.	38	33	31	40.700	39.965	36	35.655	37.545	41.735	30
Racines d'ipéca.	81	121.725	127.600	112.500	117	104.850	106	82.500	69.800	146

Il en est de même de la digitale. Les feuilles de digitale se retrouvent à dix ans de distance exactement au même point. La digitaline, qui n'est guère demandée que sous forme de granules, ne fait pas non plus de progrès. L'expérience a démontré que, contrairement aux autres alcaloïdes, elle ne saurait être substituée à la plante qui la contient. Dans ce cas, malgré les incertitudes du dosage et la complexité du médicament, la forme ancienne et traditionnelle reste jusqu'à nouvel ordre préférable à la forme nouvelle et scientifique.

	1876	1877	1878	1879	1880	1881	1882	1883	1884	1885
Digitale, feuilles . . kg.	41.630	20.880	48	40	44.680	25	40	49	44	41.125
Digitaline.	0.001	»	0.005	0.005	0.007	0.002	0.065	0.010	0.012	0.016
Granules de digitaline. .	2.100	1.595	2.050	1.885	1.580	2.680	2.320	5.660	2.625	0.975

Le jaborandi, qui avait fait naître de si brillantes espérances, décline déjà, ses propriétés physiologiques n'ayant pas jusqu'à présent trouvé leur emploi en thérapeutique; il en est de même de la pilocarpine.

	1876	1877	1878	1879	1880	1881	1882	1883	1884	1885
Jaborandi. . . . . . . kg.	8.500	15.550	6.875	7	5.500	8.100	26	4.500	6.100	6.725
Pilocarpine.	»	0.002	0.002	»	0.234	0.338	0.432	0.284	0.184	0.252

Toutefois, ce qui s'est passé récemment pour la coca et la cocaïne, considérées autrefois comme des excitants et employées maintenant comme anesthésiques locaux, peut faire espérer que ce jugement n'est peut-être pas définitif.

	1876	1877	1878	1879	1880	1881	1882	1883	1884	1885
Coca. . . . . kg.	»	2.500	4.200	10.750	8	2	4.750	7.750	5.750	36.750
Cocaïne.	»	»	»	»	»	»	»	»	0.044	0.640

Le chlorate de potasse et le borate de potasse auraient pu être rapprochés des autres composés des métaux alcalins. Leurs usages spéciaux nous ont engagés à leur faire une place à part. L'un et l'autre sont en grand progrès; le borax doit probablement son succès à ses propriétés antiseptiques. Quant au chlorate de potasse, l'accroissement de sa consomation semble indiquer que trop de médecins continuent à le considérer comme un topique par excellence capable de modifier avec avantage les inflammations de la cavité buccale. Les autres usages du chlorate de potasse, et en particulier les résultats vraiment remarquables qu'il donne dans le traitement des cancroïdes superficiels, ne nous paraissent pas avoir dû déterminer des demandes assez considérables pour expliquer les chiffres de ce tableau.

	1876	1877	1878	1879	1880	1881	1882	1883	1884	1885
Borax. . . . . kg.	91.500	76.650	199	80	106	100	124	138	161	173
Chlorate de potasse. . .	501	479	769	697	906	828	901	828	909	894

Les balsamiques, qu'il est d'usage d'employer contre les affections catarrhales des voies respiratoires, sont toujours en possession de la faveur médicale, si l'on en juge par ce qui se passe pour le goudron. La créosote purifiée qui n'est délivrée par la Pharmacie centrale que depuis 1877 est aussi en augmentation.

Ceux, au contraire, qui sont destinés à combattre les inflammations de la muqueuse génitale sembleraient avoir subi une baisse marquée, si l'essence de santal administrée sous forme de capsules ne compensait dans une certaine mesure la décroissance du copahu et du cubèbe.

	1876	1877	1878	1879	1880	1881	1882	1883	1884	1885
Goudron. . . . . . . kg.	157	190	176	198	150	222	256	225	219	305
Copahu.	139.800	122	122	113.550	90.600	96	72.500	97.850	39.500	66
Cubèbe.	684	600	500	400	410	250	166	269	375	206
Santal, essence.	1.330	»	0.100	0.500	»	0.250	0.275	»	0.100	»
Santal, capsules.	3.500	4.500	5	7.500	8.750	15.250	48	59.950	60.500	67
Créosote.	0	14.650	13.625	20.500	30.300	37.250	33.725	21.960	20.510	28.820

Les tænifuges, qui avaient plus que doublé dans les années qui suivirent 1870, sont retombés à un chiffre inférieur à ceux d'il y a vingt ans, ce qui semble indiquer une diminution très notable de la fréquence du tænia à Paris. Il serait intéressant de rechercher à quelle particularité de l'alimentation se rattache la modification qui ressort de notre tableau.

	Moyenne annuelle de 1870 à 75	1876	1877	1878	1879	1880	1881	1882	1883	1884	1885
Kousso. . . . . .kg.	9 »	5 »	5 »	7.500	10 »	10 »	0 »	5 »	5 »	2.805	1.780
Sem. de courges.	5.311	5.500	10.200	10.800	6.500	9.250	6.500	4	4.200	3	1
Écorces de rac. de gren.	14.025	35	25	13.250	19	19	7	18	7	1	9
Rhizôme de foug. mâle.	12	5	0.250	1.500	3	»	1.750	1.500	0.500	3.500	0.100
Tannate de pelletiérine, doses.	»	»	»	»	58	191	436	690	798	829	876
Semen-contra entier. . .	»	15.300	8,750	9	12.750	5.600	3.450	5.950	3.550	4.200	3.125
Semen-contra pulvéris.	»	6.600	5.600	7.450	2.825	5.650	5.450	4.550	1.950	7.200	4.750
Santonine.	»	0.011	0.100	0.160	0.230	0.100	0.195	0.250	0.290	0.240	0.030
Mousse de Corse.	»	16	15	8.500	13	13.500	2.600	7.500	16.200	1.500	3.800

La décroissance est surtout marquée pendant ces dernières années, et elle atteint particulièrement le kousso et la fougère mâle, dont les chiffres moyens se sont beaucoup abaissés, tandis que ceux des semences de courge et de la racine de grenadier se maintiennent jusqu'en 1882. Il faut observer que la pelletiérine est venue remplacer de la façon la plus heureuse les tænifuges anciens et que son introduction explique dans une certaine mesure le discrédit du kousso et de la fougère mâle.

Nous avons placé à côté de ces médicaments les autres vermifuges dont la consommation a également baissé, comme le montrent les chiffres du semen-contra et de la mousse de Corse.

La pepsine, qui paraît en 1860 avec un chiffre de 200 grammes et arrive à 44 kilogrammes en 1874, continue sa marche en avant jusqu'en 1879, puis décroît d'une manière très sensible. La vogue extraordinaire dont a joui ce médicament semble donc être sur son déclin ; ses succès ont été dus aux idées physiologiques, à la faveur desquelles elle s'est introduite dans la thérapeutique, et ils se sont maintenus grâce à son innocuité. Les peptones dont l'usage serait très rationnel s'il était facile de les obtenir purs, n'ont pas été introduits dans la thérapeutique hospitalière depuis assez de temps pour que nous puissons prévoir quel avenir leur est réservé.

	1876	1877	1878	1879	1880	1881	1882	1883	1884	1885
Pepsine . . . . kg.	53.150	49.950	60.800	89.675	61.475	65.450	43.750	50.775	62.775	50
Peptones sèches.	»	»	»	»	»	»	2.825	8.700	6.650	43
Peptones liquides. . . .	»	»	»	»	892 fl.	1749	1514	1000	831	549

Tous les agents de la médication iodique ont continué à progresser sans interruption, sauf l'iodure de plomb, qui se trouve à bon droit de plus en plus abandonné. La facilité de son application, le peu de douleur qu'elle entraîne lorsqu'elle est faite avec discrétion, la possibilité de la renouveler fréquemment, contribuent sans doute dans une large mesure à étendre l'usage de ce topique. Ses succès, loin d'indiquer les progrès de la méthode révulsive, en marquent plutôt la décadence. A mesure que la consommation de la teinture d'iode augmente, on voit, en effet, les cautères disparaître et le vésicatoire décroître d'une façon très sensible.

L'iodure de potassium voit doubler sa consommation en dix ans. Pour juger les motifs de cet accroissement, il faut tenir compte, non seulement de son extension à des cas dans lesquels il était rarement prescrit autrefois, mais encore du relèvement de son dosage quotidien, qui, ayant été déjà plus que doublé, a encore été augmenté pendant ces dernières années.

L'iodure de sodium; qui n'était guère employé il y a dix ans, arrive maintenant à des chiffres respectables qu'il faut ajouter à ceux de l'iodure de potassium, les indications thérapeutiques des deux sels étant reconnues identiques.

	1876	1877	1878	1879	1880	1881	1882	1883	1884	1885
Iode. . . . . kg.	143.800	152	165	172	181	193	212	225	229	245
Teinture d'iode.	673	656	709	822	888	1038	1237	1368	1445	1576
Iodure de potassium.. .	531	484	595	750	899	804	889	938	1141	1079
Iodure de sodium.. . . .	»	0.625	5.500	0.100	2.500	0.250	0.500	2.200	4.180	11.555
Iodure de plomb.	3.450	3.930	3.705	5.225	6.800	9.035	4.730	10.495	6.650	7.680

D'une façon générale, les mercuriaux sont en grande augmentatiou comme les iodiques ; les uns et les autres jouissent de propriétés antizymotiques qui ne sont pas étrangères à leur succès.

	1876	1877	1878	1879	1880	1881	1882	1883	1884	1785
Mercure. . . . . kg.	175	195	240	235	307	303	424	362	307	214
Oxyde rouge.	0.743	0.503	0.800	0.280	0.600	0.450	2.550	1.164	1.060	2.350
Sublimé.	102	111	119	140	197	176	171	225	329	314
Calomel.	22	23	24	35	54	41	34	49	50	45
Protoiodure.	5.410	3.752	7.685	2.530	9.810	12.360	10.765	14.890	13.125	14.190
Biiodure.	1.450	2.340	0 753	2.390	1.465	0.850	1.420	2.185	15.230	19.655
Peptones mercuriques. .	»	»	»	»	»	»	16 fl.	»	2 fl.	»
Nitrate acide de merc. .	5.550	4.750	3.105	8.070	4.850	4.710	8.600	6	7.580	2.500
Turbith minéral.	10.030	15.570	6.330	14.675	19.250	20.625	13.770	23.150	25.940	25.325

Le sublimé figure déjà dans le tableau des antiseptiques : c'est à ce titre que sa consommation a triplé. Le calomel, le proto-iodure, le biiodure sont tous en augmentation considérable. Il est difficile de dire si c'est à leurs vertus antisyphilitiques que ces agents doivent leur extension, et il serait imprudent de conclure de l'accroissement de consommation des mercuriaux à la multiplication de la syphilis à Paris, comme nous l'avons fait pour les tænifuges, dont la diminution nous a paru indiquer une décroissance du tænia.

Cependant le protoiodure, à peu près exclusivement prescrit sous forme de pilules, administrées pendant les premières périodes de l'infection syphilitique, est de plus en plus demandé, ce qui indiquerait que la maladie contre laquelle il est prescrit est plutôt en augmentation qu'en diminution. Les peptones mercuriques ne sont pas entrés dans la pratique, bien que l'emploi des albuminates de mercure soit très rationnel, et que la méthode hypodermique présente dans bien des cas de sérieux avantages. Le nitrate acide de mercure subit des oscillations difficiles à interpréter. Le mercure métallique et le turbith minéral, employés tous les deux à l'extérieur sous forme de pommade, participent à la marche ascendante des préparations mercurielles ; si le second peut être considéré comme un agent externe, le premier est souvent recherché comme agent interne, et comme médicament absorbable.

La médication sulfureuse, si vantée dans les affections les plus diverses et si souvent employée sous forme hydro-minérale, ne tient qu'une bien petite place dans la thérapeutique interne hospitalière. Les solutions de monosulfure de sodium servent à remplacer les eaux minérales naturelles qui ont disparu des hôpitaux, mais cet agent n'est pas consacré uniquement à cet usage, aussi est-il difficile d'interpréter les variations qu'indique notre statistique ; d'autant plus que le dosage exigé pour l'usage externe est hors de proportion avec les quantités réclamées pour l'usage interne.

	1876	1877	1878	1879	1880	1881	1882	1883	1884	1885
Soufre sublimé. . . kg.	1023	1013	1568	1596	1457	1825	2408	2150	1981	1512
Monosulfure de sodium.	12	2.762	1.717	1.941	5.560	4.400	3.120	3.350	4.050	7.960
Polysulfure de sodium..	19620	20306	21875	22044	23749	28395	30992	25350	36008	32751

Le polysulfure de sodium continue à être de plus en plus demandé. C'est qu'il sert de base au bain sulfureux qui est certainement un des agents externes le plus souvent employés et le plus volontiers acceptés par les malades, comme moyen curatif ou hygiénique. Il n'est nullement prouvé que ces bains possèdent réellement une action générale particulière due à leur contenu sulfureux, et qu'ils soient supérieurs aux bains thermaux simples ou à ceux qui renferment en solution d'autres éléments minéraux. Le soufre sublimé est surtout employé dans le traiment de la gale, la petite quantité qui est prescrite sous forme de tablettes de soufre pouvant être négligée. En 1880, sa consommation qui était jusqu'alors de 1000 kilogrammes, monte brusquement à plus de 1500 kilogrammes, et se maintient à ce niveau jusqu'en 1885.

Parmi les substances à peu près exclusivement destinées à l'usage externe, citons encore le nitrate d'argent, dont la consommation a subi un accroissement considérable.

	1876	1877	1878	1879	1880	1881	1882	1883	1884	1885
Nitrate d'arg. crist. kg.	26.435	29.325	32.415	41.050	42.380	40.265	44.715	45.885	41.803	42.720
Nitrate d'argent fondu.	10.095	11.986	12.400	11.715	15.160	18.980	15.930	15.110	17.450	15.430

La glycérine monte de 7000 kilogrammes en 1876 à 23 000 kilogrammes en 1885. Cette énorme augmentation est due à la substitution des glycérolés à l'axonge comme excipient. Comme pour les substances précédentes, elle est due aux applications externes du médicament, bien plus qu'à ses usages internes, qui sont restés limités.

	1876	1877	1878	1879	1880	1881	1882	1883	1884	1885
Glycérine. . . . . . . kg.	7623	7262	7948	8561	11309	12514	16120	19054	23997	23349

Le collodion, bien qu'abandonné dans la plupart des cas où il a été proposé à titre d'agent curatif, est de plus en plus entré dans les habitudes de la pratique courante, ce qui s'explique par le grand nombre de circonstances où il est employé à titre d'agent protecteur ou adhésif ou encore d'excipient facile à manier.

	1876	1877	1878	1879	1880	1881	1882	1883	1884	1885
Collodion. . . . . . . kg.	195	171	253	231	228	241	307	270	244	297

Nous avons réuni dans un tableau les principaux révulsifs cutanés actuellement en usage.

	1876	1877	1878	1879	1880	1881	1882	1883	1884	1885
Cantharides.. . . . . kg.	350	272	125	380	459	316	205	421	240	200
Graines de moutarde. . .	7960	6400	7630	8040	7150	7191	7040	7515	7035	5905
Sinapismes.	5113	5569	5314	5784	6140	5833	6044	5618	5750	5450
Thapsia.	1248	1084	1279	1055	1270	757	689	640	770	722

Nous avons vu que la teinture d'iode continuait à être très en faveur, et que sa consommation avait presque doublé pendant les dix dernières années. Il n'en est pas de même de la cantharide, de la graine de moutarde et du thapsia qui ont subi une diminution des plus sensibles, tandis que le sinapisme seul se maintenait au même niveau.

La défaveur qui frappe la résine de thapsia est justifiée par les inconvénients de cette substance dont l'action est lente et mal limitée, douloureuse et insuffisante, mais celle qui atteint le vésicatoire est peut-être exagérée. Si l'on a souvent abusé de ce moyen appliqué d'une manière banale et irraisonnée, il faut avouer que ses propriétés antidouloureuses et révulsives ne sont pas contestables en clinique. Dans nombre de cas, c'est un des agents les plus actifs et les plus inoffensifs auxquels on puisse avoir recours à ce point de vue. Peut-être l'introduction du thermo-cautère et du chlorure de méthyle qui permet d'utiliser avec facilités d'autres formes de la révulsion cutanée a-t-elle contribué à restreindre l'usage des topiques anciens.

Si l'on voulait donner à notre statistique une précision à laquelle les données numériques sont loin de pouvoir prétendre dans les choses de la médecine, il y aurait lieu de tenir compte de plusieurs conditions fort importantes. Il faudrait les rapprocher du mouvement de la population parisienne pendant les années correspondantes et de celui de la population hospitalière qui exerce une influence considérable sur les chiffres que nous avons publiés. D'une façon générale, le nombre des clients de l'Assistance publique et de la Pharmacie centrale s'est accru, ce qui rend compte de la tendance à l'augmentation que l'on a pu remarquer dans la consommation de presque tous les médicaments les plus usités. La même raison donne une valeur d'autant plus grande aux diminutions que nous avons relevées pour certains d'entre eux.

Quelques faits se dégagent assez clairement de cet ensemble. Ceux qui ont le plus vivement frappé sont le succès croissant des médicaments antidouloureux et surtout la fortune victorieuse des antiseptiques.

CLASSIFICATION DES MÉDICAMENTS

D'après leurs usages thérapeutiques

(On remarquera que les mêmes médicaments reviennent souvent dans les groupes les plus divers, ce qui suffit déjà pour montrer que cette méthode de classification n'est ni scientifique ni pratique; voyez Préliminaires).

Abortifs : Aloès, 580; térébenthine, 490 ; sabine, 603; thuya, 604; ergot de seigle, 595.

Abstergents : Savons, 76.

Agents d'épargne : Carbo-hydrates, 869; corps gras, 855; quinine, 630.

Anaphrodisiaques : Morphine, 680; hydrate de chloral, 394; bromure de sodium, 258.

Anesthésiques : Chloroforme, 386; éther, 391; hydrate de chloral, 400; morphine, 680; cocaïne, 677; protoxyde d'azote, 247 ; bichlorure d'éthylidène, 346; bichlorure d'éthylène, 347.

Anthelminthiques : Santonine, 588; tanaisie, 592; écorce de grenadier, 592; rhizome de fougère, 593; kousso, 594; kamala, 594.

Antiacides : Carbonate de soude, 34; magnésie calcinée, 85; carbonate de magnésie, 86.

Anticatarrhaux : Carbonates alcalins, 34; nitrate d'argent, 156; alun, 138; tannin, 480; apomorphine, 724; morphine, 680.

Anticholagogues : Sulfate de magnésie, 87; huile de ricin, 583; calomel, 197; chlorhydrate d'ammoniaque, 104.

Antidiarrhéiques : Opium, 705; paracotoïne, 721; cotoïne, 721, aromates, 517.

Antidotes (contre-poisons) : *Empoisonnement par les alcalis caustiques* (32) : Vinaigre, 326; suc de citron, 328. — *Empoisonnement par les acides* (311) : Carbonates alcalins, 47; savon, 77; eau de chaux, 81; carbonate de chaux, 82. — *Empoisonnement par le nitrate d'argent* (165) : Chlorure de sodium, 64. — *Morsure de serpents :* Ammoniaque, 102. — *Empoisonnement par l'acide arsénieux* (223) : Antidote de l'arsenic, 136. — *Empoisonnement par les sels métalliques :* Cyanure jaune de fer et de potassium, 136; iodure de potassium, 276. — *Empoisonnement par le plomb :* Albumine, lait, acide sulfurique sulfates, 155; bains sulfureux et iodure de potassium, 155. — *Empoisonnement par le cuivre* (170) : Ferrocyanure de potassium; fer pulvérisé. — *Empoisonnement par le mercure :* Sulfure de fer hydraté, 207. — *Empoisonnement par le phosphore* (232) : Sulfate de cuivre, 169; essence de térébenthine, 493. — *Empoisonnement par le tartre stibié* (241) : Tannin, 480. — *Empoisonnement par les alcaloïdes* : Iode; tannin, 480. — *Empoisonnement par l'acide cyanhydrique* (624) *et par l'hydrogène sulfuré* (287) : Chlorure de chaux, 279; atropine, 734. — *Empoisonnement par l'alcool :* Vomitifs, 362. — *Empoisonnement par le chloroforme, l'hydrate de chloral :* Oxygène, 290; faradisation, 389. — *Empoisonnement par le phénol :* Sucrate de chaux, sulfate de soude, 443. — *Empoisonnement par la santonine :* Ether, 591. — *Empoisonnement par l'ergot de seigle :* Tannin, 602. — *Empoisonnement par la morphine, l'opium :* Atropine, 712. — *Empoisonnement par l'émétine :* Tannin, 480. — *Empoisonnement par la colchicine :* Tannin, 733. — *Empoisonnement par l'atropine :* Tannin, iode, morphine, 752. — *Empoisonnement par la physostigmine et la muscarine :* Atropine, 761, 770. — *Empoisonnement par la nicotine :* Tannin, 779. — *Empoisonnement par le curare :* 786. — *Empoisonnement par la strychnine :* Tannin, iode, hydrate de chloral, 800. — *Empoisonnement par la digitale :* Tannin, 826.

Antigoîtreux : Iode, 260:

Antigoutteux : Sels de potassium et de lithium, 40.

Antihydrotiques : Atropine, 734; agaricine, 563.

Antiparasitaires (parasiticides) : Pommade mercurielle, 202 : Baume du Pérou, 515; naphtaline, 454.

Antiphlogistiques : Mercure, 188; nitrate d'argent, 156; corps gras, 855.

Antipyrétiques (fébrifuges) : Antifébrine, 448; quinine, 632; acide benzoïque, 460; acide salicylique, 473; camphre, 501; quinoline, 655; kaïrine, 656; antipyrine, 658; thalline, 659; résorcine, 455; hydrochinon, 445.

Antirhumatismaux ; Acide benzoïque, 460; acide salicylique, 465.

Antiseptiques (antiputrides, antizymotiques, désinfectants) : Généralités, 419; bichlorure de mercure, 192, 196, 428; chlore, 278; iode, 260; chlorure de chaux, 279; ozone, 299; iodoforme, 414; quinine, 632; acétate d'alumine, 140; acide borique, 321; permanganate de potasse, 177; substances aromatiques, 517; phénol, 429, 440; benzol, 443; acide phényl-borique, 445; hydrochinon, 445; résorcine, 446; pyrocatéchine, 445; arbutine, 448; thymol, 451; naphtaline, 454; naphtols, 454; créosote, 455; acide benzoïque, 460; acide salicylique, 465; huile de gaulthérie, 477; salicylate de bore, 477; tannin, 480; essence de térébenthine, 493; brome, 249; acide sulfurique, 313.

Antiscrofuleux : Huile de foie de morue, 862; protoiodure de fer, 137; chlorure de sodium, 65.

Antisialagogues : Atropine, 734.

Antispasmodiques (antitétaniques, anticonvulsifs) : Chloroforme, 374; hydrate de chloral, 394; bromure de potassium, 252; éther, 390; essences, 490; morphine, 680.

Antisyphilitiques : Iode, 260; mercure, 190.

Apéritifs : Carbonate de soude, 36; chlorure de sodium, 55; fer, 111; alcool, 360; substances aromatiques, 517; poivre, 523; amers, 605; condurango, 613.

Aphrodisiaques : Cantharides, 558.

Astringents : Tannin, 480; nitrate d'argent, 156; sels de plomb, 151; sels de zinc, 174; alun, 138.

Carminatifs : Essences, 490; aromates, 517.

Caustiques : Alcalis caustiques, 33; chaux, 80; ammoniaque liquide, 101; nitrate d'argent, 156; sulfate de cuivre, 168; acétate de cuivre, 169; alun de cuivre, 170; sulfate de zinc, 174; chlorure de zinc, 175; sublimé corrosif, 192; acide arsénieux, 210; tartre stibié, 233; chlore, 278; acides minéraux, 312; acides organiques, 322.

Cholagogues : Ipécacuanha, 728; benzoate de soude, 462; salicylate de soude: 471; acide chlorhydro-nitrique, 314; évonymine, 580; podophylline, 579; rhubarbe, 574; aloès, 580; coloquinte, 582; phosphate de soude, 50; sublimé, 192.

Constricteurs des vaisseaux sanguins : Strychnine, 790; digitale, 816; ergot de seigle, 595; nitrate d'argent, 156.

Dépilatoires : Sulfhydrate de sulfure de calcium, 287.

Désodorisants : Chlore, 278; ozone, 290.

Destructeurs des champignons : Iode, 264; naphtaline, 453.

Digestifs : Aromates, 517; acide chlorhydrique, 315; acide acétique, 323; pepsine, 846; chlorure de sodium, 65.

Dissolvants du mucus : Alcalins, 35, 44.

Diurétiques : Alcalins, 30, 37, 43; térébenthine, 493, 501; cubèbe, 529; scille, 827; copahu, 530; baies de genièvre, 531; persil, 532: aneth, 532; stigmates de maïs, 533; blatta orientalis, 533; digitale, 816; calomel, 201; caféine, 661.

Ecboliques : Ergot de seigle, 595.

Emétiques (vomitifs, émétocathartiques) : Tartre stibié, 233, 239; ipécacuanha, 729; apomorphine, 726; sulfate de cuivre, 168; sulfate de zinc, 174.

Emménagogues : Fer, 126; aloès, 580

Emollients : Emplâtre de plomb, 155; corps gras, 855; gommes, 876; graines de lin, 867.

Excitants : Alcool, 349; éthers, 344; camphre, 501; cocaïne, 674; strychnine, 790.

Excitants musculaires : Ammoniaque, 101; guanidine, 108; musc, 542.

Excitants de la sécrétion muqueuse : Apomorphine, 724; pilocarpine, 761; émétine, 726.

Excitants et toniques cardiaques : Vin, 362; digitale, 816; atropine, 734.

Expectorants : Sénéga, 830; morphine, 680; alcalins, 44; atropine, 734; émétine, 726; apomorphine, 725; pilocarpine, 761; chlorure d'ammonium, 106; essence de térébenthine, 493; acide benzoïque, 463.

Fortifiants (toniques, plastiques) : Albumine, 833; cocaïne, 674; camphre, 501; quinine, 632; fer, 111; vin, 362.

Hématiques : Fer, 116; albumine, 833; essences, 490; quinine, 632; pyrogallol, 450.

Hémostatiques : Perchlorure de fer, 133; tannin, 480; alun, 138; acétate de plomb, 151; nitrate d'argent, 156; penghawar Djambi, 879; agaric, 879; ergot de seigle, 595.

Hypnotiques : Morphine, 680; hydrate de chloral, 401; bromure de potassium, 252; paraldéhyde, 346; acide lactique, 327; uréthane, 343; camphre, 506; ozone, 301.

Litholytiques : Essence de térébenthine, 463; alcalins, 40, 45, 46.

Névrotiques : Essences, 490; alcaloïdes, 626; acide cyanhydrique, 616; nitroglycérine, 409.

Olfactifs : Ammoniaque, 101; essences, 490.

Ophtalmiques : *a) Myotiques :* Morphine, 680; physostigmine, 757; pilocarpine, 762; muscarine, 767. *b) Mydriatiques :* Atropine, 738; hyoscyamine, 750; daturine, 751; duboisine, 752; homatropine, 753.

Paralysants : Morphine, 680; chloroforme, 374; curare, 781.

Paralysants des vaisseaux sanguins : Nitrite d'amyle, 405.

Purgatifs : Généralités, 20, 564; sulfate de soude et de magnésie, 20-22, 51, 86; phosphate de soude, 49; calomel, 197, 200; soufre, 286; purgatifs végétaux, 564; séné, 572; rhubarbe, 574; jalap, 576; scammonée, 578; gomme-gutte, 578; podophylle, 578; évonymine, 580; aloès, 580; coloquinte, 582; huile de ricin et huile de croton, 583, 585; tamarin, 587; manne, 587.

Rafraîchissants : Acides dilués, 306, 311; nitrate de soude, 72.

Résolutifs : Mercure, 178; iode, 260; savons, 76.

Réducteurs des sécrétions muqueuses : Atropine, 734.

Rubéfiants (irritants cutanés) : Alcalins, 35; mézéréum, 562, et tous les épispastiques.

Sédatifs de l'estomac (antiémétiques) : Acide carbonique, 332; opium, 705.

Sialagogues (ptyalagogues) : Aromates, 517; pilocarpine, 761; mercure, 183.

Sternutatoires : Ellébore, 828; tabac, 776.

Stimulants du développement osseux : Phosphore, 225; acide arsénieux, 215.

Stupéfiants (narcotiques) : Alcooliques, 349; koumis, 372; chloroforme, 374; éther, 390; hydrate de chloral, 374; iodoforme, 411; quinine, 632; morphine, 680; alcaloïdes de l'opium, 680; cannabis, 714; ozone, 299.

Substances d'agrément : Généralités, 360; alcool, 349; vin, 362; bière, 368; eau-de-vie, 370; café, 667; aromates, 517.

Sudorifiques : Essences, 490; camomille, 533; mélisse, 534; sureau, 534; tilleul, 534; décoctions de bois, 535; salsepareille, 535; pilocarpine, 761; acide salicylique, 465.

Vésicants (épispastiques) : Généralités, 547; tartre stibié, 233; moutarde, 555; cantharides, 558; mezereum, 552; cardol, 563.

Vivifiants (analeptiques) : Alcooliques, 349; vin, 362; bière, 368; eau-de-vie, 370; koumis, 372; kéfyr, 374; éther, 390; camphre, 501; caféine, 661; cocaïne, 674; cannabis indica, 714.

RÉPERTOIRE THÉRAPEUTIQUE

INDEX ALPHABÉTIQUE

INDEX ALPHABÉTIQUE

FIN DE L'INDEX ALPHABÉTIQUE

LYON. — IMPRIMERIE PITRAT AINÉ, 4, RUE GENTIL

COMMENTAIRES THÉRAPEUTIQUES DU CODEX MEDICAMENTARIUS

OU HISTOIRE DE L'ACTION PHYSIOLOGIQUE ET DES EFFETS THÉRAPEUTIQUES DES MÉDICAMENTS INSCRITS DANS LA PHARMACOPÉE FRANÇAISE

Par Adolphe GUBLER

Professeur de thérapeutique à la Faculté de médecine

Troisième édition, revue et augmentée, en concordance avec l'édition du Codex de 1884.

Par Ernest LABBÉE

Ancien interne des hôpitaux

1 vol. gr. in-8 de 1036 pages, cartonné. . . . . 16 fr.

Voici comment ont procédé MM. GUBLER et LABBÉE en exposant l'histoire de chacun des agents de la matière médicale.

Après une brève indication de l'état naturel, vient la description succincte des propriétés physiques et chimiques envisagées principalement dans leurs rapports avec les usages médicinaux.

MM. GUBLER et LABBÉE abordent ensuite l'exposition des effets physiologiques, du mode opératoire de la substance médicamenteuse sur les êtres vivants et particulièrement sur l'homme, indépendamment de toute altération morbide dans les organes et les fonctions. La description de ces effets physiologiques, déduite de l'expérience clinique, mieux encore que des expérimentations sur les animaux, constitue le chapitre le plus important de l'histoire des agents thérapeutiques ; car ceux-ci ne se comportent pas autrement, ou plutôt ils n'agissent pas en vertu d'autres lois chez un sujet malade que chez un sujet sain.

MM. GUBLER et LABBÉE arrivent ensuite aux usages thérapeutiques, à commencer par ceux qui sont rationnels et qui s'expliquent clairement par la physiologie déduite de l'observation clinique ou de l'expérimentation sur les animaux vivants.

Les contre-indications sont explicitement formulées à la suite des indications. L'article se termine par l'énoncé des différents modes d'emploi du médicament et par des exemples des formules dont il fait partie, choisis parmi celles qui sont les plus rationnelles.

Outre les articles nouveaux, dont le nombre n'est pas bien loin de deux cents, M. LABBÉE a dû ajouter à l'œuvre de GUBLER tous les faits thérapeutiques intéressants qui se sont produits pendant les dix dernières années.

Cette troisième édition des *Commentaires thérapeutiques du Codex* pourra donner une idée exacte de nos connaissances sur les propriétés des médicaments vraiment utiles et sur leur mode d'emploi, et de la progression avec laquelle nos méthodes curatives s'améliorent.

NOUVEAUX ÉLEMENTS DE PHYSIOLOGIE HUMAINE

Comprenant

LES PRINCIPES DE LA PHYSIOLOGIE COMPARÉE ET DE LA PHYSIOLOGIE GÉNÉRALE

Par H. BEAUNIS

Professeur de physiologie à la Faculté de médecine de Nancy

Troisième édition, entièrement refondue

1888, 2 vol. in-8, ensemble 1500 pages avec 700 fig., cartonnés. . . . . 25 fr.

Le Tome I comprend les *Prolégomènes*, la *Chimie physiologique* et la *Physiologie générale.*

La *Chimie physiologique* a été profondément remaniée. C'est, en effet, une des parties de la science qui progresse le plus rapidement, et cependant c'est encore aujourd'hui une de celles qui sont le moins étudiées chez nous et le moins familières aux médecins, aux étudiants et même à beaucoup de savants, quoique sans elle il soit impossible d'approfondir les phénomènes de la nutrition et de la vie. Les additions portent surtout sur les questions suivantes: hydrocarbonés et sucres, et nouvelles théories de la glycogénie; constitution et formation des albuminoïdes; matières colorantes du sang; peptones; urée; acides conjugués; ptomaïnes; fermentations; micro-organismes, etc. Ces additions font de cette partie un *résumé* aussi complet que possible de chimie physiologique.

La *Physiologie générale* comprend la *Physiologie cellulaire*, le *Sang*, la *Lymphe* et le *Chyle*, la *Physiologie des tissus* et la *Physiologie générale de l'organisme.* On y trouvera les recherches récentes sur la caryokinèse, l'électricité nerveuse, la fécondation et l'évolution de l'œuf. La physiologie des tissus a été surtout très augmentée.

Le Tome II est consacré à la *Physiologie spéciale*, à la *Physiologie de l'espèce* et à la *Technique physiologique.*

La *Physiologie spéciale*, qui forme la presque totalité du volume, est la partie du livre qui a reçu le plus d'additions, additions dans le détail desquelles il est impossible d'entrer ici. Mentionnons seulement le rôle des micro-organismes dans la digestion, la sécrétion urinaire, la statique de la nutrition, les procédés photochronographiques de Marey pour la marche et la course, la cardiographie et la sphygmographie, les sensations de température, le grand sympathique, les fonctions du cerveau, etc.

La *Physiologie de l'espèce* et la *Technique physiologique* ont été mises au courant des progrès accomplis dans ces dernières années.

TRAITÉ PRATIQUE DE BACTÉRIOLOGIE

Par E. MACÉ

Professeur d'histoire naturelle médicale à la Faculté de médecine de Nancy

1 vol. in-16 de 711 pages, avec figures. . . . . 8 fr.

Ouvrage présenté avec éloge à l'Académie des sciences par M. PASTEUR

C'est le plus clair et le plus complet des traités de bactériologie que la science nouvelle a fait éclore dans ces derniers temps. *Archives de médecine*, novembre 1888.

Ce livre ou, plutôt, ce traité pratique qui, malgré cette épithète, en remontrerait à bien d'autres sur la théorie, n'est petit que par son volume, il est grand par la quantité et surtout la qualité, je devrais plutôt dire le choix des matériaux employés à son édification.

Notre auteur a commencé la mise en œuvre de cette sélection de l'avenir, et avec succès. Sa bibliographie est sobre, faite avec discernement et impartialité; elle vient en son temps et à sa place, c'est-à-dire qu'à propos de chaque fait important ou nouveau l'indication des ouvrages à consulter se trouve au bas de la page et fait corps en quelque sorte avec le texte lui-même.

Le *Traité de Bactériologie pratique* de E. Macé a sur ses prédécesseurs l'immense avantage d'être plus récent d'abord, mais aussi et surtout plus complet et j'allais dire... plus vécu. C'est, en effet, le caractéristique de ce *manuel* que d'être un livre de laboratoire, écrit par un technicien qui, lorsqu'il composait certaines pages, avait certainement d'une main son *öse* et sa plume de l'autre.

Ne croyez pas que les procédés que nous indiquera M. Macé seront impraticables; il nous a décrit ce qu'il a éprouvé lui-même, et vous pourrez le croire sur parole.

En somme, malgré le vieil adage qui prétend que le mieux est l'ennemi du bien, je crois que le petit volume que je viens de présenter, trop imparfaitement pour lui, au lecteur vaut mieux que ses prédécesseurs et ne laissera pas de désillusions à ceux qui le liront. J'ai payé ma dette à un livre qui m'a infiniment plu. *La Province médicale*, 10 novembre 1888.

NOUVEAUX ÉLÉMENTS D'HYGIÈNE

Par Jules ARNOULD

Professeur d'hygiène à la Faculté de médecine de Lille
directeur du service de santé du 1er corps d'armée

Deuxième édition revue et augmentée

1889. 1 volume grand in-8 de 1403 pages, avec 272 figures, cartonné. . . 20 fr.

Les *Nouveaux éléments d'hygiène* se divisent en trois parties :

PREMIÈRE PARTIE. — **Hygiène générale.** — I. *Du sol*; II. *De l'eau*; III. *De l'atmosphère* (éléments normaux, éléments accidentels, propriétés physiques de l'air); IV. *Des organismes inférieurs*; V. *Des abris et du vêtement* (choix et préparation du sol des habitations, construction, distribution des locaux et dépendances, l'habitation, milieu respiratoire et milieu thermique, éclairage des habitations, éloignement des immondices, vêtement); VI. *Des soins corporels*; VII. *De l'alimentation et des boissons* (aliments proprement dits, condiments, boisson); VIII. *De l'exercice et du repos.*

DEUXIÈME PARTIE. — **Hygiène spéciale.** — I. *Hygiène sociale*; II. *Hygiène de l'enfance*; III. *Le groupe scolaire*; IV. *Le groupe rural*; V. *Le groupe urbain*; VI. *Le groupe industriel*; VII. *Le groupe militaire ou marin*; VIII. *Le groupe des détenus*; IX. *Les malades et les maladies.*

TROISIÈME PARTIE. — **Organisation et législation sanitaire** en divers pays : France (hygiène publique à l'intérieur, organisation sanitaire extérieure. Police sanitaire des animaux), Angleterre, Belgique, Allemagne, Autriche, Italie, Hollande, Suisse, États-Unis.

Ce qui fait le grand intérêt du traité de M. Arnould, c'est que c'est un livre qu'on peut appeler *documentaire*. Quand on veut y étudier une question, au lieu de trouver des appréciations générales et un peu vagues, on y trouve des faits, des figures, des chiffres, des tableaux, des formules, les opinions de tous ceux qui ont écrit sur le sujet en France et à l'étranger, avec la critique de chacune d'elles et l'approbation personnelle de l'auteur.

Les indications bibliographiques sont modernes, très riches et très sûres. L'auteur a fait une large part aux travaux étrangers, aux grandes collections allemandes et anglaises.

La somme de travail que représente un tel livre est énorme; mais combien il est facile, avec un tel répertoire, de se tenir au courant de toutes les questions d'hygiène et des progrès les plus récents réalisés dans chaque branche de cette science! Les recherches sont facilitées par l'adoption de deux caractères, dont l'un, le plus fin, est réservé aux développements et à la discussion des faits principaux ou des conclusions imprimées en caractère ordinaire.

Nous félicitons sincèrement M. Arnould de l'œuvre considérable qu'il vient de terminer, œuvre de vulgarisation qui fera comprendre aux médecins jeunes et vieux quelle transformation s'opère dans une branche de la médecine qui était naguère un peu dédaignée et qui prend aujourd'hui le haut rang auquel elle a droit.

E. VALLIN, *Revue d'hygiène*, 20 avril 1889.

NOUVEAUX ÉLÉMENTS DE PATHOLOGIE MÉDICALE

PAR LES DOCTEURS

A. LAVERAN
Professeur à l'École de médecine et de pharmacie militaire du Val-de-Grâce.

J. TEISSIER
Professeur à la Faculté de médecine de Lyon
Médecin des Hôpitaux de Lyon

Troisième édition, revue et augmentée

Ouvrage complet, 2 vol in-8° chacun de 800 pages. . . . . 20 fr.

Dans ces dernières années, beaucoup de maladies nouvelles ont pris rang dans la science ; de précieux moyens d'investigation ont été mis au service du clinicien ; la thérapeutique s'est enrichie et les études histologiques ont considérablement élargi le domaine de l'anatomie pathologique. Les médecins qui ont suivi jour par jour ce mouvement scientifique n'éprouvent pas le besoin de trouver ces acquisitions réunies et condensées dans un même ouvrage, mais les commençants demandent à être mis rapidement au courant de la science. En publiant ce livre, MM. Laveran et Teissier ont eu pour principal but de faciliter leur tâche, et c'est à eux surtout qu'ils s'adressent.

Dans ces *Éléments de pathologie et de clinique médicales*, MM. Laveran et Teissier se sont appliqués à faire la part des faits aussi grande que possible et à restreindre d'autant celle des théories : les théories passent, les faits restent.

La première partie de cet ouvrage est consacrée aux *maladies générales*, la seconde aux *maladies locales*.

Des modifications nombreuses ont été apportées à cette troisième édition pour la tenir au courant de la science. Les dernières recherches sur la rage et sur les microbes de la fièvre typhoïde, du paludisme, etc., ont été mises à profit. Les conquêtes de la bactériologie dans le champ de la pathologie du poumon, les applications de ces notions nouvelles à l'étiologie de la coqueluche, de la diphthérie, de la pneumonie, de la phtisie pulmonaire, sont indiquées dans cette troisième édition. Les maladies du rein ont dû subir les changements les plus fondamentaux. Les beaux travaux de Bouchard sur la toxicité des urines ont été exposés avec les développements que mérite leur importance.

Chaque article est suivi d'une courte bibliographie, qui permettra au lecteur de choisir facilement les livres à consulter quand il voudra approfondir un point spécial de la pathologie ; les travaux récents qui ne figurent pas encore dans les bibliographies les plus répandues, sont cités plus particulièrement.

Il m'est impossible d'analyser suffisamment une telle œuvre, devenue classique aujourd'hui, et dont le succès est affirmé par les éditions successives qu'elle a eues en si peu de temps.

Professeur Bouchard, *Académie de médecine*, 23 octobre 1888.

L'éloge de ce livre n'est plus à faire, depuis 9 ans le temps a consacré son succès. Les auteurs le destinaient aux commençants, qui ont besoin de trouver réunies et condensées dans un même ouvrage les acquisitions diverses de la pathologie, de l'anatomie pathologique, de la bactériologie, de la thérapeutique et de la clinique. Dans toutes ces branches, tel a été le soin qu'ils ont mis à se tenir au courant des découvertes récentes, que leur traité est aujourd'hui le résumé le plus exact et le plus complet que nous possédions en France. Devenu classique c'est un livre utile pour ceux même qui, suivant jour par jour le mouvement scientifique, aiment pourtant à trouver condensées en de courts chapitres toutes les notions qu'ils avaient rencontrées éparses dans les journaux et les revues. La bibliographie si complète, qui termine chaque article, permet de remonter aux sources, et donne l'indication des grands traités et des publications principales. C'est à la fois un guide précieux pour diriger son travail et ses lectures, et un mémento où on retrouve indiqué d'un mot tout ce qu'on a pu lire, tout ce qui a été dit et publié sur chaque question. Mais pour qu'un tel livre garde sa valeur, il faut que le labeur des auteurs soit incessant, il faut que les éditions se succèdent rapidement, afin qu'au fur et à mesure de leur apparition, toutes les découvertes puissent être notées, et telle est la marche rapide de la science médicale que, depuis la dernière édition, des chapitres nouveaux ont dû être créés, et des chapitres anciens complètement refaits.

Nous n'avons pu qu'esquisser sommairement les grandes lignes de ce travail, mais on concevra sans peine son importance. C'est le premier traité où des vues d'ensemble aussi hardies aient été exposées.

La Province médicale, 29 septembre 1888.

ENVOI FRANCO CONTRE UN MANDAT SUR LA POSTE.

NOUVEAU DICTIONNAIRE DE MÉDECINE ET

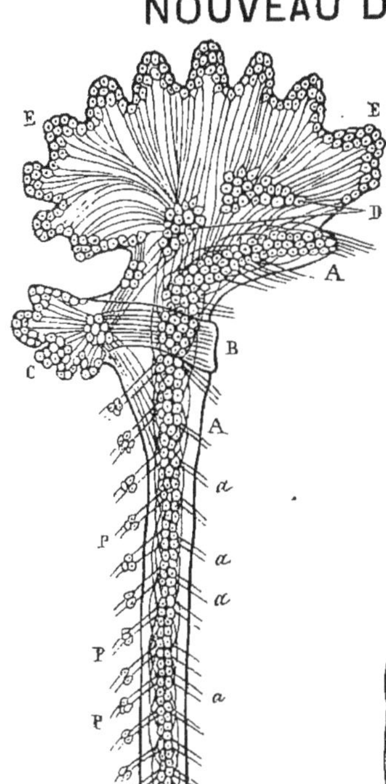

Schéma général du système nerveux central. Article NERVEUX (Système), par *Mathias Duval*.

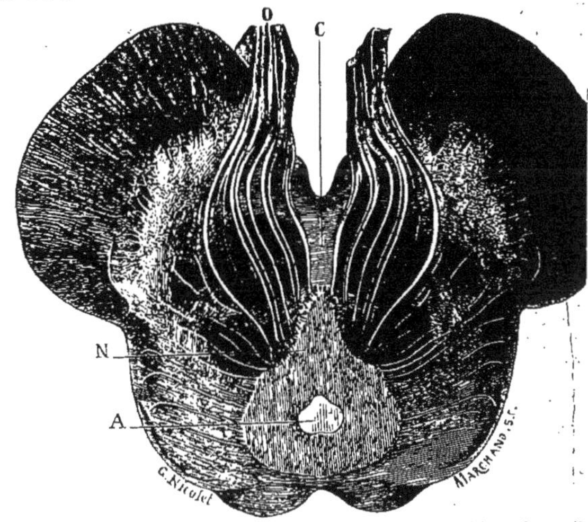

Nerf oculo-moteur au niveau de son émergence du pédoncule céréb
Article OCULO-MOTEUR, par *Panas*.

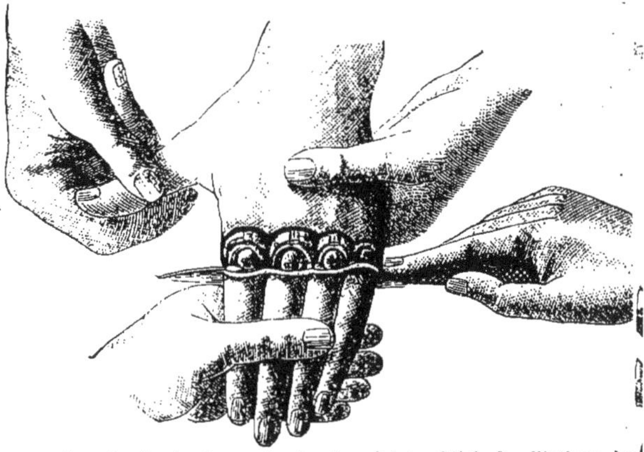

Amputation simultanée des quatre derniers doigts : Méthode elliptique, la
palmaire. Article MAIN, par *J. Chauvel*.

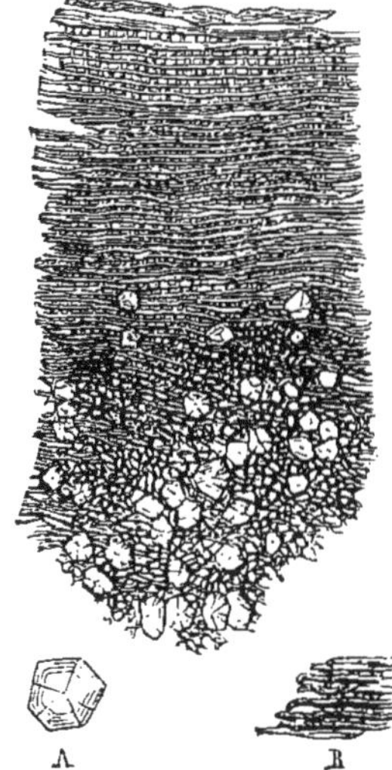

Quinquina Huanuco. Article QUINQUINAS, par *L. Prunier*.

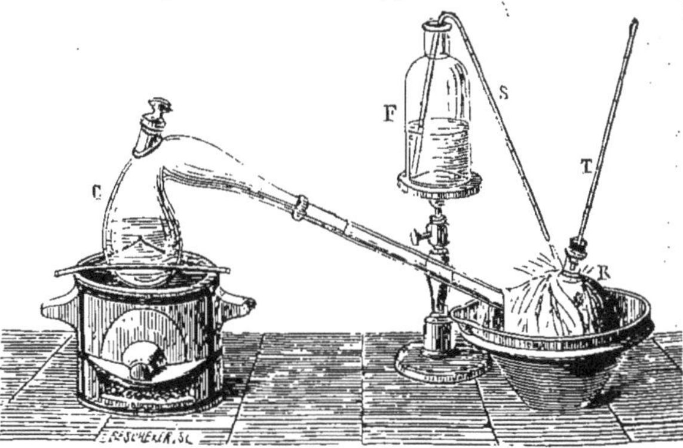

Appareil pour la préparation de l'acide phosphorique. Article PHOSPH
par *L. Prunier*.

OUVRAGE COMPLET EN 40 VOLUMES I

NE ET CHIRURGIE PRATIQUES DU PROFESSEUR JACCOUD

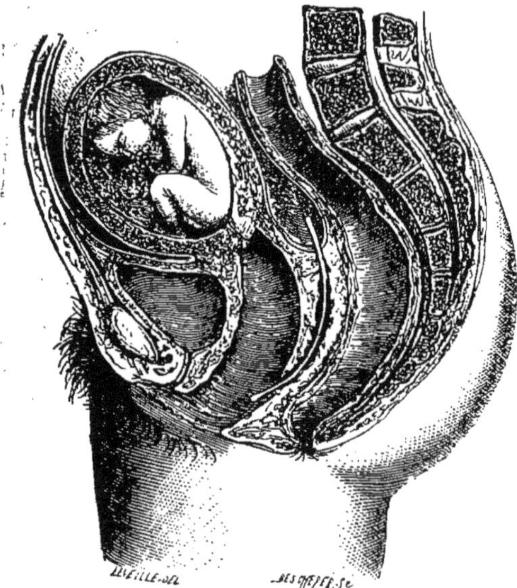

Coupe antéro-postérieure du bassin à l'état normal. Article GROSSESSE, par *Stoltz*.

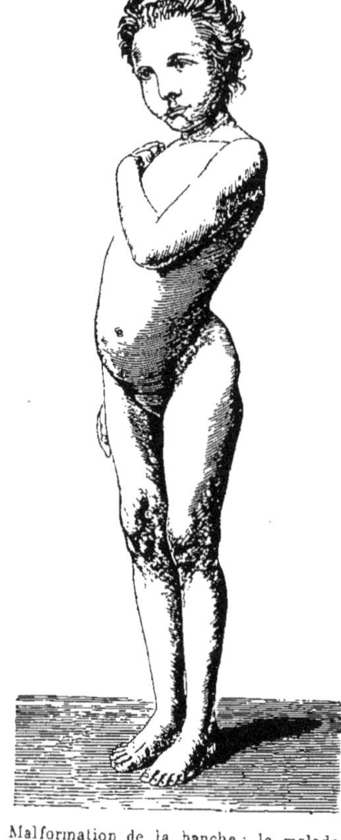

Malformation de la hanche : le malade avant le traitement. Article HANCHE, par *A.-D. Valette*.

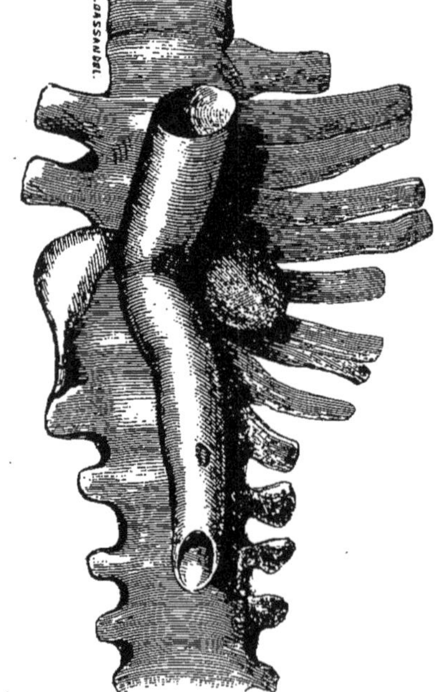

Courbure aortique. Modification de calibre du vaisseau. Article VERTÈBRES, par *O. Lannelongue*

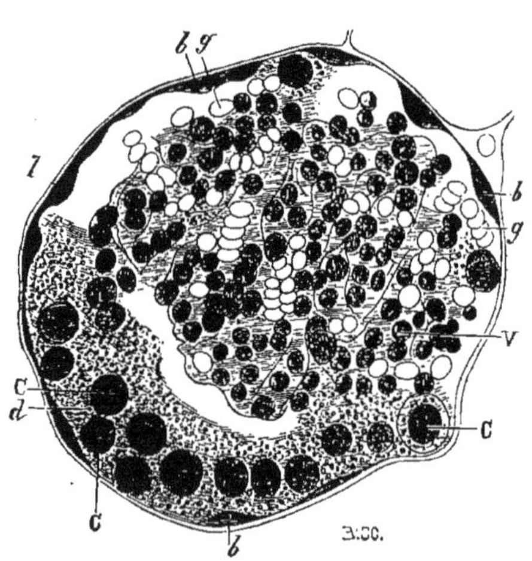

Glomérule de Malpighi et sa capsule. Article REINS, par *Labadie Lagrave*.

3.000 PAGES AVEC 3.600 FIGURES

Lorain (P). Accouchement (médecine légale), Age, Allaitement, Anémie, Chlorose, Choléra, Diphthérie, Endémie, Epidémie.

Luton (de Reims). Aorte, Auscultation, Biliaires (voies). Catarrhe, Circulation, Cœur (anatomie physiologie), Congestions, Dyspepsie, Entozoaires (pathologie), Estomac, Goître, Indigestion, Intestin, Névrose, Œsophage, Percussion, Poitrine, Purgatifs, Régime, Tempérament, Vomissement.

Mauriac. Masturbation, Végétations.

Mollière (Humbert, de Lyon). Pancréas, Paralysie.

Moreau (de Tours). Suicide.

Motet. Cauchemar, Hallucinations, Illusions, Pyromanes.

Nélaton (A.). Artères.

Oré (de Bordeaux). Aliments, Bains, Bégaiement, Bronches, Déglutition, Moelle épinière, Nasales (fosses), Nerfs (path. chir.), Olfaction, Transfusion.

Panas. Articulations, Cicatrices, Epaule, Genou, Oculo-moteur (nerf), Orthopédie, Paupière, Rétine.

Poinsot (de Bordeaux). Moelle épinière, Nasales (fosses), Nez, Olfaction, Sous-clavière.

Poncet (F.). Jambe, Lit, Nyctalopie, Tétanos.

Poulet. Trépan.

Proust. Peste, Professions.

Prunier. Nitre, Opium, Oxygène, Pavot, Phosphore, Plomb, Potasse, Protoxyde d'azote, Quinquinas.

Ranvier. Capillaires (vaisseaux), Epithélium.

Raynaud (Maurice). Albinisme, Artères (maladies des), Azygos (veine), Cachexie, Caves (veines), Cœur (anomalies, pathologie), Diathèse, Erysipèle, Gangrène, Maladie, Péricarde, Révulsion.

Richet. Anévrysmes, Carotides, Clavicule.

Ricord. Anti-aphrodisiaques, Aphrodisiaques, Priapisme.

Rochard (J.). Acclimatement, Air marin, Climat, Drainage chirurgical, Pansement, Plaies, Pourriture d'hôpital.

Saint-Germain (L.-A.). Amygdales, Circoncision, Electricité, Encéphalocèle, Hydrocèle.

Schmitt (J.) (de Nancy). Zymotiques (maladies), Microbes.

Schwartz. Parotide, Poplitée (région), Pubis, Synoviales, Tendons, Utérus, Veines.

Sée (Germain). Asthme.

Segond (Paul). Varicocèle.

Simon (Jules). Atrophie musculaire progressive, Chorée, Contracture, Croup, Foie, Ictère, Muguet.

Siredey. Dysménorrhée, Impuissance, Menstruation, Péritonite, Stérilité, Utérus.

Stoltz (de Nancy). Accouchement, Césarienne (opération), Couches, Dystocie, Grossesse, Leucorrhée, Puerpéral (état).

Strauss (I.). Hydropisie, Lait, Muqueuses (membranes), Muscles, Opium, Porte (veine), Pouls, Poumon (emphysème, gangrène), Sang, Sueur.

Tardieu (Amb.). Arsenic, Asphyxie, Avortement, Blessures, Empoisonnement, Exhumation, Fœtus, Folie, Hermaphrodisme, Identité, Infanticide, Inhumation, Mort, Morve et Farcin.

Tarnier (S). Céphalématomie, Cordon ombilical, Embryotomie, Forceps.

Trousseau. Ataxie locomotrice progressive.

Vibert. Sang, Sperme, Syphilis, Taches, Viol et Attentats aux mœurs.

Vinay (de Lyon). Vagin et Vulve, Veines.

Voici le but, l'esprit et la forme du Nouveau Dictionnaire.

Son but. — C'est de rendre service à tous les praticiens qui ne peuvent se livrer à de longues recherches, faute de temps ou faute de livres, et qui ont besoin de trouver réunis et comme élaborés tous les faits qu'il leur importe de connaître; c'est de leur offrir une exposition, une description détaillée et proportionnée à la nature du sujet et à son rang légitime dans l'ensemble et la subordination des sciences médicales.

Son esprit et sa forme. — Le *Nouveau Dictionnaire* est une analyse des travaux des maîtres français et étrangers, empreinte d'un esprit de critique éclairé et élevé ; c'est souvent un livre neuf, par la publication de matériaux inédits qui, mis en œuvre par des hommes spéciaux, ajoutent de l'originalité à la valeur encyclopédique de l'ouvrage ; enfin c'est surtout un livre pratique. Les auteurs ont présent à l'esprit qu'ils écrivent pour les praticiens, en profitant de ce que l'observation a pu recueillir de véritablement applicable : tout ce qui tient à la pratique de l'art, tout ce qui peut contribuer à rendre les opérations de la thérapeutique médicale et chirurgicale plus sûres et plus faciles, y est l'objet de développements étendus. C'est dans cet esprit pratique qu'y sont présentées des notions d'anatomie, de physiologie, d'histoire naturelle, de chimie et de pharmacologie. Aucune des branches des connaissances médicales n'est donc négligée.

Le *Nouveau Dictionnaire de Médecine et de Chirurgie pratiques* est complet; il se compose de 40 volumes grand in-8 cavalier, de 800 pages. Prix de chaque volume, 10 fr.

Le tome quarantième et dernier comprend : 1° la fin de la lettre Z ; 2° le supplément, et en particulier les articles Autopsie (technique) par Vibert, Chloral et Électricité par Decaye, Microbes par J. Schmitt, professeur agrégé à la Faculté de Médecine de Nancy ; 3° la table générale alphabétique et analytique des 40 volumes du *Dictionnaire de Jaccoud*.

CLINIQUE MÉDICALE DE L'HOTEL-DIEU DE PARIS

Par A. TROUSSEAU

Professeur de clinique médicale de la Faculté de médecine de Paris
Médecin de l'Hôtel-Dieu, Membre de l'Académie de médecine

SEPTIÈME ÉDITION PUBLIÉE PAR LES SOINS

De M. Michel PETER

Professeur à la Faculté de médecine, médecin de l'hôpital de la Pitié

3 vol. grand in-8 avec portrait de M. Trousseau. . . . . 32 fr.

Désigné par l'illustre professeur pour faire à la *Clinique médicale de l'Hôtel-Dieu* les additions que nécessiterait la marche de la science, M. Michel Peter, en conformité de ce vœu, a donné ses soins à cette édition. La tâche lui en a été d'autant plus facile que, chef de clinique de Trousseau, ayant vécu dans l'intimité de la pensée scientifique du maître, il n'avait qu'à faire revivre ses souvenirs pour s'inspirer dans son travail.

Modifiée dans certains détails seulement, l'œuvre de Trousseau conserve intacte son originalité saisissante.

Les principales additions faites par M. Peter à la *Clinique* portent sur les points suivants :

Tome premier. — Variole : marche de la température ; — description histologique de la pustule varioleuse, d'après M. Vulpian ; altérations du sang ; lésions du larynx ; recherches de MM. Desnos et Huchard sur les complications cardiaques (endocardite, péricardite, myocardite). — Vaccine : recherches de M. Chauveau sur le virus vaccin. — Scarlatine : marche de la température ; altérations du sang. — Rougeole : marche de la température ; altérations du sang. — Erysipèle : marche de la température ; érysipèle des membranes muqueuses ; faits nombreux et probants de contagion. — Dothiénentérie : leucocytose ; altérations du rein, albuminurie et urémie possibles ; — altérations du muscle cardiaque et de l'endocarde ; — dégénérescence granuleuse et cireuse des muscles striés ; marche caractéristique de la température ; son parallélisme avec les lésions des plaques de Peyer ; forme spinale et cérébro-spinale. — Typhus : lésions du muscle cardiaque ; marche caractéristique de la température. — Diphthérie : recherches histologiques sur la fausse membrane ; réfutation de la doctrine qui considère comme croupale toute exsudation fibrineuse ; lésions nerveuses dans la paralysie diphthéritique. — Contagion : recherches sur les microphytes et les microzoaires. — Aphonie et cautérisation du larynx : notions nouvelles fournies par le laryngoscope ; recherches sur l'asynergie vocale. — Phtisie pulmonaire : recherches micrographiques sur la granulation et le tubercule ; marche de la température dans la phtisie aiguë. — Pleurésie ; marche de la température — Paracenthèse de la poitrine : application de l'aspiration pneumatique de Dieulafoy ; emploi du siphon de Potain pour les épanchements purulents. — Traitement de la pneumonie : emploi des substances alcooliques ; — de l'acétate neutre de plomb.

Tome II. — Paracenthèse du péricarde : application de l'aspiration pneumatique. — Maladies du cœur : application du sphygmographe. — Épilepsie : lésions du bulbe dans la pathogénie de l'épilepsie ; zone épileptogène ; — emploi du sphygmographe dans le diagnostic du vertige épileptique. — Tétanie : théorie de la température hyperpyrétique dans le tétanos. — Danse de saint Guy : maladie du cœur et chorée. — Tremblement sénile et paralysie agitante : exposé des travaux de M. Charcot, sclérose en plaques disséminées. — Paralysie labio-glosso-laryngée : lésion des noyaux d'origine des nerfs bulbaires. — Alcoolisme : accidents consécutifs aux traumatismes. — Rage : rôle de la contracture du diaphragme dans l'asphyxie terminale. — Asthme : addition au traitement. — Coqueluche : fausses hémoptysies. — Ataxie locomotrice ; viscéralgies ; lésions des cellules des cornes antérieures de la moelle et arthropaties. — Atrophie musculaire progressive : lésions des cellules des cornes antérieures de la moelle et atrophie musculaire. Aphasie : alogie, amnésie verbale et alalie. — Glycosurie : réfutation d'une réfutation de la glycogénie hépatique.

Tome III. — Vertige : névropathie cérébro-cardiaque de Krishaber ou vertige *a sensibus læsis*. Ulcère simple : siège habituel de l'ulcère. — Diarrhée chronique : spécificité de certaines diarrhées et leur traitement. — Dysenterie : nulle influence de la nature du sol ; paralysie consécutive. — Coliques hépatiques : traitement par les injections hypodermiques et les suppositoires. — Kystes hydatiques du foie : tumeur hydatique alvéolaire ou tumeur à échinocoques multiloculaire. — Goutte : recherche de l'acide urique dans le sang par l'expérience du fil de Garrod. — Endocardite ulcéreuse : endocardite ulcéreuse puerpérale. — Leucocythémie : état particulier de la fibrine ; leucocythémie intestinale. — Infection purulente puerpérale : infection purulente et diathèse purulente.

TRAITÉ DES MALADIES DES PAYS CHAUDS

PAR LES DOCTEURS

A. KELSCH
Professeur à l'École de médecine militaire du Val-de-Grâce.

P.-L. KIENER
Professeur à la Faculté de médecine de Montpellier.

1 vol. in-8 de 905 pages avec 6 chromolithographies et 36 figures. . . . 24 fr.

TRAITÉ DE THERMOMÉTRIE MÉDICALE

COMPRENANT LES ABAISSEMENTS DE TEMPÉRATURE, L'ALGIDITÉ CENTRALE ET LA THERMOMÉTRIE LOCALE

Par le docteur P. REDARD
Chef de clinique chirurgicale de la Faculté de médecine.

1 vol. in-8 de 700 pages, avec 50 figures. . . . . 12 fr.

TRAITÉ DU DIABÈTE

Par le professeur Fr.-Th. FRERICHS

1 vol. gr. in-8, avec 5 planches chromolithographiées. . . . . 12 fr.

PRÉCIS DE TOXICOLOGIE

Par le docteur A. CHAPUIS
Professeur agrégé à la Faculté de médecine de Lyon

Deuxième édition, revue et augmentée

1 vol. in-18 jésus de 770 pages avec 54 figures, cart. . . . . 8 fr.

COURS DE THÉRAPEUTIQUE

PROFESSÉ A LA FACULTÉ DE MÉDECINE

Par A. GUBLER
Professeur à la Faculté de médecine de Paris
Médecin de l'hôpital Beaujon, membre de l'Académie de médecine

1 vol. in-8 de 568 pages. . . . . 9 fr.

PRINCIPES DE THÉRAPEUTIQUE GÉNÉRALE

Par J.-B. FONSSAGRIVES
Professeur de thérapeutique et de matière médicale à la Faculté de médecine de Montpellier

Deuxième édition. 1 vol. in-8 de 590 pages. . . . . 9 fr.

DECAYE. **Précis de thérapeutique chirurgicale**, 1 vol. in-18. . . . . 6 fr

FONSSAGRIVES. **Thérapeutique de la phtisie pulmonaire** basée sur les indications. *Deuxième édition*, revisée avec soin et précédée d'une introduction sur la doctrine phtisiologique de Laennec en regard des travaux récents sur la phtisie pulmonaire. 1 vol. in-8 de LXIV-560 pages. . . . . . 9 fr.

HARDY (A.). **Traité pratique et descriptif des maladies de la peau**, par A. Hardy, professeur à la Faculté de médecine de Paris. 1 volume grand in-8 de 1230 pages, avec figures. Cartonné. . 18 fr.

LEUDET. **Clinique médicale de l'Hôtel-Dieu de Rouen**. 1 volume in-8 de 650 pages. . . . 8 fr.

LEYDEN (E.) **Traité clinique et pratique des maladies de la moelle épinière**, par E. Leyden, professeur à l'Université de Berlin. 1 vol. grand in-8 de 850 pages. . . . . 14 fr.

MOREAU (de Tours). **La folie chez les enfants**, par le Dr Paul Moreau (de Tours). 1 vol. in-16 *(Bibliothèque scientifique contemporaine)*. . . . . 3 fr. 50

PERRET. **Clinique médicale de l'Hôtel-Dieu de Lyon**, par S. Perret, professeur agrégé à la Faculté de médecine de Lyon, médecin des hôpitaux. 1 vol. in-8 de XVI-504 pages. . . . . 8 fr.

PETER. **Traité clinique et pratique des maladies du cœur**, par Michel Peter, professeur à la Faculté de médecine. 1 vol. in-8 de XII-844 pages avec 3 planches coloriées et 150 figures. . . 18 fr.

RACLE. **Traité de diagnostic médical**. Guide clinique par l'étude des signes caractéristiques des maladies. *Sixième édition*, par Ch. Fernet et I. Straus, médecin des hôpitaux, professeur à la Faculté. 1 vol. in-18 jésus de 868 pages, avec 99 figures. Cartonné. . . . . 8 fr.

RINDFLEISCH. **Éléments de pathologie**, par E. Rindfleisch. Traduit de l'allemand et annoté par le Dr J. Schmitt. 1 vol. in 8 de 380 pages. . . . . 6 fr.

SCHMITT. **Microbes et maladies**, par le Dr J. Schmitt, professeur agrégé à la Faculté de médecine de Nancy. 1 vol. in-18 jésus, de 300 p. avec fig. *(Bibliothèque scient. contemp.)*. . . . . . 3 fr. 50

VALLEIX. **Guide du médecin praticien**, résumé général de pathologie interne et de thérapeutique appliquée, par F.-L.-I. Valleix. *Cinquième édition* par P. Lorain, professeur à la Faculté de médecine. 5 volumes in-8 de chacun 800 pages, avec figures. . . . . 50 fr.

TRAITÉ D'HISTOLOGIE PATHOLOGIQUE

Par E. RINDFLEISCH
Professeur à l'Université de Wurtzbourg.

TRADUIT SUR LA SIXIÈME ÉDITION ALLEMANDE ET ANNOTÉ

Par **F. GROSS**, professeur à la Faculté de médecine de Nancy, et **J. SCHMITT**, professeur agrégé.

1 volume grand in-8 de XVI-869 pages, avec 359 figures. . . . . . . **15 fr.**

ANGER. **Nouveaux éléments d'anatomie chirurgicale**, par BENJAMIN ANGER, professeur agrégé à la Faculté de médecine de Paris, chirurgien des hôpitaux. 1 volume in-8 de 1055 pages, avec 1079 figures et atlas in-4 de 12 planches coloriées avec texte explicatif. Cartonné. 40 fr.

— Séparément, le texte, 1 volume in-8, 20 fr. — L'atlas, 1 volume in-4. . . . . . . 25 fr.

BALFOUR (F.). **Traité d'embryologie et d'organogénie comparées**, par F. BALFOUR, professeur à l'Université de Cambridge. 2 volumes in-8, ensemble 1200 pages, avec 600 figures. . . . . 30 fr.

BEAUNIS et BOUCHARD. **Précis d'anatomie et de dissection**. 1 vol. in-18 de 450 p. 4 fr. 50

BERNARD (CLAUDE). **Physiologie.** Physiologie expérimentale, substances toxiques, système nerveux, liquides de l'organisme, médecine expérimentale, pathologie expérimentale, anesthésiques et asphyxie, chaleur animale, diabète, physiologie opératoire, phénomènes de la vie, table alphabétique, par CLAUDE BERNARD, de l'Institut de France (Académie des sciences et Académie française), professeur au Collège de France et au Muséum d'histoire naturelle, 16 volumes in-8, avec figures. . . . . 114 fr.

CHAUVEAU. **Traité d'anatomie comparée des animaux domestiques**, par A. CHAUVEAU, membre de l'Académie des sciences, inspecteur général des Écoles vétérinaires. *Quatrième édition*, avec la collaboration de M. ARLOING. 1 v. in-8 de 1000 p. avec 368 fig. noires et coloriées. 24 fr.

COLIN. **Traité de physiologie comparée des animaux**, considérée dans ses rapports avec la médecine, la zootechnie, les sciences naturelles et l'économie rurale, par G. COLIN, professeur à l'École d'Alfort. *Troisième édition*. 2 volumes in-8. . . . . 26 fr.

CRUVEILHIER (J.). **Traité d'anatomie pathologique.** 5 volumes in-8. . . . . 35 fr.

CUYER et KUHFF. **Le Corps humain**, structure et fonctions, formes extérieures, régions anatomiques, situation, rapports et usages des appareils et organes qui concourent au mécanisme de la vie, démontré à l'aide de planches coloriées, découpées et superposées; dessins d'après nature. 1 volume grand in-8 de 370 pages de texte avec atlas de 27 planches coloriées. Cartonné en 2 volumes. . . . . 75 fr.

DUVAL. **Précis de technique microscopique et histologique** ou **Introduction pratique à l'anatomie générale**, par MATHIAS DUVAL, professeur à la Faculté de médecine 1 volume in-18 jésus, XXIV-316 pages, avec 43 figures. . . . . 4 fr.

ÉDINGER (LUDWIG). **Anatomie des centres nerveux**, trad. de l'allemand par V. SIRAND. 1 vol. in-8 de 250 pages avec 143 figures. . . . . 7 fr.

FAU et CUYER. **Anatomie artistique du corps humain.** Planches par le Dr FAU; texte avec figures par ÉDOUARD CUYER. 1 volume in-8 de 208 pages avec 40 fig. et 17 pl. noires. . 6 fr.

— Le même, figures coloriées. 12 fr.

HERZEN. **Le Cerveau et l'activité cérébrable**, au point de vue psycho-physiologique, par ALEXANDRE HERZEN, professeur à l'Académie de Lausanne. 1 vol. in-16. *(Bibliothèque scientifique contemporaine.)* . . . . 3 fr. 50

LABOULBÈNE. **Nouveaux Éléments d'anatomie pathologique, descriptive et histologique**, par A. LABOULBÈNE, professeur à la Faculté de médecine, médecin de la Charité. 1 volume in-8 de 1200 pages, avec 298 figures. Cartonné. . . . . 20 fr.

LIVON. **Manuel de vivisections**, par le D. LIVON, professeur à l'École de médecine de Marseille. 1 volume in-8 de 400 pages avec 150 figures noires et coloriées. . . . . . . 7 fr.

LUYS (J.). **Petit atlas photographique du système nerveux. Le cerveau.** 1 vol. in-8 avec 24 héliogravures. Cartonné. . . . . 12 fr.

MALGAIGNE. **Traité d'anatomie chirurgicale et de chirurgie expérimentale.** *Deuxième édition*. 2 volumes in-8. . . . . 18 fr.

RANVIER. **Leçons d'anatomie générale**, faites au Collège de France, par L. RANVIER, professeur au Collège de France. 2 volumes in-8, avec figures. . . . . 20 fr.

ROBIN (CH.). **Traité du microscope**, son mode d'emploi, ses applications à l'étude des injections, à l'anatomie humaine et comparée, à l'anatomie médico-chirurgicale, à l'histoire naturelle animale et végétale et à l'économie agricole, par CH. ROBIN, professeur à la Faculté de médecine de Paris, membre de l'Institut. *Deuxième édition*. 1 volume in-8, 1028 pages avec 318 figures et 3 planches. Cartonné. . . . . 20 fr.

— **Programme du cours d'histologie.** *Deuxième édition*. 1 volume in-8 de 500 p. 6 fr.

— **Anatomie et physiologie cellulaires.** 1 volume in-8 avec 88 figures. Cartonné. 16 fr.

— **Leçons sur les humeurs** normales et morbides du corps de l'homme. *Deuxième édition*, 1 volume in-8, 1008 pages avec 35 figures. Cartonné. . . . . 18 fr.

— **Traité de chimie anatomique et physiologique, normale et pathologique.** 3 volumes in-8 avec atlas de 45 planches en partie coloriées. . . . . 36 fr.

ENVOI FRANCO CONTRE UN MANDAT SUR LA POSTE

NOUVEAUX ÉLÉMENTS DE PHARMACIE

Par A. ANDOUARD

Professeur à l'École de médecine et de pharmacie de Nantes

Troisième édition, en concordance avec la nouvelle édition du Codex.
1 volume in-18 jésus, xxiv-995 pages, avec 161 figures. . . . . . 16 fr.

TRAITÉ DE THÉRAPEUTIQUE MÉDICALE

OU GUIDE POUR L'APPLICATION DES PRINCIPAUX MODES DE MÉDICATION
A L'INDICATION THÉRAPEUTIQUE ET AU TRAITEMENT DES MALADIES

Par le docteur A. FERRAND

Médecin de l'hôpital Laënnec.

Deuxième édition, augmentée d'un formulaire des médicaments nouveaux.
1 volume in-18 jésus, xxiv-938 pages. Cartonné. . . . . 9 fr.

AIDE-MÉMOIRE DE PHARMACIE

VADE-MECUM DU PHARMACIEN A L'OFFICINE ET AU LABORATOIRE

Par E. FERRAND

Quatrième édition, comprenant les médicaments nouveaux et les formules nouvelles en concordance avec l'édition du Codex de 1884.
1 volume in-18 jésus de 816 pages, avec 181 figures. Cartonné. . . . 7 fr.

FORMULAIRE DE L'UNION MÉDICALE

DOUZE CENTS FORMULES FAVORITES DES MÉDECINS FRANÇAIS ET ÉTRANGERS

Par le docteur N. GALLOIS

Quatrième édition. 1 volume in-32. Cartonné . . . . 3 fr. 50

FORMULAIRE OFFICINAL ET MAGISTRAL INTERNATIONAL

COMPRENANT ENVIRON QUATRE MILLE FORMULES

Tirées des pharmacopées légales de la France et de l'étranger,
ou empruntées à la pratique des thérapeutistes et des pharmacologistes,
avec les indications thérapeutiques, les doses des substances simples et composées,
le mode d'administration, l'emploi des médicaments nouveaux, etc.

PAR

J. JEANNEL
Professeur à la Faculté de médecine de Lille.

M. JEANNEL
Professeur à l'École de médecine de Toulouse

Quatrième édition, en concordance avec le Codex de 1884
et le formulaire des hôpitaux militaires.
1 volume in-18 de xvi-1040 pages. Cartonné. . . . . 6 fr. 50

FONSSAGRIVES (J. B.). **Principes de thérapeutique générale.** *Deuxième édition*. 1 volume in-8. . . . . 9 fr

GUBLER. **Cours de thérapeutique.** 1 volume in-8 de 700 pages. . . . . 9 fr

SOUBEIRAN. **Nouveau Dictionnaire des falsifications et des altérations** des aliments, des médicaments et de quelques produits employés dans les arts, l'industrie et l'économie domestique, par J.-Léon Soubeiran, professeur à l'École de pharmacie de Montpellier. 1 volume in-8 avec 218 figures. Cartonné. . . . . 14 fr

HYGIÈNE ET MÉDECINE LÉGALE

LE SECRET MÉDICAL

Par P. BROUARDEL

Professeur de médecine légale à la Faculté de médecine de Paris.

1 vol. in-18 jésus. *(Bibliothèque scientifique contemporaine.)* . . 3 fr. 50

ENVOI FRANCO CONTRE UN MANDAT SUR LA POSTE

www.ingramcontent.com/pod-product-compliance
Ingram Content Group UK Ltd.
Pitfield, Milton Keynes, MK11 3LW, UK
UKHW012136240726
13966UKWH00001B/19

9 782011 763679